T0224529

GARRÈ-BORCHARD

LEHRBUCH
DER CHIRURGIE

DREIZEHNTE AUFLAGE

NEUBEARBEITET VON

Dr. RUDOLF STICH UND Dr. KARL-HEINRICH BAUER

O. Ö. PROFESSOR DER CHIRURGIE
DIREKTOR DER CHIRURGISCHEN
UNIVERSITÄTS-KLINIK GÖTTINGEN

O. Ö. PROFESSOR DER CHIRURGIE
DIREKTOR DER CHIRURGISCHEN
UNIVERSITÄTS-KLINIK HEIDELBERG

MIT 609 ZUM TEIL FARBIGEN ABBILDUNGEN

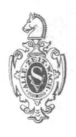

Springer-Verlag Berlin Heidelberg GmbH

1944

COPYRIGHT 1933, 1935, 1938 AND 1941 BY Springer-Verlag Berlin Heidelberg

Ursprünglich erschienen bei Springer - Verlag OHG. in Berlin 1941

Softcover reprint of the hardcover 13th edition 1941

ISBN 978-3-662-35674-6   ISBN 978-3-662-36504-5 (eBook)
DOI 10.1007/978-3-662-36504-5

Vorwort zur dreizehnten Auflage.

In rascher Folge sind auch während des Krieges Neuauflagen notwendig geworden. Die letzte hatte unverändert hinausgehen müssen. In der vorliegenden haben wir wieder einige Abschnitte völlig neu bearbeitet, alle anderen erneut verbessert und, wie wir hoffen, auf den neuesten Stand gebracht. Wir haben uns, wie bei den früheren Auflagen, bestrebt, den goldenen Mittelweg zwischen dem Zuwenig eines Kompendiums und dem Zuviel eines Handbuches einzuhalten. Auch in der neuen Auflage war es uns erste Pflicht, die dem allgemein tätigen Arzt dienenden Aufgaben hervorzuheben.

Möge sich auch diese Auflage die alten Freunde erhalten und neue erwerben!

Göttingen-Heidelberg, im Januar 1944.

R. Stich · K. H. Bauer.

Vorwort zur ersten und zweiten Auflage.

Das vorliegende Lehrbuch befleißigt sich der Kürze. Der Ballast der Seltenheiten, der ungewöhnlichen Dinge und Vorkommnisse in der Chirurgie ist beiseite gelassen, um die Grundlinien der ganzen Darstellung um so deutlicher hervortreten zu lassen. Ohne die wissenschaftliche Betrachtungsweise außer acht zu lassen, ist das Erfordernis der Praxis betont. Die Einheitlichkeit der Darstellung ist gewahrt durch die gemeinsame Bearbeitung jedes einzelnen Kapitels.

Die allgemeine Chirurgie ist nahezu vollständig einbezogen durch enge Verknüpfung mit den einzelnen Abschnitten der speziellen. Indem ferner den Hauptabschnitten eine Skizze der Topographie und Physiologie vorausgeschickt und die topographische Anatomie in den Abbildungen weitgehend berücksichtigt wurde, hoffen wir die Grundlage für eine schnelle Orientierung und ein weitblickendes Verständnis auch für Sonderheiten gelegt zu haben.

Bei manchen Kapiteln, z. B. den Gelenkerkrankungen, haben wir die bisher übliche, nicht einheitliche Systematik verlassen und ein den Fortschritten der Wissenschaft entsprechendes ätiologisches Einteilungsprinzip zugrunde gelegt.

Den Gelenk- und Knochenerkrankungen, Frakturen und Luxationen ist im Hinblick auf ihre große praktische Bedeutung eine besondere Aufmerksamkeit in der Darstellung gewidmet; so auch den wichtigsten Kapiteln der Bauchchirurgie (Perityphlitis, Ileus, Mastdarm), ebenso wie den Blasen- und Nieren-erkrankungen, soweit sie der praktische Arzt im Erkennen und Behandeln beherrschen muß.

In der Besprechung ist das Hauptgewicht neben der Beschreibung des Krankheitsbildes auf die Diagnose und Behandlungsart gelegt.

Von eingehenderer Beschreibung der meist nur für den Spezialchirurgen wichtigen Operationsmethoden ist abgesehen. Dagegen ist die operative Therapie der wichtigsten chirurgischen Erkrankungen berücksichtigt, die dringlichen Operationen sind genauer beschrieben und die sog. typischen Operationen (Unterbindungen, Amputationen, Resektionen) in einem besonderen Kapitel als „Operationskursus" vereinigt.

Etwas Neues stellt der Abschnitt „Regionäre und funktionelle Diagnostik" dar, der in knapper Fassung, in Stichworten einen Leitfaden zur diagnostischen Orientierung geben und die differentialdiagnostischen Schwierigkeiten durch Hervorheben der die betreffende Stelle bevorzugenden Krankheitstypen erleichtern soll. Wir hoffen damit die richtige Einstellung des diagnostischen Blickes zu fördern.

Dem Verlage sind wir überaus dankbar, daß er unseren Wünschen, ein kurzes, gut ausgestattetes und doch billiges Lehrbuch zu schaffen, in so bereit-williger Weise nachgekommen ist und in bezug auf Ausstattung weder Mühe noch Kosten gescheut hat.

So hoffen wir, Lernenden, Lehrern und Praktikern ihre Aufgabe zu erleichtern und zugleich, ohne uns von dem Boden streng wissenschaftlichen Urteils ent-fernt zu haben, dem praktischen Bedürfnis und den neuen Forderungen der Chirurgie und des Unterrichtes trotz aller Kürze gerecht geworden zu sein.

Möge das Buch allen Lehrern der Chirurgie ebensoviel Freude machen wie uns die gemeinsame Arbeit.

Ostern 1920.   C. GARRÈ und A. BORCHARD.

Inhaltsverzeichnis.

Das Lehren und Lernen der Chirurgie.

Von C. GARRÈ.

Nil sine magno
vita labore dedit mortalibus.

Die Auffassungsfähigkeit für den Geist der Medizin variiert unter den Studierenden innerhalb weiter Grenzen. Berufene und Unberufene, gut und mangelhaft Vorgebildete drängen sich in unseren Hörsälen. Nach der geistigen Veranlagung lassen sich die Kandidaten in zwei Gruppen scheiden, die vom klinischen Lehrer verschieden beurteilt, verschieden geführt werden müssen, soll das erstrebte Ziel einer festgefügten Ausbildung in der klinischen Medizin erreicht werden.

Die eine Gruppe — sie ist die kleinere — zeichnet sich durch rasches Erkennen des Pathologischen, sicheres Erfassen des Lokalstatus aus; sie kombiniert geschickt in Analogieschlüssen auf die Diagnose. Die Schwierigkeiten beginnen da, wo das theoretische Wissen, der „Gedächtniskram" zur kritischen Auswertung des Befundes einsetzen muß.

Die zweite, größere Gruppe, ungeübt im Sehen und Tasten — wie Stadtkinder und unsere Abiturienten vom humanistischen Gymnasium so häufig sind —, hat Mühe, anatomische Abweichungen zu erkennen und sie klar zum Ausdruck zu bringen. Das theoretische Wissen — Fleiß und Intelligenz vorausgesetzt — ist ihre Domäne.

In der modernen Psychologie [1] spricht man von Vorstellungstypen (auch Anschauungs- oder Gedächtnistypen). Sie unterscheidet als zwei grundsätzlich verschiedenartige Vorstellungstypen den visuellen oder optischen Typus, und den akustisch bzw. akustisch-motorischen Typus.

Diese Scheidung, die sich mit meiner Erfahrung deckt, möchte ich den folgenden Ausführungen zugrunde legen. Einen dritten Vorstellungstypus, den motorischen, vermag ich trotz der Arbeiten von DODGE und STRICKER nicht den genannten zwei Typen als koordiniert zuzurechnen.

Der visuell Veranlagte denkt in anschaulichen Bildern von Objekten und Vorgängen. Gesichtswahrnehmungen erfaßt er rasch und umfassend — hält sie lange im Gedächtnis fest und kann sie leicht reproduzieren. Seine Begriffswelt ist belebt durch Form, Farbe und Bewegung — seine Erinnerungsbilder haften an Erfahrungstatsachen, Vergleiche und Analogien optischen Inhalts drängen sich seinem Sinne auf.

---

[1] Zu den nachfolgenden Ausführungen vgl. die Arbeiten von MEUMANN: Vorlesungen zur Einführung in die experimentelle Pädagogik. 3. Bd., sowie: Ökonomie und Technik des Gedächtnisses, ferner ACH: Über den Willen. PAYOT, J.: Erziehung des Willens. ULRICH, MARTHA: Psychologische Analyse der höheren Berufe. BLEULER: Das autistisch-undisziplinierte Denken in der Medizin und seine Überwindung.

Es liegt selbstverständlich nicht in meiner Absicht, hier eine vollständige Analyse der Geistesstruktur des Akademikers, der vielfachen Varianten und Kombinationen der Gedächtnis- oder Vorstellungstypen in Verbindung mit den darin unabhängigen Verstandesfunktionen zu geben, — ich beschränke mich darauf, die zwei Haupttypen, wie sie unter den Kandidaten der Medizin vertreten sind, zur Analyse herauszugreifen.

Anders der akustische Vorstellungstypus! Der akustische Eindruck ist ihm alles; er denkt in Lautvorstellungen und Klangbildern. Das gesprochene Wort klingt in seiner Erinnerung nach, das geschriebene und gedruckte setzt sich um in Klang und Ton. Die reproduzierten Elemente von Gehörswahrnehmungen bilden das verwertbare Material seiner Vorstellungen. Hier sprudelt die Quelle seiner Erinnerungsbilder.

Jeder einseitigen Veranlagung haften neben unleugbaren Vorzügen in der Erfassung der einzelnen medizinischen Lehrgegenstände (Fächer) große Nachteile an. Wie der visuelle Vorstellungstypus in die praktischen Aufgaben der Chirurgie sich rasch einfühlt und ein unverkennbares Geschick für technische Dinge ihn geradezu dahin drängt, so schwer fallen ihm die Systematisierung, der rein wissenschaftliche Teil und die theoretischen Fächer überhaupt.

Diese Fächer und Abschnitte unserer Disziplin werden hingegen vom „Akustiker" in Vortrag und Lehrbuch leicht aufgenommen. Doch bleibt gar oft das Substrat, das der Begriff deckt, für ihn farblos, Leben und Bewegung gehen ihm ab, seine Formen erlangen im Gedächtnis höchstenfalls verschwommene oder lückenhafte Umrisse. Für solche Kandidaten muß die Klinik eine Schule des Sehens werden, „eine Einführung in die Welt des Auges" (GOETHE).

Eine markante angeborene Veranlagung in *einem* Anschauungstypus bedingt aber keinesfalls den Mangel an jeder Begabung in der Sphäre des anderen Vorstellungstypus. Wohl aber kann der Kontrasttypus mehr oder weniger insuffizient entwickelt oder durch Nichtübung verkümmert sein. Unsere ganze Schulbildung vernachlässigt in verblendeter Weise das für jeden praktischen Beruf so wichtige „Sehen", das Erkennen von Form und Bewegung: der Anschauungsunterricht wird unterstützt.

Das anschaulich-gegenständliche Gedächtnis läßt Ereignisse und Dinge in unserer Phantasie wieder aufleben; sobald unser Geist aber überlegend, urteilend oder reflektierend tätig ist, bedarf er der akustischen Einstellung, der Einstellung auf Begriffe und deren logische Verknüpfung.

Das Überwiegen der einen oder der anderen Denk- und Vorstellungsfähigkeit bedingt den Arttypus. Von gemischten Typen spricht man da, wo kein besonderes Überwiegen eines Vorstellungstypus vorliegt. Ein Vorherrschen der konkret-anschaulichen Vorstellung prädisponiert zum Mediziner — speziell zum praktischen Arzt und Chirurgen —, das verbal-abstrakte Denken aber zum Theoretiker, zum Wissenschaftler; dementsprechend sollte die Berufswahl sein.

Der Mediziner übergehe diese psychologische Erkenntnis nicht leichthin, als „von des Gedankens Blässe angekränkelt". Sie hat — wie wir sehen werden — einschneidende Bedeutung, da sie eine „tiefgreifende Differenz in der ganzen intellektuellen Arbeit der Menschen aufdeckt".

Die experimentelle Psychologie beweist ferner, daß die Vorstellungstypen keine unabänderlichen Größen sind, daß vielmehr „durch systematische formale Übung jeder Vorstellungstypus verfeinert und für die geistige Arbeit flüssiger, brauchbarer gemacht werden kann, — daß auch die Gewöhnung mit einem Vorstellungstypus zu arbeiten seine Verwendungsfähigkeit vielfacher gestaltet — und daß aber auch Nichtgebrauch zur geistigen Assoziation ihn verkümmern läßt" (MEUMANN).

Hier liegt nun der Angelpunkt für die Lehr- wie für die Lernmethoden.

Die **Lehrmethode in der Chirurgie** darf, wenn sie den verschiedenen Vorstellungstypen einigermaßen gerecht werden will, nicht starr und schematisiert sein; sie muß sich einfühlen in die Auffassungs- und Denkweise der Praktikanten.

Der *visuell Veranlagte* wird Fortschritte in der richtigen Beurteilung des klinischen Beobachtungsmateriales erzielen durch Anleitung zur planmäßigen (systematisierten) Beobachtung, durch eine aktive Analyse des klinischen Objektes. Ein planloses Hinschauen bringt nur Zufälliges ins Bewußtsein. Die Anleitung zur Selbstkritik, wie sie die differentialdiagnostischen Erörterungen bieten, macht seine „Beobachtung genauer, die Aussagen korrekter, die Wahrnehmung objektiver, und die Erinnerung erhält größere Treue".

Die Analyse eines Krankheitsbildes einschließlich der Aufstellung der für den gegebenen Fall richtigen und zweckmäßigsten Heilmethode setzt ein gut Teil theoretisches Wissen und in dessen Auswertung ein abstraktes logisches Denken voraus. Dies ist in der Regel die schwächere Seite des visuell Veranlagten. Sinnfällige Merksteine, an die seine optische Veranlagung sich klammern könnte, sind auf diesem Felde spärlich. Der klinische Vortrag und das Lehrbuch vermögen ihm die Wege zu ebnen, wenn sie ihm behilflich sind, durch Vergleiche und Analogien an Erinnerungsbilder anzuknüpfen, wenn ein Schema (und wäre es auch primitivster Art) den abstrakten Denkprozeß gewissermaßen räumlich (anatomisch) in die bestimmte Richtlinie leitet — wenn eine klare Systematik nicht nur vorgetragen, sondern in ihren Hauptlinien aufgezeichnet seinem Auge sich einprägt —, wenn im Lehrbuch, wo er gar leicht im Gitterwerk des Textes den Faden verliert, die führenden Gedankengänge bzw. ihre Neben- und Unterordnung entsprechend augenfällig in besonderem Schriftsatz ihren Ausdruck finden.

Solche Lehrhilfen werden dem visuell veranlagten Kandidaten schätzbare Anhaltspunkte für die ungewohnten Wege seines abstrakten Denkens geben.

Anderer Hilfen hingegen bedarf der „*Akustiker*". Seine abstrakte Begabung, die ihn je nach seiner Intelligenz relativ leicht zur logischen Durchdringung des Stoffes befähigt, bringt oft eine Armut an anschaulicher Phantasie mit sich. Das Einleben in die Chirurgie wird ihm unverhältnismäßig schwer, jedenfalls viel schwerer wie in die theoretisch-medizinischen Fächer. Bei ihm muß das Sinnengedächtnis durch Schulung von Auge, Ohr und Hand entwickelt und gefördert werden. Lediglich die Betätigung am Krankenbett, die Übung in Kursen in Untersuchung und Technik vermag die klaffende Lücke mit Geduld und gutem Willen zu überbrücken.

Klare, schematische Abbildungen schälen das Maßgebende aus dem Krankheitsbild, soweit es der Zeichnung zugänglich ist, heraus. Langsam und unvermerkt führen sie zum Verständnis verwickelter pathologischer Bilder, welche — das ist der springende Punkt — sich als Erinnerungsbilder dem Gedächtnis fest einfügen müssen. Nie genug können Abweichungen von der anatomischen und physiologischen Norm in Farbe, Form und Funktion analysiert werden, wobei die Norm keineswegs als bekannt und dem Kandidaten geläufig vorausgesetzt werden darf. Wie der klinisch chirurgische Unterricht und die Operationslehre ohne anatomische Abbildungen und Tafeln nicht auskommen kann, so sollen topographische Anatomie und ein Stück Physiologie in einem chirurgischen Lehrbuch ihre Stelle finden.

Wenn wir neben der Fähigkeit des Anschauens das Verstehen naturwissenschaftlichen Geschehens und die Logik physiologischer und pathologischer Gesetze großziehen, so fügt sich nach und nach die ganze Wissenschaft zu einem einheitlichen Bilde.

Nach diesen Grundsätzen, die als didaktische Forderungen aus der experimentellen Psychologie sich ableiten und deren Richtigkeit mir eine 30jährige Erfahrung als klinischer Lehrer mit jedem Semester eindringlich bestätigt, haben wir versucht, dies Lehrbuch zu gestalten.

Der klinische Unterricht soll aber nicht ausschließlich an den Verstand sich wenden, er darf die rein naturwissenschaftliche Betrachtung nicht als ultima ratio hinstellen. Als Vorschule für den Beruf muß die *ethische Seite der ärztlichen Tätigkeit* entsprechende Berücksichtigung finden. Diese vornehme Aufgabe hebt die Klinik über die anderen medizinischen und naturwissenschaftlichen Fächer weit hinaus. Der Kranke ist in der klinischen Demonstration nicht bloß Material, er wird, soweit es uns möglich ist, eingeführt als hilfsbedürftiger Mensch mit all seinen Kümmernissen und Schmerzen, seinem Werdegang, seiner sozialen Stellung und seiner Zukunftshoffnung.

Ich bin mir der Unzulänglichkeit des heutigen klinischen Betriebes für die Erfüllung solcher Aufgabe wohl bewußt, und ich bedaure es selbst am tiefsten, neben der Krankheit die Psyche des Kranken nur gelegentlich beleuchten zu können.

Von äußeren Schwierigkeiten abgesehen, fehlt leider auch oft im Kreis der Schüler die notwendige Voraussetzung. Was weiß der Kandidat von Krankenpsychologie? Kennt er überhaupt die menschliche Seele, soweit sie unsere psychologische Forschung aufgedeckt hat? Über die Fortpflanzung der Kryptogamen und über die drei Paare Kiemenbüschel des Axolotls hat er manche Vorlesung vorschriftsmäßig gehört, über die Psyche des Menschen, die Struktur der Seele desjenigen Objektes, dem er sein ganzes Leben widmen soll, darüber ist er gar oft nicht aufgeklärt; er bringt in dieser Hinsicht in die Klinik kaum andere Vorkenntnisse mit als jeder Laie!

Und doch für den Arzt sind psychologische Kenntnisse unerläßlich. Wer in der Praxis steht, wird gewahr, wie oft aus dem Verkennen der seelischen Verfassung dem Kranken schwerer, ja unheilbarer Schaden erwachsen ist. Mit Recht wird deshalb von vielen Seiten die Forderung einer psychologischen Vorbildung dringend erhoben.

„Der Arzt tritt als Mensch zu einem Menschen in eine wechselseitige Beziehung. Diese Beziehung hat als notwendige Voraussetzung die Betätigung von seelischen Qualitäten. *Praktische Medizin ist zu einem guten Teil nicht bloß angewandte medizinische Wissenschaft, sondern auch angewandte Psychologie*" (ACH)[1].

Wie der Arzt in der Praxis, so darf auch der Lehrer psychische Hilfsmittel nicht verschmähen; ist doch all unser Denken, unsere persönliche Stellung zu den Dingen und zu den Menschen eng durchwoben von *emotionellen Faktoren*.

Unsere Gefühle liegen auf psychischem Gebiete (Mitleid, Teilnahme), unser Interesse aber ist mit dem Verstand verankert. Hier bieten sich für die Einprägung von Eindrücken beim klinischen Unterricht willkommene Bedingungen.

Es gilt deshalb, wo immer die Gelegenheit dazu sich bietet, das Interesse zu erwecken für den Patienten, für den „klinischen Fall", sei es durch Hinweis auf die Eigenart der Krankheit („interessanter Fall") oder auf die Leidensgeschichte des Kranken, seine persönlichen Umstände (psychischer, familiärer, allgemein sozialer Natur), die als innere oder äußere Komplikationen die Krankheit oder deren Folgen in einem eigenartigen Lichte erscheinen lassen. Über Fragen der ärztlichen Ethik, die hier unmittelbar und mittelbar hineinspielen (ärztliche Verantwortlichkeit, Schweigepflicht, die Frage der Aufklärung bei unheilbarem Leiden usw.), kann im Unterricht höchstens andeutungsweise gesprochen werden.

Nun zu den **Methoden des Lernens!** Die experimentelle Psychologie hat sich eingehend mit den Gedächtnisfunktionen des Kindes, namentlich des Schulkindes, beschäftigt. In neuerer Zeit drängt die Frage der Berufswahl zu

---

[1] ACH: Über die Psychologie als Fach der ärztlichen Vorbildung. Dtsch. med. Wschr. **1919**, Nr 39 (s. da auch weitere einschlägige Literatur).

psychologischer Erforschung gewisser Berufsklassen. Eingehende Untersuchungen an Akademikern stehen zur Zeit noch aus.

Was uns interessiert, das sind die *inneren und äußeren Bedingungen für die Aufnahme und das Behalten von Vorstellungs- und Gedankenzusammenhängen,* wie sie der wissenschaftliche und praktische Inhalt unseres Faches bzw. der Medizin überhaupt fordert.

Das *beobachtende Merken,* wozu täglich jede klinische Demonstrationsstunde reiche Gelegenheit bietet, verlangt eine rasch sich anpassende Konzentration eines oder mehrerer Sinnesorgane (Sehen, Hören, Einprägen von Bewegungen, Tast-, Temperatur- und Geruchseindrücke). Die Aufmerksamkeit soll planmäßig vom Willen geleitet, eine aktive Analyse des Objektes erstreben. Nutzbar und von bleibendem Werte für den Kandidaten wird die Beobachtung erst dann, wenn er 1. sie in Vergleich setzt zur anatomischen und physiologischen Norm, d. h. sich über Grenzen des Pathologischen klar wird, wenn er 2. den kausalen Zusammenhängen der einzelnen Krankheitssymptome nachspürt, und wenn er 3. die Beobachtung systematisiert, d. h. einordnet, in Vergleich oder Gegensatz stellt zu den seinem Gedächtnis bereits zur Verfügung stehenden Sinneswahrnehmungen klinischen oder allgemein biologischen Inhalts.

Durch diese assoziative Denktätigkeit (Verstandesfunktion) wird der Gegenstand der Beobachtung geistig assimiliert; er bleibt in der Erinnerung lebendig, und — was für den Fortschritt grundlegend ist — ein gutes Gedächtnis bzw. dessen Auffrischung durch Repetition vorausgesetzt, jederzeit verfügbar für neue assoziative Gedankenverbindungen.

Im Gegensatz dazu steht die lediglich bildmäßige Auffassung des klinischen Objektes und Verzicht jeder kausalen und assoziativen Verknüpfung. Wird das Erinnerungsbild gedanklich nicht verkettet mit fest verankerten Begriffen und Erfahrungen, dann sinkt es rasch unter in dem Chaos der Momentbilder des klinischen Arbeitstages.

Die Aufmerksamkeit kann intensiv auf einen Punkt, auf ein Symptom, konzentriert werden, oder aber extensiv das ganze Krankheitsbild, das ganze Individuum umfassen. Der Anfänger geht am besten schrittweise vom Allgemeinen zum Einzelnen über. Die Vertiefung in der einen Richtung pflegt die andere Seite zu beeinträchtigen. Indessen beweisen die Tatsachen, wie ärztlicher Scharfblick und Geist beide Beobachtungsweisen zugleich in hoher Vollendung zu vereinigen vermag; ich nenne nur die Namen VIRCHOW, KUSSMAUL, BILLROTH!

Für den theoretisch-wissenschaftlichen Teil setzt das Behalten von Gedankenzusammenhängen selbstverständlich ein volles Verständnis des Inhaltes, insbesondere die erschöpfende Erkenntnis kausaler Verknüpfungen voraus. Hierzu zählt in erster Linie die *Beherrschung der Grundbegriffe der Pathologie und der allgemeinen Chirurgie.* Wer z. B. von den Begriffen Resorption und Entzündung eine nur verschwommene Vorstellung hat — wer nicht weiß, was Epithel ist und wo es vorkommt —, wer ständig Valgus und Varus verwechselt, wer über den Werdegang und den Ablauf einer Infektion nicht mehr als laienhafte Begriffe mitbringt, der wird in jedem klinischen Vortrage und auf jeder Seite des Lehrbuches den Faden kausaler Verbindung verlieren. Solche Kandidaten pflegen sich fürs Examen aufs mechanische Memorieren zu verlegen; eine geistige Sisyphusarbeit ohne jeden Wert!

Jedes Lernen umfangreicher Aufgaben muß ausgehen von festen Marksteinen, die, im Gedächtnis festgelegt, als Ausgangspunkte für eine logische Einordnung des Lernstoffes dienen. Das „Wie" bestimmt der Vorstellungstypus des Lernenden, seine Gewohnheit, seine Lernerfahrung (von der Schule her), und sie ist abhängig von der Art und dem Umfange der Aufgabe.

Der Kandidat vom *visuellen Typus* schreibt sich die Hauptpunkte für sein optisches Gedächtnis zusammen, oder unterstreicht sie im Lehrbuch. An Stelle abstrakter Begriffe setzt er ein anschauliches Vergleichsbild, ein Schema.

Er findet in der Schreibweise, den Typen, der Satzabteilung verwertbare Erinnerungspunkte, die seinem Lokal- und Raumgedächtnis sich später leicht zur Verfügung stellen. Das sind neben den Textabbildungen die Merksteine, die ihn in dem Gewirr der Sätze mehr oder weniger theoretischen Inhalts immer wieder die kausalen Verbindungen finden lassen.

Der *Akustiker* liest sich die Merksätze halblaut vor, evtl. unter einer gewissen rhythmisch akzentuierten Betonung. Der Lehrbuchtext kann ihm eine willkommene Hilfe bieten in der Einfachheit und Gleichmäßigkeit des Satzbaues, in der Prägnanz des Ausdrucks und vor allem durch die eingeschalteten Abbildungen, welche den verbal-abstrakten Gedankengang immer wieder in die Richtung des Anschaulichen lenken.

Wo bei schwierigem, wissenschaftlichem Thema diese Mittel nicht ausreichen, da helfen demjenigen, der ernstlich mit seiner Aufgabe ringt, gewisse *Assoziationsvorstellungen*, die vielfach fast zwangsläufig sich einstellen, oder bewußt, als Analogie oder Kontrastbild einmal in den Gedankengang eingefügt, willig die gedankliche Verknüpfung wiederherstellen.

Für das mechanische Merken gewisser Dinge, für die sich keine logische Ableitung oder eine solche nur auf mühsamen Umwegen finden läßt, tritt die *Mnemotechnik* ein. Ich erinnere an die Aufzählung der Handwurzelknochen: „Vieleckig groß, vieleckig klein", an die Schwörfinger zum Merken der Molarzahn-Wurzelstellung, an das Merkwort „Neva", an „O Varus" usw. Viel zu wenig wird von diesem einfachen Hilfsmittel, das sich ein jeder leicht ausbauen kann, Gebrauch gemacht.

Das *Zeichnen* ist eines der wichtigsten Hilfsmittel aller naturwissenschaftlichen Fächer. Dem visuell Veranlagten drängt es sich gewissermaßen zwangsläufig auf, er will seiner gedanklichen Vorstellung eine sichtbare Form verleihen. Dem mehr theoretisch veranlagten Kandidaten aber kann die Übung zeichnerischer Handfertigkeit nicht dringend genug empfohlen werden. Nicht um Ausübung einer Zeichnungskunst handelt es sich, sondern lediglich um lineares Zeichnen, sei es im Nachzeichnen der vom Vortragenden an der Tafel entworfenen Skizzen oder um schematische Entwürfe frei aus dem Gedächtnis, gleichsam zur vergleichenden Kontrolle oder Auffrischung des Erinnerungsbildes.

Das Sehen an sich ist ein optischer Empfindungsvorgang. Seine geistige Auswertung kann nur durch den aufmerksamen Verstand geschehen, der die Sinneswahrnehmung analysiert oder kritisch vergleichend in Beziehung zu ähnlichen Gesichtswahrnehmungen setzt. Aber wie groß ist bei den meisten Menschen der Schritt von der Sinnesempfindung zu einer bewußten, verstandesmäßigen Wahrnehmung, wie verbreitet ist das gedankenlose Schauen!

Das Zeichnen ist eine Erziehung zum räumlichen Denken, ist eine Zucht zu wissenschaftlicher Ertüchtigung, es stärkt das Gedächtnis, belebt die Vorstellungskraft und — das nebenbei — schult das Auge für die Schönheit der Form.

Erinnerungsbilder pflegen mit der Zeit abzublassen, Begriffe an Inhalt zu verlieren; jeder geistige Besitz unterliegt der Gefahr, früher oder später im blauen Dunst und Dämmer *des Vergessens* zu versinken. Deshalb genügt eine einmalige Erfassung des Stoffes nicht. Was zum dauernden Besitz des Geistes werden und was mit Sicherheit reproduziert werden soll, das muß durch das mechanische Moment *des Wiederholens*, durch *öfteres Memorieren* geistig verankert werden. Das gilt vor allem von der topographischen Anatomie, dem wichtigsten Rüstzeug der Chirurgie. Nur die Repetition, am besten jeweilig in Verbindung mit dem Studium der Pathologie und Klinik des entsprechenden

Abschnittes, vermag hier Nutzbringendes zu schaffen. Diesem Gedanken folgend, sind im Lehrbuch viele anatomische Abbildungen eingefügt.

Das ersprießliche, d. h. ohne unnötige Zeit- und Kräftevergeudung geübte Lernen ist überdies von gewissen *inneren Bedingungen* des Studiums abhängig. Da ist zunächst die *geistige Anpassung* an das Thema, sodann — das ist von ausschlaggebender Bedeutung — die Regulierung der *Aufmerksamkeit* nach Intensität und Gleichmäßigkeit. Beides ist in der Regel erst nach Überwindung gewisser innerer Hemmungen, Unlustgefühle und der Eliminierung von Ablenkungen zu erreichen, deren der eine rascher, der andere langsamer Herr wird.

Hier setzen nun die bewußten Antriebe des *Willens,* der *psychophysischen Energie* ein. Der Wille kämpft an gegen Hemmungen und Unlustgefühle, er gibt der erlahmenden Aufmerksamkeit neuen Ansporn, er verschafft der intellektuellen Seite des Geistes gegenüber den Trieben Geltung durch Vergegenwärtigung der Aufgabe, des zu erreichenden Zieles und wenn es nur das nächstliegende, das Examen, wäre. Hic Rhodus, hic salta!

Die Art und der Umfang des Willens variiert entsprechend seiner innigen Mischung aus psychischen und physischen Elementen in weiten Grenzen. Zwischen dem raketenhaft ansteigenden und rasch in ein Nichts zusammensinkenden Impuls, bis zum zähen, zielstrebigen Zug gleichmäßiger Willensführung liegen der Möglichkeiten viele; und selbst beim einzelnen ist ein Phasenwechsel unverkennbar. Die psycho-physische Energie ist entsprechend den biologischen Grundgesetzen durch systematische Übung einer Anpassung und vor allem einer Steigerung fähig. Eine stetige fortschreitende Arbeitsgewöhnung bewältigt bei ökonomischer Lerntechnik in kurzem Semester ein großes Maß medizinischen Lernstoffes.

Die aufgewandte Willensenergie bestimmt die Arbeitsleistung des Tages, des Semesters — und schließlich die aller Jahre unseres Daseins.

Wohl wird der Wille durch den Verstand geleitet, was ihn aber beflügelt und beseelt, ihm stets aufs neue Kraft verleiht, das ist die *emotionelle Seite unserer Psyche.* ,,Der tiefste Wesenskern der Gesamtpersönlichkeit — sagt M. ULRICH zutreffend — wurzelt doch wohl mehr in unserer Emotionalität, als in unserer Intellektualität.'' Das gilt für den Arzt als Persönlichkeit in hervorragendem Maße. Wo im Studium diese emotionellen Elemente fehlen, wo das Helfen nicht angeborene Herzenssache ist, und wo kein Funke der Begeisterung für unser Fach glüht, da bringt der Kandidat nicht mehr denn jenes Minimum von Willen auf, um just das Examen zu bestehen; — ein Arzt, wie er sein soll, wird er niemals werden. Er mag das Handwerksmäßige des Faches oder einer Spezialität meistern, für das Höherberufliche gebricht es ihm an Hingabe, ihm fehlt die Schwungkraft der Seele!

Unvergeßlich sind mir die Worte meines verehrten Lehrers und väterlichen Freundes Dr. SONDEREGGER, Worte voll glühender Begeisterung für unsere Wissenschaft. Auch meinen Schülern möchte ich sie als Wegeleitung mitgeben:

,,Der Student der Medizin ist das glücklichste Wesen auf Erden. Er steht am Eingange der Welt, er sieht den lebendigen Gott durch die Schöpfung schreiten und darf einen Schöpfungsmorgen mitfeiern, schauen die Kräfte auf- und niedersteigen, Menschen kommen und gehen.

Helle Augen und feine Ohren mußt Du mitbringen, ein großes Beobachtungstalent und Geduld und wieder Geduld zum endlosen Lernen, einen klaren kritischen Kopf mit eisernem Willen, der in der Not erstarkt und doch ein warmes, bewegliches Herz, das jedes Weh ergreift und mitfühlt; religiösen Halt und sittlichen Ernst, der die Sinnlichkeit, das Geld und die Ehre beherrscht; nebenbei auch ein anständiges Äußere, Schliff im Umgang und Geschick in den Fingern, Gesundheit des Leibes und der Seele; das alles mußt Du haben, wenn Du nicht ein unglücklicher oder ein schlechter Arzt werden willst.''

Die Wunde und ihre Behandlung.

A. Die Wunde.

Mit der Behandlung von *Wunden* mag die Chirurgie vor Tausenden von Jahren ihr Werk begonnen haben. Unter einer *Wunde* verstehen wir die Folgen einer gewaltsamen Trennung lebenden Gewebes. Die Gewebstrennung kann so gering sein, daß sie nur bei feingeweblicher Untersuchung erkennbar ist, meist ist sie aber mehr oder weniger ausgedehnt, so daß sie auch das unbewaffnete und ungeübte Auge wahrnimmt. Je nach der Art der Gewalteinwirkung unterscheiden wir *Schnitt-, Hieb-, Stich-, Riß-, Biß-, Schuß-, Quetsch-* und *Platzwunden.* Daneben gibt es Wunden durch *chemische* oder *thermische* Einwirkungen. Grundsätzlich ist des weiteren zu unterscheiden zwischen *offenen* und *geschlossenen Verletzungen.* Durchaus nicht immer sind jene die gefährlichsten, wenngleich bei ihnen die Gefahr der *Wundinfektion* (Infektion von inficere = etwas [Nachteiliges] hineintun) von besonderer Bedeutung ist. Indessen birgt auch jede Darmzerreißung ohne äußere und offene Verletzung die Gefahr lebensbedrohender Infektion in sich. Die *Art der Gewalteinwirkung* gibt der Wunde meist ihr kennzeichnendes Gepräge, andererseits ist aus Form und Aussehen der Wunde auch auf ihre Entstehungsursache zu schließen, was nicht nur für gerichtliche Belange, sondern auch für die Behandlung wichtig sein kann. Wunden, die von *Gewebslücken* (Substanzverlusten, Defekten) begleitet sind, kommen gewöhnlich durch grobe Gewalteinwirkung zustande (Maschinenverletzungen, Schußwunden, Verkehrsverletzungen). Hat die Haut der Gewalt so weit widerstanden, daß keine äußere Wunde entstand, so können doch durch tangentiale „abscherend" wirkende Kräfte in den tieferen Schichten der Wunde mit Blut, besonders aber mit Lymphe gefüllte, schwappende Hohlräume entstehen (*Décollement traumatique,* Ablösung der Haut). Vollständige Abreißungen der Kopfhaut werden als *Skalpierung,* solche des Gliedes und des Hodensacks als *Schindung* bezeichnet. Sammelt sich Luft aus den verletzten lufthaltigen Räumen (Atemwege, Nebenhöhlen der Nase usw.) im Gewebe, dann spricht man vom *traumatischen Emphysem* (Emphysem von ἐμφυσάειν = etwas hineinblasen).

B. Die Folgen der Verletzung.

Die *unmittelbaren Folgen* der Verletzung können *allgemeiner* und *örtlicher* Art sein. Zu jenen gehören der Kollaps, der Schock und die Ohnmacht, zu diesen der Schmerz, die Blutung und die Wundinfektion.

I. Allgemeine Folgen.

Kollaps und *Schock* sind verwandte Begriffe, denen der plötzliche Zusammenbruch aller Lebensfunktionen gemeinsam ist, ein Zusammenbruch, der vorübergehend sein oder zum Tode führen kann.

Beim *Kollaps* steht nicht das Zentralnervensystem, nicht der zentrale Motor des Blutumlaufs, das oft genug völlig gesunde Herz, sondern das *Versagen der Kreislaufperipherie im Mittelpunkt des Geschehens.* Er ist klinisch gekennzeichnet durch jähen Blutdruckabsturz und als Folge davon durch Blässe, kleinen, kaum fühlbaren Puls. Hinzukommen alsbald kalter Schweiß, oberflächliche Atmung. Sein Zustandekommen verdankt er den verschiedensten Ursachen. Er entsteht, z. B. auch nach großen Operationen, immer dann, wenn es zu einem Mißverhältnis zwischen Blutvolumen einerseits und Gefäßkapazität des Gesamtkreislaufs andererseits kommt. Gefördert wird er durch Lähmung ausgedehnter Gefäßgebiete (z. B. nach Rückenmarksverletzung) oder durch Versagen der reflektorischen Entleerung der großen Blutspeicher (Leber, Milz, Venen des Splanchnicusgebietes, Muskelsystem, subpapillärer Plexus der Haut). Als Verletzungsfolge wird er hauptsächlich — nicht ausschließlich! — durch Blutverluste ausgelöst. Dabei ist es gleichgültig, ob die Blutung durch Verletzung größerer Gefäße nach außen, oder nach innen z. B. in die Brust-Bauchhöhle, erfolgt oder ob es sich um ein „Versacken" von Blut in gelähmte Gefäßgebiete handelt.

Bekämpft wird der Kollaps primär nicht durch Herzmittel — das Herz ist ja zunächst völlig intakt —, sondern durch ausgesprochene Kreislaufmittel, die wie Adrenalin oder besser noch Ephedralin, Veritol, Sympatol, Vasopressin einen neuen Blutdruckanstieg dadurch bewerkstelligen, daß sie den Kreislauf mit Blut aus dem venösen Stromgebiet und aus den großen Blutspeichern solange wieder auffüllen, bis intravenöse Kochsalz- oder besser noch Tutofusin- oder Peristoninfusionen (s. S. 14) oder gar Blutübertragungen das Gleichgewicht im peripheren Kreislaufgeschehen endgültig wieder herstellen. Mit ausgesprochen peripher angreifenden Kreislaufmitteln sind auch zentral wirksame Kollapsmittel (Campher, Cardiazol, Coramin und Coffein) zu verbinden. Wunder wirkt oft Kohlensäureeinatmung (stärkster Vasomotorenreiz!!). Herzmittel sind erst angezeigt, wenn es bei länger dauerndem Kollaps auch zu einer zunehmenden Herzbelastung (Hinzutreten leichter Cyanose) kommt: keine Digitalispräparate, dagegen Strophantin (1,4 mg) in Traubenzucker (25% bis 200 ccm).

Der *Schock* kommt durch eine über das sensible und vegetative Nervensystem reflektorisch hervorgerufene Beeinträchtigung des arteriellen Blutdruckes zustande. Auch er ist letzten Endes eine schwere Gefäßkrise, bei der die Kreislauforgane zunächst gereizt, dann gelähmt werden. Auch bei ihm sehen wir eine Verschlechterung der Herztätigkeit. Im Reizzustand allerdings ist der Blutdruck noch nicht gesunken, eher gesteigert, der Puls ist verlangsamt, das Bewußtsein klar. Erst im Lähmungszustand sinkt der Blutdruck, die kreisende Blutmenge ist vermindert, das Herz ist nicht mehr imstande, das Blut aus den Blutdepots herauszupumpen. Haut und sichtbare Schleimhäute werden blaß, der Puls ist kaum fühlbar, aber nicht beschleunigt, oft unregelmäßig, die Körperwärme regelwidrig niedrig, die Atmung flach, manchmal von *Cheyne-Stokes*scher Erscheinungsform, das Bewußtsein erhalten; aber die Gliedmaßen sind schlaff, wie gelähmt; in schwersten Fällen finden wir weite Pupillen, erloschenes Empfindungsvermögen, der Kranke läßt unter sich.

Auch zur Bekämpfung des Schockes kommen Herzmittel, Wärmezufuhr (innen und außen), Tieflagerung des Kopfes in Frage. Die Schmerzen sind zu lindern. Beim Schock nach Knochenbrüchen tut eine Einspritzung von 10 bis 20 ccm 2%igen Novocains in die Bruchstelle oft Wunder. Operiert darf im Schock nur werden, wenn es sich um lebensrettende Eingriffe (Unterbindung, Luftröhrenschnitt, Bauchschnitt bei durchgebrochenem Geschwür u. ä.) handelt.

Dem Kollaps und *Schock* ähnlich und doch zumeist viel harmloser ist die *Ohnmacht*. Bei ihr liegt nur eine obendrein meist rasch vorübergehende Bewußtseinsstörung vor, die auf eine Blutleere des Gehirns zurückzuführen ist. Blässe, Schwarzwerden vor den Augen, kalter Schweiß, Übelkeit sind Vorboten, bis dann der Kranke unter Weitwerden der Pupillen, beschleunigtem Puls, oberflächlicher Atmung das Bewußtsein verliert und zusammensinkt. Tieflagern

des Kopfes, Zufuhr frischer Luft, Lösen beengender Kleider beseitigen den Zustand meist in wenigen Minuten.

II. Örtliche Folgen.

a) Der Schmerz.

Von den *örtlichen Folgen* einer Verwundung nennen wir zuerst den *Schmerz*.
Nicht immer wird er im Augenblick der Verletzung selbst empfunden. Je
schärfer und spitzer der verletzende Gegenstand, je rascher er in den Körper
eindringt (Dolch, Geschosse), um so geringer oft der Schmerz. Auch vom Reichtum der verletzten Körperstelle an Gefühlsnerven ist die Stärke des Schmerzes
abhängig. Lippen, Zunge, Fingerspitzen, die Gegenden der Geschlechtswerkzeuge
und des Afters sind besonders empfindlich. Auch nach Anlage und Rasse wird
der Wundschmerz verschieden stark empfunden. Nach Quetschungen, Zer-
malung, Schußverletzungen sind Gewebe mitunter für Stunden völlig unempfindlich *(örtlicher Wundstupor)*.

b) Die Blutung.

Schwerwiegender als der Schmerz nach einer Verletzung ist oft die *Blutung*.
Wir unterscheiden capilläre bzw. parenchymatöse, arterielle und venöse Blutungen. Jede kann tödlich werden, alle können harmlos bleiben und von selbst
zum Stehen kommen. Die Stärke der Blutung ist abhängig von der Art ihrer
Entstehung, ihrem Sitz und von der Art des verletzten Gewebes. Bei parenchymatösen Blutungen sickert das Blut langsam, bei den arteriellen spritzt im
Strahl helleres Blut ab, bei den venösen quillt dunkleres Blut, gelegentlich auch
matt spritzend, aus der Wunde hervor.

Bleibt die Blutung in mäßigen Grenzen, so gelingt es der Selbststeuerung
des Kreislaufes, ernstere Folgen hintanzuhalten. Im anderen Falle droht der
Verblutungstod. Er ist auf Störungen der Spannungsverhältnisse im Gefäßsystem zurückzuführen; je kleiner die Blutmenge wird, die dem Herzen aus
den blutarm gewordenen Gefäßen während der Diastole zufließt, um so weniger
vermag dieses bei der Systole zu spenden. So arbeitet es mühevoll wie ein
Pumpwerk, dem kein Wasser zufließt, mit Kraftvergeudung die winzigen Blutmengen weiterbefördernd, welche ihm die schlaffen Hohlvenen überlassen.
Es pumpt leer. Die Folgen für die Erhaltung der lebenswichtigen Hirnzentren
sind klar.

Für die Fälle nicht sofort tödlicher Blutung paßt diese mechanische Auffassung nicht ganz. Man nimmt an, daß hier die Überschwemmung des Blutes
mit Giftstoffen (unabgebauten Eiweißstoffen?) eine Lähmung des Zentralnervensystems sowie der blutbildenden Organe und damit die schweren Erscheinungen und schließlich den Tod herbeiführe.

Neben den durch äußere Wunden verursachten Blutungen wären noch solche
zu nennen, die durch Steigerung des intravenösen Druckes nach Brustkorb-
und Rumpfquetschungen beobachtet werden (Stauungsblutungen) und solche
bei Verminderung des Außendruckes (Taucher, Caissonarbeiter).

Von der *primären* Blutung unterscheiden wir die *sekundäre* oder *Nachblutung*,
die oft viel heimtückischer ist als jene und in der Grenzzeit zwischen der dis-
similativen und assimilativen Stufe der Wundheilung auftritt (s. Wundheilung).
Sie entsteht durch die eitrige Einschmelzung des die Gefäßwunde verschließenden
Blutpfropfes oder Einschmelzung der Gefäßwand selbst durch Knochensplitter,
Geschosse, schlecht liegende Drainröhren u. dgl.

c) Die Wundinfektion.

Eine allgemeine zusammenfassende Besprechung des Wesens der Infektion, der Entzündung, der Wundinfektionskrankheiten an dieser Stelle würde den Rahmen dieses Lehrbuches überschreiten. Wir verweisen auf spätere Abschnitte, in denen die wichtigen Fragen der allgemeinen Chirurgie auch aus diesem Gebiet besprochen werden.

Hier nur so viel, daß jede Zufallswunde, auch eine solche, die später ohne wahrnehmbare Verwicklungen heilt, als infiziert zu gelten hat. Wenn die Erscheinungen der Infektion nicht immer zum Ausbruch kommen, so hat das seinen Grund in den vorzüglichen Abwehrkräften des Körpers einerseits und der oft nur geringen Giftigkeit der eingedrungenen Keime andererseits.

Die Frist zwischen dem Eindringen der Keime und dem Ausbruch der Krankheit ist abhängig von der Zeit, die notwendig ist, bis die eingedrungenen Keime sich so weit vermehren können, daß sie den Körper des Befallenen schädigen. Man nennt diese Zeit die Inkubation (von incubere = auf etwas liegen, bebrüten). Gelingt es ärztlichem Handeln, die eingedrungenen Keime vor Ablauf dieser Frist auszumerzen oder unschädlich zu machen, dann kann man den Ausbruch der Krankheit verhindern. Die möglichen Wege zu diesem Ziel werden später aufgezeigt.

C. Die Wundheilung.

Die Heilung einer Wunde kann auf zwei Wegen erfolgen:

1. Heilung durch unmittelbare Vereinigung (Heilung per primam intentionem, primäre Wundheilung) und

2. Heilung durch mittelbare Vereinigung, d. h. zur Ausfüllung der meist klaffenden Wunde muß zunächst ein Ersatzgewebe (Granulationsgewebe) gebildet werden, nach dessen Überhäutung auch diese Wunde sich schließt (Heilung per secundam intentionem, per granulationem, sekundäre Wundheilung). Solche Wunden pflegen eine Zeitlang mehr oder weniger stark abzusondern, zu eitern.

Bei der *Heilung durch unmittelbare Vereinigung* kommt es zunächst zu einer Verklebung der beiden einander gegenüberstehenden Wundflächen. Blut und Gewebsflüssigkeit, die rasch gerinnen, füllen den Wundspalt aus. Eine gewaltige Zahl verletzter und dem Untergang geweihter Zellen (selbst die schärfste Schneide eines Operationsmessers ist ja unter dem Mikroskop wie eine Säge, die Tausende von Zellen bei ihrem Schnitt zerfetzt) liegen an den Flächen des Wundspaltes. Sie müssen weggeschafft werden, ehe es zur Vernarbung kommen kann. Hier setzen die dissimilativen, die abbauenden Vorgänge der Wundheilung ein. Fermente lösen die toten Zellen auf. Sie werden von den Leukocyten gebildet, die schon wenige Stunden nach der Verletzung in großer Zahl in der Wunde nachgewiesen werden können. In dieser Tätigkeit werden sie von amöboiden, jugendlichen, protoplasmareichen Zellen unterstützt, Abkömmlingen des ortsständigen Bindegewebes, besonders des adventitiellen Bindegewebes (Histiocyten). In schwamm- und netzartigen Zellverbänden füllen sie alsbald den Wundspalt aus. Alle diese Wanderzellen beteiligen sich an der Aufsaugung der Ausschwitzungen im Wundspalt und dem Verflüssigen und Wegschaffen der Gewebstrümmer. Damit sind wir schon bei den aufbauenden Vorgängen, der „assimilativen Phase" der Wundheilung, angelangt. Neue Bindegewebszellen und junge Gefäßsprossen schieben sich von den Wundrändern allenthalben in das Zellennetzwerk des Wundspaltes vor und wachsen von beiden Seiten einander entgegen. Es entsteht ein junges Keimgewebe, embryonalem Stützgewebe ähnlich, reich an Haargefäßen, die sich aus den ursprünglichen soliden, später durch Verflüssigung hohlgewordenen Gefäßsprossen entwickelt haben. Durch Änderung der kolloidalen Zustandsformen der Zellen des anfangs zellreichen Keimgewebes tritt dann allmählich eine Schrumpfung und Festigung der Narbe ein.

Unter der Wirkung abgestorbener Gewebsteile, Fremdkörperreiz und vor allem der Wundinfektion wird der oben beschriebene vorläufige Verschluß der Wunde bei der mittelbaren Wundvereinigung durch Fibringerinnsel verhindert. Die abbauenden Vorgänge der Wundheilung werden stark in die Länge gezogen, die entzündlichen Vorgänge, die auch bei der unmittelbaren Wundreinigung nie ganz fehlen, stehen im Vordergrund der Erscheinungen, die Wunde „eitert". Entzündliche Hyperämie und massenhafte Auswanderung von weißen Blutzeichen und starke Wundabsonderung sind die Kennzeichen. Erst nach Abklingen dieser Abwehrmaßnahmen des Körpers können die wiederherstellenden Vorgänge, die *Regeneration*, beginnen. Neben den Fermenten kommt den Zerfallsstoffen im Wundgebiet eine besondere, hormonartige Reizwirkung (Nekrohormone) für den Wiederaufbau des Gewebes zu. Die entstandene Gewebslücke muß durch ein ausgedehntes Wundgewebe ausgefüllt werden, ehe die Wunde heilen kann *(Granulationsgewebe)*. Es ist ein Abkömmling des ortsständigen Mesenchyms und sproßt ebenso aus dem Unterhautzellgewebe, wie auch aus dem Muskel- und Nervengewebe, aus dem Knochen, aus dem Drüsengewebe und den serösen Häuten hervor. Es hat neben der Ausfüllung größerer Räume vor allem die Aufgabe, die tiefer gelegenen Gewebe vor der Überhäutung gegenüber der Außenwelt bakteriensicher abzudichten. So ist denn das feingewebliche Bild bei dieser Form der Wundheilung viel bunter als bei den einfacheren Vorgängen der unmittelbaren Wundvereinigung. Die Überhäutung der granulierenden Wundfläche erfolgt von den Wundrändern her. Erst wenn sie abgeschlossen ist, erfolgt die endgültige Umwandlung des Granulationsgewebes in Narbengewebe.

D. Die Wundbehandlung.

Von der ersten Wundversorgung hängt das Schicksal der Wunde ab — sagt ein altes Chirurgenwort. Zwei Forderungen sind es, denen wir angesichts einer Wunde, mag es sich um eine zufällig erworbene oder um eine durch einen operativen Eingriff gesetzte handeln, unbedingt zu genügen haben: der *Blutstillung* und der *Verhütung und Bekämpfung der Infektion*.

I. Die Blutstillung.

Viele Blutungen stehen von selbst, ohne ärztliches Zutun. Diese *spontane Blutstillung* kommt bei den Haargefäßen ausschließlich durch aktive Leistungen der Gefäßwand (kräftige Capillarkontraktionen) zustande. Blutgerinnungen sind bei diesem Vorgang nicht festzustellen. Auch sonst spielt bei der spontanen Blutstillung die Gerinnung eine geringere Rolle, als man früher angenommen hat. Von der spaltförmigen genähten Operationswunde weiß jeder aufmerksame Beobachter, daß die Masse des Blutgerinnsels außerordentlich gering ist, gerade genug, um die Wunde zu verkleben, damit allerdings auch eine vorzügliche Grundlage für die einwachsenden Zellen des jungen Keimgewebes. Nach außen schützt der Blutschorf die Wunde gegen Austrocknung und gegen eindringende Keime ab.

Auch bei Verletzung größerer Gefäße kann spontane Blutstillung eintreten. Die Zurückziehung der Stümpfe querdurchtrennter Gefäße in das umgebende Gewebe hinein, die Zusammenziehung der Arterienhäute selbst, die Aufrollung der zerrissenen Intima, die plastische Infiltration des Arterienendes, die Anschwellung des das Gefäß umgebenden Gewebes bzw. der durch das Hämatom entstandene Druck dieses Gewebes, die Gerinnung und Blutpfropfbildung im Gefäßrohr, alle diese Umstände tragen auch bei der Verletzung mittlerer, ja größerer Schlag- und Blutadern zur spontanen Blutstillung bei. Daneben spielt aber die selbständige Umstellung des Kreislaufes eine ganz wichtige Rolle bei der spontanen Blutstillung. Es sind also nicht nur Kräfte, die am Ort der Gefäßverletzung wirksam werden, sondern vor allem auch Kräfte, welche die Ausbildung eines Umgehungskreislaufes bewirken. Je ungehinderter diese Veränderung der Richtung des Blutstromes zustande kommen kann, um so schneller steht die Blutung. Kommt es nicht zum spontanen Stehen der Blutung, so hat die *künstliche Blutstillung* einzusetzen. Trotz mancher Fortschritte der Erkenntnis und vieler auf Verbesserung gerichteter Vorschläge sind die alten Verfahren, die CELSUS vor 1900 Jahren in seinen Büchern zusammengetragen hat, noch immer in Geltung.

Bei parenchymatösen und venösen Blutungen genügt zur *vorläufigen Blutstillung* oft die senkrechte Erhebung des Gliedes oder das Abdrücken eines sterilen Tupfers.

Bei starker arterieller Blutung an den Gliedmaßen erinnere man sich der *künstlichen Blutleere* nach ESMARCH, die im Krankenhaus mit einem Gummischlauch, einer breiten Gummibinde oder noch schonlicher mit einem durch ein Gebläse auf genügend hohen Druck (3—400 mm Hg) aufblasbaren Kompressorium (z. B. nach PERTHES, KIRSCHNER u. a.) ausgeführt wird, sich notfalls mit jedem Riemen, mit jedem gerollten Handtuch machen läßt, oder man drücke stammwärts die Hauptschlagader mit dem Finger zu. Eine Blutabsperrung, die 2—3 Stunden überschreitet, hinterläßt Gewebsschädigungen verschieden hohen Grades bis zur ischämischen Lähmung und zum Brand. Bei hochsitzenden Blutungen an den unteren Gliedmaßen oder solchen aus Beckengefäßen kommt die MOMBURGsche Blutleere (Anlegen eines daumendicken Gummischlauches um den Leib zwischen Brustkorb und Becken, bis der Puls der Oberschenkelschlagader verschwindet) in Frage. Sie wird heute meist durch sog. Aortenkompressorien (Druckpelotte zum Gegendrücken der Aorta auf die Wirbelsäule) ersetzt.

Die *endgültige Blutstillung* geschieht durch Unterbindung der Gefäße (Ligatur).

Blutungen bei *Hämophilen*, bei *Cholämischen*, hämorrhagischen Diathesen erfordern dringend noch weitere Maßnahmen, wie: die örtliche Anwendung des durch hochgradige Quellung ausgezeichnet blutstillend wirkenden sterilen Faserstoffes *Tuffon* oder die intravenöse Einspritzung von etwa 10 ccm einer hypertonischen (10%igen) Kochsalzlösung. Vorbeugend vor allem Vitamin K, dann Chlorcalcium, täglich 3 Eßl. einer 10%igen Lösung, per os. Den größten Nutzen darf man sich von der *Bluttransfusion* 100—400 ccm intravenös oder 10—20 ccm subcutan versprechen. Auch auf die Vitaminpräparate Cebion, Redoxon, wird man gelegentlich zurückkommen. Gegen cholämische Blutungen ist auch die Bestrahlung mit künstlicher Höhensonne zu empfehlen. Bei *inneren Blutungen* (Magen, Darm, Lungen usw.) ist gleichfalls die Bluttransfusion heute das überlegene Mittel (s. unten).

Die Gefahren des Blutverlustes gehen keineswegs gleichlaufend mit der Menge des verlorenen Blutes, denn die Anpassungsfähigkeit des Gefäßsystems an die verringerte Blutmenge ist bei den einzelnen Menschen verschieden, verschieden auch die Kraft und Ausdauer des Herzens, je nach den im gegebenen Falle vorliegenden Leiden, wie Aderverkalkung, Herzfehler, Schädigung durch die Narkose, Schock, Alter. Bekanntlich vertragen kleine Kinder, namentlich Säuglinge, Blutverlust viel schlechter als Erwachsene.

Die Anämie durch Blutverluste erkennen wir an der Blässe und Kälte der Haut, Verfall der Gesichtszüge, der Weite der Pupillen, Gähnen, Ohrensausen, Schwäche, raschem, kaum fühlbarem Puls, großer Unruhe und Angst, Atemnot, Erbrechen und Ohnmacht.

Die *Bekämpfung* der allgemeinen Folgen des Blutverlustes richtet sich in erster Linie gegen die Hirnanämie. Alles dreht sich um die Auffüllung der Blutgefäße. Man wickle die Gliedmaßen fest mit Binden aus (Autotransfusion), lagere den Kranken flach und führe ihm reichlich Flüssigkeit zu. Von oben heißen Kaffee, Glühwein, Kognak; von unten, am besten in Form eines Tropfeinlaufs, physiologische Kochsalzlösung mit Zusatz von Traubenzucker. In eiligen Fällen tritt die intravenöse Infusion an die Stelle des Tropfeinlaufs. Subcutan Veritol, Coramin, Sympatol, Campher, Coffein.

Rasch, wenn auch nicht für die Dauer, wirken subcutane oder intravenöse *Infusionen* einer 0,8%igen Kochsalzlösung in einer Menge von 1—1½ Liter. Vorzuziehen sind Normosal (STRAUB), Tutofusin, Periston, die der Blutzusammensetzung näherkommen. (In Glasampullen gebrauchsfertig zu haben.) Umständlicher, aber wirkungsvoller ist die Überleitung wirklichen Blutes, die *Transfusion*.

Bei der *Bluttransfusion* handelt es sich dem Wesen nach um eine homoioplastische Transplantation, d. h. um die Überpflanzung eines Gewebes (in diesem Falle mit flüssiger Intercellularsubstanz) von einem Lebewesen auf ein anderes. Wir wissen aus der Transplantationslehre, daß jedes homoioplastische Transplantat alsbald zugrunde geht. Dies trifft auch für das Blut bei der Blutübertragung zu. Trotzdem erfüllt sie ihre hohen Aufgaben, da der Untergang des überpflanzten Blutes nicht sofort, sondern erst allmählich im Laufe von etwa 3 Wochen erfolgt, so daß das überpflanzte Blut in dieser Zeit 3 wichtige Aufgaben zu erfüllen vermag: a) die Aufgabe, als Sauerstoffüberträger (besonders beim schweren akuten Blutverlust), b) blutstillend zu wirken, c) den kräftigsten Anreiz zur Regeneration neuen Blutes abzugeben.

Die *Anzeige* zur Bluttransfusion geben ab: 1. akute Blutverluste (bei Verletzungen, Operationen, Magen- und Uterusblutungen usw.), 2. chronische Blutverluste (chronische Magengeschwüre, Blasenpapillome, Polyposis intestini, Myome, rückfällige Arrosionsblutungen usw.), 3. Störungen der Blutbildung und Blutgerinnung (Bluterkrankheit, perniziöse Anämie, Thrombopenie, Cholämie), 4. als Vorbereitung und Nachbehandlung bei großen Operationen an sekundär Anämischen (Magenkrebskranke, chronische Infektionen usw.).

Die Ausführung der Bluttransfusion umschließt eine Reihe von Verantwortlichkeiten des Arztes, zunächst bei der *Wahl des Spenders*. Sie ist bestimmt durch die Notwendigkeit, daß das Blut des Spenders mit dem des Empfängers verträglich sein muß. Gesichert wird dies durch die *Blutgruppenbestimmung*.

Alle Menschen gehören ihrer Blutmischung nach Gruppen an, die bestimmte Eigenschaften in den roten Blutkörperchen und im Serum besitzen. Man unterscheidet vier Blutgruppen, die man sowohl an den Blutkörperchen wie im Serum nachweisen kann. Den Blutkörpercheneigenschaften, die man Agglutinogene genannt hat, hat man die Bezeichnung A, B, AB und 0 (Null) gegeben, denen des Serums die Bezeichnung Anti-A oder α bzw. Anti-B oder β. Das Serum α ballt Blutkörperchen von Menschen, die die Blutgruppe A besitzen, zusammen, α „agglutiniert" die Erythrocyten von A; das gleiche gilt vom Serum β gegen die Erythrocyten B. Im Blut *eines* Menschen können aber auch *beide* Blutkörperchenarten, A *und* B, vorhanden sein. Dann kann aber das Serum dieses Menschen natürlich weder das Agglutinin α noch β enthalten; denn sonst würde es ja seine eigenen Blutkörperchen zusammenballen. Dem Träger dieser Blutgruppe AB kann also von jedem anderen Menschen Blut gespendet werden, ohne daß seine Blutkörperchen Schaden erleiden, er ist Universalempfänger. Endlich gibt es nun Blut, dessen Blutkörperchen weder die Eigenschaften A noch B besitzen. Man hat dieser Gruppe die Bezeichnung 0 (Null) gegeben. Die Blutgruppe 0 kann schadlos die Agglutinine α und β enthalten; der menschliche Träger dieser Blutgruppe ist also Universalspender.

40% der deutschen Bevölkerung gehören der Gruppe 0 an, 40% der Gruppe A, 15% der Gruppe B, nur 5% der Gruppe AB. (Nach diesem Zahlenverhältnis ist in den Blutspenderstätten Deutschlands auch die Anzahl der Spender geregelt.)

Außerdem hat das Blut eines Spenders unter Umständen für den Empfänger Eigenschaften, die man als Hämolyse bezeichnet, d. h. das Blut des Blutspenders löst bei einer Blutübertragung die Blutkörperchen des Empfängers auf. Schwere Vergiftungserscheinungen,

Hämoglobinämie, Hämoglobinurie, ja sogar der Tod des Blutempfängers können die Folgen sein. Nachreaktionen (Fieber, Schüttelfrost, Kopfschmerzen), die sich erst Stunden nach einer Blutübertragung einstellen, werden auf die Wirkung des zwar artgleichen, aber eben doch fremden Eiweißes des Spenders zurückgeführt. Sie haben mit Hämolyse nichts zu tun.

Die praktische Erfahrung hat nun gezeigt, daß *die Zusammenballung und die Auflösung der roten Blutscheiben so gut wie immer zusammenfällt.* Wir können also zwischen Angehörigen der gleichen Blutgruppe, die ja nach den zusammen-ballenden Eigenschaften der Blutkörperchen bestimmt wird, ohne Schaden Blutübertragungen ausführen. Das Blut der Blutgruppe 0 kann man, wenn kein Blut der gleichen Gruppe zur Verfügung steht, auf Blut A, B und AB übertragen. Ein Kranker der Gruppe AB kann ohne Gefahr Blut von allen anderen Gruppen auf-nehmen. Man hat diese Tatsachen in dem in Abb. 1 wiedergegebenen Schema ausgedrückt.

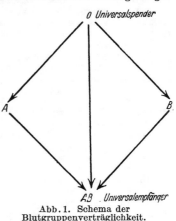

Abb. 1. Schema der Blutgruppenverträglichkeit.

Die *Blutgruppenzugehörigkeit* wird heute in der Praxis nach einer einfachen Technik bestimmt: Es gibt staatlich anerkannte Testseren A und B und 0, von denen je ein Tropfen auf einen Objektträger ge-bracht wird, der dann mit einem Tropfen des zu prü-fende Blutes vermischt und unter leichtem Hin- und Herschaukeln des Objektträgers auf Agglutination ge-prüft wird. Darnach wartet man 2—5 Minuten, um feststellen zu können, welches Testserum die roten Blutkörperchen verklumpt hat. Nach dieser Zeit über-prüft man, welcher der 3 Serumtropfen das Blut des zu Untersuchenden agglutiniert hat.

Für die Bestimmung, welcher Gruppe der Untersuchte angehört, ergibt sich folgendes einfache Muster:

In manchen Fällen genügt diese einfache Einteilung in 4 Blutgruppen, die wir dem Wiener Forscher KARL LANDSTEINER verdanken, nicht. Die Gruppe A kann nämlich in 3 Wesens-

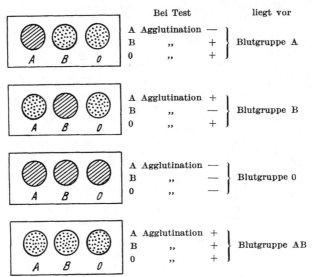

	Bei Test		liegt vor
A	Agglutination —		
B	,, +	}	Blutgruppe A
0	,, +		
A	Agglutination +		
B	,, —	}	Blutgruppe B
0	,, +		
A	Agglutination —		
B	,, —	}	Blutgruppe 0
0	,, —		
A	Agglutination +		
B	,, +	}	Blutgruppe AB
0	,, +		

arten, A_1, A_2 und A_3, erscheinen. Auch die Gruppe AB zerfällt nun natürlich in Untergruppen: A_1B, A_2B und A_3B. A_1 kommt etwa dreimal häufiger vor als A_2. A_1B und A_2B finden sich in ähnlicher Verteilung. Endlich sind an die Blutkörperchen noch bestimmte Merkmale (,,Faktoren'') gebunden, die man als M, N bezeichnet hat. Sie beeinflussen die Zusammen-ballung der Blutkörperchen nicht, da es im Serum keine entsprechenden Antikörper gibt, und können an dieser Stelle deshalb vernachlässigt werden. Für die gerichtliche Medizin dagegen, z. B. bei Vaterschaftsprozessen, haben diese Merkmale unter Umständen erhebliche praktische Bedeutung. Auch die Untergruppen A_1, A_2, A_3 können für die Praxis der Blut-transfusion unberücksichtigt bleiben, wenngleich sie gelegentlich Störungen verursachen.

Testseren können verwechselt werden, sind vielleicht auch nicht immer unbedingt zuverlässig, so daß sich Zwischenfälle ereigneten. Aus diesem Grund wird heute verlangt, grundsätzlich bei jeder Blutübertragung, auch wenn die Blutgruppen des Spenders und Empfängers vorher bestimmt und bekannt sind, die *biologische Vorprobe* OEHLECKERS einzuschalten: Nach Überleitung von 5—10—20 ccm Blut, um so weniger je schwerer der Krankheitsfall, werden 1—2 Minuten abgewartet. Treten Unruhe, Angstgefühl, Cyanose oder Pulsverschlechterung beim Kranken ein, dann ist die Übertragung sofort abzubrechen, da Gefahr der Hämolyse besteht. Bleibt alles gut, dann werden weitere 30—50 ccm Blut übertragen. Neue Pause von 2 Minuten. Bleibt alles gut, dann kann die Blutüberleitung zu Ende geführt werden.

Die Blutgruppeneigenschaften sind angeboren und mit ihrem Träger das ganze Leben hindurch verbunden. Sie sind von innen und außen her unbeeinflußbar und den Vererbungsgesetzen unterworfen.

Es ist klar, daß man alle Vorsichtsmaßregeln erfüllen muß, um die Überleitung übertragbarer Krankheiten vom Spender auf den Empfänger zu verhindern (Syphilis, Malaria u. a.). Das Reichsministerium des Innern hat deshalb unter einheitlicher Regelung des Blutspenderwesens eine gründliche klinische, serologische und Röntgenuntersuchung des Spenders sowie eine vollkommene Blutuntersuchung vorgeschrieben. Die serologische Untersuchung auf Syphilis ist alle 3 Monate zu wiederholen. Die Untersuchung der Spender auf ihre Blutgruppenzugehörigkeit hat außer an dem zur Blutübertragung berechtigten Krankenhaus in einem zweiten, staatlich anerkannten Institut zu erfolgen. Vor der Blutübertragung müssen, auch wenn die Blutgruppen bekannt sind, das Blut des Spenders und Empfängers noch einmal auf ihre Verträglichkeit durch kreuzweise Mischung mittels der Agglutinationsprobe geprüft werden. Es sind also alle Vorsichtsmaßregeln getroffen, um die in der Vergangenheit nicht so ganz seltenen ernsten Zwischenfälle für die Zukunft auszuschalten. Fieber und Schüttelfrost werden nicht so ganz selten auch heute noch nach Blutübertragungen beobachtet. Seltener sind Gelbsucht, Nesselfieber, Hämaturie oder gar Kollaps. Tödliche Zwischenfälle dürfen bei richtiger Technik nicht mehr vorkommen.

Ob im Krieg die Serumkonserve bzw. Blutkonserve als Blutersatzmittel der Blutübertragung überlegen ist, muß die Zukunft lehren.

Die *Technik der Bluttransfusion* ist der Wahl des Arztes überlassen. Es gibt direkte und indirekte Verfahren. Bei der unmittelbaren Blutüberführung wird Frischblut aus einer Vene des Spenders durch Punktion (oder operative Freilegung) entnommen und mittels eines Schaltstückes aus Gummi oder Glas und eines Pumpwerkes in Form einer genormten Rekordspritze mit Zweiwegehahn und dgl. unmittelbar in die Vene des Empfängers eingebracht. Bei den mittelbaren Verfahren wird das Blut des Spenders durch Aderlaß in ein Gefäß aufgefangen, in diesem durch Zusatz von Natriumcitrat oder Heparin (Vetren) an der Gerinnung verhindert und dann ebenfalls mit einer Spritze in die Vene des Empfängers übergeführt. Das unmittelbare Verfahren hat den Vorteil der Übertragung völlig unveränderten Blutes, und den, daß die Blutentnahme sofort unterbrochen werden kann, wenn sich Unzuträglichkeiten einstellen; der Spender braucht also nicht unnötig Blut herzugeben, wenn irgend etwas nicht stimmt. Das mittelbare Verfahren hat den Vorteil, daß die Überleitung des abgenommenen Blutes, da dieses ja von Ort zu Ort gebracht werden kann, an einer anderen Stelle erfolgen kann als die Abnahme; es kann sogar im Kühlschrank einige Zeit aufgehoben werden. Seine Nachteile sind die Erhöhung der Gefahr der Verunreinigung, die Möglichkeit unvollständiger Hemmung der Gerinnung, die Beeinträchtigung der physiologischen Blutzusammensetzung. Es wäre auch immerhin denkbar, daß die gut durchgeführte Frischblutübertragung für Kranke mit Allgemeininfektionen, schweren Anämien und echten Blutkrankheiten doch noch wirksamer ist als die Überleitung von konserviertem Blut, wenngleich die Praxis für diese Annahme keine sicheren Unterlagen bietet.

Am Schluß der Blutentnahme kann das Gefäßsystem des Spenders wieder mit RINGER-Lösung usw. aufgefüllt werden. Mehr als 500 ccm Blut sollen in einer Sitzung von einem Spender nicht entnommen werden. Er soll nach Entnahme kleinerer Blutmengen nicht vor 4, nach solcher größerer Mengen nicht vor 10—12 Wochen zu neuer Blutübertragung herangezogen werden.

II. Die Wundbehandlung.

Zu einer zweckmäßigen Wundbehandlung bedürfen wir keines großen Aufwandes an Apparaten, Instrumenten und Verbandmitteln. Wer die Grundsätze der neuzeitlichen Wundbehandlung erfaßt hat, kommt mit wenigem aus und versteht auch im Notfall ohne lange Vorbereitungen zu handeln. Dabei ist zu bedenken, daß jede *Zufallswunde* mindestens infektionsverdächtig ist. Solche

Wunden sollen, wenn sie innerhalb der ersten 6 Stunden nach der Verletzung in chirurgische Behandlung kommen, ehe sie genäht werden, sorgfältig nach FRIEDRICH im Gesunden ausgeschnitten werden.

Dabei ist die Wunde in örtlicher Betäubung wie ein geschlossener Trichter mit Messer und Pinzette auszuschneiden (Abb. 2). Der infizierte Pinzettenarm *a* darf nicht wieder in das keimfreie Gewebe *b* der Wunde gelangen. Nur verhältnismäßig kleine Wunden lassen sich also in dieser Weise vom praktischen Arzt versorgen. Nach der Ausschneidung kann eine solche Wunde genäht werden. Sie muß in ärztlicher Beobachtung bleiben. Sorgfältige Ruhigstellung der ausgeschnittenen und genähten Wunden ist erforderlich.

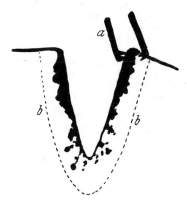

Abb. 2. Aus der FRIEDRICHschen Arbeit.
a Infizierter Pinzettenarm,
b mustergiltiger Anfrischungsschnitt.

Wunden, die erst nach Ablauf von 6 Stunden in Behandlung kommen, sind nach vorheriger trockener Rasur und Jodtinkturdesinfektion der Haut von Gerinnseln, Gewebsfetzen und Fremdkörpern durch trockenes Abtupfen oder durch Berieseln mit steriler Kochsalzlösung, im Notfall abgekochtem Wasser, zu befreien. Die sichtbaren Gefäße werden mit einer Arterienklemme gefaßt und mit Catgut oder Seide abgebunden. Bei allen größeren Wunden, vor allem kanalförmigen mit Taschen und Höhlen, wie sie besonders durch Schuß entstehen, ist es richtiger, die Verletzungsstelle zu erweitern und übersichtlich zu gestalten. Höhlenwunden mit parenchymatösen Blutungen sind mit steriler Gaze ganz locker auszulegen (s. S. 574, primäre Wundversorgung), falls nicht einfache Drainage mit einem Gummidrain genügt, die stets der Tamponade vorzuziehen ist. Bei allen wundärztlichen Verrichtungen halte man die Finger von jeder unnötigen Berührung mit der Wunde fern, man operiere instrumentell; Haken und Pinzetten, richtig verwendet, sind die geeignetsten Hilfen. Selbstverständlich dürfen solche Wunden nicht genäht werden. Dagegen hat sich die neuzeitliche *Chemotherapie* solcher Wunden bewährt (Bestreuung der Wunde mit *Marfanil-Prontalbin-Puder* messerrückendick, je nach Größe der Wunde 5—25 g).

Alle Kranken mit Wunden, die mit Straßenschmutz, Erde oder Dünger verunreinigt sind und alle Wunden, bei denen wegen ihrer Ausdehnung oder aus anderen Gründen die Versorgung durch Ausschneidung nicht möglich war, bedürfen, abgesehen von oberflächlicheren Schürfwunden sofort einer *Tetanus-Schutzimpfung* (3000 internationale Antitoxineinheiten AE.). Bei großen und zerfetzten Muskeltrümmerwunden ziehen wir polyvalentes Anaeroben-Serum vor, das Antikörper sowohl gegen die menschen-pathogenen Anaerobier als auch gegen das Gift des Starrkrampfes enthält. Die Unterlassung hat der Kranke vielleicht mit dem Tode zu büßen. Der Verletzte ist nach etwaigen früheren Serumeinspritzungen zu fragen, um gegebenenfalls einer Anaphylaxie durch Wahl einer anderen Serumart vorzubeugen (s. S. 612).

Händedesinfektion.

Eine Hand völlig keimfrei zu machen, ist unmöglich. Immer bleiben Keime in den tiefsten Schichten der Talg- und Schweißdrüsen versteckt. Wir müssen aber bis an die Grenzen des Möglichen gehen, und das ist nur unter gewissenhafter Befolgung jener Vorschriften erreichbar, welche die Wissenschaft im Laufe von Jahrzehnten in mühsamer Arbeit aufgestellt hat.

FÜRBRINGERsches bzw. AHLFELDsches Verfahren der Händedesinfektion:

1. 5 Minuten Waschen der Hände und Vorderarme mit Seife in heißem, fließendem Wasser mit steriler Bürste; Nagelfalz und Unternagelrinne gründlich mit dem Nagelreiniger säubern. Neue Waschung 5 Minuten. Dann werden Hand und Vorderarm mit einem sterilen Tuch abgerieben unter besonderer Berücksichtigung des Nagelfalzes.

2. Waschung mit 70—80%igem Alkohol mit steriler Mullplatte 3—5 Minuten lang, zwecks Entfettung bzw. Härtung der Hautoberfläche.

Ärzte der allgemeinen Praxis verwenden für die Handentkeimung gerne Desinfektionsmittel: Seifenspiritus, 1% Lysol, Lysoform o. dgl. (keine Quecksilberpräparate, wie Sublimat! kein Zephirol! Ekzemgefahr!).

Ebenso wichtig wie die Desinfektion ist die *vorbeugende Handpflege*. Die Arzthand darf weder mit Eiter, noch Stuhl, noch sonstigen keimhaltigen Stoffen in Berührung kommen. Der Gebrauch von Instrumenten ermöglicht die Versorgung keimhaltiger Wunden, ohne sie mit den Fingern zu berühren, und wo dies nach Sachlage nicht möglich ist, oder für Untersuchungen vom Mastdarm oder von der Scheide aus, übernimmt der Gummifingerling oder Gummihandschuh den sicheren Schutz der Hand des Arztes. Sollte es aus Versehen einmal zu einer Verschmutzung der Finger kommen, so hat sofortige Handdesinfektion (s. o.) die Keime unschädlich zu machen, noch bevor sie die Hände zu besiedeln und eine Gefahr für andere Kranke und für den Arzt selbst zu werden vermögen.

Als die gebräuchlichsten Antiseptica nennen wir:

In Lösungen: *Sublimat:* 1⁰/₀₀ig für die Hände, nicht für Instrumente; *Hg-Oxycyanat:* 1:5000 für Blasenspülungen, auch für Instrumente; *Borwasser:* 2—4%ig zu Blasenspülungen; *Aluminium aceticum* (essigsaure Tonerde): 2—3%ig zu feuchten Verbänden, Wundbädern; *Wasserstoffsuperoxyd* (H_2O_2): 3%ig (frisch bereitet!) zu Wundwaschungen (s. auch S. 22).

Alkohol 70%ig *(Spiritus dilutus)* zur Händedesinfektion.

Jodtinktur. 3—5%ig zur raschen Desinfektion des Operationsfeldes, der Wundumgebung und kleiner infizierter Wunden und Rhagaden. Im Krieg wurden Ersatzmittel, wie *Dibromol, Kodan, Sepsotinktur* u. a. empfohlen. Im Gesicht nehmen wir 70%igen *Alkohol.*

Benzin zur Entfettung und Reinigung der Wundumgebung.

Pulverförmige Antiseptica: Jodoform vornehmlich für Wunden der Mundhöhle, des Darmes, speziell Jodoformgaze zur Tamponade, 10%ige Jodoformöl-Emulsion für tuberkulöse Abscesse. Wegen der Giftigkeit Vorsicht bei Kindern und hinfälligen alten Leuten. An Stelle des stark riechenden Jodoforms hat sich das kolloidale *Jodoformosol,* das fast geruchlos ist, bewährt. Es wird (1 Jodoformosol : 25 Wasser) mit sterilem destilliertem Wasser verdünnt und kann dann ohne weiteres benutzt werden. *Vioform, Dermatol* (ungiftig) als besserer Ersatz, aufgestreut auf Wunden bei Trockenbehandlung.

Borpulver besonders bei Pyocyaneusinfektion, dann als Zusatz zu Puder, Streupulver (mit Amylum und Talkum) und als Zusatz für Salben (10%).

Wundsalben und Pasten. Lanolin, als *Ungt. Lanolini* mit Olivenöl oder Paraffin verrieben, gibt eine vortreffliche, reizlose Wundsalbe; desgleichen *Vaselin.* Beiden Mitteln lassen sich leicht Arzneimittel verschiedener Art einmischen — Antiseptica sind kaum nötig. Beliebt ist immer noch die 10%ige Zinksalbe (Ungt. Zinci). S. auch S. 20.

Xeroformpaste zum Schutze von genähten Wunden im Gesicht, am Schädel, Afternähten usw. Rp. Xeroformi 10,0, Zinci oxyd. 45,0, Gummi arab. 20,0, Glycerini bidest. 9,5. m. f. pasta mollis.

Ein trefflicher Wundschutz ist auch das Blattsilber HALSTEDs.

Verbandstoffe und Nahtmaterial.

Gaze zu Tupfern als Krüllgaze und Kompressen auf Wunden — sterilisiert oder mit einem Antisepticum durchtränkt. *Zellstoff* (entharzte Holzfaser) als aufsaugender Verbandstoff. Polsterwatte (ungereinigt und nicht entfettet) zur Polsterung von Schienen. Mullbinden, Stärkebinden. Schusterspan. Gipsbinden.

Der Gips, schwefelsaurer Kalk, der in der Natur an Krystallwasser gebunden ist, ist nach seiner technischen Vorbereitung für medizinische Zwecke ein weißes Pulver, das unter gieriger Aufnahme von Wasser rasch hart wird. Gipsbinden müssen also (möglichst unter Luftabschluß) trocken aufbewahrt werden.

Kautschukheftpflaster in Verbindung von antiseptischer Gaze als gebrauchsfertiger Wund-Schnellverband (Leukoplast, Germanoplast, Hansaplast u. a.) zur Bedeckung kleiner Wunden und ohne Gaze zur Fixation von Verbandstoffen auf der Wunde, auf kräftigem Segeltuch oder als Trikotplast als Zügel für Streckverbände. Ein Pflaster, das die Wunde gegen Durchnässung und Beschmutzung (Harn, Kot) schützt, wird im SANDER-Verband geliefert.

Mastisol (Lösung von Mastix in Benzol) dient zum Ankleben von Wundverbänden sowie von Binden für Extensionsverbände.

Wasserdichte Stoffe (Gummistoffe, Wachstuch) als Unterlagen bei stark eiternden Wunden, bei Operationen, zu feuchten Einpackungen und hydropathischen Umschlägen. BILLROTH-Battist, MOSETIG-Battist (Schirting mit wasserundurchlässigen Stoffen getränkt). Guttapercha (gewalzter, eingetrockneter Milchsaft eines ostindischen Baumes), Gaudafil, Cellophan.

Seide und Catgut in vollendeter steriler Verpackung gebrauchsfertig käuflich. Seide wird besser antiseptisch, als steril gebraucht; wir legen sie deshalb nach dem Kochen in 1⁰/₀₀igen Sublimatalkohol.

Drainröhren aus Gummi in verschiedener Stärke werden ausgekocht und steril oder in antiseptischer Flüssigkeit aufbewahrt.

Instrumente und alle Stoffe, welche kochendes Wasser vertragen, werden am sichersten und schnellsten durch 10 Minuten langes Kochen in destilliertem Wasser mit Sodazusatz (1%ig) keimfrei gemacht. Selbst widerstandsfähige Sporen (Milzbrand) gehen innerhalb weniger Minuten in kochendem Wasser zugrunde. Verbandstoffe und Operationswäsche werden in gesättigtem Wasserdampf von 110⁰ mit einer Spannung von ¹/₂—5 Atmosphären, je nach der Apparatur, sterilisiert. In größeren chirurgischen Anstalten tritt auch an die Stelle des einfachen Kochverfahrens bei den Instrumenten das Kochverfahren unter Druck in Reindampf von 120⁰ C.

III. Die Nachbehandlung der Wunden.

1. Genähte Wunden erfordern nicht mehr denn einen aseptischen Schutzverband, unter Umständen verbunden mit festlegender Schiene zwecks Ruhigstellung der Wunde in den ersten Tagen. Hierzu genügt eine kleine Gazekompresse, mit Binde angewickelt oder mit Heftpflaster oder Mastisol befestigt. Die Nähte (Seide) werden in der Regel am 5.—8. Tage entfernt, es sei denn, daß Schmerzen, Fieber, Rötung und Schwellung der Wundränder frühzeitigeren Verbandwechsel und Öffnung der frisch verklebten Wunde erfordern. Nähte in Wunden, die unter starker Spannung stehen (Ileus, Husten und Brechen nach Laparotomien) müssen 10 Tage und noch länger liegen. Solche Wunden lassen sich durch miederähnliche Schnürverbände gut entlasten. Auch bei Ikterus und Kachexie kann vorzeitige Nahtentfernung zum Platzbauch führen. Wo es auf ein kosmetisch gutes Ergebnis ankommt, wie im Gesicht, am Hals usw. lösen wir die Seidenfäden schon nach 24, spätestens nach 48 Stunden. Eingelegte Gummiröhren, sog. Drains, die das erste Wundsekret und nachsickerndes Blut ableiten sollen, dürfen in reinen Wunden nicht über 2 Tage belassen werden.

Am Kopf, im Gesicht, an den Genitalien und in der Aftergegend, wo Verbände leicht verrutschen und die frische Operationswunde schädigen, vornehmlich bei Säuglingen, deren Verbände vor Beschmutzung und Durchnässung nicht zu bewahren sind, wählt man, besser als den Heftpflasterverband, den Aufstrich einer antiseptischen, gipsähnlich eintrocknenden Paste (Xeroformpaste), oder bedeckt die Wunde mit Cellophan sowie mit einem wasserundurchlässigen Heftpflaster (SANDER-Verband).

2. Offene Wunden werden mit steriler Gaze bedeckt oder mit antiseptischer Gaze lose ausgefüllt. Darüber kommt eine Schicht hydrophiler Verbandstoffe (besser steriler Zellstoff als die schlecht saugende Watte). Vor dem gewohnheitsmäßigen „Tamponieren", d. h. Ausstopfen der Wunden, bei jedem Verbandwechsel müssen wir dringend warnen. Höhlenwunden werden drainiert. Sicherung der Drains gegen Hineinrutschen in die Wunde durch Sicherheitsnadel.

Bei regelrechtem Verlauf bilden sich dann in 8—10 Tagen Granulationen, die einen wertvollen natürlichen Schutzwall gegen Sekundärinfektion bilden. Bis zu diesem Zeitpunkt erfordert die Überwachung und Leitung der Wundbehandlung wundärztliche Erfahrung und praktischen Blick.

Bei allen erprobten Verfahren gelten als Richtschnur die folgenden Gesichtspunkte: Sorgfältige Ruhigstellung des Wundgebietes (Schienen- und Lagerungsverbände, Bettruhe wie bei einem Knochenbruch), Sorge für gute Blut-

und Lymphbewegung (keine drückenden und schnürenden Verbände, keine Stauung, Hochlagerung); genaue Beobachtung der Körperwärme, des Pulses, des Allgemeinbefindens und des Wundschmerzes. Verbandwechsel bei ungestörtem Verlauf nach 5—8 Tagen, möglichst schonliche Behandlung der Wunde: keine Berührung mit den Fingern, kein Sondieren, kein unnötiges Austupfen; besser leichtes Überspülen mit lauwarmer antiseptischer oder physiologischer Kochsalzlösung. Reinigung der Wundumgebung mit Benzin; Abtrocknen des Benzins, besonders im Nabel (Blasenbildung!); bei starker Absonderung Bepudern der Haut mit Dermatol, Zinkpuder oder Abdecken mit der gut anhaftenden Salicyl-Zinkpaste: Ac. salicyl. 20,0, Zinc. oxyd., Amyl. āā 100,0, Ol. oliv. 15,0, Lanolin 300,0.

Für Wunden in der Mundhöhle, im Mastdarm oder dessen Umgebung, bei jauchig infizierten Wunden wird auch heute noch vielfach Jodoformgaze benützt. Wir haben mit einfacher steriler Gaze die gleich günstigen Erfahrungen gemacht.

3. Granulierende Wunden sind mit schützenden Deckverbänden zu behandeln. (Von Übel ist jede Verletzung des Granulationsgewebes, wie sie z. B. bei der Abnahme eines angetrockneten krustigen Verbandes unvermeidlich ist.) Wundsalben s. S. 18.

Zur Anregung der Granulationsbildung wählen wir gegebenenfalls einen Zusatz von 1%igem Argentum nitr. oder eine Perubalsamsalbe, die Epidermisierung wird durch Pellidol, allenfalls für einige Tage 5%ige Scharlachrotsalbe gefördert. Das darf aber erst dann geschehen, wenn die Granulationen das Wundbett bis auf die Höhe der Haut ausgefüllt haben. Zur Anregung der Granulationsbildung in torpiden Wunden ist — nach Beseitigung der Ursache — Granugenol, neben leichtem Überfahren mit dem Höllensteinstift, anzuraten. Überwuchernde Granulationen *(Caro luxurians)* sind durch Betupfen mit dem Höllensteinstift *(Arg. nitr. fusum)* zu ätzen, besser mit der Schere flach abzutragen. Auch ein Druckverband, besonders mit 5—10%iger Kochsalzlösung wirkt gut. Es empfiehlt sich, die Salben, auch die Salbengrundlage, alle 8—14 Tage zu wechseln, um einen neuen Reiz auf die schlechtheilende Wunde auszuüben.

Große flächenhafte Wunden, wie sie z. B. nach schweren Verbrennungen zurückbleiben, gelangen nicht zur spontanen Überhäutung; sie bedürfen frühzeitig der operativen Nachhilfe, — sei es durch Epidermis-Transplantation nach Thiersch oder durch Verschiebung von Hautlappen. Die Epidermistransplantation wie die Hautplastik wird auch bei frischen, operativ gesetzten Hautverlusten mit bestem Erfolg angewendet.

Störungen der Granulationsbildung und kranke Granulationen erfordern besondere Beachtung und Gegenmittel. Der geschwürige Zerfall schon gebildeter Fleischwärzchen hat in der Regel seine Ursachen in einem kranken bzw. dürftig ernährten Untergrund (varicöse Beingeschwüre, Narbenspannung) oder in dem allgemeinen Kräfteverfall des Kranken. Das Wundsekret ist wäßrig-eitrig.

Viel schlimmer ist die *diphtherische Infektion* einer Wunde, die ebenfalls die Granulationen, ja sogar nach der Tiefe zu die Muskeln zerstört und die Haut unterwühlt und brandig macht. Diphtheriebacillen finden sich zwar zuweilen als Schmarotzer auf Wunden ohne besondere Erscheinungen. Die eigentliche Wunddiphtherie ist kenntlich an dem schmierigen grauweißen Belag, der Rötung und Unterminierung der Wundränder, der Schmerzhaftigkeit der Wunde, Fieber und schlechtem Allgemeinbefinden. Aus dem Belag lassen sich Diphtherie- oder Pseudo-Diphtheriebacillen züchten. Die gewöhnlichen Antiseptica (Sublimat, Jod) sind ohne Einfluß. Wiederholte Einspritzungen von Diphtherieserum versagen oft. Gelegentlich nützt Aufstreuen von Methylenblau in Substanz oder oberflächliche Elektrokoagulation. In den schwersten Fällen sind tödliche Ausgänge trotz Amputation beobachtet. Im späteren Verlauf können, wie nach Rachendiphtherie, Lähmungen einzelner Muskelgruppen (Gaumenmuskeln) auftreten.

Übermäßig wuchernde, schlaffe Fleischwärzchen deuten manchmal auf Fremdkörperreiz (Sequester) hin. Sie umgeben und kleiden in der Regel Fistelgänge aus. Röntgenbild!

Tuberkulöse Granulationen, kenntlich an dem grauen, glasigen und etwas ödematösen Aussehen, deuten auf einen entsprechend erkrankten Standort hin: Weichteil-, Knochen- oder Gelenktuberkulose, Fisteln von Senkungsabscessen. Hier ist das Grundleiden entsprechend anzugreifen (siehe hierüber den Abschnitt „Knochentuberkulose").

Die *Aktinomykose* bildet schlaffe, rötlich gelbe Granulationen mit Absonderung dünnflüssigen Sekrets. Die Haut in der Umgebung solcher Herde ist zumeist bretthart infiltriert, unterbrochen von einzelnen, bis erbsengroßen Erweichungsherden.

Syphilitische Wunden und Geschwüre mit ihren steilen Rändern und den speckig zerfallenden Granulationen heilen nur auf spezifische Allgemeinbehandlung hin (Jodkali, Hg, Salvarsan).

Das *Röntgengeschwür* hat eine außerordentlich schlechte Heilneigung; der Grund ist in ständigem Zerfall begriffen, weil die Gewebsschädigung in der Regel viel tiefer als das Geschwür reicht (s. Gliedmaßen: Geschwüre). Das gleiche gilt von der Diathermieverbrennung.

Trophoneurotische Geschwüre (bei Nervenerkrankungen, Tabes, Syringomyelie, wie auch bei peripherer Unterbrechung der Nervenleitung) sind tief kraterförmig mit callösem, steilem Rand; sie sind schmerzlos, weshalb sie äußeren Schädigungen besonders ausgesetzt sind (s. Gliedmaßen: Geschwüre).

Narbengeschwüre, d. s. Wunden inmitten von Narben, heilen wegen des fibrösen, schlecht durchbluteten Wundgrundes und der fehlenden gesunden Epidermisränder sehr schlecht.

Bei *Höhlenwunden* und *Fisteleiterungen* (Empyem der Pleura, Kiefer, Knochenhöhlen) ist die Ausflußöffnung für den Eiter durch ein Drain lange genug offen zu halten, bis in der Tiefe die Wundheilung ausreichend fortgeschritten ist. Zu frühes Weglassen des Drains führt zu Eiterverhaltung, zu langes Belassen verzögert unnötig die Ausheilung. Vor dem Ausstopfen — Tamponieren — solcher Wunden mit Gaze sei gewarnt.

Starre Höhlen können schließlich lediglich durch Mobilisierung ihrer Wand zur Ausheilung gebracht werden, wie Resthöhlen und Pleuraempyem durch Rippenresektion, das Kiefer- und Stirnhöhlenempyem durch Wandresektion.

Man bedenke, daß Fisteleiterungen durch die verschiedensten Ursachen unterhalten werden können, und daß erst deren Ergründung und Beseitigung den Weg zur Ausheilung ermöglicht. Die Fistelbehandlung kann deshalb nicht auf einen einheitlichen Gesichtspunkt eingestellt werden. Chirurgische Erfahrung, Überlegung und Umsicht lassen den richtigen Weg finden. Wir wollen nur an die wichtigsten Quellen von Fisteleiterungen erinnern: Fremdkörper (Ligatur- oder Nahtmaterial, Holz-, Glas-, Eisensplitter, versehentlich zurückgelassene Drains, Tamponstreifen, Tupfer usw.), Knochensplitter oder nekrotisierende Knochenteile (sehr oft tuberkulöser Natur), Drüsenreste, Weichteileiterungen mit Fascien- oder Sehnennekrosen, ferner die Gruppe von Sekretfisteln, wie Gallen-, Pankreas-, Speicheldrüsenfisteln, weiter die Darmfisteln (Rectalfisteln), über deren Entstehung und Behandlung das Nötige in den verschiedenen Abschnitten gesagt ist.

IV. Infizierte eiternde Wunden und Phlegmonen.

Vor allem ist für guten Abfluß des Eiters zu sorgen, jede Verhaltung erzeugt erneutes Fieber, Schmerz und Schwellung und schließt in sich die große Gefahr der Ausbreitung der Entzündung in die tieferen Gewebslagen. Die Wunde muß deshalb weit offen gehalten, wenn nötig weiter aufgeschnitten werden; in die Taschen und Buchten legt man Drainröhren. Ein lockerer Verband von leicht angefeuchteter Gaze (nicht naß!) besorgt am besten das Absaugen der Sekrete, gleich viel, ob die Gaze mit einem Antisepticum, wie 2%iger essigsaurer Tonerde, Bleiwasser oder mit steriler physiologischer Kochsalzlösung oder schließlich mit Kamillentee angefeuchtet ist. Darüber kommt eine Lage sterilen Zellstoffs *(feuchter Dunstverband)*. Eine Abdeckung mit wasserdichtem Stoff ist nur in den ersten Tagen und bei starker Sekretion angebracht. Täglicher Verbandwechsel, in besonderen Fällen zweimal täglich, allenfalls mit schonlicher Spülung mit einer lauwarmen antiseptischen Lösung [1%₀iges Sublimat, Trypaflavin (1:500), Rivanol (1:1000), 3%iges H_2O_2]. Auf der anderen Seite bedeutet jeder Verbandwechsel eine Schädigung der Wunde. Blut- und Lymphbahnen werden eröffnet, das Granulationsgewebe wird geschädigt, die Schutzarbeit des Körpers gestört. Man soll also auch eiternde Wunden nicht öfter als unbedingt nötig und so schonlich wie möglich verbinden.

Wichtig ist die *Ruhigstellung* jeder Wunde, auch der eiternden. Unter Umständen darf man selbst den Gipsverband (Brückengipsverband) nicht scheuen.

Bei jauchiger Eiterung, brandigem Gewebe (Quetschungen, Brandwunden) leisten Dauerbäder oder tägliche Bäder von $^1/_2$—1 Stunde Vorzügliches. Das Bad (Arm- resp. Fußbad) soll warm (u. U. heiß) sein und durch Zugießen warm erhalten werden; als Zusatz genügt entweder verdünnte essigsaure Tonerde oder Schmierseife oder Kamillenabguß.

Zur Beschleunigung der Regeneration in tiefen Wunden mit größeren Gewebslücken hat sich das *Verklebungsverfahren* von BIER bewährt; auch gereinigte Unterschenkelgeschwüre eignen sich dafür: Die Wunde wird mit sterilem Cellophan bedeckt und ohne weiteren Verbandstoff mit Heftpflaster überklebt. Der unter dem Verband sich sammelnde Eiter fördert die Granulationsbildung. Wenn man nach 2—4 Wochen den Verband abnimmt, ist man oft verblüfft, wie selbst große Höhlen sich mit Granulationen ausgefüllt haben. Es folgt die Behandlung mit epithelbildenden Salben (s. o.).

Die offene Wundbehandlung *(Freiluft- und Sonnenbehandlung)* infizierter und stark sezernierender Wunden, im Weltkriege wieder aufgenommen, hat unleugbare Vorteile, darf aber nicht verallgemeinert werden. Sie ist angebracht bei großflächigen, jauchenden Wunden (mit Nekrosen), bei Wunden, deren offene Behandlung sich leicht und ohne Belästigung der Verletzten durchführen läßt (Gliedmaßenverletzungen). Luft und Sonne trocknen die Wunde aus, die Bakterien werden in ihren Lebensbedingungen beeinträchtigt, der üble Geruch verschwindet, die Absonderung nimmt ab. Andererseits führt die Eintrocknung des Sekrets auf der Wunde häufig zu einer Schädigung der Granulationen und zu Sekretverhaltung. Deshalb ist es richtiger, nach Abstoßung der Gewebsnekrosen beizeiten wieder zur geschlossenen Wundbehandlung zurückzukehren, also nach 10—14 Tagen (Salbenverbände).

Allgemeine und örtliche Betäubung.

Die Betäubung hat den Zweck, dem Kranken die Schmerzen des Eingriffes zu ersparen, sowie die für den Operateur störenden Muskelspannungen und Abwehrbewegungen auszuschalten. Wir können dies Ziel auf den verschiedensten Wegen, mit oder ohne Ausschaltung des Bewußtseins, d. h. durch allgemeine oder örtliche Betäubung erreichen.

Für die allgemeine Praxis unterscheiden wir folgende Arten der Schmerzbetäubung:

1. Allgemeine Betäubung (Narkose).
   a) Inhalationsnarkose, b) Schlafmittelnarkose.
2. Die örtliche Betäubung (periphere Anästhesie).
   a) Lokalanästhesie, b) Leitungsanästhesie (Umspritzungs-, Nerven- und Plexusanästhesie, Sacralanästhesie, Lumbalanästhesie).

A. Allgemeine Betäubung (Narkose).

Bei der allgemeinen Betäubung — Zentralanästhesie — wird durch Zuführung eines chemischen Giftes, sei es durch Einatmung (Inhalation) oder auf anderem Wege, das schmerzempfindende Rindenzentrum des Gehirns gelähmt. Dies ist nur möglich unter gleichzeitiger Ausschaltung des Bewußtseins. Bewußtsein, Empfindungsvermögen, Muskel- und Reflexbewegungen erlöschen entsprechend der Tiefe der Narkose und kehren in umgekehrter Reihenfolge wieder. Setzt sich die Wirkung des Narkoticums über die Aufhebung der Reflexe hinaus fort, so leiden die automatischen, in der Medulla oblongata gelegenen Funktionen der Atmung und der Herztätigkeit.

I. Inhalationsnarkose.

Bei dieser wird das verdunstende Narkoticum durch die Lungen dem Blute mitgeteilt, an das Zentralnervensystem herangebracht, verbindet sich mit den Zellipoiden des Nervengewebes und verhindert die Aufnahme von Sauerstoff. Jedes Narkoticum ist ein Gift, dessen schädliche Wirkung von der Konzentration der in einer Zeiteinheit verabreichten Menge, sowie der individuellen Widerstandsfähigkeit abhängig ist. Im allgemeinen brauchen Kinder, Ausgeblutete, Schwangere wenig, Männer (besonders Trinker) mehr. Man soll mit den kleinsten Dosen auszukommen suchen und die Narkose nur bis zu der für die Operation nötigen Toleranz vertiefen. *Der Narkotiseur muß sich der Operation anpassen.* Die Giftschädigungen bestehen in degenerativen Vorgängen an den roten Blutkörperchen, den Nieren, dem Leberparenchym, der quergestreiften Muskulatur (Herz). Auf eine Erkrankung und Schwäche dieser Organe ist besonders zu achten. Um die Giftwirkung der einzelnen Narkotica abzuschwächen, ist man erfolgreich zur Verabreichung mehrerer Narkotica neben- oder nacheinander, den sog. Mischnarkosen, übergegangen, z. B. Scopolamin-Morphium-Äther oder Äther-Chloroform. Die Ausscheidung des Narkoticums erfolgt zum größten Teil durch die Atmung, d. h. durch die Lungen, und zwar schon während der Narkose, später zum geringeren Teil auch durch die Nieren. Bei Erkrankungen dieser Organe kann das Narkoticum unerwünscht lange im Körper bleiben.

Vorbereitungen zur Narkose. Der Narkotiseur, der sich ausschließlich mit der Narkose zu beschäftigen und sie bis zum Erwachen des Kranken durchzuführen hat, legt alle Instrumente, welche im Verlaufe einer Narkose nötig werden können, vor Beginn der Narkose in greifbare Nähe:

1. Instrument zum Öffnen und Offenhalten des Mundes (Kiefersperrer, z. B. von ROSER-KÖNIG, HEISTER, WHITEHEAD; MAYO-Tubus); 2. Zungenzange; 3. Stieltupfer, zum Auswischen des Mundes und Rachens; 4. Brechschale; 5. Injektionsspritzen mit Campheröl, Cardiazol, Coramin oder ähnlichen Herzmitteln.

Übernimmt ein Nichtarzt die Narkose, so hat der Arzt die Verantwortung. Eine *gerichtliche Verfolgung* tritt bei Narkosetodesfällen dann ein, wenn Fahrlässigkeit in der Vorbereitung, Ausführung, späteren Überwachung, sowie die Nichtanwendung der erforderlichen Gegenmaßnahmen gegen üble Zufälle nachgewiesen ist. Der Rest des angewendeten Narkoticums ist aufzubewahren. Um falsche Anschuldigungen (hysterischer Personen) zu vermeiden, ist es eine wichtige Regel, die Narkose niemals ohne Gegenwart dritter Personen vorzunehmen.

Vorbereitung des Kranken. Eine genaue Körperuntersuchung soll jeder Narkose vorhergehen. Sie hat auch noch unmittelbar vor der Narkose hinsichtlich Herz und Lungen selbst in den dringendsten Fällen zu erfolgen. Der Magen soll leer sein durch mindestens sechsstündiges Fasten vor der Operation. Sonst, besonders bei Ileus, ist eine vorherige Magenausspülung notwendig. Unterlassung kann gerichtliche Folgen nach sich ziehen! Sehr günstig wirkt $1/2$ Stunde vor der Narkose eine Morphiumeinspritzung von 0,01—0,02, der zur Verminderung der Speichelabsonderung 0,001 Atropin zugesetzt wird, und bei aufgeregten Kranken am Vorabend ein Schlafpulver. Fremdkörper im Munde (Kautabak, Bonbon, künstliche Gebisse), schnürende Kleidungsstücke (Kragen, Korsett) müssen vor Beginn der Allgemeinbetäubung entfernt werden.

Die Funktionsstörungen des *Herzens* erfordern schonende Narkose, allenfalls mehrere Tage vorher Herzmittel; kompensierte Herzfehler vertragen die allgemeine Narkose (Äther) oft besser als die Aufregungen bei örtlicher Betäubung. Dekompensierte Herzfehler erheischen die größte Vorsicht; nützt Digitalis, mehrere Tage vorher gegeben, nicht, dann lieber örtliche Schmerzstillung. Das planlose Digitalisieren vor Operationen ist heute verlassen.

Bei akuten Erkrankungen der *Lungen* und *Empyem* keine allgemeine Narkose, bei chronischen Erkrankungen kann unter Umständen die allgemeine Narkose (selbst Äther) mit Vorsicht angewendet werden.

Nierenleiden bilden im allgemeinen keine Gegenanzeige; bei reichlichem Eiweißgehalt ist jedoch Vorsicht geboten, da durch Äther und besonders durch Chloroform weitere Schädigungen der Nieren erfolgen. Selbst bei gesunden Nieren kann vorübergehende Albuminurie eintreten.

Diabetiker vertragen die Allgemeinnarkose schlecht. Vorher entsprechende Diät, Alkalien (Natr. bicarb. 30—50 g pro die), möglichst kurze Narkose, kein Chloroform. Insulinbehandlung.

Bei *Septischen* wegen schwerer Leberschädigung kein Chloroform! Auch sonst bei *Leberstörungen* (Ikterus) Vorsicht. Mindestens kein Chloroform.

Die *Einleitung* der Narkose findet am besten außerhalb des Operationsraumes statt: völlige Ruhe, Augen schließen lassen, beruhigende Worte, einige ruhige Atemzüge bei aufgelegter, nicht getränkter Maske, zählen lassen, dann tropfenweise das Narkoticum aufträufeln. Mit der Desinfektion muß gewartet werden bis zum Eintritt in das Toleranzstadium, mit dem Operationsbeginn bis zur völligen Toleranz.

Das *Lachgas* (Stickoxydul) ermöglicht eine rasch eintretende, angenehme Narkose, ohne Organschädigung, bei geringer Gefahr und raschem Erwachen ohne wesentliche Nachwirkungen. Leider ist sie an etwas verwickelte Apparate gebunden. In amerikanischen Hospitälern viel angewandt, fängt sie auch in Europa an, sich einzubürgern.

Sie eignet sich mehr für Eingriffe, bei denen es auf eine völlige Entspannung der Muskeln nicht allzusehr ankommt. Auch die mit ihr verbundene venöse Hyperämie stört bei manchen Eingriffen.

Bei uns sind *Aether sulfuricus, verdünntes Chloroform* und *Chloräthyl* die gebräuchlichen Narkosemittel. Sie werden auf ein über ein Drahtgestell ausgespanntes, wechselbares Gazestück bzw. Zellstoffkissen aufgeträufelt (SCHIMMELBUSCH sche und ESMARCH sche Maske).

Man hat auch besondere *Narkosenapparate* gebaut, welche eine genauere und begrenzte Dosierung, Luft- und Sauerstoffbeimischung zum Narkoticum und Vorwärmung der Narkosendämpfe ermöglichen. Die bekanntesten Apparate sind: Der JUNKERsche Apparat, verbessert von KAPPELER, der BRAUNsche Apparat (doppelter JUNKERscher Apparat) und der zwar etwas verwickelte und kostspielige, aber sehr vollkommene ROTH-DRÄGERsche Apparat, mit der Möglichkeit, dem Narkoticum Sauerstoff beizumischen und eine Überdrucknarkose zu machen, was bei Lungenoperationen wichtig ist. Viel benützt wird auch die OMBRÉDANNEsche Maske.

Verlauf der Narkose. Im allgemeinen unterscheidet man drei bzw. vier Stadien der Narkose: 1. Das Anfangsstadium (Stadium des Einschlafens). 2. Das Erregungs(Exzitations)stadium. 3. Das Stadium der Toleranz. 4. Das Stadium des Erwachens.

Im *Anfangsstadium* besteht durch Anhalten der Atmung eine gewisse Abwehr gegen das Narkoticum, dann kommt es zu Herzklopfen, Erweiterung der Hautgefäße, Hämmern im Kopf, Flimmern vor den Augen, Herabsetzung des Bewußtseins, der Schmerzempfindung. Muskelbewegungen und Reflexe sind noch vorhanden.

Das *Erregungsstadium* ist von verschiedener Stärke und Länge, zuweilen kaum vorhanden; bei Männern, besonders Trinkern, Nervösen am ausgesprochensten, wird es durch vorherige Morphium-, Pantopongaben gemildert. Bei starker Exzitation kann man mit der Zufuhr des Narkoticums etwas steigen, um aber sofort bei eingetretener Beruhigung nachzulassen. Gerade in diesem Stadium ist größte Aufmerksamkeit des Narkotiseurs geboten. Gibt man (wegen des starken Spannens des Kranken) zu viel Narkoticum, dann besteht die Gefahr zu großer Konzentration der Inspirationsluft (Herzsynkope bei Chloroform, Asphyxie bei Äther!).

Bei zu schnell eingeleiteter, noch oberflächlicher Narkose können durch Magenreizung Würgbewegungen, selbst bei leerem Magen, ausgelöst werden, zumal wenn stärkere Speichelsekretion (Äther) vorhanden ist. Das Erbrechen kündigt sich an durch Schluckbewegungen, stoßende Atemzüge, Kollern im Leibe. Vorbeugend Kopf auf die linke Seite (Speiseröhre) drehen, weiter narkotisieren, wenn Magen leer.

Toleranzstadium. Mit zunehmender Bewußtlosigkeit werden die Atemzüge gleichmäßiger, tiefer, der Puls langsam und regelmäßig, der Zustand schlafähnlich, das Gesicht blasser, die Sensibilität erlischt, die Muskeln erschlaffen, die Reflexe (Hornhautreflexe) schwinden, die Pupillen werden eng und reaktionslos.

Der Cornealreflex besteht in Zucken des Augenlides beim Berühren der Hornhaut mit dem Finger. (Nur das Vorhandensein ist beweisend.) Man muß wegen der Gefahr der Hornhautschädigung *sehr vorsichtig* prüfen, am besten die Cornea selbst überhaupt nicht berühren, sondern sich mit der Berührung der Conjunctiva bulbi begnügen. Der Pupillarreflex zeigt sich im Engerwerden der Pupille bei Lichteinfall (Aufklappen des Augenlides). Morphium macht die Pupillen eng. Während des Anfangsstadiums sind die Pupillen weit und reagieren, im Erregungsstadium werden die Pupillen enger, reagieren aber noch auf Lichteinfall, im Toleranzstadium sind sie eng und reaktionslos. Wird die Narkose noch weiter vertieft, so werden die Pupillen wieder weit und bleiben reaktionslos. (Große Gefahr durch Überdosierung!)

Die *Narkosenbreite*, d. h. die Zone derjenigen Dosen des Narkoticums, welche von der Erzeugung des ersten brauchbaren Rauschzustandes (Analgesie) bis zum Stadium der erloschenen Pupillar- und Cornealreflexe reicht, ist von Fall zu Fall verschieden. Der Narkotiseur muß dieselbe aus dem Verlaufe der Narkose beurteilen und sich danach mit der Darreichung des Narkoticums richten. Im ganzen ist die Narkosenbreite beim Äther viel größer als beim Chloroform, weshalb dieses auch weit gefährlicher ist.

Das Stadium des Erwachens beginnt mit der Wiederkehr der Reflexe, der Muskelspannung, der Sensibilität und erfolgt häufig unter Übelkeit, Erbrechen, Schwindel und Aufregungszuständen. Sobald der Kranke auf Anrufen reagiert,

die Augen öffnet, kann die weitere Überwachung dem Pflegepersonal anvertraut
werden.

Üble Zufälle während der Narkose drohen seitens der Atmung und des
Kreislaufs. Die *Atmungsstörungen* sind bedingt:

1. Mechanisch durch Verlegung der Luftwege durch Schleim, erbrochenen
Mageninhalt, Fremdkörper (Kautabak, Gebiß), Zurücksinken der Zunge, Abknickung der Luftröhre; ferner im Erregungsstadium durch Kontraktion der
Kaumuskeln, Kieferklemme, Anpressen der Zunge gegen den Larynx, endlich
in tiefer Narkose durch Zurücksinken der erschlafften Zunge und allenfalls
durch Ansammlung von Schleim und Blut im Rachen. Die Erscheinungen
sind: Cyanose des Gesichts, dunkle bis tiefblauschwarze Färbung des Blutes
in der Wunde, fruchtlose, d. h. nicht durch Ein- und Ausströmen von Luft
begleitete Atemzüge, anfangs gut erhaltener Puls. *Behandlung:* Maske sofort
entfernen, Beseitigung des Hindernisses, Öffnen des Mundes allenfalls mit
Kiefersperrer, Vorziehen des Kiefers, der Zunge, wenn nötig einige künstliche Atembewegungen, bis die regelrechte Atmung wieder im Gange ist.
Läßt sich das Hindernis nicht schnell beseitigen, ist Gefahr vorhanden, dann
Tracheotomie.

2. Die sog. *reflektorische Lähmung* des Atemzentrums als vorübergehende Er-
scheinung im Anfang der Narkose bei noch erhaltener Pupillenreaktion, gutem
Aussehen und Puls, wenn plötzlich zu reichliche Gaben des Narkoticums ver-
abreicht werden, z. B. bei Bekämpfung des Erregungsstadiums, ausgelöst durch
einen Schleimhautreflex der Nase und oberen Luftwege (Trigeminus). Diese
,,Reflexasphyxie'' geht vorüber, wenn die Maske für kurze Zeit entfernt wird.
Eine weitere Störung im Beginn der Narkose besteht im *Erbrechen* (Gefahr der
Aspiration). Vertiefung der Narkose beseitigt die Würgbewegungen. Im weiteren
Verlauf der Narkose drohen bei *Überdosierung* Lähmungen des Atemzentrums;
es liegen also Vergiftungserscheinungen vor. *Anzeichen:* Aussehen blaß cyanotisch, Pupillen weit, reaktionslos, Puls schlecht. *Behandlung:* Maske und Narkoticum fortnehmen. Ausgiebige künstliche Atmung, allenfalls mit Sauer-
stoffzufuhr. $1/2$—1 ccm Lobelin, Coramin 1—2 ccm (intravenös).

Die künstliche Atmung erfolgt entweder nach der Methode KÖNIGs: Zusammendrücken
der seitlichen Brustwand mit den beierseits flach aufgelegten Händen in gleichmäßigen
Abständen (Exspiration), 16mal in der Minute; die Inspiration erfolgt durch die Elastizität
des Brustkorbes von selbst. Oder nach der Methode SILVESTERs: Die oberhalb des Ellenbogens und am Handgelenk gefaßten Arme des Narkotisierten werden bis über den Kopf
gezogen (Inspiration) und zur Exspiration nach unten gesenkt und gegen den Brustkorb
gedrückt (16mal in der Minute). Die künstliche Atmung kann nur dann von Erfolg sein,
wenn die Luftwege frei sind und die Luft hörbar ein- und ausstreicht. Die künstliche
Atmung ist fortzusetzen, bis die normale Atmung völlig wiedergekehrt ist oder weitere
Versuche als sicher ergebnislos sich erweisen. (Selbst nach Aufhören der Herztätigkeit
sind die Wiederbelebungsversuche noch für längere Zeit — 15 bis 30 Minuten — fortzusetzen.)

Zum Vorziehen des Kiefers und der Zunge bedient man sich des ESMARCH-HEIBERG-
schen Handgriffes. Die flach hinter den Kieferwinkel gelegten zweiten bis fünften Finger
schieben den Kiefer nach vorn, indem gleichzeitig die beiden Daumen das Kinn nach abwärts
drücken und den Mund zu öffnen suchen. Gelingt der Handgriff nicht, dann gewaltsames
Öffnen des Mundes mit dem hinter die Backzähne geschobenen Mundsperrer, Vorziehen der
Zunge mit der Zungenzange.

3. *Kreislaufstörungen.* Der primäre Herzstillstand — *Synkope* —, der weitaus
gefährlichste Zustand aller Narkosezufälle, kann in jedem Stadium der Narkose
eintreten, er wird aber fast nur bei der Chloroformnarkose beobachtet. Er beruht
auf einer unmittelbaren Schädigung des Herzens durch das im Blute kreisende
Gift. Wenn auch bei bestehender Myokarditis, Sklerose der Kranzadern, die
Gefahr eine weitaus größere ist, so kann doch auch das gesunde Herz der plötzlich

zunehmenden stärkeren Konzentration des Narkosemittels (Chloroform) erliegen. Die Frühsynkope, die schon nach den allerersten Atemzügen eintritt, ist sehr selten. Eine Behandlung ist kaum erfolgreich. Häufiger kommt es vor, daß im Beginn der Narkose, wenn bei reflektorischem Anhalten der Atmung fortwährend weiter geträufelt wird, und der Kranke mit den ersten spontanen Atemzügen stark konzentrierte Chloroformdämpfe einsaugt, dieser Zwischenfall eintritt. Im weiteren Verlauf können Kreislaufstörungen eintreten, wenn bei der Operation durch Zerren an sehr empfindlichen Teilen, wie Sphincter ani, Gallenblase, Samenstrang, der Kranke anfängt zu spannen und der Narkotiseur durch schnellere Zufuhr des Narkoticums die Narkose zu vertiefen sucht, oder wenn durch Blutverlust, Schock die Widerstandsfähigkeit sowieso herabgesetzt ist.

Die reflektorische Synkope, die vermeintliche Idiosynkrasie gegen das Betäubungsmittel erhalten in dieser Beleuchtung ein ganz anderes Gesicht, da immer die unmittelbare Giftwirkung auf das Herz die Todesursache darstellt. Hieraus ergibt sich die ernste Mahnung, mit der Zuführung des Narkoticums (Chloroform) besonders in obenerwähnten Zeitstufen sehr vorsichtig zu sein und nur ganz allmählich die Narkose zu vertiefen.

Klinisches Bild der Synkope. Plötzliches Erblassen und livide Verfärbung des Gesichtes, Aussetzen des Pulses, Pupillen weit und starr, zuweilen nach einigen Atemzügen noch ein kurzer Muskelkrampf, dann meist Tod. Die *Bekämpfung* besteht in sofortigem Abbruch der Narkose, künstlicher Atmung, Herzmassage durch schnelle, kurze (120mal in der Minute) ausgeführte Stöße mit dem Daumenballen gegen die Herzgegend, allenfalls subdiaphragmatische Herzmassage vom Bauche aus oder unmittelbare Herzmassage nach operativer Freilegung des Herzens, Einspritzung von Lobelin, Coramin, Adrenalin, letzteres unmittelbar in das Herz.

Beobachtung und Behandlung nach der Narkose. Die Nachwirkungen der Narkose bestehen in Übelkeit, Mattigkeit (Kater), selten Aufregungszuständen von einigen Stunden; sie sind in 1—2 Tagen überwunden. Zufuhr von frischer Luft, tiefe Atemzüge, Mundspülungen, Fasten, solange die Übelkeit anhält, und nachher löffelweise kalte oder lauwarme Flüssigkeit sind die gebräuchlichsten Mittel. Die einzelnen Kranken sind gegen die Narkose sehr verschieden empfindlich; Kollapszustände sind durch Kochsalzinfusionen, Einläufe, Veritol, Coramin, Campher. Coffein zu bekämpfen.

Nach längerer Chloroformnarkose, zumal bei Infektionskrankheiten oder behinderter Ausscheidung infolge Nierenleiden, kann die toxische Wirkung der Narkose sich äußern in Degeneration des Herzens, der Leber (ähnlich der akuten gelben Leberatrophie), der Nieren. Diese sog. *chronische Chloroformvergiftung* führt in der Mehrzahl zum ungünstigen Ausgang.

Häufigeres Erbrechen wässriger, galliger oder bräunlich-hämorrhagischer Flüssigkeit am ersten oder zweiten Tage nach der Operation, verbunden mit aufgetriebenem Epigastrium, Windverhaltung, rascher Verfall sind die Zeichen des bedrohlichen Zustandes der postnarkotischen Magenlähmung und Dilatation (siehe arteriomesenterialer Darmverschluß).

Große Bedeutung kommt der *postoperativen Pneumonie* zu. Als Ursache sind anzusehen die Reizung der Luftwege durch das verdunstende Narkoticum; die Abkühlung des Körpers und die vermehrte Wärmeabgabe bei stärkerer Durchblutung der Hautgefäße, die Aspiration von Speichel, erbrochenem Mageninhalt, kleinere Embolien von der Wunde aus; ferner die durch die Wundschmerzen behinderte Expektoration und tiefe Atmung. Wichtig sind die vorbeugenden Maßnahmen: Leere des Magens, Mund-Zahnpflege, Warmhalten des Körpers während der Operation, möglichste Abkürzung der Narkose. Nach der Operation ist die Atmung durch halbsitzende Stellung, Atemgymnastik und frühes Aufstehen zu erleichtern; Schmerzen durch Morphium bekämpfen, um das Aushusten zu befördern. Der Herztätigkeit ist größte Aufmerksamkeit zu schenken (Transpulmin, Sympatol und ähnliche Mittel). Die ausgebrochene Pneumonie ist planmäßig und zielbewußt mit allen Mitteln der inneren Medizin zu bekämpfen.

Sog. *Narkoselähmungen* entstehen nicht durch die Narkose als solche, sondern durch Druck auf größere Nervenstämme infolge schlechter Lagerung des Kranken. Der *N. radialis* ist gefährdet durch Druck der Innenseite des Oberarmes gegen die Tischkante, der *N. peroneus* durch die Beinhalter und der *Plexus brachialis* durch Zug am Arme nach oben und hinten. Durch Massage und Elektrizität pflegen sich diese Lähmungen innerhalb 8 Wochen zurückzubilden, nur die Plexuslähmung erweist sich als sehr hartnäckig.

Die mit der Narkose verbundenen *Störungen des Säurebasengleichgewichts* führen zu einer Erhöhung der Schockbereitschaft und bedeuten dadurch eine Erhöhung der Operationsgefahren.

Die einzelnen Arten der allgemeinen Betäubung.

Äthernarkose. Schwefel- oder Diäthyläther ($(C_2H_5)_2O$, spez. Gew. 0,720, Siedepunkt 34,5⁰, darf nur als reines Präparat aus brauner, fest verschlossener, im Dunkeln aufbewahrter Flasche (Reste sind nicht mehr zu gebrauchen) verwendet werden. Wegen der Feuergefährlichkeit darf keine offene Flamme, kein glühender Thermokauter, kein Diathermiemesser in der Nähe sein.

Der Verlauf der Äthernarkose weicht von der allgemeinen Schilderung (vgl. S. 25) nicht ab. Der Eintritt der Toleranz ist langsam. Auf die Atmung, das Freisein der Atemwege ist besonders zu achten. Der Puls bleibt meist voll und kräftig, vielleicht etwas beschleunigt. Die Vorteile gegenüber dem Chloroform bestehen in der viel geringeren Giftigkeit, in der Anregung der Herztätigkeit, Steigerung des Blutdruckes, geringerer Schädigung der parenchymatösen Organe, geringerer Gefahr der Überdosierung — die Nachteile in der geringeren Wirksamkeit, in den häufigeren (?) postoperativen Lungenerkrankungen. Eine geschickte Technik hat diese Nachteile auszugleichen gelernt. *Die Äthernarkose ist die Narkose der Wahl.*

Eine kurzdauernde *Rauschnarkose* — der *Ätherrausch* — wurde früher durch Zuführung ziemlich konzentrierter Ätherdämpfe in der geschlossenen JUILLARD schen Maske erzielt. Da diese Art der Narkose mit unangenehmem Erstickungsgefühl einhergeht, ist sie vielfach durch den Chloräthylrausch ersetzt. Man kann aber auch das unangenehme Erstickungsgefühl beim Ätherrausch durch Verwendung der gewöhnlichen offenen Maske und anfänglich langsames, dann schnelleres Aufträufeln des Äthers vermeiden.

Chloroformnarkose. Chloroform-Trichlormethan ($CHCl_3$, Siedepunkt 61⁰); am besten als Chloralchloroform oder das Präparat ANSCHÜTZ, in brauner, fest verschlossener Flasche, sonst Gefahr der Zersetzung in Salzsäure, Chlor und Phosgen. Gut aufbewahrte Reste können an demselben und am nächsten Tage verwendet werden, falls sie nach Verdunsten keinen ranzigen Geruch hinterlassen — ist weitaus giftiger, besonders für das Herz. Die Chloroformnarkose tritt schneller ein als die Äthernarkose, wegen der stärkeren Giftigkeit ist jedoch die Gefahr der Überdosierung sehr groß, die Narkosenbreite ist gering, die Herzschädigung, Blutdrucksenkung, Schädigung der parenchymatösen Organe ist viel größer als bei jedem anderen Narkoticum. Wegen der größeren Bequemlichkeit (geringeren Menge) wird die alleinige Chloroformnarkose leider mit Unrecht noch vielfach geübt. Lediglich im Kriege wird sie wegen der geringeren Feuergefährlichkeit und der fehlenden Explosionsgefahr von manchen Ärzten bevorzugt. Wir haben aber auch im Krieg mit dem Äther keine Schwierigkeiten gehabt. Bei Verdacht auf Myokarditis, Fettherz, Herzfehlern, bei septischen Erkrankungen, bei Nieren- und Lebererkrankungen ist Chloroform streng zu meiden.

Technik. ESMARCHsche oder SCHIMMELBUSCHsche Maske trocken auf das Gesicht legen und in der Minute 20—40 Tropfen aufträufeln (bei Auflegen der vollgesogenen Maske leicht Herz- und Atemlähmung). Im Toleranzstadium, das nach etwa 10 Minuten eintritt, genügen bei schwächlichen Personen 4—5, bei gesunden Erwachsenen etwa 15 Tropfen in der Minute. Pupillen und Puls im ganzen Verlauf genau beobachten.

Die Nachwirkungen: Erbrechen, Übelkeit, Schädigung der parenchymatösen Organe und der roten Blutkörperchen. Spättodesfälle sind weitaus häufiger als bei Äther. 1 Todesfall auf 3000 Chloroformnarkosen.

Chloräthyl-Betäubung. Chloräthyl (Aether chloratus C_2H_5Cl), eine farblose, klare Flüssigkeit, Siedepunkt 12—12,5⁰, eignet sich sehr gut für kurzdauernde Narkosen und auch zur Einleitung der Äther-Chloroformnarkose. Für länger dauernde Narkosen ist das Mittel zu gefährlich. Besonders bewährt sich der *„Chloräthylrausch"*, vor allem in der zahnärztlichen Praxis und in der kleinen Chirurgie, z. B. Absceßeröffnungen, zum Zahnziehen, zur Reposition von Verrenkungen und von Brüchen u. ä.

Auf eine gewöhnliche ESMARCHsche Maske werden in der Minute etwa 100 Tropfen aufgetropft. Man lasse den Kranken laut zählen. In 2—3 Minuten ist zu merken, daß sein Bewußtsein zu schwinden beginnt; damit tritt auch Unempfindlichkeit (Analgesie) ein. Diesen Augenblick muß man ohne Zögern zum Eingriff benutzen, denn die Analgesie dauert nur wenige Minuten. Aus diesem Grunde muß vor der Narkose alles zur Operation sorgfältig bereitgestellt und bequem zur Hand sein. *Eine Fortsetzung über das Rauschstadium hinaus ist nicht zu empfehlen* (Todesfälle!); mindestens kommt es zu unangenehmen Erregungszuständen. Man gehe dann lieber zum Äther über, falls der Eingriff sich verlängert. Das Erwachen folgt sehr rasch; keine Nachwehen.

Mischnarkosen. Durch die Verbindung mehrerer Narkotica sucht man deren Wirkung zu erhöhen und die Gefahr zu vermindern.

Die BILLROTHsche Mischung (3 Teile Chloroform, 2 Teile Äther, 1 Teil Alkohol) wird tropfenweise angewendet, entweder allein oder zur Vertiefung der Äthernarkose.

Zu den Mischnarkosen gehören auch die Einleitung der Äthernarkose durch Chloräthyl, die Darreichung von einigen Tropfen Chloroform, z. B. bei Trinkern zur Vertiefung der Äthernarkose, die vorherigen Gaben von Morphium, Pantopon, Morphium und Atropin, Scopolamin, Pernocton. Letzteres hat den Nachteil des langen Nachschlafes, der schädlichen Einwirkung auf das Atemzentrum. Die Dosierung muß sehr vorsichtig sein.

Narkose mit besonderen Apparaten. Für manche Zwecke ist die Narkose mit der einfachen Drahtmaske nicht geeignet (Eingriffe im Rachen, am Kehlkopf usw.). Wenn hier die örtliche Betäubung nicht ausreicht (kleine Kinder), verwendet man umständlichere, aber geeignetere Narkosegeräte (s. S. 25).

II. Schlafmittelnarkose.

Diese Narkosenform hat den Nachteil, nicht oder wenigstens schlecht steuerbar zu sein, da die einmal verabreichte Dosis des Narkoticums, von deren Aufsaugung und Ausscheidung der Narkoseablauf abhängt, keine Möglichkeit bietet, die Narkose nach Bedarf zu vertiefen oder abzuflachen. Auch die Narkosenbreite (die Spanne zwischen der narkotischen und tödlichen Menge) läßt zu wünschen übrig. So wird denn die Schlafmittelnarkose von vielen Chirurgen als Vollnarkose abgelehnt und nur in Form der Basisnarkose, in dieser aber mit gutem Erfolg angewandt. Das Basisnarkoticum bringt den Kranken über die unangenehmen Augenblicke der Narkoseneinleitung weg und verschafft einen Narkosezustand, der zwar manchmal zu einer Vollnarkose ausreicht, meist aber Zusätze von Inhalationsnarkoticis (Äther usw.) erfordert. Als Mittel der Schlafmittelnarkose kommen in Frage:

Avertin (Tribromäthylalkohol) wird gewöhnlich rectal als $2^1/_2$—3%iger Einlauf gegeben, und zwar 0,1—0,11 je Kilogramm Körpergewicht, höchstens 8 g beim Erwachsenen. Dauer der Narkose $1^1/_2$ bis $2^1/_2$ Stunden. Die Entgiftung erfolgt durch Bindung an Glucuronsäure; Gegenanzeige: Erkrankungen der Leber, schwere Basedowerkrankung. Das Avertin bewährt sich besonders bei Operationen an Kindern.

Pernokton (ein Veronalabkömmling) zur intravenösen Injektion von 1 ccm der 10%igen Originallösung auf je 12,5 kg Körpergewicht, in maximo höchstens 4—6 ccm. Die Einspritzung muß sehr langsam erfolgen (1 ccm pro Minute), da sonst Atem- und Kreislaufstörungen möglich. Nachteil: Erregungszustände beim Erwachen.

Evipan (gleichfalls ein Barbitursäureabkömmling), meist als Evipannatrium (Endorm) zu Rauschnarkosen bei kurzdauernden Eingriffen verwandt, weil die narkotische Wirkung ebenso rasch erfolgt wie seine Zerstörung im Körper. Das Evipan ist weitgehend dosierbar. Maßgebend ist die Einschlafdosis, d. h. die Menge vom Beginn der Einspritzung bis zum Verzählen bzw. bis zum Herabsinken des Unterkiefers. Die Einschlafdosis wird für kleinere, kurzdauernde Eingriffe verdoppelt, für etwas länger dauernde verdreifacht. Oft genügen schon 3—5 ccm der Originallösung, bei widerstandsfähigen Kranken werden 9—10 ccm gebraucht. Mehr soll nicht gegeben werden. Die Injektion kann etwas schneller erfolgen als bei Pernokton. Gegenanzeige: Leberschädigung, entzündliche Krankheiten in Mund und Rachen, Trachea, Atmungswegen.

B. Die örtliche Betäubung.

Die örtliche Betäubung ist für den Gesamtkörper weniger eingreifend als die allgemeine. Da sehr aufgeregte Menschen, Kinder unter 14 Jahren, Krankheiten mit bestimmtem Sitz für die örtliche Betäubung ausscheiden, wird sie die Narkose nie völlig überwinden können. Im Krieg hat die örtliche Betäubung für die Eingriffe an Gaskranken besondere Bedeutung gewonnen.

Örtliche Schmerzstillung durch Verdunsten von *aufgestäubtem Äther oder Äthylchlorid* (Kelen) ist für die Incision von Furunkeln und oberflächlichen Abscessen im Gebrauch. Die Kranken können jedoch den Druck des Messers auf das entzündete Gewebe sowie den Nachschmerz spüren.

Technik. Das in Glas oder Metalltuben befindliche Äthylchlorid (C_2H_5Cl) siedet in der warmen Hand, so daß durch die Dämpfe die Flüssigkeit aus einer feinen Öffnung der Tube in einem Strahl herausgepreßt wird. Dieser Strahl wird aus einer Entfernung von 30—40 cm auf die betreffende Stelle geleitet, bis die Haut weiß gefroren ist (Dauer bis zur Gefühllosigkeit etwa 1 Minute). Anblasen beschleunigt die Verdunstung. Bei längerer Kälteeinwirkung kann Nekrose der Haut eintreten. Chloräthyl erzeugt bei der Verdunstung eine Temperatur von — 35⁰.

Die Anästhesierung mit chemischen Mitteln hat das uns so wertvoll gewordene *Cocain* eingeleitet.

Ursprünglich aus den Blättern des Cocastrauches (Erythroxylon Coca, Peru, Bolivien) bereitet, wird es heute als Cocainum muriaticum synthetisch dargestellt und in 2—10%iger Lösung auf die Schleimhäute gepinselt, es macht diese unempfindlich. Das Cocain hat eine ausgesprochene Affinität zu den Nervenzellen. Wegen seiner Giftigkeit ist das Mittel fast völlig verlassen und durch weniger gefährliche ersetzt. Die Cocainvergiftung äußert sich kurze Zeit nach der Anwendung (selbst nach Bepinselung) in Schwindel, Angstgefühl, Beklommenheit, Blässe, Aufregungszuständen, Krämpfen, Bewußtlosigkeit, Kollaps, starren Pupillen, Atmungs- und Herzstillstand.

Behandlung. Flache Lagerung, gegen Krämpfe Äthernarkose; Camphereinspritzungen, künstliche Atmung, Einatmen einiger Tropfen Amylnitrit.

Die weniger giftigen, allerdings auch weniger wirksamen Ersatzmittel des Cocains sind jetzt vornehmlich in Gebrauch, und zwar vor allem *Novocain, Tropacocain, Eucain B, Tutocain, Psicain, Percain* u. v. a.; keines der Mittel kann als völlig ungefährlich bezeichnet werden. Durch den Zusatz von Nebennierenextrakten kann die Wirkung der Ersatzmittel erhöht, ihre Gefahr vermindert werden, indem durch die Gefäßverengerung die Aufsaugung verlangsamt wird. Nur selten vertragen Kranke den Zusatz nicht gut und antworten mit einem Kollaps. Ein entsprechender Zusatz von Kochsalz ist notwendig, um die Lösungen isotonisch zu machen.

Das *Novocain* kann in ¹/₂—1%iger Lösung in Dosen bis 1,5, das Tropacocain in ¹/₂%iger Lösung bis 0,1 mit 0,8% Kochsalz verwendet werden. Die Maximaldosis von *Suprarenin* ist 0,5 mg, d. h. ¹/₂ ccm einer Lösung 1 : 1000. In Praxi: 1mg Suprarenin (1 Tablette) auf 100 g der 1%igen oder 50 g der 2%igen Novocainlösung; ein Zusatz von 0,4 Kalium sulfuricum oder Natrium bicarbonicum auf 100% der Lösung steigert die Wirkung. Die *Novocain-Suprarenintabletten* Höchst enthalten 0,125 Novocain, 0,00012 Suprarenin. Die Lösung muß vor dem Gebrauch durch Kochen sterilisiert werden. 4 Tabletten in 100 ccm physiologischer Kochsalzlösung ergeben eine ¹/₂%ige, 8 eine 1%ige, 16 eine

2%ige Lösung. Von ersterer können 200, von der zweiten 100, von der dritten bis 50 ccm eingespritzt werden. Besser ist der Zusatz der entsprechenden Menge des Suprarenins unmittelbar vor dem Gebrauch. Für den praktischen Arzt empfiehlt sich die Anwendung der gebrauchsfertigen Novocain-Suprarenin-Ampullen. Zur oberflächlichen Betäubung der Schleimhaut der Mund- und Nasenhöhle wie des Mastdarmes wird eine 5%ige suprareninhaltige Lösung verwendet, allenfalls Alypin.

Die **Infiltrationsanästhesie** (SCHLEICH). Sie eignet sich für oberflächliche Operationen; bei größeren Eingriffen wird sie zweckmäßig mit der Leitungsanästhesie verbunden. Leider werden durch das künstliche Ödem die anatomischen Verhältnisse verschleiert. Einspritzungen in entzündliche Gebiete sind schmerzhaft und schädigen überdies die Gewebe, auch bei Störungen des Blutumlaufs (Arteriosklerose, Diabetes) kann es zu Nekrosen, besonders in den Zehen und den Fingern, kommen. Das Verfahren ist zugunsten der Leitungsanästhesie mehr und mehr verlassen.

Technik. Spritzen von 10—20 ccm Inhalt mit Metallkolben und verschieden langen. feinen Kanülen. Spritzen nicht in Sodalösung, sondern in destilliertem Wasser auskochen. Lösung mit $\frac{1}{2}$%igem Novocain. Man injiziert intracutan einige Tropfen, bis eine weiße unempfindliche Quaddel entsteht. Von hier aus wird die Spritze unter gleichzeitiger Injektion und Quaddelbildung in der gewünschten Ausdehnung weiter vorgeschoben. Sodann spritzt man in das Unterhautzellgewebe und allenfalls in die tieferen Schichten. Die Einspritzung erfolgt stets beim Vorschieben oder Zurückziehen der Kanüle, nie bei ruhender Nadel, um nicht Vergiftungserscheinungen durch Einspritzen von Novocain in eine Vene heraufzubeschwören. Am empfindlichsten sind die Haut und die oberflächliche Schleimhaut, wie auch das Periost, die Gelenkkapsel, das Peritoneum parietale und die Pleura parietalis.

Die **Leitungsanästhesie.** Wird in den Stamm oder die Äste eines sensiblen Nerven eines der genannten Mittel eingespritzt, so wird in kurzer Zeit sein ganzes Ausbreitungsgebiet unempfindlich.

Auch durch kreis- oder rhombusförmige Umspritzung eines kleinen Operationsgebietes kann dasselbe gefühllos gemacht werden. Bei der Anästhesierung von Fingern (und Zehen) hüte man sich vor der ringförmigen Umspritzung an der Basis der Finger selbst (Endarterien! Nekrosegefahr!), sondern führe die Umspritzung stets nur im Bereich des zugehörigen Muskels und Knochens durch.

Die **Verfahren der Leitungsanästhesie** sind folgende:

Die *zentrale und periphere Betäubung des N. Trigeminus* sowie intrakraniell des Ganglion Gasseri (Abb. 93); 3—5 ccm einer 1%igen Novocainlösung genügen. Sie leistet Vorzügliches und ist bei allen Gesichtsoperationen, in der Kiefer- und der Zahnchirurgie der Narkose vorzuziehen.

Die *paravertebrale Betäubung*, welche, wie das Wort sagt, die Nerven an der Wirbelseite trifft, ermöglicht uns, sämtliche Spinalnerven nahe ihren Austrittsstellen zusammen mit den Rami communicantes zu unterbrechen. Für die einzelnen Eingriffe sind die folgenden Teilabschnitte zu anästhesieren.

Der *Plexus cervicalis* (1.—4. CN) allenfalls doppelseitig für Hals-, Kehlkopf-, Oesophagus- und Struma-Operationen. Leichter und sicherer kommt man mit der BRAUNschen Infiltrationsanästhesie zum Ziele.

Die *N. intercostales* versorgen motorisch die Rücken- und Rippenmuskeln, sensibel die Haut der Brust, des Bauches und des thorakalen Rückenteils, außerdem die vorderen und seitlichen Peritonealblätter und die von ihnen umschlossenen Organe. Sie sind auch peripher an den unteren Rippenrändern leicht zu treffen. Die Rippenresektion beim Pleuraempyem bildet die praktisch wichtigste Anzeige, denn die Narkose ist hier nicht ohne Gefahr.

Beim *Plexus lumbalis und sacralis* gestaltet sich die Technik schwieriger; überdies werden die anatomischen Verhältnisse durch vielfache Anastomosen verwickelt, deshalb geben wir bei Becken-, Blasen- und Mastdarmoperationen der Rückenmarksanästhesie (lumbale Einspritzung) den Vorzug, wenn nicht statt dessen in Allgemeinnarkose operiert wird.

Nur die *Betäubung des Plexus coccygeus* (4. und 5. Sacral- und Steißbeinnerven) (*Sacral-, epidurale Anästhesie*) bietet einige Vorteile bei einfacher Technik. Man spritzt von unten her durch den Hiatus in den Canalis sacralis 20—25 ccm einer $1\frac{1}{2}$%igen Novocain-Suprareninlösung. Die Gefühllosigkeit verbreitet sich in Form der Reithosenanästhesie über die äußeren Genitalien, den After und die Innenfläche der Oberschenkel.

Die *Plexusanästhesie* hat für die Gliedmaßen Verwendung gefunden; für periphere Eingriffe genügt die Ausschaltung einiger Nervenzweige.

Der *Plexus brachialis* (C 5—8 und Th. 1.) liegt oberflächlich in der Regio supra-clavicularis. Mit dem KUHLENKAMPFFschen Verfahren erzielt man mit 1—2%igem Novocain schon nach 10 Minuten eine 2—3stündige Anästhesie; unter ihrem Schutze können die schwersten Eingriffe am Arm (Amputationen, Resektionen, Incision schwerer Phlegmonen) ausgeführt werden.

Anders liegt es für die *zentrale Leitungsanästhesie der Beinnerven*. Die 5 in Betracht fallenden Wurzeln sind sehr schwer zu treffen. Wir sind deshalb auf die Infiltrations- oder die Lumbalanästhesie angewiesen.

Die Anwendung der örtlichen Betäubung hat sich bei Operationen am Kopf (selbst bei Trepanationen), am Hals (Strumen), beim Pleuraempyem, bei eingeklemmten und freien Brüchen, vornehmlich aber bei Eingriffen an den Weichteilen der Gliedmaßen immer mehr eingebürgert, und zwar auch da, wo keine Bedenken gegen eine Allgemeinnarkose bestehen. Bei septischen Zuständen, Infektionen, drohenden Ernährungsstörungen aber unterbleibt die örtliche Betäubung besser. Nicht außer acht zu lassen ist bei der Anzeigestellung die psychische Erregung, die das bewußte Miterleben der Operation für manche Kranke hat; deshalb sind nervöse, aufgeregte Menschen, Kinder besser einer Allgemeinbetäubung zu unterwerfen.

Rückenmarkbetäubung. Die *Lumbalanästhesie* (BIER) besteht in der Einspritzung geringer Mengen eines Anaestheticums in den lumbalen Duralsack des Rückenmarkes. Es kommt hierdurch zur motorischen und sensiblen Lähmung bis hinauf zur Unterbauchgegend.

Technik (vgl. auch S. 290 und Abb. 187). Die Verbindungslinie zwischen beiden Darmbeinkämmen schneidet den Dornfortsatz des 4. Lendenwirbels. Am liegenden oder sitzenden Kranken wird bei stark nach vorn gekrümmter Wirbelsäule zwischen 2. und 3. Lendenwirbeldornfortsatz in der Mittellinie mit einer 10—12 cm langen, 1—1,5 mm dicken, mit einem Mandrin versehenen Hohlnadel, die an der Spitze einen flachen Abschliff hat, wie bei der QUINCKEschen Lumbalpunktion eingestochen, wobei man sich beim weiteren Vordringen genau in der Mittellinie und etwas schräg nach oben halten muß. Als etwas stärkeren Widerstand fühlt man die Ligg. interspinosa und in einer weiteren Tiefe von etwa 5 cm das Lig. interverteb. post., nach dessen Überwindung man in einer Gesamttiefe von 7—9 cm in den Duralsack gelangt. Nach Zurückziehen des Mandrin tropft der Liquor ab. Bei blutiger Beimischung muß die Kanüle zurückgezogen werden. Aufsetzen der mit 0,10—0,15 Novocain oder 0,07—0,10 Tropacocain gefüllten 10 ccm haltenden Spritze (Zusatz von 1 Tropfen Suprarenin 1 : 1000 auf 1 ccm), Mischen des Anaestheticums mit dem Liquor in der Spritze und dann vorsichtige, langsame Injektion. Vor der Operation werden 2—3 cm³ Veriazol intramuskulär gegeben; bei stärkerer Blutdrucksenkung während des Eingriffs noch einmal 1—2 cm³.

Zu beachten ist: 1. Gründliche Desinfektion der Injektionsstelle; 2. nicht zuviel Liquor abträufeln lassen; 3. Spritze nicht in Soda auskochen, nicht in Desinfektionsmittel legen; 4. nicht zu schnell einspritzen; 5. fließt kein Liquor oder nur Blut ab, im nächsthöheren Zwischenwirbelraum punktieren; 6. nach der Injektion Lagerung mit leicht erhöhtem Oberkörper. Tieferlagerung des Oberkörpers erst nach Beginn der Anästhesie, wegen Gefahr der Atemlähmung. 5—10 Minuten nach der Einspritzung tritt die Anästhesie ein, die 1—2 Stunden dauert. Bisweilen erfolgt nur einseitige Betäubung, bisweilen treten Versager ein, bedingt durch abnorme anatomische Verhältnisse, durch technische Fehler oder Zersetzung des Anaestheticums. Bei Kindern unter 14 Jahren, septischen Erkrankungen, Rückenmarksleiden und Verletzungen ist Lumbalbetäubung zu vermeiden; empfehlenswert ist sie z. B. bei älteren Leuten (Unter- oder Oberschenkel-Amputation, bei arteriosklerotischer Gangrän, Prostatektomie, Mastdarmoperationen).

Weitere *Gegenanzeigen:* Bereits erniedrigter Blutdruck, wie bei Sepsis, Peritonitis, Ileus, Anämie usw., ferner Neurasthenie, Hysterie, Unfallversicherte, Tabiker.

Wenn allgemeine und örtliche Betäubung bei Erkrankungen der unteren Gliedmassen und des Beckens nicht möglich sind, tritt die Rückenmarksbetäubung in ihre Rechte.

Während der Anästhesie können eintreten: Schweißausbruch, Zittern, Erbrechen, Kollaps, Atemlähmung (meist nach zu tiefer Lagerung des Oberkörpers). Als üble Nachwirkungen, mitunter erst nach Tagen, sind beobachtet Übelkeit, Kopf- und Nackenschmerzen als Folge meningealer Reizung mit Überdruck im Liquor cerebrospinalis, seltener Augenmuskellähmungen, Amaurose, Inkontinenz und Paresen.

Die *gürtelförmig einstellbare Spinalbetäubung* KIRSCHNERS, die mit einer ¼%igen Percainplombe in einer Luftblase bis an das Jugulum vorgetrieben werden kann und eine fraktionierte Einverleibung des Anaestheticums erlaubt, würde, wenn sie sich auf die Dauer bewähren sollte, die Anzeige zur Rückenmarksbetäubung wesentlich erweitern.

Chirurgie des Kopfes.

A. Verletzungen und Erkrankungen des Schädels.

Anatomische Bemerkungen. Die **Kopfschwarte** besitzt eine reiche Gefäßversorgung: die Art. frontalis und supraorbitalis für die Stirn, die Art. temporalis für die Schläfe und die Art. auricularis post. und occipitalis für das Hinterhaupt. Verletzungen können heftig bluten. Das Venennetz steht mit den Blutleitern der Dura durch die Vasa emissaria in Verbindung, daher die Gefahr der fortgeleiteten infektiösen Thromben. Lymphgefäße begleiten die Venen, sie bilden am Hinterhaupt einen größeren Plexus und münden in die submaxillaren, auricularen und cervicalen Lymphknoten.

Die flachen Musc. frontales, temporales und occipitales laufen in eine kräftige Aponeurose aus, welche den Schädel wie eine Kappe überzieht (Galea). Die Haut ist mit der Galea fest verbunden, während zwischen Galea und Epicranium (Periost) eine Schicht lockeren Zellgewebes liegt. Blutergüsse und Eiteransammlungen vermögen sich hier leicht flächenhaft auszubreiten (*sub*galeatische Phlegmone), nicht aber zwischen Haut und Galea.

Das Periost des Schädels (Epicranium) ist ziemlich dick und gefäßreich; es eignet sich deshalb gut zur plastischen Deckung von Schädellücken.

Die **Schädelknochen.** Die Tabula externa und interna schließen zwischen sich die Diploë, eine Art Marksubstanz mit reichem Gefäßnetz — besonders weiten, klappenlosen Venen. Sie stehen sowohl mit den Gefäßen der Kopfschwarte wie mit denen der Dura in Verbindung. Im Gegensatz zu der mehr gleichmäßigen Schädelkapsel weist die Schädelgrundfläche große Verschiedenheiten auf in bezug auf Knochenstruktur und Formgestaltung. Dünne, fast durchsichtige Teile wechseln mit dicken, pfeilerartigen Verstrebungen, dazwischen die bekannten Foramina als Lücken im Gefüge, bestimmt für den Durchtritt der Gefäße, der Nervenstämme (For. lacerum, ovale [III. Ast des N. trig.], rotundum [II. Ast des N. trig.], jugulare, spinosum [Art. meningea media, N. spinosus]) und vor allem des Rückenmarks (For. occipitale magnum).

Die knöchernen Strebepfeiler teilen den Schädelgrund in drei stufenförmig hintereinander geordnete Gruben: die vordere Schädelgrube ist begrenzt durch die kleinen Flügelleisten des Os sphenoidale und eine die beiden For. optica verbindende Linie, die mittlere umfaßt die Sella turcica, die Temporalschuppe bis zur Crista des Felsenbeins, die hintere, am tiefsten gelegene Grube mit dem Hinterhauptsloch wird durch den Sinus transversus und·Sinus sigmoideus begrenzt.

Die *harte Hirnhaut* bildet für das Hirn einen vorzüglichen Schutz. Am Schädelgrund ist sie sehr fest mit dem Knochen verwachsen, dem Schädeldach aber liegt sie verhältnismäßig lose an. Deshalb verbreiten sich die Blutergüsse hauptsächlich an den Seitenwänden der Schädelkapsel.

Die **Art. meningea med.** verläuft in einer Rinne des Schläfenbeins und versorgt nicht nur die Dura, sondern auch den Knochen; sie bildet bei Verletzungen die Quelle der epiduralen Hämatome mit kennzeichnendem Krankheitsbild. Die Anzeige zur Aufsuchung und Unterbindung des Stammes ist deshalb öfter gegeben (s. S. 66).

Die **venösen Sinus** nehmen das Blut der schlaffen Hirnvenen, welche durch jede Gehirnpulsation zusammengedrückt werden, auf. Der Sinus longitudinalis und vor allem der Sinus transversus (und sigmoideus) sind chirurgisch beachtenswert: der erstere bei Brüchen und Geschwülsten, der letztere wegen seiner engen Beziehung zum Antrum und zu dem Warzenfortsatz bei Mittelohreiterung (Sinusthrombose). Sinus pericranii s. S. 54.

Der **Liquor cerebrospinalis** erfüllt die Ventrikel, die Zisternen, den subarachnoidealen Raum und den Spinalkanal. Er ist eine wasserklare, zellfreie Flüssigkeit mit nur Spuren von Eiweiß (0,2%), gehört zu den eiweiß- und zellärmsten physiologischen Flüssigkeiten und ist wahrscheinlich ein Mischprodukt von Sekret und Transsudat. Seine Quelle sind vornehmlich die Plexus chorioidei. Der Abfluß erfolgt in die ausgedehnten Subarachnoidalräume, von hier tritt er unmittelbar in die Blutbahn über. Die Pacchionischen Granulationen haben wahrscheinlich die Aufgabe, durch einen Diffusionsvorgang den Liquor in die Blutbahn abzuführen. Die gesamte Menge beträgt 100—130 ccm, das spez. Gewicht 1006 mit 7⁰/₀₀ HCl und leicht alkalischer Reaktion. Unter normalen Verhältnissen steht der Liquor unter einem Druck von 10—15 mm Hg oder 125 mm Wasser im Liegen und etwa 200 mm Wasser im Sitzen, was dem normalen Blutdruck in den Venen entspricht (vgl. Hirndruck S. 66). Er hat die Aufgabe, bei plötzlichen Raumveränderungen des Hirns den Raumausgleich innerhalb der unnachgiebigen knöchernen Schädelkapsel den Bedürfnissen des Hirns entsprechend unverzüglich herzustellen, er hat ferner die Aufgabe, Unregelmäßigkeiten der Blutversorgung auszugleichen, Hirn und Rückenmark zu schützen, schädliche Stoffe vom Hirn fernzuhalten und Abbaustoffe aufzunehmen. Ventrikel, Zisternen und subarachnoidale Räume einschließlich Spinalkanal bilden zusammen ein Gefüge zusammenhängender Hohlräume; aus den Seitenventrikeln kann die Flüssigkeit durch das For. Monroi in den 3. Ventrikel abfließen, aus letzterem durch den Aquaeductus Sylvii in den 4. Ventrikel und aus diesem durch das For. Magendii in die Cisterna magna, welche ihrerseits wieder, wie auch die basalen Zisternen, in offener Verbindung steht mit dem weiten Zwischenraum, der das Rückenmark umscheidet, dem Cavum subarachnoidale medullae spinalis. Durch eine Lumbalpunktion (s. Rückenmark) werden mittelbar die Hirnkammern entlastet, wenn keine Verlegung der erwähnten Verbindungen besteht.

Als wichtigste **Eintrittspforten für Infektionen** am Schädel kommen in Frage: die Emissaria Santorini (parietal, occipital und am Proc. mastoideus), die Vena jugularis, die Cellulae mastoideae durch das Tegmen tympani, die Keilbeinhöhle für die mittlere und die Stirnhöhle und Siebbeinzellen für die vordere Schädelgrube.

I. Verletzungen des Schädels.

1. Verletzungen der Kopfschwarte.

Geburtsverletzungen am kindlichen Schädel (Blutaustritte, Drucknekrosen, Fissuren und Impressionen des Knochens) kommen vor durch Anpressen des Schädels gegen das Promontorium bei langdauernder Geburt und engem Becken, sowie durch Kunsthilfe (Zange). Sie bilden einen wichtigen Gegenstand der gerichtsärztlichen Begutachtung.

Das *Caput succedaneum* ist eine umschriebene Schwellung der Kopfschwarte an der nach Abfluß des Fruchtwassers im Muttermund freiliegenden Schädelstelle: hinterer oberer Teil des rechten bei 1., des linken Scheitelbeins bei 2. Schädellage. Es handelt sich um ein derbes Stauungsödem mit Blutaustritten in die Haut, das in der Regel in 1—2 Wochen verschwindet.

Das *Cephalhämatom* (Kopfblutgeschwulst) ist eine subperiostale Blutansammlung und entsteht aus gleichen Ursachen, wenn es durch die Verschiebungen der Weichteile gegen die Knochenhaut oder der letzteren gegen die Knochen zu Zerreißungen von Blutgefäßen gekommen ist. Gewöhnlich geht die Schwellung nicht über die Nahtlinie hinaus und hat unmittelbar nach der Geburt ihren höchsten Umfang erreicht; durch Nachblutung kann jedoch die Geschwulst in den nächsten Tagen noch wachsen. Die Aufsaugung der flachen, prallen Geschwulst erfolgt in kurzer Zeit; dann legt sich das Periost glatt auf der Unterlage an. Andere Male ist die Resorption erst nach 1—2 Monaten vollendet. Das Blut bleibt lange flüssig.

Behandlung. Man lasse sich nicht zum Einschneiden verleiten! Meist genügen kühlende Umschläge. Bei verzögerter Aufsaugung Punktion unter peinlicher Asepsis.

Umschriebene Beulen entstehen bei senkrecht einwirkender Gewalt; es sind die cutanen und subcutanen Blutergüsse, die das kindliche Alter in reicher Zahl mit sich bringt. Bei stumpfer tangentialer Gewalteinwirkung findet man entsprechend der festen Verbindung der Sehnenhaube mit dem Unterhautzellgewebe und der straffen Anordnung des letzteren meist nur Blutungen zwischen Galea und Knochenhaut oder letzterer und dem Knochen. Von einer kleinen Blutbeule bis zum Abheben der ganzen Sehnenhaube (bei Blutern) kommen alle Übergänge vor. Durch Senkung des Blutergusses erscheint über den Augenlidern und an den abhängigen Stellen des Kopfes die bekannte blaugrüne Verfärbung. Während die subcutanen Blutbeulen sich hart und fest anfühlen, sind größere Blutergüsse besonders nach der Mitte zu weich, fluktuierend, am Rande von einem harten Wall umgeben. Wenn man an diesen Befund *denkt*, wird man kaum eine Depressionsfraktur diagnostizieren können. Auch Quetschwunden können von derartigen ausgedehnten Blutergüssen begleitet sein und dann zur Phlegmone führen.

Behandlung. Bei größeren Beulen frühe Massage oder ein Druckverband, bei großen, wachsenden Hämatomen Incision, Ausräumung der Gerinnsel, Naht. Strenge Asepsis!

Scharfe Verletzungen durch Schnitt, Hieb oder Stich. Diese Wunden zeichnen sich durch glatte Ränder, ohne Neigung zur Nekrose, aus. An ihren Rändern kann eine *Hiebwunde* durch Zerreißen der Weichteile in eine Rißwunde übergehen. Bei der innigen Verbindung der Galea mit der Haut ist jene gewöhnlich mit durchtrennt, die Wunden klaffen infolgedessen breiter. Die Blutung ist wegen des Gefäßreichtums in der Kopfschwarte stark.

Die *Stichwunden* bilden meist kurze Kanäle, die durch Hautbrücken miteinander verbunden sind. Der Knochen ist oft mit verletzt, zuweilen ist die abgebrochene Spitze des Werkzeugs im Knochen steckengeblieben. Kommt man darüber nach Auseinanderziehen der Wunde nicht ins klare, so ist ein Röntgenbild anzufertigen. Aus seitlichen Stichverletzungen, auch aus Schlägerverletzungen der Arterien, können sich in der Folgezeit *Aneurysmen* entwickeln. Trifft bei scharfem Hieb die Gewalt mehr in seitlicher Richtung auf, so können Stücke der Haut herausgeschlagen oder mehr oder weniger große Lappenwunden mit Taschenbildungen entstehen. Die richtige Deutung all dieser Wunden ist auch vom gerichtsärztlichen Standpunkt aus von Bedeutung.

Behandlung. Bestehen keine gröberen Verunreinigungen, hat die Verletzung nicht schon länger als 6 Stunden bestanden, so kann die Wunde nach Abschneiden der umgebenden Haare und Jodtinkturdesinfektion der Umgebung geschlossen werden. Spritzende Gefäße sind durch Unterbindung oder Umstechung zu versorgen. Die Neigung zur Heilung ist ungewöhnlich groß. Wegen der Infektionsgefahr und des möglichen Übergreifens einer Eiterung auf das Schädelinnere (Meningitis) ist sorgfältige Asepsis geboten. Gröbere Verunreinigungen werden mit der Pinzette entfernt, die Wundränder werden um- und sorgfältig ausgeschnitten, sodann wird die Wunde mit einigen Nähten geschlossen. In jedem Falle soll aber durch vorsichtiges Auseinanderziehen mit Wundhaken der Grund der Wunde zu Gesicht gebracht werden, damit etwaige Knochen- oder gar Gehirnverletzungen nicht übersehen werden (s. hierüber S. 70). Bei größeren Lappenwunden ist der tiefste Punkt für die ersten Tage zu drainieren. Abzulehnen ist die Tamponade; sie verstopft, aber leitet nicht ab. Treten entzündliche Erscheinungen auf, so ist die Wunde sofort zu öffnen, allenfalls durch weitere Spaltungen zu vergrößern. Die Vorhersage ist im allgemeinen gut, wie zahllose Mensurverletzungen zeigen.

Wunden durch stumpfe Gewalt: Dem Aussehen nach können Quetschwunden den durch scharfe Gewalt erzeugten gleichen, so z. B. am oberen Augenhöhlenrand. Es ist dies dann der Fall, wenn die Gewalt senkrecht auftraf, und der scharfe Knochenrand von innen her die Haut gewissermaßen durchbohrte. Vielfach sind aber auch hier Blutaustritt unter die umgebende Haut oder feine, durch die Wunde ziehende Gewebestränge Zeugen für die stumpfe Gewalteinwirkung. (Wichtig bei gerichtsärztlicher Beurteilung!) Man unterscheidet gequetschte, geplatzte und gerissene Wunden. Letztere sind ausgezeichnet durch stärker gezackte Ränder. Der Richtung der einwirkenden Gewalt entsprechend treten sie als mehr oder weniger strichförmige oder Lappenwunden in die Erscheinung, wobei oft der Stiel schmal und so stark gequetscht ist, daß die Ernährung des Lappens in Frage steht, zumal wenn der Stiel dem Scheitel zugekehrt ist. Im allgemeinen tritt jedoch Hautnekrose wegen der vorzüglichen Blutversorgung und des Verlaufs der Arterien nur selten ein. Viel eher kommt es zum Absterben der Weichteile unter der Galea, zumal wenn nachträglich eine Infektion hinzukommt. Eine besondere

Form der Rißwunden stellt die *Skalpierung* dar. Man findet sie in erster Linie bei Frauen, die mit ihren Haaren in eine Transmission geraten sind; auch nach Überfahrung wird sie beobachtet. Starkstromverbrennungen setzen tiefgreifende, sehr langsam heilende Wunden, unter Umständen mit Knochennekrose einhergehend.

Behandlung. Die blutig verfilzten Haare müssen erst kurz geschoren und rasiert werden. Oberflächliche Quetschwunden bekommen einen Jodanstrich. Platzwunden mit stark gequetschten Rändern werden am besten in örtlicher Betäubung mit einem scharfen Messer umschnitten und können dann in weiten Abständen genäht werden; Voraussetzung ist, daß die Verletzung nicht länger als 6—8 Stunden zurückliegt. Bei sehr starker Verschmutzung wird die Wunde besser einige Tage offen gehalten und locker tamponiert. Bei Lappenwunden ist der Hautlappen nach möglichster Entfernung alles sichtbaren Schmutzes mit der Pinzette oder nach vorsichtigem Abwischen mit einem feuchten Tupfer durch einige weitgelegte Nähte in seine Lage zu bringen und an tiefster Stelle eine Gegenöffnung anzulegen. Die Anheftung des Lappens ist selbst bei Infektionsverdacht zweckmäßig, da sonst die Haut sich zu schnell einkrempelt und der Knochen seines besten Schutzes gegen Eintrocknung und Nekrose beraubt wird. Bei eingetretener Infektion müssen die Nähte entfernt, die Lappen aufgeklappt, bei fortschreitender Infektion ausgiebige Einschnitte gemacht werden. Nichtbeschmutzte

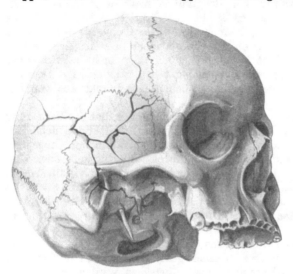

Abb. 3. Spalt- und Splitterbruch durch den Gehörgang nach dem Schädelgrund.

Skalpierung, die bis auf die Knochenhaut reicht, kann man primär durch Hautläppchen nach THIERSCH oder durch Lappen aus dem Skalp bedecken. Bei freiliegendem Knochen sucht man vor allen Dingen der durch das Austrocknen der oberflächlichen Knochenschichten bedingten Knochennekrose durch feuchte Verbände entgegenzuwirken. Hautverluste dürfen erst nach Bildung guter, kräftiger Granulationen transplantiert werden. Man versäume bei keiner namhaften Skalpwunde, nach einer etwaigen Knochenverletzung zu sehen.

2. Die Schädelbrüche.

Allgemeines. Schädelbrüche sind ebenso häufig wie — wegen der Hirnbeteiligung — gefährlich. Mehr als $1/4$ der lebend eingelieferten Verkehrsunfälle sind Schädelverletzte, fast $2/3$ der tödlichen Verkehrsunfälle kommen auf den Schädel und umgekehrt fast $2/3$ der tödlich endenden Schädelbrüche auf den Verkehr. *Die Motorradunfälle marschieren an der Spitze.* Den Schädelbrüchen kommt also eine hohe praktische Bedeutung zu.

An sich ist der Schädel gegen traumatische Schädigungen weitgehend geschützt. Seine Ausweichmöglichkeiten, der gewölbeartige Bau des Hirnschädels, der in seiner Sphäroidform viele Gewalten abprallen oder auf große Flächen sich verteilen läßt, die Pufferwirkung der Schädelnähte und die Dreiteilung des Schädeldaches in Externa, Diploe und Interna (ähnlich dem splitterfreien Glas bei Autowindschutzscheiben) bedingen als beste Bruchsicherung eine im Verhältnis zur Knochenmasse unverhältnismäßig hohe Elastizität und Zusammendrückbarkeit des Schädels. Erst wenn die Elastizitätsgrenze durch ein Übermaß an Gewalt überschritten wird, birst der Schädel.

Man unterscheidet *Biegungs- und Berstungsbrüche.* Die Biegungsbrüche entstehen durch unmittelbare örtliche, meist umschriebene Gewalteinwirkung, die Berstungsbrüche durch breit einwirkende, den ganzen Schädel in seiner Gestalt verändernde Gewalt.

Bei Biegungsbrüchen biegt die einwirkende Gewalt, z. B. ein Hammerschlag, den Knochen an der Einwirkungsstelle ein, bis die Elastizitätsgrenze überwunden ist und der Knochen bricht. Hierbei wird der benachbarte Knochen, je nachdem im kleineren oder größeren Umkreis, in Mitleidenschaft gezogen, so daß um das Zentrum der Gewalteinwirkung Sprünge (Fissuren) konzentrisch sich angliedern (Biegungsbrüche).

Durch Druck von zwei entgegengesetzten Seiten, wobei zum Beispiel die Schwere des Schädels oder die Unterlage des ruhenden Kopfes (Erdboden, Sand) die eine Gewaltseite darstellt, wird das Schädelovoid verkürzt und in der auf dieser senkrecht stehenden Richtung verlängert.

Durch die Gestaltveränderung, die bei jeder, auch der umschriebensten Gewalteinwirkung den ganzen Schädel betrifft, werden einzelne Punkte

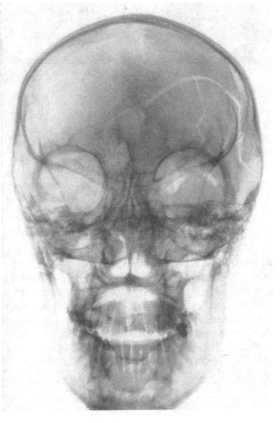

Abb. 4. Berstungsbruch des Schädels. Klaffende Sprünge im Stirnbein. (Göttinger Klinik.)

je nach ihrer Lage voneinander entfernt oder genähert. Wird auch hierbei die Elastizität des Knochens durch Zug überschritten, so springt der Knochen auseinander, und es entstehen, strahlenförmig vom Angriffspunkt der Gewalt auslaufend, Fissuren (Berstungsbrüche).

Der *Mechanismus der Berstungsbrüche* wird dem Lernenden am besten klar, wenn er in der Schale einer Melone oder Apfelsine mit dem Messer Meridiane zieht und einen Druck in der Richtung der Pole ausübt, oder besser noch, wenn er einen Nußknacker zwischen beiden Polen einer frischen Haselnuß aussetzt und diese langsam und vorsichtig zusammendrückt. In dem Augenblick, in dem die Elastizitätsgrenze der Nußschale überschritten ist, platzt diese, und zwar parallel zur Pollinie im Sinne meridianartig verlaufender Fissuren (Berstungsbrüche). An beiden Polen selbst können außerdem Biegungsbrüche entstehen (Abb. 5).

In die Reihe der Biegungsbrüche gehören die Kompressionsbrüche, sowohl am Schädeldach wie an der Schädelgrundfläche. Gleichzeitiges Vorkommen von Biegungs- und Berstungsbrüchen ist keine Seltenheit.

Der äußeren Form nach sind zu unterscheiden die einfachen *Spaltbrüche (Fissuren)*, die *Splitter- oder Stückbrüche* und die *Lochbrüche*. Erstere sind feine, oft nur an den Blutaustritten erkennbare Spalten, die aber im Augenblick ihrer Entstehung weiter klafften und beim Zusammenschluß Haare oder Periostfetzen einklemmen konnten. Bei den Splitter- oder Stückbrüchen ist der Knochen an der Stelle der Gewalteinwirkung in mehrere Stücke zerbrochen. Wenn die Trennungslinien vom Zentrum der Gewalteinwirkung ausgehen, so spricht man von Sternbrüchen. Die Splitter können in der Mitte tiefer, gegen das Schädelinnere pyramidenförmig, kegelförmig hineingetrieben sein (zentrale Depression), sie können ganz oder teilweise den Zusammenhang mit den Weichteilen und dem Periost verloren haben oder herausgeschält sein (Lochbruch). Von den Enden der Splitterbrüche setzen sich vielfach Sprünge weithin fort. Bei den Lochbrüchen, in der Mehrzahl sind es Schußverletzungen, ist ein ganzes Stück Knochen aus dem Schädel herausgeschlagen oder nach innen vorgetrieben.

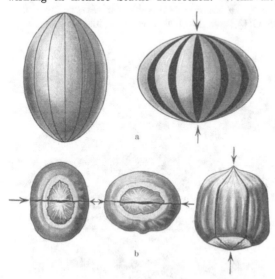

Die beiden Pole der Gewalteinwirkung und des Gegenhaltes spielen auch noch eine Rolle bei der Entstehung des für das Gehirn so wichtigen sog. *Contrecoups*. Man versteht

Abb. 5. Zum Verständnis der Berstungsbrüche.

darunter die Erscheinung, daß das Gehirn oft weniger an der Stelle der Gewalt, als fernab an einer anderen Stelle verletzt ist. Diese entspricht meist dem Ort des Gegenhaltes, den jede Gewalt schließlich, und sei es nur durch das eigene Beharrungsvermögen des Körpers, findet. Der Contrecoup ist nicht selten für Herderscheinungen fernab der Gewalteinwirkung verantwortlich und spielt manchmal für den Ort des operativen Eindringens in das Schädelinnere eine Rolle.

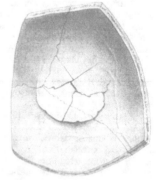

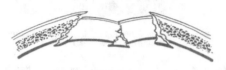

Abb. 6.   Abb. 7.

Abb. 6 und 7. Weitreichende Splitterung der Tabula interna bei Impressionsfraktur.

a) Schädeldachbrüche.

Die Tabula interna, auch Lamina vitrea (die Gläserne) genannt, ist nicht spröder oder weniger widerstandsfähig als die Tabula externa. Sie bricht oft stärker ein als diese, weil die meisten Gewalten von außen auf den Schädel einwirken, so daß sie, die Tabula interna, genau wie beim Biegen eines Stockes über dem Knie, als die der Gewalt gegenüberliegende Seite zuerst und in größerem Umfange splittern muß. Trifft die Gewalt, wie z. B. bei Ausschüssen, zuerst die Lamina interna, so ist umgekehrt die Lamina externa in größerer

Ausdehnung gesplittert. Brüche und Sprünge der inneren Tafel können ohne Verletzung der äußeren vorkommen, oder es kann einem kleinen Sprung der äußeren Tafel eine größere Zersplitterung der inneren entsprechen. Meist ist, wenn eine deutlich sichtbare Fissur oder eine überfingernagelgroße Eindellung besteht, mit einem Bruch der inneren Tafel zu rechnen. Die Splitter verursachen leicht, oft erst nach längerer erscheinungsfreier Zwischenzeit, Herdsymptome von seiten der darunter gelegenen geschädigten Hirnabschnitte.

Der subcutane Bruch, die Fractura simplex, ist oft nur vermutungsweise als solcher zu erkennen, und zwar aus der Druckschmerzhaftigkeit, einer vielleicht tastbaren Eindellung (vgl. Abb. 8), den bestehenden Zeichen der Gehirnerschütterung und allenfalls vorhandenen Herderscheinnngen.

Der offene Bruch, die Fractura complicata, ist wesentlich leichter zu erkennen, — erlaubt uns doch die Wunde nicht nur die unmittelbare Betastung des Knochens, sondern beim Ausein-
anderziehen der Wundränder mit Haken auch
eine Prüfung durch das Auge. Feine Fissuren
sind schwer zu erkennen, sie verraten sich
durch aussickerndes Blut.

Nicht sicher zu erkennen, jedenfalls nur mittelbar zu erschließen ist der Grad der Splitterung
der Tabula interna. Ein Erfahrungssatz lehrt,
*daß je umschriebener die einwirkende Gewalt, um
so sicherer und ausgedehnter die Interna in Bruchstücke zerschellt ist.* Wie bei der Fractura simplex, so vermag auch hier das *Röntgenbild* in
zwei oder drei Ebenen (wichtig die Tangential-
aufnahme) entsprechende Anhaltspunkte zu
liefern.

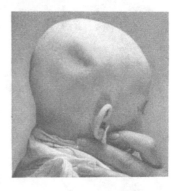

Abb. 8. Impressionsfraktur am
Schädeldache. (Breslauer Klinik.)

Knochenverluste innerhalb der Bruchstelle
(Lochbrüche) können sich ebenso wie klaffende Spalten durch Pulsation des in der Wunde angesammelten Blutes verraten.

Prognostisch günstig ist die Unversehrtheit der harten Hirnhaut, wie umge-
kehrt Vorfall oder Ausfließen von Hirnbrei entsprechend für chirurgisches Handeln wie für Stellung der Vorhersage zu werten ist.

Die *Vorhersage* hängt zunächst ab von der Schwere der vorhandenen Ge-
hirnverletzung und von möglichen Wundstörungen, wie Meningitis, Ence-
phalitis, Phlegmone der Weichteile, Osteomyelitis der Schädelknochen. Gelingt es, dieselben fernzuhalten, so können selbst anfänglich schwer erscheinende offene Schädelbrüche in Heilung übergehen.

Behandlung. Selbst bei den leichtesten Formen der *subcutanen* Schädeldach-
brüche ist mit Rücksicht auf etwaige spätere nervöse Folgezustände körperliche und geistige Ruhe mindestens für 3—4 Wochen innezuhalten. Die Kranken gehören unbedingt ins Bett, auch wenn die subjektiven Beschwerden bald nur noch geringe sind. Sie bleiben vier Wochen liegen, auch wenn nur konservativ behandelt wird. Treten *zunehmende* schwere Herderscheinungen, Drucksteigerungen auf, so ist ein operativer Eingriff angezeigt (s. Hirnverletzungen S. 60f.). Die Depression der Bruchstücke erfordert, schon wegen der Möglichkeit späterer traumatischer Spätepilepsie (s. S. 72), in jedem Falle eine Operation, da häufig steilaufgerichtete Splitter der inneren Tafel das Gehirn reizen oder harte Hirnhaut und Gehirn verletzen. Bei Kindern entstehen oft große, muldenförmige Eindrücke, da der Schädel noch biegsam ist. Sie sind am besten durch operatives Aufrichten mit dem untergeschobenen Elevatorium zu beseitigen.

Bei den *offenen* Brüchen hat man sich im Hinblick auf die bedenklichen Folgen einer Wundinfektion streng an die Regeln der aseptischen Wundbehandlung zu halten. Sie hat nicht nur in Reinigung der Umgebung und aseptischem Verband zu bestehen, sondern hat, wenn die Wunden früh genug, d. h. innerhalb der ersten 6—10 Stunden in unsere Behandlung kommen, die verunreinigten Wundränder auszuschneiden (primäre Wundversorgung nach FRIEDRICH s. S. 17), alle Verunreinigungen, nekrotische Fetzen, Knochensplitter zu entfernen und die knöcherne Wunde durch Abkneifen mit der Knochenzange so weit zu machen, daß die Verletzungen des Gehirns und der Hirnhaut genügend übersehen werden können, und in der Folgezeit die Sekrete unbehinderten Abfluß haben. Unverletzte Dura ist unter allen Umständen, wenn nicht besonders starke, schädigende Blutergüsse sich unter derselben befinden, zu schonen. Bei geringer Beschmutzung der frischen Wunde kann nach der Wundausschneidung die Naht angelegt, allenfalls sogar die Lücke im Knochen durch Wiedereinlegen der gereinigten Knochensplitter plastisch geschlossen werden. Sonst empfiehlt es sich, die Wunde locker mit Gaze zu bedecken. Bestehen schon entzündliche Erscheinungen, so sind die Weichteile breit zu spalten, die übrige Wunde ist für den Abfluß der Wundsekrete genügend freizulegen. Der plastische Verschluß von Schädellücken bleibt einer ferneren Zeit, lange nach Abschluß der Wundheilung, vorbehalten.

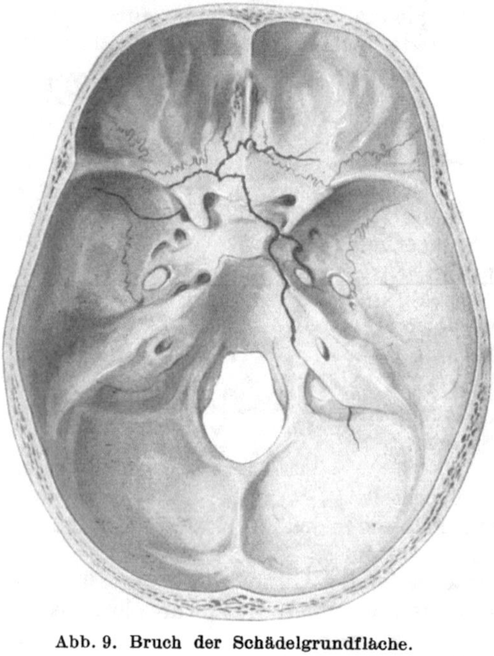

Abb. 9. Bruch der Schädelgrundfläche.

b) Schädelgrundbrüche.

Im Gegensatz zu den Schädeldachbrüchen, bei denen kleinflächenhaft angreifende Gewalten echte Biegungsbrüche hervorrufen, sind die (seltenen) reinen *Schädelgrundbrüche* dem Mechanismus nach meist indirekte, durch Fernwirkung entstehende Berstungsbrüche und der Bruchform nach Berstungsfissuren. Die Mehrzahl der Schädelbasisbrüche entsteht fortgeleitet von Brüchen des Schädeldaches. Sie entstehen auf Grund von Berstungsspannungen bei Gewalteinwirkung auf den Schädel als Ganzes („der Schädel platzt"). Zweidrittel der Schädelbrüche sind vereinigte Schädeldach-, Schädelgrund- oder reine Schädelgrundbrüche.

Es gibt auch 3 typische *direkte Impressionsfrakturen des Schädelgrundes.* Sie sind aber selten:

a) die Eintreibung der Crista galli und Lamina cribrosa in die vordere Schädelgrube bei Sturz auf die Nase;

b) die Eintreibung des (dünnen) Pfannengrundes des Kiefergelenkes in die mittlere Schädelgrube („Luxatio centralis" des Kieferköpfchens) bei Fall oder Schlag aufs Kinn (bei Boxern beobachtet);

c) der sog. Ringbruch der hinteren Schädelgrube bei Eintreiben der Wirbelsäule in den Schädelgrund bei Fall aufs Gesäß oder auf die Füße oder bei Sturz auf den Schädel, während der Körper nachwuchtet (meist tödlich).

Bei den *indirekten Berstungsbrüchen des Schädelgrundes* wird die Grundregel des meridionalen Verlaufes der Bruchlinien wesentlich dadurch abgeändert, daß der sonst sehr dünne Schädelgrund durch 3 Knochenpfeiler verstrebt und dadurch in bestimmten Abschnitten mechanisch verstärkt ist. In der Längsrichtung sind es die Crista galli, vorne und hinten die Protuberantia occipitalis interna und externa, schräg die Felsenbeinpfeiler der einen und lineär fortgesetzt die Keilbeinflügel der anderen Seite, die als 6 Strebepfeiler im Türkensattel zusammenstoßend den Schädelgrund stärken und verstreben. Diese anatomischen Verhältnisse machen es verständlich, daß die Bruchlinien die knöchernen Strebepfeiler weitgehend vermeiden und die dünnen Abschnitte des Schädelgrundes (vgl. Abb. 9) bevorzugen.

Neben den direkten Impressionsfrakturen der Schädelbasis (s. oben), den indirekten Berstungsbrüchen und den vom Schädeldach fortgeleiteten Brüchen des Schädelgrundes spielen auch noch die *vom Gesichtsschädel fortgeleiteten Schädelgrundbrüche* eine Rolle. Diesen von Brüchen der Nase, der Orbita, der Oberkiefer, des Keilbeins und des Unterkiefers aus auf den Schädelgrund übergreifenden Brüchen kommt eine besondere Bedeutung zu, weil ein Teil dieser Brüche eine unmittelbare Verbindung zwischen den Nebenhöhlen der oberen Luftwege (Nasenhöhle, Siebbeinzellen, Stirn - Kiefer - Keilbeinhöhle, Mittelohr) und dem Schädelgrund-

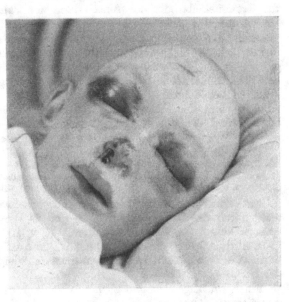

Abb. 10. Brillenhämatom nach Schädelgrundbruch.
(Göttinger Klinik.)

bruch herstellt und damit die Voraussetzung für das Abfließen von Liquor nach außen und das Eindringen von Luft und Sekret. So wird die Gefahr der Meningitis heraufbeschworen.

Die *Heilung der Schädelgrundbrüche* hinterläßt am Knochen nur wenig Spuren. Die schädelinnere Knochenhaut ist zur Dura umgewandelt. Demzufolge entsteht ein periostaler Callus überhaupt nicht. Meist werden die Fissuren nur bindegewebig überbrückt, gelegentlich mit nachträglicher Narbenverknöcherung. Besonders gering ist die Heilungsneigung der Felsenbeinbrüche. So kann es noch nach Jahren auf dem Wege über die nur bindegewebig verheilten Frakturen zur Spätmeningitis kommen.

Was die Erscheinungen und Erkennung der Schädelgrundbrüche, ihre Gefahren und ihre Behandlung anlangt, so ist, übertrieben ausgedrückt, beim Schädelgrundbruch der Knochenbruch selbst nichts und die Rückwirkung auf den Schädelinhalt alles. Die zahlreichen Hirnarterien und venösen Sinus im Bereich des Schädelgrundes, die allesamt dem Schädelgrund aufliegenden und ihn durchsetzenden 12 Hirnnervenpaare und das auf dem Schädelgrund ruhende liquorumflossene Gehirn selbst geben durch ihre Mitverletzung dem Schädelgrundbruch sein diagnostisches Gepräge und verleihen ihm die

Kennzeichen einer der schwersten Verletzungen des menschlichen Körpers überhaupt.

Die Diagnose „*Schädelgrundbruch*" kann klinisch, da alle unmittelbaren Bruchzeichen (Crepitation, regelwidrige Beweglichkeit, Verschiebung) fehlen, immer nur mittelbar aus den vom Schädelinhalt ausgehenden Erscheinungen erschlossen werden. An erster Stelle sind für die Diagnose zu verwerten *freie Blutungen aus Nase, Mund und Ohr*, — immerhin vorausgesetzt, daß eine unmittelbare Quetschung dieser Teile ausgeschlossen ist. Blutungen aus der Nase deuten auf Brüche der horizontalen Siebbeinplatte, oder sie stammen aus der Ohrtrompete bei Fissuren des Felsenbeins. Am wichtigsten sind die Blutungen aus dem Ohr. Geringfügige Blutungen mögen von einer Verletzung des Trommelfells oder der Auskleidung der Paukenhöhle herrühren, stärkere weisen auf eine tiefgehende Verletzung des Felsenbeins hin.

Außer in freien Blutungen pflegt sich das ergossene Blut von den Bruchstellen aus im lockeren Zellgewebe auszubreiten und erscheint dann nach Stunden oder gar Tagen als *Blutunterlaufung* (Sugillation oder Suffusion) an gewissen Stellen der Schädeloberfläche oder in der Hals-Nackengegend. So bei Brüchen der vorderen Schädelgrube als Sugillation der Lider (sog. „Brillenhämatom") (s. Abb. 10) und der Bindehaut als dreieckiges Blutfähnchen, an der hinteren Rachenwand bei Verletzung der mittleren und in der Umgebung des Ohres und des Warzenfortsatzes bei Fissuren der hinteren Schädelgrube.

Das „**Brillenhämatom**" entsteht außer bei Basisbrüchen sonst am häufigsten bei Brüchen des Orbitaldaches und des Gesichtsschädels, vor allem des Oberkiefers, die ihrerseits allerdings häufig mit Brüchen des Schädelgrundes vergesellschaftet sind. Beweisend für einen Schädelgrundbruch ist das Brillenhämatom für sich allein nicht.

Entleerung von *Gehirnmasse* wird nur in etwa 1 v.H. der Fälle und dann meist durch das Ohr beobachtet, dagegen ist der *Ausfluß von Liquor cerebrospinalis* kein so seltenes Vorkommnis (5 v.H.), wird aber gewöhnlich erst nach Aufhören der Blutung erkannt. Der Ausfluß von Liquor, wie von Gehirnmasse ist ein sicheres Zeichen eines Schädelgrundbruches mit Zerreißung der Hirnhäute.

Einen wichtigen diagnostischen Anhaltspunkt vermag uns die *Lumbalpunktion* zu geben: der Liquor ist häufig blutig.

Bei Eröffnung lufthaltiger Nebenhöhlen (Stirnhöhle, Warzenfortsatz) kann es ausnahmsweise zu *Hautemphysem* kommen, mitunter im Anschluß an Husten und Schmerzen. Bei der Abtastung fühlt man das kennzeichnende Knistern. Noch viel seltener findet man (auf dem Röntgenbild) *intrakranielle Pneumatocelen* (s. S. 51).

Eine hohe Bedeutung für die Diagnose „Basisfraktur" kommt der **Hirnnervenlähmung** zu, sind ja bis zu 42 v.H. der Fälle durch Hirnnervenstörung kompliziert gefunden worden. Hier unterscheiden wir sofortige Lähmung durch Zerreißung des Nerven an der Bruchstelle von Störungen, die erst nach Tagen auftreten und durch Blutungen oder Exsudate hervorgerufen werden. Endlich gibt es ausgesprochene Spätschädigungen, die sich durch Narbenzug und Callusdruck erklären.

Der Häufigkeit nach werden am meisten der N. acusticus, dann fast ebenso häufig der N. facialis, etwas seltener der N. abducens, sodann noch die Nn. opticus, olfactorius und hypoglossus, die anderen sehr selten betroffen. In einem nicht geringen Teil, fast der Hälfte (!) der Fälle gleichzeitiger Hirnnervenstörung, können bei besonders darauf gerichteter neurologischer Untersuchung gleichzeitig mehrere Hirnnerven als verletzt nachgewiesen werden. Am häufigsten trifft dies auf die einseitige Vagusgruppe (IX, X, XI, allenfalls auch XII) bei Ringbrüchen der hinteren Schädelgrube, die das Foramen jugulare, die Austrittsöffnung jener Nerven kreuzen, zu.

Von besonderer Wichtigkeit ist der positive *Bruchnachweis im Röntgenbild.* Leider ist er in $^1/_4$—$^1/_3$ der Fälle nicht zu führen, auch wenn in mehreren Ebenen geröntgt wird. Leicht ist der röntgenologische Bruchnachweis, sobald sich Bruchlinien vom Cranium oder Gesichtsschädel unmittelbar bis in die Basis hinein verfolgen lassen. Bei den reinen Grundbrüchen ist die Gefahr gegeben, daß besonders bei Jugendlichen eine der 10 physiologischen Fissuren und Suturen mit einer Bruchlinie verwechselt wird. Ein Teil der Fissuren wird nicht in der Spaltrichtung getroffen, ein anderer geht im Gewirr der Leisten, Kanten und Gruben und Foramina der Basis verloren. Trotzdem soll in jedem Fall (spätere Begutachtungen!!) der Schädel in 2 (besser 4) Ebenen geröntgt und unbedingt eine axiale Aufnahme des Schädelgrundes, die auch sonst eine ausgezeichnete Übersicht über große Teile des Schädelgrundes (Nebenhöhlen! Foramina! Unterkiefer! usw.) gibt, gemacht werden (Abb. 11).

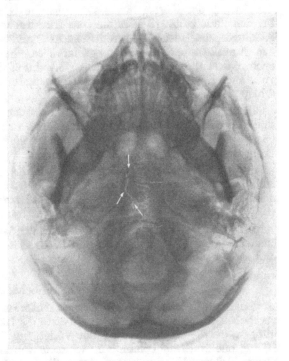

Abb. 11. Schädelgrundbruch im Röntgenbild (axiale Aufnahme am hängenden Kopf). In der Mittellinie physiologische Suturen des jugendlichen Schädels, durch Pfeile gekennzeichneter Bruch des Schädelgrundes. (Breslauer Klinik.)

Für die Diagnostik nicht minder wichtig sind die *Hirnerscheinungen* als Ausdruck der Mitbeteiligung des Zentralnervensystems im Sinne der Hirnerschütterung, der Hirnquetschung, Hirnzerstörung und des Hirndruckes. Bezüglich dieser auch für die Behandlung, Vorhersage, Begutachtung so wichtigen Folgezustände der Schädelgrundbrüche sei auf S. 60f. verwiesen.

Die *Heilungsaussichten* für einen Schädelbasisverletzten sind keine günstigen. Schätzungsweise $^1/_3$ der Verletzten stirbt, bevor ärztliche Hilfe erreicht wird. Von den noch lebend eingelieferten Grundbrüchen starben vor 1910 noch über 45 v.H., heute noch 25—30 v.H., die meisten innerhalb der ersten 24—48 Stunden, sei es an den unmittelbaren Folgen der Hirnzerstörung, der Blutungen (s. S. 66), des Hirndruckes oder später an Meningitis, Hirnabsceß, posttraumatischer Epilepsie usw.

Die *Behandlung* der Schädelgrundbrüche ist grundsätzlich eine klinische und zunächst grundsätzlich eine konservative. Sie wird aber sofort eine aktiv-operative, sobald fortschreitende intrakranielle Störungen die Gefahr der konservativen Behandlung größer erscheinen lassen, als die der operativen.

Die konservative Behandlung besteht in Bettruhe bei leicht erhöhtem Kopf (bei Aspirationsgefahr Bauchlage!), Eisbeutel auf den Kopf, Tropfeinläufen, Sitzwache, Kieferhalten bei tief Bewußtlosen, Pulsprüfung (halbstündiges Aufschreiben der Pulszahl!!), Zählung der Zahl der Atemzüge, Messung der Körperwärme. Zu unterlassen ist alle gefährliche Pseudotherapie: so unter allen Umständen Spülbehandlung und Tamponade von Nase und Ohr! Zweckmäßig ist das

Anlegen eines aufsaugenden, aseptischen Verbandes, der täglich gewechselt werden muß. Die ärztliche Überwachung erstreckt sich auf die Beobachtung des Bewußtseingrades, auf Herdzeichen und Prüfung des Hirndruckes. Der Grad der Bewußtseinstörung läßt sich durch Anruf und Kneifen prüfen. Jede Vertiefung, besonders aber jedes Neuauftreten von Bewußtlosigkeit erfordert aktives Eingreifen. Die Herderscheinungen (Pupillen, Reflexe, Motilität, Nystagmus) sind wichtig zur Erkennung extraduraler Hämatome (s. S. 66), umschriebener Hirnzerstörungen und zur Anzeige für operatives Vorgehen. Von großer Wichtigkeit ist die Prüfung des Pulses als Maßstab des Anstiegs des Hirndruckes. Jede zunehmende Pulsverlangsamung, die Vertiefung der Atmung, der Anstieg der Körperwärme sind wichtige Gradmesser zunehmender Gefahr für den Verletzten. (Behandlung des Hirndruckes s. S. 69 und 94.) Erst nach Abklingen des meist schweren Schockzustandes gilt unsere Aufmerksamkeit den Einzelheiten des Verletzungsumfanges. Erst ganz zuletzt, mitunter erst nach Wochen, wird das klinische Bild durch die Röntgenuntersuchung vervollständigt. Einen frischen Schädelgrundbruch zum Röntgenzimmer zu schleppen ist fehlerhaft.

In der Regel werden 4—6 Wochen Bettruhe nötig sein. In der ersten Zeit sind Antineuralgica (kein Morphium!) nicht zu entbehren. Urotropin als vorbeugendes Mittel gegen Meningitis hat sich nicht bewährt. Vielleicht werden sich Prontosil oder Albucid wirksamer erweisen.

Sonst ist bei Schädelgrundbrüchen noch die Anzeige zur Operation gegeben: bei komplizierendem epiduralem Hämatom (s. S. 66), bei Carotis-Sinus cavernosus-Aneurysma (s. S. 76), bei subduralem Hämatom (s. S. 68), bei Meningitis (S. 77), Spätabscessen (S. 79) und bei posttraumatischer Epilepsie (S. 72).

Bei den *Endausgängen* spielt die Tatsache des Versichertseins oft die Rolle einer Erschwerung. Bei den schwerer Hirnverletzten bleiben oft genug geringere und stärkere Restfolgen zurück.

3. Schußverletzungen des Schädels und Hirns.

Erfahrene Chirurgen des Weltkrieges schätzten die Zahl der auf der Walstatt verbliebenen Kopfschußverletzten auf etwa die Hälfte aller Gefallenen. Von den übrigen, die die ersten Stunden der Verletzung überlebten, starb nochmals die Hälfte, ehe ärztliche Behandlung wirksam wurde. Es blieb also nur noch ein kleiner Teil von Kopfverletzten, der in die Obhut des Arztes genommen werden konnte; und auch von diesen starben, trotz sachgemäßer Betreuung, immer noch über 30 v.H., so daß sich hieraus die ungeheuer große Gesamtsterblichkeit der Schädel-Hirnverletzten mit rund 80 v.H. errechnet.

Sanitätstaktische Bemerkungen: Grundsätzlich sollen Schädel-Hirnschüsse nicht an der Front versorgt werden (abgesehen natürlich vom aseptischen Notverband), sondern an der Stelle, die nicht nur eine sachgemäße und zugleich endgültige Wundversorgung verbürgt (unter Zuhilfenahme aller neuzeitlichen technischen Einrichtungen), sondern auch der überaus wichtigen langen Nachbehandlung Rechnung trägt. Nur so kann die verhältnismäßig hohe Zahl der Spättodesfälle verringert werden; es werden sich dann auch bessere funktionelle Ergebnisse erzielen lassen (man denke an die zahlreichen Hirnkrüppel und Epileptiker des Weltkrieges!). Aus diesen Gründen kommen alle beweglichen Truppenverbandplätze und — im Bewegungskrieg — auch die Feldlazarette für derartige verantwortungsvolle Eingriffe nicht in Frage. Es rächt sich, wenn diese Regel nicht beachtet wird. Ausgenommen sind nur wenige akut bedrohliche Zustände — insbesondere Blutungen — die keinen Aufschub der Behandlung erdulden. Unvollständige Wundversorgung bedeutet für den Hirnverletzten eine größere Gefahr als für andere Kriegsverletzte, besonders wenn später ein nochmaliger Eingriff notwendig wird (Infektion!). Auch wird ein längerer Transport von unversorgten Schädelverletzten besser vertragen als von Frischoperierten. Dank der hervorragenden Organisation der Luftwaffe ist es heute möglich, Schwerverwundete mit Hilfe von Sanitätsflugzeugen sofort auf dem schnellsten Wege in die zuständigen Heimatlazarette zu überführen. Das Segensreiche dieser Einrichtung wird sich erst in späteren Jahren in vollem Umfange ermessen lassen.

Allgemeine Vorbemerkung über Kopfschüsse. Die von den Geschossen der verschiedensten Art angerichteten Hirnzerstörungen sind im wesentlichen abhängig von der Wucht (lebendiger Kraft), mit der die Geschosse auftreffen. Verstärkt wird die zerstörende Wirkung durch Rotationsbewegungen der Geschosse um die eigene Achse, weil hierdurch die Gewebe im großen Umfange „aufgerissen" werden. Bekannt ist die verheerende Wirkung rotierender Granatsplitter und der sog. Querschläger. Die schwersten Zerstörungen werden hervorgerufen durch die völkerrechtlich verbotenen Explosivgeschosse, die im Körper selbst zerbersten (Dum-Dum-Geschosse).

Die bei der Zerstörung von Hirnteilen wirksamen Kräfte setzen sich zusammen aus der Wucht des Geschosses in Richtung der Flugbahn und aus Fernwirkungen in der Hirnmasse, die bedingt sind durch die Fortpflanzung des vom Geschoß ausgeübten Druckes

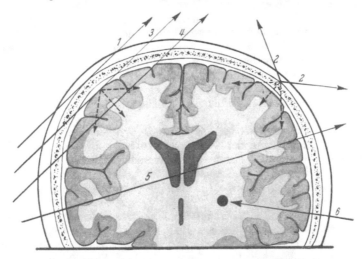

Abb. 12. Schema der Kopfschüsse. 1. Streifschuß. 2. Prellschuß. 3. Rinnenschuß. 4. Segmentalschuß. 5. Durchschuß. 6. Hirnsteckschuß.

auf die Flüssigkeit enthaltende Hirnmasse (hydrodynamischer Druck) und durch Kraftfelder, die in seitlicher Richtung wirksam werden, besonders verstärkt durch den oben erwähnten Drall der neuzeitlichen Geschosse. Hierzu kommen die Schädigungen durch mitgerissene Knochenstücke und Fremdkörper. Dementsprechend haben wir stets mit ausgedehnten Zerstörungen zu rechnen, die auch die weitere Umgebung der Wunde in Mitleidenschaft ziehen. Es muß deswegen ganz falsche Vorstellungen erwecken, wenn von einem „Schußkanal" gesprochen wird. Zweckmäßiger wäre es, das Zerstörungsgebiet als „Schußfeld" zu bezeichnen. Am durchschossenen Hirn finden wir in großer Ausdehnung zerstörte, blutig-breiige Hirnmasse, die in ihrer Ernährung so gestört ist, daß sie der Nekrose verfällt. Allmählich geht dieses Gebiet über in lebensfähiges Hirngewebe, jedoch so, daß auch weitab vom Schußfeld noch kleinere Kontusionsherde und Blutpunkte sich finden.

Durch die schwere Hirnverletzung kommt es zu einer vermehrten Flüssigkeitsdurchtränkung des Hirns (*traumatisches Hirnödem*) und damit zu einer Drucksteigerung im Schädelinneren (traumatischer Hirndruck) mit all ihren verheerenden Folgen.

Einteilung der Kopfschüsse. Genau wie bei den Schädelbrüchen tritt auch bei den Schußverletzungen des Kopfes die reine Knochenverletzung weit zurück hinter der Schädigung des Schädelinhaltes, insbesondere des Hirns. Das Ausmaß dieser Hirnschädigung ist auf Grund des Aussehens der Wunde und auf Grund des ersten klinischen Befundes häufig nicht in vollem Umfange zu übersehen. Aus diesem Grunde teilen wir die Kopfschüsse nicht nach klinischen, sondern nach topographischen Gesichtspunkten ein in:

1. Kopfschwartenschüsse und reine Streifschüsse, 2. Prellschüsse des Schädels, 3. Rinnen- oder Furchungsschüsse (Tangentialschüsse), 4. Segmentalschüsse, 5. Durchschüsse, 6. Steckschüsse des Hirns (s. Abb. 12).

Grundsätzlich ist für die Behandlung der Kopfschüsse die primäre Wundversorgung innerhalb der 6—8-Stundengrenze zu fordern genau wie bei andersartigen Kopfverletzungen. Unter kriegsmäßigen Verhältnissen wird diese Zeitspanne häufig überschritten werden müssen. Diese zeitliche Abgrenzung ist für die sachgemäße Versorgung der Kopfverletzten nicht von ausschlaggebender Bedeutung; sie muß hinter anderen, wichtigeren Erfordernissen zurückstehen.

Zu 1. *Kopfschwartenschüsse* und reine *Streifschüsse* des Schädels ohne Hirnbeteiligung unterscheiden sich nicht wesentlich von andersartigen, offenen Kopfverletzungen. Gewissenhafte Wundversorgung und genaue Wundbesichtigung — um nicht etwaige Dura- und Hirnverletzungen zu übersehen — sind erforderlich. Steinsplitter können ähnlich wie ein Geschoß wirken; sie bleiben zuweilen unter den Weichteilen stecken und unterhalten Eiterung (Röntgenuntersuchung!).

Zu 2. Auch die *Prellschüsse* unterscheiden sich kaum von anderen durch umschriebene stumpfe Gewalteinwirkung gesetzten Verletzungen. Sie entsprechen im allgemeinen den offenen Eindellungen des Schädeldaches. Hervorgerufen werden die Prellschüsse durch matte Geschosse am Ende ihrer Flugbahn. Trotz unverletzten Knochens kann es bei den Prellschüssen zu Hirnzerstörung mit ungünstiger Vorhersage, besonders bei schlaffen Lähmungen, kommen.

Dementsprechend ist auch bei der Behandlung dieser Verletzungen zu verfahren. Genaueste Klärung der Wundverhältnisse durch operative Wundversorgung: Ausschneiden der Kopfschwartenwunde, Hebung und vollständige Entfernung der eingedrückten Knochensplitter („Entsplitterung"), Wundnaht. Auch hierbei darf die unverletzte Dura wegen der drohenden Infektionsgefahr nicht ohne Not eröffnet werden.

Zu 3. Die *Rinnen-* oder *Furchungsschüsse* müssen unter allen Umständen — trotz der oberflächlichen Lage des Schußfeldes — zu den schweren Verletzungen gerechnet werden. Sie haben erfahrungsgemäß eine hohe Sterblichkeit, die vor allem durch die Häufigkeit späterer Hirneiterung bzw. Absceßbildung bedingt ist.

Das äußere, oft harmlos erscheinende Wundbild und der verhältnismäßig gute Allgemeinzustand der Verwundeten täuscht häufig über die Schwere der Verletzung. Der Knochen ist rinnenförmig aufgerissen und in kleinste Splitter zerschellt, die unter Umständen beweglich unter der Haut zu tasten sind. Verbunden ist die Verletzung mit einer Aufreißung der harten Hirnhaut, Aufpflügung des Hirns und Ausstreuung von Knochensplittern, die tief in die Hirnmasse eindringen können.

Die operative Wundversorgung hat daher ihr Hauptaugenmerk auf eine sehr sorgfältige Entsplitterung zu richten: Nach der Wundausschneidung muß der Knochen breit angefrischt werden bis unversehrte Dura zum Vorschein kommt. Danach werden auch die Duraränder ausgeschnitten und die zerstörte, blutigbreiige Hirnmasse sorgfältig mit dem Sauger ausgeräumt unter Entfernung sämtlicher Knochensplitter und Fremdkörper. Hierbei wird häufig der vorsichtig tastende Finger gute Dienste leisten. Das Röntgenbild, vor allem das Vergleichsbild nach der Wundversorgung, wird in diesen Fällen ganz besonders wichtige Aufgaben zu erfüllen haben. Wieweit ein Nahtverschluß der äußeren Wunde erlaubt ist, richtet sich nach dem Zustand der Wunde und dem Zeitpunkt der Operation. Anzustreben ist immer der primäre Wundverschluß. Bei notwendig werdender offener Wundbehandlung hat sich die alte Beuteltamponade nach v. MIKULICZ auch im letzten Kriege wieder gut bewährt (DEMMER-Verfahren).

Zu 4. Die *Segmentalschüsse* stellen den Übergang zu den Durchschüssen des Schädels dar. Bei ihnen ist das Geschoß mit seinem ganzen Umfange durch den Schädel und das Hirn hindurchgetreten.

Zu 5. Die *Durchschüsse* können das Hirn in allen Richtungen durchqueren. Viele enden in kurzer Zeit tödlich durch die Zerstörung lebenswichtiger Zentren und die Vernichtung großer Hirnabschnitte, die sich aus der Wucht, mit der die Geschosse den Schädel durchschlagen, erklären lassen. Infolgedessen kommen in unsere Behandlung meist nur Durchschüsse, die durch Geschosse von geringerer lebendiger Kraft erzeugt sind. Der Einschuß ist meist klein und zeigt wenig Splitterung. Um den Ausschuß herum oder auch unter der unverletzten Haut über der Schädelausschußöffnung finden sich größere Knochensplitter (Abb. 13).

Die primäre Infektionsgefahr ist bei der kleinen Ein- und Ausschußöffnung verhältnismäßig gering. Dagegen stellt sich häufig schwerer akuter Hirndruck ein.

Die *Behandlung* hat innerhalb der 6—8-Stundengrenze die primäre Wundversorgung anzustreben. Sie schützt das Hirn am ehesten vor Infektion. Nur nach Ablauf dieser Frist wird man eine abwartende Haltung einnehmen müssen und sich nur bei besonderer Anzeige (zunehmendem Hirndruck, drohender Infektion) zum operativen Eingreifen entschließen.

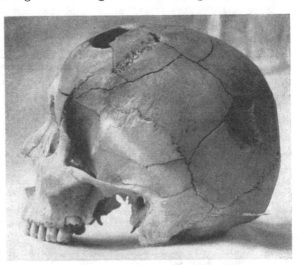

Abb. 13. Schädeldurchschuß. Occipitaler Ausschuß, kenntlich an der ausgedehnten Splitterung der Tabula externa. Zahlreiche Berstungsfissuren des Schädeldaches. (Sammlung der Breslauer Klinik.)

Zu 6. Die *Steckschüsse* des Hirns werden zumeist durch matt fliegende Geschosse, insbesondere durch Schrapnellkugeln, häufig durch die minderwertigen Geschosse der zivilen Revolver, hervorgerufen.

Viele Steckschüsse des Friedens und des Krieges können endgültig heilen; das bedingt ein mehr abwartendes Verhalten, d. h. die Wundversorgung hat sich zunächst nur auf die Ausschneidung der Kopfwunde, Entsplitterung des Knochens und Entfernung von oberflächlich liegenden Fremdkörpern zu erstrecken. Das Suchen nach einem in der Tiefe des Hirns gelegenen Geschoß ist nicht nur überflüssig, sondern auch gefährlich und deshalb zu verwerfen. Zudem wird das Geschoß oft nicht einmal gefunden. Unbedingt notwendig ist jedenfalls genaueste Röntgenuntersuchung vor der Operation, damit über die Lage des Geschosses völlige Klarheit herrscht. Bei oberflächlicher Lage des Geschosses in der Wunde wird man es selbstverständlich primär entfernen.

Die große Gefahr, die den Steckschüssen droht, ist bedingt durch die nachfolgende Infektion. Es kommt zur Meningitis und Encephalitis. Diese Fälle sind gewöhnlich verloren. Auch die Sulfonamidbehandlung kann hier kaum Erfolge zeitigen. Kommt es zur Bildung eines Spätabscesses, der sich mit einer Kapsel umgibt, so kann bei sachgemäßer Behandlung noch Heilung erzielt werden.

Die spätere Entfernung eines schon eingeheilten und nicht infizierten Geschosses kommt nur in Ausnahmefällen in Frage, wenn sich schwere neurologische Störungen, die durch das Geschoß bedingt sind, einstellen.

II. Entzündungen des Schädels.

1. Entzündungen der Weichteile.

Als umschriebene Entzündungsformen der Kopfschwarte sind, abgesehen vom Ekzem, das hier nicht behandelt werden soll, in erster Linie Furunkel und Abscesse (selten tuberkulöse) zu nennen, von Geschwüren syphilitische, lupöse und carcinomatöse; als diffus sich ausbreitende Entzündungen das Erysipel und die Phlegmone.

Furunkel, ebenso wie Karbunkel, sind am Kopf selten; sie greifen gelegentlich vom Nacken auf den behaarten Kopf über. **Abscesse** sind etwas häufiger, nach Infektion von Blutergüssen, Kratzwunden, bei Phlegmonen, nach der Kopfrose und bei Vereiterung von Drüsen und Atheromen. Bei marantischen Säuglingen sind vielfache furunkulöse Abscesse am Hinterkopf häufig. Die Behandlung besteht in breiter Spaltung.

Die **Phlegmone** der Weichteile tritt meist nach Verletzungen, Eiterungen, Entzündungen der Nachbarschaft oder seltener im Anschluß an Osteomyelitis der Schädelknochen auf. Sie ist gefährlich 1. durch die schnelle Verbreitung unter der Galea (subgaleatische Phlegmone) und der Knochenhaut, führt häufig zum Absterben der Galea, 2. durch Überleitung auf den Knochen und die Gehirnhäute, 3. durch Thrombosierung der Venen (Sinus) und Verschleppung der septischen Thromben (Pyämie). Die ersten Zeichen der Phlegmone sind Schwellung der Kopfschwarte, harte Spannung, Schmerzhaftigkeit, besonders bei Druck, lebhafte, mehr umschriebene Rötung als beim Erysipel, sowie Schwellung der benachbarten Drüsen, hohes Fieber. Breite, mehrfache Spaltungen durch alle Weichteilschichten sind nötig; sie beseitigen die Spannung, unter welcher das entzündliche Exsudat steht und damit die Gefahren der Ausbreitung. Man warte mit dem Einschneiden nicht, bis Ödem der Augenlider bei einer vom Hinterhaupt ausgegangenen Phlegmone darauf hinweist, daß bereits die ganze Schädeldecke in Mitleidenschaft gezogen ist.

Phlegmonen und Erysipel sind häufig miteinander vergesellschaftet, deshalb Vorsicht bei der Entfernung von Borken und Krusten an den Rändern einer Schädelwunde.

Das **Erysipel** (s. S. 104) — *Kopfrose, Rotlauf* — der behaarten Kopfhaut schließt sich fast immer an infizierte Wunden oder kleinste Kratzwunden, Rhagaden an; seltener sind chronische Fisteln, Geschwüre der Ausgangspunkt. Die Rötung am behaarten Kopf ist nicht so ausgesprochen wie an den übrigen Stellen des Körpers; durch die Haare verdeckt, wird sie häufig zu spät erkannt. Dem aufmerksamen Beobachter entgehen aber auch am behaarten Kopf die scharfen Ränder des Erysipels im Gegensatz zum allmählichen Übergang der Rötung bei der Phlegmone keineswegs. Blasenbildung beim Erysipel der behaarten Stellen ist selten, an den Ohren, Augenlidern und der Nase häufig. Die *Differentialdiagnose* zwischen Phlegmone und Erysipel kann im Anfang schwierig sein. Sobald die Wundrose, die mit Vorliebe am Nacken und Hals aufhört, während sie im Gesicht weiterschreitet, die Haargrenze an einer Stelle verläßt, ist die Diagnose leicht. Bei gesunden inneren Organen, Fehlen schwerer Verwicklungen ist die *Vorhersage* nicht schlecht. Immerhin beträgt die Sterblichkeit 11 v.H. Bei gleichzeitigem Schädelbruch erhöht sich die Gefahr gewaltig (Gehirnhautentzündung).

Behandlung (s. auch S. 105). Nach Kurzscheren der Haare wird die Spannung der Haut durch indifferente Salbenverbände gemildert. Die Eisblase ist wegen Gefahr der Hautnekrose besser durch kalte Umschläge auf die Stirne zu ersetzen. Sehr wichtig ist die Vorbeugung, d. h. die richtige Versorgung auch kleinerer Wunden des behaarten Schädels.

2. Entzündungen der Schädelknochen.

Am Schädelknochen kommt die akute Osteomyelitis meist nur in Verbindung mit Schädel- und Hirnverletzungen vor. Daneben die seltenen tuberkulösen Knochenherde und das Gumma.

Osteomyelitis acuta cranii. Die Krankheit ist entweder auf unmittelbare Infektion von Weichteil- und Schädelwunden (s. S. 33 u. 39) oder auf Verschleppung hämatogenen Ursprungs zurückzuführen. Der Sitz ist in der Hauptsache die Diploë, daneben bestehen Eiterungen unter der äußeren Knochenhaut oder epidural, wobei die Abszeßbildung auf der äußeren Seite weit überwiegt. Große Gefahr droht durch Übergreifen auf die Hirnhäute und durch die metastatische Verschleppung.

Das Krankheitsbild der primären Osteomyelitis — übrigens außerordentlich selten — beginnt mit hohem Fieber, schmerzhafter, entzündlicher Schwellung, Rötung der umgebenden Weichteile, später Fluktuation. Daneben heftige Kopfschmerzen, Benommenheit, Delirien, Nackensteifigkeit. Sofortige breite Spaltung ist bei allen schweren Fällen angezeigt und wenn möglich Entfernung des Knochens, soweit er erkrankt ist, da auch unter dem Knochen Eiter angesammelt sein kann und auf andere Weise die Gefahr der Hirnhautentzündung nicht zu beseitigen ist. Nur bei leichten Allgemeinerscheinungen, umschriebener Eiterbildung, gutem örtlichen Befund kann man es zunächst bei einer einfachen Spaltung bewenden lassen. Die Abstoßung des abgestorbenen Knochens, sich selbst überlassen, dauert sehr lange.

Eine **chronische Ostitis** des Schädelknochens findet sich nicht selten als Folge von Ernährungsstörungen, am häufigsten als *Randnekrose* bei operativ angelegten Knochenlappen. Diese zunächst aseptischen Einschmelzungen des Knochenlappens führen später zu Fisteln, aus denen sich Eiter und schließlich auch Sequester entleeren. Die Abstoßung dauert

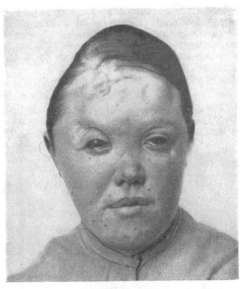

Abb. 14. Narben nach ausgedehnter syphilitischer Knochennekrose. Gumma an der linken Stirn. Sattelnase (Ozaena).

lange. Hier soll nicht operiert werden, da sonst Gefahr des Fortschreitens der Einschmelzung; die Behandlung ist konservativ (Verbände).

Die **Tuberkulose der Schädelknochen** ist sehr selten. Man trifft sie vornehmlich bei Kindern, und zwar α) in Form einzelner umschriebener Knochenherde mit Bildung weißlicher, vielfach kreisrunder, die ganze Schädeldicke durchsetzender Sequester, oder β) diffus mit zahlreichen äußeren Fisteln und Gängen; hier findet man den Knochen weithin in eine krümelige, bräunliche, mit schlaffen Granulationen vermischte Masse umgewandelt. Unter geringer Schmerzhaftigkeit bilden sich kalte Abscesse, oder man findet unter der verdünnten Haut schwammige Granulationen über einem weißgelblich verfärbten Knochen. Selten vermißt man tuberkulöse Herde an anderen Körperstellen.

Behandlung (s. Knochentuberkulose).

Syphilis des Schädels. Bei Kindern angeboren, bei Erwachsenen im Spätstadium, tritt sie in Form der ossifizierenden oder gummösen Entzündung der Knochenhaut oder der Diploë auf. Es bilden sich Buckel, die gewöhnlich schmerzlos, nur bei schnellerem Wachstum und nachts zu eigentümlich bohrenden Schmerzen führen. Neben diesen gummösen Herden finden sich in der Nachbarschaft sklerosierende Verdickungen des Knochens. Durch Ineinanderfließen mehrerer erweichter Herde, häufiger noch durch hinzugetretene Eiterung, kommt es zur Sequesterbildung, so daß der Knochen eine eigentümliche wurmstichige Oberfläche, zahlreiche, die ganze Dicke durchsetzende Fistelgänge und infolge osteophytischer Anbildung Verdickungen zeigt (luische Hyperostosen). Die *Diagnose* ergibt sich aus der Vorgeschichte, dem langsamen Verlauf, dem Auftreten an mehreren Stellen, den eigentümlichen, auch äußerlich fühlbaren Unebenheiten des Knochens und ist durch die WASSERMANNsche Reaktion zu sichern. Der *Verlauf* kann durch das Hinzutreten von eitrigen Entzündungen, Erysipel, Hirnerkrankungen verwickelt werden. Solange keine Eiterung besteht, ist die *Behandlung* rein antisyphilitisch. Bei Eiterung sind, unbeschadet der antisyphilitischen Kur die Sequester operativ zu entfernen, die Granulationen auszukratzen und Fistelgänge zu spalten.

3. Systemerkrankungen.

Rachitis. Am kindlichen Schädel äußert sich die Rachitis in folgenden Veränderungen. Die große Fontanelle ist größer, die Nahtlinien weiter, der Hinterkopf durch den Druck des aufliegenden Schädels abgeflacht. Im Beginn — vor Ausbildung obiger Erscheinungen — fühlen sich einzelne Stellen der hinteren Scheitelbeine weicher an und sind schmerzhaft (Kraniotabes). Auch die Schädelgrundfläche nimmt an den Veränderungen teil. Weiteres s. Rachitis S. 729.

Leontiasis ossea faciei.

Wir unterscheiden mehrere Arten dieser seltenen Krankheit:

α) **Leontiasis ossea faciei Virchow** (echte oder idiopathische Form). Beginnt bereits in der Kindheit, schreitet langsam, manchmal in Schüben, bis zum Ende der Geschlechtsreife

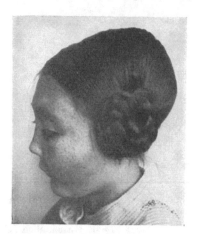

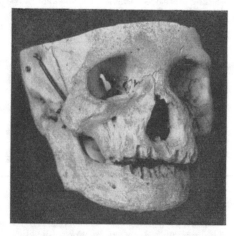

Abb. 15. Gesicht und Schädel bei Ostitis fibrosa generalisata (s. a. Becken S. 757). (Beobachtung der Göttinger Klinik.)

Abb. 16. Schädelskelet bei Leontiasis ossea. (Präparat des Göttinger Pathologischen Instituts.)

fort; dann meist Stillstand. Die auffallendsten Erscheinungen sind symmetrische Verdickungen im Gesicht, vor allem am Oberkiefer und Stirnbein. Auch die Weichteile sind pastös verdickt. Das Gesicht erhält dadurch einen maskenartigen, unangenehmen Eindruck. Beschwerden gering, chronische Rachenkatarrhe, vorübergehend auch Schmerzen, Geruch geht verloren, Stimme nasal, kein Zahnausfall. Die Knochen des Gesichts sind bei der VIRCHOWschen Form gleichmäßig verdichtet, sklerosiert, im Innern fibröses Markgewebe. Wenn auch das Schädeldach und der Schädelgrund ergriffen sind, kann es zu Kopfschmerzen, Minderung der geistigen Leistungsfähigkeit, zu Krämpfen, Lähmungen, Taubheit und Erblindung kommen. Andere Knochen außerhalb des Schädels sind nicht betroffen.

β) **Ostitis deformans Paget.** Hier sind die Gesichtsveränderungen nur ein Teil der Krankheit, ebenso wie bei der unten angeführten RECKLINGHAUSENschen Knochenkrankheit die Leontiasis ossea faciei als symptomatisch aufzufassen ist. Nur sehr ausnahmsweise ist bei der PAGETschen Krankheit der Kopf allein erkrankt. Die Veränderungen beginnen später, gelegentlich erst im Erwachsenenalter, ja erst in höheren Jahrzehnten. Es kommt zum

Zahnausfall, meist schließlich aller Zähne. Im Röntgenbild sind die Knochen fleckig, verdichtet, verschwommen. Erblindung wird nicht beobachtet, dagegen Schwerhörigkeit.

γ) **Ostitis fibrosa generalisata Recklinghausen.** Hier finden sich zwei Arten von Knochenveränderungen: a) gleichmäßige Verdichtung, ähnlich wie bei den beiden obenerwähnten Krankheiten, b) stellenweise Cystenbildungen und Aufblähungen an den Gesichts- und Schädelknochen, wie wir sie ja auch an den Gliedmaßenknochen finden.

In höheren Graden kommt es, ähnlich wie bei der echten Leontiasis, zu Schwerhörigkeit, Taubheit unter Umständen Erblindung. Der Zahnausfall ist begrenzt. Es ist nach Hyperglykämie und einem Epithelkörperchentumor zu fahnden. Günstigenfalls ist durch seine Entfernung Heilung oder wenigstens jahrelange Beschwerdefreiheit zu erzielen (s. S. 193). Im übrigen kann bei allen 3 Formen auch örtliche Behandlung Besserung bringen: Abtragung der verdickten Nasenmuscheln, eines Teiles der Wände der Oberkieferhöhle, bei Hirndruckerscheinungen Entlastungstrepanation.

Emphysem und Pneumatocele cranii. Luftansammlung (Emphysem) in dem Unterhautzellgewebe kann als Begleiterscheinung eines allgemeinen Emphysems nach Verletzung der lufthaltigen Organe auftreten. Auf Teile des Schädels beschränkt, erfolgt sie nach Bruch des Stirn-, Nasen- oder Siebbeins und des Warzenfortsatzes (s. auch S. 75).

Die seltene Pneumatocele cranii ist eine umschriebene Luftansammlung zwischen Knochenhaut und Knochen, welche entstehen kann: 1. angeboren, nach Offenbleiben der Fissura mastoidea, angeborenem Defekt der Stirnhöhle, 2. spontan nach Absorption des Knochens im Alter und nach Nekrosen, 3. traumatisch nach Knochenbrüchen, Schußverletzungen (s. S. 42).

Durch starkes Pressen und Niesen vergrößert sich die Luftansammlung, um bei Druck unter einem dem Kranken bemerkbaren Geräusch wieder abzunehmen. Die halbkugelige Geschwulst liegt unter unveränderter Haut und gibt lufthaltigen Schall. Stärkere Beschwerden sind selten vorhanden. Bei kleineren Knochenöffnungen führt die einfache Spaltung und Tamponade, bei größeren die Deckung mit einem Knochenhaut-Knochenlappen zur Heilung (Pneumatocele cranii interna cerebri vgl. unten).

III. Geschwülste des Schädels.

1. Geschwülste der Weichteile.

a) Gutartige Geschwülste.

Atherome, *Balggeschwülste* sind keine echten Gewächse, sondern Verhaltungen der Talgdrüsen oder Haarbälge nach Verschluß der Ausführungsgänge durch Talg- und abgestorbene Epithelmassen. Sie bilden halbkugelige, abgekapselte Geschwülste der Haut von Erbsen- bis Apfelgröße, die bei stärkerem Wachstum wohl auf das Unterhautgewebe übergreifen, aber niemals unter der Knochenhaut sitzen, und kommen an allen Stellen des Schädels vor, oft in großer Anzahl, besonders beim weiblichen Geschlecht. Sie sind als „multiple Atherome" erblich. Nie treten sie vor dem 15. Jahre auf. Sie zählen zu den weitaus verbreitetsten Geschwulstformen. Die äußere Bedeckung ist an der Kuppe blaß, mitunter haarlos, am Grund von mehr bläulicher Farbe und von gestauten Venen durchzogen. Der Inhalt des von weißlich-glänzendem Bindegewebe und mehrschichtigem Plattenepithel gebildeten Balges besteht aus abgestorbenen Epithelzellen, den bekannten rhombischen Cholestearintafeln und Fettkrystallen und stellt einen krümeligen Brei dar (Grützbeutel). Benachbarte Geschwülste, hantelförmig, verschmelzen miteinander. Wegen der Entstellung, des unangenehmen Gefühls am Kopf, der Unbequemlichkeit beim Liegen und der Möglichkeit der Vereiterung nach kleinen Kratzwunden oder des Durchbruchs nach außen mit Fistelbildung, krebsiger Entartung der Geschwüre ist die Entfernung geraten. Unter örtlicher Betäubung Spaltung oder oväläres Umschneiden der Haut bis auf den Balg, aber ohne Verletzung desselben, und stumpfes Herausschälen mitsamt der Kapsel. Es muß so viel Haut auf dem Atherom erhalten werden, daß die Naht ohne Spannung gelingt; sonst gibt es Nekrosen. Auf sorgfältige Entfernung des ganzen Balges ist zu achten, da sonst Rückfälle entstehen oder Fisteln zurückbleiben.

Dermoidcysten sind als Einstülpungen des Ektoderms in frühester Embryonalzeit angeborene Geschwülste; sie treten spätestens bis zum 15. oder 16. Jahr in die Erscheinung, bevorzugen gewisse Stellen des Kopfes: den äußeren und inneren Augenwinkel (s. Abb. 18), beide Fontanellen, die Nasenwurzel, die Warzenfortsatzgegend, und kommen fast immer einzeln vor. Sie liegen in allen Fällen unter der Galea und dem Periost und äußern sich als halbkugelige Geschwülste mit scharfer Begrenzung. Beim Pressen werden sie nicht härter und größer, im Gegensatz zur Meningocele; auch fehlt die Pulsation.

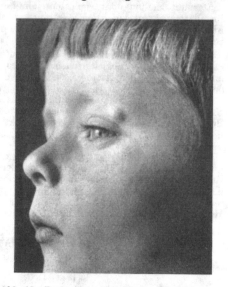

Innerhalb der Augenhöhle sind sie wahrscheinlich im Zusammenhang mit der Linsenanlage entstanden, liegen hinter dem Augapfel und können durch einen engen Gang mit dem in der Schläfengrube liegenden Teil in Verbindung stehen. Die Der-

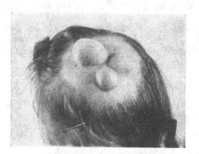

Abb. 17. Atherome der behaarten Kopfhaut. (Breslauer Klinik.)

Abb. 18. Dermoid im Bereich der Augenbraue. (Chir. Klinik Breslau.)

moidcysten am Ohr sind wohl genetisch in Zusammenhang mit der Labyrinthanlage zu bringen. Auch in der Stirnhöhle und dem Gehirn kommen Dermoide vor.

Die Wand wird durch ein veränderter Haut ähnliches Gewebe gebildet, dessen Epithelbelag nach innen sieht und Haarbälge, Hautdrüsen tragen kann, also verwickelter gebaut ist als die Wand der Atherome. Im Inhalt befinden sich Haare neben epithelialem Detritus, und zwar teils zerfallene, teils guterhaltene Haare, Lenugohaare, Kopfhaare, Schamhaare, wimperähnliche Haare. Oft erscheint der Inhalt ölig oder mehr hell und klar. Die bedeckende Haut ist unverändert, läßt sich im Gegensatz zu den Atheromen in dicken Falten von der Unterlage abheben. Selten wird die ausgesprochen halbkugelige Geschwulst über walnußgroß. Hierdurch sowie durch den kennzeichnenden Sitz, die geringe Verschieblichkeit gegen den Knochen ist die Unterscheidung gegenüber Atheromen leicht.

Durch das Wachstum der Geschwulst wird der Knochen an der betreffenden Stelle eingedellt; die Gefahr der Vereiterung besteht ebenfalls, sowie die der bösartigen Entartung. Deshalb ist die Entfernung in allen Fällen angezeigt. Beim Sitz in der Gegend der Fontanelle ist mit einer Öffnung der Schädelhöhle zu rechnen, eine Verletzung der Hirnhäute ist jedoch bei einiger Vorsicht immer zu vermeiden. Die Aushülsung gelingt nur scharf, das fest anhaftende Periost muß zuweilen entfernt werden.

Selten sind die gewöhnlichen **Fibrome**, auch die **papillären Fibrome.** Auch die **Lipome** kommen am behaarten Teil selten, an der Schläfen- und Stirngegend häufiger vor; sie sitzen unter der Galea und haften fest der Unterlage an. Wegen der glatten Oberfläche, der weichen Beschaffenheit ist eine Verwechslung mit kalten Abscessen möglich. Die Entfernung der nicht über hühnereigroßen Geschwülste macht keine Schwierigkeiten.

Eine selbständige Gruppe verschiedenartiger Neubildungen findet sich bei der RECKLINGHAUSENschen **Neurofibromatose**, einer Systemerkrankung des ganzen Nervensystems mit ausgesprochen blastomatösem Einschlag. Neben der Brust- und der Rückenhaut sind vor allem der Schädel und das Gesicht Lieblingssitze der für diese Erkrankung so bezeichnenden, aber auch sonst über den ganzen Körper verstreuten *Pigmentnaevi* und der oft zahllosen stecknadelkopf- bis eigroßen *weichen Fibrome*. Entwickeln sich diese Fibrome der in der Haut gelegenen Nerven zu knäuelartigen vielverzweigten Geschwülsten, so spricht man von *Rankenneuromen* (Neuroma racemosum). Sie stehen in engster geweblicher Verwandtschaft zu der gleichfalls ganz weichen, sammetartig sich anfühlenden, aber reichlich weiche Neurofibrome enthaltenden sog. *Lappenelephantiasis*, die sich in vorhangartig unter dem Gewicht der Schwere immer mehr sich ausziehenden und vergrößernden Hautlappengeschwülsten äußert (Abb. 19). Die Lappenelephantiasis wie die Rankenneurome sitzen mit Vorliebe in der Gegend der Oberlider, der Schläfe und der Stirne. Man sieht solchen Kranken die Diagnose Neurofibromatose auf den ersten Blick an. Im Zweifelsfalle beseitigt die Betrachtung des Rückens mit den Pigmentflecken und den Hautlipomen die letzten Zweifel. Die Entfernung der Geschwülste im Bereich des Gesichtes ist schon aus Schönheitsgründen wegen der ständigen Größenzunahme möglichst frühzeitig geboten. Sie ist wegen der starken Blutung nicht einfach und allenfalls in mehreren Sitzungen vorzunehmen. Die Kranken selbst werden meist nicht sehr alt. In 5 v.H. der generalisierten Neurofibromatose kommt es zu bösartiger Entartung.

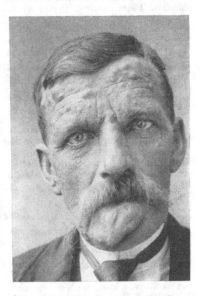

Abb. 19. Lappenelephantiasis des Gesichtes (Kinn) bei allgemeiner Neurofibromatose (besonders Stirn). (Breslauer Klinik.)

Haemangioma simplex teleangiectodes, meist angeboren. Bei Geburt oft nur linsengroß oder kleiner, häufig in der Vielzahl, von flächenhafter Ausdehnung, wächst oft in den ersten Wochen schnell. Also möglichst frühzeitig ausschneiden! Die chirurgische Behandlung besteht bei kleineren Geschwülsten in der Ausschneidung mit nachfolgender Naht; bei flächenhaften, größeren Angiomen, insofern sie sich nicht subcutan ausbreiten, ist die Stichelung mit einem dünnen Paquelinbrenner bzw. mit dem elektrochirurgischen Instrumentarium in mehrfachen Sitzungen zu empfehlen. Die oberflächliche Vereisung mit Kohlensäureschnee verspricht lediglich bei den oberflächlichen Teleangiektasien (Feuermäler) Erfolg.

Das **Haemangioma cavernosum** besteht, dem Bau der Corpora cavernosa entsprechend, aus endothelausgekleideten, blutgefüllten Räumen; es ist leicht erhaben, auf seiner Kuppe blaurot, lappig, geht am Schädel gewöhnlich in die Umgebung über und kann durch den Knochen hindurch oder an der Fontanelle mit Bluträumen des Schädelinnern in Verbindung stehen. Seine Entfernung ist bei kleineren, auf dem Knochen gelegenen, verschieblichen Geschwülsten angezeigt; bei größeren wiederholte Stichelungen wie oben beschrieben; noch besseren Erfolg verspricht die Radiumspickung. Die dadurch erzielten geweblichen Veränderungen bestehen nicht nur in einer Thrombosierung und subcutanen Narbenbildung, sondern auch in einer echten degenerativen Rückbildung der krankhaften Gefäßneubildung.

Das **Aneurysma racemosum s. cirsoides**, Virchows *Rankenangiom*, ist eine angeborene Erweiterung und Schlängelung eines Arterienbezirkes. Ein Teil geht vielleicht von angeborenen Hämangiomen aus, mitunter finden sich Verletzungen in der Vorgeschichte, die auf die Entstehung einer arteriovenösen Fistel hinweisen. Ein großer Bezirk des Kopfes oder des Gesichtes ist von einer eigentümlichen, wie ein Knäuel Regenwürmer sich anfühlenden, lebhaft pulsierenden Geschwulst eingenommen. Die Gebiete der Arteria frontalis und temporalis sind am häufigsten befallen. Auch an den Gliedmaßen ist es beobachtet. Noch seltener ist das *venöse* Rankenangiom am Kopf. Die Gefahr der Geschwülste besteht neben der Unbequemlichkeit und den lästigen Gefäßgeräuschen in der drohenden Blutung, die bei Geschwüren, besonders aber bei Verletzungen tödlich werden kann. Die *Behandlung* verlangt Unterbindung aller zuführenden Arterien, selbst der kleinsten Äste. Bei den größeren Aneurysmen muß man sogar vorher die Art. carotis ext. beiderseitig unterbinden. Beim venösen Typus ist an Varicosmon-Einspritzungen zu denken.

Nach scharfer Verletzung, besonders der Temporalis, z. B. Schlägerhieb, kann es, wenn nicht sorgfältig unterbunden wird, zur Bildung eines **Aneurysma spurium** oder **traumaticum** und bei gleichzeitiger Venenverletzung zu einem Aneurysma arterio-venosum kommen; dasselbe bleibt meist klein, in seltenen Fällen wird es bis hühnereigroß. *Behandlung* operativ.

Unter dem Namen **Sinus pericranii** werden umschriebene bluthaltige Anschwellungen am Schädel zusammengefaßt, die im Stehen fast völlig verschwinden, beim Bücken oder Pressen aber vortreten, meist ohne daß die darüber liegende Haut sich verfärbt. In vielen Fällen läßt sich in der Vorgeschichte ein Trauma (auch Geburtstrauma) nachweisen. Der Inhalt der Anschwellung besteht aus venösem Blut, ihre wichtigste Eigenschaft ist der Zusammenhang mit den Hirnsinus, den Venae meningeae oder einem epiduralen Hämatom. Im Zweifelsfall bringt eine Probepunktion mit feiner Nadel an der Basis der Geschwulst die Aufklärung. Sitz meist in der Mittellinie der Stirn oder des Hinterhauptes. Die einzige Behandlung, die eine Heilung gewährleistet, besteht in der Operation.

b) Bösartige Geschwülste.

Sarkome, *aus Warzen* oder als Umwandlung von Fibromen, Neurofibromen oder primär in der subcutanen Fascie entstanden, stellen derbere oder weichere Knollen dar, die im späteren Verlaufe die Haut durchbrechen und zerfallen. Besonders neigen die Naevi zu maligner Entartung. Deshalb baldige Entfernung derselben. Alle Übergänge von der mehr fibrösen zur weichen, kleinzelligen Form kommen vor, dementsprechend ist die Bösartigkeit verschieden, Pulsation ohne Kommunikation mit dem Gehirn ist bei besonders blutreichen Formen beobachtet (Eigenpulsationen). Die Diagnose gründet sich auf das Entstehen aus einer vorherigen bindegewebigen Geschwulst, die anfängliche Verschieblichkeit, den späteren geschwürigen Zerfall, die verdünnten, nicht wallartig wie bei Krebs aufgeworfenen Hautränder, das Auftreten in verhältnismäßig jugendlichem Alter. Exstirpation der Geschwulst, wenn dieselbe noch angängig ist, sonst Röntgenbestrahlung. Die sarkomatösen Warzen sind weit im Gesunden zu umschneiden, geben dann gute Heilungsaussichten.

Die Endotheliome sind obengenannten Geschwülsten in ihren Erscheinungen sehr ähnlich, sie sind weniger bösartig, haben derbere Beschaffenheit, sitzen gewöhnlich pilzförmig der Kopfhaut auf und sind aus den Endothelien der Blut- und Lymphgefäße entstanden.

Das Carcinom. Am häufigsten in Form des flachen Hautkrebses als Ulcus rodens mit langsamer Ausbreitung, geringer Neigung zu Absiedlungen, kann aber trotzdem den Knochen zerstören, die unterliegende harte Hirnhaut ergreifen. Diese Form des Hautkrebses geht zumeist von den *Basalzellen* aus (Krompecher) und neigt nicht zur Verhornung. Möglichst frühzeitige operative Entfernung ist trotz guter Erfolge mit Röntgenbestrahlung zu empfehlen.

Seltener ist im Gesicht die knollige Form, die in ihrem Aussehen durchaus verschiedene, pilzförmige, schnellwachsende, festweiche Geschwülste bildet und zu Metastasenbildung und schnellem Übergreifen auf den Knochen und die harte Hirnhaut neigt. Histologisch verhornendes Plattenepithelcarcinom

(Hornkrebs). Gründliche Exstirpation, wobei meist ein mehr oder minder großes Stück des Schädelknochens mit entfernt werden muß. Die Drüsenabsiedlungen bei den bösartigen Geschwülsten sitzen in der Gegend hinter den Kiefern, den Ohren oder der Nackengegend. Solange operabel, radikale Beseitigung, sonst Röntgentiefentherapie mit elektrochirurgischem Vorgehen (Thermokoagulation) verbunden.

2. Geschwülste der Schädelknochen.

Exostosen, Osteome. Sie treten in der kompakten wie spongiösen Form sowohl an der inneren wie an der äußeren Oberfläche des Knochens auf, haben langsames, schmerzloses Wachstum. Nicht selten entwickeln sie sich auch in den Höhlen, z. B. der Orbita, der Stirnhöhle, füllen diese aus, brechen nach anderen Höhlen und gegen das Hirn zu durch und rufen Verdrängungserscheinungen hervor oder treten als größere Geschwülste nach außen in die Erscheinung. Radikale Entfernung ist angezeigt. Zweckmäßig ist, sich vorher durch Röntgenuntersuchung über die Ausdehnung der Geschwulst ein Urteil zu bilden, da die äußeren Erscheinungen vielfach nicht der weiten Ausdehnung im Innern entsprechen und infolgedessen die scheinbar leichte Operation sich zu einem sehr schweren Eingriff gestalten kann.

Sarkome periostalen Ursprungs, am häufigsten in der Stirn- und der Schläfengegend, wachsen sehr langsam, sind an manchen Stellen knochenhart und deshalb mit den gutartigen Osteomen leicht zu verwechseln.

Das *Sarkom der Diploë,* eine charakteristische Geschwulstform, entwickelt sich als ein äußerlich dem Kopfe aufsitzender, breitbasiger Tumor mit einem seine Basis umgreifenden Knochenrand. Es weist durch reiche Gefäßentwicklung Eigenpulsation (Angiosarkom) auf. Dadurch ist es zu verwechseln mit dem Sarkom (bzw. Endotheliom) der Dura mater. In der äußeren Gestaltung sind die beiden Geschwulstformen sich auch ähnlich, nur fehlt bei letzterer der aufgeworfene Knochenrand, und die Pulsation ist eine fortgeleitete Hirnpulsation, verbunden mit Eigenpulsation. Auch dieses Sarkom wächst langsam, zerstört den Knochen weithin und vermag zu erschreckender Größe heranzuwachsen.

Seltene Knochengeschwülste am Schädel: Angiofibrome, Epidermoide, Myelome, solitäre braune Tumoren (bei Ostitis fibrosa).

Absiedlungen bösartiger Geschwülste in den Schädelknochen sind gar nicht so selten, obschon in der Regel die Krebsabsiedlungen das Becken, die Wirbelsäule und die Gliedmaßenknochen bevorzugen. Schilddrüsentumoren, Mammacarcinome, Nieren-Endotheliome sind so als Ausgangsstellen der Metastasen gefunden worden. Man muß sich dieser Tatsache erinnern, ehe man eine primäre Schädelgeschwulst annimmt und die Anzeige zur Operation stellt.

IV. Angeborene Mißbildungen.

Meningocele, Encephalocele (Hernia cerebri), **Hydrencephalocele.** Sie stellen mehr oder weniger große, in der Mittellinie des Kopfes gelegene Anschwellungen dar, die, von verdünnter, auf der Kuppe haarloser, an der Basis behaarter Haut überkleidet, durch eine Lücke des Schädels austreten und zuweilen Gehirnpulsation aufweisen. Es sind Ausstülpungen des Gehirns, der Hirnventrikel und der Gehirnhäute. Man kann sie als „Hirnhernien" bezeichnen. Nicht selten sind sie mit anderen Mißbildungen oder angeborenen Geschwülsten verbunden.

Die *Meningocele* zeigt sich als eine mit Flüssigkeit gefüllte, anscheinend von verdickter Arachnoidea überkleidete Cyste, deren Öffnung nach dem Schädelinnern oft kaum auffindbar ist. Bei der *Encephalocele* findet sich neben der an Menge beträchtlich oder ganz zurücktretenden Flüssigkeit in der Hauptsache Gehirn als Inhalt der Geschwulst (s. Abb. 20). Bei der *Hydrencephalocele* (oder Encephalocystocele) umschließt die mehr oder weniger deutlich erkennbare, von Gehirnhaut umgebene Gehirnsubstanz eine Flüssigkeitshöhle, den abgeschnürten Teil eines Ventrikels. Der Häufigkeit nach steht die Hydrencephalocele an erster Stelle. Man unterscheidet in erster Linie die Encephalocele occipitalis und syncipitalis. Erstere in der Mittellinie ober- oder unterhalb der Protuberantia occipitalis, bei großem Umfang bis zu einer Verbindung mit dem Foramen occipitale magnum oder der kleinen Fontanelle sich ausdehnend, kann mit einem der Hinterhörner des Seitenventrikels, dem vierten Ventrikel im Zusammenhang stehen. Die Encephalocele syncipitalis tritt immer durch eine Lücke der Lamina cribrosa, erscheint aber je nach dem Austritt am vorderen Schädel als nasofrontale (Austrittsstelle über den Nasenbeinen in der Gegend der Glabella), nasoorbitale (Austrittsstelle am inneren Augenwinkel), nasoethmoidale (Austrittsstelle unter einem Nasenbein).

Sehr viel seltener ist das Auftreten auf der Scheitelhöhe oder das

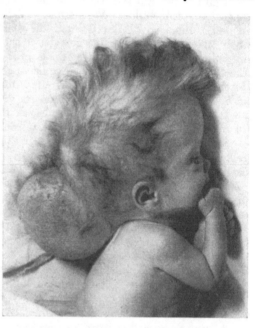

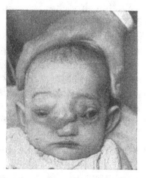

Abb. 20. Encephalocele syncipitalis.
(Aus der Chir. Klinik Leipzig — E. PAYR.)

Abb. 21. Occipitale Myelo-Encephalocele mit Hydrocephalus. (Breslauer Klinik.)

nur ausnahmsweise Vorkommen hinter dem Warzenfortsatz oder in der Rachenhöhle durch die Schädelbasis hindurch (Encephalocele sphenopharyngea).

Den höchsten Grad der Mißbildung stellt die *Cranioschisis* dar, bei der das grob mißbildete Gehirn auch ganz fehlen kann (Anencephalie, Krötenkopf). Auch Hemicephalie kommt vor. Die Kinder sind meist nicht lebensfähig.

Für die *Diagnose* ist wichtig das Angeborensein, der Sitz, das Anschwellen beim Schreien und Pressen (fehlt nicht selten), die Möglichkeit, die Geschwulst auf Druck zu verkleinern *(Vorsicht! Plötzliche Todesfälle bei schnellsteigendem Gehirndruck)*, die eigentümlich weiche, fluktuierende Beschaffenheit, das gelegentliche Vorhandensein von Gehirnpulsation, endlich der Nachweis einer Knochenlücke im Röntgenbild.

Differentialdiagnostisch kommen vor allen Dingen in Betracht das Cephalhämatom (Sitz auf dem Scheitelbeinhöcker), der Sinus pericranii, Dermoidcysten (Sitz am äußeren, seltener am inneren Augenwinkel oder beiden Fontanellen, Warzenfortsatz), Angiome, Lipome, Fibrome, die zuweilen auf dem Boden einer früheren Encephalocele entstanden sind. In unklaren Fällen streng aseptische Probepunktion am Geschwulstgrund.

Verlauf. Große Geschwülste führen entweder nach Durchbrechung der bedeckenden Haut infolge Infektion zum Tode, oder es bestehen gleichzeitig so hochgradige Mißbildungen des Schädels und der übrigen Körperteile, daß dieselben mit dem Leben unvereinbar sind. Kleinere Encephalocelen können bis ins späteste Alter bestehen. Trotzdem ist ihr Vorhandensein nicht gefahrlos und demnach die Anzeige zu ihrer Beseitigung gegeben.

Behandlung. Es bleibt nur die operative Entfernung übrig, die aber nicht vorgenommen werden darf, wenn anderweitige, mit dem Leben schwer zu vereinbarende Mißbildungen vorliegen, oder wenn gar, wie so häufig, ein deutlicher Hydrocephalus vorliegt. Die Gefahr, daß sich nach der Operation stärkere Flüssigkeitsansammlungen in den Seitenkammern ausbilden, ist schon an und für sich sehr groß. Der Eingriff selbst wird zweckmäßig erst nach der dritten Lebenswoche vorgenommen.

Technik. Bei Säuglingen und schwächlichen Kindern nur örtliche Betäubung. Umschneidung an der Geschwulstbasis mit Bildung zweier genügend großer Lappen, Stielung, Abbinden oder schrittweises Durchtrennen des Stieles mit sofortiger Vernähung, um den Liquorabfluß aus dem kommunizierenden Ventrikel möglichst zu vermeiden, durch eine womöglich

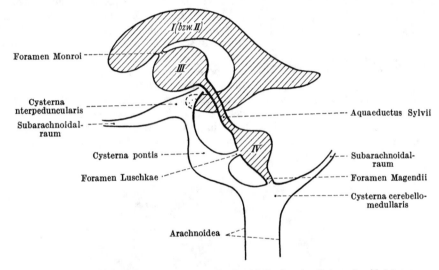

Abb. 22. Schema des Ventrikelsystems (schraffiert) und der basalen Subarachnoidalräume (unschraffiert), sowie ihrer wechselseitigen Verbindungen.

zweischichtige Naht des Stieles, plastischer Verschluß durch gestielten Periostknochenlappen, Hautnaht ohne Drainage.

Hydrocephalus. Unter Hydrocephalus (Wasserkopf) versteht man eine fortschreitende Vermehrung der Liquorflüssigkeit, sei es im Ventrikelsystem (Hydrocephalus internus) oder im Subarachnoidalraum (Hydrocephalus externus) oder in beiden zugleich (Hydrocephalus universalis).

Ein Hydrocephalus internus *entsteht*, sobald der Liquorkreislauf (s. S. 33) an irgendeiner Stelle (durch Mißbildungen, Tumoren oder Narben) gesperrt wird (Hydrocephalus obstructivus). Geschieht dies an einem Foramen Monroi (Verbindungsstelle zwischen einem Seitenventrikel und dem in der Medianlinie gelegenen 3. Ventrikel), so ist ein einseitiger Hydrocephalus die Folge, da das Foramen Monroi jeweils die einzige Öffnung des Seitenventrikels darstellt. Entsteht die Sperre im Bereich des Aquaeductus Sylvii (Verbindung des 3. Ventrikels zum 4. Ventrikel), so entsteht ein Hydrocephalus der beiden Seitenventrikel und des 3. Ventrikels. Liegt der Verschluß im Bereich der obengenannten 3 Verbindungen des 4. Ventrikels mit den Zisternen, oder im Bereich des Subarachnoidalraumes selbst, so erweitert sich das gesamte Ventrikelsystem.

Umgekehrt wird der durch die Ventrikulographie (s. S. 94) zu erzwingende Nachweis über die Art des Hydrocephalus zum diagnostischen Hilfsmittel, um den Sitz der Liquorsperre zu bestimmen.

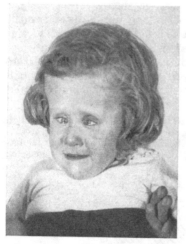

Aber auch ohne Sperre des Liquorkreislaufs kann ein Hydrocephalus lediglich durch eine meist entzündlich vermehrte Liquorbildung entstehen (Hydrocephalus hypersecretorius).

Der Hydrocephalus *kommt* in jedem Lebensalter *vor*. Daß er beim Säugling und Kleinkind so besonders eindrucksvoll ist, liegt lediglich daran, daß der kindliche Schädel, solange die Fontanellen offen und die Nähte noch nicht verknöchert sind, dem Expansionsdruck des Hydrocephalus noch nachzugeben vermag, und so zu der so kennzeichnenden schweren Verunstaltung (Abb. 23) führt. Bei den frühesten Altersstufen sind es meist angeborene Mißbildungen (Verschlüsse oder Verengerungen der regelrechten Verbindungen oder Kanäle), seltener angeborene Geschwülste, die den Hydrocephalus auslösen. Die Kinder zeigen anfangs sonst wenig Störungen, soferne nicht die ungewöhnliche Größe des Schädels es den Kindern unmöglich macht, den Schädel noch zu halten. Später entwickelt sich eine zunehmende Demenz. Sobald sie fest liegen müssen, droht dann ein Decubitus

Abb. 23. 3jähriges Kind mit großem Hydrocephalus. (Göttinger Klinik.)

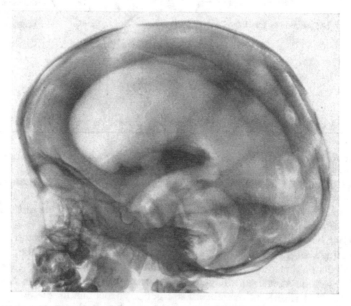

Abb. 24. Riesiger Hydrocephalus internus durch entzündlichen Verschluß der hinteren Cisterna (3jähr. Kind). (Göttinger Klinik.)

der Kopfhaut, Meningitis oder Tod an sonstigen Erkrankungen. Sie werden selten älter als 5 Jahre.

In späterem Alter ist der Hydrocephalus häufiger. Er führt aber wegen der Unnachgiebigkeit des Schädeldaches nicht mehr zu dem sinnfälligen Merkmal der Hirnschädelvergrößerung, sondern zum Hirndruck mit all seinen sekundären Folgen (Stauungspapille, Sehnervenatrophie, Erblindung, schließlich Tod am Hirndruck.

Die *Diagnose* des Hydrocephalus beim Säugling ist meist schon bei der Geburt (Erschwerung derselben) zu stellen. Die weiten Fontanellen, die klaffenden Nähte, der große Schädelumfang gestatten die Diagnose auch schon ohne die an sich durch die offenen Fontanellen hindurch leicht ausführbare Ventrikeldarstellung durch Luftfüllung. Bei älteren Kindern und Erwachsenen sind es die zuneh-

menden Erscheinungen des Hirndruckes, röntgenologisch die wolkige Aufhellung des Schädeldaches durch Druckatrophie, die auf den Verdacht hinweisen, der dann durch die Ventrikulographie erhärtet wird, die meist zugleich auch den Sitz des Hindernisses festzustellen getattet (Abb. 24).

Spontanheilungen kommen vor. MENZEL, HELMHOLTZ hatten einen autoptisch sichergestellten leichten Hydrocephalus. Ventrikel- und Lumbalpunktion sind auf die Dauer völlig erfolglos, ebenso die vielfachen Versuche, den Liquor auf irgendeine Weise irgendwohin zu leiten. Auch der Balkenstich (s. S. 94) hat keine Dauererfolge gezeitigt, selbst wenn die Öffnung ausnahmsweise offen blieb. Aussicht auf Erfolg bieten nur die Fälle, bei denen entfernbare Hirngeschwülste die Liquorsperre bedingen. Mit ihrer vollständigen Entfernung schwindet dann auch der Hydrocephalus meist von selbst. Für die anderen, nicht

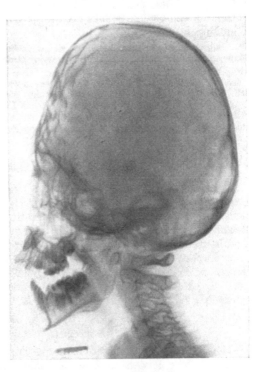

Abb. 25. Turmschädel im Röntgenbild (steile Stirne, fehlende Supraorbitalwülste, wolkige Aufhellung des Schädeldaches (Druckatrophie), Verkürzung der Orbita, Ausbuchtung des Schädelgrundes). (Breslauer Klinik.)

durch einen Hirntumor bedingten Fälle, ist eine Ableitung nur durch den Boden des 3. Ventrikels hindurch unmittelbar in die Cisterna interpeduncularis (vgl. Abb. 22) möglich und erfolgreich (sog. Ventriculostomie des 3. Ventrikels nach DANDY).

Turmschädel. Das hauptsächlichste Wachstum des kindlichen Schädels erfolgt von den Schädelnähten aus. Kommt es auf Grund einer angeborenen, nicht selten erblichen Differenzierungsstörung der Schädelnähte zu einer vorzeitigen, oft schon intrauterinen Verknöcherung der Schädelnähte, so entwickelt sich zwangsläufig ein Mißverhältnis zwischen der zunehmenden Größe des wachsenden Gehirns einerseits und der unnachgiebigen knöchernen Schädelkapsel andererseits. Die Selbsthilfe des Körpers (Ausbuchtung des Schädelgrundes, Verniedrigung und Verkürzung der Orbita, Erhöhung des Schädeldaches (Turmschädel = Turricephalie) und Druckatrophie des Schädeldaches (Abb. 25) reichen in leichten Fällen zum Ausgleich aus. In schweren Fällen kommt es

jedoch zu langsam zunehmendem Hirndruck, Stauungspapille, Sehnervenatrophie und schließlich zur Turmschädelerblindung, doppelt tragisch für die
Kinder, die in einem Alter (5—6 Jahre, selten später) erblinden, in dem das Bewußtsein des Sehens seelisch bereits tief verankert ist, und bei denen die Erblindung oft noch von dauernden Kopfschmerzen, epileptischen Anfällen usw.
gefolgt ist. K. H. Bauer hat gezeigt, daß es durch die druckentlastende ringförmige Kraniotomie gelingt, dem Wachstumsdruck des Gehirns Ausgleich zu
verschaffen und das Sehvermögen der Turmschädelkinder auf dem Stand zu
erhalten, auf dem es sich zum Zeitpunkt der Operation befand. Es ist die Operation also angezeigt, sobald der Augenarzt die fortschreitende Gefahr der Erblindung feststellt.

Mikrocephalus. Die regelwidrige Kleinheit des Hirnschädels, verbunden mit idiotischem
Geisteszustand, sind die kennzeichnenden Merkmale. Nicht die vorzeitige Verknöcherung der Nähte, welche die Entwicklung des Hirnes hemmt, ist die Grundursache, sondern die primäre Mißbildung und Entwicklungsunfähigkeit des Gehirns. Dafür spricht
das familiäre Auftreten der Erkrankung im Wechsel mit einfacher Idiotie ohne Mikrocephalus, sowie eine gewisse Abhängigkeit des Leidens von Inzucht, sowie von Lues und
Alkoholismus der Eltern. Alle Vorschläge der operativen Erweiterung des Schädels sind
deshalb gegenstandslos, und über den Endausgang solcher Eingriffe breitet sich Schweigen!

B. Verletzungen und Erkrankungen des Schädelinhaltes.

Hirnrindenlokalisation. Lage und Anordnung der wichtigsten Rinden-
zentren geht aus den Abbildungen 26 a und 26 b hervor. Die früher gebräuchlichen Meßverfahren zur Projektion der Hirnfurchen und Rindengebiete auf die
Schädeloberfläche (craniometrische Verfahren nach Krönlein, Kocher u. a.)
sind heute entbehrlich geworden, seit man das Hirn mittels breiter, osteoplastischer Lappen freizulegen pflegt. Zudem ist keines dieser Verfahren völlig zuverlässig. In Fällen, in welchen es auf genaueste Bestimmung einzelner Rindenbezirke ankommt, gibt die elektrische Reizung der freigelegten Hirnteile mittels
schwacher faradischer Ströme Aufschluß.

I. Verletzungen des Schädelinhaltes.

Die Beurteilung Kopfverletzter ist eine wichtige und verantwortungsvolle
Aufgabe. Wir leisten unseren Kranken einen schlechten Dienst, wenn wir
wahllos jede traumatische Hirnschädigung als „Commotio cerebri" bezeichnen oder statt dessen gar den irreführenden Ausdruck „Schädelbruch"
gebrauchen. Eine genaue Diagnose ist Voraussetzung für den Erfolg unserer
Behandlung. Darüber hinaus ist die Vorhersage ˙einer Kopfverletzung —
und damit auch das gutachtliche Urteil — abhängig von der Art der vorliegenden Hirnschädigung. Hieraus ergibt sich die Notwendigkeit, in jedem
einzelnen Falle das Zustandsbild mit allen uns zur Verfügung stehenden
Mitteln zu klären. Die Mitarbeit anderer Fachärzte (Nervenarzt, Ohrenarzt,
Augenarzt) ist dabei unentbehrlich.

Wir unterscheiden primäre, d. h. unmittelbar durch die Gewalteinwirkung
verursachte Hirnschädigungen: *Commotio* und *Contusio cerebri*, und sekundäre,
durch zunehmende Drucksteigerung im Schädelinneren hervorgerufene Störungen der Hirnfunktionen. Letztere bezeichnete man früher zusammenfassend
als „*Compressio cerebri*". Dabei ist zu beachten, daß der Begriff Compressio
cerebri (oder nach der heutigen Bezeichnung „*akuter traumatischer Hirndruck*")
niemals eine endgültige Diagnose darstellt, sondern einen Sammelbegriff für sehr
verschiedene Zustände bedeutet.

1. Primäre traumatische Hirnschädigungen.

a) Hirnerschütterung (Commotio cerebri).

Die Hirnerschütterung, Commotio cerebri, stellt einen rein *klinischen* Begriff dar, der grundsätzlich von dem der Contusio cerebri, als *grob-anatomischer* Schädigung des Hirngewebes, zu trennen ist.

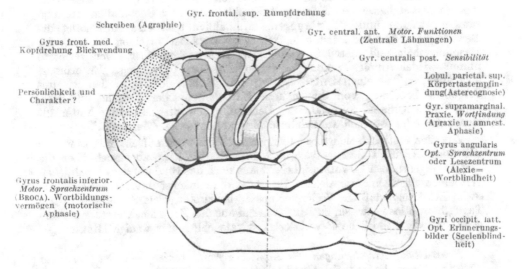

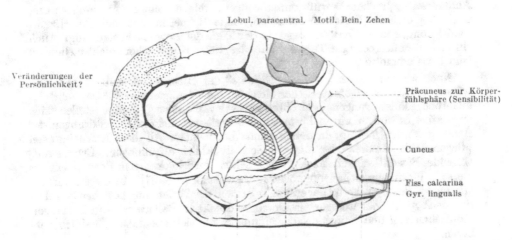

Abb. 26 a und b. Schema der Hirnrindenlokalisation.

Die Hirnerschütterung ist durch folgende Merkmale gekennzeichnet:

1. Schlagartiges Einsetzen mehr oder weniger schwerer cerebraler Störungen in unmittelbarem Anschluß an die Verletzung.

2. Flüchtigkeit und rasche Rückbildung der Erscheinungen.

3. Völliges Fehlen pathologisch-anatomisch faßbarer Veränderungen des Hirngewebes.

Hauptmerkmal der Hirnerschütterung ist die unmittelbar an die Verletzung anschließende Bewußtseinsstörung. Sie kann verschiedene Grade annehmen: von leichter, rasch vorübergehender Benommenheit und Verwirrtheit, so daß der Betroffene den Eindruck eines Betrunkenen machen kann, bis zu schwerem, längere Zeit anhaltendem Koma mit Erschlaffung aller Gliedmaßen, verlangsamter Atmung und Pulsstörungen. Allmählich tritt eine Aufhellung des Bewußtseins ein. Die Bewußtlosigkeit geht zunächst in einen Zustand der Benommenheit und dieser in völliges Wiedererwachen über. Der Verletzte nimmt wieder Anteil an den Vorgängen in seiner Umgebung. Er erinnert sich auch, daß er einen Unfall erlitten hat. Häufig jedoch werden wir uns vergebens bemühen, von ihm nähere Einzelheiten über Ursache und Hergang dieses Unfalls zu erfahren. Denn die Bewußtseinsstörung hinterläßt eine mehr oder weniger ausgedehnte Erinnerungslücke *(Amnesie)*.

Zuweilen erstreckt sich diese Erinnerungslücke noch auf einen bestimmten Zeitraum *vor* dem Unfall — *retrograde Amnesie*. Sie kann aber auch über die Zeit der eigentlichen Bewußtlosigkeit hinaus noch das Stadium des allmählichen Wiedererwachens miteinbeziehen. So findet die zunächst unverständliche Tatsache Erklärung, daß ein Verletzter später behauptet, viele Stunden oder gar Tage „bewußtlos" gewesen zu sein, während aus den Krankenakten klar hervorgeht, daß die eigentliche Bewußtlosigkeit tatsächlich nur wenige Minuten gedauert hat.

Wenn Bewußtseinsstörungen oder Amnesie vermißt werden, liegt eine Commotio cerebri nicht vor. Es ist wichtig, daß schon der erstbehandelnde Arzt diese Dinge feststellt und möglichst genau schriftlich in seinen Aufzeichnungen festlegt. Andererseits sprechen Bewußtseinsstörungen, welche nicht sofort, sondern erst nach einiger Zeit (Intervall) auftreten, eindeutig gegen eine einfache Hirnerschütterung, ebenso Schwankungen in der Tiefe der Bewußtseinstrübung. Auch ein viele Stunden oder gar Tage anhaltendes, tiefes Koma gehört nicht mehr zum Bild der Commotio cerebri.

Noch während dieses „*Anfangsstadiums*" der Hirnerschütterung beobachten wir das Auftreten vasomotorischer Erscheinungen: Allgemeine Blässe, Schweißausbruch, Pulsstörungen und Blutdruckschwankungen. Ferner stellen sich vegetative Störungen ein in Form von Übelkeit und Erbrechen. Störungen der Atmung werden fast nur in tiefem Koma beobachtet. All diese Erscheinungen pflegen nach kürzerer oder längerer Zeit allmählich abzuklingen. Erneut auftretende Bewußtlosigkeit nach vorher schon zurückgekehrtem Bewußtsein ist stets ein Warnungszeichen von höchster Bedeutung (s. S. 67). In diesem „*Rückbildungsstadium*", während der ersten Tage nach der Verletzung, bestehen gewöhnlich noch mehr oder weniger ausgeprägte subjektive Beschwerden in Form von Kopfschmerzen und Schwindelerscheinungen, die sich ebenfalls allmählich verlieren.

Kennzeichnend für das gesamte Krankheitsbild — und dadurch wird der Begriff *Commotio cerebri* fest umgrenzt — ist die *Flüchtigkeit der Erscheinungen, die rasche Rückbildung aller Krankheitszeichen und die restlose Ausheilung.* Wo das nicht der Fall ist, liegt sicher eine über die einfache Hirnerschütterung hinausgehende Hirnschädigung vor, die weiterer Klärung bedarf.

Konstitutionell vasolabile Menschen pflegen stärker und längere Zeit unter den beschriebenen Störungen des Vasomotoriums, die die eigentlichen „postcommotionellen Beschwerden" darstellen, zu leiden. Manchmal treten diese

Beschwerden erst bei vermehrter körperlicher Beanspruchung (z. B. bei Wiederaufnahme der Arbeit) stärker hervor und geben dann häufig Anlaß zum Versagen beim ersten Arbeitsversuch.

Die *pathophysiologische Grundlage* der Commotio cerebri haben wir in einer rein funktionellen und restlos rückbildungsfähigen Schädigung des *Hirnstammes* zu sehen, und zwar hauptsächlich des *Zwischenhirns* und *Mittelhirns*. In schweren Fällen kann auch die *Medulla oblongata* beteiligt sein, und es besteht Grund zur Annahme, daß die ganz seltenen, tödlich endenden Fälle reiner Commotio cerebri auf einer solchen „Commotio medullae oblongatae" beruhen. Bei reiner Hirnerschütterung gibt es also weder makroskopisch noch mikroskopisch nachweisbare Veränderungen am Hirn.

Nur wenige umschriebene *neurologische Veränderungen* gehören zum Bilde der Commotio cerebri: Im Vordergrunde steht der Nystagmus in den seitlichen Endstellungen der Bulbi, der anfangs fast regelmäßig beobachtet wird, aber sehr flüchtig ist. Er ist Ausdruck einer Störung der zentralen Gleichgewichtsapparate, die ihrerseits die. Grundlage für das von den Verletzten geäußerte Schwindelgefühl bildet. Ferner findet sich Hypotonie der Muskulatur mit Abschwächung der Eigenreflexe; oft einseitig, so daß man Reflexunterschiede feststellen kann, die allmählich wieder verschwinden. Alle neurologischen Veränderungen, die diesen Rahmen überschreiten (Pupillenstörungen, spastische Reflexe usw.) gehören nicht mehr zum Bild der Hirnerschütterung.

Differentialdiagnostisch sind von der Commotio cerebri zu trennen die einfache „*Kopfprellung*" ohne Hirntrauma, die ebenfalls mehrere Tage lang Kopfschmerzen verursachen kann; ferner *Schreckreaktionen*, die zuweilen sogar mit länger dauernder „Pseudobewußtlosigkeit" einhergehen. Das Erwachen erfolgt hier aber gewöhnlich plötzlich, manchmal schon auf ruhige Aufforderung hin. Auch wird bei genauer Nachforschung eine echte Amnesie regelmäßig vermißt.

Über die Differentialdiagnose der Hirnerschütterung gegenüber der Kontusion des Hirnstammes, die natürlich auch zu einem Commotionssyndrom führt, wird im nächsten Abschnitt die Rede sein.

Die *Behandlung* der Hirnerschütterung besteht in strenger Bettruhe, deren Dauer nicht von vornherein festliegt. Sie richtet sich vielmehr nach der Schwere des anfänglichen Zustandsbildes und nach dem Befinden des Verletzten. Nötigenfalls werden in den ersten Tagen leichte Antineuralgica (Veramon, Novalgin usw.) verordnet. Stärkere Schmerzmittel sind fast immer entbehrlich. Morphium und Morphiumalkaloide sind — wie bei allen Hirnschädigungen — wegen der Gefahr für das Atemzentrum verboten. Sollte der Verletzte in tiefer Bewußtlosigkeit erbrechen (Aspirationsgefahr), so ist er in Bauchlage zu bringen. Herz und Kreislauf werden, aber nur wenn nötig, durch entsprechende Mittel gefördert.

Sorgfältige neurologische Untersuchung und weitere ärztliche Überwachung sind erforderlich, um die vorläufige Diagnose Commotio cerebri endgültig sicherzustellen bzw. um rechtzeitig Störungen zu entdecken, die uns zwingen, die anfängliche Diagnose abzuändern. Die diagnostische Lumbalpunktion nach Abklingen des Schockzustandes ist ein wichtiges Hilfsmittel; blutiger Liquor spricht gegen einfache Commotio. Es versteht sich von selbst, daß jedes Hirntrauma — auch bei bloßem Verdacht — wenigstens anfangs klinischer Überwachung bedarf.

Auch die spätere ärztliche Betreuung und Beratung des Verletzten ist nicht außer acht zu lassen, besonders im Hinblick auf vorübergehende Zunahme der Beschwerden bei Wiederaufnahme der Arbeit. Eine zweckmäßig geleitete Nachbehandlung wird hierbei von Nutzen sein. Die Vorhersage der Hirnerschütterung ist durchaus günstig. Dauerfolgen sind nicht zu erwarten.

b) Geschlossene Hirnverletzungen (Contusio cerebri)
(Prellungen, Quetschungen und Zerreißungen des Hirns).

Der Begriff *Contusio cerebri*, *Hirnquetschung*, bedeutet, im Gegensatz zur Hirnerschütterung, die grobanatomische Verletzung des Hirns innerhalb der geschlossenen Schädelhöhle durch Prellung, Quetschung oder Zerreißung des Hirngewebes. Durch Schlag oder Stoß gegen den Kopf oder durch Aufprallen des Kopfes gegen einen ruhenden Gegenstand wird das Hirn in Bewegung versetzt und schlägt gegen die innere Schädelwand an. Wenn der Anprall stark genug ist, kommt es zu einer örtlichen Verletzung des Hirns an dieser Stelle, d. h. zu einem „Kontusionsherd". Gleichzeitig erzeugt die lebendige Kraft des in Bewegung gesetzten Hirns ein „Kraftfeld". Trifft dieses Kraftfeld auf den Hirnstamm, so ist die Folge eine gleichzeitige Hirnerschütterung — neben der Kontusion des unmittelbar und am stärksten betroffenen Hirnteils (z. B. des Stirnpols). Falls die den Hirnstamm treffende Gewalt groß genug ist, kann es auch hier zu einer anatomischen Schädigung kommen — Kontusion des Hirnstammes. Das klinische Bild ist dann zunächst das gleiche wie bei der schweren Hirnerschütterung. Erst später wird sich aus bestehenbleibenden Herderscheinungen des Hirnstammes die Diagnose Hirnstammkontusion ableiten lassen.

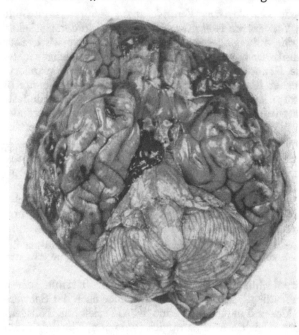

Abb. 27. Mehrfache Kontusionsherde an der Hirnbasis.
(Sammlung Göttinger Klinik.)

Auf diese Weise werden die verschiedenen Verbindungen zwischen Hirnkontusion und Hirnerschütterung verständlich. Ebenso erklärt es sich auch, daß viele Hirnkontusionen, die den Hirnstamm nicht in Mitleidenschaft ziehen (z. B. viele Schußverletzungen) ohne Erscheinungen der Hirnerschütterung, d. h. ohne Bewußtlosigkeit und Amnesie, einhergehen.

Der jeweilige Sitz, die Ausdehnung und die Zahl der Trümmerherde des Hirns ist verschieden, je nach der Art, Stärke und Richtung der Gewalteinwirkung. Es finden sich alle Grade der Zerstörung, von feinsten punktförmigen Blutungen in das Hirnmark bis zu schwersten Zerstörungen ganzer Hirnlappen (Abb. 27).

Pathologisch-anatomisch handelt es sich um Zertrümmerung und Erweichung des Hirngewebes von blutig-roter Farbe. Das umgebende Hirn zeigt deutliches Ödem in mehr oder weniger weiter Ausdehnung. Die widerstandsfähigeren Gefäße, ebenso das Bindegewebe, ziehen als dünne Fäden durch die Trümmerhöhle. Die nervösen Bestandteile verfallen der Nekrose. Die Erweichung des Hirngewebes kann über den Verletzungsherd hinaus fortschreiten; die geschädigten Gefäßwandungen können dem vermehrten Innendruck nachgeben und zerreißen (Spätblutung). Die weiße Marksubstanz ist gegen Gewalteinwirkungen weniger widerstandsfähig als die graue Hirnrinde, so daß sich ausgedehnte Kontusionsherde unter der unverletzten Rinde finden können. Der blutige Hirnbrei wird im Laufe der Zeit aufgesogen und entweder durch gliöses Narbengewebe ersetzt, oder er verfällt der Verflüssigung, so daß Cysten entstehen (traumatische Hirncysten). Oberflächlich liegende Herde führen zu Verwachsungen mit den Hirnhäuten.

Entsprechend der Mannigfaltigkeit der anatomischen Veränderungen treffen wir die verschiedensten *klinischen Zustandsbilder* an. Wir müssen auch hier unterscheiden zwischen Allgemein- und Herderscheinungen.

Zu den Allgemeinerscheinungen rechnen wir:

1. stundenlang bzw. tagelang anhaltendes tiefes Koma mit schweren Kreislauf- und Atemstörungen,

2. auffallend langdauernde Benommenheit mit schweren Unruhe- und Erregungszuständen im Stadium des Aufwachens,

3. ausgeprägte und langdauernde psychotische (delirante) Zustände in unmittelbarem Anschluß an das akute Verletzungsstadium,

4. unwillkürlicher Abgang von Kot und Harn.

Die erwähnten Erscheinungen brauchen nicht immer so ausgeprägt zu sein, wie es oben geschildert wurde. Manchmal genügt schon der Blutgehalt des Liquors bei der diagnostischen Lumbalpunktion, um eine anatomische Schädigung des Hirns anzunehmen. Gewöhnlich wird in diesen leichten Fällen auch der klinische Verlauf von dem der einfachen Hirnerschütterung nur wenig abweichen.

Die Feststellung der Herderscheinungen und damit die Ortsbestimmung der Kontusionsherde ist vor allem Aufgabe des Neurologen. Nur die wichtigsten und auffallendsten Krankheitsbilder seien hier hervorgehoben. Ein- oder doppelseitige Riechstörungen finden sich bei Kontusionen des Stirnhirns. Verstärkt wird dieser Verdacht, wenn sich später entsprechende psychische Veränderungen herausstellen. Schädigung der Sehbahnen und der Sehrinde erzeugt gegenseitige homonyme Hemianopsie. Kontusionsherde im Bereich der Zentralregion rechts oder links haben eine Hemiparese der gegenseitigen Körperhälfte zur Folge. Auch stellen sich häufig Krämpfe ein vom Typ der JACKSON-Anfälle (s. S. 67). Sie weisen immer auf eine örtliche Schädigung des Hirns hin. Krämpfe rühren nie von allgemeinem Hirndruck her. Bei Schädigung der hinteren Zentralwindung im Parietallappen finden sich Sensibilitätsstörungen der gekreuzten Körperhälfte. Außerdem sind bei Verletzung der linken Hemisphäre (bei Rechtshändern) Sprachstörungen zu erwarten, die sich in Form von motorischer, sensorischer und amnestischer Aphasie äußern können (vgl. Abb. 26a und b). Zerstörung der Hirnnerven, bzw. der Kerngebiete der Hirnnerven führt zu entsprechenden Ausfallserscheinungen. Am häufigsten betroffen sind der Nervus opticus, N. facialis und N. acusticus; die übrigen Hirnnerven werden erfahrungsgemäß seltener geschädigt. Verletzungen der Basis des Hirnstammes, wo sich die hauptsächlichsten Zentren der Stoffwechselsteuerung befinden, führen zu Polyurie, Polydipsie, Glykosurie und Störungen der Schlaf-Wach-Regelung. So ließen sich noch viele andere Krankheitsbilder beschreiben.

Jede Hirnkontusion ist von vornherein als schwere und unmittelbar lebensbedrohende Verletzung anzusehen. Denn sie führt zu einer Blutung in die Hirnmasse, zu Hirnschwellung und Hirnödem[1]. Die Folge ist eine Volumenvergrößerung des Hirns, die nur bis zu einer gewissen Grenze ausgeglichen werden kann (s. auch Abschnitt Hirndruck). Man spricht dann von kompensiertem

---

[1] Unter Hirnschwellung versteht man Flüssigkeitsvermehrung innerhalb der Hirnzellen selbst (Quellung), unter Hirnödem eine Flüssigkeitsansammlung in den Gewebsspalten und Bindegewebsräumen des Hirns.

Hirndruck. Häufig wird diese Grenze überschritten (Dekompensation), dann
tritt der Tod ein durch Anämie der Kreislauf- und Atemzentren in der Medulla
oblongata. Fieberanstieg ist, sofern andere Ursachen, wie infizierte Wunden,
Pneumonie ausscheiden, ein besonders empfindlicher Anzeiger für den Anstieg
des Hirndrucks.

So wichtig es also für die Zukunft ist, Art und Ausmaß der Hirnschädigung
festzustellen, so gilt unsere Sorge im Anfang doch ausschließlich der Erhaltung
des Lebens.

Die *Behandlung* der Hirnkontusion im akuten Stadium besteht daher im
wesentlichen in sorgfältiger Beobachtung des Verletzten. Nach erster klärender
Untersuchung werden Puls, Atmung und Temperatur in Abständen von $1/_4$
bis $1/_2$ Stunde gemessen und genau kurvenmäßig aufgezeichnet (eine Röntgenuntersuchung des Schädels ist anfangs nicht nur überflüssig, sondern sogar
schädlich). Bei schwereren Shockerscheinungen werden Kreislaufmittel, etwa
in Form von Ephedrin (3 × tgl. 0,05 subcutan) verabreicht. Die Körperwärme
ist durch Vorwärmen und Warmhalten des Bettes aufrecht zu erhalten. Schwere
Erregungszustände werden zweckmäßig durch entsprechende Narcotica (Scopolamin—Eukodal—Ephetonin „Merck" 1 ccm subcutan) eingedämmt. Verboten
sind Morphium und Morphiumalkaloide. Gänzlich sinnlos ist das Festschnallen
oder Festhalten erregter Hirnverletzter, weil dadurch der Widerstandsimpuls
nur noch stärker angeregt wird. Zunehmende Hirndruckerscheinungen zwingen
zu entsprechenden operativen Maßnahmen, die weiter unten besprochen werden.
Nach Abklingen der akuten Verletzungserscheinungen beginnt die Mitarbeit
des neurologisch-psychiatrisch geschulten Facharztes. Leichtere Hirndruckerscheinungen, die nicht in das Stadium der Dekompensation überzugehen
drohen, werden durch entwässernde Maßnahmen bekämpft (s. nächsten Abschnitt). Ausgiebige Lumbalpunktionen zur Druckentlastung sind immer mit
Gefahren verbunden und daher zu unterlassen.

2. Akuter traumatischer Hirndruck (Compressio cerebri).

a) Intrakranielle Blutungen.

Durch Verletzung der Gefäße des Schädelinnern kommt es zu Blutungen in den
Schädelraum. Wir unterscheiden nach dem Ausbreitungsgebiet der Blutergüsse:

1. Epidurale Blutungen — zwischen Knochen und Dura.
2. Subdurale Blutungen — zwischen Dura und Arachnoidea.
3. Subarachnoidale Blutungen — in den Subarachnoidalraum.
4. Intracerebrale Blutungen — in die Hirnmasse selbst.
5. Ventrikelblutungen — in die Hirnkammern.

Die *epiduralen Blutungen* sind fast immer arteriellen Ursprungs und entstehen
durch Verletzung der Art. meningea media und ihrer Verzweigungen. Nur ausnahmsweise kommen epidurale Hämatome durch Verletzung der venösen Blutleiter, z. B. des Sinus sagittalis oder spheno-parietalis zustande. Die Art.
meningea media entspringt aus der Art. maxillaris interna und tritt durch das
Foramen spinosum in die Schädelhöhle ein. Sie verzweigt sich an der Schädelwand mit 3 Hauptästen. Hieraus erklärt sich die verschiedene Lage der Blutergüsse (s. Abb. 28). Das Gefäß liegt der Außenseite der Dura an und verläuft entweder in einer Knochenrinne der Schädelinnenfläche oder in einem geschlossenen Knochenkanal. So wird es verständlich, daß Zerreißungen der
Arterie und damit epidurale Hämatome auch ohne Verletzung des knöchernen
Schädels entstehen können, wenn nämlich durch die auf den Kopf treffende
Gewalt die Dura vom Knochen abgelöst und das Gefäß aus seiner Rinne her-
ausgerissen wird.

Durch das unter Druck ausströmende Blut wird die Dura immer weiter vom Knochen abgelöst, die rasch wachsenden Blutergüsse wirken bei einer Größe von 60—250 ccm stark raumbeengend auf das Hirn ein. Es kommt alsbald zu allgemeinen Hirndruckzeichen (zunehmende Benommenheit, schließlich Bewußt-losigkeit), gelegentlich auch zu herdförmig begrenzten neurologischen Störungen, die durch den Druck des Hämatoms auf umschriebene Hirngebiete ausgelöst werden. Der perakute Hirndruck führt — oft genug undiagnostiziert! — in kurzer Frist, meist noch innerhalb der ersten 24 Stunden, zum Tode.

Erscheinungen. Kennzeichnend für das epidurale Hämatom ist das Auftreten der Bewußtlosigkeit nach einem „freien Intervall", geraume Zeit nach der Ver-letzung. Dieses „Dreiphasensyndrom" — Bewußtlosigkeit, freies Intervall, neue Bewußtlosigkeit ist für die Diagnose sehr wertvoll. Leider fehlt es häufig,

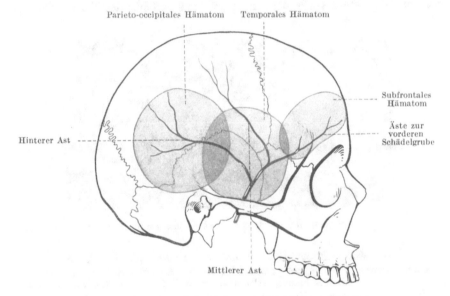

Abb. 28. Verlauf der Art. meningea media mit ihren Hauptästen.
Häufigste Ausbreitung der epiduralen Hämatome.

besonders bei schweren Kopfverletzungen, bei denen die anfängliche „*Hirnstamm-bewußtlosigkeit*" (Commotio oder Contusio) unmittelbar in die „*Hirndruck-bewußtlosigkeit*" übergeht. Hier kann uns nur die genaue klinische Beobachtung des Verletzten auf den richtigen Weg leiten.

Zu den wichtigsten Herdzeichen gehören:

1. Fortschreitende motorische Lähmung der gegenüberliegenden Körperseite, spastisch oder paretisch. Reflexe prüfen! Pupillen! Oft ist das einzige Zeichen die einseitige Pupillenerweiterung auf der Seite der Blutung *(Anisokorie)* s. u.

2. Herdförmige oder JACKSONsche Krämpfe.

Infolge der „aufsteigenden" Ausbreitung der epiduralen Hämatome vom Schädelgrund her, werden von der Lähmung bzw. von den Krämpfen zunächst Gesicht und Arme betroffen, während die höhergelegenen Beinzentren (vgl. Abb. 26) weniger stark beeinträchtigt zu sein pflegen. Auch die JACKSON-Anfälle verlaufen in der gleichen Reihenfolge. Der überwiegend *einseitige* Hirndruck verursacht oft *ein*seitig und *gleich*seitig eine erweiterte, lichtstarre Pupille. Ihr Zustandekommen erklärt sich durch Reizung der intrakraniellen Sympathicus-fasern.

Die genannten Herdzeichen müssen immer den Verdacht auf ein epidurales
Hämatom lenken. Doch sind sie nicht pathognomonisch, sondern können auch
durch andersartige Schädigungen bedingt sein.

Differential-diagnostisch ist vor allem an die Fettembolie der Hirngefäße
bei gleichzeitigen schweren Gliedmaßenbrüchen zu denken. Entscheidend für
die Diagnose ist letzten Endes immer die Entwicklung und die Art des gesamten
Zustandbildes.

Die *Behandlung* des epiduralen Hämatoms besteht:

1. in der Ausräumung der Blutmassen, um den Druck zu beseitigen,
2. in sorgfältiger Blutstillung und Verschluß der verletzten Arterie, um Nachblutungen zu verhindern.

Die Eröffnung des Schädels wird nach Art der Cushingschen subtemporalen
Entlastungsoperation vorgenommen. Nach Ausräumung des Hämatoms wird

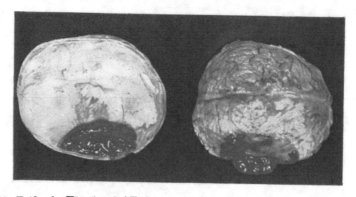

Abb. 29. Epidurales Hämatom bei Verletzung der Art. meningea media. (Göttinger Klinik.)

das blutende Gefäß aufgesucht, dann umstochen oder mit Silberklammern verschlossen. Zuweilen ist es nötig, den Stamm der Arterie am For. spinosum zu
unterbinden. Das im Knochenkanal verlaufende Gefäß wird durch einen Elfen-
beinstift, Muskeltampon, Wachs oder durch eingedrücktes Knochenmehl versorgt. Danach wird die Dura rings am Knochenrand bzw. am Schläfenmuskel
angenäht und ausgespannt, um eine erneute Ablösung vom Knochen durch
nachsickerndes Blut zu verhindern. Dann wird die Wunde nach Einlegen eines
weichen Gummidrains vollständig geschlossen.

*Das epidurale Hämatom ist ein sehr bedrohlicher Zustand, der ungesäumt ope-
ratives Eingreifen erfordert. Dafür gehört seine Behandlung zu den dankbarsten
Aufgaben der Chirurgie der Kopfverletzungen. Die Vorhersage ist bei rechtzeitigem
Eingriff absolut günstig.*

Durch Zerreißen der von der Hirnoberfläche zur Dura und zu den großen
venösen Blutleitern übertretenden *Venen* (den sog. Brückenvenen) kommen
Blutungen in den regelrechterweise capillären Spalt zwischen Dura und Arachnoidea zustande — *subdurale Hämatome*. Das Fortschreiten der Blutung geht
langsamer vor sich als bei den arteriellen epiduralen Hämatomen. Auch ist der
Flächenraum, über den sich die venösen Blutmassen ergießen, ausgedehnter.
Weite Strecken der Hirnhälften werden flächenhaft von diesen Blutergüssen umhüllt. So kommt es, daß das Intervall länger zu sein pflegt, daß die Zunahme
der Hirndruckerscheinungen allmählicher vor sich geht und daß Herdzeichen
weniger ausgeprägt sind als bei Meningeablutungen. Die Erkennung dieser
Hämatome wird hierdurch naturgemäß erschwert.

Stellen sich zunehmende Hirndruckerscheinungen ein, so ist auch hier *operatives Eingreifen* erforderlich: Entleerung der Blutung, um den Druck zu beseitigen. Ein Auffinden des blutenden Gefäßes ist meist nicht möglich, aber auch nicht notwendig, da die dünne Venenwand von selbst zusammenfällt.

Wir nennen diese, bald nach der Verletzung auftretenden und zu rasch fortschreitenden Hirndruckerscheinungen führenden venösen Blutungen: *Akute subdurale Hämatome.* Sie sind allein verhältnismäßig selten, *meist verbunden mit* mehr oder weniger schweren *Hirnzerstörungen.* Auch kommen sie gleichzeitig mit epiduralen Hämatomen vor, können sogar durch eine Duraöffnung mit ihnen „sanduhrförmig" in Verbindung stehen.

Es ergibt sich deshalb bei jeder Trepanation wegen intrakranieller Blutung die Notwendigkeit, die Dura genau zu betrachten und zu eröffnen, falls ein darunterliegender Bluterguß zu vermuten ist. Die subduralen Hämatome haben eine ausgesprochene Neigung chronisch zu werden und erst nach Monaten oder Jahren Hirndruckerscheinungen hervorzurufen. Diese chronischen subduralen Hämatome gehören zu den Spätschädigungen und werden in einem späteren Abschnitt besprochen.

Ist die Lagebestimmung eines Hämatoms, besonders die Seitendiagnose, nicht sicher, oder wird das Hämatom an der erwarteten Stelle nicht gefunden, so empfiehlt es sich, im ganzen 4 Bohrlöcher (auf jeder Seite 2, je eins vorn und hinten) anzulegen: „Probebohrung".

Die epiduralen und subduralen Blutergüsse haben bei unverletzter Arachnoidea keine Verbindung mit den subarachnoidalen Liquorräumen. Der Liquor ist also in solchen Fällen völlig klar, so daß eine Lumbalpunktion keinen diagnostischen Wert hat.

Der Liquor färbt sich blutig bei *subarachnoidalen* und *ventrikulären Blutungen.* Diese haben geringe chirurgische Bedeutung, da sie keine Anzeige zum operativen Eingriff abgeben. *Intracerebrale* Blutungen treten meist als sog. traumatische Spätblutungen in zerfallenden Kontusionsherden in Erscheinung.

b) Traumatische Hirnschwellung.

Jede Hirnverletzung (Kontusion) hat ein kollaterales Ödem der Umgebung zur Folge, genau wie bei anderen Organen. Ausgehend von diesem kollateralen Ödem kommt es allmählich zu einer allgemeinen Schwellung und Größenzunahme des Hirns. Das Verhältnis zwischen Blutung, Gewebszerstörung und Stärke des begleitenden Hirnödems wechselt. In vielen Fällen tritt daher die Hirnschwellung klinisch nicht stärker in Erscheinung, weil das begleitende Ödem verhältnismäßig gering ist.

Wenn bei einem Verletzten nach längerem „freien Intervall", besonders am 3.—5. Tag nach der Verletzung eine zunehmende Bewußtseinstrübung auftritt, oder erneut sich einstellt, so ist die Ursache dafür fast immer ein allgemeines Hirnödem. Gleichzeitig treten stärkere Kopfschmerzen, Pupillenstörungen und andere neurologische Veränderungen auf, die den Verdacht noch verstärken.

Das traumatische Hirnödem ist eine sehr gefährliche Komplikation bei Hirnverletzungen, der viele unserer Kranken erliegen. Der Tod tritt unter raschem Anstieg von Temperatur, Pulszahl und Atmung durch Anämie der lebenswichtigen Zentren in der Medulla oblongata ein. (Die genannten Erscheinungen verleiten nicht selten, eine beginnende Pneumonie oder eine Meningitis anzunehmen.)

Leider stehen uns für die Behandlung nur mittelbar wirksame druckentlastende Maßnahmen zur Verfügung: 1. Die Lumbalpunktion, 2. die „Entwässerung" des Hirns durch Einspritzung hypertonischer Lösungen, 3. Entlastungsoperationen.

Die *Lumbalpunktion* ist als druckentlastendes Mittel unbrauchbar, da sie nur eine vorübergehende Entlastung schafft, die rasch wieder ausgeglichen wird. Vor allem aber wird hierdurch die Gefahr der „Einklemmung" des Kleinhirns und der Medulla oblongata in das Hinterhauptsloch mit plötzlichem Tod durch Schädigung des Kreislauf- und Atemzentrums herbeigeführt. Schließlich ist zu bedenken, daß beim Vorliegen intrakranieller Blutungen durch plötzliche Druckentlastung schwere Nachblutungen entstehen können.

Die *Entwässerungsbehandlung* durch wiederholte intravenöse Einspritzungen von 50%iger Traubenzuckerlösung in Mengen von 40—60 ccm kann in leichteren Fällen sicher den Zustand bessern. Daß sie bei schwerem Hirndruck lebensrettend wirkt, ist wohl ausgeschlossen. Unterstützt wird die Traubenzuckerbehandlung durch weitere Wasserentziehung des Körpers über den Darm durch Magnesiumsulfateinläufe. In bedrohlichen Fällen bleibt als letztes Mittel noch die *Entlastungsoperation*. Durch sie kann eine gewisse Anzahl von Verletzten am Leben erhalten werden, die ohne Operation sicher zugrunde gingen.

c) Traumatische Hirnhautreizung mit Liquorvermehrung (Arachnoiditis).

Durch Einströmen von Blut in die Liquorräume des Hirns, d. h. durch die Wirkung der eindringenden Blutzellen und Eiweißmassen, wird ein Reiz auf die liquorbildenden Organe ausgeübt. Die Folge davon ist eine Steigerung der Liquorbildung und eine dadurch bedingte allgemeine Druckerhöhung. Bekannt ist die „*Arachnoiditis*" vor allem als postoperative Erscheinung nach Entfernung von Hirngeschwülsten. Sie tritt in genau der gleichen Weise nach Verletzungen auf.

Klinisch äußert sich dieser Zustand in zunehmenden Kopfschmerzen. Allmählich stellen sich Nackensteifigkeit und Erbrechen ein. Wegen der Ähnlichkeit mit der echten Meningitis werden solche Erscheinungen als „*Meningismus*" bezeichnet. Sie haben jedoch im Gegensatz zur Meningitis mit einer bakteriellen Infektion nichts zu tun. Dementsprechend ist auch ihre Vorhersage durchaus als günstig anzusehen. Das Blut wird allmählich umgewandelt und ausgeschwemmt, der rosafarbene oder rot gefärbte Liquor nimmt einen gelblichen (xanthochromen) Farbton an, ist dabei auch leicht getrübt. Schließlich wird der Liquor wieder klar, so daß im Verlauf von 8 Tagen meist keine Veränderung mehr nachzuweisen ist.

Gleichzeitig bilden sich auch die klinischen Erscheinungen zurück. Die Arachnoiditis ist das wichtigste und zugleich einzige Anwendungsgebiet der „therapeutischen" Lumbalpunktion bei Hirnverletzungen. Sie dient zur Druckentlastung und damit zur raschen Beseitigung der lästigen Beschwerden. Die Punktion wird stets vorsichtig im Liegen vorgenommen; frühestens am 3. bis 4. Tag nach der Verletzung. Es darf nur der Überdruck beseitigt werden. Beschränkung der Flüssigkeitszufuhr unterstützt die Wirkung der Punktion.

3. Offene Hirnwunden.

Unter offenen Hirnwunden verstehen wir alle mit der Außenwelt in Verbindung stehenden Verletzungen des Hirns, einerlei ob sie durch stumpfe oder scharfe Gewalt bedingt sind. Zum Unterschied gegenüber den geschlossenen Hirnverletzungen (Kontusionen) steht bei den Hirnwunden die Infektionsgefahr weit im Vordergrund.

Die örtlichen Vorgänge an der Wunde selbst (Gewebszertrümmerung und Blutung) und in ihrer Umgebung (kollaterales Ödem) sind die gleichen wie bei der Hirnkontusion (s. dort). Ist das Ödem sehr stark und schreitet es rasch fort, so tritt Hirnmasse aus der Wunde hervor (*Hirnprolaps* s. unten). Auch die Heilungsvorgänge an Hirn und Hirnhäuten, die Narbenbildung, gehen in der gleichen Weise vor sich, wie es bei den Hirnkontusionen beschrieben wurde (s. auch Schädelschüsse, S. 44).

Die *Behandlung* der offenen Hirnwunden richtet sich nach den allgemein gültigen Grundsätzen der Wundbehandlung. Gewissenhafte primäre Wundversorgung unter Entfernung aller verschmutzten und zerstörten Gewebsteile ist das Haupterfordernis und bildet den wirksamsten Schutz gegen die Infektion. Die Wundbehandlung hat sich nicht nur auf Kopfhaut und Schädel zu erstrecken, sondern vor allem muß der blutige Hirnbrei beseitigt, etwa im Hirn steckende Fremdkörper müssen, am besten mit dem Sauger, vorsichtig entfernt werden. Sorgfältige Versorgung aller blutenden Gefäße bildet den Abschluß des operativen Eingriffes. Ob die äußere Wunde verschlossen werden darf, richtet sich nach dem örtlichen Befund. Außerhalb der 6—8 Stundengrenze wird oft, besonders bei starker Verschmutzung, die offene Wundbehandlung anzuwenden sein. Sie ist selbstverständlich bei bereits eingetretener Infektion. Die günstigen Erfahrungen der Otologen mit der Sulfonamidbehandlung bei oto- und rhinogener Meningitis lassen es gerechtfertigt erscheinen, nach Abschluß des Eingriffes sofort mit großen Gaben von Albucid zu beginnen, und zwar intramuskulär und per os.

Störungen der Wundheilung.

Der wirksamste Schutz gegen alle Wundheilungsstörungen am Hirn besteht in der Vorbeugung durch gewissenhafte operative Wundversorgung, möglichst frühzeitig nach der Verletzung. Im Frieden wie im Krieg hat sich daher die „erste Hilfe" bei allen offenen Hirnwunden ausschließlich auf sterilen Verband und möglichst raschen Transport in die zuständige Behandlungsstelle zu beschränken. Alles „Behelfsmäßige" rächt sich nirgends so schwer wie bei den Hirnwunden.

Die primäre operative und zugleich endgültige Wundversorgung ist bereits oben beschrieben worden. Der Hauptwert ist hierbei auf möglichst schonende, aber gründliche Entfernung aller Fremdkörper und des zerstörten Hirngewebes zu legen. Sorgfältige Blutstillung ist weiterhin Vorbedingung für einen störungsfreien Heilungsverlauf. Die Technik der Blutstillung am Hirn ist schwierig und mühsam.

Hirnprolaps. Das Hirn antwortet auf Reize aller Art, besonders auf Traumen, mit allgemeiner Schwellung und Volumenvergrößerung. Bei geschlossenem Schädel kommt es daher — nach Erschöpfung der „Ausgleichsvorgänge" — zum klinischen Bild des Hirndrucks. Ist der Schädel an irgendeiner Stelle offen, d. h. besteht eine offene Hirnwunde, so wird das Hirn in diese Lücke vorgepreßt — Hirnvorfall (Prolaps). Liegt keine Infektion des Hirns vor, so sprechen wir von gutartigem oder aseptischem Prolaps. Seine Behandlung besteht in druckentlastenden Maßnahmen: „Entwässerung", diätetische Maßnahmen (Obsttage) und Lumbalpunktionen.

Infektion des Hirns. Durch Infektion offener Hirnwunden — häufig durch eingedrungene Fremdkörper — kommt es zur blutig-eitrigen Einschmelzung des Hirngewebes — *eitrige Encephalitis.* Sie kann örtlich umschrieben bleiben und später ausheilen; oder aber, wie es leider häufig geschieht, sie schreitet rasch fort — *Hirnphlegmone* — und führt dann durch Einbruch der Eitermassen in die Hirnkammern schnell zum Tode. Mitunter entstehen im Gebiet der Phlegmone kleinere oder größere, meist vielfache und nicht abgegrenzte Abscedierungen, die wir als *Frühabscesse* bezeichnen.

Auch hierbei kommt es als Ausdruck der allgemeinen Hirnschwellung zum Hirnvorfall in der Wunde. Diesen infizierten, „*bösartigen*" *Hirnprolaps* nannte

man früher auch „Fungus cerebri". Durch Anpressen des Hirns an die Ränder
der Wunde, besonders des Knochens, wird ein Fortschreiten der Entzündung
über die Hirnoberfläche (Konvexitätsmeningitis) weitgehend verhindert. Die
Regel ist das Entstehen einer basalen Meningitis nach Einbruch des Eiters in
die Ventrikel.

Von der Möglichkeit einer Beeinflussung durch Sulfonamide ist oben
gesprochen (S. 71). Wichtiger ist zweifellos die Vorbeugung durch sorgfältige
operative Versorgung der frischen Hirnwunde. Die Vorhersage der ausgebildeten
Krankheit ist schlecht.

Chronischer Hirnabsceß. Ähnlich wie in anderen Organen, so können auch
im Hirn — bei nur geringer Virulenz — umschriebene Abscesse entstehen, am
häufigsten in der Umgebung von Fremdkörpern. Diese, erst nach Wochen und
Monaten, oder gar nach Jahren in Erscheinung tretenden, sog. *Spätabscesse,* haben
die Fähigkeit, sich mit einer bindegewebigen Kapsel zu umgeben, als Schutz
gegen ein Fortschreiten der eitrigen Einschmelzung (Selbstheilungsvorgang).
Der von dieser Kapsel eingeschlossene Eiter kann (autolytisch) verflüssigt
werden, so daß der Absceß sich schließlich in eine Cyste umwandelt; oder er kann
durch Entziehung von Flüssigkeit zu Brei eingedickt werden und sogar ver-
kalken. In anderen Fällen vergrößert sich der Absceß, die Kapsel dehnt sich
und platzt, so daß der Eiter manchmal nach außen durchbricht (Selbstheilung). Kommt es umgekehrt zum Durchbruch in die Hirnkammern, so
erfolgt auch hier der Tod durch basale Meningitis.

Das *klinische Bild* ist dem des Hirntumors oft zum Verwechseln ähnlich.
Differentialdiagnostisch wichtig ist die starke Erhöhung der Blutsenkungsgeschwindigkeit (oft über 100 mm in der 1. Stunde) beim Absceß.

Die *Behandlung* besteht in der Entleerung des Absceßinhaltes durch Punktion. Zuvor muß die genaue Lage und Ausdehnung des Abscesses durch ein
Luftbild der Hirnkammern festgestellt werden. Die Punktion muß von der ursprünglichen Verletzungsstelle (granulierende Wunde oder Narbe) aus vorgenommen werden, da nur hier genügend feste Verklebungen der Hirnhäute bestehen,
die eine Verschleppung des abgesaugten Eiters und damit eine Meningitis verhindern können. Sind Fremdkörper vorhanden, so müssen diese nach Spaltung
der Absceßkapsel unter Prüfung des Auges sorgfältig entfernt werden. Nur
selten wird es notwendig sein, den ganzen Absceß mit der Kapsel wie einen
Tumor auszuschälen. Die *Vorhersage* ist bei dieser Behandlung nicht ungünstig.
Sie verschlechtert sich bei den — nicht seltenen — mehrkammerigen Abscessen.

4. Folgezustände nach Hirnverletzungen.

a) Traumatische Epilepsie.

Voraussetzung für das Auftreten epileptischer Krampfanfälle ist eine Schädigung der motorischen Rindenbezirke bzw. subcorticalen motorischen Lei-
tungsbahnen des Großhirns. Neben Tumoren, entzündlichen Veränderungen
u. a. finden wir als häufigste Ursache für eine solche Schädigung Verletzungen
des Hirns bzw. Hirnnarbenbildung. Bei der Besprechung der Hirnkontusions-
herde wurde bereits erwähnt, daß der blutige Hirnbrei allmählich aufgesogen
und durch gliöses Narbengewebe ersetzt wird. Diese keloidartig verhärteten
Haut-Dura-Hirn-Narben erstrecken sich gewöhnlich sehr weit in die Tiefe und
erreichen die Wand der Hirnkammern. Die Ausziehung der Hirnkammern und
die Allgemeinschädigung des durch die Narbe örtlich gefesselten Gehirns bei
den Puls- und Atemschwankungen führen zu einer Krampfbereitschaft als
Grundlage der epileptischen Krankheit. Das Zustandekommen des eigentlichen

epileptischen Anfalles wiederum ist gebunden an gewisse auslösende Ursachen (Stoffwechselstörungen, psychische Erregungen und vieles andere), auf die ein gesundes Hirn nicht in Form eines Krampfanfalles antworten würde. (In Wirklichkeit liegen die Verhältnisse noch etwas verwickelter.)

Das Auftreten epileptischer Anfälle als Folge einer Schädel- oder Hirnverletzung bezeichnen wir als *traumatische Epilepsie*. Je nach dem Zeitpunkt des Auftretens des ersten epileptischen Anfalles unterscheiden wir *Früh-Epilepsie* und *Spät-Epilepsie*. Die Frühepilepsie wird hervorgerufen durch Schädelimpressionen, Fremdkörper, die in das Hirn eindringen, intrakranielle Hämatome und Blutungen in die Hirnmasse. Die epileptischen Anfälle stellen sich hier bereits kurze Zeit nach der Verletzung ein. Der Ablauf der einzelnen Anfälle gestaltet sich je nach den Umständen verschieden. Tonische Streckstarre der Gliedmaßen und allgemeine klonische Krämpfe des ganzen Körpers in unmittelbarem Anschluß an das Trauma müssen als prognostisch sehr ungünstiges Zeichen angesehen werden. Die Anfälle der Spätepilepsie treten erst längere Zeit nach Abklingen der akuten Verletzungserscheinungen auf, manchmal erst nach Monaten und Jahren. In der Zwischenzeit kann völlige Beschwerdefreiheit bestanden haben. Ob es neben diesen Fällen noch berechtigt ist, das Krankheitsbild der sog. „Reflexepilepsie" aufzustellen, erscheint fraglich, auch wenn Fälle beschrieben sind, in welchen sogar nach Gliedmaßenverletzungen epileptische Anfälle aufgetreten sind.

Eine Narbenepilepsie ist immer dann wahrscheinlich, wenn im Anschluß an ein schweres Hirntrauma epileptische Anfälle bei einem vorher gesunden Menschen auftreten. Diese Anfälle sind dann häufig einseitig (JACKSON-*Epilepsie* oder gar auf bestimmte, umschriebene Rindenbezirke zu beziehen (herdförmige oder fokale Anfälle).

Genaueste klinische Untersuchung und sorgfältige Erhebung der Vorgeschichte müssen die *Diagnose* weiter klären. Ausschlaggebend ist letzten Endes das Röntgenbild, besonders das Luftbild der Hirnkammern. Es zeigt umschriebene Erweiterungen, Aussackungen und Verziehungen einzelner Kammerabschnitte in Richtung auf die Narbe.

Die *Behandlung* der traumatischen Epilepsie hat die Beseitigung der Ursache, d. h. der Hirnnarbe, zum Ziel. Die Narben, die häufig gut abgegrenzt sind, müssen sorgfältig im Gesunden ausgeschnitten werden. Einer Ausfüllung des Defektes durch transplantierte Fettlappen ist zu widerraten, weil dadurch erneuter Narbenbildung Vorschub geleistet wird. Auch die Deckung vorhandener Dura- und Knochendefekte ist nicht unbedingt notwendig, häufig sogar schädlich. Denn kleinere Knochenlücken sind belanglos, größere können auch später noch verschlossen werden. Nicht zu vernachlässigen ist die medikamentöse *Nachbehandlung* der Kranken mit krampflindernden Mitteln, in erster Linie Luminal bzw. Prominal. Diese Behandlung muß über viele Monate, allenfalls Jahre planmäßig durchgeführt werden.

Bei dieser Behandlungsweise haben 90 v.H. der Spätepilepsien gute Erfolge zu erwarten, während eine rein konservative Behandlung fast immer versagt. In der Vorhersage ungünstig sind diejenigen Fälle, wo bereits seit Jahren schwere und häufige epileptische Anfälle bestehen und solche, bei denen es bereits zu weitgehenden psychischen Veränderungen gekommen ist. Denn diese psychischen Veränderungen werden auch durch eine gut gelungene Operation nicht beeinflußt.

b) Chronisches subdurales Hämatom und Hydrom.

Bereits oben wurde erwähnt, daß die traumatischen subduralen Blutergüsse eine ausgesprochene Neigung haben „chronisch" zu werden. Das geht in der Weise vor sich, daß die Blutmassen mit einer Kapsel umgeben werden, so daß riesige, oft eine ganze Hirnhälfte bedeckende Blutsäcke entstehen (vgl. Abb. 30), Die äußere, d. h. der Dura anliegende Kapselwand ist dick und gefäßreich.

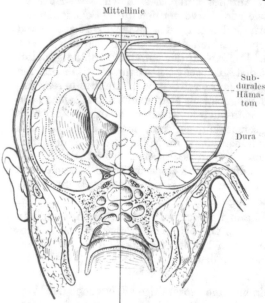

während die innere, der Arachnoidea und dem Hirn aufliegende Membran dünn und gefäßlos ist. In dem Sack befindet sich das bräunlichschwarze flüssige Blut.

Die Entstehung des chronischen Hämatoms erklärt sich aus der Tatsache, daß das Blut im Subduralspalt (bzw. -raum) nicht aufgesogen werden kann. Der Körper versucht daher, auf andere Weise das Blut unschädlich zu machen, nämlich durch Organisation. Zu diesem Zweck wird von der Dura die Kapsel gebildet, in welche neugebildete Gefäße einsprossen. Die Organisationsfähigkeit der Dura reicht aber im allgemeinen nicht aus, um die gewaltigen Blutmassen umzuwandeln, daher bleibt es bei der Kapselbildung. Hinzu kommt, daß der Blutsack sich vergrößert, teils durch Nachblutungen, teils durch Einströmen von Gewebs-

Abb. 30. Subdurales Hämatom und dessen Rückwirkungen auf Hirn und Hirnkammern. (Nach DANDY.)

flüssigkeit aus der Umgebung. Der so entstehende chronische, aber fortschreitende Hirndruckzustand wird noch verstärkt durch das begleitende Hirnödem.

Dieses posttraumatische Hirnödem führt gelegentlich zum Einreißen der zarten Arachnoidea und damit zum Eindringen von Ödemflüssigkeit in den Subduralspalt. So können riesige, eine ganze Hirnhälfte umgebende *Hydrome* entstehen. Hämatom und Hydrom können nebeneinander beim gleichen Kranken vorkommen. Nimmt der Hirndruck weiter zu, so kann schließlich der Tod eintreten, wie bei einem Hirntumor.

Das klinische Bild ähnelt in beiden Fällen sehr dem des Tumors, so daß viele Fälle verkannt und erst bei der Operation richtig gedeutet werden.

Als Ursache der Blutung ist die Verletzung der obenerwähnten „Brückenvenen", besonders in der Nähe des Längsblutleiters, anzusehen. Das Trauma ist häufig nur geringfügig und kann Monate und Jahre zurückliegen. Mitunter ist das Trauma dem Kranken selbst überhaupt nicht mehr erinnerlich.

Pathologisch-anatomisch und auch feingeweblich ist das subdurale Hämatom von der sog. Pachymeningitis haemorrhagica der alten Leute kaum zu unterscheiden, besonders in den späteren Entwicklungsstufen. Dennoch handelt es sich um zwei ihrer Entstehung und Ursache nach durchaus verschiedene Krankheiten.

Die *Behandlung* des subduralen Hämatoms besteht in Punktion, Entleerung und Ausspülung des Blutsackes. Die Kapsel selbst braucht im allgemeinen nicht entfernt zu werden. Sie wird allmählich aufgesogen.

Beim subduralen Hydrom führt die einfache Punktion und Entleerung manchmal nicht zum Ziel; dann muß eine Verbindung des Sackes mit den großen Zisternen oder mit den Hirnkammern hergestellt werden, um dauernd Abfluß zu gewährleisten.

c) Traumatischer Pneumatocephalus.

Durch Verletzung der Nasennebenhöhlen oder des Warzenfortsatzlabyrinthes kann unter gewissen Bedingungen Luft ins Schädelinnere eindringen. Man bezeichnet diesen

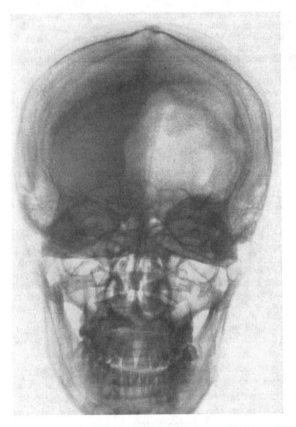

Abb. 31. Traumatischer Pneumatocephalus. Große Luftblase im Stirnhirn. (Göttinger Klinik.)

Zustand als traumatischen Pneumatocephalus. Voraussetzung dafür ist, daß die betreffende pneumatische Höhle durch eine Duraverletzung mit dem Schädelinneren in Verbindung steht. Die Entstehung eines Pneumatocephalus kann nach Schußverletzungen, bei Stirnbeinbrüchen und bei Grundbrüchen der mittleren Schädelgrube vorkommen.

Die Luft dringt je nach den örtlichen Verhältnissen in verschiedene Räume des Schädelinneren ein:

1. In den Subduralspalt — Pneumatocephalus subduralis.
2. In den Subarachnoidalraum — Pneumatocephalus subarachnoidalis.
3. In das Hirngewebe selber — Pneumatocephalus intracerebralis.
4. In die Hirnkammern — Pneumatocephalus ventricularis.

Die Feststellung einer solchen Luftansammlung kann ein Zufallsbefund sein. Sie wird dann gelegentlich einer Röntgenuntersuchung des Schädels als Nebenbefund entdeckt. Es bestehen weder objektive Erscheinungen noch subjektive Beschwerden. Oder aber es kommt im weiteren Verlauf einer Kopfverletzung zu Erscheinungen, die den Verdacht eines Pneumatocephalus nahelegen. Diese Erscheinungen sind folgende:

1. Zeitweiser Liquorfluß aus Nase und Ohr, besonders nach Schneuzen und Husten.
2. Auftreten eines kennzeichnenden Plätschergeräusches bei schnellen Kopfbewegungen. Dieses Geräusch, auf das der Verletzte gewöhnlich von selbst aufmerksam macht, kann auch objektiv festgestellt werden.
3. Auftreten von Kopfschmerzen und zunehmenden Hirndruckerscheinungen längere Zeit nach der Verletzung („Ventilpneumatocephalus").

Diese Erscheinungen sind zwar nicht beweisend für einen Pneumatocephalus, müssen aber zur weiteren Klärung durch eine Röntgenvergleichsaufnahme anregen. Die zunehmenden Hirndruckerscheinungen beruhen auf einem Ventilmechanismus ähnlich dem des Ventilpneumothorax. Beim Pressen, Husten oder Schneuzen wird in das Schädelinnere Luft hineingepreßt, die infolge des Ventilverschlusses an der Fistelstelle nicht wieder entweichen kann. Es kommt zu chronischen Hirndruckerscheinungen, die denen des Tumor cerebri oder des subduralen Hämatoms ähnlich sind. Ausschlaggebend ist in jedem Fall das Röntgenbild, das eindeutig die Luftansammlung erkennen läßt (Abb. 31). Der Pneumatocephalus ist an sich eine mehr oder weniger harmlose Erscheinung, die keiner besonderen Behandlung bedarf; denn meistens wird die Luft nach kürzerer oder längerer Zeit von selbst aufgesogen.

Die Gefahren des Pneumatocephalus liegen 1. in der drohenden Infektion, 2. in den zunehmenden Hirndruckerscheinungen.

Erfahrungsgemäß kommt es übrigens nur selten zu einer Infektion des Pneumatocephalus. Gegen die eintretende Infektion ist man mehr oder weniger machtlos. Die Behandlung richtet sich dann nach den allgemein üblichen Grundsätzen (vergleiche Meningitis und Hirnabsceß). Zunehmende Hirndruckerscheinungen beim Ventilpneumatocephalus bilden die Anzeige zur operativen Behandlung. Ziel der Behandlung ist die Freilegung und der plastische Verschluß der Fistelöffnung. Die Erfolge der Operation sind durchaus ermutigend.

Zuweilen dringt Luft bei Verletzung der pneumatischen Höhlen in die Gewebe der Kopfschwarte ein — Emphysem der Kopfschwarte. In seltenen Fällen sammelt sich die Luft unter der Galea an. So entstehen unförmige Vorwölbungen der Kopfhaut, die wir als Pneumatocele cranii („Windgeschwulst") bezeichnen.

d) Intrakranielle Verletzung der Arteria carotis interna.

Bei Schädelgrundbrüchen kommt es in 1 v.H. der Fälle (selten nach Zerreißungen der Arterie bei Lues, Arteriosklerose, Tumorzerstörung), zu einem Einriß der Carotis interna bei ihrem Eintritt ins Schädelinnere. Die einsetzende mächtige arterielle Blutung müßte an sich in kürzester Frist durch plötzlichen Hirndruck zum Tode führen, wenn nicht der jähe Blutstoß den Sinus cavernosus mit einrisse, und damit das arterielle Blut durch die arteriovenöse Fistel in die weite venöse Strombahn des Sinus abfließen könnte. Die Entstehung des Carotis- Sinus cavernosus-Aneurysma bedeutet also zunächst einen Selbstschutz, führt aber bald zu schweren Rückwirkungen: venöse Rückstauung, pulsierende arterielle Füllung der zuführenden Venen, vor allem der beiderseitigen Venae ophthalmicae.

Erscheinungen. Es entsteht meistens nicht nur eine Protrusio bulbi, sondern, oft sogar beiderseits, ein *pulsierender Exophthalmus.* Die Kranken werden durch das starke pulssynchrone Schwirren überaus belästigt. Das für den Kranken so unangenehme Geräusch läßt sich häufig — nicht immer — objektiv als pulssynchrones blasendes Geräusch beim Behorchen des Kopfes nachweisen. Weiter entwickeln sich Kopfschmerzen, Ödeme der Lider, Chemosis der Bindehaut, immer stärkere Gefäßschwellungen aller Bulbusgefäße, schließlich Verschlechterung der Sehkraft bis zur Erblindung; gelegentlich kommt es zu lebensbedrohlichen Stauungsblutungen aus Nase, Ohr und Rachen.

Die *Diagnose* ist leicht: das Trauma, das pulssynchrone, intrakranielle, schwirrende Geräusch, seine Unterdrückbarkeit durch Druck auf die Carotis am Hals und der pulsierende Exophthalmus sichern die Diagnose eindeutig.

Behandlung. Spontanheilungen kommen vor (etwa 5—6 v.H.). Man wird daher zunächst abwarten und während längerer Zeit Fingerdruckbehandlung der Carotis durchführen. Führt diese nicht zum Ziel, so kommt, da einwandfreie Heilungen mit Hilfe künstlicher Thrombosierungen des Aneurysmas bisher nicht bekannt geworden sind, nur die Operation in Frage. Eine Entfernung des Aneurysmas ist natürlich nicht möglich. Es beseitigt indessen schon die Unterbindung der Carotis interna und in einer zweiten Sitzung, 8 Tage später, die der Carotis externa schlagartig das Schwirren und führt meist zur völligen

Heilung. Eine nennenswerte Gefahr bedeutet die Unterbindung der Carotis interna bei diesen Kranken mit einer arteriovenösen Fistel — im Gegensatz zur sonstigen Internaunterbindung — nach den Erfahrungen der letzten Jahre nicht. In den seltenen Fällen der Rückfälligkeit bliebe nur noch die intrakranielle Unterbindung der Carotis interna am Aneurysma selbst übrig.

e) Psychische Störungen nach Hirnverletzungen.

Im Anschluß an schwere Kopfverletzungen, besonders als Folge schwerer Kontusionen können mehr oder weniger ausgeprägte Geistesstörungen auftreten.

α) **Die akute traumatische Geistesstörung** *(traumatisches Delirium)*. Die anfängliche Bewußtlosigkeit geht allmählich in einen (manchmal tage- bis wochenlang anhaltenden) Dämmerzustand über mit Erregungs- und Stuporzuständen. Schließlich entwickelt sich ein sog. amnestischer Symptomenkomplex (oder KORSAKOWsches Syndrom), der vor allem in einer tiefgreifenden Störung der Auffassung und Merkfähigkeit zum Ausdruck kommt.

Euphorische Stimmung, fehlende Krankheitseinsicht, gesteigerte Reizbarkeit mit gelegentlichen triebhaften Handlungen vervollständigen das Krankheitsbild.

Die Psychose bildet sich im allgemeinen im Laufe von Wochen und Monaten zurück. Oder sie geht über in einen Dauerzustand, den wir als

β) **Traumatischen Schwächezustand** *(traumatische Demenz)* bezeichnen. Er ist gekennzeichnet durch auffallend gesteigerte Ermüdbarkeit allen geistigen und körperlichen Anstrengungen gegenüber (Leistungsschwäche) und durch Veränderungen des Gemütslebens.

Die Kranken sind bald ungewöhnlich reizbar bis zu Wutausbrüchen, bald teilnahmslos und stumpf, bald euphorisch, bald mürrisch und übellaunig (Zwangsweinen und Zwangslachen).

Hinzu kommt Unverträglichkeit gegen Alkohol und Hitzeeinwirkung, besonders Sonnenbestrahlung. Körperliche, insbesondere neurologische Resterscheinungen oder traumatische Epilepsie können daneben vorhanden sein und sind Ausdruck des erlittenen Hirnschadens.

Streng zu trennen von diesen organisch bedingten Geistesstörungen sind *seelisch-reaktive Erscheinungen*, die sich ohne erkennbare Ursache längere Zeit nach der Verletzung, am häufigsten bei entschädigungspflichtigen Unfällen, einstellen. Hierbei handelt es sich um seelisch abnorme Reaktionen neuropathisch oder psychopathisch veranlagter Menschen auf ein an sich leichtes und folgenlos ausheilendes Hirntrauma (Commotio). Die Gründe für derartige abnorme Reaktionen sind vielgestaltig. Ihre Erschließung sowie die Beurteilung der echten psychotischen Störungen fällt ins Gebiet der Psychiatrie.

Dem Chirurgen müssen sie für die Begutachtung Hirnverletzter mindestens dem Begriffe nach bekannt sein.

II. Erkrankungen des Schädelinhaltes.
1. Infektionen der Hirnhäute und des Hirns.
a) Meningitis.

Unter Meningitis verstehen wir immer eine entzündliche Erkrankung der weichen Hirnhäute (Pia-Arachnoidea) — also die „Leptomeningitis".

Nach den *Ursachen* bzw. den Krankheitserregern müssen wir verschiedene Gruppen unterscheiden:

1. gewöhnliche eitrige Meningitis,

2. primäre eitrige Meningitis (Meningokokkenmeningitis oder epidemische Meningitis),

3. tuberkulöse Meningitis,

4. akute und chronische nichteitrige Meningitis.

Die Erreger der *gewöhnlichen (eitrigen) Meningitis* sind Pneumokokken, Staphylokokken und Streptokokken; von letzteren gewöhnlich der Streptococcus haemolyticus und der Streptococcus viridans.

Die Erkrankung entsteht sekundär, und zwar

a) *fortgeleitet* von infektiösen Herden der *Nachbarschaft*,

b) durch *metastatische* Verschleppung von Eiterungen von *entfernten* Krankheitsherden auf dem *Blutwege*.

Zu ersteren Erkrankungen gehören die Nebenhöhleneiterungen, besonders die Eiterungen im Warzenfortsatz, ferner infizierte Schädelverletzungen (und

Schädelgrundbrüche), Erysipel und Eiterungen der Kopfschwarte, Gesichtsfurunkel, Sinusthrombose und Hirnabscesse.

Metastatische Verschleppung von Eitererregern finden wir bei schweren Eiterungen an anderen Körperstellen (z. B. Pleuraempyem) und bei Allgemeininfektionen, z. B. Typhus, Scharlach, Endocarditis und Endocarditis lenta (Streptococcus viridans), Allgemeininfektion und besonders bei croupöser Pneumonie (Pneumokokkenmeningitis). Pathologisch-anatomisch handelt es sich zumeist um Konvexitätsmeningitis im Gegensatz zu der vorwiegend basalen tuberkulösen Meningitis.

Die *klinischen Zeichen* beginnen allmählich und bestehen in Kopfschmerzen, Erbrechen, Bewußtseinstrübung und Delirien. Reizerscheinungen der Rückenmarkwurzeln führen zu heftigen Schmerzen, Nackensteifigkeit, die sich am besten durch Versuch des Beugens des Kopfes nach vorn feststellen läßt, ferner dem KERNIGschen Zeichen (Beugestellung der Knie, die eintritt, wenn der Oberschenkel in einem Winkel von 90—100° zum Rumpf gebracht wird, und endlich zum Opisthotonus. Dazu kommen Hirnnervenerscheinungen und Störungen der Hirnfunktionen (Lähmungen, Krämpfe usw.).

Ausschlaggebend für die *Diagnose* ist der Liquorbefund: immer findet sich eine starke Erhöhung des Eiweißgehaltes (Globulin), Zellvermehrung (Pleocytose) über 10 000 und mehr. Wenig virulente Bakterienstämme erzeugen nur einen mehr oder weniger stark getrübten Liquor. Die Infektion bleibt hierbei vorwiegend auf die Hirnhäute beschränkt. Bei virulenten Stämmen, besonders bei der Pneumokokkenmeningitis, wird der Liquor eitrig. Außerdem greift der Krankheitsvorgang auf das Hirn selbst über, so daß eine eitrige Meningoencephalitis entsteht.

Die *Todesursache* der Meningitis ist teils in der spezifischen Wirkung der Bakterien und Bakterientoxine (Frühtodesfälle), teils in dem sekundär entstehenden Hirndruck zu suchen.

Vorhersage. Die Meningitis ist immer ein ernstes Leiden, ihre Sterblichkeit ist hoch. Sie wechselt jedoch je nach Art und Giftigkeit der Erreger. Spontanheilungen kommen vor. Auch kann die Erkrankung auf umschriebene Hirnabschnitte beschränkt bleiben und ausheilen. In der Folge kommt es nicht selten zu narbigen Verwachsungen der Hirnhäute mit Zisternenverschluß und sekundärem Hydrocephalus.

Die *Behandlung* der sekundären eitrigen Meningitis bezweckt vor allem die Beseitigung des Ausgangsherdes. Ferner wird man durch wiederholte Lumbalpunktionen oder durch Dauerdrainage des Subarachnoidalraums (Zisternendrainage) den Hirndruck herabzusetzen versuchen. Die Punktionsbehandlung hat nur Sinn bei getrübtem, also flüssigem Liquor; sie versagt bei dickflüssigem, eitrigem Liquor.

Daneben Arzneimittelbehandlung mit Prontosil, Albucid, Eubasin (bei Pneumokokken) und Serumbehandlung. Durchspülungen und Gasdurchlüftungen der Subarachnoidalräume sind zwecklos.

Die *primäre eitrige Meningitis* oder *epidemische Hirnhautentzündung* wird durch Meningokokken hervorgerufen. Sie hat keine chirurgische Bedeutung und erfordert eine Behandlung mit spezifischem Serum. Zum Unterschied von der sekundären eitrigen Meningitis beginnt sie meist plötzlich mit hohem Fieber und Schüttelfrost.

Tuberkulöse Meningitis. Auch diese Form der Meningitis entsteht sekundär, und zwar ausgehend von irgendeiner Organtuberkulose oder als Teilerscheinung einer akuten allgemeinen Miliartuberkulose oder endlich durch örtliche Aussaat von einem Hirntuberkel aus. Für den Chirurgen hat die Meningitis tuberculosa nur differential-diagnostischen Wert gegenüber dem Hirntumor und gegenüber den anderen Meningitisformen.

Klinisch fällt am meisten der schlechte Allgemeinzustand der Kranken (bis zur Kachexie) und ihr blasses Aussehen auf. Es bestehen Kopfschmerzen, Nackensteifigkeit und Erbrechen. Der Sitz der Entzündung am Schädel*grund* (s. oben Konvexitätsmeningitis) führt zu Hirnnervenlähmungen. Daneben kommen andere neurologische Störungen, sogar Stauungspapille vor. Meist besteht Fieber, dabei verhältnismäßige Bradykardie (Verwechslung mit Typhus!).

Die *Diagnose* wird durch den Bakterienbefund gesichert. Makroskopisch ist der Liquor klar. Nach einiger Zeit setzt sich an der Oberfläche ein Häutchen ab, oder es bildet sich eine „Spindel". Die *Sterblichkeit* beträgt praktisch 100 v.H. Eine wirksame *Behandlung* ist nicht möglich.

Akute und chronische nichteitrige Meningitis (Meningitis serosa). Nicht selten werden Meningitisfälle mit serösem (nichteitrigem) Erguß in die Hirnwasserräume beobachtet. Bakterien werden im Liquor oft vermißt oder nur in geringer Anzahl gefunden. Man hat deswegen diese Form der Meningitis als toxisch bedingt aufgefaßt. An ihrem bakteriellen Ursprung kann jedoch meist nicht gezweifelt werden. Diese Meningitis tritt im Verlauf von Allgemeinerkrankungen auf, so bei Pneumonie, Typhus, Otitis media. Bei Kindern finden sich meningeale Reizungen bei Gastroenteritis, Masern und Keuchhusten. Auffallend häufig ist ihr Zusammentreffen mit der nichteitrigen (herdförmigen) Encephalitis. Wir sprechen dann von Meningo-Encephalitis.

Die Tatsache, daß meist *spontane Heilung* eintritt, berechtigt zu *abwartender Behandlung*. Allenfalls sind Lumbalpunktionen als symptomatische Behandlung angezeigt.

Anhang. Die *Pachymeningitis haemorrhagica interna* ist eine primär entzündliche Duraerkrankung, die sekundär zu subduralen Blutungen führt. Ursachen sind Arteriosklerose, Lues, Alkoholismus. Sie hat kaum chirurgische Bedeutung, ist aber wichtig wegen ihrer Ähnlichkeit mit dem chronischen subduralen Hämatom.

b) Encephalitis und Hirnabsceß.

Encephalitis. Die nichteitrige (herdförmige) Encephalitis, die cerebrale Kinderlähmung, die Polioencephalitis und die Encephalitis lethargica sind in ihrem Frühstadium ohne chirurgische Bedeutung. Erst die Spätfolgen beschweren den Chirurgen und Orthopäden.

Über die eitrige Encephalitis wurde oben im Abschnitt „Störungen der Wundheilung" schon das Nötigste gesagt.

Hirnabsceß. Wir unterscheiden nach der Ursache:

1. den traumatischen (pyogenen) Hirnabsceß, a) akuten Hirnabsceß (Frühabsceß), b) chronischen Hirnabsceß (Spätabsceß),

2. den fortgeleiteten Hirnabsceß (otogen oder rhinogen),

3. den metastatischen (embolischen) Absceß,

4. die Gasabscesse des Hirns (durch anaerobe Infektion).

Die *traumatischen pyogenen Hirnabscesse* s. S. 71.

Auch über die Spätabscesse ist oben bereits gesprochen worden (s. S. 72).

Die *fortgeleiteten Hirnabscesse* schließen sich an Eiterungen der Schädelknochen und der Nebenhöhlen der Nase und des Ohres (rhinogene und otogene Abscesse) an (Abb. 32).

a) Die *otitischen Hirnabscesse* sind in Friedenszeiten zahlenmäßig am häufigsten. In der überwiegenden Mehrheit (91 v.H.) schließen sie sich an chronische Eiterung des Mittelohres und des inneren Ohres an ($^9/_{10}$ aller Fälle), meist unter Beteiligung des Knochens. Zwei Drittel der Abscesse liegen im Schläfenlappen, nur ein Drittel im Kleinhirn.

Bei dem sehr chronischen Verlauf bildet sich gewöhnlich eine derbe Absceßmembran. Die meist taubeneigroße Höhle kann erheblich an Größe zunehmen und bis in den Occipitallappen oder an die zentralen Ganglien reichen.

b) Die *rhinogenen Hirnabscesse* sind die Folge von Eiterungen oder Caries der Nasen-Nebenhöhlen (Stirnhöhle, Siebbeinzellen, Keilbeinhöhle, selten Kieferhöhle). Der Sitz ist im Stirnhirn, seltener, z. B. bei Eiterungen der Kieferhöhle, im Schläfenlappen.

Der Nachweis einer Nebenhöhleneiterung berechtigt an sich noch nicht, immer einen *fortgeleiteten* Absceß anzunehmen. Vielmehr kann es auch zu hämatogener Verschleppung von Eiterungen kommen, so daß der entstehende Absceß weit abliegt von dem primären Eiterherd der Nebenhöhle.

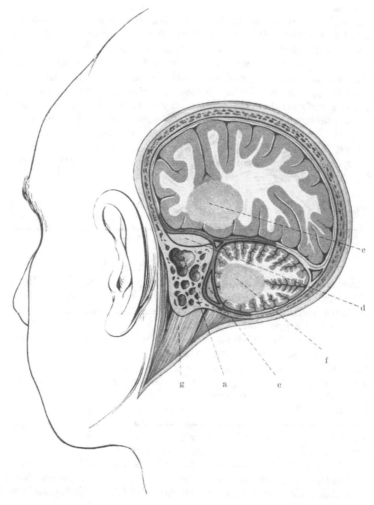

Abb. 32. Otogene Hirnabscesse. (Nach F. DE QUERVAIN: Spezielle chirurgische Diagnostik, 9. Aufl. Leipzig: F.C.W. Vogel 1931.) a Antrum mastoideum und Warzenfortsatzzellen; c thrombosierter Sinus transv. mit entzündeten Hirnhäuten; Abscesse d subdural; e im Schläfenlappen; f im Kleinhirn; g unter dem Kopfnicker.

Die *metastatischen Abscesse* sind besonders häufig durch embolische Verschleppung aus Eiterherden innerhalb der Brusthöhle (Pleuraempyeme, Bronchiektasen, Lungenabscesse) entstanden, treten oft in der Vielzahl auf. Sie zeigen entsprechend der Art und Giftigkeit der Erreger einen akuten oder chronischen Verlauf; weiche, wie zerfetzt aussehende Wandungen mit ödematöser Durchtränkung oder eine deutliche Membranbildung.

Diagnose. Die klinischen Erscheinungen eines Hirnabscesses, der alle Entwicklungsstufen bis zum chronischen Stadium durchläuft, entsprechen den pathologisch-anatomischen Vorgängen.

1. Im *Stadium der Entstehung* („Stadium des Ödems") bildet sich in der Umgebung des ursprünglichen Eiterherdes (z. B. eitriger Embolus) ein kollaterales Ödem. Es bedeutet das erste Einsetzen von Schutzmaßnahmen des Körpers gegen die Infektion. Unter Zunehmen des Ödems wird der Eiterherd abgegrenzt, das Ödem geht langsam wieder zurück und die Kapselbildung beginnt sich vorzubereiten. Klinisch äußert sich dieser Entwicklungsabschnitt vor allem in Allgemeinerscheinungen, die durch die Eiterung bedingt sind: hohes gleichmäßiges Fieber, Pulsbeschleunigung, schlechtes Allgemeinbefinden, Bewußtseinstrübung mit Delirien. Durch das Hirnödem kann es zu schweren neurologischen Störungen Lähmungen, Sprachstörungen) kommen, die allmählich, im Laufe von Tagen wieder zurückgehen.

2. *Stadium der Latenz* (Stadium der Kapselbildung). Hat der Körper die Ausbreitung der Infektion verhindern können, so wird um den so begrenzten Eiterherd eine bindegewebige Kapsel errichtet, es bildet sich ein umschriebener Absceß. Dementsprechend bessert sich das Allgemeinbefinden des Kranken, das hohe, gleichmäßige Fieber geht zurück und wird remittierend, der Kreislauf bessert sich gleichlaufend.

Durch allmähliche Ausdehnung der Abscesse treten aber nunmehr Erscheinungen des zunehmenden Hirndruckes auf. Die Krankheit geht über in das

3. *Stadium des Hirndruckes.* Der Absceß wirkt ganz ähnlich wie ein rasch wachsender Hirntumor. Die ersten schweren Allgemeinerscheinungen sind geschwunden, gelegentlich treten noch leichte Fieberzacken auf. Die Pulszahl ist regelrecht oder gar erniedrigt (Hirndruck). Es treten Kopfschmerzen, Erbrechen, zuweilen Stauungspapille auf und — entsprechend dem Sitz des Abscesses — finden wir mehr oder weniger ausgeprägte Herderscheinungen.

4. *Das Endstadium* kann sich sehr verschieden gestalten. Ist der Hirndruck nicht so stark, daß er zum Tode führt, so kann Selbstheilung des Abscesses durch Schrumpfung und Narbenbildung eintreten. Oder aber der Absceß bricht an einer Stelle in die Hirnkammern oder Liquorräume durch und führt durch basale Meningitis zum Tode. Solch einen Durchbruch in die Hirnkammer hat GARRÈ noch nach 40jährigem Bestehen beobachtet. Viele Kranke erreichen diesen Zeitabschnitt überhaupt nicht. Teils gehen sie bereits im akuten Stadium an der Infektion oder am Hirnödem zugrunde, teils tritt der Tod im dritten Stadium durch Hirndruck ein.

Für die Beurteilung und für die *Behandlung der Hirnabscesse* ergeben sich daher folgende Richtlinien:

1. Die Absceßbildung im Hirn (Abkapselung des Eiterherdes) ist eine Schutzmaßnahme des Körpers zur Überwindung der Infektion, die nicht gestört werden darf. Allenfalls wirken sich in dieser Entwicklungsstufe Sulfonamide günstig aus. Im akuten Stadium bis zur Bildung einer genügend festen Kapsel ist jede chirurgische Maßnahme verboten. Geht der Kranke innerhalb dieser Zeit bereits zugrunde, so kann man das nicht verhindern.

2. Im Stadium des abgekapselten Abscesses (bis zur Kapselbildung vergehen im allgemeinen etwa 8—10 Tage) droht dem Kranken Gefahr allein durch den zunehmenden Hirndruck. Hier setzt die operative Behandlung ein. Ihr Ziel ist die Herabsetzung des Hirndruckes, so daß der Absceß Zeit findet, auszuheilen, und zu vernarben.

Wir erreichen dieses Ziel durch wiederholte Punktionen des Abscesses, dessen Sitz vorher durch Luftbilder der Hirnkammern genau festgestellt werden muß von einer kleinen Öffnung aus. Breite Spaltungen des Abscesses mit Drainage führen nicht zum Ziel. Durch weitere Schädigung des bereits schwer beeinträchtigten Hirns kommt es hierbei fast immer zum Hirnprolaps (Fungus s. oben) und zur fortschreitenden Hirnphlegmone (s. S. 71). Spaltung und Drainage durch *lockere* Mullstreifen ist allenfalls erlaubt bei den fortgeleiteten otogenen Abscessen.

Auch osteoplastische Trepanationen führen meist zu allgemeiner Wundinfektion; der tödliche Ausgang ist dann nicht mehr aufzuhalten.

Differentialdiagnostisch ist der Absceß im akuten Stadium oft schwer abzugrenzen gegen die Meningitis.

Im chronischen Stadium sind bei der Differentialdiagnose gewöhnlich der Hirnabsceß, der rasch wachsende Hirntumor (Glioblastoma multiforme) und das chronische subdurale Hämatom in Erwägung zu ziehen. Manchmal deutet nur die stark beschleunigte Blutsenkung (über 100 mm) auf das Vorliegen eines Abscesses hin.

Die *Vorhersage* der traumatischen Hirnabscesse, der otogenen und rhinogenen Abscesse ist bei sachgemäßer Behandlung nicht unbedingt schlecht.

Auch metastatische Abscesse können durch Punktion geheilt werden. Dennoch ist stets mit einer hohen Sterblichkeit zu rechnen.

Gasabscesse. Sie entstehen durch gasbildende Bakterien, a) traumatisch von infizierten Schädelwunden aus, b) auf dem Blutwege durch Verschleppung. Durch Drainage ist Heilung erzielt worden.

c) Infektiöse Granulome und tierische Parasiten.

Die *Tuberkulome* des Hirns (sog. „Solitärtuberkel") entstehen immer sekundär, von einer anderen Organtuberkulose ausgehend. Die Knoten sind verschieden groß, meist gut abgegrenzt und sitzen an beliebiger Stelle des Groß- oder Kleinhirns. Nicht selten ist Auftreten in der Mehrzahl.

Die *klinischen* Erscheinungen der Tuberkulome decken sich mit denen des Hirntumors (Druckerscheinungen und Herdzeichen). Die Diagnose wird meist erst bei der Operation gestellt.

Die *Behandlung* besteht in der Ausschneidung des Knotens möglichst im gesunden Hirngewebe. Wird das Tuberkulom nur ausgeschält, so treten meist Rückfälle auf, häufig kommt es auch zur tuberkulösen Meningitis.

Die *Syphilome* (Gummiknoten) des Hirns kommen nur selten vor, meist einzeln. Sie gehen von der Dura aus.

Sie gleichen klinisch dem Hirntumor. Verdacht auf ein Gumma wird durch den positiven Ausfall der serologischen Reaktionen erweckt. (Aber auch ein Syphilitiker kann einen echten Hirntumor bekommen!)

Operative Freilegung ist nur angezeigt beim Versagen der antisyphilitischen Behandlung. Denn a) das Gumma kann resistent sein, b) es kann doch ein Tumor vorliegen. Gummiknoten müssen ebenfalls im Gesunden entfernt werden.

Tierische Parasiten. Cysticercus cellulosae (Larve der Taenia solium, Schweinefinne) und *Echinococcuscysten* (Larven der Taenia ecchinococcus, Hundebandwurm) können sich am Hirngrund bzw. im Hirn ansiedeln. Auch gibt es eine *Trichinose* des Hirns, die spontan ausheilen kann.

2. Die raumbeengenden Krankheitsvorgänge innerhalb der Schädelkapsel.
Hirngeschwülste.

Der Überlieferung entsprechend werden wegen ihrer therapeutisch und diagnostisch weitgehend gleichartigen Verhältnisse klinisch bei den Hirngeschwülsten auch diejenigen Zustände mit einbegriffen, die nichts mit einer Geschwulst im Sinne einer Neubildung zu tun haben, sondern nur wegen ihrer raumbeengenden Wirkung bei der Chirurgie der Hirngeschwülste mit abgehandelt werden. Auch muß man sich bei der klinischen Bezeichnung „Hirngeschwülste" klar darüber sein, daß nur ein geringer Teil dieser „Hirngeschwülste" wirklich Geschwülste des Hirngewebes selbst sind, während ein großer Teil der unter den „Hirngeschwülsten" zu besprechenden Gewächse in Wirklichkeit von den Hirnhäuten, Gefäßen, Nerven, der Hypophyse usw. ausgeht. Wir sprächen also auch hier besser von „intrakraniellen" als von „Hirn-"Geschwülsten.

Pathologie. Die Einordnung der Hirngeschwülste befindet sich im Zustand lebhafter Auseinandersetzungen der Histopathologen. Die alte VIRCHOWsche Einordnung der Geschwülste ist vielfach durch die Gliederung von BAILEY und CUSHING, die die Haupt- und Untergruppen der Hirngeschwülste nach der Ähnlichkeit der in der betreffenden Geschwulst vorherrschenden Geschwulstzellen mit den Zellformen der normalen Hirngewebe und ihrer fötalen Reifungsstufen benannt haben, ersetzt worden. Die Einteilung hat sich besonders klinisch als zweckmäßig erwiesen. Andere, wie DANDY, unterscheiden bei den Hirngeschwülsten die organeigenen, vom Hirn und seinen Hüllen selbst ausgehenden, von den nichtorganeigenen Geschwülsten, wie z. B. Fibromen, Angiomen, Dermoiden, metastatischen Tumoren u. dgl. Die eigentlichen, d. h. organeigenen Geschwülste gehen von den Hirnhäuten, dem Hirngewebe, dem Ependym, dem Plexus chorioideus, der Hypophyse, der Zirbel und den Hirnnerven aus.

So unterscheiden wir folgende *echte Neubildungen:*

a) Osteome und Osteosarkome — Knochengeschwülste;

b) Chondrome — aus den Knorpelfugen des Schädelgrundes;

c) Meningeome — Geschwulstbildungen der Hirnhäute;

d) Sarkome und Melanoblastome — Geschwülste des Bindegewebes;

e) Gliome und Glioblastome — sie sind die eigentlichen vom Hirngewebe selbst, insbesondere vom gliösen Stützgewebe des zentralen Nervensystems ausgehenden Geschwülste;

f) Ependymome — sie entstehen aus dem Ependym der Hirnkammern;

g) Neurinome — deren Ursprungsort wir in den SCHWANNschen Scheiden der Hirnnerven zu sehen haben.

h) Hieran schließen sich gutartige Hyperplasien der Hypophyse: die Hypophysenadenome („Strumen der Hypophyse").

Dazu kommen Neubildungen, die den *Mißbildungen* nahestehen, ferner *metastatische* Tumoren:

a) Teratome und teratoide Geschwülste;

b) Chordome aus embryonalen Resten der Chorda dorsalis;

c) Craniopharyngeome — aus Resten der RATHKEschen Tasche;

d) Die „Perlgeschwülste" (Epidermoide oder Cholesteatome).

Die metastatischen Tumoren entstehen als Absiedlungen hauptsächlich aus Gewächsen der Lungen und Mamma, seltener aus Niere, Prostata, Magen oder Pankreas.

Zur Reihe der geschwulstartigen Neubildungen und Krankheitsvorgänge, die von den Gefäßen des zentralen Nervensystems ausgehen, gehören die Angiome und die angioblastischen Geschwülste (LINDAU).

Tumorähnlich wachsenden Gebilden können *andersartige Krankheitsvorgänge* zugrunde liegen, die aber dieselbe raumbeschränkende Wirkung ausüben wie die echten Neubildungen:

a) chronische Hirnabscesse (Spätabscesse),

b) subdurale Hämatome und der Ventilpneumatocephalus,

c) infektiöse Granulome (Tuberkulome und Syphilome),

d) tierische Parasiten (Echinokokken und Cysticerken).

Der althergebrachte Begriff endlich des „*Pseudotumor cerebri*" umfaßt zwei völlig verschiedenartige Krankheitsgruppen.

1. Chronisch entzündliche Veränderungen der Hirnhäute, Arachnoiditis und entzündliche Aquäduktstenose. Sie führen zu Verwachsungen und damit zum Verschluß der Hirnkammern bzw. der großen Zisternen mit sekundärem Hydro-

cephalus. Im Erscheinungsbild gleichen sie vollkommen den die Hirnkammern verschließenden Geschwülsten.

2. Zahlreiche Krankheitsbilder, die keinen raumbeschränkenden Vorgang zur Grundlage haben, aber dennoch ähnliche Erscheinungen hervorrufen. Sie sind vor allem differentialdiagnostisch wichtig, weil sie keine operative Behandlung erfordern.

Hierzu gehören die Encephalitis, die Syphilis und die multiple Sklerose; ferner die Arteriosklerose der Hirngefäße, der arterielle Hochdruck und die Thrombose der Hirngefäße; endlich die verschiedenartigen Epilepsien.

Jede im Schädelinneren sich ausbreitende Neubildung führt zu einer allmählich zunehmenden Erhöhung des Schädelinnendruckes. Dieser *chronische Hirndruck* ist nur zum Teil unmittelbare Folge des Tumorwachstums. Zum größten Teil ist er bedingt durch die fast jede Geschwulst begleitende allgemeine *Hirnschwellung*. Bei Geschwülsten, die zu einem Verschluß der Liquorabflußwege führen, ist der Hirndruck Folge des *Hydrocephalus*.

Die intrakranielle Drucksteigerung kann durch die natürlichen Schutzeinrichtungen des Körpers bis zu einer gewissen Grenze ausgeglichen werden, so daß sie zunächst nicht in Erscheinung tritt (latenter Hirndruck) (s. S. 33). Die Grenze liegt bei Kindern im allgemeinen höher als bei Erwachsenen, weil am kindlichen, noch nicht vollständig geschlossenen Schädel die Nähte weit auseinanderweichen können. Wird die Grenze der Ausgleichsmöglichkeit überschritten, so kommt es zu klinischen Erscheinungen in Form von subjektiven Beschwerden und objektiv nachweisbaren Krankheitszeichen.

Das *klinische Erscheinungsbild* der Geschwülste im Innern der Schädelkapsel setzt sich zusammen aus:

1. Allgemeinerscheinungen. Sie sind im wesentlichen Ausdruck der den Tumor begleitenden Hirnschwellung bzw. des bestehenden Hydrocephalus.

2. Herderscheinungen, die teils Folge des vom Tumor auf das nervöse Gewebe ausgeübten Druckes sind, teils auf Gefäßstörungen beruhen, die durch die Neubildung hervorgerufen werden.

Zu den wichtigsten *Allgemeinerscheinungen* gehören:

a) subjektiv: Kopfschmerzen, Übelkeit und Erbrechen, Schwindelerscheinungen und Seh- und Hörstörungen.

b) objektiv: Veränderungen von Puls und Atmung, Benommenheit mit psychischer Verlangsamung, endlich Veränderungen des Augenhintergrundes mit Stauungspapille (Krämpfe sind — wie schon erwähnt — niemals Zeichen allgemeinen Hirndruckes, sondern immer Ausdruck einer örtlich umschriebenen Hirnstörung).

Die Zahl der *Herderscheinungen* ist sehr groß, entsprechend der Mannigfaltigkeit der einzelnen Hirnfunktionen. Sorgfältige Beobachtung der klinischen Zustandsbilder und Vergleich mit Operations- und Sektionsbefunden hat bestimmte Symptomgruppen (Syndrome) abgrenzen lassen, die uns wertvolle Hinweise für die Ortsbestimmung der Geschwülste liefern (vgl. auch Abb. 26a und b). Darüber hinaus lassen gewisse Krankheitsbilder sogar Rückschlüsse auf die *Art* des Tumors zu.

Die *klinische Erkennung* ist im wesentlichen eine neurologische Aufgabe. Untersuchung der Hör- und Gleichgewichtsorgane durch den Ohrenarzt und die augenärztliche Untersuchung sind zur Vervollständigung des klinischen Befundes unerläßlich.

Für den *Praktiker* am wichtigsten sind die Erscheinungen, die zur *Verdachtsdiagnose* einer Hirngeschwulst ausreichen: Kopfschmerzen, Erbrechen, Krämpfe, Sehstörungen, solche der Sprache und des Gehörs, motorische Störungen, soweit sie zentral bedingt sein können. Genaue körperliche Untersuchung der Kranken ist Voraussetzung für die weitere Beurteilung. Die vom Kranken selbst und von den Angehörigen zu erhebende *Vorgeschichte* hat besonders das Auftreten der einzelnen Krankheitserscheinungen in ihrer zeitlichen Reihenfolge festzulegen.

Die zweite Stufe der Diagnostik ist die für den Kranken so ungemein wichtige *Frühdiagnose*, d. h. der Nachweis, daß eine Hirngeschwulst mit Sicherheit vorliegt (allgemeine Hirntumordiagnose). Die Frühdiagnose ist für die Vorhersage von größter Bedeutung, denn im Hirnkoma, d. h. bei bereits eintretendem Versagen der lebenswichtigen Hirnzentren, kann man ebensowenig mehr erfolgreich Hirnchirurgie treiben, wie beim Leberkoma noch erfolgreiche Gallenchirurgie. Sie stützt sich auf die klinisch faßbaren Erscheinungen der endokraniellen Raumbeengung (Kopfschmerz, Stauungspapille, Erhöhung des Liquordruckes).

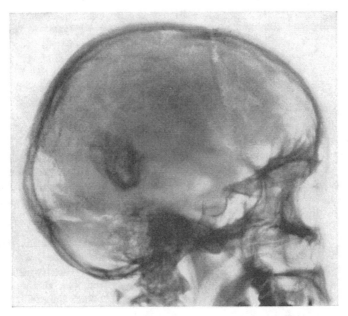

Abb. 33. Verkalktes Gliom des Großhirns. (Göttinger Klinik.)

Die dritte Stufe der Diagnostik ist die sog. *topische Diagnose*, d. h. die Erkennung des Sitzes der betreffenden Hirngeschwulst. Von der Erkennung des Sitzes hängt für die Behandlung alles ab, weist sie ja allein dem operativen Vorgehen unmittelbar den Weg. Leider sind die direkten Hirnsymptome, die zur Lagebestimmung einer Geschwulst herangezogen werden können, meist nur solche, die auf einer Entwicklung der Geschwulst in nichtstummen Hirnabschnitten beruhen: corticale Reiz- oder Ausfallserscheinungen. Wenn also noch keine Herdzeichen vorhanden sind, wäre es falsch, auf solche zu warten, denn auf Herderscheinungen zu rechnen wäre gleichbedeutend mit dem Daraufwarten, daß ein bis dahin noch in stummen Hirnabschnitten sich entwickelnder Krankheitsvorgang in wichtige, nicht-stumme Hirnabschnitte eindringt. Am günstigsten ist es für den Kranken und für die Operation, wenn eine Hirngeschwulst bereits allgemein und topisch diagnostiziert werden kann, solange weder Hirndruck-, noch Herderscheinungen nachweisbar sind. In solchen Fällen stützt sich dann die topische Diagnose auf endokrine Störungen (z. B. bei Geschwülsten der Hypophyse und der Zirbeldrüse) oder auf Veränderungen im Röntgenbild (z. B. Hyperostosen des Schädeldachs über manchen Meningeomen) oder auf das Ventrikulogramm (s. unten) oder die Arteriographie (s. unten).

In jedem Fall von Verdacht auf Hirngeschwülste ist das *Röntgenbild des Schädels* in mindestens 2 Ebenen ein wichtiges diagnostisches Hilfsmittel. Manche Geschwülste verraten Sitz und Art der Geschwulst durch Verkalkungen (vgl. Abb. 33), so manche langsam wachsende Meningeome, supra- und intrasellare Craniopharyngeome, Hypophysengangsgeschwülste, Ependymome u. dgl. Durch die Dura nach außen durchwachsende Meningeome führen zu röntgenologisch leicht erkennbaren Hyperostosen oder Usuren. Sekundärer Hydrocephalus kann bei Jugendlichen zur Nahtsprengung führen. Viele Meningeome erzeugen eine mächtige Stauung der Diploevenen. Die meisten Hypophysengeschwülste weiten die Sella turcica stark aus (vgl. Abb. 39), alles Veränderungen, die im gewöhnlichen Röntgenbild leicht faßbar sind.

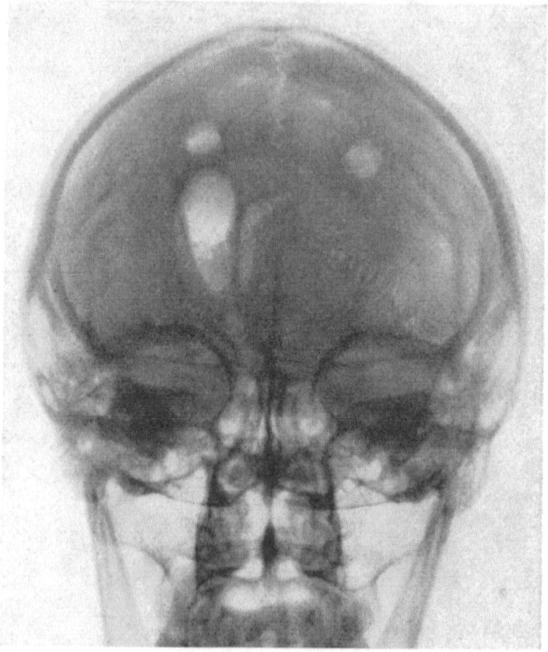

Noch aufschlußreicher, gerade in topischer Hinsicht, sind die Röntgenaufnahmen des Schädels (in 3 bzw. 4 Ebenen) nach Ersatz des Liquors der Ventrikel durch das Kontrastmittel „Luft". Diese *Ventrikulographie* hat die Aufgabe, uns über die Größe und Lage der Hirnkammern und damit mittelbar über alle gröberen Verschiebungen des Gehirns, örtliche Einbuchtungen der Hirnventrikel durch Tumoren usw. zu unterrichten und damit die Lagebestimmung der Geschwülste bei Fehlen von Herderscheinungen schon sehr früh festzulegen. Insbesondere ist sie differentialdiagnostisch von größter Bedeutung zur Abgrenzung der Geschwülste gegenüber dem vielgestaltigen Symptomenkomplex des „Pseudotumor cerebri". Die Hirntumoren verraten sich im Ventrikulogramm durch Verschiebung des ganzen Ventrikelsystems nach einer Seite (vgl. Abb. 34), durch Eindellung oder Kompression eines Ventrikels, Verdrängung des Ventrikels nach oben oder unten oder durch Erweiterung der Ventrikel bei Tumorblockade des Ventrikelsystems.

Abb. 34. Ventrikulogramm: Starke Verschiebung der Ventrikel nach rechts bei Meningeom des Keilbeinflügels. (Göttinger Klinik.)

Noch auf einem anderen Weg hat uns die Röntgenwissenschaft zur Erkennung von Hirngeschwülsten Dienste geleistet: mit der *Arteriographie* des Hirns. Durch die Einspritzung von schattengebenden Mitteln in die Carotis communis lassen sich die arteriellen Gefäßbahnen im Röntgenbild darstellen und besonders bei größeren Tumoren Abweichungen des Gefäßverlaufs erkennen (Abb. 35). Namentlich Gefäßerkrankungen, sehr gefäßreiche Geschwülste, arteriovenöse Aneurysmen, zeichnen sich deutlich ab. Sie sollte aber nur dann angewandt werden, wenn die Diagnostik es unbedingt erfordert.

Die *Encephalographie* — Luftfüllung der Hirnkammern und des Subarachnoidalraumes durch die Lumbal- oder Zisternenpunktion — darf nur bei fehlenden Hirndruck- und Stauungserscheinungen vorgenommen werden, da sonst die Gefahr der Einpressung des Hirnstammes und der Kleinhirntonsillen in das Foramen magnum besteht.

Über die generelle und die topische Diagnose hinaus ist gelegentlich nach den Erscheinungen auch die *Diagnose der Tumorart* möglich. So beweisen z. B. Hyperostosen des Schädeldachs ein Meningeom; eine Akromegalie (besonders zusammen mit bitemporaler Hemianopsie) berechtigt zum Rückschluß auf ein eosinophiles Adenom der Hypophyse; Hirngeschwulsterscheinungen bei entsprechenden kennzeichnenden Veränderungen des Augenhintergrundes (v. HIPPEL-LINDAUsche Krankheit) rechtfertigen die Diagnose eines intracerebralen Angioms mit sekundärer Cystenbildung.

Klinische Krankheitsbilder. Für die einzelnen Gruppen von Hirngeschwülsten sind als Herdzeichen besonders bemerkenswert:

Stirnhirn. Riechstörungen, frontale Ataxie, motorische Aphasie (bei linksseitigem Sitz) und häufig psychische Veränderungen (Charakterveränderungen, Vergeßlichkeit, allgemeine Abstumpfung).

Zentralregion. Frühzeitige Herderscheinungen mit gekreuzten Hemiplegien und entsprechenden Reflexveränderungen, sowie JACKSONsche Epilepsie.

Parietalhirn. Zentrale Sensibilitätsstörungen, insbesondere Veränderungen der Tiefensensibilität, des Lagegefühls und Apraxie. Ferner Wortfindungsstörungen (amnestische Aphasie).

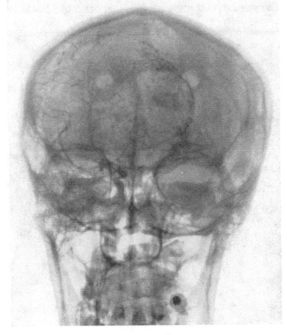

Abb. 35. Arteriogramm: Großes rechtsseitiges Falxmeningeom. (Göttinger Klinik.)

Schläfenlappen. Geruchs- und Geschmackshalluzinationen. Gekreuzte homonyme Hemianopsie, Störungen des Wortverständnisses (links).

Hinterhauptslappen. Augenflimmern, gekreuzte homonyme Hemianopsie, auch Seelenblindheit.

Kleinhirn. Kopfschmerzen, Erbrechen, Schwindel, Gleichgewichtsstörungen (cerebellar-Ataxie), hochgradige Stauungspapille, Nystagmus, Hirnnervenlähmungen.

Geschwülste des Kleinhirnbrückenwinkels. Frühzeitige Ertaubung, verbunden mit Kleine hirnstörungen, Unerregbarkeit des Gleichgewichtsapparates. In späteren Zeitabschnitten Trigeminusschmerzen, Facialislähmung, Schluckstörungen und Pyramidenbahnzeichen.

Hypophyse. Sehverschlechterung und endokrine Störungen. Bitemporale Hemianopsie mit Opticusatrophie durch Druck des Adenoms auf das Chiasma. Beeinträchtigung der Hypothalamusgegend führt zu Störungen der Geschlechtsfunktionen, Diabetes insipidus. Schlafstörungen und sonstigen Stoffwechselstörungen. Zwei ausgeprägte Krankheitsbilder werden beobachtet, die *Akromegalie* (Vergrößerung der Hände und Füße und der vorspringenden Teile des Gesichts) und die *Dystrophia adiposo-genitalis*, deren kennzeichnende Merkmale aus dem Namen zu entnehmen sind (Fettsucht, trockene, gelbliche, schuppende Haut, mangelhafte Entwicklung der Geschlechtswerkzeuge, allenfalls Haar- und Bartausfall). Beide Störungen sind an die Erkrankung bestimmter Teile der Hypophyse gebunden.

Behandlung. Die großen Fortschritte, die die Hirnchirurgie in den letzten 20 Jahren gemacht hat, werden am besten durch die Tatsache gekennzeichnet, daß heute 40 v.H. aller Kranken mit operablen Hirngeschwülsten in der Hand

tüchtiger Operateure Dauerheilung gebracht werden kann. Die frühzeitige Herd-
bestimmung, die Fortschritte der chirurgischen Operationstechnik, namentlich
auf dem Gebiete der Blutstillung (Silberklammern, elektrochirurgische Blutstillung kleinster Gefäße) und des Blutersatzes (Transfusion) haben der Hirnchirurgie gewaltigen Auftrieb gegeben.

Ist ein Tumor im Schädelinneren festgestellt und in seiner Lage genau be-
stimmt worden, so muß die Operation alsbald vorgenommen werden. Ziel unserer
Behandlung ist die Entfernung des Tumors. Voraussetzung dafür ist nicht
nur die Beherrschung der operativen Technik, sondern auch große Erfahrung.
Die Operationen sind meist technisch schwierig und erfordern große Geduld.
Sie werden fast ausschließlich in örtlicher Betäubung vorgenommen. Bei starkem

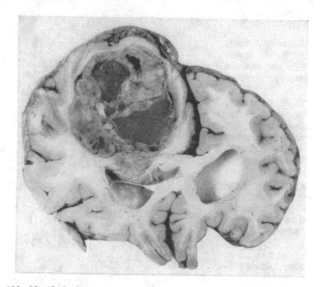

Abb. 36. Gut abgegrenztes Gliom. (Sammlung Göttinger Klinik.

Blutverlust muß manchmal schon während der Operation eine Blutübertragung
eingeleitet werden. Der Blutverlust ist die hauptsächlichste, unmittelbare Gefahr
für den Kranken. Später erwachsen weitere Gefahren aus der Nachblutung, der
postoperativen Hirnschwellung und der postoperativen Arachnoiditis. Eine
planmäßige *Nachbehandlung* unter genauer Beobachtung der Kranken in den
ersten Tagen ist deshalb unbedingt notwendig. Sie stellt meist noch größere Anforderungen an das Wissen und Können des Arztes als die Diagnostik und selbst
die Operation.

Leider ist ein Teil der intrakraniellen Geschwülste nicht operabel; entweder
durch ihren Sitz (z. B. im Hirnstamm) oder durch die Art ihres Wachstums
(bösartige, infiltrierend wachsende Geschwülste). Die Abb. 36 und 37 sollen
den Unterschied zwischen einem gut abgegrenzten operablen und einem infiltrierenden, nicht operablen Gliom veranschaulichen. Bei nicht operablen
Geschwülsten ist eine wirksame Behandlung nicht möglich. In manchen Fällen
kann man dem bedauernswerten Kranken das Leben erleichtern durch „Entlastungsoperationen", die den Hirndruck wenigstens vorübergehend ausgleichen.
Auch können Röntgentiefenbestrahlungen bei manchen Geschwülsten von
gleichem Nutzen sein und für einige Zeit den Zustand bessern. Beide Verfahren
sind aber stets nur Notbehelf, wenn die operative Entfernung der Geschwulst

nicht möglich ist. Sie bei operablen Geschwülsten anzuwenden, muß als Fehler
angesehen werden.

Jede operative Behandlung der Hirntumoren beginnt zunächst mit einer
Trepanation, d. h. der mehr oder minder breiten Eröffnung der knöchernen
Schädelkapsel (s. S. 94). Im allgemeinen folgt sodann vor der Eröffnung der
Dura die *Entlastung des Hirndruckes* durch eine Ventrikelpunktion, die der
eigentlichen Hirnoperation stets vorausgeht. Die Ventrikelpunktion vermag
besonders bei einem starken Hydrocephalus den Hirndruck wesentlich herabzusetzen, jedoch nur den Druck oberhalb des Tentoriums. Der subtentorielle
Hirndruck in der hinteren Schädelgrube ist schwieriger zu bekämpfen. Im allgemeinen wird auch hier die Ventrikelpunktion, diesmal durch die Hinterhörner

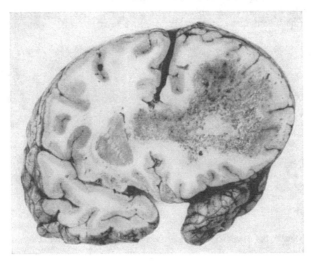

Abb. 37. Diffus infiltrierendes Glioblastom. (Sammlung Göttinger Klinik).

vorausgeschickt und dann eine Punktion der Kleinhirnhälften angeschlossen,
um allenfallsige Zysten zu entleeren und damit druckentlastend zu wirken, sodann wird die Cisterna cerebellomedullaris punktiert und Liquor abgelassen.
Sofern die Cisterne obliteriert ist, wird die Dura möglichst schnell incidiert
und dann nach Anheben der Kleinhirnhälften der Liquor abgelassen. Gelegentlich muß zur Hirndruckbekämpfung auch noch die Resektion von mehr oder
minder ausgedehnten Teilen von Hirnlappen hinzugefügt werden, besonders
bei tief gelegenen größeren Geschwülsten.

Nach der Duraspaltung sind oberflächlich gelegene Geschwülste sofort erkennbar. Unmittelbar unter der Rinde gelegene Geschwülste verraten sich
durch die flacheren und blasseren Hirnwindungen, oder sie werden, sei es durch
den Finger selbst, sei es durch eine stumpfe Ventrikelpunktionsnadel in der Tiefe
gefühlt. Bei tiefen Tumoren ist im allgemeinen die Ortsbestimmung nur aus dem
Ventrikulogramm zu ersehen.

Die Art des eigentlichen Eingriffs im Bereich des Hirns nach erfolgter Trepanation und Duraspaltung und Druckentlastung richtet sich nach Art und Sitz
des Tumors. Am einfachsten ist die schonende *Enukleation* des freigelegten
Tumors, wie sie z. B. bei manchen Meningeomen möglich ist.

Bei infiltrierend wachsenden Geschwülsten, wie z. B. den meisten Gliomen
ist eine Heilung nur bei einer *Excision* des Tumors allseitig *im gesunden Hirngewebe* möglich. Es ist infolgedessen dann eine teilweise oder völlige Resektion

oder sogar eine Exstirpation von Hirnlappen (sog. *Lobektomie*) notwendig. Um den Preis halbseitiger Lähmung ist zur Erhaltung des Lebens mehrfach auch die Resektion einer Hirnhälfte jenseits der basalen Ganglien mit Erfolg durchgeführt worden.

Besondere Vorsicht erfordern alle Geschwülste im Bereich des Nucleus dentatus des Kleinhirns, des Hirnstammes und am Boden des 3. und 4. Ventrikels. Infiltrierend wachsende Geschwülste des Hirnstammes oder Geschwülste, die auf den Hirnstamm übergreifen, müssen als *inoperabel* angesehen werden.

Eine spezielle operative Technik ist erforderlich bei der Entfernung von Geschwülsten der Zirbeldrüse, Geschwülsten der Plexus chorioidei, der Hypophyse, der Ependymgeschwülste der Ventrikel usw.

Die Mehrzahl der Hirngeschwülste stellt die große Gruppe der *Gliome*. Sie machen 60 v.H. aller Hirngeschwülste aus, wachsen meist infiltrierend, treten gelegentlich in der

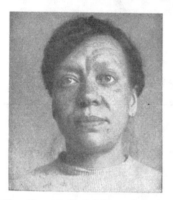

Abb. 38a. Akromegalie bei Hypophysentumor.

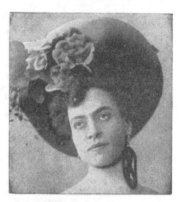

Abb. 38b. Dieselbe Patientin kurz vor der Erkrankung.

Vielzahl auf und rufen nicht selten Cysten hervor. Sie sind radikal nur entfernbar, wenn sie inmitten gesunden Hirngewebes entfernt werden, und dies ist wiederum ohne Funktionsausfall nur möglich, wenn sie in den stummen Hirnabschnitten gelegen sind. So erfordern die Gliome fast durchweg teilweise Resektion von Hirnlappen. Bei nicht radikaler Operation sind Nachoperationen so gut wie aussichtslos. In der Vorhersage am günstigsten unter den Gliomen sind die sog. Astrocytome (so benannt nach der Sternform ihrer vorherrschenden Zellform), ungünstiger die Spongioblastome, infaust das sog. Gliosarkom und das unreife Medulloblastom.

Ein wesentlich günstigeres prognostisches Bild ergeben die *Meningeome*. Sie machen 15—20 v.H. der Hirngeschwülste aus, sind feingeweblich gutartig, langsam wachsend, stets abgekapselt, sie verdrängen nur das Hirn, ohne infiltrierend in dasselbe einzudringen. Sie verraten sich nicht selten durch eine Usurierung des darüber gelegenen Schädeldaches oder auch gelegentlich durch eine Reizhyperostosierung des Craniums. Mit Vorliebe sitzen sie parasagittal in der Nähe des Sinus longitudinalis, an der Falx cerebri, in der Olfactoriusrinne (einseitige Anosmie und Opticusatrophie!) und an den Keilbeinflügeln. Besonders leicht sind die derben, gefäßarmen, glattflächigen Meningeome auszulösen. Schwieriger die weichen, gefäßreichen Meningeome mit vielgestaltiger, traubiger Oberfläche. Stets ist der Mutterboden besonders sorgfältig mit zu entfernen oder durch Elektrokoagulation zu zerstören.

Ein besonderes Kapitel stellen die *Hypophysenadenome* dar. Sie sind verhältnismäßig häufig, am leichtesten von allen Hirngeschwülsten zu erkennen, in der Behandlung verhältnismäßig dankbar. Die Diagnose ist meist leicht, da Hypophysentumoren a) zu endokrinen Störungen, b) im Röntgenbild zu kennzeichnenden Veränderungen der Sella turcica und c) zu Veränderungen des Gesichtsfeldes führen. Unter den endokrinen Störungen ist die *Akromegalie* (vgl. Abb. 38a und b) praktisch schon für sich verdächtig auf eine Hypophysengeschwulst. Sonst erwecken Amenorrhöe bei Frauen, Impotenz bei Männern, und fehlende Achsel-, Scham- und Gesichtshaare Verdacht auf Hypophysengeschwulst. Oft kommt es auch zu einer kennzeichnenden Fettsucht, doch ist die Dystrophia adiposogenitalis nicht allein für Hypophysengeschwülste bezeichnend, sondern kommt auch bei suprasellaren Hirnerkrankungen vor.

Im Röntgenbild (Abb. 39) ist die Sella turcica häufig erweitert, auch am Türkensattel können sich Veränderungen röntgenologisch abspielen, doch kann man die Diagnose des Hypophysentumors nicht ausschließlich auf das Röntgenbild allein aufbauen. Es ist dies meist um so weniger nötig, als auch noch kennzeichnende Veränderungen des Gesichtsfeldes hinzukommen. Vor allem ist die bitemporale Hemianopsie („Scheuklappengesichtsfeld") bezeichnend für eine Störung im Bereich des Chiasma der beiden Sehnerven, die wiederum verhältnismäßig häufig durch Hypophysentumoren hervorgerufen wird. Zu diesen Zeichen können noch andere Augenerscheinungen und sonstige Merkmale von Hirndruck, Kopfschmerzen usw. hinzukommen. Die Mehrzahl der Hypophysentumoren sind Adenome (80—90 v.H.). Den Rest bilden die seltenen Craniopharyngeome (s. S. 83), Gummen, Tuberkel, Teratome, Angiome, Carcinome und Sarkome.

Die *Behandlung* der Hypophysengeschwülste ist eine operative, wenn Sehstörungen vorhanden sind. Die Operation ist dankbar. Sie erhält die noch vorhandene Sehfähigkeit und führt bei einer nur geringen Sterblichkeit von 5 bis 7 v.H. in der großen Mehrzahl der Fälle zur Heilung. Schwierig ist der operative Zugang zur Hypophyse. Die früheren Verfahren, auf nasalem Wege die Hypophyse zu erreichen, sind trotz der damit schon erreichten beachtlichen Erfolge heute weitgehend verlassen, zugunsten des Weges durch die Siebbeinzellen und Keilbeinhöhle (CHIARI-ÖHLECKER), wobei beim Durchgang durch die mediale Wand der Orbita der Weg zur Hypophyse nicht unwesentlich verkürzt wird. Noch mehr im Vordergrunde stehen heute die intrakraniellen Verfahren und hier wiederum vor allem die intradurale Operation nach DANDY (s. S. 94). Sie gestattet auch den intrakraniellen Teil der Tumoren unter Prüfung des Auges zu entfernen. Bei den Hypophysenadenomen wird, der Ausfallserscheinungen wegen, der eigentliche Tumor nur ausgelöffelt unter Belassung eines Restes an der Kapselinnenwand (vergleichbar der Zurücklassung eines Restes von Schilddrüsengewebe bei der Basedowoperation).

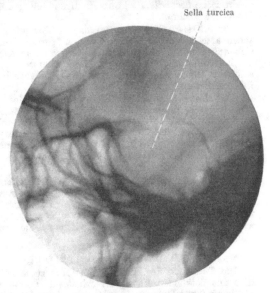

Sella turcica

Abb. 39. Ballonförmige Erweiterung der Sella bei Hypophysenadenom. (Göttinger Klinik.)

Ein weiteres wichtiges Gebiet bilden die *Kleinhirnbrückenwinkeltumoren.* Wie der Name sagt, liegen sie zwischen dem Kleinhirn und dem Pons und machen dort durch ihren Druck auf die Brücke, das Kleinhirn und die Hirnnerven klinische Erscheinungen. Diese beginnen meist mit einseitiger Ertaubung bei gleichzeitiger Störung des Vestibularapparates (daher auch die häufige Bezeichnung „Acusticustumoren"). Später kommt es zu Kopfschmerzen, gelegentlich Parästhesien im Trigeminus-, selten im Facialisgebiet. Zum Schluß gesellen sich noch Kleinhirnsymptome, Unsicherheit beim Gehen, Nystagmus, Schwindel und Hirndruckerscheinungen hinzu. Die Diagnose wird im allgemeinen bei Zusammenarbeit von Neurologen, Otiatern und Ophthalmologen gestellt. Auch die Kleinhirnbrückenwinkeltumoren sind der operativen Behandlung zugängig, sofern die Hirndruckerscheinungen nicht zu weit fortgeschritten sind. Die Operation besteht in der Kleinhirnfreilegung (s. S. 94), Anheben der betreffenden Kleinhirnseite am äußeren Pol und Auslöffelung des Tumors nach Spaltung der Kapsel und Blutstillung durch Unterbindung bzw. Koagulation.

Seltenere Geschwülste sind solche der Zirbeldrüse, der Ventrikel, des Plexus chorioideus. Eine nicht geringe Rolle spielen an den verschiedensten Teilen des Schädelraumes kavernöse Angiome (meist mit Cystenbildung), angeborene Cysten, Epidermoide, Tumoren bei Neurofibromatose, Carcinom- und Sarkomabsiedlungen.

3. Gefäßerkrankungen.

a) Die intrakraniellen Aneurysmen.

Von den Gefäßmißbildungen und Gefäßgeschwülsten des Schädelinnern sind nur zwei von größerer Wichtigkeit: die arteriellen und die arterio-venösen Aneurysmen.

Die *arteriellen Aneurysmen* sind meist angeboren, seltener durch Arteriosklerose oder Syphilis der Hirngefäße bedingt. Häufig kommen sie in der Vielzahl vor. Sehr große Aneurysmen können die Erscheinungen eines Hirntumors verursachen. Die große Mehrzahl dieser Aneurysmen wird aber erst entdeckt, wenn eine Berstung mit nachfolgender subarachnoidaler Blutung auftritt. Die Erscheinungen einer solchen Blutung sind plötzlich einsetzende Kopfschmerzen (Augenschmerzen), Benommenheit, Erbrechen, Nackensteifigkeit und Fieber. Bei der Lumbalpunktion tropft blutiger Liquor ab. Allmählich tritt Erholung ein; spätere Blutungen führen über kurz oder lang zum Tode.

Der *Nachweis* des Aneurysmas gelingt in vielen Fällen durch das *Arteriogramm*. Die chirurgische *Behandlung* ist unbefriedigend und gelingt nur in wenigen Ausnahmefällen durch besondere Technik.

Die *arterio-venösen Aneurysmen* der Hirngefäße sind stets angeboren. (Die traumatischen arterio-venösen Fistelbildungen wurden früher beschrieben, s. S. 76). Sie setzen sich aus dem arteriellen Zufluß, den venösen Abflußwegen und einem dazwischen eingeschalteten tumorähnlichen, aus erweiterten Capillaren bestehenden Gefäßknäuel zusammen. Durch die stark erweiterten Capillarverbindungen führen auch die venösen Abflüsse hellrotes arterielles Blut und pulsieren.

Das *klinische Krankheitsbild* kann mit dem des Tumors große Ähnlichkeit haben: JACKSON-Epilepsie, motorische Lähmungen und sensible Störungen. Andere Erscheinungen sind durch Hirnblutungen bedingt. Besonders nach JACKSON-Anfällen auftretende flüchtige Lähmungserscheinungen lassen an ein Aneurysma denken. Hirndruck entsteht bei größeren Blutungen, Stauungspapille wurde beobachtet.

Die Krankheit ist genauer bekannt geworden erst mit der Einführung der *Arteriographie*. Hierbei ergeben sich sehr kennzeichnende Bilder.

Die *Behandlung* dieser tumorartigen Gefäßmißbildungen ist in vielen Fällen aussichtsreich. Kleine Aneurysmen können ganz entfernt werden. Bei anderen werden die arteriellen Zuflüsse unterbunden. Wenn beides nicht möglich ist, muß die Carotis interna am Hals unterbunden, das Aneurysma selbst später röntgenbestrahlt werden. Auf diese Weise wird Thrombose und Verödung des Aneurysmas erzielt.

b) Thrombose der Hirngefäße und Hirnblutung.

Die *Thrombose* der Hirnarterien führt zu Erweichungsherden (anämischer Infarkt) im Hirn mit plötzlichem Funktionsverlust, meist ohne Bewußtlosigkeit. Dieser Gefäßverschluß ist die häufigste Ursache der Altersapoplexie („Schlaganfall") und entsteht durch arteriosklerotische Veränderungen an den Gefäßen. Dieselben Folgen hat eine *Embolie* der Hirnarterien, z. B. von einer Endocarditis verrucosa ausgehend. Die Ausfallserscheinungen sind mehr oder weniger rückbildungsfähig.

Hirnblutungen kommen vor allem in höherem Alter durch Gefäßberstung (Arteriosklerose, arterieller Hochdruck) zustande. Bei Jugendlichen stammen die Blutungen meist aus Tumoren, Aneurysmen und Angiomen. Hierbei richtet sich die Behandlung gegen die Grundursache. Verwechslungen von Hirnblutungen und Erweichungsherden mit Tumoren sind möglich.

c) Erkrankungen der großen Blutleiter (Sinusthrombose).

Chirurgische Bedeutung haben nur die infektiösen Verstopfungen der großen Blutleiter. Sie entstehen durch Fortleitung entzündlicher Vorgänge von der Nachbarschaft aus: z. B. Thrombose des Sinus cavernosus nach Nebenhöhleneiterungen, besonders Eiterung der Siebbeinzellen und Keilbeinhöhle, Thrombose der Sinus transversus oder sigmoideus nach Warzenfortsatzeiterungen. Oder sie entstehen durch Fortwandern einer entzündlichen Thrombose innerhalb eines Gefäßes, z. B. Cavernosusthrombose (s. u.).

Die *klinischen Erscheinungen* setzen sich zusammen aus denen einer Allgemeininfektion (verbunden mit meningitischen Erscheinungen) und aus Zeichen, die auf die mechanische Verstopfung des betreffenden Sinus zurückzuführen sind. Zu den Allgemeinerscheinungen gehören: hohes Fieber, Schüttelfröste, schlechtes Allgemeinbefinden. Benommenheit, Delirien, Nackensteifigkeit können dazu treten.

Die *Thrombose des Sinus cavernosus* (nach den gefürchteten Lippen- und Nasenfurunkeln) ist mit einem auf die Augenlider und die Bindehaut beschränkten (Stauungs)-Ödem, mit

Protrusio bulbi und Stauungspapille verbunden. Sie ist fast ausnahmslos tödlich. Chirurgische Eingriffe haben sich nicht bewährt.

Die *Thrombosen des Sinus sigmoideus* gehören in das Gebiet des Ohrenfacharztes.

4. Die Epilepsie (Morbus sacer, Fallsucht).

Als epileptisch bezeichnet man Krampfanfälle, welche durch plötzliche Entladung regelwidriger Reizvorgänge in der motorischen Zone der Hirnrinde ausgelöst werden. Die verschiedensten Erkrankungen des Gehirns können epileptische Anfälle im Gefolge haben. Der Krampfanfall ist jedoch nur *ein* Zeichen des epileptischen Syndroms. Daneben können sich weitere, teils organisch-nervöse, teils psychische Störungen finden (s. unten).

Wo die Reizung der Hirnrinde durch grobe anatomische Veränderungen ausgelöst wird — wie bei Geschwülsten, bei Abscessen und traumatischen Schädigungen, bei multipler Sklerose, Dementia paralytica —, da ist der epileptische Anfall nur ein Symptom einer cerebralen organischen Erkrankung, man spricht hier deshalb von einer *symptomatischen Epilepsie*. Wo es aber an nachweisbaren, gröberen organischen Veränderungen des Gehirns fehlt, und bei anscheinend normaler Gehirnfunktion von Zeit zu Zeit aus unbekannten Gründen solche krankhafte motorische Entladungen mit Bewußtlosigkeit eintreten, da spricht man von einer *genuinen Epilepsie* (STRÜMPELL). Aber wenn auch bei der genuinen Epilepsie Art und Ursache der zugrunde liegenden Hirnschädigung bis heute nicht bekannt sind, so berechtigt das nicht, diese Epilepsieformen als idiopathisches, endogenes Leiden anzusehen.

Dem „großen epileptischen Anfall" geht oft eine kaum eine Minute dauernde subjektive Empfindung — eine Vorahnung —, die sog. Aura, voraus. Danach stürzt der Kranke, wie von einem Schlag getroffen, häufig mit einem Aufschrei bewußtlos zusammen. Die Atmung setzt aus, Gesicht und Hände färben sich blau, die Pupillen sind weit und reaktionslos. Dann folgt nach einem kurzen Stadium tonischer Muskelkontraktion die Periode der klonischen Zuckungen, das sind heftige, schnellende rhythmische Stöße und Kontraktionen fast aller Körpermuskeln. Durch Krämpfe der Kaumuskeln kommt es zu Zungenbissen, blutiger Schaum tritt vor den Mund. Ein eindrucksvolles Bild! Das Krampfstadium hält einige wenige Minuten an und ist meist verbunden mit tiefer Bewußtlosigkeit; diese hält wesentlich länger (oft bis zu einer Viertelstunde) an und geht in einen mehrstündigen Erschöpfungsschlaf über. In der Regel sind die Kranken dann erholt und haben außer einem dumpfen Kopfschmerz nur über etwas Muskelschmerzen und ihre zerbissene Zunge zu klagen. Längere Dauer der Krankheit und gehäufte Anfälle können schließlich zu Geistesschwäche und einer Art Verblödung führen.

Außer solch ausgesprochenen Anfällen kommen bei Epileptikern unentwickelte Anfälle — bestehend in Schwindelanfällen und kurzen Bewußtseinspausen — vor (sog. petit mal). In gleicher Weise kennt die Psychiatrie epileptische Geistesstörungen verwickelter Art, die man psychische Äquivalente des epileptischen Anfalles nennt.

Die beschriebenen Krankheitsbezeichnungen sind im allgemeinen kennzeichnend für die genuine Epilepsie, können aber in ähnlicher Form auch bei der symptomatischen Epilepsie vorkommen. Häufiger ist jedoch bei dieser das Auftreten von motorischen Anfällen, die sich auf umschriebene Muskelgruppen oder eine Körperhälfte beschränken und gewöhnlich ohne Bewußtseinsverlust verlaufen. (JACKSON-*Anfälle, Rindenepilepsie.*) Andererseits können derartige Formen auch bei der genuinen Epilepsie beobachtet werden, so daß die Unterscheidung mitunter recht schwierig ist.

Von den zahlreichen Ursachen, die Epilepsie verursachen können, sind besonders hervorzuheben:

1. Mißbildungen und Entwicklungsfehler,
2. intrakranielle Geschwülste und andere raumbeengende Krankheitsvorgänge,
3. verschiedene Arten der Hirnatrophie,
4. Impressionsfrakturen, Narben, Fremdkörper,
5. Gefäßerkrankungen (Thrombose, Embolie, Hirnblutung) und Aneurysmen,
6. viele entzündliche Vorgänge (Encephalitis).

Aufgabe einer genauen neurologischen und röntgenologischen Untersuchung ist es, die Ursache der Epilepsie und damit die Art der zugrunde liegenden Hirnschädigung klarzustellen. Denn in vielen Fällen kann durch geeignete operative Maßnahmen das Leiden geheilt werden. (Traumatische Epilepsie s. S. 72.)

C. Operationen an Schädel und Gehirn.

Allgemeines. Strenge Asepsis, in der Regel örtliche, bei unruhigen Kranken und Kindern Allgemeinbetäubung durch Avertin (Äther macht Hirnödem!). Großes Gewicht ist auf sorgfältige Blutstillung sowohl der Kopfschwarte, als ganz besonders im Schädelraum zu legen. Die Elektrokoagulation hat hier neue Möglichkeiten und Fortschritte eröffnet. Oft bewährt sich die Tamponade mit lebendem Gewebe (Muskelstückchen). Für die Blutstillung im Bereich der Diploegefäße ist eingepreßtes steriles Wachs von Vorteil. Bei sehr großen Eingriffen im Bereich des Großhirns wird blutsparende Operation durch vorherige Unterbindung der betreffenden Hirnarterien und der zu den Sinus ziehenden Piavenen ermöglicht. Eine große Rolle spielt die lückenlose Verschließung des intrakraniellen Raumes durch genaue Duranaht und sorgfältige Naht der Schädelweichteile. Möglichst Vermeidung unnötigen Lagewechsels, auch nach der Operation, fortlaufende Puls- und Blutdruckprüfung während und nach dem Eingriff, allenfalls weitere Druckentlastung durch Ventrikelpunktion nach der Operation.

Ventrikelpunktion. Zur Druckbestimmung des Liquors, Druckentlastung, als Voroperation zur Ventrikulographie. Stichincision 2 Querfinger paramedian neben der Scheitelhöhe, 1 cm großes Trepanationsloch mit Fräse, Stichincision der Dura, Vorschieben einer Ventrikelpunktionsnadel bis in den Ventrikel, Druckmessung bei Rückziehung des Mandrins. Bei der *Ventrikulographie* wird grundsätzlich auf beiden Seiten gleichzeitig punktiert, um nicht beim Einblasen von Luft nach Ablassen des Liquors künstlich Hirndruck zu erzeugen.

Die *Encephalographie* (Luftfüllung des Ventrikel- *und* Subarachnoidalraumes) kann von einer Zisternen- oder Lumbalpunktion aus vorgenommen werden.

Balkenstich. 3—4 cm langer Schnitt hinter der Kranznaht, $1^1/_2$ cm seitlich von der Mittellinie. Nach Eröffnung des Schädels und der Dura Einschieben einer leichtgebogenen Kanüle entlang der Falx cerebri, bis man auf stärkeren Widerstand, den Balken, kommt. Vorsichtige Durchbohrung desselben, Erweiterung des Loches durch Hin- und Herbewegen der Kanüle, Schluß der Hautwunde. Anzeige: Hydrocephalus. Meist schließt sich die Öffnung nach einiger Zeit wieder. Heute seltene Anwendung.

Punktion der Cisterna cerebello-medullaris. Sie ermöglicht einen Vergleich des Lumballiquors mit dem Zisternenliquor, was allenfalls diagnostisch auszuwerten ist. Zur Behandlung kommt sie bei der Meningitis serosa zur Anwendung. Sie spielt heute ferner eine Rolle als Voroperation der Myelographie. (Technik siehe bei Rückenmark.)

Die Eröffnung des Schädels. Die *Trepanation* kann entweder mit dem Trepan, dem Meißel (LUERScher Hohlmeißelzange) oder dem elektrisch betriebenen Bohrer und der Fraise vorgenommen werden, und zwar in letzteren beiden Fällen auch ohne dauernde Beseitigung des Knochenstückes (osteoplastische Operation), bei welcher das umschnittene oder ummeißelte Knochenstück mitsamt den bedeckenden Weichteilen während der Operation nach außen umgeklappt, nachher wieder an seine Stelle zurückgelegt und die Haut darüber vereinigt wird. Die Größe der anzulegenden Öffnung wechselt nach der Größe des zu erwartenden Eingriffes.

Die Hauptanzeige für die *Entlastungstrepanation* sind heute weniger die Hirntumoren — hier ist sie besonders fernab vom Tumor oft geradezu schädlich — häufiger vielmehr der bedrohliche Hirndruck nach Schädelverletzungen.

Als *subtemporale Entlastungstrepanation* wird sie bei Rechtshändern rechts, bei Linkshändern links ausgeführt. In örtlicher Betäubung Schrägschnitt vor dem Ohr von der Hautgrenze bis zum Temporalisansatz hinaufreichend, Spaltung des M. temporalis in der Faserrichtung, Auseinanderziehen des Schläfenmuskels durch sog. Rectushaken, Bohrloch, von da aus Erweiterung der Öffnung mit LUERScher Zange nach unten bis zur Schädelbasis und sonst bis auf die Größe von 6:8 cm, sternförmige Eröffnung der Dura in der Mitte des Knochendefektes, keine Duranaht, Haftnähte des M. temporalis, Fasciennaht, Hautnaht.

Die *suboccipitale Trepanation* ist erforderlich zur Kleinhirnfreilegung, zur Entfernung von Kleinhirnbrückenwinkeltumoren, und anderen Tumoren der hinteren Schädelgrube. Bei hohem tubtentoriellem Druck wirkt sie bei Wegnahme des Knochens als suboccipitale Entlastungstrepanation.

Technik. Gesichtslage des Kranken. In örtlicher Betäubung Bogenschnitt von einem Warzenfortsatz zum anderen Zurückpräparieren des entstandenen Weichteillappens bis zur Basis, 2 Bohrlöcher über beiden Kleinhirnlappen, Erweiterung allseitig bis oben der Sinus transversus und unten die Umrandung des Hinterhauptloches freiliegt, schrittweise Wegnahme der knöchernen Umrandung des Hinterhauptloches, Resektion des hinteren Drittels des Atlasbogens (zur Raumgewinnung wegen des postoperativ drohenden Oblongataödems). Paramediane *Längsincision* der Dura über dem Kleinhirn beiderseits, Unterbindung des Sinus occipitalis mit DESCHAMPS Ligaturen und Durchtrennung des Sinus zwischen denselben, sodann Spaltung der Dura. Es liegen die Kleinhirnhälften und der Wurm frei. Das Foramen *Magendii* kann sichtbar gemacht, die Cisterna cerebello-medullaris durch Spaltung der Dura nach unten eröffnet und der Kleinhirnbrückenwinkel durch Anheben der Kleinhirnenden zu Gesicht gebracht werden.

D. Chirurgie des Ohres.

Allgemeines. Die Erkrankungen des mittleren und inneren Ohres sind heute nicht mehr Gegenstand allgemein-chirurgischer Behandlung, sondern gehören in die Hand des Facharztes. Es sollen hier nur diejenigen Erkrankungen des äußeren Ohres besprochen werden, die erfahrungsgemäß vom Ohrenarzt gewöhnlich dem Chirurgen zugewiesen werden.

I. Mißbildungen.

Völliges angeborenes Fehlen des äußeren Ohres, Verkrüppelungen, übermäßige Ausbildung desselben, abstehende Ohren kommen in allen Übergängen vor. Manchmal sind diese Mißbildungen mit sog. Auricularanhängen, in deren Innerem sich Knorpel befindet, verbunden.

Fistelbildungen können aus nicht völlig geschlossenen Teilen des Kiemenganges zurückbleiben, liegen dann vor und unter dem Gehörgange in einer Linie von dort nach dem kleinen Zungenbeinhorne hin.

Viel häufiger sind die oberflächlichen, klares, seröses, klebriges Sekret absondernden Fisteln, die, im Bereich der äußeren Muschel gelegen, zum Ekzem Veranlassung geben und auf dem Ausbleiben von Verklebungen zwischen den Wülsten der äußeren Muschel beruhen.

II. Verletzungen.

Verletzungen des äußeren Ohres. Verluste einzelner Teile des äußeren Ohres, glatte Schnittwunden lassen sich durch feinste Hautnähte, bei welchen der Knorpel nicht mitgefaßt wird, ohne erhebliche Entstellung vereinigen. Auch zum größten Teil abgerissene Ohren heilen nach Anheftung an die Schädelhaut wieder an.

Auf *stumpfer Verletzung* (Faustschlag, starkem Druck, Umkrempeln der Ohrmuschel) oft geringfügiger Art beruht das *Othämatom*, das in einem blutigserösen Erguß zwischen Perichondrium und Knorpel besteht und zu Rückfällen, auch bei geringer Veranlassung neigt (s. Abb. 40). Es kennzeichnet sich durch eine kugelige Vorwölbung am vorderen Rand der oberen Muschelhälfte. In den meisten Fällen saugt sich der Bluterguß unter leichtem Druckverband von selbst auf oder geht nach Punktion zurück. Bei Rückfällen ist unter Umständen die subperichondrale Entfernung des veränderten Knorpels nötig. Beim Hinzutreten von Eiterung ist eine

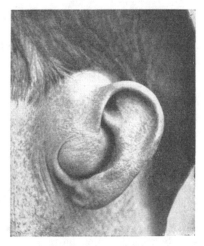

Abb. 40. Othämatom. (Aus F. DE QUERVAIN: Spezielle chir. Diagnostik. 9. Aufl. Leipzig: F. C. W. Vogel 1931.)

angwierige eitrige Perichondritis zu fürchten und deshalb frühzeitige Eiterentleerung nötig.

Die nach Verletzungen im äußeren Gehörgang eintretenden *Verengerungen* können zu Eiterverhaltung und Eitersenkung in das periauriculäre Gewebe führen und sind deshalb durch entsprechende Tamponade, Einführen eines Röhrchens zu verhüten.

Brüche des äußeren Gehörganges an seiner vorderen und unteren Wand entstehen durch Anprall des Unterkieferköpfchens bei Fall, Schlag oder Stoß gegen das Kinn, meist bei geöffnetem Munde. Die Erscheinungen bestehen in Blutungen aus dem Ohr, Schmerzen beim Kauen. Knöcherne Vorsprünge infolge der Callusbildung oder der Verschiebung der Bruchstücke können zurückbleiben.

Auch bei sonstigen Brüchen der Schädelgrundfläche kann der knöcherne Gehörgang beteiligt sein, mit und ohne Verletzung der häutigen Wand und des Trommelfells.

III. Fremdkörper.

Fremdkörper finden sich am häufigsten im äußeren Gehörgang bei Kindern, (Erbsen, Perlen), die sie sich absichtlich hineinstecken, oder sie gelangen, auch bei Erwachsenen, unbeabsichtigt ins Ohr (Insekten) oder endlich, sie bestehen aus dem zusammengeballten Sekret der Drüsen (Ceruminalpfropf). Vor jedem instrumentellen Versuch zur Entfernung ist das Einträufeln von Alkohol (besonders bei quellenden Stoffen z. B. Erbsen) oder Öl zu empfehlen, um sie dann auszuspritzen, ein Verfahren, das bei frisch ins Ohr gelangten Fremdkörpern fast immer zum Ziele führt. Faßversuche mit der Pinzette sind streng zu vermeiden, höchstens soll man durch eine leicht abgebogene, dünne Sonde hinter den Fremd-körper vorsichtig zu gelangen suchen und ihn so herausbefördern, wobei ein Tieferstoßen desselben sorgfältig zu vermeiden ist. Sind Extraktionsversuche gemacht und besteht eine Schwellung des äußeren Gehörganges, so wartet man, wenn keine bedrohlichen Erschei-nungen bestehen, eine Abschwellung unter PRIESSNITZschen Umschlägen ab und sucht dann den Fremdkörper durch Ausspritzen zu entfernen. Liegen jedoch Zeichen einer Mittelohr-entzündung vor, besteht Störung des Allgemeinbefindens, ist sicher, daß ein Fremdkörper in das Ohr hineingebracht war, so ist anzunehmen, daß derselbe bei Extraktionsversuchen in das Mittelohr gelangt ist. Er gehört dann schleunigst in die Hand des Facharztes, und muß durch einen bogenförmigen Schnitt hinter dem Ohr und Ablösung der Muschel mit der Knochenhaut, durch Spaltung des Gehörschlauches von hinten her entfernt werden, ebenso auch, wenn bei Lage im äußeren Gehörgang die schonenden Maßnahmen nicht zum Ziel führen.

IV. Entzündungen des äußeren Ohres.

Die akut entzündlichen eitrigen Erkrankungen der Ohrmuschel äußern sich in schmerzhafter Schwellung und lebhafter Rötung der ganzen Muschel mit Beteiligung der Drüsen. Sie sind, um ausgedehnte Knorpelnekrose zu vermeiden, bald durch Einschnitt zu entlasten.

Akute Entzündungen von *Gichtknoten* können mit eitrigen Entzündungen im Beginn eine Ähnlichkeit haben.

Außer dem chronischen Ekzem (bei Skrofulose, nach Seborrhoe, Läusen) kommt die Impftuberkulose des Ohrläppchens durch Anlegung von Löchern für Ohrringe vor. Sonst greift der Lupus des Ohres meist vom Gesicht über; die Syphilis (Primäraffekt durch Biß) kann in allen 3 Stadien auftreten; Lepra siedelt sich mit Vorliebe am äußeren Ohr an.

Der *Furunkel* des äußeren Gehörganges ist ein überaus schmerzhaftes und zu Rückfällen neigendes, oft langwieriges Leiden. Anfangs sitzt die Schwellung als hügelige Vorwölbung im vorderen Teil des Gehörganges. Später kann sie auf die äußeren Teile übergreifen und den Gehörgang mehr oder weniger verlegen. Im Gegensatz zu der Entzündung des Warzenfortsatzes ist eine Druckempfindlichkeit auf den Warzenfortsatz nicht vorhanden, auch tritt die Schwellung des äußeren Gehörganges schon gleich zu Beginn der Erkrankung in Erscheinung. Nach Reinigung des äußeren Gehörganges von den Sekretmassen sieht man den von einem lebhaft geröteten Hof umgebenen Eiterpunkt.

Die *Behandlung* besteht in täglichem Einführen von Salbenstreifen, allen-falls Incision. Um Rückfälle zu vermeiden, ist jedesmal der Gehörgang vor-sichtig zu reinigen (Alkohol).

Die *Perichondritis* der Ohrmuschel, nach Verletzungen, Erfrierungen, Furunkeln des Gehörganges auftretend, geht mit Schwellung und Rötung meist beider Ohrmuschelflächen und Fieber einher, führt in der Regel zu Knorpel-nekrose und Verunstaltungen der Ohrmuschel. Sobald Eiterung, breite Spaltung; allenfalls Entfernung des nekrotischen Knorpels.

Das *Trommelfell* kann an seiner Außenfläche an entzündlichen Vorgängen des Gehörganges teilnehmen. Selten ist eine selbständige Entzündung der äußeren Membran mit Bläschenbildung *(Myringitis bullosa)*.

Erfrierungen und *Verbrennungen* der Ohrmuschel s. S. 102.

V. Neubildungen am Ohr.

Störende *Keloide* entstehen gelegentlich nach dem Ohrringstechen, *Granulome* häufig bei chronischen Mittelohreiterungen aller Art; im Gehörgang nehmen sie Polypenform an, begünstigen die Sekretverhaltung, weshalb ihre Entfernung erforderlich ist.

Angiome sehen wir bei Kindern bei gleichzeitiger Beteiligung der Wangenhaut (s. Abb. 52); sie sind angeboren und gehören zu den sog. fissuralen Angiomen; es kommen Teleangiek-tasien sowie kavernöse Angiome vor.

Behandlung mit galvanokaustischer Stichelung, Thermokoagulation, Radiumbehandlung; wenn angängig Exstirpation.

Atherome an der Ohrmuschel sind selten, ebenso *Dermoide* in der Umgebung des Ohres, am ehesten noch am Warzenfortsatz als Abkömmlinge von Epithelkeimen, die bei der Bildung der Ohrmuschel versprengt sind.

Fibrome, Papillome, Lipome, Chondrome, Myxome kommen vor, sind aber selten.

Exostosen oder diffuse Verdickungen des Gehörganges verursachen durch Verlegung des Ganges oft Schwerhörigkeit und auch neuralgische Schmerzen. Sie sind operativ abzutragen.

Carcinome sehen wir an der Ohrmuschel häufig als flache, krustenbildende Basalzellenkrebse, ähnlich dem Ulcus rodens auf der Stirne und am inneren Augenwinkel alter Leute. Andere treten von Anbeginn als rasch zerfallende, eiternde und in die Tiefe vordringende Geschwüre auf, verhornender Plattenepithelkrebs. Sie erfordern gründliche Ausschneidung, allenfalls mit Abmeißelung von Knochenteilen. Sarkome (Ohrläppchen) sind selten.

E. Erkrankungen und Verletzungen des Gesichts.

I. Angeborene Spaltbildungen.

Das Gesicht wird von mehreren, ursprünglich durch Spalten getrennten Fortsätzen gebildet. Normalerweise vereinigen sich der mittlere Stirnfortsatz sowie die beiden Oberkieferfortsätze untereinander und mit den beiden ersten Kiemenbögen vor Ablauf der 6. Woche des embryonalen Lebens. Bleibt die Verwachsung ganz oder teilweise aus, so

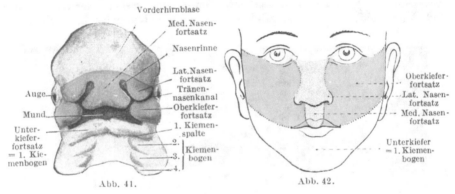

Abb. 41 und 42. Die Entwicklung des Gesichts. (Aus TREVES und KEITH: Chirurgische Anatomie. Berlin: Springer 1914.)

entstehen Spalten im Gesicht. Im Gegensatz dazu sind atypische Spaltbildungen durch amniotische Stränge selten. Der 1. Kiemenbogen vereinigt sich bereits in der 4. Fetalwoche zur Mandibula, bildet die Zungenhälften und sendet beiderseits von seinem oberen Rand aus den Oberkieferfortsatz nach oben und hinten (Abb. 41, 42).

Entwicklungshemmungen des Gesichtsschädels führen zu *Spaltbildungen*, die gradweise verschieden stark ausgeprägt sind, von der einseitigen kleinen Einziehung des Lippenrotes bis zur durchgehenden doppelseitigen Lippen-Kiefer-Gaumenspalte. In $^1/_4$—$^1/_3$ der Fälle wird familiäres Auftreten beobachtet, wobei die Zahl der männlichen zu den weiblichen Trägern sich wie 2 : 1 verhält. Der Erbgang ist in diesen Fällen wahrscheinlich polymer rezessiv. Nicht selten ist das Leiden mit anderen Erbanlagestörungen verbunden (Poly-, Syndaktylie, Klumpfuß, Spina bifida, Encephalocele, Schwachsinn).

Die Hasenscharte — Labium fissum — Cheiloschisis ist die weitaus häufigste Spaltbildung im Gesicht (1 auf 24 000 Geburten). Diese seitlichen Lippenspalten, entweder einfach oder doppelseitig, entstehen dadurch, daß das vom Stirnfortsatz gebildete Philtrum sich mit dem vom Oberkieferfortsatz gebildeten Teil der Oberlippe nicht vereinigt. Sie sind sehr häufig verbunden mit einer Einkerbung oder Spaltung des Proc. alveolaris und des harten Gaumens. Das ist leicht zu verstehen, wenn man weiß, daß die embryonalen Stirn- und Oberkieferfortsätze nicht nur die Gesichtsmaske, sondern auch das knöcherne und knorpelige Gerüst des Gesichts bilden.

Die Hasenscharte ist in der Mehrzahl einseitig, und zwar links dreimal so häufig wie rechts, seltener doppelseitig. Alle Formen, vom einfachen Lippeneinkniff *(Coloboma)* bis zum schwersten Grad, der ins Nasenloch

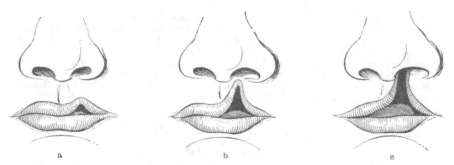

Abb. 43 a—c. Die drei Grade der Lippenspalte (a Lippeneinkniff, b Hasenscharte ohne Spaltung in der Nase, c vollständige Hasenscharte).

reichenden Lippenspalte kommen vor. Gewöhnlich stehen hier auch Mund und Nasenhöhle durch eine Kieferspalte breit miteinander in Verbindung

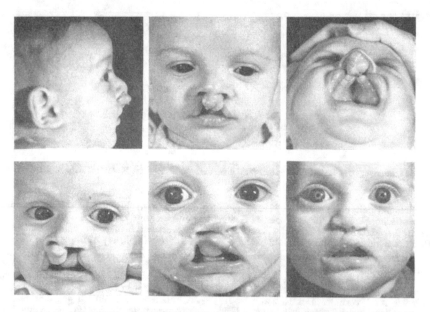

Abb. 44. Doppelseitige Lippenkieferspalte. Stark vorspringender Zwischenkiefer.
Oben: Ansicht von der Seite, von vorn und von unten. Unten: Vor der Operation, nach der
1. Sitzung, frisch nach der 2. Operation. (Breslauer Klinik.)

(Cheilognathoschisis). Der Alveolarbogen nimmt übrigens auch in den leichteren Fällen nicht selten an der Spaltbildung teil, und zwar zwischen mittlerem und äußerem Schneidezahn. Die Hautränder des Spaltes sind von *Lippenrot* umsäumt, die Nase ist platt, in den schweren Formen fehlt der hintere Rand des Nasenloches.

Bei *doppelseitigen* Hasenscharten finden sich ebenfalls die erwähnten drei Grade, jedoch meist asymmetrisch auf beiden Seiten. Bei beiderseitiger schwerster

Spaltbildung ist die Haut des Philtrums im Verhältnis zur Norm und zur Entwicklung des bürzelförmig vorragenden Zwischenkiefers, dessen Vereinigung mit den Alveolarfortsätzen nicht zustande gekommen ist, zu klein, viereckig, dreieckig oder oval gestaltet. Das umsäumende Lippenrot ist stark nach außen gewuchert *(Wolfsrachen, Cheilognathopalatoschisis)*. Bei doppelseitiger, ungleichmäßiger Spaltbildung ist der Zwischenkiefer nach der weniger betroffenen Seite, d. h. nach der Seite der Verwachsung mit dem Alveolarfortsatz hinübergedrängt und infolgedessen schräg gestellt. Der Zwischenkiefer trägt gewöhnlich drei, seltener vier verkümmerte Zahnkeime.

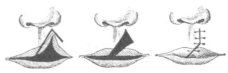

Abb. 45. Operation nach MALGAIGNE.

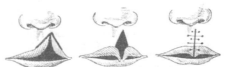

Abb. 46. Operation nach MIRAULT-BRUNS.

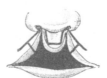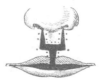

Abb. 47. Operation nach KÖNIG.

Außer der *Entstellung* birgt die Mißbildung für die Kinder *Gefahren,* die in Durchfällen und Bronchialkatarrhen ihren Ausdruck finden. Die Ernährung bietet große Schwierigkeiten und ist vielfach nur mit dem Löffel möglich (durch die Milchpumpe gewonnene Muttermilch). Trotz sorgfältiger Pflege erliegen viele Kinder den Folgen der Mißbildung in den ersten Monaten. Die *Operation* der Hasenscharte soll deshalb so bald wie möglich vorgenommen werden. Blutverluste sind

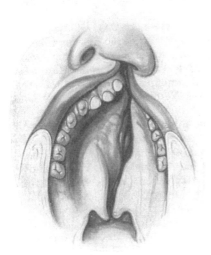

Abb. 48. Linksseitige vollständige Lippen-, Kiefer- und Gaumenspalte. [Nach einem Präparat des pathologischen Institutes (Prof. GRUBER) in Göttingen.]

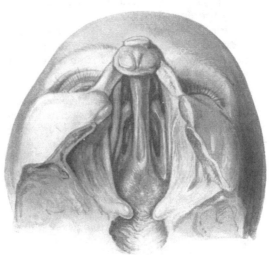

Abb. 49. Doppelseitige vollständige Lippen - Kiefer-Gaumenspalte. [Nach einem Präparat des pathologischen Instituts (Prof. RÖSSLE) in Berlin.]

dabei streng zu vermeiden. Nur bei schwächlichen Kindern soll man die Operation hinausschieben. Wir pflegen im allgemeinen die Kinder im 3. Monat zu operieren.

Der *Eingriff* besteht in einer Anfrischung des Spaltes, wobei die abgetrennten Schleimhautränder vorläufig mit der übrigen Lippe im Zusammenhang bleiben und zum Teil als

kleine gestielte Läppchen nachher Verwendung finden. Eine einfache Anfrischung und
Naht würde zu starker Verkürzung, Einziehung der Lippe an der Nahtstelle führen und ist
deshalb nur bei ganz leichten Einkniffen gestattet. Um die Verkürzung zu vermeiden,
werden die Schleimhautläppchen nach unten geschlagen und in Form eines kleinen Bürzels
vernäht (MALGAIGNE). Die kosmetischen Erfolge sind nur bei kleineren Hasenscharten
annehmbar. Wertvolleres leisten diejenigen Verfahren, welche das Läppchen der einen Seite,
und zwar das dickere, nach Vernähung der eigentlichen Spalte in den angefrischten Lippen-
rand der anderen Seite einfügen, so daß der spätere Narbenzug nicht ausschließlich in senkrechter Richtung wirkt. Dieses Verfahren liegt den Operationen von MIRAULT und von
BRUNS zugrunde.

Die Eingriffe, welche durch äußere Schnittführung gewissermaßen die ganze Lippe beweglich machen wollen, kommen nur bei sehr großen Spalten und den schwersten Formen
in Betracht. Ihre Verschönerungsversuche sind von geringem Erfolg begleitet.

Bei der doppelten Hasenscharte wird die Schleimhautumrandung des Philtrums
geopfert. Die Anfrischung geschieht am besten in viereckiger Form, die aus der Oberlippe gebildeten Läppchen werden in der Mitte des unteren Randes des angefrischten
Philtrums vereinigt (KÖNIG). Andere Verfahren verwenden das Philtrum zur Bildung des
häutigen Nasenseptums und ersetzen die Spaltlücke durch unmittelbare Vereinigung der
seitlichen Spaltränder (LORENZ, REICH, MATTI).

Die Hasenscharteoperationen müssen unter aseptischen Vorsichtsmaßregeln, wobei
jedoch die kindliche Haut möglichst zu schonen ist, und unter größter Blutersparung
(örtliche Betäubung mit Suprareninzusatz) vorgenommen werden. Beide Oberlippen-
teile werden durch die Finger oder mit Klemmen zusammengedrückt, bis die Naht-
vereinigung erfolgt ist. Um die seitlichen, angefrischten Läppchen bequem aneinander-
bringen zu können, und die störende Einziehung am oberen Rande dicht unter dem
Nasenloch zu vermeiden, ist es nötig, die narbige Verwachsung des oberen Spaltrandes
mit dem Kiefer durch einen Scherenschlag ausgiebig zu durchtrennen.

Ein Verband nach der Operation ist nicht nötig. Bestreuen mit einem leicht antiseptischen Wundpulver genügt. In der Nachbehandlung soll das Schreien möglichst verhindert werden (Luminal). Die Ernährung soll unter allen Umständen dieselbe bleiben
wie vor der Operation.

Verbesserungen der ersten Plastik werden frühestens nach 1—2 Jahren vorgenommen.

Die Sterblichkeit nach Hasenscharteoperationen beträgt in der Hand geübter Operateure weniger als 1 v.H.

Die Gaumenspalte *(Uranoschisis, Palatum fissum)*. Das Gaumendach,

normalerweise bereits im 3. Fetalmonat geschlossen, wird durch die Vereinigung
des aus dem Stirnfortsatz stammenden Vomer mit den beiden aus dem Oberkieferfortsatz stammenden Gaumenplatten gebildet. Weicher Gaumen, Zäpfchen
werden von den gegeneinander wachsenden Gaumenplatten gebildet. Durch
das teilweise oder gänzliche Ausbleiben dieser Vereinigungen entsteht eine
Spaltbildung, so daß entweder der Vomer nur mit dem harten Gaumen der
einen Seite vereinigt ist oder frei in die Mundhöhle ragt und beiderseits von
Spalten begrenzt ist. Im weichen Gaumen und Zäpfchen sitzt die Spalte
immer in der Mitte. Häufig sind gleichzeitig Hasenscharten vorhanden, entweder doppel- oder einseitig. Jedoch braucht eine doppelseitige Hasenscharte
nicht einer doppelseitigen Gaumenspalte zu entsprechen. Auch die Gaumenspalte ist bei Knaben und auf der linken Seite häufiger, warum, ist ungeklärt.

Der Form und Ausdehnung nach unterscheiden wir:

1. *Unvollständige Gaumenspalten* (weicher *oder* harter Gaumen), 2. *vollständige Gaumen-*
spalten (weicher *und* harter Gaumen), 3. durchgehende Lippen-, Kiefer-, Gaumenspalten.
Jede dieser Formen kann ein- oder doppelseitig auftreten, und wenn einseitig, mit einer der
beiden anderen verbunden sein. Auf die eindrucksvolle Verunstaltung des Wolfsrachens ist
schon oben hingewiesen. Die Kieferspalten gehen fast immer mit Regelwidrigkeiten an den
Zähnen einher, besonders den seitlichen Schneidezähnen.

Die *Störungen* durch die Gaumenspalte sind viel stärker und schwererwiegend
als durch die Hasenscharte. Verschlucken, Aspiration von Flüssigkeiten, infolgedessen Lungenerkrankungen, sind viel häufiger, die Ernährungsschwierigkeiten
größer; die Sprachbildung ist für das spätere Leben wesentlich erschwert. Insbesondere werden die Verschluß- und Reibelaute (p, t, k, g, s, f, v, ch) schlecht
gesprochen. Die Operation ist wegen der Kleinheit der Verhältnisse im ersten

Lebensjahr schwierig und in ihrem Enderfolg unsicher. Deshalb ist es ratsam, dieselbe erst gegen Ende des zweiten Lebensjahres vorzunehmen, d. h. so früh, daß die weitere Entwicklung des Gaumens regelrecht vor sich geht und mit den Kindern noch frühzeitig Sprachübungen vorgenommen werden können. Die Operation einer gleichzeitigen Hasenscharte wird von uns unabhängig von der Uranoplastik, wie üblich, im 3. Monat vorgenommen. Hiernach tritt meist eine Verschmälerung des Gaumenspaltes ein, auch der vorspringende Bürzel des Vomer geht durch den formenden Zug der genähten Lippe bereits teilweise zurück, ehe die Gaumenspalte selbst in Angriff genommen wird (mit $1^1/_2$ bis 2 Jahren).

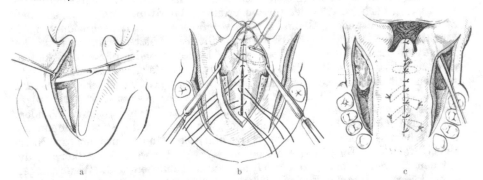

Abb. 50. Gaumenspaltenplastik nach VEAU-AXHAUSEN (nach der Abänderung von LUHMANN, Operation der Gaumenspalten 1937). a Spaltränder aufgespalten und beweglich gemacht, Rand des knöchernen Gaumens freigelegt, Darstellung der Muskelschicht des weichen Gaumens. b Seitliche Entspannungschnitte, Periostschleimhautlappen von der Unterlage gelöst und beweglich gemacht. Mehrschichtige Naht der nasalen Schleimhaut, der Muskulatur und der Mundschleimhaut. c Naht vollendet. Beweglichmachung des weichen Gaumens und Rachens (rechts), Nahtentlastung durch Tamponade des seitlichen Entlastungsschnittes (links).

Die grundlegenden Gedanken für die *Staphylorrhaphie* (Naht des weichen Gaumens), die *Uranoplastik* (Verschluß des harten Gaumens) und die *Uranostaphyloplastik* (Vereinigung beider) verdanken wir v. GRAEFE, DIEFFENBACH, v. LANGENBECK und ROUX. Heute operieren wir nach VEAU und AXHAUSEN, Verfahren, bei welchen die Gewebe des harten und weichen Gaumens in ihre einzelnen Schichten aufgeteilt werden, so daß eine schichtweise Naht vorgenommen werden kann. Alle Gewebe werden dabei durch entsprechende Schnitte an den Alveolarbogen so weit beweglich gemacht, daß die Nähte ohne Spannung angelegt werden können (Abb. 50).

Nach gelungener Operation sind *Sprachübungen* unerläßlich. Wenn kein entsprechender Lehrer (Taubstummenlehrer) zur Verfügung steht, kann sich die Mutter mit dem Büchlein von SCHULZE[1] behelfen.

Ist ein Verschluß durch Operation unmöglich (sehr selten!) oder mißlungen, dann läßt man einen Obturator nach SUERSEN oder SCHILTSKY anfertigen, der mit einem hohlen Kautschukkloß den offenen Nasenrachenraum abschließt.

Wesentlich **seltenere Formen angeborener Spaltbildung** sind:

1. *Die mediane und seitliche Nasenspalte* — zwischen den Processus globulares bzw. mittlerem und seitlichem Nasenfortsatz,

2. *die schräge Gesichtsspalte* (Meloschisis) — zwischen seitlichem Nasenfortsatz und Oberkieferfortsatz,

3. *die mittlere Lippenspalte* zwischen beiden Proc. globulares,

4. *die quere Gesichts- oder Wangenspalte* — zwischen Ober- und Unterkieferfortsatz (siehe Kiemenbogen). Diese kommt entweder als Verbreiterung des Mundes (Makrostoma) vor oder zieht als breiter Spalt und Furche, zuweilen nur als feine Narbe angedeutet, vom Mundwinkel quer durch die Wange zum Ohr oder der Schläfe und ist häufig mit kleinen, knorpelhaltigen Hautanhängen (Auricularanhängen) verbunden,

5. die mediane Unterlippenspalte (u. U. mit Kiefer-Zungenspalte) ist die Folge des Ausbleibens der Vereinigung der beiden Seitenteile des 1. Kiemenbogens.

---

[1] SCHULZE: Anleitungen zur Sprachverbesserung nach Mund-, Nasen- und Kieferkrankheiten. Berlin: Springer 1930.

II. Wachstumsstörungen des Gesichtes.

Es gibt eine — meist einseitige — angeborene und erworbene Form der Gesichtsatrophie (*Hemiatrophia facialis*). Bei der erworbenen Form findet man Infektionskrankheiten (Erysipel) oder Traumen (Schädel) in der Vorgeschichte. Haut, Muskeln und selbst der Knochen können atrophieren, so daß starke Asymmetrie zustande kommt. *Behandlung:* Autoplastische Fettunterpolsterung.

III. Verletzungen.

Die Wunden im Gesicht heilen durchgehends gut wegen der reichlichen Blutversorgung der Gewebe. Selbst Verbindungen mit der Mundhöhle ändern an diesen günstigen Verhältnissen nichts. Deshalb können Gesichtswunden im allgemeinen auch jenseits der für die primäre Wundversorgung maßgebenden Zeit von 6—8 Stunden, allenfalls nach sorgfältiger Wundausschneidung noch genäht werden, nachdem die Blutung gestillt ist. Letzteres macht trotz der Menge des ausströmenden Blutes meist keine besonderen Schwierigkeiten, wird zum Teil durch die Naht besorgt; nur bei tiefen Stich- und Schußwunden mit Blutung aus der *Maxillaris interna* und der *Arteria temporalis profunda* kann die Unterbindung am Orte der Verletzung oder sogar die der *Carotis externa* in Frage kommen. Bei größeren *infizierten* Wunden, bei denen eine Naht nicht mehr möglich ist, wird *locker* tamponiert. Die Verletzung sensibler Nerven (Trigeminusäste) führt zuweilen zu Neuralgien, wenn der Nerv in der Narbe verwächst oder wenn Fremdkörper, die auf den Nerven drücken, in der Wunde zurückgeblieben sind. Verletzungen selbst kleinerer Äste des *Facialis* können zu unliebsamen Entstellungen führen. Durchtrennungen des *Speichelganges* sind, wenn möglich, durch sorgfältige Naht des Ganges selbst oder seiner Umgebung zur Vereinigung zu bringen, auf jeden Fall aber ist die Wunde genau zu vereinigen. Trotzdem staut sich oft der Speichel in der Wunde und es bilden sich *Speichelfisteln*. Auch bei Quetschwunden des Gesichts sind, wenn eben angängig, einige Situationsnähte anzulegen; auf etwaige Knochenbrüche ist dabei zu achten. Nicht selten ist bei stumpfen Verletzungen ein weithin reichendes Ödem vorhanden, das besonders an den Augenlidern in die Erscheinung tritt und in den ersten Tagen häufig eine Zunahme durch entzündliche Vorgänge in der Wunde erfährt. Nach Lösung einiger Nähte pflegt es bald zurückzugehen.

Die *einfachen Schußwunden* des Gesichts zeigen oft auffallend kleine Ein- und Ausschußöffnungen, welche im Widerspruch zu der Größe des Geschosses stehen. Wundinfektionen schwerer Art sind selten. Schwierigkeiten können bei Verletzungen des Mundbodens, Übergreifen der entzündlichen Schwellung auf den Rachen, den Kehlkopfeingang und Rücksinken der Zunge entstehen. Im letzteren Falle ist es empfehlenswert, die Zunge mit einem Faden zum Vorziehen anzuschlingen, bei schweren Atembeschwerden muß der Luftröhrenschnitt vorbereitet werden.

Verbrennungen und Erfrierungen. Ohren und Nasenspitze sind häufig der Sitz von *Erfrierungen* mit Blasenbildung, Verlust kleinerer Hautstückchen, ja an den Ohren selbst kleinerer Knorpelstückchen. Die dünnen, weißlichen, narbigen, gezackten Ohrränder sind die späteren Folgeerscheinungen. Bei anfänglich starker Ödembildung kann man durch leichte Einschnitte die Flüssigkeit austreten lassen, wodurch schneller eine bessere Ernährung wiederkehrt, sonst sind Salbenverbände, ebenso wie bei den *Verbrennungen*, zu empfehlen. Ausgedehnte flächenhafte Verbrennungen werden mit Salbe behandelt. Häufig entwickeln sich in solchen Verbrennungsnarben entstellende *Narbenkeloide*.

Das *Erythema solare* (See, Hochgebirge), der sog. *Sonnenbrand*, ist nicht die Folge einer Wärmeeinwirkung, sondern beruht auf einer Wirkung der ultravioletten Strahlen und kommt in Form von Verbrennungen ersten, ja zweiten Grades vor; der Ausbruch kann durch Einfetten der Haut mit Ultrazeozon-

Salbe und ähnlichen Mitteln verhütet werden. An das Lichterythem schließt sich in der Regel vermehrte Pigmentbildung an. Stärkere Sonnenverbrennungen können zum **Sonnenstich** führen; sie gehen mit Allgemeinerscheinungen einher (Erhöhung der Körperwärme bis auf 42⁰, Kopfschmerzen, Schwindel, Ohrensausen), in besonders schweren Fällen Krämpfe, die zum Tode führen können.

Behandlung: Lagern im Schatten, Abkühlung des Körpers, kalte Packungen, Dehydrierung des Gehirns (s. S. 70), um den verderblichen Hirndruck zu beheben, allenfalls Lumbalpunktion. Kreislaufbehandlung. Bei deliranten und Krampfzuständen Chloralhydrat als Einlauf, Luminal intramuskulär.

Die Erscheinungen des **Hitzschlags** sind ähnlich. Sie folgen erhöhter Wärmeerzeugung im Körper (anstrengende Märsche bei schwülem Wetter) bei erschwerter Wärmeabgabe (Uniform). In schweren Fällen stürzt der Kranke bewußtlos zusammen (Marschohnmacht). Puls und Atmung sind beschleunigt. Die Sommersterblichkeit der Säuglinge ist zum Teil auf eine Überwärmung zurückzuführen.

Behandlung: Körper im Schatten entblößen, Herzmittel, künstliche Atmung, Herzmassage. Wenn Schlucken unmöglich, reichliche Flüssigkeitszufuhr durch intravenöse und rectale Dauertropfeingießung von physiologischer Kochsalzlösung.

Den Verbrennungen gleichzusetzen sind die *Verätzungen* durch Säuren und Laugen. Auch die Behandlung ist die gleiche.

IV. Entzündungen.

Ekzem, Bartflechte, Acne sind Gegenstände aus dem Gebiete der Hautkrankheiten und in den einschlägigen Lehrbüchern nachzulesen.

Die **Furunkel der Oberlippe, Nase** beginnen meist mit harmlosen Erscheinungen, führen aber dann bald zu starker Infiltration der Umgebung und größerer Schmerzhaftigkeit. Meist gelingt es durch Wärme (Kataplasmen, Thermophor), den Pfropf heranreifen zu lassen und dann erst mit kleinem Schnitt zu öffnen (Eiter ausquetschen ist *unbedingt* zu *unterlassen*). Unterstützt wird die Behandlung durch BIERsche Stauung am Hals. Alle äußeren Reize ausschließen (Bettruhe, Kauen vermeiden, Sprechverbot). Bei den bösartigen Formen tritt bald eine brettharte Infiltration der Umgebung, rüsselförmige Schwellung der Oberlippe, Ödem der Augenlider, größere Schmerzhaftigkeit und hohes Fieber ein. Bei der Gefahr der Verschleppung der Eitererreger auf dem Wege der Gesichts- und Augenhöhlenvenen in die Blutleiter des Gehirns (tödliche Thrombose des Sinus cavernosus) mit anschließender Meningitis ist sofortige breite Spaltung notwendig (Abb. 51). In schwereren Fällen ist der ausgedehnten tiefen Incision auch eine Spaltung in der Fläche hinzuzufügen. Leider sind es meist hoffnungslose Fälle, welche unserer Hilfe spotten. Bei Karbunkeln, die im Gesicht verhältnismäßig selten sind, kommt man meist mit breiter radiärer Spaltung aus. Die vielfach empfohlene konservative Behandlung des fortschreitenden Furunkels ebenso wie die Blutumspritzung nach LÄWEN ist nur unter klinischer Beobachtung erlaubt. Die chirurgische Behandlung wird durch Ulirongaben — bei Staphylokokkeninfekten — oder durch Prontosil — bei Streptokokkenerkrankung — unterstützt.

Pustula maligna (Milzbrandkarbunkel) entwickelt sich nach Infektion an milzbrandkranken Tieren bzw. deren Fleisch, Fell, Haaren, aus einem kleinen, blaurot, oft ganz harmlos aussehenden Bläschen, das nach einigen Tagen mit einem schwarzen Schorf eintrocknet, während in der Umgebung neue Bläschen mit serösem Inhalt auftreten. Daneben besteht entzündliche Rötung der Umgebung, die nicht so stark ist wie bei dem gewöhnlichen Furunkel oder Karbunkel, und außerdem ein *ausgesprochenes* Ödem. Das Aussehen ist sehr bezeichnend. Die Erkrankung im Gesicht hat eine weniger günstige Vorhersage als an anderen Körperstellen, jedoch kann man mit einer Heilung von etwa 60—70 v.H. rechnen. Die örtliche Behandlung besteht in völliger Ruhigstellung (s. o.) und Salbenverbänden; auch heiße Breiumschläge sind empfohlen worden. Incisionen sind peinlichst zu vermeiden. Rinderserum (Merck, Darmstadt) 20—30 ccm subcutan, einmal täglich, 2—3 Tage wiederholt, beeinflußt den menschlichen Anthrax wie ein Immunserum; auch Suptol Burow (vom Serumwerk Dresden) wird neuerdings empfohlen. Neosalvarsan scheint sich bei schwerer Milzbrandsepsis bewährt zu haben.

Phlegmone. Im Anschluß an Gesichtsverletzungen kommt es, sofern nicht ein Zusammenhang mit eiterhaltigen Höhlen besteht, und nicht stark beschmutzte Quetschwunden vorliegen, selten zur Ausbildung fortschreitender Entzündung, da das kurzfaserige, senkrecht in die Tiefe verlaufende Bindegewebe einer flächenhaften Ausbreitung nicht günstig ist. Häufig geht die Phlegmone von der Eiterung tieferliegender Drüsen, z. B. der Parotis, eitrigen Erkrankungen der Nase oder Kiefer (s. Kieferperiostitis und Osteomyelitis, S. 130) oder von den Zähnen aus und kann in Form der diffusen fortschreitenden Infiltration oder der mehr umschriebenen eitrigen Einschmelzung verlaufen und zu Nekrosen der tieferliegenden Teile führen. Unter Fiebersteigerung bildet sich bald eine stärkere Schwellung des Gesichts, ohne daß ein bestimmter Eiterherd nachweisbar ist.

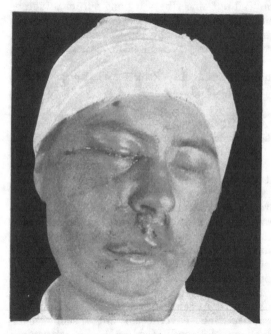

Abb. 51. Bösartiger Oberlippenfurunkel. Thrombose des Sinus cavernosus. Tod. (Chir. Klinik Göttingen.)

Die aus der Fossa pterygopalatina oder dem Planum temporale, meist nach einer Knochenerkrankung entstehende Eiterung erscheint zuerst in der Gegend des Jochbeins. Die Phlegmone der Orbita kennzeichnet sich durch Ödem und Rötung der Augenlider, Vortreibung des Augapfels, Bewegungsstörungen desselben. Die von eiternden Zahnerkrankungen, Kieferentzündungen ausgehenden Phlegmonen erscheinen unmittelbar unter den den Oberkiefer bzw. den Unterkiefer bedeckenden Weichteilen oder an der Innenseite des Unterkiefers in der Nähe des Kieferwinkels, beim Oberkiefer, hinter dem Masseter hinaufgehend, in der Gegend des Schläfenmuskels.

Wegen der Gefahr der Eiterverschleppung ist baldige Diagnose über den Sitz des primären entzündlichen Herdes notwendig (Probepunktionen). Bei negativem Ergebnis soll man eine tiefe Spaltung an der Stelle der größten Schmerzhaftigkeit vornehmen, um dadurch, auch ohne auf Eiter zu treffen, das Gewebe zu entlasten. Bei gleichzeitiger eitriger Zahnerkrankung ist der kranke Zahn zu entfernen. Wegen der entzündlichen Schwellung der Kaumuskeln besteht die Gefahr der narbigen Kieferklemme, der in der Nachbehandlung, sobald die entzündlichen Erscheinungen im Rückgang sind, durch frühzeitige Öffnung des Mundes, Einschieben kleiner Holzkeile zwischen die Zähne vorzubeugen ist.

Das **Erysipel** tritt in Form einfacher Rötung und Schwellung der Haut *(Erysipelas erythematosum)*, an den Ohren und der Nase häufig mit Blasenbildung *(E. bullosum)* oder an den Augenlidern, zuweilen mit Absterben der Haut *(E. gangraenosum)* auf; auch in *phlegmonöser* Form kann es sich ausbreiten. Es nimmt von kleinen Schrunden (Nasenbohren), Rissen, z. B. nach Schnupfen, gern seinen Ausgang, kenntlich durch seine zackige Umrandung, die Schmerzhaftigkeit bei Berührung, die Anschwellung mit Spannungsgefühl, die oft symmetrische Gestalt auf beiden Gesichtshälften (Schmetterlingsform); es beginnt mit Fiebersteigerung, mitunter Schüttelfrost und Kopfschmerzen; oft phantasieren die Kranken bei Temperaturen von 40°. Meist macht es an der Haargrenze und dem Hals halt und nimmt in etwa 8—10 Tagen ab. Doch kommen große Schwankungen in der Dauer vor: abortive Formen erledigen sich in 2—3 Tagen, Wandererysipele können den Kranken wochenlang in Lebensgefahr halten. Verwicklungen drohen durch Meningitis, Herzschwäche, Glottisödem, Orbitalphlegmone und örtliche Abszeßbildung. Sterblichkeit 11 v.H. Viele Kranke neigen zu Rückfällen, weil die Streptokokken, die das Erysipel verursachen, in der Nasenhöhle hartnäckig seßhaft geworden sind; es bleiben dann durch Verödung der Lymphgefäße leichtere ödematöse Schwellungen der Gesichtshaut, der Nase und Lippe dauernd zurück.

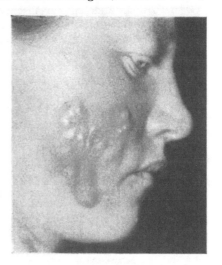

Abb. 52. Aktinomykose der Wange.
(Breslauer Klinik.)

Die *Ausbreitung* des Erysipels erfolgt auf dem Lymphweg, und zwar sind die Lymphspalten der oberflächlichen Coriumschichten Sitz der Erreger und ihrer Ausbreitung. In den tieferen Schichten fehlen die Kokken zumeist.

Die *Behandlung* muß sich auf Linderung der Beschwerden beschränken: kühle Umschläge, Verbände (Gesichtsmasken aus Borlint) mit indifferenten Salben, Jodbepinselung *jenseits* der rotzackigen Grenze, allenfalls Quarzlichtbestrahlung, Bettruhe. Die Herzkraft ist dauernd zu beachten, gegebenenfalls sind Analeptica (Campher) zu geben. Die Streptokokken beeinflußt Prontosil (3—6mal 2 Tabletten Prontosil. rubr. täglich, 3—4 Tage lang. Dann 4—6 Tage aussetzen, um mit einem zweiten „Stoß" einzusetzen, allenfalls nach weiterer Pause dritter Prontosilstoß. Wenn Brechneigung, Prontosil. solubile (2,5%ig) 20 ccm alle 8 Stunden intramuskulär, insgesamt 1,5 g). Während der Prontosilbehandlung keine sulfathaltigen Abführmittel.

Noma *(Wasserkrebs, Cancer aquaticus)* ist eine selten auftretende, die Mundschleimhaut und die angrenzenden Weichteile in ihrer ganzen Dicke betreffende, zu feuchtem Brand führende Erkrankung, die meist Kinder im schlechten Ernährungszustand, nach Masern, Scharlach und anderen Infektionskrankheiten, zuweilen auch nach zerfallenden Geschwüren im Munde befällt. Der Erreger ist noch unbekannt. Beginn an der Innenseite der Wange, der Gaumenbögen, der Lippen. Der gangränöse Fleck wächst in wenigen Tagen zu großer Ausdehnung, ergreift die ganze Dicke der Weichteile, ohne daß die Umgebung stärker gerötet wäre. Der Tod erfolgt in etwa 60—70 v.H. an Sepsis, Schluckpneumonie, Darmkatarrhen oder Blutung aus arrodierten Gefäßen. Wenn es zur Ausheilung kommt, bleiben gewaltige Defekte, Verwachsungen der Weichteile mit dem Kiefer, narbige Kieferklemme zurück. Die Behandlung hat bei nicht zu weit vorgeschrittener Krankheit in vollständiger Entfernung alles erkrankten Gewebes mit dem Messer oder auf elektrochirurgischem Wege (Thermokoagulation) zu bestehen.

Die *Lupuserkrankungen* des Gesichtes gehören in das Fach der Hautkrankheiten und sind in einschlägigen Lehrbüchern nachzulesen. Das gleiche gilt für die *luischen* Erkrankungen.

Aktinomykose (Strahlenpilzkrankheit) ist im Gesicht und Hals nicht selten. Sie wird verursacht durch einen zu den Fadenpilzen gehörenden Erreger, einen der anaeroben Aktinomyceten, die in der Mundhöhle fast jedes Menschen als Saprophyten ständig leben. Früher hat man angenommen, daß es sich um eine von außen her entstehende Infektion handle, bedingt durch jenen anaerob wachsenden Strahlenpilz, der sich auf Getreidegrannen, Stroh, Heu, aber auch Blättern und Körnern findet. Die Krankheit verursacht in der Wangenschleimhaut kleine, chronisch verlaufende Abscesse, in der Kiefergegend Fisteln von eigentümlich gelblichroten Granulationen umgeben oder derbe infiltrierte Hautstellen. Kennzeichnend für die Hautaktinomykose sind immer wieder bretthartse Infiltrate, durchsetzt von kleinen Erweichungsherden bei verhältnismäßig langsamem und fieberlosem Verlauf (Abb. 52). Schwierigkeiten kann die Diagnose besonders bei den in der Schläfengegend als derbe, feste Infiltrationen in die Erscheinung tretenden Formen machen. Eine Verwechslung mit bösartigen Geschwülsten, anderen chronischen Entzündungen kommt gerade hier vor. Sobald es zum Durchbruch nach außen kommt, läßt sich die Diagnose aus wiederholter Untersuchung des Eiters durch den Nachweis der Drusen stellen. Die Behandlung besteht in Darreichung von Jodkali (2—3 g je Tag), u. U. Spaltung und gründlicher Ausschabung der erkrankten Massen, und nachfolgender Röntgenbestrahlung. Kleinere, frühzeitig erkannte Herde werden am besten im Gesunden ausgeschnitten. Zur Vermeidung von Rückfällen sind Nachuntersuchungen und Nachbestrahlungen erforderlich.

Rotz. (Malleus.) Die akuten, unter dem Bild einer Phlegmone und schwerer Allgemeininfektion verlaufenden *Rotzerkrankungen* enden so gut wie alle in den ersten Tagen tödlich. Die chronischen Formen und Geschwüre nach Infektionen bei rotzkranken Pferden oder nach Laboratoriumsinfektionen stellen entzündliche Infiltrate der Nasen-Mundschleimhaut, äußeren Haut in Knötchenform mit Neigung zum Zerfall und Geschwürsbildung dar. Sie finden sich bei Pflegern von Pferden, Mauleseln, aber nicht bei solchen von Rindern. Die Geschwüre haben große Neigung zum Fortschreiten, sind buchtig, haben unterminierte Ränder. Gleichzeitig bestehen vielfach ähnliche Erkrankungen der Muskeln an anderen Körperstellen. *Behandlung.* Als spezifisches Mittel kann Mallein (Extrakt von Rotzbacillenkulturen) versucht werden. Zu empfehlen ist eine energische Quecksilber-Schmierkur. Rotzknoten und Abscesse sind frühzeitig einzuschneiden und auszuätzen. Nasengeschwüre werden mit Zinkchlorür kauterisiert, mit Jodtinktur betupft, die Nase mit Jodwasser ausgespült. Der Kranke muß abgesondert werden.

Lepra. In Deutschland nahezu ausgestorben, hat höchstens differentialdiagnostische Bedeutung. In Form der *L. tuberosa* tritt sie auch im Gesicht auf und kann zu starken Entstellungen führen (Satyriasis).

Kopftetanus, von Gesichtswunden ausgehend. Prognostisch verhältnismäßig günstige Form des Starrkrampfes, die sich auf Trismus, allenfalls Augenmuskel- und einseitige Facialislähmung beschränkt. *Behandlung:* siehe Tetanus, S. 611.

V. Geschwülste.

1. Die gutartigen Geschwülste.

Der Haut. Die angeborenen *Pigmentmäler* — *Naevus pigmentosus, Naevus pilosus* (Hasenfell) — werden am besten frühzeitig entfernt, wenn sie keinen zu großen Umfang haben. Beginnen sie zu wachsen, so ist die Exstirpation dringend geboten, weil maligne Entartung droht (s. S. 108, Melanosarkome). *Atherome,* seltener als am behaarten Kopf, findet man an der Stirn, der unteren Wange und, als kleinere Knötchen, in der Nähe der Augen (s. S. 51). *Dermoidcysten* haben ihren typischen Sitz am äußeren, oberen, seltener am inneren Augenrande und der Nasenwurzel. Sie sind angeboren, liegen in einer Knochendelle und im Gegensatz zum Atherom subcutan bei frei verschieblicher Haut (s. S. 52). Die *Talg- und Schweißdrüsenadenome* bilden kleine, gelblichweiße, neben dem Auge und Kieferwinkel gelegene Geschwülste. Wenn sie oberflächlich geschwürig zerfallen, können sie dem Lupus ähnlich werden, besonders bei vielfachem Vorkommen im Gesicht. Sie können Anlaß zur Krebsbildung geben.

Die von **Blutgefäßen** *ausgehenden, angeborenen Neubildungen* treffen wir entweder 1. als kleine oder größere, hellrote oder blaurote Flecke (Muttermäler) *(Teleangiektasie, Haemangioma simplex)*. Nach anfänglichem Wachstum in den ersten Lebensjahren pflegen sie auf der dann erreichten Stufe haltzumachen. Je nach der hell- oder weinroten Farbe spricht man von: *Naevus flammeus, vinosus*.

2. Das *kavernöse Angiom* wölbt die Haut oder Schleimhaut kissenartig vor und bildet blaurote Erhabenheiten von Kirsch- bis Apfelgröße, ist oft auch diffus flächenhaft ausgebreitet. Die Geschwülste bilden untereinander und mit abführenden Venenstämmen in Verbindung stehende, mit Gefäßendothel ausgekleidete Hohlräume von schwammartigem, dem Corpus cavernosum ähnlichem Bau und lassen sich schmerzlos mit leichtem Fingerdruck auspressen, füllen sich beim Nachlassen sofort wieder und werden praller beim Schreien und Pressen. Eine Verbindung mit Lymphgefäßgeschwülsten *(Hämolymphangiome)* oder mit Fettgewebsentwicklung *(Angiolipome)* finden wir öfter bei den in der Wange bzw. der Orbita gelegenen Formen. Differentialdiagnostisch kommt vor allen Dingen das Lipom in Betracht, das aber umschriebenere Form hat und nicht ausdrückbar ist.

Die *Behandlung* der flächenhaften Teleangiektasien und der Muttermäler erstrebt eine Verödung der netzförmig erweiterten Blutgefäße; sie wird durch Stichelung mit der Diathermienadel oder durch Vereisung mit Kohlensäureschnee erreicht. Die *kavernösen* Angiome müssen energischer angegriffen werden. Wenn Umfang und Sitz es erlauben, ist die Exstirpation das zweckmäßigste Verfahren. Neuerdings hat sich die Radiumspickung, allenfalls in mehreren Sitzungen, bewährt.

3. Das *Rankenangiom (Angioma arteriale racemosum)* kommt in der Schläfen- und Stirngegend vor (häufiger jedoch am behaarten Kopf). Mitunter ist es die Folge arteriovenöser Verbindungen nach Trauma. Es hat Neigung, immer mehr arterielle Gebiete zu ergreifen (s. auch S. 54). Die Operation verlangt neben Unterbindung aller nur auffindbaren Zuflüsse die Exstirpation des arteriellen Plexus.

Die von **Lymphgefäßen** ausgehenden Neubildungen sind entweder einfache helle Bläschen oder durch diffuse Erweiterung der Lymphbahnen bedingte Vergrößerungen einzelner Gesichtsteile, z. B. der Lippen *(Makrocheilie)*, der Wange *(Makromelie)*, *Lymphangioma simplex*, oder haben einen kavernösen Bau und ähnliche Formen wie die *kavernösen* Hämangiome, nur daß die blauroten Flecke auf der Haut und Schleimhaut fehlen und die Verkleinerung auf Druck nicht so ausgesprochen ist. Die bisweilen in denselben auftretenden, wiederholten Entzündungen tragen zur Vergrößerung der Geschwülste bei. Die völlige Entfernung stößt bei wenig umschriebenen Geschwülsten oft auf Schwierigkeiten und muß dann durch mehrmalige Keilexcisionen ersetzt werden. Nur Teilerfolge kann man sich von Elektrokaustik erhoffen. Die Spickung mit Radiumnadeln hat sich auch bei diesen Geschwülsten bewährt. Gewisse Beziehungen zu den Lymphangiomen haben die weichen, zellreichen Naevi, die sog. weichen **Warzen**. Die Hornschicht über ihnen bleibt im Gegensatz zum *Naevus verrucosus durus (Hornwarze)* bei diesen weichen Warzen *(Verruca mollis)* unverändert. Bei dem *Hauthorn* (Cornu cutaneum) liegen oft zentimeterdicke Hornschichten der Haut auf. *Behandlung:* Excision. Bei Warzen gute Erfolge mit Röntgenbestrahlung.

Zu den vom **Bindegewebe** ausgehenden *gutartigen* Geschwülsten kann man die Hypertrophien rechnen. Wir begegnen ihnen 1. in der als *Acne rosacea* bezeichneten *Pfundnase*, *Rhinophyma*, welche auf einer *Hyperplasie* des Bindegewebes, Vergrößerung und Erweiterung der Talgdrüsen, Erweiterung der Blutgefäße beruht; es sind keineswegs immer Wein- und Schnapstrinker, die das

Leiden befällt (Behandlung: Abschälen der gewucherten Massen mit dem Messer, die Überhäutung geht von den Resten der stehengebliebenen Talgdrüsen schnell wieder vor sich), 2. in der als *Keloid* bezeichneten Entartung von Narben, gewöhnlich Verbrennungsnarben. Die Behandlung der letzteren mit Excision ist vielfach von Rückfällen begleitet. Nachbehandlung mit Röntgen- oder Radiumstrahlen ist empfohlen.

Unter den *eigentlichen Geschwülsten* stehen die immerhin *seltenen Lipome* in erster Reihe, die entweder vom subcutanen Zellgewebe ausgehen, gewöhnlich am Unterkiefer, Kinn, den Augenlidern sitzen oder von den tiefen Fettpfropfen der Wange ihren Ursprung nehmen. Diffuse Fettgewebsentwicklung des Halses und Nackens greift zuweilen auf das Gesicht über (s. Abb. 113, S. 176, Fetthals).

Einfache, *umschriebene Fibrome* sind selten, häufiger dagegen die vom Bindegewebe der feinen Hautnerven ausgehenden *Neurofibrome (Fibr. molluscum)*

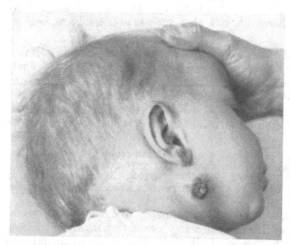

Abb. 53. Kleines kavernöses Hämangiom der rechten Gesichtsseite. 1jähriger Junge. (Chir. Klinik Göttingen.)

und die Rankenneurome *(Neurofibroma cirsoides)* — Geschwulstformen, die als weiche, lappige Neubildungen, meist angeboren und vererbbar, nicht selten mit anderen Mißbildungen vereinigt, das Gesicht verunstalten und als Systemkrankheit meist über den ganzen Körper verbreitet sind (vgl. Abb. 19). Sie gehen unter dem Namen der RECKLINGHAUSENschen Krankheit und bestehen aus einem weichen, von den Nervenscheiden abstammenden Bindegewebe mit beträchtlicher angiomartiger Erweiterung der Lymphgefäße

(Elephantiasis neuromatodes, vgl. Gliedmaßen, Abschn. Nerven). Bei kleineren Geschwülsten einfache Exstirpation, bei größeren Geschwülsten ist dieselbe schwierig wegen der nicht unbeträchtlichen Blutung und der erforderlichen Plastik. In späteren Jahren können sie sich bösartig umwandeln.

2. Die bösartigen Geschwülste.

Sarkome kommen im Gesicht, besonders als Fibrosarkome und Rundzellensarkome vor, auch angeboren und als Mischgeschwülste mit vorwiegend sarkomatösem Bau. Vielfach nehmen sie von weichen Warzen ihren Ursprung. Während die Fibrosarkome deutlich abgegrenzt, verhältnismäßig gutartig sind, wachsen die Rundzellensarkome nicht selten weit in die Umgebung hinein und werden trotz ausgiebiger Operation rückfällig. Besonders bösartig sind die aus der Fossa pterygopalatina vordringenden Geschwülste, die vielfach inoperabel in unsere Behandlung kommen. Aus dem Wangenfettpfropf heraus entwickelt sich mitunter ein Myxosarkom. Angiosarkome können eine gewisse Ähnlichkeit mit Melanosarkomen haben. Die als *Endotheliome* bezeichneten Geschwulstformen sind in der größten Mehrzahl in ihrem Verlauf sowie in ihrem Bau gutartigen Sarkomen ähnlich.

Die **Melanome** erwähnen wir zwischen den Sarkomen und Carcinomen, weil sie teils von den Pigmentbildnern der Epidermis angeborener Pigmentmäler ausgehen, dann noch verhältnismäßig gutartig sind, teils von Pigment tragenden Zellen der Lederhaut, den sog. Chromatophoren, und dann meist zu den bösartigsten Gewächsen gehören, die wir kennen. Da die Grenzen des Melanosevorgangs pathologisch-anatomisch weiter und tiefer reichen, als sie das unbewaffnete Auge zu erfassen vermag, und auch nicht selten vom Erstgewächs entfernte Gegenden befallen sind, warnen besonders Röntgenologen vor dem operativen Angehen dieser Gewächse, da sich gelegentlich unmittelbar im Anschluß an die Operation eine gewaltige Aussaat von Tochtergeschwülsten fand. Tatsächlich sind die sarkomatösen Melanome nicht nur weitgehend strahlenunempfindlich, sondern sie sind mitunter durch die Strahlenbehandlung geradezu zum stärkeren Wachsen angeregt worden. Wir treten deshalb nach wie vor dafür ein, umschriebene Melanome ohne nachweisbare Absiedlungen so früh und ausgiebig wie möglich auszuschneiden.

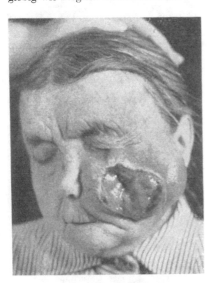

Abb. 54. Tiefgreifendes Carcinom der Wange (verhornendes Plattenepithelcarcinom). (Chir. Klinik Göttingen.)

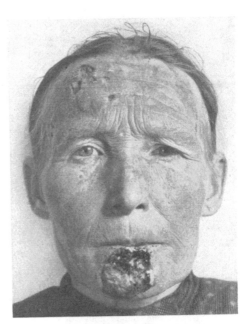

Abb. 55. Multiple Gesichtscarcinome. (Chir. Klinik Göttingen.)

Das Carcinom im Gesicht verdient besondere Beachtung. Es ist sehr viel häufiger als alle anderen bösartigen Geschwülste. Es gibt verschiedene Formen von Gesichtskrebs, 1. das flache, geschwürartige, außerordentlich langsam wachsende *Ulcus rodens* oder Basalzellencarcinom, 2. das raschwachsende, tiefgreifende, frühzeitig Absiedlungen setzende, *verhornende Plattenepithelcarcinom* (seltener als Markschwamm, Carcinoma medullare, beobachtet) und 3. (ausnahmsweise) das *papilläre Hautcarcinom*.

1. Das *Ulcus rodens* (der noch immer gebräuchliche Name „Cancroid" sollte verschwinden, denn auch diese Form des Hautgeschwüres ist ein richtiges Carcinom) ist eine oberflächliche, die Cutis zerstörende Epithelwucherung, mit zentralem geschwürigem Zerfall und leicht gewulstetem, hartem Rand. Lieblingssitz sind der Nasen-Augenwinkel, die Stirn und die Nasenflügel, seltener Ohr und Lippenrot. In der Hauptsache sind alte Leute (besonders Bauern, Schiffer) betroffen, deren atrophische, den Sonnenstrahlen viel ausgesetzt gewesene Haut die bekannten bräunlichen Greisenflecken (Seborrhoea senilis) aufweist, jene Hyperkeratosen, die mikroskopisch vom Rete Malpighii aus palisadenartig Epithelzapfen in die Cutis treiben.

Warzen, chronische Ekzeme, Rhagaden älterer Leute bilden außer den hyperkeratotischen Flecken die Ausgangsstelle. Das Geschwürchen, vom Träger

meist als harmlos angesehen, bedeckt sich mit einer Kruste, darunter ist ein
leicht blutender Grund ohne Granulationen. Unverkennbar ist die Neigung
zur Selbstheilung; denn das Zentrum vernarbt häufig wenigstens teilweise,
die umgebende Haut wird strahlenförmig herangezogen, dieweil die wulstigen
Randabschnitte unaufhaltsam sich vorschieben. Das *Ulcus rodens* breitet
sich sehr langsam aus: kaum daß sich der Rand im Jahr um einige Milli-
meter vorschiebt. Man ist ver-
sucht, bei diesem Carcinom von

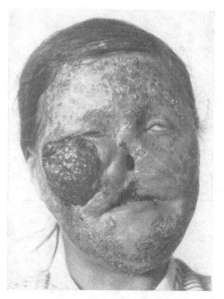

Abb. 56. Medullarcarcinom auf dem Boden einer
Lupusnarbe (Lupuscarcinom).
(Chir. Klinik Göttingen.)

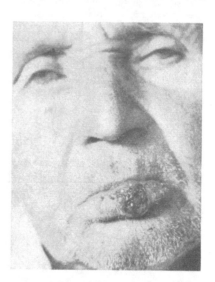

Abb. 57. Verhornendes Plattenepithelcarcinom der Unterlippe.
(Chir. Klinik Göttingen.)

einem „gutartigen" Verlauf zu sprechen, denn oft findet man erst nach
Jahren Absiedlungen in Form kugeliger, harter Submaxillar- oder Submental-
Drüsen. Die Gutartigkeit ist aber nur eine scheinbare, sie hindert das
Carcinom nicht im Laufe der Jahre am Übergreifen auf benachbarte
Schleimhäute *(Conjunctiva bulbi)*, Anfressen der Gesichts- und Schädel-
knochen mit folgendem Durchbruch in Oberkiefer-, Nasen- oder gar in die
Schädelhöhle.

    Feingeweblich handelt es sich zumeist um sog. *Basalzellencarcinome* (KROMPECHER), die
sich in der untersten Lage der Epidermis aus kubischen und zylindrischen Zellen entwickeln,
sowie aus den (von dieser Schicht herstammenden) Anhangsgebilden der Haut.

    Bei der Differentialdiagnose gegenüber Lupus ist auf das Fehlen der kenn-
zeichnenden gelbbraunen Lupusknötchen zu achten.

    Die *Behandlung* mit Röntgen- und Radiumstrahlen hat gute Erfolge
gezeitigt. Sie setzt aber volle Sachkunde voraus. Der Vorteil gegenüber
der Operation liegt in Bildung einer glatteren Narbe. Für die Mehrzahl, vor
allem in allen Fällen mit Drüsenabsiedlungen, bleibt die Operation das
zuverlässigste Hilfsmittel.

    2. Die bösartige Form — feingeweblich zumeist ein *verhornendes Platten-*
epithelcarcinom, seltener ein *Carcinoma medullare* — findet sich als weiche,
zu raschem Zerfall neigende Geschwulst, die vom Oberflächenepithel, mitunter auch von den Haarbälgen und Talgdrüsen ausgeht. Ihr Sitz ist Wange,

Nase, Kinn. Frühzeitige Bildung von Absiedlungen. Möglichst frühzeitige, rücksichtslose Ausschneidung mit dem Messer und Nachbestrahlung sind hier geboten.

3. Die dritte Form des Hautcarcinoms, das *papilläre*, gekennzeichnet durch blumenkohlartiges Wachstum und gleichfalls frühzeitige Metastasenbildung, ist am Gesicht viel seltener als an den Gliedmaßen (s. S. 630).

Weiterhin ist zu erwähnen das wegen seiner klinischen Bösartigkeit sehr gefürchtete auf *lupösem* Grunde entstehende Carcinom — *Lupuscarcinom* genannt. Es ist, als ob der aufgelockerte Grund die schnellere Ausbreitung begünstige und die Lupusnarbe zur Carcinombildung neige. Das jugendliche Mannesalter ist mit Vorliebe betroffen. Mehr als ein Drittel gehen in kurzer Zeit zugrunde. Röntgenbestrahlungen wirken nur vorübergehend.

Das *Carcinom der Unterlippe* verlangt seiner Häufigkeit und seines klinischen Verlaufs wegen eine gesonderte Besprechung. Es kommt überwiegend (67 v. H.)

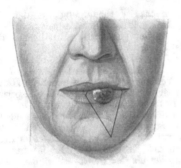 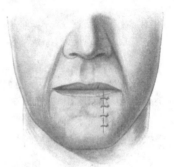

Abb. 58a. Carcinom der Unterlippe, keilförmige Ausschneidung, Schnittführung.

Abb. 58b. Carcinom der Unterlippe, keilförmige Ausschneidung, Naht.

bei Männern vor (Pfeifenraucher?), vorwiegend im Alter jenseits der 50er Jahre. Am Rande des Lippenrotes entwickelt sich schmerzlos ein knorpelhartes, gut abgegrenztes Knötchen; der anfänglich kleine Geschwürsgrund ist mit einer Kruste bedeckt oder mit einem schmierigen Belag, der Rand zeigt bisweilen stärker hervortretende, papilläre Wucherungen. Bei weiterer Ausdehnung bildet sich ein tiefer Geschwürskrater mit wallartigem Rand und jauchiger Absonderung. Besonders die weichen Formen wachsen sehr schnell, greifen auf die Wange und das Kinn über. Die Neigung zu Drüsenabsiedlungen ist groß und setzt frühzeitig ein. Die örtlichen Drüsen sitzen am inneren Unterkieferrande, in der Gegend der Submaxillardrüse, zwischen den beiden Bäuchen der Musculi genioglossi, unter Umständen doppelseitig, ferner in der Submentalgegend. *Feingeweblich* fast ausschließlich verhornendes Plattenepithelcarcinom.

Verwechslungen mit Primäraffekt und Tuberkulose können vorkommen. Im Zweifelsfall Wassermann, Probeausschneidung.

Die *Behandlung* verlangt Entfernung im Gesunden, welche bei geringer Ausdehnung in einfacher, keilförmiger Ausschneidung mit sofortiger Naht, bei größerer Ausdehnung in Entfernung der Geschwulst und Deckung des Ausfalls durch eine entsprechende Plastik zu bestehen hat. Als brauchbarste Wege seien die Operationen von DIEFFENBACH-JAESCHE und die von v. LANGENBECK genannt (s. u.). *Es darf niemals unterlassen werden, die regionären Drüsen, gegebenenfalls an beiden Seiten und in der Mittellinie, vollständig zu entfernen.*

Auch die Röntgenbestrahlung des Lippenkrebses hat in neuerer Zeit bessere Erfolge gezeigt als früher.

Wie überall beim Krebs, hängt auch beim Unterlippenkrebs viel von der Frühoperation ab. Im Krankengut der Breslauer Klinik (151 nachuntersuchte Fälle) war das Heilergebnis nach 5 Jahren bei der Ausdehnung über $^1/_3$ der Lippe 73,6 v.H., bei der Größe bis zu $^1/_3$ der Lippe 96,8 v. H. Heilung nach 5 Jahren.

VI. Die plastischen Operationen im Gesicht.

Gewebsverluste nach Operationen von Geschwülsten, Verbrennungen, nekrotisierenden Entzündungen machen im Gesicht vielfach aus kosmetischen und funktionellen Gründen plastische Operationen nötig.

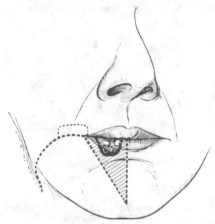

Abb. 59. Einseitige Lippenplastik nach DIEFFENBACH-JAESCHE.

Allgemeines. Vorbedingung für das Gelingen jeder Plastik ist gute Asepsis und Blutstillung, sowie genügende Ernährung der zur Plastik verwandten Teile. Deshalb muß Rücksicht auf den Verlauf der Gefäße genommen werden und der Stiel eines Lappens so breit gewählt werden, daß er nicht unter der Hälfte schmäler ist als die größte Breite des Lappens. Bei der Nahtanlegung sind Zerrungen zu vermeiden. Infolgedessen ist der Lappen genügend beweglich zu machen, entweder durch weites Ablösen von der Unterlage oder bogenförmiges Umbiegen des Endschnittes. Er ist um ein Drittel größer als der Defekt zu wählen. Der nichtaufliegende Lappen rollt sich im Laufe der Zeit ein. Eine Überpflanzung mit THIERSCHschen Läppchen hindert dies nur zum geringsten Teile. Besser ist es deshalb, an den Stellen, an denen äußere Haut und Schleimhaut zu ersetzen ist, die freiliegenden Wundflächen durch eine Doppelung des Lappens auszuschalten. Statt eines gedoppelten Lappens kann man auch von zwei verschiedenen Stellen gestielte Hautlappen entnehmen und sie mit ihren Wundflächen aufeinanderlegen.

Kleinere Gewebsverluste lassen sich durch entsprechende Nahtlegung unter Verziehung der Wundränder, Beweglichmachung durch Entspannungsschnitte, Bogenschnitte schließen.

Besondere Verfahren.

Cheiloplastik (Lippenersatz). Eine gute Plastik der Lippe soll nicht allein den Ausfall überbrücken, sondern auch dauernd die Zähne genügend bedecken und eine Wangen- und Lippentasche schaffen, so daß das Ausfließen von Speichel aus dem Munde verhindert wird. Endlich soll die neue Lippe mit Lippenrot umsäumt sein. Kleinere Verluste, bis zur Hälfte der Lippe, lassen sich durch Naht schließen, am besten, wenn der Gewebsverlust keilförmig ist.

Der größte Teil aller neuzeitlichen Lippenplastiken stellt eine Abänderung des DIEFFENBACHschen Verfahrens dar, welches die ganze Dicke der Wange mitsamt der Schleimhaut zur Verwendung brachte. Das beste Verfahren für den Ersatz der ganzen Unterlippe dürfte das von JAESCHE angegebene sein, der in zwei bogenförmigen, über den Kieferwinkel bis in die Halshaut hineinreichenden Schnitten die seitlichen Wangenteile verschieblich macht, bis sie in der Mitte leicht durch Naht vereinigt werden können (s. Abb. 59, 60, 61). Ist der Ausfall zu groß, so muß ein gestielter Lappen (v. LANGENBECK) vom Kinn oder vom Halse verwandt werden. Sein Herabsinken wird entweder durch eine stehengebliebene Hautbrücke oder durch Anheften auf den Knochen verhindert.

Defekte in der *Oberlippe* sind selten. Bei kleineren Defekten kommt man mit seitlichen Entspannungsschnitten aus, bei größeren kann man den Ersatz aus der benachbarten Wange oder der Unterlippe nehmen.

Der *Ersatz der Wange*, **Meloplastik**, ist dann verhältnismäßig einfach (durch gestielten Lappen, KRAUSEschen Lappen), wenn die Schleimhaut erhalten blieb, kann sehr schwierig werden, wenn die ganze Dicke der Wange zu ersetzen ist. Im letzteren Falle hat man zu berücksichtigen, daß die Kautätigkeit nicht wesentlich gestört wird, und daß auch die Innenfläche des gestielten Lappens von Haut bedeckt werden muß. Dies gelingt auf die obenerwähnte Weise der Doppelung des Lappens oder durch Überpflanzung THIERSCHscher Hautläppchen auf den vorbereiteten Hautlappen. Bei großen Gewebsverlusten ist ein Hautlappen vom Hals her hinaufzuschlagen.

Der Ersatz der Nase, **Rhinoplastik,** kommt sowohl bei völligem als auch teilweisem Verlust der Nase in Betracht. Wir unterscheiden 3 grundlegende Verfahren:

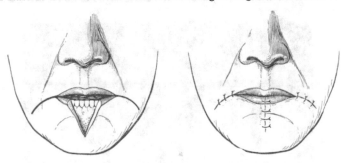

Abb. 60. Doppelseitige Plastik der Unterlippe mit Spaltung der Mundwinkel (JAESCHE-Plastik).

1. Das *indische Verfahren*, der gestielte, entsprechend umschnittene Lappen wird aus der Stirn entnommen;

2. das *italienische Verfahren* (nach TAGLIACOZZO), der gestielte Lappen wird aus dem an den Kopf anbandagierten Arm entnommen;

3. das *französische Verfahren* (NELATON). Die Lappen werden den seitlichen Teilen des Gesichts entnommen. Dieses taugt nicht viel.

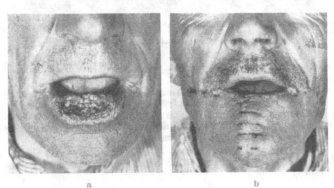

a   b

Abb. 61. a Carcinom der Unterlippe. b Zustand unmittelbar nach doppelseitiger Plastik der Unterlippe nach JAESCHE. (Breslauer Klinik.)

Alle diese drei Verfahren geben aber keine guten Erfolge, wenn es nicht gelingt, den Hautlappen durch eingelagerten Knochen einen Halt zu verschaffen. Von grundlegender Bedeutung war daher die Verbesserung KÖNIGS, der bei dem indischen Verfahren auch ein entsprechendes Stück der oberflächlichen Schädelschicht mit abmeißelte und in Zusammenhang mit dem Hautlappen nach unten schlug. SCHIMMELBUSCH hat zur vollständigen Rhinoplastik den ganzen knöchernen Nasenfirst der Stirn entnommen und den Gewebsverlust durch Verschiebung mächtiger Lappen der Schädelhaut gedeckt.

Das *italienische Verfahren*, das sich mit der Anheilung eines Hautlappens über der Nasenöffnung, der bald durch Schrumpfung unansehnlich wird, begnügte, ist von LEXER wesentlich verbessert worden, indem er den Oberarmlappen doppelte und vor der Verpflanzung eine *periostgedeckte, breite Knochenplatte aus der Tibia* durch freie Transplantation einheilte, welche später dann dachfirstförmig aufgestellt wurde. Die Erfolge waren sehr befriedigend.

Zur Beseitigung der *Sattelnase* wird ein Knochenspan oder eine dünne Scheibe von einem Rippenknorpel unter die äußere Haut eingeschoben (s. Abb. 62). Die fehlende Nasenspitze wird durch freie Verpflanzung eines Hautstückchens (Zehenbeere), das Septum cutaneum aus dem Philtrum oder aus Schleimhaut der Oberlippe ersetzt. Unschöne Nasenformen, wie Hakennase, die abgeplattete, aufgestülpte Nase, lassen sich mit technischem Geschick verbessern.

Den Ersatz der *Augenlider,* **Blepharoplastik,** nimmt man durch einfache seitliche Lappenverschiebung (DIEFFENBACH) oder durch Einschlagen eines kleinen gestielten Läpp-

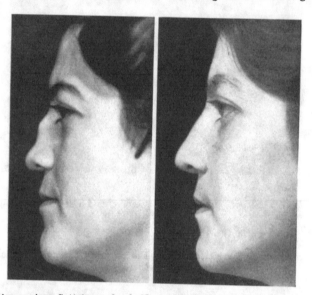

Abb. 62. Beseitigung einer Sattelnase durch Nasenplastik (Knochenverpflanzung aus der Tibia unter den Nasenrücken von einem kleinen Schnitt an der Nasenwurzel und Aufrichtung der Nasenspitze durch Knochenspan im Nasensteg). (Breslauer Klinik.)

chens (v. LANGENBECK) vor. Die Conjunctiva kann man durch überpflanzte Schleimhaut aus der Lippe ersetzen.

Der Ersatz des *ganzen Ohres* (**Otoplastik**) ist schwierig und gibt wenig schöne Ergebnisse. Wenn eben möglich, soll man alle Teile des früheren Ohres zur Verwendung bringen. Teilverluste sind leichter zu ersetzen, und zwar entweder durch Heranziehen der übrigen Teile des Ohres oder durch gestielte Lappen aus der Nachbarschaft. Auch aus der gesunden Ohrmuschel können entsprechende Stücke frei überpflanzt werden.

Zu große Ohren werden durch Keilexcisionen oder Rhomboidexcisionen verkleinert. Abstehende Ohren sind an der Kopfhaut zu befestigen nach Ausschneidung eines elliptischen Hautstücks hinter dem Ohre.

F. Verletzungen und Erkrankungen der Mundhöhle, der Mandeln und des Rachens.

Zur Pathogenese. Die gleichen Schädigungen chemischer, thermischer und bakterieller Art, welche an der äußeren Hautdecke Entzündungen hervorrufen, entfachen auch in der Mundhöhle und im Rachen Entzündungen leichteren oder schwereren Grades. Sie gehen unter der Überschrift *Stomatitis, Glossitis, Tonsillitis, Angina* und *Pharyngitis.*

Darüber hinaus aber unterliegt dieses anatomische Gebiet auch ohne Verletzung schwersten infektiösen Angriffen, denn die Pathologie der allgemeinen Infektionskrankheiten weist ihm eine unvergleichlich größere Bedeutung als Eingangspforte für die bakteriellen Erreger zu. Wir erinnern an die Diphtherie, an die akuten Exantheme, Masern und Scharlach, an die Tuberkulose. Auch „Avitaminosen" können sich hier auswirken (Skorbut). Weiter leiden dieselben Organe unter dem Umstande, daß gewisse Alkaloide (wie Morphin, Atropin, Muscarin), Metalloide (wie Jod) und Metalle (Quecksilber, Blei,

Kupfer, Wismut), indem sie vornehmlich durch den Speichel zur Ausscheidung gelangen, entzündliche Schädigungen setzen können.

Endlich kennen wir Mundhöhle und Rachen als ausgewählte Ansiedlungsstätten sekundärer Krankheitserscheinungen (papulöses Syphilid, Lichen tuberosus, Schleimhauterkrankungen bei Typhus, Sepsis u. a.).

Wir müssen uns, um im Rahmen unserer Aufgabe zu bleiben, auf das *chirurgisch* Wichtigste beschränken.

I. Krankheiten der Mundschleimhaut und des Mundbodens.

1. Entzündungen.

Der **Soor,** eine Sporotrichose, bildet in der Mundhöhle milchweiße, punktförmige und flächenhafte Beläge, umgeben von geröteter Schleimhaut. Wange, Zunge und weicher Gaumen sind der Lieblingssitz. Bekannt ist das Vorkommen bei Säuglingen; wir sehen ihn aber auch bei kachektischen Erwachsenen nach Operationen, bei Krebskranken, somnolenten Kranken, bei denen die Mundpflege nicht durchgeführt wird.

Behandlung. Die Vorbeugung durch Mundpflege ist die Hauptsache. Wirksam sind 2%ige Sodalösung oder 5—10%iges Boraxglycerin und Weglassen der zuckerreichen und milchreichen Kost.

Stomatitis ulcerosa (Stomakace). Mundfäule beginnt mit starker Anschwellung des Zahnfleisches, Auflockerung und bläulicher Verfärbung der Schleimhaut, Geschwürsbildung mit speckigem, zähem Belag, nekrotischem Zerfall und Blutungen, fauligem Geruch, Fieber, Drüsenschwellungen, Ödem der Wange und der Kinngegend, schweren funktionellen Störungen. Sie ist auch eine Nebenerscheinung der akuten Leukämie; also Blutbild!

Die **Stomatitis mercurialis** gehört ebenfalls hierher. Bei Hg-Behandlung kann ihr durch eine peinlich durchgeführte Zahn- und Mundpflege vorgebeugt werden. An die **Skorbutstomatitis** sei hier erinnert.

Aphthöse Geschwüre sind kleine, sehr schmerzhafte, oberflächliche Geschwüre an der Unterlippe und in den Backentaschen, die oft rückfällig werden. Mitunter besteht ein gewisser Zusammenhang mit den Menses.

Behandlung mit antiseptischen Mundwässern (Perhydrol-Mundwasser), Betupfen mit Jodtinktur. Flüssige Nahrung, in schlimmen Fällen Ernährung durch Schlundsonde. Neuerdings wird Hefe (Levurinose) empfohlen; Wirksamer Stoff = Vitamin B 2.

Die **Tuberkulose des Mundes** kommt in Form unregelmäßig begrenzter, flacher Geschwüre mit unterminierten Rändern vor, oder am Zahnfleisch als schmerzhafte und leicht blutende Granulationen und endlich in der Form des knötchenförmigen und ulcerösen Lupus von den Lippen und der Nase aus fortgeleitet. Häufig ist eine fortgeschrittene Lungen- oder Kehlkopftuberkulose vorhanden. Die *Behandlung* besteht in Ätzungen mit Milchsäure nach Cocainisierung oder in Auslöffelung mit folgendem Ausbrennen (Thermokoagulation).

Die **Pyorrhoea alveolaris** ist eine langwierige Eiterung zwischen Zahnfleisch und Zahn, mit Neigung zur Ausbreitung. Neben dem gelockerten Zahnfleisch dringen Eitererreger in die Tiefe und führen zur Alveolareiterung. Nach Zerstörung des Ligamentum circulare oder Auflockerung desselben ist der enge Abschluß des Zahnhalses gegen die Mundhöhle aufgehoben. Ein schwammiges Granulationsgewebe umgibt die Zahnwurzel bis tief in die Alveole, der Zahn lockert sich und erscheint durch die Entblößung des Halses länger; aus den Zahnfleischtaschen entleert sich Eiter. Die Heilungsaussichten sind nicht sehr günstig. Dringend zu empfehlen ist zunächst vitaminreiche Ernährung, dann sachgemäße, zahnärztliche Behandlung der ersten Anfänge. Spaltung der Zahnfleischtaschen, Auskratzen der Granulationen, gründliche Entfernung des Zahnsteins, Bepinseln mit Jod, Chlorzink oder in achttägigen Zwischenräumen mit konzentrierter Milchsäure.

Angina Ludovici s. S. 167.

2. Geschwülste.

Unter den Geschwülsten der Mundhöhle und des Rachens haben die Carcinome zahlenmäßig ein so gewaltiges Übergewicht, daß — außer den Sarkomen — alle anderen Tumoren zusammengenommen weit zurückstehen. Die zahlreichen Schädigungen, denen, wie wir eingangs bemerkt haben, die Mundschleimhaut sozusagen lebenslänglich ausgesetzt ist, mögen mit die Grundlage für diese unheilvolle Ansiedlung abgeben. In den Zahlenübersichten ist überdies beachtenswert die unverhältnismäßig große Zahl jugendlicher Menschen, vom 2.—4. Jahrzehnt, und, wenn wir die verwandten Sarkome dazunehmen, dann sind sogar das 1. und 2. Jahrzehnt stark vertreten in dieser traurigen Reihe fast hoffnungsloser Leiden.

Die Vorhersage ist somit schwer belastet, denn nach allgemeinen klinischen Erfahrungen nehmen Carcinome und Sarkome einen um so stürmischeren, selbst durch die operative Behandlung kaum zu beeinflussenden Lauf, je jünger der betroffene Kranke ist. Die weiten Lymphgebiete mit reichen Anastomosen sowie ein besonders reger Lymphstrom tragen bei zu frühzeitiger Absetzung bösartiger Keime.

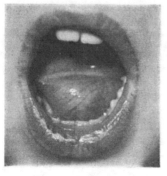

Abb. 63. Ranula.
(Chir. Klinik Göttingen.)

Das **Carcinom der Mundhöhle**, fast ausschließlich Männer in späteren Lebensjahren betreffend, sitzt gern auf vorher durch cariöse Zähne, Leukoplakie veränderten Stellen, tritt als Plattenepithel-, seltener als Zylinderepithelcarcinom, dann von den Schleimdrüsen der Wangenschleimhaut ausgehend, als derbes Geschwür mit harten, wallartigen Rändern oder als papillomatöse Wucherung auf. Seinen Ausgangspunkt nimmt es von der Wange, dem Mundboden, der Zunge. Es ist, wie alle Schleimhautkrebse, zum frühzeitigen geschwürigen Zerfall geneigt.

1. **Das Carcinom der Wangenschleimhaut** sitzt mit Vorliebe an den Umschlagsstellen der Schleimhaut, in der Backentasche, am aufsteigenden Kieferast oder in der Nähe der Einmündungsstelle des Ductus Stenonianus, greift früher oder später, die Weichteile infiltrierend, auf den Knochen über, führt zu den Erscheinungen der Kieferklemme, heftigen Schmerzen, besonders beim Übergreifen nach der Flügelgaumengrube, Blutungen. Die Drüsen werden bald ergriffen, und zwar unterhalb des Kiefers, des Kinns bis zur Oberschlüsselbeingrube; auch die andere Seite kann befallen werden.

Die ersten Erscheinungen bestehen in Behinderung der Kieferbewegung, leichten Blutungen, üblem Geruch aus dem Mund, Drüsenschwellungen. Die erkrankte Stelle ist wegen der Kieferklemme oft nur durch Abtastung von außen und innen nachweisbar.

2. **Das Carcinom des Mundbodens** tritt meist sekundär durch Übergreifen von der Zunge oder der Speicheldrüse auf. Primär sitzt es mit Vorliebe in der Gegend des Zungenbändchens als kleines, flaches Geschwür oder derbes, in der Schleimhaut gelegenes Knötchen. Durch die baldige Infiltration der Umgebung wird die Beweglichkeit der Zunge und damit das Sprechen und Kauen behindert. Bei geschwürigem Zerfall treten nach dem Ohr ausstrahlende Schmerzen ein.

Der *Verlauf* ist meist ein schneller, Rückfälle sind auch bei ausgedehnter Operation, wenn die Geschwulst einigermaßen vorgeschritten und in die Muskeln der Zunge und des Mundbodens hineingewachsen ist, sozusagen die Regel.

Behandlung: Am besten hat sich die elektrochirurgische Behandlung verbunden mit Röntgen-Radiumbestrahlung bewährt. Die Entfernung der Geschwulst vom Munde her ist nur bei ganz kleiner Ausdehnung gestattet, sonst ist der Tumor durch eine temporäre Unterkieferresektion gut zugängig zu machen.

Die Ranula (Fröschleinsgeschwulst, weil Aussehen der Kehlblase des Frosches ähnlich). Sie entsteht entweder aus Abschnürung einzelner Drüsenläppchen der *Glandula sublingualis* und Zusammenfluß derselben zu größeren Hohlräumen im Anschluß an eine Entzündung dieser Drüse (Retentionscysten), oder aus dem *Ductus thyreoglossus*, worauf die Anwesenheit von Flimmerepithel in der Wand hinweist, oder in ganz seltenen Fällen aus der BLANDIN-NUHNschen Drüse an der Zungenspitze (cystische Vergrößerung). Es gibt aber auch eine Ranula submaxillaris, die durch eine Lücke in den Muskeln mit der Sublingualis in Verbindung stehen kann. Die Ranula sitzt seitlich vom Zungenbande, kann bei starker Entwicklung die Mittellinie überschreiten, zeigt dann aber eine dem Zungenbändchen entsprechende Einschnürung, wölbt die Unterfläche der Zunge sowie den Mundboden vor und zeigt sich als eine bläulich durchscheinende, kugelige Bildung, die besonders beim Vorschieben der Zunge nach auf- und seitwärts deutlich wird. Die Schleimhaut über der Geschwulst ist verschieblich, der Inhalt wird von einer zähen, meist farblosen Flüssigkeit gebildet (Abb. 63).

Die Beschwerden bestehen in einer geringfügigen Behinderung des Sprechens und Schluckens, sowie Erschwerung des Saugens.

Die *Behandlung* kann entweder in stumpfem Ausschälen der ganzen Geschwulst mit Entfernung der Glandula sublingualis bestehen oder in Abtragung der gegen die Mundhöhle zu gelegenen Cystenwand. Tamponade, allenfalls Ausschaben der Höhle.

Dermoidcysten. Wesentlich seltener sind die Dermoidcysten, die sich aus embryonalen Epitheleinstülpungen im Bereich der Mundhöhle entwickeln, aber erst in der Zeit der Geschlechtsreife, gewöhnlich sogar noch etwas später klinische Erscheinungen machen. Sie sitzen ebenfalls an der Unterfläche der Zunge in der Mitte zwischen den Musculi geniohyoidei und genioglossi, wachsen langsam, wölben die Gegend des Zungenbändchens kugelig vor, drängen die Zunge nach oben und hinten und erschweren Sprache und Schlucken, doch fehlt ihnen das bläuliche Durchscheinen der Ranula. Das Wachstum ist ein langsames, wenn auch ständiges. Frühzeitige Ausschälung mitsamt dem Balg ist zweckmäßig, da der Eingriff, wenn erst sekundäre Entzündungserscheinungen eingetreten sind, auf erhebliche Schwierigkeiten stoßen kann.

Ferner sind zu nennen die von Blut- und Lymphgefäßen ausgehenden Geschwülste: **Hämangiome.** α) Das *Haemangioma simplex*, meist verbunden mit derselben Erkrankung des Gesichts, durch wiederholte Blutungen oft unangenehm. β) Das *Haemangioma cavernosum* in Form einer blauroten, mehr oder weniger großen zusammendrückbaren Geschwulst mit glatter Oberfläche. Bei Angiomen des Gesichtes soll man nicht versäumen, auch die Mundhöhle und besonders die Unterfläche der Zunge zu untersuchen. Bei kleineren Geschwülsten Entfernung, bei größeren Stichelung mit dem Glühstift oder elektrochirurgische Behandlung. Auch Radiumspickung kommt, besonders bei sehr ausgedehnten Geschwülsten in Frage und verspricht Erfolg.

Die **Lymphangiome** zeigen sich in *kleinen, weißlichen,* wie *Perlen aneinandergereihten* Bläschen *(Lymphangioma simplex)* oder in Form einer diffuseren Geschwulstbildung *(Lymphangioma cavernosum)* von fest-weicher Beschaffenheit, zuweilen mit einzelnen erweiterten Lymphbläschen bedeckt. An der Zunge führt die Erkrankung zu erheblicher Vergrößerung des Organes (**Makroglossie**), ist oft schon bei der Geburt in stärkerem Maße vorhanden, sitzt meist an der Zungenspitze und drängt bei stärkerem Wachstum die Zunge zwischen den Zähnen heraus. Intermittierende Entzündungen mit mächtiger Anschwellung der Zunge rufen bisweilen Erstickungserscheinungen hervor. Eine vollständige Entfernung der Geschwulst ist kaum möglich. Auch an der Wange ist die Abgrenzung keine scharfe. Man muß sich meist mit Keilexcisionen nach Unterbindung beider Arteriae linguales begnügen, wenn es wegen der starken Schwellung nicht möglich sein sollte, die schonlichere, aber langwierige Behandlung mit Radiumspickung durchzuführen.

Von sonstigen im Bereich der Mundhöhle vorkommenden Geschwülsten seien als Seltenheiten genannt die *Lipome,* kleine *Fibrome,* die *Struma accessoria linguae* am Foramen coecum aus versprengten Resten des mittleren Schilddrüsenlappens. Vor der völligen Ausrottung dieser Schilddrüsengeschwulst ist der Nachweis des Vorhandenseins der normalen Schilddrüse zu führen.

II. Krankheiten der Zunge.

Anatomie. Die Zunge reicht in ihren entwicklungsgeschichtlichen Anfängen bis in die
3. Fetalwoche zurück. In dieser Zeit erscheint als erste Spur der späteren Zunge ein kleiner
Wulst, das Tuberculum impar, an der Stelle der Vereinigung der beiden Mandibularbogen,
und bald darauf kommen auch die seitlichen Zungenwülste zum Vorschein. Schon im zweiten
Monat haben sich die beiden Anlagen vereinigt. Die Zunge wird entsprechend ihrer
Funktion von *3 Nerven* versorgt: dem N. hypoglossus für die Bewegung, dem N. lingualis (einem Zweig des 3. Astes des N. trigeminus) für das Tast- und Gefühlsvermögen ,
ferner das Geschmacksvermögen auf dem vorderen Zungenteil, von dem N. glosso-
pharyngeus, der mit dem Vagus aus dem verlängerten Mark austritt, für das Geschmacksvermögen im hinteren Drittel der Zunge. Der N. hypoglossus liegt nahe der Art. lingualis
im submaxillaren Muskeldreieck (s. Abb. 552, S. 809); der N. lingualis verläuft parallel
dem Unterkiefer im Mundboden. Die *Blutversorgung* ist eine sehr reichliche durch einen
starken, aus der Carotis externa abzweigenden Ast, die Art. lingualis. Ihre Unterbindung ist für die Kriegs- und Friedenschirurgie wichtig.

Zungenwunden pflegen dank der vorzüglichen Gefäßversorgung des Organs
rasch und leicht zu heilen. Sie bluten stark. Am besten legt man eine Naht
durch die Wunde. Zungenbißwunden bei Epileptikern sind kennzeichnend.

Nachblutungen nach Zungen-
operationen können wegen Schwellung des Zungenbodens, Glottisödem und der Blutaspiration gefährlich werden.

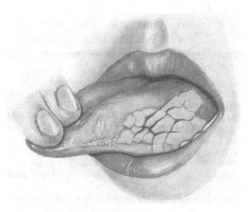

Abb. 64. Leukoplakie der Zunge.

Leukoplakie der Schleimhaut (Psoriasis linguae) ist eine auf Wucherung der
oberflächlichen und tieferen Schichten
des Epithels beruhende Erkrankung, die
sich in weißlichen Flecken oder Streifen,
die etwas erhaben sind, äußert und
seltener an der Wangenschleimhaut,
häufiger an der Zunge auftritt. Sie entwickelt sich zunächst schmerzlos und
wird nur bei großer Ausdehnung durch
Speichelfluß und Starrheit der Zunge
beschwerlich. Stellen sich in den Verhärtungen tiefere Schrunden ein, dann
kann das Leiden auch einmal schmerzhaft werden (s. Abb. 64). In einem Teil
der Fälle kommt es nach längerem Bestehen zur Entwicklung eines Carcinoms. Das ist
wichtig, zu wissen; denn man wird dann die schädigenden Mitursachen der Erkrankung
(Genuß starker Alkoholika, stark gewürzte Speisen, übermäßiges Tabakrauchen) auszuschalten suchen; auch das Vorhandensein einer alten Lues scheint die Carcinom-
entwicklung oft zu begünstigen (etwa $1/3$ der Fälle). Sorgfältige Mundpflege mit leicht
desinfizierenden Mundwässern und zeitweilige Bepinselung mit Perubalsam und, wie es
scheint, auch Radiumbestrahlung wirken günstig. Vor Ätzungen ist dringend zu warnen.
Tiefe Schrunden und verhärtete Stellen werden vorsichtshalber weit im Gesunden ausgeschnitten.

Glossitis superficialis. Daß die Zunge an allen entzündlichen Erkrankungen der Mundschleimhaut in geringerem oder stärkerem Grade teilnimmt, ist ohne weiteres verständlich.
Daneben aber gibt es fleckweise Verdünnungen des Epithels über den Papillenspitzen
zeitweilig mit aphthenähnlichen Bläschen und Knötchen, welche quälende Schmerzen und
Brennen beim Essen unterhalten, die vielfach mit Magen-Darmerkrankungen in Verbindung stehen.

Salbeitee, Lichen islandicus zur Mundspülung, Anästhesin- oder Orthoformpulver gegen
die brennenden Schmerzen.

Die Glossitis phlegmonosa (Zungenphlegmone) tritt im Anschluß an kleine,
in die Muskeln dringende Verletzungen oder fortgeleitet von eitrigen Erkrankungen der Rachengegend auf. Die Entzündung verbreitet sich schnell, führt zu
hochgradiger Schwellung des Organs, Atemnot und kann auf den Mundboden

und den Hals übergreifen, auch zur Arrosion der Gefäße führen. Baldige Spaltung vom Mundboden oder vom Munde aus ist nötig, doch gehen trotzdem viele der Erkrankten unter septischen Erscheinungen zugrunde.

Bei *leichteren Infektionen* kommt es zur Bildung deutlich abgeschlossener Eiterhöhlen, deren Entwicklung unter Umständen so langsam ist, daß sie wie eine umschriebene Verhärtung oder Geschwulst in der Zunge erscheinen. Zuweilen bleibt der *Absceß* auf einer gewissen Höhe der Entwicklung stehen, zuweilen wird er von Zeit zu Zeit rückfällig. Bei diesen chronischen Formen muß man an Tuberkulose, Aktinomykose oder Fremdkörper als Ursache denken. Incision von der Mundhöhle oder vom Mundboden aus.

Geschwüre der Zunge sind häufig. Verschiedene Ursachen können ihnen zugrunde liegen, die im Beginn der Erkrankung oft recht schwierig auseinanderzuhalten sind. Differentialdiagnostisch kommen im wesentlichen in Frage: das aphthöse und das Decubitalgeschwür (von scharfen Zahnkanten), das tuberkulöse, das syphilitische und das carcinomatöse Geschwür.

Das **tuberkulöse Ulcus** ist oberflächlich, zeigt einen gelblich belegten Grund und unterminierte Ränder, hat keine Neigung in die Tiefe zu greifen. Es wächst nur langsam, ist oft in der Mehrzahl und sitzt mit Vorliebe an der Zungenspitze und den Zungenrändern. Es ist außerordentlich schmerzhaft. Wo Zweifel über die Diagnose bestehen, ist der Nachweis von Tuberkelbacillen aus einer abgekratzten Randstelle ausschlaggebend.

Die *Behandlung* besteht, wenn angängig, im Ausschneiden der erkrankten Stelle, sonst in gründlicher Ausschabung und Ätzung. Treten nach den radikaleren Maßnahmen Rückfälle auf, so gehen die Kranken bald an anderer Tuberkulose zugrunde. Ebenso ist das Auftreten neuer Drüsenerkrankungen nach Ausschälung derselben oder Röntgenbehandlung ein ungünstiges Zeichen für den weiteren Verlauf der Erkrankung. Mit Anästhesin werden die Schmerzen gelindert und damit die Nahrungsaufnahme gehoben.

Die **Syphilis** tritt als *Primäraffekt* in Form der unempfindlichen Initialsklerose vorwiegend an der Spitze und den Rändern der Zunge, sowie den den Lippen benachbarten Teilen der Schleimhaut, im *sekundären Stadium* als Erythem oder als Papel, ersteres vorwiegend am Gaumen und den Mandeln, die Papel an der Zunge, Wangenschleimhaut, der Lippencommissur auf. Im Tertiärstadium finden sich umschriebene, gewöhnlich an der Zungenspitze oder am Zungenrücken gelegene, vereinzelte, seltener vielfache Knoten, die geschwürig zerfallen und den kennzeichnenden, speckigen Grund zeigen. Sie sind *schmerzlos*, ihre Umgebung ist *kaum infiltriert*.

In eigentümlicher Form kann sich das Spätstadium der Syphilis an der Zunge äußern indem es bei hochgradiger Vermehrung und Schrumpfung des Bindegewebes zu tiefen Furchen mit allenfallsigen Rissen kommt, zwischen denen die gewulstete Schleimhaut sich hervorwölbt. Auf derselben kommt es infolge der leichteren Verletzlichkeit zu einfachen, nicht luischen Geschwüren.

Decubitalgeschwüre der Zungenränder entstehen dort, wo die Zunge gegen eine scharfe Zahnkante drückt, ein cariöser Zahn ein Geschwür setzt oder eine Amalgamplombe einen chemischen Reiz unterhält, stets begünstigt durch eine Stomatitis. Schon nach kurzem Bestehen pflegt sich der Geschwürsgrund entzündlich zu verhärten. Nun kann die Diagnose auf Schwierigkeiten stoßen, vor allem gegenüber dem *beginnenden Carcinom*. Mit Beseitigung der schädigenden Zahnkante heilt das Decubitalgeschwür meist innerhalb 8 Tagen aus. Andernfalls Probeausschneidung erforderlich!

Von anderen, zum Teil seltenen Geschwüren der Zunge und der Mundhöhle seien genannt: *Ulcera bei Stomatitis mercurialis.*

Aphthöse Geschwüre. Kleine, sehr schmerzhafte Bläschen mit Epithelverlusten an den Zungenrändern bzw. an der Spitze, mit entzündlichem Hof, öfter sich wiederholend.

Tiefe Geschwüre mit nekrotischem Gewebszerfall bei gangräneszierender Stomatitis (Mundfäule) und *Noma* (s. S. 105).

Rotzgeschwüre, das *Ulcus molle* und *Skorbut.*

Wir erinnern ferner daran, daß *maligne Tumoren* im Mund und Rachen sich meist nur in geschwürigem Zerfall zeigen, und daß selbst die seltenen gutartigen Geschwülste infolge von Maceration der bedeckenden Schleimhaut oder durch Zahnscheuern des öftern oberflächliche Geschwüre bekommen.

Das Carcinom des Zungenkörpers. Diese gefürchtete und sehr bösartige Krebsansiedlung fällt im wesentlichen ins 5. Jahrzehnt. Das Carcinom entwickelt sich bisweilen auf dem Boden einer Leukoplakie, auch auf luischer Grundlage, und wird gewissermaßen gefördert durch thermische und chemische Reize, wie sie das Rauchen mit sich bringt. Männer erliegen 20 mal öfter der Krankheit als Frauen. Der Lieblingssitz ist der Zungenrand und die angrenzende Unterfläche, und zwar mehr die hintere als die vordere Hälfte.

Das Carcinom tritt in zwei, zunächst scharf voneinander getrennten, später aber häufig ineinander übergehenden *Formen* auf: 1. als derbes *Geschwür* mit Infiltration der Umgebung, 2. als derber, aus der Tiefe hervorwachsender, aber auch sehr bald zerfallender *Knoten.* Beide schreiten schnell in dem für die Ausbreitung günstigen Gewebe der Zunge und den reichlichen Lymphbahnen fort, so daß

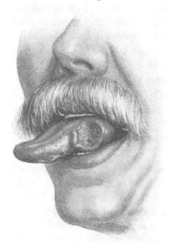

Abb. 65. 72jähriger Mann. Zungencarcinom. (Aus der Chir. Klinik in Leipzig, E. PAYR.)

das sichtbare Geschwür oft verhältnismäßig klein ist im Vergleich zu der weitgehenden Verhärtung. Der Grund des Geschwüres ist schmutziggrau, oft mit kleinen, graurötlichen, durchscheinenden Auswüchsen, die Ränder sind derb, höckerig, gelegentlich etwas unterminiert, lassen bei Druck oft weißliche Krebsmassen als Pfröpfe ausdrücken. Im weiteren Verlauf breitet sich die Geschwulst auf den Mundboden, die Mandeln und die andere Zungenhälfte aus.

Die *Erscheinungen* bestehen bei fortgeschrittenen in schwerer Beweglichkeit der Zunge, kennzeichnenden, nach dem Kiefer, dem Gaumenbogen, dem Ohr ausstrahlenden, bohrenden Schmerzen. Die Nahrungsaufnahme ist erschwert, ein ekelhafter Gestank kommt aus dem Mund. Die Drüsen der Unterkiefergegend, des Kinns bis herab zur Oberschlüsselbeingrube, auch die der anderen Seite werden bald ergriffen. Die Tochtergeschwülste sind oft unverhältnismäßig groß im Vergleich zu dem primären Krebs, weshalb der Drüsentumor oft früher beachtet wird als der Krankheitsvorgang an der Zunge. Durch wiederholte Blutungen, Jauchungen, unzureichende Nahrungszufuhr, Schluckpneumonie führt das Leiden unter Qualen in etwa 6—12 Monaten zum Tode.

Behandlung. Ausschneiden, breit im Gaumen und Nachbestrahlung oder besonders bei ungünstigem Sitz Radiumspickung. Selbstverständlich sind in jedem Fall die krebsigen Lymphknoten am Hals mit dem Messer auszurotten.

Differentialdiagnostisch kommen in Betracht:

1. Decubitalgeschwüre s. oben.

2. Lues. Bei Glossitis luica ist zwar eine gewisse derbe, aber mehr diffuse Härte vorhanden. Das Gumma, gewöhnlich mehr vorne an der Zunge sitzend, kann einem geschwürig zerfallenen Krebsknoten sehr ähnlich sehen. Im Zweifelsfall soll man lieber ein durch eine Probeausschneidung gewonnenes Stückchen dem Pathologen einsenden, als den Erfolg oder Mißerfolg einer längeren antisyphilitischen Kur abwarten.

3. Tuberkulose. Sitzt fast immer am Zungenrand. Hier sind kleine Knötchen in der Umgebung einer Flächeninfiltration bei hoher Schmerzhaftigkeit vorhanden. Die Drüsen sind meist größer und weicher. Die Geschwüre sind weiter unterminiert und schlaffer als das Krebsgeschwür.

Gutartige Tumoren der Zunge zählen zu den Seltenheiten. Wir nennen das *Papillom*, den fibrösen *Polypen*, das *Hämangiom* und das *Lymphangiom* der Zunge, die zu gewaltiger Vergrößerung des Organs führen (Makroglossie s. S. 117).

III. Die Krankheiten der Mandeln, des Gaumens und des Rachens.

1. Akute Entzündungen.

Die verschiedenen Formen: *Angina lacunaris,* follicularis, parenchymatosa, ulceromembranacea (PLAUT-VINCENTsche Angina), diphtherica, haben deshalb chirurgische Bedeutung, weil sie oft der Vorläufer von akuten Infektionskrankheiten, unter anderem auch von Osteomyelitis, Nephritis, Gelenkentzündung, Gelenkrheumatismus sind, gelegentlich zu tödlicher Allgemeininfektion oder wenigstens hartnäckigen Herzleiden führen, weshalb die Entfernung der Mandel oft ratsam erscheint. Innerer und Ohrenfacharzt müssen hier in gemeinsamer Arbeit sorgfältig abwägen.

Die **Angina tonsillaris lacunaris** ist infektiösen Ursprungs. Sie beginnt mit hohem Fieber (u. U. Schüttelfrost und Hinfälligkeit), starken, in die Ohren ausstrahlenden Schmerzen. In den Lacunen der Tonsillen bilden sich gelbliche Pfröpfe; die Mandel ist gerötet und geschwollen. Unter Abstoßung der Auflagerung und der Pfröpfe geht die Erkrankung in 4—6 Tagen zurück. Manchmal schließt sich eine Nephritis an, seltener unmittelbar ein Gelenkrheumatismus oder gar eine Allgemeininfektion. (Bei zweifelhafter Diagnose untersuche man auf Diphtheriebacillen und denke auch an einen beginnenden Scharlach.)

Behandlung. PRIESSNITZsche Umschläge, Gurgelungen mit Kamillentee oder einem antiseptischen Mundwasser; innerlich Aspirin, Pyramidon. Prontosil 3mal 2 Tabletten oder 3mal 5 ccm intramuskulär.

Mandeln mit tiefen Krypten und Lacunen neigen zu Rückfällen, die ohneschwere Entzündungserscheinungen und nur mit geringer Temperatursteigerung verlaufen. Diese **Tonsillitis chronica** ist durch Ausquetschen der übelriechenden gelblichen Pfröpfe bald behoben. Im ganzen sind sie harmlos, zuweilen aber bilden sie eine Quelle von Schädigungen des Körpers (s. o.). Dann ist die Ausschälung ratsam.

Die Angina phlegmonosa (Peritonsillarabsceß). Sie stellt eine im peritonsillären und im Bindegewebe der Drüse selbst verlaufende, eitrige, fortschreitende Entzündung dar. In der Folge wird das Drüsengewebe zur Einschmelzung gebracht. Die Erkrankung sitzt mit Vorliebe am oberen seitlichen Rand, sie führt zu Schwellung und starker Rötung des angrenzenden Gaumens und des Zäpfchens. Die submaxillaren Lymphdrüsen schwellen an; das Fieber steigt auf 39 und 40⁰.

Die *Diagnose* ist beim Beginn auf den objektiven Befund hin zu stellen — am zweiten oder dritten Tag aber verhindert eine schmerzhafte Kiefersperre die genaue Betrachtung des Rachens. Die Zunge ist dann schmierig belegt, dem Mund entströmt ein übler Geruch, starker Speichelfluß löst schmerzhafte Schluckbeschwerden mit krampfartigen Verziehungen des Gesichts aus; die Sprache ist tonlos, die Nahrungsaufnahme so gut wie unmöglich. Mühsam keuchend atmet der Kranke, er kann nicht liegen, seinen Kopf kaum drehen, kann nicht schlafen und fühlt sich unsagbar elend. Dieser jammervolle Zustand dauert bis zu 10 Tagen, wenn man mit Umschlägen und Gurgelungen den spontanen Durchbruch abwarten will, was übrigens durch

Schüttelfröste, Thrombophlebitis oder gar Allgemeininfektion eine bedenkliche Wendung nehmen kann.

Die *Behandlung* besteht in möglichst baldigem Einschnitt, bei bestehender
Kieferklemme unter Einsetzen eines Mundsperrers. In leichter Evipanbetäubung wird an der Stelle der stärksten Vorwölbung eingeschnitten. Ist die
ganze Gegend gleichmäßig verschwollen, so wählt man nach CHIARI die
Mitte einer Verbindungslinie, die man sich zwischen dem letzten unteren
Molarzahn und der Basis der Uvula gezogen denkt (Abb. 66). Zuweilen
ist die Behinderung des Mundöffnens so groß, daß man nur mit dem Finger

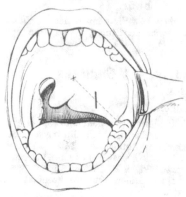

sich die Einschnittstelle tasten kann. Nach
Ausführung des kleinen Einstiches wird die
Öffnung stumpf mit der Kornzange erweitert;
stinkender Eiter entleert sich, aber selbst
wenn kein Eiter kommt, schafft der Ent-
spannungsschnitt Erleichterung. Nebenverletzungen sind kaum zu befürchten, wenn man
das Messer parallel der Sagittalebene führt.

Die Angina phlegmonosa hat große Neigung zu Rückfällen. Deshalb ist es zweckmäßig, etwa vorhandene Nischen oder Taschen
der Mandeln zu spalten oder in der anfallsfreien
Zeit die Mandeln zu entfernen. Vorbeugend
sind Formaminttabletten zweckmäßig.

Der eigentliche *Tonsillarabsceß* ist viel seltener
als die peritonsilläre Entzündung.

Abb. 66. Incision des peritonsillären
Abscesses am Mittelpunkt der Verbindungslinie zwischen letztem Molarzahn
und Basis der Uvula.

Nicht verwechselt werden mit akuten Abscessen dieser Gegend dürfen die kalten retro-
pharyngealen Abscesse. Sie dürfen nur bei vitaler Anzeige (Erstickung) von
innen her aufgeschnitten werden; im allgemeinen dürfen sie nur von außen
her angegangen werden (s. S. 123).

Die Diphtherie ist in den Lehrbüchern der Kinderheilkunde nachzulesen, die Hypertrophie der Gaumen- und Rachenmandeln, das Nasenrachenfibrom in Lehrbüchern der
Hals-Nasen-Ohrenheilkunde.

Häufig wird die einfache Tonsillotomie, namentlich bei Erwachsenen, heute
durch die Ausschälung der Mandel *(Tonsillektomie)* ersetzt (örtliche Betäubung,
bei Kindern Rauschnarkose). Sorgfältige Blutstillung ist notwendig, da sonst die
Gefahr der Aspirationspneumonie oder gar des Lungenabscesses heraufbeschworen wird. Deshalb klinische Beobachtung für die der Operation folgenden
Tage erforderlich.

Die Ausschälung wird am oberen Pol begonnen. Nach Durchtrennung der Schleimhaut
dringt man mit der Schere stumpf in das peritonsilläre Gewebe vor und hülst die Mandel
aus. Den unteren Pol durchtrennt man zweckmäßig elektrochirurgisch. Blutende Gefäße
werden umstochen. Auch die Unterbindung der Carotis externa ist in verzweifelten Fällen
schon zur Blutstillung vorgenommen worden.

2. Die Entzündungen des Pharynx.

Die meisten Erkrankungen des oberen Teils sind von der Nase, dem Mund und
Rachen her fortgeleitet und auf demselben Krankheitsboden entstanden. Sie sind in den
Fachlehrbüchern zu suchen.

Einer besonderen Erwähnung bedürfen folgende Entzündungen:

1. Der akute retropharyngeale Absceß, meist im Kindesalter auftretend,
und zwar vorwiegend im ersten Lebensjahr nach Masern, Scharlach, Angina,
Diphtherie, seltener fortgeleitet von vereiterten Halslymphdrüsen. Er geht aus

einer Eiterung der retropharyngealen Lymphdrüsen mit Übergreifen auf das prävertebrale Bindegewebe hervor. Die Erscheinungen bestehen neben Fieber in Schling- und Atembeschwerden, welche sich bis zur Erstickung steigern können.

Die *Diagnose* ist, wenn man nur an das Vorkommen der Erkrankung denkt, durch das Einführen des Fingers in den Mund leicht zu stellen. Trotzdem werden derartige Abscesse häufig übersehen und erst bei der Sektion nach Übergreifen auf das Brust- und Mittelfell erkannt.

Mit Rücksicht auf diese schweren Folgeerscheinungen und die, wenn auch nicht häufige, Gefahr der Eiteraspiration ist dringend zu raten, den erkannten Absceß baldmöglichst zu entlasten.

Das mit Heftpflaster bis an seine Spitze umklebte Messer wird auf der Höhe der Vorwölbung eingestochen und, um eine Verletzung der Zunge zu vermeiden, von unten nach oben geführt und dann der Kopf schnell nach vorn gehalten, um ein Verschlucken des Eiters zu vermeiden.

2. Die chronischen retropharyngealen Abscesse sind fast immer *tuberkulöser* Natur. Sie entstammen einer Spondylitis der Halswirbelsäule oder einer Vereiterung tuberkulöser Drüsen. Die Eiteransammlungen können beträchtliche Größe erreichen, auch seitlich am Halse sich vorwölben. Die Behandlung besteht in Punktion und Jodoformglycerin- bzw. Jodoformosol-Einspritzung *vom Halse her*. Eröffnung von

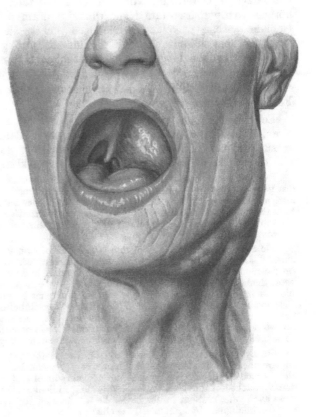

Abb. 67. Carcinom der linken Gaumenmandel mit Drüsenabsiedlungen am Unterkieferrand. (Nach BORCHERS.) (Aus Handbuch der Hals-, Nasen- und Ohrenheilkunde. Herausgegeben von A. DENKER und O. KAHLER, Bd. V, Beitrag HÜNERMANN.) (Berlin: Springer 1929.)

der Mundhöhle aus ist streng zu vermeiden! Sie sind hinter dem Kopfnicker von außen her mit der Punktionsnadel zu erreichen .(s. auch S. 122).

3. Geschwüre. Eine Reihe von Mund- und Rachenkrankheiten tritt von vornherein als *Geschwür* auf.

Unter den **spezifischen Geschwüren** des Gaumens und Rachens muß neben den tuberkulösen, einer schlimmen Begleiterscheinung der Lungentuberkulose, vor allem der **luischen Geschwüre** gedacht werden. Die tertiäre Syphilis tritt im Rachen nicht vor dem 3. bis 5. Jahre nach der Infektion auf. Die gummöse Infiltration am Gaumensegel oder am Rachen zerfällt frühzeitig zu einem Geschwür mit scharfen Rändern, glattem, speckigem Grunde und lebhaft gerötetem Saum. Es setzt in verhältnismäßig kurzer Zeit gewaltige Zerstörungen nicht nur in den Weichteilen, sondern auch am harten Gaumen, bis zu breiter Perforation nach der Nasenhöhle. Nach der Ausheilung, die mit den üblichen antiluischen Heilmitteln energisch einzuleiten ist, verbleiben bezeichnende, strahlige, weiße

Narben im Rachen und Gaumen und Vergrößerung des Gaumensegels, Verengerung und Verwachsungen im Nasenrachenraum mit Sprach- und Schluckstörungen.

Die Carcinome des Rachens und der Tonsille sind unter den Geschwüren aufzuführen, denn als solche treten sie, wenn sie der Arzt sieht, fast ausnahmslos in Erscheinung. Es sind meist Plattenepithel-Carcinome, welche vom Deckepithel des weichen Gaumens oder der Gegend des Sinus piriformis ausgehen und auf die seitliche Pharynxwand übergreifen als grobhöckrige, zerklüftete, plattenartige Geschwüre von derber Konsistenz. Frühzeitig sind die zugehörigen Lymphdrüsen (am Kieferwinkel und am Bulbus der Carotis) als harte Gebilde tastbar, was für die Diagnose wichtig ist. Zu Beginn und oft auch lange darüber hinaus sind die Schmerzen gering — leider! —, denn dies hält den Kranken lange Zeit ab, ärztlichen Rat nachzusuchen.

Die vom Epithelüberzug *der Gaumenmandel* ausgehenden *Krebse* sind besonders bösartig: weiche, rasch wachsende und rasch geschwürig zerfallende Formen mit frühzeitigen Absiedelungen.

Schluckschmerzen und leichte Anschwellung am Kieferwinkel lassen den Kranken und bisweilen sogar den Arzt in dem Glauben, eine harmlose Mandelentzündung vor sich zu haben. Die Betastung der derben Geschwürsränder und die am Kieferwinkel verbackenen Drüsen klären die Sachlage.

Eine besondere Stellung nehmen die *pseudoleukämischen* und *leukämischen* Schwellungen des ganzen lymphatischen Apparates des Rachens, welche auch an den Mandeln zu einseitigen oder doppelseitigen Geschwülsten von weißlicher Farbe mit unverändertem Schleimhautüberzug führen können, ein. Es besteht gleichzeitige Blutveränderung; leukämische Tumoren an anderen Körperstellen; dies scheidet diese Geschwülste von den eigentlichen Sarkomen. — Allgemeinbehandlung der Leukämie.

Die Sarkome kommen schon vom 10. Lebensjahr an in den Mandeln vor und sind bis zum 30. Lebensjahr so häufig wie in allen späteren Jahren zusammengenommen. Sie sind im ganzen selten. Die Entwicklung ist schmerzlos, und deshalb sind vielfach Behinderung beim Schlucken und Sprechen, bei der Bewegung des Kiefers, sowie Drüsenschwellungen die ersten Zeichen. Eine Verwechslung mit einfacher Mandelhypertrophie ist, solange die Geschwulstbildung sich innerhalb der Drüsenkapsel befindet, möglich, jedoch ist das einseitige Auftreten verdächtig. Gegen eine Verwechslung mit chronischem Mandelabsceß sichert die Punktion. Bei eingetretener Geschwürsbildung ist der Zerfall meist so schnell und ausgedehnt, daß dadurch eine Verwechslung mit Syphilis vermieden wird.

Die Lymphosarkome beginnen oft an der Gaumenmandel. Die derbe Anschwellung ist von der einfachen Hypertrophie kaum zu unterscheiden. Aber große, weiche und gegeneinander verschiebliche Lymphdrüsen am Kieferwinkel und im Nackendreieck müssen sofort den Verdacht auf diese schlimme Erkrankung hinlenken. Der weitere Verlauf bewegt sich denn auch ganz und gar in der Linie, die wir bei den Halslymphdrüsen auf S. 173 und 175 von den malignen Lymphomen gezeichnet haben.

Die *Behandlung* besteht in der radikalen Entfernung der ganzen Mandel, solange dieselbe wegen der Ausdehnung der Geschwulst, der Größe der Drüsenerkrankung sich nur irgendwie ausführen läßt. Leider ist diese Entwicklungsstufe häufig schon bei der ersten Untersuchung überschritten. Andernfalls bleibt nur eine *Röntgen-Tiefenbestrahlung,* auf welche diese weichen Sarkome oft wie Butter an der Sonne schmelzen, leider aber rasch rückfällig werden; das gilt vor allem für die Lymphosarkome.

Die *Behandlung* dieser *bösartigen Tumoren und Geschwüre* der Mundhöhle und des Rachens darf, solange die Geschwülste noch operabel sind, auch heute, im Zeitalter des Radiums, nur eine operative sein. Die Röntgen- wie die Radiumbehandlung haben Enttäuschungen und, was schlimmer ist, eine verhängnisvolle Versäumung des geeigneten, d. h. möglichst frühzeitigen Operationszeitpunktes gebracht. Ebenso verkehrt ist es, ein Zungen- oder Gaumengeschwür bei einem Manne von vornherein als wahrscheinlich syphilitischer Art anzusehen und ex juvantibus (durch Jodkali) die Diagnose stellen zu wollen. Weshalb nicht sofortige Probeausschneidung zur feingeweblichen Untersuchung? Wenn auch, wie zuerst erwähnt, die Vorhersage der Zungen- und Gaumencarcinome sehr ernst ist, so hat die Chirurgie immerhin Erfolge zu verzeichnen bei sofortiger und recht gründlicher Operation mit planmäßiger Ausräumung der anatomisch zugehörigen Lymphgebiete „Kleine Krebse — große Operationen" gilt hier als peinliche Regel! Nur bei inoperablen Fällen ist die kombinierte Röntgen-Radiumbestrahlung allein von vornherein angezeigt. Sie wird selbstverständlich auch an jede Operation angeschlossen.

3. Operationstechnik bei Eingriffen in der Mundhöhle.

Durch Umspritzung des Nervus lingualis und mandibularis, sowie örtliche Betäubung der Weichteile lassen sich selbst ausgedehnte Operationen der Mundhöhle ohne allgemeine Narkose vornehmen. Bei letzterer, welche bei großen Voroperationen mit Drüsenentfernung nötig sein kann, beschränkt man dieselbe auf diesen *äußeren* Eingriff und führt die eigentliche Operation *in* der Mundhöhle unter halber Narkose aus. Auch die Narkose mit besonderen Apparaten (s. S. 29) kommt hier in Frage.

Trotz des Keimgehaltes der Mundhöhle heilen die Operationswunden nach vorheriger Reinigung der Mundhöhle meist glatt.

Das Hauptgewicht bei allen Operationen ist auf eine gute Zugängigkeit und Übersichtlichkeit des Operationsfeldes zu legen, damit die Geschwulst im Gesunden entfernt und die Blutung beherrscht werden kann. Eine Geschwulst der Wange, die nicht durch leichten Zug bis 2 cm im Gesunden, ein Zungenkrebs, der nicht beim einfachen Herausstrecken der Zunge im vollen Umfange erscheint, ein Mundbodenkrebs, der nicht in den allerersten Anfängen auf die vordersten Abschnitte des Zungenbändchens beschränkt bleibt, muß von außen her, d. h. unter Zuhilfenahme von zeitlicher Kieferresektion, mindestens Wangenspaltung beseitigt werden. Die Entfernung der Geschwulst muß mindestens 1½ cm im Gesunden, bei nicht gespannten Weichteilen gerechnet, vorgenommen werden.

An der Zunge können größere Ausfälle, entweder in der queren oder Längsrichtung vereinigt werden, bei kleineren Geschwülsten bedient man sich am zweckmäßigsten der keilförmigen Ausschneidung. Es ist erstaunlich, wie geringe Funktionsstörungen selbst weitgehender Verlust der Zunge bis zum Zungengrunde verursacht. Eine Unterbindung der Arteria lingualis ist nur bei größeren Geschwülsten notwendig. Neuerdings wird die Entfernung der Zungengeschwülste auf elektro-chirurgischem Wege vorgenommen.

Die Voroperationen bestehen: 1. in einfachen Weichteilschnitten, d. h. querer oder schräger Durchtrennung der Wange, Eröffnung des Mundbodens, wie bei der Sektion; 2. in gleichzeitiger Durchtrennung des Unterkiefers, sei es in der Mitte, sei es an der Seite vor dem Masseter. Die Durchtrennung und spätere Vereinigung des Unterkiefers ist in den meisten Fällen vorzuziehen, da sie eine gute Übersicht gewährt und auch funktionell keine größere Schädigung des Schluckens bedingt. Der Operation in der Mundhöhle geht zweckmäßig die Entfernung der Drüsen voraus, allenfalls mit Unterbindung der Carotis externa.

G. Verletzungen und Erkrankungen der Kiefer.

Mißbildungen. In der 3. bis 4. Fetalwoche bereits ist die primitive Mundbucht so weit ausgebildet, daß die Unterkieferfortsätze des ersten Kiemenbogens miteinander verwachsen sind. Die sehr seltenen Spaltbildungen des Unterkiefers und der Unterlippe und der Zunge gehen also auf früheste Embryonalzeiten zurück. Durch mangelhafte Ausbildung kann eine Verkürzung des Unterkiefers zustande kommen *(Mikrognathie)*. Häufig sind gleichzeitig auch andere Mißbildungen vorhanden, nicht selten eine Verkleinerung der Zunge.

Die gleiche Entstellung kann nach Brüchen in der Kindheit, entzündlichen Erkrankungen des Kiefergelenkes, durch Schädigungen des Gelenkknorpels einseitig oder doppelseitig vorkommen *(Vogelgesicht)*. Die senile Atrophie beider Kiefer bedingt Zahnausfall. Auch infolge von cerebraler Lähmung kann Schwund eines oder beider Unterkiefer eintreten. Eine Vergrößerung des Unterkiefers kommt infolge von Akromegalie vor. Wenn der Oberkiefer im Wachstum zurückbleibt, so tritt der Unterkiefer stärker hervor *(Progenie)*. Infolge der Inkongruenz der Bißfläche ist das Kauen erschwert. Auch sonst werden die Zähne dadurch natürlich beeinträchtigt (Regelwidrigkeiten der Stellung).

Mit dem stärker vortretenden Kinn bei verbreitertem Kiefer verbindet sich als sekundäre Bildung die wulstige Unterlippe. Das Haus *Habsburg* und *Medici* ist ein treffliches Beispiel für die Vererbbarkeit der Progenie über Dutzende von Geschlechtern hinaus. Richard und Siegfried Wagner sind Progenikertypen.

Die Physiognomie bekommt etwas Hartes und Strenges, wie gegensätzlich das leicht zurückstehende Kinn (Prognathie) dem Frauentypus Lieblichkeit verleiht. Die Kunst aller Zeiten, von der Renaissance bis zur Karikatur in den Kriegsjahren hat sich dieser physiognomischen Typen als Ausdrucksmittel bemächtigt.

Deformierung der Kiefer, besonders des Oberkiefers, ist die Folge behinderter Nasenatmung in den Entwicklungsjahren, wie wir sie zumeist bei Kindern mit hypertrophischen Tonsillen finden. Der harte Gaumen wölbt sich stärker, muldenartig oder spitzbogig, die Alveolarfortsätze steigen steil an, sind schmal; hierdurch wird der Raum für die Zähne beengt, die Vorderzähne kommen über- bzw. nebeneinander zu stehen. Der negative Druck, der während der Inspiration bei gehemmter Nasenatmung entsteht, ist eine wesentliche Ursache für die Entstehung dieser Kieferverformung. Wir weisen hier auch auf die krankhafte, bei Erwachsenen entstehende Hyperplasie der Unterkiefer bei Akromegalie (s. Abb. 38 a) als eines der hervorstehendsten Zeichen dieser Erkrankung hin.

Die vorspringenden und schräggestellten Oberzähne mit Prognathie (oft verbunden mit dem Typus eines Langgesichts) sind überdies nicht selten Folgen des jahrelangen Daumenlutschens der Kinder oder des noch immer nicht überlebten Schnullers.

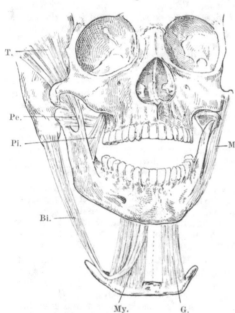

Abb. 68. Die am Unterkiefer ansetzende Muskulatur. (Nach MATTI.) (Aus BAUER, K. H.: Frakturen und Luxationen. Berlin: Springer 1927.) T. Musc. emporalis. Pe. Musc. pterygoid. ext. Pi. Musc. pteryg. int. M. Musc. masseter. Bi. Musc. biventer. My. Musc. mylohyoideus. G. Musc. geniohyoideus.

1. Frakturen und Luxationen der Kiefer.

1. Brüche des Oberkiefers entstehen durch unmittelbare Gewalt und gehen fast immer mit gleichzeitiger Schleimhautverletzung einher. Sie verlaufen entweder quer unterhalb des Jochbeins bis zum Flügelfortsatz, beide Oberkieferhälften umfassend, oder senkrecht mit Sprengung in der Naht des harten Gaumens. Die Verlagerung ist gewöhnlich keine hochgradige, nur in seltenen Fällen ist der gesamte Oberkiefer nach hinten weit gegen den Rachen verschoben, wird nur durch die Schleimhaut in seinen Verbindungen erhalten. Während die vordere Wand der Oberkieferhöhle durch die vorspringenden Ränder der benachbarten Knochen verhältnismäßig geschützt ist, kann der Alveolarfortsatz durch unmittelbare Gewalt in mehrere Stücke zertrümmert werden.

Die schwersten Zertrümmerungen kommen bei Schußverletzungen vor.

Für den Querbruch des Oberkiefers bezeichnend ist eine Druckschmerzhaftigkeit in der Gegend des Processus pterygoideus. Als wichtigste Verwicklungen sind zu nennen: Hautemphysem bei offener Kieferhöhle, Exophthalmus durch Blutung ins retrobulbäre Fettgewebe, Parästhesien und Hypästhesien im Gebiet des N. maxillaris, u. U. Facialislähmung, schweres Nasenbluten durch Zerreißung der Muscheln, lästiger Speichelfluß und Kaubeschwerden, zunehmendes Ödem im Gesicht und im Rachen mit Schlingbeschwerden.

In der Folgezeit können sich Kieferhöhleneiterungen durch Versprengung von Zähnen und Splittern in den Sinus maxillaris, Neuralgien im Bereich des Nervus infraorbitalis infolge Callusdruck entwickeln.

Die *Behandlung* verlangt bei stärkerer Verschiebung der Bruchstücke unbedingt die Anfertigung zahnärztlicher Schienen besonders bei losen Zähnen,
peinliche Mundpflege, Ernährung mit einem Glasrohr. Die Behandlung der
Weichteilverletzungen s. S. 129.

2. **Brüche des Unterkiefers.** Wenn wir absehen von den praktisch nicht bedeutsamen Brüchen des Proc. alveolaris, wie sie beim Zahnziehen meist infolge
von Verwachsungen der Wurzel entstehen, und den seltenen Abrißbrüchen des
Proc. coronoideus, so haben wir die Unterkieferbrüche zu trennen in 1. solche
des Kieferkörpers, 2. des aufsteigenden Astes und des Proc. condyloideus.

Die **Brüche des Kieferkörpers** können mittelbar entstehen durch eine
seitlich den Kieferbogen zusammendrückende Gewalt. Dann pflegt der Kiefer
in der Mitte oder an der schwächsten Stelle längs der tiefen Alveole des Eckzahnes zu brechen. Unmittelbar einwirkende Gewalten, wie Hufschlag, Steinwurf, Fall auf das Kinn (Motorradsturz),
vermögen den Kiefer an jeder Stelle
und in verschiedener Verlaufsrichtung
zu brechen, bei mehrfachen Bruchlinien
auch Stücke aus dem Kieferbogen auszuschalten (Stückbruch). Doppelseitige
Brüche zu beiden Seiten des Kinns sind
nicht selten. Schwere, unmittelbar einwirkende Gewalten (Schüsse usw.) bedingen Splitterbrüche, mit mehr oder
weniger bedeutsamen äußeren Wunden.

Seitliche Querbrüche, insofern sie
nicht verzahnt sind, folgen dem Muskelzug: das hintere Bruchstück wird durch
den Masseter und den Temporalis an die
obere Zahnreihe angepreßt und gleichzeitig durch den Zug des Pterygoideus
internus medialwärts verschoben, das
vordere durch den Biventer und die
Zungenmuskeln nach unten gezogen
und etwas nach vorn gedreht.

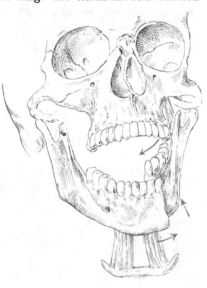

Abb. 69. Verschiebung der Bruchstücke durch
die Unterkiefermuskeln. (Nach MATTI.)
(Aus BAUER, K. H.: Frakturen und Luxationen.
Berlin: Springer 1927.)

Der dünne und festanhaftende Zahnfleischüberzug macht es begreiflich, daß so gut wie ausnahmslos jeder Kieferbruch im Bogen ein offener, sog. komplizierter Bruch ist.

Brüche des aufsteigenden Kieferastes in der Gegend des Kieferwinkels verlaufen meist schräg von vorn oben nach hinten unten und zeigen gewöhnlich
geringe Verschiebung. Sie entstehen durch unmittelbare Gewalt, während die des
Gelenkfortsatzes auf mittelbarem Wege durch Schlag gegen das Kinn zustande
kommen. Der Unterkiefer wird durch den Zug des Musculus pterygoideus
internus nach der kranken Seite verschoben. Mit Luxationen darf man die
Brüche des Gelenkfortsatzes nicht verwechseln.

Die *Erscheinungen* sind meist eindeutig. Im Gebiet der Vorderzähne fällt die
stufenförmige Unterbrechung der Zahnreihe sofort in die Augen, während im
Molarbezirk (vor allem bei schadhaftem Gebiß) nach der Bruchstelle erst
durch Prüfung auf regelwidrige Beweglichkeit (u. U. Crepitation) gesucht werden
muß. Blutig unterlaufenes und eingerissenes Zahnfleisch, örtliche, starke
Schmerzhaftigkeit helfen zur Bestimmung des Sitzes. Der Kranke vermeidet jede
Kieferbewegung, weil sie schmerzhaft ist; er leidet unter Schluckbeschwerden,
der Unmöglichkeit des Kauens und ist belästigt durch Speichelfluß.

Bei Stückbruch des mittleren Abschnittes kann durch das Zurücksinken der Zunge Atemnot entstehen. Offene Brüche und Splitterbrüche zeigen die

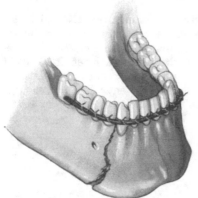

üblichen Brucherscheinungen in augenfälliger Weise, man wird Knochenreiben kaum vermissen, überdies gesellt sich eine mehr oder weniger starke Anschwellung der Backe dazu.

Schwieriger zu erkennen sind die Brüche des aufsteigenden Astes, denn meist ist die Verschiebung eine geringe, die Formveränderungen sind nicht in die Augen fallend, die Kieferbewegungen nicht so sehr beeinträchtigt. Die Untersuchung vom Munde aus bei gleichzeitigem Zug bzw. leichtem Druck gegen hinten und nach der Seite zu sowie ein Röntgenbild verschaffen die nötige Klarheit.

Abb. 70. SAUERscher Notverband.

Bei der *Behandlung* der Kieferbrüche kommen bei fehlender Verschiebung einfache Halfterverbände, gegebenenfalls mit zwischen die Zähne geschobenen Korkteilchen, um die Bruchstücke herunterzudrücken, in Betracht. Sowie jedoch die Verschiebung einigermaßen größer ist oder auch nur Neigung dazu besteht, müssen zahnärztliche Schienen angelegt werden, welche entweder über die Zähne geformt werden oder innen seitlich an den Alveolarfortsätzen angreifen oder von außen her durch Zug und Druck die Bruchstücke in die richtige Lage zu bringen suchen.

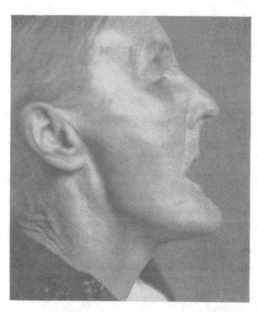

Die Anfertigung zweckdienlicher Dental- und Interdentalschienen, die zum Teil nach einem Negativabdruck des ganzen Kieferbogens vorgenommen wird, erfordert die Beherrschung zahnärztlicher Technik. Es sind zahlreiche Verfahren vorhanden, die sich verschiedener Werkstoffe bedienen. Mit etwas Geschick wird ein Arzt einen SAUERschen Notverband anlegen können. Um den ganzen Zahnbogen wird ein 2 mm - Aluminiumbronzedraht oder weicher Messingdraht herumgeführt, und diese Drahtschiene mit feinem Draht von 0,3 bis 0,4 mm zwischen den Zahnhälsen verbunden. Auch der ANGLESsche Verband mit Klammerbändern, welche mit Schraubenspindeln verbunden sind, ist bei festen Zähnen unschwer anzubringen. Zu warnen ist vor dem ein-

Abb. 71. Doppelseitige Kieferverrenkung (zu beachten die Einsenkung am Gelenk und aufsteigenden Ast).

fachen Zusammenbinden zweier der Frakturstelle anliegenden Zähne. Das würde unweigerlich zur Lockerung der Zähne führen.

Die Festigung der Bruchstücke erfolgt innerhalb 4—5 Wochen.

Bei der großen Vervollkommnung der zahnärztlichen Technik verdient die Knochennaht keine Berücksichtigung mehr, um so weniger, als sie oft wegen der vielfachen Splitterung nicht möglich ist, und weil sie zweitens zu Nekrosen und Eiterungen, die sowieso die Unterkieferbrüche wegen der gleichzeitigen Schleimhautverletzung gern begleiten, Veranlassung gibt. Nur bei zahnlosen Kiefern kommt die Naht in Frage.

Bei größeren Weichteilverletzungen sind, wenn die Wunde nicht zu sehr verschmutzt ist, nach primärer Wundausschneidung (s. S. 8 u. 574), einige Situationsnähte anzulegen, sonst aber durch Heftpflasterstreifen, Mastisolzüge ein Herabsinken und Einrollen der Weichteile zu verhüten. Knochensplitter sind nur dann zu entfernen, wenn sie außer jedem Zusammenhang mit Weichteilen und der Knochenhaut stehen; dagegen sind eiternde Zahnwurzeln in der Nähe der Bruchstücke unbedingt herauszuziehen. In der Folgezeit sind mitunter, namentlich nach Schußbrüchen, Einschnitte wegen Eiterungen nötig, diese sollen jedoch nur eine begrenzte, dem Eiterabfluß genügende Größe haben, um den Knochen nicht unnötig freizulegen. Im übrigen ist auf möglichste Reinhaltung des Mundes durch Ausspülung mit 2%iger Wasserstoffsuperoxydlösung, Verhinderung von Sekretstauungen durch täglichen Verbandwechsel Bedacht zu nehmen.

Ist, wie bei Schußbrüchen, ein größerer Gewebsverlust vorhanden, so hat die Behandlung auf möglichste Auseinanderhaltung der Bruchenden zu achten, damit zu gegebener Zeit die unweigerlich sich bildende *Pseudarthrose* durch Einpflanzung eines Knochenstücks (von Rippe oder Hüftbeinkamm) nachträglich zur Heilung gebracht werden kann oder damit durch eine Prothese zum mindesten eine leidliche Funktion mit Verbesserung des äußeren Anblickes den Kranken die schlimmsten Folgen der Verletzung vergessen hilft. Die neuzeitliche Chirurgie hat hier in Zusammenarbeit mit tüchtigen Zahnärzten schöne Erfolge gezeitigt.

3. Verrenkungen des Unterkiefers. Die Verrenkung nach vorn ist häufig, die nach hinten außerordentlich selten. Erstere kommt zustande bei gesteigerter Öffnung des Mundes, z. B. beim Gähnen, Schreien, Zahnziehen. Das Gelenkköpfchen *mitsamt dem Meniscus* tritt — auffallenderweise ohne Kapselriß — über das Tuberculum articulare nach vorn und verhakt sich. Die Verrenkung kann einseitig oder doppelseitig auftreten. Frauen im mittleren Lebensalter sind am häufigsten befallen. Der Mund steht offen und kann nicht geschlossen werden, der Unterkiefer ist nach vorn geschoben, das Kinn bei einseitiger Luxation im Gegensatz zu der Fraktur nach der gesunden Seite abgewichen.

Die *Einrenkung* gelingt leicht durch starken Druck mit dem in den Mund eingeführten Daumen auf den Unterkiefer und Nachhintenschieben desselben, wobei die außen um den Kiefer angreifenden Finger gleichzeitig das Kinn etwas heben. Bei doppelseitiger Verrenkung muß man zuweilen erst die eine Seite und dann die andere Seite einrenken.

Nicht selten treten Rückfälle auf und führen zu *gewohnheitsmäßigen Verrenkungen*. Es empfiehlt sich deshalb, auch nach einfachen Luxationen, für 8—10 Tage einen Halfterverband tragen zu lassen und flüssige Kost zu verordnen. Zur Verhütung habitueller Luxationen sind auch zahnärztliche Schienen ratsam, die zu weites Öffnen des Mundes verhindern. Bei oft wiederkehrenden Verrenkungen sind Einspritzungen von Alkohol in die Umgebung des Gelenkes empfohlen worden, jedoch ist wegen der Gefahr einer Facialislähmung größte Vorsicht geboten. Selten veralten die Luxationen und werden irreponibel, dann kommt die blutige Reposition oder Resektion des Köpfchens in Frage.

II. Entzündungen der Kiefer und des Kiefergelenkes.

Die überwiegende Mehrzahl akuter und chronischer Entzündungen greift von den Zähnen und vom Zahnfleisch auf das Kieferperiost und den Kiefer selbst über. Die Infektionen würden sicher viel häufiger sein, wenn nicht die hervorragend immunisierenden Eigenschaften gerade der Mundhöhle den Menschen zumeist davor bewahrten.

1. Entzündungen der Kiefer.

Die akute eitrige Periostitis und eitrige Osteomyelitis der Kiefer. Sie tritt erstens auf *hämatogenem* Wege oft in Gemeinschaft mit anderen osteomyelitischen Herden im Körper auf, zweitens im Gefolge von *Infektionskrankheiten*, wie Typhus, Masern, Scharlach, Pocken. Bei Typhus sind die spezifischen Bacillen gefunden worden, bei den übrigen Erkrankungen ist es nicht unwahrscheinlich, daß es sich um Fortleitung von Keimen von den Zähnen her handelt. Wir unterscheiden zwei Formen:

α) die *diffuse* Form, welche unter hohem Fieber mit schweren septischen Erscheinungen, hochgradiger Schwellung des Gesichts, Erstickungsanfällen, Benommenheit einhergeht und durch fortschreitende Thrombophlebitis zur Verschleppung auf die Hirnhäute und zum Tode führen kann;

β) die *umschriebene*, mehr gutartige Form, die mit lebhaften Schmerzen, Schwellung einer bestimmten Kieferstelle, Fieber, Lockerung der Zähne beginnt. Letztere Erscheinung ist besonders bezeichnend für die akute Osteomyelitis des Alveolarfortsatzes. Auch sind im Gegensatz zu der von einer Zahnerkrankung ausgehenden Kiefereiterung (s. Periodontitis S. 141) gewöhnlich mehrere Zähne ergriffen. Im weiteren Verlauf kommt es zur Bildung von Sequestern, die sich am Alveolarfortsatz in etwa 4—8 Wochen, an den übrigen Stellen in 8—12 Wochen gelöst haben. Bei drohender Spontanfraktur vorbeugende Schienung durch den Zahnarzt!

Die *Behandlung* besteht in Spaltung der Abscesse, allenfalls Aufmeißelung des Kiefers und später, wenn sich eine genügende Knochenlade gebildet hat, in Entfernung des abgestorbenen Knochens, häufig vom Munde her. Lockere Zähne sollen nicht voreilig ausgezogen werden, da sie später wieder fest einwachsen können.

Bei den *seltenen Osteomyelitiden des Oberkiefers* ist mit einer Beteiligung der Oberkieferhöhle zu rechnen.

Die *chronische*, meist ohne Fieber verlaufende Osteomyelitis kann zu hochgradiger Verdickung der Kiefer führen, ehe es zur Eiter- und Fistelbildung kommt.

Eine eigentümliche, heute selten gewordene Erkrankungsform stellt die sog. **Phosphor-Periostitis,** *Phosphornekrose* dar, welche in vergangener Zeit des öfteren Arbeiter in der Zündholzindustrie befiel. Sie ist insofern allgemeinchirurgisch von Bedeutung, weil sie uns dank ihres langdauernden Verlaufes die Bildung einer „Totenlade" mit dem abgestorbenen Unterkiefer als Inhalt in der reinsten Form aufzeigt (s. Abb. 72). Die Dämpfe des gelben oder weißen Phosphors führen zu bestimmten Veränderungen im Aufbau des Knochens, die vor allen Dingen in Sklerosierung, mangelhafter Ernährung, Verdichtung der Knochenkanälchen bestehen. Tritt hierzu eine von cariösen Zähnen ausgehende Infektion, so erfolgt Nekrose des Knochens, welche durch die große Ausdehnung, die rasche und hochgradige Auftreibung des Knochens, Sequesterbildung mit reichlicher Fisteleiterung und Durchlöcherung der porösen Totenlade gekennzeichnet ist.

Die Erkrankung beginnt meist mit Schmerzen in einem Zahn, umschriebener Schwellung des Kiefers, Fistelbildung nach außen und nach der Mundhöhle, Lockerung der benachbarten Zähne, Schwellung der Weichteile, wozu dann durch Verschlucken Magen- und Darmstörungen, Lungenerkrankungen, schwere Störungen des Allgemeinbefindens hinzutreten. Neben vorbeugenden Maßnahmen durch Gewerbehygiene, Pflege der Zähne ist eine frühzeitige Entfernung des erkrankten Knochens, allenfalls die vollständige Kieferresektion, vorzunehmen.

Die *Knochenentzündung bei* **Perlmutterdrechslern** befällt jugendliche Leute, gleichzeitig meist mit ähnlicher Erkrankung der Gliedmaßenknochen bei Freibleiben des Oberkiefers. Sie betrifft den Körper und die aufsteigenden Äste des Unterkiefers und beginnt mit rheumatismusähnlichen Schmerzen, stark abgegrenzter Schwellung, die fortschreitet, anfangs mehr elastisch sich anfühlt, später knochenhart wird, aber niemals in Eiterung übergeht. Wird die Beschäftigung ausgesetzt und dadurch die schädigende Ursache — das in der inneren Schicht der Perlmuschel enthaltene Conchiolin — ausgeschaltet, so gehen die Erscheinungen zurück. Sonst folgen vielfach Rückfälle.

Tuberkulose. Die an der Schleimhaut der Alveolarfortsätze sitzenden, bei Phthisikern oder bei Tuberkulose der Schleimhaut entstehenden tuberkulösen Geschwüre greifen bisweilen auf den Knochen über. Die eigentliche Tuberkulose der Kieferknochen hat ihren Lieblingssitz am Proc. zygomaticus des Oberkiefers und am unteren Augenhöhlenrand. Langdauernde Fisteleiterung und eine eingezogene Narbe kennzeichnen den Kranken lebenslang. Eine Verbesserung des Aussehens läßt sich durch subcutane Fettimplantation erzielen.

Die **Syphilis** tritt im tertiären Stadium, am häufigsten an der Gaumenplatte auf und führt hier zu Sequesterbildung und kreisrunder Perforation des Gaumens. Selten ist die umschriebene gummöse Form am Unterkiefer, noch seltener die diffuse Erkrankung mit ausgedehnter Nekrose und Fistelbildung.

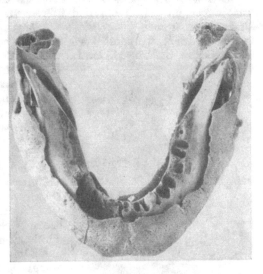

Abb. 72. Phosphornekrose des Unterkiefers (Totenlade). (Sammlung der Breslauer Klinik.)

Die **Aktinomykose** hat, wie bekannt, in cariösen Zähnen ihre Eingangspforte, wird übergeleitet auf Periost und Wangenteile, während der Kieferknochen ziemlich selten ergriffen wird. Der Unterkiefer wird seitlich oder spindelförmig aufgetrieben, bis der Durchbruch nach außen erfolgt. Zu Beginn ist Verwechslung mit einem zentralen Sarkom möglich, jedoch werden bei der Aktinomykose die Weichteile viel früher in den Bereich der Infiltration gezogen. Späterhin kommt es, besonders am Oberkiefer, zu weitgehenden Eitersenkungen, narbiger Kieferklemme.

Die *Behandlung* besteht bei kleinen, umschriebenen Herden in Exstirpation des Krankheitsherdes, sonst gründlicher Auskratzung der Zerfallsherde und Darreichung von Jodkali, und vor allem in ausgiebiger Röntgenbehandlung. Die in der Gegend des Oberkiefers sitzende Aktinomykose gibt eine ungünstigere Vorhersage, während in der Gegend des Unterkiefers die Entfernung der erkrankten Massen leichter gelingt.

2. Entzündungen des Kiefergelenkes.

Sie kommen vor als *rheumatische, gonorrhoische, akut eitrige und tuberkulöse* Formen, sind aber alle im ganzen recht selten.

Die *Erscheinungen* der Kiefergelenkentzündung bestehen in Schwellung der Kiefergelenkgegend, Schmerzhaftigkeit, Erschwerung des Sprechens und des Kauens. Bei den *akuten, eitrigen Entzündungen* besteht Fieber, Rötung der Weichteile, stärkere Schmerzhaftigkeit. Bei der *Tuberkulose* liegen vielfach andere tuberkulöse Herde, tuberkulöse Eiterungen der benachbarten Drüsen vor, bei der *Arthritis deformans* haben längere Zeit vorher schon Beschwerden in der Beweglichkeit des Gelenkes bestanden und Abweichung der Bißflächen (schiefer Biß), und außerdem sind meist noch deformierende Vorgänge an anderen Körpergelenken vorhanden.

Die *Behandlung* besteht bei den rheumatischen Erkrankungen in Wärme, Ruhigstellung, bei gonorrhoischer Entzündung neben Novocain-Einspritzung (1%ig) Halsstauung nach BIER; Ulironbehandlung bei eitriger Entzündung Eröffnung des Gelenkes, u.U. Resektion des Köpfchens. Bei Arthrosis deformans wird man mit Kurzwellenbehandlung und Röntgenreizdosen zum Ziel zu kommen suchen. Bei Tuberkulose empfehlen sich Jodoformosolein-spritzungen, Röntgenbestrahlung, allenfalls Resektion.

Als *Folgen der entzündlichen Vorgänge* treten fibröse oder knöcherne Verwachsungen im Gelenk auf und führen zur **Kieferklemme** *(arthrogene Kieferklemme)*. Aber auch entzündliche Vorgänge in der Kaumuskulatur und Narben im Gebiet des M. temporalis, wie auch Narben der Mundschleimhaut bedingen ein schweres Öffnungshindernis. Eine häufige Veranlassung zu spastischer Kieferklemme bildet der durchbrechende Weisheitszahn am Unterkiefer. Sehr selten sind angeborene Kieferankylosen; sie führen, wie alle in früher Jugend auftretenden Ankylosen zur *Mikrognathie* infolge Zurückbleibens der Entwicklung *(Vogelgesicht)* (s. S. 125). Auch die Ankylosen nach Traumen sind nicht häufig. Immerhin sind Versteifungen noch viele Jahre nach einem Unfall beobachtet. Die Behandlung hat schon während des Abklingens der entzündlichen Gelenk- und Weichteilerkrankungen durch Einführen von Holzkeilen zwischen die Zähne der Ankylosierung des Gelenkes vorzubeugen. Ist die Ankylose eingetreten, so sind die ursächlichen Narbenmassen zu durchtrennen oder zu entfernen, die knöchernen und bindegewebigen Verwachsungen im Gelenk durch Resektion des Köpfchens zu beseitigen und das Wiedereintreten der Versteifung durch Einpflanzen von Weichteillappen zu verhüten (s. S. 148).

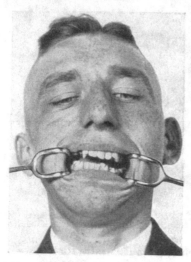

Abb. 73. Kieferklemme nach alter Osteomyelitis des Unterkiefers. (Chir. Klinik Göttingen.)

Nervöse, sonst gesunde Menschen klagen mitunter über ein sicht- und hörbares *Knacken* des Unterkiefers im Gelenk bei gewissen Bewegungen. Nur selten beruht es auf wirklichen Unebenheiten im Gelenk, meist ist es die Folge falscher (nur teilweiser) Betätigung der Kaumuskeln. Die Ruhigstellung des Gelenkes für 2—3 Wochen beseitigt das Leiden manchmal. Allenfalls kommt orthodontische Behandlung in Frage, in ganz schlimmen Fällen Arthrotomie mit Diskusentfernung.

Der **Trismus** als Teilerscheinung des **Tetanus** (auch beim Kopftetanus) wird im Anfangsstadium leicht verkannt. Man achte auf die bretthartе Spannung der Masseteren ohne besondere Druckschmerzhaftigkeit, in Verbindung mit Schluckbeschwerden, und die eigentümlich gespannten mimischen Muskeln *(Risus sardonicus)*.

III. Die Geschwülste der Kiefer.

Unter den Kiefergeschwülsten überwiegen die bösartigen Formen: **das Sarkom und das Carcinom.** Das *Sarkom* vom Periost oder von den zentralen bindegewebigen Teilen des Knochens ausgehend, das *Carcinom* vom Zahnfleisch als Pflasterzellenkrebs übergreifend auf den Alveolarfortsatz, oder von der epithelialen Auskleidung des Sinus maxillaris ausgehend.

Die **Sarkome** werden schon im jugendlichen Alter beobachtet; am häufigsten aber im 3. und 4. Jahrzehnt.

Sie können sowohl periostalen wie myelogenen Ursprungs sein, kommen in allen Abarten, auch in der Vereinigung mehrerer Formen zur Beobachtung.

Auch Mischgeschwülste (Myxo-Chondro-Sarkome) kommen vor, selten das EWING-Sarkom (aus den Reticulumzellen des Knochenmarkes abgeleitet). Die zellreichen Tumoren sind auch hier die bösartigsten. In den meisten Fällen ist das Wachstum überaus schnell, führt bald zur Zerstörung des Knochens und in einem halben bis einem Jahr zum Tode. Die Zwischenzeit ist durch schnelleintretende Jauchung nach Zerstörung der Weichteile und heftige Neuralgien überaus qualvoll. Besonders bösartig sind auch hier die Melanome (von Pigmentflecken am Gaumen ausgehend) (s. S. 108).

Die *myelogenen*, sehr zellreichen Sarkome bevorzugen den horizontalen Kieferast und die Kinngegend. Die *periostalen* Sarkome sind an keine bestimmte Stelle gebunden, fühlen sich anfangs hart an, erweichen und zerfallen schnell. Sie schieben ihre Fortsätze als weiche, leicht blutende, polypöse Zapfen nach dem Hals, die des Oberkiefers nach der Nase, dem Nasenrachenraum oder in die Oberkieferhöhle hinein (vgl.

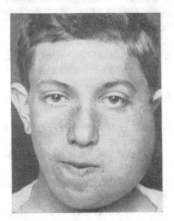

Abb. 74. Oberkiefersarkom.
(Chir. Klinik Göttingen.)

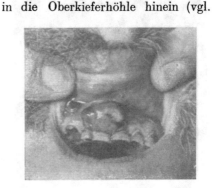

Abb. 75. Epulis fibromatosa am Oberkiefer.
56 jähr. ♂. (Chir. Klinik Göttingen.)

unten). Durch Übergreifen auf die Augenhöhle entstehen Verdrängungen des Augapfels, Störungen des Sehvermögens. Mit dem geschwürigen Zerfall und der Verjauchung setzen Blutungen und rasche Kachexie ein.

Die Erkennung des Ausgangspunktes der Kiefertumoren ist für die Diagnose verwertbar. Die *periostalen* Formen sitzen dem Knochen wie angeklebt auf, meist leidlich abgegrenzt, die zentralen oder *myelogenen* Neubildungen — dahin gehören auch die zentralen Cysten und Cystome — treiben den Knochen allseitig auf, verdünnen das Knochengewebe von innen her, so daß sie von einer dünnen Knochenschale umschlossen erscheinen, die auf Druck federnd sich einbiegt bzw. Pergamentknittern aufweisen kann. An den periostalen Tumoren sind die bedeckenden Weichteile von vornherein beteiligt, während die myelogenen Sarkome und die von den Nebenhöhlen ausgehenden und die zentralen Carcinome erst nach dem Durchbruch durch den Knochen, also recht spät, in die Nachbarschaft einwachsen. Gutartige Neubildungen der Kiefer verdrängen nur die bedeckende Haut oder Schleimhaut.

Die ersten Anfänge werden leider allzuoft als harmlose Anschwellungen chronisch entzündlicher Natur angesehen, trotz der mangelnden Schmerzhaftigkeit.

Die *Behandlung* besteht in frühzeitiger rücksichtsloser Entfernung mit weitgehender Resektion des Knochens, vollständiger Unterkiefer- oder Oberkieferresektion und Entfernung der Weichteile. Die benachbarten Drüsen sind stets zu entfernen. Sobald es zu Infiltration und Verwachsung der Weichteile gekommen, ist die Vorhersage sehr schlecht. Bei ausgedehnten Geschwülsten folgt der Rückfall vielfach bald, trotz Röntgennachbehandlung.

Das *primäre* **Carcinom** *des Unterkiefers* ist außerordentlich selten; es geht von versprengten Epithelien bei der Zahnentwicklung aus und bietet die Zeichen eines infiltrativ wachsenden, den Knochen zerstörenden Tumors mit zentralem Sitz. Die Auftreibung pflegt nicht so hochgradig zu sein wie bei den Sarkomen, die Lymphdrüsen am Kieferwinkel werden bald ergriffen. Die *sekundären Unterkiefercarcinome* entstehen entweder durch Übergreifen des Carcinoms vom Mundboden, von dem Zahnfleisch, der Unterlippe oder submaxillaren krebsigen Drüsenpaketen aus.

Die **bösartigen Geschwülste der Oberkieferhöhle** sind die häufigsten Geschwulstformen; sie haben in ihrem klinischen Verlauf Besonderheiten und sind von großer praktischer Bedeutung. Die vom Periost ausgehenden, weichen *Sarkome*, meist des jugendlichen Alters, sind etwas seltener als die gewöhnlich im 40.—70. Lebensjahre vorkommenden *Carcinome*. Alle Stellen, wo Epithel am oder im Kiefer liegt, können Ausgangspunkte für ein Carcinom werden. Die Plattenepithelcarcinome haben ihren Lieblingssitz am Alveolarfortsatz, oder an der lateralen Nasenwand, seltener am harten Gaumen. Die zentralen Formen gehen von der Epithelauskleidung des Antrum maxillare, der Highmoreshöhle aus, — es sind Zylinderzellenkrebse von tubulärem Bau.

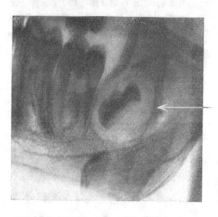

Abb. 76. Follikuläre Zahncyste. 12jähr. Junge. (Chir. Klinik Göttingen.)

Erscheinungen. Schmerzen, oft heftig nach Art der Trigeminusneuralgie oder als Zahnschmerzen, auch ödematöse und polypöse Anschwellung der Nasenschleimhaut verleiten den ahnungslosen Arzt oft zu einer unheilvollen Vielgeschäftigkeit an falscher Stelle (innere Mittel, Zahnziehen, Polypen herausnehmen!), worüber die günstigste Operationszeit versäumt wird. Nachher erst wird eine Auftreibung oder Vorwölbung am Oberkiefer und ein Ödem des unteren Augenlides deutlich.

Das Sarkom macht dieselben Erscheinungen. Nach Ausfüllung der Oberkieferhöhle wächst die bösartige Geschwulst nach der Nase, der Nasenrachenhöhle, gegen die Weichteile der Wange, gegen den Schädelgrund, die Augenhöhle vor, unter Zerstörung der Knochen. Infolgedessen werden die Nase verlegt, aufgetrieben, das Auge aus seiner Höhle gedrängt, das Gesicht dick, die Augenlider ödematös geschwollen, die knöcherne Gaumenplatte vorgewölbt und durchbrochen. Nicht selten erscheint die Geschwulst in der vorderen Nasenöffnung unter dem Bilde eines Nasenpolypen. Die zugehörigen Halslymphdrüsen werden gewöhnlich erst spät ergriffen.

Diagnose. Hartnäckige Zahnschmerzen bei gesunden Zähnen eines Kranken von 40—70 Jahren sind besonders dann als verdächtig anzusehen, wenn eine nach und nach zunehmende Schwellung und Verdickung, Verstrichensein der Fossa canina, Unebenheit des unteren Augenhöhlenrandes besteht oder eine gleichzeitige Verlegung des Nasenganges vorliegt. Auf etwaige Vorwölbung des Gaumens ist zu achten. Schleimig-eitriger Ausfluß aus der Nase macht den Verdacht auf eine bösartige Geschwulst nicht hinfällig, da ein *gleichzeitiges* Empyem der Oberkieferhöhle vorliegen kann. Um die Diagnose zu sichern, ist es gut, möglichst bald Gewebe zur feingeweblichen Untersuchung zu erlangen, und zwar durch Probepunktion an einer der vorgewölbten Stellen (möglichst dicke Kanüle). Die frühe Diagnose ist deshalb so wichtig, weil die Operation nur dann Aussicht auf dauernde Heilung gibt, wenn die Geschwulst auf den Oberkiefer beschränkt geblieben und nicht in die Umgebung weiter hineingewachsen ist. Die Unterscheidung zwischen Sarkom und Carcinom ist vielfach erst feingeweblich möglich.

Differentialdiagnostisch kommen vor allen Dingen die chronische Kieferperiostitis und die übrigen entzündlichen Erkrankungen, besonders Empyem der Oberkieferhöhle in Betracht. Bei den entzündlichen Erkrankungen sind

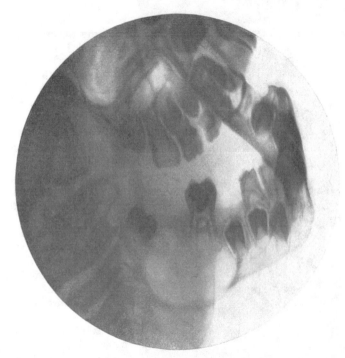

Abb. 77. Radikuläre Zahncyste (sog. Wurzelcyste). (Chir. Klinik Göttingen.)

meist cariöse Zähne als Ursache erkennbar und außerdem pflegt die Vorwölbung nach dem Gaumen hin zu fehlen.

Die *Behandlung* besteht in radikalster Entfernung, zu der fast immer die vollständige Oberkieferresektion nötig ist. Die Erfolge sind bei rechtzeitigem Eingriff gar nicht schlecht.

Von den **gutartigen Geschwülsten** steht an erster Stelle die vom Pathologen als Riesenzellensarkom bezeichnete, klinisch aber durchaus harmlose **Epulis,** nach ihrem Standort (*ἐπὶ οὖλον* = auf dem Zahnfleisch) so genannt. Bei Frauen ist das Leiden 3mal so häufig wie bei Männern. Das 3. und 4. Jahrzehnt sind bevorzugt. Die Epulis kommt in der Vielzahl, ja symmetrisch vor. Sie geht vom Periost des Alveolarfortsatzes oder des Alveolarfaches aus und bildet breitbasig oder mehr gestielt aufsitzende, kirsch- bis kastaniengroße, bläulichrote, zuweilen recht blutreiche Geschwülste, die anfangs von gesunder Schleimhaut bedeckt sind, später oft geschwürig zerfallen und zwischen die einzelnen Zähne hineinwachsen, dieselben lockern und herausheben können.

Feingeweblich besteht sie aus straffem Bindegewebe mit und ohne Riesenzellen und ist stellenweise von sarkomähnlichem Bau (Epulis fibromatosa, Epulis sarcomatosa). Bei langsamem Wachstum dringt sie in die knöchernen Kanäle ein, ohne aber infiltrierend zu wachsen. Sie bleibt stets gutartig, Absiedlungen kommen nicht vor. In ihrem Bau steht sie der Ostitis fibrosa nahe.

Die *Behandlung* besteht in gründlicher Entfernung nach Umschneidung der Geschwulst *mitsamt dem Periost und Abmeißeln des Geschwulstbettes.* Bei ungenügender Entfernung Rückfälle!

IV. Geschwülste von den Zähnen und der Zahnanlage ausgehend.

Zum Verständnis der folgenden Krankheiten ist die Kenntnis der Zahnentwicklung notwendig (s. S. 137).

α) *Zahncysten* (Follikularcysten). Sie verdanken ihren Ursprung versprengten Zahnkeimen, sind also echte Cysten. Entweder fehlt der entsprechende Zahn an seiner regelrechten Stelle oder es liegen überzählige Zahnkeime vor. Um diesen Zahnkeim (Zahnfollikel) bildet sich eine von Epithel ausgekleidete Höhle mit serösem, zuweilen cholesterinhaltigem Inhalt und dem mehr oder weniger ausgebildeten Zahn. Mehrere derartige Höhlen können miteinander verschmelzen. Durch Zunahme der Flüssigkeit dehnt sich die Höhle aus, der Kiefer wird verdünnt, so daß beim Druck auf die Wand Pergamentknittern entstehen kann; selten kommt es zum Durchbruch nach außen oder in die Mundhöhle

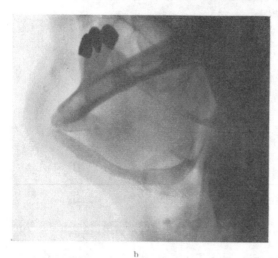

Abb. 78a und b. Großes Adamantinom der ganzen rechten Unterkieferhälfte bis in das Kieferköpfchen hinaufreichend. Oben: Röntgenbild vor der Operation: großwabige (cystische) Auftreibung. Behandlung: Unterkieferexartikulation halbseitig. Freie Verpflanzung einer Rippe samt Rippenwinkel und Rippenköpfchen. Glatte und kosmetisch günstige Einheilung. Dauerheilung. (Breslauer Klinik.)

oder in die Oberkieferhöhle. Die Geschwülste finden sich meist im Alter von 10—20 Jahren, ihr Wachstum ist überaus langsam und schmerzlos. Solange die knöcherne Wand noch dick ist, können Verwechslungen mit zentralen Sarkomen vorliegen, jedoch spricht die langsame Zunahme für eine gutartige Erkrankung. Wenn Entzündungen und Eiterung in der Cyste auftreten, kann eine akute Osteomyelitis vorgetäuscht werden. Bei dünner Knochenwand ergibt die Probepunktion, auf jeden Fall eine Röntgenaufnahme Aufschluß. Die Behandlung besteht in Entfernung der äußeren Wand von der Mundhöhle aus mit Herausnahme des Zahnes (s. Abb. 76 und 77).

β) Die *radikulären* oder *Wurzelcysten* entstehen bei cariösen Zähnen aus den Granulationen der Wurzel (Wurzelgranulome), indem sich zwischen diesen und der Wurzelspitze ein Hohlraum bildet, der aus einer bindegewebigen, mit abgeplatteten Epithelien ausgekleideten Membran besteht. Wie die follikulären Cysten buchten auch diese den Kieferknochen aus, und schieben die Zahnwurzeln auseinander. Sie erreichen aber nicht die Größe der follikulären Cysten (vgl. Abb. 77). In jedem Alter vorhanden, sitzen sie häufiger am Ober- als am Unterkiefer, wachsen gern nach der Oberkieferhöhle vor und können zu Verwechslungen mit Erkrankung derselben Veranlassung geben. Die Behandlung ist dieselbe wie bei den Zahncysten, d. h. Abtragung der vorderen Wand und Auskratzung der Mulde mit gleichzeitiger Entfernung des Zahnes.

γ) Die *Odontome* entspringen mißratenen Zahnanlagen, deren geschwulstartig wuchernde Odontoblasten sie im wesentlichen aufbauen. Daneben enthalten sie Schmelz und Zement. Es gibt harte und weiche Odontome, jene mehr aus dentinähnlichem Gewebe bestehend, diese aus myxomatösem. Meist stellen sie Geschwülste von harter Konsistenz und glatter oder mehr buckeliger Oberfläche dar und sitzen entweder als kleine, abgekapselte Geschwülste im Kiefer, der Zahnwurzel fest anliegend, oder entwickeln sich im Kiefer selbst, wie ein zentral gelegener, myelogener Tumor. Sie wachsen langsam und machen die Erscheinungen einer im Kiefer gelegenen Geschwulst. Oft werden sie erst nach der Operation als solche erkannt. Die Entfernung geschieht nach Aufmeißeln der Wand durch Herausheben mit dem Elevatorium oder scharfen Löffel.

δ) Die *Adamantinome* (vgl. Abb. 78 a und b) früher „multilokuläre Cystome" genannt, teils cystisch, teils solide, entstehen aus versprengten Epithelien des *schmelzbildenden* Gewebes der Zahnleiste, also vom *werdenden* Zahn, daher der Name; sie können auch vom Ductus craniopharyngeus ausgehen (pituitares Adamantinom). Sie bestehen aus kleinsten bis taubeneigroßen, bläulich durchscheinenden, mit schleimigem Inhalt gefüllten Hohlräumen, denen an anderen Stellen wieder solidere Teile folgen. Zuweilen kann man einzelne cystische Stellen außen durch Fluktuation nachweisen. Man trifft sie vorzugsweise am Unterkiefer jüngerer Menschen an. Der Kiefer ist oft von der ganzen Geschwulst durchsetzt, so daß jede knöcherne Verbindungsbrücke so gut wie fehlt. Die Auftreibung und höckerige Beschaffenheit der Oberfläche kann sehr hochgradig werden. Gründliche Entfernung, u. U. durch Kieferresektion, ist nötig, da sonst Rückfälle unvermeidlich sind, obwohl die Adamantinome im allgemeinen gutartig sind. Der resezierte Kiefer kann auf dem Wege der Knochenplastik ersetzt werden. In ganz umschriebenen Fällen kann man sich mit der Aufmeißelung und Auslöffelung begnügen. Fortlaufende Nachuntersuchung ist dann notwendig. Nur in seltenen Fällen ist sarkomatöse und auch carcinomatöse Entartung beobachtet worden.

Die anderen gutartigen Geschwülste, wie *Fibrome, Chondrome,* Knochengeschwülste sind selten.

H. Erkrankungen der Zähne.

Der Anfang der *Zahnentwicklung* geht bis in die Mitte des zweiten Fetalmonats zurück. Aus der basalen Zellage des Deckepithels der Alveolarteile der Kiefer wuchert eine Leiste in die *Tiefe*, d. h. in das mesodermale Gewebe hinein *(Zahnleiste)*. An der Oberfläche des Kiefers entsteht dadurch eine leichte Furche *(Zahnfurche)*. Aus dieser Zahnleiste schieben sich im dritten Monat einzelne Epithelverdickungen, 10 in jedem Kiefer, knospenartig in die Tiefe vor, die späteren *Milchzähne*. Im 4.—5. Fetalmonat schnürt sich nämlich die epitheliale Anlage von der Zahnleiste bis auf einen dünnen Stiel ab und umgibt sich mit einer Hülle aus verdichtetem Bindegewebe, dem *Zahnsäckchen*. Damit ist die Anlage der Milchzähne gegeben. Die Anlage der *bleibenden* Zähne erfolgt durch eine Wiederholung des beschriebenen Vorgangs vom 6. Fetalmonat ab, indem an der *lingualen* Seite der Zahnleiste neue Knospen vorgetrieben werden. Die Molarzähne des bleibenden Gebisses entstehen von einem Fortsatz der Zahnleiste aus, welchen dieser hinter der Anlage des letzten Milchmolaren aussendet.

Am Zahn unterscheidet man: 1. Corona dentis, Zahnkrone, der freistehende Teil; 2. Collum dentis, Zahnhals, der vom Zahnfleisch umschlossene Teil; 3. Radix dentis, Zahnwurzel, der in der Alveole eingeschlossene Teil.

Im Inneren hat der Zahn eine Höhle, Cavum dentis, welche von einem weichen, gefäß- und nervenreichen Bindegewebe, der Pulpa dentis, ausgefüllt ist. Das Cavum dentis setzt sich in den Wurzelkanal fort und mündet an der Spitze der Wurzel im Foramen apicis dentis. Die Zahnhöhle ist nach außen umgrenzt vom Dentin (Substantia eburnea), dem sich an der Krone der Schmelz (Substantia adamantina) mit dem resistenten Schmelzoberhäutchen (Cuticula dentis), an der Wurzel der Zement (Substantia ossea) auflagert. Letzterer ist von einer gefäßhaltigen, zwischen Zahnwurzel und Alveole gelegenen Membran, dem inneren Periost der Alveole (Periodontium) umgeben.

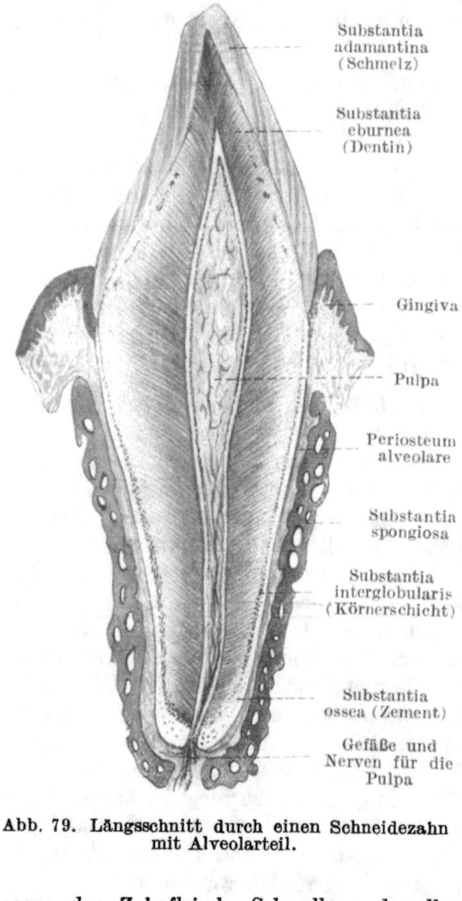

Die Gefäße und Nerven sind teils in der Pulpa, teils im Periodontium gelegen und stammen aus der Arterie, bzw. dem Nervus alveolaris superior und inferior. Die Gefäße haben zahlreiche Anastomosen mit denen des Knochens, des Zahnfleisches, des inneren und äußeren Kieferperiostes.

Erste Dentition. Der Durchbruch der Milchzähne (8 Schneidezähne, 4 Eckzähne, 8 Backzähne = Summa 20) beginnt zwischen dem 7. und 9. Monat und ist bis zum 30. Monat vollendet. Der mittlere untere Schneidezahn kommt gewöhnlich zuerst, dann der obere und die seitlichen Schneidezähne, der 1. Backzahn, der Eckzahn, der 2. Backzahn. Bei schwächlichen Kindern, Mädchen, beginnt das Zahnen später. Reihenfolge und Art des Zahnens stehen stark unter dem Einfluß der Vererbung. Bei Rachitis ist das Zahnen verlangsamt, kann bis zum 5. und 6. Lebensjahre dauern. Gewöhnlich beginnt die Rachitis erst, wenn schon ein oder mehrere Zähne da sind.

Abb. 79. Längsschnitt durch einen Schneidezahn mit Alveolarteil.

Schwierigkeiten bei dem ersten Zahnen können durch Druck des Zahnes gegen das Zahnfleisch, Schwellung desselben, Verschlucken des zersetzten Speichels entstehen und äußern sich durch Unruhe, Schmerzen, manchmal Krämpfe, Magen-Darmerscheinungen.

Behandlung. Säuberung der Mundhöhle mit weichen Wattebäuschchen und leicht antiseptischer Flüssigkeit, wenn nötig, oväläre Excision eines Schleimhautstückes über dem andringenden Zahn, Bepinseln der schmerzhaften Stelle mit Novocain (2%ig).

Zweite Dentition. Die bleibenden Zähne (8 Schneidezähne, 4 Eckzähne, 8 Prämolare, 12 Molare = Summa 32) ersetzen teils die Milchzähne (Ersatzzähne) und stammen, wie erwähnt, aus der zweiten Reihe der Schmelzleiste. Der Ersatzzahn übt auf die über ihm liegende Wurzel des Milchzahns einen dauernden Druck aus, bringt diese allmählich zur Resorption, so daß der Zahn sich immer mehr lockert und ausfällt. Bleibt ein Rest zurück, so bildet das eine Raumbeengung für den folgenden Zahn.

Die zweite Dentition beginnt mit dem 7. Lebensjahre und zwar mit dem Auftreten des 1. Molarzahnes, der keinen Vorläufer zu beseitigen hat, dann folgt in derselben Reihenfolge wie bei der ersten Dentition der Ersatz der Milchzähne bis zum 12. Lebensjahre. Im 15. Lebensjahre folgt der 2. und im 20.—30. Lebensjahre der dritte Molarzahn (Weisheitszahn). Bei dem Durchbruch des letzteren können wegen des derbfaserigen Zahnfleisches der gedrängt stehenden Zähne schwere Störungen eintreten, wie Zahnfleischentzündung, Eiterung unter dem Zahnfleisch, Periostitis, Kieferklemme, so daß eine Spaltung des Zahnfleisches, sogar Extraktion des Zahnes oder des erkrankten Nachbarzahnes nötig werden kann (Dentitio difficilis, Angina dentoria).

Störungen in der Zahnstellung entstehen dadurch, daß entweder ein oder mehrere Zähne aus der Reihe herausragen, zurücktreten oder um ihre Achse gedreht sind. Regelwidrigkeiten der Stellung können weiter bedingt sein:

1. durch Veränderung des Kiefers, indem, angeboren oder durch Krankheit erworben, ein Kiefer oder Teile desselben im Wachstum zurückbleiben (*Prognathie* = Vorstehen des Oberkiefers, *Progenie* = Vorstehen des Unterkiefers) (s. S. 128 und 132);

2. durch Unregelmäßigkeiten im Zahndurchbruch. Sie gleichen sich vielfach aus durch die Kaubewegungen, den Druck der Antagonisten oder müssen durch Zug- und Druckverbände behoben werden;

3. durch zu frühzeitiges Entfernen oder Ausfallen der Milchzähne. Hierdurch wird der Raum eingeengt, so daß für die bleibenden Zähne nicht genügend Platz ist. Erst wenn die bleibenden Zähne sich zeigen, dürfen die Milchzähne entfernt werden;

4. durch überzählige oder unterzählige Zähne. Erstere liegen meistens im Oberkiefer als regelrecht ausgebildete überzählige Zähne oder verkrüppelt als Zwergzähne, letztere als fehlende Zähne, besonders im Unterkiefer (lateraler Schneidezahn).

Störungen beim Biß (in der Artikulation) sind bedingt durch falschen Bau des Kieferbogens,

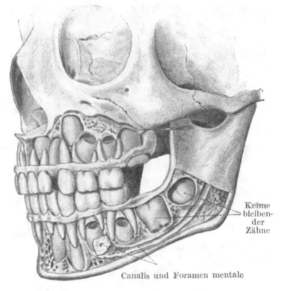

Keime bleibender Zähne

Canalis und Foramen mentale

Abb. 80. Topographie des Milchgebisses und der Ersatzzähne bei einem 5jährigen Kinde. (Nach Sobotta.)

schlechte Zahnstellung, Übereinanderlagerung der Zähne, Verlust von Zähnen. Während beim normalen Biß die vorderen Oberkieferzähne die Unterkieferzähne überragen, treffen beim geraden Biß die Zahnreihen senkrecht aufeinander, beim vorstehenden Gebiß überragt die Unterkieferzahnreihe. Durch regelwidrige Stellung einzelner Teile des Gebisses kommt es zum Kreuzgebiß, Zickzackgebiß, Lückengebiß. Beim Ausfall mehrerer Zähne einer Kieferseite (Backzähne) hypertrophiert die andere Seite. Die Störungen werden durch Erweiterung des engen Kieferbogens mittels Zug, Raumschaffung durch Entfernung kranker Zähne, besonders bei Caries des ersten Molarzahns, beseitigt.

Infolge mangelhafter Entwicklung des Schmelzes, namentlich an der vorderen Fläche der Schneidezähne, entstehen an den einzelnen Zähnen unregelmäßige Grübchen und Furchen, die zu frühzeitiger Caries Anlaß geben können.

Die Hutchinsonschen Defekte sind halbmondförmige Verluste der oberen Kante der oberen und mittleren Schneidezähne. Verbunden mit der Verkümmerung der Zähne in der Länge und Breite, Abrundung der Ecken — Tonnenform — ist das Ganze ein wertvolles diagnostisches Hilfsmittel zur Erkennung der angeborenen Lues.

Im späteren Alter bilden sich am Zahnhalse keilförmige Defekte (Usuren), in denen das glattgeschliffene Dentin freiliegt. Die Ursache besteht in der wenig innigen Verbindung der anorganischen Substanz, Abnutzung des Schmelzes und des Dentins. Die Pulpa wird durch Ersatz-Dentin geschlossen, infolgedessen treten keine Beschwerden auf.

I. Die Zahncaries (Zahnfäule).

Die Zahncaries ist die häufigste Krankheit des Kulturmenschen. Sie befällt 90 v. H. aller Menschen und besteht in einer Auflösung und Zerstörung der Cuticula dentis und des

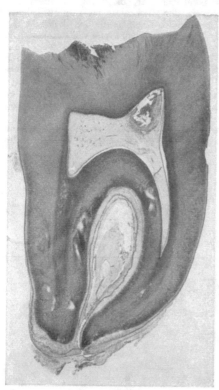

Schmelzes durch Einwirkung von Säuren (hauptsächlich Milchsäure) und Bakterien, hat also mit der Knochencaries nur den Namen und den Endausgang gemeinsam, nicht aber das pathologische Geschehen. Die säurebildenden Bakterien, Reste von Speisen setzen sich mit Vorliebe in kleinen Rissen, angeborenen oder erworbenen Defekten der Zahnsubstanz und zwischen engstehenden Zähnen fest. Bei der Schmelzcaries steht die Säurewirkung, bei der Dentincaries die bakterielle Wirkung im Vordergrund. Wahrscheinlich spielen auch die Vitamine bei der Entstehung der Caries eine wichtige Rolle. Das Fortschreiten des Leidens ist abhängig von dem Aufbau der Zähne, der Pflege und Reinhaltung des Mundes. Man unterscheidet eine weiche, schneller verlaufende und eine chronische, mehr trockene Form der Caries. Begünstigend wirken vererbte, weniger gute Beschaffenheit des Zahngewebes (blau-weiße Zähne), Krankheiten, unzweckmäßige Ernährung, mangelhaftes Kauen, häufiger Genuß säurebildender, klebriger Süßigkeiten, einzelne Arzneimittel (Eisen). Die Oberkieferzähne erkranken häufiger, und zwar gewöhnlich zuerst der erste bleibende Molarzahn, dann die übrigen Mahlzähne und die ersten Schneidezähne. Die Unterkieferschneide- und Eckzähne dagegen werden selten befallen. Wir unterscheiden drei Stufen der Erkrankung: 1. Caries des Schmelzes und Dentins; 2. Entzündung der Pulpa; 3. Entzündung des Periodontiums mit seinen Folgen.

Abb. 81. Pulpitis acuta partialis mit eitriger Einschmelzung. (Nach PORT-EULER: Lehrbuch der Zahnheilkunde, 4. Aufl. München: J. F. Bergmann 1929.)

1. Caries.

Nachdem der Schmelz, was bei fehlender Cuticula dentis (Rachitis, Sprüngen) leicht eintritt, an der Stelle der stärksten Bakterien- verhaltung erweicht und zerstört ist, geht der Krankheitsvorgang schneller im Dentin vor sich, greift weiter um sich, und 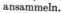 unter den erhaltenen Schmelzbrücken bilden sich Hohlräume, in denen sich die zersetzten Massen, Speisereste ansammeln.

2. Pulpitis.

Sobald die Caries die Schmelz-Dentingrenze erreicht hat, wird die Odontoblastenschicht und damit schließlich die Pulpa in Mitleidenschaft gezogen. Die Bakterien dringen durch die Dentinkanälchen ein; es sind im wesentlichen Streptokokken, daneben auch Staphylokokken und nicht näher bestimmte Stäbchen.

Der Entzündungsherd kann von verschiedener Stärke und von verschiedener Ausdehnung sein, so daß Übergänge von der einfachen Pulpahyperämie bis zum Pulpaabsceß möglich sind. Sein subjektives Zeichen ist der Zahnschmerz, der im Gegensatz zur thermisch oder chemisch erzeugten Hyperämie außerordentlich heftig ist. „Der Nerv liegt frei" und tatsächlich wird er ja in der bloß-gelegten Pulpa heftig gereizt. Der Kranke fühlt jede Pulswelle als klopfenden Schmerz, jeder Temperaturreiz steigert

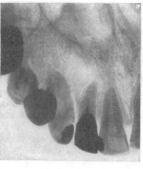

Abb. 82. Wurzelgranulom (Röntgenbild). (Chir. Klinik Göttingen.)

ihn zu einem Schmerzanfall, dessen Dauer von stechendem Schmerz bis zu stundenlang bohrenden und reißenden Schmerzen wechselt. Bei der eitrigen Entzündung kann es unter schnellem Fortschreiten bis zur Wurzelspitze zur Einschmelzung eines Teiles oder der gesamten Pulpa oder zum umschriebenen Absceß kommen. Bei der chronischen eitrigen Pulpitis wird ein Teil des Eiters nach außen entleert, es finden sich in der Zahnhöhle selbst, durch den Rest der erhaltenen Pulpa abgeschlossen, nur wenige Tröpfchen Eiter. Nicht selten wächst aus den Granulationen der Pulpahöhle ein kleiner Polyp in die cariöse Höhle hinein (Pulpapolyp). Kann sich der Eiter nicht nach außen entleeren, oder handelt es sich um eine besonders schwere Infektion, so wird die ganze Pulpa dem phlegmonösen, gangräneszierenden Verfall unterworfen, und es bildet sich eine übelriechende Absonderung aus der Zahnhöhle. Nach Absterben der Pulpa ist der Zahn tot, er kann trotzdem noch jahrelang als Fremdkörper im Kiefer sitzen, bleibt aber immer eine Gefahr für die Nachbarschaft. Der Zahn nimmt nach Absterben der Pulpa eine bläulich-graue Farbe an.

3. Periodontitis.

(*Periostitis alveolaris, Parulis*, von παρά οὗλον = neben dem Zahnfleisch.) Ist die Entleerung der Pulpitis nach außen nicht möglich, so setzt sich die

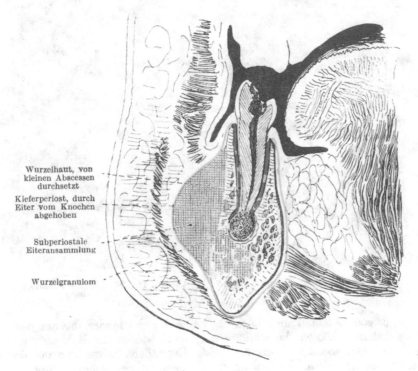

Wurzelhaut, von kleinen Abscessen durchsetzt

Kieferperiost, durch Eiter vom Knochen abgehoben

Subperiostale Eiteransammlung

Wurzelgranulom

Abb. 83. Schematische Darstellung der Entstehung einer Parulis.
(Nach E. BORCHERS: Allgemeine und spezielle Chirurgie des Kopfes. Berlin: Springer 1926.)

Entzündung durch das Foramen apicis auf die Wurzelhaut fort, es kommt zur *Periodontitis*. Diese beginnt dann immer an der Wurzelspitze. Andere Formen der Periodontitis entstehen durch Fortleitung von Entzündungen der Mundschleimhaut oder sie sind traumatischen Ursprungs, z. B. beim Auseinanderdrängen der Zähne, scharfem Aufbiß usw. Geht die einfache Schwellung bei stärkerer Infektion nicht zurück, so bildet sich der akute Alveolar- und Knochen- oder subperiostale Absceß (**Parulis**, dicke Backe) mit nachfolgender Nekrose der Alveolarwand oder von Teilen des Kiefers. In schlimmen Fällen kommt es zur Knochenmarkentzündung, pyämischen Erscheinungen oder Durchbruch nach außen mit zurückbleibender Zahnfistel.

Bei der subakuten und chronischen Form werden nach wiederholten Anfällen jedesmal die Exsudate zum Teil aufgesogen, es bleiben aber doch eine Verdickung der Wurzelhaut, Erweiterung im Gebiet der Wurzelspitze, Granulationen, oft als kleines Säckchen der Wurzelspitze anhaftend, zurück. Diese Granulome können cystisch entarten und sich zu Zahncysten umbilden *(radikuläre Zahncyste)* (s. S. 137).

Diagnose der einzelnen Formen. Die Diagnose der noch auf den *Schmelz und das Dentin beschränkten Caries* gründet sich auf dunkler verfärbte Stellen auf der Oberfläche des Zahns, kreidiges Aussehen einzelner Zahnteile, die

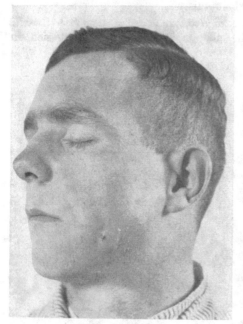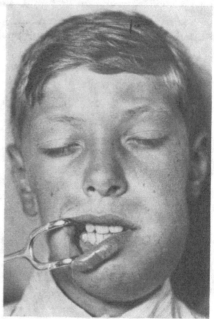

Abb. 84. Periodontitis chron. mit Durchbruch durch die Haut (sog. Zahnfistel). (Chir. Klinik Göttingen.)   Abb. 85. Parulis mit Kieferklemme. (Chir. Klinik Göttingen.)

Anwesenheit von Defekten und Lücken. Es sind nicht immer die am deutlichsten sichtbaren Höhlen die schlimmsten Sammelstellen für Bakterien und Säuren. Oft liegen dieselben ganz versteckt. Eigentliche Zahnschmerzen sind noch nicht ausgesprochen. Es besteht ein gewisses unbehagliches Gefühl, das sich auf Kältereiz zu Schmerzen steigert.

Die *Pulpitis ist ausgezeichnet* durch spontane, heftige, länger anhaltende Schmerzen, die erst aufhören, wenn die Entzündung nachläßt, oder wenn die Pulpa abgestorben ist. Die Schmerzen strahlen oft in die Nachbarschaft aus, unterhalten Neuralgien im Gebiet des Nervus trigeminus, so daß der eigentliche Ursprung kaum noch zu erkennen ist. Von den Unterkieferzähnen strahlen sie zum Ohr hin, von den Oberkieferzähnen in die Schläfengegend. Durch Temperaturreize (kalt) werden sie ausgelöst, während der Zahn selbst gegen Beklopfen unempfindlich ist.

Bei der *Periodontitis* besteht ausgesprochene Empfindlichkeit und Schmerzhaftigkeit gegen Druck und gegen Wärme, während Kälte besser vertragen wird. Die Schmerzen werden genau auf den einen Zahn begrenzt, der Kranke hat das Gefühl, als wenn der Zahn zu lang wäre. Daneben können die Erscheinungen der Kiefersperre, der Entzündung der Mundschleimhaut, Schwellung des Zahnfleisches, der örtlichen Drüsen bestehen.

In den letzten Jahren sind, vornehmlich von amerikanischer Seite, die latenten Entzündungsherde an den Zähnen als eine der wichtigsten Quellen von chronisch-septischen Erkrankungen, von rheumatischen Leiden und andern, nicht erklärlichen, chronischen Störungen des Allgemeinbefindens gedeutet worden. Damit werden diese entzündlichen Zahnerkrankungen hinsichtlich ihrer Bedeutung für die Entstehung von allgemeinen Infektionen mit den Mandelentzündungen auf eine Stufe gestellt. Sind wir auch nicht geneigt, diesen Anschauungen in ihrer übertriebenen Tragweite zu folgen (Ausziehen sämtlicher Zähne!), so sei man sich doch bewußt, daß z. B. mancher Fall schwerer Myokardschäden letzten Endes auf eine Infektion von den Zähnen zurückzuführen ist.

4. Die Behandlung.

Bei der großen Verbreitung der Zahnkrankheiten und bei der großen Bedeutung, welche dieselben für die Ernährung, Ausnutzung und Verwertung der Nahrung, Entstehung von Magen- und Darmstörungen, Arbeitsfähigkeit haben, ist denselben in erhöhtem Maße Beachtung zu schenken. Die Behandlung umfaßt: *1. Vorbeugung, 2. erhaltende Maßnahmen, 3. Entfernung nicht erhaltbarer Zähne, 4. Ersatz verlorengegangener Zähne.*

Vorbeugung. Durch sorgfältige Zahnpflege kann viel zur Verhütung der Zahnkrankheiten getan werden. Schon bei kleinen Kindern sollen die Milchzähne mit weichen Wattebäuschchen, leicht desinfizierenden Flüssigkeiten nach jeder Nahrungsaufnahme oder mindestens zweimal täglich gründlich gereinigt werden, in späteren Jahren mit weichen Zahnbürsten. Scharfe Zahnpulver, stärker desinfizierende Säuren sind zu vermeiden.

Mit Recht machen sich in den letzten Jahren immer dringender Bestrebungen geltend, die Bedeutung der *Vitamine* auch für die Gesunderhaltung der Zähne hervorzuheben. In viel höherem Maße als bisher muß das Vollkornbrot als allgemeines Nahrungsmittel bei Gesunden empfohlen werden, dessen Mehl den Keimling und wertvolle Bestandteile der Randschichten des Korns enthält.

Da einerseits die Bedeutung der Zahnpflege gerade in der Zeit vor und während der zweiten Zahnung in Laienkreisen nicht genügend beachtet ist, ferner die ersten Molaren (Durchbruch im 7. Lebensjahre) sehr häufig der Caries zum Opfer fallen und damit eine Gefahr für die übrigen Zähne darstellen, da schließlich manche Zähne, trotz sorgfältiger Pflege, besonders zur Caries neigen, alle diese Gefahren aber sich durch zahnärztliche Beaufsichtigung und Behandlung in diesem Lebensalter, d. h. also in der Schulzeit, auf ein geringes Maß beschränken lassen, so ist die weitere Einführung der vierteljährlichen Besichtigungen der Gebisse der Schulkinder (Schul-Zahnpflege) mit nachfolgender Behandlung ein großer Fortschritt. Sie hat sich auch gleichzeitig der Richtung schlecht stehender Zähne, im Wachstum zurückgebliebener Kieferteile durch entsprechende Zug- und Druckverbände, Entfernung beengender, kranker Zähne anzunehmen (Orthodontie). Neben der Zahn- und Mundpflege ist auf ausgiebige Benutzung der Zähne beim Kauen sowohl zur Kräftigung derselben als auch zur guten Verarbeitung der Nahrung Gewicht zu legen.

Es ist überall anzustreben, die Zahnbehandlung schon bei den Schulkindern planmäßig auszuarbeiten, wie das an vielen Orten bereits mit bestem Erfolg durchgeführt worden ist. Das Behandlungsziel ist die Entlassung der Schuljugend mit gesundem, *bleibendem* Gebiß, gewöhnt an eine geregelte Zahnpflege.

Nach abgeschlossenem Wachstumsalter sollen die Zähne jährlich mindestens ein- bis zweimal zahnärztlich gründlich nachgesehen und verdächtige Stellen sofort in Behandlung genommen werden. Einsetzende Schmerzen zwingen in jedem Fall, zahnärztliche Hilfe in Anspruch zu nehmen.

Die erhaltende Behandlung sucht durch Entfernen der cariösen Stellen, breite Freilegung und Desinfektion der bakterienhaltigen Höhlen ein Weiterschreiten des Leidens zu verhindern und die verbleibenden Zahnteile durch Ausfüllung der Lücken für den späteren Gebrauch nutzbar zu machen.

Ihr Hauptgebiet ist die Caries und Pulpitis. Sie gibt aber auch bei Periodontitis so gute Erfolge, daß sie versucht werden sollte, was in den meisten Fällen von Erfolg begleitet ist.

Bei chronischen Wurzelhautentzündungen, Wurzelgranulomen, Fisteln, Wurzelcysten im Beginn ist der Erfolg der konservativen Behandlung zweifelhaft.

Die Reinigung der cariösen Herde geschieht, allenfalls nach Auseinanderdrängen der Zähne, mit feinen schabenden, bohrenden, schneidenden Instrumenten, bis alles Erkrankte und überstehende Brücken entfernt sind und gesundes Gewebe überall erreicht ist. Die erkrankte und abgestorbene Pulpa wird, so gut es geht, herausbefördert, Pulpaabscesse entleert, die Pulpahöhle durch Einführen desinfizierender Arzneimittel (Carbol, Arsen, Nelkenöl) gereinigt. Die weitere Vorbereitung zur Füllung besteht in der Austrocknung der Höhle mittels erwärmter Luft und Austupfen mit Watte. Die zur Füllung benutzten Stoffe müssen sich gut an die Zahnhöhle anschmiegen, möglichst geringe Leitung für die Temperaturunterschiede haben, große Härte und Widerstandsfähigkeit gegen chemische Einflüsse besitzen und dem Zahn wenn möglich ähnliche Farbe geben. Es werden in der Hauptsache verwandt: Gold, Amalgame (Quecksilber-Metallverbindungen), Zemente, Glas, Porzellan, neuerdings Kunstharzstoffe.

II. Alveolarpyorrhoe.

Unter *Alveolarpyorrhoe* versteht man ein Krankheitsbild, bei dem die Alveole und gleichzeitig das Zahnfleisch und die Wurzelhaut ergriffen sind. Das hervorstechendste klinische Zeichen ist der Eiterausfluß aus den befallenen Zahnfleischtaschen. Das Leiden geht infolge des mit ihm verbundenen Schwundes des Periodontiums und Alveolarrandes mit verheerender Lockerung der Zähne einher.

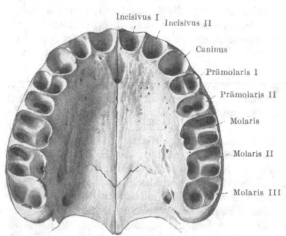

Abb. 86. Zur Technik der Zahnextraktion. Die Alveolen zeigen die Wurzelstellung der bleibenden Zähne des Oberkiefers. (Aus TANDLER: Anatomie.)

Über die *Ursachen* der Alveolarpyorrhoe herrscht keine volle Klarheit. Letzten Endes sind sie in einem Mißverhältnis zwischen den Abwehr- und Aufbauleistungen der Gewebszellen des Paradentiums, d. h. der Umgebung der Zahnwurzel, einerseits und der Angriffskraft der in jeder Mundhöhle, selbst der bestgepflegten, vorhandenen schädlichen Keime andererseits zu suchen. Ob nun übermäßige — und vernachlässigte Zahnsteinbildung oder endogene Ursachen (Stoffwechselkrankheiten, Ernährungsstörungen, Avitaminosen) für die Entstehung der Alveolarpyorrhoe beschuldigt werden, stets ist der Einzelursache entgegenzuhalten, daß sie bei tausenden an ihr leidenden Kranken eben keine Alveolarpyorrhoe hervorruft. Es gehört also offenbar eine gewisse, in ihrn Einzelheiten noch unbekannte Anlage hinzu, um das Leiden auszulösen.

Für die *Behandlung* folgern wir daraus, daß begünstigende innere Ursachen (Diabetes, Gicht, Tabes, Avitaminosen usw.) zu behandeln sind, daß weiterhin der Zahnstein bekämpft werden muß und daß endlich den stark gelockerten Zähnen durch Schienen- und Brückenarbeiten ein Halt zu geben ist. Daneben sind die infektiösen oder die chemischen Zahnfleischerkrankungen zu behandeln.

Die *Vorhersage* ist bezüglich der Erhaltung der Zähne durchaus nicht immer günstig.

III. Zahnextraktion.

Auch die Milchzähne sollen zur günstigen Gestaltung des bleibenden Gebisses möglichst erhalten und erst entfernt werden, wenn sie völlig gelockert sind, oder wenn sich Wurzelhautentzündung oder gar Zahnfisteln entwickelt haben. Die nach dem Durchbruch der bleibenden Zähne zurückbleibenden Wurzelreste der Milchzähne müssen entfernt werden. Sie geben zu Zahnfleischentzündungen, Eiterungen des Zahnfleisches, Schädigung der übrigen Zähne Veranlassung.

Überzählige oder raumbeengende, erkrankte Zähne in einem kleinen Kiefer müssen ausgezogen

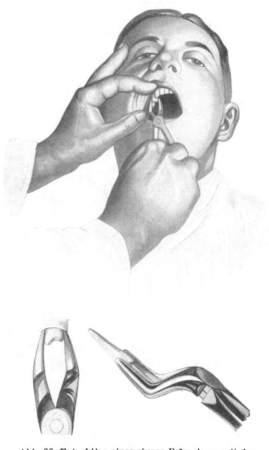

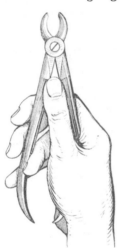

Abb. 87. Zangenhaltung.

Abb. 88. Extraktion eines oberen Prämolaren mit der Bajonettzange. (Aus FISCHER: Zahnärztliche Hilfe.)

werden. Besteht eine akute Periostitis, liegen schwere örtliche Erscheinungen vor, sind Zahnfisteln vorhanden, oder hat der erkrankte Zahn zu Kiefernekrose, Eiterungen benachbarter Höhlen geführt, handelt es sich um lose, das Zahnfleisch reizende Wurzeln, so müssen dieselben entfernt werden.

Technik der Zahnextraktion. Am Oberkiefer örtliche Betäubung (2%ige Novocain-Suprarenin-Lösung), am Unterkiefer Leitungsanästhesie vom Foramen mentale und Foramen mandibulare aus, verbunden mit örtlicher Betäubung, Narkose nach Möglichkeit vermeiden.

Man sticht zur Betäubung des Nervus alveolaris inferior am Foramen mandibulare ein und injiziert 2—4 ccm einer 2%igen Novocainlösung. Nach 20—25 Minuten hat man eine 1—1¹/₂ Stunden währende Anästhesie, die sich nicht allein auf alle Unterkieferzähne bis zum Eckzahn erstreckt, sondern auch auf die Kieferschleimhaut.

In Abscesse oder entzündliche Herde darf nicht eingespritzt werden, man muß sich am Rand derselben halten.

Am Oberkiefer genügt zur Zahnextraktion die subgingivale Umspritzung. Allenfalls daneben Leitungsanästhesie vom N. infraorbitalis aus.

Die Zahnzange wird dem Zahn entsprechend ausgewählt und ausgekocht. Universalzangen sind nicht zu empfehlen. Die Extraktion beginnt mit dem Anlegen der Zange. Sie wird zwischen Zahn und Zahnfleischalveole unter Leitung des Auges oder besser der gut gewaschenen

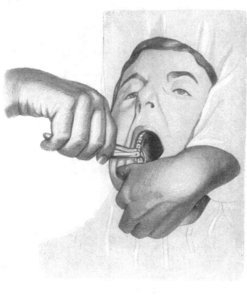

Finger soweit in die Höhe geschoben, daß der Zahn fest an seinem *Hals* gefaßt ist. Mitfassen des Zahnfleisches ist zu vermeiden. Der zweite Akt, die Lockerung des Zahnes, beginnt mit dem Abbiegen des Zahnes nach der Stelle des geringsten Widerstandes, d. h. am Oberkiefer nach der äußeren Alveolenwand, am Unterkiefer nach der inneren Alveolenwand zu. Der dritte Akt, die eigentliche Extraktion, beginnt erst nach vollkommener Lockerung mit ziehenden oder drehenden Bewegungen. Zur Entfernung der hinteren Molarzähne ist zuweilen die Anwendung von löffelförmig zugespitzten Hebelinstrumenten zu der der Wurzeln der einfache Hebel (Geißfuß) zu empfehlen oder die Bajonettzange. Sind Zahnwurzeln so von Zahnfleisch überwachsen, daß man sie nicht mit der Zange fassen kann, so spaltet man zunächst das Zahnfleisch mit dem Skalpell und legt den Wurzelrand in aller Ruhe frei.

Die Blutung steht gewöhnlich nach wenigen Minuten von selbst. Nur in seltenen Fällen sind stärkere Blutungen aus der Alveolararterie vorhanden, die aber meist schon nach kurzem Zusammendrücken der Alveolenwand, Einführung eines kleinen Tampons stehen. Im allgemeinen soll man von Tamponeinführung nur im Notfall Gebrauch machen, da das ausströmende Blut zugleich die Reinigung der Höhle besorgt. Bei Blutern und zu Blutungen veranlagten (s. S. 13) Menschen dagegen können namhafte Blutverluste ent-

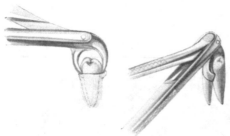

Abb. 89. Extraktion eines unteren Molaren mit der Rabenschnabelzange (s. Handstellung, Kopfhaltung und Griff der Zange am Zahn). (Aus FISCHER: Zahnärztliche Hilfe.)

stehen, die nur durch feste Tamponade, u. U. sogar nur durch eine Bluttransfusion zu beherrschen sind. Abgerissene Zahnfleischfetzen, Alveolenstücke müssen entfernt werden. Als Nachbehandlung einfaches Mundspülen mit antiseptischen Lösungen. Zahnfleischnaht in geeigneten Fällen.

Nachfolgende Eiterungen am Kiefer oder Periost sind sofort chirurgisch in Angriff zu nehmen.

Während entzündliche Schwellungen, Parulis, an und für sich keine Gegenanzeige gegen die Entfernung der Zähne sind, kann die begleitende Kieferklemme die Zahnextraktion unmöglich machen und als solche das Abwarten bis nach Rückgang der Schwellung erfordern.

Zahnersatz. Sowohl aus Schönheitsrücksichten als auch aus praktischen Gründen (Sprache, Kauen, Magen-Darm) ist der Ersatz einzelner Zähne oder größerer Zahnlücken durch künstliche Zähne oder Brücken von großer Wichtigkeit. Sie werden entweder in Gestalt von Kronen und Brücken in festsitzender oder abnehmbarer Form oder an Gaumenplatten befestigt und haften so gut, daß sie zum Kauen fast wie gesunde Zähne verwandt werden können.

Die Ersatzteile dürfen nur auf vorher gut vorbereitetem Boden angelegt werden, vor allen Dingen sind kranke Wurzeln und Zahnkrankheiten vorher zu behandeln, und es ist darauf zu achten, daß das Zahnfleisch durch die Prothese nicht gedrückt und gereizt wird.

Der Zahnersatz hat sich dank einer bis ins feinste ausgestatteten Technik im Laufe der Jahre zu einem hervorragenden Zweige der zahnärztlichen Wissenschaft entwickelt.

IV. Die wichtigsten Operationen an den Kiefern.

1. Oberkiefer. a) *Teilweise Oberkieferresektionen* bei umschriebenen, gutartigen Geschwülsten, Erkrankungen des harten und weichen Gaumens, der Alveolarfortsätze, der vorderen Wand lassen sich vielfach ohne Weichteilschnitte durch Verziehung der Wangentasche ausführen. Nach Umschneidung des Schleimhaut-Knochenhautüberzuges in entsprechender Ausdehnung wird das Knochenstück mit dem Meißel und der Hohlmeißelzange entfernt; die Blutung steht durch kurzdauernde Tamponade.

b) Die *typische Oberkieferresektion* wird heute wohl allgemein nur noch in örtlicher Betäubung ausgeführt und hat dadurch viel von ihren Schrecken (Blutung, Aspirationspneumonie) verloren. Vor der eigentlichen Resektion werden Absiedlungen der Halsdrüsen ausgerottet und bei dieser Gelegenheit die Carotis externa unterbunden. Der eigentliche Eingriff wird mit dem Hautschnitt, am besten nach DIEFFENBACH-WEBER, begonnen, der sowohl die beste Übersicht gibt, als auch kosmetisch die geringsten Folgen hinterläßt. Nachdem die Weichteile der ganzen Wange bis zum hinteren Oberkieferrande und Jochbein teils stumpf, teils scharf von der Knochenhaut unter Umschneidung erkrankter Teile

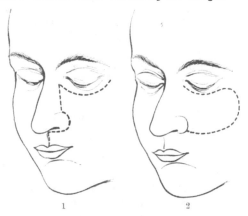

Abb. 90. Schnittführung zur Oberkieferresektion.
1 nach DIEFFENBACH-WEBER,
2 nach LANGENBECK.

gelöst sind, eine sorgfältige Blutstillung vorgenommen ist, werden dieselben nach der Seite zurückgeschlagen. Dann wird das Periost an der unteren Orbitalwand unter Schonung des Bulbus zurückgeschoben, eine Giglisäge durch die Fissura orbitalis inf. ein-, hinter der Oberkieferjochbeinverbindung herum- und unter ihr herausgeführt; die Verbindung wird dann durchsägt. Als zweites folgt die Durchtrennung der Knochenverbindung zum Stirn- und Nasenbein (mit dem Meißel), weiterhin nach Ausziehen eines Schneidezahnes die Durchsägung des harten Gaumens, und zum Schluß trennt man mit einem Meißelschlag den Oberkiefer vom Proc. pterygoideus des Keilbeins. Das Periost des Augenhöhlenbodens wird, um ein Herabsinken des Auges zu vermeiden, nach Möglichkeit geschont. Die Blutung wird durch feste Tamponade gestillt, über welcher die Weichteile geschlossen werden. Ist die Geschwulst nicht durch den harten Gaumen durchgewachsen, dann kann der Schleimhaut-Periostüberzug desselben erhalten bleiben und wird nachher zum Abschluß der Mund- und Nasenhöhle mit der Wangenschleimhaut vereinigt, das Ende des Tampons aus der Nasenöffnung herausgeleitet. Mußten die Weichteile des Gaumens geopfert werden, so kann der Abschluß gegen die Nasenhöhle durch einen Obturator (Zahnprothese) hergestellt werden. Die *Operation* hinterläßt eine verhältnismäßig geringe *Entstellung*. Die Sterblichkeit beträgt etwa 10 v.H.

2. Resektion des Unterkiefers. a) *Teilweise Resektion.* Am besten örtliche Betäubung. Vorherige Unterbindung der Carotis externa unnötig. Schnitt in entsprechender Ausdehnung am Unterkieferrand bis auf den Knochen, Durchstoßen eines Elevatoriums an der Innenseite bis in die Mundhöhle, Durchsägen des Kiefers und Abtrennung der Weichteile, sorgfältige Vernähung der Schleimhaut zum Abschluß der Mundhöhle, Einlegen einer provisorischen Zahnschiene mit Anheftung an den beiden Resektionsenden. Bei der Resektion des Mittelstückes muß die Zunge vorher angeschlungen werden, da sie nach Lösung der Zungenmuskelansätze nach hinten sinkt.

b) Die *halbseitige Unterkieferresektion* mit Aushülsung im Gelenk wird mit einem Schnitt von der Mittellinie des Kinns bis zum Rande des Kopfnickers begonnen. Arteria und Vena maxillaris externa müssen unterbunden werden, ebenso die Vena facialis. Bei Geschwülsten sind nach Durchsägung in der Mittellinie bei der weiteren scharfen Ablösung der Weichteile die Drüsen, meist .auch die Glandula submaxillaris mit zu entfernen. Der mit einer Knochenzange gefaßte Kiefer wird stark nach unten gezogen, die Weichteile am aufsteigenden Ast werden unter kräftigem Zurückhalten mit den Haken stumpf abgelöst, bis der Processus coronoideus erreicht ist. Entweder wird derselbe mitsamt dem Ansatz des Musculus temporalis abgekniffen oder durch einen scharfen Haken stark nach vorn gezogen, der Muskelansatz abgetrennt und sodann unter drehenden Bewegungen das Gelenk zugängig gemacht, eröffnet und die benachbarten Weichteile durchtrennt, wobei man sich, um eine Verletzung der Maxillaris interna und des N. facialis zu vermeiden, dicht am Knochen halten muß. Zum Schluß Naht der Schleimhaut, Einführen einer provisorischen Prothese aus Kautschuk nach SCHRÖDER, die sich mit ihrem einen Ende in die Cavitas glenoidalis einstemmt. Zum endgültigen Kieferersatz wählt man einen Knochenspan aus der Crista ilei, Tibia oder Rippe (vgl. Abb. 78a und b), oder auch eine vom Zahnarzt anzufertigende Kautschukprothese nach SCHRÖDER-ERNST.

c) *Die Arthrotomie und Resektion des Kiefergelenkes.* Längsschnitt von 1½ cm Länge vom Jochbeinfortsatz abwärts vor dem Ohrmuschelansatz. Horizontalschnitt am unteren Ende dieses Schnittes, 1½ cm nach vorn; *Vorsicht wegen Verletzung des N. facialis* Einkerbung der Masseterfasern, Verziehen der Weichteile nach vorn, Eröffnung der Gelenkkapsel mit einem Längsschnitt. Nach Entfernung des Meniscus wird das Köpfchen auf einem untergeschobenen Elevatorium durchmeißelt und entfernt. Allenfalls Muskelimplantation, um erneuter Ankylosierung vorzubeugen.

J. Verletzungen und Erkrankungen der Speicheldrüsen.

I. Verletzungen

der Speicheldrüsen betreffen entweder die Drüse selbst oder die Gänge; sie sind am häufigsten durch scharfe Gewalt oder durch Geschosse verursacht.

In dem Drüsenkörper können entweder einzelne Läppchen, kleinere Ausführungsgänge oder der Hauptgang selbst betroffen sein. Man sieht das gleich bei der Verletzung an dem in der Wunde freiliegenden, weißlichen, gekörnten Drüsengewebe oder an dem Ausfließen von klarer Speichelflüssigkeit. Sind nur Drüsenläppchen, kleinere Gänge betroffen, so heilen dieselben so gut wie immer von selbst, und zwar um so besser, je genauer die Naht angelegt wurde. Auch Verletzungen des Hauptausführungsganges können nach einfacher sorgfältiger Weichteilnaht zur Heilung kommen; besser ist es jedoch, die Stümpfe des Drüsengangs durch zwei feine Wandnähte zu vereinigen. In der Nachbehandlung reizlose flüssige Kost, um Kaubewegungen und damit vermehrte Speichelabsonderung zu vermeiden, leichter Kompressionsverband. Bei der Unterkieferspeicheldrüse sind weitere Maßnahmen meist unnötig, bei der Ohrspeicheldrüse kann es zuweilen zu vorübergehender Speichelfistelbildung kommen.

Der *Ausführungsgang der Parotis* liegt in einer Linie, welche vom Gehörgang zum Mundwinkel gezogen wird. Er entspringt oberhalb der Mitte des vorderen Drüsenrandes, zieht horizontal über den Masseter, biegt an dessen vorderem Rand kurz um, geht durch den Buccinator und das Saugpolster und mündet in einer schlitzförmigen Öffnung gegenüber dem 2. Molarzahn. Er läßt sich im Röntgenbild nach Dehnung des Ductus parotideus mit feinen Hegarstiften und Füllung mit dünnflüssigem Jodipinöl sichtbar machen *(Sialographie).*

Verletzungen des *Ductus parotideus* im masseteren und buccalen Teil, z. B. bei Schläger- oder Säbelmensuren, geben, wenn auch der reichliche, bei allen Mahlzeiten zunehmende Speichelfluß an und für sich die sofortige Vereinigung nicht stört, häufig zu *Speichelfisteln* Anlaß, weil sich entweder das periphere Ende narbig schließt, oder das zentrale Ende an falscher Stelle verwächst. Je nachdem der Speichel nach außen oder in die Mundhöhle abfließt, unterscheidet man eine *äußere* oder *innere Fistel.* Letztere gewinnt nur dann praktische Bedeutung, wenn die Mündung zu eng wird, und es infolgedessen zu Schwellungen und Entzündungen in der Drüse kommt.

Bei der äußeren Fistel fließt der Speichel, besonders bei Mahlzeiten, über die Wange, es kommt zu Ekzemen.

Zeigt spätestens 8 Wochen nach der Verletzung der Speichelabfluß noch keine Neigung zum Nachlassen, hat sich eine lippenförmige Fistel gebildet, ist der Gang nach dem Munde zu völlig verschlossen oder liegen schließlich größere Weichteilzerstörungen, z. B. nach Entzündungen, vor, so muß operiert werden. Bei wenig sezernierenden Drüsenfisteln kann man es mit Ätzung der äußeren Fistelöffnung (Kauterisation) versuchen, bei Gangfisteln wird die Ätzung kaum zum Ziele führen. Zur Klärung der Verhältnisse kann die Sialographie nützlich sein.

Die einfache Fisteloperation im *buccalen* Teil bezweckt, durch Schaffung einer bequemen und weiten Mündung des Zentralendes an irgendeiner Stelle der Mundhöhle, dem Speichel Abfluß zu verschaffen. Hierzu genügt vielfach das einfache Durchstoßen eines mitteldicken Troikarts von der äußeren Fistel in die Mundhöhle und Einführen eines Drainrohres für 10 Tage oder das Abschnüren einer entsprechenden Stelle der inneren Wange durch einen von der äußeren Fistel mit der Nadel eingeführten Faden. Die Fisteloperation im *masseteren* Teil ist schwieriger, da der Weg bis zur Mundhöhle länger ist und außerdem der künstliche Gang bei Muskelbewegungen leicht abknickt. Eingelegte Drainröhren können zu Schmerzen und Kieferklemme führen. Führt das Durchstoßen eines dickeren Seidenfadens von der äußeren Fistelöffnung in die Mundhöhle und Liegenlassen für einige Wochen nicht zum Ziel, so empfiehlt sich, den ursprünglichen Gang entweder durch Bildung von Schleimhautlappen wieder herzustellen oder ihn mit den umgebenden Narbenmassen aus den Weichteilen herauszupräparieren und in eine neuangelegte Öffnung der Mundhöhle zu verpflanzen; durch Resektion des N. auriculotemporalis, der oberen sympathischen Halsganglien die Speichelabsonderung völlig auszuschalten, oder die ganze Parotis zu exstirpieren, wird nur in den allerverzweifeltsten Fällen nötig sein. Bei Speichelfisteln im Drüsenteil genügt zuweilen die Entfernung des anliegenden Drüsenabschnittes.

Röntgenbestrahlung der Drüse führt zu einer Verminderung der Speichelabsonderung und kann schon dadurch allein die Heilung der Fistel anbahnen.

II. Akute Entzündungen der Speicheldrüsen (Sialoadenitis).

Von den drei Speicheldrüsen ist die *Parotis* am häufigsten von akuten Entzündungsvorgängen betroffen, während die Submaxillaris am ehesten sich chronisch entzündet, und die Sublingualis selten von Entzündung befallen wird.

Die *Parotitis epidemica* (Mumps, Ziegenpeter, Bauernwezel) entsteht plötzlich, befällt am meisten Kinder von 3—9 Jahren; sie kommt aber auch im späteren Alter noch vor, wenn die Kranken in der Jugend verschont geblieben waren. Die Parotis schwillt gleichmäßig an, zeigt einen weich-elastischen Widerstand, ist druckempfindlich, durch die Spannung auch spontan schmerzhaft, das Kauen und Öffnen des Mundes erschwert. Ödem der Wangen und Augenlider, weit herunter am Hals und nach dem Nacken zu, lassen das Krankheitsbild gefährlicher erscheinen, als es tatsächlich ist. Das Fieber steigt auf 39°, klingt aber in wenigen Tagen ab. Meist ist die eine, auffallenderweise die linke Seite betroffen. Die Entzündung kann aber auf die andere überspringen. Die Glandula submaxillaris kann sich mitbeteiligen. Kennzeichnend ist das epidemische bzw. endemische Auftreten. Der Krankheitserreger ist nicht bekannt. Die Inkubationszeit beträgt 17 bis 21 Tage.

Als *Verwicklungen* sind vor allem zu nennen die *Orchitis* bzw. Schwellung der Brüste, der Eierstöcke und als seltene üble Zufälle Otitis media, Nephritis, Meningitis, Pankreatitis. Zur Vereiterung führt die epidemische Form nur ausnahmsweise, mitunter kann Hodenatrophie die Folge sein.

In der Regel läuft die Erkrankung unter symptomatischer Behandlung (Bettruhe, Einreibungen mit Öl und warmen Einpackungen) in 1—2 Wochen glatt ab.

Die *eitrige Parotitis* als sekundäre Infektion hat chirurgisch wesentlich größere Bedeutung: ist sie doch eine Krankheit, die oft genug tödlich endet, weil das primäre Leiden schon große Ansprüche an die Kräfte des Kranken stellt. So verschlechtert sie den Verlauf schwerer Typhen, den Scharlach und die Pocken, mitunter auch schwere Grippe und Pneumonie, und ist gefürchtet als Teilerscheinung einer Pyämie oder Septicämie; aber auch bei allen möglichen, mit schwerem Kräfteverfall und Kachexie einhergehenden Erkrankungen besiegelt oft eine Parotitis den tödlichen Ausgang (Flecktyphus, Cholera, Pest, Operationen besonders wegen Ileus, Magenkrebs). Druck auf die Drüse beim Vorschieben des Unterkiefers während der Narkose ist zu vermeiden!

Bei der postoperativen Parotitis ist die Infektion ohne Zweifel fortgeleitet vom Munde aus durch den Ductus parotideus. Die Stomatitis, wie sie sich bei solch dekrepiden Kranken fast ausnahmslos findet, bildet den Ausgangspunkt. Bei der ersten Gruppe (Typhus, Scharlach, Pyämie) kann die Infektion auch auf hämatogenem Wege (Metastasen im Drüsenparenchym) zustande kommen. In einzelnen Fällen bleibt der Infektionsweg unaufgeklärt.

Die *Erscheinungen* entwickeln sich unter erheblichen Schmerzen und diffuser Anschwellung der Parotisgegend, vornehmlich unterhalb des Kieferwinkels; das Ohrläppchen wird abgehoben, das Fieber steigt rasch auf 39 und 40°, Kieferbewegungen sind kaum möglich, Schlucken und Atmung erschwert. In den ersten drei Tagen steigern sich die Erscheinungen, auch die andere Seite wird meist ergriffen, die Spannung der Drüsenkapsel ist so prall, daß Fluktuation vorgetäuscht wird, und das um so eher, als sich meist ein kollaterales Ödem über Gesicht und Hals ausdehnt. Doch ist vor dem vierten Tage kein Eiter zu erwarten. Dann aber rötet sich die Haut mitunter an einer Stelle und es kann im Laufe einer Woche zum Aufbruch, sei es in den Gehörgang oder am Kieferwinkel kommen. Die Parotis ist zum Teil von zahlreichen Abscessen durchsetzt, zum Teil nimmt die Entzündung mehr phlegmonöses Aussehen an mit nachträglicher nekrotischer Abstoßung größerer Drüsenabschnitte. Die Kranken, meist durch vorgängige Krankheit erschöpft, leiden außerordentlich, ihre Kräfte schwinden zusehends, sie werden apathisch oder delirös und erliegen überraschend schnell. Bisweilen halten sie sich in die zweite Woche hinein; da droht, wenn nicht zeitig durch Incision Luft geschaffen ist, die Ausbreitung der septisch-jauchigen Eiterung in das tiefere Zellgewebe des Halses (Angina Ludovici) oder nach dem Schädelgrund zu. Wiederholt wurde Sinus- und Jugularisthrombose beobachtet.

So ist die *Vorhersage* ernst, fast ein Drittel der Kranken stirbt.

Wichtig ist die *Vorbeugung*. Vor allen Eingriffen sorgfältige Mundpflege, die nach der Operation doppelt sorgfältig fortzusetzen ist (H_2O_2 Spray). Frühzeitige Ernährung vom Munde her und, wo das nicht geht, fleißiges Kauenlassen auf Kaugummi oder Brotrinde.

Die *Behandlung* darf sich zu Beginn mit kühlenden Umschlägen bescheiden. Mindern sich Krankheitszeichen und Fieber am dritten oder vierten Tage nicht, so zögere man nicht mit der Incision der Parotisfascie parallel zum Verlauf des Facialis und suche dann unter stumpfem Vordringen nach Eiter. Schon die Entspannung der Fascie wirkt wohltuend und verhütet den unerwünschten Durchbruch nach dem Gehörgang und den Einbruch in die tiefen Halsgegenden. Man hüte sich, den N. facialis, der oben die Drüse durchquert, zu verletzen.

Die *Submaxillar-Speicheldrüse* ist weniger häufig von solch eitrigen und phlegmonösen Krankheitsvorgängen betroffen — sie verlaufen auch weniger stürmisch und sind nicht so gefährlich. In ihren Erscheinungen stehen sie der Parulis bzw. den akuten Vereiterungen der submaxillaren Lymphdrüsen am nächsten. Die Operation ist auch wesentlich einfacher: ein Schnitt parallel dem Unterkieferrand, Durchtrennung der Fascie und stumpfes Vordringen auf den Eiterherd. Gegebenenfalls kann die Drüse leicht herausgenommen werden.

Sialolithiasis. *Akute Entzündungen,* von wesentlich gutartigerem Verlauf und in Schüben auftretend, können an jeder der drei Drüsen vorkommen, als Folge von *Verlegung der Ausführungsgänge,* sei es durch Fremdkörper, welche in den Ausführungsgang der Drüse eingedrungen sind und sich überkrustet haben (Haarborsten, Fischgräten, Getreidegrannen), oder von Steinen, welche aus Eindickung von Speichelresten, ab-gestorbenen Epithelmassen, Strahlen-pilzkolonien(SÖDERLUND) entstanden sind (Speichelsteine) (Abb. 91).

Diese akuten Schwellungen treten sehr häufig in wiederholten Anfällen, sog. Krisen (Koliken) auf, die erst nachlassen, wenn der angestaute Speichel neben dem Fremdkörper wieder abgeflossen ist, oder die Stauung nachgelassen hat. Sie äußern sich in schmerzhafter Schwellung der Drüsengegend, die gewöhnlich bei der Mahlzeit auftritt. Die Er-krankung ist meist einseitig, die Mündung des Ganges erscheint leb-haft gerötet. Bei der Steinbildung fühlt man nicht selten vom Munde her den walzenförmigen Stein. Er kann durch einfachen Einschnitt entfernt werden, doch entstehen danach leicht Rückfälle und Steno-sen, namentlich, wenn Steintrümmer zurückgelassen werden. Man muß

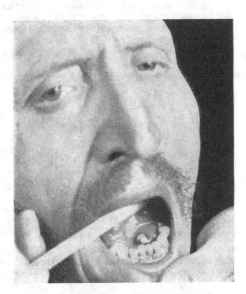

Abb. 91. **Speichelstein, im Ductus submaxillaris steckend.** (Chir. Klinik Göttingen.)

darauf achten, ob nicht mehrere Steine vorhanden sind. Bei entzündlicher Veränderung der Submaxillar-Speicheldrüse ist es besser, diese ganz zu ent-fernen. Bei Parotissteinen wird man das konservativere Verfahren vorziehen.

III. Die chronischen Entzündungen der Speicheldrüsen.

α) In seltenen Fällen, besonders an der Submaxillaris, entwickeln sich schub-weise, derbe Anschwellungen (Infiltrate), welche neben einer erheblichen Wucherung des Bindegewebes, eine Neubildung vortäuschend, kleine punkt-förmige Eiterherde zeigen und mithin mehr chronisch verlaufende, eitrige Infektionen der Drüse darstellen (Verdacht auf Aktinomykose). An der Unter-kieferspeicheldrüse ist am besten die Entfernung der Drüse, an der Ohr-speicheldrüse muß man sich mit Umschlägen, sorgfältiger Mundpflege be-gnügen. Versuch mit Kurzwellenbehandlung.

β) Eine eigenartige Erkrankung stellt die schmerzlose *Schwellung aller drei Speichel-drüsen* sowie beider *Tränendrüsen* (auch der orbitalen) und der *Schleimdrüsen der Mundhöhle* u. U. bis zum Kehlkopfeingang hinab, dar; sie ist vielleicht eine milde Form der Tuberkulose. Infolge des symmetrischen Auftretens wird ein äußerlich sehr bezeichnendes Krankheitsbild hervorgerufen (MIKULICZsche *Krankheit*). Sie beginnt im Alter von 20—30 Jahren langsam, mit unangenehmer Trockenheit im Munde, aber sonst geringen Beschwerden, überschreitet niemals die Drüsenkapsel und kann im Laufe mehrerer Jahre zu eigroßen, derben, glatten Geschwülsten heranwachsen. Das Allgemeinbefinden leidet wenig, völlige Heilung ist jedoch selten. *Behandlung:* Jodkali, Arsen, vor allem aber Röntgenbestrahlung.

γ) Die *Tuberkulose, Aktinomykose* und die *tertiäre Syphilis* der Speicheldrüsen stellen sehr seltene spezifische Entzündungen dieser Drüsen dar. Sie sind nach den allgemeinen Grundsätzen dieser Erkrankungen zu diagnostizieren und zu behandeln.

IV. Geschwülste.

Cysten der Speichelgänge und der Speicheldrüsen kommen bei erworbenem oder angeborenem Verschluß auch kleinerer Ausführungsgänge zustande.

a) Die *angeborenen cystischen Erweiterungen* des Ductus submaxillaris oder eines Ausführungsganges der BLANDIN-NUHNschen Zungenspitzendrüsen machen Behinderung des Saugens und infolgedessen Ernährungsstörungen. Einfache Incision. Bei den erworbenen Verengerungen genügt ebenfalls meist einfache Spaltung der in den Drüsen gelegenen des Cysten oder Ganges (s. auch unter Ranula, S. 117).

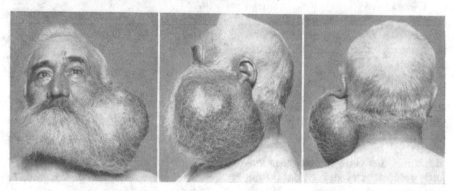

Abb. 92. Großer Mischtumor der Parotis. Man beachte Einbeziehung von Ohr und Ohrläppchen. (Breslauer Klinik.)

Mischgeschwülste *(Sialoblastome)*. Angiome, Lymphangiome, Lipome, reine Fibrome sind sowohl in der Parotis wie in der Unterkieferspeicheldrüse selten. Häufiger sind die pathologisch so reizvollen *embryogenen Mischgeschwülste*, welche in allen drei Drüsen, besonders aber in der Parotis vorkommen. Sie setzen sich sowohl aus bindegewebigem, insbesondere osteochondrogenem und myxomatösem Gewebe wie epithelialen Zellen zusammen, so daß schließlich ein buntes Bild epithelialer und bindegewebiger Wucherungen zustande kommt (Fibro-myxo-chondro-osteo-cystosarkom). Auch Rhabdo- und Leiomyome sind beobachtet. Sehr häufig überwiegt das Knorpelgewebe oder die Cystenbildung so, daß sie als reine Knorpelgeschwülste oder Cysten in Erscheinung treten. Wahrscheinlich stehen sie den teratoiden Geschwulstformen nahe und entstehen durch eine pathologische Wachstumsverschiebung in der Zeit der ersten Aussprossung der Speicheldrüsen aus dem Epithel des ersten und zweiten Kiemenbogens. Ihr Sichtbarwerden fällt meist in das zweite bis dritte Lebensjahrzehnt. Sie können im Laufe von Jahrzehnten fast schmerzlos zu ganz riesigen Geschwülsten heranwachsen, aber auch jederzeit bösartig werden und dann nicht nur infiltrierend wachsen, sondern auch Absiedelungen setzen. Meist bilden sie scharf umschriebene, deutlich abgegrenzte, verschiebliche Tumoren von unveränderter, verschieblicher Haut bedeckt. Sie wachsen hinter den aufsteigenden Kieferast hinein, greifen unten am Hals über den vorderen Rand des Kopfnickers, heben das Ohrläppchen in die Höhe (Abb. 92). Sobald die Geschwulst mit der äußeren Haut verwächst, unverschieblich wird, benachbarte Drüsen ergriffen werden, ist bösartige Entartung eingetreten. In seltenen Fällen finden sich Sialoblastome fern von den Speicheldrüsen z. B. an der behaarten Kopfhaut, mitunter sogar an den Gliedmaßen.

Da man ihrer Gutartigkeit nie trauen kann, empfiehlt sich möglichst frühzeitige Entfernung der abgekapselten Geschwülste, wobei im Gesunden vorgegangen und die Kapsel mit entfernt werden muß, da nach Zurückbleiben auch nur des kleinsten Restes Rückfälle eintreten. Man schone den N. facialis!

Reine epitheliale Geschwülste (Adenome) der Parotis sind sehr selten.

Das **Carcinom** der Speicheldrüsen findet sich am häufigsten in der Parotis, und zwar sowohl als Scirrhus wie als Markschwamm.

Der *Scirrhus*, meist bei alten Männern, wird in seinen Anfängen leicht verkannt, weil nicht die Tumorbildung, sondern die Schrumpfung im Vordergrunde steht. Die derbe Verhärtung und narbige Einziehung hat bald *Facialislähmung* im Gefolge; durch Aufbruch entstehen kraterförmige, trockene Geschwüre.

Der *Markschwamm* trifft schon junge Leute. Die rasch wachsende, weiche Geschwulst zerfällt bald jauchig. Die blumenkohlartige Wucherung breitet sich rasch über das Parotisgebiet aus und verursacht Tochtergeschwülste. In wenigen Monaten erfolgt der tödliche Ausgang.

In der *Submaxillardrüse* ist das Carcinom als Erstgewächs wesentlich seltener; dafür greifen Mundbodenkrebse, Drüsenabsiedlungen von Lippenkrebsen usw. oft und gerne auf diese Speicheldrüse, in der, ebenso wie in der Ohrspeicheldrüse, auch Lymphdrüsen liegen können, über.

Die *Behandlung* muß in möglichst frühzeitiger Entfernung der ganzen Drüse samt ihrer Kapsel bestehen — eine schwierige, sehr blutreiche Operation, welche die Unterbindung der Art. max. int., besser noch der Carotis ext., voraussetzt. Auch die anliegenden Lymphdrüsen müssen natürlich entfernt werden. Die Operation gibt bei den weichen Formen, wenn die Kapsel durchbrochen ist, wenig Aussicht auf Dauerheilung, trotz Röntgennachbestrahlung.

Das *Sarkom* der Speicheldrüsen gehört zu den Seltenheiten. Die Diagnose stellt zumeist erst der pathologische Anatom. Die Behandlung deckt sich mit der des Carcinoms.

K. Die Neuralgien des Kopfes.

Die echte Neuralgie ist der Ausdruck eines Reizzustandes sensibler Nerven, der keine anatomischen Veränderungen zur Unterlage hat. Bei schweren Formen treten bis zur Unerträglichkeit gesteigerte Schmerzanfälle auf, die zunächst auf das Ausbreitungsgebiet eines sensiblen Nerven beschränkt sind. Erst im Laufe der Zeit werden benachbarte Gebiete mit einbezogen, der Schmerz strahlt aus. Dabei fehlen motorische und eigentlich auch sensible „Ausfallserscheinungen", wenn auch auf der Höhe des Schmerzanfalles krampfartige Zusammenziehungen gewisser Muskelgruppen beobachtet werden.

Neuralgien im Bereich des Trigeminus.

Der Nervus trigeminus ist am häufigsten Sitz der Neuralgien.

Ätiologie. Jeder einzelne Trigeminusast kann für sich allein erkranken; in der Regel ist die Erkrankung einseitig. Der Ramus ophthalmicus ist sehr häufig, wenn auch nicht allzuschwer, ergriffen, z. B. bei Stirnhöhleneiterung nach Influenza und Malaria. Der 2. Ast (Maxillaris) leidet unter Oberkieferhöhleneiterung und entzündlichen Zahnerkrankungen. Vom 3. Ast ist der N. mandibularis häufig bei Zahncaries beteiligt; im Kanal eingeschlossen, steht er in besonders engen Beziehungen zu den Zahnwurzeln. Neben diesen örtlichen Anlässen kommen allgemeine Krankheitsschädigungen als auslösende Ursachen in Frage. So beobachteten wir Neuralgien nach Infektionskrankheiten, besonders nach Influenza, chronischem Rheumatismus, auch bei Intoxikationen mit Quecksilber, Blei, Arsen, Nicotin, Alkohol, bei Erkältungen und vor allen Dingen bei

auch sonst nervösen Menschen, wie überhaupt neuropathische Belastung mit
eine Rolle spielt. Chronische Obstipation, Verdauungsstörungen sind nicht
ohne Bedeutung. Ebenso sind Autointoxikationen im Gefolge von Stoffwechselstörungen (Diabetes, Gicht, Fettsucht) zu beachten. Auch Syphilis kann zu
Neuralgien führen. Ältere Leute mit Arteriosklerose leiden öfter an Neuralgie als
junge gefäßgesunde, Männer mehr als Frauen. Auf alle diese auslösenden
Ursachen, besonders auf die örtlichen, ist sehr zu achten, da schon durch ihre
Beseitigung die Krankheit geheilt werden kann. Traumatischen Neuralgien
gegenüber sei man, wenn nicht pathologische Callusbildung eine faßbare Ursache

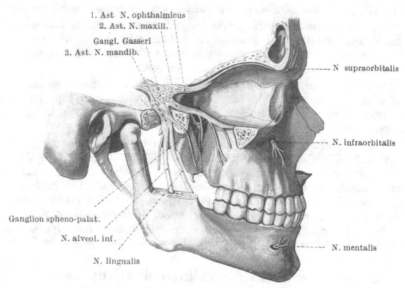

Abb. 93. Verlauf der drei Äste des Trigeminus.

abgibt, skeptisch. In vielen Fällen läßt sich freilich überhaupt keine Ursache
finden. Man spricht dann von idiopathischen Formen der Trigeminusneuralgie.

   Erscheinungen. Die Neuralgien des 2. und 3. Astes treten in der Regel als
Anfälle auf, begleitet von hochschmerzhaften Zuckungen oder Kontraktionen im
Gebiet des N. facialis (Tic douloureux). Ganz geringfügige Anlässe, ein leiser Luft-
zug, Kauen, Sprechen, Husten usw., lösen einen Anfall aus. Zuweilen geht dem
Anfall ein unangenehmes Gefühl vorher, zuweilen schießen ohne jede Vor-
bereitung blitzartig rasende Schmerzen in die Zähne, die Lippen, die Nase und
Wange. Das Gesicht rötet sich, krampfhaft zucken die Gesichtsmuskeln, das
Auge tränt, Speichel fließt, die Haut bedeckt sich mit Schweiß und die Pupillen
erweitern sich. Ja, es können sogar kleine Herpesbläschen im Anfall entstehen.
Die Schmerzanfälle gehören zu den furchtbarsten, die vorkommen; sie erreichen
oft die Grenze des Ertragbaren. Wenn sie auch in wenigen Minuten abklingen,
so zittert der Kranke schon in der Erwartung der Wiederholung solcher
Höllenqual.

   Die Anfälle kehren in Abständen wieder: bei den akuten Formen reihenweise
im Laufe des Tages, bei den chronischen (Malaria, Influenza) nach wochen- oder
monatelangem Aussetzen. Die Nerven bleiben an der Austrittsstelle und dem
Knochen, d. h. am Foramen supraorbitale, infraorbitale und mentale druckschmerzhaft.

Kein Wunder, daß der Kranke bei einem so qualvollen Leiden von langer Dauer in körperlicher und seelischer Beziehung herunterkommt. In der Ernährung beeinträchtigt wegen der Behinderung im Kauen, seelisch aufs tiefste bedrückt, ohne Hoffnung auf Heilung, verzweifelt ob der andauernden Pein, die die Arbeitsmöglichkeit vernichtet, den Schlaf verscheucht, verfällt mancher dem Morphinismus oder wird zum Selbstmord getrieben.

Die *Migräne (Hemikranie)*, die gleichfalls mit Gesichtsschmerz und Hautrötung einhergeht, läßt sich meist leicht von der Trigeminusneuralgie trennen, hält sie sich doch nicht so scharf an die Trigeminusäste und geht außerdem mit Übelkeit, Erbrechen, Flimmerskotomen (= umschriebene Verdunklung des Gesichtsfeldes, wobei die äußere Grenze als lebhaft flimmernde Linie erscheint) einher, so daß sie klar als Angioneurose des autonomen Nervensystems zu erkennen ist. Beziehungen der Migräne zu allergischen Zuständen zeigen die Verbindungen mit Heufieber, Asthma bronchiale, Enterospasmus auf. Die Behandlung gehört in das Gebiet der inneren Medizin.

Bei der Neuralgie des *N. auriculo-temporalis* (Schmerz von einem Ohr über den Scheitel zum anderen Ohr) liegt fast immer Lues vor.

Occipitalneuralgie. Für diese kommen ursächlich drei Nerven, der Occipitalis major, minor, auricularis magnus in Betracht. Druckpunkte finden sich da, wo die Nerven der Oberfläche nahe liegen: Für den N. occipitalis major 2—3 cm nach außen von der Protuberantia occip. ext., für den Minor hinter der Spitze des Proc. mastoideus, für den Auricularis magnus am hinteren Kopfnickerrande. Nicht selten ist das Leiden doppelseitig. Für die Diagnose gilt es, örtliche Veränderungen wie Periostitis, Erkrankungen des Warzenfortsatzes, rheumatische Myositiden, wie sie häufig am Nacken sich finden, vor allem aber Tuberkulose und deformierende Arthritis der Wirbelgelenke auszuschließen.

Neben diesen Neuralgien am Kopf seien hier die **Plexusneuralgien** und andere Neuralgien an den körperfernen Nerven bereits erwähnt, die besonders am Plexus brachialis, ischiadicus und in der Form der Intercostalneuralgien vorkommen; sie sind an den entsprechenden Stellen nachzulesen.

Die *Behandlung* der Trigeminus- und aller anderen Neuralgien erstrebt in allererster Linie die Beseitigung der auslösenden Ursache, also cariöser Zähne, reizbildender Fremdkörper, Splitter, Narben, Geschwülste, oder die Beseitigung etwaiger Allgemeinerkrankungen, wie Malaria, Syphilis, Rheumatismus, Verdauungsstörungen (die alte Abführkur!). Auch an B_1-Avitaminosen mag man denken und B_1 zuführen (Levurinose, Betaxin forte, Betabiontabletten). Dies allein führt bisweilen zum Ziel. Hand in Hand damit hat körperliche und seelische Ruhe zu gehen. Gegen die Neuralgie als solche leisten Trigemin [Butylchloralhydrat + Pyramidon (1—3mal tägl. 0,5)], Pyramidon (2 × 0,3), Antipyrin 0,5 oder Aspirin, Gelonida antineuralgica und die Unzahl anderer schmerzstillender harmloser Mittel oft gute Dienste. Auch die Aconit-Kur (Aconit-Dispert 3 × 1 Tablette von 0,05 mg Aconit-Cryst.) wird noch immer als Specificum empfohlen. Cocain, Morphin sind wegen des drohenden Morphinismus und Cocainismus zu vermeiden. Dagegen haben wir mit Röntgenbestrahlung und Diathermie bei frischen Fällen manchmal recht gute Erfolge gezeitigt.

Alkoholinjektionen in den Nervenstamm bzw. in das *Ganglion Gasseri*, um damit alle drei Äste mit einem Schlage auszuschalten (HÄRTEL), sind heute wohl allgemein durch die *Elektrokoagulation des Ganglion Gasseri* (s. S. 156), die oft für lange Zeit Rückfälle ausschließt, abgelöst. Beide Eingriffe gehören in die Hand des Facharztes.

Eingriffe am N. Trigeminus. Die *Injektionstechnik* hat Bedeutung erlangt in der Chirurgie und der Zahnheilkunde, indem sie nicht nur kleinere Eingriffe an den Zähnen, den Kiefern, der Mundhöhle, sondern auch große Operationen, wie vollständige Kieferresektionen, unter Anästhesie der einzelnen Trigeminusstämme ermöglicht.

Für die *Injektion ins Ganglion Gasseri* wird nach HÄRTEL gegenüber dem 2. oberen Backzahn der Wange aus mit der Nadel eingestochen, zwischen M. buccinator und Masseter hindurch nach dem Planum infratemporale der Schädelbasis hin vorgegangen, dann das Foramen ovale aufgesucht, in dieses $1\frac{1}{2}$ cm tief vorgedrungen und zunächst $\frac{1}{2}$ ccm 2%iger Novocainsuprareninlösung eingespritzt.

Bei der *Elektrokoagulation des Ganglion Gasseri* hat sich uns folgendes Vorgehen bewährt: Es wird aus freier Hand eine 10 cm lange mit Celluloid überzogene Lokalanästhesienadel (1 cm Spitze und Kanülenansatz bleiben frei vom Überzug!) 1 cm nach außen vom Mundwinkel durch die Wange schräg nach der Schädelbasis vorgeschoben. Die Richtung wird so gewählt, daß die Nadel bei Betrachtung von vorn nach der Pupille des gleichseitigen Auges, bei Betrachtung von der Seite nach dem Kieferköpfchen zeigt.

4 Sicherungen leisten die Gewähr dafür, daß das Ganglion richtig getroffen ist: a) beim Erreichen des 3. Astes weist der in dem Unterkiefer ausstrahlende Schmerz auf die richtige Lage der Nadel, b) das Hineingleiten in das Foramen ovale beweist die Erreichung des intrakraniellen Raumes im Bereich des Ganglions, c) das Auftreten von Gefühlslosigkeit im Gebiet des 3. oder 2. Astes nach Einspritzungen von 1 ccm Novocainlösung (ganz langsam!) zeigt die Lage im Ganglion und bereitet die Betäubung für die nachfolgende Verkochung vor, d) eine axiale Röntgenaufnahme am hängenden Kopf (Abb. 94) bestätigt endgültig die richtige Lage der Nadel im Bereich des Foramen ovale und zeigt zugleich, ob die Nadel für den 2. Ast noch weiter (im Röntgenbild 12 mm jenseits des nasalen Randes) oder für den 3. und 2. und 1. Ast um weitere 8 mm vorgeschoben werden muß.

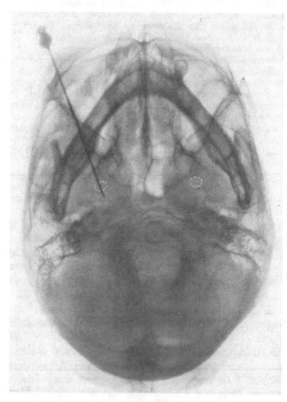

Nach der Bestätigung der richtigen Ausführung durch das Röntgenbild wird die Elektrokoagulation des Ganglions dadurch bewerkstelligt, daß an das celluloidfreie Nadelende die Kugelelektrode eines Elektrokoagulationsgerätes (Cutor oder dgl.) angelagert und mit einer ein für alle Male an einem Stück frischen Fleisch bestimmten Stromstärke die Verkochung während 15, dann 20, dann 25, dann 30 Sekunden mit kurzer Zwischenpause durchgeführt wird. Die schweren Anfälle schwinden schlagartig, die weitaus große Mehrzahl der Kranken wird dauernd beschwerdefrei. Bei Rückfällen kann der kleine Eingriff ohne Bedenken wiederholt werden. Die Breslauer Klinik hat bei über 250 Elektrokoagulationen keinen ernsteren Zwischenfall, insbesondere keinen Todesfall erlebt.

Abb. 94. Röntgenprüfung der Lage der Elektrokoagulationsnadel im Foramen ovale bei der elektro-chirurgischen Behandlung der Trigeminusneuralgie (axiale Schädelaufnahme am hängenden Kopf). (Breslauer Klinik.)

Die *operativen Verfahren* sind damit stark in den Hintergrund gerückt, immerhin bleiben Versager. Die Operation bezweckt *zentral von der Reizstelle* die Nervenleitung durch eine Resektion des Stammes dauernd zu unterbrechen. Bevor man an den zentralen Herd herangeht, wird man versuchen, die Beschwerden durch Eingriffe an den peripheren Ästen zu beseitigen. Diesem Zweck dient die *Neurexhairese* (Nervenausreißung) nach THIERSCH in einfacher Weise. Der Nerv wird an seiner Austrittsstelle sorgfältig freigelegt, mit einer Zange gefaßt und langsam herausgedreht. Er reißt weit zentralwärts, oft an der Schädelbasis, ab. Die *Exstirpation des Ganglion Gasseri*, ein in seiner Technik von F. KRAUSE und LEXER ausgebildeter Eingriff ist heute zugunsten der Verfahren von FRAZIER und dem subcerebellaren Verfahren von DANDY verlassen.

Das *intrakranielle Verfahren* nach FRAZIER bezweckt nach osteoplastischer oder definitiver Trepanation der mittleren Schädelgrube, das nahe der oberen Kante der Felsenbeinpyramide extradural gelegene Ganglion Gasseri bis zum Trigeminusstamm einerseits und seinen Ästen andererseits freizulegen. Von einem Schnitt in der Schläfengegend

aus wird nach Durchtrennung des Schläfenmuskels in der Faserrichtung die Schläfen-
beinschuppe in Fünfmarkstückgröße von einem Bohrloch aus mittels Knochenzangen
bis zum Schädelgrund abgetragen. Dann wird die Dura stumpf vom Schädelgrund abgeschoben bis die Meningea media im Foramen spinosum freiliegt. Abstopfen des
Foramen spinosum mit Wachswatte, die einheilt. Dann wird das Gefäß, nachdem sein
peripheres Ende mit einer Silberklemme abgeklemmt ist, durchtrennt. Jetzt können
vom Foramen ovale aus der dritte, dann der zweite Ast des Trigeminus, das Ganglion Gasseri
und schließlich die Trigeminuswurzel freigelegt werden. Nach Spaltung der Durahülle
werden nun die hinter dem Ganglion gelegenen Fasern der Wurzel mit Häkchen vorgezogen und durchtrennt. Das Ganglion selbst und seine drei Äste bleiben unberührt. Vor
allem wird die motorische Wurzel für die Kaumuskeln geschont. FRAZIER hatte bei 511 Fällen
0,37 v. H. Operationssterblichkeit, 10 v. H. Keratitis neuroparalytica und 2 Rückfälle.
Gewiß glänzende Erfolge.

Das *Verfahren* von DANDY besteht in einer subtentoriellen Durchschneidung des sensiblen Stammes des Trigeminus nach Freilegung desselben auf cerebellarem Wege.

Bei leisestem Verdacht auf Hysterie müssen Alkoholinjektionen und Operationen unbedingt unterbleiben.

Chirurgie des Halses.
A. Mißbildungen.

Die Organe des Halses entstehen durch Verschmelzung der beiden unteren Kiemenbogen sowie der drei unteren Kiementaschen. Sie kommen erst verhältnismäßig spät,
später als das Gesicht, zur Ausbil-
dung. Einen guten Überblick gibt
nebenstehendes Schema.

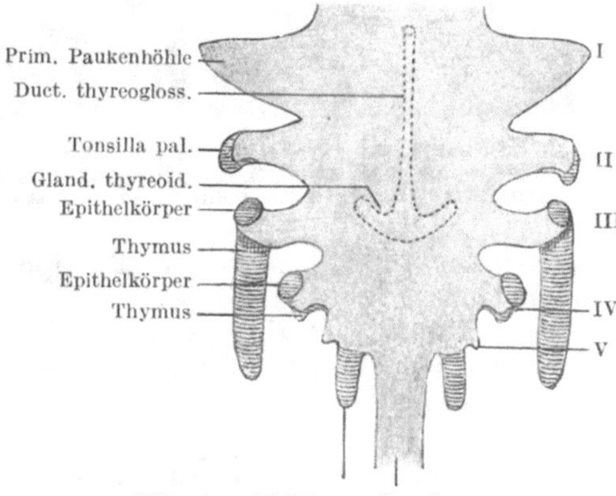

I. Halsfisteln
und Kiemengangscysten.

Angeborene **Hals-** oder **Kie-**
mengangsfisteln und **Cysten**, auch
Hautanhänge, finden sich zum
Teil in der Mittellinie, zum Teil in
der Sternocleidolinie des Halses.
Die Fisteln scheiden serös-schlei-
mige Flüssigkeit aus, der Gang
ist mit Epithel, das Flimmer-
belag tragen kann, ausgekleidet.

Die in der Mittellinie liegenden *Halsfisteln* sind Abkömmlinge des unpaaren Ductus thyreoglossus, der beim Embryo
das Foramen coecum am Zungengrund mit dem Proc. pyra-

Prim. Paukenhöhle
Duct. thyreogloss.

Tonsilla pal.
Gland. thyreoid.
Epithelkörper
Thymus
Epithelkörper
Thymus

I
II
III
IV
V

Ultimobranchialkörper   Oesophagus

Abb. 95. Schema eines Ausgusses der Schlundhöhle und
der Kiementaschen von der dorsalen Seite aus gesehen.
I—V erste bis fünfte Kiementasche. (Aus F. MERKEL:
Die Anatomie des Menschen. 2. Aufl. bearbeitet von
E. KALLIUS. München: J. F. Bergmann 1927.)

midalis der Schilddrüse verbindet. Der Gang kann vor oder hinter dem
Zungenbein verlaufen oder dessen Körper durchsetzen.

Die *seitlichen Halsfisteln* sind z. T. seitliche Kiemengangsfisteln, die auf die
zweite Kiemenfurche und zweite Kiementasche zurückzuführen sind, ein kleiner
Teil mag Resten des paarigen Ductus thymopharyngeus entstammen, der, bald
mit Pflaster-, bald mit Flimmerepithel ausgekleidet, aus der 2. und 3. Schlund-
spalte (Pharynx) entspringt, bis zum Sternum sich erstreckt und die Thymusdrüse bildet.

Den gleichen Werdegang haben angeborene Cysten der mittleren und
seitlichen Halsabschnitte. Nur sorgfältige Ausschneidung bis in die letzten
Enden kann Heilung bringen.

Auch die sog. *branchiogenen Carcinome* verdanken diesen versprengten
Epithelherden ihren Ausgangspunkt.

II. Halsrippen.

Überzählige Rippen mit Artikulation am 7. Halswirbel, einseitig oder doppelseitig, sind nicht selten. Nur 5—10 v.H. der Träger haben Beschwerden. Dann bereiten sie sensilbe (seltener auch motorische) Störungen im Gebiet des Plexus brachialis und von Kreislaufstörungen in Arm und Hand. Die Arteria subclavia sowie der Plexus laufen über die Halsrippe. Sie übt deshalb besonders bei hängendem Arm einen Druck aus, der die Arterie einengt, und durch Zerrung der Nerven neuralgische Beschwerden (Parästhesien, Taubsein,

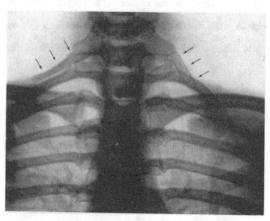

Schwäche) auslöst. Die Beschwerden treten meist erst nach der Geschlechtsreife, oft sogar erst in höherem Alter auf. Mit einseitiger Halsrippe ist fast regelmäßig eine Skoliose der Halswirbelsäule verbunden (s. Skoliose); sie ist der Ausdruck einer von Geburt an einseitig gehemmten Brustkorbbeweglichkeit.

Wo bei einer Asymmetrie des Nackenansatzes, verbunden mit den angegebenen Beschwerden, die Abtastung keine sichere Diagnose stellen läßt, klärt das Röntgenbild die Sache auf. Die überzählige Rippe ist von verchiedener

Abb. 96. Doppelseitige Halsrippe (rechts langer, links kurzer, gedrungener Stumpf). Doppelseitige Nervenstörungen (Parästhesien). (Chir. Klinik Breslau.)

Länge, endet frei (ähnlich der 12. Rippe), oder steht in fester oder fibröser Verbindung mit der 1. Rippe.

Wo Schonung, Diathermie, elektrische Behandlung nicht zum Ziele führen, muß die Resektion der Rippe mitsamt ihrem Periost, ein technisch nicht leichter Eingriff, die Beschwerden beseitigen.

III. Der Schiefhals (Caput obstipum, Torticollis).

Der angeborene, muskuläre Schiefhals der Kinder beruht, wie die meisten Mißbildungen, auf fehlerhafter Keimanlage und ist nicht selten vererbt. Man hat auch z. B. gleichzeitiges Vorkommen von Schiefhals und DUPUYTRENscher Kontraktur beobachtet. Nur ausnahmsweise ist er die Folge einer intrauterin erworbenen, fibrösen Degeneration *eines* M. sternocleidomastoideus. Noch seltener ist er die Folge einer durch Fruchtwassermangel entstandenen Belastungsdeformität, vielleicht infolge von Ischämie des Muskels durch Anpressen der Kindesschulter, oder einer in Narbenschrumpfung endenden, intrauterin verlaufenen Myositis. Die Annahme, daß die Muskelverkürzung auf eine Zerreißung des Kopfnickers intra partum (Zangengeburt, Steißgeburt) zurückzuführen sei, ist für die große Mehrzahl der Fälle nicht haltbar.

Das Leiden wird oft erst erkannt, wenn die Kinder etwas älter sind. Es tritt rechts häufiger als links auf. Da der narbig veränderte Muskel *nicht mitwächst*, treten die klassischen Zeichen des Torticollis und vor allem die sekundären Veränderungen am Skelet von Jahr zu Jahr mehr hervor.

Der Kopf ist deutlich nach der kranken Seite geneigt, das Kinn leicht erhoben. Beim Versuch, den Kopf gerade zu stellen, tritt der Sternocleido als harter,

sehniger Strang hervor; er ist um ein Drittel oder mehr verkürzt und ganz unnachgiebig geworden.

Infolge der Annäherung der Ansatzstellen des Muskels besteht eine
skoliotische Biegung der Halswirbelsäule. Bei älteren Kindern und Erwachsenen
mit Caput obstipum ist Gesichts- und Hirnschädel asymmetrisch gebaut im
Sinne einer Skoliose mit Konvexität nach der gesunden Seite hin, entsprechend
der Cervicalskoliose. Ausgleichend hat sich eine Skoliose der Brustwirbelsäule nach der entgegengesetzten Seite ausgebildet.

Die Halsskoliose erklärt sich leicht: durch Zug und einseitige Belastung
wachsen die Wirbelkörper und Bogen asymmetrisch wie bei der habituellen
Skoliose, dazu kommt eine Verkürzung der
konkavseitigen Bänder. Schwieriger ist die
Schädel- und Gesichtsskoliose zu verstehen.
Man geht wohl nicht fehl in der Annahme
der verformenden Einwirkung des ungleich-

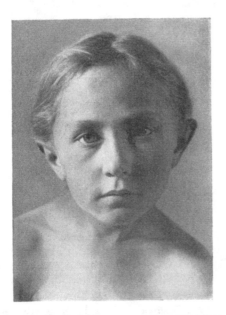

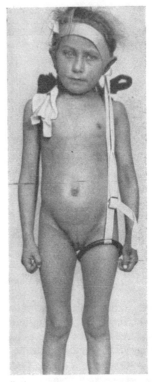

Abb. 97. Caput obstipum congenitum musculare.
(Chir. Klinik Göttingen.)

Abb. 98. Bandage zur Nachbehandlung
des operierten Schiefhalses.
(Chir. Klinik Göttingen.)

mäßigen Zuges und Druckes auf die wachsenden Knochen, wie er bei einge-
engter Beweglichkeit der Halswirbelsäule notwendigerweise zustande kommen
muß. Man kann sich die Antwort des wachsenden Skelets auf veränderte
Muskelwirkung, im Sinne des WOLFFschen Transformationsgesetzes, nicht fein
genug denken.

Die *Behandlung* sollte, sobald man das Leiden gewahr wird, unverzüglich
einsetzen. Die sekundären Skeletveränderungen mahnen dazu. In leichtesten
Fällen wird man redressierende passive und aktive Gymnastik einleiten: Umbiegen der Halswirbelsäule mit kräftiger Massage der Nackenmuskeln, Suspension mit GLISSONscher Schlinge. Nach unserer Erfahrung darf man nur
ausnahmsweise hiervon einen Erfolg erwarten. Wirksam ist schließlich nur
die Tenotomie der beiden unteren Sehnenansätze. Sie wird am besten als

offene Durchschneidung ausgeführt, weil sehr oft die narbige Muskelscheide sowie das sehnig degenerierte Platysma der Umstellung des Kopfes hinderlich sind. In schweren Fällen ist die Exstirpation der *unteren* Hälfte des Muskels (nicht höher wegen Gefahr der Schädigung des N. accessorius), und zwar in seinem sternalen *und* clavicularen Anteil zu empfehlen. Auch die plastische Operation von FÖDERL hat sich uns bewährt (Abb. 99a und b).

Häufig genügt die Tenotomie allein nicht. Sie soll der nun folgenden orthopädischen Nachbehandlung günstige Vorbedingungen schaffen. Nach der Operation wird der Kopf zunächst in einem Gips- oder SCHANZschen Watteverband für 2—3 Wochen umgestellt derart, daß die Ansatzstellen des tenotomierten oder resezierten Muskels möglichst weit voneinander entfernt werden.

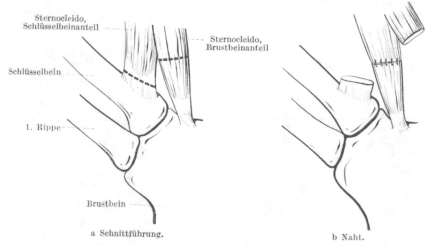

Abb. 99 a und b. Schiefhalsoperation nach FÖDERL.

Damit dehnen sich alle mitverkürzten Weichteile der operierten Seite, und die Skoliose wird ausgeglichen. Je älter der Kranke ist, um so schwieriger ist die Cervicalskoliose zu bessern. Da kann nur eine monatelang sachgemäß durchgeführte orthopädische Behandlung Erfolg versprechen (Abb. 98).

Es gibt noch *andere Arten* des Caput obstipum oder des Torticollis:

Der spastische Schiefhals *(Torticollis spasticus)* kennzeichnet sich durch tonische oder klonische Kontraktionen der Halsmuskeln derart, daß das Gesicht scharf nach einer Seite gedreht wird *(Tic rotatoire)*. Die Nackenmuskeln, der Sternocleido und auch der Trapezius sind an diesem Krampfzustande beteiligt. Im Schlaf schwinden die Krämpfe, psychische Erregungen steigern sie. Es handelt sich um ein zentral bedingtes, in die Stammganglien (Corpus striatum) zu verlegendes Leiden, das z. B. auch nach *Encephalitis* beobachtet wird. Die Behandlung hat sich deshalb in erster Linie gegen das allgemeine Nervenleiden zu wenden. Chirurgische Eingriffe (Resektion der hinteren Halswurzeln 5—7) haben beim einfachen spastischen Schiefhals manchmal Erfolg; bei der schweren, hyperkinetischen Form kaum. Eine andere Form des neurogenen Schiefhalses ist der nach Lähmungen (Accessorius) beobachtete. Er springt weniger in die Augen.

Der muskuläre rheumatische Schiefhals ist der Kopfhaltung atypisch. Durch Erkältung oder allgemeine infektiöse Einflüsse entstehen sehr schmerzhafte Kontrakturstellungen. Wärme, Aspirin und Massage helfen rasch. Seitenstück: Lumbago.

Der cicatricielle Schiefhals, bedingt durch Hautnarbenstränge, die das Kinn gegen das Brustbein ziehen. Ursachen: Verbrennung (s. Abb. dort), Lupus, Syphilis. Behandlung: Operative Plastik.

Der traumatische Schiefhals als Folge einer Verletzung der Wirbelsäule (Fraktur) oder, typisch, als Folge einer Rotationsluxation. Palpation vom Rachen aus, Aufklärung durch das Röntgenbild.

Schiefhals infolge von Spondylitis. Tuberkulöse, posttyphöse und seltene luische Entzündungen im Atlanto-Occipitalgelenk oder einem der oberen Halswirbel haben eine Starrheit der Kopfspaltung zur Folge mit muskulärer Fixation, die sich im wesentlichen durch die sehr hohe Schmerzhaftigkeit bei Bewegungsversuchen von den übrigen Arten unterscheidet. Behandlung durch Fixation für mehrere Monate zunächst in Bettruhe mit GLISSONscher Schlinge, sodann Stützapparat nach HORSLEY oder nach SCHANZ (Krawatte).

Ossaler Schiefhals (KLIPPEL-FEILsche Erkrankung). Sog. Kurz- oder Froschhals. Man hat den Eindruck, als ob Kopf und Rumpf unmittelbar ineinander übergingen (s. Abb. 100a und 100b). Angeborene knöcherne Verschmelzung mehrerer Halswirbel mit Verminderung

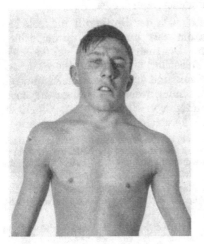

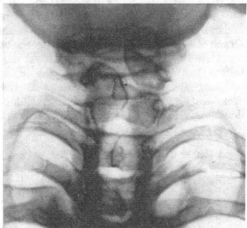

Abb.100a. KLIPPEL-FEILsche Krankheit. 17jährg. ♂.

Abb. 100b. Dazugehöriges Röntgenbild.

(Chir. Klinik Göttingen.)

der Zahl und Form der Wirbel, kenntlich durch Verkürzung, Verdickung und Versteifung des Halses, in vielen Fällen keimbedingt und deshalb auch oft begleitet von anderen Mißbildungen. In diesen Fällen kann die Unfruchtbarmachung angezeigt sein.

B. Die Verletzungen des Halses.

Durch stumpfe Gewalt, durch Stich und Schnitt, durch Schuß können Verletzungen der Organe des Halses sich in bunter Weise vereinigen. Beim **Selbstmörderschnitt** sei beachtet, daß er beim Rechtshänder gewöhnlich von links oben nach rechts unten zieht (beim Linkshänder umgekehrt) und häufiger die Luftwege als die beim rückwärts gehaltenen Kopf nach hinten verlagerten großen Halsgefäße trifft. Die Gefahren, wie sie Blutung, Luftembolie, Emphysem und Blutaspiration bedingen, verlangen sofortiges und umsichtiges Eingreifen. Wir müssen uns darauf beschränken, einige Richtlinien für das ärztliche Handeln zu geben, die freilich nur dem Arzte von Nutzen sein werden, der sich anatomisch auskennt.

Kommotion oder Schock des Kehlkopfes wird ausgelöst durch stumpfe Gewalt, Schlag oder scharfes Zufassen (Kehlgriff der Straßenräuber), Glottiskrampf, Sympathicus- und Vagusschädigung.

Den **Frakturen des Kehlkopfes und der Luftröhre** ist neben gewissen nervösen Erscheinungen die Dyspnoe, welche rasch bedrohliches Ausmaß annimmt, eigentümlich. Sie erfordert zur Beschränkung des Hustens eine Morphiumeinspritzung und die Tracheotomie bei drohendem Ödem.

Verletzung der Carotis. Wo ausnahmsweise durch rasches Eingreifen der Verblutungstod abgewendet wurde, lag meist eine Wandverletzung der Arterie vor. Bei gleichzeitiger Verletzung der benachbarten V. jugularis kann ein *Aneurysma arteriovenosum* entstehen. Die Digitalkompression steuert der ersten Gefahr. Man erweitert die Wunde auch da, wo man der Carotisverletzung nicht sicher ist, und sucht am Orte der Verletzung das Gefäß doppelt zu unterbinden, besser aber gegebenenfalls die Gefäßwunde durch eine Naht zu versorgen. Die Unterbindung der Art. carotis communis führt bei älteren Leuten durch Hirnanämie zur Hirnerweichung und meist zum Tode.

Unmittelbar nach dieser Verletzung breitet sich der Bluterguß im lockeren Halszellgewebe zu einem mächtigen Hämatom aus und engt durch seinen Druck die Nachbarorgane beängstigend ein. Deutlich zeigt sich schon frühzeitig eine mit der Herztätigkeit synchrone Pulsation, hör- und fühlbares systolisches Schwirren (Aneurysma spurium). Nach und nach wird das Hämatom aufgesogen, und es bildet sich eine sackartige, bindegewebige Wand, Aneurysmasack. In diesem Zeitabschnitt sind Nachschübe von Blutungen mit Einriß in den noch nicht widerstandsfähigen Sack zu verzeichnen.

Auch Verletzungen der **Carotis interna** kommen vor, sowohl vom Rachen aus (Operation von Tonsillentumoren) als von außen. Zur Versorgung ist möglichst die Naht zu erstreben. Sonst Gefahr der Hirnerweichung. Nur bei arteriovenösen Aneurysmen (s. Exophthalmus pulsans S. 76) kann die Unterbindung gewagt werden.

Die Arteria vertebralis wird manchmal durch Messerstiche, häufiger durch Geschosse verletzt. Oft ist das Rückenmark mitverletzt. Die Unterbindung ist so schwierig, daß nur der chirurgisch ausgebildete Arzt ihr gewachsen ist.

Operation. Das ausgebildete Aneurysma wird durch Präparation längs seiner Wand freigelegt bis zur Carotis. Nach vorläufiger Abklemmung des Gefäßes versucht man die Öffnung durch die Naht zu schließen, allenfalls unter plastischer Zuhilfenahme eines Teiles des Aneurysmasackes. Nur im Notfalle ist die Carotis communis, die Carotis interna doppelt zu unterbinden, während die Carotis externa ohne Bedenken unterbunden werden darf.

Die Aneurysmen der A. anonyma und der A. subclavia wölben sich als bedrohliche, pulsierende Geschwülste unter dem Ansatz des Kopfnickers bzw. in der Supraclaviculargrube vor. Atemnot, Heiserkeit, Schluckbeschwerden, Kreislaufstörungen im Arm, sowie Ausfallserscheinungen von seiten des Plexus sind die wichtigsten Erscheinungen. Die Operation fordert einen guten Zugang zur Arterie, was durch Abtrennung des Kopfnickers und Durchsägung des Schlüsselbeins erreicht wird. Wo die Sicherheit der seitlichen Naht in Frage gestellt wird, verzichte man lieber darauf zugunsten der doppelten Unterbindung. Sie ist meist ohne Folgen für die Ernährung des Armes.

Die Verletzung der großen Halsvenen ist nicht so gefährlich. Durch einen Druckverband läßt sich die reichliche Blutung sofort stillen. Nur unter bestimmten ungünstigen Wundverhältnissen (Klaffen durch Anspannung der Halsfascie bei wandständiger Verletzung) kann Luft in die Venen eingesogen werden *(Luftembolie)*. Ein schlürfendes Geräusch auf der Höhe der Inspiration verrät die hohe Gefahr. Geringe aspirierte Luftmengen gehen ohne Erscheinungen vorüber. Größere Mengen erzeugen Beklemmung, Atemnot, unregelmäßigen Puls, Gesichtsblässe, weite Pupillen, Bewußtlosigkeit und Krämpfe, und haben dann meist den Tod zur Folge. Wenn die Gefahr rechtzeitig erkannt wird, genügt ein Fingerdruck auf die Vene, um schlimmerem vorzubeugen. Dann muß in Ruhe, am besten in Narkose, die Venenwunde freigelegt und durch Unterbindung versorgt werden, wobei man sich hüten muß, den N. vagus mitzufassen (Gefahr der Atemlähmung).

Während die oberflächliche *Jugularis externa* mitunter durch Stich und Schnitt verletzt wird, ist die Verletzung der tiefer liegenden *Jugularis interna* meist Folge unvorsichtigen Operierens (Drüsenausräumung, bösartige Geschwülste).

Auch das Hauptsammelrohr für die Körperlymphe, der **Ductus thoracicus**, der übrigens erhebliche Abarten aufweist, kann bei Operationen verletzt werden. Ist die Lymphorrhoe beträchtlich — sie kann mehr als 1 Liter je Tag betragen — dann wird der Milchbrustgang an seiner Einmündungsstelle in die linke Vena subclavia bzw. Anonyma aufgesucht und unterbunden oder fest tamponiert.

Von **Nerven** sind durch Stich und Schuß gefährdet: der *Vagus* (Folgen: bei glatter Durchtrennung keine Störung der Herztätigkeit und Atmung; bei

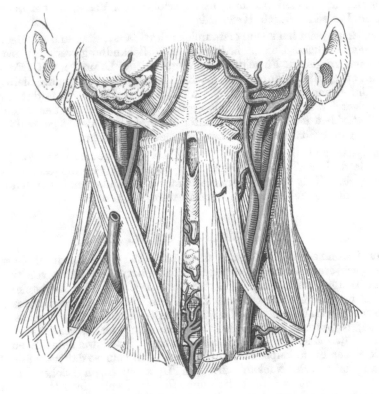

Abb. 101. Vorderansicht des Halses. (Nach Hildebrand: Top. Anatomie.)

Durchtrennung oberhalb des Abgangs des Recurrens Stimmbandlähmung; bei Vagusreiz, z. B. durch Fassen mit einer Klemme, schwere Herz- und Atemstörungen, allenfalls sogar plötzlicher Reflextod), der *Recurrens* (Folgen: Heiserkeit durch Stimmbandlähmung), der *N. accessorius* am hinteren oberen Kopf-Nickerrand (Folge: Schulterlähmung) und vor allem der Plexus cervicalis mit dem am 4. Cervicalast entspringenden *N. phrenicus* (Folgen: einseitige Zwerchfellähmung), der *Sympathicus* (Folgen: Pupillenverengerung, Bulbusverkleinerung, Ptosis), der *Hypoglossus* (Folgen: Abweichen der herausgestreckten Zunge nach der gelähmten Seite). *Plexuslähmungen* durch stumpfe Gewalt: Zerrungen, Überstreckung des Armes in der Narkose und auch als Geburtstrauma sind verhältnismäßig selten; sie sind durch die Nervennaht nur unvollständig zu beheben. Meist sind nur ein oder einige Wurzelstämme getroffen, was die Vorhersage besser gestaltet.

Bei der Duchenne-Erbschen Form ist die 5. und 6. Cervicalwurzel getroffen. Der Arm hängt schlaff herunter und kann nicht seitlich erhoben werden; gelähmt sind der Deltoideus, Biceps, Brach. int. und Teres minor. Bei der unteren Lähmung sind der 8. Cervicalnerv und der 1. Dorsalnerv geschädigt, wobei die kleinen Handmuskeln, die Flexoren des Vorderarms betroffen sind mit Gefühlausfall im Ulnarisgebiet, dabei Augenerscheinungen (Sympathicusparese, das HORNERsche Syndrom (Zurücksinken des Bulbus, Verengerung der Lidspalte und Pupille).

Die Verletzung der Luftwege ist zu erkennen an ausgehustetem oder aus der Wunde quellendem schaumigen Blut und am Hautemphysem. Bei gleichzeitig starker Blutung besteht die Gefahr der Blutaspiration und Erstickung, sonderlich bei Ohnmacht. Erstickung kann ferner erfolgen bei Verlegung der quer durchtrennten Luftröhre durch Weichteile.

Das Emphysem kann sich erstaunlich schnell ausbreiten und als Mediastinalemphysem tödliche Gefahr bedingen. Die Behandlung verlangt rasch entschlossenes Vorgehen: Einschnitte im Jugulum und Drainage, u. U. Freimachen der Luftwege, Blutstillung; eine nachgewiesene Trachealwunde bleibt besser nach Einführung einer Kanüle weit offen, eine Kehlkopfwunde darf nur nach vorgängiger Tracheotomie genäht werden. Wegen Gefahr der Nachblutung und Glottisödem muß der Kranke unter chirurgische Aufsicht gebracht werden. Ernährung mit Schlundsonde. Bronchopneumoniegefahr!

Pharynx- und Oesophaguswunden sollen offen gelassen werden. Genäht heilen sie doch nicht primär, wohl aber verdoppelt sich die Gefahr der Ausbreitung einer Zellgewebsphlegmone. Unter Umständen muß der Kranke eine Zeitlang mit der Schlundsonde ernährt werden.

C. Entzündungen am Hals.

Der Nackenkarbunkel geht aus einem einfachen Furunkel durch Übergreifen auf eine größere Zahl benachbarter Haarbälge hervor oder tritt von vornherein als eine Gruppe gleichzeitig infizierter Haarbälge auf. Der Karbunkel ist also zunächst nur ein Konglomerat von Furunkeln. Ein derbes, bretthartes Infiltrat mit blauroter Haut, an der Haargrenze mit einigen gelben Punkten (Eiterpfröpfen), begleitet von schmerzhafter Anschwellung der Nackendrüsen, geringem Fieber — das sind die Anfangserscheinungen. Nach wenigen Tagen mehren sich die gelben Furunkelpunkte, sie schmelzen eitrig ein, so daß nach 8—10 Tagen der starr infiltrierte Nackenbezirk von Dutzenden von Löchern mit Eiterpfröpfen durchsetzt ist. Im Mittelpunkt fließen die einzelnen Herde zusammen und verflüssigen sich, aus dem geschwürig zerfallenen Gewebe und den im Umkreis liegenden kleineren Furunkelkratern stoßen sich Eiterpfröpfe zögernd ab, dieweil im Umkreis neue Haarbalgdrüsen ergriffen werden. So kann im Laufe von 2—3 Wochen der ganze Nacken von einem handgroßen entzündlichen Infiltrat eingenommen werden, das aus hunderten von kleinen Eiterherden und Furunkeln zusammengesetzt ist. Nach der Tiefe zu greift die Eiterung als nekrotisierende Phlegmone fast ausnahmslos bis auf die Nackenfascie — ja vielfach wird auch diese Schranke durchbrochen, die Entzündung macht erst an den Wirbeln halt. Dabei können die Schmerzen verhältnismäßig gering bleiben, so daß Arzt und Kranker sich verhängnisvollen Täuschungen über Schwere und Ausbreitung der Erkrankung hingeben.

Außerordentlich selten sind Frauen betroffen, um so häufiger ältere Männer. Ist der Kranke gleichzeitig Diabetiker, dann wird die Aussicht auf Heilung unsicher wegen drohender Allgemeininfektion oder Coma diabeticum, das sich bisweilen unmittelbar an die Narkose anschließt.

Behandlung. Bei den ersten Anfängen sind alle scheuernden Kleidungsstücke, wie Kragen, zu entfernen und gerötete Stellen mit einem Schutzverband zu bedecken. Der einzelne *Furunkel* darf sehr wohl konservativ behandelt werden mit 60%igen Alkoholumschlägen oder Borsalbenverbänden und Ruhe. Wir wenden auch gerne das altväterische Verfahren der Kataplasmen an. Leinsamenkataplasmen (wer neuzeitlicher erscheinen will, mag das Kataplasma arteficiale verordnen), heiß aufgelegt, in halbstündigem Wechsel, lindern bald Schmerz und Spannungsgefühl. Die Hyperämie befördert den Abgrenzungsvorgang sowie die eitrige Einschmelzung des derben Infiltrats. Später mag ein kleiner Einschnitt und die Anwendung des Saugnapfes den Eiterabfluß beschleunigen.

Kataplasmaherstellung. Leinsamenmehl wird mit warmen Wasser zu einem Brei gerührt und, ohne daß vorher aufgekocht wird, in etwa 30×50 cm große flache Säcke eingefüllt. Der Brei soll etwa 2 cm dick im Sack liegen. Die Säcke werden in Wasserdampf, auf einem großen Kessel über einen Rost liegend, erhitzt und so warm wie möglich aufgelegt, so, daß sie den ganzen Körperteil einhüllen. Wunden werden mit einer dünnen Gazelage, das Kataplasma mit einem wollenen Tuch bedeckt. Alle $^1/_2$—$1^1/_2$ Stunden werden die Kataplasmen, auch nachts, gewechselt. Die Masse kann mehrere Tage benützt werden, wenn man den Brei öfter wieder mit Wasser anrührt und neu verteilt.

Ist aus dem vereinzelten Furunkel erst der *Karbunkel* geworden, dann versäume man keine Zeit mit solchen Maßnahmen. Im Ätherrausch oder in Narkose soll *das ganze Infiltrat bis ins Gesunde,* d. h. bis auf die tiefe Nackenfascie sternförmig gespalten werden. Die entstehenden Zipfel und Lappen werden aufgeklappt. Man wundert sich stets über die weite Ausbreitung der eitrigen Infiltration und die tiefgehende Nekrose des Bindegewebes. Bis auf die Fascie ist alles Kranke mit Schere und Messer zu beseitigen, die Spitzen der Lappen sind zu opfern. Schließlich wird die so gereinigte und stark blutende Wunde mit Gaze locker tamponiert. Spritzende Gefäße werden unterbunden oder umstochen. Die Schmerzen, die Nackensteifigkeit, das Fieber und die Drüsenschwellung klingen dann sehr rasch ab. Die Vernarbung ist in 3—6 Wochen beendet. Nicht rascher geht nach unseren Erfahrungen die Reinigung und damit die Heilung vor sich, wenn man elektrochirurgisch vorgeht (vgl. Abb. 102 a—d). Kleine Karbunkel werden zweckmäßig ganz ausgeschnitten. Auch bei größeren Karbunkeln ist die Exstirpation im Gesunden häufig der beste Weg selbstverständlich *ohne* primäre Naht.

Phlegmonen und Abscesse am Hals. Wenn wir absehen von den seltenen metastatischen Entzündungen am Halse und denjenigen, die im Anschluß an eine Verletzung sich entwickeln, so dürfen wir wohl die Infektionsquelle für die Halsphlegmone am ehesten suchen im Gebiete der Mundschleimhaut, der Tonsillen, des Rachens und der Zähne. Die Infektion faßt in einem mit dem betreffenden Lymphgebiet in Verbindung stehenden Lymphknoten Fuß, unter heftigen ausstrahlenden Schmerzen schwillt er an, vereitert, der Eiter durchbricht die Drüsenkapsel und infiziert nun den Gewebsspaltraum, in welchem die Lymphdrüse liegt, wo die denkbar günstigsten Verhältnisse für eine ungehemmte rasche Ausbreitung der Infektion obwalten.

Mit einem Schlage wird die Lage bedrohlich. Die Umrisse der erst umschrieben tastbaren Lymphdrüse verwischen sich durch eine teigige, außerordentlich empfindliche, diffuse Infiltration mit Ödem und Rötung der Haut; das Fieber steigt hoch; heftige Schluckbeschwerden, Speichelfluß, Schlaflosigkeit, ausstrahlende Schmerzen nach dem Ohr und Hinterhaupt, spastische Schiefhalsstellung, Atemnot bedingen einen höchst qualvollen Zustand, der in wenigen Tagen den Kranken aufs äußerste erschöpft. Bald steht das Allgemeinbefinden unter dem Zeichen der Allgemeininfektion: hoher, unregelmäßiger Puls, Somnolenz, Apathie, Beteiligung der Lunge.

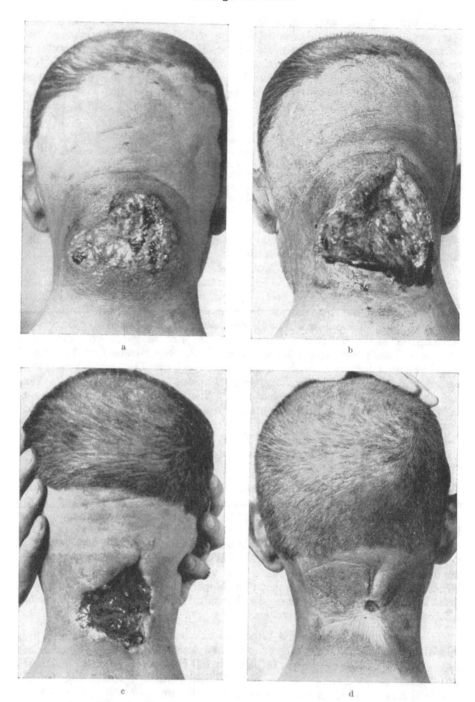

Abb. 102a—d. Nackenkarbunkel vor, während und nach der Behandlung (elektrochirurgische Excision). (Chir. Klinik Göttingen.)

Je nach dem Spaltraum, in dem die verheerende Entzündung einsetzt, gestalten sich die örtlichen Zeichen und die Nebenerscheinungen etwas verschieden (s. Anatomie und Abb. 101). Die Phlegmonen, die sich im submaxillaren Raume abspielen, infiltrieren den Zungenboden, die hochgeschwollene, unbewegliche Zunge findet kaum mehr Platz im Munde (*Angina Ludovici* [1838 beschrieben vom Stuttgarter Arzt Ludwig]). Dem Kranken droht Glottisödem und Erstickung. Phlegmonen der tieferen Halsteile *um die Schilddrüse* und Vena jugularis herum (präviszeraler Spaltraum) finden offene Bahn nach dem *Mediastinum* zu. Phlegmonen im *retropharyngealen* Spaltraum geben zunächst die Veranlassung zu höchster Atemnot und Schlingbeschwerden, können ungehemmt prävertebral dem Oesophagus längs sich ausbreiten.

Behandlung. Aus dem Vorstehenden ergeben sich zwingend die zwei wichtigen Forderungen für die Behandlung:

1. Jede akute, fieberhafte Lymphadenitis am Halse sorgsam zu beachten, vor allem diejenigen der submentalen und submaxillaren Drüsen nach Diphtherie und Angina. Bettruhe, entzündungshemmende Umschläge, gegebenenfalls frühzeitig Entlastung durch Schnitt.

2. Die Halsphlegmone so zeitig wie möglich breit zu entlasten. Wer erst wartet, bis Fluktuation da ist, oder bis der Eiter durch entzündliche Rötung der Haut sich meldet, der kommt zu spät! Eiter zu entleeren durch einen Einschnitt ist nicht das letzte Ziel. Zweck der Operation ist vielmehr die Entlastung des Gewebes. Sehr oft kommt man in der Tiefe nur auf ein sulziges Infiltrat mit trübserösem Exsudat, das aber Streptokokken in reicher Zahl aufweist. Wer etwa eine Blutung fürchtet, mag von

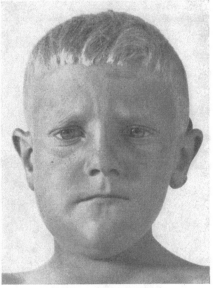

Abb. 103. Rechtsseitige Mundbodenphlegmone. (Chir. Klinik Göttingen.)

einem oder mehrfachen Hautschnitten aus mit der Kornzange stumpf die Spalträume eröffnen. Ein solcher Eingriff kann, auch wenn das Fieber zunächst ansteigt, geradezu lebensrettend werden.

Unter dem Namen Reklussche „*Holzphlegmone*" ist eine eigentümliche, am Hals vorkommende, derbe, plattenartige Infiltration des Unterhautzell- und Zwischenmuskelgewebes beschrieben. Langsam, ohne Fieber und Schmerzen, mit fehlender oder nur geringer Eiterbildung entwickelt sie sich. Ihr Ausgangspunkt sind die Schleimhäute des Mundbodens und Rachens. Abgeschwächte, wenig virulente Infektionserreger bilden die Ursache. *Behandlung:* zunächst Versuch von Kataplasmen (s. S. 165). Allenfalls Freilegung der entzündeten Muskelzwischenräume, Drainage.

Die Aktinomykose hat ein ähnliches, aber doch deutlich abgrenzbares Krankheitsbild: Chronische, fast schmerzlose Entzündung des Unterhautzellgewebes mit Verhärtung, geringer Eiterung bzw. Granulationsbildung und kleinen Aufbrüchen. Kennzeichnend für Aktinomykose ist immer die Verbindung derber Infiltrate mit vielfachen kleinen Erweichungsherden. Die Granulationen unterwühlen die Epidermis und bilden dem Scrophuloderma ähnliche, braunrote Wülste, die sich teigig anfühlen. Wo sie aufbrechen, entleeren sie wenige Tropfen dicken Eiters mit schwefelgelben Körnchen von Sandkorngröße (Actinomycesdrusen). Langsam schiebt sich die derbe chronische Entzündung in der Halshaut weiter, greift auch auf die Backe über oder nimmt gar den Weg nach dem retropharyngealen Spaltraum. Ausgangspunkt bildet bald der Kiefer, wo der Strahlenpilz sich in cariösen Zähnen einzunisten pflegt, bald bilden die Mandeln oder die Mundschleimhaut die Eingangspforte. Eine Parulis von geringer Schmerzhaftigkeit und ungewöhnlich derber Induration muß den Verdacht auf Aktinomykose erwecken. Lymphdrüsenschwellungen fehlen, denn die Ausbreitung folgt nicht auf dem Lymphwege (s. Abb. 52, S. 105).

Die *Behandlung* soll in erster Linie eine chirurgische sein: Bei umschriebenen Herden vollständige Ausschneidung und Nachbestrahlung, sonst Eröffnung der Abscesse und Granulationsherde, Spaltung und Auskratzung der

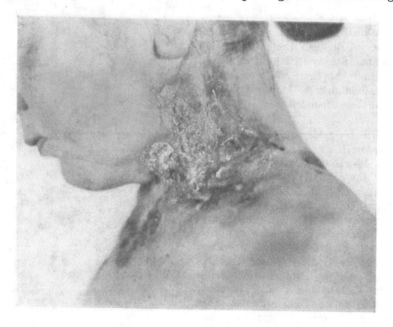

Abb. 104. Scrophuloderma an Hals und Brust. (Tuberculosis cutis colliquativa.)
(Univ.-Hautklinik Göttingen.)

Fistelgänge, zahnärztliche Nachschau der Zähne. Unterstützend wirken hohe innerliche Gaben von Jodkali. In neuerer Zeit hat man auch gute Erfahrungen mit Röntgenbestrahlung ohne operativen Eingriff gemacht.

Auch die **Tuberkulose** findet sich natürlich am Hals, und zwar außer der später zu besprechenden Drüsentuberkulose in Form des Scrophuloderma (s. Abb. 104 und S. 171).

Akute und chronische Abscesse am Hals haben, sofern Phlegmonen außer Betracht fallen, ihren Ausgangspunkt in Lymphdrüsen. Der akuten Lymphdrüsenabscesse im submaxillaren Gebiet haben wir bereits gedacht. Sie treten im Gefolge einer Pulpitis, Parulis, einer Angina, Diphtherie, Naseneiterung u. a. auf. Im oberen Halsgebiet hinter dem Proc. mastoideus vereitern die Drüsen nach Ohrentzündungen und Ekzem oder Furunkeln am Hinterhaupt. Sie sind zeitig zu eröffnen; ein kleiner Einschnitt und Einlegung eines Drainrohrs genügen.

Tuberkulöse Drüsenabscesse, die sich am häufigsten im submaxillaren und im cervicalen Halsabschnitt entwickeln und sich durch langsame und fast schmerzlose Entstehung auszeichnen, versucht man, wenn sie flüssigen Eiter enthalten, durch Punktion zu entleeren und mit 10%iger Jodoformglycerin- bzw. Jodoformosoleinspritzung 1 : 25 zur Ausheilung zu bringen; Röntgen- bestrahlung hat nur bei nichteitrigen Formen Erfolg. In keinem Falle All- gemeinbehandlung außer acht lassen!

Retropharyngeale Abscesse bei Spondylitis cervicalis (s. S. 123) pflegen sich nach den seitlichen Halsbezirken zu senken. Man hüte sich, sie aufzuschneiden. Punktion, Jodoforminjektion.

Das tiefe Atherom, die branchiogene Cyste des Halses, werden gern mit Absceß oder anderen Tumoren verwechselt (s. S. 157).

D. Chirurgie der Halslymphdrüsen.

Topographische Anatomie des Lymphsystems am Halse. Nicht allein vom operativen Standpunkte aus, sondern auch für die Differentialdiagnose ist die topographische Kenntnis der Lymphgebiete des Halses ein unbedingtes Erfordernis (Abb. 101 und 107).

Wir haben es mit einer ganzen Anzahl von Lymphdrüsengruppen, bestehend aus je 3—20 und mehr Drüschen, zu tun. Von den 800 Lymphdrüsen, die man im menschlichen Körper gezählt hat, befinden sich am Hals nicht weniger als etwa 300. Man muß sich solcher Zahlen bewußt werden, wenn man anfängt, Lymphknoten herauszuschneiden.

Die praktisch wichtigsten Gruppen sind:

1. Die submaxillaren und submentalen Drü- sen, 10—15 an der Zahl, am unteren Rande des Unterkiefers unter der Fascia colli gelegen. Das Quellgebiet der dahin sich ergießenden Lymphgefäße sind Gesichtshaut, Unterlippe, Mundhöhle, vorderer Zungenabschnitt.

2. Die oberflächlichen und tiefen Halsdrüsen am hinteren Rand des M. sternocleido und unter demselben auf der Vena jugularis, ketten- förmig angeordnet. Die oberen werden ge- speist aus dem Lymphgebiet der Mandeln, des Gaumens, des hinteren Zungenabschnittes und Ohres, die unteren aus Kehlkopf, Munddach, Nasenhöhle und Pharynx; sie sind sehr häufig tuberkulös. Die oberste Gruppe liegt dem N. accessorius an der Grenze zwischen oberem und mittlerem Drittel des Kopfnickers an (Verletzungsgefahr!), und die tiefen verbacken

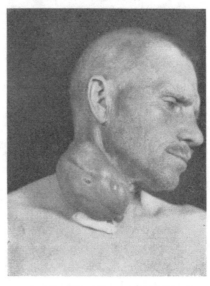

Abb. 105. Atherom am Hals.
(Chir. Klinik Göttingen.)

nicht selten mit der Wand der Vena jugularis (Blutung!), (vgl. Abb. 106 und 107).

3. Die Supraclaviculardrüsen, zusammenhängend mit Drüsen am unteren Abschnitt der Vena jugularis int. Diese gehen in die axillaren und mediastinalen Lymphknoten über. Sie entsprechen dem Wurzelgebiet der Schilddrüse, des oberen Oesophagusabschnittes und haben auch Verbindungen mit der axillaren Drüsengruppe (Mammacarcinom). In der linken Supraclaviculargrube mündet der Ductus thoracicus in die Vena anonyma bzw. Vena jugularis (Verletzungsgefahr!).

Weiter seien die *suboccipitalen, retropharyngealen, prälaryngealen*, die *Wangenlymph- drüsen* erwähnt, ohne damit alle Gruppen aufgezählt zu haben.

Die Speicheldrüsen stehen anatomisch in enger Beziehung zu den Lymphknoten. Diese liegen zum Teil in der Parotis bzw. Submaxillaris, zum Teil vor, hinter und neben den Speicheldrüsen.

Von den *Gefäßen* sind außer der Vena jugularis die Vena facialis und die Art. max. ext. sehr häufig von Drüsen umwachsen; die Carotis ist nur von den bösartigen Ge- schwülsten gefährdet.

Von den *Nerven* sind der Gefahr der Kompression oder der operativen Verletzung ausgesetzt der N. facialis, vornehmlich der unterste bogenförmig vom Unterkieferwinkel über die Höhe des Zungenbeins nach der Unterlippe verlaufende Ast, weiter der sehr wichtige N. accessorius am hinteren Kopfnickerrand (oberes Drittel), der den Trapezius versorgt (Schulterlähmung!). — Von geringerer praktischer Bedeutung sind die Nn. occipitales und Nn. supraclaviculares. Wichtig sind dagegen der Vagus und Phrenicus, die mit den großen Gefäßen verlaufen.

Unter den *Lymphdrüsenerkrankungen* unterscheiden wir:

1. das einfache hyperplastische Lymphom,
2. scrophulöse bzw. tuberkulöse Drüsen,
3. syphilitische Lymphome,
4. das maligne Lymphom oder Lymphogranulom,
5. das leukämische Lymphom,
6. das primäre und metastatische Sarkom und
7. das metastatische Carcinom der Lymphdrüsen.

Die hyperplastischen Lymphdrüsen. Wir wollen uns erinnern, daß jede Entzündung Bakterien und ihre Giftstoffe in die Lymphbahnen bringt, die in den nächsten Lymphknoten, entsprechend ihrer physiologischen Aufgabe, aufgefangen werden. Hier lösen sie einen mehr oder weniger lebhaften entzündlichen Reiz aus. Der Lymphknoten schwillt an und wird schmerzhaft. Ist der Schub sehr akut und sind die Bakterien sehr virulent, so folgt die akute Vereiterung und Einschmelzung der Drüse; bei abgeschwächter Virulenz der Erreger geht die akute Anschwellung in eine chronische über, besonders dann, wenn öfters entzündungserregende Gifte hier „filtriert" worden sind. Das Gewebe antwortet mit einer Hyperplasie: Vermehrung der zelligen Bestandteile und Verdickung des retikulären Bindegewebes.

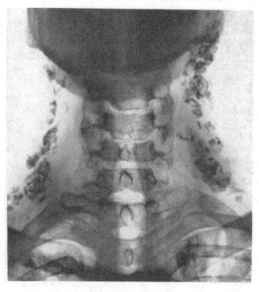

Abb. 106. Ausgedehnte beiderseitige Halslymphdrüsentuberkulose. Die verkalkten Drüsen im Röntgenbild. (Breslauer Klinik.)

Eine einzelne Drüse, meist aber eine dem Wurzelgebiet der chronischen Reizung oder Entzündung entsprechende Drüsengruppe, schwillt an. Die Knoten sind oval, kaum druckschmerzhaft, nicht in Paketen verbacken, aber doch manchmal mit leichten periadenitischen Erscheinungen, also nicht ganz frei verschieblich, die einzelne Drüse selten über mandelgroß.

Am häufigsten werden die submaxillaren Drüsen hyperplastisch gefunden. Zahn- und Zahnfleischerkrankungen (Pulpitis, Periostitis, Gingivitis), kleine Lippen- und Zungenwunden und Geschwürchen, Rhagaden, Furunkel und Ekzeme im Gesicht u. ä. sind die häufigsten Ursachen. Oft ist der erste Krankheitsherd längst geheilt, wenn die vergrößerte Drüse bemerkt wird.

Die *Behandlung* hat im Quellgebiet die auslösenden Schädlichkeiten aufzuspüren und zu beseitigen. Dann pflegt die Drüse unter feuchtwarmen Salzwasserumschlägen langsam bis auf einen kleinen Rest abzuschwellen.

Die tuberkulösen Lymphome. Wir finden sie häufig bei Kindern, anschließend an die sog. scrophulösen Ekzeme im Gesicht, jene oft verhältnismäßig günstig verlaufende Form der Tuberkelbacillenkrankheit, die man früher als selbständige Erkrankung betrachtete, dann bei Lupus, bei chronischen Bindehaut-, Nasen- und Rachenkatarrhen, oft auch ohne sichtbare krankhafte Vorgänge im Quellgebiet der Lymphknoten. Bei Kindern bereiten oft die Masern den Ausbruch einer Drüsentuberkulose vor. Aber auch im 2. und 3. Jahrzehnt ist die Tuberkulose der Halslymphdrüsen, besonders bei erblich

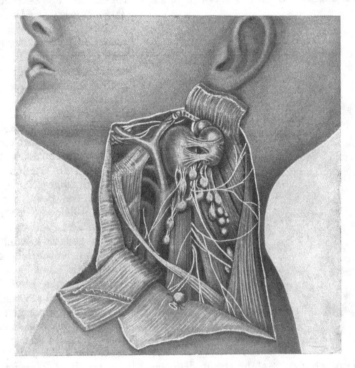

Abb. 107. Tuberkulöse Lymphdrüsen-Frühinfektion. Lage zur Vena facialis und jugularis und zum M. sternocleido, durchzogen vom N. accessorius und M. omohyoideus.

Belasteten, nicht selten, und dann wieder in den 60er Jahren bei schlechter Ernährung und hygienisch ungünstigen Lebensverhältnissen (Alterstuberkulose). Die Halsdrüsentuberkulose ist also eine *sekundäre Tuberkulose.* Ihr Ursprung liegt in einer Einwanderung der Kochschen Erreger im Wurzelgebiet ihrer Lymphwege. Die Gaumen- und Rachenmandeln sind die hauptsächlichsten Bacillenfänger. Erbanlage und ungünstige hygienische Lebensverhältnisse sind belastend.

Pathologisch ist das Bild ein recht wechselndes: Vergrößerte Drüsen von blaßgrauem Aussehen mit miliaren Knötchen, andere mit zentralen käsigen Herden verdickter Kapsel oder mit eitrigen Erweichungsherden und fast völliger Einschmelzung des Drüsengewebes, u. U. mit Durchbruch in die Umgebung und sekundär entzündlichen Infiltrationen, Geschwüren und Fisteln. Pyogene Mischinfektionen sind es meist, welche Veranlassung zu periadenitischen Entzündungen, zu Verklebungen und Verbackungen und alsbald zu rascher eitriger Einschmelzung und anderen Verwicklungen geben.

Klinisch ist dementsprechend Auftreten und Verlauf gleichfalls recht verschieden. Bei jungen Leuten bilden sich innerhalb weniger Wochen Gruppen von weichen, elastischen Knoten, einzelne bis pflaumengroß, daneben erbsen- und kirschgroße, nicht selten symmetrisch submaxillar und cervical. Sie können jahrelang fast unverändert und gut gegeneinander beweglich bleiben oder aber ganz langsam unter entzündlichen Nachschüben (Sekundärinfektion?) zu Paketen miteinander verbacken (Periadenitis) und einzeln verkäsen oder vereitern. Dann verlöten sie mit der Haut; fast ohne Schmerz kommt es zum Durchbruch nach außen. Es entsteht eine offene Tuberkulose. Die Umgebung ist gefährdet. Häßliche tuberkulöse Geschwüre, Scrophulodermen (vgl. Abb. 104), Unterminierungen, langdauernde Fisteln und Ekzeme sind die nächsten Folgen. Jahrelang können Fisteleiterung und Scrophulodermen fortbestehen, oder sie heilen aus, um an anderen Stellen durch neue Aufbrüche abgelöst zu werden. Faltige, unregelmäßige Narben hinterbleiben am Hals, die auf den ersten Blick die überstandene Tuberkulose verraten.

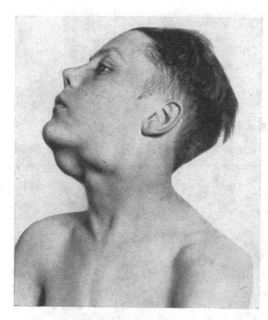

Abb. 108. Hyperplastische Lymphdrüsentuberkulose. (Chir. Klinik Göttingen.)

Im ganzen handelt es sich um eine umschriebene Tuberkulose, die nicht leicht auf eine Nachbargruppe hinüberkriecht. Es besteht deshalb auch schließlich unter günstigen äußeren Bedingungen und bei zweckmäßiger Behandlung die Aussicht, das Leiden endgültig zur Heilung zu bringen. Gefahr droht dagegen bei Einbruch verkäsender Formen in die Venenbahn (V. jugularis) durch Miliartuberkulose und durch Verschleppung von Kochschen Erregern in Knochen und Gelenke. Gefahr droht weiter durch Ausbreitung nach den mediastinalen Gruppen mit sekundärer Lungentuberkulose. Im Laufe der Jahre gehen 23 v.H. dieser Gruppe zugrunde; auch bei gleichzeitig' bestehender Knochen- und Gelenktuberkulose ist die Vorhersage zweifelhaft.

Behandlung. Wie bei allen örtlichen Tuberkulosen vergesse man nicht, den Körper im Kampfe gegen die Tuberkelbacillen zu stärken. Die auf S. 746 f. beschriebene Allgemeinbehandlung ist mit aller Tatkraft durchzuführen.

Die *Röntgenbehandlung* hat vorzügliche Erfolge zu verzeichnen bei den *nicht*-erweichten und -vereiterten Formen. Es werden 8—10 v.H. der HED mit Aluminiumfilter (2—3 mm) in Zwischenräumen von 3—4 Wochen gegeben; nach 6—8 Sitzungen wird in 70—80 v.H. Rückbildung gesehen.

Die *Operation* — Ausschälung, Exstirpation — ist aufzusparen für die vereiterten Drüsen und solche, die der Bestrahlung nicht weichen, für die veralteten Fistelfälle, Scrophulodermen und verkalkten Drüsen. Wenn man schon operieren muß, warte man nicht, bis der Eiter die Haut verdünnt und unterminiert hat. Die Eingriffe sind wegen der vielfachen Verwachsungen niemals so leicht, wie es den Anschein hat. Die Ausrottung muß mit aller Sorgfalt so gründlich wie möglich gemacht werden. Unter dieser Voraussetzung ist in 60—70 v.H. dauernde Heilung zu erzielen, und die späteren tuberkulösen Lungenerkrankungen scheinen sich zu verringern. Um den Erfolg auch in schönheitlicher Hinsicht zu einem annehmbaren zu gestalten, was namentlich bei Mädchen nie außer acht gelassen werden darf, erfordert die Schnittführung entsprechende Rücksicht und technische Sorgfalt.

Syphilitische Lymphome finden sich 1. im Anschluß an Primäraffekte der Lippen, Zunge, Nase, Mandeln (sog. indolente Bubonen); 2. im zweiten Stadium der Lues als vielfache kleine harte Drüsen, die sich dann auch an anderen Körperstellen nachweisen lassen; 3. als Gummen oder Geschwüre im 3. Stadium. *Diagnose:* Im Zweifel Wassermannsche Reaktion. *Behandlung:* Antiluisch.

Die Lymphogranulomatose [*Pseudoleukämie, malignes Lymphom*, HODGKINsche Krankheit (1832)] besteht in einer fortschreitenden Wucherung der lymphatischen Gewebe in Form von Granulationsgeschwülsten und führt unter allgemeinem körperlichen Verfall schließlich zum Tode.

Pathologisch-anatomisch unterscheiden wir zwei *Formen:* 1. Die Drüsen wachsen zu nuß- bis eigroßen Geschwülsten heran, sind weich, auf dem Durchschnitt grau bis grau-rötlich, mit einzelnen Nekroseherden landkartenartig durchsetzt. *Feingeweblich:* Neben Resten lymphatischen Gewebes findet man ein ziemlich zellreiches Granulationsgewebe mit STERNBERGSchen Riesenzellen (unregelmäßig geformter Riesenkern in der Mitte der Zelle). 2. Die Lymphknoten bleiben klein und hart, auf dem Durchschnitt weißliche Schnittfläche. *Feingeweblich:* Kernarmes Bindegewebe mit zahlreichen, eosinophilen Leukocyten, Lymphocyten, Plasmazellen. Spärlich Riesenzellen.

Die Krankheit beginnt meist mit einer schmerzlosen Drüsenschwellung am Hals- oder in der Achsel- bzw.

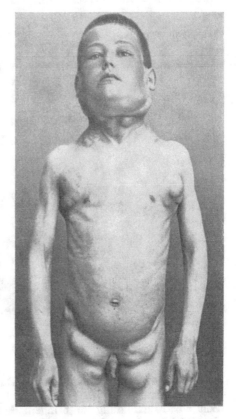

Abb. 109. Lymphogranulomatose.

Leistengegend, zunächst beschränkt auf eine einzelne Gruppe von Lymphknoten. Die Drüsen wachsen langsam, behalten ihre ovale Form, bleiben auch gegeneinander verschieblich, weil periadenitische Entzündung fehlt. Nach kürzerer oder längerer Zeit machen eine oder mehrere benachbarte Drüsengruppen auf derselben oder der anderen Seite dieselbe Umbildung durch. Die beiden Halsseiten werden dann nach und nach unförmig entstellt durch mächtige Klumpen fast symmetrisch angeordneter knolliger Geschwülste. Schließlich erkranken auch die Achsel- und Inguinaldrüsen, die mediastinalen und retroperitonealen Lymphknoten, ohne eine bestimmte Reihenfolge einzuhalten, und damit setzt das Schlußstadium ein. Auch die lymphatischen Gewebe der inneren Organe beteiligen sich an der Erkrankung, Milz-, Leberschwellungen treten auf, in den Nieren, dem Knochenmark (Rippen, Wirbel) bilden sich Herde, die zu Wirbeleinbrüchen führen können; die Kranken werden anämisch, magern ab, fiebern. Druck der oft faustgroßen Drüsenmassen auf Trachea oder die großen Bronchialäste führt zu Stauung in der oberen Hohlvene. Unter Ödemen und Amyloidose gehen die Kranken schließlich nach 2, 3 und mehr Jahren kachektisch zugrunde.

Betroffen sind namentlich jüngere, bisher anscheinend gesunde Männer im 2., 3. oder 4. Jahrzehnt. Deshalb ist beim ersten Beginn die diagnostische Abtrennung gegenüber scrophulösen Lymphomen fast unmöglich, zumal das Leiden auch bei Kindern vorkommt. Tuberkulöse Drüsen verkäsen, vereitern, und durch periadenitische Entzündung backen sie zu Paketen zusammen,

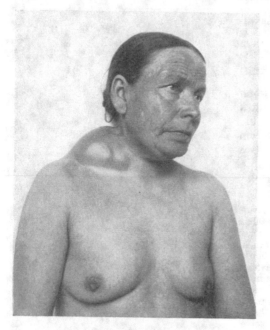

Abb. 110. Lymphosarkom des Halses.
(Chir. Klinik Göttingen.)

während die malignen Lymphome — das ist kennzeichnend und für die Diagnose entscheidend — *in lockeres Gewebe eingepackt, gegeneinander verschieblich bleiben und niemals verkäsen oder vereitern.* Es fehlt ihnen überhaupt jede entzündliche Eigenschaft — andererseits aber auch die Eigenart des bösartigen Tumors, in die Nachbargewebe schrankenlos einzuwachsen. Das unterscheidet sie von den sarkomatösen und krebsigen Drüsengeschwülsten. In Zweifelsfällen muß die Probeausschneidung entscheiden.

Die *Ursache* ist noch ungeklärt, wenn auch der von dem Engländer GORDON neuerdings gefundene Test (intracerebrale Impfung von Kaninchen mit einem Preßsaft aus lymphogranulomatösen Drüsen und darnach auftretende Encephalitis) auf infektiöse Entstehung hinweist.

Die *Behandlung* hat leider keine Dauererfolge zu verzeichnen. Eine Arsen- und Röntgenbehandlung vermag die Lymphome zum Teil in auffallend kurzer Zeit zur Rückbildung zu bringen. Meist ist aber schon nach einigen Monaten der Rückfall da, welcher auf Röntgenstrahlen nur langsam und ungenügend anspricht, schließlich jeder Behandlung trotzt.

Von operativen Eingriffen ist begreiflicherweise auch nichts zu erwarten; denn es handelt sich doch um eine Allgemeinerkrankung des ganzen Lymphsystems. Operationen wurden bisher von den meisten Chirurgen abgelehnt. Nur im traurigen Endstadium muß mitunter eine Sternotomie, Tracheotomie, Gastrostomie vor Erstickungs- und Hungerqualen schützen.

Das Arsen wird am besten als Sol. arsenicalis Fowleri (Liquor Kalii arsenicosi) mit Tct. amara āā verschrieben. Man gibt in 2 Dosen täglich 10 und langsam, d. h. alle 2—3 Tage steigend, bis zu 40 Tropfen. Nur bei Vergiftungserscheinungen (Leibschmerz, Trockenheit im Hals) setzt man einige Tage aus. Nach Erreichung der Maximaldosis beginnt man wieder langsam herunterzugehen bis auf 10 Tropfen. Fieber, das zuweilen eintritt, ist als Resorptionsfieber zu deuten. Für subcutane Darreichung eignet sich Solarson (1 ccm = 3 mg As); auch mit Salvarsan sind neuerdings vorübergehende Erfolge erzielt worden.

Die leukämischen Lymphadenome (sowie die *aleukämische Lymphadenose*) sind für sich allein am Hals selten. In ihren klinischen Erscheinungen der Lymphogranulomatose ähnlich, klärt der Blutbefund (Vermehrung der Lymphocyten und der Lymphoblasten), sowie die Milzschwellung und die Tonsillenhypertrophie das Bild. Die *Behandlung* muß sich mit einer planmäßigen Röntgenbestrahlung bescheiden. Heilung ist in keinem Falle erzielt worden.

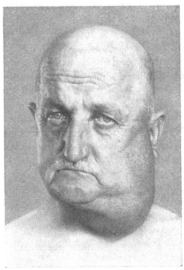

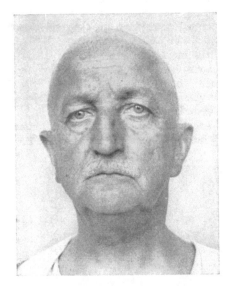

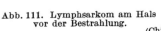

Abb. 111. Lymphsarkom am Hals vor der Bestrahlung.

Abb. 112. Lymphsarkom am Hals nach der Bestrahlung.

(Chir. Klinik Göttingen.)

Das Sarkom der Lymphdrüsen. Es entwickelt sich primär in einer Lymphdrüse (am häufigsten am Hals) und kommt gegenüber den sekundären, d. h. metastatischen Sarkomen, selten vor. In einer einzelnen Drüse wächst es heran, durchbricht bald ihre Kapsel, verschmilzt mit den Nachbargeweben und wuchert als derbe Geschwulst in Muskeln, Nerven und Gefäße ein. Schließlich bricht der Tumor zu einem kraterförmigen, jauchenden Geschwür auf. Heftige Occipitalneuralgien, Druck auf die Luftröhre, Schlingbeschwerden, Absiedlungen in inneren Organen und Marasmus führen innerhalb weniger Monate zum Ende.

In der allerersten Entwicklungsstufe ist der Ausgangspunkt noch erkennbar, später ist das Lymphosarkom nicht zu unterscheiden von den Sarkomen, welche die Gefäßscheiden, die Halsfascien als Ursprungsstelle haben. Nur von einer frühzeitigen Operation ist etwas zu erhoffen; sonst bleibt uns nur die Behand-

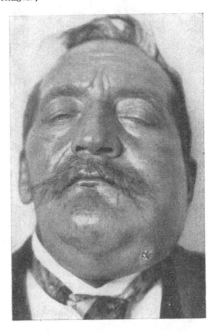

Abb. 113. Carcinomatöse Drüsen am Kieferwinkel. (Metastasen nach Unterkiefercarcinom.) (Chir. Klinik Göttingen.)

lung mit Röntgenstrahlen, von der man wohl vorübergehenden Rückgang der Geschwülste, schwerlich aber Dauerheilung erwarten darf (Abb. 111 und 112).

Die Carcinome der Halslymphdrüsen. Sie sind stets *sekundäre* Neubildungen, d. h. Metastasen von Carcinomen im entsprechenden Wurzelgebiet der Lymphgefäße. Wo die primäre Geschwulst offensichtlich liegt (an Lippe, Zunge, Kiefer, Tonsille, Kehlkopf), macht die Diagnose keinerlei Schwierigkeiten. Das primäre Carcinom kann aber auch an versteckter Stelle liegen, wie z. B. im Sinus piriformis, im Anfangsteil der Speiseröhre oder am Rachendach und kann winzig klein, kaum auffindbar sein. Wo aber am Hals ein knolliger Tumor im Lymphdrüsengebiet mit frühzeitiger Verwachsung, derber Konsistenz, umgeben von kleinen rundlichen Drüsenknötchen sich bildet, da muß man an eine Absiedlung denken. Das gleiche gilt, wenn auch viel seltener, für sarkomatöse Drüsenabsiedlungen.

Am Hals kommen wohl auch *primäre* Carcinome vor. Sie sind Seltenheiten. Die branchiogenen Carcinome sind bereits S. 157 erwähnt. Neben ihnen wären die von der an der Teilungsstelle der Carotis gelegenen winzigen *Carotisdrüse* und schließlich die von *Nebenschilddrüsen* ausgehenden primären Carcinome zu nennen.

Ohne gleichzeitige Ausrottung des Erstgewächses hat die Drüsenoperation natürlich wenig Sinn, höchstens zur Klärung der feingeweblichen Beschaffenheit der Geschwulst.

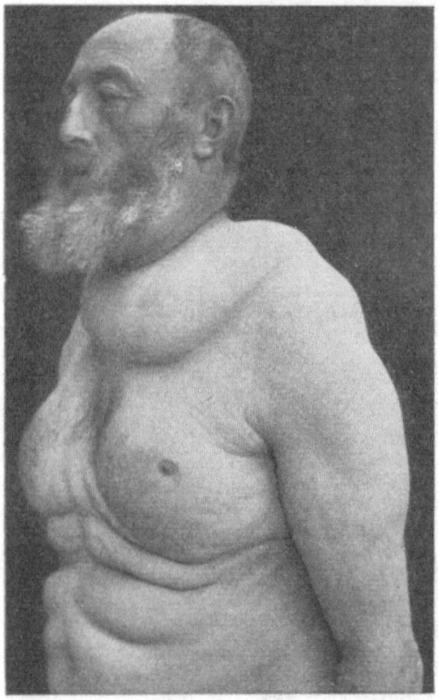

E. Seltenere Halsgeschwülste.

Von anderen, immerhin selteneren Geschwülsten am Hals sind zu erwähnen:

Fibrome, von Fascien und Aponeurosen ausgehend; auch das Fibroma pendulum kommt vor.

Lipome, teils vereinzelt an Hals und Nacken, teils symmetrisch als gewaltige Fettwülste den Hals umschließend (MADELUNGscher Fetthals). Diese symmetrischen Lipome sind deshalb von chirurgischer Bedeutung, weil ihre Ausrottung schwierig und blutreich ist. Wachsen sie doch im Gegensatz zu den einzelstehenden Lipomen zwischen die einzelnen Muskelzwischenräume und zwischen die großen

Abb. 114. Symmetrische Lipome. MADELUNGscher Fetthals. (Chir. Klinik Göttingen.)

Gefäße hinein. Daß sie sich außer am Hals auch am Rumpf und an den Gliedmaßen ansiedeln können, ist auf Abb. 114 gut zu sehen.

Neurome und **Neurofibrome,** als einzelne eiförmige Geschwulst eines Nervenstammes (Vagus) oder öfter als Rankenneurom, verbunden mit diffusen, lappigen Hautgeschwülsten (Elephantiasis). Auch **Neurinome,** von unausgereiften gewucherten SCHWANNschen Zellen ausgehend, sind beobachtet.

Angeboren sind: **Blutcysten** (Haematocele colli), meist in offener Verbindung mit der Vena jugularis — Hemmungsbildung.

Die **kavernösen Angiome** und das **Lymphangioma congenitum cysticum colli,** eine schlaffe, lappige, aus zahlreichen Cysten bestehende Lymphgefäßgeschwulst mit bindegewebigen Scheidewänden, die von Endothel ausgekleidet sind. Die Geschwülste erreichen zuweilen beträchtliche Größe und können, falls sie sich entzünden, heftige Beschwerden verursachen.

Ganz selten sind **Enchondrome,** von den Wirbeln oder dem Schlüsselbein ausgehend. Auf die Kiemengangscysten ist bereits S. 157 hingewiesen.

F. Die Erkrankungen der Schilddrüse.

Anatomie. Ursprünglich ein Anhangsorgan des primitiven Darmkanals, und zwar der Mundbucht (s. Abb. 95), verliert die Schilddrüse ihren Zusammenhang mit dem Mundhöhlenepithel bereits im ersten Fetalmonat. Nur die Eingangsöffnung des Ductus thyreoglossus erhält sich als Foramen coecum; weitere Reste des Ganges können als Lobus pyramidalis und als accessorische Schilddrüsen bestehen bleiben, die Hauptmasse der

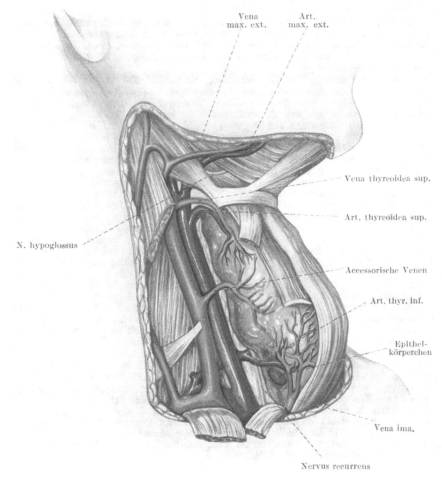

Abb. 115. Kropf mit Gefäßen und Nerven. Art. thyr. sup. und inf., Vena ima, N. recurrens.

Schilddrüse jedoch nimmt hufeisenförmige Gestalt an und besteht aus 2 Seitenlappen, verbunden durch den quer über dem 2.—4. Trachealring liegenden Isthmus (s. auch Abb. 115).

Die Blutversorgung ist eine außerordentlich reichliche: 4 Arterien speisen das kleine, lebenswichtige Drüsengebilde (Aa. thyr. sup. und inferiores), zudem bestehen noch kollaterale Arterienverbindungen mit der Trachea und dem Oesophagus. Die Art. sup. ist ein Ast der Carotis externa, die Inferior kommt aus dem Truncus thyreocervicalis. Das venöse Blut fließt durch die Vena sup., eine kleine Vena mediana und die sehr verschieden verlaufende Vena ima ab. Die Art. sup. senkt sich am oberen Horn, die Art. inf. von hinten her in die Drüse. Die Art. inf. gabelt sich vor ihrem Eintritt ins Parenchym. In der Gabel verläuft meistens der N. recurrens (s. Laryngeus inf.), ein Ast des N. vagus, der motorische Nerv der Stimmbänder.

Nach dem feingeweblichen Bau besteht die Schilddrüse aus Läppchen, abgeteilt durch Bindegewebssepten, die sich zusammensetzen aus Gruppen von Follikeln, d. s. schlauchartige Hohlräume mit kolloidem Inhalt, die beim Gesunden von 3 Zellformen ausgekleidet sind: Von einem kubischen Epithel, das vorherrscht, dem „morphologisch und histophysiologisch indifferenten Typus der Schilddrüsenzelle", von einem mehr platten Epithel, vorwiegend in den großen Follikeln als Ausdruck der Inaktivität, und von zylindrischen Zellen als Ausdruck einer örtlichen Hyperplasie. Das im Zelleib dieser Zellen gebildete Sekret wird auf dem Weg über den Zellboden oder auf dem Weg der Intercellularräume in die Haargefäße aufgenommen. Gleichzeitig erfolgt eine Rückresorption des im Follikelraum bereits befindlichen Kolloids durch den freien Zellraum.

Accessorische Schilddrüsen (Gl. thyreoideae accessoriae), als embryonal abgesprengte Drüsenteile nicht so ganz seltene Befunde, kommen vor am Zungengrund, im Zungenbein, in der seitlichen Halsgegend und hinter dem Sternum im Thorax, ferner im Bereich des Kehlkopfes, der Luft- und Speiseröhre. Sie können den Ausgang für Nebenkröpfe oder für bösartige Gewächse abgeben.

Physiologie der Schilddrüse. Die Bedeutung der Schilddrüse für den Körper ist eine gewaltige. Sie liefert einen jodhaltigen Eiweißkörper, das *Jodthyreoglobulin,* und ein Hormon, dessen aktiver Stoff das eiweißfreie Thyroxin ist. Allem nach scheint die Schilddrüse als Regler für den Jodstoffwechsel in den Organismus eingeschaltet zu sein. Das Thyroxin (abgekürzt aus Thyro-oxy-indol nach KENDALL), ein krystallinischer Stoff mit 60% Jod — wirkt in allen Geweben als Katalysator; es bestimmt die Energie des Stoffumsatzes (Grundumsatz). Nicht nur für die Entwicklung und das Heranwachsen des Körpers ist die regelrechte Ausscheidung dieser Inkrete von ausschlaggebendem Einfluß, auch der ausgebildete Organismus ist bis an sein Lebensende auf diesen Inkretstrom angewiesen. Ein „Zuwenig" (Hypothyreose) bedingt schon eigenartige Entwicklungshemmungen in körperlicher und geistiger Hinsicht beim Kinde, ein „Zuviel" beim Erwachsenen das Krankheitsbild der Hyperthyreosis (des Basedow), ein völliger Mangel (Athyreosis) aber ist, wenn angeboren, die Grundursache des Kretinismus mit Zwergwuchs, wenn erworben, des Myxödems mit schwerer Beeinträchtigung der geistigen Regsamkeit und der Intelligenz. Obwohl der physiologische Chemismus der Schilddrüse in seinen Phasen noch ungeklärt ist, ist soviel sicher und durch den Tierversuch und die klinische Beobachtung erwiesen, daß die Drüse in engster Beziehung zum sympathischen und parasympathischen Nervengeflecht steht, daß die Entwicklung der Geschlechtsdrüsen, des Knochensystems, des gesamten Stoffumsatzes (Fett-, Eiweiß-, Kohlehydrat-, respiratorischer Stoffwechsel, Salz- und Wasserhaushalt) und damit auch der Blutbildung und anderes weitgehend von ihr abhängt. Überdies bestehen eigenartige und in ihrer Auswirkung nicht voll aufgeklärte Wechselbeziehungen zwischen der Schilddrüse und der *Thymusdrüse* sowie der *Hypophyse,* doch nicht in der Art, daß ein Organ das andere funktionell zu ersetzen vermöchte. Für den normalen Bedarf des Körpers reicht ein schon kleiner Teil der Schilddrüse aus, schätzungsweise ein Fünftel.

Kritiklose Zufuhr von Schilddrüsenpräparaten verursacht 1. eine Erhöhung der Erregbarkeit des sympathischen und parasympathischen Nervengeflechtes, besonders des N. depressor vagi und dadurch Herabsetzung des Blutdruckes, Erregung des Vasodilatatorenzentrums, Erregung des Herzhemmungszentrums, sowie eine Erhöhung der Adrenalinempfindlichkeit, 2. eine Steigerung des Stickstoffumsatzes, 3. eine Beschleunigung (Erhöhung) des Stoffwechsels, damit eine Erhöhung des Grundumsatzes im respiratorischen Gaswechsel und erhöhte Empfindlichkeit gegen Sauerstoffmangel, 4. Rückgang des Glykogengehaltes der Leber, wie beim Tier im Hungerzustand, 5. alimentäre Hyperglykämie als Folge der Adrenalinüberempfindlichkeit.

I. Der Kropf (die Struma).

Vorkommen. Nicht weniger als 5 v.H. der zivilisierten Menschheit zeigen Veränderungen der Schilddrüse, doch ist die Häufigkeit der verschiedenen Gegenden verschieden groß. Im europäischen Alpengebiet, im deutschen Mittelgebirge, in den Pyrenäen, im Apennin, in Bosnien, im amerikanischen und asiatischen Hochgebirge usw. kommt die kropfige Entartung der Schilddrüse endemisch vor, während sie im Tiefland und an den Meeresküsten nur sporadisch zu finden ist. In Savoyen, auch in gewissen schweizerischen und bayerischen Alpentälern findet sich der Kropf bei 30—80 v.H. der Neugeborenen, bei 90 v.H. der Schulkinder und bei 60 v.H. der Gesamtbevölkerung. In den gleichen Bezirken ist Taubstummheit und Kretinismus erschreckend häufig. Unter dem Kropf-

schaden leidet die geistige Entwicklung, die
Regsamkeit und die seelische Verfassung
in weitem Ausmaß — sie lähmt die schöpferische Kraft eines Volkes.

Die Kropffrage ist deshalb für viele
Länder zu einer dringenden volksgesundheitlichen Angelegenheit geworden.

Die **Ursache des Kropfes** ist bis heute noch
nicht geklärt. Die alte Trinkwassertheorie, wonach ein kropferzeugendes Miasma zur Übertragung gelangt, ist heute von den meisten verlassen, auch wenn Kropfbrunnen, von denen
schon PLINIUS berichtet, bis in die neueste Zeit beschrieben werden. Neuerdings hat statt der hydrotellurischen die Jodmangeltheorie viele Anhänger.
Jod wird durch Nahrungsmittel, Salz und Wasser
dem Körper zugeführt. In den Alpentälern mit
endemischem Kropf sind das Wasser und die
dort gezogenen Nahrungsmittel jodarm, während
im Tiefland und an den Meeresküsten, wo der
Kropf bekanntlich selten ist, ausreichend Jod
vorhanden ist. Auch diese Theorie ist nicht gefestigt, denn es gibt selbst an jodreichen Wasserläufen im Tiefland, wie an der holländischen
Rheinmündung und im meeresnahen Norwegen
Kröpfe. Die gewichtige Tatsache, daß Jod den
kindlichen Kropf (Schulkropf) zu verhüten und
auch zurückzudrängen vermag, kann die Jodmangeltheorie als einzige Ursache des Kropfes
gleichfalls nicht retten. Auch die Vitaminmangeltheorie und die Theorie der spezifischen
Infektion haben sich bisher nicht allgemein durchsetzen können.

Nicht unwahrscheinlich ist eine Wechselwirkung zwischen Jod und Kropfentwicklung in
der Weise, daß dieses Metalloid den Einfluß
irgendeines uns noch unbekannten Kropfagens
aufhebt.

Vermutlich sind auch gewisse endogene Einflüsse bei der Kropfbildung wirksam. Dafür
spricht das sporadische Vorkommen von Kropf
in sonst kropffreien Gegenden — vor allem aber
ist zu beachten, daß die Physiologie der Schilddrüse in naher Beziehung zu Vorgängen im Geschlechtsleben (Geschlechtsreife, Schwangerschaft) steht und daß ihre Lebensbahn gleichlaufend zu allen Vorgängen unserer Lebensentwicklung ist.

Keine der Lehrmeinungen über die Ursachen
des Kropfes ist bisher sicher erwiesen.

Pathologische Anatomie. Unter *Kropf
(Struma)* möchten wir die auf hyperplastischen und degenerativen Vorgängen beruhenden Schilddrüsenveränderungen verstanden wissen, unter Ausschluß der entzündlichen sowie der bösartigen Formen.
Alle Gewebe des Drüsenkörpers sind an
der Kropfbildung beteiligt: die Follikel,
das Bindegewebe und die Gefäße.

Meist handelt es sich um Mischformen,
die sich entweder gleichmäßig über die

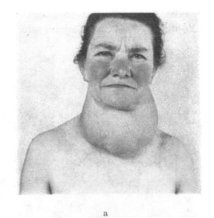

a

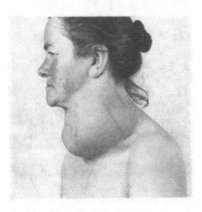

b

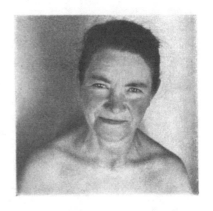

c

Abb. 116 a—c. Große doppelseitige Kolloidstruma mit starker venöser Stauung.
a vor der Operation von vorn: starke
Venenzeichnung der oberen Brustbezirke.
b vor der Operation von der Seite: Stauung der V. jugularis externa. c Zustand
nach der Operation: Wiederhervortreten
des Halsreliefs. Beseitigung der Stauung.
(Breslauer Klinik.)

ganze Schilddrüse erstrecken oder auf einzelne Teile beschränkt bleiben.
Vom praktischen Gesichtspunkte aus unterscheiden wir diffuse und umschriebene Strumen.

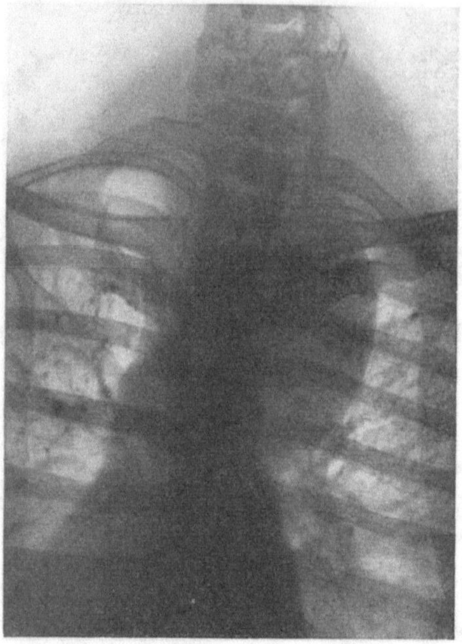

Die *diffusen Strumen*, wie sie vor
allem bei Kindern im Schulalter, zur
Zeit der Geschlechtsreife und bei
Basedowkranken vorkommen, beruhen in der Hauptsache auf einer
allgemeinen Hyperplasie der Follikel, bald verbunden mit vermehrtem
und flüssigerem Sekretinhalt (Kolloid), („Schulkropf"), (Struma diffusa colloides), bald verbunden mit
Wucherungsvorgängen des Epithels
(häufig beim Basedow) oder einfacher zahlenmäßiger Hyperplasie
der Follikel ohne Vergrößerung derselben (Struma diffusa parenchymatosa), bald mit erweitertem Gefäßnetz (Struma diffusa vasculosa).

Bei den *umschriebenen Formen*
handelt es sich in der Mehrzahl um
kolloide Knoten von Erbsen- bis
Apfelgröße (vereinzelt oder in Vielzahl), welche Übergänge zu Cysten
aufweisen, oder schließlich um echte

Abb. 117. Struma retrosternalis im Röntgenbild.
54jährige Frau. (Chir. Klinik Göttingen.)

Cysten mit einem dickflüssigen, unter
Umständen durch Blut schokoladen-
artig verfärbten Inhalt mit nekrotischen Gewebsteilen. Seltener ist die umschriebene (knotige) Struma parenchymatosa; sie ist makro- oder mikro-
follikulär. Auch das Zusammen-
treffen verschiedener Formen in
einer Drüse kommt vor.

Ältere, besonders knotige Kröpfe
weisen häufig regressive Veränderungen auf, wie Bindegewebswuche-
rungen (Struma fibrosa), schalenartige
Verkalkungen der Kapsel (calculosa);
auch echte Verknöcherung ist nicht
so selten.

Form und Größe des Kropfes
sind höchst verschieden: lappige,
knollige und kugelige Geschwülste
von Apfel- bis Faustgröße und
darüber. Sie liegen in der unteren
Halsgegend beiderseitig der Trachea oder im Jugulum. Die beiden
Hörner erreichen oft die Zungen-

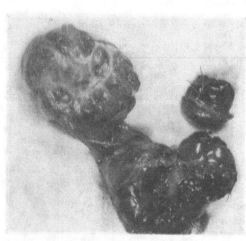

Abb. 118. Präparat dieser Struma nach der Exstirpation.

beinhöhe, oder der untere Pol
streckt sich längs der Trachea
bis tief in das Mediastinum hinein *(retrosternale Kröpfe)*. In anderen Fällen
schiebt sich ein Seitenlappen zwischen Wirbelsäule und Speiseröhre, oder
beide Seitenlappen schließen sich hinter der Speiseröhre ringförmig zusammen
(Ringkropf). Kropfknoten, die nur bei tiefer Inspiration in die obere Thorax-

apertur hineingezogen werden und dort sich einkeilen können, nennt man *Tauch-* oder *Wanderkröpfe.*

Selten sind *Nebenkröpfe,* bald durch einen Stiel mit dem Hauptkropf zusammenhängend, bald völlig versprengt gelagert, im Brustraum, vor oder hinter den Eingeweiden, im Kehlkopf, in der Luftröhre, in der Zunge.

Unausbleiblich ist bei irgend stärkerer strumöser Entwicklung eine Beeinträchtigung der Trachea, viel seltener des Oesophagus. Die Trachea wird durch den einseitigen Kropf seitlich verschoben, durch den doppelseitigen säbelscheidenförmig zusammengedrückt. Dieser Druck kann bis zur Erweichung der Luftröhrenknorpel führen *(Tracheomalacie),* so daß z. B. nach Entfernung des stützenden Kropfes während der Operation durch Zusammenklappen der Luftröhre plötzlich Erstickungsanfälle auftreten können. Kropfdruck auf den N. recurrens bedingt *Stimmbandlähmung.*

Der Abfluß des venösen Blutes vom Kopf her ist durch die Verlegung der Thoraxapertur durch den Kropf gehemmt. Mächtig erweitern sich die nach innen verlagerten Jugularvenen und ihre oberflächlichen Nebenäste am Hals und im Gesicht; auch die Carotiden sind bei größeren knotigen Kröpfen nach außen verlagert.

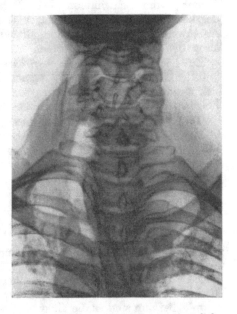

Abb. 119. Verdrängung der Trachea nach links durch Kropf. (Chir. Klinik Göttingen.)

Erscheinungen des Kropfes. Die Untersuchung der Schilddrüse wird am besten so vorgenommen, daß der Arzt den Kranken auf einen Stuhl setzt, sich selbst hinter den Kranken stellt und dessen Kopf leicht gegen die eigene Brust lehnen läßt. Dadurch werden die Halsmuskeln des Kranken entspannt und der Arzt kann nun *Lage, Form, Oberfläche, Konsistenz* und *Größenverhältnisse* des Kropfes feststellen. Die Beschwerden laufen keineswegs gleich der Größe des Kropfes. Mächtige, selbst kindskopfgroße Tumoren können jahrzehntelang nahezu beschwerdefrei getragen werden, sofern sie nach vorn zwischen den M. sternocleidomastoidei sich entwickeln, während ein kaum apfelgroßer Knoten bei Einklemmung in die obere Brustöffnung zu einer Quelle lebensbedrohender Zwischenfälle werden kann.

Gegenüber anderen, ähnlich gelagerten und formgleichen Halsgeschwülsten, wie z. B. den Lymphdrüsengeschwülsten, ist das *Schluckphänomen* kennzeichnend für die Kropfgeschwulst: sie hebt sich beim Schlingakt und kehrt sogleich in ihre ursprüngliche Ruhelage zurück.

Hinsichtlich der Beziehung zur *Luftröhre* ist zu beachten die Klangfarbe der Sprache und das Respirationsgeräusch. Belegte oder tonlose heisere Stimme deutet auf Parese oder Paralyse des Stimmbandes, rauhes, keuchendes oder pfeifendes Atemgeräusch (Stridor) auf Verengerung der Trachea hin. Diese kann seitlich verschoben, bogenförmig abgekrümmt oder säbelscheidenförmig abgeplattet sein. Das läßt sich zum Teil abtasten, mit dem Kehlkopfspiegel oder durch das Röntgenbild feststellen (s. Abb. 119).

Oft sind es kleine, versteckt liegende Kropfknoten (retrosternale und intrathorakale), welche lästige, ja bedrohliche *Atembeschwerden* in der Art von asthmatischen Anfällen unterhalten (Kropfasthma).

Beachtenswert ist, daß der Kropfträger selbst eine recht beträchtliche Verengerung des Tracheallumens kaum gewahr wird. Er hat sich an die ganz langsam eingetretene „Drosselung seines Luftrohres" gewöhnt und sich in der Arbeit wie in seinen Lebensgewohnheiten darauf eingestellt. Nur beim Laufen, beim Schwimmen, beim Bergsteigen, beim Lasttragen erinnert ihn der keuchende Atem und heftiges Herzklopfen an seinen Kropf. Plötzliche Anschwellung deutet auf eine Blutung ins Gewebe; eine Art Kropfasthma kann dadurch ausgelöst werden.

Ein leichter, unschuldiger *Luftröhrenkatarrh* kann für den Kropfträger nicht unbedenkliche Lungenverwicklungen (Bronchopneumonien, Emphysem) nach sich ziehen. Die Katarrhe schleppen sich über Wochen und Monate hin. Die Folgen fürs Herz (s. später) bleiben nicht aus.

Im Laufe der Jahre, in denen die sog. Hilfsmuskeln der Atmung über Gebühr in Anspruch genommen werden, hypertrophieren die Halsmuskeln. Sie halten bei jeder Anstrengung und Aufregung, bei jedem Husten und Schlucken den Kropf mitsamt der Luftröhre durch reflektorische Anspannung unter Druck. Damit wird ein Circulus vitiosus schlimmster und gefährlichster Art geschaffen, der bei einer durch Jahre verengten Luftröhre auch einmal zu plötzlichem Erstickungstod *(Kropftod)* führen kann.

Schluckbeschwerden sind viel seltener. Nur bei Entzündungen der Schilddrüse oder des Kropfes und bei bösartiger Neubildung treten sie frühzeitig auf.

Neben der Feststellung der Lage und Form des Kropfes ist seine *funktionelle Auswertung* von besonderer Wichtigkeit. Wir müssen ein Bild von der Über- oder Unterleistung des Organs gewinnen. Die häufigste Form des Kropfes ist die funktionell indifferente Vermehrung des Drüsengewebes, der sog. euthyreote Kropf. Bei ihm sind es die Einengung der Luftwege, grobe äußere Entstellung. die allenfalls den chirurgischen Eingriff veranlassen. Aber auch die Luftröhren- verengerung und venöse Stauung bedingen einen vermehrten Widerstand im kleinen Kreislauf mit Überlastung des rechten Herzens. Vornehmlich in den 50er Jahren sind die Folgen dieser mechanischen Kreislaufstörungen zu fürchten. Andererseits sind es toxische Wirkungen des im Übermaß ausgeschiedenen Schilddrüseninkrets (Herzklopfen, Pulsbeschleunigung, Herzhypertrophie, Ab- magerung), Erscheinungen, welche in gleicher Art durch Genuß von Schild- drüsentabletten erzeugt werden. Man spricht hier von *toxischem Kropfherz* (vgl. BASEDOWsche Krankheit), im Gegensatz zu dem eben erwähnten *mecha- nischen Kropfherz.*

Differentialdiagnostisch sind bei der Kropfdiagnose, wo Lage und Form nicht das übliche Bild bieten, in Erwägung zu ziehen:

1. Dermoidcysten (Kiemengangscysten),
2. kongenitale Lymphangiome und Lymphcysten,
3. Lymphdrüsenerkrankungen verschiedener Art, besonders Carcinome und Sarkome,
4. die in Gruppe E genannten selteneren Halsgeschwülste.

Behandlung. Die *Arzneibehandlung* fußt auf der seit einem Jahrhundert empirisch festgelegten Jodwirkung. Die Jodzufuhr verflüssigt das Inkret der Schilddrüse und beschleunigt so seine Abschwemmung in die Blutbahn. Bei den follikulär-hyperplastischen Drüsen: dem sog. Schulkropf und den „Vollhälsen" junger Mädchen wirkt es sichtlich. Auf krankhafte, d. h. auf kropfig entartete Teile im strengen Sinne, also nach dem 20. Lebensjahr, hat es aber *keinen Einfluß* — und umgekehrt, wo Unruhe, Herzklopfen, Schlaflosigkeit u. a. eine Thyreotoxikose ankünden, da wirkt Jod oft ganz außerordentlich verschlimmernd. Fortlaufende ärztliche Untersuchung ist also unbedingt erforderlich, besonders nach dem 20. Lebensjahre. Sonst erzeugt die *Jodthyreotoxikose* sehr rasch eine *Struma basedowificata!*

Jod und seine Verbindungen dürfen nur in kleinsten Dosen und wegen ihrer kumulativen Wirkung bei Erwachsenen nie in langer Folge verabreicht werden. Die Jodidiosynkrasie ist ziemlich verbreitet; vor allem sind ältere Personen sehr empfindlich gegen das Mittel.

Von der Erkenntnis ausgehend, daß der jugendliche hyperplastische Kropf unter kleinsten Jodgaben sich leicht zurückbildet, ist neuerdings in mehreren Kropfgebieten (z. B. in der Schweiz) mit bestem Erfolg eine *Kropfprophylaxe* durchgeführt worden. Der Bevölkerung wird ein jodhaltiges Speisesalz (sog. Vollsalz) zur Verfügung gestellt, das auf 1 kg 5 mg Jod enthält, so daß auf einen Tagesverbrauch von 10 g Salz die homöopathische Dosis von 0,00005 g Jod entfällt. Kinder von Müttern, die Jodsalz nehmen, bleiben bei der Geburt kropffrei, und der Schulkropf ist von 80 v.H. auf 20 v.H. gesunken. Andernorts bekommen die Schulkinder wöchentlich eine Schokoladen-Jodtablette oder 1 Tablette mit 0,06 g Jodostarin, d. i. 0,03 g Jod. Diese Jodzufuhr muß bis ans Ende des Wachstumsalters fortgesetzt werden.

Zur Behandlung jugendlicher diffuser Kröpfe, die keine hyperthyreotischen Erscheinungen aufweisen, gibt man innerlich gleichfalls nur kleinste Joddosen, etwa alle 10 Tage 1 Tropfen Jodtinktur in einem Glase Wasser (BREUER) oder 1 MERCKsche Jodipintablette mit 0,05 Jodgehalt. Größere Mengen leisten nicht mehr. Viele Chirurgen sind ausgesprochene Feinde jeglichen Jodgebrauchs beim Kropf. Er nutzt höchstens etwas beim Kropf Jugendlicher. Sonst birgt er die große Gefahr der Erzeugung eines für die Behandlung besonders unangenehmen und gefährlichen Jodbasedow und im Beginn eines Basedow beraubt er den Chirurgen nur zu häufig seiner wichtigsten Waffe für die Vorbereitung zu der in mittleren und schweren Fällen auf die Dauer allein heilenden Operation, der dann unwirksamen Jodvorbehandlung unmittelbar vor der Operation (s. S. 189).

Schilddrüsenpräparate oder deren wirksamer Stoff Jodothyrin sind wegen ihrer Giftwirkung aufs Herz zu vermeiden. Es ist ein leider weit verbreiteter Unfug, solche Mittel gegen das Kropfleiden zu verschreiben; sie sind nur bei Unterfunktion der Schilddrüse angezeigt.

Gegen die *Röntgenbehandlung* gelten ähnliche Bedenken. Wir haben mehr Schaden als Nutzen davon gesehen.

Die *operative Behandlung* soll die schädliche Druckwirkung der Struma auf die Trachea und die Gefäße beheben, zugleich auch gefährdete Drüsenreste vor dem Untergange retten, und in letzter Linie sprechen auch Schönheitsgründe bei der Anzeigestellung mit. Erfahrung und Tierversuch mahnen übereinstimmend zu sparsamem Umgehen mit dem wertvollen, noch leistungsfähigen Parenchym. Ein walnußgroßer Rest ist das mindeste, was dem Körper verbleiben muß.

Selbst eine vermeintlich einfache und leichte Kropfoperation ist von Gefahren umgeben, geschweige denn die an die Technik und Umsicht des Operateurs hohe Anforderung stellende Entfernung retrosternaler Strumen. Trotzdem ist die Sterblichkeit in den Händen geschulter Chirurgen nicht höher denn 1—2 v.H.; KOCHER, der Schöpfer der neuzeitlichen Kropfchirurgie, hat sie bei einem Krankengut von 6000 Fällen auf 0,4 v.H. herabgedrückt.

Die *örtliche Betäubung* darf im allgemeinen als Betäubungsart der Wahl gelten: Umspritzung der oberen Pole. Umspritzung der Vorderfläche des Kropfes. Bei retrosternalen Strumen muß noch hinter das Brustbein gespritzt werden. Unterspritzung des Hautschnittes (KOCHERs Kragenschnitt). Die Paravertebralanästhesie wird von vielen erfahrenen Kropfoperateuren abgelehnt. Wir bestehen nicht unbedingt auf der örtlichen Betäubung. Überängstlichen und aufgeregten Frauen und Kindern, Neurasthenikern und da, wo ein langdauernder und technisch schwieriger Eingriff zu erwarten ist, gewähren wir in seltenen Ausnahmefällen die Wohltat der *Allgemeinbetäubung* (Avertin, Äther).

Die *Methoden* der *Operation* sind die folgenden:

1. *Halbseitenexstirpation* wird nur da ausgeführt, wo das Kropfleiden im wesentlichen auf den einen Seitenlappen beschränkt ist, was sehr selten der Fall ist.

2. Die *intraglanduläre Enucleation* eignet sich für Cysten und einzelne oder mehrere gut abgrenzbare Kolloidknoten.

Zwecks Ausschälung muß eine dünne Parenchymschicht durchtrennt werden, dann folgt man in stumpfer Ablösung der trennenden Cystenwand mit schrittweiser Abbindung kleiner einmündender Gefäßäste, um schließlich das Lager in sich zu vernähen. Solche Enucleationen lassen sich nach Bedarf in beiden Schilddrüsenhälften und im Isthmus machen. Die Operation beseitigt nur das kropfig degenerierte Gewebe, alles funktionsfähige bleibt erhalten. Sie ist an sich der denkbar konservativste Eingriff, kommt aber nur sehr selten in Betracht, da die Gefahr von Rückfällen aus kleinsten bei der bloßen Enucleation nicht erkennbaren Geschwulstanfängen besteht.

3. Die *doppelseitige Resektion* kommt in Frage bei den diffus kolloiden und den mit vielen Knoten durchsetzten, beiderseitig erkrankten Formen. Sie wird heute zumeist ausgeführt.

Technik. KOCHERscher Kragenschnitt. Durchtrennung des Platysmas. Doppelte Unterbindung und Durchtrennung der beiderseitigen Vv. jugulares ant. Freilegung der vorderen Strumakapsel durch Durchtrennung der vorderen Längsmuskulatur des Halses (M. sternohoideus) und Beiseiteziehen des rechten und linken M. sternocleidomastoideus. Nunmehr zunächst stumpfes Freipräparieren des rechten oberen Kropfpoles und doppelte Unterbindung und Durchtrennung der Imagefäße. Nunmehr läßt sich die ganze rechte Kropfhälfte stumpf ausschälen und nach links hochschlagen. Dadurch wird die von hinten dicht oberhalb des unteren Poles eintretende A. thyreoidea inferior angespannt, vorsichtig weitab von der Kropfkapsel freigelegt, unterbunden, aber nicht durchschnitten. Der durch ihre Gabel durchtretende N. recurrens bleibt unberührt, desgleichen das dicht anliegende Epithelkörperchen des unteren Schilddrüsenpoles. Nach Zurückklappen der nunmehr weitgehend ausgeschälten rechten Kropfhälfte wird der gleiche Eingriff links durchgeführt, bis beide Kropfhälften nur noch durch den Isthmus verbunden sind. Der letztere wird doppelt unterbunden und durchtrennt und nunmehr die Luftröhre im ganzen Drittel ihres vorderen Umfanges freigelegt. Jetzt folgt nach vorheriger Umstechung der Kapselgefäße die beiderseitige Keilresektion der Kropfhälften, wobei auf jeder Seite messerrückenstarke Scheiben im Bereich der A. thyreoidea inferior (Epithelkörperchen! Recurrens!) zurückbleiben und in sich breitflächig vernäht werden. Nachprüfung der Blutstillung. Naht der vorderen Halsmuskeln, des Platysmas und der Haut. Bei Verwendung von Novocain-Suprarenin, vorherigen Arterienunterbindungen, Umstechungen der Kapselgefäße läßt sich der Eingriff weitestgehend unblutig durchführen. Mit zunehmender Berücksichtigung auch kleinster Kropfknoten haben wir die Zahl unserer Rückfälle auf 2,3 v.H. verringert.

Nachbehandlung. Um Rückfälle zu vermeiden, ist die Gabe kleiner Dosen von Thyreoidin Merck etwa für die Dauer eines halben Jahres empfohlen worden, unter sorgfältiger ärztlicher Überprüfung!

Die hohe physiologische Bedeutung der Schilddrüse und der Epithelkörper für den Gesamtorganismus verpflichten den Chirurgen zu entsprechend „respektvoller" Behandlung dieses Organs.

Bei angeborenem Mangel der Schilddrüse bleibt die körperliche und geistige Entwicklung nicht nur auf kindlicher Stufe stehen, sondern der Kranke entartet unter den Anzeichen myxomatöser Veränderungen zum Kretin. In ähnlicher Weise verfielen Kranke, denen man, wie z. B. beim Carcinom, die ganze Schilddrüse fortnehmen mußte, der Verblödung und einem traurigen körperlichen Verfall — ein Zustand, der als **Cachexia thyreopriva** (1878—1884 durch THEODOR KOCHER beschrieben) bezeichnet wird (s. auch S. 178 und 192, Tetanie).

Der Kranke wird apathisch und stumpf, sein Gesichtsausdruck verliert jedes mimische Ausdrucksvermögen, seine Stimmung ist weinerlich und gedrückt unter dem Bewußtsein seiner geistigen und körperlichen Unfähigkeit. Klagen über allgemeine rheumatoide Schmerzen: Achylia gastrica, sekundäre Anämie. Das Gesicht schwillt an, desgleichen die Supraclaviculargegend, die Hände und Füße; die Haut wird, wie beim Kretin, blaßblau trocken und abschilfernd, fühlt sich kühl an; Schweißbildung fast ausgeschlossen; Haarausfall, Versiegen der Geschlechtsfunktion, langsamer Puls. Der Grundumsatz (s. Basedow) fällt bis zu 40 v.H. unter den Regelwert. Bei jugendlichen Menschen hört das Körperwachstum überdies fast auf; die Epiphysenknorpel bleiben bis ins 40. Jahr bestehen.

Als **angeborenes Myxödem**, Folgezustand einer Schilddrüsenatrophie, kann sich der gleiche traurige Zustand ganz allmählich von frühester Jugend an entwickeln. Seltener finden sich diese Zustände beim sog. **spontanen Myxödem** der Erwachsenen. Es findet sich in Gegenden, in denen der Kropf nicht heimisch ist. Ursachen: Alkoholismus, Syphilis, metastatisch-chronische Entzündung oder toxische Einwirkung bei Infektionskrankheiten. Beim Myxödem (schleimige Gewebsdurchtränkung) ist die Schwellung derber als beim Stauungs- und hydrämischen Ödem.

Beim Kinde, das in weit höherem Grade als der Erwachsene auf eine ausreichende Schilddrüsenfunktion angewiesen ist, führt der Schwund des Parenchyms zu Entwicklungsstörungen, vom leichtesten Grade des **Hypothyreoidismus** (verzögertes Körperwachstum, mangelhafte Entwicklung der Geschlechtsorgane, Fettleibigkeit, geringe

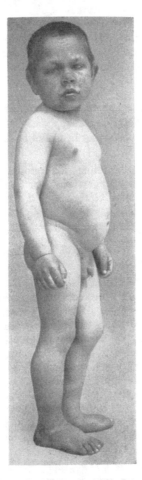

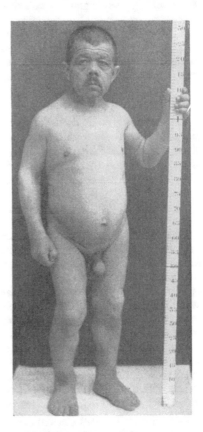

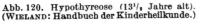

Abb. 120. Hypothyreose (13¹/₂ Jahre alt). (WIELAND: Handbuch der Kinderheilkunde.)

Abb. 121. Kretin (52 Jahre alt). Atrophie der Schilddrüse ohne Kropf. (Aus F. DE QUERVAIN: Spez. chirurgische Diagnostik. 9. Aufl. Leipzig: F. C. W. Vogel 1931.)

geistige Regsamkeit) in allen Abstufungen bis zum ausgesprochenen spontanen infantilen Myxödem und zur Idiotie.

Bei der *Behandlung der thyreopriven Zustände* hat man folgerichtig versucht, den Ausfall durch Verpflanzung von funktionstüchtigem Schilddrüsengewebe zu ersetzen. Fast alle solche Versuche haben bisher nur vorübergehende Erfolge gebracht — das Transplantat wird bald aufgesogen. Dagegen ist wirksam die innerliche Verabreichung von Schilddrüsenstoffen in der Form von Tabletten (Thyreoidin, Jodothyrin, Jodothyreoglobulin), bei Kindern ¹/₃—¹/₂ Tablette, bei Erwachsenen 1—3 Tabletten im Tag. Diese Behandlung muß mit kleinen Unterbrechungen lebenslang fortgesetzt werden.

Bei *Myxödem* und *Kretinismus* soll das KENDALLsche *Thyroxin* überraschend schnell wirken, wenn intravenös eingespritzt: 5—12 mg als Einzeldosis je Woche, dreimal wiederholt, dann wöchentlich 100 mg per os. Schon in der ersten Woche schwindet das Kältegefühl, die stupiden Kranken werden regsamer und der Grundumsatz nähert sich langsam dem Regelwert.

Wie die Unterleistung der Schilddrüse schwere Krankheitsbilder heraufbeschwören vermag, so ist auch die **Hyperthyreose** mit oft recht schweren Folgen
für den Betroffenen verknüpft. Die hyperthyreoten Kröpfe sind keineswegs
alle echte Basedow-Kröpfe (s. unten), weder ihren klinischen Erscheinungen nach,
noch nach dem feingeweblichen Bild. Wir finden zwar erhöhten Grundumsatz
und oft ernste Störungen der Schlagfolge des Herzens bis zur Arrhytmia absoluta,
auch das Zittern der Hände und der Zunge ist meist nachweisbar, aber es fehlt
gewöhnlich der Exophthalmus, es fehlt oft jede nennenswerte Schilddrüsen-
vergrößerung, wenn gleich auch die hyperthyreoten Formen meist einen Kropf
aufweisen, es fehlen die nervösen Erscheinungen des Basedow. Man spricht
von einer *Thyreotoxikose*. Bei einem Teil der Fälle liegt eine *„basedowifizierte"*
Struma, bedingt durch kritiklose Jodbehandlung, vor, in anderen Fällen ein sog.
toxisches Adenom: Man findet feingeweblich in einer sonst nach Art der Kolloidstruma gebauten Schilddrüse in den Drüsenschläuchen knospenartige Epithelwucherungen und Polsterbildungen. Diesen Gewebshyperplasien fällt die Rolle
der Überleistung der Drüse zu.

Behandlung. Wenn die sofortige Unterbrechung der fehlerhaften Jodzufuhr —
falls eine solche stattgefunden hat — nicht nach wenigen Wochen von einem
Rückgang der Erscheinungen gefolgt ist, bzw. beim toxischen Adenom ohne
Zögern, Operation (bei der basedowifizierten Schilddrüse weitgehende Resektion,
beim erkannten umschriebenen Adenom Exstirpation des kranken Anteils).

II. Der Morbus Basedowii.

Das *Wesen der* BASEDOW*schen Krankheit,* in der Mitte des vorigen Jahrhunderts von dem Merseburger Kreisarzt BASEDOW (1840) beschrieben, fast in allen
Zeichen ein Gegenstück zu den thyreopriven Formen (Myxödem), darf nach
dem Stande der heutigen Forschung nicht mehr mit MOEBIUS ausschließlich
als ein *Hyperthyreoidismus* angesehen werden, obschon dieser Anteil das
Krankheitsbild wesentlich beherrscht. Ohne Zweifel steht die Schilddrüse im
Mittelpunkt des Leidens; sie beherrscht das ganze Erscheinungsbild durch ihre
krankhafte Funktion (Dysthyreose). Mittelbar beteiligt sind vielleicht aber auch
andere endokrine Drüsen, wie Thymus, Nebenniere, Pankreas — freilich in
recht verschiedenem Ausmaß. Unentschieden ist noch die Frage der giftigen
Ausscheidungen der BASEDOWschen Schilddrüse — ob sie das ganze endokrine
System umstimmen, oder ob wir eine primäre Erkrankung des ganzen autonomen Nervensystems, besonders des Sympathicus vor uns haben.

Es ist aufgefallen, daß ein Teil der schwersten und tödlich verlaufenden Basedowfälle
einen *persistierenden Thymus* aufweist, und es schien, daß die Thymusexstirpation in einzelnen Fällen den Basedow zu heilen vermag. Trotzdem besteht nach neueren Untersuchungen kein Zusammenhang zwischen Thymus und Basedow. Die angenommene verderbliche Bedeutung der überdauernden Thymusdrüse für den Basedow besteht in Wirklichkeit nicht.

Ursachen. Wirkungen der Anlage und Vererbung spielen eine ursächliche Rolle,
wie Infantilismus, Status thymico-lymphaticus, Hypoplasie des vagischen oder
sympathischen Nervengeflechtes; man spricht deshalb von einem degenerativen
Morbus Basedowii. Als auslösende Ursachen gibt die Vorgeschichte häufig an:
kurz vorausgegangene Infektionskrankheiten, heftige Gemütsaufregung, Schreck
oder sonstige psychische Traumen; ferner besteht zweifellos ein Zusammenhang mit den weiblichen Geschlechtsorganen (Ausbruch der Krankheit in der
Schwangerschaft, in den Wechseljahren). Dementsprechend ist das weibliche
Geschlecht im geschlechtsreifen Alter mit Basedow 8—10mal mehr belastet
als die Männer.

Erscheinungen. „*Tachykardie, Struma, Exophthalmus*" (die Merseburger Trias) und *Tremor* sind die wesentlichsten Krankheitserscheinungen. Die Pulsbeschleunigung (120—160 Pulse in der Ruhe) leitet meist die Krankheit ein. Der Kropf entwickelt sich langsam, niemals zu beträchtlicher Größe, ist oft sogar kaum nachweisbar. Stets sind die Kropfarterien erweitert und der Blutgehalt vermehrt, so daß die Schilddrüse oft fühl- und hörbares Schwirren aufweist, das Parenchym fühlt sich körnig und derb an; die Veränderungen erstrecken sich meist diffus auf die ganze Schilddrüse. Glotzaugen treten spät hinzu, fehlen überhaupt in $^1/_7$ aller Fälle. In ganz schweren Fällen kann es infolge des hochgradigen Exophthalmus zu Hornhautgeschwüren und schließlich zur Panophthalmie kommen. Aber auch bei fehlendem Glotzauge wird dem Kenner schon frühzeitig das eigenartig glänzende, etwas starre Auge mit seltenem Lidschlag auffallen (STELLWAGsches Zeichen). Andere Augenerscheinungen gesellen sich dazu, wie mangelhafte Senkung des Oberlides beim Abwärtsblicken (GRAEFEs Zeichen), mangelhafte Konvergenz beim Blick auf den vorgehaltenen Finger infolge Insuffizienz der M. interni (MOEBIUS).

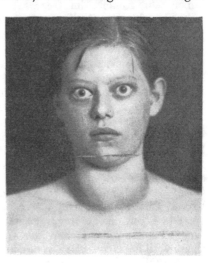

Abb. 122. Morbus Basedowii.

Von *vasomotorischen und sekretorischen Regelwidrigkeiten* seien genannt Blutwallungen nach dem Kopf und oft unerträgliches Hitzegefühl, ungewöhnlich starke Schweißabsonderung, so daß sich die Haut auch in völliger Ruhe feucht anfühlt, umschriebene Rötungen und Ödeme. Ferner sind beachtenswert eine große Muskelschwäche (Myasthenie) und Hinfälligkeit, ein feinschlägiger Tremor an den ausgestreckten und gespreizten Fingern, allenfalls auch an den Zehen und an der Zunge, rasche Abmagerung trotz guten Appetits, endlich Diarrhöen. Weiter können sich starker Haarausfall, ein Rissigwerden der Nägel, Pigmentierungen der Haut hinzugesellen.

Von *nervösen* Erscheinungen findet sich eine hohe psychische Reizbarkeit, der Kranke ist schreckhaft, ängstlich, der Schlaf gestört. Mitunter finden sich Ideenflucht, oft Depressionen und bedenkliche psychische Erregungen bis zu Tobsuchtsanfällen.

Als wichtigen diagnostischen Maßstab hat man eine bedeutende *Stoffwechselsteigerung* beim Basedow festgestellt: 5—25 v.H. bei leichten, 40—80 v.H. bei schweren bis 200 v.H. bei allerschwersten Fällen. Als *Grundumsatz*, besser „*Ruhenüchternumsatz*", bezeichnet man den Kraftwechsel, der bei möglichst weitgehendem Ausschluß der Tätigkeit der Organe (vollkommene Ruhe, Nüchternzustand) die Erhaltung normaler Funktionen gewährleistet. Wir bestimmen ihn durch Messung des respiratorischen Gaswechsels (Verhältniszahl des Sauerstoffverbrauchs zur Kohlensäureabgabe = *respiratorischer Quotient*).

Die Entwicklung und der Verlauf des Basedow spielt sich selten akut, d. h. innerhalb weniger Wochen, ab. Meist setzen die einzelnen Zeichen ganz unvermerkt ein, verlaufen schleichend über Monate und Jahre, zeigen spontane Besserungen wieder für Wochen und Monate, ohne aber in Heilung überzugehen.

Bei diesem vielgestaltigen Bilde, bei dem bald diese, bald jene Krankheitszeichen im Vordergrunde stehen, keines, außer vielleicht der Tachykardie mit gewissen nervösen Erscheinungen, feststehend ist, bei dem leicht chronische Formen in allen Abstufungen bis zu rasch tödlich endenden vorkommen, wird die Diagnose gelegentlich Schwierigkeiten begegnen. Die Abgrenzung gegenüber dem einfachen Kropf ist erschwert, wenn dieser mit folgenden Nebenerscheinungen verbunden ist:

1. mit einer Pulsbeschleunigung auf rein nervöser Grundlage oder infolge eines Herzfehlers;

2. mit klimakterischen Wallungen und nervösem Herzklopfen;

3. mit Neurasthenie und psychischen Aufregungszuständen (u. U. mit Tremor);

4. mit Abmagerung und allgemeiner Muskelschwäche infolge einer vorausgegangenen Krankheit oder Tuberkulose,

klinische Bilder, wie sie sich ähnlich auch bei den *Thyreotoxikosen* finden. Ihnen fehlt freilich, im Gegensatz zum echten Basedow, der plötzliche Beginn, es fehlen auch die Remissionen.

Gesichert wird dann die Diagnose meist durch die Bestimmung des Grundumsatzes.

Die *Behandlung* darf *für die ersten Anfänge* und für die *leichten Fälle* mit Grundumsatzsteigerung bis +30—35% *eine innere* sein. Bezüglich der vielen Möglichkeiten, dem Basedowkranken symptomatisch zu helfen, sei auf die Lehrbücher der inneren Medizin verwiesen.

Die konservative Behandlung des Basedow hat ihre Gefahren und ihre klaren Grenzen! Vom Standpunkt des Chirurgen muß vor jeglicher Jodbehandlung des Basedow (auch vor Dijodthyrosin!) geradezu gewarnt werden. Sie gibt Anfangserfolge, doch sind diese nur kurzdauernd und trügerisch. Bald setzt der Rückfall ein, der dann dem Chirurgen sein wirksamstes Mittel zur Operationsvorbehandlung, die Lugoldarreichung (s. unten), aus der Hand nimmt. Ebenso gefährlich ist jede Verschleppung der Fälle durch eine zu lange fortgesetzte innere Behandlung. So mancher Todesfall nach einer Basedowoperation geht nicht zu Lasten der Operation, sondern ausschließlich zu Lasten einer kritiklos lange betriebenen konservativen Behandlung intern unheilbarer Basedowfälle! Die Sterblichkeit mittelschwerer und schwerer Fälle ausschließlich konservativ behandelter BASEDOWscher Krankheit ist eine erschreckend hohe. Sobald der Grundumsatz unbeeinflußbar bleibt oder gar ansteigt, sobald die Grundumsatzwerte überhaupt +40% übersteigen, tritt die chirurgische Behandlung in ihr Recht, denn nur die operative Verkleinerung der immer vergrößerten und stets vermehrt Thyreoidsubstanzen ausschwemmenden Schilddrüse entspricht einer kausalen Therapie.

Die *operative Behandlung* ist eine ungemein segensreiche und gehört mit zu den eindrucksvollsten operativen Heilungen überhaupt. Sie hat ihre früheren Schrecken der Frühtodesfälle unmittelbar nach der Operation praktisch fast völlig verloren, seit es gelungen ist, den Basedowkranken durch eine entsprechende *Vorbehandlung* zeitweise so weit zu entgiften, daß er weitgehend ungefährdet zur Operation gelangt.

Die Vorbereitung eines Basedowkranken zur Operation erfordert vollen ärztlichen Einsatz: der Kranke wird so ruhig wie möglich untergebracht und nur von Personal betreut, das „Basedow-Erfahrung" besitzt. Sehr bewährt hat sich das Zusammenlegen mit bereits operierten Basedowkranken, deren wiedergewonnene Ruhe beruhigend auf den Kranken wirkt. Wichtig ist die Leitung der Vorbehandlung durch den später operierenden Arzt selbst. Die äußere und innere Beruhigung wird gefördert durch Sedativa (Brom, Neodorm, Adalin). Am stärksten beruhigend wirkt die *Jodvorbehandlung* nach PLUMMER mit LUGOLscher Lösung (3mal täglich 3 Tropfen steigend bis 3mal 16 Tropfen). Das Jod, sonst so überaus gefährlich für den Kropf- und für den Basedowkranken, wird geradezu zum Zaubermittel, wenn es nur für kurze Zeit zur Vorbereitung zur Operation gegeben wird: das krankhafte Schilddrüsensekret der Basedowstruma wird in der Schilddrüse festgehalten, diese kolloid angeschoppt und der Kreislauf, Stoffwechsel usw. für eine geraume Zeit — und nur für diese! — entlastet. Mit Einsetzen der Wirkung geht der Puls (vgl. Abb. 123) stufenweise herunter, das Herzjagen hört auf, der Kranke wird ruhiger, der Grundumsatz, als Gradmesser der Verbrennungsprozesse im Körper, sinkt, damit zugleich die Gefahr der Operation und der günstigste Zeitpunkt für die Operation (Abb. 123) rückt heran.

Die Jodvorbehandlung hat aber noch einen weiteren unschätzbaren Vorteil. Sie bereitet mit ihrer entgiftenden Wirkung zugleich den Weg für die Wirkung

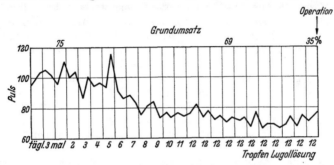

Abb. 123. Wirkung der PLUMMERschen Jodvorbehandlung für die Basedowoperation: Absinken des Pulses und Grundumsatzes. (Breslauer Klinik.)

anderer wichtiger Mittel. So wirkt das *Chinidin* (2—3mal täglich 0,2) erst nach Einsetzen des Lugoleffektes wohltuend rhythmisierend auf Herz und Reizleitungssystem. Auch die Digitalispräparate sprechen erst jetzt (ungefähr vom 4. oder 5. Tag an) günstig an, am besten das *Verodigen* (3mal täglich $^1/_2$ Tablette), notfalls noch ergänzt durch Traubenzucker intravenös.

Unter dem Zusammenwirken all dieser Mittel kommt der günstigste Augenblick, der dann auch sofort für die Operation ausgenutzt werden muß, da mit dem Abklingen der Jodwirkung, dem Wiederanstieg des Pulses und Grundumsatzes die Wirkung unwiederbringlich und nicht wiederholbar verloren wäre. Es ist daher auch die Vorbehandlung vom operierenden Arzt selbst durchzuführen, da jede Verlegung zwischen Vorbereitung und Operation sofort große Aufregungen und damit eine Verschlechterung bedeuten würde.

Der *Zeitpunkt der Operation* ist gekommen, sobald der Grundumsatz auf 30—35 herabgegangen und der Puls auf seinem niedrigsten Wert (möglichst bei 80) angelangt ist. Ist bei schweren Fällen der Grundumsatzwert nicht so tief zu drücken, so muß das Risiko des Eingriffs unterteilt werden; zunächst Unterbindung der Schilddrüsenarterien, dann doppelseitige subtotale Resektion der Basedowstruma, notfalls auch noch unterteilt.

Als *Betäubung* kommt bei ruhigen Kranken die örtliche Betäubung in Betracht. Bei Fehlen von Leberschädigungen (kein Urobilinogen im Urin) bewährt sich der Avertinschlaf (beim Basedow bis 0,125 g je Kilogramm) wegen des Wegfalls jeglichen psychischen Schocks sehr. Besonders danken es einem die Kranken, wenn die Avertinbetäubung unter dem Vorwand eines Einlaufes und die Operation unbewußt erfolgen, sofern natürlich das grundsätzliche Einverständnis zur Operation zweifelsfrei vorlag.

Unmittelbar nach der Operation geben wir 50 ccm Traubenzucker (25 v.H.) und 10 ccm Afenil intravenös oder 20 ccm Calcium Sandoz intramuskulär, ferner viel Flüssigkeit (Tropfeinläufe mit Kochsalz [0,7 v.H.] und Traubenzucker [5 v.H.]) und lassen stündlich 5—10 Minuten Sauerstoff atmen. Stets ist ein planmäßiges „Zurückplummern" erforderlich.

Die *Operation* ist unmöglich oder zu widerraten, a) wenn es nicht gelingt, das dekompensierte Herz durch Digitalis usw. auszugleichen, b) bei der auch durch Chinidin nicht beeinflußbaren tachykardischen Dauerarrhytmie.

Es sind dies nur Fälle, bei denen die rechtzeitige Operation versäumt wurde. Eine schwere Verantwortung angesichts der ausgezeichneten Erfolge der Basedow-operation! Um so schwerer, als diese Kranken unrettbar verloren sind!

Die *Gefahren der Operation* sind höher als beim gewöhnlichen Kropf, aber gering im Vergleich zur Sterblichkeit des konservativ behandelten Basedow. Die Sterblichkeit hat sich seit der überaus segensreichen Auswirkung der prä-operativen Jodvorbehandlung stark gesenkt und bewegt sich in Kliniken mit großer Basedowerfahrung um 3 v. H. Die 3 v. H. Todesfälle gehen nur zum Teil zu Lasten des Eingriffs, die meisten Todesfälle betreffen jodvorbehandelte Fälle, denen der Segen der präoperativen Joddarreichung nicht mehr zugute kommt. Gerade die besonders gefürchteten Fälle von „Coma basedowicum" (große motorische Unruhe, jagender Puls, Erregungszustände usw.) ereignen sich nur bei den zulange mit Jod oder Dijodthyrosin konservativ „vorbe-handelten" Fällen jugendlicher Basedows mit nunmehr unbeeinflußbar hohem Grundumsatz.

Die *Erfolge* der Basedowoperationen überraschen immer wieder in ihrer Unmittelbarkeit und in ihrem glänzenden Dauererfolg. Schon nach wenigen Tagen sinkt die Pulsbeschleunigung und nun für dauernd ab. Der Grundumsatz sinkt zur Norm. Der Kranke wird ruhig, das Herzjagen, der Blutandrang schwinden endgültig, der Appetit wird groß. Die Nahrung wird nicht mehr unnütz verbrannt. Der Kranke setzt an und nimmt schnell an Gewicht zu. Seine Stimmung schlägt um. Selbstvertrauen, neuer Lebensmut kehren zurück und nach kurzer Zeit ist der Kranke wieder „ein ganz anderer Mensch". Am dank-barsten ist das Basedow-Herz. Überleitungsstörungen, Herzmuskelschäden, schwere Störungen, nachweisbar im Elektrokardiogramm, sind restlos rück-bildungsfähig. Der schwere Basedow-Herzschaden ist in der Auswirkung des operativen Eingriffes der völligen Heilung fähig. Lediglich der Exophthalmus zögert oft lange mit der Rückbildung, besonders wenn er vor der Operation schon lange bestanden hatte.

Wir betonen hier wiederholt die *wesentlich besseren Heilungsaussichten frühzeitig operierter Fälle*. Ersetzen wir die dehnbaren Begriffe „Heilung" und „Besserung" durch Arbeitsfähigkeit, so ergeben sich 95 v. H. für die chirurgisch, 32 v.H. für die konservativ Behandelten. Arbeitsunfähig bleiben von den Operierten nur etwa 5 v.H., von den intern Behandelten aber etwa 68 v.H.

III. Die Neubildungen der Schilddrüse (Struma maligna).

An bösartigen Neubildungen der Schilddrüse — gutartige sind äußerst selten — werden das *Carcinom*, das *Sarkom* und das *Endotheliom* beobachtet. Eine besondere Form ist noch die sog. *wuchernde Struma* LANGHANS. Fein-geweblich kommen die verschiedensten Formen dieser Geschwülste vor. Das Carcinom kann auch einmal von abgeschnürten Teilen des Ductus thyreoglossus ausgehen.

Erscheinungen. Klinisch sind die einzelnen Formen kaum auseinanderzu-halten. Langsames oder rascheres Wachsen eines Kropfteiles bei Härterwerden sind die ersten Zeichen, die Verdacht erregen müssen. Es folgen ausstrahlende Schmerzen nach Ohr, Hinterhaupt und Schultern, Heiserkeit, zunehmende Atemnot und Schluckbeschwerden. Die bösartige Neubildung hat damit ihre Kapsel durchbrochen, sie wird unbeweglicher und verlötet mit den Halsmuskeln, der Haut und bricht im späteren Verlauf zu einem kraterförmigen Geschwür auf. Die Lymphdrüsen werden verhältnismäßig spät ergriffen.

Der Verlauf kann (das ist besonders beim Sarkom der Fall) ein rascher sein. In wenigen Monaten tritt das Ende ein durch Erstickung oder Kachexie. Andere Fälle verlaufen langsam in mehrjähriger Dauer (Adenocarcinom und papilläres Carcinom). Seltene Fälle setzen Absiedlungen (im Knochen), ehe die Erstgeschwulst zu erheblicher Größe herangewachsen ist oder ihre Bösartigkeit verrät. Die Mehrzahl der Fälle, ob Sarkom oder Carcinom, verläuft als euthyreote Form; nur selten gehen sie mit gesteigerter Tätigkeit einher.

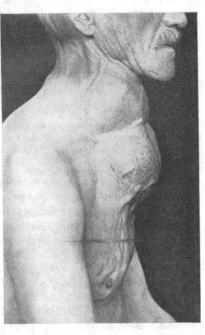

Behandlung. Nur eine zeitige und gründliche Operation vermag den Kranken von einem traurigen Schicksal zu retten. Die Dauerheilung beträgt nur 10 v.H., die unmittelbare Operationssterblichkeit 30 v.H. Hat die Geschwulst erst die Kapsel durchbrochen und ist, wie das zuerst zu geschehen pflegt, die Luft- oder die Speiseröhre mitergriffen, dann ist die Vorhersage sehr ungünstig. Man wird nicht zurückschrecken vor der Totalexstirpation, wenn es nur gelingt, ein Epithelkörperchen zurückzulassen. So-

Abb. 124. Struma maligna.
(Aus der Chir. Klinik Leipzig, E. PAYR.)

fortige Schilddrüsenfütterung hat dann der Cachexia thyreopriva zu begegnen. Hand in Hand hat die *Strahlenbehandlung* (Röntgen-Radiumbestrahlung) zu gehen. Bei zielbewußtem Vorgehen sind in 15 v.H. der Fälle 10jährige Heilungen beobachtet.

IV. Die Thyreoiditis und Strumitis.

Die normale sowie die kropfige Schilddrüse wird nicht selten der Sitz einer metastatischen, eitrigen oder nichteitrigen Entzündung. Akute Infektionskrankheiten, vor allem Typhus, Pyämie, Malaria, Pneumonie, auch Darmleiden vermögen bakterielle oder toxische Stoffe einzuschwemmen.

Von chronischen Entzündungen sei genannt die *Tuberkulose.* Wir sehen eine miliare Form und eine Struma tuberculosa; beide sind selten. Die *Aktinomykose* ist ebenfalls selten, desgleichen die *Syphilis* der Schilddrüse; sie kann das Bild der malignen Struma vortäuschen. Auch die *eisenharte Struma* RIEDELs, eine chronische Form der Strumitis, gekennzeichnet durch außerordentlich derbe Konsistenz der mit der Umgebung verbackenen, wenig beweglichen Schilddrüse, fast nur bei Männern beobachtet, die mit Bildung von reichlichem gefäßarmen Narbengewebe und neu entstandenen Lymphknötchen mit und ohne Keimzentrum einhergeht, gehört hierher.

Die *Erscheinungen* leiten sich ein mit Spannungsgefühl am Hals, Schlingbeschwerden, Fieber, ausstrahlenden Schmerzen nach Ohr und Hinterhaupt.

Es können folgen bei zunehmender Entzündung Heiserkeit, Atemnot und derbe, harte Infiltration im unteren Halsbezirk. Bei den nichteitrigen Formen bleibt es bei einer starren Infiltration, die langsam einen ganzen Schilddrüsenlappen in einen harten Knoten umwandelt. Die Abtrennung gegenüber einer bösartigen Neubildung ist recht schwierig; bei der eitrigen Thyreoiditis bzw. Strumitis ist zu Beginn eine Verwechslung mit Blutung in die Struma möglich.

Die *Behandlung* arbeitet zunächst mit entzündungshemmenden Mitteln; bei den eitrigen Formen ist die frühzeitige Entlastung durch Einschnitt geboten. Das Parenchym kann bei diesen letzteren weitgehend einschmelzen, bei den nichteitrigen Formen degenerieren und sich narbig umwandeln, so daß die Gefahr der unzureichenden Funktion (Hypothyreoidismus bzw. Myxödem) droht.

G. Die Chirurgie der Nebenschilddrüsen (Epithelkörperchen, Glandulae parathyreoideae).

Die *Glandulae parathyreoideae* oder — nach ihren polygonalen Epithelzellen — *Epithelkörperchen* genannt, sind paarig angeordnete kleine Drüsen, die der 3. und 4. Kiementasche entstammen. Sie sind an der Hinterfläche der Schilddrüse, lateral vom Oesophagus gelegen. In der Regel sind es 4, oft auch nur 3 oder 2, der Lage nach wechselnd zwischen oberem und unterem Pol der Schilddrüse (Abb. 115). Sie sind linsen- bis weizenkorngroß. So klein sie sind, ihre Bedeutung ist lebenswichtig.

Unser Wissen von der Funktion der Epithelkörperchen geht zurück auf die Anfänge der Kropfoperationen. BILLROTH sah nach Kropfoperationen ein mit Krampfzuständen einhergehendes Krankheitsbild, die auch sonst schon bekannte *Tetanie,* entstehen. Die Folgezeit brachte die Erkenntnis, daß die Tetanie auf die Mitentfernung (oder starke Schädigung) der der Schilddrüse rückwärts anliegenden Epithelkörperchen zurückzuführen ist *(Tetania parathyreopriva).*

Auch heute ist die *postoperative Tetanie* die chirurgisch wichtigste. Sie kommt nach Kropfoperationen nur noch selten vor und meist nur dann, wenn infolge regelwidriger Lage innerhalb der Schilddrüse Epithelkörperchen mit der Struma entfernt oder in ihrer Ernährung bei der Unterbindung der Art. thyreoidea inferior oder superior geschädigt werden. Sonst kommt es zur Tetanie auch noch bei toxischen Schädigungen, schweren Magen-Darmstörungen, Vitaminmangel (Tetanie kleiner Kinder) und bei halsfernen Operationen, sofern eine vorher nicht bemerkte latente Tetanie besteht.

Die Epithelkörperchen haben als Hauptaufgabe die *Überwachung des Kalkstoffwechsels.* Sie sorgen für die Konstanterhaltung des Serumkalkspiegels (normal 10,5 mg-%). Sinkt dieser, so kommt es schon bei 8—9 mg-% und darunter zu einer mechanischen und elektrischen Übererregbarkeit der peripheren Nerven, klinisch kenntlich am CHOVSTEK*schen Zeichen* (Zucken der mimischen Muskulatur, besonders des Mundwinkels bei Schlag gegen den Facialis vor dem Ohr) und an dem TROUSSEAU*schen Kennzeichen* (Pfötchenstellung der Hände bei Druck der Armnerven gegen den Humerus). Diesem Stadium der latenten Übererregbarkeit folgt oft unter gleichzeitigen Parästhesien das Stadium tonischer Muskelkontraktionen und klonischer Muskelkrämpfe: die Finger krampfen sich zu einer „Pfötchen-" oder „Geburtshelferstellung", bis schließlich tetanische Krampfanfälle den Kranken foltern und ein Krampf der Atem- und Kehlkopfmuskeln sein Leben unmittelbar durch Erstickungsgefahr bedroht.

Neben der postoperativen akuten gibt es auch eine *chronische Form* der Tetanie als Folge einer Schädigung der Epithelkörperchen durch Blutungsherde als Geburtstrauma, einer Atrophie oder einer operativen oder toxischen Schädigung der Epithelkörperchen durch innere Krankheiten (vor allem bei Magenkranken, Pylorusstenose, bei stillenden Frauen, bei übermäßigem Abführen). Sie verläuft langsamer und meist ohne schwere Anfälle. Immerhin ist die Vorhersage auch der chronischen Tetanie nicht immer günstig zu stellen. Scheinbar leichte, ja in ein Latenzstadium getretene Fälle können während einer Schwangerschaft, einer Angina rückfällig werden und sogar zum Tode führen. Besonders gefürchtet ist auch der Schichtstar als Folge einer Tetanie. Die *Behandlung* der Tetanie muß zunächst im akuten Anfall die unmittelbare Lebensgefahr bannen. Schlagartig hilft, wenn auch nur symptomatisch Calciumchlorid intravenös. z.B. in Form von Afenil (10 ccm), oder — wegen seiner Gefahr der Nekrose bei paravenöser Einspritzung Vorsicht! — 20 ccm einer 20%igen Calcium glyconicum-(Calcium-Sandoz-)Lösung in die Vene oder 40 ccm der gleichen Lösung intramuskulär. Zu gleicher Zeit wird zweckdienlich — neben Beruhigungsmitteln wie Brom, Adalin, Luminal — das Hormon selbst zugeführt (Parathormon COLLIP 5 ccm 2mal täglich) und zugleich mit dem A.T. 10 (Anti-Tetanisches Präparat Nr. 10 HOLTZ) begonnen: am 1. Tag 6 ccm, dann Dosen von 0,5—4 ccm je nach den täglich zu bestimmenden Serumkalkwerten, die — unter fortwährender klinischer Überwachung — bis zur endgültigen Einstellung auf die Dosis minima des A.T. 10 nachzuprüfen sind. Das A.T. 10, ein Ergosterinpräparat, erhöht den Serumkalkspiegel des Blutes in spezifischer Weise, beginnt mit seiner Wirkung jedoch erst 1—2 Tage nach dem Behandlungsbeginn, hält aber dafür noch Tage in der Wirkung an. Daneben soll die Fleisch- und Eiweißnahrung in den Hintergrund treten und vor allem durch eine Kohlehydratnahrung ersetzt werden: reichliche Flüssigkeit, 1 l Milch, täglich 2—300 g Lactose und Glykose. Säuretherapie (Ammoniumchlorid oder HCl-Lösungen) wirken durch die Mobilisierung des Knochenkalkes bessernd auf die Tetanie. Epithelkörperchenverpflanzungen sind heute überholt.

Die Anzeige zur *operativen Entfernung von Epithelkörperchen* ist nur selten gegeben. Eindeutig liegen die Verhältnisse bei der sog. Ostitis fibrosa generalisata (v. RECKLINGHAUSEN). Es spricht manches dafür, daß es sich bei dieser Erkrankung im Grunde um einen Hyperfunktionszustand eines oder mehrerer Epithelkörperchen handelt. Die herdweise Entkalkung des Knochens und der Ersatz des Knochens durch ein fibröses Markgewebe, die Anreicherung von Kalksalzen im Serum (12—20 mg-% Serumkalk!), die Anreicherung in den Geweben, andererseits der Nachweis von kirsch- bis taubeneigroßen Epithelkörperchenadenomen, der Stillstand und meist sogar die völlige Heilung der Krankheit nach operativer Entfernung der Adenome sprechen weitgehend für die endokrine Bedingtheit der RECKLINGHAUSENschen Erkrankung im Sinne einer Hyperfunktion der Epithelkörperchen. Nicht selten entwickeln sich — für die Operation wichtig — die Adenome in dystopischen Epithelkörperchen. Die Breslauer Klinik hat in einem Falle das kirschgroße Adenom nach anfänglich vergeblichem Suchen inmitten einer gleichzeitigen Struma, die reseziert wurde, in einem anderen Fall im vorderen Mediastinum gefunden.

Bei anderen Krankheiten (PAGET-Erkrankung des Knochensystems, Osteomalacie, bei versteifenden Arthrosen, bei der Paralysis agitans, Einzelformen der Sklerodermie) ist der Zusammenhang mit Störung der Epithelkörperchenfunktion oftmals behauptet, aber noch nicht sicher eindeutig bewiesen worden.

H. Die Chirurgie der Thymusdrüse.

Anatomie und Physiologie. Die Thymusdrüse entsteht aus dem dritten Schlundtaschenpaar (s. Abb. 95 S. 157). Sie bleibt während ihres ganzen Bestandes ein paariges Organ und liegt als länglicher, abgeplatteter, zweilappiger Drüsenkörper ohne Ausführungsgang hinter dem Brustbein vor den Gefäßen auf der V. anonyma; ihre Gefäßversorgung ist schwach. Hinter dem Jugulum liegt sie der Trachea unmittelbar auf. Ihre Größe ist sehr verschieden. Bis zum 2. Lebensjahr wächst sie, bleibt unverändert bis zur Geschlechtsreife, um dann in der Regel einer fettigen Degeneration anheimzufallen. Obwohl sie zu den Drüsen mit innerer Sekretion gezählt wird, ist es bisher nicht gelungen, einen besonderen Wirkstoff aus ihr zu gewinnen. Wahrscheinlich beeinflußt die Drüse das Knochenwachstum. Außerdem soll sie in den Kohlehydratstoffwechsel eingreifen und Glykogen mobilisieren. Über vermutete Wechselbeziehungen zur BASEDOWschen Krankheit s. S. 186.

Der hyperplastische, bis in ein höheres Alter persistierende Thymus bedingt eine Konstitutionsanomalie, die wir unter dem Begriff des *Status thymico-lymphaticus* zusammenfassen. Die Hauptzeichen sind: Anschwellung der Tonsillen, der Follikel am Zungengrund, der Darmfollikel und großer Drüsenabschnitte, Milzschwellung, schlaffes Herz, enge Aorta. Solche Menschen sind in ihrer angeborenen Minderwertigkeit wenig widerstandsfähig.

1. Thymushyperplasie. Ganz ähnlich wie bei der Schilddrüse vermag der Thymus sowohl *mechanisch* wie *toxisch* verderblich auf den Organismus zu wirken. Mechanisch durch Druck des vergrößerten Organs auf die Trachea, die Anonyma, die Nerven. Hauptsächlich Kinder vom 6.—12. Lebensmonat sind bedroht durch langsam zunehmende oder paroxysmal einsetzende Trachealstenose *(Asthma thymicum)* mit Erstickungserscheinungen. Die Eigenart der kindlichen Trachea und die örtlichen anatomischen Verhältnisse begünstigen Abplattungen und Abknickung; eine Erkältung, ein Hustenanfall, Keuchhusten genügen, um einen raschen Erstickungstod einzuleiten.

Auf *toxische Einflüsse* müssen jene Fälle von unmittelbarem Herzschock bezogen werden, die eintreten infolge psychischer Erregung, im Bade, im Einleitungsstadium einer allgemeinen oder örtlichen Betäubung, bei der Einspritzung eines Serums und ähnlichen, sonst harmlosen Eingriffen. Schon die seelischen Erregungen *vor* einer Operation können bei solchen Menschen — meist stehen sie im 2.—3. Jahrzehnt — den plötzlichen Tod herbeiführen. Die Autopsie deckt häufig einen persistierenden, vielleicht sogar hyperplastischen Thymus auf, welchem aber eine bedrohliche Druckwirkung abzusprechen ist. Der übrige Organbefund entspricht dem oben kurz gezeichneten Bilde des *Status thymico-lymphaticus*, d. h. dem einer angeborenen Organschwäche. Klinisch sind es Kranke von sog. *pastösem Habitus* (Hautblässe, schlappes Fettgewebe) mit Muskelschlaffheit, follikulärer Hyperplasie mit einer absoluten Lymphocytose von 85 v.H. — Fälle mit Herzdilatation, Tachykardie und leichter Erschöpfbarkeit des Herzens (VON HABERER). Der Perkussionsbefund (Dämpfung hinter dem Brustbeinhandgriff), das Röntgenbild vermögen die Diagnose zu stützen, ebenso wie der Nachweis bestehender Epiphysenknorpel jenseits des 20. Jahres und ein infantiler Körperbau, doch wird die Diagnose leider meist erst bei der Autopsie gestellt.

Es darf aber auf der anderen Seite nicht verschwiegen werden, daß im Weltkrieg gefallene junge Soldaten von den pathologischen Anatomen nachgewiesen wurden, die kurz vorher Höchstleistungen vollbracht hatten, ohne durch ihren Thymus persistens gehindert zu werden.

Die *Behandlung* des Asthma thymicum mit Röntgenbestrahlung hat sich in neuerer Zeit bewährt; doch ist vorsichtig zu dosieren. KLOSE gibt von einem 6—8 cm großen Einfallsfeld auf die Haut 15—40% der HED, je nach dem Alter des Kindes, bei schweren Erstickungsanfällen verbunden mit chirurgischem Vorgehen *(Thymusverkleinerung);* gewöhnlich nimmt man die intrakapsuläre Excision des linken Lappens vor. Man legt im Jugulum das Septum praetracheale frei, geht hinter dem Sternum ein. Bisher sind über 50 Fälle mit Glück operiert. v. HABERER hat die Thymuspersistenz operativ angegriffen im Hinblick auf die großen Gefahren, die mit dem Fortbestehen dieser konstitutionellen Regelwidrigkeit verknüpft seien.

2. Thymusentzündungen akuter Art, fortgeleitet und metastatisch nach akuten Infektionskrankheiten, auch die chronische Entzündung (Tuberkulose), sind selten, am häufigsten noch syphilitische Infiltrate und Gummata.

3. Unter den **Thymusgeschwülsten** seien genannt: Cysten, Blutcysten und hämorrhagische Infarcierung bei Neugeborenen, das leukämische Lymphadenom, das maligne Lymphom, die Sarkome und die Carcinome.

Alles das sind Seltenheiten. Wir müssen uns aber derer erinnern, wenn es gilt, bei intrathorakalen Tumoren eine spezielle Diagnose zu stellen.

Das *Erscheinungsbild* hat wenig Eigenartiges. Außer einer manchmal vorhandenen großen Hinfälligkeit und Muskelschwäche und den üblichen örtlichen Zeichen der Mediastinaltumoren, wie sie das Röntgenbild, die Perkussion und Auskultation uns geben, treten mehr und mehr Anzeichen von Raumbeschränkung in der oberen Thoraxapertur (Trachealstenose, Cyanose, venöse Stauung, Ödeme) in Erscheinung.

Die *Behandlung* dürfte lediglich bei den malignen und leukämischen Tumoren auf eine Röntgenbestrahlung ihre Hoffnung setzen; bei den übrigen (echten) Neubildungen kann nur eine frühzeitige operative Behandlung in Frage kommen und unter Umständen Erfolg versprechen. Ein breiter Zugang zum Mediastinum muß geschaffen werden durch Längsspaltung des Sternums.

J. Chirurgische Erkrankungen des Kehlkopfs und der Luftröhre.

Als *Mißbildungen* sind zu erwähnen 1. das *Diaphragma laryngis*, das als Membran in der Höhe der Stimmbänder oder dicht unterhalb die Glottisspalte bis zu $^2/_3$ von vorneher verschließt. Behandlung: Excision. — 2. Die *Laryngocele* — eine Erweiterung einer oder beider MORGAGNIschen Ventrikel. Sie stülpt sich entweder in den Kehlkopf oder nach außen durch die Membrana hyothyreoidea subcutan vor. Behandlung: Ausschälung von außen.

I. Verletzungen.

Durch unmittelbare oder mittelbare Gewalt (Husten) können submuköse Blutergüsse oder sogar Abreißungen eines Stimmbandes entstehen.

Frakturen des Ringknorpels, seltener des Schildknorpels, als Folge äußerer Gewalteinwirkung, lösen nach schweren Ohnmachtsanfällen Husten, Emphysem und Atemnot aus. Unter Umständen muß tracheotomiert werden.

Offene Verletzungen durch Schuß, Schnitt (Selbstmörder!), Stich usw. bergen die Gefahr der Blutaspiration und der Asphyxie in sich. Wundversorgung u. U. verbunden mit Tracheotomie (vgl. hierüber auch S. 164 u. 201).

Fremdkörper, z. B. Bohnen, Speisebissen gelangen durch plötzliches Ansaugen, „Verschlucken", in den Kehlkopf. Gelingt die Entfernung mit einer gebogenen Kornzange oder durch „Auf den Kopfstellen" nicht sofort und besteht Atemnot, dann muß tracheotomiert oder der Fremdkörper unter Leitung des Kehlkopfspiegels entfernt werden. Bei tiefer eingedrungenen Fremdkörpern Tracheoskopie, Bronchoskopie mit Extraktion, was in geschickter Hand bei Frühfällen meist gelingt. Also sofort Facharzt zuziehen!

II. Entzündungen.

Eine Anzahl von akuten wie von chronischen Entzündungsvorgängen, welche über den Kehlkopf hinweggehen oder sich in seiner nächsten Umgebung abspielen, rufen eine mehr oder weniger rasch entstehende, teils örtlich, teils über den ganzen Kehlkopfeingang sich ausbreitende ödematöse Schwellung des lockeren, submukösen Gewebes, die wir als *Glottis-* oder richtiger *Kehlkopfödem* bezeichnen, hervor. Trotzdem es sich also nur um ein Symptom handelt, rechtfertigt sich seiner hohen klinischen Bedeutung halber die gesonderte Besprechung.

1. Das Oedema laryngis.

Es kommt vor als Folge von chemischen (giftige Gase) oder von thermischen Schädlichkeiten (heiße Dämpfe), von *Trauma,* von *Diphtherie* und *Erysipel* oder als Begleiterscheinung von irgendwelchen geschwürigen Vorgängen, die im

Kehlkopf sich abspielen (bei Infektionskrankheiten), bei Nephritis, nach Jod-
gebrauch (Jodödem), als sog. angioneurotisches Ödem und endlich als fort-
geleitetes Ödem bei phlegmonösen Entzündungen des Mundbodens, des Rachens,
des Kehlkopfes und im Halszellgewebe. Auch nach Geschwülsten des Halses
und Mittelfellraumes ist es beobachtet.

Die ary-epiglottischen Falten und selbst die Epiglottis schwellen zu dicken,
schlaffen Wülsten an. Inspiratorische Dyspnoe, eine Art ventilartiger Aspiration, heisere, rauhe Stimme, bellender Husten und Schluckschmerz kündigen
das Verhängnis an. Je nach der Grundursache entwickelt sich die Sache
rascher oder langsamer. Nach der Einatmung heißer Dämpfe, giftiger Gase,
bei Erysipel und Diphtherie steigt die Atemnot unter Umständen in weniger
als einer halben Stunde zu beängstigender Höhe; ebenso rasch kann sie sich
wieder bessern. Andere Male gehen Stunden darüber hin. Jeden Augenblick
muß man auch bei langsamerer Entwicklung gewärtig sein, daß die Dyspnoe
zur Erstickung führt, besonders bei Kindern, deren verhältnismäßige Enge
des Kehlkopfeingangs die Gefahr verdoppelt. *Das Glottisödem ist stets als
eine sehr ernste Verwicklung anzusehen. Das Leben der Kranken steht in
höchster Gefahr.*

Die *Behandlung* erfordert größte Wachsamkeit und Umsicht. Ist der Arzt
bei den ersten bedrohlichen Anzeichen zugegen, wird er entsprechend der vermuteten oder offenkundigen Grundursache oder Veranlassung des Leidens
handeln: Entlastung des primären Entzündungsherdes durch Einschnitt, antiphlogistische Mittel, wie Eispillen schlucken lassen, Eiskrawatte, PRIESSNITZsche
Umschläge, Narkotica, intralaryngeale *Stichelungen.* In neuerer Zeit wird
über sehr günstige Erfolge der Calciumbehandlung — übrigens auch bei Verengerungen infolge von Diphtherie — berichtet (5 ccm Calcium-Sandoz täglich,
intraglutaeal, bei kleinen Kindern; 10 ccm bei größeren Kindern). Auf jeden Fall
ist alles für die *Tracheotomie* vorzubereiten oder doch der Kranke ohne Säumen
in ein Krankenhaus zu bringen, denn die tödliche Erstickung kann so urplötzlich
hereinbrechen, daß für Überlegung keine Zeit mehr bleibt. Gegebenenfalls ist
es richtiger, schon *vorbeugend den Luftröhrenschnitt anzulegen,* als den Kranken
hilflos an Erstickung zugrunde gehen zu lassen.

2. Diphtherie.

Die Kehlkopfdiphtherie, eine ausgesprochene Erkrankung des Kindesalters,
schließt sich gewöhnlich an die Rachendiphtherie an. Die anatomischen Verhältnisse des engen kindlichen Kehlkopfes bedingen, daß die einfache Membran-
auflagerung auch ohne submuköse Infiltrate schon beträchtliche Stenoseerscheinungen macht. Deshalb ist viel eher als bei anderen akuten Laryngitiden
chirurgische Hilfe nötig.

Die *Erscheinungen* decken sich zunächst mit den bekannten der Rachendiphtherie: croupöse Membranen, Entzündung, Fieber, oft verhältnismäßig
gering, Schluckschmerzen bis Heiserkeit oder Aphonie und ein eigenartiger,
bellender Husten (Crouphusten), welcher die Miterkrankung des Kehlkopfes
verrät. Je kleiner das Kind, um so rascher nimmt die Larynxstenose einen
bedrohlichen Grad an. Bei anfänglich leichtem, inspiratorischem Stridor
steigert sich periodenweise (nach Aufregung, beim Trinken, beim Erwachen).
die Atemnot. Die Inspirationen werden langgedehnt unter krampfhafter Anspannung der Halsmuskeln, das Jugulum, das Epigastrium und die Inter-
costalräume zeigen inspiratorische Einziehung, die Nasenflügel heben sich; die
Lippen verfärben sich livide, das Gesicht zeigt den Ausdruck höchster Angst,
die Pulse fliegen, hilfesuchend klammert das Kind sich an die Mutter.

Diese vorübergehenden Erstickungsanfälle machen bei andauernden Stenosen einer trügerischen Ruhe und Apathie Platz, sie sind der Ausdruck der Erschöpfung und der Kohlensäurevergiftung: schwere Cyanose, strotzend gefüllte Halsvenen, Herzerweiterung, unregelmäßiger Puls, Somnolenz. Am tödlichen Ausgange beteiligen sich in verschiedenem Grade auch sekundäre Lungenerkrankungen (Bronchialdiphtherie, Bronchopneumonie) und vor allem allgemeine Toxinwirkung.

Hat die diphtherisch-septische Vergiftung noch nicht die Überhand gewonnen, kann in jedem Stadium eine Wendung zum Besseren eintreten, und selbst höchstgradige Stenosen verschwinden mit der Lösung und dem Aushusten der Membranen. Der Krankheitsverlauf berechnet sich im Durchschnitt auf 4—8 Tage.

Die *Diagnose* wird gesichert durch den Nachweis des Löfflerschen Bacillus. In der Mehrzahl der Fälle bedarf es dieses Beweismittels nicht mehr, und überdies drängt die Zeit den Chirurgen zum Handeln. In ursächlich nicht klaren Fällen denke man bei Kindern an aspirierte Fremdkörper (Bohnen, Glasperlen u. ä.), an Glottisödem und Pseudocroup — hier fehlt das Fieber — oder an retropharyngeale und perichondritische Krankheitsvorgänge.

Die *Vorhersage* ist ungeachtet der Erfolge der Serumbehandlung in den einzelnen Epidemien sehr verschieden. Die chirurgische Hilfeleistung vermag sich nur mit den Gefahren der Larynxstenose zu messen, gegen die Sepsis ist sie ohnmächtig. Epidemien mit Häufung von Fällen septischer Diphtherie zählen zu den niederdrückendsten Erlebnissen.

Die *Behandlung.* Sofortige Isolierung des Kranken und Desinfektion sämtlicher Gebrauchsgegenstände. Die Serumbehandlung entfaltet bei der Larynxstenose vielfach überraschende Wirkung. Man gibt sofort, ohne auf das Ergebnis der bakteriologischen Untersuchung zu warten, wenn die Diagnose sonst klar ist, intramuskulär (nicht subcutan!) 500 A.E. Diphtherieserum je Kilogramm Körpergewicht des Kindes auf einmal in den oberen äußeren Quadranten der Glutäalmuskeln oder in den Quadriceps. Bei einem kurz nach der Einspritzung eintretenden Schock gibt man subcutan $1/4$—$1/2$ ccm Suprarenin der Lösung 1 : 1000, zusammen mit Coramin oder Hexeton. Außerdem allenfalls 1 ccm einer Atropinlösung 0,01 : 10,0. Sollte es zur Serumkrankheit (nach 8—14 Tagen) kommen, dann gibt man Calcium Sandoz intravenös. Hat der Kranke früher schon Pferdeserum erhalten, so daß die Gefahr der Anaphylaxie besteht, dann kann man, so vorhanden, Rinder- oder Hammelserum nehmen oder man muß das Pferdeserum sehr vorsichtig in kleinen Einzelgaben geben: zunächst 0,1 ccm subcutan, dann, immer nach 2stündigen Pausen 0,1 ccm intramuskulär, dann weiter intramuskulär 0,25, 0,5, 1,0, 2,0, 3,0, 5,0 usw. bis zur Gesamtserummenge mit dem Antitoxingehalt von 500 A.E. je Kilogramm Körpergewicht. Zweistündlich inhalieren. Zum Aushusten der Membranen bei Kindern: Infus. Rad. Ipecac. 0,2:80,0, Pilocarp. hydrochlor. 0,01—0,02, Sirup. spl. ad 100,0. $1/2$stündl. 1 Kaffeelöffel.

Ohne auf die übliche innere Behandlung der Diphtherie und ihrer Nebenkrankheiten einzugehen, haben wir hier lediglich die chirurgischen Fragen zu erörtern: *Tracheotomie* und *Intubation.* Jedes der Verfahren hat seine Anhänger und seine Gegner, jedes hat gewisse Vorzüge und gewisse Mängel — beide Verfahren werden schließlich von der gleichen ärztlichen Hand nach besonderen Anzeigen angewandt.

Allgemeingültige Regeln lassen sich nicht aufstellen. Die jeweiligen äußeren Verhältnisse, unter denen das Kind untergebracht ist, die Dringlichkeit, der Stand der Erkrankung, das Alter u. ä., schließlich auch die Beherrschung der Technik beeinflussen namhaft die Wahl des Verfahrens. Wozu der Arzt sich auch entschließen mag, er halte an dem *Grundsatz fest, mit dem Eingriff nicht bis zum Stadium asphycticum zu warten;* die Heilungsaussichten verschlechtern sich dadurch um ein Vielfaches.

O'DWYER in New York hat in den 80er Jahren die *Intubation* in die Behandlung der Larynxstenose eingeführt. Ein 5 cm langer Tubus wird vom Munde aus in den Kehlkopf eingelegt; sein kopfartig verbreitertes Ende ruht auf den Stimmbändern. Er bleibt mehrere Tage, u. U. unter Wechsel, liegen bis zur Rückbildung der Stenose. Das Instrumentarium ist fein und zweckmäßig ausgearbeitet (s. Abb. 125).

Der Erfolg einer gelungenen Intubation ist ein sofortiger: nach einigen Hustenstößen und Würgbewegungen wird die Atmung freier. Der Tubus kann

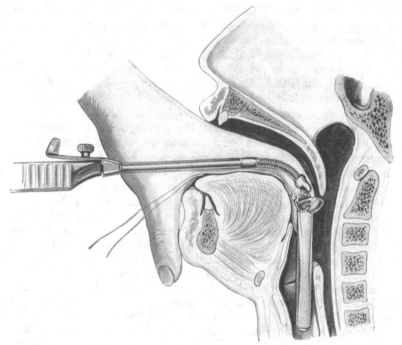

Abb. 125. Kehlkopfintubation von O'DWYER

3—4 Tage liegen bleiben, es sei denn, daß er wegen Verschleimung gewechselt werden muß, oder, was oft geschieht, daß er ausgehustet wird. Bei zu langem Liegenbleiben des Tubus besteht die Gefahr des Druckgeschwürs in der Luftröhre. Das Verfahren hat den entschiedenen Vorteil des „unblutigen" und in geübter Hand rasch zu erledigenden Eingriffs; die Behandlungsdauer ist abgekürzt, und alle Wundstörungen, vor allem die oft schwer zu beseitigenden Schäden durch die Kanüle (s. Stenosen) kommen in Wegfall. Andererseits haftet ihm der Nachteil einer nicht so freien und dauernd befreiten Atmung an, ferner erschwerte Ernährung, das öftere Aushusten des Tubus mit der Notwendigkeit sofortiger Wiedereinführung. *Die Intubation reicht auch nicht für alle Fälle aus;* in seltenen Fällen muß die Tracheotomie nachträglich doch noch gemacht werden.

Die *Tracheotomie* (Technik, s. S. 201) muß bei bedrohlicher Stenose, bei starker Schwellung des Rachens und des Kehlkopfs, bei großer Schwäche des Kindes und aus rein äußeren Gründen, z. B. wenn die Intubation mißlingt, gemacht werden. Auch ihr haften unleugbar Nachteile an — doch sie läßt sich nicht umgehen, vielfach ist sie die letzte Zuflucht — das Leben hängt davon ab.

3. Die Tuberkulose des Kehlkopfes.

Die Tuberkulose setzt Infiltrate mit Neigung zu geschwürigem Zerfall, selten in Form von Granulationstumoren. Lieblingsort sind Stimmbänder und Hinterwand. Häufig ist die Erkrankung einseitig, und da sie fast immer mit Lungentuberkulose verbunden ist, entspricht die erkrankte Kehlkopfseite gewöhnlich der allein oder vorwiegend erkrankten Lungenseite. Die Diagnose ist durch den Kehlkopfspiegel und durch den Bacillenbefund mit Sicherheit zu stellen.

Die *örtliche Behandlung* muß Hand in Hand mit der Lungenbehandlung gehen, und dementsprechend ist auch die Vorhersage zu stellen. Sie ist im allgemeinen schlecht, Heilungen gehören zu den Ausnahmen. Mit Auskratzungen, Ätzungen mit 50%iger Milchsäure nach vorgängiger Cocainisierung, sowie Stichelungen kommt man nicht immer zum Ziel; bei Ödem und Perichondritis ist man gegen die Geschwüre vorgegangen. Gegen die sehr quälenden Schmerzen wird Anästhesin-Schluckpulver (Anästhesin 0,3, Sacchar. lact. 0,5, trocken 10 Min. vor der Mahlzeit zu schlucken) empfohlen. Gegen den Husten Dicodid, Paracodin. Auch Stauungsbehandlung führt manchmal Besserung herbei: unterhalb des Kehlkopfes wird die 2 cm breite umsponnene Gummibinde mit Haken und Ösen umgelegt. Sie bleibt 20 Stunden je Tag liegen (BIER). Länger dauernde Beseitigung der Schmerzen (mehrere Wochen) wird durch Alkoholinjektion in den N. laryngis sup. erzielt. Bei günstigen Fällen hat man mit dem Thermokauter gute Erfolge gezeitigt. Auch Röntgenbestrahlungen sind empfohlen. Größere chirurgische Eingriffe sind zu widerraten. Die *Tracheotomie* kommt nur als Notoperation bei Erstickungsgefahr, die Anlegung einer Magenfistel nur bei unleidlichen Schluckbeschwerden in Frage.

4. Syphilis

zeigt sich in verschiedener Gestalt: als Plaques im II. Stadium, als Gumma (Ulcus) und diffus gummöse Infiltration mit Stenose im Tertiärstadium. Der Zerfall führt zu Perichondritis (besonders am Ringknorpel), und daraus entwickelt sich die schwere und bedrohliche Narbenstenose. Für die Diagnose ist zu beachten, außer dem bekannten kennzeichnenden Aussehen luischer Geschwüre und der Narbenbildung, der Lieblingssitz am Kehldeckel und der positive Ausfall der WASSERMANNschen Reaktion.

Die *Behandlung* des floriden Leidens antiluisch; die zurückgebliebenen Narbenstenosen sind durch planmäßiges Bougieren zu beheben.

5. Aktinomykose und Rhinosklerom

des Kehlkopfes sind sehr seltene Krankheiten; jene kommt primär überhaupt nicht, nur sekundär vor, dieses ist auf Polen, Galizien, Ostpreußen und Schlesien beschränkt. Röntgenbehandlung. Allenfalls Tracheotomie.

6. Perichondritis an Kehlkopf und Trachea.

Meist sind es geschwürige Vorgänge verschiedener Ursache *(Syphilis, Tuberkulose, Rotz, Carcinom)*, welche auf das Knorpelgerüst übergreifen, oder es ist ein Trauma oder ein Fremdkörper; seltener sind es metastatische Vorgänge bei Sepsis, dann bei *Typhus,* Variola, welche perichondrale Eiterungen und in deren Gefolge nekrotische Abstoßung kleinerer oder größerer Knorpelteile bedingen. Jeder Bezirk des Kehlkopfgerüstes und auch Teile der Luftröhrenknorpel, die infolge von Trauma, Kanülendecubitus oder zerstörender Entzündung geschädigt sind, können ergriffen werden, mit Vorliebe die Aryknorpel und der Ringknorpel. Es bilden sich dann Abscesse, die sich je nach der Ursache akut oder mehr chronisch heranbilden. Je nachdem sie nach dem Kehlkopf oder Luftröhreninnern oder nach außen zu sich entwickeln, sind Schlingbeschwerden, Heiserkeit, Atemnot, Druckschmerz ausgesprochen. Immer aber ist es eine unheimliche Erkrankung, die das Leben unmittelbar bedroht, sei es durch Glottisödem, durch einen beengenden oder nach innen durchbrechenden Absceß, oder mittelbar durch gewaltige Eiterungen, Bronchopneumonien oder durch das Zusammenklappen des Larynxstützgerüstes. Ähnlich steht es mit der Perichondritis tracheae, und gerade da drohen gleich wie bei Nekrose des Ringknorpels schwere (leider oft unheilbare) Narbenstenosen.

Behandlung. Abscesse von außen her eröffnen. Wo durch die Verlegung des Larynx oder durch sekundäre Stenose Erstickung droht, ist die *Tracheotomie* auszuführen. Vor allem ist bei inneren Abscessen und Fisteln zeitig die *Laryngotomie* zwecks breiter Eröffnung der Abscesse und Entfernung der nekrotischen Knochenteile zu machen.

Die *Narbenstenosen* des Kehlkopfes und der Trachea zu beseitigen, zählt mit zu den schwierigsten Aufgaben der Kehlkopfchirurgie. Bougierung, Dauerintubation, Discisionen, Plastik, angewandt mit viel technischem Geschick und unendlicher Geduld, können schließlich einen befriedigenden Erfolg zeitigen.

III. Neubildungen im Kehlkopf.

Die Häufigkeit der *gutartigen und bösartigen Kehlkopfgeschwülste* verhält sich wie 7:1. Unter den gutartigen stehen *Fibrome* (Polypen), vorwiegend bei Erwachsenen, und *Papillome*, häufiger bei Kindern, weitaus an erster Stelle. Alles übrige, wie *Cysten, Myxome, Enchondrome, Angiome, Lipome*, sind große Seltenheiten.

Die *Fibrome* entstehen im submukösen Gewebe, sitzen breit auf, stielen sich später, sind von Erbsen- bis Kirschgröße und sitzen meist an den Stimmbändern. Die *Papillome* haben warzen- und beerenartiges Aussehen, können vereinzelt oder als multiple Papillome über den ganzen Kehlkopf ausgestreut vorkommen. Beide Geschwulstarten machen außer Heiserkeit geringe subjektive Störungen. Die Diagnose ist mit Hilfe des Kehlkopfspiegels zu stellen. Vor Verwechslung mit Carcinom schützt das Mikroskop.

Die *Behandlung* liegt in der Hand der Fachärzte. Die endolaryngeale Behandlung vermag nach Cocainisierung in einer oder einigen wenigen Sitzungen die Geschwülste zu beseitigen mit Elektrokaustik, mit der Drahtschlinge oder mit Zangen und Cüretten.

Das Carcinom. Das höhere Alter, besonders das 6. Jahrzehnt, ist am meisten belastet und Männer 6mal öfter als Frauen. Seinen Ausgangspunkt nimmt es mit Vorliebe von den Stimmbändern, der Epiglottis und den Plicae ary-epiglotticae.

Man pflegt *innere* (Stimmbänder, Taschenbänder) und *äußere* (Kehldeckel, pharyngeale Fläche der Hinterwand) Carcinome zu unterscheiden. Die inneren sind günstiger, da die frühzeitige Heiserkeit das Leiden bald erkennen läßt, und da sie obendrein erst spät Absiedelungen zeitigen. Die äußeren führen frühzeitig zu Absiedlungen in den Halsdrüsen und machen spät Beschwerden.

Das Carcinom beginnt als breitbasiges, warzenartiges Gewächs auf infiltriertem Grund; es neigt zum Zerfall und verbindet sich dann mit entzündlichen Erscheinungen (Laryngitis), die zu Ödemen und selbst perichondritischen Eiterungen führen können. Durch Tiefenwachstum greift der Krebs über auf das Knorpelgerüst, auf den Anfangsteil der Speiseröhre, auf die Zungenwurzel. Mit fortschreitendem geschwürigem Zerfall bilden sich außer dem zerklüfteten Gewächs tiefe, jauchige Zerfallshöhlen. Der putride Auswurf wird eine Gefahr für die Lungen des Kranken (Aspirationspneumonie). Die meisten dieser Unglücklichen gehen auch an Lungenkomplikationen innerhalb zweier Jahre zugrunde.

Feingeweblich handelt es sich häufiger um Platten- als Zylinderepithelkrebse. Diese gehen von den Drüsen aus.

Um den traurigen Ausgang zu verhüten, mache man es sich zur Regel, jede chronische Heiserkeit ohne Husten bei einem älteren Manne als verdächtig anzusehen so lange, bis eine fachärztliche Untersuchung Carcinom mit Sicherheit ausgeschlossen hat.

Schlingbeschwerden treten frühzeitig bei den an der hinteren Kehlkopfwand und an der Epiglottis (Verschlußdeckel) sitzenden Krebsgeschwülsten auf. *Atembeschwerden* (Stridor) werden, abgesehen von einer größeren Geschwulst, frühzeitig auch bei bestehendem Ödem und Perichondritis ausgelöst. Schwere Dyspnoe und Erstickungsanfälle, Schmerzen beim Husten und Sprechen, nach dem Ohr ausstrahlende *Neuralgien* (Ohrast des N. vagus), *Fehlschlucken* mit Hustenanfällen beim Trinken, *übelriechender Auswurf* — Foetor ex ore —, das sind die Zeichen, die auf ein bereits weit fortgeschrittenes Leiden hindeuten.

Eine *Frühdiagnose* — und darauf kommt es für die Behandlung an — ist sehr schwer zu stellen. Nur ein genauer laryngoskopischer Untersuchungsbefund kann dazu verhelfen. Auszuschließen sind tuberkulöse und syphilitische Wucherungen und Geschwüre im Kehlkopf, Papillome und vielleicht auch ein zerfallenes Fibrom. Im Zweifelsfall ist auf endolaryngealem Wege eine Probeausschneidung zu machen.

Die *Behandlung* hat nur Aussicht auf Erfolg bei der für Carcinom allgemein anerkannten Ausrottung im Gesunden. Die endolaryngealen Eingriffe bieten diese Gewähr nicht, sie sind deshalb verlassen. Es kommen in Frage:

1. Bei dem auf Stimmband und Taschenband begrenzten, die Mittellinie nicht überschreitenden Krebs die *Laryngotomie*.

In Novocainbetäubung Spaltung des ganzen Kehlkopfes bis in die Luftröhre hinein. Exstirpation des Gewächses ausreichend im Gesunden. An Stelle des Stimmbandes bildet sich eine Narbenfalte, die gute Stimmbildung ermöglicht. Dauerheilungen etwa 50 v. H.

2. Wenn das Carcinom auf das Knorpelgerüst bereits übergegriffen hat, ist die *partielle Kehlkopfexstirpation* bzw. die *Halbseitenresektion* auszuführen.

Der Eingriff ist meist ein atypischer, die Messerführung wird bestimmt durch Sitz und Ausdehnung der malignen Wucherung. Für die stimmliche und respiratorische Funktion

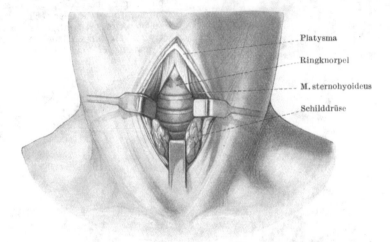

Platysma

Ringknorpel

M. sternohyoideus

Schilddrüse

Abb. 126. Tracheotomia superior. Isthmus der Schilddrüse freigelegt.

ist die Erhaltung auch nur eines Teiles des knorpeligen Stützgerüstes von höchster Wichtigkeit. 20 v. H. erliegen dem Eingriff wie bei allen diesen Operationen an Lungenkrankheiten, von den Überlebenden bleibt mindestens ein Viertel dauernd geheilt.

3. In allen übrigen Fällen, die überhaupt noch operabel sind, wird die *totale Kehlkopfexstirpation* gemacht, wobei mitunter außer Drüsen noch Teile des Oesophagus, des Zungengrundes, der Trachea geopfert werden müssen. Es muß dann ein plastischer Abschluß des Pharynx von der im Jugulum eingenähten Trachea geschaffen werden. Seit wir auch diesen Eingriff ausschließlich in örtlicher Betäubung zu operieren gelernt haben, ist die unmittelbare Operationssterblichkeit wesentlich gesunken; ein gutes Drittel hat sogar Aussicht auf Dauerheilung. Die Einlegung eines Phonationsapparates nach GLUCK, der die Exspirationsluft vorn durch die Nase nach dem Pharynx leitet, gewährleistet eine leidlich verständliche Sprache.

Sarkome im Kehlkopf sind selten. Stimm- und Taschenbänder und Epiglottis sind die Ausgangspunkte. Es sind rundliche, knollige Geschwülste mit glatter, gewöhnlich nicht geschwüriger Oberfläche. Vom Carcinom unterscheiden sie sich leichter als vom Fibrom.

IV. Die Tracheotomie.

Technik. Der Kranke wird in guter Beleuchtung durch Unterschieben eines Kissens unter die Schultern mit gut zurückgebeugtem Kopf gelagert. Medianschnitt vom Ringknorpel bis zum Jugulum. Für die *Tracheotomia superior* Spaltung der Halsmuskeln in der Mittellinie bis an den Isthmus der Schilddrüse. Der Ringknorpel liegt nun frei. Er ist leicht zu erkennen an einer knopfartigen Verdickung. Um die obersten

3 Trachealringe freizulegen, muß die Schilddrüse nach unten abgeschoben werden. Das geschieht leicht, nachdem die am unteren Rand des Ringknorpels ansetzende Fascie durch einen 2 cm langen Querschnitt gelöst ist. Nun läßt sich mit stumpfem Instrument leicht der Isthmus abschieben und mit einem stumpfen Haken zurückhalten. Jetzt werden genau in der Mittellinie die 2 oder 3 obersten Trachealringe eingeschnitten und sofort die Kanüle eingesenkt. Der Ringknorpel darf auf keinen Fall verletzt werden. Deshalb ist sorgfältiges anatomisches Vorgehen, streng in der Mittellinie, und Ruhe geboten.

Für die *Tracheotomia inferior,* d. h. Luftröhrenschnitt unterhalb des Isthmus, wird der Medianschnitt im Jugulum angelegt. Nach Spaltung der Muskeln in der Mittellinie gelangt man auf die tiefe Halsfascie. Man bleibe stets ganz streng in der Mittellinie; dann ist die Blutung am geringsten. Nach ihrer Durchtrennung trifft man auf das Gebiet der Venae imae der Schilddrüse; sie lassen sich meist seitlich verschieben, schlimmsten Falles ist ein Ast zu unterbinden. Mit stumpfen Haken wird der Isthmus hochgehoben und die Trachea eröffnet. Der Eingriff ist schwieriger, besonders bei kurzem Hals und vergrößertem oder verlagertem Mittellappen, erfordert richtige Assistenz und die Möglichkeit ruhigen Arbeitens. Dafür bietet er mancherlei Vorteile für den Kranken.

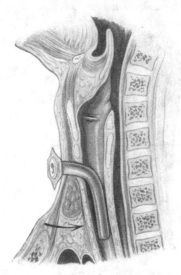

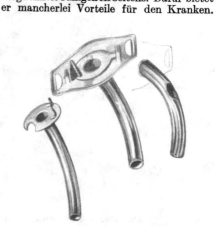

Abb. 127. Obere Tracheotomie, → Stelle für die untere Tracheotomie. Dazwischen der Isthmus der Schilddrüse.

Abb. 128. Trachealkanüle, zusammengesetzt und auseinandergenommen.

Nach der Tracheotomie wird eine LUERsche Kanüle mit entfernbarem Innenteil von der richtigen Größe und Krümmung in die Trachealwunde eingeführt (Abb. 127 und 128).

Die *Nachbehandlung* eines tracheotomierten Kranken gehört unter sachkundige Pflege. Die ungestörte Kanülenatmung muß gesichert bleiben, deshalb Dauerwache, Wechsel der Innenkanüle bei Verschleimung, Auswischen mit Federkielen, Einatmung von Salzwasserdämpfen, sachgemäße Wundbehandlung. Die *Kanüle darf keinen Tag länger als unbedingt nötig liegen bleiben,* d. h. bei Diphtherie 2 oder 3 Tage, dann versucht man das Kind mit einer Fensterkanüle atmen zu lassen. Erst wenn diese 24 Stunden ohne Anstand vertragen wird, darf die Kanüle endgültig entfernt werden. Muß eine Kanüle länger liegen (wie bei länger dauernder Diphtherie, bei Perichondritis usw.), so ist sie wegen Gefahr des Druckgeschwürs an der Luftröhrenschleimhaut alle 3 Tage durch eine andere zu ersetzen.

Die endgültige Entfernung der Kanüle (das *Décanulement*) kann große Schwierigkeiten machen. Die Ursachen sind zu ergründen; sie liegen meist in technischen Fehlern bei der Operation oder bei der Nachbehandlung; nämlich bei zu kleinem Luftröhrenschnitt Einbiegung eines Trachealringes in die Luftröhre hinein, Decubitus infolge unrichtig ausgewählter Kanüle, Granulationsgeschwulst am oberen Wundwinkel der Trachea, Verletzung des Ringknorpels, Perichondritis, Glottisödem u. ä. Die Kehlkopfatmung wiederherzustellen gelingt nur nach Beseitigung des betreffenden Hindernisses, was oft erst in wochenlanger Nachbehandlung erzwungen werden muß mit Schornsteinkanülen oder mit der Intubation oder mit planmäßiger Bougierung, unter Umständen sogar durch plastische Operationen.

Außer der diphtherischen Kehlkopfverengerung geben eine Anzahl anderer Krankheiten Anlaß zur Tracheotomie, wie Verletzungen, Fremdkörper, Perichondritis, Glottisödem, Tuberkulose, Narben- und Kompressionsstenosen, Lähmung beider M. postici im Beginn

(Stillstand beider Stimmbänder in der Mittellinie); geht die unvollständige Lähmung der Nn. recurrentes in die vollständige über, was schneller oder langsamer eintreten kann, dann rücken die Stimmbänder in „Kadaverstellung" und die Atmung wird wieder frei.

Liegen die Stenosen tiefer in der Trachea, so müssen besonders lange Kanülen eingeschoben werden (König sche Spiralkanüle). Bei Operationen im Rachenraum und im Kehlkopf ist früher öfter die Tracheotomie vorausgeschickt worden, um der Gefahr der Blutaspiration vorzubeugen. Hierzu hat man Kanülen, welche die Luftröhre ganz ausfüllen, verwendet (Schwammkanüle von Hahn und die Tamponkanüle von Trendelenburg). Auch die *perorale Intubation* nach Kuhn hat gute Dienste geleistet: eine bieg-

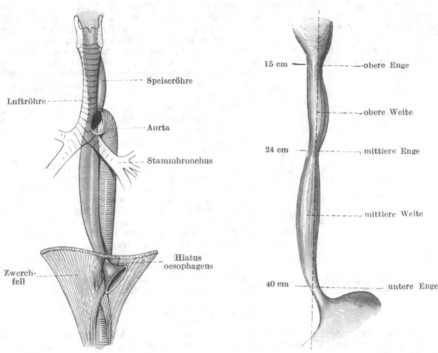

Abb. 129. Verlauf der Speiseröhre von vorne. Man beachte die Lage der Speiseröhre zur Trachea und zur Aorta. (Nach Sauerbruch.)

Abb. 130. Physiologische Engen der Speiseröhre. (Nach Corning.)

same lange Metallkanüle, die durch den Mund bis in den subglottischen Raum reicht und den Kehlkopf nach außen zu abschließt. Auch sie wird überflüssig, wenn man in örtlicher Betäubung operiert.

K. Erkrankungen der Speiseröhre.

Anatomisch-physiologische Vorbemerkungen. Die Speiseröhre beginnt hinter dem Ringknorpel; sie zieht dicht vor der Wirbelsäule in sanfter Windung nach links und vorne gegen den Hiatus des Zwerchfells. 2—3 cm tiefer geht sie in die Kardia über. Diese hat gegen das Wiederhochkommen der Speisen einen muskulären und einen Klappenverschluß. Die Speiseröhre besitzt eine Ring- und eine Längsmuskelschicht und ist mit Plattenepithel ausgekleidet. Nach oben zu fügt sich gewissermaßen als Trichter der Schlund (Pharynx) an mit einer schlingenartig angeordneten Muskulatur (Constrictor pharyngis). Der Bissen, durch das Zusammenwirken der Zungen-, Zungenboden- und Rachenmuskeln in die Speiseröhre hineingepreßt, wird durch Peristaltik nach dem Magen weiterbefördert.

Die Speiseröhre ist 24—28 cm lang. Von den Schneidezähnen bis zu ihrem Anfang sind es 15 cm; somit liegt die Kardia bei etwa 42 cm (2 cm unterhalb des Hiatus). Sonden und Tuben von 15 mm Durchmesser gehen leicht durch. Praktisch sind 3 wichtige Engen zu beachten: die erste am Introitus (verstärkt durch Verknöcherung des Ringknorpels), die zweite an der Stelle, wo der linke Bronchus die Speiseröhre kreuzt (24 cm hinter der Zahnreihe), die dritte am Hiatus bei 40 cm (Abb. 129 und 130).

Untersuchungsverfahren. Jeder Untersuchung der Speiseröhre mit Sonden muß eine genaue Untersuchung auf Aortenaneurysma (Vergleichung des Radialpulses) oder auf einen Absceß, der bei der Untersuchung angebohrt werden könnte, vorangehen.

Zu Untersuchungs- und Behandlungszwecken stehen uns Sonden verschiedenster Dicke und Form, hohl und gefenstert oder solide, gefertigt aus verschiedenartigen Stoffen zur Verfügung. Die biegsamen, konischen oder geknöpften seidengesponnenen Sonden sind neben der Fischbeinsonde mit abschraubbarem Elfenbeinknopf die gebräuchlichsten.

Die lichte Weite der Speiseröhre des Erwachsenen erlaubt die Einführung von Sonden bis zu 18 mm, höchstens 2 cm Dicke; zur ersten Untersuchung ist die Fischbeinsonde mit auswechselbarer Elfenbeinolive am ehesten geeignet. Sie wird beim sitzenden Kranken, bei geradem oder ganz leicht vornüber geneigtem Kopf, eingeführt, während der Arzt mit dem Zeigefinger der linken Hand den Zungengrund sanft niederdrückt. Durch tiefes Einatmen überwindet der Kranke den Würgreiz. Ein natürliches Hindernis, das aber leicht überwunden wird, bietet der durch den Ringknorpel verengte Speiseröhreneingang. Ohne Gewalt, mit leichter Hand, sorgfältig tastend, schiebt man die Sonde vor und legt

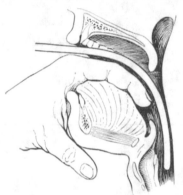

den nunmehr freigewordenen Zeigefinger zwischen obere Zähne und Sonde. Stößt diese auf ein Hindernis, bezeichnet man die Stelle und mißt in Zentimetern die Entfernung von der oberen Zahnreihe. Nach dem Herausziehen der Sonde folgt eine zweite, die dünner bzw. anders geformt (konisch oder geknöpft) ist. Vor allen groben Sondierungsversuchen ist zu warnen (s. Abb. 131).

Das Oesophagoskop, ein starres, gerades Metallrohr, an dessen oberem Ende eine Lampe angebracht ist, die ihr Licht in das Rohr wirft, ist in den Händen der Geübten ein wertvolles Untersuchungsmittel geworden, ebenso die Röntgenuntersuchung, sei es durch Filmaufnahmen des mit Bariumbrei gefüllten Oesophagus oder durch Beobachtung des Schluckens vor dem Schirm.

Gegenüber diesen neueren Untersuchungsverfahren der Speiseröhre hat die Auskultation der sog. Schluckgeräusche (links vom 9.—10. Brustwirbel) heute nur mehr untergeordnete Bedeutung.

Abb. 131. Niederdrücken des Zungengrundes.

I. Mißbildungen

sind selten. Verdoppelung, Mangel, völlige VeRödung, Septumbildung kommen vor, oft vergemeinschaftet mit anderen Mißbildungen, mitunter sind sie mit den Luftwegen durch Fisteln verbunden.

II. Verletzungen der Speiseröhre

von außen her sind nicht häufig (Selbstmordversuche, Schuß- und Stichverletzungen). Ihre Hauptzeichen sind Schluckbeschwerden. Auch Hautemphysem ist beobachtet. *Behandlung:* In frischen Fällen Naht (Tracheaverletzung nicht übersehen!). In älteren: Verhütung der Mediastinitis durch Freilegung der Wunde und Drainage, im Notfall Anlegung einer Magenfistel.

Blutungen

finden sich, abgesehen von Verletzungen, Entzündung, Geschwülsten, vor allem bei *Oesophagusvaricen*. Die in den oberen Abschnitten gelegenen sind angeboren, die in den tieferen Teilen bilden sich im Anschluß an Lebercirrhose, Pfortader- oder Milzvenenthrombose, Mediastinaltumoren. Sie finden sich bei älteren Leuten. Das ganze Blut wird in die Vena azygos gedrückt, die sich gewaltig erweitert. Wenn man „daran denkt", kann die Röntgenuntersuchung mit Kontrastbrei Aufklärung bringen. *Behandlung:* Ruhe, Nulldiät, Tropfeinläufe, Morphium, Mittel zur Blutstillung (s. dort), Bluttransfusion.

III. Fremdkörper in den Speisewegen.

Ungekaute zähe Fleischbrocken, Kartoffelstücke, Gräten, Knochensplitter, Nadeln u. ä. können in der Speiseröhre steckenbleiben. Schlecht sitzende Gebisse gelangen im Schlaf, in Ohnmachtsanfällen, bei epileptischen Krämpfen oder in der Narkose in den Oesophagus. Kinder verschlucken beim Spielen,

Geisteskranke in selbstmörderischer Absicht allerhand Gegenstände, welche die Speisewege verlegen können. Es sind drei Stellen, an denen die Fremdkörper mit Vorliebe steckenbleiben:

1. Hinter dem Ringknorpel,
2. in der Gegend der Gabelung der Luftröhre,
3. am Hiatus des Zwerchfells (s. Abb. 129 und 130).

Die Erscheinungen sind verschieden, je nach Sitz, Form und Größe des Fremdkörpers. Bei hohem Sitz stehen Beängstigung und Beklemmung, Atemnot und Würgen im Vordergrunde, bei tiefem Sitz, ein dumpfer Schmerz hinter dem Brustbein. Bleibt der Fremdkörper längere Zeit stecken, so macht er Druckgeschwüre, an welche sich ernste Zwischenfälle anschließen können, wie Zellgewebsentzündungen, Mediastinitis, Pleuritis, septische Pneumonie durch Einbruch jauchiger Massen in die Trachea oder tödliche Blutung durch Gefäßarrosion.

Die *Diagnose* wird zunächst durch Schlucken von Wasser (mit Fragen nach dem Sitz des Schmerzes), dann durch das Röntgenbild oder das Oesophagoskop sichergestellt. Die Angaben der Kranken über den Sitz des Fremdkörpers, ja selbst über das Vorhandensein eines solchen sind unzuverlässig, denn der Schmerz und das Fremdkörpergefühl überdauern die Einklemmungszeit, zudem verweigern Kinder manchmal aus Angst vor Strafe jede Angabe.

Die Einführung und Handhabung des *Oesophagoskops* erfordert Übung; es bildet aber nicht nur für das Aufsuchen, sondern auch für das Herausbefördern ein vorzügliches Hilfsmittel. Ebenso ist die *Röntgendurchleuchtung* bei Metall oder Knochen unentbehrlich. Aber sie ist auch nicht unfehlbar; ein Hornknopf kann dem Röntgenlicht entgehen.

Behandlung. Bei glatten Gegenständen (Münzen und dgl.) Versuch, den Fremdkörper durch den Schluckakt in den Magen befördern zu lassen. Magen und Darm verstehen unter Beihilfe einer massigen Kost (Kartoffelbrei, Sauerkraut), die sonderbarsten Gegenstände mit wunderbarem Geschick weiterzubefördern. So haben z. B. ein offenes Federmesser und auch ein Gebiß mit Widerhaken, bei manchen Strafgefangenen Löffelstiele, Drahtstücke glücklich den ganzen Darm durchwandert.

Bleibt der Fremdkörper in der Speiseröhre sitzen, so soll man keinerlei Versuche machen, mit Instrumenten blind den Fremdkörper tiefer zu stoßen oder herauszuziehen. Das gegebene Instrument ist einzig das *Oesophagoskop*, welches unter Leitung des Auges die meisten Fremdkörper mit besonderen Extraktionszangen herauszubefördern gestattet.

Nur in den Fällen, in denen auch dieses Verfahren versagt, ist die *Oesophagotomie* angezeigt. Bei Zeichen bereits drohender Halsphlegmone ist sie die einzige Möglichkeit der Rettung. Am Hals kann man hinter dem Sternokleido nach Freilegung des Oesophagus unmittelbar auf den Fremdkörper einschneiden oder im Falle eines tieferen Sitzes die Extraktion mit Hilfe einfacher und kürzerer Zangen ermöglichen. Die im unteren Drittel festsitzenden Fremdkörper sind schließlich nur von einer *Gastrotomie* aus zu holen und, sofern auch diese unmöglich sein sollte, durch eine hintere *Mediastinotomie* (Resektion der 8. und 9. Rippe links) anzugehen.

Die *Oesophagotomie am Hals* wird am Vorderrande des Sternokleido vorgenommen. Der Muskel samt den großen Gefäßen wird nach außen, die geraden Halsmuskeln, Trachea und Schilddrüse nach innen zur Seite gezogen. Hinter dem Kehlkopf erscheint in der Tiefe, an der Längsfaserung seiner Muskulatur erkenntlich, der Oesophagus. Im Zweifelsfalle dünnen Magenschlauch von der Nase oder vom Mund her einführen.

IV. Verätzungen, entzündliche und geschwürige Krankheitsvorgänge der Speiseröhre.

Neben den oben bereits erwähnten Druckgeschwüren und dem peptischen, runden Speiseröhrengeschwür, einem (sehr seltenen) Seitenstück des Ulcus ventriculi, wären hier zu nennen die chronisch entzündlichen Vorgänge bei Tuberkulose, Aktinomykose und Lues. Auch sie sind Seltenheiten. Häufiger ist die Soorbildung, bei Kindern und kachektischen Erwachsenen, die auch ohne Mundsoor auftreten kann. Behandlung: 3%ige Boraxlösung innerlich.

Praktisch am wichtigsten ist die *Oesophagitis corrosiva* nach absichtlichem oder versehentlichem Verschlucken *ätzender* Flüssigkeiten (Laugen, Säuren). Mund, Rachen, Magen sind häufig mitbeteiligt. Folgen: Abstoßung der Epitheldecke der Speiseröhre bis zu tiefen, die ganze Wand durchsetzenden Nekrosen mit nachfolgenden Narbenverengerungen.

Behandlung. Am ersten Tag symptomatisch: Eis, flüssige Nahrung, Tropfeinläufe, Exzitantien. Gegen die Schluckschmerzen kaffeelöffelweise Anästhesin 1,0, Aq. dest. 100,0, Acid. hydrochlor. dilut. gut. XXXX. Vom 2.—4. Tage an Dauersondierung der Speiseröhre mit gewöhnlichem, nicht zu dickem Schlundrohr. Roux beginnt schon unmittelbar nach der Verletzung. Man führt das Rohr, allenfalls in Narkose, durch die Nase sehr vorsichtig (Gefahr der Perforation und Mediastinitis) ein und läßt es (bis zu 4—5 Wochen) liegen. Richtiger ist es wohl, das Schlundrohr nicht zu lange *dauernd* liegen zu lassen (Gefahr des Decubitus an den Kehlkopfknorpeln). Die Kranken sind jedenfalls lange unter Beobachtung zu halten, da sonst die Gefahr nachfolgender Verengerungen besteht. Das Verfahren hat sehr gute Ergebnisse: Heilung bis 90 v. H., Sterblichkeit nur 4 v. H., wenn nicht der Magen gleichzeitig verätzt ist.

V. Verengerungen (Strikturen) der Speiseröhre.

Eine recht beträchtliche Zahl verschiedener Erkrankungen und Zustände hat eine Verengerung der Speiseröhrenlichtung zur Folge. Das sind:

1. Entzündungen akuter und chronischer Art, z. B. Diphtherie.

2. Verbrennungen und *Verätzungen.*

3. Kompressionen von außen her durch Aortenaneurysma, retroösophageale Abscesse und Kröpfe, Divertikel, maligne Lymphome sowie andere im Mediastinum vorkommende Geschwülste.

4. Spasmen reflektorischen Ursprungs durch Fissuren und Geschwüre, oder hysterischer Natur, oder durch Vaguslähmung.

5. Geschwülste der Speiseröhre selbst: wie fibröse Polypen, Myome, Cysten oder die äußerst seltenen Sarkome und die sehr häufigen Carcinome.

Das wesentliche Erscheinungsbild dieser Gruppe ist neben anfänglich unbedeutenden Schluckbeschwerden (Dysphagie) eine langsam zunehmende Behinderung der Nahrungsaufnahme, Erbrechen, Speichelfluß und fortschreitender Kräfteverfall. Bei den entzündlichen Verengerungen gesellen sich noch mehr oder weniger heftige Schmerzen dazu, unter Umständen auch Fieber. Die Strikturen kennzeichnen sich durch ständig zunehmende Schluckbehinderung: erst gehen noch gutgekaute Speisen mit einigen krampfhaften Schluckbewegungen durch, schließlich stauen sich selbst Flüssigkeiten und kommen nach kurzer Zeit wieder hoch, sie „regurgitieren". Die Spasmen und zum Teil auch die Divertikel weisen intermittierende Störungen auf. Die bösartigen Geschwülste führen neben der Abmagerung zu unverkennbarem, raschem Kräfteverfall.

Zur objektiven Diagnose über Sitz und Art der Stenose helfen uns außer einer geklärten Vorgeschichte die eben gegebenen Anhaltspunkte sowie die

Sondenuntersuchung, vor allem aber die Röntgendurchleuchtung und die Oesophagoskopie.

Die Carcinom- und die Narbenstenose bilden zusammen weit über 90 v. H. aller vorkommenden Verengerungen. Die letzteren sind meist aus der Vorgeschichte abzulesen und die Krebsstenosen verraten sich in ihrer langsamen Entstehung, d. h. im Laufe von einigen Monaten bei älteren Kranken (meist Männern). Der kleine Rest verteilt sich auf die entzündlichen Formen, die Spasmen und die Kompressionen.

Die *Behandlung* der entzündlichen Stenosen richtet sich nach ihrer Entstehung, ebenso diejenige der Spasmen. Die Kompressionsstenosen sind leider nur in der Minderzahl operativ zu beheben (Kröpfe, Divertikel), während die Mehrzahl (Aortenaneurysmen) ein Noli me tangere sind; selbst die Sondierung kann hier zum Platzen mit plötzlichem Tode führen.

Die **Narbenverengerungen** sind meist durch Laugenverätzung bedingt (s. oben). Sobald der Schorf bis zur Submucosa vordringt, bilden sich Falten oder Taschen und narbige Wülste bzw. ring- und kanalförmige Verengerungen. Sie pflegen an den physiologischen Engen zu entstehen, können einzeln oder in der Vielzahl vorliegen. Oberhalb der Verengerung pflegt sich die Speiseröhre spindelförmig zu erweitern und wird dann durch Anstauung sich zersetzender Speisen zum Sitz von chronischen Entzündungen und Geschwüren.

In der *Behandlung* spielt die zielbewußte Erweiterung mit elastischen, sog. englischen Sonden die Hauptrolle. Mit sachtem Druck, doch ohne Gewalt werden die zylindrisch geformten Sonden — bei konischen ist besondere Vorsicht nötig — in die enge Stelle eingeschoben und 10 Minuten liegengelassen. Es ist ratsam, vorher etwas Adrenalinlösung und Butter oder Öl zu geben und auch die Sonde einzuölen. Sobald die Sonde leicht durchgeht, steigt man zu dickeren Nummern auf.

Viel Geduld und Geschick erfordert das Einbringen von Instrumenten in Strikturen bei verzogener Speiseröhre und bei Falten und Taschen. Mit viel Klügelei sind hierfür besondere Verfahren und Sonden erdacht, deren man sich im gegebenen Falle erinnern wird. Wir nennen nur einige. Ein Bündel filiformer Sonden wird gut eingefettet, bis an die Striktur vorgeschoben und mit jedem einzelnen durch Hin- und Herschieben und Drehen die Öffnung gesucht. Statt in der freien Speiseröhre können sie auch in einer offenen, biegsamen Röhre bis zur Narbe geführt werden. Oder die Striktur wird nach Einführung des Oesophagoskops unter Leitung des Auges mit Bougies gedehnt.

Wenn Krampfzustände die Sondierung erschweren, mag eine Cocainbepinselung (10 oder 20 v. H.) oder eine Morphiumeinspritzung von Nutzen sein. Man kann damit aber Morphinisten heranzüchten!

Die gewaltsame Dehnung bzw. Sprengung der Striktur mit Dilatationsinstrumenten wird von den deutschen Chirurgen wegen der mit ihr verbundenen Gefahr (Mediastinitis) zumeist abgelehnt.

Thiosinamin- und Fibrolysineinspritzungen zwecks Erweichung des Narbengewebes sind stets erfolglos geblieben.

Bleibt die Striktur ungeachtet aller mit Geduld durchgeführten Versuche undurchgängig, so muß die *rückläufige Sondierung von einer Magenfistel aus versucht werden.*

Die Magenfistel, möglichst hoch, nahe der Kardia angelegt, wird zunächst zur ordentlichen Ernährung des Kranken benutzt. Nach der Gastrostomie werden mit zunehmender Erholung des Kranken vorher scheinbar undurchgängige Verengerungen oft wieder für Sonden durchgängig (Abschwellung). Sollte das nicht der Fall sein, dann läßt man den Kranken einen Seidenfaden, an dessen Ende ein dünnes Stahlkügelchen gebunden ist, schlucken. In 1—3 Tagen gelangt die Kugel auch bei stark gewundenen Stenosen in den Magen und kann dann von der Gastrostomie aus geangelt werden, allenfalls nach Füllung des Magens mit 300 ccm Wasser mittels des Operationscystoskops. Nun wird ein konischer Gummi-schlauch an das Magenende des Fadens befestigt, der langsam und immer schärfer täglich für 10—30 Minuten in die Narbenenge hineingezogen wird. Um den einmal gefundenen Weg nicht zu verlieren, läßt man einen starken Seidenfaden zur Wegleitung dauernd liegen (*Sondierung ohne Ende* nach v. HACKER).

Schließlich bleiben noch jene traurigen Fälle übrig mit *fast völliger* Ver-legung der Speiseröhre. Hier versagt jeder Erweiterungsversuch. Die Kranken müssen sich lebenslang mit einer Magen-fistel abfinden. Die Chirurgie hat in-dessen in neuester Zeit in sinnreicher Technik die Möglichkeit der *völligen Neubildung eines Oesophagus* geschaffen.

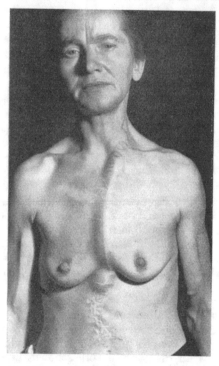

Entweder wird nach ROUX, LEXER, KIRSCHNER u. a. eine Dünndarmschlinge (oder ein Stück des Colon transversum) ausgeschaltet und unter der Brusthaut bis an den Hals heraufgeleitet; das untere Ende wird in den Magen eingenäht, das obere seitlich vom Jugulum mit dem Anfangsstück des Oesophagus verbunden. JIANU u. a. be-nutzen die große Kurvatur des Magens zur Bildung eines Speisekanals. KIRSCHNER ver-lagerte den bis auf seine Verbindung mit dem Duodenum in der Art. gastrica und epiploica dextra gelösten Magen antethora-kal. Endlich lassen sich auch aus der Brust-haut Teile oder der ganze Oesophagus extra-thorakal neuschaffen. In einzelnen Fällen sind beachtenswerte Erfolge solcher „Wie-derherstellungschirurgie" erzielt worden (vgl. Abb. 132).

Abb. 132. Neubildung eines antethorakalen Oesophagus nach völliger Verödung der Speise-röhre infolge Laugenverätzung. 15 Jahre aus-schließliche Magenfistelernährung. (Der neue Oesophagus ist hergestellt aus Halsoesophagus, antethorakalem Hautschlauch aus Brusthaut, subcutan versenkt, Dünndarmschlinge zwischen Hautschlauch und Magen. Zustand im Augen-blick des Schluckens.) (Breslauer Klinik.)

Die Carcinomstenose ist weitaus die häufigste Form der Speiseröhrener-krankungen. Sie kommt vor allem bei Männern jenseits der 50er Jahre vor und findet sich im pharyngo-oesopha-gealen Abschnitt, in der Mitte (Bifur-kation) und im unteren Drittel; am seltensten sind die hochsitzenden, am häufigsten die tiefen Carcinome; die Verhältniszahlen sind ungefähr 1 : 2 : 5. Feingeweblich handelt es sich meist um Plattenepithelcarcinome, und zwar häufiger verhornende als Basalzellenkrebse. Das letztere ist wichtig für die Behandlung. Zu Beginn ist das Oesophaguscarcinom wandständig, bald aber führt es ringförmig zu einer starken Verlegung der Lichtung mit fast knorpeliger Infiltration der Wand. Die Muskulatur oberhalb der Stenose hypertrophiert, die Schleimhaut entzündet sich und neigt zu Geschwürsbildung.

Bei weiterem Wachstum greift der Krebs auf die Umgebung über (Trachea, Bronchien, große Gefäße, Zwerchfell, Wirbel) und, falls er geschwürig zer-fällt, kommt es zum Durchbruch in die Umgebung. Eine Pleuritis oder eine Bronchopneumonie leitet dann das erlösende Ende ein. Sonstige Todesursachen: Jauchige Mediastinalphlegmone, Arrosionsblutungen. Die Absiedlung erfolgt auch beim Speiseröhrenkrebs gewöhnlich auf dem Lymphweg, doch bleiben 54 v. H. der Fälle bis zum Tode frei von Metastasen, beim Krebs im Brustteil sogar 66 v. H.

Das *klinische Bild* ist nicht zu verkennen. Schleichend sich einstellende Schlingbeschwerden mit Druckgefühl hinter dem Brustbein. Nach vielleicht tageweise vorübergehender Besserung folgt aber bald das Stadium, wo auch breiige Speisen nur mühsam durchgehen, bis auch diese zum Teil wieder ausgewürgt werden. Die Sekretion eines zähen, übelriechenden Speichels, nächtliche Rückenschmerzen, Darmträgheit belästigen den Kranken noch nebenher. Darüber können Wochen und Monate vergehen. Inzwischen verfällt der Kranke körperlich und seelisch. Hochgradige Abmagerung und Austrocknung der Haut mit zunehmender Blässe verbinden sich mit seelischer Niedergeschlagenheit.

Die Lage wird für die Angehörigen und auch für den Arzt um so schwieriger, als der Kranke im Gegensatz zu den Magencarcinomkranken durch keine pia fraus über seine verzweifelte Lage hinwegzutäuschen ist. Unaufhaltsam geht es dem Hungertode entgegen, wenn nicht ein schnell verlaufender Zwischenfall (Durchbruch, Mediastinitis) die Erlösung oder die Chirurgie Linderung schafft.

Für die *Behandlung* bleibt schließlich nur übrig, eine Ernährungsfistel am Magen anzulegen: die *Gastrostomie*. Die Kranken, ob hoch, ob niedrig, ob arm, ob reich, pflegen sich diesem Eingriff zu widersetzen oder schieben ihn bis zur letzten Minute hinaus. Wir pflegen da nicht zu drängen; der Erfolg dankt es niemals. In der Zwischenzeit ist beim Scirrhus (nicht aber bei der weichen Krebsform) die sorgfältige Sondendehnung zu versuchen. *Röntgenbestrahlung* bzw. *Radiumbehandlung*

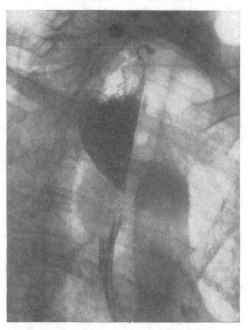

Abb. 133. Stenosierendes Oesophaguscarcinom (Röntgenbild, Aufnahme im 1. schrägen Durchmesser.) 58jähr. Mann. (Chir. Klinik Göttingen.)

hat beim Basalzellencarcinom vielleicht einige Aussicht auf Erfolg, man wird sie auch bei anderen Tumoren einleiten, und wäre es nur solaminis causa, gleichzeitig die Ernährung durch Nähreinläufe unterstützen. Stündlich ein Schluck einer 1- oder 2%igen H_2O_2-Lösung verringert den Foetor. Ein verständiger Arzt wird den richtigen Zeitpunkt finden, wo er mit Morphium dem Bedauernswerten Euthanasie verschaffen muß. *Verlaufszeit:* $^1/_2$—$1^1/_2$ Jahre.

Auch die operative Chirurgie ist dem Leiden gegenüber so gut wie machtlos. Nur die im Halsteil gelegenen Speiseröhrenkrebse sind günstigenfalls durch gründliche Ausrottung zu beseitigen und vereinzelt auch zu heilen. Die Einführung der Überdruckapparate (s. Lungenchirurgie), denen die Lungenchirurgie so glänzende Erfolge verdankt, schien auf SAUERBRUCHs Entschlußfreudigkeit hin Hoffnung zu eröffnen auf einen gangbaren Weg für die Oesophagusresektion auch beim intrathorakalen Carcinom. Ungeachtet einer Unsumme von Erfinderarbeit und feinster, im Tierversuch erprobter Technik hat die transpleurale Resektion leider noch kaum einen wirklichen Erfolg gezeigt.

In letzter Zeit sind einige Fälle vorläufig erfolgreicher Ausrottung des Speiseröhrenkrebses auf collar-abdominellem Wege mitgeteilt worden. Der ganze thorakale Oesophagus·wird dabei teils vom Halse, teils vom Bauchraum her stumpf ausgelöst, am Hals querdurchtrennt, der thorakale Teil samt Krebs nach unten in den Bauchraum gezogen und von da unter Belassung einer Speiseröhrenfistel am Hals und einer Magenfistel entfernt.

Außer dem Carcinom, das in der Oesophaguspathologie eine so wichtige Rolle spielt, zählen alle *übrigen Geschwülste*, selbst das Sarkom zu den größten Seltenheiten.

VI. Erweiterungen der Speiseröhre.

Oberhalb einer Stenose pflegt sich die Speiseröhre bauchig, flaschenförmig zu erweitern infolge der Anschoppung durch Speisen und krankhafter Erschlaffung (fettige Degeneration) der Muskelschicht der Wand.

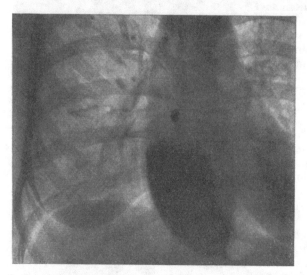

Daneben unterscheiden wir:

a) Eine allgemeine Ektasie und

b) die Divertikel.

a) Unter **allgemeiner Ektasie** des Oesophagus versteht man die Erweiterung in seiner ganzen Ausdehnung (*„idiopathische" Form*). Ihr können verschiedene Ursachen zugrunde liegen:

1. Angeborene Anlage nach Art eines Vormagens.

2. Megaoesophagus (Seitenstück zum Megacolon).

3. Kardiospasmus als Ausdruck einer Vagusneurose mit nachfolgender Erweiterung.

Abb. 134. Allgemeine Ektasie des Oesophagus bei Kardiospasmus (Röntgenbild). 24jähr. ♀. (Chir. Klinik Göttingen.)

Sie macht starke Beschwerden: Schlingbeschwerden (Dysphagie), Atemnot, Wiederhochkommen (Regurgitation) der genossenen Speisen wie bei Wiederkäuern (Rumination). Die Sonde dringt leicht bis zur Kardia vor (42 cm), biegt sich dann ab; durch Ausheberung können ansehnliche, unverdaute und nichtangesäuerte Speisereste zutage gefördert werden. Das Fassungsvermögen einer solchen Speiseröhre kann auf mehrere Liter steigen. Die Schleimhaut ist stets entzündlich verändert, die Muskulatur kann hypertrophieren. Das Röntgenbild zeigt einen wurstförmigen, abgebogenen Sack über dem Zwerchfell und langsames, fadenförmiges Einfließen des Kontrastbreies in den Magen.

Außer dem Kardiospasmus mit diffuser Erweiterung gibt es noch andere Formen von Spasmen, die Begleiterscheinung sind einer Nervenerkrankung, wie Tetanus, Rabies s. Lyssa („Wasserscheu" genannt wegen der Oesophaguskrämpfe beim Versuch zu trinken), Epilepsie, Hysterie, Chorea. Sie sind gekennzeichnet durch den oft plötzlichen Beginn und Wechsel in der Stärke, und es fehlen auch irgendwelche anatomische Veränderungen an der Speiseröhre.

Die *Behandlung* wird, abgesehen von den zwei Infektionskrankheiten, Erfolg erzielen durch Ruhe, Brom, künstliche Ernährung und vor allem durch psychische Beeinflussung. Auch die Dauersonden-Ernährung (Duodenalsonde durch die Nase), die sich bei einer

Verweildauer bis zu 8 Wochen ohne nennenswerte Schwierigkeiten durchführen läßt, kommt in Frage. Besonders wichtig ist dann natürlich sorgfältige Mundpflege (s. Parotitis).

Die *Behandlung* der Speiseröhrenerweiterung hat durch tägliche Ausspülungen die angestauten Speisereste und die zähen Schleimmassen zu beseitigen. Alkohol, kalte Speisen und Getränke sind bis zur Abheilung der entzündlichen Erscheinungen zu verbieten. Ist ein Kardiospasmus als Ursache festgestellt, so ist dieser durch Dehnung mit Sonden vor dem Röntgenschirm zu beseitigen. Besondere Instrumente sind dafür gebaut, wie das STARCKsche Dilatatorium und die GOTTSTEINsche Sonde: die letztere ist ein zwerchsackartiger Gummiballon, der in die Kardia eingelegt, mit Wasser oder Luft unter stärkerem Druck aufgebläht wird. Bei Unmöglichkeit der Sondierung von oben wird eine Sonde rückläufig durch eine Magenfistel eingelegt, die, solange die Erweiterungsbehandlung dauert, als Ernährungsfistel benutzt wird.

Führen die konservativen Maßnahmen nicht zum Ziel, dann kommt die Sondierung ohne Ende von einer Magenfistel aus in Frage (s. S. 208). Sie schützt leider nicht völlig sicher vor einem Rückfall, so daß man die Fistel lange offen halten muß. Auch die extramuköse Kardioto-

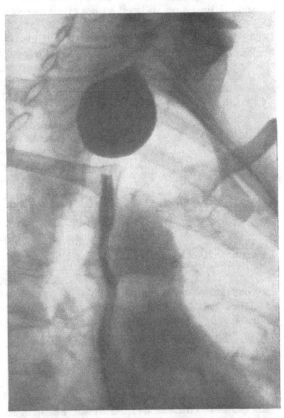

Abb. 135. Oesophagusdivertikel (Grenzdivertikel) im 1. Schrägen. Maximal gefüllt. Unterhalb des Divertikels ist der Oesophagus schwach gefüllt. (Nach MEYER, H.: Röntgendiagnostik in der Chirurgie. Berlin: Springer 1927.) (Chir. Klinik Göttingen.)

mie von HELLER (Lösung der Speiseröhre aus dem Hiatus von einer Laparotomie aus, Längsschnitt durch die Muscularis nach Art der Pylorotomie bei Pylorospasmus) ist nicht ohne Rückfälle geblieben. Die Oesophagogastrostomie ist gefährlicher, aber sicherer im Erfolg. Neuerdings sind Eingriffe an den Cervicalganglien empfohlen worden (Sympathicus). Der Erfolg bleibt abzuwarten.

Die spindelförmigen Erweiterungen über einer Striktur bilden sich nach Dehnung der narbig verengten Stelle zurück.

b) **Divertikel,** d. h.. sackartige Ausbuchtungen einer Wandstelle der Speiseröhre, sind von ZENKER als Schleimhauthernie aufgefaßt, während VON BERGMANN sie aus einer zunehmenden Ausbuchtung einer angeborenen Mißbildung entstehen läßt (Schwäche der Speiseröhrenwand) — beides im Sinne eines

Pulsionsdivertikels, d. h. durch Druck gestauter Speisen von innen her vorgedrückt. Den *Traktionsdivertikeln*, kleinen, trichterförmigen Ausziehungen als Folge vereiterter, später geschrumpfter Lymphdrüsen nach Anthrakose, Silikose, Tuberkulose, kommt keine chirurgische Bedeutung zu.

Die Pulsionsdivertikel, auch *Grenzdivertikel* (an der Grenze von Rachen und Speiseröhre) genannt, meist im mittleren und höheren Alter bei Männern vorkommend, liegen im Halsteil an der Hinterwand der Speiseröhre genau gegenüber dem Ringknorpel. Sie können kirsch- bis faustgroße Säcke bilden. Solange das Divertikel noch klein ist, macht es unbedeutende und wechselnde Schluckbeschwerden oder löst leicht Würgbewegungen beim Essen oder Speichelfluß aus. Jahrelang wird das als Eigenart getragen, bis mit der Vergrößerung des Sackes ernstere Beschwerden einsetzen, wie Steckenbleiben und Wiederhochkommen fester Speisen, Druck- und Würggefühl nach einigen Bissen, Bildung einer ausdrückbaren Halsgeschwulst beim Essen, starke Schleimabsonderung im Rachen und eine Art Vomitus matutinus mit Herauswürgen von Speiseresten von den vorhergehenden Tagen. Bei großen Divertikeln kann es durch Druck zur Recurrenslähmung oder solcher des Sympathicus (Ptosis, Miosis, Enophthalmus) kommen. Durch Zersetzung der Speisen entsteht ein übler Geruch

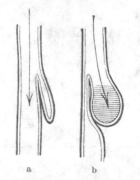

Abb. 136 a u. b. Gleitrichtung einer Schlundsonde. a bei leerem, b bei gefülltem Divertikel.

aus dem Munde, eine eingeführte Sonde verfängt sich leicht im Blindsack (20—25 cm von der Zahnreihe entfernt), dieweil eine zweite, daneben eingeführte glatt in den Magen gelangt. Grobes Sondieren kann zu Mediastinitis führen; deswegen ist die Röntgenuntersuchung der Sondenuntersuchung vorzuziehen (s. Abb. 135).

Die *Behandlung* ist am zweckmäßigsten eine operative, denn infolge Verschlechterung des Leidens durch geschwürigen Zerfall mit Durchbruch ins Mediastinum droht den Kranken ein schlimmes Ende. Das Divertikel wird in örtlicher Betäubung von einem seitlichen Halsschnitt aus freigelegt und bis an seinen Hals ausgeschält. Kleine Säcke können eingestülpt und übernäht werden. Größere werden besser abgetragen, die Wunde durch sorgfältige Schichtnaht der Speiseröhre geschlossen. Auch die Halswunde wird, wenn die Operation sauber durchgeführt werden konnte, bis auf ein dünnes Drain in Schichten genäht. Bei sehr heruntergekommenen Kranken vorbereitende Gastrostomie.

Die *tiefsitzenden Divertikel* (*epibronchiale* über dem linken Bronchus, *epiphrenale* einige Zentimeter über dem Zwerchfell) sind seltener und meist nur klein. Sie entsprechen in ihrer Entstehungsweise und in ihrem Aufbau den Grenzdivertikeln. Die *Erscheinungen* werden oft durch solche des Kardiospasmus mit folgender Erweiterung der Speiseröhre verdeckt. Allmählich zunehmende Schluckbeschwerden stehen im Vordergrund. Flüssige und breiige Nahrung geht oft schlechter durch als feste. Die *Diagnose* wird durch die Röntgendurchleuchtung gesichert, nachdem die Untersuchung des Ausgewürgten bereits den Verdacht erweckt hatte.

Behandlung: Versuch einer Sondenkur. Liegend essen lassen. Operative Behandlung (Anastomose zwischen Divertikelsack und Magen) ist wegen der Unsicherheit der Speiseröhrennaht gefährlich.

Chirurgie des Brustkorbes, der Lungen und des Herzens.

Vorbemerkungen. Die Chirurgie des Brustkorbes samt seinen Hauptorganen, den Lungen und dem Herzen, verlangt für das Verständnis sowohl von Verletzungsfolgen, wie Krankheiten, wie Operationen am und im Brustkorb eine genaue Kenntnis der *Mechanik der Atmung.* Ihrer Aufgabe, dem Gasaustausch (Aufnahme von Sauerstoff und Abgabe von Kohlensäure), werden die Lungen nur gerecht, wenn zwischen der atmosphärischen Außenluft und den Lungenalveolen ein *Druckgefälle* (Unterdruck bei der Einatmung und Überdruck bei der Ausatmung) besteht.

Da die Lungen selbst aus eigener Kraft ihr Volumen nicht zu verändern vermögen, kann das Druckgefälle nur durch die mechanische Bewegung des Brustkorbs durch die Atemmuskeln bewerkstelligt werden. Die Muskeln der Brustkorberweiterung sorgen für den Unterdruck in den Lungenalveolen zum Zweck des Ansaugens atmosphärischer Luft von außen bei der Einatmung, ebenso wie die Brustkorbverengerer durch die Einengung des Brustraumes in den Alveolen einen Überdruck mit der Wirkung des Ausstreichens der Lungenluft durch die Zuleitungswege und damit die Ausatmung besorgen.

Zu diesem Zweck müssen die Lungen mit ihrer Pleura visceralis in den Brustkorb mit seiner Pleura costalis luft- und wasserdicht eingepaßt sein, so daß die Lungen, im Brustkorb ausgespannt und in ständiger Fühlung mit der Pleura costalis, von der Brustwand bei allen Bewegungen passiv mitgenommen werden. Zwischen beiden Pleurablättern besteht nur der sog. „Pleuraspalt". Es handelt sich dabei aber nicht um einen Spalt im eigentlichen Sinne, sondern um eine capilläre Flüssigkeitsschicht, die als Flüssigkeit undehnbar ist und so für das Mitgehen der Lungen bei den Bewegungen der Brustwand sorgt.

Im Pleuraspalt herrscht nun — und das ist der Angelpunkt aller Thoraxchirurgie — ein sog. *negativer Druck.* Wie kommt er zustande ? Die Lunge steht dauernd, dank der zahlreichen elastischen Fasern in ihren Geweben, unter einer Zugbeanspruchung; tatsächlich zieht sich auch die Lunge, sobald man die Pleurahöhle eröffnet, entsprechend der Retraktionskraft ihrer eigenen elastischen Bestandteile hiluswärts zurück, und es entsteht durch diese Retraktionskraft ein meßbarer Sog atmosphärischer Luft hinein in das Thoraxinnere. Er läßt sich leicht manometrisch messen und beträgt bei gewöhnlicher ruhiger Atmung etwa 5 mm Hg und steigt bei tiefer Einatmung bis auf 20—30 mm Hg an. Man bezeichnet diesen Sog, bedingt durch die Retraktionskraft der Lunge, als negativen Druck oder als Unterdruck.

Dringt nun, z. B. bei einer Thoraxverletzung oder bei Einstechen einer Kanüle, Luft in den „Pleuraspalt" ein, so wird die capilläre Flüssigkeitsschicht durch Luft ersetzt, die Lunge zieht sich, dank ihrer Elastizität, hiluswärts zurück, „kollabiert" und es entsteht so eine Luftansammlung zwischen den Pleurablättern, also im Pleuraraum, was man als *Pneumothorax* bezeichnet.

Plötzlich entstanden, ist der Pneumothorax eine schwere Gefahr. Es entwickelt sich ein schweres Krankheitsbild, sobald, z. B. durch eine offene Brustkorbverletzung von außen oder durch eine Verletzung der Lungen von innen her, immer weitere Luft nachströmt. Der Druck im Pneumothorax wird dann immer größer. Das Mittelfell wird nach der gesunden Seite zu ausgebogen (*Mediastinalverdrängung*, s. Abb. 137), und auf diese Weise auch die gesunde Lunge in der Atmung behindert. Da nun beim „pleuritischen" Husten und Pressen das

Mittelfell wieder zurückgepreßt wird, gibt es bei jeder Atembewegung ein Hin-
und Herpendeln des Mittelfells, das sog. *Mediastinalflattern*. Es wirkt dies um so
verhängnisvoller, als neben der Behinderung der Atmung auch das Herz dabei
in seiner Arbeit schweren Schaden leidet. So kann der plötzliche traumatische
Pneumothorax durch Schock, Mediastinalverdrängung, Mediastinalflattern,
Atem- und Herzbehinderung allein zum Tode führen. Der *akute Pneumothorax*
ist also eine *große Gefahr bei Brustverletzungen* und *der größte Feind jedes operativen
Eingriffs im Thoraxinnern.*

Es ist das historische Verdienst von SAUERBRUCH, gezeigt zu haben, daß man
die Gefahren des Pneumothorax und des Mediastinalflatterns durch das von ihm
1904 entdeckte *Druckdifferenzverfahren* ausschalten kann.

Es bedeutet für den grundsätzlichen Erfolg des Verfahrens keinen Abbruch, daß das
ursprüngliche Verfahren der SAUERBRUCHschen *Unterdruckkammer* alsbald verlassen wurde.
Es handelte sich dabei um eine große, luftdicht abschließbare Operationskammer, in der zur
Vermeidung des Lungenkollapses bei der Thorakotomie künstlich eine Luftdruckherab-
setzung von 7 mm Hg gegenüber der Außenluft hergestellt wurde. Der Körper des Kranken,
Operateur und Assistenz befanden sich in der Kammer mit dem künstlich herabgesetzten
Luftdruck, der Kopf des Kranken, luftdicht abgedichtet, blieb außerhalb der Kammer.
Da nunmehr im Inneren der Lunge dank ihrer Verbindung mit der Außenluft der
atmosphärische Druck, im offenen Pneumothorax bei der Thoraxoperation jedoch der
niedrigere Druck der Unterdruckkammer herrschte, so blieben die Lungen durch den Druck-
unterschied — daher die Bezeichnung ,,Druckdifferenzverfahren" — gebläht.

Später hat man dann gelernt, die Gefahren des offenen Pneumothorax statt
durch Unterdruck in der Pleurahöhle durch *Überdruck im Inneren der Lunge
selbst* zu vermeiden. Die diesem Zweck dienenden *Überdruckapparate* schließen
Mund und Nase durch eine Maske luftdicht ab und gestatten die Lunge —
erforderlichenfalls unter gleichzeitiger Narkotisierung — während einer Operation
durch erhöhten Druck (bis zu 10 mm Hg) aufzublähen, ohne daß die Atmung
(außer durch den Widerstand bei der Ausatmung) allzusehr beeinträchtigt wird.
Unter dem Schutze der anfänglichen Unterdruckkammer und der späteren Überdruckapparate hat die neuzeitliche Thoraxchirurgie ihren ersten Ausbau erhalten.

In neuester Zeit allerdings hat man gelernt, die große Mehrzahl der *Thorax-
operationen ohne Zuhilfenahme des Druckdifferenzverfahrens*, also auch ohne Überdruckapparate auszuführen. Bald gewinnt man Einfluß auf die thoraxinneren
Organe durch extrapleurale Operationen im Bereich der Brustwand, z. B. bei
den extrapleuralen Thorakoplastiken bei der Lungentuberkulose (s. S. 230),
bald kann man sich auf den Schutz vorher nachgewiesener pleuritischer Verwachsungen mit dem Ergebnis teilweiser oder völliger Verödung des Pleuraspaltes verlassen, bald erzeugt man solche Verwachsungen selbst künstlich durch
extrapleurale Plombierung (s. S. 231) und operiert dann intrathorakal ohne
Überdruck erst in einer zweiten Sitzung. In anderen Fällen (z. B. bei Lungenlappenexstirpation) wird der Eingriff auf eine ganz kurze Zeit beschränkt und
der entstandene Pneumothorax sofort nach der Operation durch Absaugeapparate
nach Art der PERTHESschen Saugdrainage (s. Abb. 148) wieder abgesaugt und
auf diese Weise der physiologische Unterdruck im Thoraxinneren wieder hergestellt bzw. verstärkt. Auch kann man den Gebrauch von Überdruckapparaten
dadurch noch einschränken, daß man vor Operationen im Thoraxinneren für
einige Zeit künstlich einen Pneumothorax anlegt und unterhält, um auf diese
Weise dosiert Lunge, Mediastinum und Kreislauf an den Pneumothorax zu
gewöhnen und die Anpassung an diesen Zustand über längere Zeit zu gewährleisten. So ist es heute so, daß die Überdruckapparate im allgemeinen nur bei
Verletzungen, bei denen eine Vorbereitung unmöglich ist und sonst meist nur
noch zum Aufblähen der Lungen am Schluß von thoraxinneren Eingriffen
gebraucht werden. Sonst stehen, die Überdruckapparate gewöhnlich nur ,,in
Reserve".

A. Verletzungen des Brustkorbes, der Lungen und des Herzens.

Der Brustkorb und sein Inhalt werden häufig verletzt (Überfahrung, Brustkorbquetschung, Einklemmung, Verschüttung, Anprall, Hieb, Stich, Schuß). Es macht dabei einen grundsätzlichen Unterschied aus, ob die Verletzungen ohne äußere Verletzungen (*„subcutane" Verletzungen*) oder mit Weichteilwunden (*„offene Verletzungen"*) einhergehen, ferner ob es sich um sog. *stumpfe Thoraxverletzungen* oder um *penetrierende*, d. h. die Pleurahöhle mitverletzende *Thoraxtraumen* handelt.

I. Sogenannte stumpfe Brustkorbverletzungen.

Man unterschied früher bei den zahlreichen Gewalteinwirkungen auf den Brustkorb diagnostisch die *Commotio thoracica* (Brustkorberschütterung) von der *Contusio thoracis*, der Brustkorbquetschung und der *Compressio thoracis*, der Brustkorbpressung. Diese Unterscheidung berücksichtigt wohl den Mechanismus der Verletzung, aber nicht genügend ihre oft ganz verschiedenen Folgen.

Die häufigsten und typischen *Folgen stumpfer Brustkorbverletzungen* sind folgende:

a) Die *Stauungsblutungen nach Thoraxkompression*. Wird der gesamte Brustkorb plötzlich, z. B. zwischen Auto und Hauswand, gewaltsam zusammengepreßt, so schließt der Betroffene in seiner Todesangst die Stimmritze, so daß der gesamte Luftraum in den Lungen und ihren Zuleitungswegen abgeschlossen ist. Wird nunmehr der Thorax gewaltsam zusammengedrückt, so ist das, was am leichtesten auszuweichen vermag, das Blut im Gebiet der oberen Hohlvene. Es wird unter Druck gesetzt, der Venendruck steigt aufs äußerste an, es kommt zu Berstungsblutungen im gesamten Capillargebiet, die sich in zahllosen, punktförmigen Blutungen an Kopf, Hals und oberen Brustabschnitten (Haut, Bindehäute der Augen, Schleimhäute usw.) kundgeben. Kennzeichnend für diese Stauungsblutungen ist, abgesehen von ihrem Sitz, der Umstand, daß sie überall dort fehlen, wo eng anliegende Kleidungsstücke, wie z. B. Kragen, Hutrand, Hosenträger, dem Druck entgegenwirken. Fehlen weitere, schwerere Verletzungen, innere Zerreißungen u. dgl., so sind diese Stauungsblutungen harmlos und werden nach kurzer Zeit wieder aufgesaugt.

b) Der *geschlossene Pneumothorax* als Folge stumpfer Gewalten. Bei plötzlichen Brustkorbverletzungen (Überfahrung, Fall aus großer Höhe) kommt es bei reflektorischem Glottisschluß leicht zu *Lungenzerreißungen* oder Bronchialverletzungen. Es dringt dann atmosphärische Luft nicht, wie oben geschildert (S. 213), von außen (sog. „offener Pneumothorax"), sondern durch die Lungenwand vom Lungeninneren her in den Pleuraspalt (sog. *geschlossener Pneumothorax*). Erkennbar ist er an dem Nichtmitgehen der betroffenen Brusthälfte beim Atmen, den verstrichenen Zwischenrippenräumen der betreffenden Seite, dem hochtympanitischen Klopfschall bei aufgehobenem Atemgeräusch. In leichten Fällen kommt er von allein zur Aufsaugung. Allenfalls kann diese durch Pleurapunktion und Absaugen der Luft mit Hilfe eines Zweiwegehahns beschleunigt werden.

c) Der *Spannungspneumothorax*. Unmittelbar lebensbedrohlich wird der Pneumothorax, sobald er sich durch Ausbildung eines ventilartigen Mechanismus der Lungenwand zum *Ventil- oder Spannungspneumothorax* fortentwickelt. Wird in solchen Fällen eine Lungenwunde bei der Ausatmung in die Pleurahöhle hinein geöffnet und bei der Einatmung durch Zusammensaugen der Lungenwundränder geschlossen, so entsteht mit jeder Ausatmung, besonders bei Husten und Pressen, eine Zunahme des Drucks im Pneumothorax und dadurch zugleich eine immer weitere Verdrängung des Mittelfells nach der anderen Seite (sog. exspiratorischer Spannungspneumothorax).

Am Spannungspneumothorax geht, sofern nicht Hilfe zuteil wird, der Kranke zugrunde (Erstickung).

Die *Behandlung* besteht in Punktionsentleerung des Spannungspneumothorax zunächst bis zum Druckausgleich mit der atmosphärischen Luft und sodann in Absaugen des Restpneumothorax mit Hilfe einer Zweiwegehahnspritze zur Wiederentfaltung der verletzten Lunge, deren Wundränder dann oft genug, sobald sie sich an die innere Brustwand anlegen können, verkleben, so daß dann der Ventilmechanismus mit der Druckentlastung aufhört. Oft genug gelingt es, wie z. B. im Falle der Abb. 137, mit diesem einfachen Verfahren unmittelbar

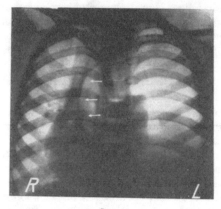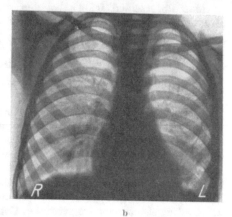

a   b

Abb. 137 a u. b. a Linksseitiger Spannungspneumothorax mit hochgradiger Verdrängung von Mediastinum und Herz nach rechts (Pfeile!) (nach Anprall gegen eisernen Papierkorb). b Zustand nach dreimaliger Punktion. Herz und Mediastinum zurückverlagert. Lungen wieder entfaltet. (Chir. Klinik Breslau.)

lebensbedrohliche Zustände in kürzester Frist zu beseitigen. Kommt es zu einem neuen Spannungspneumothorax, so kann als Notoperation das Verfahren zum Zeitgewinn (Transport) allenfalls wiederholt werden, wenn auch schließlich dann endgültig nur die Thorakotomie mit Naht der Lunge und Schluß der Brustwunde nach Aufblähen der Lunge mit Hilfe eines Überdruckapparates zum Ziele führt.

d) Das *Mediastinalemphysem.* Reißt beim stumpfen Thoraxtrauma (oder auch nach Preßnarkose, Stich- oder Schußverletzungen, Keuchhusten) die Lunge nahe am Hilus oder reißt die tiefe Trachea oder ein Bronchus ein, so kann die Luft, statt in die Pleurahöhle, exspiratorisch unmittelbar in das lockere Bindegewebe des vorderen Mittelfells eingepreßt werden (sog. Mediastinalemphysem). Das gleiche kann auch geschehen, wenn bei einem Spannungspneumothorax durch die zunehmend erschwerte Ausatmung immer mehr Luft in die Pleurahöhle hineingepreßt wird. Die Luft findet schließlich keinen anderen Ausweg als entlang den Bronchiolen und Bronchien ins vordere Mediastinum. Das sich entwickelnde Mediastinalemphysem verschlimmert dann den Zustand des Spannungspneumothorax noch weiter durch die Raumbehinderung und insbesondere durch den Druck auf die großen Einflußvenen des Herzens, es entsteht die sog. *extrapericardiale Herztamponade.* Die Kranken werden immer kurzatmiger, ringen nach Luft, werden tief cyanotisch, alle Hals- und Kopfvenen aufs äußerste gestaut, die Augen vortretend, Todesangst blickt aus ihren Zügen. Plötzlich erscheint im Jugulum eine Vorwölbung, sie breitet sich schnell über

Hals und Kopf aus, ist leicht wegdrückbar, knistert: das Mediastinalemphysem steigt aus der oberen Thoraxöffnung hoch und wird zum allgemeinen Emphysem. Wird in diesem spätesten kritischen Augenblick, wie dies K. H. Bauer 1928 in Göttingen zeigte, das Emphysem durch breite Einschnitte im Jugulum und notfalls in beiden Oberschlüsselbeingruben eröffnet, so kann die Luft austreten (oder ausgestrichen werden), die Stauung geht in wenigen Augenblicken zurück, die Gefahr ist in kürzester Frist behoben.

e) *Hämatothorax.* Kommt es bei stumpfen Brustkorbverletzungen durch Lungenzerreißungen zu einem mehr oder minder großen Bluterguß in den Brustfellraum, so spricht man von Hämatothorax. Das Blut gerinnt in der Brusthöhle sehr schnell. Die Wundflächen der Lungen oder Pleura sorgen für die nötigen Gerinnungsfermente, und die Quirlbewegungen des Zwerchfells, des Herzens und der Brustwand beschleunigen den Gerinnungsvorgang. Zudem wirkt das Blut als Reiz zu zusätzlicher Pleuraexsudation. Ein solcher Hämatothorax macht klinisch die Erscheinungen eines Pleuraergusses (Dämpfung, aufgehobenes Atemgeräusch, abgeschwächter Stimmfremitus). Meist besteht, auch ohne daß der Bluterguß im Brustkorb infiziert zu sein braucht, Fieber (Resorptionsfieber). Im allgemeinen braucht der Hämatothorax keine besondere Behandlung. Der Bluterguß kommt allmählich, wenn auch meist nur sehr langsam, zur Aufsaugung. Die Punktion vermag das geronnene Blut nicht zu entfernen, immerhin pflegt das Abpunktieren des hämorrhagischen Pleuraergusses die Aufsaugung anzuregen. Kommt es nach 5—6 Wochen nicht zur Aufsaugung, so muß wegen der Gefahr des „stabilen Hämatothorax" mit seiner Neigung zur Pleuraverschwartung, Herzbehinderung der Hämatothorax abgelassen und der entstandene Pneumothorax durch aseptische(!) Saugdrainage zur Resorption und die Lunge zur Wiederentfaltung gebracht werden.

f) *Schock bei Commotio thoracica.* Trifft eine stumpfe Gewalt (Stoß, Fall, Verschüttung) die Herzgegend unmittelbar, so bedingt das stets einen schweren Schock. Auch wenn weder die Brustwand, noch die Brusteingeweide erhebliche Veränderungen aufweisen, so stürzt doch der Getroffene bewußtlos mit allen Zeichen des Schocks (s. S. 9) zusammen. Ja, es kann in solchen Fällen zum tödlichen Ausgang kommen. Es handelt sich dabei wahrscheinlich um eine Vagusreizung. Behandlung: Flachlagerung, Kopf tief, Kollapsmittel (s. S. 9), kein Morphium!

Schließlich können stumpfe Verletzungen auch zur *Berstungsruptur des Herzens* führen. Bei starker Gewalteinwirkung kann sogar die ganze Lunge am Hilus abreißen; auch kommt es gelegentlich zu *Mediastinalrupturen* durch die Drucksteigerung als solche.

II. Die penetrierenden Verletzungen.

An den penetrierenden Verletzungen des Brustkorbes beteiligen sich fast ausnahmslos die Lungen, unter Umständen auch das Herz und die großen Gefäße des Mittelfelles. Es sind in der Hauptsache Stich- und Schußverletzungen, im Werkbetriebe Verletzungen durch Explosionen, Abspringen von Eisenteilen, gelegentlich auch einmal Pfählungsverletzungen (Aufspießen auf Eisengittern, abgebrochenen Ästen u. dgl.).

Die penetrierenden Verletzungen können viele Folgen der oben besprochenen stumpfen Brustkorbverletzungen [Pneumothorax, Mediastinalemphysem, Hämatothorax, Emphysem usw. (s. S. 215)] gleichfalls aufweisen. Sie haben aber noch eine Reihe von nur für sie eigentümlichen Folgezuständen. Da der Brustschuß die häufigste und wichtigste Form einer penetrierenden Thoraxverletzung darstellt, seien die Folgezustände zugleich an diesem Beispiel erörtert.

Der *Brustschuß* zeigt einen gewissen Typus, sofern er von einer Handfeuerwaffe herrührt. Artillerieverletzungen, sowie solche von Handgranaten, Minen,

Luftbomben, bieten unbegrenzte Möglichkeiten. Das Geschoß kann den Brustkorb durchsetzen *(Durchschuß)* oder als *Steckschuß* irgendwie im Körper bleiben
oder als *Streifschuß* den Brustkorb aufreißen. Oft sind die Rippen mit gebrochen
und Rippensplitter können als sog. Sekundärgeschosse mit in die Lunge hinein-
gerissen werden. Auch das Miteinbringen von sonstigen Fremdkörpern (Tuchfetzen usw.) kann die Folgen des Schusses allein schon wegen der wesentlich
größeren Infektionsgefahr erheblich steigern. Alle schweren Brustschüsse sind
anfänglich mit einem schockartigen Zustand verbunden: Ohnmacht, kleiner Puls,
Dyspnoe. Bluthusten *(Haemoptoe)* fehlt fast nie, hält aber meist nur 3 bis
5 Tage an.

Nur in einem kleinen Hundertsatz der Fälle durcheilt das Geschoß den
Brustkorb, ohne schwere Verletzungen hervorzurufen. Die häufigste Folge des
Brustschusses ist der *Hämatothorax* (s. S. 217), der zwangsläufig zu einem mehr
oder minder starken Kollaps der Lungen führt.

Wie bei allen penetrierenden Thoraxverletzungen kommt es auch bei den
Brustschüssen weniger auf die Art der Verletzung, als auf die intrathorakalen
Folgezustände an.

a) Gefürchtet ist der *breit offene Pneumothorax.* Bei klaffender Brustwunde
pfeifen Luft und schaumiges Blut unter schlürfendem Geräusch mit jedem
Atemzuge aus und ein, der Kranke ringt schwer nach Luft. Der Kollaps der
verletzten Lunge wird kompliziert durch das Hin- und Herflattern des Mittelfells (Mediastinalflattern) mit seiner zusätzlichen Behinderung der großen
venösen Blutbahnen und der Beeinträchtigung des Gasaustausches auch in der
anderen Lunge. Am breit offenen Pneumothorax geht der Verletzte, sofern ihm
nicht fachkundige Hilfe zuteil wird, zugrunde, besonders schnell, wenn es
z. B. durch Prolaps von Lungengewebe in die Ein- oder Ausschußwunde zum
exspiratorischen Spannungspneumothorax kommt (s. S. 215). Der Spannungspneumothorax kann andererseits wieder, wenn er nicht beseitigt wird, schließlich
das unmittelbar lebensbedrohliche Mediastinalemphysem (s. S. 216) im Gefolge
haben.

Häufig entsteht bei penetrierenden Brustkorbverletzungen einschließlich der
Brustschüsse

b) ein *Hautemphysem.* Die bei der angestrengten Atmung (Husten!) aus-
tretende Luft dringt häufiger in das Unterhautzellgewebe, aber auch in das
subfasciale und intermuskuläre Bindegewebe ein, es entsteht ein *Emphysem,*
leicht erkennbar an dem eigenartigen weichen knisternden Geräusch bei Betastung, an seiner luftkissenartigen Konsistenz und seiner leichten Wegdrück-
barkeit. Immer weiter sich vorschiebend kann es die Achselhöhle, Hals und
selbst die Gliedmaßen erreichen. An und für sich ist es ungefährlich und verschwindet wieder durch Aufsaugung der eingedrungenen Luft.

c) Die *Infektion der Lungenwunde und des Brustfells* ist die am meisten zu
fürchtende Verwicklung. Das Blut, welches den verletzten Lungenabschnitt in
weiter Ausdehnung infiltriert, ebenso wie das Blut, welches sich im Brustfellraum
angesammelt hat, bietet Bakterien eine willkommene Brutstätte. Dazu leisten
Vorschub eine zerfetzte, klaffende, äußere Wunde, gegebenenfalls das verletzende
Instrument und vor allem mitgerissene Fremdkörper als Träger von Eitererregern, nicht zu vergessen die durch einen offenen Pneumothorax einstreichende
atmosphärische Luft.

Perakut setzen dann oft die Entzündungserscheinungen ein, der Bluterguß
im Brustraum vereitert *(Pyothorax)* und oft genug geht ein Teil der schon stark
geschwächten Lungenverletzten schnell unter septischen Erscheinungen zugrunde.

Häufiger beginnt die Infektion nach Brustschüssen erst nach kürzerem oder
längerem Zwischenraum, gelegentlich sogar erst nach mehreren Wochen. Die

Verzögerung der Aufsaugung des Blutes und leichte Fieberzacken deuten darauf hin. Das Pleuraempyem (s. S. 232) mit blutig-trübem Exsudat ist dann die Folge. Zu noch späterem Zeitpunkt, wenn wir den Verletzten glücklich der Gefahr enthoben wähnen, kommt gelegentlich noch, besonders bei Fremdkörpern, ein *Lungenabsceß* (s. S. 226) zustande.

Bei unkompliziertem aseptischen Verlauf wird die Luft in der verletzten Pleurahöhle schnell aufgesogen, viel langsamer verschwindet das Blut. Oft vergehen darüber viele Wochen. Schließlich bleiben nicht selten derbe Schwarten als beengender Panzer für die Lunge zurück.

Die *Behandlung* der Brustkorb-Lungenverletzungen hat sich zunächst in konservativen Bahnen zu bewegen. Morphium 0,02, wenn möglich ein die verletzte Brustkorbseite ruhigstellender Heftpflasterstützverband, strengste Ruhelage und, sofern Transport nicht zu umgehen, diesen so schonlich wie möglich. Wunden werden nach den üblichen Regeln (s. S. 16) behandelt.

Jedoch ist *bei breit offenem Pneumothorax* unter allen Umständen frühzeitiges, aktives Vorgehen erforderlich. Es kommt alles darauf an, den so überaus gefährlichen breit offenen Pneumothorax in einen geschlossenen Pneumothorax umzuwandeln. Auf dem Schlachtfeld hilft hier bereits ein die Wunde breit überragender Deckverband, angelegt in Exspirationsstellung. Auf dem Hauptverbandplatz ist dann der offene Pneumothorax so schnell als irgend möglich durch primäre Ausschneidung der Weichteilwunde und Naht derselben in einen geschlossenen zu verwandeln. Kommt es dann nachträglich doch noch zu einer Wundinfektion, so sind ihre Gefahren nicht so groß wie die des alsbald lebensbedrohlichen offenen Pneumothorax selbst.

Außer bei offenem Pneumothorax zwingt gelegentlich eine penetrierende Brustkorb-Lungenverletzung zu frühzeitigem operativen Vorgehen auch dann, wenn a) eine Blutung nach außen gefahrdrohend zu werden beginnt oder b) ein intrathorakaler Bluterguß schwere Cyanose, Dyspnoe und Herzverdrängung macht.

Man lasse sich aber durch den der Verletzung unmittelbar folgenden Schock ja nicht zu übereiltem Handeln verleiten. Wenn bei innerer Blutung Zweifel über die Dringlichkeit bestehen, lasse man erst 2—300 ccm Blut und reaktives Exsudat durch Punktion ab, andernfalls zögere man nicht mit der Thorakotomie zwecks Ausräumung des Hämatothorax und Versorgung der Lungenwunde durch die Naht mit anschließender Aufblähung der Lunge durch Überdruck und Naht der Brustkorbwunde unter dem Schutz des Überdruckverfahrens.

Bei *geschlossenem Hämatothorax* ist unter Umständen der Ersatz des Blutes durch Luft nicht ungünstig. Vor allem wird dadurch dem gefürchteten „stabilen" Hämatothorax vorgebeugt, der, wie bereits erwähnt, oft derbe Schwarten hinterläßt. Es gilt als Regel, den Hämatothorax nicht über zwei Wochen hinaus ohne Punktion bestehen zu lassen.

Wenn ein Hämatothorax überhaupt keine Neigung zur Aufsaugung hat und dieselbe auch nicht durch Abpunktion des Reizexsudates gefördert wird, so ist nach 6—7 Wochen die Anlegung einer BÜLAU-Drainage oder einer Saugdrainage nach PERTHES (Abb. 148) angezeigt. Es wird auf diese Weise erreicht, daß die Lunge sich ausdehnt und schwere Rückwirkungen auf das Herz vermieden werden.

Steckschüsse der Lunge werden, sofern die Geschosse reaktionslos eingeheilt sind, nicht operiert. Die Größe des Eingriffs steht in keinem Verhältnis zu der Bedeutungslosigkeit aseptisch eingeheilter Geschoßsplitter. Dagegen geben rezidivierende Blutungen und Infektion in der Umgebung des Steckschusses eine unbedingte Anzeige zu operativen Entfernungen, weil sonst die tödliche Blutung, oft noch nach vielen Jahren, nur eine Frage der Zeit ist.

Ein Teil der Schußverletzungen des Thorax liefert zugleich Verletzungen der Bauchhöhle (sog. *Zweihöhlenschüsse*). Es leuchtet ein, daß die gleichzeitige Verletzung zweier großer Körperhöhlen außerordentliche Gefahren für den Verletzten mit sich bringt. Die Sterblichkeit dieser Brust-Bauchschüsse war denn auch früher sehr hoch (bis zu 90 v.H.). Sie hat sich jedoch gebessert, seitdem man, zum Teil unter Ausnutzung der Vorteile des Überdruckverfahrens, diese Schußverletzungen kombiniert operativ angegangen und die Verletzungsfolgen versorgt hat. Ob man dabei grundsätzlich transpleural vorgeht oder kombiniert (abdominell und pleural), hängt von der Lage des Einzelfalles ab. Die bei Zweihöhlenschüssen nicht seltenen subphrenischen Entzündungsvorgänge werden nach den für diese Entzündungen geltenden Vorschriften (s. S. 313) behandelt.

III. Die Brüche der Rippen und des Brustbeins.

Das *Brustbein* bricht selten. Eingespannt zwischen die beiderseitigen Reihen elastischer Rippenknorpel, weicht es auch groben Gewalten federnd aus. Am

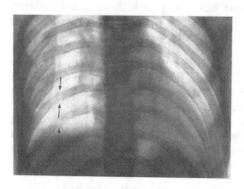

Abb. 138.   Reihenbrüche der 3.—7. Rippe, davon die drei oberen mit starker Verlagerung der Bruchstücke. (Chir. Klinik Breslau.)

häufigsten noch bricht es bei scharf umschriebener, unmittelbarer Gewalt (Deichselstoß, Steuerrad bei Autounfall); sonst bricht es noch, wenn das Kinn (bei meist gleichzeitigem Halswirbelbruch, z. B. bei Verschüttung) mit großer Gewalt auf das Brustbein aufgepreßt wird. Mittelbar bricht es gelegentlich entzwei, wenn bei gewaltsamer Hintenüberbeugung des Kopfes die geraden Bauchmuskeln einerseits und die Kopfnicker andererseits das Brustbein durch plötzlichen Ruck in zwei Teile reißen. Meist bricht dabei, wenn nicht der Schwertfortsatz allein abreißt, das Manubrium quer durch. Nachträglich schieben sich dann die Bruststücke gewöhnlich übereinander. Sofern sehr große Gewalteinwirkungen, z. B. beim Überfahrenwerden, den Brustbeinkörper zertrümmern, führen oft gleichzeitige thoraxinnere Verletzungen zum Tode.

Die *Diagnose* macht kaum Schwierigkeiten. Der Bruchspalt oder die Treppenstufe zwischen oberem und unterem Bruchstück sind leicht zu tasten. Die Heilung erfolgt in 4—6 Wochen meist ohne Funktionsstörungen. Operative Einrichtung ist selten erforderlich. Sonst flache Lagerung unter Vermeidung jeder übermäßigen Thoraxbewegung.

Brüche der Rippen sind sehr häufig, solche der Rippenknorpel selten. Bei jugendlichen Menschen besitzen die Rippen eine solche hohe Federung, daß z. B. beim Überfahrenwerden selbst Lungenzerreißungen vorkommen, ohne daß der Rippenkorb Brüche zu erleiden braucht. Mit fortschreitendem Alter aber werden die Rippen brüchiger, der Brustkorb als Ganzes starrer und im hohen Alter infolge des teilweisen Schwundes des Knochengewebes und der Verkalkung der Knorpel geradezu spröde. Ein „unbegründeter" Rippenbruch muß stets Verdacht auf Geschwulstabsiedlung erwecken.

Bei unmittelbaren Gewalteinwirkungen können die Rippen an jeder Stelle brechen. Man sieht unvollständige, subperiostale Einbrüche oder vollständige Brüche mit und ohne Verlagerung, sowie mehrfache Brüche an ein- und derselben Rippe und natürlich auch an mehreren Rippen zugleich. Bei gewaltsamer

Zusammenpressung des Brustkorbs sind „Serienbrüche" (Abb. 138) etwas sehr häufiges, ja, bei sehr breit angreifenden Gewalten wird unter Umständen eine ganze Brustkorbseite in einer Linie von oben bis unten eingedrückt. Die beiden obersten Rippen bleiben, entsprechend ihrer geschützten Lage unter dem Schlüsselbein und Schulterblatt, meist verschont, desgleichen die untersten wegen ihrer Ausweichmöglichkeit. Die meisten Brüche betreffen die 4.—8. Rippe.

Bei mittelbaren Brüchen werden die Bruchstücke häufig nach innen getrieben, die Pleura reißt ein und auch die Lunge kann angespießt werden. Umgekehrt klaffen bei den mittelbaren Formen, z. B. beim Zusammenpressen des Brustkorbs, die Bruchlinien manchmal nach außen. Hierbei bleibt das Rippenfell meist verschont.

Die *Erscheinungen* sind bei den bloßen Infraktionen meist ganz geringfügig, fehlen ja objektive Bruchzeichen. Bei den Rippenbrüchen selbst ist der Bruchschmerz bei tiefem Durchatmen, Husten und Niesen, sowie auf Fingerdruck deutlich. Kennzeichnend ist die Auslösung örtlichen Bruchschmerzes beim Zusammendrücken des Brustkorbs in querer oder pfeilrechter Richtung. Der Schmerz wird dann stets an der Bruchstelle angegeben, er nimmt außerdem bei Rumpfbeuge, beim Aufrichten, sowie vor allem beim Drehen des Oberkörpers zu — so heftig, daß die Verletzten gelegentlich aufschreien, insbesondere aber beim Einatmen den Atem plötzlich anhalten. Der Verletzte vermeidet jeden tiefen Atemzug, der Atem ist „kupiert".

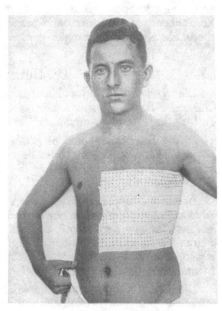

Abb. 139. Heftpflasterverband bei Rippenbruch. (Aus BAUER, K. H.: Frakturen und Luxationen. Berlin: Springer 1927.)

Knochenreiben fehlt öfter, besonders beim Bruch nur einer Rippe, was durch die gegenseitige Schienung der Rippen verständlich ist. Umgekehrt wird bei mehrfachen Brüchen Krepitation selten vermißt. Beim Abhören ist sie leichter nachweisbar als beim Abtasten.

Stärkere *Formveränderungen* ergeben im allgemeinen nur die schwersten Fälle, doch deckt das Röntgenbild manchmal sonst unvermutete Bruchstückverlagerungen auf.

Von gelegentlichen *Verwicklungen* seien genannt das *Hautemphysem* (s. S. 218), das durch Anspießung der Lunge, und zwar am häufigsten bei Verwachsung der Pleurablätter im Bereich der Bruchstellen, entsteht. Auf die gleiche Ursache ist auch *Bluthusten* zurückzuführen. Sehr beachtenswert ist die Tatsache, daß unmittelbar an Rippenbrüche sich *Pneumonien* anschließen können (Begutachtung!). Der durch Rippenbrüche hervorgerufene *Pneumothorax* bei Verletzung der Pleura pulmonalis ist klinisch nur dann bedeutsam, wenn er sich zum Spannungspneumothorax (s. S. 215) fortentwickelt oder ein Empyem (s. S. 232) heraufbeschwört. Auch können *Zerreißungen einer A. intercostalis* schwere Blutungen nach innen hervorrufen. *Komplizierte Rippenbrüche* sind ernste Verletzungen, nicht nur wegen der Gefahr der sekundären Infektion der Außenwunde, sondern auch wegen der Gefahr des Pleurainfektes. Bei manchen Rippenbrüchen stehen von vornherein die intrathorakalen Verletzungen und deren Folgen (s. S. 215) im Vordergrund.

Die *Behandlung* beschränkt sich auf Ruhigstellung, am zweckmäßigsten durch *Dachziegel-Heftpflasterverband* (Abb. 189). Er muß aber richtig angelegt sein: breite Heftpflasterstreifen umgreifen, in Exspirationsstellung fest angezogen, die betroffene Brustkorbseite von der Wirbelsäule bis über das Brustbein hinaus. Auch eine gut angepaßte, breite *Gipsplatte* hat sich für die Verletzten als große Erleichterung erwiesen. Anfänglich Morphium! Alte Leute frühzeitig außer Bett! Selbst nach ausgedehnten Rippenbrüchen sind nach 2—3 Monaten erwerbsmindernde Unfallfolgen nicht mehr vorhanden. Störende pleuritische Verwachsungen sind nur dann anzunehmen, wenn es sich um ernstere, intrathorakale Nebenverletzungen gehandelt hat.

IV. Herzverletzungen.

Die Verletzungen des Herzens stehen auf einem besonderen Blatt der Chirurgie. Seit L. REHNS erster erfolgreicher Herznaht (1896) ist jeder geheilte Fall ein Ruhmesblatt moderner Technik.

In der Hauptsache sind es *Stich- und Schußverletzungen*, die den Chirurgen beschäftigen. Die Außenwunden liegen meist links vom Brustbein; am häufigsten sind die Herzkammern, seltener die Vorhöfe und nur ganz selten die großen Herzgefäße betroffen.

In einem Drittel der Fälle ist die Verletzung sofort tödlich. In anderen Fällen erholen sich die Verletzten zunächst vom ersten Schock, gehen aber dann durch langsame innere Verblutung, sei es in die Pleurahöhle oder in den Herzbeutel, zugrunde. In letzteren Fällen erzeugt der auf den Vorhöfen lastende, durch das Hämoperikard bedingte Druck schwerste, bis zum Herzstillstand führende Behinderung der Herztätigkeit *(Herztamponade)*.

Die *Erscheinungen* sind mannigfaltig. Es erklärt sich dies durch das Zusammentreffen von Schockwirkung durch die Verletzung selbst, mit Anämie, Herztamponade, mit Verletzungen von Lunge, mit Pneumo- und Hämatothorax. So ist die *Diagnose*, ob wirklich eine Herzverletzung vorliegt, oft recht schwierig. Die wichtigsten Anhaltspunkte sind die örtlichen Erscheinungen: verbreiterte Herzdämpfung, kaum hörbare Herztöne *(Hämoperikard)*, oft Fehlen der Herzdämpfung bzw. Tympanie an deren Stelle bei *Pneumoperikard*. Gelegentlich finden sich regelwidrige und zum Teil sonst kaum bekannte (gurgelnde, metallisch klingende, plätschernde) Herzgeräusche. Bei reiner Herzverletzung ist der Herzschatten im Röntgenbild vergrößert. Differentialdiagnostisch können gleichzeitige Lungen- und Pleuraverletzungen, Verletzungen der A. mammaria interna oder einer Interkostalarterie mit Hämatothorax große diagnostische Schwierigkeiten bereiten. Verlauf und Ausgang der Herzverletzungen sind sehr wechselnd. Bei den, den ersten Schock überwindenden Fällen kann eine Nachblutung oder ein Infekt vom Herzbeutel, Pleura oder einer Embolie dem Leben noch nachträglich ein Ende setzen. Ohne chirurgische Hilfe kommen nur die leichtesten Fälle (10—15 v.H.) durch.

Behandlung: Nach außen vorstehende Fremdkörper (Dolche usw.) nicht herausziehen, bevor alles zur Operation bereit ist (Gefahr der Verblutung)! Bei dem bedrohlichen Zustand der Herztamponade vermag schon die teilweise Entlastung des Herzbeutels durch Punktion desselben die augenblickliche Gefahr zu bannen. Wenn noch durchführbar, ist die Herznaht angezeigt. Von bisher 300 Fällen sind 40 v.H. durch die Operation gerettet worden. Die weitere Vorhersage bezüglich Arbeitsfähigkeit (90 v.H.) ist sehr gut.

Technik der Freilegung des Herzens siehe bei TRENDELENBURGscher Operation (s. S. 226).

B. Erkrankungen des Brustkorbes, der Lungen und des Herzens.

I. Formfehler des Brustkorbes.

Angeborene Mißbildungen:

Rippendefekte, zumeist an den oberen Abschnitten — Verminderung und Vermehrung der Zahl der Rippen, Fehlen mehrerer Rippen, allenfalls mit Lungenhernie — *Rippenverschmelzungen* in ganz unregelmäßiger Art und Weise, meist im Zusammenhang mit Regelwidrigkeiten der Wirbelsäule (angeborenen Skoliosen, Keilwirbel), Schulterhochstand u. dgl., — Fehlen der Pectoralmuskeln.

Erworbene Formfehler des Brustkorbes:

Die *Trichterbrust;* sie ist eine tiefe Einsenkung der unteren Brustbein- und Rippenabschnitte. Sie kann angeboren (vielleicht durch intrauterinen Druck von Kinn oder Ferse) oder erworben sein als rachitische Verbiegung oder durch berufliche Schädigungen (Schuster, Töpfer). Nur bei wesentlicher Beeinträchtigung von Herz und Lungen ist operative Behandlung zu empfehlen.

Die *Hühnerbrust* (pectus carinatum) ist eine rachitische Verbildung. Im Gegensatz zur Trichterbrust ist das Brustbein wie ein Kiel vorspringend, die Flanken des Brustkorbes sind eingedrückt.

Der *skoliotische Thorax,* die Torsion der Rippen, bedingt durch eine Wachstumsverbildung des Brustkorbes im Sinne einer Verschiebung im diagonalen Durchmesser (s. hierüber Skoliose, S. 255).

Der *lange, flache Thorax* beim „phthisischen Habitus" ist gekennzeichnet durch steil abfallende Rippen, kleine Brustkorböffnung, große Länge des Brustkorbes bei geringer Tiefe.

Der *faßförmige (emphysematöse) Thorax* bildet das Gegenstück. Die Rippen richten sich auf, sie stehen in schwersten Fällen nahezu waagerecht zur Wirbelsäule. Er ist ferner als starrer Brustkorb eigen dem Lungenemphysem, wobei die frühzeitige Verknöcherung der Rippenknorpel den Thorax in Inspirationsstellung festhält.

II. Entzündungen.

1. Am Sternum und an den Rippen kommen vor:

a) Akute *Osteomyelitis* (selten), im Beginn zuweilen mit Pleuritis oder Pneumonie verwechselt. Erreger wie bei anderen Osteomyelitiden (s. S. 734).

b) Die *Perichondritis typhosa,* eine subakute, nach Typhus, Paratyphus nicht selten auftretende Entzündung im Bereich der Rippenknorpel. Das Exsudat kann aufgesaugt werden, häufig aber kommt es zur Ascedierung mit Typhusbacillen in Reinkultur im Eiter. Bei Fistelaufbrüchen endgültige Heilung meist nur durch Brustwandresektion im ganzen Bereich der erkrankten Knorpelabschnitte.

c) *Rippentuberkulose* (Rippencaries). Sie ist die weitaus häufigste Entzündung. Die Rippen gehören geradezu zu den Lieblingsstellen für die Ansiedlung einer Knochentuberkulose. Die Rippencaries beginnt als schmerzlose Anschwellung der Rippen, allmählich bilden sich flache, kalte Abscesse, die bald zu langwierigen Fisteleiterungen aufbrechen.

Bei der *Behandlung* der Rippentuberkulose kann man zunächst einen Versuch mit Absceßpunktion und Einspritzung von 10%igem Jodoformglycerin bzw. Jodoformosol (s. S. 748) machen. Röntgenbestrahlung und Allgemeinbehandlung (s. S. 746) sind zusätzlich vonnöten. Gelegentlich heilt danach eine Rippencaries aus. Wenn jedoch Fisteln vorhanden sind oder das Röntgenbild eine größere Zerstörung der Rippe aufweist, kommt man mit konservativen Mitteln nicht zum Ziel. Die Resektion der kranken Rippe im Gesunden schafft schlagartig eine hohe Heilaussicht. Sofern es sich um eine tuberkulöse Perichondritis handelt, sind die Aussichten auf Heilung schlecht, wenn man nicht von vornherein den ganzen Knorpel opfert. Auf keinen Fall darf der Knorpel frei offen liegen bleiben oder mit einem Tampon bedeckt werden, da sonst sehr langwierige Nekrosen und Fisteln entstehen.

d) *Aktinomykose* der Brustwand durch Übergreifen von der Lunge, ausgezeichnet durch zahlreiche Fistelaufbrüche mit entsprechenden Veränderungen der Umgebung (s. S. 167). Selten, Vorhersage ungünstig.

2. Erkrankungen und Geschwülste des Mediastinums.

Im Mediastinum kommen häufig *Dermoide* bzw. *Teratome* vor. Die ersteren enthalten, wie die Ovarialdermoide, oft alle Abkömmlinge des Ekto- und Mesoderms. Sie zeichnen sich im *Röntgenbild* durch ihre gleichmäßige Verschattung, meist glatte Umrisse und ihre Lage im vorderen oder hinteren Mediastinum aus. Sie können gewaltige Größe erreichen und machen meist erst durch ihre Verdrängungserscheinungen Krankheitserscheinungen. Sie sind dann unbedingt operativ zu entfernen. Heilaussichten günstig.

Selten sind *Fibrome* und *Lipome,* häufiger, von den Nerven im hinteren Mediastinum ausgehend, Neurinome und Sympathicoblastome (Abb. 140). Die häufigsten Mediastinaltumoren jedoch sind *leukämische* oder *pseudoleukämische Drüsentumoren,* vor allem solche

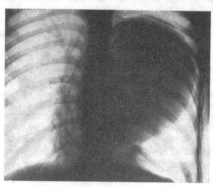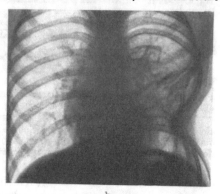

Abb. 140a u. b. Sympaticoblastom des hinteren Mediastinums vor und nach der Operation.
(Chir. Klinik Breslau).

bei *Lymphogranulomatose.* Sonst kommen gelegentlich noch Geschwülste, ausgehend von einer persistierenden *Thymus* oder von einem nach der Tiefe verlagerten Schilddrüsenteil *(Struma intrathoracica)* vor. Carcinome im hinteren Mittelfellraum haben ihren Ausgangspunkt zumeist in der Speiseröhre, bei Sarkomen in den mediastinalen Lymphdrüsen *(Lymphosarkome).* Meist läßt sich die Diagnose durch Probeexcision irgendeiner leicht erreichbaren, z. B. supraclaviculären Drüse erhärten. Behandlung: Röntgenbestrahlung.

3. Erkrankungen des Herzbeutels und des Herzens.

a) Pericarditis exsudativa. Außer Verletzungen geben entzündliche Exsudate des Herzbeutels Veranlassung zu lebensbedrohlicher Behinderung der Herztätigkeit. Seröse oder eitrige Ergüsse, wie sie im Gefolge akuter Infektionskrankheiten oder, fortgeleitet von der Pleura, auch als Spätfolge einer Verletzung entstehen, fordern oft gebieterisch die Entlastung des Herzens von dem Druck des Exsudates. Neben dem Fieber steigt von Tag zu Tag das Beklemmungsgefühl, hinzu kommt hochgradige Atemnot und kleiner, schneller Puls. Beim Abklopfen ergibt sich die bekannte allseitige Verbreiterung des Herzschattens. Der Herzbeutel, beim Gesunden nur wenige Kubikzentimeter enthaltend, dehnt sich unter Blutergüssen, Trans- und Exsudaten mächtig aus. Er vermag bis zu 1 Liter zu fassen. Damit ist der Zustand der *Herztamponade* gegeben.

Behandlung. Probepunktion am inneren Sternalrand zwischen 5. und 6. Rippe, sodann Absaugen des Ergusses. Bei eitrigem Exsudat ist die Eröffnung des Herzbeutels *(Perikardiotomie)* geboten: Resektion des 5. Rippenknorpels, Unterbindung der A. mammaria int., Abschieben des M. triangularis mit der Umschlagstelle der Pleura, breite Eröffnung des Herzbeutels und Drainage.

b) *Pericarditis adhaesiva.* Dabei unterscheidet man *2 Formen:*

α) Die äußere Verwachsung des Herzbeutels mit dem Brustfell und der Brustwand: *Accretio pericardii.* Erscheinungen: Systolische Einziehung der

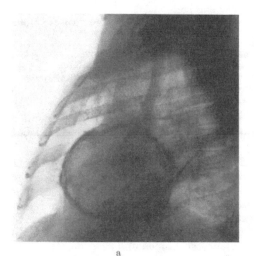

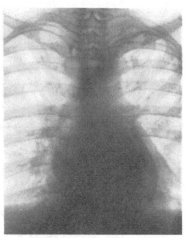

a   b

Brustwand, diastolisches Vorschleudern der Herzgegend, Herzbeklemmung, vergrößerte Herzdämpfung, Stauungserscheinungen (Lebervergrößerung, Ascites, Ödeme). *Behandlung:* Befreiung des Herzens durch teilweise Resektion der Brustwand *(Thoracolysis praecardiaca).*

β) Schwielige Verwachsung zwischen Herz und Herzbeutel: *Concretio pericardii.* Kommt es in den schwieligen Verwachsungen auch noch zu plattenförmigen Kalkeinlagerungen, so spricht man vom *Panzerherz* (Abb. 141a u. b). Das schwielig ummauerte Herz kann sich nur unvollkommen zusammenziehen und ganz un-

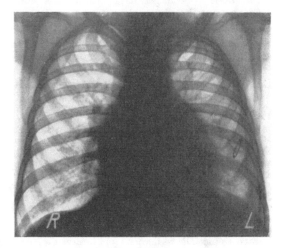

c
Abb. 141a—c. Sog. „Panzerherz" in 2 Ebenen (a u. b). c Wiederausdehnung des Herzens nach der Perikardiektomie. (Chir. Klinik Breslau.)

genügend diastolisch erweitern. Folge davon „*Einflußstauung*" (VOLHARD): Rückstauung in den Halsvenen, Cyanose, Stauungsleber, Ascites. Herzdämpfung klein, fehlender Spitzenstoß, Herztöne leise. Wegen des Ascites oft Verwechslung mit anderen, von Ascites begleiteten Krankheiten (Tuberkulose, Carcinose, Herzfehler, Nierenleiden). *Behandlung: Perikardiektomie:* Freilegung des Herzens, Entrindung (Entpanzerung) des Myokards durch Abschälung des schwieligen oder verkalkten Herzbeutels — gute Erfolge! (Abb. 141c).

Auch *Herzklappenfehler* hat man operativ anzugehen und besonders Aorten- und Mitralstenosen durch Erweiterung des zu engen Klappenringes zu bessern versucht. Die hohe

Sterblichkeit dieser Eingriffe (etwa 70 v.H.) verbietet, solange nicht schonlichere Verfahren zur Verfügung stehen, die Anzeige, so ungünstig auch sonst die Vorhersage der Grundkrankheit sein mag.

Auch an die operative Behandlung der *Angina pectoris* hat man sich gewagt, kein Wunder, ist ja die Sterblichkeit bei innerer Behandlung sehr hoch, und der Tod ein oft viel zu früher. Die unzureichende Blutversorgung des Herzmuskels hat man zu bessern versucht a) durch Eingriffe am Sympathicus (besonders *Entfernung des Ganglion stellatum*, ein- oder beidseitig) mit dem Ziel, durch Ausschaltung der Vasokonstriktoren eine dauernde Gefäßerweiterung und damit Mehrdurchblutung zu erzielen, b) durch *Besserung des Umgehungskreislaufes* mit Hilfe künstlicher Verwachsungen, sei es zwischen Herzoberfläche und Herzbeutel (Aufsteppen von Netz, Einschlagen des M. pectoralis major, des Unterlappens der Lunge oder dgl.). Vorläufig ermutigt nur die „Stellektomie" zu einer vorsichtigen Anzeigenstellung. Dauererfolge bleiben abzuwarten.

Zu den Eingriffen am Herzen zählt auch der kühnste Eingriff vielleicht der Chirurgie überhaupt, die TRENDELENBURGsche *Operation* bei unmittelbar lebensbedrohlicher *Lungenembolie*.

Die *Embolie der Lungenarterie* zählt zu den furchtbarsten, weil unversehns hereinbrechenden Schicksalsschlägen bei unseren Kranken. Thromben im peripheren Venensystem lösen sich los und werden mit dem Blutstrom in die Lungenarterie geschleudert. Mittlere und kleinere Gerinnsel gelangen bis in die Lungenperipherie und erzeugen den *Lungeninfarkt*. Große, massige Pfröpfe setzen sich im Hauptast an der ersten Teilungsstelle fest. Wie vom Blitz getroffen sinkt der Kranke um, wird leichenblaß mit blauroten Lippen und ringt bei flatterndem Puls voller Todesangst nach Atem. Bei völliger Verlegung der Gefäßlichtung erlischt das Leben in wenigen Minuten. Bei unvollständiger Verstopfung kämpft das Herz gegen das Hindernis an. Aufgepeitscht mit Herzmitteln, vermag vielleicht manch kräftiges Herz der Gefahr noch Herr zu werden. Wo aber schon in der ersten Viertelstunde die Herzkraft anfängt nachzulassen, wo das Herz nach rechts zu sich verbreitert, wo die Atmung flacher wird und das Bewußtsein zu schwinden beginnt, da ist der Kranke meist verloren, es sei denn, daß eine glückliche Chirurgenhand in raschem Entschluß unter günstigen äußeren Umständen eingreift.

TRENDELENBURG hat 1907 den kühnen Weg der Eröffnung der Lungenarterie und Ausräumung der Thromben gewiesen und KIRSCHNER hat 1924 den ersten vollen Erfolg errungen. A. W. MEYER-Berlin, NYSTROEM-Uppsala u. a. sind weitere, glückliche Operateure. Es darf aber andererseits nicht übersehen werden: die Diagnose „Lungenembolie" ist nicht immer einfach, mancher Fall wurde operiert, der keine Embolie hatte und manchem mag dann die Operation erst den Todesstoß gegeben haben. Aber noch schwieriger als die Diagnose ist die Anzeigestellung zur Operation, kommen ja manche, überaus bedrohlich aussehende Lungenembolien auch bei abwartendem Verhalten zur Genesung. Sicher kommt zur mechanischen Verstopfung der Lungenarterie noch ein *Arteriospasmus* des plötzlich von innen erschütterten Gefäßes hinzu. Es ist daher unbedingt zunächst Eupaverin 0,03 intravenös (notfalls wiederholt) und intravenös Morphium 0,02, letzteres zur Dämpfung der großen psychischen Erregung, dringendst geboten. Manche Fälle kommen, so bedrohlich sie zu sein schienen, damit über diese so schwerwiegende Komplikation hinweg.

Technik der TRENDELENBURGschen Operation: Freilegung des Herzens durch Türflügelschnitt, Resektion der 2. und 3. Rippe, Unterbindung der A. mammaria int., Schonung der Pleura! Eröffnung des Herzbeutels, Anschlingen der Aorta und Pulmonalis durch Gummischlauch und vorübergehende Abklemmung beider Gefäße. Eröffnung der A. pulmonalis und Herausholen der Thromben, am besten durch Saugapparat. Nach Anlegung einer seitlichen Klemme Freigabe der Arterie, die nicht länger als 45 Sekunden gedrosselt sein darf. Gefäßnaht, Naht des Herzbeutels, Brustwandschichtnaht.

4. Erkrankungen der Lungen.

a) Lungenabsceß und Lungengangrän. *Abscesse* und *Gangränherde* in der Lunge bilden sich

α) durch *aspirierte Fremdkörper* (Schmutzwasser bei drohendem Ertrinken, aspirierte Speiseteilchen, Stiftzähne, bei Kindern aspirierte Bohnenkerne, Bleistifthülsen, Glasperlen, erbrochenen und aspirierten Mageninhalt bei Benommenheit, in Narkose oder bei gestörter Reflexerregbarkeit des Kehldeckels),

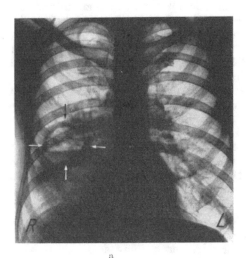 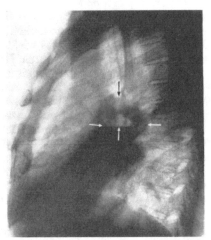

a   b

β) nach *infizierten Verletzungen*, z. B. Lungensteckschuß,

γ) im Anschluß an lobäre *Pneumonien und Bronchopneumonien* (besonders bei Influenza) — und, sehr häufig:

δ) durch *septische oder putride Embolien*, z. B. bei metastasierender Allgemeininfektion, Kindbettfieber, Otitis media u. dgl.,

ε) seltener durch *Übergreifen aus der Nachbarschaft*, z. B. von Speiseröhrenkrebsen, Divertikeln, Mediastinitis, aber auch von einem subphrenischen Abszeß aus.

Die *Lungengangrän* hat, wie alle putriden Infektionen, eine überaus ernste Vorhersage, nur selten kommt operative Behandlung noch zurecht.

Beim *Lungenabsceß* stehen für die *Diagnose* im Vordergrund: die Massenhaftigkeit des Sputums (500 ccm je Tag und darüber), die meist periodische Art der Expektoration, Schichtenbildung. Das Sputum ist dünnflüssig, schmutziggrün, oft widerlich süßlich bis aashaft riechend. Es enthält hirsekorn-

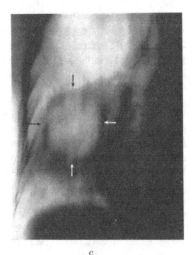

c

Abb. 142 a—c. Lungenabsceß im rechten Unterlappen. a von vorn, b von der Seite, c im Tomogramm. a Spiegelbildung (Pfeile), starke pneumonische Verdichtung des umgebenden Lungengewebes. b Spiegelbildung. Lage des Abscesses weit dorsal. c Größte Absceßausdehnung in 10 cm Schichttiefe von vorn. (Chir. Klinik Breslau.)

große, schmutziggelbliche (DITTRICHsche) Pfröpfe, Fettsäurenadeln und vor allem elastische Fasern. Bei längerer Krankheitsdauer Trommelschlegelfinger. Für die Diagnose ausschlaggebend ist der *Röntgenbefund:* Rundschatten, Spiegelbildung, darüber Gasblase, chronisch-pneumonische Verdichtung der Umgebung (Abb. 142 a und b). Besonders bewährt sich das *Tomogramm*, welches zugleich die Tiefenlage und die größte Ausdehnung zu bestimmen gestattet (Abb. 142 c).

Nötigenfalls läßt die *Bronchographie* weitere wichtige Schlüsse (Verbindung mit Bronchien, Kammerung, Nebenabscesse usw.) zu.

Die *Probepunktion* ist gefährlich (Pleurainfekt!) und deshalb zu unterlassen. *Differentialdiagnostisch* ergeben sich gelegentlich Schwierigkeiten bei Bronchiektasen, infizierten Echinokokken und subphrenischen Abscessen. Bei der Diagnose Lungenabsceß ist es wichtig, immer noch daran zu denken, daß nicht selten Bronchialcarcinome durch Geschwulstzerfall unter dem Krankheitsbild des Lungenabscesses ihren Anfang nehmen.

Behandlung. Im Anfang ist *innere Behandlung* angezeigt. Einspritzungen von Salvarsan, Trypaflavin, entsprechende Lagerung usw. lassen gelegentlich den Absceß, sei es durch „Aushusten", sei es durch Kollaps der Absceßwände zur Heilung kommen. Die innere Behandlung darf aber nicht unbegrenzt durchgeführt werden. Wenn sie nicht in 6—8 Wochen zum Ziele führt, ist unbedingt operatives Eingreifen erforderlich, da die Gefahr des Zuwartens dann auf die Dauer größer ist als die Gefahr der Operation. Die Kranken gehen sonst an weiteren Lungenabscessen, Pneumonien durch Aspiration des Absceßeiters in bislang gesunde Lungenteile, Lungenblutungen, Hirnabscessen usw. zugrunde.

Die *chirurgische Behandlung* strebt die Absceßeröffnung und Entleerung des Eiters nach außen an. Bei wandständigem Sitz und fester Pleuraverlötung ist die *einzeitige Lungenabsceßoperation* angezeigt: nach röntgenologisch genauer Lagebestimmung (2 Ebenen! Tomogramm!) Rippenresektion über dem Absceßherd und transpleurale Eröffnung des Abscesses, am besten elektrochirurgisch.

Bestehen keine Pleuraverwachsungen, wie dies bei tiefer liegenden Abscessen die Regel ist, so ist *zweizeitiges Vorgehen* angezeigt. In der ersten Sitzung wird im weiteren Umkreis des tiefer gelegenen Abscesses eine *extrapleurale Plombe* (s. S. 231) eingelegt. Die Plombe führt a) zu zuverlässigen, festen Verwachsungen, b) macht sie das Lungengewebe zwischen Absceß und Pleura atelektatisch, c) komprimiert sie den Absceß von außen her. Es kommt gelegentlich vor, daß schon nach diesem Eingriff der Absceß ausheilt. Sonst wird er in einer 2. *Sitzung*, 2—3 Wochen später, nach *Entfernung der Plombe*, elektrochirurgisch durch das atelektatische Lungengewebe hindurch *eröffnet und drainiert*. Das Verfahren ist schonlich und für die Schwere der Grundkrankheit verhältnismäßig erfolgreich; die Sterblichkeit ist, gemessen an der Sterblichkeit bei ausschließlich konservativer Behandlung (75—80 v.H.) mit etwa 30 v.H. tragbar.

Nach der Absceßeröffnung pflegen die Sputummengen, dank der physikalisch günstigen Ableitung am tiefsten Punkt, schnell zu schwinden. Der Allgemeinzustand hebt sich, die Absceßwände reinigen sich und durch den Kollaps derselben kann völlige Vernarbung eintreten. Bei großen Abscessen kommt es allerdings gelegentlich nach Reinigung der Absceßwände zu einer Epithelisierung derselben vom Bronchialepithel aus, so daß dann eine völlig glatte, epithelausgekleidete, innere Höhle, nach außen durch eine „Bronchialfistel" in Verbindung stehend, übrig bleibt. Die so entstandene „*Gitterlunge*" bedarf dann, sofern sie völlig zum Verschluß gebracht werden soll, noch einer Nachoperation, am besten nach dem Verfahren von LEBSCHE. Es wird dabei das Gebiet der bronchialepithelausgekleideten Wand umschnitten, möglichst tief in die Lunge hinein beweglich gestaltet, die Wand dann abgetragen und der Rest durch dreifache Einstülpungsnaht intrapulmonal versenkt. Meist ist dann noch eine mehr oder minder ausgedehnte Thorakoplastik zusätzlich erforderlich.

b) Bronchiektasen. Man muß klar erworbene und angeborene Bronchiektasen unterscheiden. Die *erworbenen Bronchiektasen* entwickeln sich als *diffuse Form* aus chronischen Bronchialkatarrhen (zylindrische Erweiterung), als *umschriebene Form* durch Schrumpfungsvorgänge, am häufigsten nach indurierenden Pneumonien (sackförmige Erweiterung). Dagegen sind die im Kindesalter beginnenden, meist auf den linken Unterlappen beschränkten Bronchiektasen zu 80 v.H. *angeboren*. Bei diesen bleiben Lunge und Pleura meist frei von entzündlichen Schüben, Verwachsungen fehlen. Die Erweiterungen sind waben- und traubenförmig.

Die *Erscheinungen* decken sich zunächst im wesentlichen mit denjenigen einer hartnäckigen Bronchitis, elastische Fasern fehlen. Nur setzen bald große Mengen (oft viele 100 ccm!) stinkigen Auswurfes ein, vor allem des Morgens. Die Kranken werden häufig berufsunfähig, der üble Geruch ihres Sputums (Fäulniserreger!) macht sie oft schwer tragbar für ihre Umgebung. Die *Diagnose* wird endgültig gesichert durch Bronchographie (Abb. 143).

Das Leiden ist ernst. Schon die „Trommelschlegelfinger" weisen auf die chronische Selbstvergiftung des Organismus durch die Bakterientoxine hin.

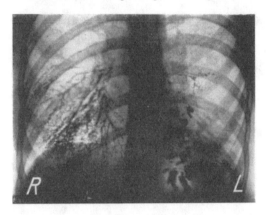 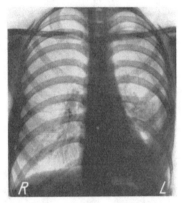

a   b

Abb. 143 a u. b. a Angeborene Bronchiektasen im linken Unterlappen im Bronchogramm. b Zustand nach einzeitig durchgeführter Lungenlappenexstirpation. 7. Rippe reseziert. Oberlappen füllt ganze linke Thoraxseite aus. Leichte linksseitige Thoraxeinengung. (Chir. Klinik Breslau.)

Der gleichen Quelle entstammen Nierenschädigungen, schließlich Amyloidose. Den fortschreitenden Verlauf verdanken die Bronchiektasen den immer wieder rückfälligen Pneumonien, die ihrerseits wieder, wenn sie trotz der putriden Infektion überwunden werden, durch Schrumpfung des Lungengewebes die Bronchiektasen verschlimmern. Schließlich erliegen die chronisch geschwächten Kranken einer Pneumonie, einer Lungengangrän oder einer plötzlichen Lungenblutung.

Die *Behandlung* ist schließlich stets eine operative, da die innere Behandlung, auf die Dauer wenigstens, selten nennenswerte Besserungen ergibt. Nachdem auch Palliativoperationen (Phrenicusexhairese, Thorakoplastik, extrapleurale Plombierung) keine durchschlagenden Erfolge zu zeitigen pflegen, ist man immer mehr zur *Lungenlappenexstirpation* als Verfahren der Wahl übergegangen. SAUERBRUCH hat gezeigt, daß es durch *mehrzeitiges Operieren*, vor allem unter dem Schutz von künstlich durch Schichtplombe erzeugten Verwachsungen, möglich ist, den betreffenden Lungenlappen, bei einer für die Schwere des Leidens durchaus erträglichen Sterblichkeit (etwa 10 v.H.), mit guten Heilergebnissen zu exstirpieren. In neuerer Zeit ist man, nach dem Vorgehen englischer Chirurgen, immer mehr dazu übergegangen, die Lungenlappenexstirpation *einzeitig* auszuführen. Ein vorher länger unterhaltener Pneumothorax mildert den Schock der Thorakotomie bei freier Pleurahöhle, die bronchoskopische Absaugung des Sekrets unmittelbar vor dem Eingriff mindert die Gefahr der Sekretaspiration während der Operation, endlich wird die Gefahr der Pleurainfektion vom

Bronchusstumpf aus durch Saugdrainage des Thorax, sofort nach der Lappenexstirpation angelegt, wesentlich vermindert. Zudem zwingt der Unterdruck der
Saugdrainage den verbleibenden oberen Lungenlappen zu schneller Ausdehnung
und Ausfüllung des Raumes, den der exstirpierte Lappen zuvor eingenommen
hatte. Die Abb. 143 zeigt einen solchen mit einzeitiger Lungenlappenexstirpation
mit vollem klinischen Erfolg operierten Fall.

c) *Die operative Behandlung der Lungentuberkulose.* Ein Teil der Fälle mit
Lungentuberkulose wird vornehmlich durch *Allgemeinbehandlung* und sonstige

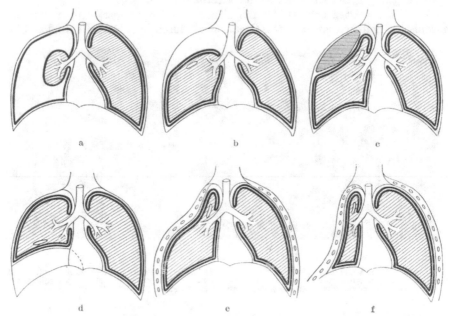

Abb. 144 a—f. Operative Kollapstherapie bei Lungentuberkulose. a Künstlicher Pneumothorax.
b Sog. extrapleuraler Pneumothorax, c extrapleurale Plombierung, d Phrenicusexhairese, e Obergeschoßplastik, f extrapleurale Thorakaplastik (Totalplastik).

konservative Heilverfahren geheilt. Bei einem nicht geringen Teil der Kranken
kann jedoch die Aussicht der Heilung durch *operative Maßnahmen örtlicher Art*
ganz wesentlich erhöht werden, und viele Fälle verdanken erst operativen Verfahren die endgültige Heilung.

Die ganze Operationsbehandlung dreht sich um die Tatsache, daß vielfache
Formen der Lungentuberkulose, selbst solche mit Kavernen, günstig beeinflußt
werden, sobald die erkrankte Lunge zum *Kollaps* gebracht werden kann. Schon
früher war bekannt, daß allein schon das Auftreten eines pleuritischen Exsudates
oder eines Spontanpneumothorax dem Verlauf einer Lungentuberkulose eine
Wendung zum Besseren zu geben vermag. Im Zustand des Kollapses können
klaffende Kavernen zusammenfallen und vernarben, zudem wird die Lunge
reichlicher als die geblähte mit Blut versorgt, die natürlichen Vernarbungs- und
Schrumpfungsvorgänge werden gefördert. Hierzu kommt die heilsame Wirkung
der Ruhigstellung überhaupt.

Der Möglichkeiten, durch eine operative *Kollapstherapie* eine Lungentuberkulose günstig zu beeinflussen, gibt es zahlreiche:

α) Der *künstliche Pneumothorax* nach FORLANINI (1892), erzeugt durch Ein-
blasung von 300—700 ccm Stickstoff in die Pleurahöhle bis zum möglichst vollständigen Zusammenfallen der Lunge.

Bezüglich seiner Anzeige und Durchführung wird auf die Lehrbücher der inneren Medizin verwiesen, da die Pneumothoraxbehandlung heute ausschließlich von inneren Ärzten ausgeübt wird.

Die Pneumothoraxbehandlung hat zur Voraussetzung das Fehlen von Pleuraverwachsungen. Verhindern einzelne Stränge den völligen Kollaps, so kann der unvollständige Pneumothorax öfter durch elektrochirurgisch-*endoskopische Strangdurchtrennung* nach JACOBAEUS in einen vollständigen umgewandelt werden. Auch diese Behandlung ist heute in der Hauptsache in die Hände der Heilstättenärzte übergegangen.

Ein zweiter Weg, die Segnungen des Pneumothorax trotz Verwachsungen zu erzielen, ist der sog. *extrapleurale Pneumothorax.* Es werden dabei, besonders wenn die eigentliche Pleurahöhle durch flächenhafte Verwachsungen verödet ist, nach Rippenresektion die beiden Pleurablätter von der inneren Brustwand abgelöst *("Pneumolyse")* und der entstandene Hohlraum mit Stickstoff oder einem sonstigen Füllmittel angefüllt. Das Verfahren ist noch jung. Es hat zwar den Vorteil einer sehr schonlichen Einengung der Atemfläche, ist aber andererseits begreiflicherweise häufig durch Exsudatbildung in der Höhle, aber auch durch Blutungen in dieselbe verwickelt. Sein Wert ist daher noch stark umstritten.

β) Nahe verwandt dem extrapleuralen Pneumothorax ist die sehr viel ältere *extrapleurale Plombierung.* Sie beruht darauf, in dem durch das Röntgenbild vorgezeichneten Bereich nach Resektion einer Rippe die *beiden* Pleurablätter geschlossen von der inneren Brustwand abzudrängen und dadurch die Lunge örtlich dauernd zum Kollaps bringen zu können, daß man den entstandenen Hohlraum mit irgendeinem Fremdkörper (früher Fett, seit BAER eine Paraffinplombe) auffüllt. Die Plombierung hat theoretisch den Vorteil, daß man sie dort anlegen kann, wo nach dem Röntgenbild der Kollaps erwünscht ist. Tatsächlich ist sie früher, vor allem bei starren Kavernen im Obergeschoß, viel verwandt worden. Immerhin ist sie nicht ohne Verwicklungen: Einbruch der Plombe in die Kaverne oder umgekehrt Durchbruch wandständiger Kavernen ins Plombenlager. Sie ist heute nur noch wenig geübt, hat aber doch noch einen gewissen Anzeigeraum.

γ) Die künstliche *Zwerchfellähmung durch Phrenicusexhairese* (STURTZ). Die operative Durchtrennung, besser noch die Ausdrehung des N. phrenicus am Hals, bewirkt eine Lähmung der betreffenden Zwerchfellhälfte und dadurch einen Hochstand desselben. Die Folge davon ist eine Einengung des Fassungsvermögens des betreffenden Brustraumes um 5—600 ccm, also ein gewisser Kollaps, besonders des Unterlappens, sowie eine teilweise Ruhigstellung der ganzen Lunge. Im allgemeinen dient die künstliche Zwerchfellähmung heute nur der Vorbereitung oder als Ergänzung der Thorakoplastik (s. unter *δ*).

Technik der Phrenicusexhairese: In örtlicher Betäubung 4 cm langer Querschnitt fingerbreit oberhalb des inneren Drittels des Schlüsselbeines. Freilegung des hinteren Randes des M. sternocleidomastoideus, Abziehen desselben nach medial, Aufsuchen des tiefer gelegenen M. scalenus anterior, auf dessen Vorderfläche der N. phrenicus steil nach abwärts zieht. Durchtrennen des Nerven und langsames Ausdrehen des peripheren Nerven, um Seitenverzweigungen mit dem N. phrenicus der anderen Seite auszuschalten. Cave Verletzung der Vena subclavia! der Pleurakuppel!

δ) Die *extrapleurale Thorakoplastik.* Wie die Abb. 144 erkennen läßt, gelingt es, durch Wegnahme von Rippenstücken mehrerer oder aller Rippen einer Seite hinten und seitlich neben der Wirbelsäule, die betreffende Brustkorbhälfte so erheblich einzuengen, daß sich die Einengung als vorzügliche Kollapsbehandlung für die Lunge auswirkt (SAUERBRUCH), vor allem in den Fällen, in denen der Pneumothorax unmöglich ist und andere, schonlichere Verfahren nicht ausreichen. Vor allem hat sich die vollständige paravertebrale Thorakoplastik

(Resektion der 1.—11. Rippe) ein- oder besser zweizeitig ausgeführt, im Laufe der Zeit, vor allem bei ausgedehnten Erkrankungen einer Seite und bei großen Kavernen des Ober- und Unterlappens als überaus segensreich erwiesen und viele sonst verlorene Fälle zur Heilung zu bringen vermocht.

In neuerer Zeit weicht man von dem alten, bewährten Schema der einseitigen Totalplastik insofern ab, als man wieder mehr versucht, die Entrippung der Brustwand auf das erkrankte Gebiet zu beschränken und damit zugleich die übrigen Teile in ihrer Atemfähigkeit zu erhalten. Es haben sich auf diese Weise mehrere Abarten der Thorakoplastik herausgebildet. Wir nennen als Haupttypen die sog. *Spitzenplastik* (Resektion von 3—4 Rippen bei kleinen Spitzenkavernen), sodann die *Obergeschoßplastik* bei größeren, auch unter das Schlüsselbein hinunterreichenden Kavernen; es werden dabei die oberen 7—8 Rippen reseziert und dadurch vor allem das Einlegen des Schulterblattes in die entknochte Brustwand ermöglicht. Als Ergänzung paravertebraler Plastiken kommt öfter auch die *vordere obere Teilplastik* in Betracht, besonders wenn die Kavernen durch die hintere Plastik nicht vollständig zur Heilung gebracht werden konnten.

Große Zurückhaltung ist geboten gegenüber doppelseitigen Thorakoplastiken. Meist ist statt dessen die Verbindung schonlicherer Verfahren, z. B. eine Seite Pneumothorax, andere Seite Phrenicusexhairese oder eine Seite Obergeschoßplastik, andere Seite Pneumothorax oder dergleichen geboten.

ε) Die *Kavernensaugdrainage* nach MONALDI (Rom) zur Behandlung tuberkulöser Kavernen. Bei diesem Verfahren wird ein dünnes Drain mit Hilfe einer Troikartpunktion durch die Brustwand hindurch unmittelbar in die Kaverne eingeführt und deren schädlicher Inhalt mit einem Saugapparat, z. B. dem nach PERTHES (s. Abb. 148), abgesaugt und zwar über lange Zeit. Das Absaugen des Kaverneninhaltes ermöglicht auch bei starren Kavernen einen Kollaps, vor allem, weil die Entlastung des oft erhöhten Binnendrucks der Kaverne die Atelektase des pericavernösen Lungengewebes aufhebt, weil ferner der Sog einen Unterdruck schafft und so die Reinigung und Schrumpfung der Kavernenwände erleichtert. Meist bessern sich Husten und Auswurf schnell, die Bacillen schwinden im Sputum, wie im abgesaugten Kaverneninhalt und der Allgemeinzustand hebt sich. Grundvoraussetzung des Verfahrens ist die sichere Veröedung des Pleuraspaltes im weiten Umkreis der Kaverne. Angezeigt ist das Verfahren vor allem bei Einzelkavernen, bei großen Kavernen als Vorbereitung für die schließlich oft noch erforderliche Thorakoplastik und bei Restkavernen nach Thorakoplastiken.

Welches von all diesen Verfahren im Einzelfalle, sei es einzeln, sei es vergesellschaftet mit anderen, anzuwenden ist, ist Sache großer Erfahrung und setzt volles Können bewährter Heilstättenärzte voraus; am besten ist den Kranken durch die Zusammenarbeit eines erfahrenen Tuberkulosearztes mit einem operativ voll geschulten Chirurgen gedient.

5. Erkrankungen der Pleuren.

a) Pleuritis und Pleuraempyem. Bei den Rippenfellentzündungen spielt die *Pleuritis sicca* chirurgisch nur eine Rolle als Folge eines Lungeninfarkts, einer postoperativen Pneumonie oder einer Carcinose. Bei unklarer trockener Pleuritis denke man immer an eine Tuberkulose!

Die *seröse Pleuritis*, mag sie entstanden sein durch Verletzungen, durch Carcinose — hiebei und bei Infarkt meist hämorrhagisch —, durch abgeschwächte Infektionen oder mag sie verbunden sein mit blutigem (Hämatothorax), mit galligem *(Cholothorax)* oder chylösem *(Chylothorax)* Erguß, wird die Entleerung durch Punktion nötig machen, wenn 1. durch die Raumbehinderung Atem- und Kreislaufstörungen auftreten, 2. wenn nach geraumer Zeit die Aufsaugung nicht vorangeht.

Schon die teilweise Entleerung der Pleurahöhle durch die Punktion vermag einen starken Anreiz für die Aufsaugung des ganzen serösen Ergusses abzugeben.

Technik der Pleurapunktion (Thoracocentese): Im Sitzen oder in Schräglage Anlegen einer Hautquaddel und Infiltration des Stichkanals mit ½%iger Novocainlösung, sodann Punktion in der hinteren Axillarlinie im 7.—9. Rippenzwischenraum, möglichst am oberen Rande der Rippe, um die am unteren Rippenrand verlaufende A. intercostalis zu vermeiden. Keine tiefen Atemzüge wegen Luftaspiration. Bei Hustenreiz Zurückziehen der Nadel! Bei starkem Erguß langsame Punktionsentleerung!

Beim *Pleuraempyem* (Pleuritis purulenta) unterscheiden wir je nach der Entstehung folgende Gruppen:

1. Das *traumatische Empyem*. Durch Stich, Schuß, Pfählung wird die Brusthöhle eröffnet, die Lunge kollabiert, pyogene Keime bringen den durch die Ver-

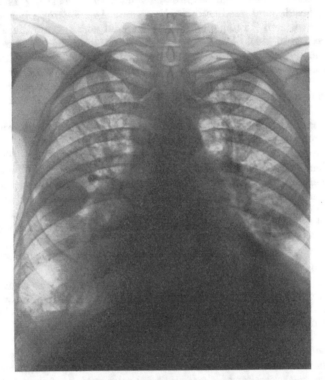

Abb. 145. Interlobäres Exsudat. (Med. Klinik Göttingen.)

letzung gesetzten Bluterguß in kurzer Frist zur Vereiterung. Der Verlauf ist gekennzeichnet durch stark remittierendes Fieber, manchmal verbunden mit Schüttelfrösten. Die Vorhersage ist ernst.

2. Das *metastatische Empyem* entwickelt sich im Verlauf septischer Erkrankungen, bei Erysipel, Scharlach, Puerperalfieber usw. Es sind meist Streptokokkenempyeme. Auch ihre Vorhersage ist ernst, da sie einen bereits durch Krankheit geschwächten Organismus treffen.

3. Das *metapneumonische Empyem* entsteht im Anschluß an eine kroupöse Pneumonie bei Übergreifen der Infektion auf die Pleura. Es ist das häufigste Empyem, durch Pneumokokken hervorgerufen. Seine Vorhersage ist gut.

Sehr viel ernster ist das metapneumonische Empyem nach septischen Pneumonien, gleichviel ob durch Streptokokken oder Staphylokokken hervorgerufen und das „Grippeempyem" nach mischinfizierten (Streptokokken!) Grippepneumonien.

4. Das *jauchige Empyem* im Anschluß an den Durchbruch von Lungen-abscessen, Gangränherden oder subphrenischen Abscessen in die Pleurahöhle. Es ist ausgesprochen gefährlich, nicht nur wegen des putriden Infektes, sondern auch der oft jäh durch den Gasdruck einsetzenden Mediastinalverdrängung. Je nach seiner Größe spricht man von *Totalempyem*, sobald die Lunge zum völligen Kollaps gebracht ist, sonst von *Teilempyem* oder *abgesackten Empyem*. Letztere liegen abgekapselt der äußeren Brustwand an. Von der übrigen Pleura-höhle sind sie durch Verklebung der Pleurablätter abgeschlossen, mögen solche bei der Entstehung des Empyems schon bestanden oder als Folge der Pleuritis sich neu gebildet haben. Sonst unterscheidet man je *nach der Lage* noch das interlobäre, basale und mediastinale Empyem. Das *interlobäre Empyem* liegt abgekapselt zwischen 2 Lungenlappen, manchmal sogar, ohne die Thoraxwand zu berühren (Abb. 145). Das *basale Empyem* entsteht meist im Anschluß an intraabdominelle Eiterungen, durchgeleitet durch die Lymphöffnungen des Zwerchfelles. Subphrenische Abscesse (s. S. 313), seltener Leber- oder Milz-abscesse, perforierte Magen- oder Duodenalgeschwüre, Appendicitis, Gallen-blaseneiterungen, sind die häufigsten Anlässe für solche „Durchwanderungs-pleuritiden" bzw. Empyeme.

Erscheinungen. Nicht immer ist der Beginn eines Empyems in seinen Krank-heitserscheinungen scharf von der Ursprungskrankheit getrennt, es sei denn, daß ein Schüttelfrost oder ein neuer Temperaturanstieg nach vorheriger Ent-fieberung den Zeitpunkt des Pleurainfektes anzeigt. Das ausgebildete Empyem ist leicht zu erkennen: Vorwölbung der betreffenden Brustkorbseite, verstrichene, auf Druck schmerzhafte Zwischenrippenräume, Nachschleppen der kranken Seite bei der Atmung, gedämpfter Schall, aufgehobener Stimmfremitus und abgeschwächtes oder aufgehobenes Atemgeräusch. Starke Leukocytose. Das *Röntgenbild* (vgl. Abb. 146) klärt endgültig Sitz und Ausdehnung, die *Probe-punktion* Art des Ergusses, sowie bei mikroskopischer und bakteriologischer Untersuchung Art der Erreger.

Der *Verlauf* der Empyeme ist sehr verschieden je nach der Grundkrankheit und je nach den Erregern. So stürmisch die jauchigen Empyeme verlaufen, so schleichend die Pneumokokkenempyeme nach Pneumonie. Sich selbst über-lassen oder nicht erkannt, bedeutet das Empyem eine Quelle schwerer *Kom-plikationen.* Es kommt zwar vor, daß ein Empyem sich gewissermaßen selbst den Weg nach außen bahnt und nach vorausgegangenem umschriebenem Druck-schmerz, Ödem und dann entzündlicher Rötung eines Tages (meist vorn) durch-bricht *(Empyema necessitatis)*, doch stellt ein solcher Verlauf dem behandelnden Arzt kein gutes Zeugnis aus; außerdem muß meist doch noch, unter dann ungünstigen Voraussetzungen, operativ nachgeholfen werden. Sonst kommt es auch noch vor, daß ein Empyem nach innen in die Lunge und in die Bronchien durchbricht. Der Kranke wird plötzlich durch einen schwersten Hustenanfall mit massigem, eitrigem Auswurf überrascht. Das Empyem ist in die Lunge eingebrochen, entleert sich aber auch durch die Bronchien nur unvollständig. Bei beiden Formen eines spontanen Heilungsversuches des Körpers bleibt meist auch nach Entleerung des Eiters die schwerwiegende Komplikation einer „Empyemresthöhle" (s. S. 236) zurück.

Die *Behandlung* der verschiedenen Empyeme setzt sich die Entleerung des Eiters als Voraussetzung für die Ausheilung der Pleuritis zum Ziel. Bei der häufigsten Form, dem metapneumonischen Pneumokokkenempyem, ist zunächst die *Punktionsbehandlung* (mehrfaches Abpunktieren, allenfalls sogar Leerspülen der Empyemhöhle mit physiologischer Kochsalzlösung) angezeigt, nicht nur, weil ein Teil dieser Empyeme (besonders bei Kindern) allein durch Punktions-behandlung zur Heilung kommt, sondern auch, weil bei Nichtheilung die vorherige, mehrfache Punktionsentlastung für Herz und Kreislauf eine Entlastung bedeutet. Selbstverständlich darf die Punktionsbehandlung andererseits nicht unnötig lange (höchstens 10 Tage) fortgesetzt werden, da sonst bei zu langem Zuwarten die Pleuren verschwarten und die Lungen nach der Operation an der Wiederentfaltung gehindert werden.

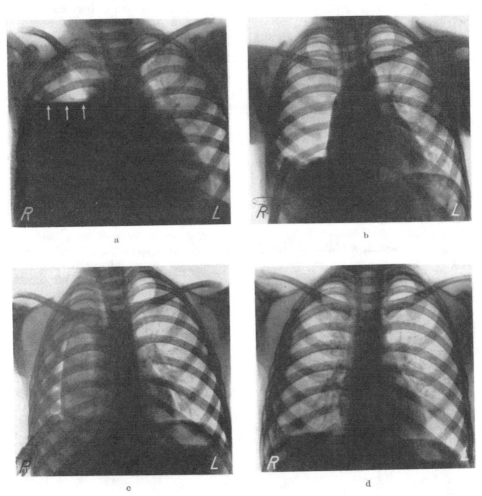

Abb. 146 a—d. Ausgedehntes metapneumonisches Pleuraempyem. a nach Pleurapunktion: Spiegelbildung bei Aufnahme im Stehen, b nach Rippenresektion, Entleerung des Empyems und Anlegung einer Saugdrainage. Lunge noch völlig kollabiert, Empyemhöhle als Pyopneumothorax, c weitgehende Ausdehnung der Lunge unter der Wirkung der Saugdrainage. Empyemhöhle noch schmaler Spalt, d völlige Ausheilung des Pleuraempyems. Lunge wieder völlig entfaltet, der Brustwand allseitig anliegend. (Chir. Klinik Breslau.)

Sofern die Punktionsbehandlung nicht zum Ziele führt, ist die offene Entleerung des Eiters nach außen angezeigt. Bei frischen Empyemen kann, richtig durchgeführt, die schonliche BÜLAUsche *Heberdrainage* (Abb. 147) ausreichen. Im allgemeinen führt die *Thorakotomie mit Rippenresektion* am sichersten zum Ziel. Sie entleert nicht nur den gesamten Eiter (bei Totalempyem etappenweise!), sondern sie gestattet — und das ist das Entscheidende! —, die Empyemhöhle durch wasserdichte Anlegung einer *Saugdrainage* (Abb. 148) unter den physiologischen Unterdruck in der Pleurahöhle zu setzen. Die Saugdrainage hat den Vorteil der sauberen Absaugung des Eiters und seiner mengenmäßigen Überprüfung und zugleich den Vorteil eines starken Anreizes für die Wieder-entfaltung der Lunge. Zweck-dienlich wird der Unterdruck in der Pleurahöhle, hervorgerufen durch Saugdrainage, gleichzeitig noch unterstützt durch einen immer wieder ausgeübten Über-druck in den Lungen selbst da-durch, daß man Erwachsene Luft-ringe oder Kinder Gummitiere aufblasen läßt.

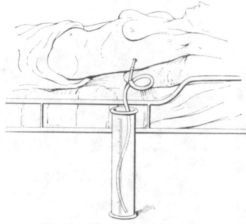

Abb. 147. Bülausche Heberdrainage.

Schwierig ist die Lage beim Grippeempyem und bei doppel-seitigen Empyemen. Das *Grippe-empyem* darf unter keinen Um-ständen zu früh thorakotomiert werden. Mehrmalige Punktion, dann erst Rippenresektion, mög-lichst erst nach Abklingen der Grippepneumonie selbst! Bei *doppelseitigen Empyemen* Versuch einer beider-seitigen Bülauschen Heberdrainage, zweite Seite nach mehrtägigem Zwischen-raum, allenfalls Rippen-resektion einer Seite und die der zweiten Seite erst nach entsprechender Bes-serung und mehrmaliger Punktion.

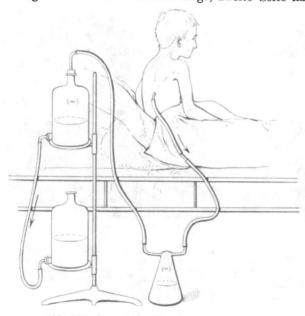

In einem Teil der Fälle bleibt auch nach Empyemoperationen eine *Empyemresthöhle* zurück. Die Gründe dafür sind mannigfacher Art:

a) Es besteht eine *Verbindung* der Empy-emhöhle *mit den Bron-chialwegen.* In solchen Fällen vermag die Saug-drainage physikalisch nicht zu wirken, d. h. keinen Unterdruck in der Pleurahöhle zu erzeugen.

Abb. 148. Storchsche Flasche zur Thoraxdrainage.

b) Bei zu später Rip-penresektion dehnt sich die Lunge wegen zu starker *Verschwartung ihrer Pleura* nicht mehr aus-reichend aus.

c) *Fremdkörper* in der Pleurahöhle (Geschosse, Drainstücke, Rippensequester u. dgl.) verhindern die Verklebung der beiden Pleurablätter.

Die Empyemresthöhle ist für den Kranken gleichbedeutend mit einer dau-ernden *Intoxikationsquelle*: Trommelschlegelfinger, sekundäre Anämie, später

Nierenschädigung, Amyloidose sind Folgen derselben. So ist im allgemeinen bei Empyemresthöhle die operative Beseitigung unbedingt angezeigt, wenn anders nicht der Kranke früher oder später ihren Verwicklungen erliegen soll. Die *Operation (intrapleurale Thorakoplastik)* besteht im Grundsatz zunächst in der Entknochung der Brustwand über der röntgenologisch genau ihrer Lage nach bestimmten Resthöhle und nach der Entknochung in der Abtragung der meist fingerdicken costalen Pleuraschwarte in ganzer Ausdehnung der Höhle. Dann erst können sich die Weichteile der Brustwand auf die pulmonale Pleura auflegen und dadurch die Höhle zur Abheilung bringen. Es handelt sich stets um einen großen, manchmal auch technisch schwierigen Eingriff an stets vorher geschwächten Kranken, der nur von Operateuren mit entsprechender thoraxchirurgischer Erfahrung ausgeführt werden sollte. Die Heilerfolge nach überstandener Operation sind günstige, wenn auch die betreffende Lunge ihre Ausdehnungsfähigkeit nicht wieder voll zu gewinnen vermag.

Eine Sonderstellung nimmt das *tuberkulöse Empyem* ein. Es entwickelt sich oft aus der so häufigen, zunächst trockenen Pleuritis tuberculosa, ohne daß immer gleich ein Lungenherd nachweisbar zu sein braucht, ebenso oft aber auch als Komplikation bei der Pneumothoraxbehandlung. Der Eiter ist dünnflüssig, kulturell „steril", Tuberkelbacillen sind meist nur durch Tierversuch nachweisbar.

Im allgemeinen wird das Empyem durch Punktion oder Ersatz des tuberkulösen Eiters durch Öleinfüllungen nur in einem beschränkten Hundertsatz geheilt. Chirurgisch bringen extrapleurale Thorakoplastiken in mehreren Sitzungen eine gewisse Aussicht.

Überaus ernst ist die Vorhersage bei *mischinfizierten tuberkulösen Empyemen.* Ihre Sterblichkeit war früher fast 100 v.H., sie ist durch Rippenresektion und Drainage und später Thorakoplastiken in 3—4 Sitzungen etwas gebessert, aber sicher auch heute noch etwa 70 v.H.

6. Parasiten und Geschwülste der Lungen und Pleuren.

Eine in unseren Breitengraden seltene, aber schon auf dem Balkan häufigere Erkrankung ist der *Echinokokkus der Lunge.* Der Parasit wächst im lockeren Lungengewebe zu kugel- oder eiförmigen Cysten bis zu Mannsfaustgröße heran. Im *Röntgenbild* erwecken die gleichmäßige Verschattung und die glatten Umrisse den ersten Verdacht. Die serologischen Untersuchungsverfahren *(Komplementbildung)* und die Untersuchung des Blutes auf *Eosinophilie* sind wichtig, aber nicht immer zuverlässig. Vor der Punktion sei dringend gewarnt. An sich ist ein Durchbruch in die Bronchien mit Aushusten des bekannten, wasserklaren Inhaltes und von Tochterblasen möglich. Doch führt dies meist nicht zur Heilung. Schwerwiegend ist der Durchbruch in die Pleura mit heftiger und langdauernder Pleuritis. *Behandlung:* Unbedingt angezeigt ist die Operation, allenfalls zweizeitig. Im allgemeinen lassen sich die völlig glattwandigen Cysten, da bindegewebig abgekapselt, leicht aus dem Lungengewebe ausschälen und entfernen.

Wichtiger sind die *Geschwülste der Lungen.* Gutartige Geschwülste, wie die seltenen *Fibrome, Chondrome, Osteome,* bedürfen, da sie kaum Erscheinungen machen, selten operativen Eingreifens.

Die Hauptbedeutung hat das *Lungencarcinom.* Bekanntlich kommt es auch als Berufskrebs bei den Arbeitern der Radiumgruben in Schneeberg und Joachimsthal vor (sog. *Schneeberger Lungenkrebs*). Es ist heute erwiesen, daß die jahrelange Einatmung von Radiumemanation diesen Berufskrebs auslöst. Alle Zahlenübersichten, besonders auch die der Leichenöffnungen, stimmen ferner darin überein, daß der Lungenkrebs an Häufigkeit zunimmt. Es spricht sehr viel dafür, daß die Zunahme des Lungenkrebses auf die Zunahme des Rauchens zurückzuführen ist. Jedenfalls sind, ebenso wie bei den Kehlkopfkrebsen, auch die Lungenkrebskranken praktisch ausnahmslos Raucher. Auch das sehr starke Überwiegen des männlichen Geschlechtes (93 v.H.!) spricht dafür.

Der eigentliche „Lungenkrebs" selbst ist überaus selten. Was man „Lungenkrebs" nennt, ist praktisch stets ein *Bronchialkrebs*. Er entwickelt sich in den
Anfangsstufen mit wenig kennzeichnenden Erscheinungen und wird deshalb sehr
selten frühzeitig erkannt, da die Anfangserscheinungen, wie Reizhusten, etwas
Auswurf, leichte Atembeschwerden, fast immer auf Bronchitis oder Emphysem
bezogen werden. Meist wird die Diagnose — oft im Anschluß an eine oder mehrere
Blutstürze — erst im *Röntgenbild* gestellt: eine meist hilusnahe Verschattung,
oft genug eine dem betreffenden erkrankten Bronchus entsprechende Atelektase

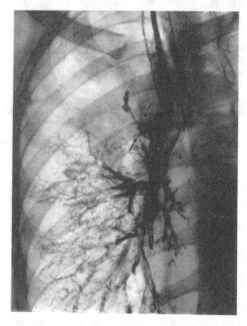 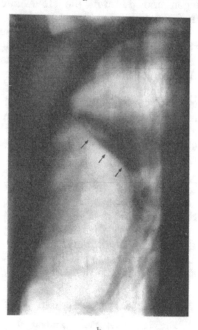

a   b

Abb. 149a und b. Bronchialcarcinom. a im *Tomogramm* in 8 cm Schnittiefe, Verschattung (Pfeile!) der
Lunge durch Atelektase, hiluswärts Aufhellung. b im *Bronchogramm* an der gleichen Stelle hoch-
gradige Stenose des rechten oberen Hauptbronchus, Füllungsdefekt des Bronchus selbst; periphere
Bronchien des rechten Oberlappens nicht gefüllt. (Diagnose aus feingeweblich untersuchten
Absiedlungen.) (Chir. Klinik Breslau.)

der Lunge, weisen auf den Verdacht hin. Die sichersten Mittel, um einen Bron-
chialkrebs festzustellen, sind das *Tomogramm* und die *Bronchographie* (Abb. 149).
Besonders die letztere läßt Aussparungen der Bronchuswand, Bronchusstenose,
Verlegung der Bronchien gut darstellen.

Die *Behandlung der Bronchialkrebse* zeitigt bislang noch höchst dürftige
Ergebnisse. Da die Mehrzahl der Bronchialkrebse von den großen Bronchien
an der Lungenwurzel ausgeht *(„Hiluskrebse")* und sehr frühzeitig Absiedlungen
in den Hiluslymphdrüsen setzen, so ist meist von vorn herein nicht mehr an eine
operative Entfernung zu denken. Aber auch bei den chirurgisch günstiger
gelagerten, aber selteneren *Lappenkrebsen* stellt die Lungenlappenexstirpation
bei den meist älteren Kranken (durchschnittlich 55—65 J.) einen großen und
selten auf die Dauer erfolgreichen Eingriff dar. Immerhin sind operativ geheilte
Fälle bekannt. Die *Röntgenbestrahlung* — selbstverständlich immer wieder versucht — hat Dauererfolge nicht gezeigt. So bleibt vorläufig meist nur eine
symptomatische Behandlung.

Häufig sind die Lungen *Absiedlungsort* anderweitiger bösartiger Geschwülste
(Hypernephrome, Sarkome, besonders der Knochen, aber auch Mammacar-

cinome). Solche *Lungenmetastasen* sind im Röntgenbild unverkennbar a) wegen ihrer Vielzahl, b) wegen ihrer stets scharfen Abgrenzung gegenüber dem Lungengewebe, c) wegen ihrer der Regel nach runden Gestalt.

Sehr selten sind primäre *Pleurageschwülste.* Meist handelt es sich um *Endotheliome, Fibro-* und sonstige *Sarkome.* Die Geschwülste verdrängen die Lunge und greifen nach außen auf die Brustwand über. Röntgenologisch sind sie erkennbar daran, daß sie breitbasig von der Pleura ausgehen und lungenwärts sich verkleinern. Sie sind nur operativ heilbar und verlangen meist Brustwandresektion, oft zugleich mit teilweiser Lungenresektion.

Häufig sind *Pleuraabsiedlungen,* besonders beim Brustkrebs (s. S. 245). Es kommt dann meist zu einem hämorrhagischen Erguß, der sich, abpunktiert, schnell wieder ansammelt.

C. Intercostalneuralgie (Zwischenrippennervenschmerzen).

Meist symptomatisch auftretend bei Pleuritis, Pericarditis, Aortenaneurysmen, solchen der A. vertebralis, bei Entzündungen, Geschwülsten, Verkrümmungen der Wirbelsäule. Treten die Beschwerden beiderseitig auf, dann denke man an Tabes, Rückenmarksgeschwülste, Meningitis. Differentialdiagnostisch auszuschließen ist ferner die Gürtelrose (Herpes zoster).

Die *Behandlung* hat am Erfolgsorgan anzugreifen. Außerdem Schwitzkuren, Kurzwellenbestrahlung, schmerzlindernde Mittel.

D. Erkrankungen der Brustdrüse.

Anatomisch-physiologische Bemerkungen. Die weibliche Brustdrüse reicht von der 3. bis zur 6. Rippe und liegt größtenteils dem M. pectoralis maior auf. Von seiner Fascie ist sie durch eine Schicht lockeren Binde- und Fettgewebes getrennt. Sie ist ihrem Baue nach eine acinöse Drüse, ihrer Herkunft nach eine Hautdrüse, entstanden aus kugelförmigen Zellanhäufungen des Rete Malpighii, dem Milchhügel. Die einzelnen Drüsenläppchen hängen wie Trauben mit ihren Ausführungsgängen an den Milchgängen, die in der Zahl von 15—20 in der Warze münden. Warzenhof und Warze enthalten viele glatte Muskelbündel.

Das Drüsengewebe ist in ein bindegewebiges Stützgerüst eingebettet, aber keineswegs in sich geschlossen, vielmehr gehen viele Ausläufer nach verschiedenen Richtungen ins Fettgewebe; besonders gegen die Achselhöhle zu, das ist praktisch wichtig, liegen häufig abgesprengte Drüsenläppchen, aus denen Carcinome hervorgehen können. Auch in den Pectoralis major reichen manchmal Fortsätze, deren Zurücklassung bei Carcinomoperationen verhängnisvoll werden kann.

Embryologisch ist die Anlage der Brustdrüse zu erkennen in der Milchleiste, die schon beim 9 mm langen Embryo deutlich sichtbar ist. Sie reicht bei voller Entwicklung von der Achselhöhle bis zur Leistengegend, pflegt sich aber beim Menschen nur in ihrem oberen Teil auszubilden. Durch Gliederung der Milchleiste entstehen die Milchhügel, die, in Überzahl angelegt, spurlos sich zurückbilden bis auf die beiden regelrechten Organe. Die kindliche Anlage der Drüse ist gleichartig für beide Geschlechter. Von der Geschlechtsreife ab entwickelt sich die Brustdrüse beim Mädchen immer mächtiger, während sie beim Jüngling wohl zeitweilig anschwillt und dadurch auch schmerzhaft werden kann (s. u.), sonst aber zurückbleibt und beim Manne nach dem 20. Jahr zu schwinden beginnt.

Bei jeder Regel schwellen die Brüste an, oft die eine ausgesprochener als die andere. In der Schwangerschaft mehren sich durch seitliche Sprossung die Acini mächtig auf Kosten des Fettgewebes und in der Zeit des Nährens erreichen sie dank einer starken Gefäßentwicklung ihre volle Leistungsfähigkeit. Nachher verkleinern sich die Milchtrauben, die Milchgänge aber bleiben weit, das interacinöse Bindegewebe und das Fett nehmen zu. Von dem Aufhören der Regel ab schwindet das Drüsenepithel, die Acini fallen zusammen, wandeln sich gern in kleine Cysten mit narbiger Induration des umgebenden Bindegewebes um (*Mastitis chronica cystica,* s. auch *Mastopathie* S. 243), das interstitielle Fett vermehrt sich.

Entsprechend der außergewöhnlichen Leistung der weiblichen Brustdrüse ist der *Lymphapparat* stark entwickelt. Ein reiches Netz von Lymphgefäßen umspinnt und durchsetzt die Mamma. Sie haben ihren Abfluß nach der Achselhöhle hin in die Lymphdrüsen am lateralen Rande des M. pectoralis. Vielfache Verbindungen gehen von hier aus sowohl nach den Drüsengruppen unter- und oberhalb des Schlüsselbeins als auch zu den subscapular gelegenen Drüsen. Wichtig zu wissen ist im Hinblick auf die Ausbreitung des Carcinoms, daß es überdies Lymphbahnen von der Mamma her gibt, die

1. den M. pectoralis und die Mm. intercostales durchsetzen (Pleura!),

2. nach den retrosternalen Bahnen hin sich entleeren und damit mittelbar mit mediastinalen und bronchialen Drüsen in Verbindung stehen.

Wenn die Rückbildung der Milchhügel nicht vollständig vor sich geht, finden wir beim Erwachsenen überzählige Brustwarzen oder rudimentäre Mammae an den Körperseiten von der Achselhöhle bis zur Oberschenkelmitte. Das wird als *Polymastie* bezeichnet, während man die Überzahl von Brustwarzen *Polythelie* nennt. Angeborener Mangel einer Brust

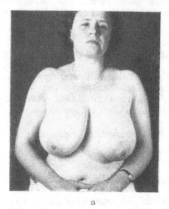 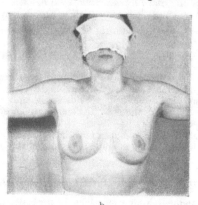

a   b

Abb. 150a und b. a Doppelseitige Mammahypertrophie und Mastoptose,
b gleichartiger Fall nach doppelseitiger Mammaplastik. (Breslauer Klinik.)

(Amastie) oder Brustwarze *(Athelie)* ist sehr selten, häufiger die regelwidrige Kleinheit der Drüse *(Mikromastie)*. Selten ist heute mehr die erworbene Verkümmerung der Brustdrüse durch Röntgenschaden in der Jugend (Rippentuberkulose).

Doppelseitige *Hypertrophien* der Mammae kommen bei jungen Mädchen vor, sind auch schon bei 4jährigen Kindern beobachtet. Hier spricht wohl die Anlage mit, wie überhaupt die Größenverhältnisse der jugendlichen Brustdrüse außerordentliche Verschiedenheiten aufweisen. Die Hypertrophie erreicht nicht selten gewaltigen Umfang, sie kann als Schwangerschaftshypertrophie das Gewicht einer Drüse auf 6—10 Kilo anschwellen machen, so daß operativ durch plastische Operationen Erleichterung geschaffen werden muß (Abb. 150).

Auch die männliche Brustdrüse kann sich ausnahmsweise vergrößern *(Gynäkomastie)* und sogar Milch ausscheiden. Beim Hypospadiäus fehlt die Gynäkomastie selten.

Die **Mastoptose** (Mamma pendula, Hängebrust) ist nicht immer nur ein einfacher Schönheitsfehler, schmerzhafte Stauungen, intertriginöse Ekzeme überzeugen oft genug auch den Zweifler, daß hier ein ernst zu nehmendes Leiden vorliegt. Wo man mit orthopädischen Maßnahmen (Maß-Büstenhalter, Suspensorium mammae) nicht zum Ziele kommt, können auch einmal plastische Operationen in Erwägung zu ziehen sein (Abb. 150).

Auf der anderen Seite sind schlecht entwickelte Brüste mit Flach-, Hohl- oder Spaltwarzen auch oft genug Quellen von Unzuträglichkeit, Entzündung und Störungen beim Nähren. Hohlwarzen (Papilla circumvallata obtecta) sind allenfalls operativ anzugehen: Bogenschnitt ober- und unterhalb der Warze mit senkrecht darauf gesetzten radiären Schnitten, die es ermöglichen, die Warze wie das Dach eines gefalteten Regenschirms vorzuziehen und dann in dieser Stellung in die Haut einzunähen.

Die **blutende Mamma** ist eigentlich keine Krankheit, sondern ein Krankheits*zeichen*. Wir finden sie fast nie bei physiologischen Vorgängen und regelrechtem Drüsengewebe, sondern gewöhnlich nur bei pathologisch verändertem Mammagewebe, so bei Milchgangspapillomen (s. Mastopathie), aber auch bei beginnenden Sarkomen und Carcinomen, bei Blutgefäßgeschwülsten innerhalb des Mammagewebes, also bei organischen Veränderungen sehr verschiedener Art. Wir halten, wenn nicht die Gutartigkeit des Leidens unumstößlich sichergestellt ist, unbedingt die Probeausschneidung, allenfalls die vorschriftsmäßige Absetzung der Brust mit Ausräumung der Achselhöhle für angezeigt.

I. Entzündungen.

Entzündung der Mamilla (Thelitis).

Chronische Ekzeme, u. U. mit Krustenbildung (mit einem Salbendeckverband zu behandeln), Schrunden und Fissuren, auf die der Soor des saugenden Kindes übertragen werden kann, *syphilitische Primäraffekte* sind die wenigen entzündlichen Erkrankungen.

Große Ähnlichkeit mit einem chronischen Ekzem hat der nach PAGET benannte, flächenhaft sich ausbreitende, primäre *Hautkrebs der Mamma* (s. S. 245).

Die **Entzündung des Drüsenkörpers**, als *Mastitis* bezeichnet, kommt in akuter und chronischer Form in jedem Lebensalter und auch bei Männern vor.

Als einfache **Stauungsmastitis**:

a) Beim *Neugeborenen* sondert die Brustwarze nach dem Abfall der Nabelschnur eine leicht getrübte gelbliche Flüssigkeit ab, die sogenannte Hexenmilch, aus abgestoßenen Epithelien und verfetteten Zellen gemischt, also kein eigentliches Sekret. Die Drüse ist dabei hart; nur selten entsteht ein Absceß.

b) Bei *Männern* wird durch leichte Schädigungen (Reiben) der Brustwarze die Drüse schmerzhaft, schwillt an (Mastodynie), eitert aber nicht. Auch bei *Pubertätsmastitis* der Jünglinge und der jungen Mädchen bilden sich ähnlich schmerzhafte, aber harmlose Zustände heraus, die, wie die übrigen, durch kühle Umschläge bald beseitigt sind.

Als infektiöse Mastitis, meist in Form der **Mastitis lactantium s. puerperalis.** Ihr kommt weit größere Bedeutung zu, umfaßt sie doch über 95 v. H. aller Mastitisfälle. Sie entsteht

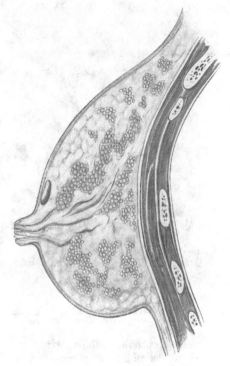

Abb. 151. Schema der verschiedenen Formen der Mastitis. (Nach v. JASCHKE.)

a) durch Infektion von einer kleinen Verletzung oder Schrunde der Brustwarze aus. Dann verbreitet sie sich durch die Lymphgefäße nach dem interstitiellen Bindegewebe und nimmt die Eigenschaften der Phlegmone an (Abb. 151, unterer Abschnitt), oder sie entsteht

b) durch unmittelbares Eindringen der Keime in die Milchgänge — vor allem, wenn *Milchstauung* vorhanden ist. Milchstauung allein, ohne Hinzutreten von Keimen, macht keine eitrige, sondern nur eine „*Retentionsmastitis*"; auch sie geht mit Fieber („Milchfieber") einher. In diesem Falle bleibt die Entzündung meist auf einen Drüsenabschnitt beschränkt (Abb. 151, oberer Abschnitt).

Die *Erscheinungen* wechseln je nach der Giftigkeit und Art der Infektionserreger (Streptokokken usw.) und der Ausbreitung der Entzündung. Bisweilen Beginn mit Schüttelfrost, Schmerz an umschriebener, verhärteter Stelle, bald Anschwellung und Rötung der überliegenden Haut, zuweilen nach der Achselhöhle ziehende gerötete Lymphstränge, schließlich Fluktuation und Eiterdurchbruch. Je tiefer die eitrige Entzündung in der Drüse liegt und je mächtiger die Masse der Brust ist, um so später sind sinnfällige Zeichen der Abszedierung nachzuweisen, vornehmlich, wenn ein Absceß sich retromammär, d. h. zwischen Drüse und Brustwand entwickelt. In schwersten Fällen kann es bis zum völligen Brand der Brustdrüse kommen. Einzelne Fälle nehmen von Anfang an einen subakuten oder gar chronischen Verlauf. Ein leicht schmerzhafter Knoten bildet sich im Laufe von Wochen zurück oder entleert schließlich etwas Eiter, um dann nach einem Fistelzustand auszuheilen.

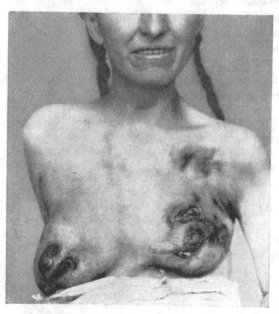

Abb. 152. Tuberkulose beider Mammae.
(Chir. Klinik Göttingen.)

Wichtig ist die *Vorbeugung:* Pflege der Brustwarze schon in der Schwangerschaft und vor allem während des Stillgeschäftes durch Sauberhalten und Abwaschungen mit Wasser und Seife, danach mit Weingeist. Richtige *Stilltechnik* (Anlegen in Seitenlage oder Sitzstellung fünfmal am Tage nicht länger als 15 Minuten), völlige Entleerung der Brust nach dem Stillakt. Bei Schrunden Absetzen des Kindes, Brustentleerung mit Pumpe, Trockenbehandlung der Schrunden. Kind erst nach völliger Abheilung wieder anlegen.

Die *Behandlung* verlangt bei akutem Beginn mit hohem Fieber frühzeitige Entlastung. Gewöhnlich ist schon Eiter da, auch wenn bei tiefer Abszedierung Fluktuation noch nicht deutlich gefühlt wird und die übrigen Zeichen eines umschriebenen Abscesses nicht ausgesprochen sind. Je länger man mit dem entlastenden Einschnitt zögert, um so ausgedehnter wird die Einschmelzung, die Nekrose wertvollen Drüsengewebes. Die ausgiebigen und tiefen Einschnitte sind mit Rücksicht auf den Verlauf der Milchgänge stets radiär anzulegen. An der Grenze des Warzenhofes sollen die Schnitte im allgemeinen halt machen. Bei ungünstigen Abflußverhältnissen ist eine Gegenincision zu machen. Durch Hinzufügen der Saugbehandlung nach KLAPP (mit Glasglocke und Luftpumpe) wird der Eiter dauernd in Fluß erhalten, ein starker Sekretstrom nach außen geleitet; die durch Luftverdünnung erzeugte venöse Hyperämie hat nach BIER hervorragende Heilwirkung. Bei der Mastitis ist planmäßige Milchentleerung besser als die Ruhigstellung der Brust. Die Entleerung beschleunigt die Heilung und fördert auch die Erhaltung der Milchsekretion. Die mehrmals täglich in Abständen von 3 Minuten je 5 Minuten lang in der Gesamtdauer von ³/₄ Stunden durchgeführte Saugbehandlung wirkt also sowohl durch die Entleerung der angestauten Milch als auch des Eiters.

Die Röntgenbehandlung der Mastitis hat sich nicht durchgesetzt. Sie trägt die Gefahr der Atrophie der Drüse in sich.

Leider ist es in vielen Fällen mit einem Eingriff nicht getan, teils weil beginnende Infiltrate übersehen sind oder nachträgliche Abszedierungen in Art der fortschreitenden Phlegmone sich einstellen. Zurückbleibende Fisteln heilen auf Spaltung und verbesserte Wundverhältnisse aus. Bei weit vorgeschrittener Eiterung, bei retromammärem, auf dem Pectoralis gelegenem Absceß klappt man am besten durch einen Bogenschnitt am unteren Rande die Drüse auf. Bei ausgedehnter Zerstörung, vielfachen, nichtheilenden Fistelgängen, Metastasierung in andere Organe, drohender Lebensgefahr bleibt nur die Absetzung der ganzen Drüse übrig.

Tuberkulose der Brustdrüse. Subakute oder chronische Abszedierungen in der Mamma mit Fistelbildung müssen den Verdacht auf Tuberkulose erwecken, auch bei Frauen — es sind meist ältere Frauen — die nicht offensichtlich tuberkulös sind. Es gibt eine primäre, im Zwischengewebe auftretende abszedierende und dann in schwielige Verhärtungen übergehende Tuberkulose und eine fortgeleitete, von einem Rippenherd oder von Achseldrüsen ausgehende tuberkulöse Mastitis.

Die *Behandlung* darf nur bei einem einzelnen Herd eine konservative sein (Excision des Knotens oder Abscesses), im übrigen aber ist die Brust mitsamt den Achseldrüsen zu entfernen. Erfolge sehr gut. Mitunter führt die Röntgenbehandlung (neben Allgemeinbehandlung, die in allen Fällen notwendig ist) zum Ziel.

Syphilis der Mamma ist selten. Abgesehen von dem Primäraffekt an der Brustwarze oder deren Nähe kommt sie im Drüsenkörper als unscheinbarer Knoten (Gumma) vor und kann zur Verwechslung mit Carcinom Veranlassung geben. Bezeichnend sind gute Verschieblichkeit, keine Beteiligung der Achseldrüsen, syphilitische Zeichen am übrigen Körper. Die zerfallende Form des Hautgummas ähnelt im gewissen Grade der Tuberkulose.

Auch die *Aktinomykose*, übrigens meist sekundär, von der Lunge auf die Brustwand und die Mamma übergreifend, ist selten.

II. Die Mastopathie
(Fibrosis mammae, Mastitis chronica cystica, Cystenmamma).

Die sogenannte *Mastopathie*, nächst dem Krebs die häufigste Erkrankung der Brustdrüse, ist ein Leiden, das noch viele andere Namen erhalten hat, von denen nur wenige angeführt wurden. Wir treffen es bei verheirateten und unverheirateten Frauen im 3. Jahrzehnt und später. Die Krankheit *beginnt* mit unbestimmten Schmerzen in einer oder beiden Milchdrüsen, manchmal auch mit der Absonderung gelblicher bis blutiger Flüssigkeit aus der Brustwarze (s. oben blutende Mamma S. 240). Überraschend häufig sind Beschwerden der Monatsregel mit ihr verbunden, auch die Brustschmerzen werden in dieser Zeit oft stärker. Bald sind beide Brüste, bald nur eine betroffen.

Die *zu tastenden Veränderungen* können sich auf die ganze Milchdrüse oder nur auf Teile derselben erstrecken. In Schulfällen kann man auf der Oberfläche des Drüsenkörpers derbe, rundliche und höckerige Erhebungen durchtasten, ohne Verbackungen mit der bedeckenden Haut oder der darunterliegenden Pectoralisfascie (*Schrotbeutelbrust* FRANZ KÖNIGS). In anderen Fällen fühlt man kirschkern- bis haselnußgroße Verhärtungen von gleichmäßig derber oder prallelastischer Beschaffenheit (Cysten) (*Kugelbeutelbrust* KONJETZNYS). Wieder in anderen Fällen ist der Drüsenkörper gleichmäßig verhärtet und stellt ein scheiben- oder kuchenförmiges Gebilde dar (*Kuchenbrust*).

Auf dem *Durchschnitt* findet man kleinere und größere, nebeneinanderliegende Cysten mit meist glatter Wand. Ihr *Inhalt* kann wäßrig trüb, schleimig, rahmig, butterartig, käsig oder bräunlich sein.

Bei umschriebener Erkrankung ist der äußere obere Quadrant mit Vorliebe befallen. Gelegentlich entleeren sich Cysten durch einen Milchgang, dann geht das Leiden scheinbar von selbst zurück.

Feingeweblich finden sich Epithelwucherungen in erweiterten Milchgängen und Drüsenläppchen, oft mit papillären Erhebungen an der Innenfläche der Cysten bei zellreichem, lockerem periacinösem Gewebe; in der Lichtung abgelöste rundliche, blasse Epithelien. Mitunter ist das feingewebliche Bild nur schwer von dem eines beginnenden Krebses zu trennen.

Und in der Tat entwickelt sich auf der Grundlage der Mastopathie nicht ganz selten ein *Krebs der Brustdrüse.* Manche Sachkenner bezeichnen die Mastopathie bei jüngeren Frauen geradezu als *Krebsvorkrankheit.* Aber über die Häufigkeit dieses Vorkommens gehen die Anschauungen doch sehr auseinander. Es ist indessen ziemlich gleichgültig, ob diese Gefahr in einer Häufigkeit von 10 oder 50 v. H. droht; denn im Einzelfall können wir klinisch nicht entscheiden, zu welcher Gruppe die Trägerin des Leidens gehört. Man wird also stets Vorsicht walten lassen müssen und die Kranken nicht aus den Augen lassen dürfen. Wenn eine Frau mit einer Mastopathie allerdings erst das Klimakterium erreicht hat, scheint die Krebsgefährdung nicht mehr größer zu sein als bei irgendeiner anderen Frau der gleichen Altersstufe.

Es besteht der Verdacht, daß die Cystenmamma als senile parenchymatöse Hypertrophie aufzufassen ist, ähnlich den Vorgängen bei der Prostatahypertrophie. Trotzdem kann die Hormonbehandlung heute noch nicht ohne weiteres empfohlen werden, keinesfalls bei älteren Frauen mit bestehender Knotenbildung, da die urteilslose lang fortgesetzte Hormonbehandlung bei Frauen, die aus krebsgefährdeter Familie stammen, ernsthafte Veränderungen an den Geschlechtsorganen und den Milchdrüsen hervorrufen kann.

Behandlung: Im Beginn haben sich Hyperämiebehandlung mit einer großen Klappschen Saugglocke, Fango- und Moorpackungen (Fangotherm) für 4 Wochen, in Abständen von 1 Monat wiederholt, bewährt. In jedem Fall ist ein gut sitzender Büstenhalter zu verordnen. Jodkali in kleinen Dosen, Jod- und Quecksilbersalben wirken gegen die Sekretstauung durch Förderung der Aufsaugung. Dem gleichen Zweck können heiße Bäder, Moorbadekuren (im Moor sind Wirkstoffe der Östrongruppe) dienen; sie versprechen gleichzeitig günstigen Einfluß auf hormonale Gleichgewichtsstörungen.

Bei älteren Frauen mit vollentwickeltem Krankheitsbild ist diese Behandlung häufig erfolglos. Aber auch bei jüngeren führt sie nicht immer zum Ziel. Deshalb stehen wir auf dem Standpunkt, daß in diesen Fällen tastbare Cysten und Milchgangspapillome unbedingt in örtlicher Betäubung entfernt werden sollten, selbstverständlich mit unmittelbar angeschlossener feingeweblicher Untersuchung und allenfalls folgender Radikaloperation. Das gleiche gilt in jedem Fall von Krebsverdacht. Bei der Mastopathie älterer Frauen wird bei diesem Verdacht die Entfernung des ganzen Milchdrüsenkörpers empfohlen, auch wenn die Milchdrüse nur teilweise erkrankt ist.

III. Die Geschwülste der Brustdrüse und des Warzenhofes.

Außerordentlich häufig entstehen in der Brustdrüse Neubildungen: für den Pathologen eine wahre Blütenlese aller denkbaren Arten aus der Reihe der Bindegewebsgeschwülste über die Mischtumoren zu den epithelialen Formen in Verbindung mit cystischen Bildungen. Vom klinischen Gesichtspunkte aus — der muß für uns die Richtschnur bleiben — sind es im Grunde nur einige wenige Geschwulstarten, die uns beschäftigen müssen. Nach der Häufigkeit sind vertreten das *Carcinom* mit etwa 82 v. H., das *Sarkom* mit 3 v. H., das *Fibroadenom* mit etwa 10 v. H.; auf die restlichen 5 v. H. verteilen sich schließlich alle übrigen Neubildungen und Cysten, nämlich die Myxome, Lipome, Chondrome, Osteome, Angiome und reine Fibrome, reine Adenome — also alles Seltenheiten.

Das Fibroadenom. Es setzt sich feingeweblich zusammen aus breiten Bindegewebszügen, in welche in wechselnder Menge und verschiedener Verteilung acinöse Drüsen von unregelmäßiger Gestalt eingesprengt sind, die sich bisweilen auch zu Cysten umformen *(Cystadenom)*. Die Epithelauskleidung der gewucherten Drüsenbeeren ist zwei- oder mehrschichtig.

Eine besondere Art ist das *Fibroadenoma peri- und intracanaliculare*, das durch sein Wachstum die Drüsengänge in papilläre Wucherungen lang auszieht, sich in dieselben vorschiebt, so daß die fibrösen Teile eine Art Mantel um die Drüsengänge und -bläschen bilden. Auch hier kann es zur Cystenbildung kommen. Der Bau dieser Geschwülste ist oft seltsam absonderlich (daher die alten Namen *Cystadenoma papilliferum, Cystosarcoma phylloides*). Die Umwandlung eines Teiles seines Gewebes in Myxom und ferner die sarkomatöse Entartung erheben die Neubildung zu einem reizvollen feingeweblichen Forschungsgegenstand. Auch klinisch bleibt das Cystadenom wegen der Möglichkeit, zu einer Riesengeschwulst auszuwachsen und nach Art bösartiger Gewächse rückfällig zu werden, ein beachtenswertes Leiden.

Die ausgesprochenen *Fibroadenome* sind derbe, kugelig höckerige Geschwülste von Kirsch- bis Apfelgröße, scharf abgekapselt im Gewebe der Brustdrüse, gegen diese und die Haut leicht verschieblich (im Gegensatz zum Carcinom mit unscharfen Grenzen). Diese gute Verschieblichkeit *im* Mammagewebe selbst ist kennzeichnend. Die Tumoren können einzeln oder auch in der Mehrzahl in einer oder in beiden Brüsten vorkommen; sie finden sich hauptsächlich bei Mädchen und jungen Frauen. Ihre Entwicklung ist eine langsame und führt sich zurück auf embryonal abgetrennte Drüsenteile. Sie können jahrelang unverändert bleiben. Die örtlichen Drüsen sind nicht beteiligt, denn die Geschwulst ist durchaus gutartig. Selten unterhält sie ziehende Schmerzen, die zur Zeit der Menses neuralgisches Gepräge annehmen können.

Die *Behandlung* kann, wenn eine solche überhaupt erforderlich erscheint, nur eine operative sein. In örtlicher Betäubung ist sie leicht durchzuführen. Die Schnitte sind radiär anzulegen oder aus Schönheitsrücksichten bogenförmig am Rande des Warzenhofes oder am Rande der Brustdrüse, wenn die Geschwulst mehr wandständig ist.

Das Sarkom. Das Sarkom der Brustdrüse ist selten, aber immer noch häufiger als die gutartigen Geschwülste der Bindegewebsreihe. Als Spindel- oder Rundzellen-, seltener Riesenzellensarkom wächst es in kurzer Zeit zu einem namhaften Tumor heran. Die Haut verdünnt und verfärbt sich, ist oft mit erweiterten Venen durchzogen. Bei cystischer Erweichung Sekretentleerung aus der Brustwarze. Es wächst bald in die Brustwand ein, oft besteht Fieber, die Lymphdrüsen sind gewöhnlich nicht von Geschwulstgewebe durchwachsen, viel eher als das Carcinom siedelt es auf dem Blutwege in Lungen, Leber oder Gehirn ab. Im 3. und 4. Jahrzehnt, der Zeit größter Funktion der Mamma, ist die Geschwulst am häufigsten, selten bei jüngeren und bei älteren Frauen.

Die *Vorhersage* ist für die reinen Sarkome nicht ganz ungünstig. Man wird versuchen, durch eine radikale Operation, Vor- und Nachbestrahlung das Mögliche zu erreichen (50—70 v. H. Dauerheilung), etwas besser als beim Krebs.

Das Carcinom. Auf den PAGETschen *Brustkrebs*, das *Krebsekzem* der Brustwarze, ist oben schon hingewiesen. Es ist ein Plattenepithelkrebs (S. 241). Die übergroße Mehrzahl der Mammacarcinome geht aber nicht von der Mamilla sondern entweder a) von den Drüsenacini — dann entwickeln sich Carcinome aus kubischen und zylindrischen Zellen —, oder b) von den Drüsengängen aus, dann kommt es zu Plattenepithelcarcinomen (seltener).

Dem *feingeweblichen Bau* nach unterscheiden wir 1. das Carcinoma solidum simplex, 2. das Carcinoma solidum medullare, den Markschwamm, 3. das Carcinoma solidum scirrhosum, nach KAUFMANN die häufigste Form, wobei zu betonen ist, daß sich diese drei Krebsarten oft genug in der gleichen Geschwulst vereinigen. Auch können in vorherrschend soliden Carcinomen plötzlich Formen von acinösem Bau auftauchen, wenn auch das reine Adenocarcinom in der Mamma nicht allzu häufig ist. An regressiven Veränderungen beobachten wir die gallertige Umwandlung, auch cystische Carcinome und Carcinosarkome kommen vor.

Da auch die *männliche* Brustdrüse Drüsengewebe enthält, können an ihr die gleichen Erkrankungen vorkommen wie in der ruhenden Brustdrüse der Frau: Entzündung; reife und unreife Geschwülste ($\female : \male = 100 : 1$).

Schon aus der Tatsache, daß mehrere Carcinomformen sich in einer Brust vereinigen können, darf man den Schluß ziehen, daß der *klinische Verlauf* sich nicht immer nach dem feingeweblichen Bau des Krebses richtet. Das gilt auch für die Tochtergeschwülste und die Rezidive bis zu einem gewissen Grade. Die alte Anschauung, daß der Scirrhus günstiger sei als andere Formen des Brustkrebses, muß als überholt bezeichnet werden. Viel eher spielt das Alter der Kranken eine gewichtige Rolle; schrumpfende Krebse alter Frauen können in der Tat einmal einen regelwidrig langsamen Verlauf haben.

Ursächlich läßt sich für das Mammacarcinom nichts Einheitliches feststellen. Begünstigend sind die Vorgänge in der Cystenmamma. Manche halten dieses Leiden geradezu für eine präcanceröse Stufe; Frauen, die geboren und gestillt haben, erkranken häufiger als Ledige; dabei sei man sich indessen bewußt, daß es mehr verheiratete Frauen im carcinomfähigen Alter gibt als Ledige. Neben dem Alter werden auch Traumen in Anspruch genommen, zu Unrecht! Auch erbliche Geschwulstveranlagung, insbesondere für Brustkrebs, ist in manchen Familien beobachtet worden und spielt sicher eine gewisse Rolle. Die Zeit der Menopause, 46.—51. Lebensjahr, ist mit der Hälfte aller Fälle belastet.

Erscheinungen. Langsam und unvermerkt, auch ohne die geringsten Schmerzen, bildet sich der Krebs in der Brustdrüse. Ganz zufällig, beim Waschen, beim Betasten der Brust wird eine „Verhärtung" von den Frauen entdeckt. Die Aufgeklärte geht gleich zum Arzt, die Ängstliche fürchtet sich vor der erschreckenden Eröffnung, sich wegen Krebs operieren lassen zu müssen, sie verlegt sich auf Vogel-Strauß-Politik, die Harmlose läßt die Sache auf sich beruhen, „weils ja gar nicht weh tut". So holen sich die Frauen mit Carcinom in den verschiedenen Entwicklungsstufen den ersten ärztlichen Rat. Selbst die „Frühstadien", die wir zu Gesicht bekommen, sind nach unserer Erfahrung in ihren Anfängen oft auf $^1/_2$—1 Jahr zurückzuverlegen.

Wir finden dann im Drüsenparenchym, ins subcutane Gewebe sich vorschiebend, einen harten, auf Druck ziemlich unempfindlichen Tumor. Dieser ist nicht scharf abgrenzbar und nicht verschieblich *im* Mammagewebe. Bald ist auch die Haut an einer oder der anderen Stelle mit ihm verlötet, nicht abhebbar, bei Verschiebungsversuchen der Geschwulst zieht sie sich in einer Falte oder Grube ein. Beim Scirrhus macht sich die Einziehung am deutlichsten an der Brustwarze geltend, sie flacht sich ab, zieht sich unregelmäßig ein, der Warzenhof wird kleiner durch subcutane Narbenschrumpfung. Auch die ganze Brustdrüse schrumpft zusammen; die Brüste werden asymmetrisch, die Warze kommt gegenüber der gesunden Seite höher zu stehen (s. Abb. 153). Bei cystischen Carcinomen beobachtet man auch einmal Sekretentleerung aus der Brustwarze (s. o. blutende Mamma S. 240).

Die Achseldrüsen sind schon früh mitbeteiligt, im Anfang sind vereinzelte bohnengroße, harte, indolente Lymphknoten im Achselfett fühlbar, später größere in Vielzahl. Freilich muß man auf Drüsenabsiedelung richtig untersuchen, wenn man sie erkennen will. Es genügt nicht, den Kranken krampfhaft und schmerzhaft die Fingernägel in die Achsel zu bohren, sondern mit zarter Hand und mit den Fingerbeeren muß der untersuchende Arzt bei adduziertem Arm auf dem Achselfett tasten, wenn er zu einem Ergebnis kommen will. Noch früher finden sich oft in den Lymphdrüsen der seitlichen Brustwand (Lymphoglandulae thoracales anteriore) Absiedlungen. Sie sind freilich schwerer zu tasten als die Achseldrüsen.

Mit fortschreitender Entwicklung wächst das Carcinom in die Fascie des M. pectoralis und in den Muskel selbst ein, die Mamma wird damit unverschieblich auf ihrer Unterlage. Markschwamm und Carcinoma simplex wachsen in einigen Monaten zu einem apfel- bis faustgroßen Tumor heran, sie geben der Mamma entsprechende Form, meist mit gebuckelter Oberfläche. Bald folgt der Aufbruch der Haut zu einem krebsigen Geschwür. 60 v. H. der Carcinome sitzen im oberen äußeren Quadranten der Mamma.

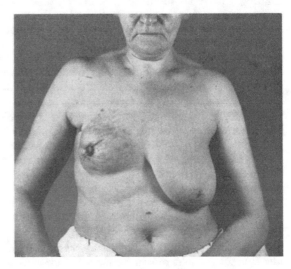

Abb. 153. Scirrhus der rechten Brust. 54jährige Frau. (Chir. Klinik Göttingen.)

Zusammengefaßt lassen sich die Erscheinungen des Brustkrebses etwa folgendermaßen schildern, was bei einiger Umsicht schon frühzeitig ein sicheres Erkennen erlaubt:

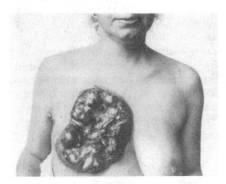
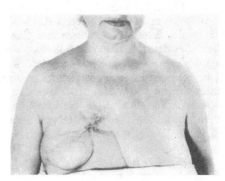

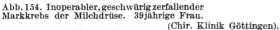

Abb. 154. Inoperabler, geschwürig zerfallender Markkrebs der Milchdrüse. 39jährige Frau. (Chir. Klinik Göttingen).

Abb. 155. 13 Jahre später.

1. Schmerzloser, höchstens auf Druck leicht empfindlicher, harter höckeriger Tumor oder umschriebene Verhärtung im Drüsengewebe.

2. Mangel an scharfer Abgrenzbarkeit gegen das umliegende Gewebe.

3. Einziehung der Brustwarze und geringere Verschieblichkeit einzelner Hautbezirke.

4. Harte Lymphknoten im Achselfett.

Der weitere *Verlauf* gestaltet sich örtlich und zeitlich verschieden, je nach dem feingeweblichen Bau und der Wachstumsstärke des Carcinoms. Das *Medullar-carcinom*, die weiche Form wächst innerhalb weniger Monate zu einem großen Tumor heran, durchbricht bald die Haut; unter jauchigem Zerfall der Neubildung entstehen häßliche zerklüftete, übelriechende Geschwüre. Bei *jugendlichen Frauen und in der lactierenden Mamma wächst der Krebs besonders ungestüm*. Die Lymphgefäße der Haut infiltrieren sich mit krebsigen Massen in weiter Umgebung. Die Lymphknoten der Achselhöhle und der Supraclaviculargrube schwellen zu großen Paketen an, drücken auf Nerven und Gefäße, wodurch Neuralgien im Arm und Stauungsödem entstehen, so daß Arm und Hand der kranken Seite schließlich unförmig anschwellen können.

Beim *Scirrhus* wird im Gegenteil die Mamma kleiner, schrumpft zu einer unregelmäßigen, höckerigen, im späteren Verlauf gleichfalls geschwürig zerfallenen Platte zusammen. Auch hier zeugt eine Aussaat kleiner harter Knötchen in der Haut für krebsige Infiltration der Lymphgänge. Sie verschmelzen zusammen als Platten, können sich vorschieben nach dem Rücken zu und auf die andere Brustseite. Der Brustkorb kann so wie in einem Panzer von unnachgiebigem starren Krebsgewebe umschlossen werden *(Cancer en cuirasse)*. Die Absiedlungen in den Achsel- und Supraclaviculardrüsen werden nicht so übermächtig. Wohl aber bleiben Neuralgien und Stauungsödem am Arm nicht aus, denn Nerven und Gefäße werden einbezogen in die schrumpfenden Krebsmassen.

Wie bereits erwähnt, gibt es *zwischen dem Medullarkrebs und dem Scirrhus alle Übergänge* nicht nur in bezug auf Tumorbildung und Schrumpfung, sondern auch in Beziehung auf den zeitlichen Ablauf, vor allem aber hinsichtlich der Beteiligung des Lymphgefäßsystems. Das Carcinom breitet sich bekanntlich in erster Linie in den *Lymphwegen* aus; in zweiter Linie, meist in späteren Entwicklungsstufen, bricht es in die Blutbahn ein und setzt dann Tochtergeschwülste an entfernten Stellen. Die mächtige Entwicklung des Lymphgefäßsystems der Brustdrüse und seine vielfachen Anastomosen (s. anatomische Bemerkungen) bringen es mit sich, daß Absiedlungen in der Haut der Drüse, von da aus bis auf die andere Brustseite, den Rücken und selbst weit in die Bauchhaut hinein möglich sind, daß die Lymphknoten der seitlichen Brustwand, der Achselhöhle, der Unter- und Oberschlüsselbeingrube, der subpleuralen und mediastinalen Gewebe in verschiedener, wir möchten sagen, unberechenbarer Reihenfolge ergriffen werden. Nicht immer ist es der feingewebliche Bau, der den rascheren oder langsameren Verlauf des Leidens bestimmt. Es gibt unter den Scirrhen ebenso eindeutig bösartige Formen, wie es unter den Medullarkrebsen solche von verhältnismäßiger Gutartigkeit gibt. Der „*biologische Charakter*" eines Tumors ist nicht mit dem Mikroskop allein zu erfassen.

Knochenabsiedlungen setzt der Brustkrebs mit Vorliebe in den Rückenwirbeln, im Oberschenkelknochen usw. Heftigste spondylitische Schmerzen, Lähmungen und Spontanfrakturen sind die Folge.

Die *Dauer* ist ungemein verschieden. Wir kennen Brustkrebskranke, deren trauervolles Schicksal sich in einem halben Jahr erfüllte, und es sind Fälle beschrieben, die sich über mehr als ein Jahrzehnt hinzogen. Die mittlere Lebensdauer darf man auf 2—2$^1/_2$ Jahre bemessen.

Differentialdiagnostische Überlegungen kommen eigentlich nur bei den Frühfällen in Betracht. An die Spitze aller diagnostischen Erwägungen sei der Satz gestellt: *Ein isolierter Knoten in der Brustdrüse einer in den vierziger Jahren stehenden und älteren Frau soll als krebsverdächtig angesehen werden.* An zweiter Stelle frage man sich: Ist die Verhärtung chronisch-entzündlichen Ursprungs

oder ist der fühlbare Tumor ein gutartiger? Die seltene chronisch-tuberku-
löse Mastitis neigt zu Vereiterung, Aufbruch und Fistelbildung. Schwieriger
steht es mit der oben besprochenen Mastopathie der Rückbildungszeit mit
oder ohne kleincystische Bildungen. Die mastitische Verhärtung fühlt sich
körnig, lappig oder strangförmig an, sie findet sich meist in der Mehrzahl
in einer Brustdrüse oder gar in beiden. Ein fühlbarer Tumor wird als gutartig anzusprechen sein, wenn er scharf umgrenzt ist, glatte Oberfläche
besitzt, *im Mammagewebe selbst gut verschieblich und nicht mit der Haut
verwachsen ist.*

*Sollten trotzdem Zweifel bestehen, so hat die feingewebliche Untersuchung
eines Probestückchens das entscheidende Wort.* Der Probeschnitt soll aber nicht
vom praktischen Arzt, sondern vom Chirurgen vorgenommen werden, der
auch für die allenfalls notwendige Absetzung der Brust verantwortlich zeichnet;
denn die große Operation soll sich möglichst unmittelbar, in der gleichen
Sitzung, an den Probeschnitt anschließen, wenn der pathologische Anatom
auf Grund eines Schnellpräparates das entscheidende Wort gesprochen hat.
*Auf keinen Fall darf man die Diagnose in der Schwebe lassen und zuwarten,
etwa aus dem „Verlauf" Schlüsse ziehen,* denn Frühdiagnose und Frühoperation gewährleisten bisher die einzigen Möglichkeiten, dieser grausamen Krankheit erfolgreich entgegenzutreten.

Die *Behandlung* kann — wie beim Krebs überhaupt — nur in Operation
bestehen, und zwar je früher um so besser. *Unter keinen Umständen darf man
sich bei operablen Krebsen, selbst bei kleinem Tumor nicht, auf die ganz unsichere
Wirkung der Röntgenstrahlen allein verlassen.* Das wäre ein Kunstfehler schon
aus dem einen Grunde, weil, wie wir oben sagten, erstes Auftreten und Ausdehnung der Lymphdrüsenabsiedlungen ganz unberechenbar sind, und weil
wir den ganzen Drüsenkörper der Mamma als erkrankt ansehen müssen. *Deshalb
ist auch die Ausschneidung der fühlbaren Krebsgeschwulst allein als durchaus ungenügend zu verwerfen.* Daß es ausnahmsweise sogar bei einem inoperablen
Brustkrebs gelingen kann, ein gutes Dauerergebnis zu zeitigen, beweist der in
den Abb. 154 und 155 festgehaltene Fall. Also auch hier nicht die Flinte ins
Korn werfen.

Bei festliegender Diagnose „Carcinom" (wie auch Sarkom) kann es sich als
Regelverfahren lediglich um die *Ausrottung der Mamma, mitsamt dem Musculus pectoralis und gründlicher Ausräumung des Achselfettes handeln.*

Entsprechend diesem radikalen Vorgehen, zu dem die Chirurgie schrittweise
im Laufe der letzten Jahrzehnte übergegangen ist, haben sich die Dauererfolge
sichtlich gehoben, ohne daß die unmittelbare Operationssterblichkeit (sie beträgt
etwa 1 v. H.) gestiegen wäre. Die Wundheilung nimmt ungefähr 14 Tage in
Anspruch; der freie Gebrauch des Armes, anfänglich wegen Ausräumung der
Achselhöhle eingeschränkt, stellt sich in kürzester Zeit wieder her, wenn mit
Übungen schon während der Wundheilung begonnen, allenfalls der Wundverband in mittlerer Abduktionsstellung des Armes angelegt wird.

Die *Dauerheilungen* (d. h. über 5 Jahre) berechnen sich, alle überhaupt
operierten Fälle zusammengenommen, auf 40 v. H. Fassen wir aber die Fälle
des Frühstadiums zusammen, bei denen der Tumor noch klein ist, auf der
Pectoralisfascie nicht verwachsen, die Haut noch verschieblich, Achseldrüsen-
absiedelungen auch bei der feingeweblichen Untersuchung fehlen, dann kommen
wir auf 80—90 v. H. mindestens 5jährige Dauerheilung. Bei Fällen, bei denen
die Achseldrüsen bereits zur Zeit der Operation carcinomatös erkrankt waren,
sinken die Dauererfolge auf 35—40 v. H. und von 100 im dritten Stadium operierten Fällen (Brustdrüse mit Haut und Unterlage verwachsen, Achseldrüsen-

und supraclaviculäre Metastasen) leben nach 3 Jahren nur noch 8—9! Eindringlicher als diese Zahlen vermag nichts zugunsten der Frühoperation zu sprechen! Es ist geradezu unfaßbar, daß es Ärzte gibt, die eine ihrer Obhut anvertraute Kranke heute noch aus dem ersten in das zweite und dritte Stadium des Brustkrebses hinübertrudeln lassen. Man kann das nur als verantwortungslos bezeichnen (s. Abb. 156). Auch bei der blutenden Mamma älterer Frauen soll man sich nicht eher zufrieden geben, als bis die Harmlosigkeit der regelwidrigen Absonderung durch Probeausschnitt sichergestellt ist.

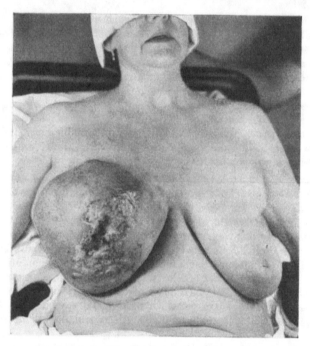

Abb. 156. Inoperabler Milchdrüsenkrebs mit Absiedlungen in den Drüsen der Achselhöhle und Oberschlüsselbeingrube. ¹/₂ Jahr später trotz Röntgentiefenbestrahlungen unbeeinflußt gestorben. 58jähr. Frau. (Chir. Klinik Göttingen.)

Um die Erfolge noch günstiger zu gestalten, hat man vor der Operation die *prophylaktische Vorbestrahlung* mit Röntgenstrahlen und die *postoperative Nachbestrahlung* eingeführt. Es scheint doch, daß dadurch die Dauererfolge noch gehoben werden. Voraussetzung ist freilich eine durchaus sachgemäße und planmäßige Bestrahlung, wie sie nur in einer gut geleiteten Abteilung eines Krankenhauses möglich ist.

Wo *Rückfälle* sich zeigen — es sind meist örtliche Rezidive —, treten diese gewöhnlich innerhalb des ersten Jahres auf. Es sind linsengroße, harte Knötchen, verstreut um die Operationsnarbe oder Drüsen in der Achselhöhle oder Oberschlüsselbeingrube. Sie bedingen unter Umständen Nachoperation. Wo man glaubt, mit dem Messer der Sache nicht mehr Herr zu werden, sucht man — bisher leider zumeist vergeblich — das Heil wiederum in den Röntgenstrahlen. Hautmetastasen lassen sich noch durch Radiumstrahlen beeinflussen.

N B. Ist es nötig, den Frauen zu sagen, daß ein Krebsleiden vorliege? Nein, sicherlich nicht — das wäre brutal. Der Mann oder eine verschwiegene Verwandte mag die Wahrheit wissen; die Kranke soll nach Möglichkeit seelisch schonlich behandelt werden, damit sie nach überstandener Operation das Leben doch wieder hoffnungsvoll aufnimmt. Auch wenn man seiner Krebsdiagnose sicher ist, lasse man Zweifel durchblicken und stelle die Operation lediglich als eine Vorsichtsmaßregel hin.

Chirurgie der Wirbelsäule und des Rückenmarks.

Anatomisch-physiologische Vorbemerkungen. Die *33—35 Wirbel* — nach der Zahl der Steißwirbel wechselnd — sind, je nach ihrer Aufgabe, verschieden gebaut. Man unterscheidet Beuge-, Dreh- und falsche Wirbel. Die 5 unteren Halswirbel — bei der Bestimmung der Ordnungszahl der am Rücken fühlbaren Wirbel spielt die Vertebra prominens eine wichtige Rolle — sind ebenso wie die 12 Brustwirbel und die 5 Lendenwirbel in der Hauptsache Beugewirbel, während der Atlas und der Epistropheus als Drehwirbel zu bezeichnen sind. Die falschen Wirbel, am Endstück der Wirbelsäule, sind immer weniger entwickelt, je mehr die Wirbelsäule sich ihrem Abschluß nähert, sie setzen sich aus dem Kreuzbein und den 4—6 Steißwirbeln zusammen.

Zwischen den einzelnen Wirbelkörpern liegen die *Bandscheiben,* deren eigenartiger Bau physiologisch bedeutsam ist. Der in ihrem Inneren gelegene Gallertkern, Nucleus pulposus,

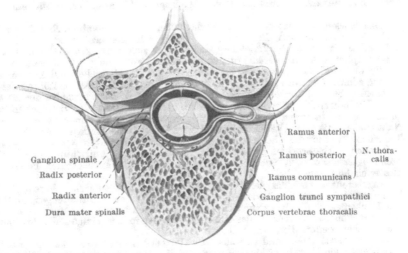

Abb. 157. Halswirbel. Querschnitt mit Art. vertebr. und abgehenden Spinalnerven (Ganglion).

ist außerordentlich elastisch, und auch der den Gallertkern umschließende Faserring, Annulus fibrosus, dient dazu, die Beweglichkeit wie die Festigkeit der Wirbelsäule zu fördern. Je höher die Bandscheiben sind, um so freier ist die Beweglichkeit der Wirbelsäule. Die verhältnismäßig höchsten Bandscheiben sind bekanntlich die der Halswirbelsäule, dann folgen die der Lendenwirbel, verhältnismäßig am niedrigsten sind die der Brustwirbelsäule. Bei Gewalteinwirkungen dienen die Zwischenwirbelscheiben gewissermaßen als Puffer.

Die Zusammensetzung der Wirbelkörper zum Achsenstab des Rumpfes wird unterstützt durch Bänderzüge, das Lig. longitudinale anterius und posterius, welche die Wirbel an ihrer vorderen und hinteren Oberfläche überziehen. Die Tatsache, daß die Wirbelkörper nach unten zu (caudalwärts) immer mächtiger werden, um vom ersten Kreuzbeinwirbel ab wieder sehr rasch an Größe zu verlieren, hängt natürlich mit der dem einzelnen Wirbel zugemuteten Belastung zusammen.

Die Wirbelsäule ist nicht nur zu Bewegungen nach jeder Seite hin befähigt, sie kann auch um die Längsachse gedreht werden. Die Brustwirbelsäule ist am starrsten, die Halswirbelsäule am beweglichsten. Die Abschnitte, in denen die hauptsächlichsten Bewegungen vor sich gehen, liegen zwischen dem 3. und 7. Halswirbel, dem 11. Brustwirbel und 2. Lendenwirbel, dem 2. Lendenwirbel und Kreuzbein. Es sind dies auch die Lieblingssitze für Wirbelbrüche und Verrenkungen. Die Bewegungen nach vorn und hinten, nach der Seite und solche im Sinne der Drehung werden gewöhnlich nicht in reiner Form ausgeführt; so ist z. B. jede Seitwärtsbewegung mit einer leichten Drehung um die Senkrechte verbunden.

Durch die dachziegelförmige Übereinanderlagerung der Dornfortsätze ist die Brust-wirbelsäule gegen unmittelbare Verletzungen gut geschützt.

Durch den aufrechten Gang nimmt die Wirbelsäule eine leicht S-förmige Krümmung in der sagittalen Ebene an. Es bildet sich die physiologische *Kyphose* der Brustwirbelsäule (nach hinten konvexe Verbiegung) und die Lordose der Hals- und Lendenwirbelsäule (nach vorn konvexe Verbiegung) aus. Die dauernden seitlichen Verbiegungen, *Skoliosen*, beruhen auf besonderen krankhaften Veränderungen. Der *Wirbelkanal* reicht vom Fora-men occipitale bis zum letzten bzw. vorletzten Kreuzbeinwirbel. Er ist weiter als der Duralsack. Der freibleibende Raum (Epiduralraum) wird von Fett, lockerem Binde-gewebe und Venen ausgefüllt. Der Epiduralraum reicht bis zum Hiatus sacralis, der mit Liquor cerebrospinalis gefüllte Duralsack endet bereits am 2. bis 3. Kreuzbeinwirbel. Das Rückenmark selbst endet in der Höhe des 2. bis 3. Lendenwirbels und geht dann in die Cauda equina und das Filum terminale über. Der Subarachnoidealraum steht mit dem Gehirn im Zusammenhang.

Die Vereinigung der vorderen, schwächeren, motorischen Wurzel mit der stärkeren, hinteren, sensiblen Wurzel bildet am Foramen spinale den spinalen Nerven. Innerhalb des Subarachnoidealraumes verlaufen die Wurzeln nach unten zu getrennt, was für die Resektion einzelner, sensibler Wurzeln im Wirbelkanal (FOERSTERsche Operation) von Wichtigkeit ist. Die Austrittsstellen der spinalen Nerven aus dem Wirbelkanal ent-sprechen nicht den Wirbelsegmenten. Für die Höhenbestimmung ist die Anordnung der Sensibilität auf der äußeren Haut von Wichtigkeit (s. Abb. 172, S. 273 und Abb. 178, S. 280).

Das Rückenmark ist gegen alle Verletzungen äußerst empfindlich. Es zerfällt dann leicht in einen blutigen Brei, oder es bildet sich gleichzeitig oder allein ein nach auf- und abwärts über die Verletzungsstelle hinaus sich erstreckendes Ödem. Oft sind nur mikroskopisch sichtbare Veränderungen vorhanden, trotz völligen Funktionsausfalles.

Bei der wirklichen Zerstörung der Zellen der aus Ganglienzellen und Nervenfaser beste-henden Einheit (Neuron) geht auch die Nervenfaser zugrunde. Bei Zerstörung der letzteren degeneriert beim motorischen Nerven der periphere Teil, beim sensiblen der zentrale Teil. Eine Wiederherstellung zerstörter Rückenmarksteile findet außer vielleicht in der Cauda equina, welche in ihrem Bau schon dem peripheren Nerven ähnelt, auch bei sofortiger Naht nicht statt. Die Verletzungsstelle wird durch eine bindegewebige Narbe ersetzt. Trotzdem sei schon hier betont, daß auch bei *scheinbar* völligen Querschnittslähmungen, z. B. nach Wirbelbrüchen, im Anschluß an die sofortige Aufrichtung des Wirbels alle Lähmungserscheinungen wieder zurückgehen können. Unfruchtbarer Pessimismus ist also auch hier vom Übel.

Angeborene Formfehler der Wirbelsäule und des Rückenmarks. Vereinigen sich die Medullarwülste nicht zur Medullarrinne, so kommt es zu Spaltbildungen, an denen sich das Rückenmark, die Rückenmarkshäute, die Knochen und die Muskeln des Rückens beteiligen können. Immer ist der Knochen und fast immer, einige Fälle der Spina bifida occulta abgerechnet, die Dura beteiligt.

Rhachischisis totalis und partialis. Die Wirbelsäule und das Rückenmark sind eine offene, nicht von Haut bedeckte, teilweise oder die ganze Länge betreffende Rinne geblieben. Die Mißbildung geht mit hochgradigen anderen Verunstaltungen des Körpers, und meist mit Hydrocephalus einher, so daß, in Verbindung mit einer örtlichen Infektion, ent-standen aus dem nekrotischen Zerfall der dünnen bedeckenden Haut, meist wenige Tage nach der Geburt der Tod eintritt.

Bei der *Rhachischisis partialis,* die zumeist in der Lenden- oder Kreuzbeingegend gelegen ist, aber auch größere Abschnitte der Wirbelsäule umfassen kann, ist die Haut manch-mal unverändert. Häufiger freilich bildet sich ein Fleck, dessen mittlerer Abschnitt aus Resten des Rückenmarks besteht (Area medullo-vasculosa); nach außen von dieser liegt die Zona epithelio-serosa, die weißlich aussieht und das Aussehen einer jungen Narbe hat. Sie ist ihrerseits umgeben von einer häutigen Umrandung, die aus zarter, nicht selten behaarter Haut, verwachsener Dura und Arachnoidea besteht, der *Zona dermatica.* Unter derselben oder seitlich davon fühlt man die verkümmerten Bogenfortsätze der Wirbel. Am oberen und unteren Teil des Rückenmarkdefektes sieht man kleine Ein-ziehungen (Poltaschen), die Mündungsstellen des Canalis centralis. Auch die Träger dieser Mißbildung sind sehr gefährdet, denn sie erliegen, da die schützende Decke des Zentralkanals auch hier nach der Geburt nicht widerstandsfähig gegen spontanen Zerfall ist, früh einer Meningitis, wenn nicht operiert wird. Zudem bedingt die Mißbildung infolge der mangelhaften Entwicklung des Rückenmarks meist schwere, nicht zu be-seitigende Lähmungen.

Die **Spina bifida cystica** stellt die geschlossene, cystische Form der Rückenwirbel-spalte dar. Die Wirbelbögen haben sich nicht im Proc. spinosus zum Ring geschlossen; sie klaffen mehr oder weniger weit und lassen in Art eines Bruches (Hernie) die Rücken-markshäute, sowie das Rückenmark selbst durch den Spalt sich vordrängen.

Ganz ausnahmsweise kann bei Spaltbildung der Wirbelkörper oder gar der Intervertebralscheiben die Spina bifida ventralwärts (im *Becken*) zum Vorschein kommen

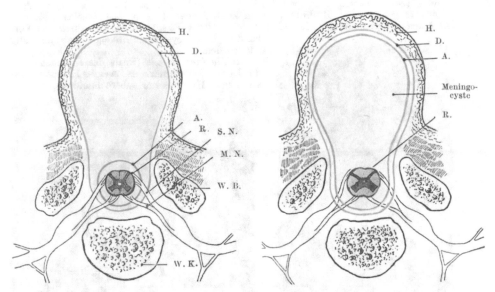

Abb. 158 a. Meningocele subduralis. Hydrops subdural. Dura erhalten. (Querschnitt nach ERNST aus Ergebnisse der Chirurgie und Orthopädie, Bd. X, Beitrag HESSE.)

Abb. 158 b. Meningocele subarachnoidealis. (Querschnitt nach ERNST aus Ergebnisse der Chirurgie und Orthopädie, Bd. X, Beitrag HESSE.)

Erklärung der Abkürzungen: H. Haut; D. Dura; P. Pia; A. Arachnoidea; S. N. sensible Nerven; M. N. motorische Nerven; W. B. Wirbelbogen; W. K. Wirbelkörper; R. Rückenmark.

(Spina bifida anterior). Ihr Lieblingssitz ist der Lenden- und Kreuzbeinteil, sowie der Halsteil.

Wir unterscheiden mehrere Formen dieser Spaltbildungen:

a) *Meningocele* (Spalt des Knochens; Rückenmark, weiche Hirnhäute und Dura geschlossen).

α) Meningocele subduralis unterhalb der Haut und Dura gelegen.

β) Meningocele subarachnoidealis unter der Arachnoidea gelegen (Abb. 158 b).

Die Geschwülste sind durchscheinend, liegen meist in der Gegend des Kreuzbeines, erreichen Apfel- bis Faustgröße, sind von verdünnter Haut bedeckt, haben eine sehnige, weißliche Sackwand, in der die Rückenmarksnerven oder die Fasern der Cauda equina frei oder mit der Sackwand verbunden verlaufen, im letzteren Falle mit sichtbaren Einziehungen der Haut. Andere Mißbildungen fehlen meist.

b) *Myelocystocele* (Spalt des Knochens *und* der Dura; Rückenmark und weiche Hirnhäute geschlossen; Hydrops im Zentralkanal des Rückenmarks). Die Wand hat eine sammetartige, rote Auskleidung,

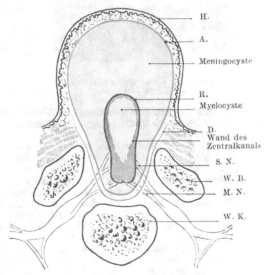

Abb. 158 c. Myelocystomeningocele. (Querschnitt nach ERNST aus Ergebnisse der Chirurgie und Orthopädie, Bd. X, Beitrag HESSE.)

in der keine Nerven verlaufen. Sie ist hinten bedeckt von Haut, Arachnoidea, Pia und an den Seiten von der meist weit gespaltenen Dura. Die hintere Wand des Rückenmarks ist durch den Druck meist völlig zugrunde gegangen. Die cystische Geschwulst ist mit Liquor cerebrospinalis angefüllt. Kompression der Geschwulst löst durch den unmittelbar in den Schädelraum gepreßten Liquor Gehirndruck aus. Andere Mißbildungen sind häufig gleichzeitig vorhanden.

c) *Myelocystomeningocele* (Spalt des Knochens und der Dura; Rückenmark und weiche Hirnhäute geschlossen; Hydrops teils im Zentralkanal, teils in den weichen Häuten). Die äußeren Erscheinungen sind ähnlich wie bei der Rhachischisis, nur durch das Vorhandensein der cystischen Flüssigkeitsansammlung verschieden.

d) *Meningocystocele* (Spalt des Knochens und der Dura. Rückenmark und weiche Hirnhäute geschlossen. Hydrops nur subarachnoideal).

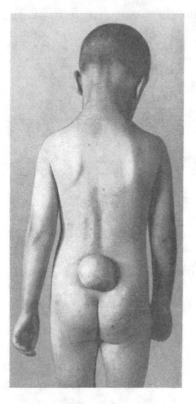

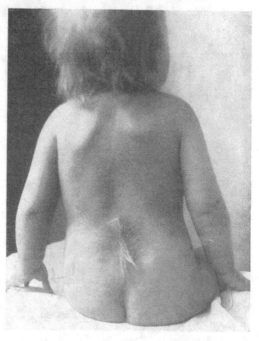

Abb. 159. Spina bifida cystica.
(Chir. Klinik Göttingen.)

Abb. 160. Spina bifida occulta.
(Chir. Klinik Göttingen.)

Die wenigen Beobachtungen familiärer Spina bifida aperta (cystica) genügen vorläufig noch nicht, diese Spaltbildungen dem Gesetz zur Verhütung erbkranken Nachwuchses einzugliedern.

Die **Spina bifida occulta** stellt die von äußerer Haut bedeckte unentwickelte Form der Spina bifida dar, meist an den unteren Lenden- und oberen Kreuzbeinwirbeln vorkommend. Sie ist nicht immer tastbar, verrät sich aber durch unnatürliche Behaarung an dieser Stelle, durch Lähmungen, Kontrakturen (Klumpfuß) und trophische Störungen an den Beinen. Viele mit Enuresis nocturna behaftete Kinder weisen diese Mißbildung auf mit Entwicklungsstörung der Cauda equina. Das Röntgenbild behebt jeden Zweifel.

In den meisten Fällen *sitzen* **alle Formen der Spina bifida** lumbal und lumbosacral, danach folgen die dorsalen und schließlich die cervicalen Formen; auch mehrfache Cysten sind an einem Kranken beobachtet.

Die *Diagnose* auf Spina bifida ist meist leicht, schwerer ist die Form derselben zu unterscheiden, zumal wenn es sich um Mischformen handelt. Die Myelocele ist gekennzeichnet durch die Area medullo-vasculosa. Dieses Zeichen kann bei gleichzeitigem Druckgeschwür verwischt sein. Bei Meningocele und Myelocele ist der Inhalt durchscheinend. Bei ersterer fehlen meist andere Mißbildungen, bei letzterer ist gewöhnlich Hydrocephalus vorhanden. Bei der eröffneten Geschwulst ist die Myelocystocele an ihrer roten, sammetartigen Sackwand erkennbar.

Die *Vorhersage* ist bei Myelocele und Myelocystocele schlecht wegen der Gefahr des spontanen Durchbruchs der zarten verdünnten Haut und damit der Infektion der Meningen Bei Meningocele ist die Vorhersage im allgemeinen gut, bei nicht zu verdünnter Haut und zu großer Geschwulst können die Kranken viele Jahre ohne weitere Verschlimmerung leben, jedoch ist auch hier eine baldige Behandlung angezeigt.

Behandlung. Bei einzelnen Formen der Meningocele kann durch Punktion und Jodinjektion (Jodi 1,0, Kali jodati 2,0, Glycerin 30,0, 3—4 ccm in 6—8tägigen Pausen) ein Erfolg erreicht werden. Das Verfahren wird heute nur noch bei zeitlich oder dauernd inoperablen Fällen geübt. Bei drohender Perforation ist bisweilen zur Abwendung der Gefahr eine einfache Punktion nötig.

Bei richtiger Auswahl werden mit der *Operation* bessere Erfolge erzielt. Da jedoch bestehende andere Mißbildungen durch die Operation nicht beeinflußt werden, so ist nicht wahllos jede Spina bifida zu operieren. Gegenanzeigen sind Hydrocephalus, schwere Lähmungen und Mißbildungen. Bei der Operation sind die nervösen Bestandteile, Nervenfasern, Area medullovasculosa zu schonen, Decubitalgeschwüre wegen der Asepsis vorher zu behandeln.

Die Geschwulst wird an der Basis umschnitten, an der Austrittsstelle gestielt und bei Meningocele nach Unterbindung bzw. Vernähung des Stieles abgetragen. Bei den übrigen Formen wird nach Eröffnung des Sackes die Reposition der Nerven vorgenommen, die Sackwand entsprechend verkleinert, vernäht und in allen Fällen die Lücke durch Verlagerung der benachbarten Fascie (Muskelfascienplastik) geschlossen. Die Nachbehandlung findet in Bauchlage statt, denn so wird die Beschmutzung der Wunde durch Urin am ehesten ferngehalten.

Von den nicht allzu selten auftretenden Wirbelabarten sei hier noch einmal an die **Halsrippe** (s. S. 158) erinnert. Der letzte Lendenwirbel wird manchmal ein- oder gar beiderseitig in die Verknöcherung des Kreuzbeins einbezogen **(Sacralisation)** oder aber der erste Sacralwirbel ganz oder teilweise wie ein freier Lendenwirbel gestaltet **(Lumbalisation)**. In beiden Fällen können Schwierigkeiten bei der Unfallbegutachtung entstehen. Bei einseitiger Verknöcherung können diese Leiden Beschwerden verursachen.

Auch das sog. Wirbelgleiten zwischen dem 4. und 5. Lendenwirbel oder dem 5. Lenden- und 1. Sacralwirbel, die **Spondylolisthesis** (von όλισθαίνω = ausgleiten), die statische Beschwerden veranlassen kann (unbestimmte Kreuzschmerzen nach Art des Hexenschusses, rasche Ermüdung und Steifigkeit im Kreuz), wird oft zu Unrecht auf Unfallereignisse zurückgeführt. Sie ist wohl in vielen Fällen ein Leiden, das auf angeborene Spalten im Wirbelbogen (Spondylolyse) zurückzuführen ist, aber frühestens in der Zeit der Geschlechtsreife Erscheinungen macht. In anderen Fällen werden sogenannte LOOSERsche Umbauzonen oder Vorgänge ähnlich der Osteochondritis dissecans mit Bildung von Knorpelinseln als Ursache angesprochen, die das Wirbelgleiten in Gang bringen. *Behandlung* (nur bei Beschwerden): Wochenlange, strenge Bettruhe. Orthopädisches Stützkorsett (Rückenstütze mit einer breiten Bauchbinde).

Abweichungen der Haltung. Unter krankhaften Verhältnissen können die auf S. 252 beschriebenen physiologischen Krümmungen der Wirbelsäule in der Sagittalebene vermehrt oder vermindert werden. Wir sprechen dann von *Haltungsanomalien (flacher Rücken, hohler Rücken, runder Rücken, hohlrunder Rücken)*. Die Ursachen können verschiedene sein, z. B. angeborene Hüftluxation, Spondylolisthesis bei vermehrter Lendenlordose („hohlem Kreuz"), vermehrte Kyphose nach absonderlicher Knochenweichheit (verbunden mit geschwächten Muskeln) bei Rachitis, Osteomalacie, die Alterskyphose, die schlaffe Haltung der Astheniker; den flachen Rücken finden wir als Berufsverformung bei Schustern (sitzende Tätigkeit bei einer sehr geringen Beckenneigung). Die Vielheit der Ursachen bedingt Behandlung von Fall zu Fall: Beseitigung der Ursachen. Rachitische Säuglinge legt man täglich öfters auf den Bauch, damit die Rücken- und Nackenmuskeln zur Betätigung angeregt werden, selbstverständlich neben antirachitischer Behandlung; bei Erwachsenen Massage, Gymnastik, Schwimmübungen, Hangübungen in Schweberingen am LORENZschen Wolm, Erziehung zur richtigen Brustatmung. Man vermeide Geradehalter, sie schaden meist mehr als sie nützen.

Im Jünglingsalter treten manchmal Kyphosen der unteren Brust-, seltener der Lendenwirbelsäule auf, die sich rasch verschlimmern können. Langdauernde Schmerzhaftigkeit und Steifheit des betroffenen Abschnittes sind kennzeichnend. Das Wesen liegt in Bandscheibenveränderungen und Störungen an der Wachstumszone der Wirbelkörper, die zu einer Verbreiterung und unregelmäßigen Begrenzung im ventralen Abschnitt der Wirbelkörper (Knorpelknötchen) führen, so daß mehrere Wirbel Keilform annehmen können (*Osteochondropathia deformans juvenilis, Adoleszentenkyphose,* **Scheuermannsche Krankheit**). Für die Diagnose ist das Röntgenbild maßgebend. *Behandlung:* Schonung. Ruhe in Bauchlage. Streckübungen. Allgemeinbehandlung.

A. Seitliche Verkrümmungen der Wirbelsäule (Skoliose, Rückenschiefheit).

Die dauernde, in ihrem Ausdruck stets gleichbleibende Abbiegung der Wirbelsäule nach der Seite nennt man Skoliose. Sie ist wohl die häufigste Verbildung der Wirbelsäule, die wir zu Gesicht bekommen (30 v. H.). Man unterscheidet *einfache* und *zusammengesetzte* Skoliosen. Bei der einfachen ist entweder die ganze Wirbelsäule (Totalskoliose) oder ein Teil derselben (z. B. Dorsalskoliose, Lumbalskoliose) nach *einer* Seite gekrümmt; die meisten Skoliosen weisen aber ausgleichende Gegenkrümmungen auf, so daß die verschobene Schwerlinie des Körpers wieder in die Mitte gerückt wird. So kann zu einer primären linkskonvexen Lumbalskoliose eine rechtskonvexe Dorsal- und eine linkskonvexe Cervicalskoliose hinzukommen.

Jede schwerere Skoliose ist mit deutlich erkennbaren Verunstaltungen der Wirbel selbst verbunden, im Vordergrund stehen die keilförmige Verformung des Wirbels und die Drehung. Die erstere ist natürlich im Scheitel einer Krümmung am stärksten; die Torsion d. h. die Drehung in der Längsachse der Wirbelsäule (s. Abb. 161 und 162a und b), wirkt sich besonders im Rippenteil der Wirbelsäule verheerend aus und erzeugt dort weitgehend Verschiebungen der inneren Organe, ganz abgesehen von den

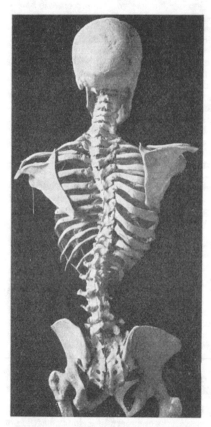

Abb. 161. Skoliose mit Torsion der Lumbalwirbel nach links, der Brustwirbel nach rechts. Hochstand des rechten Schulterblattes. Asymmetrie des Beckens. (Nebenbefund: Spina bifida occulta.)

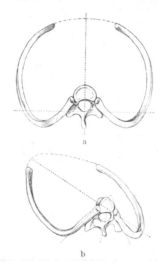

Abb. 162a und b. Normaler und skoliotischer Brustring, schematisch. (Nach LORENZ.)

groben anatomischen und funktionellen Veränderungen der Muskeln. Die Rippen werden asymmetrisch, springen an der konvexen Seite der Skoliose als sog. Rippenbuckel formstörend vor, während sie sich an der konkaven Seite abflachen und dachziegelförmig übereinander schieben.

Auf dem Rippenbuckel liegt das Schulterblatt nicht flach auf, es steht flügelförmig ab und kommt höher zu stehen (hohe Schulter), sein innerer Rand steht weiter ab von den Proc. spinosi. Auch die vordere Brustseite weist sinngemäße Regelwidrigkeiten auf: Schrägstellung des Brustbeins, asymmetrische Rippenbogen, dem Rippenbuckel diagonal gegenüberliegende Vorwölbung der Rippenknorpel. Die seitlichen Formen weisen Ungleichmäßigkeiten auf, die bezeichnenderweise gewöhnlich bei Mädchen zuerst von der Schneiderin entdeckt werden. Die Linie vom Hüftkamm zum Brustkorb (sog. „Taille") verläuft auf der einen Seite flach, auf der anderen scharf eingeschnitten. Der ganze Körper ist gegen das Becken (nach rechts) verschoben.

Je nach dem Alter des Kranken, nach der Ursache und nach dem Zeitbestand der Verbiegung finden wir verschiedene Grade der Skoliose. Der 1. läßt sich durch Muskelwirkung und verbessernde Nachhilfe mehr oder weniger leicht ausgleichen, der 2. entspricht dem fixierten Zustande der Skoliose; die Knochen sind stark verunstaltet, die Bänder geschrumpft, die kleinen Gelenke versteift.

Die Untersuchung nimmt folgenden Gang:

1. Der Kranke entkleidet, ohne Schuhe, steht in lässiger Haltung mit geschlossenen Fersen. Festlegung durch Nachfühlen oder Zeichnen der Linie der Proc. spinosi. Form des Brustkorbes: Asymmetrie, Rippenbuckel, flacher Rücken, flache Brust, Umfang in Brustwarzenhöhe bei stärkster Ein- und Ausatmung. Stellung der Schulterblätter, hohe Schulter, Nackenlinie. Torsion der Lumbalwirbel, einseitige Anspannung des M. quadratus lumborum, Beckenstellung: Höhenvergleichung der Spinae ant. und der Cristae. Taillenumriß und Taillendreieck, das ist die Luftfigur zwischen dem herabhängenden Arm und dem Rumpf. Bei schrägstehendem Becken vergleichende Maße der Beine.

2. Der Kranke in strammer (militärischer) Haltung, um zu sehen, ob und inwieweit die Skoliose sich ausgleicht, desgleichen bei Rumpfbeugen vorwärts (Rippenbuckel!), seitwärts und rückwärts zwecks Beurteilung der Beweglichkeit bzw. des Grades der Versteifung. Beachtung der Entwicklung und Leistungsfähigkeit der verschiedenen Muskelgruppen.

3. Verbesserungsversuche durch Umbiegen mit den Händen, durch Aufhängung mit der GLISSONschen Schlinge, durch Belastung eines Armes und Erhebung des anderen; bei schrägem Becken (statische Skoliose) durch Erhöhung der Schuhsohle.

Wir teilen nach F. LANGE die seitlichen Rückgratsverkrümmungen in folgende **ätiologische Gruppen** ein:

1. *angeborene Skoliosen,*
2. *erworbene Skoliosen.*

a) *Primäre Ursache*: Erweichung der *Knochen* (meist Rachitis und Rachitis tarda). Sekundäre Ursache: Gewohnheitsmäßige Einstellung. Klinische Form: Kurze, scharfe Bögen, früh Drehung, früh Versteifung. Anfangsstufe: Einfache Dorsalskoliose (Säuglingsalter), einfache Lumbalskoliose (zweites Jahrzehnt), einfache Cervicalskoliose. Endstufe: Komplizierte Skoliose.

b) *Primäre Ursache*: Schwäche des ganzen *Stützgewebes.* Dazu gehören die konstitutionellen oder habituellen, ebenso die statischen und paralytischen Skoliosen. Sekundäre Ursache: Gewohnheitsmäßige Einstellung. Klinische Form: Lange flache Bögen, geringe Versteifung. Anfangsstufe: Totalskoliose. Endstufe: Komplizierte Skoliose.

Die **angeborenen Skoliosen** führen sich auf Mißbildungen zurück. Neuere Untersuchungen haben gezeigt, daß meist überzählige Wirbel, unvollkommen entwickelt, keilförmig sich zwischen die normalen einschieben, Schalt- oder Keilwirbel genannt, diese in der Entwicklung beeinflussen, so daß ganz atypische Rückgratskrümmungen die Folge sind. Von den Halswirbeln bis zum Kreuzbein kann jede Stelle, auch das Becken, Sitz der Mißbildung sein. Auch überzählige Rippen, wie die Halsrippen am 7. Halswirbel, bilden die Grundlage für eine spätere Skoliose (s. S. 158). Das gleiche gilt von Blockwirbelbildungen. Auf die Kreuzbeinregelwidrigkeiten (Sacralisation des 5. Lendenwirbels, Lumbalisation des 1. Sacralwirbels) ist oben schon hingewiesen worden. Es scheint schließlich auch erbliche Fälle ohne erkennbaren Röntgenbefund zu geben. Für die Beurteilung unter dem Gesichtspunkt des Gesetzes zur Verhütung erbkranken Nachwuchses kommen nur die schwersten der angeborenen Verbildungen in Frage, und auch dann nur, wenn der Nachweis der Erblichkeit erbracht ist. Die angeborene Skoliose ist verhältnismäßig selten.

Die **rachitische Skoliose** umfaßt beinahe die Hälfte aller Skoliosen. Sie ist meist zunächst eine linkskonvexe Totalskoliose, und zwar wird der mittlere Wirbelsäulenabschnitt mit Vorliebe getroffen. Die Krümmungsbogen sind kurz und starr, die Rippenverbiegung unregelmäßig, meist recht hochgradig. Die Entstehungszeit fällt in das 1.—2. Lebensjahr, also weit vor die Schulzeit

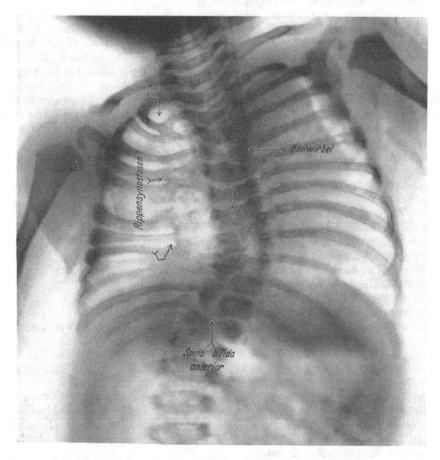

Abb. 163. Angeborene Skoliose der Brustwirbelsäule bei mehrfachen Mißbildungen der Wirbelsäule (Spina bifida, Keilwirbel) und des Brustkorbes (vielfache Rippensynostosen usw.). (Chir. Klinik Breslau.)

und setzt natürlich rachitische Knochenveränderungen voraus, die auf das Rückgrat beschränkt sein können, meist aber mehr oder weniger in ihren Spuren am übrigen Skelet nachweisbar sind. Nach Ausheilen der Rachitis wird die Verformung sehr fest und trotzt oft jeder Behandlung. Man muß das Leiden also möglichst in den frühesten Entwicklungsstufen der Rachitis feststellen und behandeln; denn in dieser Zeit sind die Knochen noch weich und formbar. Veranlassung zur Seitenverbiegung gibt das Tragen der rachitisch erkrankten Kinder auf dem linken Arm der Mutter; der rechte bleibt für die Arbeit frei. Damit wird den Anfängen der Verbiegung Vorschub geleistet. Rasch und unaufhaltsam nimmt das Leiden und mit ihm die schwerste Verbildung des ganzen Brustkorbes im Sinne der Kyphoskoliose zu, bis zu einem Grade, wo die inneren Organe (Herz, Lungen) durch Druck und Verschiebung in ihrer Leistung geschädigt werden. Ist die Rachitis zum Stillstand gekommen, Eburneation und Verkalkung der Knochen eingetreten, dann stellen diese Skoliosen nicht wiederherstellbare Verunstaltungen des Knochengebäudes dar (Abb. 164).

Die sog. habituellen Skoliosen sind wohl zum größten Teil auf krankhafte Veränderungen in den Wirbeln zurückzuführen, die, ähnlich wie das Genu valgum, die Coxa vara mit der Spätrachitis und verwandten Krankheits-

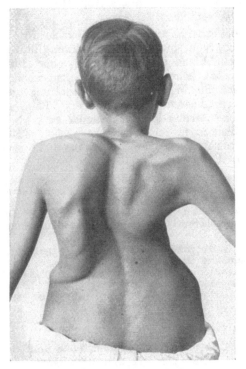 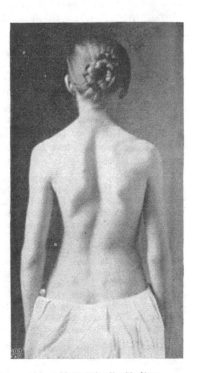

Abb. 164. Schwere rachitische Skoliose.
18jähr. Junge. (Chir. Klinik Göttingen.)

Abb. 165. Habituelle Skoliose
(primäre Dorsalskoliose).

vorgängen in Zusammenhang stehen. Sie entwickeln sich besonders im Schulalter, vornehmlich bei Mädchen, und zwar ohne sonstige Zeichen einer überstandenen Frührachitis. Mancherlei begünstigende Umstände spielen eine Rolle. Es handelt sich meist um Großstadtkinder von einem bestimmten Gepräge. Geschwister sind an Genu valgum und ähnlichen Verbiegungen des Jünglings- und Jungfrauenalters erkrankt. Weichheit der Knochen, Nachgiebigkeit der Bänder und Schwäche der Muskeln ist bei der rascheren Körperreife der Mädchen eher vorhanden. Ob das anhaltende Sitzen durch die Forderungen der Schule, vor allem das schlechte Sitzen beim Schreiben (Schrägschrift!), der Verlust des Muskelgefühls für aufrechte symmetrische Körperhaltung eine ursächliche Hauptrolle spielt, ist fraglich (Abb. 165).

Wir unterscheiden drei wichtige Formen der sog. habituellen Skoliose:

a) Die *Totalskoliose*, die in ihrem flachen Krümmungsbogen den größten Teil der Wirbelsäule einbezogen hat, sie ist meist linkskonvex und verbunden mit dem sog. runden Rücken.

b) Die *primäre Lumbalskoliose* mit Gegenkrümmung des Brustwirbelabschnittes; sie kann nach links oder nach rechts gerichtet sein. Die linkskonvexe Form überwiegt an Zahl. Die Tailleneinsattelung ist vertieft (hohe Hüfte), der Rippenbuckel kaum angedeutet, im Beginn wenigstens, die Lumbalwirbel sind stark nach der konvexen Seite gedreht. Lumbalmuskelwulst stark vorspringend.

c) Die *primäre Dorsalskoliose* mit kompensatorischer Gegenkrümmung in der Lenden- und Halswirbelsäule. Hier ist der Rippenbuckel frühzeitig deutlich ausgebildet. Brustwirbel gedreht (meist nach rechts, s. Abb. 161, Skelet), Schulterhochstand, Taillenumriß wenig verändert.

Die statische Skoliose. Sie ist viel seltener und hat ihre Ursache in der Verkürzung eines Beines, mag dieselbe von einer Wachstumsstörung infolge spinaler Kinderlähmung, einem Knochenbruch oder einer Knie- oder Hüftgelenksresektion herrühren. Immer wird beim Auftreten die entsprechende Beckenhälfte sich senken, womit sich die Wirbelsäule zur Erhaltung des Gleichgewichts seitlich ausbiegen muß. Aber auch ein X- oder O-Bein, an den oberen Gliedmaßen der Verlust eines Armes können sekundär zu Wirbelsäulenverbiegungen führen. Die Skoliose ist eine bewegliche, bei jedem Schritt wechselnd, und ist behoben mit Ausgleich der Verkürzung durch eine Sohlenerhöhung oder einen Gehapparat.

Die narbige oder Empyemskoliose entsteht da, wo der Pyothorax derbe Schwarten hinterläßt, der Brustkorb narbig eingezogen wird oder, wo eine ausgedehnte Rippenresektion eine Thoraxasymmetrie geschaffen hat, die das Gleichgewicht des Rückgrats stört. Auch ausgedehnte Verbrennungen bzw. deren Narben können Ursache sein. Begreiflicherweise wird der jugendliche, bildsame Wirbelkörper rascher und in höherem Grade verformt werden als der des Erwachsenen.

Zu den neuromuskulären Formen gehören die paralytischen Skoliosen bei peripheren und zentralen Lähmungen, z. B. bei progressiver Muskelatrophie, bei Hemiplegie, Polyneuritis und besonders bei der Poliomyelitis anterior infolge Lähmung und Atrophie eines Gliedes oder der Rückenmuskeln. Hierher gehört auch die *hysterische Skoliose* und die *Scoliosis ischiadica* als reflektorische Kontrakturstellung. Bei diesen neurogenen paralytischen Skoliosen biegt sich die Wirbelsäule im ganzen nach der gesunden Seite aus. Häufig ist mit diesen Skoliosen eine Kyphose verbunden. Sie lassen sich ohne Schwierigkeiten ausgleichen, die spastischen Formen ausgenommen.

Die *Heilungsaussichten* — wir sprechen nur von den rachitischen und sog. habituellen Formen — sind wechselnd nach der Art und dem Grade der Verbiegung. Die besten Aussichten haben die beginnenden, noch beweglichen, leicht ausgleichbaren Skoliosen, während alle bereits mit starker Drehung verbundenen Verbiegungen nur auf Besserung zu behandeln sind; die abgelaufenen rachitischen aber sind so gut wie unheilbar.

Je schwerer die Heilung einer Krankheit ist, um so wichtiger ist die **Vorbeugung**. Im Vordergrund steht der *Kampf gegen die Rachitis und Spätrachitis.* Der *Hausarzt* und *Kassenarzt* ist hier die *wichtigste Persönlichkeit.* Zum Chirurgen und Orthopäden kommen die Kranken meist zu spät.

Behandlung. Für die Behandlung der angeborenen, der habituellen und der rachitischen Skoliose — für die anderen Formen kommen je nach der Ursache besondere Anzeigen in Betracht — müssen die folgenden Gesichtspunkte maßgebend bleiben. Wie bei allen Krankheiten beachte man den *ganzen* Menschen! Was nützen alle „örtlichen Maßnahmen", wenn nicht das schlechte Allgemeinbefinden, die Anämie, die Spätrachitis usw. berücksichtigt werden. Die Wirbelsäule selbst muß „deskoliosiert", d. h. durch Gymnastik, Umbiegung mit der Hand, mit Hilfe von Apparaten (in den schwersten Fällen auch mit Gipsverbänden) so beweglich gemacht werden, daß der Kranke sie mit eigener Kraft umkrümmen kann *(passive* und *aktive Überkorrektur).* Diese Mechanotherapie muß dem einzelnen Fall angepaßt werden, jede Schematisierung ist hier von Übel. Gleichzeitig ist — wie erwähnt — Sorge zu tragen für kräftigende *Allgemeinbehandlung* (gute Ernährung, frische Luft, Sol- und Seebäder). Ja es gibt Fälle, namentlich bei halbwüchsigen, blutarmen Mädchen, wo *vor* jeder orthopädischen Behandlung eine allgemeine diätetische Kur den Allgemeinzustand bessern muß. Der Schulbesuch, Musikstunden, Handarbeiten usw. sind einzuschränken oder ganz auszusetzen. Muskelanstrengung und Ruhepausen müssen je nach den Kräften des Kranken eine vernünftige hygienische Regelung erfahren. Zu viel Ruhe läßt die Muskeln nicht kräftig werden, zu viel Mechanotherapie erschöpft und macht den Bandapparat schlaff.

Die Mittel und Wege, die uns zur Verfügung stehen, sind außerordentlich vielgestaltig, sie bilden nahezu eine orthopädische Fachwissenschaft für sich. Selbst das besteingerichtete orthopädische Institut bedient sich nur einer Auswahl von (Umbiegungs-) Redressionsverfahren. Es kommt weniger auf die Art der Heilgymnastik als auf das „Wie" und die richtige Abmessung für den Einzelfall an.

Wo es angeht, ist es am besten, ein skoliotisches Kind einem gut eingerichteten orthopädischen Institut zur Behandlung anzuvertrauen. Äußere Umstände, wirtschaftliche Verhältnisse, Ängstlichkeit der Eltern, sich von ihrem „Sorgenkind" vorübergehend zu trennen, bringen es mit sich, daß das Beste nicht erreicht wird, deshalb soll der Arzt das Mögliche anstreben [1].

Mit dem Beginn der Behandlung darf nicht gezögert werden. Nach je kürzerem Bestande die Rückgratsverkrümmung sachgemäß angegangen wird, um so besser die Heilungsaussichten. Leider gibt es noch zu viele unachtsame und gleichgültige Erzieher, die ihre Kinder zu spät zum Arzt bringen oder nach eigenem Antrieb in einem Miedergeschäft einen Geradehalter für ihr Kind erstehen und, das muß leider auch gesagt werden, zu viele Ärzte, welche die ersten Entwicklungsstufen der kindlichen Skoliose verkennen, und solche, die glauben, daß die so hochwichtige Vorbeugung nicht ihres Amtes sei. Möchten diese doch bedenken, wie schwer eine körperliche Mißbildung später Seele und Gemüt eines jungen Wesens belastet und sein Leben schicksalsschwer beschattet!

Frische Fälle von Spätrachitis stecken wir — neben antirachitischer Behandlung — ins Bett und entlasten die noch wachsende Wirbelsäule durch Streckung (GLISSONsche Schlinge bei am Kopfende hochgestelltem Bett). Sie liegen am besten Tag und Nacht während der guten Jahreszeit im Freien auf einer Veranda. Daneben werden sie massiert. Mit Turnen sind wir in diesen Fällen durchaus zurückhaltend.

Die wichtigsten Maßnahmen, die wir bei gekräftigten Kranken unter Leitung einer Turnlehrerin planmäßig und doch wieder auf den einzelnen Fall zugeschnitten durchführen lassen, sind die folgenden:

1. *Massage* der Rückenmuskulatur.
2. *Turnerische Freiübungen* mit Betonung der Atemgymnastik.

---

[1] Einen für beide Teile annehmbaren Mittelweg pflegen wir so zu gehen, daß die Kinder in 4—6 Wochen in der orthopädischen Abteilung der Klinik auf ihre Übungen eingedrillt werden, die dann unter Aufsicht der Mutter zu Hause fortgesetzt und vom Arzt überwacht werden. Den Eltern und dem Arzt wird die Durchführung ihrer Aufgabe wesentlich erleichtert durch ein Handbüchlein, das das Vorgehen anschaulich und übersichtlich festlegt. Wir empfehlen MIKULICZ und TOMASCZEWSKI: Orthopädische Behandlung gegen Rückgratsverkrümmungen und schlechte Körperhaltung. Eine Anleitung für Ärzte und Erzieher. Verlag G. Fischer, Jena, oder ANGERSTEIN und ECKLER: Hausgymnastik, Verlag H. Paetel, Berlin.

3. *Orthopädisches Turnen* (von Fall zu Fall) mit Hanteln und Stab, wobei die selbsttätige Umstellung der Verkrümmung tatkräftig geübt werden muß. Die Kriechmethode von KLAPP wird gleichfalls in geeigneten Fällen angewandt.

4. *Fremdtätige Umkrümmung* manuell sowie mit einfachen Hilfsapparaten, wie dem Wolm, dem BEELYschen Rahmen, der Schwebeschaukel, ferner durch Streckung mit der GLISSONschen Schlinge, an hängenden Ringen, dabei wird auf kräftige Lordosierung des Rückgrats hingearbeitet (s. Abb. 166).

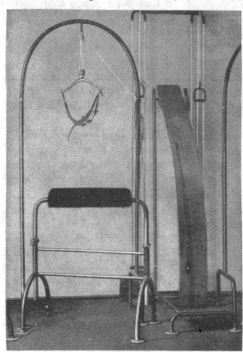

Abb. 166. Orthopädische Apparate zur Skoliosenbehandlung.
GLISSONsche Schlinge, Wolm, Reklinationsbrett.)

Redressierende Gipsverbände kommen nur für die schwersten Formen rachitischer Verkrümmung in Frage und auch hier nur als Zwischenstaffel. Dagegen lassen wir bei schwereren Fällen nachts zum Festhalten der verbesserten Stellung ein Gipsbett (Liegeschale) tragen. Die Frage, ob und wann das Tragen eines *Stützkorsetts* angezeigt ist, wird nicht einheitlich beantwortet. Auch hier empfehlen wir größte Zurückhaltung. Es ist ein nicht wieder gutzumachender Fehler, bei einer leichten habituellen Skoliose ein Korsett tragen zu lassen, ohne zielbewußte und sachgemäß fortgeführte Heilgymnastik. Für die Zeit der Schuljahre ist das Korsett fast immer aus-zuschließen. Nachher mag es bei den schweren und starren Verkrümmungen, wie sie die Rachitis hinterläßt, Verwendung finden, namentlich wenn trotz Massage und Gymnastik Neigung zum Fortschreiten besteht. Das HES-SINGsche Stoffkorsett mit gutsitzenden Hüftbügeln und Armstangen hat sich am besten bewährt, während starre Korsette aus Leder, Aluminium wegen ihrer ungünstigen Einwirkung auf Herz und Lungen vermieden werden sollten. Mit Operationen wird man auf diesem Gebiet kaum etwas erreichen können.

Ein *Unfallzusammenhang* kann nur bei Brüchen und Verrenkungen anerkannt werden und auch da mit prüfender Zurückhaltung.

B. Verletzungen der Wirbelsäule und des Rückenmarks.
Kreuzschmerzen. Lumbago.

Es ist verständlich, daß plötzlich auftretende Rückenschmerzen vom Träger gern auf äußere Ursachen, etwa gar einen Unfall zurückgeführt werden. Der Arzt aber sei sich bewußt, daß hier viel häufiger nach anderen Ursachen zu fahnden ist als ausgerechnet nach einer Verletzung.

Bei den sog. *Kreuzschmerzen*, die in der Gegend der untersten Lendenwirbelsäule, des Kreuzbeins, der Kreuzdarmbeingelenke ihren Sitz haben, unter Umständen mit gleichzeitigen Ausstrahlungen in einen oder beide Nervi ischiadici, können die Beschwerden je nach der Ursache entweder gleichmäßig vorhanden sein oder sich bei jeder Bewegung verschlimmern, und zwar besonders morgens beim Aufstehen. Dies deutet, zumal bei älteren Kranken, darauf hin, daß verunstaltende Krankheitsvorgänge — *Arthrosis deformans* — in den Gelenken der Lendenwirbel oder zwischen Kreuz- und Hüftbein die Ursache sein können (Röntgen!), bei jüngeren Kranken denke man an *Spondylitis* oder *Tuberkulose* des Kreuzbeins oder *der Sakroiliakalgelenke*, besonders bei ausgesprochenem Druck- und Stauchungsschmerz. Nach Infektionskrankheiten können in den Wirbelgelenken echte rheumatische Erkrankungen auftreten. Auch an Spondylolyse und Spondylolisthesis ist zu denken. Man untersuche genau die Form und Beweglichkeit der Wirbelsäule, sowie die Spannungsverhältnisse der Lendenmuskeln (Quadratus lumborum). Der gespannte Muskel sucht die gegenüberliegende Seite zu entlasten. In vielen Fällen wird eine sorgfältige Röntgenuntersuchung die Ursache aufklären. Mehr gleichbleibende, nur nach längerem Gehen, besonders auf hartem Boden, zunehmende Schmerzen können durch *Plattfüße* bedingt sein; dumpfe, kurz vor oder nach dem Stuhlgang zunehmende Beschwerden, von oder nach dem Kreuzbein ausstrahlende Schmerzen sollen wegen des Verdachtes auf *Carcinoma recti* oder *Prostatahypertrophie, proktitischen Absceß* zur Untersuchung des Mastdarms Veranlassung geben. Auf die Bedeutung der Spina bifida, namentlich der occulta, die Spielarten der Wirbel, sei noch einmal verwiesen (s. S. 257). Neben diesen Ursachen treten die durch *Lageveränderung* (Prolaps) oder *Erkrankung der weiblichen Geschlechtsteile* bedingten zurück. Erst wenn genaueste Untersuchung keinen anderen Grund aufzeigt, erst dann sollte man sich damit begnügen, die Kreuzschmerzen als Folgen einer Gebärmutterverlagerung bei Frauen usw. anzusehen. Dann würden manche Gynäkologen weniger mit erfolglosen Operationen belastet sein. Für den praktischen Arzt kann die Behandlung der Kreuzschmerzen ein erfolgreiches Arbeitsgebiet werden, wenn er auf Grund eingehender Diagnose die entsprechende Behandlung einschlägt, die vor allen Dingen ursächlich sein muß und sich nicht mit der wahllosen Verordnung von Einreibungen begnügen darf.

Allgemeinbehandlung, vernünftige Bewegungsbehandlung mit leichter Massage, andererseits wieder Ruhigstellung durch einfache Heftpflasterstreifen, zwischen denen ein Gummizug eingenäht ist, vollständige Ruhigstellung und Entlastung bei Tuberkulose, Plattfußeinlagen bei Plattfüßen können die lästigen, die Arbeitsfähigkeit stark hindernden Beschwerden beseitigen. In der *Unfallbegutachtung* und *Unfallheilkunde* spielen die Kreuzschmerzen eine große Rolle. Manche Rente wird zu Unrecht gewährt, gelegentlich auch eine zu Unrecht entzogen!

Lumbago (Hexenschuß), gekennzeichnet durch sehr heftige, schneidende Schmerzen in der Kreuzgegend, welche im Anschluß an eine Drehung oder Beugung des Rumpfes, Heben schwerer Lasten, aber auch schon beim Herabholen eines leichten Buches aus dem Bücherschrank, auftreten. Von der Myalgie sind der M. quadr. lumb., Psoas, Sakrolumbalis und Latissimus dorsi betroffen. Die Ursache ist nicht ganz klar, man vermutet sie in einer Zerrung von Muskel- bzw. Fascienfasern des Erector trunci. Manche Menschen, vor allem die sog. „Pykniker", sind besonders anfällig. Daneben gibt es aber eine rheumatische Lumbago; sie pflegt sich an Erkältungen, besonders bei rascher Abkühlung des schwitzenden Körpers, anzuschließen. Es sind ausgesprochene Bewegungsschmerzen, in der Ruhe lassen sie nach; auch die leiseste Tätigkeit der Rückenmuskeln und Beugung im Hüftgelenk lösen einen stichartigen, atembeklemmenden Schmerz aus. Die Lumbago pflegt in wenigen Tagen bis zu einer Woche bei entsprechender Pflege abzuklingen (wichtig für Diagnose und Unfallbegutachtung), doch gibt es auch längerdauernde Fälle. Inwieweit morphologische Veränderungen *(Myogelose* SCHADES*)* der erkrankten Muskeln oder Nervenendplatten vorliegen, ist unbekannt.

Die *Behandlung* hat bei der traumatischen Form durch Massage und heiße Bäder raschen Erfolg; bei der rheumatischen Lumbago sind Föhndusche, Diathermie bei Bettruhe, Kurzwellenbehandlung, daneben Aspirin oder Novatophan angezeigt. Manchmal hat sich eine tatkräftige Knetkur bewährt. Oft wirken Blutegel schlagartig heilend.

Distorsionen und Kontusionen.

Sie sind als Vorstufen der Luxationen und Frakturen anzusehen.

Bei den *Verstauchungen* handelt es sich um teilweise oder völlige Zerreißung der Bänder, der Gelenkkapseln, Schädigung der Bandscheiben, am häufigsten an der Hals-, seltener an der Lendenwirbelsäule. Hier ist zu achten auf gleichzeitige Brüche eines oder mehrerer Querfortsätze (Röntgen!). Teilweise Bandzerreißungen sind wegen der noch bestehenden Spannung der erhaltenen Bänderteile oft schmerzhafter. Die Ursachen sind übertriebene Bewegungen im Sinne der Beugung, Streckung oder Drehung.

Größere Verlagerungen fehlen, jedoch kann eine Gestaltsveränderung der Wirbelsäule durch die Neigung nach der verletzten Seite, um die Schmerzen zu vermeiden, vorgetäuscht werden.

Die *Kontusionen* der einzelnen Wirbelkörper kommen durch unmittelbare äußere Gewalteinwirkung zustande. Kleinere Knochenbrüche und Fissuren sind nicht auszuschließen. Stauchungsschmerz, Druckschmerz sind geringer als bei Brüchen. Selbst schwere Erscheinungen seitens des Rückenmarks infolge von Blutung in den Rückenmarkskanal oder in das Rückenmark oder infolge von Ödem der Meningen sind bei scheinbar einfacher Prellung und Quetschung möglich, ebenso wie in der Folge nach Wochen oder Monaten auftretende Erweichungsvorgänge von Wirbelkörpern mit Verbiegung der Wirbelsäule (KÜMMELLsche *Kyphose*) beobachtet wurden. Das Leiden ist allerdings umstritten. In den kennzeichnenden Fällen finden sich nach der Verletzung nur für wenige Tage stärkere Beschwerden, dann folgt ein freier Zwischenraum von Monaten, in dem gearbeitet wird, endlich setzen Beschwerden ein, die zur Gibbusbildung führen. Um sich vor Haftpflichtansprüchen zu sichern, versäume der Arzt nie bei Kontusionen der Wirbelsäule auf die Anfertigung eines Röntgenbildes zu dringen! Schon viele Wirbelbrüche sind übersehen worden!

Die *Behandlung* besteht bei beiden in Ruhelage, Ruhigstellung, allenfalls unter leichter Extension, bis die Schmerzen geschwunden sind. Auf etwaige Rückenmarkserscheinungen, das Auftreten von Tuberkulose in der Spätzeit ist zu achten.

I. Frakturen und Luxationen.

Es sind schwere Verletzungen. Ein großer Teil endet in der nächsten Folgezeit wegen gleichzeitiger anderer Verletzungen tödlich. In vielen Fällen ist das Rückenmark mitbeteiligt. Häufig sind Luxationen und Frakturen miteinander verbunden (Luxationsfraktur).

Luxationen. Der obere (kopfwärts gelegene) Wirbel wird als der verrenkte bezeichnet. Die Luxationen sind nicht sehr häufig, aber praktisch sehr wichtig. Die Halswirbelsäule ist entsprechend ihrer größeren Beweglichkeit und der schwächeren Gelenkverankerung der einzelnen Wirbel miteinander häufiger als die Brust- und Lendenwirbelsäule betroffen (10 : 1) (s. auch anatomische und physiologische Vorbemerkungen S. 251). Die Ursache besteht in übertriebener Beugung bzw. Streckung oder übermäßiger Drehung, bei Fall auf den Kopf, Stoß, Schlag, Verschüttung, Durchfahren unter einem Tor u. dgl.

Die Verschiebung erfolgt so gut wie ausschließlich nach vorn. Entweder verschiebt sich die obere Gelenkfläche vollständig über die untere und hakt sich in dem Ausschnitt vor dem Processus articularis des unteren Wirbels fest, oder sie rückt nur bis zum vorderen Rand der Gelenkfläche des tiefer gelegenen Wirbels (Subluxation). Luxation und Subluxation können einseitig infolge gewaltsamer Drehbewegung (Rotationsluxation) oder beiderseitig bei übermäßiger Beugung (Flexionsluxation) eintreten. Der Wirbelkörper bleibt an seiner Stelle.

Tritt eine Verschiebung auch im Bereich der Zwischenwirbelscheibe ein, so kommt es zu einer Verschiebung auch der Wirbelkörper (totale Luxation des Wirbels, Luxation der Wirbelsäule).

Demnach unterscheiden wir die folgenden 3 Arten:

1: Einseitige Luxation (Rotationsluxation).

Sie kann als Subluxation oder als vollständige Luxation auftreten.

Die *Erscheinungen* sind bei beiden dieselben, nur ist bei der Subluxation der Kopf nach der gesunden Seite, bei der völligen Luxation nach der kranken Seite geneigt (Caput obstipum). Außerdem besteht für beide gemeinsam leichte Beugung, Abweichen des Dornfortsatzes von der Mittellinie. Am ersten bis vierten Halswirbel kann man die Verrenkung u. U. vom Munde her nachweisen.

Die *Vorhersage* ist mit Ausnahme der Luxation des Kopfes, des Atlas und Epistropheus und gleichzeitiger schwerer Beteiligung des Rückenmarks gut. Die *Einrenkung* geschieht in tiefer Narkose, wobei die reponierende Hand dicht oberhalb der Verrenkung angreifen und gleichmäßig zunehmend überstrecken muß, danach Neigung nach der gesunden Seite bis zur Lösung

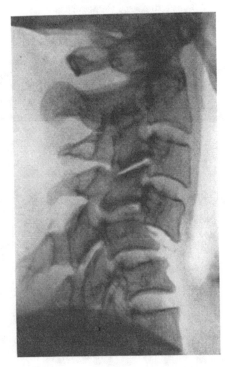

Abb. 167. Beugungsluxation der Halswirbelsäule im Röntgenbild. (Breslauer Klinik.)

der Verhakung und dann Drehung nach hinten. Bei Subluxation genügt meist ein einfacher Zug.

Man kann auch Bauchlage mit nach abwärts hängendem Kopf anwenden. Nach der Einrenkung feststellender Verband (SCHANZsche Wattekrawatte).

2. Doppelseitige Luxation (Beugungsluxation).

Für die *Subluxation*, sowie die *Luxation* sind die veranlassenden Gewalten und die unmittelbaren Folgeerscheinungen meist schwer, z. B. Sturz vom Pferd.

Die *Erscheinungen* bestehen in Störung der Beweglichkeit der Wirbelsäule, der Kopf steht etwas nach vorn geschoben, aber gerade, der Dornfortsatz ist nach vorn gerückt. Auch hier ist die Verschiebung am ersten bis vierten Halswirbel deutlich vom Mund her fühlbar. Markverletzungen sind häufig und machen die Vorhersage ungünstig.

Die Einrichtung, die allerdings selten gelingt, wird durch Lösung der Verhakung auf der einen Seite und dann auf der anderen durch Extension und Drehung nach hinten versucht. Nicht eingerenkte Luxationen brauchen in der Folge keine nennenswerten Beschwerden zu machen und geben dann später kaum eine Anzeige zur unblutigen oder gar blutigen Einrenkung.

3. Totalluxation (Verrenkung der Wirbelsäule).

Meist schwere Verletzungen mit gleichzeitiger schwerer Markveränderung. Das Ligamentum longitudinale posterius kann, wenn es erhalten bleibt, das

Mark vor Zerreißung schützen. Der verrenkte Wirbel steht entweder am vorderen Rand des tiefer gelegenen Wirbelkörpers oder vor demselben. Die Halswirbelsäule ist am meisten betroffen, jedoch sind auch an der Lendenwirbelsäule Verrenkungen ohne gleichzeitige Fraktur möglich.

Beim tödlichen „Genickbruch" des Volksmundes liegt eine vollständige Luxation, d. h. ein vollständiges Abgleiten des Atlas über den Epistropheus mit oder ohne Bruch des Zahnes des Epistropheus, allenfalls mit Bruch des Atlas vor.

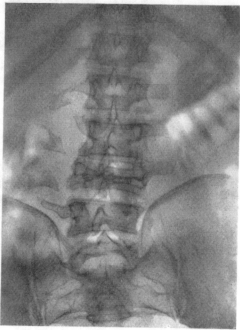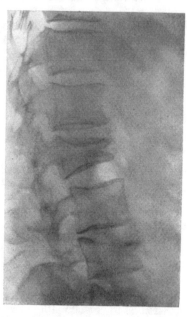

Abb. 168. Kompressionsbruch des 4. und 5. Lendenwirbels. Bruch der Querfortsätze 1—4 rechts. (Chir. Klinik Göttingen.)

Abb. 169. Kompressionsbruch des Körpers des 2. und 4. Lendenwirbels. Seitenbild. 32jähr. ♂. (Chir. Klinik Göttingen.)

Erscheinungen. Die Verletzten liegen oder stützen den Kopf fest mit den Händen, können sich meist nicht bewegen. Der Dornfortsatz des verrenkten Wirbels ist kaum fühlbar. Die Vorhersage ist von der Beteiligung des Markes abhängig.

Die *Einrenkung* geschieht durch ständig zunehmenden Zug, Druck und Gegendruck oder im Sinne der Einrenkung der Beugungs- und Rotationsluxation. In ganz schweren Fällen kann mit Erfolg die blutige Operation vorgenommen werden.

Frakturen. Man unterscheidet Brüche der Dornfortsätze, der Querfortsätze, der Wirbelbögen und Wirbelkörper.

Die Einzelbrüche der *Dornfortsätze* sind selten; am häufigsten noch an der unteren Hals- und oberen Brustwirbelsäule, die ja am weitesten nach hinten vorstehen. Ursachen: unmittelbare Gewalt, aber auch durch Muskelzug. In dieser Form findet man sie bei der sog. *„Schipperkrankheit"* an jungen, der körperlichen Arbeit ungewohnten Leuten, z. B. des Arbeitsdienstes. Sie werden als „Ermüdungsbrüche" — gleich den Brüchen überanspruchter Werkstoffe etwa bei überdrehten Kraftfahrzeugmotoren — aufgefaßt (s. auch Marschfuß). Der 20.—40. Arbeitstag gelten als die kritische Zeit für das Auftreten dieser Brüche. Oft stellen sie sich hier bei einer belanglosen Bewegung ein. Die Mm. rhomboidei major und minor und der Trapezius sind die Veranlassung dieser Überlastungsschäden.

Die *Erscheinungen* treten in verschiedener Form auf: bei einer kleineren Gruppe plötzlicher Schmerz zwischen den Schulterblättern im Schwung des Schippens mit sofortiger Arbeitsunterbrechung; öfter entsteht die Krankheit allmählich, den akuten Erscheinungen gehen Schmerzen zwischen den Schulterblättern voraus. *Behandlung:* Die schnellste Schmerzbeseitigung und rascheste Wiederaufnahme der Arbeit wird durch die einfache operative Entfernung des abgerissenen Dornfortsatzstückes erzielt. Auch bei abwartender Behandlung tritt Heilung ein. Wahrscheinlich ist ihr Auftreten auch an der Lendenwirbelsäule häufiger, als sie erkannt werden. Auch beim *Starrkrampf* sind solche Rißbrüche beobachtet. Sie machen Schmerzen bei Bewegungen, bei Druck; häufig ist die Verletzung erst durch Röntgenaufnahme nachweisbar (echte Brüche zeigen gezackte Bruchlinien ohne Randsklerose, der Ermüdungsbruch eine glatte Bruchlinie mit mehr oder weniger deutlichen Randsklerosen). Brüche der *Querfortsätze* der Lendenwirbel entstehen sowohl durch Muskelzug (Quadratus lumborum, Psoas) als auch durch unmittelbare Gewalt. Im ersteren Falle sitzt der Riß gewöhnlich nahe an der Spitze. Ohne Röntgenuntersuchung Diagnose kaum zu stellen. Behandlung: Ruhe.

Brüche der *Wirbelbögen* können auch doppelseitig auftreten und dann mit größeren Verschiebungen des ganzen Bogenteils samt dem Dornfortsatze einhergehen. Dann ist mit Verletzungen des Markes oder späteren Neuralgien infolge Kompression der intervertebralen Nerven zu rechnen. Lieblingssitz: Halswirbelsäule. Die Erscheinungen bestehen in starken örtlichen Schmerzen, Muskelsteifheit, örtlicher Schwellung (Bluterguß). Die Vorhersage hängt von der gleichzeitigen Verletzung des Markes ab. Behandlung: Ruhe.

Brüche der *Wirbelkörper* entstehen meist durch mittelbare gröbere Gewalten, wie bei Verschüttungen (im Bergwerk), beim Überfahrenwerden, Sturz auf den Rücken, durch schwere Stauchung bei Sturz aufs Gesäß, durch Absturz eines Förderkorbs oder durch übermäßige Beugung. Sie sind meist Kompressionsfrakturen. An der Halswirbelsäule kommen auch Überstreckungsbrüche vor. Die bevorzugten Stellen sind die Grenzen zwischen den gut und den wenig beweglichen Teilen der Wirbelsäule: also die untere Brust- und obere Lendenwirbelsäule. Auch der 5. Lendenwirbel ist, bei Lastträgern, durch einen Fehltritt gefährdet, doch wird die Häufigkeit des sog. „Verhebungsbruches" zweifellos überschätzt. Der Form nach unterscheidet man einfache Fissuren, Schrägbrüche von hinten oben nach vorn unten verlaufend oder den Kompressionsbruch, wobei ein oder mehrere Wirbel plattgedrückt sind. Es sind auch Frakturen an zwei voneinander entfernt liegenden Wirbeln, z. B. 7. und 11. Brustwirbel, beobachtet worden. Bei allen schwereren Kompressionsbrüchen sind auch die Bandscheiben mitbetroffen.

Vereinzelte Verletzungen der *Bandscheiben* ohne Wirbelbruch sind selten. Röntgenbild: Verschmälerung des Zwischenraumes, später allenfalls Verkalkungen. Auszuschließen ist Degeneration bei Spondylarthrosis deformans, die von Verletzungen unabhängig entsteht.

Die Schräg- und Kompressionsbrüche sind nicht selten mit unvollständigen Verrenkungen verbunden (Luxationsfraktur); dann besteht die Gefahr einer Quetschung des Rückenmarks (s. u.).

Während die einfachen Fissuren im Wirbelkörper sich vielfach unserer Kenntnis entziehen, zeigen die Schräg- und Kompressionsbrüche eine traumatische Kyphose als Folge der Verschiebung der Bruchstücke in der Pfeilrichtung. Ein oder mehrere Proc. spinosi treten stärker hervor und sind auf Druck schmerzhaft. Da jede, auch die leiseste Bewegung der Wirbelsäule ruckweise Schmerz auslöst, hält der Verletzte sich steif, die Rückenmuskeln und auch die Musculi rect. abdom. straff angespannt, die Atmung ist gepreßt. Er kann unter Umständen noch ziemliche Wegstrecken zurücklegen, in schweren Fällen freilich ist das Aufsitzen oder selbst die seitliche Drehung unmöglich.

Als wichtigste *Nebenverletzungen* sind solche des *Rückenmarks* von Anbeginn an zu beachten; vgl. das Nähere hierüber im folgenden Abschnitt.

Luxationsfrakturen. Bei stärkeren Verschiebungen von Brüchen der Wirbelkörper und der Wirbelbögen kommt es, wie gesagt, vielfach zu Verschiebungen in den Gelenken. Wird dabei der über der Verletzung gelegene Teil der Wirbelsäule sowohl in den Seitengelenken als auch an der Bruchstelle, also im ganzen verschoben, so spricht man von Totalluxationsfrakturen. Sie stellen die schwersten Formen der Verletzungen dar, und alle Erscheinungen der Schmerzhaftigkeit, der Kyphose sind am stärksten ausgesprochen. Die Spitze des Buckels wird von dem Dornfortsatz des verletzten Wirbels gebildet.

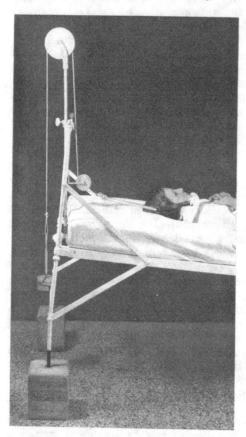

Die *Vorhersage* ist nur in diesen schwersten Fällen nicht günstig und im allgemeinen um so schlechter, je höher die Verletzungsstelle liegt. Bei einfachen Kompressionsbrüchen ohne Rückenmarksbeteiligung darf man auf volle Wiederherstellung rechnen.

Behandlung. Bei Abrißbrüchen der Dorn- und Querfortsätze und den seltenen Bogenbrüchen ist, wenn man nicht operieren will (s. S. 267), mit längerer flacher Rückenlage eigentlich alles getan. Anders bei den Wirbelkörperbrüchen. Hier erfordert schon die Fortschaffung Vorsicht. Damit dem Verletzten kein weiterer Schaden erwächst, ist er flach auf einer Bahre zu befördern (nicht etwa sitzend im Kraftwagen) und flach ins Bett zu legen.

Abb. 170. Glissonsche Schlinge zur Extension
der Wirbelsäule.

Bei Brüchen im Halsteil ist mit Hilfe der Glissonschen *Schlinge* ein *Extensionszug* anzubringen, womit die Ruhigstellung der Bruchstücke am ehesten gewährleistet wird. Stärker verschobene Brüche im Brust- und Lendenteil werden heute wie solche an anderen Körperstellen planmäßig eingerichtet. Zu diesem Zweck werden die Kranken nach Böhler in örtlicher Betäubung in Bauchlage gebracht, so daß auf einem entsprechenden Extensionstisch die Einrichtung des Bruches im Durchhang gewissermaßen selbsttätig erfolgen kann. Dann wird ein gutsitzendes Gipsmieder in reklinierter Haltung angelegt, in welchem der Verletzte schon nach kurzer Zeit aufstehen kann. Das Gipskorsett darf ja nicht zu früh (12 Wochen und mehr) abgenommen werden, damit der Bruch nicht wieder zusammensintert. Dagegen wird schon sehr bald mit aktiven Bewegungsübungen möglichst vieler Gelenke und des ganzen Körpers begonnen, um Schwund der Muskeln und Knochen, sowie Versteifungen der Gelenke zu vermeiden. Schon einige Tage nach Abnahme des Gipsverbandes ist die Beweglichkeit bei dieser Behandlung erstaunlich gut. Die Entlassung aus dem Krankenhaus kann aber schon vor Abnahme des Gipsmieders erfolgen, bereits wenn der Kranke entsprechend eingeschult und Gewähr vorhanden ist, daß er die Übungen zu Hause richtig fortsetzt.

Bei Brüchen ohne stärkere Verschiebung verzichten wir auf die Einrichtung und legen die Kranken nach MAGNUS flach ins Bett, um baldmöglichst mit Massage, Bewegungen und vorsichtiger Belastung zu beginnen. In solchen Fällen sind auch bei dieser Behandlung die Ergebnisse gut.

Auch bei Brüchen mit *Lähmungserscheinungen* ist die Aufrichtung nach BÖHLER nicht aussichtslos, wenn das Rückenmark nur unter Druck steht, aber keine organische Verletzung besteht. Die Anzeigestellung ist oft schwierig. Auf jeden Fall ist sorgfältige Flachlage im Bett erforderlich. Je besser die Ruhigstellung, um so eher ist ein Rückgang der Schädigung des Rückenmarks und der Spinalnerven, wie sie durch Blutung, Kompression und vor allem durch Ödem erzeugt ist, zu erhoffen. Was an Nervengewebe des Rückenmarks zerstört wird, ist unheilbar. Wo die Grenzen der Regeneration liegen, vermag oft erst eine Beobachtung von langen Wochen zu entscheiden.

Dem Rückenmarksverletzten mit *Paraplegie* der Beine, mit hoch hinaufreichender Anästhesie, mit Lähmung von Blase und Mastdarm drohen Druckgeschwüre, drohen im Anschluß daran Erysipel und Phlegmone, droht Cystitis, gefolgt von aufsteigender Pyelitis (mit Konkrementbildung). Mit am schlimmsten für den Verletzten sind oft die quälenden Neuralgien, die manchen Wirbelverletzten zum Morphinisten gemacht haben. Eine umsichtige und geschulte Pflege kann manches, wenn auch nicht alles abhalten. Man hat eigens Betten für den Paraplegiker mit auswechselbaren Matratzenteilen, mit gelochtem Mittelstück für die Stuhlentleerung, mit Hebeapparaten zum Hochwinden bei Reinigung des Rückens hergestellt. Vorübergehende Unterbringung im Dauerbad kann Besserungen bringen.

Bei Blasenlähmung ist regelmäßig zu katheterisieren, die Blase zu spülen; der paretische Darm alle 3 Tage mit Abführmitteln, u. U. mit dem Finger zu entleeren.

Die Zeichen der völligen Querschnittsläsion sind bei Sitz:

1. im oberen Halsmark: motorische und sensible Lähmung am Rumpfe, in den Armen, Atmungsstörung, Steigerung der Körpertemperatur, Tod durch Schädigung des Atemzentrums;

2. im Brustteil: Lähmung von Mastdarm und Blase, den unteren Gliedmaßen;

3. im unteren Brustteil (12. Brustwirbel): Lähmung von Mastdarm und Blase, Lähmung im Gebiet des N. ischiadicus;

4. unterhalb des 3. Lendenwirbels: Lähmung von Blase und Mastdarm, Reithosenanästhesie, Störungen der Geschlechtsfunktion, Störung der Reflexe, verschieden je nach Unterbrechung des Reflexbogens.

II. Die offenen Verletzungen der Wirbelsäule.

Die einfachen Weichteilverletzungen führen zuweilen zu buchtigen Wunden mit Sekretverhaltung, die eine spätere Spaltung erfordern. Stärkere Blutungen sind seltener, die Blutstillung gelingt leicht nach Freilegen der Blutungsstelle.

Auf dem harten Knochen der Dorn- und Querfortsätze prallen Messerklingen, Bajonette usw. gewöhnlich ab, dringen dann aber nicht selten in den Wirbelkanal ein oder gelangen durch einen Zwischenwirbelraum in denselben. Hier können sie entweder an der widerstandsfähigeren Dura haltmachen oder dieselbe allein oder auch weiterhin das Rückenmark betreffen. Zuweilen besteht nur ein kleiner Riß in der Dura, an dem Ausfluß von Liquor cerebrospinalis aus der äußeren Wunde kenntlich. Bei jeder Stichverletzung des Rückens ist peinliche Asepsis, um etwaige Meningitiden zu vermeiden, nötig. Größere zerrissene Wunden sind innerhalb der Sechsstundengrenze am besten auszuschneiden und unter Drainage zu nähen, infizierte Wunden sind breit zu spalten und offen zu halten.

Schußverletzungen der Wirbelsäule ohne Beteiligung des Markes findet man selten, am häufigsten noch bei Schrapnellschüssen, kleinen Minensplittern. Infanteriegeschosse dagegen erzeugen wegen ihrer großen Rasanz auch ohne Bruch der Wirbelsäule meistens Markerscheinungen.

III. Verletzungen des Rückenmarks und seiner Häute.

Die allermeisten Rückenmarksverletzungen sind die unmittelbare Folge einer Wirbelsäulenverletzung (Kontusion, Luxation, Fraktur, Schuß- und Stich- verletzung), doch können Blutungen ins Rückenmark auch durch Überdehnung des Markes (bei plötzlichen, sehr ausgiebigen Bewegungen der Wirbelsäule) zustande kommen.

Offene Verletzungen der Meningen sind unter Umständen zu erkennen am Liquorausfluß aus der Wunde oder, bei subcutaner, durch Knochensplitter bedingter Zerreißung der Dura mater an ab- gesackter Liquoransammlung in den Weich- teilen.

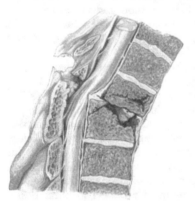

Abb. 171. Wirbelbruch mit Quetschung des Rückenmarks.

Allgemeines. Auch bei den Rückenmarksver- letzungen unterscheiden wir, wie beim Gehirn, eine *Commotio, Compressio, Contusio medullae spinalis.* Auch hier ist für die Commotio die Flüchtigkeit der Erscheinungen, das Fehlen nachweisbarer ana- tomischer Veränderungen, ebenso wie bei Kom- pressionen der Druck durch einen Fremdkörper, eine Flüssigkeitsansammlung, und für die Kontusion der blutig durchtränkte, breiige Zertrümmerungs- herd mit den entsprechenden klinischen Erschei- nungen das Kennzeichnende. Das nach allen Rich- tungen sich an den Verletzungsherd anschließende Ödem führt zu größerer, nicht selten wieder zurück- gehender Ausbreitung der Lähmung, so daß z. B. eine Halbseitenverletzung klinisch in die Erschei- nung tritt, wo anatomisch nur ein geringer Teil des halben Querschnitts verletzt ist. Hierzu können entfernter gelegene Erweichungsherde, kleine Fissuren, Blutungen in den epiduralen Raum (Hämatorhachis), in das Rückenmark selbst, in den Zentralkanal (Hämatomyelie, sog. traumatische Syringomyelie [ohne fortschreitende Erscheinungen]) sich gesellen.

Die Bedeutung der Blutungen tritt gegenüber der des Ödems zurück. Die Fasern der Cauda equina sowie der Spinalnerven sind widerstandsfähiger als das Mark.

Die Rückenmarkshaut, insbesondere die Dura, kann bei der Verletzung vollkommen erhalten sein, einen schlaffen oder durch Flüssigkeit angefüllten Sack darstellen, in welchem man die Rückenmarksstümpfe fühlt. Zuweilen sind trotz ausgedehnter Lähmung nur feingeweblich sichtbare Veränderungen vorhanden. Die Verheilung erfolgt mit binde- gewebiger, bisweilen einen soliden Strang darstellender Narbe. An Stelle der Erweichungs- herde treten nicht selten kleine, mit Flüssigkeit gefüllte Hohlräume. Durch örtliche Ver- wachsungen der Rückenmarkshäute entstehen umschriebene Liquoransammlungen (Menin- gitis serosa circumscripta), oder es bilden sich platte Narben aus. Rotbraune Blutpig- mente zeigen vielfach den Ursprung aus alten Blutungen an.

Diesen mannigfachen anatomischen Vorgängen entsprechen verhältnismäßig einfache klinische Bilder von Ausfallserscheinungen, die nur durch den Sitz, die Ausdehnung, Flüchtigkeit der Erscheinungen verschieden sind.

Wir unterscheiden:

1. Commotio medullae spinalis (Rückenmarkserschütterung). Die unmittelbar nach der Verletzung einsetzende Erscheinung der teilweisen oder völligen Quer- schnittsunterbrechung geht in 3—4 Tagen vollkommen zurück. In Friedens- zeiten seltener, ist die Commotio nach mittelbarer Geschoßwirkung häufiger beobachtet. Psychische Einflüsse (Schrecklähmung, Hysterie) spielen beim Zustandekommen mit. Je regelloser und verwickelter das Bild ist, um so eher muß man an Hysterie denken.

Die *Behandlung* besteht in Ruhelage bis zum Schwinden der Erscheinungen. Auf Blasen- und Mastdarmfunktion ist zu achten.

2. *Compressio medullae spinalis* (Rückenmarksdruck). Verlagerte Knochensplitter, verrenkte Wirbel, Fremdkörper, Geschosse, Geschwülste, Senkungsabscesse, Blutungen, Liquoransammlungen, Callusmassen können durch Druck auf das Rückenmark die Erscheinungen der Querschnittsschädigung hervorrufen. In reinen Fällen, die allerdings selten sind, gehen die Erscheinungen nach Behebung des Druckes zurück. Vorher kann man das nicht bestimmen, weil gleichzeitig auch wirkliche Zerquetschungen des Markes oder andere unheilbare Schädigungen vorhanden sein können.

Klinisch bilden motorische und sensible Reizerscheinungen neben Ausfallserscheinungen (Lähmungen) die hervorstechendsten Zeichen. Die Reflexe sind zum Teil erhalten, was bei der richtigen Zerstörung des Rückenmarks selten der Fall ist.

Das Röntgenbild, unter Umständen unter Zuhilfenahme einer Myelographie, d. h. einer in den Wirbelkanal eingespritzten Kontrastmasse (Lipiodol), hilft zur Klärung des örtlichen Befundes. Die Ausschlußdiagnose muß unter genauester Verwertung der Vorgeschichte und vor allem des objektiven Nervenbefundes gestellt werden. Wo immer möglich, ist eine frühzeitige operative Behebung des Druckes durch Laminektomie zu machen, allenfalls die beschriebene Aufrichtung eines Bruches (s. S. 268).

3. *Contusio medullae spinalis* (Rückenmarkszertrümmerung). a) *Teilweise Rückenmarksverletzung.* Sie ähnelt wegen des begleitenden Ödems häufig bei der ersten Untersuchung der völligen Querschnittsverletzung. Jedoch pflegen die sensiblen Ausfallserscheinungen hinter den motorischen zurückzubleiben. Häufig ist auch eine Verschiedenartigkeit der Erscheinungen auf beiden Seiten vorhanden. Die Reflexe können anfangs erloschen sein, kehren aber nach einigen Tagen, häufig gesteigert, zurück. Sie können aber auch von Anfang an erhalten sein. Die Verletzung der Cauda equina und des Conus oder der unteren Lendenanschwellung zeigt die Reithosenanästhesie, die Halbseitenverletzung (Brown-Séquard) motorische Lähmung, Hyperästhesie auf der verletzten, Sensibilitätsstörung auf der unverletzten Seite.

Die anfänglich durch Rückgang der Kommotionserscheinungen, des Ödems, der Blutung einsetzende Besserung geht nur bis zum gewissen Grade. Der weitere Verlauf ist hauptsächlich durch die Blasen- und Mastdarmstörung, die aufsteigende Niereninfektion bestimmt. Die Gefahr des Durchliegens ist nicht so groß wie bei den vollständigen Querschnittsverletzungen, weil der Kranke nicht regungslos still liegt und die trophischen Störungen nicht so hochgradig sind.

b) *Völlige Querschnittsverletzung.* Unmittelbar nach der Verletzung tritt völlige, schlaffe Lähmung aller unterhalb der betroffenen Stelle gelegenen Muskeln ein. Die Sensibilitätsstörung ist beiderseits gleich. Nach oben kann sich eine zwei Finger breite hyperästhetische Zone anschließen. Die Reflexe sind meist aufgehoben, können aber erhalten sein. Ein länger dauernder Verlust der Reflexe spricht mit aller Wahrscheinlichkeit für eine vollkommene Rückenmarkszerstörung oberhalb des Reflexbogens oder Zerstörung desselben.

Blasenstörungen stehen im Vordergrunde, und zwar in den ersten Tagen als völlige Verhaltung. Später treten die Gefahren der aufsteigenden Niereninfektion hervor, sei es nun, daß dauernde, vollkommene Verhaltung bestehen bleibt, sei es, daß Ischuria paradoxa eintritt, oder daß die Blase in scheinbar automatischer Blasenfunktion alle 2—3 Stunden überläuft, wobei aber noch ein erheblicher Rest zurückbleibt. Viele Kranke erliegen dieser Infektion und der damit in Zusammenhang stehenden Steinbildung der Niere.

Durch die Ischuria paradoxa, das Abfließen der Kotmassen aus dem gelähmten Sphincter wird die Infektionsgefahr und das Fortschreiten des Decubitus
bedeutend erhöht, weshalb unsere Hauptsorge auf peinliche Reinhaltung und
größte Vorsicht beim Katheterisieren zu richten ist.

Die *besonderen Erscheinungen* richten sich nach dem Sitz der Verletzung
(vgl. Abb. 172a und b und 178a und b).

Die Halsmarkverletzungen enden meist durch Atemstörungen, Lungen-
entzündungen in kurzer Zeit tödlich. Auch die übrigen Verletzungen geben
schlechte Heilungsaussichten. Je tiefer der Sitz ist, um so länger ist es im
allgemeinen möglich, die Kranken am Leben zu erhalten. Bei Verletzungen
unterhalb des 3. Sacralsegmentes bleiben die Beine frei.

4. Verletzungen der Spinalnerven. Isolierte, intra- oder extradurale Schädigungen derselben sind meist gleichzeitig mit Markläsionen verbunden. Ist der
Nerv peripher von der Vereinigungsstelle betroffen, so betrifft der Funktionsausfall nur das versorgte Gebiet, so daß z. B. Lähmung des Armes bei
erhaltener Beinfunktion auftreten kann. Wichtig sind die Reizerscheinungen
im motorischen und sensiblen Gebiet, mit Muskelkrämpfen, dauernden oder
anfallsweise auftretenden Schmerzen. Eine Anaesthesia dolorosa, länger
dauernde Schmerzen bei Wirbelsäulenverletzungen sprechen für eine Schädigung
der Spinalnerven. Sehr häufig besteht die Ursache in einem raumbeengenden
Vorgang am Intervertebralloche.

Als *Folgeerscheinung der Verletzung des Rückenmarks* und seiner Häute
kann eine *Meningitis serosa circumscripta* entstehen oder eine fortschreitende
Schwielenbildung in den Rückenmarkshäuten, was sich in langsam zunehmenden
Druckerscheinungen äußert. Der Sitz der knöchernen Verletzung und der
Rückenmarksschädigung braucht nicht immer in gleicher Höhe zu sein. Auch
braucht nicht einer schweren äußeren Verletzung eine schwere Rückenmarksverletzung und umgekehrt zu entsprechen. Auf die mehrfachen Wirbelbrüche
bei *einem* Kranken sei hier ausdrücklich noch einmal hingewiesen. Schon
aus diesen Gründen und vor allen Dingen zur Beurteilung des Fortschreitens
oder Verschwindens der Rückenmarkserscheinungen ist es dringend geboten,
bei der ersten Untersuchung einen möglichst genauen neurologischen Befund
zu erheben. Die genaue Diagnose werden wir erst vielfach nach einigen Tagen
aus dem Verlauf der Erscheinungen stellen können.

Für die *Diagnose* ist es wichtig zu entscheiden, ob vollständige oder teilweise
Querschnittsunterbrechung vorliegt, in welcher Höhe dieselbe sitzt und welcher
Art sie ist.

Behandlung. Bei Lähmungen der unteren Gliedmaßen, der Blase und des
Mastdarms, wie sie in der Regel dem Bilde der Querschnittsverletzung entsprechen, kann nur die sorgsamste Pflege und Behandlung Aussicht auf Besserung oder Heilung eröffnen. Sie stellt an Arzt und Pfleger die höchsten Anforderungen.

Vorbeugungsmaßnahmen gegen das Durchliegen sind vom 1. Tage ab aufs
peinlichste durchzuführen: Größte Reinlichkeit, Lagerung auf Wasserkissen,
spirituöse Abwaschungen, Pudern usw. Bei *Harnverhaltung* 3—4mal täglich
Katheterismus mit weichem Katheter und Spülungen mit Borwasser; innerlich
Urotropin oder Hexal 2—3,0 je Tag. Bei *Incontinentia alvi* wird der Stuhl
durch passende Diät und etwas Opium 3—4 Tage angehalten, worauf ein
Abführtag folgt. *Schmerzen* sind zu bekämpfen zunächst mit Aspirin, Allional
oder Pyramidon, nur im Notfall Morphium oder Pantopon. (Bei vorhandenem
Decubitus s. Abschnitt „Trophoneurotische Geschwüre" S. 21.)

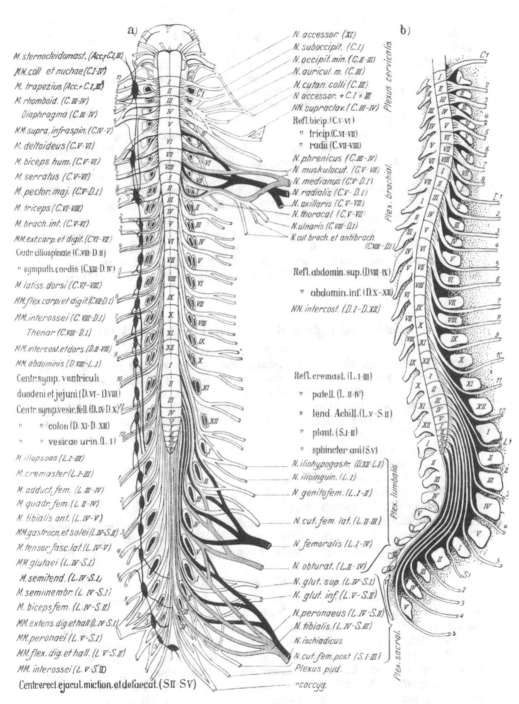

a)

M.sternocleidomast.(Acc.+C.I,III)
MM.coll. et nuchae(C.I-IV)
M.trapezius(Acc.+ C.I,III)
M.rhomboid. (C.III-IV)
Diaphragma (C.III-IV)
MM.supra.infraspin.(C.IV-V)
M.deltoideus(C.V-VI)
M.biceps hum. (C.V-VI)
M.serratus (C.V-VI)
M.pector.maj.(C.V-D.I)
M.triceps(C.VI-VIII)
M.brach.int. (C.V-VI)
MM.ext.carp.et digit.(C.VI-VII)
Centr.ciliospinale (C.VIII-D.II)
" sympath.cordis (C.VIII-D.IV)
M.latiss.dorsi (C.VI-VIII)
MM.flex.carpi et digit.(C.VII-D.I)
MM.interossei (C.VIII-D.I)
Thenar (C.VIII-D.I)
MM.intercost.et dors.(D.II-VIII)
MM.abdominis (D.VIII-L.I)
Centr.symp.ventriculi
duodeni et jejuni(D.VI-D.VIII)
Centr.symp.vesic.fell.(D.IX-D.X)
"   " colon (D.XI-D.XII)
"   " vesicae urin.(L.I)
M.iliopsoas(L.I-III)
M.cremaster(L.I-III)
M.adduct.fem. (L.III-IV)
M.quadr.fem.(L.II-IV)
M.tibialis ant. (L.IV-V)
MM.gastrocn.et solei(L.IV-S.II)
M.tensor fasc.lat.(L.IV-V)
MM.glutaei (L.IV-S.I)
M.semitend.(L.IV-S.I)
M.semimembr.(L.IV-S.I)
M.biceps fem.(L.IV-S.II)
MM.extens.dig.et hall.(L.IV-S.I)
MM.peronaei (L.V-S.I)
MM.flex.dig.et hall. (L.V-S.II)
MM.interossei (L.V-S.II)
Centr.erect.ejacul.miction.et defaecat.(S.II-S.V)

N.accessor. (XI)
N.suboccipit. (C.I)
N.occipit.min.(C.II-III)
N.auricul.m. (C.III)
N.cutan.colli (C.III)
N.accessor.+C.I+III
NN.supraclav.(C.III-IV)
Refl.bicip.(C.V-VI)
"   tricip.(C.VI-VII)
"   radii (C.VII-VIII)
N.phrenicus (C.III-IV)
N.muskulocut. (C.V-VII)
N.medianus (C.V-D.I)
N.radialis (C.V-D.I)
N.axillaris (C.V-VII)
N.thoracal. (C.V-VII)
N.ulnaris (C.VIII-D.I)
N.cut.brach.et antibrach.
(C.VIII-D.I)

Refl.abdomin.sup.(D.VIII-IX)
"   abdomin.inf.(D.X-XII)
NN.intercost. (D.I-D.XII)

Refl.cremast. (L.I-III)
"   patell. (L.II-IV)
"   tend. Achill.(L.V-S.II)
"   plant. (S.I-II)
"   sphincter ani(S.V)
N.iliohypogastr. (D.XII-L.I)
N.ilioinguin. (L.I)
N.genitofem.(L.I-II)
N.cut.fem.lat.(L.II-III)
N.femoralis (L.I-IV)
N.obturat. (L.II-IV)
N.glut.sup.(L.IV-S.I)
N.glut.inf.(L.V-S.II)
N.peronaeus (L.IV-S.II)
N.tibialis.(L.IV-S.III)
N.ischiadicus
N.cut.fem.post. (S.I-III)
Plexus pud.
"coccyg.

Plexus cervicalis
Plex.brachial.
Plex.lumbalis
Plex.sacral.

b)

Abb. 172a. Die topographischen Verhältnisse des Rückenmarks mit den austretenden Nerven und dem sympathischen Grenzstrang in schematischer Darstellung. Ansicht von vorn. Die segmentale Zuordnung der wichtigsten Muskeln und Reflexe.

Abb. 172b. Die topographischen Beziehungen der Rückenmarkssegmente und -wurzeln zu den Wirbelkörpern und den Dornfortsätzen. (Nach den neurologischen Wandtafeln von MÜLLER-HILLER-SPATZ.) (Aus Lehrbuch der inneren Medizin, 5. Aufl., II. Beitrag FR. HILLER. Berlin: Springer 1942.)

Für die übrige Behandlung kommt in Frage, außer Asepsis der Wunde, Fernhaltung der Infektion. Wenn irgendwelche Aussicht besteht, daß das Rückenmark nicht zerstört, sondern nur gedrückt ist, bei Kompressionsbrüchen: 1. die *Aufrichtung* nach BÖHLER (s. o.), 2. die *Lumbalpunktion*, durch diese können auf Flüssigkeitsansammlung oder Blutung beruhende Druckerscheinungen gebessert, die Resorption etwaigen Ödems angeregt werden; auch die Dehydrierung ist zu erwägen (s. S. 70), 3. die *Laminektomie*, das ist Wegnahme eines oder mehrerer Wirbelbögen. Sie ist angezeigt: bei teilweisen Querschnittsverletzungen, die stationär bleiben oder nach anfänglicher Besserung eine Verschlimmerung aufweisen, bei Bogen- und Dornfortsatzbrüchen mit teilweisen Querschnittserscheinungen, bei nachgewiesenen raumbeengenden Ursachen im Wirbelkanal, bei motorischen oder sensiblen Reizerscheinungen und bei Verletzungen der Cauda. Gegenanzeigen sind schwere, gleichzeitige, andere Verletzungen der Brust und des Bauches, schwerer eitriger Decubitus, schwere Blasen- und Niereninfektion. Der Zeitpunkt für die Operation soll so früh wie möglich gewählt werden, d. h. sobald die erste Schädigung des Allgemeinzustandes überwunden und die Diagnose geklärt ist. Ein längeres Zuwarten kann unwiederherstellbare Veränderungen im Rückenmark zeitigen, wenn es auch auf der anderen Seite manchen aussichtslosen Fall vor der Operation bewahrt.

C. Entzündungen der Wirbel (Spondylitis).

Entzündliche Vorgänge zerstören fast ausnahmslos den Wirbelkörper. Die notwendige Folge ist eine Verkrümmung des Rückgrats, und zwar meist im Sinne einer Kyphose, einer Buckelbildung (Gibbus), während seitliche Verbiegungen — Skoliosen — selten hierdurch entstehen.

Verschiedene akute wie chronische Entzündungen können sich in den Wirbelkörpern oder den Wirbelgelenken ansiedeln. Wir sprechen kurzweg von einer Spondylitis ($\sigma\pi\acute{o}\nu\delta\nu\lambda o\varsigma$ = der Wirbel). Nach der Ursache gibt es:

1. Osteomyelitis der Wirbelsäule,
2. Spondylitis typhosa,
3. die syphilitische Spondylitis,
4. die Aktinomykose der Wirbelsäule,
5. Spondylitis tuberculosa.

In der Häufigkeit des Vorkommens und in der praktischen Bedeutung ist unter der ersten Gruppe die *tuberkulöse* Spondylitis obenan zu stellen. Alle anderen Formen zusammengenommen treten ihr gegenüber in den Hintergrund.

1. Osteomyelitis der Wirbelsäule.

Im Rahmen der akuten Osteomyelitis oder als pyämische Metastase auch nach Infektionskrankheiten (Spondylitis infectiosa im engeren Sinne) setzt die Entzündung mit hohem Fieber und Schüttelfrost ein. Schmerzen unbestimmter Art, Steifigkeit, allenfalls Ödem an umschriebener Stelle; Abscesse, die sich bilden, dringen nach verschiedenen Richtungen vor. In der Hälfte der Fälle erfolgt der Tod, ehe die Abszedierungen zu fassen sind (Meningitis, Mediastinal-, Lungenabsceß). Nur die Osteomyelitiden der hintern Wirbelabschnitte — das Leiden hat verhältnismäßig häufig seinen Sitz in dem Wirbelbogen — und die des *Kreuzbeins bieten* bessere Aussichten.

Im Gegensatz zu den tuberkulösen Senkungsabscessen sind diese Eiterungen so bald als möglich operativ anzugehen, mögen sie retropharyngeal oder im Becken zutage treten.

2. Die typhöse Spondylitis.

Als Komplikation des Abdominaltyphus steht die Spondylitis typhosa auf gleicher Linie mit der Rippenknorpelentzündung und den Tibiaherden. Die Wirbelosteomyelitis ist weit seltener. Sie zeichnet sich aus durch verhältnismäßige Gutartigkeit mit geringer Neigung zur Eiterung, Neigung zu subakutem Verlauf und zu Zeiten lange dauernder unklarer Erscheinungen: Örtliche Schmerzen, ausstrahlend nach den Schenkeln, eingeschränkte Beweglichkeit und Versteifung der Wirbelsäule, vielleicht vorübergehende spinale Reizerscheinungen pflegen die Hauptmerkmale zu sein. Fast ausnahmslos sind die Lendenwirbel befallen.

Die *Heilungsaussichten* sind durchaus gute. Die Behandlung wird außer einer zweckmäßigen Lagerung eine symptomatische sein. Behandlung mit Typhusserum kann empfohlen werden. Vorbauend gegen Versteifung der Wirbelgelenke ist Reklinationslagerung zu empfehlen, später Bäder, Massage und Übungen.

3. Die gummöse Spondylitis.

Sie ist eine, wenn auch sehr seltene Erscheinung des *tertiären* Stadiums der Syphilis, obschon auch angeborene syphilitische Osteochondritis und Periostitis an den Wirbeln vorkommen. Das Gumma stellt einen Erweichungsherd im Wirbelkörper dar, der unter der Belastung zusammenbricht; da das Leiden gern in der oberen Halswirbelsäule sitzt, ist der Gibbus nicht immer sehr ausgeprägt. Es fehlt nicht an Parästhesien und Neuralgien, auch nicht an den verdächtigen Dolores osteocopi (κόπτω = schlagen) nocturni.

Die *Diagnose* ist nicht leicht. Auch ein Luiker kann an der viel häufigeren tuberkulösen Caries erkranken, und bei älteren Kranken muß man überdies noch eher an eine Geschwulstabsiedlung oder ein bösartiges Erstgewächs denken.

Die *Behandlung* wird, sobald die Diagnose irgend gesichert ist, eine antisyphilitische sein, wobei die übliche orthopädische Behandlung der Spondylitis nebenher geht, die eingehend im folgenden Abschnitt beschrieben ist.

4. Aktinomykose der Wirbelsäule.

Sehr selten. Stets sekundär. Ausgangspunkt: Mundhöhle, Speiseröhre, Lunge, Darm. Meist mehrere Wirbel ergriffen. Keine Gibbusbildung. Oft kennzeichnende Infiltrate neben den Dornfortsätzen. *Behandlung*: Excochleationen, Jod innerlich, Röntgenbestrahlung.

5. Ostitis fibrosa, Lymphogranulomatose.

Beide Formen sind noch seltener als die bisher erwähnten. Letztere tritt mitunter an mehreren Wirbeln gleichzeitig auf.

6. Die tuberkulöse Spondylitis.

Das *Malum Potti* beschäftigt den Arzt sehr häufig. Der einzelne Fall bleibt in der Regel viele Jahre, vielleicht lebenslang in seiner Behandlung, mit allen Entwicklungsstufen und Nebenerscheinungen muß er deshalb vertraut sein, und wie bei wenig Knochenerkrankungen hängt alles von dem richtigen und zielsicheren Handeln im Anfang ab.

Ein volles Drittel aller tuberkulösen Knochenerkrankungen fällt auf die Wirbel. Betroffen ist im wesentlichen das kindliche Alter, über zwei Drittel entfallen auf das erste Jahrzehnt, besonders stark von diesem wieder ist das erste Jahrfünft beteiligt. Die Erkrankung ist hämatogenen Ursprungs. Die Vererbung der Anlage spielt eine gewisse Rolle; Traumen, mit Vorliebe von den Eltern beschuldigt, sind als Ursache mit größter Zurückhaltung zu verwerten, vornehmlich bei Erwachsenen in der Unfallversicherung. Auch eine Verschlimmerung des Leidens durch einen Unfall kann nur anerkannt werden, wenn das Ereignis auf den Krankheitsherd selbst eingewirkt und einen von der Regel abweichend schnellen Verlauf gezeigt hat. Immerhin ist nicht zu leugnen die Vorliebe, mit der gerade die statisch am meisten beanspruchten Teile des Rückgrats befallen sind, d. h. bei Erwachsenen der Übergang von der Brust- zur Lendenwirbelsäule, bei Kindern die oberen Grenzabschnitte.

Die *anatomischen Verhältnisse* zeigen das übliche Bild der Knochencaries. Die Wirbeltuberkulose tritt entweder als einfache tuberkulöse Ostitis auf oder als keilförmiger Herd, infarktähnlich. Mit fortschreitender Zerstörung des spongiösen Wirbelkörpers greift das Leiden auf die Bandscheiben, seltener auf die Gelenke über. Unter der Belastung plattet der erweichte Wirbel sich ab oder bricht vollständig in sich zusammen. In der Hälfte der Fälle sind mehrere Wirbel zugleich erkrankt oder — häufiger — werden nacheinander ergriffen; ihre Grenzen verwischen sich, das Rückgrat sinkt in ganzer Ausdehnung des Zerstörungsvorganges zusammen, nur noch gehalten durch die widerstandsfähigeren Bogen und den hinteren Bandapparat. An Stelle der Wirbel findet man einen Granulationsherd mit käsigen Bröckeln, durchsetzt von Knochensand und kleineren oder größeren käsigen Sequestern. Die fungösen Granulationen zernagen schließlich auch den Bandapparat, greifen auf die kleinen Wirbelgelenke über und schieben sich in den Wirbelkanal bis auf die Dura spinalis vor.

Die *Spondylarthritis tuberculosa* ist gegenüber der Wirbelkörpertuberkulose viel seltener. Am ehesten findet sie sich neben anderen Halswirbeln noch am Atlas und Epistropheus, wo sie als *Malum suboccipitale* seit alters bekannt ist.

Solange die Dinge sich so abspielen, hat man es mit einer Caries sicca zu tun. Entsprechend anderen Knochentuberkulosen bildet sich oft, d. h. in zwei Drittel aller Fälle, auch hier eine *Eiterung* aus. Der Absceß, sog. kalter Absceß, lange unter dem straffen Lig. longitudinale anterius zurückgehalten, senkt sich längs des Rückgrats nach unten zu oder weicht seitlich aus.

Die *Ausbreitung dieser Senkungsabscesse* wird durch Lage und Verlauf der Fascien und Aponeurosen und der zwischenliegenden Spalträume bestimmt. Sie haben das Bestreben, nach der Richtung des geringsten Widerstandes fortzuschreiten. Von den Halswirbeln aus tritt der Absceß als retropharyngeale Vorwölbung oder seitlich am Hals vor und hinter dem Kopfnicker an die Oberfläche. Von den Brustwirbeln aus folgt er dem Verlauf der Aorta bis zur Bauchhöhle, um sodann, wie auch die Lumbalabscesse auf dem M. psoas, bis zum Lig. inguinale, u. U. über dasselbe hinaus bis zum Oberschenkel vorzudringen. Selten finden sich — bei hochgelegenem Herd — Abscesse in der Parotis- und Wangengegend, auch den Intercostalarterien folgen sie nur ausnahmsweise und können dann unter der Milchdrüse erscheinen, nicht immer leicht erkennbar Wenn der Absceß nicht mit der Iliaca externa zieht und in der Schenkelbeuge oder an der Innenseite des Oberschenkels zum Vorschein kommt, kann er auch einmal ins kleine Becken eintreten und als periproktitischer Absceß mißdeutet werden. Durch Aufbruch dieser kalten Abscesse entstehen Fisteln mit kaum versiegender Eiterung. Aus der geschlossenen Tuberkulose ist die offene geworden mit allen ihren Gefahren für die Umgebung des Kranken und für den Kranken selbst (Mischinfektion)! Von den Wirbelgelenken und -bogen aus erreichen die Eiterungen mehr die seitlichen Rückenabschnitte.

Das *Rückenmark* und die durch die Intervertebrallöcher austretenden Nervenwurzeln werden oft (in 12—15 v. H.) durch die Erkrankung geschädigt, sei es, daß durch den Zusammenbruch der Wirbel der Wirbelkanal verengt wird oder was häufiger ist, daß sich Granulationsmassen und käsig eingedickter Eiter, in den Kanal vorschieben (Kompressionsmyelitis), sei es, daß durch Druck auf die Nervenwurzeln hartnäckige Neuralgien ausgelöst werden.

Die *Formveränderungen*, welche das Rückgrat und der Brustkorb erleiden, sind in primäre und sekundäre zu trennen. Primär ist die Kyphose, d. h. der Buckel, spitzwinklig, wenn nur ein Wirbel zusammengebrochen ist, bogenförmig, wenn mehrere Wirbel zusammengesintert sind (Abb. 173 und 174). Sekundär ist die Lordose ober- und unterhalb des Buckels: sie kompensiert, d. h. gleicht im statischen Sinne die pathologische Abknickung aus. Sekundär sind ferner die Thoraxverbildungen, meist als keilförmige Hühnerbrust, sekundär endlich das kyphotische Becken.

Erscheinungen. Wo bei Rückenschmerzen ein oder einige Dornfortsätze buckelartig vorspringen, da ist die Diagnose ohne weiteres klar; dann hat aber der Krankheitsvorgang schon ganze Wirbelkörper zerstört. ·Sehr wichtig ist es deshalb, die Spondylitis in ihren ersten Entwicklungsstufen zu erkennen,

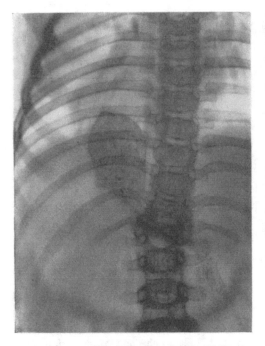 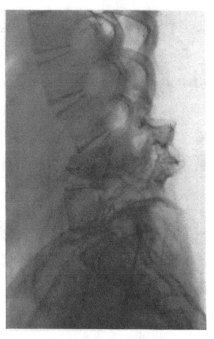

Abb. 173. Spondylitis tuberculosa des 11. u.12.Brust-
wirbels mit verkalktem kalten Absceß. 4jähr. ♀.
(Chir. Klinik Göttingen.)

Abb. 174. Spondylitis tuberculosa des
2.—4. Lendenwirbels. 19jähr. ♀.
(Chir. Klinik Göttingen.)

um durch sachgemäße Behandlung die Buckelbildung nicht allzu verheerend werden zu lassen.

Aufmerksame Eltern werden bald gewahr, daß das Kind leicht ermüdet, sich gern und häufig sitzend ausruht, was so gar nicht Kindergewohnheit ist, daß Gang und Haltung unbeholfen, steif geworden sind. Eine rasche Körperbewegung, ein Ruck läßt es vor Schmerzen aufschreien, ohne daß es angeben könnte, wo es weh getan; unlustig und verdrießlich meidet es die Spiele der Kameraden.

Die Untersuchung bestätigt die Steifheit des Rückgrats, Beugung und Drehbewegungen sind behindert, durch reflektorische Muskelspasmen gehemmt, Betastung oder leises Beklopfen der Dornfortsätze ist empfindlich, desgleichen die vorsichtige (!) Stauchung. Sind die Halswirbel oder das Atlanto-Occipitalgelenk erkrankt, so ist eine fixierte Schiefhalsstellung (Torticollis) vorhanden. Das Kind stützt dann mit Vorliebe seinen Kopf mit der Hand; bei den lumbalen Formen stemmt es die Arme zur Entlastung des Rückgrats an seinen Oberschenkeln oder neben dem Sitz auf. Nach der Aufforderung, einen Gegenstand vom Boden aufzuheben, klettert das Kind „mit den Händen an seinen eigenen Oberschenkeln in die Tiefe und wieder in die Höhe".

Außer örtlichen sind reflektorische oder ausstrahlende Schmerzen vorhanden. Erwachsene klagen vielfach über ein beklemmendes Gürtelgefühl, Kinder über Nabelschmerz oder gar über die Hüfte. Das Liegen bringt Erleichterung. Solche „irradiierenden" Schmerzen in der Anfangszeit dürfen nicht verwechselt werden mit denjenigen, die infolge Kompression der Nervenwurzeln und Druck auf das Rückenmark ausgelöst werden, als Vorstufe von Lähmungen.

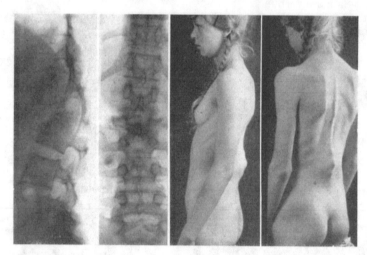

Abb. 175. Tuberkulöse Spondylitis der Lendenwirbelsäule mit voll ausgeprägtem Gibbus und Zustand im Röntgenbild. (Chir. Klinik Breslau.)

Beim *Malum suboccipitale* fällt die steife, nach vorn gebeugte Haltung des Kopfes auf.

Der kalte Absceß wird bei Kindern meist gefunden, nachdem der Gibbus die Diagnose bereits hatte stellen lassen, bei Erwachsenen findet sich oft erst der .Absceß und dann der Gibbus.

Die richtige *Diagnose* kann zu Anfang Schwierigkeiten machen, weniger bei Kindern, weil da von vornherein manch Krankheitsbild auszuschließen ist. Bei Erwachsenen denkt man zunächst an die Folgen eines Traumas, um so mehr, als eine Wirbelinfraktion in seltenen Fällen durch rarefizierende Ostitis spondylitische Erscheinungen machen kann (sog. traumatische Spondylitis nach KÜMMELL). Man erinnere sich, daß Carcinom- und Sarkomabsiedlungen in den Wirbeln gleiche örtliche und ausstrahlende Schmerzen und gleiche Funktionsstörungen auslösen, daß eine gummöse Spondylitis oder eine rheumatisch deformierende Form vorliegen kann, bei Frauen wird man auch Osteomalacie nicht außer acht lassen. Bei Kindern spricht bei der geschilderten Gruppe von Erscheinungen eine sehr hohe Wahrscheinlichkeit für Tuberkulose. Wachstumsschmerzen und Beschwerden beginnender Skoliosen (meist junge Mädchen) lassen die hochgradige Steifigkeit der Wirbelsäule vermissen. Geringe Fiebersteigerungen stützen die Diagnose, auch die PIRQUETsche Reaktion ist für die Entscheidung mit heranzuziehen. In allen Zweifelsfällen muß frühzeitig geröntgt werden, und zwar in zwei aufeinander senkrechten Ebenen.

Die weitere, bald raschere, bald langsamere Entwicklung der Krankheit ist gekennzeichnet durch *Kyphose, Senkungsabsceß* und *Rückenmarkserscheinungen.* Wir betonen aber vorweg, daß es Spondylitiden gibt ohne Buckelbildung, ohne (nachweisbaren) Senkungsabsceß und glücklicherweise auch sehr viele solche ohne Beeinträchtigung des Rückenmarks.

Die *Kyphose* ist, wie bereits erwähnt, spitzwinklig, wenn *ein* oder *zwei* Wirbel zerstört und zusammengebrochen sind; sie wird bogenförmig, wenn mehrere Wirbel ergriffen sind (Abb. 176). Zum Ausgleich stellt sich der gesunde Abschnitt in Lordose (hohler Rücken, reklinierter Kopf). Die rachitische Kyphose, meist mit Skoliose verbunden, ist schmerzlos und nicht fixiert. Die deformierenden und ankylosierenden Spondylosen (BECHTEREW, vgl. Abb. 183) beim Erwachsenen erstrecken sich stets über große Abschnitte des Rückgrats. Keine dieser Kyphosen ist spitzwinklig.

Senkungsabscesse bilden sich in der Mehrzahl der tuberkulösen Wirbelentzündungen, und zwar im späteren Verlauf, die Caries sicca ist viel seltener. Sie entwickeln sich meist ohne Schmerzen, ohne Entzündungserscheinungen, weshalb sie den alten Namen „Kalte Abscesse", im Gegensatz zu den akuten fieberhaften, behalten haben. Die gewissermaßen zufällige Entdeckung ist, wenn kein deutlicher Gibbus die Sachlage erhellt, die Quelle vielfacher Fehldiagnosen. Wir

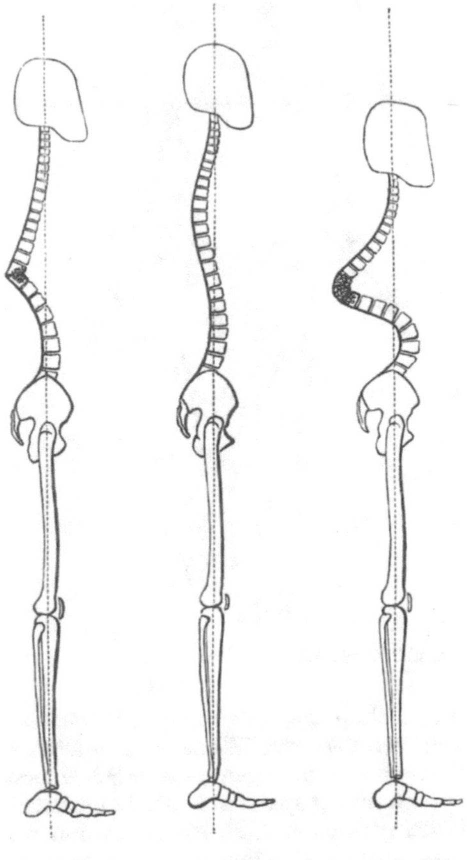

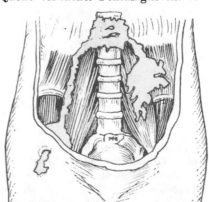

Abb. 176. Kompensatorische Lordosierung der Wirbelsäule bei spitzwinkligem und rundem Gibbus im Vergleich zur regelrechten Haltung.

Abb. 177. Spondylitischer Senkungsabsceß Fistel unterhalb des Leistenbandes. (Aus NAEGELI, Schematische Skizzen.)

nennen, ohne auf erklärende Erörterungen einzugehen, die Möglichkeit der Verwechslung mit tuberkulösen Erkrankungen der Weichteile oder anderer Skeletabschnitte, Hernien, Cysten verschiedenen Ursprunges, intraabdominalen Tumoren, Lipomen u. ä.

Die *Rückenmarks- und nervösen Erscheinungen* verknüpfen sich im allgemeinen am häufigsten mit der dorsalen und cervicalen Caries, selten mit ded lumbalen. Das ist nach den anatomischen Verhältnissen leicht zu verstehen Die örtliche n Veranlassungen sind: Druck durch ein käsiges Exsudat un Granulationsmassen auf das Rückenmark, die Nervenwurzeln, Pachymeningitis spinalis, Zusammenpressung und Knickung in jeder Abstufung bis zur völligen

Abquetschung des Marks (Querschnittläsion) durch die abgeknickten und zum Teil verschobenen Wirbel bzw. Wirbelreste, Erweichung und Myelitis, Zirkulationsstörungen und Ödeme oberhalb der verengerten Stelle des Markkanals. Begreiflich, daß hieraus eine große Vielgestaltigkeit nervöser Erscheinungen motorischer, sensibler und trophischer Art, gewöhnlich in Form der Paraplegie, entspringt.

Bei cervicaler Spondylitis kann der Plexus brachialis in seinen vorderen und hinteren Wurzeln, bei tiefer dorsaler und lumbaler Spondylitis das Gebiet

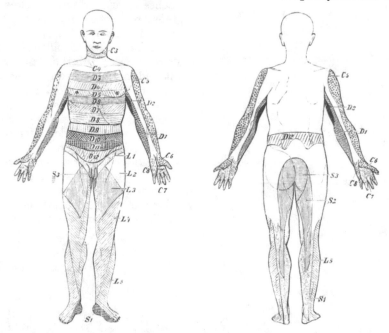

Abb. 184 a und b. Sensibilitätsgebiete.

des N. ischiadicus betroffen sein. Reiz- und Lähmungserscheinungen, Schmerzen und Gefühlsstörungen verbinden sich in verschiedener Weise und entstehen in unberechenbarer Folge. Die Motilitätsstörungen treten gewöhnlich zuerst als spastische Lähmungen auf, aus denen sich häufig später schlaffe Lähmungen entwickeln. Trophische Störungen mit den gefürchteten Druckgeschwüren am Kreuzbein und den Fersen usw. fehlen nicht. Sensibilitätsstörungen sind weniger häufig, weil die sensiblen Fasern widerstandsfähiger sind. Störungen der Blasen- und Mastdarmtätigkeit pflegen im späteren Verlauf dazuzutreten.

Bei nahezu vollständiger Leitungsunterbrechung im Rückenmark treten folgende Erscheinungen auf: 1. Paraplegie der Beine und Rigidität mit erhöhten Sehnenreflexen; 2. Anästhesie nach oben bis ins Gebiet der Wurzeln reichend, welche aus dem erkrankten Rückenmarkssegment entspringen; an der oberen Grenze eine hyperästhetische Zone; 3. Gürtelgefühl; 4. Hautreflexe an den unteren Gliedmaßen erhalten oder gar lebhaft gesteigert; 5. Störungen der Blasen- und Mastdarmtätigkeit; 6. trophische Störungen.

Differentialdiagnostisch kommen bei der Wirbeltuberkulose in Frage: Rachitis, SCHEUERMANNsche Krankheit, die unter 1 a—e angeführten Leiden, Tumoren. Es haben aber auch mitunter ein Hexenschuß, eine Ischias, ja einfache Wachstumsschmerzen den Verdacht auf eine Spondylitis erweckt.

Verlauf und Vorhersage. Man hat 2—3 und mehr Jahre auf den Verlauf zu rechnen. Die Heilungsaussichten werden mit jedem Altersjahrzehnt ungünstiger. Bei Kindern darf man in zwei Drittel, bei Erwachsenen kaum in einem Viertel der Fälle auf Heilung rechnen.

Hat der tuberkulöse Zerstörungsvorgang sein Ende erreicht, sind die käsigen Massen und der Knochengrieß langsam aufgesogen oder eingekapselt, so beginnt die Knochenneubildung. Diese Vorgänge sind auf guten Röntgenbildern deutlich zu verfolgen. Die zusammengesunkenen Wirbelmassen verschmelzen miteinander, der Gibbus wird schmerzlos, fest und tragfähig. Nicht selten entleert sich der vom Knochenherd ausgehende Senkungsabsceß noch spät, zu einer Zeit, wo die Festigung der Wirbel schon im Gange ist. Daher die verbreitete Ansicht, daß das Erscheinen des Eiters ein gutes Zeichen sei, eine Ansicht, die wir aber nicht teilen können. Bei nur 5jähriger Beobachtung rechnen erfahrene Kliniker bereits mit einer Sterblichkeit von 35 v. H., bei 10- und 20jähriger Beobachtung stirbt noch manch einer, den man endgültig geheilt wähnte, an Rückfällen oder anderweitiger Organtuberkulose (Lungen-, Hirnhaut-, Miliartuberkulose).

Wie bei allen tuberkulösen Knochenerkrankungen muß man gewärtig sein, daß ein Trauma, eine erschöpfende Krankheit, körperliche Not und Entbehrung den schlummernden Herd wieder aufflammen machen. Damit bekommt die Vorhersage erneut eine ernste Färbung.

Wo eine paraplegische Lähmung die Spondylitis verwickelt, kann diese schließlich den Tod herbeiführen, sei es durch Decubitus oder durch die infolge der Blasenlähmung und Cystitis entstehenden uroseptischen Vorgänge (s. hierüber Abschn. Blase). Im allgemeinen ist aber die Vorhersage der Rückenmarkbeteiligung nicht ganz so ungünstig, denn abgesehen von der Querschnittstrennung sind es zum großen Teil zu beseitigende Vorgänge (Ödeme, Peripachymeningitis, Druck durch Granulationen und eitriges Exsudat). Bei richtiger, frühzeitig und streng durchgeführter Extensionsbehandlung rechnet man doch auf 60 v. H. Rückgang der Lähmungen, womit über den endgültigen Krankheitsausgang aber noch nichts gesagt ist.

Behandlung. Wenn je bei einer Form der Knochentuberkulose, so ist bei der Spondylitis die *Allgemeinbehandlung* von größter Bedeutung. Licht-, Luft-, Sonnen-, Ernährungsbehandlung sind in allen ihren Einzelheiten zielbewußt für jeden Kranken besonders anzuordnen und dauernd — es handelt sich um Jahre — zu überwachen. Ein verständiger Arzt kann mit geringen Mitteln unendlich viel Gutes leisten, bei einem sog. Laboratoriumsmediziner ist der Spondylitiker schlecht bewahrt. Auch für Beschäftigung der Kranken muß ein einsichtsvoller Arzt mitsorgen. In der schlechten Jahreszeit muß die Quarzlampe, die Kappessersche Schmierseifenkur nachhelfen, mit Röntgenreizdosen wird man nur örtliche Wirkungen erzielen (s. auch S. 748).

Die Bekämpfung der *örtlichen Erkrankung*, über der der kranke Mensch nicht vergessen werden darf, hat auf zwei Dinge zu achten und sie mit Ausdauer durchzuführen, d. i. *Ruhigstellung und Entlastung des erkrankten Wirbelsäulenabschnittes.*

Je nach der Entwicklungsstufe, in dem die Krankheit sich befindet, nach ihrer Schwere, dem Umfang der Zerstörung, sowie auch entsprechend dem Alter der Kranken verordnen wir: 1. völlige Bettruhe, oder geben 2. Stützapparate, oder wir greifen ausnahmsweise einmal zur 3. chirurgischen Behandlung.

1. *Die Liegebehandlung.* Durch einfache Rückenlage sind diese Grundsätze nur notdürftig durchzuführen, vollends nicht bei Kindern. Man verbindet deshalb mit der Rückenlage die *Extension* und die *Reklination.* Die Extension mit der GLISSONschen Schlinge ist bei Erkrankungen der Halswirbel sehr wirksam und ist auch leicht an jedem Bette anzubringen. Die Schnur über eine Rolle am Kopfende geführt, wird mit 4—5 Pfund, später bis zu 10 Pfund belastet. Als

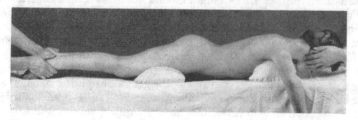

Abb. 179. Lagerung des Kindes zur Anfertigung eines Gipsbettes. (Chir. Klinik Göttingen.)

Gegengewicht dient das Gewicht des Körpers, indem derselbe durch Erhöhung des Kopfendes des Bettes auf eine schräge Ebene gebracht wird (s. Abb. 170). Für die Brust- und Lendenwirbel gewährleistet eine solche Extension keine ausreichende Ruhigstellung, noch weniger Entlastung. Hier kommt der mechanische Grundgedanke der *Reklination* zur Geltung. Sie bezweckt durch

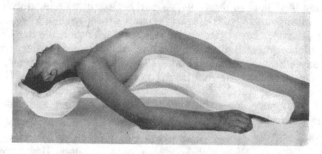

Abb. 180. Gipsbett in starker Reklination. (Chir. Klinik Göttingen.)

Überstreckung (Lordosierung) des Rückgrats die Aufhebung oder Verminderung der Belastung durch die höhergelagerten Wirbelmassen auf die wenig tragfähigen erkrankten Teile. Legt man den Kranken vorsichtig auf den Bauch und unter die Arme und die Brust ein Keilkissen, dann läßt sich diese Lordosierung sehr schonend erreichen. Kinder können in dieser Lage spielen, Erwachsene leichte Arbeiten verrichten. Bei Rückenlage legt man den Kranken in ein Reklinationsbett (Gipsbett) nach LORENZ.

Technik. Bauchlage. Schlüsselbeingegend und Oberschenkel erhöht durch untergeschobene Rollkissen. Besser noch gestaltet sich die Arbeit im NEBELschen Rahmen. Überziehen eines großen Trikotschlauches über Brust und Bauch mit ausgeschnittenen Armlöchern. Wattepolsterung vom Scheitel bis zur Oberschenkelmitte, besser noch darüber hinaus bis zur Mitte der Unterschenkel. Gibbus durch Polsterung besonders zu schützen. Anmodellierung einer Gipsschale, welche als Schale den halben hinteren Körperumfang umgreift. Die Ränder müssen sorgfältig geglättet werden, besonders in den Achselgegenden. Nach Trocknen der Schale wird das Kind hineingelegt und mit Gurten festgeschnallt.

Dank der behobenen Schmerzen wissen die Kinder sehr bald ihr „neues Bettchen" zu schätzen und verlangen nicht, herausgenommen zu werden.

Ein schrittweises Zurückbringen des Buckels ist zu erstreben durch Unterlegen von Filzplatten, die von Woche zu Woche verstärkt werden. Die gewaltsame Streckung des Buckels durch Infraktion nach CALOT ist, weil gefährlich, heute verlassen. Schon HIPPOKRATES hat sie versucht. Man kann also sagen: das Neue daran war nicht gut — und das Gute war nicht neu.

Die Pflege erfordert Sorgfalt und Gewissenhaftigkeit und muß verstehen, das Durchliegen und Ausschläge zu verhüten. Bei der täglichen Reinigung ist das Kind mit größter Vorsicht in Bauchlage zu bringen, ohne die Reklinationsstellung zu ändern. Erst nach langen Monaten, wenn die Kinder auch beim Aufsetzen schmerzfrei bleiben, darf man zur Korsettbehandlung übergehen.

2. Der Übergang zu *Stützapparaten* ist sehr verantwortungsvoll. Gar leicht rächt sich ein zu frühes Verlassen der Reklination, indem das ganze in Monaten erzielte Ergebnis mehr und mehr schwindet und trotz Korsett der Buckel zunimmt. *Der Arzt lasse den natürlichen Heilungsvorgängen in Geduld die nötige Zeit, eine verlängerte Liegezeit bringt keinen Schaden; während zu frühes Belasten den ganzen bisherigen Erfolg hinfällig machen kann,* er gebe dem Drängen ungeduldiger Eltern und Kranken nicht nach. Erst wenn auf den in Vierteljahrsabständen anzufertigenden Röntgenbildern die fortschreitende Ausheilung in erfreulicher Zunahme des Kalkgehaltes der Knochen und an deutlich werdender Knochenzeichnung auch objektiv festgestellt werden kann, darf sich der Arzt erweichen lassen. Darüber können Jahre vergehen.

Das Korsett ermöglicht den Kranken den uneingeschränkten Genuß frischer Luft und die lang entbehrte freie Beweglichkeit. Es muß aber, da die Reklination nun bis zu einem gewissen Grade aufgegeben werden muß, die vollkommene Entlastung der kranken Wirbel aufrecht erhalten, d. h. nach mechanischem

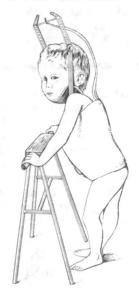

Abb. 181. Spondylitis der oberen Brustwirbel. SAYREsches Gipskorsett mit Jurymast. VOLKMANNsches Gehbänkchen.

Grundsatz: die Last des Oberkörpers wird auf das Becken übertragen unter Ausschluß der Wirbel. Der obere Beckenkamm ist hierfür der gegebene Stützpunkt, oder für den Hals allein der Schultergürtel. Aus welchen Stoffen das Korsett angefertigt werden soll, ist schließlich eine Frage der Technik und des Geldes. Man verwendet Gips, Leder, festes Leinen mit eingenähten Stahlbügeln (HESSING), mit Schellack imprägnierten Filz, Celluloid und noch manch andere leichte und zugleich haltbare Stoffe, die uns die neuzeitliche Werkkunst an die Hand gibt. Die Spondylitiden der oberen Brustwirbel und der Halswirbel sind begreiflicherweise durch ein Korsett, das seine Stützpunkte an den Armen und dem Becken hat, gar nicht entlastet. Hier muß durch eine Aufhängungs- und Streckvorrichtung der Kopf getragen und angehoben werden. Der Notmast (Jurymast), wie ihn SAYRE in die Orthopädie eingeführt hat, leistet alles Wünschenswerte (s. Abb. 181). Er ist am Rückenteil des Korsetts, allenfalls verstellbar, anzubringen.

Die Stützapparate sind auf guten Sitz von Zeit zu Zeit zu prüfen und, da sie oft jahrelang getragen werden müssen, bei heranwachsenden Kindern zu erneuern.

3. Die *operative Behandlung* drängt sich dem Chirurgen gewissermaßen da auf, wo das Rückenmark durch Verengerung des Wirbelkanals einem Druck ausgesetzt ist, sei es durch käsig-eitrige Massen oder durch Sequester oder

durch spitzwinklige Abknickung. So verlockend es ist, hier rasche und dauernde
Abhilfe durch Beseitigung des Hindernisses zu schaffen, so wenig ermutigend
sind die Erfolge der zu diesem Zweck ersonnenen Operation, der *Costotransversektomie* (s. S. 290).

Wir werden also besser — Ausnahmefälle abgerechnet — bei Fällen, die
durch paraplegische Lähmungen u. ä. erschwert sind, bei der Extensions- und
Reklinationsbehandlung bleiben, vertrauend auf die allmähliche Aufsaugung
des Exsudats und den Abbau der beengenden Massen. Wie früher bemerkt,
ist doch in der Hälfte der Fälle auf Rückgang der Lähmung zu rechnen.

Die von HENLE und ALBEE eingeführte Stützung der zusammengesinterten Wirbelkörper
durch Einpflanzung eines autoplastisch entnommenen Tibiaspans in die gespaltenen Dornfortsätze hat sich nicht überall bewährt.

Senkungsabscesse (Psoasabscesse) werden durch Punktion entleert und 10
bis 30 ccm einer 10%igen Jodoformglycerinemulsion eingespritzt oder der fast
geruchlosen Jodoformosollösung 1:25, die mit sterilem destillierten Wasser
immer frisch hergestellt wird und ohne nochmaliges Aufkochen sofort verwendungsfähig ist. In Zwischenräumen von 3—6 Wochen ist die Entleerung und
Injektion zu wiederholen; so kann völlige Ausheilung erfolgen. Bereitet sich
durch entzündliche Rötung der Haut ein Aufbruch vor, dann kommt es zu
langwieriger, meist fieberhafter Fisteleiterung, die die Kranken außerordentlich schwächt, ja für viele den Anfang vom Ende bedeutet. Aus der geschlossenen Tuberkulose wird eine offene, obendrein zur Mischinfektion neigende.
Spondylitische Psoasabscesse durch einen Einschnitt zu entleeren, heißt also
oft, dem Tode eine Pforte öffnen!

D. Die Spondylarthrosis deformans
und Spondylarthrosis ankylopoëtica[1].

Übereinstimmend mit dem bekannten Bilde der Arthrosis deformans großer
Gelenke begegnen wir auch an der Wirbelsäule gleichen Krankheitsvorgängen,
anatomisch gekennzeichnet durch Auffaserung der Intervertebralscheiben,
Knochenwucherungen, Wulstungen an den Randteilen der Wirbelkörper bis
zur Bildung vollkommener knöcherner Brücken von Wirbel zu Wirbel. Wie
an den Gelenken der Gliedmaßen sind auch für die deformierende Erkrankung an den Wirbelkörpern und Wirbelgelenken verschiedene Ursachen
verantwortlich zu machen (s. S. 795).

Die *primären* Formen der Spondylarthrosis deformans finden wir als sog.
Alters-, Überlastungs- und Abnutzungskrankheit ziemlich häufig bei älteren
Männern der schwerarbeitenden Klasse, sie wird aber auch gelegentlich bei
Kopfarbeitern beobachtet. Auch bei Frauen wird sie nicht selten beobachtet.
Das erste Geschehen besteht in der degenerativen Veränderung der Zwischen-
wirbelscheiben. Die Dämpfungspolster verlieren ihre Elastizität, werden brüchig
und rissig. Erst in der Folge stellen sich die oben erwähnten Randwulst-
bildungen ein. Wahrscheinlich spielen Vererbung und Anlage bei der Entstehung eine wesentliche Rolle neben mechanisch funktionellen Umständen.
Traumatischen Ursachen gegenüber ist größte Zurückhaltung geboten.

Bei den *sekundären* Formen kommen klarere, äußere Ursachen in Betracht:
Angeborene und erworbene Verbildungen der Wirbelsäule, Wirbelbrüche, Entzündungen (Tuberkulose), die zu Deformierungen geführt haben, ferner Nervenerkrankungen wie Tabes, Syringomyelie. Bei allen diesen Formen pflegt die

---

[1] Andere Ausdrücke, wie Spondylitis deformans, Spondylarthritis deformans, Wirbel-
osteoarthritis, Gelenkosteomatose erwecken falsche Vorstellungen und sollten ausgemerzt
werden.

Krankheit auf einen Teil der Wirbelsäule oder auf einzelne Wirbel, besonders der Lendengegend, beschränkt zu sein.

Die *Spondylarthrosis ankylopoëtica*, auch BECHTEREW-STRÜMPELL-MARIEsche Krankheit genannt, wahrscheinlich auf einer nichteitrigen, chronischen infek-tiösen Erkrankung der kleinen Wirbel-gelenke beruhend, breitet sich dagegen über die ganze Wirbelsäule aus und führt zu einer fibrösen, später knö-chernen Ankylose dieser Gelenke und schließlich bei völliger Versteifung zu bogenförmiger Totalkyphose.

Das *Krankheitsbild* ist wechselnd, teils durch die Mitbeteiligung anderer Gelenke (Hüfte, Kiefer usw.), teils durch schwere Nervensymptome (Wurzelneuritis) mit Pare-sen der Rumpfmuskulatur, Parästhesien und Reizerscheinungen. Der wiederholte Versuch, einzelne Formen als Krankheit sui generis herauszuheben, ist nicht gelungen.

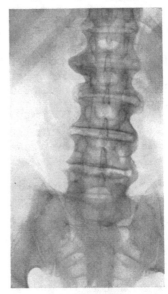

Abb. 182. Spondylarthrosis deformans. (Chir. Klinik Göttingen.)

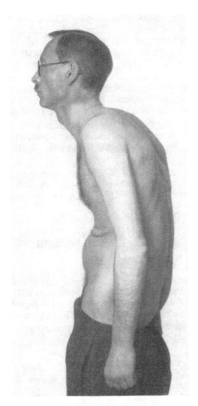

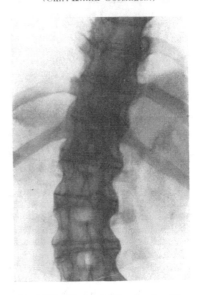

Abb. 183 a. Spondylarthrosis ankylopoëtica. (Chir. Klinik Göttingen.)

Abb. 183 b. Röntgenbild zu Abb. 183 a

Die Krankheit fällt in das 20.—40. Lebensjahr (die senile Form ausgenommen) und betrifft zu drei Vierteln Männer. Wechselnde Schmerzen rheumatischer Art, verminderte Beweglichkeit und zunehmende kyphotische Verbiegung des Rückgrats, von den Gelenken

der Lendengegend aufsteigend bis zu völliger Umwandlung der Wirbelsäule in einen
starren, vornüber gebogenen Stab. Wird gar, wie so oft, das Hüftgelenk mitgegriffen.
so geraten die Kranken in einen sehr traurigen, hilflosen Zustand, doppelt bejammerns-
wert, wenn infolge Kompression der Rückenmarksnerven durch Knochenwucherungen
schwere Neuralgien, namentlich Intercostalneuralgien und Ischias, und Paresen der Rumpf-
und Gliedmaßenmuskeln das Leben fast unerträglich gestalten. Der *Verlauf* ist ein ausgesprochen chronischer. Selten, daß ein gewisser Stillstand beobachtet wird, meist ist
das Leiden fortschreitend. Das erklärt sich, abgesehen von der Fortwirkung der ursprünglichen Schädigung, zwanglos aus rein statisch-mechanischen Ursachen. Ein Trauma als
Ursache ist auszuschließen.

Die *Behandlung* ist bei allen Formen wenig aussichtsreich. Örtliche Verabfolgung von Wärme (Föhn, Heißluftkasten, Diathermie, Kurzwellen), Röntgen-
reizbestrahlungen, langdauernde warme Bäder, vor allem der Gebrauch von
Thermen (Wildbad, Gastein, Pfäffers) und Schlammbädern (Pistyan), innerlich Jodkali, Aspirin usw., allenfalls ein leichtes, gutgearbeitetes Stützkorsett
können Erleichterungen schaffen. Allenfalls vorhandene Infektionsquellen
Mandeln, Zähne, Nebenhöhlen, Ohr) sind zu beseitigen.

E. Erkrankungen der Rückenmarkshäute.

Die *eitrige Entzündung (Meningitis spinalis purulenta)*, nach eitriger Mittelohrentzün-
dung, Verletzungen, bei epidemischer Genickstarre, Osteomyelitis der Wirbel, ist selten
Gegenstand chirurgischen Eingreifens. Immerhin sollte die Eröffnung des geschlossenen
Rückenmarkskanals durch Laminektomie, die Entlastung der Meningen durch wiederholte
Lumbalpunktionen (s. S. 289) Hand in Hand mit Durchführung einer planmäßigen Sulfon-
amid-Behandlung in diesen verzweifelten Fällen häufiger als bisher versucht werden.

Gewisse Folgezustände der infektiösen Meningomyelitis, die *Meningitis serosa circumscripta, Arachnoidealcysten*, geben häufiger die Anzeige zu chirurgischem Vorgehen. Auch
bei der CHARCOTschen *Pachymeningitis cervicalis hypertrophicans* kann einmal mit Nutzen
laminektomiert werden. Meist wird die Diagnose vor der Operation auf Tumor lauten.

Die *chirurgische Tuberkulose des Rückenmarks*, nicht zu verwechseln mit der Spondylitis, ist sehr selten, im Gegensatz zum Gehirn, in dem Solitär- und Konglomerattuberkel
häufiger vorkommen. Auch hier wird unter der Diagnose „Tumor" operiert, ähnlich wie
bei manchen Formen der *gummösen Granulome*.

In allen diesen Fällen stößt die Aufgabe, Sitz und Art des Krankheitsherdes so genau
festzustellen, daß an bestimmter Stelle operativ eingegriffen werden kann, oft auf größte
Schwierigkeiten. Die frühzeitige Zuziehung eines erfahrenen Neurologen ist dringend
anzuraten.

F. Geschwülste der Wirbelsäule und des Rückenmarks.

I. Geschwülste der Wirbelsäule.

Nicht ganz selten sind die *cartilaginären Exostosen* und *Enchondrome,* die oft in der
Vielheit und in Verbindung mit gleichen Geschwülsten an anderen Körperstellen auftreten.
Wenn auch selten zu Zerstörungen einzelner Wirbel führend, können sie doch durch Druck
auf die Nervenwurzeln, Einwachsen in den Rückenmarkskanal schwere Drucklähmungen
hervorrufen. Das gleiche gilt für die seltenen *Fibrome, Lipome* und *Hämangiome.*

Echinokokken entwickeln sich zuweilen im Wirbelkörper, können zu Spontanfrakturen
führen und in den Wirbelkanal durchbrechen.

Sarkome, metastatisch oder von benachbarten Weichteilen übergreifend, selten primär
als Riesenzellensarkome oder mit anderen Bindegewebsformen gemischt, sitzen mit Vorliebe
in den Körpern, von hier aus auf die Bögen und Fortsätze übergreifend.

Das *Myelom* führt bei multiplen Geschwülsten in der Wirbelsäule unter Umständen zu
einem Bilde ähnlich wie die Osteomalacie. Über *Ostitis fibrosa* und *Lymphogranulomatose*
s. S. 275.

Das *Carcinom*, als Absiedlung bei Vorsteherdrüsen-, Brustdrüsen-, Gebär-
mutterkrebs, sitzt mit Vorliebe im Brust- und Lendenwirbelkörper, kann
mehrere Wirbel getrennt befallen, wächst aber selten von einem Wirbel in

den anderen hinein. Die Geschwulst, in schleichender Entwicklung inmitten eines Wirbelkörpers, bildet eine Quelle andauernder spondylitischer Schmerzen, deren Art oft erst mit dem Zusammenbruch des Knochens klar wird. Die *Erscheinungen*, welche alle diese Geschwülste machen, werden bedingt: 1. durch die Geschwulst an sich (Schmerzen bei Bewegungen, Auftreten einer Geschwulstbildung), 2. durch die Gestaltsveränderung der Wirbelsäule (Gibbus) und 3. durch die vom Rückenmark oder den spinalen Nerven ausgelösten Erscheinungen. Die Reihenfolge dieser drei Erscheinungen kann eine ganz verschiedene sein. Die *Diagnose* gegenüber Caries der Wirbelsäule ist oft trotz Röntgenbildes nicht ganz einfach. Jugendliches Alter, langsamer Verlauf, das Fehlen der Wurzel- und Markerscheinungen spricht für Tuberkulose.

II. Geschwülste des Rückenmarks, seiner Wurzeln und seiner Häute.

Die innerhalb des Wirbelkanals vorkommenden Geschwülste entstammen zum größten Teil den Rückenmarkshäuten, seltener dem Rückenmark selbst bzw. seinen Wurzeln. Die Sonderstellung all dieser Geschwülste liegt darin, daß sie bei dem nur engen zur Verfügung stehenden Raum einerseits schon bei geringer Größe durch Druck auf die Wurzeln, aufs Mark oder durch Absperrung des Liquors schwere Erscheinungen hervorrufen. Andererseits zwingt die Form des Wirbelkanals den Geschwülsten stets eine längsspindelige Form auf und setzt ihrer Größenentwicklung enge Grenzen.

Die von den Rückenmarkshäuten ausgehenden Geschwülste *(Fibrome, Lipome, Angiome* und besonders *Meningeome)* entwickeln sich fast stets intradural, aber *extramedullär*. Dagegen entwickelt sich ein Teil der eigentlichen Geschwülste des Rückenmarks selbst *(Glioblastome, Astrozytome, Ganglioneurome* usw.) meist *intramedullär* oder entlang den austretenden Wurzeln. Die Neurinome der Wurzeln haben die Neigung, sich als „*Sanduhrgeschwülste*" durch die Intervertebrallöcher hindurch auch nach der Umgebung hin zu entwickeln. Entsprechend ihrer Raumbeengung verraten sich die Geschwülste zunächst in Reiz-, später in Ausfallserscheinungen der zuerst in Mitleidenschaft gezogenen Rückenmarkswurzeln und später des Rückenmarks selbst.

Die *Erkennung* all dieser Geschwülste stützt sich zunächst auf die neurologischen Erscheinungen. Gleichviel, ob es sich um Reizerscheinungen (Schmerzen, Parästhesien) oder später um Ausfallserscheinungen (Schwäche, Gebrauchsbehinderungen, Lähmungen) der betreffenden sensiblen oder motorischen Wurzeln oder der betreffenden Rückenmarkssegmente handelt, immer sind die Erscheinungen ausschlaggebend für die *neurologisch-topische Höhendiagnostik* der Geschwülste. Hierzu kommen ferner Störungen der Reflexe und Erscheinungen von seiten des Rückenmarks selbst, die sich in Spasmen, automatischen Reflexbewegungen äußern und sich später bis zu vollständigen Querschnittslähmungen des Rückenmarks steigern können. Es ist verständlich, daß die Erscheinungen bei der anfangs meist nur einseitigen Entwicklung der Geschwülste oft lange Zeit auch klinisch nur einseitig sind. Wenn das Rückenmark selbst nur auf der einen Seite seines Querschnittes betroffen wird, so entsteht die dann besonders kennzeichnende und meist einen intramedullären Geschwulstsitz beweisende BROWN-SÉQUARDsche *Lähmung* (Oberflächenlähmung für Temperatur und Schmerz auf der entgegengesetzten und Lähmung der Motilität und Tiefenempfindung auf der gleichen Seite bei beiderseits erhaltener Berührungsempfindung!). Die Zahl der neurologisch-diagnostischen

Anhaltspunkte ist sehr groß, und es muß diesbezüglich auf die Lehrbücher der Neurologie selbst verwiesen werden.

Die rein neurologische Diagnostik wird noch ergänzt durch die *Röntgenuntersuchung* der Wirbelsäule (Wirbelveränderungen!), *Liquoruntersuchungen* (Zellzahl, Eiweißgehalt, Farbe, kolloidchemische Untersuchungen). Letztere sind vor allem beim Vergleich zwischen dem durch Suboccipitalstich zysternalen und dem durch Lumbalpunktion gewonnenen lumbalen Liquor aufschlußreich. Auch der sog. QUECKENSTÄDTsche *Versuch* kann für eine Blockade des Liquors durch einen Tumor im Duralkanal in Anspruch genommen werden: Suboccipitalstich und Lumbalpunktion, sodann beiderseits Druck auf die Vv. jugulares, dadurch Stauung des gesamten venösen Blutes des Gehirns und dadurch wiederum Druckanstieg des Liquors. Sobald der letztere lediglich oben, dagegen nicht unten auftritt, so spricht das für eine Unterbrechung des Liquorkreislaufs im Wirbelkanal, die meist durch eine Geschwulst bedingt ist.

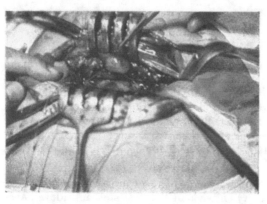

Abb. 184. Entfernung einer Rückenmarksgeschwulst (Neurinom) durch Laminektomie. Die allseitig freipräparierte Geschwulst wird mit der Pinzette abgehoben und entfernt. Man sieht in der Tiefe das muldenförmig eingedellte Rückenmark. Volle Heilung. Lichtbild während der Operation. (Breslauer Klinik.)

Für den Chirurgen am wichtigsten ist wegen der Höhendiagnose und der dokumentarischen Festlegung der Beziehung zur Wirbelsäule die *Myelographie*. Es wird dabei nach Suboccipitalstich Lipojodol oder Jodipin als schattengebende spezifisch schwere Flüssigkeit eingespritzt. Bei regelrechter Durchgängigkeit sammelt sich nach kurzer Zeit die Kontrastmasse in der Cysterna terminalis (Abb. 185). Es beweist dies eine glatte Liquordurchgängigkeit im Spinalkanal. Im Falle eines Tumors dagegen kommt es zu einem Stopp unmittelbar oberhalb der Geschwulst und zu einer haubenförmigen Ansammlung des Kontrastmittels über der Geschwulst (Abb. 186). In den Taschen der Nervenwurzeln hängenbleibende Jodipinreste darf man nicht mit krankhaftem Stopp verwechseln.

Die *Behandlung* der Rückenmarksgeschwülste — man faßt darunter alle im Wirbelkanal gelegenen Geschwülste zusammen — ist eine ausschließlich operative. Die Operation ist ungemein dankbar, gibt es ja für Kranke wie Operateur kaum einen gleich beglückenden Operationserfolg wie die Entfernung einer Rückenmarksgeschwulst, die oft in kürzester Frist dem Kranken buchstäblich wieder auf die Beine verhilft, seine Blasen- und Mastdarmlähmungen beseitigt und ihn meist wieder voll arbeitsfähig macht.

Für die Durchführung der Operation ist die topische Diagnose des Neurologen und die Myelographie maßgebend. Der Eingriff beginnt mit der typischen Laminektomie (s. S. 290) zur Freilegung der spinalen Dura. Es folgt dann die Eröffnung der Dura und sodann je nach dem intra- oder extramedullaren Sitz die Ausschälung der Geschwulst. Dabei kommt alles auf schonlichstes Operieren an. Nur Chirurgenhände, die es gelernt haben, mit heiliger Scheu das überempfindliche Gewebe des Rückenmarks zu schonen, sollten solche Operationen ausführen. Wer jenes Höchstmaß an Geduld und schonlichstem Operieren besitzt, erlebt gerade an den Operationen wegen Rückenmarksgeschwülsten besonders viel Freude, sind ja die Geschwülste fast durchweg gut abgegrenzt und meist derb genug, um schonlichst präpariert zu werden. Es ist nachher immer wieder erstaunlich, was sich alles auch bei scheinbar hoffnungslos an die Wand gequetschtem Rückenmark (vgl. Abb. 184) noch erholt, wenn erst der schädliche Druck der Geschwulst beseitigt ist. Selbstverständlich haben die extramedullären Geschwülste eine bessere

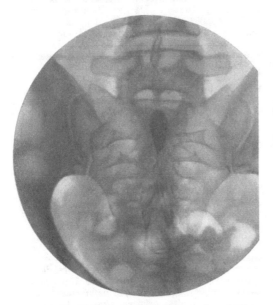

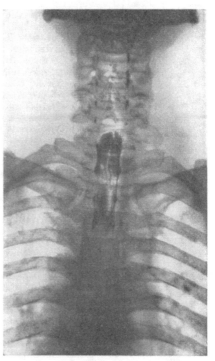

Abb.185. Myelographie. Ansammlung des schatten-gebenden Lipojodols in der Cysterna terminalis: Beweis für freien Liquordurchgang im Duralsack. (Chir. Klinik Göttingen.)

Abb.186. Myelogramm bei Rückenmarkstumor (Hämangiom). Lipiodolstop, 48 Stunden nach der Injektion. Laminektomie. Heilung. (Chir. Klinik Göttingen.)

Vorhersage als die im Rückenmark selbst entwickelten, aber auch bei letzteren gibt es manchen vollen und manchen guten palliativen Erfolg.

Operationen an der Wirbelsäule und dem Rückenmark.

1. *Lumbalpunktion.* Im Liegen oder Sitzen des Kranken bei möglichster kyphotischer Krümmung der Wirbelsäule. In örtlicher Betäubung Einstich in der Verbindungslinie beider Darmbeinkämme zwischen den Dornfortsätzen des 3. und 4. Lendenwirbels genau in der Mittellinie, mit leicht nach oben gestellter Kanüle. Beim Einstechen fühlt man nach Überwindung der Haut einen Widerstand am Ligamentum interspinale, einen zweiten in etwa 7 cm Tiefe vor dem Duralsack. Stößt zwischen diesen beiden Widerständen die Nadel auf Knochen, so muß sie etwas zurückgezogen und mehr senkrecht vorgeführt werden. Gelingt die Punktion hier nicht, dann kann sie zwischen den Dornfortsätzen des 2. und 3. Lendenwirbels wiederholt werden. Nach Überwindung des tiefsten Widerstandes wird der Mandrin entfernt und der Liquor fließt, falls keine Verwachsungen bestehen, in der Regel tropfenweise ab. Der regelrechte Druck beträgt im Liegen 125 cm Wasser. Eine genaue mikroskopische und bakteriologische Untersuchung ist nötig.

Anzeigen: Meningitis spinalis, Basalmeningitis, Cerebrospinalmeningitis, Blutungen in den Duralsack, Hirndruck (ausschließlich Geschwülsten!).

Für die *Lumbalanästhesie* gilt die gleiche Technik (s. S. 31 und 32). Ebenda finden sich nähere Angaben über Sacralanästhesie und Parasacralanästhesie.

2. Die *Punktion der Cisterna cerebellomedullaris* ist schwieriger und verantwortungsvoller als die Lumbalpunktion, weil die Nadel bis in unmittelbare Nähe der lebenswichtigen Zentren des verlängerten Marks vorgeschoben wird. Bei vorgebeugtem Kopf sticht man beim liegenden oder sitzenden Kranken in örtlicher Betäubung nach oben auf die Hinterhauptschuppe die in Zentimeter eingeteilte Nadel ein und tastet mit ihr den Rand des Foramen magnum ab, durchsticht dann die Membrana atlantooccipitalis auf etwa 5 cm Tiefe von der Hauteinstichstelle ab gerechnet. Für die *Myelographie* läßt man nach Abfluß von 2 ccm Liquor die gleiche Menge 40%igen

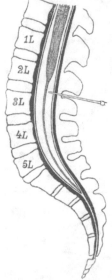

Jodipins oder Lipiodols einfließen. Durch seine eigene Schwere fällt es bis zum Endsack (Abb. 185); an einer etwa durch Abknikkung, Tumor, Adhäsionen verengerten Stelle im Wirbelkanal bleibt es ganz oder teilweise liegen (Abb. 186). Da der Jodschatten im Röntgenbild erkennbar ist, ergeben die Dichtigkeit, die Form und der Ort der Ablagerung ein wertvolles diagnostisches Hilfsmittel.

3. *Laminektomie.* In örtlicher Betäubung 10—15 cm langer Schnitt über die Dornfortsätze, Einschneiden der dicken Rückenfascie beiderseits der Dornfortsätze, stumpfes Beiseiteschieben der Muskeln, temporäre Blutstillung durch Kompression, Abtragen der Dornfortsätze und Wirbelbögen bis zu den Querfortsätzen mit der LUERschen Zange, Freilegen des durch sein Fettgewebe kenntlichen extraduralen Raumes. Spaltung der Dura, sofern intraduraler Eingriff z. B. bei Rückenmarksgeschwülsten erforderlich ist. Entfernung der Erkrankungsherde, genaue Schichtnaht der Weichteile.

Die Anzeigen sind: Kompression des Rückenmarks nach Verletzungen, nach chronisch entzündlichen zerstörenden Vorgängen, durch intra- und extramedulläre Geschwülste und Meningitis serosa circumscripta.

4. *Costotransversektomie.* Um prävertebrale Abscesse, Tumoren der Wirbelkörper operativ anzugehen, reseziert man bei seitlichem ein oder zwei Rippengelenke mit den Proc. transversis, um, in schräger Richtung vordringend, an die vordere Seite der Wirbelkörper zu gelangen. Im Brustabschnitt wird das hintere Mediastinum eröffnet.

5. HENLESche bzw. ALBEEsche *Operation* (s. S. 284).

6. FOERSTERsche *Operation.* Entsprechend der betreffenden Krankheit Resektion dreier Wirbelbögen, Spaltung der Dura bei Beckenhochlagerung, Resektion von drei, vier oder mehr sensiblen Wurzeln, die an ihrer Lage nach hinten, größerer Dicke, allenfalls durch elektrische Reizung kenntlich sind. Es dürfen nicht mehr als zwei benachbarte Wurzeln, um dauernde Anästhesie zu vermeiden, entfernt werden, also z. B. die 2., 3. und 5. Lumbal- und die 2. Sacralwurzel. Die *Anzeigen* zur FOERSTERschen Operation sind gegenüber früher wesentlich eingeschränkt worden, da es sich gezeigt hat, daß trotz Resektion von 6 und sogar 7 Wurzelpaaren gastrische Krisen bei Tabes — eine Zeitlang das Hauptgebiet — nicht geheilt werden konnten.

An ihre Stelle ist bei unerträglichen Schmerzen, z. B. infolge inoperabler Geschwülste, die *Chordotomie*, d. h. die Durchschneidung der alle Schmerzleitungsbahnen beherbergenden Vorderseitenstrangbahn, getreten.

Abb. 187.
Lumbalpunktion.
(Stelle des Einstichs.)

Chirurgie des Beckens.

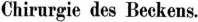

Allgemeines. Durch die ringförmige Gestaltung des Beckens, durch die verschiedene Stärke seiner knöchernen Begrenzung, die starken Bändermassen werden einzelne Teile bei Gewalteinwirkungen besonderer Spannung ausgesetzt. Trifft die stärkste Spannung mit schwächeren Stellen zusammen, z. B. in der Nähe der Symphyse oder der Incisura ischiadica oder seitlich neben den Ileosacralgelenken, so wird der Beckenring gesprengt. Das Becken, dessen Verbindungslinie zwischen Symphyse und Promontorium, die Conjugata, in aufrechter Stellung einen Winkel von 55° zur Horizontalen bildet, dessen Spinae anteriores superiores am Skelet bei richtiger Stellung in einer Senkrechten mit der Symphyse stehen, führt seine drei Bewegungen, Beugung und Streckung, Hebung und Senkung, Drehung um die vertikale Achse, besonders in den Hüftgelenken, zum geringeren Teil in den Ileosacralgelenken aus. Die engen *Beziehungen* des Ileosacralgelenkes zum Psoas, Plexus lumbalis, zum autonomen Nervensystem, zu den großen Gefäßen, zum Mastdarm bringen es mit sich, daß die sich in diesem Raum abspielenden Krankheitsvorgänge nicht selten diagnostische Schwierigkeiten bilden. Ischias, Coxitis, Perityphlitis, Cystitis sind häufige Fehldiagnosen bei Entzündungen dieses Gelenkes.

Die aus dem Becken austretenden Gebilde durchbohren die seitliche Beckenfascie nicht einfach, sondern sie werden von derselben umhüllt. Infolge dieser Anordnung und der Festigkeit der Fascie besteht ein ziemlich großer Schutz gegen das Übergreifen von Eiterungen auf den subperitonealen Raum. Sie senken sich eher entlang der Fascienumhüllung der einzelnen Muskeln und treten mit denselben an den verschiedenen Öffnungen (Foramen ischiadicum majus, minus und am Lig. inguinale) aus. Abgesehen von der Umgebung des Mastdarmes haben wir zwei große Bindegewebslager, das subseröse und subfasciale, welche durch die innere Beckenfascie voneinander getrennt sind. Das erstere zerfällt in einen paravesicalen, pararectalen Teil und bei Frauen noch in die Parametrien.

Angeborene Erkrankungen. Die *Spina bifida* (s. Wirbelsäule S. 252f.) kommt auch, ebenso wie die mit ihr vergesellschafteten Geschwülste, im Bereich des Os sacrum vor. In seltenen Fällen bildet sich in der Gegend des Promontorium eine in das Becken hineinwachsende Meningocele.

Die sog. *Schwanzbildungen* stellen entweder kleine gestielte Geschwülste (Lipome, Fibrome) dar (falsche Schwanzbildung), oder sie enthalten kleinste Knöchelchen (überzählige Steißbeinwirbel) (wahre Schwanzbildung).

Zu erinnern ist ferner an die häufig vorkommenden *Dermoide* und *kongenitalen Fisteln* auf dem Steißbein, sowie an Dermoide zwischen Mastdarm und Steißbein. Sie finden sich vorwiegend beim weiblichen Geschlecht, in den 20er Jahren, verlaufen in Schüben und werden oft mit Analfisteln verwechselt (s. auch S. 407). Viel seltener sind die *Teratome*, die oft als Riesengeschwülste dem Kreuzbein anhaften, genetisch als verkümmerter Zwilling gedeutet. Noch seltener ist die *Notomelie* beim Menschen (im Gegensatz zu den Tieren). Man versteht darunter Mißbildungen am Rücken (Notos) mit gliedmaßenähnlichen Anteilen (Melos).

A. Verletzungen des Beckens.

Die *subcutanen Verletzungen* der äußeren Weichteile äußern sich teils in einem blutigen Lymphextravasat unter der Haut des Kreuzbeins, gewöhnlich bei tangentialer Gewalteinwirkung, teils als größere Blutergüsse in den Glutäen und der Dammgegend. Die Aufsaugung kann sehr verlangsamt sein, unter Umständen geht der Bluterguß in Eiterung über. Eine Verwechslung mit stillen Aneurysmen der Glutaea ist möglich; also nicht den vermeintlichen „Absceß" ohne weiteres aufschneiden, sondern erst Probepunktion! Bei den häufigeren belebten Aneurysmen läßt die Pulsation und das hörbare Sausen keinen Zweifel an der Diagnose; Ischiasbeschwerden sprechen für Aneurysma.

Die *offenen Verletzungen* sind häufig von starken, schwer stillbaren Blutungen begleitet, die eine genaue Freilegung der Wunde, Unterbindung des betreffenden Gefäßes erfordern. Bei Schuß- und Stichverletzungen kann der Stamm der Arteria glutaea getroffen sein. Blutstillung durch Tamponade ist nur im Notfall erlaubt, bis zur endgültigen chirurgischen Versorgung durch Unterbindung.

Wundinfektionen sind gerade in der Glutäalgegend nicht selten und nehmen wegen der dicken Weichteile oft einen ungünstigen Verlauf, besonders gilt dies von der Gasphlegmone der Glutäalgegend.

I. Luxationen im Bereich der Beckenknochen.

Dieselben sind selten und können erfolgen:

1. in der Symphyse, im Gegensatz zu der Diastase sind die beiden Symphysenenden gegeneinander verschoben;

2. in der Synchondrosis sacroiliaca, a) einseitig, b) doppelseitig (Verrenkung des Kreuzbeins);

3. als Zusammentreffen der Verrenkung der Symphyse und des Ileosacralgelenkes, a) Luxation der Symphyse und eines Ileosacralgelenkes (Luxation einer Beckenhälfte), b) Luxation der Symphyse und beider Ileosacralgelenke (Luxation des Beckens),

4. als Luxatio bzw. Subluxatio coccygis.

Die Verrenkung des Kreuzbeins und einer Beckenhälfte ist noch am häufigsten. Die Ursache ist meist eine schwere unmittelbare Gewalteinwirkung oder ein Fall auf das Gesäß. Die Komplikationen können in schweren Verletzungen der Beckenorgane bestehen, bei Luxation der Symphyse ist die Harnröhre besonders gefährdet.

Die *Diagnose* gründet sich auf die spontane und die Druckschmerzhaftigkeit, auf die deutlich fühlbare Gestaltsveränderung, die regelwidrige Beweglichkeit, bei der aber kein Knochenreiben zu fühlen ist, die leichte Möglichkeit, die Verschiebung auszugleichen, und das schnelle Wiederkehren derselben nach Aufhören des Zuges. Untersuchung auch von Mastdarm und Scheide aus.

Die *Behandlung* sucht durch Gipsbinden, die ringförmig um das Becken gelegt werden, und durch Zug an den Beinen nach Möglichkeit die Knochen in richtiger Stellung festzustellen. Selbst bei nicht oder nicht vollkommen gelungener Einrichtung pflegt die dauernde Erwerbsbehinderung 20—30 v. H. nicht zu überschreiten.

Nach den durch Auffallen auf einen Stein oder eine Kante hervorgerufenen Subluxationen des Steißbeins entwickelt sich manchmal das Krankheitsbild der *Coccygodynie* (Steißbeinschmerz), vielleicht infolge des Hinzutretens sekundärer Arthritiden. Man sei aber bei der Unfallbegutachtung sehr zurückhaltend und argwöhnisch! (Siehe auch S. 297.)

II. Brüche des Beckens.

Wir unterscheiden: I. Stückbrüche einzelner Beckenteile (Beckenrandbrüche); II. Beckenringbrüche.

I. Isolierte Frakturen der einzelnen Beckenteile, fast ausnahmslos durch unmittelbare Gewalt entstehend, können betreffen: 1. das Schambein (deutlich fühlbare Verschiebung); 2. das Sitzbein (Verschiebung gering); 3. die Beckenschaufel (beim Querbruch unterhalb der Spina anterior superior kann die Beckenschaufel nach oben gezogen werden, wodurch das Bein verlängert erscheint [Duverneyscher Querbruch]). Diese Fraktur ist ein Abrißbruch der Spina iliaca ant. sup., der durch plötzliche starke Muskelkontraktion bei sportlichen Übungen (Schnelläufer, Schneeschuhläufer, durch Überstreckung beim plötzlichen Bremsen) entsteht. Auch durch Zug des Glutaeus maximus können Rißbrüche zustande kommen; 4. den Pfannenboden (Luxatio centralis femoris — Epiphysenlösung); 5. das Kreuzbein meist in der Höhe des dritten Sacralloches (Druck auf die Sacralnerven, gestörte Funktion von Blase und Mastdarm); 6. das Steißbein (s. oben Coccygodynie) (Abb. 188).

II. Beckenringbrüche. Die Summe aller das Becken zusammensetzenden Knochen wird als einheitliches Ganzes, als „Beckenring", aufgefaßt. Als wohlgekennzeichnete und häufigste Art ist der „Beckenringbiegungsbruch", Hauptform der Beckenbrüche, zu nennen.

Die schwächsten Stellen des Beckenringes liegen dort, wo dünnere Teile in die dickeren übergehen. Treffen diese mit der größten, durch eine Gewalt bedingten Spannung des Beckenringes zusammen oder sind sie unmittelbar der Angriffspunkt einer Gewalt, so entstehen Knochenbrüche oder an deren Stelle Sprengungen der einzelnen Gelenke. Hieraus erklärt sich, daß wir bei sagittal, frontal oder schräg auf den Beckenring einwirkender Gewalt Knochenbrüche an der Stelle der Gewalteinwirkung sowie an gegenüberliegenden Teilen, und zwar beiderseits der Symphyse, beiderseits vom Kreuzbein bis in die Incisura ischiadica major finden, entweder einseitig oder doppelseitig (Malgaignescher doppelter Vertikalbruch).

Die *Komplikationen* dieser Beckenringbrüche sind meist bedenklich. Sie bestehen in schwerem Schock, in gleichzeitiger Verletzung der Blase, des Mastdarms, der Harnröhre, der Beckenvenen mit nachfolgender Thrombose, Fettembolie, so daß viele Beckenringfrakturen durch die Schwere der Gewalteinwirkung sowie die Nebenverletzungen tödlich enden. Nicht immer sind es die Bruchstücke selbst, welche die Organverletzung hervorrufen; so kann z. B. bei Sturz und Gewalteinwirkung von unten nach oben die Harnröhre durch das Ligamentum triangulare geradezu abgeschnitten werden. Auf Nervenverletzungen (Ischiadicus, Obturatorius) ist besonders zu achten.

Die *Erscheinungen* bestehen in der fühlbaren Gestaltsveränderung, häufig mit Crepitation verbunden, in der Behinderung des Gehens und Stehens, in heftiger örtlicher Druckschmerzhaftigkeit, die besonders stark wird, wenn man beide Beckenschaufeln mit der flachen Hand gegeneinander drückt. Daneben bestehen u. U. Zeichen einer Blasen-, Harnröhren- und Mastdarmverletzung.

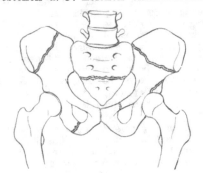 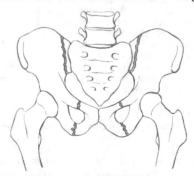

Abb. 188. Schematische Übersicht über die häufigsten Beckenrandbrüche.

Abb. 189. Beiderseitige doppelte Vertikalfraktur des Beckens nach MALGAIGNE.

Wenn der Verletzte nicht von selbst einwandfreien Harn entleert, darf die Untersuchung mit dem Katheter nicht unterlassen werden. Ebenso muß genau auf etwaige peritonitische Erscheinungen geachtet werden. Röntgenuntersuchung gibt über die Stellung der Bruchstücke Aufschluß.

Bei *Kindern* ist die Elastizität des Beckens noch so groß, daß durch Überfahrenwerden z. B. wohl Verletzungen der Beckenorgane, Darmabreißungen zustande kommen, der Beckenring selbst aber unverletzt bleiben kann.

Der *Verlauf* und die *Vorhersage* ist bei unkomplizierten Frakturen, abgesehen von der Schwere der Verletzung, etwaiger Fettembolie, meist gut. Sie werden in der Hauptsache durch die Nebenverletzungen der Beckenorgane bedingt.

Die *Behandlungsdauer* beträgt etwa 2 Monate. Gewöhnlich wird man sich bei geringer Verschiebung auf Lagerung zwischen Sandsäcken beschränken. Auch die Luxatio centralis femoris ist schwer zu beheben (Drahtextension am Oberschenkel nach unten und Gegenzug nach der Seite [Draht durch den Trochanter major]). Stärkere Verschiebungen der Bruchstücke sucht man durch Druck und Zug auszugleichen. Bei Harnröhrenverletzungen ist die Gefahr der Urinphlegmone durch frühzeitige Freilegung der Zerreißungsstelle am Damm zu bannen. Ebenso müssen Verletzungen von Blase, Scheide und Mastdarm sofort operativ versorgt werden. Beweglichkeitsstörungen in den Beinen, Störungen beim Gehen und Bücken, neuralgische Schmerzen durch Calluswucherung und Druck auf die Nerven bleiben zuweilen zurück. Besonders belastet sind die hinteren Beckenringbrüche, so daß z. B. bei Schwerarbeitern eine Erwerbsbehinderung bis 50 v. H. zurückbleiben kann, während die übrigen Beckenbrüche auch bei mäßiger Verschiebung der Bruchstücke meist ohne nennenswerte Erwerbsbeschränkung ausheilen. Bei Frauen kann durch Verformung des Beckeneinganges ein Geburtshindernis entstehen.

Durch Lösung der Beckenknochen in den Fugen (Kreuzbein-, Darmbein- und Schambeinfuge) kann es zu den Erscheinungen der *Luxation des Beckens* kommen. Auch hier soll der Einrenkungsversuch nicht unterlassen werden. Retention durch Zugverbände, Knochenverschraubung, Beckengurt.

B. Entzündungen des Beckens.

Die *akute Osteomyelitis*, meist bis zum 15. Jahre auftretend, am Becken im ganzen selten, sitzt häufiger am Darmbein als am Kreuzbein, befällt entweder diffus den ganzen Knochen oder tritt in einzelnen Herden auf, die zu Abscedierungen unter dem Periost der Innen- oder Außenseite des Beckens führen. Neben den gewöhnlichen Erscheinungen der Osteomyelitis (Fieber, Infiltration des Periostes) finden sich heftige, in der Tiefe des Beckens sitzende, bei jeder Bewegung sich steigernde, bohrende Schmerzen, denen dann eine wenig umschriebene, anfänglich mehr harte Schwellung der betreffenden Stelle folgt. Bei Sitz an der rechten Beckenschaufel ist eine Verwechslung mit Appendicitis möglich. Die in der Spongiosa des Darmbeins fortgeleitete Eiterung kann in das Ileosacralgelenk oder gar in das Hüftgelenk durchbrechen — das ist, wenn auch ein seltener, so doch recht bedenklicher Zwischenfall. Im allgemeinen sehen wir im Krankenhaus die milden Formen häufiger, weil die schweren Fälle meist in kurzer Zeit tödlich enden, bevor die Diagnose gestellt ist.

Die *Behandlung* besteht in möglichst baldiger Incision des subperiostalen Abscesses, bei schweren Formen mit Aufmeißelung des Knochens bzw. Abmeißelung der erkrankten Teile der Beckenschaufel.

Auch bei infektiösen Allgemeinkrankheiten (*Grippe, Scharlach, Typhus, Diphtherie, Ruhr*) kommen manchmal akute und mehr chronische *Entzündungen der Ileosacralgelenke* vor. In seltenen Fällen schließt sich die Entzündung an eine sacrale Mastdarmamputation an. In allen schweren Fällen ist die Entlastung durch Einschnitt angezeigt.

Die *Tuberkulose des Beckens* sitzt mit Vorliebe in der Umgebung der Symphyse, des Hüftgelenkes, des Kreuzbeins und des Sitzbeinknochens und greift nicht selten von dem Knochen auf das benachbarte Gelenk über. Sie ist viel häufiger als die akute Osteomyelitis.

Praktisch wichtig ist vor allem die tuberkulöse Erkrankung des *Ileosacralgelenkes,* die meist von einem primären Herd des Kreuzbeins auf das Gelenk übergreift, zu cariöser Zerstörung und Abscedierung führt. Das weibliche Geschlecht ist ungleich häufiger betroffen als das männliche. Die Erkrankung beginnt schleichend mit rheumatoiden Kreuz- oder ausstrahlenden (Ischiadicus-) Schmerzen, die sich über Monate ohne weitere sichtbare Veränderungen hinziehen und die selbst bei vorsichtigen Bewegungen, bei längerem Sitzen sich bemerklich machen. Sie wird oft lange verkannt und als „Ischias" gedeutet, und tatsächlich sind oft Reizerscheinungen im Bereich des Plexus sacralis vorhanden. Später entwickelt sich eine teigige Schwellung, hinter oder von dem Mastdarm her nachweisbar. Schließlich kommt es zu den üblichen Senkungsabscessen, die später nicht selten als periproktitische Abscesse geöffnet werden und so Anlaß zu äußerst hartnäckigen Analfisteln geben.

Bei Kindern heilt die Erkrankung unter abwartender Behandlung (Allgemeinbehandlung, Absceßpunktion und Jodoformeinspritzung, Röntgentiefenbestrahlung) häufig aus. Bei Erwachsenen ist die Vorhersage ernster, es muß deshalb, falls auf konservative Behandlung keine Besserung erfolgt, oder zur Fistelbildung septische Erscheinungen kommen, operativ vorgegangen werden.

Die *Tuberkulose der Symphyse* ist eine seltene Erkrankung, führt nach anfänglicher Schmerzhaftigkeit zu Schwellungen, Abscessen und Fisteln vor oder hinter dem Knochen und in der Leistengegend. Sehr häufig sind tuberkulöse Sequester vorhanden. Bei der guten Zugängigkeit empfiehlt sich möglichst frühzeitige Operation mit Ausräumung der Sequester.

I. Beckenabscesse.

Eiterungen haben ihren Sitz im Bindegewebe des Beckens, ausgehend entweder von Entzündungen der Knochen, Drüsen, Muskeln, des Bindegewebes selbst oder von entfernteren Stellen, z. B. dem retroperitonealen Raum, der Wirbelsäule fortgeleitet. Sie treten vielfach in enge Beziehungen zu den Muskeln, indem sie ihre Scheiden als Gleitbahn benutzen, haben dementsprechend eine gewisse kennzeichnende Ausbreitung und lassen bei nicht zu großer Eiteransammlung nach der Stelle, an der sie zum Vorschein kommen, auf ihre Herkunft schließen.

Wir unterscheiden Eiterungen außen und innen am Becken:

1. Die äußeren Beckenabscesse haben ihren Ursprung entweder in den Weichteilen der Außenseite oder an der Hinterseite des Kreuzbeins, der Beckenschaufel oder stehen durch einen engen Hohlgang mit einem inneren Beckenabsceß in Verbindung oder stellen schließlich durch das Foramen ischiadicum durchgebrochene Iliacal- oder Psoasabscesse dar (selten).

2. Die inneren Beckenabscesse, Beckenabscesse im engeren Sinne trennen wir in Iliacal-, Psoas- und subseröse Abscesse.

a) Iliacalabscesse. Der Eiter steht in enger Beziehung zu dem der inneren Beckenschaufel eng aufliegenden Musculus iliacus, liegt zwischen Knochen und Fascia iliaca und stammt entweder von einer eitrigen Entzündung des Kreuzbeins, des Darmbeins, der Pfanne oder ist innerhalb des Muskellagers selbst entstanden (vereitertes Hämatom). Er liegt der Beckenschaufel dicht auf, stellt gewissermaßen eine Verdickung derselben dar. In chronischen Fällen Verwechslung mit Geschwülsten der Darmbeinschaufel. Die Senkung folgt dem Verlauf des Muskels. Die Austrittsstelle ist in der Gegend der Eminentia pectinea oder unterhalb des Leistenbandes zwischen Musculus iliacus und der Innenseite des Rectus femoris. Selten ist die Senkung zum Foramen ischiadicum oder nach der Lendengegend.

b) Psoasabscesse. In unmittelbarer Beziehung zum Musculus psoas stehend, liegen sie der Beckenwand weniger dicht auf, sind in seltenen Fällen im Muskel selbst entstanden, stellen meist eine Senkung von tuberkulösen Abscessen der Wirbelsäule dar. Durch den Reiz des Eiters wird eine Kontraktion des Muskels ausgelöst und infolgedessen der Oberschenkel im Hüftgelenk gebeugt und nach außen gedreht (Kontrakturstellung des Hüftgelenkes). Die Eiterung senkt sich an der Innenseite der Psoassehne gegen den Oberschenkel zu und kommt meist am Innenrande des Sartorius zum Vorschein, gewöhnlich unterhalb der inneren Hälfte des Leistenbandes. Fast immer handelt es sich um chronische Senkungsabscesse von einer Spondylitis aus (s. S. 275).

c) Nach hinten zu wandernde Abscesse folgen dem M. quadratus lumborum (*Lumbalabscesse*). Sie können differentialdiagnostische Schwierigkeiten gegenüber dem paranephritischen Absceß (s. S. 466) bieten.

d) Die subserösen (subperitonealen) Eiterungen stammen von den teilweise vom Bauchfell bekleideten Organen (Coecum und Appendix, Dickdarm, retroperitonealen Drüsen, Samenstrang, nach Semicastratio wegen eitriger Entzündungen). Sie liegen oberflächlicher als die beiden anderen Arten und kommen meist oberhalb der inneren zwei Drittel des Leistenbandes zum Vorschein, indem sie auf ihrem Wege das Bauchfell in die Höhe schieben.

Die Feststellung des Abscesses an sich macht meistens keine Schwierigkeiten. Schwieriger ist es manchmal, die Art und den Ausgangspunkt richtig zu deuten. Eine Eröffnung auf Grund fehlerhafter Diagnose bedeutet für den Kranken unter Umständen den Anfang von seinem Ende (vgl. Spondylitis).

Die *Behandlung* richtet sich nach dem Grundleiden, muß bei akuten Eiterungen in breiter Spaltung, bei Tuberkulose in Punktion mit Jodoform- bzw.

Jodoformosoleinspritzung und Behandlung des Ausgangsherdes bestehen. Bei den subserösen Abscessen muß eine Verletzung des Bauchfells durch einen dem Leistenbruch gleichlaufenden Schnitt und schrittweises Vorgehen vermieden werden.

II. Beckenfisteln.

Bei spontanem Durchbruch oder ungenügender Entleerung der Beckeneiterungen kommt es zur Fistelbildung, deren Öffnung je nach der Herkunft von Iliacal-, Psoas- oder subserösen Abscessen verschieden ist. Ebenso haben dementsprechend auch die Fistelgänge einen verschiedenen Verlauf (vgl. auch Abbildung bei Analfisteln, S. 407). Fernerhin kann man, wie erwähnt, bei iliacalen Abscessen meist annehmen, daß der Eiter von Entzündungen des knöchernen Beckens, bei Psoasabscessen von tuberkulöser Erkrankung der Wirbelsäule, bei subserösen Fisteln meist von einer Erkrankung der subperitonealen Beckenorgane herstammt.

Außer diesen gekennzeichneten Fisteln kommen noch an anderen Stellen im Bereich des Beckens Eiteröffnungen vor, deren Ursprung oft erst nach genauester Untersuchung und bei der Operation festgestellt werden kann.

Fisteln der Regio sacro-coccygealis, häufig beobachtet, oft falsch gedeutet, sind meist sog. *Dermoidfisteln,* d. h. sie stammen von angeborenen Einstülpungen des Ektoderms oder durchgebrochenen und vereiterten *Dermoidcysten.* An eine sacro-coccygeale Dermoidfistel muß man — im Gegensatz zu Anal- oder Rectalfisteln — denken, sobald sich die Fistel im Bereich des sog. Steißbeingrübchens findet. Dem Fistelaufbruch folgt die Infektion, dieser meist auf die Dauer vergebliche Einschnitte in vermeintliche Abscesse und neue Rückfälle. Endgültige Heilung erfolgt nur bei radikaler Ausschneidung aller epithelialen Balgreste, nach Rückfällen nur nach Ausschneidung des ganzen Haut- und Unterhautzellgewebsstückes zwischen Steißbein*spitze* und dem oberen Ende des entzündlichen Infiltrates.

Bei den iliacalen und subserösen Fisteln soll man nach Möglichkeit die Ursache der Erkrankung beseitigen. Bei den meist tuberkulösen Psoasfisteln muß man sich mit Jodoformeinspritzungen, Ruhigstellung des erkrankten Wirbelsäulenabschnittes begnügen, vor allen Dingen aber bestrebt sein, die Sekundärinfektion nach Möglichkeit fernzuhalten.

C. Geschwülste des Beckens.

Die von den *Weichteilen der Außenseite* ausgehenden Geschwülste, Atherome, Lipome, Myxome, Schleimbeutel, Hygrome, Echinococcuscysten sitzen meist in der Glutäalgegend. Die fascialen Sarkome der Beckengegend sind verhältnismäßig gutartig. Bei allen Geschwülsten und Verdickungen dieser Gegend ist an ein Aneurysma der Arteria glutaea zu denken, da eine Eröffnung zu unliebsamen Folgen, schwer zu stillender Blutung führt. Im Zweifelsfalle ist eine vorsichtige Punktion mit dünner Nadel zu empfehlen.

In der Steißbeingegend finden sich die oben erwähnten *Dermoidcysten* und *Teratome* (s. S. 291).

Wir erinnern ferner, damit Fehldiagnosen möglichst vermieden werden, an die häufige Spina bifida sacralis (s. Wirbelsäule). Hinter einem *Lipom* versteckt sich hier meist eine Spina bifida.

Die von den *Beckenknochen* ausgehenden *Exostosen* sitzen meist in der Gegend des Ileosacralgelenkes; sie kommen sowohl in der Mehrzahl wie einzeln vor. Die knorpeligen Exostosen sind eine Folge regelwidriger Knochenentwicklung, wie wir sie an den Gliedmaßen in der Nähe der Epiphysengrenze finden (s. kartilaginäre Exostosen S. 753).

Enchondrome nehmen meist vom Darmbein ihren Ursprung. Es sind sehr langsam wachsende, zum Teil cystisch entartende, harte Geschwülste mit höckeriger Oberfläche; sie werden durch ihre Größe oder Druck auf Nachbargebilde (Nerven!) dem Träger lästig.

Derbe, feste *Fibrome* der äußeren Periostschicht, in der Gegend der Spina anterior superior sitzend, geben zu Verwechslungen mit Geschwülsten, die vom Knochen ausgehen, Veranlassung.

Das *Sarkom* der Becken*knochen* zeichnet sich im Gegensatz zu den fascialen durch seine Bösartigkeit aus und ist zu der Zeit, wenn die Schmerzen den Kranken zum Arzte führen, selten mit Erfolg operabel. Unter rheumatischen Schmerzen wächst es unbemerkt heran, bis Druck auf die Gefäße zu Ödem des Beines und Kompression der Nerven zu Ischias führt. Die vom Mark ausgehenden Sarkome sind sehr gefäßreich, sie können durch Pulsation sogar Aneurysmen vortäuschen. Die Neubildung, nach der Fossa iliaca und unter die Glutäen sich ausbreitend, erreicht bisweilen ungeheuerliche Größe und ist schon aus diesem Grunde, abgesehen von der Blutungsgefahr inoperabel. Mit Röntgentiefenbestrahlung ist manchmal eine überraschende Verkleinerung zu erzielen, schwerlich eine Ausheilung.

Im *Inneren des Beckens* gelegene Geschwülste sind teilweise angeboren und stellen in der Nähe der Mittellinie, am Kreuz- und Steißbein gelegene oder retroperitoneal sitzende *Dermoide* und *Teratome* dar (angeborene Sacraltumoren). Sie können bei größerer Ausdehnung Blase, Mastdarm verdrängen und zusammendrücken, an der äußeren Dammgegend zum Vorschein kommen und zu umfangreichen äußeren Geschwülsten Veranlassung geben, auch können sie bösartig werden.

Die sonst im Becken vorkommenden Geschwülste stehen mit den *Beckenorganen* im Zusammenhang. Zumeist sind es Gewächse der Gebärmutter und Eierstöcke. Soweit Mastdarm, Blase und Vorsteherdrüse in Frage kommen, s. diese Abschnitte.

Die *Aneurysmen der Iliaca externa und communis* sind häufig klinisch nicht voneinander zu trennen. Sie sitzen als glatte, pulsierende, schwirrende Geschwülste der Innenseite des Beckens auf und treten bei größerer Ausdehnung unterhalb des Ligamentum inguinale durch, Zwerchsackform annehmend. Bei der Behandlung ist nach Möglichkeit die Naht des Gefäßes anzustreben, da die Unterbindung in etwa 50 v. H. Brand des Beines ergibt.

Auch die *Osteodystrophia fibrosa generalisata* (RECKLINGHAUSEN) und die *Ostitis deformans* (PAGET) kommen an den Beckenknochen vor (s. S. 755).

D. Beckenneuralgien.

Dieselben spielen sich im Gebiete des Nervus ischiadicus und obturatorius ab. Sind beide Nerven befallen, so liegt die Ursache zentral. Bei den peripheren Neuralgien ist die Ursache vielfach ein Trauma, das den Nerven unmittelbar gequetscht oder durch einen Bluterguß oder eine Knochennarbe komprimiert hat. Zuweilen kommt es bei Verschiebungen und Lockerungen in den Ileosacralgelenken durch Zerrung am Nerven zu Neuralgien. Ebenso können örtliche Entzündungen sowie Abscesse die Ursache abgeben. Erst wenn durch genaueste Untersuchung eine örtliche Ursache auszuschließen ist, kann man Erkältung, Rheumatismus, Arteriosklerose, Obstipation als Ursache annehmen. Wenn die Behandlung die Ursache beseitigen kann, ist die Vorhersage gut.

Coccygodynie, langanhaltende, oft in Anfällen auftretende Schmerzen im Steißbein. Neben den traumatischen Ursachen ist noch jener Fälle zu gedenken, bei denen sich das quälende Leiden im Anschluß an Geburten oder ohne jede greifbare Ursache nach chronisch entzündlichen Zuständen oder Reizzuständen des Darmes entwickelt. Das Leiden ist bei Frauen viel häufiger als bei Männern. Die Behandlung besteht in Beseitigung der örtlichen Ursache, allenfalls Entfernung des Steißbeins, wenn die Behandlung allgemeiner Ursachen, wie chronischer Obstipation, Darmkatarrh (s. auch Rectum) nicht zum Ziele führt. Bevor man operiert, wird man Kurzwellenbehandlung, epidurale Injektion (50 ccm $^1/_2$%iger Novocainlösung) versuchen (s. auch S. 292).

Chirurgie der Bauchorgane.

Anatomische Vorbemerkungen. *a) Bauchwand.* Die oberflächliche Schicht der Bauchwand, aus Haut, subcutanem Fettgewebe (letzteres von recht verschiedener Mächtigkeit)

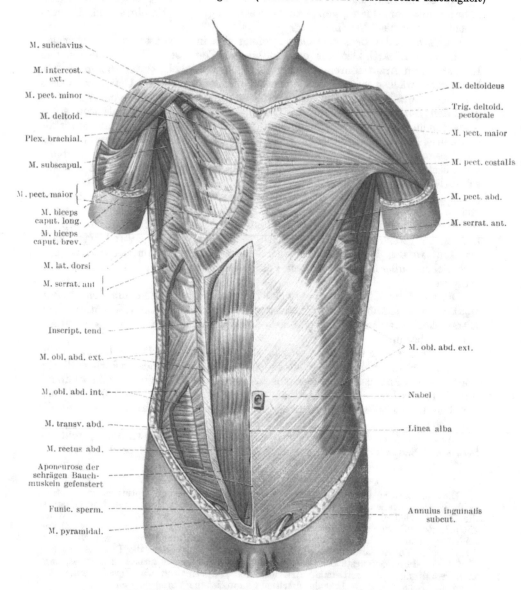

Abb. 190. Muskeln und Fascien der vorderen Rumpfwand.

und Fascia superficialis bestehend, wird durch Gefäße, aus den Arteriae und Venae intercostales *sowie der Epigastrica* superficialis und circumflexa ilei superficialis stammend,
und durch die Rami perforantes der Intercostalnerven versorgt. Hierzu kommen noch
Äste aus der Arteria epigastrica inferior, welche mit der Epigastrica superior in Verbindung steht. Bei Verlegungen im Gebiete der Cava inferior und der Pfortader erweitern
sich die oberflächlichen Hautvenen zu einem mächtigen varicösen Plexus (Caput Medusae).

Die Längsmuskulatur wird durch den Musculus rectus gebildet, sowie durch die Musculi pyramidales. Der Rectus liegt in eine vordere und hintere Scheide eingebettet. An den Inscriptiones tendineae ist der Rectus stärker mit der vorderen Scheidenwand verwachsen, hinten läßt er sich dagegen meist stumpf auslösen.

Die seitliche Muskelschicht, aus den beiden Obliqui und dem Transversus gebildet, wird an der Hinterfläche von der Fascia transversa überzogen. Die Hauptstämme der aus dem Intercostalgebiete stammenden Gefäße und Nerven verlaufen zwischen dem Musculus transversus und Obliquus internus; sie teilen sich etwas nach außen von der äußeren Rectusscheide. Die vorderen geraden Muskeln werden von den beiden Arteriae epigastricae versorgt. Die Arteria epigastrica inf. liegt anfangs zwischen Fascia transversa und Peritoneum, sodann tritt sie durch die Fascia transversa hindurch und liegt der hinteren Fläche des Musculus rectus angeschlossen. Sie bildet die bekannten, für die Unterscheidung in äußere und innere Leistenhernien wichtigen Falten.

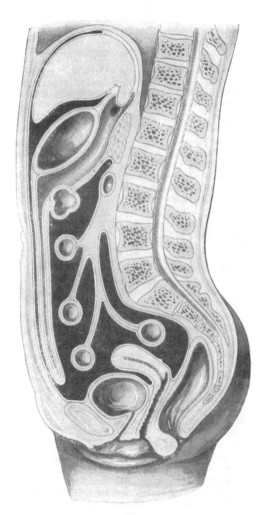

Am Nabel fehlt das Fettpolster, die äußere Haut ist mit dem Nabelring unmittelbar verwachsen, gegen die Bauchhöhle ist die Nabelplatte durch die Fascia transversa und das Peritoneum abgeschlossen. Am Nabelring stoßen präperitoneal vier Stränge zusammen, drei von unten (Ligg. umbilicalia lateralia und Lig. umbilicale medium, das sind die obliterierten Arteriae umbilicales bzw. Urachus) und, von oben her kommend, das Lig. teres (obliterierte Vena umbilicalis).

Um Verletzungen der für die Versorgung der Bauchmuskeln wichtigen und bei Lähmung zu Bauchwandbrüchen Veranlassung gebenden Nerven zu vermeiden, kann man sich nur in der Mittellinie ausgedehnterer Längsschnitte bedienen. An den Seiten sind die Schnitte möglichst dem Nervenverlauf parallel anzulegen, auf keinen Fall dürfen sie aber mehr als *einen* größeren Zweig verletzen.

Die *obere Bauchhöhlenwand*, vom *Zwerchfell* gebildet, ist je nach den Atembewegungen, der Füllung des Bauchraumes und der Brusthöhle von wechselnder Gestalt. Bei der Atmung flachen sich am meisten die seitlichen Teile ab, während das Centrum tendineum nur wenig abwärts rückt. Die linke Hälfte des Zwerchfells nimmt

Abb. 191. Topographie des Bauchfells einschließlich der Bursa omentalis. Schematisierter Medianschnitt nach Corning.

auch an den pathologischen Verschiebungen mehr teil als die rechte. Die durch die Spalten des Zwerchfells tretenden Organe sind verhältnismäßig fest mit demselben verbunden, nur der Oesophagus steht in lockerem Zusammenhang. Die Gefäßversorgung des Zwerchfells stammt aus der Mammaria interna, aus der Aorta (Arteria phrenica) und kleinen Ästen der Arteria intercostalis. Die Nervenversorgung geschieht durch den Nervus phrenicus, aus dem dritten und vierten Cervicalnerven, welcher sich nach Durchbohrung des Zwerchfells links auf der unteren Fläche, rechts unmittelbar auf der oberen Fläche verteilt. Der linke Nervus phrenicus liegt mehr lateral. Die Lymphgefäße stehen sowohl mit der Brust- wie mit der Bauchhöhle im Zusammenhang. Besonders stark ist ihre Verbindung zwischen Leber und Zwerchfell.

b) Bauchhöhle. Von praktischer Wichtigkeit ist, daß die Bauchhöhle durch das Meso-colon transversum in einen oberen und unteren Teil, sowie durch den Verlauf des Mesen-teriums in eine linke und rechte Seite geteilt wird. Hierzu kommen die durch die ver-schiedenen Falten und Nischen und die einzelnen Bauchorgane gebildeten, mehr oder weniger deutlich hervortretenden Abgrenzungen.

Für das praktische Bedürfnis der äußeren Topographie sprechen wir von einem Epi-gastrium, einem Mesogastrium und einem Hypogastrium.

Wir unterscheiden ein parietales und ein viscerales *Bauchfellblatt.* Das erste sitzt locker auf der Unterlage, das viscerale überzieht die Eingeweide, ist straff auf den-selben angelötet. Nur wenige Organe, wie die Blase, zeigen einen sich leicht falten-den Überzug.

Von den vielen Taschen und Falten des Peritoneums, die zu *inneren Hernien* und *Ein-klemmungen* Veranlassung geben, seien genannt: 1. das Foramen Winslowi, d. h. der Eingang in die Bursa omentalis (vgl. Abb. 191); 2. der Recessus duodeno-jejunalis (TREITZ); 3. der Recessus intersigmoideus am Mesocolonansatz; 4. die drei pericöcalen Bauchfelltaschen (Recessus ileocoecalis sup. und inf., Recessus retrocoecalis).

Die Flächenausdehnung der Peritonealblätter entspricht nahezu derjenigen der Körper-oberfläche, d. h. über 17 000 qcm.

Die Nervi vagus, sympathicus und phrenicus teilen sich in die Versorgung des Bauch-fells. Das Ganglion coeliacum, vor dem ersten Lendenwirbel gelegen, bildet den nervösen Hauptknotenpunkt. Durch Umspritzung mit Novocain wird es für Stunden ausgeschaltet, das Peritoneum schmerzfrei (örtliche Betäubung). Nur das Peritoneum parietale ist schmerzempfindlich. An den visceralen Teilen wird der Zug empfunden, aber nicht Schneiden, Brennen usw.

Das *Aufsaugungs-* und *Absonderungsvermögen des Bauchfells* ist für das ganze patho-logische Geschehen von größter Wichtigkeit. Eine einschichtige Lage von Endothelzellen überkleidet das Bauchfell. Diese lassen im Zwerchfellabschnitt kleine Lücken (Stomata) zwischen sich, als offene Verbindungen mit dem Lymphgefäßsystem. Die glatte, mit einer capillaren Flüssigkeitsschicht überzogene Fläche erlaubt eine unbehinderte Ver-schieblichkeit der in der Bauchhöhle gelegenen Organe. Der ständig durchfließende Lymphstrom ist recht beträchtlich und kann, begünstigt durch Wärme, rege Peristaltik und gute Herzkraft, zu einer Resorptionsmöglichkeit von mehreren Litern in der Stunde sich steigern.

Mißbildungen. Angeborene Fisteln. Angeborene *Diastase der Recti* (in der Mittellinie) in mehr oder weniger hohem Grade findet man häufig, ohne daß wesentliche Störungen dadurch bedingt wären.

Am häufigsten sind die Entwicklungshemmungen am Nabel. Zum richtigen Verständnis gehört die Kenntnis der Entwicklung der Allantois. Der im Nabel einmündende Ductus omphaloentericus, der Dottergang, der die Verbindung zwischen Darm, und zwar dem unteren Ileum und dem Dottersack bzw. Nabel vermittelt und normalerweise in der 8. Fetalwoche verschwindet, kann bestehen und entweder an seinem äußeren Ende offen bleiben (Nabelfistel) oder in seinem inneren Ende (MECKELsches Divertikel), in seiner Mitte (Nabelcyste) oder schließlich in seinem ganzen Verlauf (Dottergangsfistel). Uns interessieren hier:

α) *Die äußere Nabelfistel.* Dieselbe zeigt sich als ein von Darmschleimhaut umgebener, Schleim absondernder Fistelgang, in welchen die Sonde mehr oder weniger weit eindringen kann. Oft wölbt sich die Schleimhaut etwas vor und kann dann auf den ersten Anblick mit dem *Nabelgranulom,* das aber nicht von Schleimhaut überkleidet ist, verwechselt werden. Die Behandlung besteht bei kurzen Fistelgängen in Ätzung der Schleimhaut oder Kauteri-sation, bei längeren Gängen in Exstirpation.

β) Die *Dottergangsfistel* ist von der äußeren Nabelfistel vielfach nicht in ihrem Aus-sehen unterschieden. Zuweilen jedoch stülpt sich die Darmschleimhaut aus derselben vor (Prolaps), was besonders dadurch noch begünstigt wird, daß sich nicht selten am Darm unterhalb des Abganges des Dotterganges Verengerungen bilden. Das Hauptunterschei-dungsmerkmal liegt darin, daß dem Sekret Kotteile beigemischt sind. Die Behandlung besteht in Bauchschnitt und Resektion des Ganges an der Ursprungsstelle mit Darmnaht.

Auch der *Urachus,* der zweite Gang aus der Fetalzeit, der sog. Harnstrang (Stiel der Allantois), kann ganz oder teilweise offen bleiben. Im ersteren Falle entleert sich nach *Abfallen des Nabels* Urin aus dem Nabel und die Blasenschleimhaut prolabiert mehr oder weniger *(Urachusfistel).* Das Bild ist ähnlich dem der Nabelfistel.

Bleibt das innere Ende des Urachus offen, während das äußere sich schließt, so entsteht eine Ausstülpung der Blase von mehr oder weniger großer Ausdehnung (Blasendivertikel). Kommt es in derselben zur Entzündung und Eiterung und setzt sich dieselbe entlang dem obliterierten Teile (Ligamentum vesico-umbilicale medium) fort, so kann es zum Durchbruch nach außen kommen und Harn sich nach außen entleeren *(sekundäre, erworbene Urachus-fistel)*. In einfachen Fällen wird man mit Ätzungen, Kauterisation auskommen, sonst muß die Exstirpation vorgenommen werden.

Bleibt die Verödung in der Mitte des Urachus aus, während die beiden Enden verschlossen sind, so kommt es zur Entwicklung der intraabdominalen *Urachuscyste*.

Neben diesen angeborenen Fisteln beobachten wir in seltenen Fällen auch *erworbene Nabelfisteln*, im Anschluß an den Durchbruch entzündlicher Erkrankungen im Innern der Bauchhöhle, z. B. bei Pneumokokkenperitonitis, Abscessen, die vom Magen-Darmkanal, den Gallenwegen ihren Ausgang nehmen. Auch nach der Einklemmung einer LITTRESchen Hernie im Nabelring können solche Fisteln entstehen.

A. Verletzungen des Bauches und der Bauchorgane.

Die **Verletzungen der Bauchdecken** sind weniger um ihrer selbst willen als wegen der Entscheidung, ob unter ihnen wichtige bauchinnere Organe verletzt sind, von praktischer Bedeutung. Am gesunden Bauchmuskel erlebt man nur selten eine subcutane Zerreißung. Dagegen finden sich in seltenen Fällen nach schweren Infektionskrankheiten (Typhus, Miliartuberkulose, Pocken, Tetanus), ferner nach Verbrennungen, bei Trichinose, Icterus neonatorum sog. *spontane Bauchdeckenhämatome,* und zwar im Anschluß an ganz gewöhnliche Beanspruchungen des Muskels, wie Hustenstöße. Auch bei Frauen im höheren Alter sind sie beobachtet, hier ohne vorgegangene Krankheiten. Bevorzugter Sitz: Musculi recti. Mitunter ist Bersten der Vasa epigastrica die Ursache. Diagnose durch Probepunktion sicher. Behandlung: Eröffnung unter strengster Asepsis.

Die **subcutanen Bauchverletzungen** sind häufig von einer unmittelbaren Schockwirkung begleitet, und zwar um so mehr, mit je breiterer Fläche die Gewalt eingewirkt hat. Je umschriebener die stumpfe Gewalt (Hufschlag, Stoß) ist, je mehr die Bauchorgane gegen einen knöchernen Widerstand (Wirbelsäule, Becken) angedrückt werden, je weniger sie ausweichen können, je schlaffer die Bauchdecken sind, je stärker die Füllung der Organe, um so eher wird selbst bei leichterer Gewalteinwirkung, so z. B. schon beim Stolpern auf einer Treppenstufe (!) eine *subcutane Verletzung eines Bauchorgans* zustande kommen können. Sogar heftige Bauchmuskelkontraktionen beim Heben schwerer Lasten haben schon Verletzungen der Bauchorgane zur Folge gehabt. An den Bauchdecken selbst vermißt man in der Regel jegliche Spuren einer Verletzung.

Die inneren Verletzungen bestehen entweder in *Abreißung des Mesenterialansatzes, Zerquetschung der ganzen Darmwand* oder *Durchreißung der Serosa* und *Muscularis* bis auf die Schleimhaut.

Nach Überwindung des ersten Schocks bessert sich vielfach der Zustand, geht in verhältnismäßiges Wohlbefinden über, bis peritonitische Erscheinungen oder Zeichen schwerer Anämie eintreten. In anderen Fällen hält der anfängliche Schock über Stunden an, geht bei blassem Aussehen, Kleiner- und Schwächerwerden des Pulses in die Zeichen der inneren Blutung über.

Unsere Aufgabe ist es, bei allen *subcutanen* Bauchverletzungen genauestens auf die beginnenden Erscheinungen etwaiger Peritonitis, Blutung, Magen- und Darmverletzungen zu achten und bei den geringsten Anzeichen sofort zu operieren. *Im Zweifelsfalle ist es richtiger eine Probelaparotomie zu machen, als zuzuwarten;* das wird immer wieder übersehen.

Für die *Diagnose* ist am wertvollsten das *Erbrechen,* und zwar nicht das erstmalige, unmittelbar nach der Verletzung erfolgende Erbrechen, sondern das sich im weiteren Verlauf einstellende, und vor allem die *Spannung der Bauchmuskeln.* Wenn auch auf unmittelbare Verletzungen der Muskel in einen Kontraktionszustand versetzt werden kann, so ist dieser doch nicht so fest und

vor allen Dingen auf den betreffenden Muskel beschränkt. Man muß nur
daran denken, daß auch einmal eine Rippen- und eine Wirbelfraktur Rectus-
spannung hervorrufen können.

Für die *innere Blutung* sprechen das Kleinerwerden des Pulses, die Veränderung des Blutbildes, das blasse Aussehen, sowie die anderen Zeichen der Anämie
und eine sich frühzeitig einstellende Spannung der Bauchmuskeln. Wir lassen
bei jeder derartigen Verletzung den Puls halbstündlich zählen und aufschreiben.
Steigt die Pulszahl trotz Nulldiät und Bettruhe, dann wird bei unklaren Fällen
lieber laparotomiert.

Auf die übrigen Erscheinungen einer intraperitonealen Verletzung, wie
Flüssigkeitsansammlung, Verstreichen der Leberdämpfung durch Gas, zu warten,
opfert zuviel kostbare Zeit und ist auch nicht sicher genug. *Meist wird das
Zunehmen und die Ausbreitung der Bauchdeckenspannung das Zeichen sein,
das uns zur baldigen Operation veranlaßt.*

Wenn uns auch die allgemeinen Erscheinungen in unserem Handeln bestimmen
müssen, so verleihen doch die Beschädigungen einzelner Organe dem Krankheitsbild so hervortretende Eigenarten, daß sie, zumal sie den Weg für die einzuschlagende Operation zeigen können, kurz erwähnt werden sollen.

Leberverletzungen, in allen Ausdehnungen, von kleinsten subserösen Blutergüssen bis
zum Abreißen großer Stücke vorkommend, führen vielfach zur Ansammlung großer Blutmengen in der Bauchhöhle und zu Verblutung. Kleinere und mittlere Blutungen können
von selbst zum Stillstand kommen. Andernfalls muß Blutung durch Naht oder Tamponade zum Stehen gebracht werden. Gefahren drohen dem Verletzten durch den intraperitonealen Galleerguß (Gallenperitonitis — fibröse Entzündung), durch Leberinfektion
(Hepatitis, Leberabsceß). Erwähnenswert sind Veränderungen am Augenhintergrund nach
Art der Retinitis albuminurica.

Milzverletzung führt ebenfalls zu starkem Blutaustritt in die Bauchhöhle, vielfach erst
24—48 Stunden nach der Verletzung, nachdem der Bluterguß die dehnbare Milzkapsel
gesprengt hat. Mitunter liegt zwischen der Verletzung und der bedrohlichen Milzblutung
ein längerer Zwischenraum (Tage, ja Wochen und Monate), dann spricht man von zwei-
zeitiger Blutung. Die Latenzzeit kann erscheinungslos verlaufen. Die Erkennung ist hier
besonders schwierig. Wertvoll für die Erkennung sind Schmerzen in der linken Schulter.
Wie bei allen Innerbauchblutungen besteht ein Mißverhältnis zwischen starker Druckempfindlichkeit und geringer Abwehrspannung. Erkrankte Milzen (Malaria) sind zu
größerer Zerreißlichkeit veranlagt und können schon beim Brechen, Niesen bersten.
Bei offenen Verletzungen ist fast immer die Pleurahöhle eröffnet. Behandlung: Milzexstirpation, kaum je genügt Naht oder Tamponade.

Pankreasverletzungen führen beim Austritt des Drüsensekretes zur sog. Fettgewebs-
nekrose mit schweren Folgeerscheinungen. Später können sich aus dem Verletzungsherde
Cysten entwickeln. Behandlung: Naht des Pankreas (GARRÈ), Tamponade, vor allen
Dingen Abtamponade der übrigen Bauchhöhle, um sie vor Berührung mit dem Drüsensekret
zu schützen.

Nierenverletzungen können bei gleichzeitiger Zerreißung des Bauchfells zum Bluterguß
in die Bauchhöhle führen. Meist besteht gleichzeitig ein mehr oder weniger starker Bluterguß um die Nieren. Behandlung: Bei stärkeren Zertrümmerungen Nierenexstirpation,
sonst Naht oder Tamponade (s. Abschn. Nieren).

Bei *Magen- und Darmverletzungen* reichlicher Blutaustritt nur, wenn größere Mesenterialgefäße durchrissen sind, sonst Austritt von Magen- und Darminhalt, dem sich bald das
entzündliche Exsudat des Peritoneums beimengt (s. Perforationsperitonitis S. 305). Verklebungen treten früh auf, sie sind aber in keinem Fall genügend, um einen endgültigen
Verschluß der Verletzungsstelle zu gewährleisten. Behandlung: Bei geringeren Verletzungen
Naht unter Vermeidung von Stenose, bei größeren Verletzungen Resektion, u. U. bei hochgradigen und schwersten Verletzungen Vorlagern der verletzten Darmschlinge.

Die *Behandlung* der subcutanen Bauchverletzung muß, sobald Muskelspannung und Erbrechen den begründeten Verdacht auf Verletzung eines
intraperitonealen Organes erwecken, in der sofortigen Operation bestehen. Ein
Zuwarten, ob eine Bauchhöhlenblutung von selbst zum Stehen kommt, ist
unter keinen Umständen ohne genaueste Beobachtung in einer chirurgischen
Anstalt erlaubt.

Die *Operation* besteht in Eröffnung des Bauches, entweder über dem verletzten Organ oder in Zweifelsfällen in der Mittellinie, Versorgung der verletzten Stelle, auf welche das an einem bestimmten Punkte der Bauchhöhle hervortretende Blut oder die Beimengung zu dem Exsudat hinweist, Reinigung der Bauchhöhle. Bei stärkeren Blutungen *ohne gleichzeitige Verletzung infektionshaltiger Hohlorgane* kann das ausgetretene Blut zur Autotransfusion bei dem anämischen Kranken benutzt werden.

Die offenen Bauchverletzungen. Die Sorge bei den offenen Verletzungen der Bauchdecken wird beherrscht weniger durch die Gefahr der Blutung aus der Arteria epigastrica und circumflexa ilei, als vielmehr durch die mögliche Bauchfellinfektion, welche sowohl von der äußeren Wunde her als auch durch gleichzeitige Verletzung eines inneren Organes droht. Den besten Überblick, ob das Bauchfell mitverletzt ist, erhält man, abgesehen von den Fällen, in welchen Darminhalt aus der Wunde ausfließt oder Darmteile sich vorgestülpt haben, was natürlich die sofortige Laparotomie erfordert, durch Auseinanderziehen der aseptisch vorbehandelten Wunde, oder nach deren Erweiterung, bis man alles genau übersehen kann. Eine *Sondierung* der Wunde birgt Gefahren und gibt keine sichere Entscheidung, ist deshalb zu *unterlassen*. Besteht keine Verletzung der Bauchhöhle, so kann die unverdächtige Wunde geschlossen werden, die infektionsverdächtige Wunde soll besser drainiert werden.

Findet sich bei der Untersuchung einer Bauchdeckenwunde, daß das Bauchfell an einer Stelle eröffnet ist, so ist diese Öffnung so zu erweitern, bis man eine genaue Übersicht über etwaigen fremden Inhalt oder über entzündliche Veränderungen in der Bauchhöhle gewinnen kann. Das von außen einfließende Blut bleibt gewöhnlich in der Nähe der Verletzungsstelle liegen. Sind Darmstellen in der Umgebung mit Blut bedeckt, dann ist mit einer intraperitonealen Blutung zu rechnen.

Vorgefallene Eingeweide oder Netz sind erst bei der Operation nach Erweiterung der Bauchwunde unter streng aseptischen Vorsichtsmaßregeln, und nach Reinigung der vorgefallenen Teile zurückzubringen. Neben dem Vorfall der Eingeweide können andere intraperitoneale Verletzungen bestehen.

Bei *Stichwunden* im sechsten bis neunten Zwischenrippenraum können *gleichzeitig Brust- und Bauchhöhle* verletzt sein. Durch die Brusthöhle kann das Netz bis in die äußere Wunde vorfallen.

Schußverletzungen machen in Friedenszeiten keine Ausnahme von der sofortigen Operation jeder offenen Bauchverletzung, solange noch eine Aussicht auf Rettung durch die Operation besteht. In Kriegszeiten ist jedoch mit Rücksicht auf die äußeren Verhältnisse die Operation nur in den ersten 16 Stunden unbedingt zu fordern, sobald sichere Anzeichen für die Verletzung eines Bauchorganes vorliegen, die äußeren Verhältnisse ein aseptisches Operieren ermöglichen und der Allgemeinzustand es erlaubt. Mit einer spontanen dauernden Verklebung der Darmwunde, auch der Infanterieschußwunden, darf nicht gerechnet werden.

B. Entzündungen und Geschwülste der Bauchdecken.

Primäre Entzündungen sind selten; sie kommen vor nach Muskelrissen in der Typhusrekonvaleszenz und nach Verletzungen im prävesicalen Raum. *Fortgeleitete Entzündungen*, wiederum häufig im prävesicalen Raum, finden sich nach Entzündung der in der Nähe gelegenen Hohlorgane (Blase, Appendix), aber auch der Harnröhre, der Vorsteherdrüse, der Gebärmutter und ihrer Anhänge. Dann wären hier zu nennen die paranephritischen Abscesse der Lendengegend, die auf dem spontanen Durchbruch begriffenen perityphilitischen Abscesse u. a.

Unter den *Geschwülsten* haben nur die subcutanen und die präperitonealen *Lipome* sowie die *desmoiden Geschwülste* klinisches Interesse.

Die häufigen *Lipome* sitzen entweder im subcutanen Fett, zuweilen symmetrisch (s. Abb. 114, S. 176) oder im subserösen Fett, häufig des retroperitonealen Raumes, und können hier gewaltige Größe, bis 30 kg, erreichen. Es ist ratsam, sie zu entfernen, bevor sie etwa Ileuserscheinungen hervorrufen.

Eine besondere Form stellen die vom präperitonealen Fettgewebe ausgehenden, durch eine Gefäßlücke der Bauchwand hindurchwachsenden und dann unter der unveränderten Haut liegenden haselnuß- bis walnußgroßen Fettgeschwülste dar *(präperitoneale Lipome)*. Durch Zerrungen am Bauchfell geben sie zu bauchinneren Beschwerden, Magenschmerzen und durch Nachziehen des Bauchfells unter Umständen zu Hernienbildung Veranlassung.

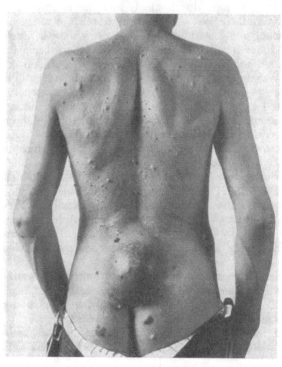

Abb. 192. Multiple Neurofibrome. Maligne Entartung über dem Kreuzbein. 37jähr. ♂. (Chir. Klinik Göttingen.)

Bösartige epitheliale Geschwülste sind *primär* bei älteren Leuten beobachtet, und zwar in der Nabelgegend. Sie gehen von den auf S. 300 erwähnten Mißbildungen aus. Häufiger sieht man aber, auch in der Nabelgegend, *sekundäre* Tumoren, Absiedlungen bauchinnerer Carcinome. Ihre Ausrottung hat natürlich nur Sinn, wenn der Primärtumor mitentfernt werden kann. Ganz selten einmal entsteht auf dem Boden eines chronischen Nabelekzems ein primärer *Basalzellenkrebs des Nabels*. Behandlung: Ausschneidung.

Alle anderen Geschwülste der Bauchdecken sind, bis auf die *multiplen Neurofibrome*, größte Seltenheiten. Diese finden sich, wie der Name sagt, zumeist in großer Zahl unter der Haut, meist in der Subcutis des ganzen Körpers, vorwiegend des Rumpfes, aber auch an Hals und Kopf, und stellen hirsekorn- bis kopfgroße Tumoren dar, die zum Teil halbkugelig unter der Hautoberfläche liegen, zum Teil warzig oder gestielt ihr anhängen, von weicher Konsistenz zu sein pflegen und meist bereits angeboren erkennbar sind. Ein großer Teil ausgesprochen erblich. Bilden sich mächtige, plumpe Hautverdickungen, so spricht man von *Lappenelephantiasis*. Ein Teil der Fälle geht an sarkomatöser Entartung zugrunde (Abb. 192). Das *Desmoid*, eine in das Gebiet der Fibrome und Fibrosarkome gehörende, verhältnismäßig gutartige Geschwulst, geht von den Aponeurosen oder den Inscriptiones tendineae aus und wird als harte, rundliche, glatte, schmerzlose, ei- bis kopfgroße Geschwulst vorwiegend bei Frauen gefunden.

Gegen die Verwechslung mit bauchinneren Geschwülsten schützt man sich dadurch, daß man die Kranken ihre Bauchmuskeln anspannen läßt: Das Desmoid bleibt fühlbar, wird aber unbeweglich, der intraabdominelle Tumor verschwindet, oder, wenn er das nicht ganz tut, seine Beweglichkeit bleibt erhalten.

Die *Behandlung* besteht in frühzeitiger gründlicher Entfernung, wenn nötig, mit freier Fascientransplantation zum Ersatz der verloren gegangenen Bauchdecken, da der eine oder andere dieser Tumoren, unbehandelt, eines Tages in ein zellreiches Sarkom mit Neigung zu Absiedlungen übergeht.

C. Die Bauchfellentzündung (Peritonitis).

Pathologie. Jede Entzündung setzt ein Exsudat. Entsprechend dem Flüssigkeitsstrom, der dauernd die Bauchhöhle mit ihrer großen Oberfläche durchspült, vermag ein Entzündungsreiz in kürzester Zeit erstaunlich große Exsudatmengen zu liefern, die freilich auch mehr oder weniger rasch aufgesogen werden können: die wasserlöslichen Stoffe durch die Capillaren, die wasserunlöslichen durch die Lymphbahnen. So gelangen die Bakterientoxine äußerst rasch in den Kreislauf. Die Wirkung der Vergiftung auf das Herz ist sehr bald am Puls abzulesen. Verspätet erst, und meist durch Antitoxine abgeschwächt, erreichen die Bakterien selbst die Blutbahn. Vornehmlich die Saugwirkung des Zwerchfells begünstigt die Einwanderung körperlicher Keime.

Bei akuten Entzündungen pflegt das peritoneale Exsudat am ersten Tage serös-eitrig, sodann rein eitrig zu sein. Verklebungen sind lose, spinnwebartig, die Därme wenig verändert. Schon am 2. oder 3. Tage kann es jauchig werden, Fibrin scheidet sich aus, und festere Verklebungen bilden sich. Die Därme sind gebläht, ihre Muskelkraft gelähmt, die Subserosa ödematös. Die Zahl der Keime im Exsudat nimmt rasch zu, sie brechen in das geschädigte Gewebe ein. Streptokokken erreichen sehr früh das subperitoneale Gewebe, während Pneumo- und Gonokokken durch starke Fibrinausscheidung rascher abgeschlossen und unschädlich gemacht werden.

Das Exsudat ist ein wichtiges Schutzmittel des Körpers im Kampfe gegen Bakterien, es ist der unmittelbare Ausdruck der Gegenwehr gegen die Überflutung. Das Exsudat hat ausgesprochene keimtötende Kraft. Ein Heer von Phagocyten eröffnet den Kampf gegen die Bakterien, und Fibrinverklebungen kapseln Exsudate ab; sie wirken auf diese Weise absperrend und resorptionshemmend. Je mehr Exsudat, um so mehr Schutzkräfte — je mehr Leukocyten, um so größer die Phagocytose —, je mehr Fibrin, um so eher die Abkapselung!

Von der Giftigkeit der Keime, ihrer Menge, der Ausdehnung des erkrankten Gebietes und andererseits von der Fähigkeit zur Gegenwehr und von der Widerstandskraft des Körpers hängt das Schicksal der Peritonitiskranken ab.

Ursachen. Es brauchen nicht immer Bakterien die Ursache der Bauchfellentzündung zu sein, auch chemische Reize, wie z. B. der Inhalt von Cysten, Echinokokken, bakterienfreie Galle, Harn oder mechanische Reize können zu serösem, serös-hämorrhagischem, selbst fibrinösem Exsudat Veranlassung geben. Aber auch auf mechanische Reize antwortet das Bauchfell mit Entzündungserscheinungen; Lufteinblasungen, Fremdkörper (Drains, Tampons), unschonliches Operieren rufen Entzündungserscheinungen hervor.

Wenn auch diese Form der *aseptischen Peritonitis* zuweilen mit heftigen und stürmischen Erscheinungen beginnt, so klingen diese doch oft nach 1—2 Tagen ab. Der Verlauf ist ein gutartiger. Mehr subakut verläuft gewöhnlich die sog. gallige Peritonitis, welche durch Einfließen von Galle in den Bauchraum bedingt wird. Verderbliche Auswirkungen hat zumeist das Einfließen von Harn.

Die weitaus meisten Bauchfellentzündungen werden durch *Bakterien* und deren Giftstoffe veranlaßt. Bacterium coli, Mischinfektionen von Colibacillen und anderen Keimen, Streptokokken, Diplokokken, Staphylokokken sind die häufigsten. Bei Frauen sind Gonokokken-, bei Kindern Pneumokokkenperitonitiden häufiger als bei Männern. Die einzelnen Formen der akuten bakteriellen Peritonitis bieten bis auf die stürmisch verlaufende Streptokokkeninfektion, die Pneumokokkenperitonitis und die Infektion durch Gonokokken keine scharfen Unterschiede.

Der Eintritt der Bakterien kann erfolgen:

1. durch unmittelbare Infektion (offene Verletzungen, Operationen);

2. durch fortgeleitete Infektion, entweder

a) von einem Organ der Bauchhöhle aus; *ohne Perforation,* bei Durchlässigkeit der Wandungen eines entzündeten Bauchorganes, wie des Wurmfortsatzes, der Gallenblase (mit und ohne Steine), bei der Tube und bei Vereiterung von mesenterialen Drüsen und Thromben; mit *Perforation,* sei es infolge von Verletzungen des Darmes oder Durchbruch von Neubildungen und Geschwüren; die häufigste Ursache der Bauchfellentzündung ist auch hier der durchgebrochene brandige Wurmfortsatz;

b) von benachbarten Körperhöhlen (Pleura, Becken oder den retroperitonealen Organen), sei es mit oder ohne Durchbruch der primären Eiterherde in die Bauchhöhle;

3. durch hämatogene Infektion bei Pyämie, bei Osteomyelitis, Mandelentzündung, Infektionskrankheiten; nur in sehr seltenen Fällen ist ein Ausgangspunkt (auch bei der Leichenöffnung) nicht zu finden.

Dem *Verlauf* nach unterscheiden wir eine *akute* und eine *chronische* Bauchfellentzündung.

Der *Ausbreitung* nach haben wir eine *allgemeine* (diffuse) oder *umschriebene* (circumscripte) Bauchfellentzündung. Vor der Operation ist dies durch klinische Untersuchung oft nicht feststellbar und auch nach Eröffnung der Bauchhöhle ist oft schwer zu entscheiden, ob wirklich alle Teile des Bauchfells ergriffen waren.

Dem Exsudat nach unterscheidet man eine seröse, serös-fibrinöse, fibrinöseitrige und eitrig-jauchige Peritonitis. Bei ganz schweren Infektionen kann die Exsudatbildung nahezu völlig oder völlig fehlen (*trockene* Peritonitis, im Puerperium, postoperativ).

Den praktischen Bedürfnissen entspricht am besten die Einteilung in akute und chronische Formen, in bezug auf die Art der Entzündung, in diffuse und umschriebene Bauchfellentzündung hinsichtlich der Ausbreitung.

I. Akute, allgemeine freie Bauchfellentzündung.

Als Ausdruck der Entzündung findet sich eine lebhafte Rötung des Peritoneums durch Injektion auch der feinsten Gefäße. Ist die Giftigkeit und Zahl der Keime zu groß, oder sind die Abwehrkräfte des Kranken zu gering, so bleibt eine stärkere Exsudatbildung aus, es findet sich nur ein leichter, schmieriger Überzug auf der nicht mehr spiegelnden Serosa. Diese oft nach Verletzungen, Laparotomien einsetzende Form verläuft unter dem Bilde einer schweren Toxinwirkung, meist in 24—48 Stunden, tödlich. Das Herz erliegt der schweren Vergiftung.

Bei den übrigen Formen ist der Verlauf je nach der Giftigkeit der Keime und der Abwehrkraft des Körpers verschieden. Es kommt zur Bildung eines anfangs mehr serösen, bald eitrigen oder jauchigen Exsudates, überall treten Versuche der Abkapselung durch Verklebungen einzelner Darmabschnitte auf.

Besonders ausgesprochen ist dies an der durch das Quercolon gebildeten Scheidewand der oberen und unteren Bauchhöhle, sowie an der oberen Begrenzung des kleinen Beckens. Zuweilen aber folgt einer anfänglichen Besserung in wenigen Tagen eine Verschlimmerung, sei es, daß die Verklebungen nicht fest genug waren, sei es, daß in den übrigen entzündeten Teilen die Bakterienwirkung wieder überwog.

Erscheinungen. Wir haben auseinanderzuhalten Erscheinungen, welche bedingt sind durch Einwirkung der Infektion auf den *Gesamtorganismus* (Intoxikation), und solche, welche als rein *örtliche Störungen* der Bauchorgane zu deuten sind.

Allgemeinerscheinungen. In der Hauptsache sind es Folgen der Intoxikation durch Resorption der Toxine vom Bauchraum aus mit ihrer verheerenden Wirkung auf die größte Drüse des Körpers, die Leber, und dann auf das Herz, den Kreislauf und das Atmungszentrum.

Häufig beginnt die Erkrankung mit schweren, schockartigen Erscheinungen, seltener mit Frost, meist mit schwerem, subjektiven Krankheitsgefühl. Der Gesichtsausdruck ist ängstlich, unruhig; infolge des Wasserverlustes fallen die Gesichtszüge ein, die Nase wird spitz, die Ohren kühl und abstehend (Facies hippocratica). Auf der Stirn perlt kalter Schweiß, Hände feucht und kalt; starke motorische Unruhe. Das Bewußtsein, anfänglich nicht getrübt, weicht bald einer sichtlichen Benommenheit, umflattert von aufgeregtem Irrereden. Die gehobene, euphorische Stimmung der erlöschenden Seele steht im krassen Gegensatz zu dem rasenden Kräfteverfall und der sinkenden Herzkraft.

Der *Puls* ist beschleunigt, steigt auf 140—160 in·der Minute; die Pulswelle, schon frühzeitig leicht unterdrückbar, wird mit dem Fortgang der Krankheit kaum fühl- und zählbar, fadenförmig. Pulszahl und Beschaffenheit sind für die Beurteilung des Zustandes von größter Wichtigkeit.

Die *Atmung* hängt von verschiedenen Umständen ab: 1. von der Schmerzhaftigkeit des Bauches, deshalb ist sie im Anfang meist flach und costal; 2. von der Ausdehnung der Darmschlingen und dem Hochstand des Zwerchfells, deshalb ist sie im späteren Verlauf trotz Nachlassens der Schmerzen schnell und angestrengt; 3. von der Toxinwirkung und deren Einfluß auf das Atemzentrum.

Temperatur. Bei der Beurteilung derselben ist vor allen Dingen zu beachten, daß nur eine *Rectalmessung beweisend* ist. Die Temperatur in der Achselhöhle kann normal sein, während sie im Rectum 39° und mehr beträgt. Die Nichtbeachtung dieses Verhaltens hat dazu geführt, daß man glaubte, Bauchfellentzündungen verliefen häufig ohne Fieber. In besonders schweren Formen kann Untertemperatur bestehen (Kollapserscheinung). Aber auch bei geringem Fieber muß dem Erfahrenen der auffallende Widerspruch zu dem gleichzeitig stark beschleunigten und schlechten Puls auffallen.

Die *Zunge* ist von Anfang an belegt, wird später trocken und rissig, borkig. Solange die seitlichen Ränder feucht bleiben, oder wenn sie wieder feucht werden, ist dies ein verhältnismäßig gutes Zeichen. Die Stimme ist matt und schwach, wird später heiser und klanglos.

Örtliche Erscheinungen. Der *Schmerz,* bei entzündlichen, vorhergehenden Erkrankungen von Bauchorganen, meist schon von Beginn der Krankheit an, wenn auch in geringer Stärke bestehend, nimmt zu oder wird plötzlich an der Einbruchstelle besonders heftig, breitet sich über die ganze Bauchhöhle aus, behält aber meist an der Ursprungsstelle der Entzündung seine größte Stärke. Druck auf den

Leib wird überall schmerzhaft empfunden, ist zuweilen dann am ausgesprochensten, wenn die betastende Hand *abgehoben* wird. Der Schmerz ist *ununterbrochen* gleichmäßig, nur selten, und solange noch Darmtätigkeit besteht, bei Vermehrung derselben ab und an gesteigert. Brettharte Spannung der Bauchmuskeln (reflektorische Muskelspannung), am ausgesprochensten an der Stelle des ursprünglichen Entzündungsherdes. Mit weiterer Ausbildung eines Exsudates und Zunehmen des Meteorismus sowie der Intoxikation pflegen die Schmerzen abzunehmen. Dieses „Sich-besser-Fühlen" entspricht keinesfalls einer objektiven Besserung.

Tastbefund. Die mit dem Beginn einsetzende brettharte Spannung läßt anfangs nur stärkere Schmerzpunkte auf Grund der verschieden starken Anspannung erkennen. Beim Nachlassen tritt der Meteorismus nach und nach in den Vordergrund. Ein peritoneales Exsudat ist perkussorisch selten nachweisbar, jedenfalls bei den rasch verlaufenden Entzündungen nicht; bei der subakuten Form sammelt sich ein eitriges Exsudat mit Vorliebe an bestimmten Stellen, wie im Douglas, den Flanken und um den Nabel.

Magen- und Darmstörungen. Singultus, ein häufiges Zeichen der Peritonitis, die Folge der Zwerchfellreizung, kann den Kranken außerordentlich erschöpfen und ist kaum mit Betäubungsmitteln zu dämpfen.

Erbrechen, ein wichtiges Frühzeichen, hält durch die ganze Dauer der Erkrankung an. Es unterscheidet sich dadurch von dem gewöhnlichen Erbrechen, daß nach der Entleerung der noch im Magen befindlichen Speisereste in kurzen Abständen unter qualvollem Würgen oder auch ohne viel Anstrengung schubweise galliger Schleim aus den obersten Dünndarmschlingen, leicht fäkulent riechend, entleert wird *(Miserere).*

Darmlähmung. Mit dem Beginn der allgemeinen Bauchfellentzündung hört die peristaltische Darmtätigkeit meist rasch auf, nur in seltenen Fällen, bei Blinddarmentzündung und puerperaler Infektion können anfangs noch Durchfälle bestehen. Ebenso treten gegen Schluß der Erkrankung, nahe dem Tode, in seltenen Fällen dünnflüssige Darmentleerungen auf (Sepsis). Die Veränderungen des *Blutbildes* (Leukocytenvermehrung, Linksverschiebung) sind nicht immer zuverlässig. Mit dem Warten auf die *Blutsenkungsgeschwindigkeit* (sie ist beschleunigt) kann kostbare Zeit vergehen.

Durch die Wirkung der Toxine, der serösen Durchtränkung der Darmwand, tritt eine Lähmung der Darmnerven und der Darmmuskulatur auf. Die Zersetzung des gestauten Darminhalts treibt den Darm hochgradig *meteoristisch* auf, das Zwerchfell wird in die Höhe gedrängt und dadurch Atmung, und vor allem die Herztätigkeit weiter beeinträchtigt; die Cyanose der Lippen, Hände und Füße nimmt rasch zu. Der *Tod* ist so wohl in erster Linie durch den schweren Leberschaden bedingt, den die Giftstoffe in der Bauchhöhle auf dem Weg über die Pfortader erzeugen.

Diagnose. Genaue Vorgeschichte über den bisherigen Verlauf der Erkrankung und der Schmerzen, etwa vorhergegangene Magen-Darmbeschwerden und Verletzungen, genaue Beachtung des Gesamtzustandes des Kranken, vorsichtige Betastung des Leibes, da man nur bei leichter Betastung gut fühlen kann, Feststellung etwaiger schmerzhafter Stellen, Vorwölbungen, Resistenzen und Muskelspannung, sowie meteoristische Auftreibungen des Leibes oder einzelner Teile desselben, Perkussion der abhängigen Teile zur Feststellung von Dämpfung, Auskultation des Leibes zur Feststellung etwaiger peristaltischer Bewegungen; kurze Untersuchung der Lungen, Untersuchung von Mastdarm und Scheide aus, After- und Achsenhöhlenmessung — das ist der Gang der Untersuchung, der bei jedem Verdacht auf Bauchfellentzündung innegehalten und erschöpft werden muß.

Bei dem Verdacht auf eine beginnende Bauchfellentzündung im Anschluß an schon bestehende entzündliche Erkrankungen ist vor allen Dingen auf das Zunehmen der Muskelspannung zu achten, welche sehr häufig allen übrigen Krankheitserscheinungen vorausgeht.

Die *Differentialdiagnose* gliedert man am besten nach den einzelnen vorherrschenden Erscheinungen.

1. Plötzlich heftiger Schmerz kann auch bei akut einsetzenden Magen-Darmerkrankungen bestehen. Gewöhnlich sind dann Durchfälle vorhanden. Schmerzen bei Gallenstein- und Nierensteinkoliken können mit Muskelspannungen der Bauchdecken einhergehen, sind aber in ihrer Stärke wechselnd. Bei Darmverschluß sind die Schmerzen nicht gleichmäßig andauernd, sondern von Zeit zu Zeit, entsprechend der Steigerung der Peristaltik, zunehmend. (HEADsche Zonen s. S. 327, 471.)

2. Erbrechen, Stuhl- und Windverhaltung. Bei Darmverschluß setzt das Erbrechen spät ein, durch Rückstauung des kotigen Inhaltes. Die Darmtätigkeit bleibt bis zum Eintritt der sekundären Peritonitis gesteigert und schmerzhaft. Die hier wie bei Peritonitis bestehende Verhaltung von Stuhl und Winden hat am meisten zu Verwechslung beider Erkrankungen geführt. Bei der Peritonitis besteht überhaupt keine Darmtätigkeit, man spricht deshalb von *dynamischem Ileus*, bei Darmverschluß erfolglose und vermehrte Darmtätigkeit oberhalb des Verschlusses und dementsprechende Erscheinungen (mechanischer Ileus).

3. Verfallenes, blasses Aussehen (kollapsartig) kann auch bedingt sein durch Blutungen in die Bauchhöhle, z. B. geplatzte Tubargravidität, jedoch nehmen die Erscheinungen schneller zu, der Puls wird schnell klein und beschleunigt, die Blässe der Schleimhäute gegenüber Cyanose bei den in Frage kommenden schweren Formen der Bauchfellentzündung sind deutliche Unterscheidungsmerkmale.

4. Die Bauchmuskelspannung, verbunden mit einer gewissen Schmerzhaftigkeit des Bauches, kann auch bei Pleuritis, Perikarditis, Pneumonie, Meningitis, nach Rippen- und Wirbelfrakturen vorhanden sein. Sie ist meist jedoch nicht so stark, nicht so verbreitet. Bei intraabdominellen Blutungen tritt die Muskelspannung frühzeitig, aber gewöhnlich nicht so bretthart auf.

5. Erhöhte Temperatur spricht für entzündliche Vorgänge in der Bauchhöhle, also *für* Peritonitis und *gegen* Darmverschluß oder Blutung. Ein erheblicher Unterschied zwischen Achsel- und Darmtemperatur deutet stets auf entzündliche Vorgänge in der Bauchhöhle.

Pneumokokkenperitonitis. Pneumokokken gelangen auf hämatogenem Wege in die Bauchhöhle. Die Erkrankung befällt meist Kinder unter 14 Jahren, ist bei Mädchen weitaus häufiger als bei Knaben.

Sie beginnt zuweilen stürmisch unter schweren Erscheinungen der Vergiftung, Diarrhöen, hohen Temperaturen und verläuft in wenigen Tagen tödlich. Örtliche Erscheinungen sind weniger ausgesprochen. Eigenartig ist das geringe, seifig-schleimige Exsudat. Diese schweren Formen haben auch bei Frühoperationen schlechte Erfolge.

Die andere, mildere Form beginnt zwar weniger stürmisch, aber deutlich akut mit den Erscheinungen eines Darmkatarrhs. Oft ist im Anfang Erbrechen vorhanden. Nach zwei bis drei Tagen klingen die stürmischen Erscheinungen ab, im Leibe ist ein deutliches Exsudat nachweisbar, das sich im weiteren Verlauf besonders um den Nabel herum vorwölbt und schließlich mit Vorliebe am Nabel durchbricht (,,Bauchempyem").

Die *Diagnose* ist aus dem kindlichen Alter, dem anfangs stürmischen, nach wenigen Tagen mehr chronischen Verlauf mit der eigentümlichen, fluktuierenden Vorwölbung um den Nabel herum oder der eiternden Nabelfistel sehr häufig zu stellen.

Die *Behandlung* besteht in frühzeitiger operativer Eröffnung der Eiterung durch einen Schnitt unterhalb des Nabels. Die *Vorhersage* dieser Form ist, zumal nach Abklingen der ersten stürmischen Erscheinungen, nicht schlecht — immerhin stirbt noch ein Drittel, bei der akuten, diffusen Form 90 v.H. Ob mit einer Bluttransfusion (250 ccm Citratblut bei Kindern) im Beginn des septischen Stadiums die Sterblichkeit wesentlich gesenkt werden kann, erscheint fraglich.

Die Gonokokkenperitonitis hat insofern ihre Eigentümlichkeiten, als sie, nach spezifischer Erkrankung der Geschlechtswerkzeuge bei Frauen einsetzend, meist, trotz anfänglich stürmischer Erscheinungen, auf die untere Bauchgegend beschränkt bleibt und ohne Operation sich zurückbildet. Trotz der sehr lebhaften Schmerzen unterhalb des Nabels, besonders bei Abtastung der Adnexe, ist die Bauchdeckenspannung nicht so ausgesprochen und jedenfalls nicht über den ganzen Leib verbreitet. Das Allgemeinbefinden ist nicht so erheblich gestört wie bei den übrigen Peritonitisformen. Ebenso bewegt sich die Steigerung der Temperatur und des Pulses in mäßigeren Grenzen. Die Vorhersage ist nicht ungünstig. Die *Behandlung* ist abwartend.

Die postoperative und puerperale Peritonitis verlaufen meist stürmisch unter dem Bild einer schwersten Allgemeinerkrankung. Der Kreislauf liegt von Anbeginn darnieder, hochgradiger Meteorismus, hohes Fieber, septische Durchfälle werden häufig beobachtet, das Blut ist oft mit Bakterien überschwemmt.

Die *Vorhersage der akuten Peritonitis* ist durch zwei Dinge wesentlich beeinflußt:

1. durch den *Ausgangspunkt* der Entzündung. Es gibt „stille Gegenden", Winkel und Nischen, in denen die Peritonitis sich leicht abkapselt und nur 2 v. H. Sterblichkeit hat, während die Leibesmitte als Ausgangspunkt eine Sterblichkeit von 40 v. H. aufweist;

2. durch die Giftigkeit der Keime. Streptokokken sind am gefährlichsten, Pneumo- und Gonokokken am harmlosesten, Staphylokokken und Colibacillen stehen in der Mitte. Die schlechtesten Aussichten geben die mit allgemeiner Intoxikation, geringer Exsudatbildung einhergehenden postoperativen, traumatischen, trockenen Formen.

Die akute Perforationsperitonitis verdient eine gesonderte Besprechung, einmal weil sie gewissermaßen das Bindeglied zwischen der umschriebenen und der allgemeinen Form darstellt, vor allem aber wegen ihrer ungemein großen Bedeutung in der täglichen Praxis. „Tua res agitur" möchten wir hier dem praktischen Arzt zurufen. Gesundheit und Leben des Kranken ist von der zeitigen und richtigen Erkennung und von der Entschlußkraft des Arztes abhängig.

Wir denken hier an jene Durchbrüche von Magen- und Duodenalgeschwüren, an solche des Wurmfortsatzes, an geplatzte Gallenblasenempyeme und Salpingitiden, welche die Kranken mitten im besten Wohlsein wie ein Blitz aus heiterem Himmel befallen, Kranke, die sehr oft selbst keine Ahnung von dem vorhandenen Grundleiden hatten.

Die zunächst umschriebene Peritonitis ist für den umsichtigen Arzt unschwer zu erkennen: heftige, oft „rasende", plötzlich einsetzende Leibschmerzen, Übelkeit und Erbrechen, schockartiger Verfall, Gesichtsblässe, kalter Schweiß, oberflächliche Atmung, bretthart Spannung der Bauchmuskeln, steigende Pulsbeschleunigung bei zunächst normaler oder gar subnormaler Temperatur (Kollaps). Im Bett mit warmen Umschlägen oder *(leider!)* unter Morphium oder Opium bessert sich das Befinden in wenigen Stunden: der Puls hebt sich, die Erscheinungen des Kollapses schwinden. Allzuoft ist aber die Besserung eine trügerische, ja „fatale" — verhängnisvolle. Die wiedereinsetzende Darmbewegung befördert die infektiösen Stoffe von Ort zu Ort —, die umschriebene Peritonitis wird unversehens zu einer allgemeinen; nicht in allen Fällen, aber doch in jedem 3. oder 4. Fall, und diese haben, wenn es bei der inneren Beruhigungsbehandlung bleibt, eine erschreckend hohe Sterblichkeit: 96 v. H.!

Für den verantwortlichen Arzt darf es kein Zögern geben; er hat auf unverzügliche Operation zu drängen und darf sich durch jene „fatale Besserung" nicht täuschen, nicht in Sicherheit wiegen lassen. Lehnen der Kranke oder seine Angehörigen chirurgische Hilfe ab, so trägt trotzdem der Arzt die moralische Verantwortung. Er muß sich eben durchsetzen! Das Leben steht auf dem Spiel.

Die **Behandlung** hat die neuzeitliche operative Chirurgie in die Hand genommen. Etwa 96 v. H. der akuten Peritonitiden sind bei innerer Behandlung zugrunde gegangen. Heute verzeichnen wir über 80 v. H. Heilungen, wenn zeitig operiert wird — ein Fortschritt, welcher die durch Serumbehandlung der Diphtherie erzielten Erfolge weit überholt.

Unser Eingriff richtet sich nicht in erster Linie nach der Peritonitis als solcher, vielmehr nach deren Quelle und Ausgangsorgan. Je zeitiger wir die Infektionsquelle verschließen, um so besser die Heilungsaussichten. Die Zahlenübersichten zeigen eindeutig die ausschlaggebende Bedeutung der Operationszeit; gerechnet vom Beginn der Krankheit heilen operiert innerhalb der ersten 6 Stunden 80—90 v. H. und mehr, nach 12 Stunden 60—70 v. H., nach 24 Stunden 30 v. H., nach 36 Stunden nur noch 10 v. H.!

Diese Zahlen sprechen eine überzeugende Sprache. Sie mahnen eindringlich zu frühester Operation. Das setzt aber eine frühzeitige Diagnose voraus. Die Erfahrung zeigt, daß weitaus der größte Teil der akuten Bauchfellentzündungen ihren Ausgang nehmen vom Wurmfortsatz — daran denkt jeder Praktiker zu allererst; sodann stehen in Frage bei Frauen die Geschlechtswerkzeuge, bei Männern das durchgebrochene Magen- und Zwölffingerdarmgeschwür. Alle übrigen S. 306 aufgezählten Möglichkeiten stehen in der Häufigkeit ihres Vorkommens weit zurück.

Wenn von vornherein der schlechte Allgemeinzustand (Kollaps, schlechter Puls von 120 und mehr in der Minute, kühle Gliedmaßen, blaue Lippen) jeden Eingriff als aussichtslos erscheinen läßt, so ist das eine furchtbare Anklage gegen den bisher behandelnden Arzt. Unbedingt sofort muß operiert werden bei Bauchverletzungen, Magen- und Darmperforationen und bei Wurmfortsatzperitonitiden, bei Gallenblasenperforationen; bedingt bei den gynäkologischen Peritonitiden. Die Operation soll nur von technisch geschulten Chirurgen vorgenommen werden.

Operation. Die Operation hat den Zweck, 1. die Ursache der Erkrankung zu beseitigen, 2. dem vorhandenen Exsudat Abfluß zu verschaffen. Bei der Verfolgung dieser Ziele muß der Kranke, der sowieso durch das Leiden schon stark mitgenommen ist, auf das sorgfältigste geschont werden. Operationsdauer, Narkose, Blutverlust sind auf ein Mindestmaß zu beschränken. Körper warm einpacken, allgemein kräftigende und anregende Mittel, wie Kochsalzinfusionen, Herzmittel.

Auch örtlich muß mit der größten Schonung vorgegangen werden. Der Schnitt ist nicht größer anzulegen als es die Erreichung obiger Ziele erfordert und nach der Operation nach Möglichkeit zu schließen, damit nicht unnötige Schmerzen die resorptionsfördernden Atembewegungen der Bauchdecken hindern. Der Schnitt wird entsprechend der *größten Druckschmerzhaftigkeit*, weil man damit gewöhnlich auf den ursprünglichen Herd kommt, angelegt. Bei Zweifelsfällen über den Ursprung der eigentlichen Erkrankung wird in der Mittellinie eingegangen. Je schneller man auf den Krankheitsherd kommt und ihn versorgt, desto günstiger ist es für den weiteren Verlauf. Das Exsudat wird entweder durch Ausspülen mit körperwarmer Kochsalzlösung oder vorsichtiges Austupfen entfernt. Unnötiges Auspacken der Därme, derbes Anfassen, Zerren, Abreiben, Abkühlung derselben sind peinlichst zu vermeiden.

Der Ansammlung eines neuen Exsudates suchen wir vorzubeugen durch Einführung von Drains oder durch Gegenöffnungen nach der Lendengegend, dem Mastdarm oder der Scheide hin. Leider arbeitet diese Drainage nicht sehr gut; sie muß schon, um Schädigungen der anliegenden Darmschlingen durch Druck zu vermeiden, nach wenigen Tagen entfernt werden. Wir können aber die Fortschaffung neu gebildeten Exsudates fördern durch Anregung der peritonealen Resorption, indem wir durch Herzmittel, Kochsalzinfusionen die Herztätigkeit anregen, durch Lagerung des Kranken mit erhöhtem Oberkörper die Tätigkeit des Zwerchfells und der Lungen erleichtern, die Darmtätigkeit mittels Einläufen in Gang bringen. Von der günstigen Wirkung des gefilterten Ultraviolettlichtes (Laparophoslampe) bei Bauchfellentzündung sind wir nicht überzeugt.

Die *Peritonitisbehandlung* an sich sucht die Ausbreitung durch Ruhigstellung der Darmbewegungen zu hindern und die Abwehrkräfte des Körpers zu unterstützen, sofern nicht ein sofortiger Eingriff angezeigt ist. In erster Linie muß die Zufuhr von Nahrung und Getränken unterbleiben. Flüssigkeitszufuhr durch intravenöse oder subcutane Infusionen 2—3 Liter in 24 Stunden oder vom Darm aus als Tropfeinlauf mit Zusatz von Adrenalin. Bei umschriebener Bauchfellentzündung die Eisblase, bei allgemeiner heiße Packungen. Bei starker Tympanie und gar bei Kotbrechen müssen Magen und Darm entlastet werden, weil Herz und Lungen durch den Hochstand des Zwerchfells in ihrer Leistung beeinträchtigt werden: Aushebung des Magens (nicht Ausspülen) und unter Umständen eine Enterostomie (s. Ileus, S. 387). Bei inoperablen Fällen sind Narkotica, die wir sonst durchaus ablehnen, nicht ganz zu entbehren. Die Meinungen über die Wirksamkeit von Coli- und Anaërobenserum sind noch sehr geteilt, man wird sie aber heute immer anwenden. Auf keinen Fall darf durch solche Maßnahmen jedoch die chirurgische Behandlung hinausgeschoben werden.

Nachbehandlung. In der Nachbehandlung ist die Tätigkeit des Darmes möglichst bald durch rectale Tropfeinläufe, gegebenenfalls durch sog. „Lavagen", ferner Wärmeverabfolgung (Wärmekästen) anzuregen. Auch die Glycerinspritze und das Darmrohr sind gute Mittel. Abführmittel, etwa subcutan oder intravenös Hypophysin oder ähnlich wirkende Stoffe, sind erst zu geben, wenn Winde abgegangen sind. Lungenkomplikationen und der gefürchteten Parotitis ist durch peinlich gewissenhafte Mundpflege, Kauen auf Kaugummi, erhöhte Lagerung des Oberkörpers, stündlich wiederholtes tiefes Durchatmen, zweistündliches Inhalieren, vorzubeugen. Gerinnungen in den Blutgefäßen, besonders den Beinen, ist durch Bewegungen der Gliedmaßen und leichte Massage zu begegnen und für reichliche subcutane oder rectale Flüssigkeitszufuhr, Wärmezufuhr, Stärkung der Herzkraft durch Coffein, Cardiazol (1 ccm intramuskulär) u. a. zu sorgen. Bleibt die Stuhlentleerung aus, der Meteorismus bestehen, so verschafft man durch Einnähen und Eröffnen einer Dünndarmschlinge den gestauten Massen Abfluß (Enterostomie). Geht die Temperatur nicht herunter, so muß auf die Bildung neuer Exsudate entweder zwischen den Darmschlingen oder im Douglas oder im subphrenischen Raume gefahndet werden.

II. Die akute, umschriebene Bauchfellentzündung.

Die Bauchfellentzündung kann von Anbeginn an umschrieben sein und bleiben, oder nach einer anfänglichen allgemeinen Verbreitung in seltenen Fällen sich begrenzen. Die Ursachen sind dieselben wie bei der allgemeinen Bauchfellentzündung. Bestehende Verwachsungen, die große Neigung des Bauchfells zur Bildung frischer Verklebungen, Zahl und Giftigkeit der Keime, die Widerstandskraft des Körpers bestimmen das Zustandekommen einer allgemeinen oder einer umschriebenen Form.

Am häufigsten entsteht die umschriebene Bauchfellentzündung in der Umgebung von entzündeten Bauchorganen, z. B. dem Wurmfortsatz, der Gallenblase, den Adnexen. Das anfänglich seröse Exsudat oder die seröse Durchtränkung der Nachbarteile, die fibrinösen Auflagerungen können beim Rückgehen der Entzündung des ursprünglichen Herdes in wenigen Tagen sich ausgleichen oder beim Wachsen der Entzündung in Eiterung übergehen. Was in dieser Hinsicht im Abschnitt Perityphlitis in bezug auf die Beteiligung des Bauchfelles gesagt ist, mag als Beispiel für alle von Bauchorganen ausgehenden umschriebenen Entzündungen gelten.

Unter den *Erscheinungen* treten die Allgemeinerscheinungen, welche die allgemeine Bauchfellentzündung zu begleiten pflegen, zurück. Ist schon der stürmische Beginn nicht so ausgesprochen, so ist der weitere Verlauf ein erheblich milderer als bei der allgemeinen Form. Die Schmerzhaftigkeit in der Umgebung des erkrankten Organs, die örtlich begrenzte Muskelspannung, eine deutlich fühlbare, umschriebene Geschwulst treten in den Vordergrund. Erbrechen ist im Anfang wohl vorhanden, läßt aber mit Ausbildung der

Abkapselung nach und hört dann ganz auf. Die anfänglich bestehende Darmlähmung, zuweilen, abgesehen von der erhöhten Körpertemperatur, ähnlich einem Darmverschluß, bildet sich nach wenigen Tagen zurück.

Die *Erkennung* ist bei deutlichem, schmerzhaftem Tumor leicht, bei versteckter Lage des Exsudates zwischen den Dünndarmschlingen oder im subphrenischen Raum recht schwierig. Eine Untersuchung vom Mastdarm her, nach Entleerung der Blase, genaue Austastung des Beckens nach etwaigen Resistenzen und Schmerzhaftigkeiten ist nicht zu unterlassen.

Zweifellos können kleinere eitrige Exsudate resorbiert werden, größere Mengen sich bei Durchbruch nach außen oder in den Darm entleeren. Es darf jedoch hiermit nicht gerechnet werden, da pyämische Eiterverschleppungen, Leberabscesse, Vereiterungen der retroperitonealen Drüsen drohen. Die Operation ist deshalb vorzuziehen, sobald die den Herd abgrenzenden Verklebungen fest genug sind.

Besondere Formen der umschriebenen akuten Bauchfellentzündung.

Douglasabsceß. Er entsteht durch Senkung des Eiters ins kleine Becken und Abschluß durch Verklebung der Darmschlingen gegen die Bauchhöhle, am häufigsten nach Appendicitis und nach Adnexerkrankungen. An der Vorderseite des Abscesses liegt die Blase bzw. die Gebärmutter, an der hinteren Seite der Mastdarm.

Bei der Untersuchung vom Darm aus ist eine pralle Vorwölbung in der Mitte der vorderen Mastdarmwand oder mehr nach der Seite hin in einer Höhe von 5—12 cm vom After entfernt auf Fingerdruck zu fühlen. Läßt sich diese Vorwölbung ganz oder zum größten Teil wegdrücken, so besteht ein mit der Bauchhöhle frei in Verbindung stehender Erguß (Ascites) oder eine geblähte im Douglas fixierte Darmschlinge. Ein häufiges Zeichen beim Douglasabsceß ist die Erschlaffung der Afterschließmuskulatur bis zur Inkontinenz. Außerdem bestehen frühzeitig — das wird zu wenig beachtet — durch Reiz des anliegenden Abscesses auf die Mastdarmschleimhaut Stuhldrang, Durchfälle und Schleimabgänge. Auch die Miktion kann erschwert sein.

Sofern es sich nur um die Ansammlung eines entzündlichen Exsudates handelt, ist es möglich, daß es sich von selbst aufsaugt. Sobald aber die Erscheinungen zunehmen (Größerwerden der Vorwölbung und Tiefertreten derselben, steigende Leukocytenwerte, Zunahme der Tenesmen usw.) muß operiert werden.

Die *Operation* besteht in Eröffnung des Abscesses vom Mastdarm aus längs einer Punktionsnadel. Nachdem ein kleiner Einstich in die Darmschleimhaut gemacht ist, wird eine Kornzange vorsichtig in die Absceßhöhle vorgeschoben, und dann mit ihrer Hilfe ein Drain eingelegt, das zum Anus herausgeleitet wird.

Der subphrenische Absceß entsteht in dem Kuppelraum des Oberbauches unter dem Zwerchfell, der durch das Lig. falciforme geteilt wird, am häufigsten rechts nach Appendicitis, seltener nach Cholecystitis, Magengeschwürsdurchbruch, vereiterten Echinokokken — im *linken* subphrenischen Raume nach Durchbruch eines hohen Magengeschwüres, Eiterungen in der Milz und in Verbindung mit einer Paranephritis. Endlich sind es Entzündungen der Wirbel, Eiterungen im Mittelfellraum, an der Speiseröhre, die, das Zwerchfell durchbrechend, zum subphrenischen Absceß führen können. Auch von einem Pleuraempyem können subphrenische Abscesse ausgehen. Bleibt nach einer der genannten Erkrankungen länger dauerndes Fieber und Krankheitsgefühl zurück, meist ohne sonstige nachweisbare, objektive Erscheinungen, so muß man an subphrenischen Absceß denken.

Die *Diagnose* ergibt sich aus dem Hochstand des Zwerchfells und der Lungengrenze, manchmal einer Vorwölbung und Druckschmerzhaftigkeit der hinteren, seitlichen Rippengegend, aus dem Tiefstand der Leber sowie den obenerwähnten Störungen des Allgemeinbefindens und dem Fieber. Besteht, wie nicht selten, gleichzeitig eine exsudative Pleuritis, so kann besonders an der rechten Seite die Diagnose große Schwierigkeiten machen. In vieler Hinsicht ähnelt das Bild dem eines abgesackten basalen Empyems. Die Röntgenuntersuchung (Aufnahme im Stehen) klärt manches auf; man sieht nicht selten unterhalb des deutlich erkennbaren Zwerchfellschattens eine regelwidrige Gasblase (Coliabsceß!) mit Flüssigkeitsspiegel.

Das gelegentlich unentbehrliche Hilfsmittel ist die *Probepunktion* an Stelle der stärksten Dämpfung, Vorwölbung und Schmerzhaftigkeit. Bei erfolglosem Ergebnis und trotzdem begründetem Verdacht mag sie wiederholt werden. Sie ist nicht ungefährlich (Pleura! Leber! Peritoneum!). Wenn die Punktion erfolgreich ist, läßt man die Nadel am besten stecken, um tunlichst eine Infektion der Pleura durch den Stichkanal zu vermeiden, und schließt sofort die Operation an.

Die *Operation* erfolgt je nach Lage des Abscesses zur Oberfläche *extrapleural*, d. h. unter bewußter Umgehung der Pleurahöhle meist lumbal, seltener von vorne vom unteren Rippenrande aus oder — besonders bei gleichzeitigem Empyem — *transpleural*, d. h. durch die Pleurablätter des Sinus phrenicocostalis hindurch. Besteht ein Empyema pleurae, so wird auch dieses und der subphrenische Absceß gleichzeitig eröffnet und drainiert. Besteht kein Empyem, so führt der transpleurale Weg nicht etwa durch die freie Pleurahöhle hindurch, vielmehr werden nach Rippenresektion die beiden Pleurablätter durch Naht oder besser durch Drucktamponade aufeinandergepreßt und dann unterhalb der Tamponade der subphrenische Absceß durch die beiden Pleurablätter und durch den Zwerchfellansatz hindurch eröffnet und drainiert.

Die Erfolge sind bei rechtzeitigem chirurgischem Vorgehen gute. Doch werden die meisten Kranken erst spät operiert, so daß insgesamt mehr als ein Drittel sterben. Mit einem günstigen Ausgange nach einem spontanen Durchbruch nach außen oder in die Bronchien darf man nicht rechnen.

Perityphlitische Abscesse — die weitaus häufigsten Formen der umschriebenen Peritonitis — s. S. 390.

Gallenblasenabscesse pflegen sich am unteren Leberrand abzukapseln. Sie werden abgegrenzt durch Verklebungen mit dem Duodenum und dem Quercolon unter Beteiligung des Netzes und der vorderen Bauchwand. Sie brechen am ehesten in das Colon transversum ein. Selten erstreckt sich das Exsudat bis in die Gegend des Coecums oder nach dem Nabel zu.

III. Die tuberkulöse Bauchfellentzündung

tritt, abgesehen von der Miliartuberkulose, die keine chirurgische Behandlung erlaubt, in drei Formen, einer exsudativen, einer adhäsiven und einer käsigeitrigen Form, auf.

a) Seröse Form. Reichlich leicht blutig gefärbtes, seröses oder grün-gelbes, freies Exsudat mit mehr oder weniger starker Entwicklung von etwa hirsekorngroßen Tuberkelknötchen auf der Serosa des parietalen und visceralen Peritonealüberzuges; gar keine oder vereinzelte Verklebungen zwischen den Darmschlingen.

b) Adhäsive, trockene Form. Kein Exsudat oder nur Spuren eines solchen; Netz, Mesenterium, Darm zu großen Knäueln miteinander verbacken.

c) Käsig-eitrige Form. Seltener liegen zwischen festverklebten Darmschlingen kleine käsige oder sogar eitrige Exsudate. Sie geben die ungünstigste Vorhersage.

Übergänge dieser drei Formen kommen in der verschiedensten Weise vor, so daß neben größeren freien Exsudaten in einzelnen Teilen sich umschriebene Darmverbackungen, Netzverdickungen, Fibrinauflagerungen finden.

Die *Entstehung* der Tuberkulose des Bauchfells ist selten primär auf hämatogenem Wege, meist fortgeleitet von Tuberkulose der Bauchorgane (Darm, Adnexe), oder von tuberkulösen Mesenterialdrüsen. Das Leiden befällt meist jugendliche Menschen und verläuft überaus chronisch.

Die *Erscheinungen* sind nach keiner Richtung hin kennzeichnend. Anfangs besteht außer dem Gefühl der Fülle und einem gewissen Unbehagen nur leichte Schmerzhaftigkeit des Leibes bei unbestimmten Magen- und Darmbeschwerden. Fieber pflegt nur selten, und dann nur in geringem Grade zeitweilig vorhanden zu sein (Rectalmessung). Bei Kindern liegt der Verdacht auf Tuberkulose näher, bei Erwachsenen ist die Diagnose schwieriger. Im weiteren Verlauf kommt es zu Abmagerung, Unregelmäßigkeit der Darmtätigkeit, schmerzhaften Koliken infolge von stenosierenden Darmgeschwüren. Der stark vorgewölbte Bauch steht im starken Gegensatz zu den dünnen, schlaffen Bauchdecken und der Abmagerung.

Die *Diagnose* gründet sich auf den schleichenden Verlauf, das jugendliche Alter, den durch Fluktuation und Dämpfung nachweisbaren freien Erguß, allenfalls die tuberkulöse Erkrankung anderer Organe. Bei abgesackten peritonitischen Exsudaten kommen Verwechslungen mit cystischen Bauchgeschwülsten vor. Gegenüber carcinomatöser Peritonitis und Ascites bei Lebercirrhose sind das Alter und sonstige Begleiterscheinungen bei der Diagnose zu berücksichtigen. Die Differentialdiagnose gegenüber der Lebercirrhose ist besonders schwierig, weil die Bauchfelltuberkulose bei Erwachsenen gar nicht ganz selten mit jener vereinigt ist. Das Fehlen der Milzschwellung spricht für Tuberkulose. Die mit Ascites einhergehende Pericarditis adhaesiva ist durch sorgfältige Herzuntersuchung zu erkennen.

Die *Vorhersage* richtet sich nach dem Verlauf der Tuberkulose des primär erkrankten Bauchorganes oder der Lunge und zweitens nach der Art der tuberkulösen Peritonitis. Die seröse Form ist bei weitem gutartiger und hat eine größere Ausheilungsneigung als die trockene und eitrige Form.

Behandlung. Die konservative Behandlung besteht in Luft- und Lichtbehandlung, Solbädern, Schmierseifenbehandlung, Röntgenbestrahlung. Ein Teil der Fälle kommt so zur Ausheilung, besonders bei Behandlung in Höhenkurorten. Der Rest ist noch durch Operation gut beeinflußbar und noch in über ein Drittel der Fälle heilbar. Seit man erkannt, daß das frische tuberkulöse Exsudat Träger antigener Stoffe ist, welche die Spontanheilung begünstigen, hat man die früher übliche Laparotomie zur Entfernung der ascitischen Flüssigkeit etwas eingeschränkt. Ältere Flüssigkeitsansammlungen, deren Abwehrstoffe aufgebraucht sind, entleeren wir durch einen fingerlangen Bauchschnitt und tupfen die Flüssigkeit vorsichtig aus. Die günstige Wirkung ist wohl auf die der Entlastung der Bauchhöhle folgende Hyperämie zurückzuführen.

Je mehr die Bauchfellentzündung sich der trockenen Form nähert, um so ungünstiger werden auch die Aussichten für die operative Behandlung, doch sind auch hier günstige Erfolge — freilich in der Minderzahl — beobachtet.

IV. Die chronische umschriebene Bauchfellentzündung.

Wo der Entzündungsreiz geringer ist, wie z. B. an der Randzone eines Entzündungsherdes, da kommt es zu einer leichten Ausschwitzung eines leukocytenreichen, sog. plastischen Exsudats, welches zu flächenhaften lockeren Verklebungen zwischen benachbarten Eingeweiden oder zwischen Darm und parietalem Bauchfell führt. In Kürze wird das Exsudat aufgesaugt; es hinterbleiben bindegewebige flächenhafte oder strangartige Verwachsungen, die sog. Adhäsionen.

Die *adhäsive* Form der Peritonitis ist sehr häufig die Folge von chronisch entzündlichen Erkrankungen der Bauchorgane, z. · B. der Gallenblase, des Wurmfortsatzes oder an gewissen Umbiegungsstellen des Darmes, z. B. der Flexura sigmoidea oder Flexura hepatica, Flexura lienalis als Folge rückfälliger Darmgeschwüre bei chronischer Obstipation, wie VIRCHOW annahm, Divertikelbildung (vgl. hierzu im Abschn. Gallenblase Abb. 197, bei Ileus Abb. 228, S. 383 und 224, S. 379). Auch nach Bauchoperationen bilden sich trotz aller Schonung des Bauchfells manchmal entzündliche Verwachsungen. In anderen Fällen sind keine klaren Ursachen auffindbar, man hat sich dann mit der Hypothese fetaler Erkrankungen geholfen.

Die *Diagnose* ergibt sich leicht, sobald wir sicher sind, daß eine entzündliche Organerkrankung (Cholecystitis, Appendicitis, Magen- oder Zwölffingerdarmgeschwür, Adnexerkrankungen) vorausgegangen ist, schwierig, wo die Vorgeschichte keinen Hinweis gibt. Die Beurteilung der Darmfunktion nach wiederholter Trochoskopie, gelegentlich auch einmal das wenig mehr geübte Verfahren der Lufteinblasung in die Peritonealhöhle mit Röntgendurchleuchtung (Pneumoperitoneum) mögen als diagnostische Hilfsmittel herangezogen werden. Die Praxis zeigt, daß unter der Flagge ,,Verwachsungen'' gar viele hysterische, hypochondrische und nervöse Bauchbeschwerden segeln, bei denen jede Operation vermieden werden sollte.

Die chronische Entzündung kann zu Verdickungen des Mesenteriums, Strangbildungen, Abknickungen des Darms (Röntgen!), Verdauungsstörungen und damit zu erheblichen Beschwerden führen. Diese entwickeln sich sehr langsam, sind oft unbestimmter Natur und äußern sich in Magenschmerzen, Darmbeschwerden, Obstipation, mit Durchfällen abwechselnd und Koliken.

Behandlung. Vorbeugend ist, wenn möglich, das erkrankte Organ als Quelle des Übels zu entfernen, Darmkatarrhe sind zu beseitigen. Warme Packungen (Fango), Regelung der Darmfunktion, leichte sachgemäße Massage, u. U. Leibbinde können von Nutzen sein. Fibrolysineinspritzungen nützen nichts. Ob operativ die Stränge und Verwachsungen zu lösen sind, muß von Fall zu Fall entschieden werden. Rückfälle nach den Operationen sind nicht mit Sicherheit fernzuhalten.

D. Ascites (Bauchwassersucht).

Der Ascites stellt eine regelwidrige Ansammlung nichtentzündlicher Flüssigkeit in der Bauchhöhle dar und wird meist verursacht entweder durch eine Erkrankung des Herzens oder der Nieren oder durch Stauung im Gebiete des Pfortaderkreislaufes (Geschwülste, Lebercirrhose). Der kachektische Hydrops, bei chronischen Erkrankungen, die mit Blutverdünnung, Anämie einhergehen, hat gleichfalls keine größere chirurgische Bedeutung, abgesehen von *diagnostischer.* Die Farbe der Flüssigkeit ist hell- bis dunkelgelb, klar, selten durch Beimischung von Chylus, sei es infolge einer Stauung oder Verletzung des Lymphstranges, milchig getrübt (Ascites chylosus). Das sind die *Transsudate.* Ihr Eiweißgehalt beträgt 1—3 v. H.

Chirurgisches Interesse beanspruchen aber die Ascitesformen, bei denen Entzündungsvorgänge beteiligt sind. Als Beispiel mag der Ascites tuberculosus gelten. Der Eiweißgehalt solcher *Exsudate* steigt bis auf 6 v. H.

Transsudate und Exsudate sind nicht immer mit Sicherheit diagnostisch zu scheiden. Abgesehen von den reinen Stauungstranssudaten bei Herz- und Nierenerkrankungen haben wir folgende Ursachen zu beachten:

1. Kompression der Vena portarum durch Tumoren, Einengung durch Thromben,

2. Lebercirrhose alkoholischer oder luischer Genese,

3. Carcinom der Bauchhöhle, eine Aussaat von zahlreichen Krebsknötchen im Anschluß an ein Organcarcinom,

4. Tuberkulose des Bauchfells,

5. Chronische seröse Peritonitis infolge örtlicher Entzündungen oder traumatischer Reize, wie sie entstehen durch Berstung eines Leberechinococcus, einer Ovarialcyste, einer inneren Einklemmung oder Invagination, einer Pankreatitis, BANTI-scher Krankheit u. ä.

Die *Diagnose* ist bei großem Erguß leicht zu stellen: trommelförmig aufgetriebener Leib, Dämpfung in den abhängigen Bezirken, Änderung des Dämpfungsbezirkes bei Lagewechsel, Tympanie nur in der Magengegend, deutlicher Wellenschlag (Undulation). Kleine Ergüsse verraten sich durch halbmondförmige Dämpfung, schlaffe Flanken, matten Ton bei Perkussion der Spina anterior ilei.

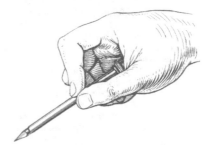

Abb. 193. Haltung des Troikarts zur Punktion.

Die *Behandlung* muß vor allem eine ursächliche sein. Herzfehler, Nierenerkrankungen müssen innerlich behandelt werden, Geschwülste an der Leberpforte, die Lebercirrhose, das Panzerherz sind allenfalls chirurgisch in Angriff zu nehmen (s. die entsprechenden Abschnitte). Die Entleerung der Flüssigkeit selbst kann im allgemeinen nur der Linderung der Beschwerden dienen.

Paracentese der Bauchhöhle. Man punktiert am besten in örtlicher Betäubung in der Mittellinie, in der Mitte zwischen Nabel und Symphyse, um Gefäßverletzungen zu vermeiden, läßt die Flüssigkeit nicht zu schnell ablaufen und prüft sorgfältig den Puls des Kranken. Stockungen des Abflusses können durch Vorlagern von Netz oder Darmschlingen vor das innere Ende der Kanüle bedingt sein. Man beseitigt sie durch Aufsetzen oder Seitenlagerung des Kranken oder mit einer eingeführten Knopfsonde. Nach Beendigung der Punktion einfacher Heftpflasterverband und Kompression des Bauches durch fest ausgezogenes Handtuch.

Um den verlegten Pfortaderkreislauf bei Lebercirrhose zu umgehen, hat TALMA durch Anheften des Netzes — andere der Milz — an die Bauchwand in nicht zu schmaler Ausdehnung Kollateralbahnen zwischen den Ästen der Pfortader und der Vena epigastrica herzustellen versucht. Im frühen Stadium der Lebercirrhose unternommen, bietet der Eingriff in einem Drittel der Fälle Aussicht auf dauernden Erfolg, allerdings oft erst nach wiederholten Punktionen.

E. Erkrankungen des Netzes und des Mesenteriums.

Netz und Mesenterium nehmen an den akuten und chronischen Entzündungen des Bauchfells teil und bieten in dieser Beziehung keine Besonderheiten.

Netzverdickungen können auftreten 1. als Folge von Stieldrehungen des Netzes, Einklemmung; 2. als Folge entzündlicher Vorgänge.

Netzdrehungen (Torsionen) entstehen, wenn dasselbe mit einem Zipfel an der Bauchwand, einem Bauchorgan oder einer Hernie verwachsen ist und sich ganz oder zum Teil zwischen seinen beiden Anheftungspunkten um seine eigene Achse dreht. Hierdurch werden Kreislaufstörungen, Blutungen bedingt, welche schließlich zu einer derben, fibrösen, höckerigen

Verdickung führen, so daß das Netz einen derben, an einem dünneren Stiel hängenden Klumpen darstellt. Die Erkrankung beginnt plötzlich mit den Erscheinungen der Bauchfellreizung, der Druckschmerzhaftigkeit und Bildung einer Geschwulst. Auf vorhergegangene Erkrankungen des Bauches, Bruchoperationen, Laparotomien ist bei der Vorgeschichte Gewicht zu legen. Die Behandlung besteht in Resektion des Netzes.

Auch die *Appendices epiploicae* des Dickdarms sind solcher Drehungen fähig. Die Laparotomie sucht gewöhnlich nach dem vermeintlich erkrankten Wurmfortsatz.

Die *entzündliche Netzgeschwulst* tritt gewöhnlich an einer umschriebenen Stelle des Netzes, meist nach eitrigen Blinddarmentzündungen, nach Laparotomien, Hernienoperationen, bei denen Unterbindungen am Netz nötig waren, auf und führt zur Bildung derber, fester Geschwülste um Unterbindungsfäden oder andere Fremdkörper mit kleineren oder größeren Eiter- und Entzündungsherden. Meist liegen leichte bakterielle Infektionen vor, seltener handelt es sich um chemische Reizungen.

Die Geschwulst bildet sich meist im Verlauf einiger Wochen nach der Operation aus, ohne besondere Erscheinungen, auch seitens des Bauchfells, zu zeitigen. Verwachsungen mit der Bauchwand können eintreten, ebenso kann eine leichte Empfindlichkeit auf Druck bestehen. Temperatursteigerungen sind gewöhnlich nicht vorhanden. Bei Ruhelage und warmen Umschlägen bildet sich die Geschwulst meist nach und nach zurück; häufig wird unter der Fehldiagnose eines malignen Tumors laparotomiert.

Pseudomyxoma peritonei. Nach entzündlichen Durchbrüchen des hydropischen Wurmfortsatzes, nach dem Durchbruch einer gut- oder bösartigen Ovarialcyste oder von Darmdivertikeln kommt es mitunter zum Krankheitsbild des Pseudomyxoma peritonei, d. h. zur Ansammlung gallertiger Massen in der Bauchhöhle. Dieser Schleim kann durch die Darmbewegungen weit verschleppt werden. Hat er auch einige Epithelzellen in die Bauchhöhle mitgeführt, die die Schleimabsonderung fortsetzen, dann können geschwulstähnliche Wucherungen entstehen. Behandlung: Operation. Beseitigung des Krankheitsherdes oder mindestens Verschluß der Abflußstelle. Reinigung der Bauchhöhle. Die Vorhersage ist bei gutartigem Leiden gar nicht schlecht.

Geschwülste des Mesenteriums. In den beweglichen, doppelseitig mit Serosa bekleideten Platten des Dünndarmgekröses (selten im Mesocolon transversum) kommen vor:

1. *Cysten* als runde, pralle, schmerzlose Gebilde, die, weil langsam und schmerzlos sich entwickelnd, in der Regel vom Kranken durch Zufall entdeckt werden. Entsprechend der Länge des Gekröses ist die Cyste leicht verschieblich; über ihr und ringsum ist tympanitischer Schall (im Gegensatz zu Bauchwandtumoren und Exsudaten). Welche Cystenart im gegebenen Falle vorliegt, ist kaum zu entscheiden. Es gibt seröse Cysten, *cystische Lymph- und Chylangiome*, Dermoidcysten, Enterocystome und Echinokokken.

2. *Drüsenerkrankungen,* nämlich:

a) Tuberkulöse Lymphome. Vor allem bei Kindern ist zunächst daran zu denken. Es ist die eigenartige Form der *Tabes mesaraica,* besser *Lymphadenitis mesaraica tuberculosa.* Nicht immer sind die paketartigen, knolligen Tumoren in der Tiefe zu tasten; oft sind sie überlagert durch tympanitische Därme, oder ein peritoneales Exsudat überdeckt sie, in anderen Fällen stehen Durchfälle und Koliken im Vordergrunde. Nicht selten wird „Blinddarmentzündung" diagnostiziert und der Blinddarm unnötig entfernt.

b) Die Drüsenvergrößerungen bei der *Lymphogranulomatose,* kaum je aufs Mesenterium beschränkt, andere Drüsengruppen am Hals, in der Achsel, im Mediastinum sind miterkrankt. Sie verbinden sich mit Anämie, Abmagerung und relativer Leukocytose. Hieraus läßt sich unschwer die Diagnose stellen (vgl. S. 173 f.).

c) Primäre Lymphosarkome sehr selten. *Metastatische Sarkome* und *Carcinome,* bei entsprechenden primären Darmtumoren, vor allem des Coecums. Die Absiedlungen werden oft eher als die ursprüngliche Geschwulst entdeckt. Wo Drüsenpakete in der Nähe des Pankreaskopfes oder im linken Hypochondrium zu finden sind, ist auf ein verstecktes Magen-, Gallenblasen- oder Pankreascarcinom zu fahnden. Neben mesenterialen Drüsen fehlen in solchen Fällen die retroperitonealen nie. Ascites entwickelt sich dabei frühzeitig, worauf die Diagnose auf die bösartige Natur der Neubildung zu stellen ist. Röntgenbestrahlung vermag den tödlichen Ausgang höchstens zu verzögern.

3. Andere *Neubildungen,* wie kavernöse Lymphangiome und Chylangiome, Lipome, die sehr groß werden und Wegsamkeitsstörungen des Darmes verursachen können, und Myxofibrome sind selten; am ehesten begegnet man noch im Mesenterium den weichen Sarkomen.

Behandlung. Die *Cysten* lassen sich bei einiger Sorgfalt ausschälen, schlimmstenfalls *in die Laparotomiewunde einnähen* und eröffnen.

Bei der *Tabes mesaraica,* der Mesenterialtuberkulose kleiner Kinder, wird man sich wie bei der tuberkulösen Peritonitis auf die Laparotomie beschränken, höchstens einzelne verkäste oder erweichte Drüsen ausschälen und dann neben Allgemeinbehandlung Röntgenbestrahlung einleiten (s. S. 172 und 748).

Bei Lymphogranulomatose ist Arsen- und Röntgenbehandlung angezeigt, die Operation zwecklos.

Die *Neubildungen* lassen sich kaum entfernen, ohne daß ein größeres oder kleineres Dünndarmstück mitreseziert wird, weil sonst dessen Ernährung durch Schädigung der Gekrösegefäße in Frage gestellt würde.

F. Chirurgie der Leber und der Gallenwege.

Anatomisch-physiologische Bemerkungen. Auf die wichtige Rolle, welche die Leber im Gesamtstoffwechsel des Körpers einnimmt (glykogene Funktion, Synthese des Harnstoffs.

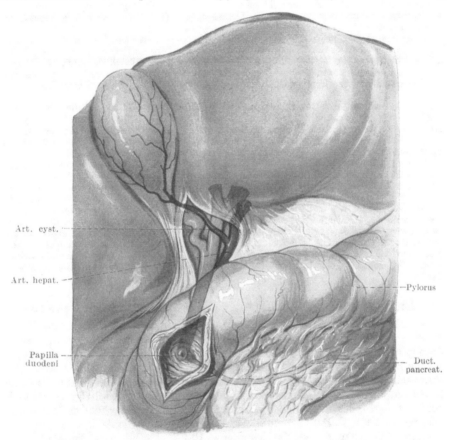

Abb. 194. Lage der Gallen- und Pankreasgänge. Die Art. cystica überkreuzt den D. choledochus, darüber liegen die D. hepatici. Der D. cysticus mündet dicht oberhalb des Duodenums in den Choledochus. Duodenum eröffnet, zeigt die Papille, wo der D. choledochus und der D. pancreaticus gemeinsam einmünden.

intermediärer Fettstoffwechsel, Einfluß auf die Blutgerinnung und Blutmauserung und als Entgiftungsorgan), gehen wir hier nicht ein. Wir haben uns über die Gallenausscheidung zu unterrichten.

Bei vielen höheren Tieren, gleichgültig ob Pflanzen- oder Fleischfresser, fehlt die Gallenblase; auch bei Menschen kann sie ausnahmsweise fehlen, in anderen Fällen doppelt angelegt sein.

Galle wird dauernd abgesondert, doch steigt ihre Menge erheblich während der Verdauungszeit. Auf 24 Stunden rechnet man in der Regel 1 Liter Galle.

Bei *Gallenmangel* (Acholie) gehen die Fette der Nahrung unverdaut ab. Der Stuhl wird farblos, grau, schmierig (Fettstuhl) und ist sehr übelriechend. Sehr langdauernder Mangel an Galle (Gallenfistel) ist von schwerer Osteoporose gefolgt. Auch langdauernde

Rückstauung der Galle erschöpft sich nicht in der gelbgrünen Hautfarbe des Ikterischen, sondern ist durch Verlangsamung der Pulszahl, Herzschwäche, Verlangsamung der Atmung, Herabsetzung der Blutgerinnungsfähigkeit, Oligurie und Osteoporose von ernster klinischer Bedeutung.

Die *Gallenblase* ist mehr oder weniger breitflächig an der Unterseite der Leber angeheftet. Sie besitzt eine ziemlich kräftige Muscularis. Reize an der Papilla duodeni, besonders bestimmte Nahrungsmittel, regen reflektorisch die Muskulatur zur Kontraktion an und damit zur Entleerung der Galle. Der D. cysticus ist ohne Muskulatur, und, ebenso wie der Choledochus, dünnwandig. Die Blutversorgung geschieht durch die Art. cystica (einen Ast der Art. hepatica), die am oberen Rand des Cysticus in einer Peritonealfalte an die Gallenblase herantritt. Die Nerven stehen in engster Verbindung mit den Nervenbahnen des Magens. Sie stammen vom 8.—10. Dorsalsegment (Head) aus dem sog. vegetativen Nervensystem.

Über den physiologischen Zweck der Gallenblase ist man nicht im klaren. Die einen halten sie für einen in die Gallenwege eingeschalteten Stromregler, andere für ein Reservoir zur Mischung der Galle mit Schleim. Wichtig ist, zu wissen, daß ihre Entfernung keine auffallenden Störungen der Darmfunktion hinterläßt, wohl aber ist erwiesen eine nachher gewissermaßen kompensatorisch sich ausbildende Erweiterung der großen Gallengänge.

Die Gallenblase faßt etwa 50 ccm und ist 8—12 cm lang. Die Lebergalle wird von ihr von 1 : 8—10 eingedickt. Ihr Ausführungsgang, der Ductus cysticus (2—3 cm lang), mündet nach kurzem Verlauf in den Ductus choledochus. Die D. hepatici vereinigen sich zu dem etwa 8 cm langen D. choledochus, der in seiner zweiten Hälfte retroduodenal verläuft und meist gemeinsam mit dem D. pancreaticus oder dicht neben ihm ins Duodenum (Diverticulum duodeni, Papilla duodeni Vateri) einmündet. Hier besteht eine Verengerung und ein Sphincter (Sph. Oddi), der die Gallengänge gegen Rückstauung von Kot oder Gas vom Darm aus schützt, und für gewöhnlich auch gegen Einwanderung von Keimen. Sein Tonus ist für die Gallenstauung bei Koliken von Bedeutung; so erschlafft er z. B. bei leichter Vagusreizung, und die Galle entleert sich im Strom. Duodenalerkrankungen vermögen diesen Schutzmechanismus empfindlich zu stören; Darmbakterien wandern dann in die Gallengänge, allenfalls sogar in die Lebergänge ein, die pathogenen Arten erzeugen und unterhalten cholangitische Schübe. Coli- und Typhusbacillen und mit ihnen pyogene Bakterien aller Art findet man am häufigsten in entzündlichen Steingallenblasen. Unter regelrechten Verhältnissen sind Colibakterien nur im untersten Choledochus zu finden.

I. Entzündung der Gallenwege und die Gallensteinkrankheit.

Entzündung und Gallensteine sind eng miteinander verbunden, die beiden Begriffe sind klinisch kaum zu trennen. Die Entzündungserreger (Colibacillen, Staphylokokken usw.) sind meist vom Duodenum aus eingewandert, seltener durchs Blut eingeschleppt, wie beim Typhus. Außer Typhus, Ruhr verursachen chronische Verstopfung, Magen- und Darmkatarrhe eine gewisse Anfälligkeit zur Infektion, während für Gallensteinbildung Stauung und Übersättigung der Galle mit Cholesterin, besonders in der Schwangerschaft mit ihrer erhöhten Cholesterinbildung, und mit Gallenpigmenten Voraussetzung ist. Die Anlage (Erblichkeit, familiäres Vorkommen) spielt sicher eine Rolle. Verhältnismäßig häufig sind Gallensteine mit Fettsucht, seltener mit Diabetes und Gicht verbunden.

Das *Vorkommen von Konkrementen* bei jungen Personen ist selten; zwischen 30 und 60 Jahren viermal so häufig wie vor dem 30. Lebensjahr, und nach dem 60. doppelt so häufig wie in den mittleren drei Jahrzehnten. In Deutschland trägt etwa jeder 10. Erwachsene, von den Frauen, die geboren haben, sogar jede vierte Gallensteine mit sich herum. Doch beträgt die Zahl der Gallensteinkranken nur etwa den 20. Teil der Gallenstein*träger*.

Die Gallensteine bilden sich fast ausschließlich in der Gallenblase, nur selten in den tieferen Gallenwegen; der Gang der Entwicklung ist ungefähr der folgende: Jede *chronische Entzündung* der Gallenwege, mag sie hämatogenen Ursprungs sein, wie bei Typhus und Ruhr, oder katarrhalisch, fortgeleitet vom Duodenum aus, hinterläßt Veränderungen in der Wand der feinsten und mittleren Gallengänge der Leber. Die Entzündungserzeugnisse: abschilfernde, verfettete Epithelien (cholesterinhaltig) und Schleim (kalkhaltig) mischen sich in den Gallengängen mit Bilirubin. Sie bilden feinste Körnchen, welche, in die Gallenblase eingeschwemmt, hier bei Stauung den Kern für die bekannten geschichteten Bilirubin-Kalksteine der Gallenblase abgeben.

Es gibt aber auch eine nichtentzündliche, eine *sterile* Entstehung von Gallensteinen. Die Galle stellt eine sog. übersättigte Lösung dar, d. h. wasserlösliche (Cholate, Bilirubin) und wasserunlösliche (Cholesterin) Stoffe sind in einem höheren Grade in ihr gelöst, als es einer einfachen wäßrigen Lösung entspräche. Die in der Galle enthaltenen Kolloide, vor allem die Cholate und das Mucin, schützen diese Stoffe vor der Ausfällung. Unter bestimmten Bedingungen fällt das Cholesterin auf Schleimflocken in der Gallenblase aus; es bilden sich dann jene eiförmigen, bernsteinartigen reinen Cholesterinsteine (meist Solitärsteine). Gesellt sich späterhin eine Gallenblasenentzündung dazu, dann schlägt sich Bilirubinkalk als geschichtetes bräunlich-schwarzes Gebilde auf dem Cholesterinkern nieder.

Der Cholesteringehalt der Galle ist abhängig vom Cholesteringehalt des Blutes, oder vom Mangel an der von den Leberzellen ausgeschiedenen Cholsäure, welche das Cholesterin in Lösung erhält. In letzterem Falle beruht die Störung der Leberfunktion auf gewissen konstitutionellen Einflüssen (s. o. Erblichkeit); andererseits bedingen Fettsucht, allzu fettreiche Ernährung, das Wochenbett und die Lactationsperiode, die Menopause und Cholelithiasis eine Hypercholesterinämie.

Man kann folgende *Steingruppen* unterscheiden:

1. Den *reinen radiären Cholesterinstein*, der als Folge einer allgemeinen Stoffwechselstörung, einer „Dyskrasie" aufgefaßt wird (ovale oder kugelige Form, Oberfläche leicht warzig gebuckelt, farblos bis leicht gelblich). Etwa ein Viertel aller Gallensteine.

2. *Cholesterinpigmentkalksteine*, die häufigste Gruppe, stets in der Mehrzahl, oft zu Hunderten auftretend, eckig, facettiert, meist auf dem Boden einer Entzündung entstehend.

3. Die weichen, bröckeligen *Pigmentsteine*, dunkelgrün bis schwarz; selten in reiner Form, häufiger in Form von *Pigmentkalksteinen*, härter, höckerig, maulbeerartig.

4. *Kombinationssteine* und *Konglomeratsteine*, d. h. Steine, deren Kern anders zusammengesetzt ist als der Mantel.

5. *Steine aus kohlensaurem Kalk* (sehr selten).

Die Gallensteine als solche machen als Fremdkörper fast keine Erscheinungen, sie bleiben deshalb oft dem Kranken selbst verborgen; erst bei Einklemmung eines Konkrements im engen Ductus cysticus und vor allem beim Hinzutreten einer Entzündung durch eingewanderte oder auf dem Blutweg ausgeschiedene Bakterien treten Beschwerden und das Bild der Gallensteinkolik auf.

Der *Verlauf der Infektion* der Gallenwege (Cholecystitis und Cholangitis) ist ein verschiedener, je nach Art und Menge der einwirkenden Bakterien (Coli-, Typhus-, Staphylo- und Streptokokken, Diphtheriebacillen) und je nachdem die Abflußwege offen oder verlegt sind. Sehr häufig greift die Entzündung über auf die Serosa der Gallenblase; Verwachsungen mit Duodenum, Colon und Netz sind die gewöhnlichen Folgen. Geschwürige und verschorfende Entzündung der Schleimhaut können in der Folge durch Narbenbildung zu Schrumpfungen und Verödung oder aber zum Durchbruch in die freie Bauchhöhle oder in Nachbarorgane (Colon) führen. Perakute Entzündungen haben Phlegmone oder Gangrän der Gallenblase mit Peritonitis zur Folge. Schwere Lebererkrankungen (Abscesse, Cirrhose) sind, ebenso wie akute und chronische Pankreatitis, gefürchtete und unheilvolle Folgeerscheinungen.

Pathologische Anatomie. Vielgestaltiger Art sind die pathologischen Veränderungen, welche Gallenblase und Gallengänge erleiden im Laufe eines jahre- und jahrzehntelang bestehenden Gallensteinleidens, das, wie wir gesehen

haben, stets verbunden ist mit akuten oder chronischen entzündlichen Nachschüben. Zunächst ist es eine einfache *katarrhalische Anschwellung* und Rötung
der Schleimhaut mit seröser Durchtränkung der Gewebe und vermehrter
Schleimabsonderung. Dann folgen *Geschwürsvorgänge*, bis in tiefere Schichten
vordringend, mit Eiterung und entzündlicher Wandverdickung, ausgehend in
Narben bzw. Schrumpfung der Blase. Bleiben die Abflußwege frei, so beschränken sich die Erscheinungen auf unbestimmte Beschwerden, hauptsächlich auf der Höhe der Verdauung, wenn die Gallenblase sich zusammenzieht,
„Druck am Magen", „Ziehen". Verlegt etwa ein Stein oder Schleim oder
entzündliche Verschwellung den Cysticus, so dehnt sich die Blase unter zunehmenden Schmerzen und füllt sich
aus den Schleimdrüsen der Gallenblasenwand mit fadenziehendem, trübem Schleim *(Hydrops)* oder mit
schleimig-eitriger Flüssigkeit oder jauchig-übelriechendem Eiter *(Empyem)*.
Das Übergreifen der Entzündung
auf die Serosa und die Nachbarorgane
(Pericholecystitis) führt zu Verklebungen mit denselben und Bildung von
mehr oder weniger ausgedehnten derben, breitflächigen Verwachsungen. Im
Beginn herrschen örtlich-peritonitische
Reiz- und Entzündungserscheinungen
vor (Fieber, Exsudat), später die Adhäsionsbeschwerden von seiten des
Magens, Duodenums und des Colon
transversum.

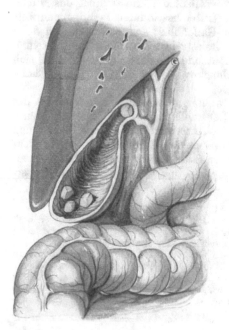

Abb. 195. Gallensteinkolik. Ein Stein (vorübergehend?) im Cysticus eingeklemmt. Blase prall
gefüllt.

Die Cholecystitis hat eine ausgesprochene Neigung zu Rückfällen, sei es in
leichteren Nachschüben oder in schwereren Anfällen. Die Verwachsungen und
die dadurch bedingte Erschwerung der Entleerung sowie die Zerrungen sind
die Gelegenheitsursachen für die Verschlimmerungen: die Grundursache ist
wohl in erneuter Einwanderung virulenter Keime vom Darm aus zu suchen.

In Einzelfällen setzt sehr akut eine gangränöse Entzündung ein, die in
glücklichem Verlauf zum Durchbruch in den Darm, sonst aber zur allgemeinen
Peritonitis führt. Im Gegensatz zur Perityphlitis ist dieses gefährliche Ereignis
selten, da die Blutversorgung der Gallenblase eine günstigere ist.

Die *Gallengänge* bleiben begreiflicherweise bei ihrer engen Beziehung zur
Gallenblase nicht verschont. Mehr oder weniger greift auch die Entzündung
auf sie über. Ferner schwellen die Lymphdrüsen, die den Gängen dicht
angelagert sind, an. Die Folge ist in jedem Falle eine Erschwerung oder
vorübergehende Verlegung des Gallenabflusses aus der Blase sowie aus der
Leber durch den Choledochus. Das spricht sich in einem entzündlichen
Ikterus aus. Unter leichten Fiebererscheinungen und Magen- und Darmstörungen pflegt er in wenigen Tagen abzuklingen. Auch die Durchwanderung eines Steines durch die Gallengänge macht ähnliche Erscheinungen,
nach vorgängigen heftigen Kolikanfällen.

Die *Einklemmung* aber, oder das dauernde Verweilen eines Steines im Cysticus oder im Choledochus erzeugt schwerere pathologische Veränderungen und wesentlich ernstere Krankheitserscheinungen. Druckgeschwüre der Schleimhaut, Eiterung und entzündliche Infiltration der Wand, übergreifend auf die Umgebung (Zwölffingerdarm, Bauchspeicheldrüse) oder gar Durchbruch des Steines sind die nächsten Folgen. Der Cysticusstein staut den infizierten Schleim oder Eiter in der Gallenblase. Unter andauernden heftigen Schmerzen dehnt sie sich zu erheblichem Umfange aus, falls nicht die vorausgegangenen chronischen Entzündungen ihre Wand starr und unnachgiebig gemacht haben.

Im Choledochus aber bedingt der Verschlußstein sofort eine an Stärke rasch zunehmende Gelbsucht *(lithogener Ikterus)*. Der Gang weitet sich unter dem Sekretionsstrom der Galle und fortgeleitet schließlich auch der Hepaticus und sein Quellgebiet bis weit in die Leber; sie selbst schwillt an und wird druckschmerzhaft. Sekundär folgt die chologene Cirrhose. Bis zu Daumendicke kann der sonst nur taubenfederkieldicke Choledochus sich dehnen. Mit der Weitung des Ganges wird der Stein aus seiner Umklammerung befreit, er schwimmt im Gang, um bei nächster Gelegenheit erneut, wie ein Kugelventil, die Papille zu verschließen (Ventilverschluß).

Der Entzündungs- und Zerstörungsvorgang kann nach Ausdehnung und Stärke sich mehr auf die Blase oder mehr auf die Gänge erstrecken, er kann in jeder Entwicklungsstufe zum Stillstand und zu einer gewissen Ausheilung gelangen, kann aber auch jederzeit rückfällig und chronisch werden. Er setzt

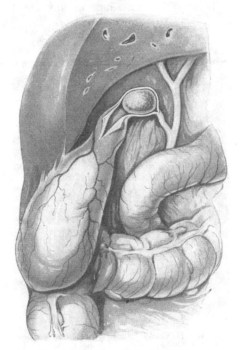

Abb. 196. Hydrops der Gallenblase. Stein im Cysticus fest eingekeilt. Blase stark erweitert und prall gefüllt mit galligem Schleim. Geringe Entzündungserscheinungen. Gänge frei.

Verwicklungen bald nach der einen, bald nach der anderen Richtung unter geringerer oder stärkerer Beeinträchtigung der Tätigkeit der Nachbarorgane. Bedenken wir überdies, daß nicht nur Gallensteine, sondern auch Entzündungen Koliken auslösen, daß wir demgemäß *Koliken ohne Gallensteine* haben können, andererseits auch Steine in der Blase finden, ohne daß je Schmerzen oder Anfälle auftraten, so werden wir leicht die mannigfaltigen Bilder verstehen, welche diese Erkrankung darbietet — verstehen auch, wie schwierig bei den ineinanderfließenden Formen die Darstellung eines einheitlichen Krankheitsbildes ist.

Für die Behandlung ist aber eine Unterscheidung der verschiedenen Bilder unbedingt nötig, hängt doch von der richtigen Einschätzung des pathologischen Zustandes und der Erkenntnis der mutmaßlichen Weiterentwicklung die entscheidende Anzeigestellung ab.

Wir greifen deshalb einige Beispiele heraus, um sie kurz zu zeichnen.

Symptomatologie. *1. Die Gallensteinkolik, der regelrechte Gallensteinanfall,* setzt nach kurzdauerndem Magendruck und Übelsein oder aber ganz unvermittelt ein, meist abends oder nachts. Es sind heftige, atembeklemmende

Schmerzen im Epigastrium, welche nach dem Rücken und vor allem zwischen die Schulterblätter *ausstrahlen*. Diese *Irradiation* des Schmerzes ist gegenüber anderen Baucherkrankungen kennzeichnend. Leichte Anfälle gehen in 5—10 Minuten vorüber, die schwereren steigern sich im Laufe von Stunden mit kurzen Unterbrechungen bis zur Unerträglichkeit. Kalter Schweiß, kollapsartiger Zustand, nervöses Zittern, Frostgefühl, Erbrechen gestalten den Auftritt recht aufregend, bis eine Pantoponspritze Ruhe bringt.

Ikterus fehlt, wenn der ganze Vorgang sich in der Blase abspielt. Fortleitung der Entzündung auf die Gänge und die den Gängen anliegenden Lymphdrüsen zeigt eine leichte, in wenigen Tagen abklingende Gelbsucht, während eine stärker und länger dauernde Gelbsucht für einen Choledochusverschluß spricht (Obturation durch Stein oder Kompression).

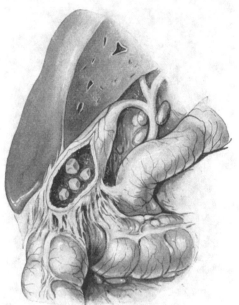

Fieber übersteigt selten 38⁰ und ist von kurzer Dauer, wenn es sich noch um katarrhalische Zustände handelt.

Örtliche Erscheinungen werden meist vermißt. Selten ist die Gallenblase, und dann nur kurz nach dem Anfall tastbar. Wohl bleibt einige Tage ein Druckschmerz, und auch Abwehrspannung des rechten oberen Rectusanteils fehlt selten. Ein Gallenblasentumor deutet auf Hydrops, Empyem oder Pericholecystitis hin.

Die Leber ist nicht vergrößert, es sei denn, daß außerdem ein Stauungsikterus oder eine Cholangitis vorliegt.

Abb. 197. Cholecystitis. Blasenwand verdickt, Verwachsungen mit dem Duodenum und dem Colon. Drüsen neben den Gallengängen.

Differentialdiagnostisch kommen in Frage: a) *Ulcusschmerz* bei Magen- oder Duodenalgeschwür. Fälschlicherweise spricht der Laie und leider auch mancher unerfahrene Arzt von „Magenkrämpfen", wo unverkennbar eine Gallenkolik vorliegt. b) *Nierensteinkolik* oder intermittierende Hydronephrose. c) *Darmkolik* bei Gassperre oder Stenose. d) *Appendicitis*. e) *Eingeklemmte Hernia lineae albae* (Fettbruch). f) Akute Leberstauung bei plötzlicher Dekompensation eines Herzfehlers, stenokardische Anfälle.

2. Hydrops der Gallenblase. Ursache: Verschlußstein im Cysticus. Es kann weder Galle zur Gallenblase zufließen, noch sich entleeren. Die Blasengalle wird allmählich aufgesogen und durch das schleimig-wäßrige Sekret der Gallenblasenschleimhaut ersetzt. Oft ohne nennenswerte Erscheinungen beginnend. Andauernd leichter Magendruck. Völlegefühl, wenig Druckschmerz, keine Kolikanfälle, höchstens schubweise Steigerung der Beschwerden ohne Gelbsucht. Bei der Betastung glatter, praller Tumor fühlbar. Verwechslung möglich mit Wanderniere und Schnürleber. Stärkere Beschwerden setzen ein mit der Infektion des hydropischen Inhalts: Übergang in das durch den Verschlußstein abgeschlossene Gallenblasenempyem.

3. Empyem. Meist verbunden mit Steinen, Blase geschwürig, Wand verdickt. Erscheinungen je nach der Art und der Giftigkeit der Keime mehr oder weniger akut. Kolikanfälle nach kleinstem Diätfehler, verbunden mit Fieber;

Gallenblasentumor meist fühlbar und dauernd druckschmerzhaft. Unregelmäßiger Ikterus.

Zu den Empyemen im weiteren Sinne zählen wir auch jene chronisch entzündeten Gallenblasen, welche einen trüben, schleimigen Inhalt haben mit Kolibakterien, Pneumokokken, Influenzabacillen und Mischinfektionen.

Ausgang nach Jahren in Schrumpfung der Gallenblase, oft mit Unbewußtwerden der Steine. Dann treten Verwachsungsbeschwerden in den Vordergrund: gestörte Verdauung, empfindlicher, „launischer" Magen, öftere Reizerscheinungen. Die Kranken kommen zu keinem Lebensgenuß; weil es ihnen aber früher viel schlechter ging, finden sie sich damit ab.

Nach jahrelanger annähernder Ruhe können die Steine durchbrechen oder sie „wandern" in den Choledochus.

4. *Cholecystitis und Pericholecystitis,* als Folge akuter oder subakuter Infektion. Erscheinungen: Heftige Schmerzen, quer im Leib ausstrahlend, Dauer 10—24 Stunden, stürmisches Erbrechen, Fieber, u. U. Schüttelfrost, kein Abgang von Steinen mit dem Stuhl, leichter Ikterus. Nach Abklingen der akuten Entwicklungsstufe bleibt für 2—4 Wochen ein namhafter örtlicher Druckschmerz und ein Exsudat um den Fundus der Gallenblase zurück. Sie kann in eine chronisch rückfällige Form übergehen. Die Anfangserscheinungen lassen an Ileus, auch an Darmperforation denken, die späteren an Perityphlitis bzw. Colontumor.

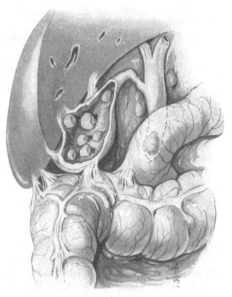

Abb. 198. Stein im Choledochus an der Papille eingeklemmt. Gallenstauung, erweiterte Gänge (Ikterus). Alte Cholecystitis mit Verwachsungen und Durchbruch eines Steines ins Leberparenchym.

Perakute Entzündungen können zu Gangrän der Blase, zu akuter Peritonitis (Perforation) bzw. Sepsis (Leberabscesse) führen.

5. *Choledochussteine.* Nach einem „regelrechten" Kolikanfall zum ersten Male starke Gelbsucht von längerer Dauer (wochenlang) — acholischer Stuhl, Urin bierbraun mit viel Gallenpigment, heftige, langsam verklingende Beschwerden, Ausstrahlung nach der rechten Schulter, abwechselnd geringes Fieber, Gallenblase nicht durchzutasten, Leber druckempfindlich und vergrößert (Stauungsleber). Beim gutartigen Steinverschluß-Ikterus kleine, geschrumpfte, also nicht tastbare Gallenblase, während der langsamer einsetzende Ikterus beim Choledochusverschluß durch einen Papillen- oder Bauchspeicheldrüsenkrebs meist mit einer großen, prallgefüllten Gallenblase einhergeht (COURVOISIERsches *Zeichen*).

Wird der Stein infolge Dehnung des Choledochus wieder frei und fällt in den erweiterten Gang zurück, dann schwindet der Ikterus. Bei nächster Gelegenheit schwemmt ihn der Gallenstrom wieder nach unten, und wieder verfängt er sich im Diverticulum duodeni oder wird vom Sphincter in der Papille umklammert. Kolikschmerz, Ikterus und u. U. Fieber setzen aufs neue ein. So kann sich dieses Wechselspiel des Ventilverschlusses oft wiederholen. Nur in den wenigen glücklichen Fällen, wo das Konkrement durch

die Papille den Weg in den Darm findet, ist die Möglichkeit einer Spontanheilung gegeben.

Neben der durch Steinverschluß bedingten *Gelbsucht* müssen wir bei den
Erwägungen zur *Differentialdiagnose* in Betracht ziehen:

1, den häufigen katarrhalischen und den selteneren infektiösen (Spirochaeta icterogenes)
Ikterus (WEILsche Krankheit), beide in das Gebiet der inneren Medizin gehörend;

2. den Ikterus bei der akuten und subakuten Leberatrophie, nach Phosphor-, Arsen-,
Salvarsan-, Prontosilvergiftungen, nach Pilzvergiftungen (Knollenblätterschwamm, Satans-
pilz), selten nach Narkosen (Chloroform, Avertin), Schwangerschaftstoxikosen;

3. den Ikterus bei der hypertrophischen Lebercirrhose, einer Erkrankung, der cholangitische Vorgänge zugrunde liegen;

4. bei hepatolienalen Krankheiten (hämolytischer Ikterus, fortgeschrittene BANTISCHE
Krankheit);

5. bei Tumoren der Leber in der Gegend der tiefen Gallenwege und in diesen selbst,
ferner im Pankreas;

6. bei gallengangsnahen Gummen, Echinokokken, Leberabscessen;

7. bei schweren, septischen Infektionen.

Tritt eine *Cholangitis* erschwerend hinzu, so wird das Fieber zur Continua
oder nimmt hektische Grundzüge an. Der Kranke wird elend und hinfällig,
ist appetitlos, er magert zusehends ab.

Neben den Gefahren der Kachexie sind zu fürchten die *cholämisch-hämor-
rhagische Diathese,* die *Pankreatitis* (u. U. Pankreasnekrose), aufsteigende cholangitische *Leberabscesse* mit allgemeiner Sepsis. Nur in einzelnen Fällen
bleiben die Gallengänge steril. Aber es versiegt dann häufig durch Rückstauung die Gallenabsonderung, die vorhandene Galle wird resorbiert, an
ihre Stelle tritt das glasig-schleimige Sekret der Schleimdrüsen der Gallengänge, die sog. *„weiße Galle".*

Die lückenlose Abwicklung eines so vielgestaltigen chronischen Leidens,
welches monate- und jahrelange freie Zeiträume in sich schließt, kann selbst
der Hausarzt nicht immer ganz überblicken. Der zur Beratung hinzugezogene
Arzt und der Chirurg aber bleiben höchstens auf Bruchstücke einer Beobach-
tungsspanne angewiesen. Zur Abrundung der Krankheitsgeschichte müssen sie
sich auf die mehr oder minder klaren Angaben der Kranken stützen.

*Der Vorgeschichte fällt deshalb um so höhere Bedeutung zu, als das tatsäch-
liche Untersuchungsergebnis oft recht kümmerlich ausfällt.*

Folgenden Punkten haben wir Aufmerksamkeit zu schenken:

1. Vorausgegangenen Krankheiten (besonders Magen-Darmkatarrh, Typhus).
2. Der Art der Schmerzen bzw. Schmerzanfälle (Gelegenheitsursachen, Verhältnis zur Mahlzeit), Irradiation. 3. Dem Auftreten von Ikterus (leicht
oder stark, Dauer, Farbe des Stuhls). 4. Fieber bei den Schmerzanfällen.
5. Magenverhältnisse (Aufstoßen, Magendruck, Übelkeit, Erbrechen). 6. Darm-
verhältnisse (Verstopfung, Flatulenz, Colitis). 7. Nervöse Erscheinungen (Migräne, nervöse Magen- und Darmstörungen, Hysterie).

Schließlich ist doch die Diagnose zu stellen auch in einer Zeit, in der es an
objektiven Zeichen fehlt. Dazu gehört neben einer streng kritischen Verwertung
der anamnestischen Erhebungen der Ausschluß der differentialdiagnostisch
nächstliegenden bauchinneren Erkrankungen, wie Ulcus ventriculi s. duodeni,
Nierensteinkolik oder intermittierende Hydronephrose und Colitis spastica,
chronische Appendicitis. Die objektive Prüfung der Magen-Darm- und Nierenfunktion wird in kurzer Beobachtungszeit diagnostisch klärend wirken.

Als diagnostisches Hilfsmittel dient uns oft die *Duodenalsonde,* mit der es gelingt,
die unmittelbar aus der Leber stammende Galle und den Gallenblaseninhalt gesondert
aufzufangen. Spritzt man nämlich Magnesium sulfuricum (20 ccm einer 30%igen Lösung)
durch die Duodenalsonde ein, so läßt sich bei Gesunden zunächst dunkle zähe Galle aus

der Gallenblase, danach helle Lebergalle absaugen. Bei Erkrankungen der Gallenblase entleert sich nur helle Lebergalle. Man bekommt also ein ungefähres Bild von dem Zustand der Gallenblase.

Auch gelingt es, die Gallenblase mit ihrem Inhalt im *Röntgenbild* festzuhalten. Die *Cholecystographie* benutzt als Kontrastmittel das sog. Tetragnost (ein Tetrajodphenol-phthalein), das wir meist vom Mund aus verabfolgen. Allenfalls kann es auch intravenös gegeben werden. Nach 10—12 Stunden zeichnet sich die gesunde Gallenblase im Röntgenbild sehr schön ab (s. Abb. 199). Kalkhaltige Steine lassen sich ohne weiteres auf der photographischen Platte festhalten (Abb. 200).

Die Prüfung auf *hyperalgetische Zonen* (HEAD) im Bereich der Dorsalsegmente 7—11, bei sekundärer Pankreasbeteiligung auch links, hat uns manchen fraglichen Fall klarer gemacht. Im Anfall selbst kann die *paravertebrale Leitungsanästhesie* nach LÄWEN (rechts vom 9. Brustwirbeldornfortsatz) den Kolik-Schmerz mit einem Schlage aufheben.

Viele dieser einzelnen Untersuchungsverfahren sind wohl recht schätzbare diagnostische Hilfsmittel; es darf ihnen aber kein unbedingter Wert beigemessen werden, sie dürfen in den diagnostischen Überlegungen nur streng wägend verwertet werden.

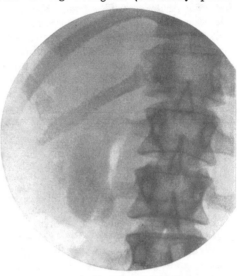

Abb. 199. Röntgenbild der Gallenblase. Normale Füllung. 32jähr. ♀. (Chir. Klinik Göttingen.)

Behandlung. Dem praktischen Arzt fällt die verantwortungsvolle Aufgabe zu, die Entscheidung zu treffen, welche Fälle einer inneren Behandlung zugängig sind und welche chirurgischer Hilfe bedürfen.

Eine verständig geleitete innere Behandlung vermag katarrhalisch entzündliche Erkrankungen der Blase und der Gänge zum Verschwinden zu bringen und damit die Koliken zu lindern oder ihre Wiederkehr zu verzögern. Sie vermag eine gestörte Leberfunktion und gewisse, das Gallenleiden begünstigende Umstände (Fettsucht, Diabetes, Magen - Darmkatarrh, chronische Obstipation) zu beheben und schließlich eine Anzahl von Folgeerscheinungen zu verhüten.

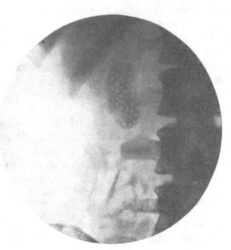

Abb. 200. Gallensteine im Röntgenbild. (Leeraufnahme.) (Chir. Klinik Göttingen.)

Mittel und Wege hierzu seien nur kurz unter Hinweis auf die Lehrbücher der inneren Medizin angedeutet. Es sind: Eine leicht verdauliche, nicht blähende, fettarme Kost, Ruhe, gelinde Anregung der Darmtätigkeit, Trinkkur · in Karlsbad, Mergentheim, Neuenahr, Bertrich; kleine Dosen von galletreibenden Mitteln *(Cholekinetica)*: Öle, Fette, Pepton, Hypophysin, Chologen, Cholaktol. Daneben sind Mittel zu empfehlen, welche die Lebersekretion anregen *(Choleretica)*: Gallensäuren, Decholin, Bilival, Felamin. Cholotonon wirkt sowohl auf die Cholekinese wie auf die Cholerese. Viel wird

man sich von allen diesen Mitteln nicht versprechen dürfen. Bei Schmerzanfällen heiße Kompressen und kleine Pantopongaben. Wenn Gallensteine
bei inneren Kuren abgehen, so geschieht das infolge der Abschwellung der
Ausführungsgänge. Bisher besitzen wir *kein Mittel, welches Konkremente an
Ort und Stelle aufzulösen oder zum Zerfall zu bringen vermöchte*, auch wenn
wir wissen, daß Gallensteine von selbst zerbrechen können. Dieser Vorgang der
Selbstzertrümmerung, den man vorwiegend an den Cholesterinkalksteinen findet,
wird überraschend häufig beobachtet und hat sicher Bedeutung für die Entstehung der „Gallensteinherden", aber auch für die Einklemmung, vielleicht
sogar ausnahmsweise für die Selbstheilung. Die reinen Cholesterinsteine neigen
nicht zur Selbstzertrümmerung. Die chemischen Bedingungen, unter denen
die Steine zerfallen, sind noch nicht bekannt.

1. *Der Gallensteinanfall verlangt Schmerzlinderung.* Das überlegene Mittel
hierfür ist das Pantopon, aber auch Eukodal und Dilaudid wirken gut und
schädigen weniger als Morphium. Sie dürfen in nicht zu kleinen Dosen (0,02)
gegeben werden, gleichzeitig heiße Umschläge und heiße Getränke. Mitunter
wird die Eisblase besser vertragen als Hitze. Gegen die Wiederkehr der Kolik
sind die obengenannten Diät- und Trinkkuren zu verordnen, vor allem ist
das Leben möglichst auf Fernhaltung von Schädlichkeiten einzustellen: Kost
(s. oben), ausreichende körperliche Bewegung, keine Korsette oder Schnürgurte, Vermeidung psychischer Erregungen.

Wenn es auch bei einem Teil der offenbar gewordenen Cholelithiasisfälle
gelingt, den Übergang der Krankheit in ein latentes Stadium durch innere
Behandlung zu erreichen, so treten die meisten Chirurgen heute doch für die
Frühoperation, also möglichst frühzeitiges Eingreifen in jungen Jahren, ein.
Beim ersten Kolikanfall entschließt sich der praktische Arzt heute nur selten,
den Kranken dem Chirurgen zuzuweisen. Die meisten Gallensteinkranken
werden der Operation erst nach mehr oder weniger langer Quälerei zugeführt.
Wenn man indessen bedenkt, daß die Operationssterblichkeit bei Fällen ohne
Nebenerscheinungen in den ersten vier Jahrzehnten kaum 2 v. H. beträgt,
während sie vom 5. Jahrzehnt ab auf 9 v. H. und höher steigt, dann sollte
man doch auch als praktischer Arzt der frühzeitigen operativen Behandlung
das Wort reden.

Die *Anzeige* ist zunächst beim regelrechten Rückfall freilich nur eine
relative. Da wirken mitbestimmend Alter und allgemeiner Gesundheitszustand
des Kranken (Herz, Nieren, Lungen, Arteriosklerose, Diabetes) sowie in nicht
geringem Maße auch gewisse soziale Verhältnisse.

Eine besondere Anzeige zur Cholecystektomie ist gegeben bei den sog. Typhusbacillenträgern, d. h. Leute, die sich selbst nicht weiter krank fühlen, aber nach überstandener
Krankheit jahrelang Typhusbacillen ausscheiden und damit (Angestellte in Lebensmittelgeschäften! Schwestern! Hebammen!) zu einer Gefahr für ihre Umgebung werden. Nicht
immer freilich werden sie nach der Entfernung der Gallenblase bacillenfrei.

2. Der *Hydrops* wird wegen Vereiterungsgefahr am besten operiert; die
Blase ist ohnedies funktionell schon ausgeschaltet.

3. Beim *Empyem* ist, wenn erkannt oder auch nur vermutet, in jedem
Stadium unbedingt die Ektomie auszuführen, denn der Gefahren in seinem
Gefolge gibt es mannigfache. Selbst wenn es durch Vepödung und Schrumpfung
der Ausheilung nahe ist, so bleiben dem Kranken nach langem Leiden noch
so viel an sog. Verwachsungsbeschwerden zurück, daß er nur von chirurgischer Seite, wenn nicht Heilung, so doch wesentliche Linderung erwarten darf.

4. Die *Cholecystitis* in ihrer chronisch rückfälligen Form gibt eine relative
Anzeige zur Operation. Da nicht Gefahr in Verzug, wird die Entscheidung
beim Kranken liegen. Die akute schwere Gallenblasenentzündung phlegmo-

nöser Art ist wegen der Gefahr der Bauchfellentzündung unverzüglich zu operieren (lebensnotwendige Anzeige).

5. Beim *Choledochusverschluß* — dem unkomplizierten chronischen Stein-verschluß — wartet man bei einer gemäßigten Trinkkur zunächst kurze Zeit (8 Tage) zu, denn die Hoffnung auf ein Durchgehen des Steines oder ein Frei-werden und Übergang zum Ventilverschluß ist nicht immer ein eitler Wahn.

Man hat in neuerer Zeit versucht, den Verschlußstein mit inneren Mitteln auszutreiben. Man spritzt mit der Duodenalsonde langsam 50 ccm einer körperwarmen 15%igen Magnesium-sulfatlösung ins Duodenum, oder man benutzt das Hypophysin, subcutan eingespritzt, was ebenfalls starke Kontraktionen der Gallenwege anregt. In vereinzelten Fällen waren die Mittel von Erfolg, indessen mußte man inzwischen die ursprünglich allzu hochgespannten Hoffnungen fallen lassen.

Unaufschiebbar wird aber der Eingriff, wenn der Ikterus andauert. Die chronische Gallenstauung schädigt das Leberparenchym, das Allgemeinbefinden leidet beträchtlich, es droht die hämorrhagische Diathese (Cholämie) und die infektiöse Cholangitis. Sobald der Stein wirklich festsitzt (jedesmal Stuhl acholisch! Gelbsucht fortschreitend!), wird die Gefahr von Tag zu Tag größer. Die Gefahren des Zuwartens' übertreffen immer mehr die Gefahren der Operation: Die Extraktion des Steines aus dem Choledochus und die Hepaticusdrainage werden hier zur lebensrettenden Operation, gleichwie bei den schweren infektiösen Cholangitiden, die ohne diese Hilfe meist zugrunde gehen.

6. Der seltene *Gallenblasendurchbruch* (mit oder ohne Steine) bedarf sofortiger Operation; Gefahr der Gallenperitonitis.

Die spontanen *Heilungsaussichten* jedes Gallensteinleidens sind von vorn-herein ganz unsicher. Der Verlauf ist niemals vorauszusagen. Er kann zum Guten, d. h. Erträglichen sich entwickeln, kann aber schubweise immer schlim-mere Formen annehmen; das letztere jedenfalls dann, wenn der entzündliche Zustand in der Tiefe fortglimmt. Die *Sterblichkeit* bei grundsätzlich *innerer* Behandlung muß auf 6—10 v. H. angesetzt werden. Außerdem befällt der Gallenblasenkrebs zu $^9/_{10}$ seiner Häufigkeit Gallensteinträger.

Die *Operationsvorhersage* richtet sich ganz nach der Schwere des notwendigen Eingriffs und dem Allgemeinzustand des Kranken. Die Sterblichkeit ist bei ganz glatten, reinen Fällen in den allerbesten chirurgischen Händen auf 0,5 v. H. gesunken; bei den Eingriffen an den *tiefen* Gängen (Choledochotomie mit Blasenexstirpation und Nebeneingriffen) auf 6 v. H. Wir dürfen aber nicht ver-gessen, daß diese letztere Ziffer belastet ist durch Spätfälle — Fälle von Chol-angitis und sekundärer Lebererkrankung, von pericystitischen Abszedierungen und anderen peritonealen Weiterungen, wie Darmverwachsungen, einengen-den Narben an den Gallengängen u. ä. Solche Adhäsionsbeschwerden, Pan-kreatitis, Colitis, auch vielfach zurückbleibende Beschwerden rein nervöser Natur sind es, welche oft auch nach wohlgelungéner Operation gewisse Klagen des Kranken nicht verstummen lassen. *Zu Unrecht* werden diese als „Opera-tionsfolgen" dem Chirurgen aufs Kerbholz geschnitten. Sicherlich würden die Dauererfolge noch besser werden, wenn Kranke und Ärzte mehr als bisher von der guten Heilbarkeit des Leidens bei zeitiger Operation durchdrungen wären und für diese nicht erst als letzte Zuflucht in ihrem qualvollen Dasein sich entscheiden würden. Die vornehmste Aufgabe des praktischen Arztes wird es deshalb sein, den richtigen Zeitpunkt für den operativen Eingriff bei seinen Kranken nicht verstreichen zu lassen.

Die **Operationen an den Gallenwegen** sind in ihrer Technik, wie sie sich in den letzten zwei Jahrzehnten entwickelt hat, festgefügt.

Die Gallenblaseneröffnung und Wiedervernähung *(Cystotomie* und *Cystendyse)* sind die leichtesten Eingriffe, wenn es gilt, einen Stein aus der nichtentzündeten Blase zu entfernen, indessen sind sie wegen der hohen Rückfallgefahr von den meisten Chir-urgen verlassen.

Die *Cystostomie* mit Drainage (Einnähung der Blase in die Bauchwand und Eröffnung derselben) dient der Entleerung von Gallenblasenempyemen. Die allenfalls zurückbleibende Fistel ist, sofern sie sich nicht von selbst schließt, in einem zweiten Eingriff zu schließen. Der Eingriff wird heute nur noch in jenen schweren Fällen von Gallenblasenempyemen, besonders alter Leute, ausgeführt, die der an sich angezeigten Ektomie nicht gewachsen sind.

Die *Cholecystektomie* — die Exstirpation der Blase — ist die am häufigsten ausgeführte Operation an den Gallenwegen. Die aus Verwachsungen gelöste Blase wird befreit, die Art. cystica unterbunden, der D. cysticus abgebunden und dann die Gallenblase aus dem Leberbett, wenn möglich subserös, ausgelöst. Das ganze Operationsgebiet in der Tiefe wird sorgfältig wieder mit einem Bauchfellüberzug versehen, „es wird peritonisiert". Ein gezügeltes Drain in die Gegend des übernähten Cysticusstumpfes dient als Sicherheitsventil. Der Eingriff bietet die größte Sicherheit gegen Rückfälle, wenn man sicher ist, daß in den tiefen Gallengängen keine Steine zurückgeblieben sind.

Die *Mukoklase* (Auskratzung der Schleimhaut mit Verschorfung zwecks Verödung), die statt der Entfernung der Gallenblase empfohlen wird, wenn außergewöhnliche Schwierigkeiten bei der Operation auftreten, ist zweifellos ein weniger sicheres Verfahren.

Die *Choledochotomie, supraduodenal* zur Entfernung von steckengebliebenen Steinen und zur Ableitung des Hepaticus bei Cholangitis, wird meist mit der Cystektomie gleichzeitig ausgeführt. Die Operation ist eingreifend, besonders wenn Verwachsungen und entzündliche Veränderungen die anatomische Präparation erschweren und der Stein gar an der Papille (retroduodenal) eingeklemmt ist.

Die *Choledocho-Duodenostomie* wird heute vielfach ausgeführt zur Umgehung einer Enge an der Papilla duodeni, und zwar nicht nur bei echten Strikturen und Tumoren an der Stelle und bei krebsiger Verhärtung des Pankreaskopfes, sondern auch bei den vermuteten spastischen Zuständen des ODDIschen Sphincters.

Die *Cholecyst-Enterostomie* oder *-Gastrostomie* ist eine Notoperation; sie verbindet den Grund der Blase mit einer Dünndarmschlinge, wenn der Choledochus, narbig verengt oder von Carcinom durchwachsen, nicht wegsam zu machen ist. Der Wegfall des Sphincterabschlusses zwischen Darm und Gallengängen kann zu einer aufsteigenden infektiösen Cholangitis führen.

In Fällen, in welchen frühere Eingriffe zu einem *Choledochusdefekt* geführt haben, läßt sich die Überbrückung des Defektes durch eine Drainprothese aus Gummi ermöglichen, die nach Art einer WITZEL-Fistel ins Duodenum geleitet wird.

II. Der Krebs der Gallenwege.

a) Der *Gallenblasenkrebs* ist gegenüber anderen Krebsleiden selten (etwa 5 v. H. aller Krebsarten); bei Frauen ist er fünfmal häufiger als bei Männern. Sehr häufig ist er vereinigt mit Gallensteinen. In solchen Fällen beschließt er das meist Jahrzehnte alte Steinleiden endgültig. Die Tatsache, daß an die $^9/_{10}$ der Fälle Gallensteine haben, schließt ein zufälliges Zusammentreffen aus. Die Steine sind mit eine wesentliche Ursache für die Krebsentstehung. Es ist dies auch kein Wunder, bedeuten ja die Steine als Fremdkörper und die Infektion einen oft Jahrzehnte dauernden Reiz, vergesellschaftet mit immer neuen Störungen der Gewebsregeneration. Wahrscheinlich kommt noch hinzu, daß gerade das Cholesterin und die den Gallensäuren verwandten krebserzeugenden Stoffe (z. B. Methylcholanthren) chemisch nahe verwandt sind.

Es sind entweder zottige, blumenkohlartige Auflagerungen der Wand oder dicke, knollige Einlagerungen in derselben. Der Blaseninhalt ist meist infiziert, Empyeme mit Colibacillen und trübem, übelriechendem Eiter.

Der Gallenblasenkrebs beginnt am häufigsten im Körper, seltener im Grund oder Hals des Organs, kriecht langsam gegen die Gänge vor, siedelt in den an der Leberpforte gelegenen Lymphdrüsen ab und greift auf die angrenzenden Leberabschnitte über. Verlötungen mit dem Duodenum, Colon oder Netz leiten ihn auf diese Organe über. Auf dem Lymphwege erfolgt die Ausbreitung auf das Peritoneum, in späten Entwicklungsstufen kommt es zu Absiedlungen auf dem Blutweg.

Erscheinungen. Da in etwa 90 v. H. das Carcinom auf ein Gallensteinleiden aufgepfropft ist, da es ferner oft mit Entzündung und selbst Eiterung verknüpft ist, so gestalten sich die Krankheitserscheinungen recht verschieden.

Schmerzen und Druckempfindlichkeit, Erbrechen, Fieber mit Abmagerung (wenn auch nicht Kachexie) und schließlich Ikterus, alles das sind Krankheitszeichen, die dem Verlauf der entzündlichen Cholelithiasis ebenso angehören können wie dem Carcinom ohne oder mit Gallensteinen. Nur auf zwei Dinge, aus denen man Verdacht auf Krebsbildung schöpfen muß, ist zu achten:

α) Der *Ikterus.* Er gehört zwar nicht zu den notwendigen oder gar Frühzeichen des Carcinoms; wenn er aber auftritt, ist er nur selten unterbrochen, wird vielmehr sehr früh schon dauernd, an Stärke zunehmend. Meist setzt er ohne Anfall ein. Leider ist in dieser Zeit die endgültige Heilung schon ausgeschlossen, weil die tiefen Gänge umwachsen sind.

β) Der *Tumor.* Ein höckeriger, großer, den Leberrand überragender Tumor, vor allem wenn er nicht scharf vom Leberrand abgrenzbar ist, ist verdächtig.

Weiter ist zu achten auf das Auftreten andauernder Beschwerden und Abmagerung.

Die *Behandlung* kann, wenn technisch noch ausführbar, nur eine operative sein. Man darf aber bei der einfachen Exstirpation der Gallenblase nicht stehenbleiben, vielmehr soll grundsätzlich die *keilförmige Resektion der Leber im Zusammenhang mit der Blase* vorgenommen werden. Die Leberresektion ist heute etwas leichter zu wagen, da uns im elektrochirurgischen Vorgehen ein neues Mittel zur blutsparenden Parenchymresektion zur Verfügung steht. Ob man bei Verwachsungen oder Einbruch in die Nachbarorgane noch weiter gehen soll, das wird, abgesehen von allgemeinen Anzeigen, von den Absiedlungen in den Lymphdrüsen abhängen.

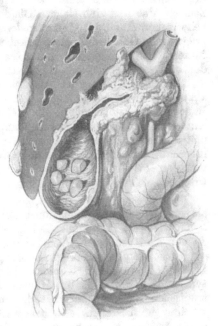

Abb. 201. Krebs der Gallenblase. Cysticus und Choledochus überwuchert. Gallenstauung. Erweiterung der Lebergallengänge. Metastasen in den regionären Lymphdrüsen und in der Leber.

Sie sind am Leberhilus und hinter dem Choledochus zu suchen.

Solche Eingriffe haben eine hohe Sterblichkeit, und den Überlebenden blüht wenig Hoffnung auf dauernde Heilung. Immer wieder kehrt daher der Rat, grundsätzlich chronisch entzündete Gallenblasen zu entfernen, weil sie verdächtig auf krebsige Entartung sein oder doch werden können.

b) Der *Gallengangskrebs,* von den Epithelien der Gallengangschleimhaut ausgehend, hat seinen Lieblingssitz an der Papilla duodeni und dem Übergang vom Cysticus zum Choledochus. Auch er ist oft mit Steinen verbunden (66 v.H.). Er macht frühzeitig chronischen Ikterus, und zwar — was diagnostisch bemerkenswert ist — ohne Kolikanfall. Das COURVOISIERsche Zeichen (s. S. 325) verstärkt den Verdacht. Die Erscheinungen unterscheiden sich im übrigen nicht von denen des Bauchspeicheldrüsenkrebses.

Eine radikale Operation, mehrfach versucht, setzt die Möglichkeit der Ableitung der Galle auf anderem Wege voraus und bietet obendrein der sehr schwierigen anatomischen Verhältnisse halber kaum Gewähr auf Gelingen. Man muß sich meist zwecks Ableitung der gestauten Galle auf die Cystoenterostomie beschränken oder eine Drainprothese einlegen (s. o.).

Gutartige Geschwülste der Gallenwege (Adenome, Adenomyome sind sehr selten.

III. Die Chirurgie der Leber.

Leberverletzungen. Vereinzelte Leberverletzungen sind selten, meist sind sie verbunden mit Verletzungen anderer Bauchorgane. Wir unterscheiden *subcutane Verletzungen* und *die offenen Stich- und Schußwunden*. Allen ist eine gewaltige Blutung eigen, die meist schon durch den Blutverlust, allenfalls durch Infektion (Gallenperitonitis) oder Lebernekrose zum Tode führt (50—60 v.H. Sterblichkeit), wenn nicht rasch eingegriffen wird. Leider besitzen wir kein Zeichen, das uns eine sichere Diagnose erlaubt. Die Zeichen innerer Blutung beherrschen das Bild. Daneben kann auffallenderweise Pulsverlangsamung als Folge von Gallenresorption bestehen (s. S. 320); sie kann zu Täuschungen führen. Schulterschmerz und Atembeklemmung fehlen des öfteren auch bei den offenen, diagnostisch leicht zu beurteilenden Fällen (s. auch S. 302).

Behandlung. Da es sich darum handelt, die bedrohliche innere Verblutung abzuwenden, ist unbedingt, auch in den unklaren Fällen, ohne Verzug der Bauchschnitt zu machen, die Leberwunde durch die Naht (bei Stich oder einfacher Ruptur) oder durch Tamponade mit Klaudengaze, Vivocoll, Tuffon und ähnlichen Mitteln (bei Schuß) zu versorgen. *Sterblichkeit:* Bei Operation innerhalb der ersten 6 Stunden = 30 v.H., von der 7.—12. Stunde = 40 v.H., von der 13.—24. Stunde = 66,6 v.H., nach 24 Stunden = 86,3 v.H. Wer will bei solchen Zahlen den Eingriff hinausschieben!

Der Leberabsceß. Nach Appendicitis, Cholangitis, Mastdarmerkrankungen, als Metastase nach Infektionskrankheiten und als vereiterter Echinococcus sehen wir hie und da einen Leberabsceß, der chirurgisch angreifbar ist. In den Tropen sind große Abscesse bei der Amöbenruhr häufig.

Erscheinungen. Lebervergrößerung ist das einzig feststehende Zeichen; Fieber, Schmerzen, tastbarer Tumor sind wechselnd, ebenso der Schulterschmerz; typisch sind die fahlgraue Hautfarbe und die leicht gelblichen Skleren. Die tropischen Lebereiterungen nach Amöbenenteritis können lange Zeit ohne Erscheinungen bestehen, erst gelegentlich einer Infektionskrankheit werden sie durch rasches Fortschreiten der Einschmelzung offenbar. Bei zentraler Lage des Abscesses ist der Herd nur zu vermuten; erst beim Vorrücken an die Oberfläche ist er erkennbar. Die *Sterblichkeit* aller Arten von Leberabsceß ist sehr hoch, mindestens ein Drittel der Kranken geht zugrunde. (Tuberkulöse und aktinomykotische Abscesse sind sehr selten.)

Die *Behandlung* erstrebt bei frühzeitiger Diagnose gründliche Eröffnung durch Schnitt und Drainage. Die Probepunktion ist kein gleichgültiger Eingriff und nur unmittelbar vor der Operation erlaubt. Die Röntgendurchleuchtung bringt manchmal Klarheit, besonders beim gashaltigen Coliabsceß (im Stehen intrahepatische Spiegelbildung!). Je nach der Lage des Eiterherdes geht der operative Weg transperitoneal oder transpleural, immer unter Anwendung der in der Chirurgie üblichen Vorsichtsmaßnahmen (Einnähen, Tamponade, s. subphrenischer Absceß, S. 313).

Bei der *inneren Behandlung* der Tropenabscesse hat das Emetin gute Dienste geleistet (Emetinum hydrochlor. 0,02—0,03 dreimal täglich).

Der Leberechinococcus. Island, Australien und Argentinien sind die klassischen Länder des Blasenwurms; in Europa: Dalmatien, Spanien, Griechenland, Sardinien, Sizilien, Mecklenburg, Neuvorpommern, größere Teile Süddeutschlands und die holländische Provinz Friesland; vereinzelt kommt er überall in Deutschland vor, wo Schafzucht getrieben wird.

Der *Echinococcus hydatidosus* ist das Larven- oder Cystenstadium der Taenia echinococcus des Hundes. Unter den Haustieren sind vor allem die Schafe die Träger des Blasenwurms. Beim Schlachten ohne fachmännische Aufsicht gelangen die skolizeshaltigen Wasserblasen mit den Eingeweiden der Schlachttiere in den Hundedarm, in dem sich dann der 4 mm lange, aus 4 Gliedern bestehende Bandwurm entwickelt. Mit den Fäkalien des Hundes gelangen die Eier der Tänie in die Umgebung des Afters und auf das Fell der

Tiere und schließlich in den menschlichen Magen, der Embryo wird im Darm frei, gelangt auf dem Blutweg in die Leber und entwickelt sich hier zur Blase. Es ist eine Blase mit wasserklarem Inhalt, umschlossen von einer blätterig geschichteten Wand, nach innen mit einer weißlichen Parenchymschicht, auf der die Skolizes (Bandwurmköpfe mit Widerhaken) und Tochter- und Enkelblasen sprießen. Die Blase wächst langsam bis zu Mannskopfgröße und darüber heran. In 65—73 v. H. hat sie beim Menschen ihren Sitz in der Leber.

Der *Echinococcus multilocularis* bevorzugt auch bei weitem die Leber. Bei ihm besteht keine eigentliche Kapsel, er stellt vielmehr einen Haufen kleiner Bläschen dar, eingebettet in ein feinmaschiges bindegewebiges Stroma. Er bildet bei sehr langsamem Wachstum mächtige, knorpelharte, knollige Geschwülste, die im Durchschnitt einem Schwamm nicht unähnlich sind. Beim Vieh (Rind, Schaf, Schwein) wird er in gewissen Gegenden häufig angetroffen, wie in Rußland und den geschlossenen Alpenländern, Südbayern, Württemberg. Dort gelegentlich auch beim Menschen; bei ihm befällt er fast ausschließlich die Leber.

Dieser vielkammerige Blasenwurm wurde ursprünglich als eine exogene Proliferationsform des Echinococcus hydatidosus angesehen. Das stimmt aber nicht, denn der letztere ist an Gegenden mit überwiegender Schafzucht gebunden, während beim ersteren hauptsächlich Bauern, Melker und Sennen befallen sind; überdies reagiert die multilokuläre Art nicht auf das Echinantigen.

Erscheinungen macht die Hydatidengeschwulst erst, wenn sie zu einer gewissen Raumbeengung geführt hat, und Schmerzen erst bei örtlich peritonitischen Reizungen. Sonst stehen die geringen Beschwerden in scharfem Gegensatz zu dem oft gewaltigen Tumor und zu dem sonst guten Gesundheitszustand des

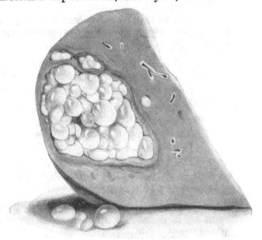

Abb. 202. Multilokulärer Leberechinococcus.
(Nach HENKE.)

Trägers. Wie gesagt, lebt der Blasenwurm sehr lange, die Infektion reicht meist in die Kinderjahre zurück. Die Cyste kann von selbst absterben, kann vereitern, kann platzen und ihren Inhalt in die Bauchhöhle ergießen.

Mit der Vereiterung setzen hohes Fieber, Schmerzen im Leber- und Phrenicusgebiet ein, dabei unter Umständen Gelbsucht und bedeutender Kräfteverfall.

Beim Durchbruch in die Bauch- oder Brusthöhle treten bisweilen stürmische, anaphylaktische Vergiftungserscheinungen mit Urticaria auf sowie örtliche Reizerscheinungen: akute Pleuritis oder peritoneale Reizung. Durch Keimverstreuung können sich auch zahlreiche Tochterblasen im Bauchraum ansiedeln. Deshalb ist vor einer diagnostischen Probepunktion, so verlockend sie ist, bei Verdacht auf Echinococcus unbedingt zu warnen.

Wir haben übrigens in der Intracutanimpfung mit Hydatidenflüssigkeit, dem *Echinantigen*, einem Präparat, das in Ampullen in den Handel gebracht wird, ein freilich nicht immer ganz zuverlässiges diagnostisches Hilfsmittel. Die positive Reaktion zeigt sich durch Quaddelbildung an. Nur bei Vereiterung negativ.

Von anderen Cysten der Leber nicht parasitärer Natur seien genannt als Seltenheiten die *Dermoidcysten, Lymphcysten und epitheliale Cysten*, welche als Gallengangs-Cystadenome aufzufassen sind. Vom Echinococcus sind sie nicht allzuschwer zu unterscheiden.

Die *Vorhersage* ist bei rechtzeitig eingeleiteter Behandlung nicht schlecht. Auf Selbstheilung (durch Schrumpfung und Verkalkung nach dem Absterben des Blasenwurms) ist kein Verlaß.

Die *Behandlung* darf nicht aufgeschoben werden, auch wenn der Kranke beschwerdefrei ist; ihm drohen täglich Gefahren. Es gibt eine Anzahl von Operationsverfahren, welche sich bewährt haben. Die Wahl wird mitbestimmt durch die anatomische Lage und die vorhandenen pathologischen Verhältnisse.

1. Völlige Ausschneidung mit oder ohne den umgebenden Leberteil. Sie ist nur bei kleineren Cysten am Leberrand zu empfehlen.

2. Füllung der Höhle zu Beginn der Operation mit 1%igem Formalin für einige Minuten, Ausräumung der Parasiten, Auswischen der Höhle mit 1%iger Formollösung, Vernähung und Versenkung der Cystenkapsel (Masurpialisation).

3. Einnähung der Cystenkapsel in die Laparotomiewunde und sofortige Eröffnung (einzeitig) oder nach vorgängiger Tamponade, um den Abschluß der Bauchhöhle durch Adhäsionen abzuwarten (zweizeitige Operation).

Versuche, den Blasenwurm nur durch Einspritzungen von Sublimat oder Formol zum Absterben zu bringen und dann erst auszuräumen, sind bisher vereinzelt geblieben. Der multilokuläre Echinococcus ist erfolgreich mit Röntgenbestrahlungen angegriffen worden (Ca-Dosis). Sonst hat nur die restlose Ausrottung einige Aussicht auf Erfolg.

Die Lebergeschwülste. Feste Geschwülste bilden sich als Erstgewächse selten in der Leber, häufig aber als Absiedlungen. Als Erstgewächse nennen wir das *kavernöse Angiom,* das *Adenocarcinom,* die seltene Form des primären Leberkrebses und das primäre *Lebersarkom;* daneben die Carcinom- und Sarkommetastasen, die 60mal so häufig sind wie die primären Formen. Sie werden nur ausnahmsweise Gegenstand chirurgischer Behandlung, und zwar nur dann, wenn sie in der Nähe des Leberrandes sitzen, so daß sie mit einer Keilexcision zu entfernen sind. Die Gefahren größerer Leberoperationen beruhen auf der Blutung und den technischen Schwierigkeiten der Blutstillung, wenn auch elektrochirurgisches Vorgehen einen gewissen Fortschritt bedeutet.

Die Lebercirrhose. Bei den interstitiellen Lebererkrankungen mit Verlegung des Pfortaderkreislaufs, vor allem aber bei der hypertrophischen Form ohne Lues und ohne Herzfehler sucht die Chirurgie die lästigen und gefährlichen Folgeerscheinungen, den Ascites und die varicösen Ösophagusblutungen zu bekämpfen. Ist das Stromhindernis in den Leberbahnen so groß, daß der Umgehungskreislauf nicht mehr ausreicht, so kann die TALMAsche Operation durch breite Anheftung des Netzes ans Bauchfell oder in eine präperitoneale Tasche gelegentlich neue Abflußwege für Lymphe und venöses Blut schaffen. Die Erfolge sind nicht immer gut. Auch die Fortnahme der Milz hat durch Entlastung des Pfortaderkreislaufs bessernd gewirkt.

Der physiologisch richtige Gedanke, das Pfortaderblut unmittelbar in die *Vena cava* oder in den Hauptstamm der *Vena mesenterica* einzuleiten durch eine Seit-zu-Seit-Anastomose (ECKsche Fistel), ist einige Male in die Tat umgesetzt worden, hat aber kaum Dauererfolge gezeitigt. Die Operation setzt hohes technisches Können voraus.

G. Chirurgie der Bauchspeicheldrüse.

Anatomische und physiologische Vorbemerkungen. Das *Pankreas* (πάν κρέας = ganz Fleisch, weil die Ärzte des Altertums glaubten, daß es ganz aus Fleisch bestehe), ist eine 14—18 cm lange Drüse, die hinter dem Bauchfell in Höhe des 2. Lendenwirbels quer vor der *Wirbelsäule liegt, vorn bedeckt* von der hinteren Fläche des Netzbeutels. Rechts fügt sich der breitere Kopf an den Bogen des Zwölffingerdarmes an, links grenzt der schmale Schwanz an den Milzstiel. Die grobe Lappung verleiht der Bauchspeicheldrüse ein höckeriges Aussehen, das freilich durch das reichlich zwischengelagerte Fett gemildert wird. Die *Blutversorgung* erfolgt durch Äste der Aa. hepatica, linealis und mesenterica superior . Ihre Venen münden in die Vv. lineales und portarum.

Der *Plexus solaris* und das *Ganglion coeliacum* (solare) liegen am oberen Rand und unter der Drüse zu beiden Seiten der Art. mesenterica superior. Mit einer Novocaineinspritzung an dieser Stelle ist eine über 1 Stunde anhaltende Anästhesie der Bauchorgane zu erzielen.

Der *Ausführungsgang* (Ductus pancreaticus [Wirsungianus]) verläuft von links nach rechts, mitten durch das Gewebe der Drüse ziehend, und mündet mit seinem größeren Teil gemeinsam mit oder dicht neben dem Gallengang etwa in der Mitte des Zwölffingerdarmbogens in die Papilla duodeni. Ein zweiter, kranialwärts gelegener, kleinerer Gang — der meist fehlt, manchmal aber auch der einzige Gang ist und geschont werden muß (Ductus pancreaticus minor [Santorini]) — mündet etwas oberhalb in die Papilla minor (s. Abb. 194).

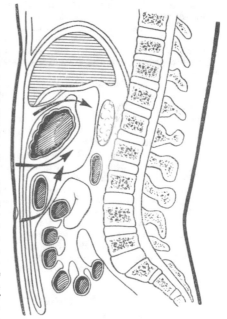

Die *operative Freilegung* kann geschehen (s. Abb. 203): a) transperitoneal und zwar: 1. von vorne nach Durchschneidung des Lig. gastrocolicum, Eröffnung des Netzbeutelraumes und Emporklappen des Magens, 2. nach Durchtrennung des Lig. hepatogastricum und Herunterdrängen des Magens, 3. nach Hochschlagen des queren Dickdarmes und Durchtrennung des Mesocolon transversum, 4. nach Eintrennen des Bauchfells seitlich vom Zwölffingerdarm und Abdrängen des letzteren nach medialwärts (nur zum Kopf und der Rückseite der Bauchspeicheldrüse); dieser vierte Weg kommt nur selten in Frage.

b) Abscesse, die von der Drüse ausgehen, können allenfalls auch von hinten her, ohne Durchtrennung des Bauchfells, nämlich von rückwärts durch die — tiefe! — hintere Leibeswand hindurch, von einem links- oder rechtsseitigen Lendenschnitt aus angegangen werden.

Die Bauchspeicheldrüse ist das beste Beispiel einer *Drüse mit äußerer und innerer Sekretion*. Sie gibt beim Gesunden eine Menge von 1000—1500 ccm Bauchspeichel je Tag ab. Diese Flüssigkeit ist wasserklar, alkalisch, ihr Eiweißgehalt ist von der Art der Nahrung abhängig. Salzsäurezufuhr vermehrt die Absonderung. Als wichtigste *Fermente* enthält sie das eiweißspaltende Trypsin und das fettverdauende Steapsin, auch Lipase genannt. Diese

Abb. 203. Operative Zugangswege zur Bauchspeicheldrüse.

Fermente werden zum Teil in inaktiver Form abgesondert, vermögen also Eiweiß und Fett nicht ohne weiteres anzugreifen. Erst wenn das Trypsin im Darm durch ein besonderes Ferment des Darmsaftes, die Enterokinase, aktiviert wird, die Lipase durch die Galle, können sie im Zwölffingerdarm ihre Aufgaben erfüllen. Unter krankhaften Zuständen ist auch eine Wirkung außerhalb des Darmes möglich (s. später). Störungen der Lipasebildung führen zu Fettstühlen. Das dritte Ferment, die Diastase, spaltet die Polysaccharide, Stärke und Glykogen. Es wird wahrscheinlich auf dem Blutweg dem Pfortaderkreislauf einverleibt.

Die Unterfunktion des hormonalen Inselapparates erzeugt das Krankheitsbild des Diabetes = Zuckerharnruhr (διαβήτης = Durchmarsch, von διαβαίνω = hindurchgehen). Die künstliche Entfernung der Bauchspeicheldrüse im Tierversuch hat die Frage geklärt. Als es gelang, das Hormon des Inselapparates, das Insulin, rein darzustellen, war ein dankbarer Behandlungsweg für die Zuckerharnruhr gefunden. Insulingaben an nichtdiabetische Lebewesen führen zur Hypoglykämie, schließlich bis zu Krämpfen, Kollaps und tödlichem Ausgang.

Zur *Funktionsprüfung* der Bauchspeicheldrüse eignen sich für chirurgische Zwecke bei akuten Erkrankungen nur solche Verfahren, die innerhalb kurzer Frist Ergebnisse zeitigen. Diese Forderung erfüllt die Bestimmung der atoxylfesten Lipase im Blutserum. Auch die Ermittlung der Diastase im Harn gibt Auskunft über die Leistungsfähigkeit der Drüse. Vor allem steigt bei akuten schweren Erkrankungen der Blutzucker rasch an. Die Zuckerbelastungsprobe mit 50 g Traubenzucker gibt wertvolle Aufschlüsse, besonders bei der chronischen Entzündung der Drüse. Für eine genaue Funktionsprüfung des Bauchspeichels kommt auch noch seine Gewinnung aus dem Zwölffingerdarm mit der Duodenalsonde in Betracht. Er kann dann unmittelbar auf seinen Gehalt an verschiedenen Fermenten geprüft werden.

I. Verletzungen, Fisteln und Steine der Bauchspeicheldrüse.

Die **Verletzungen** (s. auch S. 302) können subcutane oder offene sein. Beide sind selten. Jene entstehen durch stumpfe Gewalt (Überfahren, Stoß), diese durch Stich und Schuß. Die Erscheinungen sind uneinheitlich. Bei allen zweifelhaften Fällen: Bauchhöhle eröffnen, Pankreaskapsel möglichst vorn und hinten nähen (GARRÈ), Nahtstelle von der Umgebung abtamponieren und drainieren, um sie vor Berührung mit dem Bauchspeichel zu schützen. Mitverletzung anderer Organe nicht übersehen!

Nach Verletzungen und nach Eingriffen an der Bauchspeicheldrüse bleiben öfter **Fisteln.** Auch nach Resektionen von Zwölffingerdarmgeschwüren werden sie (selten) beobachtet. Es entleeren sich oft große Mengen (bis 1 Liter) von Bauchspeichel. Die Saftabsonderung ist 3—4 Stunden nach den Mahlzeiten am stärksten. Im Zweifel über das Wesen der Fistel Untersuchung der Fermente im Saft. *Behandlung:* Zunächst konservativ: Antidiabetische Kost nach WOHLGEMUTH zur Einschränkung der Saftbildung: Fleisch-Fett-Nahrung. (Erepton, ein angedautes Eiweiß wird besser vertragen als Fleisch), Vermeidung von Kohlehydraten, Verabfolgung von Natrium bicarbonicum vor und nach jeder Mahlzeit zur Neutralisierung der Salzsäure im Magen. Ernährung vom Mastdarm aus. Zur Verhütung der Austrocknung allenfalls Trinken oder Sondenzuführung des Fistelsaftes. Wenn nach 6 Wochen kein Erfolg. Operation: Einpflanzung des Fistelganges in den Magen oder in eine herangezogene Dünndarmschlinge.

In anderen Fällen entwickeln sich nach Verletzungen zunächst *Cysten.* Sie sind im III. Abschnitt besprochen.

Auch die **Steine** der Bauchspeicheldrüse sind selten (4 auf 10000 Leichenöffnungen); noch seltener werden sie am Lebenden (im Röntgenbild) nachgewiesen. Sie entstehen auf entzündlicher Grundlage, durch Stauung oder durch regelwidrige Zusammensetzung des Bauchspeichels. Die anorganischen Steine, die im Röntgenbild meist zu erkennen sind, sind häufiger als organische. Sie brauchen, ebenso wie Gallen- und Nierensteine, nicht immer Beschwerden zu machen. *Klinische Erscheinungen:* Koliken ähneln denen der Gallensteine, sind aber nicht immer kennzeichnend und strahlen öfter nach links aus. In der Kolik manchmal Glykosurie (Fermententgleisung). Magen-Darmstörungen, bisweilen Gallenstauung. *Behandlung:* Bei „ruhenden" Steinen diätetisch. Bei Beschwerden Freilegung der Drüse. Steinentfernung durch Längsschnitt auf den Gang, allenfalls mit dem elektrischen Messer (Blutungsgefahr). Naht mit Drainage.

II. Entzündungen der Bauchspeicheldrüse.

Diese Entzündungen sind häufiger, als man früher angenommen hat. Sie nehmen ihren Ausgang entweder von einem Nachbarorgan (Gallenblase, Magen, Zwölffingerdarm), und zwar gilt das vor allem für die akute Erkrankung der Drüse, die sog. Pankreasnekrose, oder sie sind die Folge von Infektionen und Intoxikationen, etwa von Typhus, Grippe, Alkoholismus, die auf dem Blutwege mehr chronische Entzündungen hervorbringen. Bei den nahen Beziehungen der Gallenwege zum Ausführungsgang der Bauchspeicheldrüse ist es nicht verwunderlich, daß deren Erkrankungen auch an der Entstehung der chronischen Pankreatitis stark beteiligt sind. Das macht sich auch in der Vorgeschichte geltend.

1. Die akute Pankreasnekrose.

Das Leiden trägt vom ersten Augenblick an den Stempel einer schweren, lebensgefährlichen Krankheit. Es besteht in einem Zugrundegehen von Drüsengewebe durch Selbstverdauung, in leichteren Fällen und im Beginn nur feingeweblich erkennbar, später unter Umständen größere Abschnitte, seltener die ganze Drüse umfassend. Wie diese verderbliche Einwirkung der eigenen Fermente zustande kommt, ist noch nicht geklärt. Ob die Aktivierung der Fermente (s. S. 335d) durch den Übertritt von Galle und Duodenalsaft in den Ausführungsgang der Bauchspeicheldrüse erfolgt, ob durch reflektorische Vorgänge im Bereich der Gefäßnerven, die zur Stase im Gewebe der Drüse führen, ob eine allergisch-hyperergische Entzündung der Bauchspeicheldrüse vorliegt — der Fokalinfekt wird in die Gallenblase verlegt — darüber besteht noch keine

Einigkeit. Sicher ist, daß 90 v. H. aller Fälle gleichzeitig Steine in der Gallenblase, oft auch im Choledochus haben.

Pathologisch-anatomisch findet sich im Anfang nur ein starkes Ödem der Drüse, dem sich bald Blutungen, Gewebs- und Fettgewebsnekrosen anschließen, die sich auch auf die Umgebung ausbreiten können. Durch Andauung der Gefäßwände entstehen Blutungen, die so stark werden können, daß man von einer „Pankreasapoplexie" spricht. Im Netz, im Gekröse entstehen unter dem Einfluß des fettspaltenden, aus den Drüsenläppchen ausgetretenen Saftes der Bauchspeicheldrüse Veränderungen, die während der Operation dem Chirurgen wertvolle Hinweise auf die Art des Leidens geben können, Veränderungen, die sich in gut sichtbaren opaken Herdchen äußern. Diese Nekroseherde machen sich als stecknadel- bis streichholzkopfgroße, weißliche und graugelbe Flecke bemerkbar; auch die Bauchspeicheldrüse selbst ist von solchen Herdchen durchsetzt; in schweren Fällen stirbt auch das Stützgewebe der Drüse ab, der Krankheitsherd bekommt eine graugelbe Farbe, größere Teile der Drüse werden als Sequester abgestoßen. Um die Nekroseherde herum stellt sich die bekannte reaktive Entzündung ein. Das Bauchfell antwortet mit einem blutig-serösen Erguß, entweder auf den Netzbeutel beschränkt oder als freies Exsudat.

Der *klinische Verlauf* ist gekennzeichnet durch die schwere, schlagartig einsetzende Selbstvergiftung des Körpers, welche das Krankheitsbild entscheidend beherrscht. Der gewaltige körpereigene Eiweißzerfall führt durch Rückresorption der Zerfallsstoffe zu einem schweren, dem akuten Darmverschluß ähnlichen Krankheitsbild, das — besonders im Anfang — mit qualvollen, geradezu vernichtenden Schmerzen einhergeht. Fette Leute, Alkoholiker, Diabetiker und vor allem Kranke mit überstandenen Gallensteinbeschwerden sind bevorzugt beteiligt. Manchmal setzt das Leiden nach einer großen Mahlzeit ein, oft aber auch aus scheinbar bestem Wohlbefinden wie ein Blitz aus heiterem Himmel. Es kann in kürzester Zeit, in Stunden zum Tode führen („Pankreasdrama"). Der Schmerz wird meist in den Rücken verlegt, nach der linken Schulter hin ausstrahlend. Gelegentlich findet er sich auch rechts, je nach Sitz des Herdes in der Bauchspeicheldrüse. In chronischer verlaufenden Fällen schließt sich dem Schmerzstadium ein Zustand der Darmlähmung an. Es stellen sich Erbrechen, Schlucksen, Wind- und Stuhlverhaltung ein, der Puls „klettert", wird klein und beschleunigt, die Zeichen einer toxischen Bauchfellentzündung werden immer augenfälliger. Fieber gehört nicht zum Schulbild, mindestens nicht im Anfang, wie ja auch — darüber muß man sich klar sein — meist keine bakterielle Infektion vorliegt, sondern eher eine „Vergiftung". Dementsprechend ist auch die leichte Gelbsucht, die man im weiteren Verlauf oft sieht, in der Hauptsache eine toxische (neben der durch die Schwellung des Pankreaskopfes mechanisch bedingten), das gleiche gilt von der Nierenschädigung, die zur Eiweißausscheidung, Zylinderbildung, ja bis zur Anurie führen kann. Pfortaderthrombosen und Leberabscesse werden selten beobachtet; etwas häufiger, wenn die Kranken durchkommen, bluthaltige Pankreascysten; sie entstehen durch Einschmelzung von Drüsengewebe und enthalten gelegentlich Pankreassequester. Tritt eine Infektion hinzu, so wird aus der Cyste ein Absceß. Je nach dem Ausfall von Drüsengewebe kann es in der Folge zu einer Toleranzschwäche gegen Kohlehydrate, ja zum richtigen Diabetes kommen. Subphrenische Abscesse, toxische Pleuraergüsse, retroperitoneale Abscesse, besonders links, Douglas-Abscesse sind Verwicklungen, die noch manchem Kranken das Leben kosten, den man schon über dem Berg glaubte.

So ist denn die *Vorhersage* ernst; selbst noch nach dem Überstehen der Krankheit lauern Gefahren, da nicht so selten Rückfälle beobachtet werden, wenn nicht rechtzeitig die begleitende Gallensteinkrankheit beseitigt wird.

Die *Erkennung* ist nicht gar zu schwierig, wenn man „daran denkt", daß bei jähem Beginn von Baucherscheinungen, heftigem Erbrechen, fettleibigen Kranken mit „Gallenvorgeschichte" eine Pankreasnekrose vorliegen könnte. Differentialdiagnostisch müssen ausgeschlossen werden: durchgebrochenes Magen-Zwölffingerdarmgeschwür und Darmverschluß. Das Röntgenbild (Luftansammlung unter dem Zwerchfell, Spiegelbildungen in den Därmen bei diesen Leiden) wird die Erkennung unter Umständen erleichtern. Der Diastasenachweis im Harn, der der Lipase im Blut gibt weitere wertvolle Hinweise. Mitunter gewinnt der Diastasenachweis den Wert eines Maßstabes für die Schwere der Erkrankung (wie für die objektive Besserung im weiteren Verlauf). Werte von 16—128 gelten als Regelwerte, Erhöhungen auf 256, 512, 1028 gehen oft gleichsinnig mit dem Fortschreiten der Erkrankung. Wichtig sind auch besonders hohe Leukocytenwerte, jäher Anstieg des Blutzuckers nach — als übles Zeichen — Auftreten von Zucker im Harn.

In der *Behandlung* sind die Chirurgen heute wieder zurückhaltender geworden, nachdem eine Zeitlang der Frühoperation stark das Wort geredet worden war. Diese hatte Sterblichkeitsziffern von 50—60 v.H., furchtbare Zahlen! Man hatte den schweren Schock, in dem sich die Kranken in der Frühzeit befinden, nicht berücksichtigt. Die abwartende Behandlung hat „nur" eine Sterblichkeit von etwa 20—30 v. H. Voraussetzung für die abwartende Behandlung ist natürlich die gesicherte Diagnose. Im Zweifelsfall ist es immer noch besser, einen nicht zu großen Probebauchschnitt anzulegen und nach Erkennung der Lage wieder zu schließen, als einen Kranken mit einem durchgebrochenen Magengeschwür oder einem Darmverschluß ohne Eingriff dem fast sicheren Tode entgegengehen zu lassen. Deshalb gehört der Kranke mit Verdacht auf Pankreasnekrose unbedingt in die Hand des Chirurgen, auch wenn abwartend behandelt wird. Die Aufgaben der Behandlung bestehen in der Hebung des Schocks, der Schmerzbekämpfung und der funktionellen Ruhigstellung der Drüse. Dem ersten Zweck dient die intravenöse Dauertropfeingießung einer leicht hypertonischen Traubenzuckerlösung mit Insulin neben den üblichen Kreislaufmitteln. Allenfalls vorher eine Blutübertragung. Zur Schmerzbekämpfung kann man das Morphium kaum entbehren (0,015 mit 0,001 Atropin). Der dritten Aufgabe wird man am besten durch Mastdarmtropfeinläufe, verbunden mit Gaben von pankreatotropem Vorderlappenhormon, gerecht. Verwicklungen (Abscesse usw.) müssen im weiteren Verlauf nach den allgemeinen Regeln der Chirurgie behandelt werden. Nach Abklingen aller Erscheinungen und Erholung des Kranken muß dann das Gallensteinleiden chirurgisch angegangen werden.

2. Die chronische Bauchspeicheldrüsenentzündung.

Die chronischen Entzündungen sind sicher häufiger als die akuten, aber sie sind schwerer zu erkennen. Bei Eingriffen an den Gallenwegen begegnen wir ihnen öfter; nach Beseitigung des Grundleidens gehen sie dann meist von selbst zurück. Bei verschleppten Fällen kann es zur Atrophie der Drüse kommen, das Drüsengewebe ist dann vermindert, das dazwischenliegende Bindegewebe vermehrt und mit Fett durchsetzt. Umgekehrt gibt es auch eine hypertrophische Form der chronischen Pankreatitis mit Verdickungen und Verhärtungen im Kopf der Drüse. Dann kann es zu leichter, oft wechselnder Gelbsucht kommen.

Die *Erscheinungen* sind vielseitig und nicht immer klar. Appetitlosigkeit, Widerwillen gegen fette Speisen, übler Geruch aus dem Mund, Aufstoßen, vermehrte Flatulenz, unangenehm stinkende Stühle sind eben nicht nur bezeichnend für eine chronische Pankreatitis. Die Schmerzen im Oberbauch, über die vielfach geklagt wird, ebensowenig. Besser verwerten läßt sich das Auftreten von Fettstühlen, namentlich wenn sie mit wechselnder Gelbsucht verbunden sind.

So ist die *Erkennung* nicht leicht. „Auf Anhieb" gelingt sie selten. Die oben erwähnten Fermentproben führen bei wiederholten Untersuchungen gelegentlich zum Ziel; sorgfältige Stuhluntersuchungen desgleichen. Am verläßlichsten ist nach BERNHARD die Zuckerbelastung mit gleichzeitiger wiederholter Bestimmung des Blutzuckers. Bei unserem Leiden steigt die Blutzuckerkurve stärker an und bleibt auch länger erhöht als beim Stoffwechselgesunden.

Die *Behandlung* dient der Entlastung der kranken Drüse. Zur Verbesserung der Eiweißverdauung werden Fermentpräparate wie Pankreon verordnet, bei Fettstühlen ist die Fettnahrung einzuschränken. Allenfalls kommt Insulinverabfolgung in Frage. Die Behandlung mit der Duodenalsonde hat Besserungen gezeitigt. Chirurgisch ist einzugreifen, wenn trotz sorgfältiger Durchführung der inneren Behandlung die Gallenstauung nicht schwinden will. Dann ist, falls nicht Gallensteine ein anderes Vorgehen bestimmen (s. auch S. 328f.), die Gallenblase mit dem Magen oder Zwölffingerdarm zu verbinden. Sind Steine vorhanden, dann ist nach der Cholecystektomie und Entfernung von Steinen aus dem Choledochus die Anlegung einer Choledocho-Duodenostomie zu raten. Bei der chronischen Pankreatitis ohne Steine und ohne Gelbsucht kann die Kapselspaltung dem entzündeten Organ eine Entlastung verschaffen. Bei gleichzeitigem Magen-Zwölffingerdarmgeschwür sind diese anzugreifen, also vor dem Eingriff auch den Magen röntgen!

III. Die Cysten der Bauchspeicheldrüse.

Sie sind selten. Wir unterscheiden:

1. Retentionscysten. Man findet sie meist im Kopf und Schwanz der Drüse, nach Verlegung (Stein) oder Verengerung (Narben) des Ausführungsganges oder — noch seltener — als Folge einer Entwicklungsstörung (Ranula pancreatica).

2. Proliferationscysten. Infolge Neubildung von Drüsengewebe, gewöhnlich im Schwanz der Drüse.

3. Pseudocysten. Die häufigsten sind solche, die sich in der Umgebung der Bauchspeicheldrüse bilden, im Gegensatz zu den beiden ersten Gruppen keine Epithelauskleidung besitzen und auf Verletzungen oder eine akute Pankreasnekrose zurückzuführen sind. Der seröse bis schokoladenfarbig-blutige Erguß breitet sich entweder nach dem Netzbeutel aus und kommt dann zwischen Magen und Quercolon, diese auseinander drängend, zum Vorschein (s. Abb. 203) oder er sucht sich seinen Weg zwischen Magen und Leber. Nur selten schiebt sich die Cyste zwischen den beiden Blättern des Lig. mesocolon vor.

Die *klinischen Erscheinungen* sind abhängig von der Entstehungsursache. Die echten Cysten — mit Epithelauskleidung — bleiben kleiner, wachsen langsamer und verlaufen oft jahrelang ohne alle Beschwerden, während die Pseudocysten, gleichgültig, ob nach einer Verletzung (s. S. 302) oder nach einer akuten Erkrankung der Drüse entstanden, meist einen rascheren Verlauf nehmen. Völlegefühl, Spannung, Magenschmerzen, Übelkeit, Erbrechen, das sind dann die Hauptklagen. Schließlich kann es zu Erscheinungen des Darmverschlusses kommen.

Die Erkennung ist meist nicht schwer, namentlich wenn man Magen und Quercolon mit Kontrastbrei füllt und man den Kranken vor dem Röntgenschirm untersucht. Weniger bedeutungsvoll ist die Feststellung von Fermententgleisungen. Differentialdiagnostisch kommen Echinococcus-, Mesenterial-, Netz-, Nieren-, Milzcysten in Frage, bei Frauen Ovarialcysten. Die Probepunktion ist, da gefährlich, verboten.

Zur *Behandlung* stehen drei Verfahren zur Verfügung:

1. Einnähung der Cyste in die Bauchwunde mit sofortiger oder späterer Eröffnung und Drainage; kommt vor allem bei den Pseudocysten in Betracht.

2. Exstirpation der ganzen Cyste (bei gut abgegrenzten echten Cysten des Pankreasschwanzes, die sich samt ihrer Wand entfernen lassen.

3. Anastomose zwischen Cystensack und einem Organ der Bauchhöhle (Magen, Zwölffingerdarm, Dünndarm) zur Ableitung des Cystensaftes; ebenfalls für echte Cysten.

Zu den Cysten im weiteren Sinne mögen die *Echinokokken* gezählt werden. Die Bauchspeicheldrüse gehört zu ihren seltensten Absiedlungsarten (s. S. 332).

IV. Die Geschwülste der Bauchspeicheldrüse.

Die *gutartigen Geschwülste* (Fibrome, Adenome, Fibroadenome, Angiome usw.) sind selten.

Das *Inselzellenadenom*, von den LANGERHANSschen Inseln ausgehend, bringt kirschkern- bis kirschgroße, graue oder rotbräunliche, derbe Geschwülste hervor und kann durch Insulinbildung zu schweren hypoglykämischen Erscheinungen führen. Die Anfälle treten morgens nüchtern oder nach stärkeren Anstrengungen auf, wenn der Kohlehydratvorrat der Nahrung aufgebraucht ist und dem überschüssig gebildeten Insulin nicht mehr zum Ausgleich geboten werden kann. Verwechslungen mit Zuständen bei Epilepsie oder Hirngeschwülsten sind naheliegend.

Intravenöse Einspritzungen von Traubenzuckerlösung beseitigen die schweren Erscheinungen schlagartig und ermöglichen die *Erkennung*.

Die *Behandlung* kann nur in operativer Ausschälung der Geschwulst bestehen, da die Erkrankung sonst sicher zum Tode führt.

Von den *bösartigen* Geschwülsten ist das *Sarkom* sehr selten.

Der *Krebs* ist häufiger. Meist sitzt er im Kopf der Drüse. Wenn er fortschreitet, führt er zur Gelbsucht, seinem Hauptzeichen, außer den Schmerzen, die auffallend stark sein können, besonders beim Sitz im Pankreaskörper (Druck auf das Ganglion solare). Zu diesen Zeichen treten als weniger kennzeichnend: Verdauungsstörungen, hochgradige Abmagerung; tastbar ist die Geschwulst auch später nicht regelmäßig.

Die *Erkennung* ist im Beginn unmöglich. Später helfen Funktionsprüfungen und die Röntgenuntersuchung — verbreiterter Duodenalbogen mit Duodenalstenose an der Flexura duodenojejunalis — unter Umständen auf die Spur. Leider kommt dann die Radikaloperation fast immer zu spät, so daß man sich mit palliativen Eingriffen (Cholecystogastrostomie, Gastroenterostomie) begnügen muß. Nur ganz wenige Fälle sind durch Duodenopankreatektomie oder vollständige Ausrottung der Drüse dauernd geheilt. Ersatz durch Fermentbehandlung und Insulin möglich.

H. Erkrankungen der Milz.

Über die *physiologische Funktion* vermochte erst die neuzeitliche Forschung etwas Licht zu verbreiten. Danach ist die Milz im embryonalen Leben die wichtigste Bildungsstätte der roten Blutzellen, eine Funktion, die sie beim Erwachsenen ans Knochenmark abgetreten hat. Unter pathologischen Verhältnissen, wie bei schweren Blutverlusten, bei perniziöser Anämie, bei Leukämie und bei vielen Infektionskrankheiten, kann sie erneut zu einer Brutstätte für Myelocyten und Erythrocyten werden. Bei bestimmten Systemerkrankungen (s. hämolytischer Ikterus) stellt sie eine Teilursache dar.

Die Milz im postembryonalen Leben ist eine Zerstörungsstätte für gealterte, abgenutzte rote Blutzellen; sie speichert das freiwerdende Eisen auf und beherrscht damit den Eisenstoffwechsel, den Farbstoff des Hämoglobins aber gibt sie an die Leber ab. Sie ist eine Blutlymphdrüse, eine Art Bakterienfilter und bildet Schutzstoffe gegen Bakterien. Die bei Infektionskrankheiten vorhandene Größenzunahme mit gewaltiger Blutfülle dürfte als Hyperfunktion dieses Organs im Sinne einer sehr starken Antikörperbildung zu deuten sein.

Die *Entfernung der Milz* wird ohne Schaden vertragen; Entmilzte können jahrzehntelang ohne Ausfallserscheinungen leben und ohne Beeinträchtigung ihrer Leistungsfähigkeit. Das Knochenmark, die Lymphdrüsen und die im Körper weitverbreiteten reticuloendothelialen Zellanhäufungen treten aushelfend ein.

Milzverletzungen s. S. 302.

I. Abscesse der Milz.

Milzabscesse sind meist embolischen Ursprungs im Anschluß an Eiterungen an anderen Körperstellen; auch bei Infektionskrankheiten, vor allem bei Typhus und Malaria, kommen sie vor; ferner vereitern öfter intralienale Blutergüsse nach Kontusionen, ebenso wie Echinococcuscysten, die gelegentlich in der Milz sitzen.

Die *klinischen Zeichen* entwickeln sich schleichend: Fieber remittierender Art, Schmerzen in der Oberbauchgegend, Abmagerung und Kräfteverfall. Objektiv ist die Milzdämpfung vergrößert, die Milzgegend druckempfindlich; bei Entwicklung der Eiterung nach dem subphrenischen Raum pleuritisches Reiben und kuppelförmige Dämpfung an der unteren Lungengrenze, u. U. pleuritischer Erguß bei Ausbreitung der Eiterung im subphrenischen Raum.

Die Probepunktion zwecks Sicherung der Diagnose wird an der unteren Pleuragrenze durch das Zwerchfell hindurch gemacht; sie ist möglichst zu vermeiden und nur erlaubt, wenn alles zur sofortigen Operation, welche nur in breiter Eröffnung des Abscesses bestehen kann, bereit ist (Blutungs- und Infektionsgefahr).

II. Hypertrophien der Milz. Splenomegalie. Hämolytischer Ikterus. Banti.

Außer bei den *akuten* Entzündungen und Infektionskrankheiten kommt es zur Vergrößerung der Milz auch bei gewissen *chronischen* Entzündungen, wie Malaria, Syphilis, Tuberkulose. In seltenen Fällen geben sie Veranlassung zu einer Milzexstirpation, wobei die Anzeige zur Operation nicht durch die Grundkrankheit, sondern durch gewisse Folgeerscheinungen (Schmerzen, Spontanruptur, Vereiterung, Stieldrehung) gegeben wird.

Bei den *Hypertrophien* der Milz unterscheidet man zwei Hauptgruppen, worunter die erste, diejenige im Gefolge von *Blutkrankheiten*, die wichtigere Rolle spielt. Als zweite Gruppe bezeichnet man eine solche, bei der es zur Splenomegalie als Hauptzeichen der Erkrankung kommt.

Die wichtigste Krankheit der ersten Gruppe stellt der angeborene, vererbbare *hämolytische Ikterus* dar, eine Erkrankung, bei der es zu einer kennzeichnenden *Veränderung der roten Blutkörperchen* nach Form und Verhalten kommt: Die Erythrocyten zeigen ausgesprochene Kugel- statt der flachen Scheibenform und zugleich eine erhebliche Veränderung ihrer osmotischen Resistenz, d. h. ihre Hämolyse beginnt bereits in 0,5—0,7%iger, statt regelrecht erst bei 0,34 bis 0,44%iger Kochsalzlösung.

Die erhöhte Hämolyse führt zur Bildung vermehrten freien Hämoglobins als Vorstufe vermehrten Gallenfarbstoffes. Der dadurch entstehende *Ikterus* ist also ein rein hämolytischer (daher noch die alte Krankheitsbezeichnung). In neuerer Zeit stellt man mehr die als Folge der gesteigerten Hämolyse einsetzende *Anämie* im Verein mit dem angeborenen, vererbbaren Charakter der Krankheit und eine Vergesellschaftung mit anderen konstitutionellen Abweichungen (häufig Turmschädel, Veränderungen am Knochensystem) in den Vordergrund (*konstitutionelle hämolytische Anämie* nach O. NÄGELI).

Zum Ikterus und zur Anämie gesellt sich als 3. Krankheitszeichen der mehr oder minder große *Milztumor* als Folge einer hochgradigen Funktionssteigerung der Milz bei der Zerstörung der fehlgebildeten roten Blutkörperchen. Häufig ist eine begleitende Cholelithiasis (stark hyperchrome Galle!).

Die *Diagnose* stützt sich auf den Nachweis der Anämie, des Milztumors, des Ikterus, der Resistenzverminderung der Erythrocyten und Bilirubinerhöhung im Serum! Urin frei von Bilirubin, Urobilin und Urobilinogen dagegen vermehrt!

Behandlung. In leichten Fällen nihil! In schwereren Fällen kommt die rechtzeitige *Milzexstirpation* durch die Ausschaltung der übersteigerten Erythrocytenzerstörung einer kausalen Behandlung sehr nahe. Klinisch erfolgt völlige Heilung (Schwinden von Ikterus und Anämie), wenn auch die Kugelzellform und Resistenzminderung der roten Blutkörperchen bestehen zu bleiben pflegt. Operationssterblichkeit 5 v.H.

Bei der *perniziösen Anämie* ist die früher viel ausgeführte Milzexstirpation heute durch die Behandlung mit Bluttransfusionen, Leberbehandlung und Salzsäuredarreichung verdrängt. Auch bei der *hyperchromen Anämie* (Chlorose, alimentären Anämien und solchen nach Blutverlust) reichen heute die internen Behandlungsverfahren (Bluttransfusion, Eisen-, Arsentherapie) völlig aus.

Bei der *essentiellen Thrombopenie* (WERLHOFsche *Krankheit*) handelt es sich um eine (meist erblich bedingte) Verminderung der Blutplättchen auf 30000 und darunter (statt regelrecht bis zu 600000). Die dadurch behinderte Thrombenbildung hat eine Blutungsneigung zur Folge, die sich in Blutungen der Haut, Schleimhäute und Organblutungen äußert. Die Blutungen führen oft zu schwerer Anämie. Erkennbar ist die Krankheit (abgesehen von Blutungen): a) an der niedrigen Thrombocytenzahl, b) an der Verlängerung der Blutungszeit auf 10—60 Minuten (statt 2—2^1/$_2$) bei normaler Gerinnungszeit, c) an der mangelhaften Retraktilität des Blutkuchens, d) an der willkürlichen Erzeugbarkeit von Hautblutungen, z. B. durch Staubinde.

Die *Behandlung* besteht in leichten Fällen in Blutübertragungen, Blutstillungsmitteln (s. S. 12) usw. In schweren, besonders subchronisch verlaufenden Fällen gibt die *Milzexstirpation* ausgezeichnete Erfolge. Mit der Herausnahme des die Blutplättchen zerstörenden Organs steigen die Thrombocyten sehr schnell an, die Blutungen stehen und die Kranken erholen sich meist ausgezeichnet. Die Milzentfernung versagt nur bei den schwersten perakut verlaufenden Fällen.

Bei der *Leukämie* und der *Pseudoleukämie* kommt die Milzexstirpation nur in ganz seltenen Fällen, und dann erst nach vorheriger Röntgen- und Radiumbestrahlung, in Frage.

Die zweite Gruppe der mit Milzvergrößerung einhergehenden Krankheiten hat praktisch geringere Bedeutung. Zu ihr gehört die in unseren Gegenden seltene BANTIsche Krankheit, die thrombophlebitische Stauungsmilz und der Morbus Gaucher.

Bei BANTIscher *Krankheit*, bei der die derb indurierte Milz bis zu 4 kg schwer werden und unleidliche Schmerzen erzeugen kann, sind die Erfolge der Milzexstirpation, besonders im ersten und zweiten Stadium, d. h. vor Auftreten des nach Entwicklung der Lebercirrhose auftretenden Ascites günstig. Dauerheilungen bis zu 14 Jahren sind festgestellt. Bei der *thrombophlebitischen Stauungsmilz* ist die Anzeige bei lebensbedrohenden Blutungen gegeben, beim häufig familiären *Morbus Gaucher* können wir von günstigen Erfolgen berichten.

III. Wandermilz.

Durch die Größe und Gewichtszunahme des Organs, wie z. B. bei Malaria und Leukämie durch Lockerung der Befestigungsbänder, durch Enteroptose können Lageveränderungen und regelwidrige Beweglichkeit der Milz zustande kommen, so daß dieselbe bis ins kleine Becken reicht oder an ganz entfernten Stellen der Bauchhöhle gefühlt wird. So sind Verwechslungen mit Tumoren anderer Baucheingeweide möglich; die Milz ist als solche meist an ihrem scharfen Rande kenntlich. Da die Beschwerden durch Zerrungen, Druck auf den Darm oft erheblich sind und auch schwere Ernährungsstörungen der Milz durch Torsion des Stieles eintreten können, so ist entweder Befestigung an einer Stelle der seitlichen Bauchwand (Splenopexie) oder die Entfernung (Splenektomie) nötig.

IV. Cysten und Geschwülste der Milz.

Blutcysten, meist traumatischen Ursprungs, kommen in einer gesunden, öfter in der brüchigen, hyperplastischen Milz vor. Sie vergrößern sich durch Exsudation und erreichen bisweilen einen mächtigen Umfang. Der Cysteninhalt ist schokoladenfarbig, ziemlich dickflüssig und enthält Blutgerinnsel und Cholesterin.

Seröse Cysten mit lymphartigem Inhalt und Cholesterin, die Wand mit Endo- oder Epithel ausgekleidet, sind teils als cystische Lymphangiome, teils als Dermoidcysten aufzufassen.

Der *Milzechinococcus* kann auch bedeutende Größe erreichen; er geht Verwachsungen mit der Umgebung ein, macht Magenstörungen und Atembeschwerden durch Verdrängung und droht bei Vereiterung in die Pleura durchzubrechen (s. auch Abschnitt Leber).

Das *Sarkom* der Milz (selten): große, harte, knollige, schnellwachsende Tumoren, den Rippenbogen weit überragend, deshalb leicht zu erkennen.

Der notwendige operative Eingriff bei den Cysten, den Echinokokken und den soliden Tumoren hat sich ganz nach dem Befunde zu richten. Die Splenektomie, allerdings bei Verwachsungen ein sehr schwerer, manchmal nicht durchzuführender Eingriff, führt am schnellsten zur Heilung.

J. Chirurgie des Magens und Zwölffingerdarms.

I. Vorbemerkungen.

Der Magen ist ein länglicher Sack, der in der linken Zwerchfellkuppe, zu drei Viertel im linken Hypochondrium versteckt, liegt, der pylorische Teil, vor den untersten Brust-wirbeln tastbar, zwischen den Rippenpfeilern im Epigastrium. Der Pylorus steht in der Regel vor dem 1. Lendenwirbel, bei vollem Magen rückt er 6—7 cm nach rechts. Die kleine Magenkrümmung läuft senkrecht am linken Wirbelsäulenrand abwärts. Sie ist durch Bänder und Bauchfelldoppelungen am Zwerchfell und an der unteren Leberfläche befestigt, so daß sich bei Füllung immer die große Kurve und der Magengrund ausweiten, während die kleine Kurve ihre Stellung nur wenig ändert. Bei Kontraktionen, also im Zustand der Verdauung, zieht sich die große Kurve stets gegen die festgehaltene kleine zusammen. An dieser liegt in Längsfalten die sog. Magenstraße.

Abarten in Form und Lage des Magens kommen häufig vor. Der weibliche Magen verläuft meist steiler, bei älteren Leuten ist ein tieferer Stand zu verzeichnen, was mit dem Tieferrücken des Zwerchfells im Alter zusammenhängt.

Physiologisch trennen wir den verhältnismäßig muskelschwachen Fundus vom kräftigen Antrum pylori, welchem die Aufgabe des Mischens des Speisebreies und des Durchpressens durch den Pylorus zufällt, sobald derselbe sich öffnet. Ein

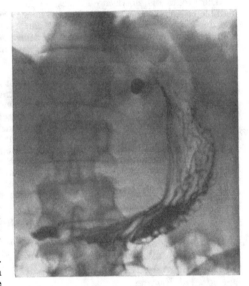

Abb. 204. Normales Schleimhautreliefbild des Magens. (Chir. Klinik Göttingen.)

wunderbar feiner Reflexmechanismus, von der Duodenalschleimhaut sowie vom Magen selbst ausgelöst, läßt nur genügend vorbereitete Speisen in angemessenen Mengen durchgehen. Geschwüre in Pylorusnähe stören empfindlich diesen Mechanismus und hemmen den regelrechten Ablauf der Magenverdauung; sie beeinflussen zugleich qualitativ wie quantitativ die Sekretion des Magensaftes (Hyperacidität, Magensaftfluß). Auch Krampfzustände des Pförtners unterhalten sie, die zum mindesten Unbehagen, Übelkeit, meist aber recht heftige Schmerzen erzeugen (Pylorospasmus).

Untersuchungsverfahren. Der eigentlichen Untersuchung geht die Erhebung der *Vorgeschichte* voraus. Gerade beim Magenkranken kommt ihr bereits eine hohe diagnostische Bedeutung zu. Kaum etwas anderes pflegt auch der einfache Mann so genau zu beobachten, wie die Rückwirkungen der Nahrungsaufnahme auf sein Befinden. So gestattet die oft „typische Magenanamnese" verhältnismäßig genaue Rückschlüsse auf ein Magen- (s. S. 347) oder Zwölffingerdarmgeschwür (s. S. 352) oder einen Magenkrebs (s. S. 360) oder auf irgendeinen besonderen Folgezustand. Auch die Familienvorgeschichte ist sorgfältig aufzunehmen: Beide Leiden finden sich nicht ganz selten dominant vererbt.

Die *Besichtigung* hat auf Vergrößerung des Organs, sichtbare Geschwulst und vermehrte Peristaltik (Magensteifungen!) zu achten. Die *Betastung* richtet sich zunächst nach dem Pylorus und dann nach der kleinen Kurve, soweit diese noch unter dem Rippenbogen zu verfolgen sind, denn hier ist der Hauptausgangspunkt der Geschwülste, hier sitzen Geschwüre, die auf Druck empfindlich sind, und hier sind manchmal auch die kallösen Narben tastbar. Leicht ist mit leiser Perkussion die untere Magengrenze festzustellen, womit ein Anhaltspunkt für die Magengröße und unter Umständen Magensenkung und Erweiterung gewonnen wird. Plätschergeräusche sind nur pathologisch, wenn sie zu einer Zeit auslösbar sind, in der der Magen beim Gesunden leer sein müßte.

Unentbehrlich ist die *Magenaushebering*. Sie unterrichtet über Rückstände und ermöglicht die Entnahme von Magensaft zur chemischen Untersuchung der Säurewerte, zur Bestimmung der motorischen Funktion. Nicht nur das alte EWALD-BOASsche Probefrühstück (300 g Tee und 50 g Semmel mit Aushebering nach 45 Minuten), sondern auch die fraktionierte Aushebering nach Einbringung einer Lösung von Coffein. pur. 0,2:300 mit der Magenverweilsonde geben wertvolle diagnostische Aufschlüsse.

Die größte diagnostische Bedeutung kommt der *Röntgenuntersuchung* des Magens zu. Man bleibe sich dabei klar, daß die schattengebende Mahlzeit gewissermaßen nur ein Ausgußbild des Magens gibt. Wohl zeigt der Schatten des Bariumbreies gewisse typische Formen bei normalem Magen — die sog. Stierhornform oder die Angelhakenform —, aber man hüte sich, diesen Schatten mit den äußeren Magengrenzen gleichzusetzen und vergesse auch nicht, den Reizzustand in Rechnung zu ziehen, dem ein Magen unterliegt, wenn er mit $\frac{1}{2}$ Liter schweren unverdaulichen Breies angefüllt ist. Trotzdem bleibt aber das *Füllungsbild* des Magens von großer Wichtigkeit. Es unterrichtet nicht nur über Form und Lage des Magens, sondern auch über seinen Tonus, seine Kontraktionen, das Zeitmaß seiner Entleerung, über Aussparungen, Nischen, Verengerungen usw. Wirksam ergänzt wird es durch das sog. *Reliefbild* (vgl. Abb. 204), welches auch noch Art, Größe, Höhe und Verlauf der Schleimhautfalten, über Schleimhautgeschwüre, Narbenzüge, beginnende Krebsbildungen erkennen läßt. Mit seiner Hilfe wird heute noch manches Geschwür und mancher Krebs in früher Entwicklungsstufe erfaßt, der früher dem Nachweis entging.

Auch die *bakteriologische Untersuchung* der Magenflora, die nach Aufhören der Salzsäuresekretion aus einer apathogenen Flora geradezu zu einer Mischflora auch pathogener Keime werden kann, ist von differentialdiagnostischer Bedeutung. Carcinom, Gastritis anacida oder Gallensteinleiden bekommen so geradezu bakteriologische Beziehungen.

II. Magen- und Zwölffingerdarmgeschwür.

Das Magengeschwür ist eine häufige Erkrankung des mittleren Lebensalters, vornehmlich zwischen dem 20. und 40. Lebensjahr. Vor dem 15. Lebensjahr und im höheren Alter ist es selten. Bei Männern kommt es wesentlich häufiger vor als bei Frauen.

Pathologie. Das chronische Magen- und Zwölffingerdarmgeschwür stellt einen meist rundlichen Gewebsverlust von 1 bis mehreren cm Durchmesser dar (Abb. 205). Im Magen entsteht das Geschwür so gut wie ausschließlich im Bereich der Magenstraße und hier besonders häufig im Bereich des Pylorus. Im Zwölffingerdarm gehören 95 v. H. der Geschwüre der Gegend des Bulbus an, und meist entspricht ihre Lage, etwa 1 cm hinter dem Pylorus, der Auftreffläche des Mageninhaltes bei dessen Entleerung, häufig an der Vorderwand, noch häufiger an der Hinterwand und gar nicht so selten an Vorder- und Hinterwand zu gleicher Zeit gelegen.

Das Geschwür, anfangs ein Schleimhautgeschwür, kann als solches unter Hinterlassung einer Narbe ausheilen oder aber nach der Tiefe zu sich entwickeln. In letzterem Fall vermag es alle Wandschichten des Magens zu durchsetzen, ja sogar nicht selten in benachbarte Organe (Bauchspeicheldrüse, Leber, kleines Netz, Querdarm) vorzudringen (*Ulcus penetrans*) (Abb. 205).

Sobald das Geschwür die Serosa erreicht, entstehen anfangs starke entzündliche Rötungen, Verdickungen der Serosa, bis dann allmählich schwielige Schwarten sich entwickeln und das Geschwür zu einem „*callösen Ulcustumor*" sich umwandelt. Ein solcher ist oft genug, auch bei der Operation, nicht gegenüber einer Krebsgeschwulst abgrenzbar. Ein nicht geringer Teil der über Jahre bestehenden Geschwüre führt in dem Bereich der narbigen Schrumpfung des Geschwürgrundes zu fortschreitenden organischen Verengerungen des Magens. Sind dieselben ungefähr im Bereich der Magenmitte, so kommt es zum organischen „*Sanduhrmagen*" (Abb. 207), sind sie im Bereich des Pförtners, so entwickelt sich die *narbige Pylorusstenose*, die dem Krankheitsbild eine völlig neue Wendung verleiht (s. unten).

Bei tief die Magenwand durchsetzenden Geschwüren ist es nicht verwunderlich, daß in der Mehrzahl der Geschwüre kleine oder größere *Arrosionsblutungen* im Bereich des Geschwürrandes oder Geschwürgrundes entstehen. Bei Annagung größerer Gefäße, besonders der Art. pancreatico-duodenalis, kann es zu massigen, oft genug unmittelbar lebensbedrohlichen Magenblutungen kommen.

Schreitet die Geschwürentstehung sehr schnell vorwärts, und greift der Gewebszerfall schnell in die Tiefe, so kann es, noch bevor schützende Verwachsungen oder Verklebungen die Stelle gesichert haben, zum *Durchbruch des Geschwürs* durch eine zündholzkopfgroße oder bleistiftdicke

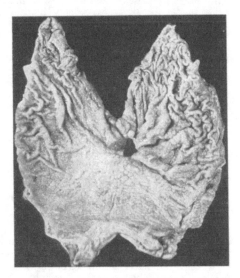

Abb. 205. Ulcus penetrans der kleinen Magenkrümmung mit begleitender Gastritis. (Resektionspräparat der Breslauer Klinik.)

Durchbruchsstelle in die freie Bauchhöhle kommen. Ulcusperforationen leiten schlagartig die Perforationsperitonitis (s. S. 312) ein. Seltener ist die sog. *gedeckte Perforation*. Sie entsteht dann, wenn der Durchbruch in die nähere Nachbarschaft erfolgt, nachdem vorher schon entstandene Verklebungen die Ergießung des Mageninhaltes in die freie Bauchhöhle verhindern. Die gedeckte Perforation führt meist zu abgesackten subhepatischen Abscessen.

Schließlich nimmt es nicht wunder, wenn bei jahrzehntelang bestehenden Geschwüren, dem dauernden Reiz übersauren Magensaftes und der immerwährenden Störung der Gewebsregeneration auf dem Boden alter Geschwüre, ähnlich wie bei alten Krampfader- oder Verbrennungsgeschwüren, schließlich ein *Ulcuscarcinom* sich entwickelt. Die Häufigkeit der krebsigen Umwandlung eines Geschwürs ist naturgemäß schwer genau errechenbar, denn man kann einem voll ausgereiften und voll ausgeprägten Magenkrebs, besonders in seiner Endstufe bei der Leichenöffnung, nicht ansehen, ob er aus einem Ulcus, dieses gewissermaßen „aufzehrend", sich entwickelt hat. Sicher positive Fälle, in denen das alte Ulcus feingeweblich noch neben dem Carcinom erweisbar ist, stellen daher immer Mindestzahlen dar. Es erscheint bemerkenswert, daß STAEMMLER, der seine Untersuchungen an über 500 Magenresektionspräparaten der Breslauer Chirurgischen Klinik angestellt hat, zu dem

Schluß kommt, daß 15—20 v.H. der Magenkrebse aus primären Magengeschwüren entstehen. Es soll allerdings nicht verschwiegen werden, daß die Zahlen von mancher Seite für zu hoch gehalten werden.

Die *Ursachenlehre* des Magen- und Zwölffingerdarmgeschwürs geht davon aus, daß es eine alleinige Ursache für die Geschwürentstehung nicht gibt, sondern daß das Geschwürsleiden erst beim Zusammentreffen mehrerer begünstigender Umstände entsteht. Unbedingt notwendig ist die *peptische Wirkung* des voll oder sogar übersteigert wirksamen Magensaftes, kommt ja das Ulcus rotundum s. pepticum nur im Bereich wirksamen Magensaftes vor. Umgekehrt kann es an Stellen, wo es sonst unbekannt ist, wie z. B. im Jejunum, auftreten, sobald durch eine Gastrojejunostomie der obere Dünndarm an den Magen angeschaltet und so mit dem Magensaft in Berührung gebracht wird. Auch die Tatsache, daß in einem MECKELschen Divertikel, sofern dasselbe, wie nicht selten, dystopische Magenschleimhaut enthält, ein typisches peptisches Geschwür, sogar mit allen Verwicklungen, entstehen kann, spricht eindeutig für die ausschlaggebende Mitwirkung des Magensaftes selbst. Es erscheint dies um so notwendiger, besonders zu betonen, als von einzelnen die peptische Wirkung des Magensaftes bestritten und eine primäre *Gastritis* als Ursache für die Geschwürentstehung angeschuldigt wird. Uns selbst scheint die Gastritistheorie nicht bewiesen; wir halten die Gastritis nicht für eine Geschwürursache, sondern für eine Geschwürfolge.

Es ist anzunehmen, daß der Magensaft, zum mindesten in der Zeit der Geschwürentstehung, ein regelwidriger ist. Die Frage selbst ist klinisch schwierig zu entscheiden, da die Magensaftwerte zur Zeit der Untersuchung wohl meist nicht die gleichen sind, wie zur Zeit der Entstehung. Eine wichtige, vielleicht ausschlaggebende Rolle spielt die freie Salzsäure. Dafür sprechen die mindestens anfangs meist hohen, beim Zwölffingerdarmgeschwür oft außerordentlich hohen Werte freier Salzsäure, ferner die Erzeugbarkeit von Erosionen als Vorstufe von Geschwüren durch Mittel wie Histamin, die die Salzsäurebildung übersteigern, und umgekehrt die Heilerfolge von Operationsverfahren (s. S. 353), die eine Ausschaltung der Übersäuerung des Magens zur Folge haben. Dabei darf nicht übersehen werden, daß der qualitativ regelwidrig saure Magensaft sehr oft quantitativ zugleich eine Hypersekretion und außerdem auch noch eine Hypermotilität im Gefolge hat, so daß der Magen nach Entleerung seines Inhaltes noch überschüssigen Magensaft mit freier Salzsäure enthält, sog. Leersekret, welches nicht durch den Speisebrei verbraucht und gewissermaßen abgesättigt wird. Gerade die mit einem hohen Hundertsatz von postoperativen peptischen Geschwüren belasteten Operationsverfahren, die eine Leersekretion hyperaciden Magensaftes zur Folge haben (s. unten), sprechen für die hohe Bedeutung des nicht abgesättigten, peraciden, im Übermaß gebildeten Magensekretes.

Bei den peptischen Einflüssen spielt, wenigstens in einem Teil der Fälle, auch die *Anlage* herein. Die Seltenheit eines Geschwürs beim Pykniker und bei anlagemäßiger Fettleibigkeit, die zwar nicht häufige, dann aber auffällige familiäre Häufung, sowie einige Zwillingsfälle sprechen für eine konstitutionelle Geschwürveranlagung. Wie anders sollte man es erklären, daß wir z. B. 3 Familien beobachteten, bei denen Geschwüroperationen bei je 3 Geschwistern notwendig waren. In einer dieser Familien hatten sogar 3 Brüder nicht nur jeder ein Geschwür, sondern alle 3 bekamen die gleiche Verwicklung des freien Geschwürdurchbruches mit Perforationsperitonitis.

Nun könnte man sagen, der Magensaft wirkt ja überall. Warum aber kommt das Geschwür meist nur in der Einzahl vor, und warum ist es praktisch, wenigstens im Beginn, fast ausschließlich an die Gegend der *Magenstraße* gebunden? Hier spielt neben der funktionellen Beanspruchung — die ganze Peristaltik ist gewissermaßen gegen die kleine Magenkrümmung gerichtet — die Tatsache eine Rolle, daß die Magenstraße als rudimentäres Organ — sie entspricht der Schlundrinne bei Wiederkäuern — ursprünglich gar nicht für die unmittelbare Berührung mit dem Magensaft gebaut ist und als rudimentäres Organ auch sonst eine besondere Anfälligkeit besitzt; geht ja auch der Magenkrebs sehr viel häufiger vom Magenstraßenbezirk, als z. B. von der großen Magenkrümmung aus. Die Seltenheit vielfacher Geschwüre hängt vielleicht damit zusammen, daß ein erst einmal entstandenes Geschwür häufig eine sekundäre Gastritis erzeugt und die Schleimhaut durch den zähen gastritischen Schleim gegen eine weitere Geschwürentstehung schützt.

Vielfach werden auch *spastische Zustände* für die Geschwürentstehung verantwortlich gemacht. An sich kann man sich leicht vorstellen, daß örtliche Spasmen örtliche Ischämien und durch deren Selbstverdauung Geschwüre erzeugen. Die Häufigkeit von Vagotonikern unter den Geschwürkranken, die nicht so seltenen Geschwüre bei Tabikern und bei Bleivergiftungen, bei denen schwere Magenspasmen bestehen, sprechen dafür. Immerhin könnte es auch so sein, daß die spastischen Zustände gleichzeitig mit Sekretionsstörungen einhergehen. Seiner psychischen Einstellung nach ist der Geschwürskranke temperamentvoll, sensibel, nervös, im Gegensatz zum meist ruhigeren Krebskranken, der „von Wehmut umzittert" ist.

a) Erscheinungen und Erkennung des Magengeschwürs. Den ersten, für den Praktiker oft schon entscheidenden Hinweis liefert die *Vorgeschichte*. Der Magengeschwürkranke hat, wenn er zum Hausarzt geht, schon eine längere, wenn er ein Krankenhaus aufsucht, immer bereits eine lange Leidensgeschichte.

Das erste und für den Kranken sinnfälligste Zeichen ist der *Schmerz*. Bei gutem Appetit und ausgezeichnetem Wohlbefinden während des Essens selbst treten $^1/_2$—1 Stunde nach der Nahrungsaufnahme „Magenschmerzen" auf. Der Kranke deutet als Sitz der Schmerzen auf die Magengrube und schildert den Schmerz als brennendes, ausgesprochen unangenehmes, stechendes Gefühl. Die Schmerzen halten eine verschieden lange Zeit, meist $^3/_4$ Stunden bis 1 Stunde, gelegentlich noch länger an und verschwinden dann wieder, um mit jeder neuen stärkeren Mahlzeit erneut wieder einzusetzen. Daneben bemerkt der Kranke, daß die Stärke des Schmerzes von der Art der Nahrung abhängt. Bei Genuß von Fleisch, besonders von „scharfen Sachen", sind die Schmerzen stärker, bei leichten Speisen geringer. Endlich bemerkt der Kranke oft, daß der Schmerz ausgesprochen periodisch auftritt. Zeiten leidlichen Wohlbefindens wechseln mit ausgesprochenen Krankheitszeiten ab. Auf Befragen gibt er nicht selten an, daß er zu Zeiten starker (spastischer!) Magenschmerzen auch an (spastischer!) Verstopfung leide, während in der Zeit des Wohlbefindens die Verdauung in Ordnung ist. Freilich ist dieses Zeichen bei der Abhängigkeit der Darmtätigkeit auch von anderen Umständen nicht immer vorhanden.

Mit dem Schmerz geht nicht selten unangenehmes saures *Aufstoßen* oder lästiges *Sodbrennen* einher. So läßt die Regelmäßigkeit des Schmerzes im Zusammenhang mit dem Essen, die beim gleichen Kranken in der gleichen Spanne zwischen Essen und Schmerz eintritt, die Vermutungsdiagnose oft schon aus der Vorgeschichte stellen. Treten zu den ursprünglichen Schmerzen später ausgesprochen ausstrahlende Rückenschmerzen oder gar Schmerzen in der linken Schulter hinzu, so ist dies nicht selten ein Zeichen für einen mehr oder minder tiefen Geschwüreinbruch in die Bauchspeicheldrüse (Ulcus penetrans).

Im Vergleich mit dem Schmerz ist das *Erbrechen* nicht so kennzeichnend. Oft fehlt es völlig und oft tritt es erst als Folge eines Sanduhrmagens oder der Pylorusstenose (s. unten) ein. Meist gehen Schmerzen voraus. Oft bringt es Linderung. Manchmal rufen es die Kranken daher selbst hervor, indem sie den Finger tief in den Mund stecken. Unmittelbar beunruhigend wirkt das Erbrechen als Folge einer massigen Magenblutung (Hämatemesis).

Die *Blutung* aus einem Magengeschwür wird von dem Kranken in der Vorgeschichte mitgeteilt, sobald er, nicht selten in größeren Zeitabständen und wiederholt, reines Bluterbrechen bekam oder selbst am pechschwarzen Teerstuhl den Rückschluß auf eine Blutung in den Darmkanal zog. Wird das Blut nicht frisch erbrochen, so erleidet es unter der Einwirkung des Magensaftes kennzeichnende Veränderungen. Das Hämoglobin wird durch die freie Salzsäure in bräunliches salzsaures Hämatin verwandelt, das Erbrochene wird „kaffeesatzartig". Bei massigen Blutungen frischen Blutes muß man unbedingt auch an Blutungen aus geplatzten Oesophagusvaricen bei Lebercirrhose (keine Ulcusanamnese!) denken. Immer wieder einmal werden solche Kranke als schwerste Geschwürblutung zur Operation eingeliefert, die ihnen nichts nützen und viel schaden würde.

So wichtig gerade am Magengeschwürkranken die Vorgeschichte über die subjektiven Krankheitserscheinungen für die Vermutungsdiagnose ist, so wichtig ist die *objektive Untersuchung* zur endgültigen Sicherstellung der Diagnose des Leidens ganz allgemein und des Sitzes und der Größe des Geschwüres im besonderen.

Die Untersuchung beginnt mit der *Betrachtung* des Leibes. Bei Magensteifungen oder einer sichtbaren Geschwulst gibt sie die ersten Anhaltspunkte.
Bei gedeckter Perforation sieht man besonders beim Tiefluftholen die schmerz-
reflektorische Ruhigstellung der Bauchdecken oberhalb des Nabels, beim freien
Geschwürdurchbruch den kahnförmig eingezogenen Leib mit den aufs stärkste
angespannten Bauchmuskeln. Die *Betastung* läßt meist den kennzeichnenden
epigastrischen Druckschmerz (genau zwischen Nabel und Schwertfortsatz)
auslösen, gelegentlich einen Ulcustumor nachweisen. Unbedingt achte man auf
das Vorhandensein einer epigastrischen Hernie (s. S. 448). Sie ist häufig mit einem

Geschwür des Magens oder Zwölffingerdarms vergesellschaftet. Am
wichtigsten ist die Auswertung des
Probefrühstücks, die Stuhl- und die
Röntgenuntersuchung.

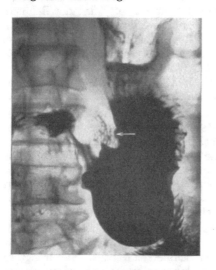

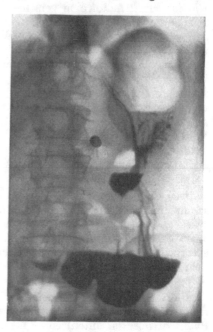

Abb. 206. Ulcus ventriculi (Pfeil). Nische an
der kleinen Magenkrümmung. 46jähr. ♂.
(Chir. Klinik Göttingen.)

Abb. 207. Ulcus callosum der kleinen Kurve.
Nische mit Kontrast-, Sekretschicht und Gasblase! Sanduhrmagen. (Chir. Klinik Göttingen.)

Das *Probefrühstück* ergibt im Anfang fast durchweg hohe Säurewerte und hohe
Werte für die Gesamtacidität, meist daneben noch okkultes Blut im Mageninhalt selbst. Bei Pylorusstenose fördert die Ausheberung große Mengen von
Magensaft, zumeist auch noch Reste längst genossener Speisen zutage. Immerhin
sind auch hohe Säurewerte und selbst ein positiver Blutbefund im Aus-
geheberten und im Stuhl (nach 3 Tagen fleischfreier Kost!) noch nicht für sich
allein völlig geschwürbeweisend.

Die objektive Untersuchung hat als sicherste Grundlage die *Röntgenuntersuchung*. Die Auffüllung des Magens mit einer schattengebenden Flüssigkeit
(ursprünglich Wismutsalze, heute Bariumsulfat, meist in Form des sich nicht
absetzenden Citobariums) gibt ein Ausgangsbild des Magens und läßt so bei
großen, in die Umgebung durchgebrochenen, randständigen Geschwüren den
Geschwürkrater an einer napf- oder zapfen- oder trichterförmigen Ausbuchtung der Schattenkontur *(Nischenzeichen)* erkennen (s. Abb. 206). Bei
großen Geschwüren sieht man im Stehen über der Kontrastschicht gelegentlich
auch noch eine Sekretschicht, häufiger noch eine Gasblase (Abb. 207).

Das Nischenzeichen wird heute wesentlich ergänzt noch durch *Relief-aufnahmen* der Magenschleimhaut (Abb. 204), ferner durch *gezielte Momentauf-nahmen* verdächtiger Abschnitte und insbesondere durch die Durchleuchtung in verschiedenen Durchleuchtungsrichtungen.

Mittelbar weisen auf das Geschwür auch noch *Störungen der Peristaltik*, z. B. Spasmen der gegenüberliegenden Seite, Aufhebung der Peristaktik im Bereich des Geschwürs und seiner (infiltrierten) Umgebung hin. Ist der Spasmus tief, so spricht man von einem spastischen Sanduhrmagen im Gegensatz zum organischen, der durch eine narbige Schrumpfung, ausgehend vom Geschwür, bedingt ist (Abb. 207). Sehr wichtig ist röntgenologisch der Nachweis von schnell aufeinanderfolgenden und tiefen peristaltischen Wellen, sog. Stenosenperistaltik, als Ausdruck des Ankämpfens der Magenmuskeln gegen eine Verengerung des Pförtners. Ist dieselbe noch „kompensiert", d. h. durch die Muskelkraft des Magens ausgleichbar, so kann der Magen selbst zunächst noch verhältnismäßig klein sein. Bei Zunahme der Pylorus-stenose entwickelt sich eine sekundäre Magenerweiterung, die sich vor allem an dem Tiefstand des unteren Magenpols und an dem schüsselförmigen Rest nach 6 Stunden (Abb. 208) kenntlich macht. Der Geschwürnachweis im Röntgenbild gelingt heute mit einer erfreulich hohen Sicherheit.

Folgezustände und Komplikationen. Am häufigsten entwickelt sich aus dem frischen Ulcus simplex das *chronisch-callöse Geschwür.* Der periodisch-inter-mittierende Verlauf hört auf. An seine Stelle treten Dauerbeschwerden. Zum epigastrischen Druckschmerz in der Magengrube gesellen sich ausstrahlende Schmerzen im Rücken, nicht selten auch in der linken Schulter (Beteiligung der Bauchspeicheldrüse!). Völlig beschwerdefrei wird der Kranke überhaupt nicht mehr, auch nicht, wenn er strenge Kost einhält. Durch die narbige Schrump-fung der Umgebung wird immer mehr Magenwand gewissermaßen verbraucht. Bei Sitz an der kleinen Magenkrümmung rollt sich die kleine Kurve immer mehr ein, die Entfernung vom Pylorus zur Kardia wird immer geringer. Beim Sitz ungefähr in der Magenmitte und beim Übergreifen der schrumpfenden Vorgänge auf die vordere und hintere Magenwand entwickelt sich der organische *Sanduhrmagen,* unverkennbar im Röntgenbild (Abb. 207) und schwerwiegend in seinen klinischen Folgen, im ganzen jedoch selten.

Besonders schwerwiegend wirken sich die narbigen Schrumpfungsvorgänge aus beim Sitz eines Geschwürs im Bereich des Pylorus selbst. Hier kommt es dann alsbald zur *Pylorusstenose,* sei es auf der Grundlage des Geschwürs selbst, sei es als Folge der rein narbigen Verengerung bei der Heilung. Diese Kranken haben meist eine unverkennbar lange Ulcusanamnese. Sie haben schon mehrfache Diätkuren hinter sich. Nach Jahren treten die Er-scheinungen von Motilitätsstörungen des Magens noch hinzu: es kommt zu Aufstoßen, Magendruck, hier und da zu nächtlichem Erbrechen, besonders nach reichlicher oder schwerverdaulicher Mahlzeit. Bei der Betastung sind leicht Plätschergeräusche auslösbar. Der Magenschlauch fördert aus dem nüchternen Magen reichlich Speisereste zutage, und das Röntgenbild zeigt eine bis auf 8 Stunden und länger verzögerte Austreibung der Kontrast-mahlzeit (Abb. 208).

Wie bei jeder organischen Verengerung eines Hohlorgans, so beantwortet auch der Magen die Pylorusstenose zunächst mit einer gewaltigen Hypertrophie seiner Muskulatur. Solange diese ausreicht, wird der Magen durch vermehrte und vertiefte Peristaltik noch rechtzeitig entleert: die Pylorusstenose befindet sich im Stadium der vollkommenen „Kompensation". Die Verengerung selbst wird nur durch die Stenosenperistaltik und durch die Enge des Pylorus beim Durchtreten der Speisen kundgetan. Ist die Hypertrophie der Muskeln an der

Grenze des Möglichen angekommen, so folgt dieser Hypertrophie alsbald der
Zustand der Dilatation des Hohlmuskels. Der Magen wird immer weiter und
weiter, sein unterer Pol ragt herunter bis zur Symphyse, die Peristaltik setzt erst
geraume Zeit nach der Nahrungsaufnahme ein. Die Speisen werden jetzt schon

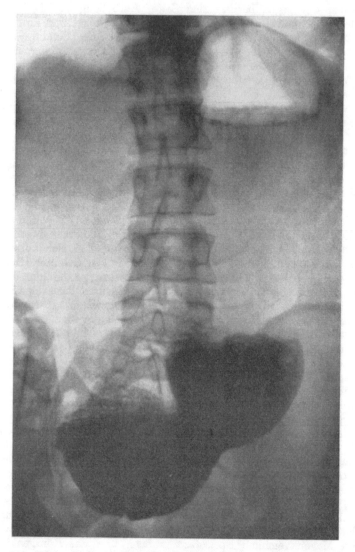

Abb. 208. Röntgenbild bei vollständiger Pylorusstenose. Magen hochgradig erweitert.
Schüsselförmiger Rest im schlaffen, im kleinen Becken gelegenen Magenfundus.
(Breslauer Klinik.)

nicht mehr völlig ausgenutzt, die Kranken fangen an, schnell an Gewicht abzunehmen. Trotz reichlicher Flüssigkeit im Magen trocknen sie aus, da ja der
Magen selbst kein Wasser aufsaugt.

Der Erweiterung folgt eines Tages, sofern nicht chirurgische Hilfe zuteil
wird, die Insuffizienz der Muskeln. Es kommt dann bald zum dauernden
Erbrechen, der Kranke steckt sich selbst den Finger in den Hals, um das Er-

leichterung bringende Erbrechen auszulösen, ist immer mehr auf strengste Diät angewiesen und kommt trotzdem weiter herunter.

Eine schwerwiegende Verwicklung ist die *Magenblutung beim Magengeschwür*. Sie äußert sich bei massiger Blutung entweder in Bluterbrechen (Hämatemesis) oder in Teerstühlen (Melaena). Oft erfolgt die Blutung unbemerkt für den Kranken in den Darm („okkulte Blutungen"), die dann nur durch den chemischen Nachweis (Benzidinprobe) erweisbar sind. Bei massigen Blutungen aus dem Magen kann in kurzer Frist ein unmittelbar lebensbedrohlicher Zustand entstehen. Nach einer von RESCHKE veröffentlichten großen Sammelübersicht kamen bei nachweisbarer Blutung auf 1023 Fälle 9,5 v.H. Sterblichkeit, bei schweren Blutungen 22,5 v.H. und bei schwersten, nach 24 Stunden unbeeinflußbaren Blutungen eine Sterblichkeit von 74 v.H. Bei länger dauernden Sickerblutungen entwickelt sich ein Mißverhältnis zwischen Blutverlust und Blutneubildung und damit eine oft genug schwere sekundäre Anämie.

Die bedenklichste Verwicklung ist der *Durchbruch* des Geschwürs *in die freie Bauchhöhle* mit anschließender Perforationsperitonitis. Nach Zahlenübersichten aus inneren Kliniken ist bei etwa 10 v.H. der Magen- und Zwölffingerdarmgeschwüre mit dieser Weiterung zu rechnen, eine erschreckend hohe Zahl! Gelegentlich erfolgt der Durchbruch im Anschluß an die Füllung mit dem schattengebenden Brei. Gleich wie beim Durchbruch eines Zwölffingerdarmgeschwüres sind die hervorstechendsten Zeichen: aus voller Gesundheit wie ein Blitz aus heiterem Himmel plötzlich stärkster Schmerz in der Oberbauchgegend, bei Zwölffingerdarmgeschwür oft auch rechts bis in die Ileocöcalgegend. Der Kranke ist auffallend blaß, die Gesichtszüge sind schmerzverzogen, die Stirn mit kaltem Schweiß bedeckt. Der Kranke meidet jede Bewegung. Die Bauchdecken sind bretthart gespannt, die Atmung ist costal, oberflächlich. Die Darmbewegungen sind erloschen. Es ist totenstill im Leib. Die Körperwärme braucht nicht erhöht zu sein. Der Puls ist anfänglich sogar verlangsamt (50—60, Vagusreiz!), fängt aber alsbald an zu „klettern", d. h. von halber zu halber Stunde zu steigen. Wehe dem Arzt, der hier unwiederbringlich Zeit versäumt! Es ist klar: Jede halbe Stunde verschlechtert bei freier eitriger Bauchfellentzündung die Aussichten der allein Hilfe und Heilung bringenden Operation (s. Behandlung S. 353).

Eine Verwechslung ist nur mit einer akuten Pankreatitis oder mit dem Durchbruch eines Gallenblasenempyems möglich; von einer durchgebrochenen eitrigen Blinddarmentzündung ist sie bei sorgfältiger Untersuchung meist abtrennbar.

Von dem unmittelbar lebensbedrohlichen „freien" Geschwürdurchbruch ist die „*gedeckte Geschwürperforation*" zu trennen. Hier ist die Durchbruchstelle mit einem Nachbarorgan (meist Leber oder Bauchspeicheldrüse) oder mit der vorderen Bauchwand locker verklebt, so daß der unmittelbare Einbruch in die freie Bauchhöhle vermieden und der Durchbruch durch einen sich entwickelnden abgesackten Abszeß abgefangen wird. Gelegentlich verrät sich der stattgehabte gedeckte Durchbruch auch röntgenologisch durch eine sichelförmige Luftblase unter der rechten, selten linken Zwerchfellkuppe.

b) Erscheinungen und Erkennung des Zwölffingerdarmgeschwürs. Wie im Magen, so sind auch die Geschwüre im Zwölffingerdarm peptischen Ursprungs. Außerdem kommen sie gelegentlich vor bei ausgedehnten Verbrennungen der Haut, bei Sepsis, bei Urämie und bei Hg-Vergiftung. Meist sitzt das Geschwür im horizontalen Abschnitt (95 v.H. im Bulbus), ist gewöhnlich in der Einzahl und zeigt große Neigung zum Rückfall. Die Gefahren der schweren Blutung und des Durchbruchs (meist in die freie Bauchhöhle) sind wesentlich größer als beim Magengeschwür.

Das chronische Zwölffingerdarmgeschwür kann neben einem Magengeschwür vorkommen. Das männliche Geschlecht leidet noch häufiger daran als am Magengeschwür. Das 2.—4. Jahrzehnt sind bevorzugt.

Die *Erscheinungen* sind nicht ganz die gleichen wie beim Magengeschwür. Oft ist die Vorgeschichte so kennzeichnend, daß sie fast schon allein zur Diagnose ausreicht.

Als wichtigste Zeichen sind zu nennen:

1. Der sog. *„Hungerschmerz"*. 1—3 Stunden nach der Mahlzeit tritt dieser drückende, brennende Schmerz in der Magengrube auf, vor allem nachts; oft verschwindet er, wenn der Kranke etwas zu sich nimmt und auf diese Weise das peracide Leersekret des Magens absättigt und verbraucht. Ist der Magen wieder leer, erscheint der „Nüchternschmerz" sofort wieder.

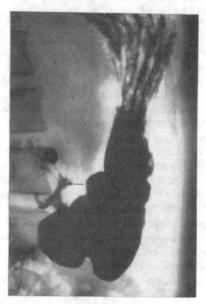

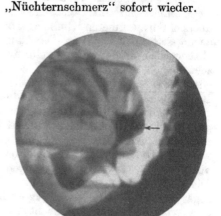

Abb. 209. Zwölffingerdarmgeschwür (Übersichtsaufnahme). Pfeil am Geschwür mit radiär verlaufenden Schleimhautfalten. (Chir. Klinik Göttingen.)

Abb. 210. Das gleiche Geschwür (Blendenbild).

2. *Epigastrische Druckempfindlichkeit*. Ein scharf begrenzter Schmerzbezirk (im Epigastricum rechts der Linea alba). Das Zeichen muß im Hinblick auf entzündliche Erkrankungen der Gallenblase und der Bauchspeicheldrüse mit Zurückhaltung verwandt werden.

3. *Blutungen*, okkulte, periodisch auftretend, oder massige, am schwarzgefärbten Stuhl erkennbar. Ein negativer Blutbefund im Stuhl darf nicht als Gegenbeweis verwertet werden.

4. *Hyperacidität* des Magensaftes, Magensaftfluß ist häufig, doch kann auch Hypacidität (selten) bestehen.

5. Das *Röntgenbild* vermag heute die Diagnose fast stets zu erhärten, obschon dessen Deutung leichter einmal in die Irre führt als beim Magengeschwür. Die lebhafte Peristaltik und ungewöhnlich rasche Magenentleerung (1—2$^1/_2$ Stunden) (Pylorusinsuffizienz) sind bedeutsam. Auf der Platte zeichnet sich das Geschwür meist als Nische ab, oder es bleibt lange (6—24 Stunden) nach der Magenentleerung ein *Rest des Bariumbreies* als „Dauerfleck" haften (en-face-Nischen). Auch Verziehungen des Bulbus duodeni sind kennzeichnend. Gerade beim Zwölffingerdarmgeschwür haben sich die gezielten Augenblicksaufnahmen (Reihenbilder) besonders bewährt.

Im Erscheinungsbild wechseln für den Kranken verhältnismäßig gute Wochen und Monate mit schmerzhaften langen Zeiten, ohne daß der Diät immer ein ausschlaggebender Einfluß zugeschrieben werden dürfte. Im Anfang des Leidens ist der ausgesprochen periodenhafte Charakter eines der regelmäßigsten Zeichen. Erbrechen (besonders Blutbrechen) und Übelsein, ebenso eine leichte, rasch vorübergehende Gelbsucht sind ausnahmsweise beobachtet.

Abgesehen von lebensbedrohenden Blutungen (Art. pancreatico-duodenalis! Häufigkeit 10 v.H.) ist der Durchbruch des Geschwürs, besonders des Vorderwandgeschwürs, in die freie Bauchhöhle zu fürchten (20 v.H.). Eine umschriebene, allenfalls sich abkapselnde Bauchfellentzündung, wenn Verwachsungen da sind, oder eine allgemeine Bauchfellentzündung, gleich wie beim akut durchbrechenden Magengeschwür, pflegen die Folge zu sein.

Auch das ausgeheilte chronische Geschwür hinterläßt Beschwerden und Funktionsstörungen mannigfaltiger Art infolge von Verwachsungen, Strangbildung, Verengerung oder Verzerrung des Zwölffingerdarms.

Differentialdiagnostisch sind bei Magen- und Zwölffingerdarmgeschwür noch in Erwägung zu ziehen die Gastritis, ferner appendicitische und Gallensteinbeschwerden sowie die Hernia epigastrica. Keinesfalls darf eine Tabes übersehen werden (Pupillen! Kniesehnenreflexe! WaR.!); können ja tabische Krisen mit ihren schweren Spasmen des Magendarmkanals leicht ein Ulcus duodeni vortäuschen. Bei massigen Blutungen als Hauptzeichen denke man ferner immer auch an Lebercirrhose mit Blutungen aus Oesophagusvaricen!

Die *Vorhersage der chronisch gewordenen Magen- und Zwölffingerdarmgeschwüre* ist bei ausschließlich innerer Behandlung auf längere Sicht eine recht trübe. 18 v.H. gehen zugrunde, meist durch Bauchfellentzündung oder an Blutungen. Von den 82 v.H. „Geheilten" werden 42 v.H. noch rückfällig; davon müssen 10 v.H. wegen Weiterungen doch dem Chirurgen zugeführt werden. Die durchschnittliche Heilziffer (Dauerheilung!) ist höchstens auf 25 v.H. anzusetzen. Beim *frischen* Ulcus simplex sind die Heilungsaussichten zweifellos günstiger, wenn eine planmäßige, strenge innere Behandlung eingeleitet und lange Zeit sorgfältig durchgeführt wird. Die Vorhersage des *chronischen* Magengeschwürs ist aber noch weiter belastet mit der *Krebsgefahr*. Auf dem Geschwürgrund entwickeln sich in 3—5 v.H. Carcinome!

Diese Tatsachen geben zu denken. Sie machen es dem Arzte zur gebieterischen Pflicht, keine unnötig lange Zeit mit immer neuen Kuren zu versäumen, sondern rechtzeitig auf die operative Behandlung zu dringen. Das darf er um so eher tun, als die dauernden Heilungen nach Ulcusoperationen heute 85—90 v.H. erreichen, bei einer Operationssterblichkeit von kaum 3—4 v.H.

Behandlung. Da beim Magen- und Zwölffingerdarmgeschwür zunächst beeinflußbare Störungen der Magenfunktion (Hyperacidität, Hypersekretion, Hypermotilität) im Vordergrund stehen, so ist die *Behandlung zunächst grundsätzlich eine intern-konservative.* Das gilt vor allem für das erstmalig aufgetretene einfache Schleimhautgeschwür. Fraglos heilt die innere Medizin eine ganze Anzahl von Geschwüren, auch von penetrierten, und sicher auch auf die Dauer. Es ist selbstverständlich: Das durch innere Mittel heilbare Geschwür — über seine Behandlung verweisen wir auf die Lehrbücher der inneren Medizin — ist niemals Gegenstand chirurgischen Eingreifens.

Umgekehrt wird jeder vernünftige innere Arzt seine Geschwürkranken dem Chirurgen anvertrauen, so bald die *Anzeige zur Operation* durch die feststehende *Aussichtslosigkeit der konservativen Behandlung* gegeben ist. Das ist der Fall

a) bei dem sehr zum Durchbruch neigenden *Zwölffingerdarmgeschwür* der *Vorderwand* bei Jugendlichen,

b) beim nicht rückbildungsbereiten großen *Ulcus penetrans,*

c) beim Ulcus mit sekundärer *Enge* (Sanduhrmagen, Pylorusstenose),

d) beim *Geschwürsrückfall* (trotz 2—3 inneren Kuren).

Ferner ist die Anzeige zur Operation gegeben, sobald die *Gefahren des Nicht-operierens eindeutig größer sind als die Gefahren der Operation.* Dies ist der Fall

a) beim freien und gedeckten *Geschwürdurchbruch,*

b) bei der rückfälligen massigen *Blutung,*

c) beim Verdacht auf bösartig umgewandeltes *Geschwür.*

Es geht aus diesen Anzeigen hervor, daß ein beträchtlicher Teil der Geschwür-kranken auf die Dauer der schließlich notwendigen Operation doch nicht entgeht, sofern sie nicht Geschwürverwicklungen, wie der massigen Blutung, dem Durch-bruch, der Stenose oder dem Ulcuscarcinom erliegen sollen. Die Anzeige zur Operation kann aber um so freudiger gestellt werden, als die Geschwüroperation in der Hand erfahrener Operateure zu den segensreichsten und dankbarsten Eingriffen der ganzen operativen Chirurgie gehört. Der Kranke ist um so dankbarer, je schwerer der Befund ist und je mehr er an inneren Verfahren ver-geblich erprobt hat.

Was die *Art der Operation* anlangt, so wird auch heute die operative Ver-bindung zwischen Magen und oberem Dünndarm, die „*Gastroenterostomie*" (G.E.), (Technik s. unten) noch viel empfohlen und ausgeführt. Ist der Pylorus stark verengt, der Magen erweitert, so hilft der „neue Magenausgang" tatsächlich schlagartig. Beim Geschwürmagen haften der G.E. jedoch große *Nachteile* an. Sie beläßt das Geschwür nicht nur, sondern auch die Gesamtheit der Ursachen. Sie leitet durch die Ableitung des Mageninhaltes in den Dünn-darm günstigstenfalls die Geschwürheilung ein. In der Zwischenzeit drohen aber noch Blutungen, Durchbrüche und später das Ulcus- oder Ulcusnarben-carcinom. Die Heilung ist ungewiß und tritt endgültig und völlig nur in $^1/_3$—$^1/_2$ der Fälle ein. Schließlich aber droht — die Ursachen, der Sitz im Pylorusmagen, bestehen ja weiter! — als höchst unangenehme Weiterung das Ulcus pepticum jejuni, ein neues Geschwür am Jejunum gegenüber der G.E. (s. S. 358), ein Ereignis, welches dann einen neuen, meist sehr viel schwereren und ernsteren Eingriff erfordert (s. S. 359).

Technik der Gastroenterostomie. WÖLFLER hat die Idee NICOLADONIS, bei Pylorus-verengerung Magen und Dünndarm durch eine neue Öffnung miteinander zu verbinden, in die Tat umgesetzt. 1881 führt er die erste vordere Gastroenterostomie (Gastroentero-stomia antecolica anterior) aus. Eine hohe Jejunumschlinge wird dabei vor dem Netz und Colon transversum hochgeführt und an der vorderen Magenwand mit diesem ana-stomosiert. Um den dabei öfter beobachteten Circulus vitiosus zu vermeiden, hat HEINR. BRAUN dieser Gastroenterostomie die laterale Enteroanastomose zwischen zu- und ab-führendem Dünndarmschenkel hinzugefügt.

Kurze Zeit später hat v. HACKER die hintere Magen-Dünndarmvereinigung (Gastro-enterostomia retrocolica posterior) eingeführt (Abb. 211 und 212). Bei dieser wird das Colon hochgeschlagen, ein Schlitz im Mesocolon angelegt, der Magen an seiner Hinter-wand durch den Schlitz in den Unterbauchraum heruntergezogen und dann nach Anlegung von Klammern mit der obersten Jejunumschlinge anastomosiert. Die neue Verbindung wird zum Schluß genau in den Mesocolonschlitz eingenäht. Beide Verfahren haben sich Anhänger erworben. Auf zahlreiche Abarten kann hier nicht eingegangen werden.

Aus den oben angeführten Gründen — weitere werden noch bei der Behand-lung des akut durchgebrochenen Geschwürs (s. unten) besprochen — ist man heute, von seltenen Fällen (alte Leute!) abgesehen, weitgehend von der G.E. als Behandlungsverfahren bei dem Magen- und Zwölffingerdarmgeschwür ab-gekommen und hat immer mehr und mit immer steigendem Erfolg die *Magen-resektion* als bestes Verfahren zur operativen Behandlung des Geschwürleidens ausgebaut, nachdem sich inzwischen auch andere Verfahren, wie die den Pylorus-teil bei Geschwüren der Magenmitte belassende „*quere Magenresektion*" und die „*Pylorusausschaltung*" (Verschluß des Pylorus durch Abschnürung oder Querdurchtrennung mit nachfolgender G.E.) als unzweckmäßig und schwer belastet mit neuen Geschwüren herausgestellt haben.

Die *Magenresektion,* d. h. die operative Herausnahme des Pylorus- und eines Teiles des Magenkörpers (Technik s. u.) kommt beim Magen-Zwölffingerdarmgeschwür einer ursächlichen Behandlung zum mindesten sehr nahe, wird ja mit dem Pylorusmagen der Säurewecker, der zugleich die Korpusdrüsenabsonderung beeinflußt und steuert, und mit dem pylorusnahen Teil des Magenkörpers die eigentliche Bildungsstätte der freien Salzsäure operativ entfernt bzw. verkleinert. Der Einwand, es würde physiologisch wichtiger und zu viel Magen geopfert, schlägt nicht durch. Man opfert ja nicht gesunden Magen,

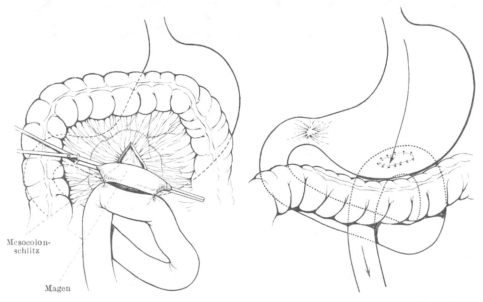

Abb. 211. Gastroenterostomia retrocolica posterior. Colon hochgeschlagen. Man sieht den durch den Mesocolonschlitz herabgezogenen Magen, der mit einer Klemme versehen ist. Ihm gleichlaufend gelagert die oberste Jejunumschlinge.

Abb. 212. Gastroenterostomia retrocolica posterior bei narbiger Pylorusstenose. Nach Wiederherstellung regelrechter Lageverhältnisse.

sondern nur den geschwürtragenden und geschwürerzeugenden Teil des Magens, der bei der vorherigen Behandlung sich als unbeeinflußbar erwiesen hat. Außerdem lehrt ja die nunmehr buchstäblich vieltausendfältige Erfahrung, daß der Magen eine ganz erstaunliche Anpassung an die neuen Verhältnisse hat. Immer wieder bestätigen erfolgreich magenresezierte Kranke, daß sie mit dem „halben Magen" doppelt so viel essen und vertragen wie früher, und wenn ein Kranker der Breslauer Klinik nach der Magenresektion sein Körpergewicht von 106 Pfund um 110 Pfund auf 216 Pfund steigerte und damit mehr als verdoppelte, so zeigt ein solcher Fall mit den ungezählten Kranken mit durchschnittlich 25—40 Pfund Körpergewichtszunahme, wie grau die Theorie vom halben resezierten Magen ist. Bei Pylorusstenose mit ihrer gewaltigen Magenerweiterung und einer Steigerung des Fassungsvermögens auf das 4—6fache gegenüber dem Gesunden, hat der Restmagen auch nach ausgedehnter Magenresektion immer noch ein Fassungsvermögen wie beim nichtoperierten Gesunden. Das Ausmaß der Resektion wird selbstverständlich der Größe des Geschwürmagens angepaßt. Der entscheidende Beweisgrund zugunsten der Magenresektion ist die Bürgschaft für die endgültige Befreiung von der Ulcuskrankheit: Wir sehen nach unserer heutigen Magenresektion noch nicht 1 Geschwürrückfall auf 200 Geschwür-resektionen, bei einer Heilung von mehr als 90 v.H. Aber auch den Rest mit gewissen Restbeschwerden befreien wir bis auf wenige Ausnahmen von den früheren lebensbedrohlichen Gefahren der Blutung, der Perforation, der Stenose und des Ulcuscarcinoms. Die unmittelbare Sterblichkeit der Magenresektion beim Ulcus ist in der Hand entsprechend geschulter Chirurgen kaum größer als die der Gastroenterostomie, bei uns 3—4 v.H. Sie beträgt damit nur einen Bruchteil der Sterblichkeit von etwa 25 v.H. bei der schließlich doch nicht um jeden Preis durchführbaren konservativen inneren Behandlung.

Technik der Magenresektion. Die erste Magenresektion am Menschen hat 1879 PEAN, die zweite v. RYDYGIER 1880 ausgeführt. Beide verliefen tödlich. BILLROTH hat 1882 die erste Pylorusresektion beim Carcinom mit Erfolg ausgeführt. Das Vorgehen ist vielfach abgeändert worden. Die beiden heute gebräuch-lichsten Verfahren („Billroth I" und „Bill-roth II") geben Abb. 213 und 214 wieder.

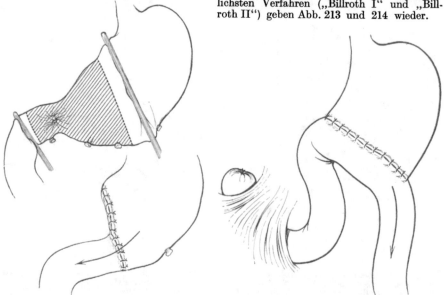

Abb. 213. Magenresektion nach BILLROTH I.   Abb. 214. Magenresektion nach BILLROTH II.
(Abänderung nach REICHEL-POLYA.)

Bei Carcinom und auch bei Ulcus werden der Pylorus, das Antrum pyloricum und Teile des angrenzenden Corpus als die am häufigsten vom Geschwür betroffenen Teile reseziert. Durch Abbinden des Lig. hepatogastricum und des Lig. gastrocolicum wird der erkrankte Teil bis weit ins Gesunde freigelegt, zwischen zwei Abschlußklemmen sodann das Duodenum einerseits und der Magenkörper andererseits durchtrennt. In zwei- bis dreifacher Schicht-naht wird der Magenstumpf nun bis auf eine der Lichtung des Zwölffingerdarms entsprechende Öffnung geschlossen und hier dessen offener Stumpf eingepflanzt („Billroth I") (s. Abb. 213). Oder der Magenstumpf, sowie der Duodenalstumpf werden vollkommen verschlossen, und sodann eine Gastroenterostomie in üblicher Weise (Technik s. S. 354) angelegt. Dieses Verfahren, „Billroth II", ist bei ausgedehnten Magenresektionen empfehlenswert. Endlich kann auch die Resektionsfläche des ganzen Magenstumpfes in ganzer Länge oder teilweise mit der obersten Jejunumschlinge verbunden werden. Nach diesem Verfahren (REICHEL-POLYA, Abb. 214) wird heute zumeist die Magenresektion ausgeführt. Sie ist natürlich nur eine technische Abwandlung des „Billroth II".

. Bei nicht resezierbaren Magen- und Zwölffingerdarmgeschwüren wird die *Resektion zur Ausschaltung* empfohlen, d. h. es wird das Geschwür zwar belassen, aber ein großer Teil des Magens mitsamt dem Antrum, möglichst auch dem Pylorus, entfernt und eine Gastro-enterostomie am oralen Magenteil angelegt. Auf jeden Fall muß die Antrum-, möglichst auch die Pylorusschleimhaut ausgeschnitten oder zerstört werden, um die Salzsäurebildung zu mindern.

Beim *akuten Durchbruch* ist die Operation die einzige Möglichkeit, das Leben zu retten, und der Eingriff um so aussichtsreicher, je früher er ausgeführt werden kann. Entweder wird die *Durchbruchsstelle übernäht* und der Leib nach Austupfen des Mageninhaltes und der Exsudatmassen sofort wieder geschlossen, oder es wird, wenn noch irgend angängig, die *Resektion des Magens samt dem durchgebrochenen Geschwür* ausgeführt. Die Entscheidung, ob nur übernäht oder reseziert wird, hängt ausschließlich vom Zustand des Kranken (Schock, Puls, Kreislauf) zum Zeitpunkt der Operation ab. Die Resektion zu einem frühen Zeitpunkt hat den unschätzbaren Vorteil, daß mit der Operation zugleich die Lebensgefahr von seiten der Blutung, der Perforation und zugleich das Geschwürleiden beseitigt ist.

Die *Gastroenterostomie* (im Anschluß an die Übernähung) ist *beim durchgebrochenen Geschwür* zu verwerfen. Bei der G.E. bleibt der ganze Pylorusmagen zurück. Die Perforation selbst ist ja schon ein Beweis für die hohe Geschwürbereitschaft. Da meist Pylorus- und Duodenalgeschwüre durchbrechen, so kommen meist noch Übersäuerung, Hypersekretion und Hypermotilität des erweiterten und vergrößerten Magens hinzu. Es sind also alle Schädigungen vervielfacht. Nachuntersuchungen von ENDERLEN-ZUCKSCHWERDT bestätigen den völlig ablehnenden Standpunkt. Von 42 Kranken, die die G.E. nach dem Durchbruch zunächst überstanden hatten, war von 5 Kranken das Schicksal unbekannt. Nur 8 wurden geheilt. 2 starben nachträglich am alten Geschwür, bei 8 blieb das alte Geschwür ungeheilt, 6 bekamen statt des alten Geschwürs ein Ulcus pepticum jejuni, 13 hatten noch das alte Geschwür und ein neues noch hinzu. Das sind — ohne die 27,6 v.H. am Geschwür Verstorbenen — 51,3 v.H. postoperative Geschwüre!!

Bei der *schweren Geschwürblutung* ist, wie die oben angegebenen Zahlen RESCHKEs zeigen, hohe Gefahr in Verzug. Immerhin dürfte sich die Sterblichkeit unter dem Einfluß der Behandlung mit Bluttransfusionen gebessert haben, wenn auch immer noch im großen Durchschnitt mit einer Sterblichkeit von 10 v.H. gerechnet werden muß. Die Mehrzahl der Chirurgen operiert im Zustand der akuten Blutung nicht. Die meisten Blutungen stehen nach notfalls mehrfach wiederholten Blutübertragungen schließlich doch, oft freilich erst bei annähernd völliger Erschöpfung des Kranken. Besteht das Geschwür nach Diätkur noch fort oder blutet gar okkult weiter, so ist das eine unbedingte Anzeige zur Operation, da gerade die schweren Blutungen besonders zu Rückfällen neigen. Die einmal überstandene Blutung ist keine Gewähr, daß auch die nächste überwunden wird.

Selbstverständlich muß dem Magen nach einer Magenresektion eine kurze *Übergangszeit* zur Anpassung an den neuen Zustand gewährt werden. Für die ersten 3 Wochen sind in allen Kliniken erprobte Kostformen im Gebrauch, die auf die innere Wundheilung Rücksicht nehmen. Nach der Entlassung (bei uns durchschnittlich 18—21 Tage nach der Operation) bekommt der Kranke für die ersten 2—3 Monate eine Kostvorschrift mit, welche ihn vor gröberen Fehlern schützen und seine Genesung fördern soll. Die Erfahrung an einem sehr großen Krankengut der verschiedensten Zusammensetzung lehrt, daß längere Nachbehandlungskuren, noch dazu in Badeorten, nicht nötig sind. Die große Mehrzahl der Kranken ist ja durch die lange vorhergegangene Krankheitszeit aufs beste auf Selbstbeobachtung eingeschult und lernt schnell empirisch sich selbst hinsichtlich der Kost richtig einzustellen. Von der großen Mehrzahl der Kranken mit ehemals schwerem Befund hören wir, daß sie später wieder „alles verträgt". Das verminderte Fassungsvermögen des Resektionsmagens wird völlig durch die beschleunigte Entleerung ausgeglichen. Eines muß auch der praktische Arzt für das spätere Leben der Magenresezierten wissen: Setzen einmal sonst völlig unstillbare Durchfälle ein, so hilft schlagartig bei 2tägiger Teediät alle 3 Stunden Salzsäure-Pepsin, am einfachsten in Form der Acidol-Pepsintabletten, gegebenenfalls abwechselnd mit 3mal täglich 10—15 Tropfen Tct. Opii.

Ein Prüfstein der Magenchirurgie sind *postoperative Geschwüre*. Ihre Häufigkeit hängt ab von der Art der Erstoperation (Abb. 215). Das Schema der Abb. 215 läßt die wesentlichen Ursachen für die verschiedene Häufigkeit erkennen. Die geringste Häufigkeit hat die Magenresektion. Bei ihr wird der geschwürtragende und geschwürerzeugende Magenteil entfernt: 0,7 v.H. Bei der Gastroenterostomie erfolgt zwar die Entleerung nach zwei Richtungen, es bleibt aber der ganze peptische Bereich erhalten: 4 v.H. Bei der Querresektion wird der letztere zwar verkleinert, es bleibt aber der Säurewecker Antrum pylori erhalten: 10 v.H. Bei der Pylorusausschaltung bleibt der ganze peptische Bereich (oft genug zuvor noch vergrößert!) zurück. Die Entleerung erfolgt schnell, es kommt zu übersäuertem Leersekret: 20 v.H. Bei der G.E. beim durchgebrochenen Geschwür kommen alle ungünstigen Umstände zusammen, die hohe Geschwür-

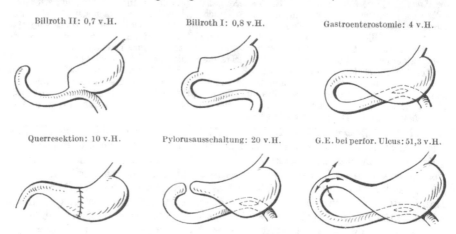

Abb. 215. **Häufigkeit postoperativer Geschwüre je nach Art der vorausgegangenen Magenoperation.**

bereitschaft, die ausgedehnte peptische Zone, der große Blindsack, die wesentlich vergrößerte Sekretionsfläche und das nur an den alkalischen Duodenalsaft gewohnte Jejunum: 51,3 v.H.!

Es ist klar, daß die Chirurgie aus diesen Zahlen längst ihre Folgerungen gezogen und Operationen, wie die Querresektion und die Pylorusausschaltung, völlig aufgegeben hat. Die G.E. beim perforierten Geschwür muß unbedingt gleichfalls verlassen werden. Bei der Magenresektion dürfte in Zukunft nach den inzwischen gesammelten Erfahrungen der Hundertsatz auf weniger als 0,5 v.H. zu drücken sein.

Da von früher her noch viele Kranke, deren Geschwür mit G.E. usw. behandelt worden ist, leben, ist die unangenehmste Form des postoperativen Geschwürs, das *Ulcus pepticum jejuni*, heute noch etwas Häufigeres. Die Diagnose ist leicht. Wenn sich an eine G.E. nach einem früheren Geschwür neue und nunmehr übersteigerte Ulcusbeschwerden anschließen, so ist das praktisch fast immer ein Ulcus pepticum jejuni. Die Diagnose wird endgültig durch die Röntgenuntersuchung, die das Geschwür meist gegenüber der Gastroenterostomieöffnung nachweisen läßt, erhärtet.

Die *Behandlung* dieser glücklicherweise immer seltener werdenden Weiterung soll zunächst eine konservative sein. Wie wir selbst bestätigen können, ist es möglich, durch innere Kuren auch peptische Jejunalgeschwüre zur Heilung zu bringen. Bei Nichtheilung oder Rückfall ist unter allen Umständen operative Behandlung angezeigt, da die Geschwüre nicht nur sehr viel mehr Beschwerden machen, die Arbeitsfähigkeit aufheben, sondern auch durch Perforation, Blutung, Stenose, also alle sonstigen Geschwürverwickelungen, ausgezeichnet sind. Die Operation setzt sich zum Ziel, beim zweiten Eingriff nachzuholen, was beim ersten versäumt wurde, und den ganzen Pylorus-Antrummagen samt G.E. zu resezieren und durch End-zu-End-Vereinigung der resezierten oberen Jejunalschlinge den Zustand des Billroth II in der Abwandlung von REICHEL-POLYA herzustellen. Es handelt sich dabei aber stets um technisch schwierige Eingriffe, die nur ein erfahrener Magenchirurg in Angriff nehmen sollte.

Von *seltenen geschwürigen und entzündlichen Erkrankungen* sind zu nennen *tuberkulöse Geschwüre;* sie kommen im Magen und Zwölffingerdarm, wenn auch recht selten, vor, im Gegensatz zu der bei Phthisikern so häufigen Darmtuberkulose.

Noch seltener sind *syphilitische* Erkrankungen, als diffuse submuköse Infiltrate oder als Gummata.

Die *Gastritis phlegmonosa* stellt eine diffuse eitrige Entzündung der Submucosa, meist bei älteren Männern mit Säuremangel, dar.

Ein eigenartiges Krankheitsbild ist die **hypertrophische Pylorusstenose, der Pylorusspasmus der Säuglinge,** meist männlicher Brustkinder. Die Diagnose ist leicht zu stellen. Die Kinder kommen gesund zur Welt; in der 2. oder 3. Woche fangen sie an zu brechen, oft explosionsartig, unstillbar. Das Erbrochene ist frei von Galle. Sie magern gewaltig ab und gehen oft an Entkräftigung, wenn nicht operiert wird, zugrunde. Der Magen ist gebläht, er zeichnet sich durch mächtige peristaltische Wellenbewegung an den abgemagerten Bauchdecken ab; hier und da ist der Pylorus als kleines, walzenförmiges Gebilde etwa von der Größe eines Fingergliedes zu fühlen.

Dem entspricht auch das anatomische Bild. Ein 2—4 cm langes, fast knorpelhartes Gebilde erscheint zwischen Magen und Zwölffingerdarm eingeschaltet. Es besteht aus einer 5—10 mm dicken (statt 1—2 mm beim Gesunden) hypertrophischen Muskelschicht, die dem Antrum pylori angehört.

Die Annahme einer angeborenen Hypertrophie wird abgelehnt; vielmehr geht die Ansicht der Kinderärzte dahin, daß die Muskelhypertrophie nach der Geburt erst durch den Übergang mütterlich-endokriner Stoffe in die Milch, also hormonal ausgelöst würde. Gelegentlich tritt das Leiden aber auch bei Kindern auf, die vom ersten Tag ab mit Kuhmilch ernährt wurden. Hier hat man Beziehungen zur Allergie angenommen, teils erworbene, teils angeborene Reaktionsbereitschaft gegen bestimmte, für den gesunden Körper harmlose Stoffe. Heufieber, Nesselsucht und andere allergische Zustände wurden bei Familienmitgliedern gehäuft gefunden. Auch das Auftreten in zwei Generationen, bei eineiigen Zwillingen wurde beobachtet.

Eine Heilung durch innere Behandlung ist nicht ausgeschlossen. Indessen gibt es viele Fälle, die, sollen sie nicht zugrunde gehen, am besten bald nach dem ersten Beginn dem Chirurgen zugeführt werden zur Myotomie des Pylorus, d. h. Längsspaltung des pylorischen Ringmuskels bis auf die Submucosa (RAMMSTEDT). So kann dauernde Heilung erzielt werden; Operationssterblichkeit 2—10 v.H., die Sterblichkeit bei rein innerer Behandlung ist meist wesentlich höher.

Die **Gastroptose** ist eine Teilerscheinung der allgemeinen Enteroptose und diese fast durchweg ein Zeichen einer allgemeinen Hypoplasie bzw. Hypotonie der gesamten Stützgewebe als Grundlage der sog. Asthenie. Die mannigfachen Störungen sind lediglich Gegenstand innerer Betreuung. Vor operativen Eingriffen müssen wir auf Grund unserer Erfahrungen warnen. Nur in Fällen, in denen Abflußhindernisse des Magens röntgenologisch nachgewiesen sind, kommen Operationen (Gastropexie in Verbindung mit Gastroenterostomie) in Frage.

Die akute **Magenatonie** (Magenlähmung) schließt sich hier und da an Bauchoperationen an, besonders an solche der Gallenwege. Sie ist die Folge traumatischer Schädigungen oder als reflektorische (postnarkotische?) Lähmung aufzufassen. Der Zustand muß unbedingt rechtzeitig richtig gedeutet werden. Die Kranken bekommen Widerwillen gegen Flüssigkeitszufuhr (trotz Durst!), stärkstes Völlegefühl, Atembeklemmung und fangen dann an, bräunliche, übelriechende Flüssigkeit bald in kleinen, schnell sich wiederholenden Mengen oder im Strahl große Mengen zu erbrechen. Gleichzeitig ist der Leib aufgetrieben, das Zwerchfell steht hoch, der Puls „klettert". Der gefährliche Zustand muß und kann in jedem Fall behoben werden. Schonlichstes Einführen eines dünnen Magenschlauches durch Nase (nicht Mund!) und Speiseröhre in den Magen gestattet die Flüssigkeitsmengen, soweit sie nicht ausgebrochen werden, restlos durch Heberwirkung abfließen zu lassen. Die anschließende schonliche Magenspülung mit physiologischer Kochsalzlösung bis zur völligen Säuberung des Magens bringt dem Kranken eine außerordentliche, von ihm dankbarst hingenommene Erleichterung. Sperrt man die Flüssigkeitszufuhr völlig und deckt den hohen Flüssigkeitsbedarf durch Tropfeinläufe (mit Kochsalzzusatz!) oder intravenös, so bleibt der Zustand oft schlagartig behoben, besonders wenn man die glatte Muskulatur des Magens mit Hypophysin (intramuskulär) anregt.

Bei Wiederholung oder Fortbestand der Magenatonie empfiehlt es sich, die „Nasensonde" als Dauerdrainage liegen zu lassen und allenfalls von Zeit zu Zeit abzusaugen. Die für Frischoperierte so lästige Bauchlage läßt sich dann meist ebenso umgehen, wie die dem Kranken ohnehin meist unmögliche Knie-Ellenbogenlage, die gleichfalls empfohlen ist.

Volvulus des Magens ist beobachtet nach dem Brechakt, ferner bei Carcinom und bei gutartigen Magengeschwülsten. Der Magen kann sich um seine transversale oder vertikale Achse drehen. Durch Gassperre dehnt er sich mächtig aus. Es muß operativ eingegriffen werden.

Divertikel am Magen und Zwölffingerdarm als Traktions- und Pulsionsdivertikel, ähnlich denen der Speiseröhre, werden als Seltenheiten beschrieben. Bei unklaren Erscheinungen werden sie meist erst bei der Röntgenuntersuchung entdeckt. Wo Schonkost und alkalische Wässer (zur Beseitigung der begleitenden entzündlichen Vorgänge) nicht zum Ziel führen, kommt die Resektion in Frage.

Fremdkörper gelangen meist durch Verschlucken, selten durch Verletzung in den Magen, bei Kindern, Hysterischen, Geisteskranken, Strafgefangenen. Es sind meist kleinere Gegenstände wie Münzen, Nägel, Nadeln, Glasstücke, abgebrochene Löffelstiele, die gewöhnlich den Weg in den Darm finden. Ihr freiwilliger Abgang wird befördert durch Fütterung mit Kartoffeln, Sauerkraut und ähnlicher schlackenreicher Kost. Vor Abführmitteln ist zu warnen. Größere Gegenstände (Messer, Gabeln, abgebrochene Schwertklingen u. a.) sind operativ (Gastrotomie) zu entfernen, ebenso die im Magen durch Schlucken von Haaren oder Pflanzenfasern (Hysterie) sich bildenden Geschwülste, genannt **Tricho**bzw. **Phytobezoare.** Das gleiche gilt von den **Schellacksteinen** von Säufern (Tischlerpolitur).

III. Magenkrebs.

Der Magenkrebs, als Adenocarcinom, seltener als Scirrhus auftretend, bald polypös, bald geschwürig-zerfallend, bald flächenhaft die Magenwand auf weite Strecken infiltrierend, stellt ein Drittel aller Carcinome; er hat seinen Hauptsitz im unteren Teil der kleinen Kurve, doch bleiben Kardia- und Pylorusgegend, sowie die große Kurve nicht frei. Dagegen ist der Bulbus duodeni, der doch an Geschwüren fast ebenso reich ist wie der Magen, fast völlig frei von primären Carcinomen. Das Carcinom ergreift Muscularis und Serosa, schiebt sich hauptsächlich in den Lymphbahnen der Submucosa vor und macht frühzeitig Absiedlungen in den örtlichen Lymphknoten; bald greift es auch auf die Nachbarorgane über (Netz, Pankreas, Colon), setzt peritoneale und hämatogene Tochtergeschwülste.

Der Magen ist das Organ, welches am häufigsten vom Krebs befallen wird. Bei Männern ist der Magenkrebs häufiger als bei Frauen. Bei 1281 Magenkrebsfällen aus 15 Jahren Beobachtungszeit der Breslauer Klinik war das Geschlechtsverhältnis 71,3:28,7 v. T. Die Altersstufe von 40—60 stellte über $^2/_3$, nämlich 67,4 v.H. der Fälle. Vererbbar ist der Magenkrebs als solcher nicht, doch gibt es sicher eine Reihe von Erkrankungen, die die Entstehung des Magenkrebses begünstigen. So kommt z. B. STAEMMLER, dem neben seinem Sektionsgut über 500 Resektionsmägen der Breslauer chirurgischen Klinik zur Verfügung standen, zu dem Schluß, daß *15—20 v.H. der Magenkrebse aus Geschwüren* entstehen. Ebenso ist es zweifelsfrei, daß die an sich nicht so häufige *Polyposis* des Magens eine „Vorkrebserkrankung" darstellt. Ebenso fraglos gehen einem nicht kleinen Teil der Magenkrebserkrankungen *gastritische Veränderungen* voraus, so daß manche die Gastritis sowohl in ihrer hyperplastischen wie atrophischen Form geradezu als präcanceröse Entwicklungsstufe des Magenkrebses ansprechen. Es soll aber nicht verschwiegen werden, daß die fraglichen Magenveränderungen von Pathologen nicht ohne weiteres als Gastritis anerkannt werden, geschweige denn das wesentliche der Veränderungen in entzündlichen Vorgängen gesehen wird. Auch wird der unmittelbare Übergang solcher Veränderungen in Carcinome bestritten. Die Frage ist noch in Fluß.

Die *klinischen Erscheinungen* sind leider im Beginn häufig wenig kennzeichnend. Der Arzt kann sich gegen den schwerwiegenden späteren Vorwurf, einen Magenkrebs längere Zeit nicht festgestellt zu haben, nur schützen, wenn er folgenden Grundsatz befolgt: *Ein bis dahin Magengesunder, der jenseits des 40. Lebensjahres erstmals über Magenbeschwerden klagt, geht für den Arzt so lange unter der Diagnose „Magenkrebs", bis dieselbe durch die Untersuchung widerlegt oder bestätigt ist!!* Die Ursachen für die meisten Fehloder Spätdiagnosen sind die oft selbstbetrügerischen Verlegenheitsdiagnosen „Magenkatarrh", „nervöse" Magenbeschwerden, „Magensenkung" usw.

Der Magenkrebskranke hat meist eine *kurze Vorgeschichte*. Sie berichtet über Appetitlosigkeit, Völlegefühl, Aufstoßen nach dem Essen, Abneigung gegen einzelne, früher gut vertragene Speisen, wie Fleisch, Fett, Schwarzbrot. Der Magenkrebskranke ist seinem Temperament nach ruhig, fast phlegmatisch, gegenüber dem lebhaften bis leidenschaftlichen Geschwürskranken.

Das Geheimnis der allein rettenden Frühdiagnose aber ist ausschließlich: nicht spekulieren, sondern untersuchen! Nicht erst warten, bis der Kräfteverfall sichtbar wird. Dann diagnostiziert auch der Kurpfuscher den Magenkrebs. Also untersuchen, handeln!!

Die *objektive Untersuchung* beginnt mit der *Betrachtung und Betastung* des Leibes. Oft sieht man das Pyloruscarcinom sich schon durch die Bauchdecken abzeichnen, besonders wenn der Kranke auf fester Unterlage lordosiert gelagert wird. Ein Teil der Magenkrebse ist tastbar. Man achte auch auf die Oberfläche der Leber (Leberabsiedlungen?), auf die VIRCHOWsche Drüse in der linken Oberschlüsselbeingrube. Auch Nabel- oder Douglasmetastasen sind gelegentlich ein Hinweis auf einen Magenkrebs. Aber warten, bis man einen Tumor fühlt, darf man selbstverständlich nicht; denn ein negativer Tastbefund beweist gar nichts gegen einen Magenkrebs. Es ist klar, daß Kardiacarcinome und solche der kleinen Kurve sich hinter dem linken Rippenbogen dem Tastnachweis entziehen. Bei Verdacht auf Magenkrebs muß eben stets das *ganze diagnostische Rüstzeug* eingesetzt werden.

Der *Magenmechanismus* liefert fast stets weitere Anhaltspunkte. Salzsäuremangel bei Milchsäurebildung, Blut, kaffeesatzartig zersetzt, sind wichtig. Hyperacidität schließt einen Magenkrebs meist aus, kommt aber gelegentlich beim Ulcuscarcinom vor. Die *Blutsenkung* ist gewöhnlich beschleunigt.

Die *Stuhluntersuchung* verstärkt den Verdacht erheblich, wenn bei fleischfreier Kost mehrmals okkultes Blut — in 96 v.H. der Fälle!! — gefunden wird.

Die wichtigste Untersuchung ist die *Röntgenuntersuchung*. Sie bestätigt oder widerlegt die Diagnose sehr sicher, sofern ihre Technik beherrscht wird. Form und Größe des Magens, Füllungs- und Reliefbilder, Beobachtung der Motilität (Wandinfiltration!), Störungen der Peristaltik, der Entleerung, Füllungsdefekte, Schleimhautfalten usw. liefern wichtige, oft untrügliche Anhaltspunkte. Das sicherste Zeichen ist der Füllungsdefekt, eine Aussparung im Füllungsbild (Abb. 216). Aber auch vorwiegend infiltrativ wachsende Carcinome verraten sich an der Starrheit der Wand, der fehlenden Peristaltik in dem betreffenden Abschnitt, dem Abbruch von Schleimhautfalten usw. Sitz und Ausdehnung lassen sich meist sehr genau schon vor der Operation festlegen, doch soll man sich hüten, rein röntgenologisch feststellen zu wollen, daß ein Magenkrebs inoperabel sei. Das kann auch bei größter Erfahrung meist erst die Operation selbst.

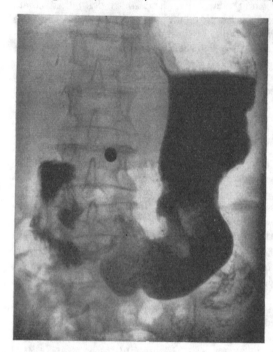

Abb. 216. Großer Krebs der kleinen Kurve und Pylorusgegend. (Chir. Klinik Göttingen.)

In Zweifelsfällen, besonders bei beginnenden Krebsen, kann auch die *Gastroskopie* durch ihren unmittelbaren Einblick in große Teile des Magens Vorzügliches leisten.

Bleiben schließlich doch noch Zweifel, so tritt — wenn heute auch selten — die *Probelaparotomie* in ihr Recht, hängt ja von der Frühdiagnose Schicksal und Leben des Kranken ab. Die offenkundig zu späte Diagnose „Magenkrebs" wird dem Arzt nie verziehen.

Je nach dem Ausgangspunkte der Neubildung wechseln die Erscheinungen. Das *Pyloruscarcinom* ist am frühesten erkennbar; es ist am ehesten tastbar, die funktionellen (sekretorischen und motorischen) Störungen treten zeitig in Erscheinung (Stauung, Dilatation, Insuffizienz des Pförtners, Milchsäuregärung). Schwieriger schon steht es mit dem *Kardiacarcinom*, es sei denn, daß es stenosiert. Die an der *kleinen Kurve* sich ausbreitenden Krebsgeschwülste sind schwerer zu erkennen, weil sie oft hinter dem linken Leberlappen oder dem Rippenbogen nicht tastbar sind und die funktionellen Störungen sich nur röntgenologisch von den dyspeptischen Beschwerden des chronischen Magenkatarrhes unterscheiden.

Die mittlere Verlaufszeit des nicht radikal operierten Magenkrebses beträgt 1, selten 2 Jahre. Die bedauernswerten Kranken gehen meist kläglich nach schweren Schmerzen, Erbrechen, unstillbarem Durst, an Abzehrung und fortschreitendem Verfall langsam zugrunde, es sei denn, daß Tochtergeschwülste in der Leber oder im Peritoneum mit Ikterus oder Ascites das Ende beschleunigen.

Behandlung. Aussicht auf Heilung bietet nur die frühzeitige und ausgedehnte *Magenresektion*. Es ist erschütternd genug, daß die Radikaloperation nur bei kaum mehr als $^1/_3$ der Fälle (34,1 v.H. bei den 1281 Breslauer Fällen) eingesetzt werden kann. Wandel kann hier nur die Frühdiagnose bzw. der Frühverdacht des Hausarztes schaffen. Ist es nicht niederdrückend, daß im Breslauer Krankengut die präoperative Krankheitsdauer der resezierten (!) Fälle im Durchschnitt 17,8 Monate, mehr als $1^1/_2$ Jahre betrug? Welch kostbare Zeit ist da oft, und oft ungenutzt, vertan! 11,9 v.H. konnte nicht einmal mehr die Probelaparotomie zugemutet werden. Weitere 30,7 v.H. waren inoperabel, weitere 16,3 v.H. gestatteten nur eine G.E., bei 7,0 v.H. mußte eine Ernährungsfistel (in 5,5 v.H. eine Gastrostomie, bei 1,5 v.H. eine Jejunostomie) den Hungertod hintanhalten. Erschütternde Zahlen für eine so häufige und der Diagnostik zugängige Krankheit!

Die *Resektion des befallenen Magenabschnittes* weit im Gesunden einschließlich des zugehörigen Lymphdrüsengebietes hat als einzige Behandlung gewisse, wenn auch nur bescheidene *Heilerfolge*. Im erwähnten Breslauer Krankengut lebten von den nach Resektion „geheilt" Entlassenen nach 3 Jahren noch 29,1 v.H. nach 5 Jahren noch 20,2 v.H., nach 10 Jahren noch 17,9 v.H. Rechnet man diejenigen ab, die in dem betreffenden Alter nach der natürlichen Absterbeordnung auch sonst gestorben wären, so kommt man zu dem Ergebnis, daß eine Heilziffer von 25 v.H. wohl das Äußerste ist, was zur Zeit bei den Resezierten an 5jähriger Dauerheilung erreichbar ist.

Die *Sterblichkeit* der Resektion ist beim Krebs mit 15—20 v.H. um ein Vielfaches höher als beim Ulcus mit 3—4 v.H. Kein Wunder: es handelt sich fast stets um ältere, meist bereits heruntergekommene Menschen. Die Sterblichkeit hängt weniger ab von der Größe der Geschwulst als von ihrem Übergreifen auf Nachbarorgane. Bei Mitbeteiligung von Leber, Bauchspeicheldrüse oder Dickdarm verdoppelt sich die Gefahr für den Kranken, die Aussichten auf Dauerheilung sinken erheblich. Trotzdem geht im Kampf mit diesem so häufigen Krebs unser Bestreben dahin, der völligen Ausrottung als der einzigen Möglichkeit der Heilung die weitesten Grenzen einzuräumen, soweit es die Kräfte des Kranken irgend zulassen und neuzeitliche Technik es verantworten kann. Es ist kein Zweifel, daß die länger·dauernde Vorbehandlung, die Zuhilfenahme von Bluttransfusionen manches noch gestattet, was früher untragbar schien.

Die Resektion erweist sich auch noch als berechtigt, wenn sie nicht radikal war. Die sog. *Palliativresektion* verlängert die Lebensdauer nicht unerheblich. Von den Breslauer Magenkrebsfällen, die nur mit G.E. behandelt waren, lebten nach 1 Jahr nur noch 13,4 v.H., von den palliativ Resezierten noch 44,8 v.H.!

Auch sonst hat sich gezeigt, daß der Wert der *Gastroenterostomie* beim Magenkrebs überschätzt wurde. Sie kann ihren Zweck nur bei wirklicher Pylorusstenose und leidlich erhaltener motorischer Leistungsfähigkeit erfüllen. Dann allerdings vermag sie dem Bedauernswerten manche bittere Pein zu ersparen und auch sein Leben um 3—6 Monate zu verlängern.

Wo auch die Gastroenterostomie nicht mehr ausführbar ist (z. B. bei ausgedehnter carcinomatöser Infiltration des Magenkörpers), mag die *Ernährungsfistel*, beim Kardiakrebs die *Gastrostomie* im Bereich des noch krebsfreien Pylorusteils oder die *Jejunostomie* ausnahmsweise an ihre Stelle treten.

Von der *Bestrahlungsbehandlung* haben wir überzeugende Erfolge bis jetzt noch nicht gesehen.

Wenn der Krebs sich weit kardiawärts ausgebreitet hat, ist ein radikaler Eingriff meist ausgeschlossen, denn die *totale Magenexstirpation*, ein großer, schwerer Eingriff, hat bei sehr hoher unmittelbarer Sterblichkeit nur wenig Einzelerfolge von kurzer Dauer aufzuweisen.

Von anderen Magengeschwülsten nennen wir die *Sarkome*; sie sind selten (5—8 v.H. aller primären Magentumoren). Die Rundzellen- oder Lymphosarkome sind bösartiger als die Spindelzellensarkome. Sie sitzen mit Vorliebe an der großen Kurve, ragen meist als höckerige Geschwülste in das Mageninnere oder in die Bauchhöhle hinein und führen zu Blutung, Stenose und Perforation durch Erweichung.

Noch seltener sind gutartige Geschwülste am Magen. *Myome*, *Fibrome*, *Lipome*, *Myxome*, auch *Angiome* sind beobachtet. Wichtiger sind *Adenome* (als Vorstadium der Carcinome?) oder Papillome, beschrieben als *Polyposis ventriculi* (ähnlich derjenigen des Darmes). Es sind in der Hauptsache die Blutungen, welche sie dem Chirurgen zuführen.

K. Chirurgie des Darmkanals.

Allgemeines. Der Magen-Darmkanal geht entwicklungsgeschichtlich aus einem vom Munde bis zum After geradlinig verlaufenden Rohr durch Ausweitungen, Schlingenbildung, Drehungen hervor. Ursprünglich ein kranial und kaudal blind endigendes Rohr, das in der späteren Nabelgegend mit dem Dottersack verbunden ist, entwickelt es sich rasch zu einer Schleife, deren kranialer Schenkel den größten Teil des Dünndarms bildet, während unteres Ileum und Dickdarm aus dem kaudalen Anteil der Schleife entstehen, indem das Colon einen kranialwärts konvexen Bogen beschreibt, dessen Gipfel der Flexura coli sinistra entspricht. Noch am Ende des zweiten Monats ist die Afteröffnung membranös verschlossen. Da der Dünndarm rascher wächst als der Dickdarm, gewinnt er bedeutend an Länge. Auf diesem weiten Entwicklungswege können Hemmungen der verschiedensten Art, Abknickungen, Verengerungen, Verwachsungen, Verlagerungen entstehen. Auch kann die Anheftung einzelner Abschnitte an der Bauchwand Abarten erfahren. Eine der häufigsten ist das Mesenterium iliocoecale commune (10 v.H. aller Fälle). Hierzu kommt, daß im Laufe des späteren Lebens durch pathologische Verhältnisse oder auch nur durch physiologische Vorgänge Dehnungen oder Schrumpfungen einzelner Befestigungsbänder eintreten können, daß auch die Lage der Eingeweide je nach dem Füllungsgrade wechselt, und der durchschnittlich 8 m lange Darmkanal (davon $1^1/_2$ m Dickdarm) auch beim einzelnen Menschen und nach Rasse, sowie Ernährungsart sehr verschieden sein kann.

Die *Arbeit* des Magen-Darmkanals befördert durch die peristaltische Welle und den sich hinter dem Darminhalt bildenden Kontraktionsring bei regelrechten Verhältnissen schmerzlos den Inhalt innerhalb 3 Stunden bis zum Dickdarm. Wie lange er im letzteren bleibt, ist von Fall zu Fall verschieden. Verlangsamter Ablauf der Darmtätigkeit kann, abgesehen von Durchgangshindernissen, durch mangelhafte Innervation bei chronischer Verstopfung, Atonie der Darmmuskulatur und durch die Beschaffenheit des Darminhaltes bedingt sein. Im Mastdarm werden nur noch Wasser, Salze, manche Arzneimittel, einfache Zucker (Träubenzucker bis 5 v.H., höhere Konzentration reizt), Alkohol und aufgeschlossene Eiweißkörper aufgesogen, was für die künstliche Ernährung zu wissen wichtig ist.

Den Hauptanteil an der Blutversorgung hat die Art. mesenterica superior, die sich über den ganzen Dünndarm, einen großen Teil des Dickdarms bis zum Colon descendens erstreckt. Für den übrigen Teil kommen die Äste der Art. coeliaca und die Art. mesenterica inferior in Betracht. Der venöse Abfluß geschieht durch den Pfortaderkreislauf zur Cava inferior.

Lymphbahnen münden in die Drüsen des großen und kleinen Netzes, des Mesenteriums und weitergehend des retroperitonealen Raumes, sowie der Gefäßumgebung (Aorta) bis in die Oberschlüsselbeingrube (Absiedlung bei Magenkrebs).

Die Darmnerven entstammen dem Sympathicus, Parasympathicus und Vagus (AUERBACHscher Plexus mesentericus zwischen Längs- und Ringmuskulatur, MEISSNERscher Plexus submukös).

Die einfachen **Untersuchungsverfahren** der Palpation, Perkussion und Auskultation der Mastdarmuntersuchung, einschließlich Mastdarmspiegelung, der gewöhnlichen chemischen Magen- und Stuhlproben neben ihrer makroskopischen und mikroskopischen Besichtigung reichen für den Gebrauch zur Diagnosenstellung meist aus. Die Röntgenuntersuchung leistet in der Diagnose über Lage, Ausdehnung, Motilität, Stenosen, Geschwülste in der Hand des Erfahrenen Wertvolles, hat aber ihren Platz erst nach den vorher genannten Verfahren.

Operative Eingriffe am Darm setzen — Notfälle ausgenommen — eine sorgfältige Vorbereitung durch ausreichende Entleerung und vorgängige, schlackenarme Kost voraus. Der Erfolg wird dadurch wesentlich beeinflußt. Aber auch mit Abschluß der Wundheilung ist unsere Aufgabe dem Kranken gegenüber nicht beendet. Die Nachbehandlung bis zur annähernd normalen Funktion verlangt die Heranziehung der Mittel und Verfahren, welche in der inneren Medizin sich in der Behandlung der Krankheiten und funktionellen Störungen des Darmes bewährt haben. Hier liegt wieder ein breites Grenzgebiet zwischen Chirurgie und innerer Medizin.

Abführmittel wirken in verschiedener Art, sind dementsprechend auszusuchen. Bittersalze (1—2 Eßlöffel in warmem Wasser), Magnesiumperhydrol (MERCK). Tabl. 0,5 und die Mineralwässser verhindern die Rückresorption der Darmsäfte, regen die Dünndarmperistaltik an. Die Entleerungen pflegen wässerig zu sein und nach etwa 3 Stunden zu erfolgen. Ricinus reizt den Darm wenig; es eignet sich zu einmaliger gründlicher Entleerung (1 bis 2 Eßlöffel). Auf den Dickdarm allein wirken und sind deshalb bei Colonanschoppung am Platze: Senna, Pulv. liq. comp., Cascara sagrada, Aloe, Rhabarber; sie wirken erst nach Stunden und meist unter mehr oder weniger lebhaften Koliken. Faulbaumrinde (Cortex Frangulae) ist den ausländischen Drogen vorzuziehen. Istizin (BAYER) in Tabletten zu 0,15 und Isacen (ROCHE), synthetisch hergestellte Stoffe, wirken wie Drogen fast ausschließlich auf die Dickdarmentleerung. Kochsalz- und glaubersalzhaltige Wässer (Mergentheim, Karlsbad) sind Muster salinischer Abführmittel. Kalomel (0,3—0,4 bei Erwachsenen) wirkt rasch durch Beschleunigung der Dünndarmperistaltik; bei Nierenkranken und bei Gefahr der Darmlähmung und -verengerung ist es zu vermeiden. Paraffinum liq. pur. (1—2 Eßlöffel abends) und ähnliche, nicht resorbierbare und nicht zersetzbare Mineralöle, wie Nujol, Mitilax, Christilax wirken mechanisch, sie sind aber bei langdauernder Anwendung nicht unbedingt harmlos, obwohl sie wenig reizen und deshalb neben Klysmen, bei Colitis bevorzugt werden. Klysmen wirken nicht nur mechanisch, sondern beeinflussen, je nach der Menge, der Temperatur oder gewissen Zusätzen, die Peristaltik (Seifenwasser, Öl, Glycerin, Kamillenaufguß). Die im Darm quellenden Präparate Regulin, Normacol, Brotella enthalten meist kleine Zusätze von Abführmitteln.

Jede übertriebene künstliche Entleerung und in noch höherem Maße die pathologisch gesteigerte Peristaltik (z. B. bei Stenosen und Darmverschluß) erzeugen eine Hyperämie und einen Reizzustand des Darmperitoneums mit seröser Ausschwitzung, der die primäre Wundverklebung gefährdet. Sie pflegt in 24stündiger Ruhe des Darmes abzuklingen. Abführmittel sind bei allen peritonitischen Erscheinungen (Perityphlitis usw.), sowie bei Darmverschluß strengstens verboten. Sie verschlimmern das Krankheitsbild in bedenklicher Weise. Klysmen sind mit aller Vorsicht zu geben; um die leicht verletzliche Darmschleimhaut nicht zu schädigen, sind ausschließlich weiche Gummiansätze zu verwenden.

Auch durch *physikalische Mittel,* wie Massage, Wärme und Kälte, sind die Darmbewegungen zu beeinflussen. Kälte hemmt die Peristaltik und verzögert die Resorption im Peritoneum, umgekehrt Wärme und Massage. Die letztere kann nur in ihrer mechanischen Wirkung auf den *nicht entzündlich* veränderten Darm, bei freiem Peritoneum in Frage kommen. Wärme wenden wir rechtzeitig an zur Anregung der Resorption von Exsudaten, Linderung von Koliken und schonender Förderung der Peristaltik. Vorgehen: Feuchtwarme Wickel, heiße Umschläge mit Wärmeflaschen oder Thermophor, Glühlichtbogen, Diathermie, Kurzwellen. Bei manchen Erkrankungen, wie bei der akuten Cholecystitis, ziehen wir die Eisblase der Wärme vor.

Auf die Peristaltikhormone (Hormonal, Neohormonal) und auf die Hypophysenpräparate, die bei subcutaner Injektion vom Blut her wirken, sei hingewiesen.

Mit *Opium und seinen Abkömmlingen, sowie mit Atropin* oder *Extr. Belladonnae* ist die Darmbewegung aufs stärkste zu beeinflussen. Dem Atropin in Dosen von 0,002 kommt eine krampflösende Wirkung zu. Wir geben Extr. Belladonnae gern als Stuhlzäpfchen bei Darm- und Blasentenesmen, mit Opium verbunden. Es wirkt besser als Morphium. Opium lähmt den Darm; man gehe sparsam damit um und überlege sich die Anzeige genau. Pantopon, auch Codein beruhigen hervorragend die Darmperistaltik, ohne zu lähmen.

Von *Darmantisepticis* hat man sich zuviel versprochen. Gegen Fäulnis und Gärung wirken die üblichen Abführmittel (Kalomel) bei von Grund auf veränderter Diät. Darmgase werden durch pulverige Tierblutkohle und durch Luizym verringert. Über den Einfluß der Diät auf Darmbewegung und Stuhl, besonders im Hinblick auf geringe Schlackenbildung, Herabsetzung der Flatulenz usw., sei auf die Lehrbücher der inneren Medizin verwiesen.

Die Verletzungen des Darmes s. im Abschnitt **Chirurgie der Bauchorgane** (S. 301—303).

Die angeborenen Darmerkrankungen. Doppelbildungen (des Coecums, des Wurmfortsatzes usw.) spielen praktisch kaum eine Rolle. Auch die Fehlbildungen, die angeborenen Stenosen und Atresien haben fast mehr pathologisch-anatomische als chirurgische Bedeutung (s. auch Mastdarm).

Tatsächlich wichtiger sind die *Divertikel,* die wir am Duodenum in der Gegend der VATERschen Papille als *Duodenaldivertikel,* manchmal mit kleinem Geschwür verbunden, und — noch viel häufiger — am unteren Ileum als MECKELsche *Divertikel* finden (s. S. 300). Gerade das letztere ruft mitunter Erweiterungen hervor. Es findet sich bei fast 2 v.H. aller Leichenöffnungen, beim männlichen Geschlecht dreimal häufiger als beim weiblichen. Ein Drittel der Träger erkrankt im Laufe des Lebens. Die Entzündung *(Divertikulitis)* zeigt ähnliche Erscheinungen wie die Perityphlitis; man darf sich also bei der Laparotomie unter dieser Diagnose nicht mit dem negativen Befund an der Appendix begnügen, wenn das klinische Bild deutliche Peritonealerscheinungen aufwies, sondern muß nach einem Divertikel fahnden. Besonders gefährlich kann die Stieldrehung des Organs mit folgender *Gangrän* werden. In anderen Fällen führt die Mißbildung zum Strangulations- oder Invaginationsileus. Auf der in das Divertikel gelegentlich eingesprengten Magenschleimhaut können sich richtige Geschwüre entwickeln.

I. Megacolon congenitum.

Ein kennzeichnendes, vielfach schon auf den ersten Blick erkennbares Krankheitsbild bietet die bei Säuglingen und kleinen Kindern, zuweilen bei Erwachsenen beobachtete HIRSCHSPRUNG *sche Krankheit* (Megacolon congenitum). Das männliche Geschlecht überwiegt (1:5), bei manchen Völkern (Russen)

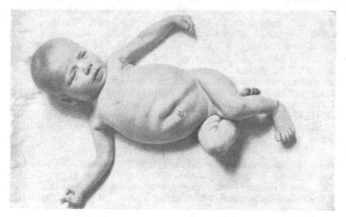

Abb. 217. Darmspasmen bei Megacolon. (Aus Handbuch der Kinderheilkunde.)

scheint das Leiden häufiger zu sein (Ernährung). *Ursächlich* beruht dieselbe wohl nicht, wie HIRSCHSPRUNG annahm, auf einer angeborenen Erweiterung und Verdickung des Colon, sondern auf einer angeborenen Störung der nervösen Versorgung des Darmes, einer kongenitalen Dysfunktion, so daß die Ausdehnung und Verdickung des Colon als sekundär anzusehen wären. Ob auch angeborene Klappenbildungen im Dickdarm imstande sind, das Leiden hervorzubringen, ist umstritten. *Pathologisch-anatomisch* findet man ein stark gedehntes, über zwei Drittel der Regel vergrößertes Colon, das fast den ganzen Bauch ausfüllt, mit stark hypertrophischer Wand. Mitunter erreicht der Darm den Durchmesser eines Oberschenkels. Oft ist das Leiden auf die Flexura sigmoidea allein beschränkt, es kann aber auch der ganze Dickdarm beteiligt sein. Der erweiterte Darm ist gleichzeitig verlängert.

Die *Erscheinungen* bestehen in hartnäckiger Verstopfung, Auftreibung des Leibes, oft mit lebhafter, schmerzhafter Peristaltik. Stuhlentleerung erfolgt in großen Abständen von mehreren Tagen bis zu einer Woche und länger, manchmal spontan, häufiger erst nach Einläufen. Die Kinder beginnen trotz reichlicher Nahrungsaufnahme abzumagern, so daß der trommelartig aufgetriebene Leib, der nur nach reichlicher Gas- und Stuhlentleerung unter großer subjektiver Erleichterung zusammenfällt, mit seinem deutlich erkennbaren geblähten Dickdarm in wunderlichem Widerspruch zu dem elenden Körper steht. Durch die dünnen Bauchdecken hindurch kann man das Spiel der Darmschlingen in solchen Fällen deutlich verfolgen (s. Abb. 217). Der Mastdarm ist mit unheimlich großen, förmlich knetbaren Kotknollen gefüllt. An langsam zunehmender Schwäche, Toxinresorption, Perforation eines Dehnungsgeschwürs gehen viele der Kranken zugrunde, wenn sie nicht sorgfältig behandelt werden. Auch kann sich an der erheblich verlängerten und erweiterten Sigmaschlinge ein akuter Volvulus oder eine Neigung zu sich wiederholender Drehung entwickeln, mit Entwicklung von Geschwüren, Entzündungen oder gar Erscheinungen eines akuten Darmverschlusses, einer Bauchfellentzündung oder sich wiederholender Schmerzanfälle.

Die *innere Behandlung* kann nur im Beginn des Leidens und bei funktionellen Ursachen durch schlackenarme Regelung des Stuhlganges und regelmäßige hohe Einläufe Heilung schaffen. Wo es sich um einen Sphincterkrampf, um tiefsitzende Verengerungen oder um Rectalklappen handelt, da wird Dehnung des Sphincters mit Fingerausräumung der Kotmassen und Seifenwassereinläufen oder Abtragung der Klappe vielleicht dann und wann Erfolg haben. Mit größeren Eingriffen sind wir zurückhaltend; nur bei völlig erfolgloser konservativer Behandlung kommen, da die Enteroanastomose kaum Erfolg verspricht, in Frage: Die *Resektion* der ausgedehnten Schlinge mitsamt dem Hindernis in einer, oder falls die Kranken dem großen Eingriff nicht gewachsen sind, in zwei Sitzungen. Auch die Ausrottung der Darmschlinge nach dem Einstülpungsverfahren (sog. Invaginationsresektion) hat Erfolge gezeigt. Neuerdings hat man an die Stelle dieser gewaltigen Eingriffe, denen viele Kranke nicht gewachsen sind, die Ausrottung der Lumbalganglien *(Ganglionresektion)* gesetzt, mit zunächst teilweise sehr gutem Erfolg. Die Endergebnisse bleiben aber noch abzuwarten. Bei dringender Operationsanzeige und schlechtem Allgemeinzustand muß man sich zunächst auf eine *Colostomie* beschränken.

II. Fremdkörper und Parasiten im Darmkanal.

Die verschiedensten Arten von Fremdkörpern, wie Messer, Nägel, Löffelstiele, Glassplitter, können vom Munde her oder durch antiperistaltische und Saugbewegungen vom After her in den Darm gelangt sein, bei Bauchverletzungen unmittelbar in den Darm eindringen, nach Operationen allmählich in denselben einwandern (Tupfer, Pinzetten), von benachbarten Organen, z. B. Gallenblase, in denselben gelangen oder sich im Magendarmkanal durch Zusammenballen von Pflanzenfasern (Phytobezoare) oder abgebissenen Haaren (Trichobezoare), Schellacklösung bei „Politurtrinkern" (Schellacksteine) (s. auch S. 360) oder schließlich im Darm selbst durch Eindickung von Salzen oder Kot (Darmsteine [Enterolithen], Kotsteine [Koprolithen]) bilden.

Wichtig ist, ob der Fremdkörper eine glatte oder zackige Oberfläche hat, da im ersteren Falle selbst auffallend große Fremdkörper den Darmkanal anstandslos durchwandern können.

Der Fremdkörper wird, nachdem er die dehnbare Speiseröhre überwunden hat, durch die Darmbewegungen weiterbefördert. Gewisse Stellen, wie die Flexura duodeno-jejunalis, der Übergang des Dünndarms in das Coecum sowie Knickungsstellen des Darmes stellen natürliche Engpässe dar, zu denen sich noch etwaige erworbene, durch Verwachsungen, Verengerungen des Darmes oder durch den Reiz des Fremdkörpers verursachte, örtliche Kontraktionszustände des Darmes gesellen können. Von Bedeutung ist, ob der Fremdkörper alle diese Stellen sofort überwindet oder vor denselben haltmacht. Im letzteren Falle wird durch Druck auf die Schleimhaut, Dehnung der Darmwand, schließlich ein Durchbruch derselben eintreten und eine umschriebene oder allgemeine Bauchfellentzündung entstehen.

Die *Erscheinungen*, welche durch die Anwesenheit eines Fremdkörpers im Darm bedingt werden, bestehen in den anfänglichen Schmerzen, welche der Durchtritt durch die Speiseröhre bedingt. Diesen folgt eine Zeit verhältnismäßigen Wohlbefindens, bis dann durch längeres Verweilen des Fremdkörpers in einer Stelle allenfalls Zeichen des Verschlusses, der umschriebenen Bauch-

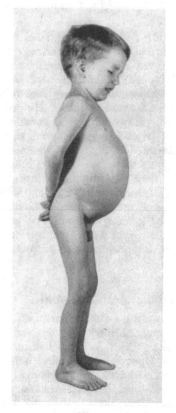 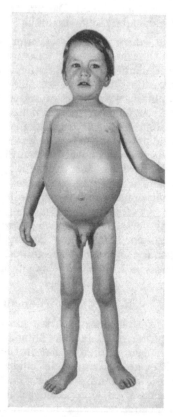

Abb. 218.   Abb. 219.
Abb. 218 u. 219. HIRSCHSPRUNGsche Krankheit. 4 jähr. Junge. (Chir. Klinik Göttingen.)

fellreizung ausgelöst werden und schließlich der Durchbruch des Darmes und die Bauchfellentzündung erfolgen kann.

Es ist deshalb von Wichtigkeit, sich über die Art und das Aussehen des Fremdkörpers, sowie dessen Durchtritt durch den Darmkanal zu vergewissern (Röntgenaufnahme).

Die *Behandlung* ist zunächst abwartend und besteht, da viele Fremdkörper eingehüllt in Kotmassen anstandslos den Darmkanal durchwandern, in der Darreichung von Kartoffel- oder Erbsenbrei mit Sauerkraut in größeren Mengen. Abführmittel sind zu vermeiden. Selbst Stecknadeln stellen sich oft im Darm so ein, daß der Kopf vorausgeht. Bleibt dagegen der Fremdkörper längere Zeit an einer Stelle liegen, oder stellen sich gar Zeichen von Schmerzen oder umschriebener Bauchfellentzündung ein, so muß operiert werden. Unmittelbar vor der Operation überzeugt man sich durch Röntgenuntersuchung, wo der Fremdkörper liegt.

Durch die Anwesenheit und das Zusammenballen von *Spulwürmern* können nervöse Darmstörungen, Darmspasmen, ferner Darmverlegungen (Ileus) entstehen, auch kann der Parasit durch Schleimhautverletzungen Veranlassung zu kleinen Darmgeschwüren und Appendicitis geben und durch Einwanderung in den Choledochus zu schwerer Gelbsucht führen, ja er kann die Darmwand durchbrechen; ob allerdings die unveränderte, bleibe dahingestellt.

III. Entzündungen.

Die *akuten Entzündungen des Darmes,* meist von Darmkatarrhen begleitet, gehören in das Gebiet der inneren Medizin; nur bei erfolgloser innerer Behandlung werden von einer Appendicostomie oder einer Coecumfistel aus Spülungen gemacht.

Vornehmlich im oberen Teil des Dünndarmes, aber auch am Coecum und Colon ascendens kommen akute, phlegmonöse Entzündungen, meist durch Staphylokokken oder Streptokokken bedingt, vor, welche zu einer ödematösen, mit kleinen Eiterpunkten untermischten Schwellung der Muscularis und der Subserosa, sowie auch der Schleimhaut führen, mit teilweiser blauroter Verfärbung und nekrotischem Zerfall derselben. Kleinere Schleimhautverletzungen, u. U. durch die Nahrung bedingt, können die Ursache sein. Oft sind weitere Strecken des Darmes befallen.

Die Erkrankung verläuft in einer großen Zahl der Fälle unter dem Bilde eines dynamischen Ileus, mit umschriebenen peritonitischen Erscheinungen und Fieber. Die Vorhersage ist meist schlecht, unter Umständen kommt Darmresektion in Frage.

Die *chronischen Entzündungen des Darmes.* Sie äußern sich in einer chronischen Schwellung der Schleimhaut, an der später auch die übrigen Darmschichten teilnehmen. In der weiteren Folge können diese Entzündungen in atrophische Zustände übergehen. Die Erscheinungen sind denen des Darmkatarrhes ähnlich, abwechselnd mit Verstopfung und Blutungen. Oder es kommt in der Folgezeit zu Veränderungen der Darmwand, Verdickungen derselben, Verwachsungen mit der Nachbarschaft, Schrumpfungen des Mesenteriums, Verwachsungen an regelwidrigen Stellen und Knickungen.

Mit Vorliebe treten diese Veränderungen bei den von Stuhlverhaltung begleiteten Formen auf, und zwar an Stellen, wo der Darminhalt längere Zeit verweilt und enge Stellen zu überwinden hat, also an den Flexuren, dem Coecum, dem S romanum. Wandern Bakterien durch oder ist es durch den gestauten Darminhalt zu kleinen Schleimhautverletzungen gekommen, so können Fieberanfälle mit örtlich umschriebenen peritonitischen Erscheinungen auftreten. Zuweilen entstehen an diesen Stellen kleine Ausstülpungen der Darmwand (Divertikel), die entweder alle Schichten der Darmwand oder nur die Muscularis betreffen und feine Perforationen an ihrer Spitze tragen können. Größere, durch die Bauchdecken fühlbare, druckempfindliche oder vollkommen schmerzlose, geschwulstähnliche Verdickungen können die Folge sein.

Operative Eingriffe kommen in Frage, wo durch peritoneale Verwachsungen unleidliche Schmerzen und schwere Verdauungsstörungen unterhalten werden, und wo Adhäsionen Abknickung und Verengerung der Darmlichtung erzeugt haben (Coecum, die Flexura lienalis und das S romanum). Die entlastende Cöcalfistel hat auch in schweren, monatelang erfolglos behandelten Fällen noch gute Erfolge erzielt.

Die sog. *Colica mucosa* (Colitis mucomembranacea) ist ein in ihren Erscheinungen der ulcerösen Colitis (s. S. 371) nahestehendes Leiden: Verstopfung abwechselnd mit Durchfall, anfallsweise, auftretende heftige Kolikschmerzen und Abgang von zähen, bandartigen Schleimfetzen unter Tenesmen, doch ohne Blutbeimischung. Diese Form der Colitis kann sich einer chirurgischen Erkrankung des Dickdarms, wie Carcinom oder Tuberkulose zugesellen; in

der Mehrzahl der Fälle sind es aber primäre funktionelle Störungen der Darmtätigkeit auf Grund nervöser Allgemeinstörungen oder psychischer Reizzustände.
Damit ist auch verständlich, daß vorwiegend Frauen und Mädchen betroffen sind. Ohne ersichtlichen Grund und entrückt den Einflüssen der Diät
wechseln gute und schlimme Wochen. Im Kolikanfall fühlt sich Coecum
oder Flexur (je nachdem der eine oder andere Abschnitt befallen ist) strangartig kontrahiert an, so daß man an einen Tumor denken möchte. Die Betastung ist beinahe so schmerzhaft wie bei einer Appendicitis, doch fehlt —
was differentialdiagnostisch von Bedeutung ist — die Bauchdeckenspannung.

Warme Umschläge auf den Leib beheben die Darmkolik; Belladonna mit
einem kleinen Zusatz von Pantopon als Zäpfchen oder in kleinen Klysmen,
sowie Ölklistiere leisten gute Dienste; sehr wirksam sind lauwarme Ausspülungen des Dickdarms nach der Stuhlentleerung mit 1—2 Liter Kamillenaufguß und abendlichen Gaben von 1—2 Eßlöffel Paraffinöl und ähnlichen, oben
besprochenen Mitteln. In hartnäckigen Fällen schreite man zu Colostomie- bzw.
Appendicostomie.

IV. Geschwürige Vorgänge am Darm.

Sie können auf Ernährungsstörungen oder auf Infektion beruhen, nicht
zu vergessen die fast ausnahmslos geschwürig zerfallenden Darmtumoren.

1. Auf Ernährungsstörung beruhende Geschwüre.

α) Am Dünndarm, seltener am Dickdarm, finden sich kleinere, zuweilen kreisrunde,
auf Erkrankung und Verstopfung kleinster Darmgefäße beruhende Geschwüre, unter den
Erscheinungen des Darmkatarrhs.

β) Durch langdauernde Stauung der Kotmassen, Fremdkörper, wird die Darmwand
gedehnt, die Blutversorgung geschädigt, so daß tiefer greifende, sogar zur Perforation
führende Geschwüre entstehen können (*Dehnungsgeschwüre*, Druckgeschwüre).

γ) Bezüglich des gelegentlich nach Gastroenterostomie in der obersten Jejunumschlinge
auftretenden *Ulcus pepticum jejuni* sei auf S. 358 verwiesen.

2. Auf Infektion beruhende Geschwüre.

α) *Das Typhusgeschwür.* In 3 v.H. aller Typhusfälle tritt in der 2.—5. Woche nach
Beginn der Krankheit der Durchbruch eines oder mehrerer der im untersten Ileum oder
Coecum gelegenen Geschwüre ein. 10 v.H. aller Typhustodesfälle sind auf Rechnung eines
Durchbruches zu setzen! Die Erscheinungen sind die einer plötzlich einsetzenden *Peritonitis.*
Immerhin sind die Erscheinungen bei den vorher bereits Schwerkranken nicht so klar wie
bei anderen Formen der Perforationsperitonitis. Die Muskelspannung ist besonders aus-
gesprochen und wird als Unterscheidungsmittel gegenüber der beim Typhus nicht seltenen
Blutung mitverwertet. Da letztere meist von selbst zum Stehen kommt und außerdem
bei der an den zahlreichen Geschwüren schwer auffindbaren Blutungsquelle kein Gegenstand
der chirurgischen Behandlung ist, so muß auf das gleichzeitige Vorhandensein blutiger
Stühle geachtet werden.

Die Laparotomie bei Perforation hat in 30 v.H. Heilung ergeben, was mit Rücksicht
auf die gleichzeitig bestehende schwere Erkrankung und den sonst tödlichen Verlauf der Fälle
als günstig zu bezeichnen ist. Infolgedessen muß die frühzeitige Operation gefordert werden.
Vor allen Dingen soll man sich, wenn die Erscheinungen der Perforationsperitonitis bestehen,
nicht abhalten lassen, wegen eines Zweifels an der Diagnose von einem Eingriff abzustehen.

Die Operation besteht in Übernähung der Durchbruchsstelle, wobei auf sonstige Perforationen und perforationsverdächtige Stellen zu achten ist. Allenfalls kommt die Darmresektion oder, bei ungünstigem Körperzustand, die Vorlagerung der Schlinge in Frage.

β) *Ruhr (Dysenterie).* Einzelne Formen beginnen mit derartig stürmischen Erscheinungen,
daß bei ihnen die Anlegung einer Enterostomie zur Ruhigstellung des Dickdarmes empfohlen
ist. Bei chronisch verlaufenden, mit lange dauernden Durchfällen einhergehenden Ruhrfällen
kann die *Ruhigstellung* des Darmes durch Anlegung einer Kotfistel zwecks örtlicher Behandlung von derselben aus von Nutzen sein.

Zu Strikturbildung infolge Vernarbung der dysenterischen Geschwüre kommt es selten.
Jedoch können durch Verwachsungen und Strangbildungen Abknickungen und auch Verengerungen des Darmes entstehen.

γ) *Colitis ulcerosa.* Ohne die Anwesenheit spezifischer Erreger finden sich im Dickdarm zahlreiche kleinere und größere, meist auf die Schleimhaut beschränkte Geschwüre, in deren Sekret sich nicht selten Streptokokken und Staphylokokken finden. Die mit länger dauernden Fiebererscheinungen und häufigen, mit Eiter vermischten, diarrhoischen Stühlen einhergehende Erkrankung kann wegen der schweren Allgemeinschädigung die Anlegung einer Enterostomie (gewöhnlich am Coecum) und die örtliche Behandlung durch die künstliche Fistel nötig machen. Zur Fistelbildung wird in leichteren Fällen mit Vorteil die Appendix benutzt, die, durch die Bauchwand herausgeleitet, nach Abtragung der Spitze bequem einen Katheter einführen läßt (Appendicostomie). In schweren Fällen: Anus praeter im Bereich noch gesunden Colons, notfalls nachträgliche Ausrottung des ganzen erkrankten Abschnitts.

δ) *Tuberkulose.* Tuberkulöse Darmgeschwüre sind bei Erwachsenen sehr häufig mit Tuberkulose der Lungen verbunden, wohl die Folge verschluckten Auswurfs. Sie können aber auch vereinzelt auftreten, wie das bei Kindern häufiger der Fall ist. Die mesenterialen Lymphdrüsen pflegen zu großen Knoten und Haufen anzuschwellen *(Lymphadenitis mesaraica).* Bei Kindern entsteht das Leiden wohl häufiger auf enterogenem Wege (Genuß bacillenhaltiger Milch, Butter [Typus bovinus], Herumkriechen in Stuben von Kranken mit offener Tuberkulose).

Die tuberkulösen Darmgeschwüre treten entweder in Form zahlreicher, flacher Schleimhautgeschwüre auf, die bei ihrer Vernarbung zu vielfachen ringförmigen Verengerungen des Dünndarmes führen, oder als umschriebene, größere, meist einzeln vorkommende geschwulstähnliche Gebilde infolge von Bindegewebsneubildung und entzündlicher Infiltration der Darmwand. So entstehen wulstige Tumoren, welche mit Vorliebe in der Gegend des Coecums ihren Sitz haben. Die Differentialdiagnose gegenüber echten Neubildungen ist nicht immer einfach. Diese *Ileocöcaltuberkulose* steht im Vordergrund des chirurgischen Interesses, denn die disseminierte Darmtuberkulose, die gewöhnlich als ⸱Begleiterscheinung florider Phthisis auftritt, schließt chirurgisches Eingreifen meist aus. Die Vorliebe der Ansiedlung tuberkulöser Geschwüre im Coecum erklärt sich aus dem viel längeren Verweilen des Kotes in diesem Sammelbecken, dem Reichtum an lymphatischem Gewebe (recht eigentliche Bacillenfänger!) In 82 v.H. aller Darmtuberkulosen ist das Coecum mitbeteiligt.

Im *klinischen Bilde* treten sehr bald neben der klumpigen, zunächst verschieblichen, später durch Verwachsung mit der Umgebung verbackenen Geschwulst *Stenoseerscheinungen* in den Vordergrund, sowie plötzliche, zuweilen nach Diätfehlern auftretende Kolikanfälle mit örtlich vermehrter Darmbewegung und lauten Darmgeräuschen. Die Stenose ist bedingt teils durch die entzündliche Neubildung, teils durch narbige Schrumpfung des Gewebes. Durchfälle gehören nicht zum Krankheitsbild, sie erwecken den Verdacht auf ausgedehnte Geschwürsbildung im Dünndarm.

Der *Verlauf* ist ein chronischer, oft unter Bildung von Abscessen mit Durchbruch nach außen und Kotfisteln. Die spontane Ausheilung ist nicht ausgeschlossen, doch dann noch meist mit narbiger Darmstenose. Wenn nicht operiert wird, gehen die meisten Kranken kachektisch oder durch irgendeine entzündliche Weiterung zugrunde.

Differentialdiagnostisch kommen eine Reihe von Erkrankungen der Ileocöcalgegend in Frage, die zu Tumoren und zu Entzündungen führen, vor allem Darmkrebs Darmeinstülpung (Invagination), alte perityphlitische Exsudate, Aktinomykose, ferner Adnextumoren, Wanderniere. Nicht immer läßt sich die Diagnose vor der Laparotomie mit Sicherheit stellen, zumal wenn keinerlei Lungenerkrankung nachgewiesen werden kann.

Die *Behandlung* der örtlich begrenzten Ileocöcaltuberkulose muß eine chirurgische sein, nämlich, wenn irgend möglich, die völlige Ausrottung des erkrankten Darmabschnittes. Wir haben dabei 90 v.H. operative Heilungen erzielt. Freilich findet man im weiteren Verlauf noch manchen unglücklichen Ausgang an der gleichzeitig bestehenden Lungentuberkulose. Wo Abscesse, Durchbrüche, ausgedehnte Verwachsungen die Resektion nicht erlauben, muß man sich mit der Darmausschaltung (Ileotransversostomie) begnügen. Wir sahen danach die entzündlichen Tumoren schwinden.

ε) *Syphilis*. Sie führt entweder zu einzelnen oder vielfachen Strikturen, seltener zu geschwulstartigen, verengernden Infiltrationen der Wand. Sie ist im allgemeinen selten.

ζ) *Aktinomykose*. Sie tritt mit Vorliebe in der Ileocöcalgegend, weniger häufig im Rectum, auf und neigt neben reichlicher, entzündlicher Gewebs-neubildung bald zur Einschmelzung. Entweder bleibt der Vorgang auf den Darm beschränkt und stellt dann einen beweglichen Darmtumor dar, in der Regel aber verwächst er mit der Umgebung und bricht nach außen durch. Die *Diagnose* ist nicht schwierig, sobald es gelingt, im Fisteleiter Drusen nachzuweisen, wird schwierig sein, wenn nur derbe Resistenzen schlechter Abgrenzbarkeit in der Tiefe tastbar sind.

V. Geschwülste des Darmes.

Wie am Magen, so stehen auch am Darm die *bösartigen Tumoren* — vor allem das Carcinom — im Vordergrund, nicht nur in bezug auf die Häufigkeit, sondern gerade wegen der klinischen Wertigkeit.

Bei den *gutartigen epithelialen Geschwülsten* handelt es sich um Adenome, die meist von den LIEBERKÜHNschen Drüsen ausgehen und breit oder gestielt der Schleimhaut, vornehmlich des Dickdarms, aufsitzen. Sie erreichen selten größere Ausdehnung, können aber in so starker Zahl vorkommen, daß ganze Darm-strecken, besonders der Dickdarm, davon übersät sind (Polyposis). Häufiger im jüngeren Lebensalter bleibt jedoch auch die spätere Lebenszeit nicht davon verschont. Sie geben zu Blutungen Veranlassung und werden, wie neuere Unter-suchungen ergeben haben, später, nach Jahren, soweit es sich nicht um ver-einzelte Polypen handelt, mit größter Wahrscheinlichkeit zu Carcinomen. Das Leiden kommt familiär gehäuft vor und wird vererbt.

Bei der Polyposis coli muß man demnach leider die Totalexstirpation des kranken Dickdarmteiles als die einzig erfolgreiche Behandlung bezeichnen. Bei gestielten Geschwülsten genügt die einfache Abbindung des Stiels, allenfalls die Umschneidung der Schleimhautbasis. Bei breitbasigen Formen muß Darm-resektion vorgenommen werden.

Die anderen gutartigen Tumoren des Darmes, wie Lipome, Myome (Leiomyome), Myxome, Fibrome und Angiome zählen zu den Seltenheiten. An sich sind sie nicht zu diagnostizieren. Erst wenn die eine oder andere dieser Geschwülste einmal durch ihre ungewöhnliche Lage zu einer Darminvagination oder infolge ihrer Größe zur Darmver-legung führt, fällt sie statt dem Pathologen dem Chirurgen in die Hand.

Das **Sarkom** sei von den *bösartigen* Darmtumoren zunächst genannt. Es handelt sich meist um ein Rundzellensarkom, das am häufigsten am Dünndarm seinen Sitz hat. Es ist viel seltener als das Carcinom (1 : 100), tritt entweder als die gutartigere, umschriebene, in die Darmlichtung von einer Stelle vor-wachsende Form auf oder, viel häufiger, als infiltrierende Geschwulst, die größere Strecken des Darmes in Mitleidenschaft zieht, frühzeitig aufs Mesen-terium übergreift und in den Drüsen Absiedlungen setzt.

Die erstere Form führt ziemlich bald zu Stenoseerscheinungen und wird deshalb schneller erkannt. Die Vorhersage ist auch aus diesem Grunde bei der Operation eine bessere.

Öfter wohl greift ein Sarkom sekundär auf den Darm über, mag es seinen primären Ausgangspunkt im Mesenterium oder in einem Beckenknochen, den

Adnexen oder der Niere haben. In gleicher Weise findet sich das Carcinom, wenn auch wesentlich seltener, am Darm als sekundäres Carcinom vom Magen, der Gallenblase, den Urogenitalorganen und Adnexen metastatisch oder durch unmittelbares Übergreifen fortgeleitet.

Das Darmcarcinom. Wie schon oben betont, sind primäre Carcinome am Darm weitaus die häufigsten von allen Geschwülsten, und zwar fast ausschließlich im *Dickdarm* gelegen. Die Mastdarmcarcinome sind hier nicht einbezogen; ihnen ist der großen praktischen Bedeutung halber ein eigener Abschnitt gewidmet. 4 v.H. aller Krebse betreffen den Darm, und davon stehen die Mastdarmkrebse mit 80 v.H. an erster Stelle, es folgt das Colon mit 15 v.H.,

besonders an den sog. Flexuren und am Coecum, und schließlich der Dünndarm mit nur 5 v.H. Die Dünndarmkrebse spielen sich entweder im Bereich der Papilla Vateri oder im untersten Ileum ab. Sie sind oft auffallend gutartig. Bei allen Darmkrebsen ist das männliche Geschlecht häufiger als das weibliche betroffen und selbstverständlich auch hier mit Vorliebe die höheren Jahrzehnte, obschon Darmcarcinome vielfach schon vor dem 20. Jahre gesehen wurden. Je jünger der Kranke, um so schlimmer ist die Vorhersage, sagt die Erfahrung.

Je nach dem anatomischen Bau unterscheidet man: 1. das *destruierende* oder *maligne Adenom*, scheinbar aus dem gutartigen Adenom, dem Polypen hervorgegangen, zunächst polypöse Geschwülste, dann durch Zerfall zu schüsselförmigen Geschwüren mit aufgeworfenen

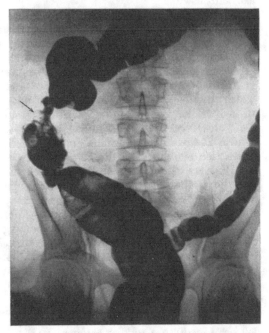

Abb. 220. **Carcinom der Flexura sigm.** im Röntgenbild (Trochoskopie). 43jähr. ♂. (Med. Klinik Göttingen.) (Bildseiten verkehrt!)

Rändern werdend, aus Zylinderzellen bestehend, 2. das *Adenocarcinom*, meist in Geschwürsform auftretend, mitunter scirrhöse Form, 3. das *Medullarcarcinom*, solide, mehr aus rundlichen Zellen bestehend, 4. der *Scirrhus*.

In *klinischer Hinsicht* ist es wichtig zu wissen, daß der Scirrhus große Neigung zu ringförmigem Wachstum und narbiger Schrumpfung zeigt. Es sind meist nur kleine, kaum fingerbreite, ringförmige, in der Mitte geschwürig zerfallene Geschwülste. Der Gallertkrebs breitet sich flächenförmig aus zu starren, umfangreichen Infiltraten. Die weichen medullären Formen können nach ihrem Zerfall zu Durchbrüchen in die Nachbarorgane führen.

Die *Diagnose* einer bösartigen Darmgeschwulst baut sich vornehmlich auf die vier folgenden Erscheinungen auf:

a) Nachweis eines fühlbaren Tumors. Es ist das wichtigste Zeichen; wir vermissen es leider allzuoft aus begreiflichen Gründen, nämlich bei kleinerem Tumor (Scirrhus), bei fetten Bauchdecken, bei versteckter Lage (an den drei Flexuren). Wo auch nur Verdacht auf Darmkrebs vorliegt, darf nichts unterlassen werden, ihn ausfindig zu machen. Wiederholte Abtastung nach gründlicher Darmentleerung, Durchtastung im Bade, allenfalls in der Narkose, Recto- und Romanoskopie. Trochoskopie. Reliefaufnahmen. Den Kranken zur Nachuntersuchung bestellen!

b) Erscheinungen von Darmstenose. Unregelmäßigkeiten der Stuhlentleerung, Verstopfung abwechselnd mit Durchfällen, vermehrte Blähungsbeschwerden, schmerzhafte, anfallsweise auftretende Koliken, Poltern, Gurren und Spritzgeräusche im Leib, Darmsteifungen.

c) Abgang von Blut, Eiter und Schleim mit dem Stuhl.

d) Störungen des Allgemeinbefindens. Gewichtsabnahme, Mattigkeit, Appetitlosigkeit usw.

Nur ausnahmsweise finden wir all diese Zeichen vereinigt; meist fehlt das eine oder andere, ja oft alle. Das trifft bei den ringförmigen Scirrhen der Flexuren zu, wo ein sonst gesunder und blühend aussehender Mann plötzlich unter dem Bilde des Darmverschlusses erkrankt. (Vgl. hierüber das, was im folgenden Abschnitt „Ileus" erörtert ist.)

Hinsichtlich der *Differentialdiagnose* sind je nach dem Sitz der getasteten Geschwulst mehr oder weniger alle intraperitonealen Geschwülste in Betracht zu ziehen; am nächsten aber stehen, besonders wenn ein Cöcaltumor vorliegt, die Tumorform der Tuberkulose und der aktinomykotische Tumor.

Die *Behandlung* soll, wenn immer möglich, eine radikale chirurgische sein (Resektion einschließlich des zugehörigen Gekröses, soweit das ohne Gefahr für die Blutversorgung des Darmes möglich ist, der anliegenden Lymphdrüsen). Wo die Größe und Lage des Tumors, die Kachexie oder eine Allgemeinerkrankung die Tumorausrottung verbieten, können die Beschwerden durch eine Enteroanastomose unter Umgehung der Geschwulst gelindert werden.

Die *Erfolge* hinsichtlich der Dauerheilung sind besonders beim Dickdarmcarcinom als „gut" zu bezeichnen (30—40 v. H. Dauerheilungen). Die Operationssterblichkeit des radikalen Eingriffes beträgt 20 v. H. Bei den palliativen Operationen ist dieselbe wegen der größeren Ausdehnung des Leidens und des schlechteren Allgemeinzustandes höher (30 v. H.).

Es kommen folgende Eingriffe in Frage:

1. Resektion des Tumors mit nachfolgender End-zu-End-Vereinigung der beiden Darmabschnitte. Das sollte in allen Fällen angestrebt werden, hat aber zur Voraussetzung, daß sich alles Kranke wirklich entfernen läßt.

Bei bestehendem Ileus steigt die Gefahr der einzeitigen Resektion um ein Vielfaches. Hier ist zunächst in erster Linie für Entleerung des angeschoppten Darmes zu sorgen. Am einfachsten und schonlichsten geschieht das durch eine rechts in örtlicher Betäubung auszuführende Cöcalfistel im Sinne der WITZEL-Fistel. Sie beseitigt den Darmverschluß schlagartig, schafft Zeit für die Überwindung seiner Folgen und Vorbereitung für den endgültigen, radikalen Eingriff. Die Resektion folgt nach 2—3 Wochen. Die Cöcalfistel schließt sich dann meist von selbst.

2. Die *Enteroanastomose* s. o.

3. Anlegung eines Anus praeternaturalis bei tiefsitzendem inoperablem Tumor und Absiedlungen.

VI. Die Fisteln des Magen-Darmkanals.

Sie kommen nach äußeren Verletzungen, Durchbruch von Geschwüren (Tuberkulose) oder Neubildungen, Einklemmungen vor, entweder im unmittelbaren Anschluß oder mittelbar auf dem Wege eines intraperitonealen Abscesses. Die Öffnung kann entweder auf einem längeren Weichteilwege nach außen münden *(Röhrenfistel)*, oder die Schleimhaut kann unmittelbar mit der äußeren Haut verwachsen *(Lippenfistel)*. Je nachdem die Fistel nach außen mündet oder zwei innere Hohlorgane miteinander verbindet, unterscheiden wir äußere und innere Fisteln.

Die *innere* Magenfistel betrifft fast ausschließlich die regelwidrige Verbindung mit dem benachbarten Colon transversum und hat meist ihre Ursache in durchgebrochenen Magengeschwüren, sehr häufig auch im Ulcus pepticum jejuni und stellt dann eine Verbindung des Magens, Jejunums, Dickdarms untereinander dar. Auch der Magenkrebs kann in das Colon durchbrechen und dem Elend dieser Kranken neue Qualen zuführen.

Die *äußeren Darmfisteln*, meist im Dünndarm gelegen, vor allem nach Darmeinklemmungen auftretend oder operativ geschaffen als Enterostomie zur Entlastung des Darmes bei Ileus, führen beim hohen Sitz, d. h. bis zur Mitte des Ileum, zu hochgradigen Ernährungsstörungen, wenn der größere Teil des Darmsaftes nach außen verloren geht.

Der ausfließende Dünndarminhalt verätzt die Haut; dadurch entsteht in der Umgebung der Fistel ein sehr hartnäckiges und lästiges Ekzem (Abdecken mit Zinkpaste oder Desitinsalbe, die nur mit Öl, nicht mit Benzin abgewischt werden sollen). Auch im Gebiete des Dickdarms liegt oft die Veranlassung zur operativen Anlegung einer Fistel vor.

Wir unterscheiden die *Kotfistel* (Fistula stercoralis) und den *widernatürlichen After* (Anus praeternaturalis). Bei ersterer erfolgt noch Stuhlabgang auf natürlichem Wege, nur ein Teil des Darminhaltes geht durch die Fistel ab. Bei letzterer geht sämtlicher Stuhl durch die künstliche Öffnung ab.

Die *Behandlung* der *röhrenförmigen* Fisteln beschränkt sich auf Reinhaltung, Spaltung von etwaigen Abscessen, Auskratzungen. Ein Teil, besonders von den durch gleichzeitige Fremdkörper unterhaltenen Fisteln, kommt nach Entfernung derselben (z. B. Faden) zur Ausheilung. Ist jedoch stärkere Abmagerung vorhanden, liegen Stenosenerscheinungen vor, so muß die Operation vorgenommen werden, die entweder in Verfolgung des Fistelganges bis zum Darm hin oder in primärer Laparotomie, beide Male mit Entfernung der Ursache und Schluß der Darmöffnung besteht.

Lippenförmige Fisteln können kaum von selbst heilen. Bei kleinen Fistelöffnungen mit geringer Sekretion kann man versuchen, durch Ätzung der Schleimhautumrandung die Fistel zum Schluß zu bringen. Bei größeren Lippenfisteln muß die Fistelöffnung umschnitten, und genäht oder durch Anastomosenbildungen ausgeschaltet werden. Besteht Sporenbildung so ist der Sporn mit der Darmquetsche allmählich zu durchtrennen, worauf dann vielfach der Schluß der äußeren Fistel mit Hilfe einer kleinen Nachoperation eintritt.

Kleine, *innere Fisteln* werden meist nicht erkannt, weil sie zu keinen Beschwerden Veranlassung geben. Sind durch sie jedoch größere Darmteile ausgeschaltet, so muß die sonst nicht erklärbare Entkräftung zu genauer Stuhluntersuchung und Röntgendurchleuchtung Veranlassung geben. Innere Fisteln zwischen Darm und Urogenitalsystem, häufig nach langdauernden Geburten entstanden, auch infolge durchgebrochener perityphilitischer Abscesse, sind meist leicht durch die Kotbeimengung im Urin oder Kotabgang aus der Scheide kenntlich. Sie erfordern wegen der drohenden schweren Blasen- und Niereninfektion baldige Operation.

Die Operationen der inneren Fisteln können sich zu äußerst schwierigen Eingriffen mit Darmresektionen, Entfernung von Organen (Nieren), Darmausschaltungen gestalten.

L. Darmverschluß (Ileus).

Das Krankheitsbild des *Ileus*, den Ärzten des klassischen Altertums schon bekannt, ist dadurch bedingt, daß die Darmwegsamkeit aufgehoben ist. Wir unterscheiden:

1. den *mechanischen Ileus*, bedingt durch Einengung des Darmlumens von außen oder innen, Einklemmung, Abknickung, Knotenbildung des Darmes, Strangulation, Verdrehung und ähnliche Vorgänge vom

2. *dynamischen Ileus*, der infolge von Störungen der Darminnervation zustande kommt entweder in Form der Darmlähmung (Atonie) oder in Form der Dauerkontraktion des Darmes (spastischer Ileus).

Das klinische Bild des mechanischen Ileus ist in seinen Grundzügen einheitlich und auch ziemlich durchsichtig, denn ebenso wie es mechanisch entsteht, ebenso ist es mechanisch verständlich. Über dem Hindernis stauen sich Kot und Gase im Darm an, Stuhlentleerungen und Winde setzen aus, der Leib treibt sich trommelförmig auf, das Unbehagen steigert sich zu Übelkeit und Erbrechen; die immer lebhafter werdende, mit gurrenden und kollernden Geräuschen einhergehende Peristaltik bemüht sich, das Hindernis zu überwinden, sie ist als „Stenosenperistaltik" dem Arzt hörbar, als „Darmsteifung" sichtbar, dem Kranken als schmerzhafte „Darmkolik" fühlbar. Löst sich das Hindernis nicht, und *auf Spontanlösung ist ernsthaft kaum zu rechnen*, dann treibt der überfüllte Darm seinen Inhalt rückläufig in den Magen, insofern seine antiperistaltische Kontraktionskraft dazu noch hinreicht — oder überdehnt und dadurch

Störungen des Blutumlaufes ausgesetzt, in seiner Wand entzündlich infiltriert und ödematös, mit thrombosierten Gefäßen bis in das Gekröse hinein usw. erlahmt er vollends. Widerstandslos ergießt sich in diesem Falle der Darminhalt in den Magen, indem er rückläufig nach der Richtung des schwächsten Widerstandes ausweicht, besser gesagt überfließt. Von diesem Augenblick an haben wir es mit dem bedrohlichsten und bedenklichsten Zeichen des Ileus, dem *Kotbrechen (Miserere)* zu tun.

Das ist der Anfang vom Ende! Die durch Überdehnung und Schleimhautrisse geschädigte Darmwand läßt Bakterien durch, oder es kommt zur Perforation. So oder so — die allgemeine *Peritonitis* überwältigt oft in weniger als 24 Stunden

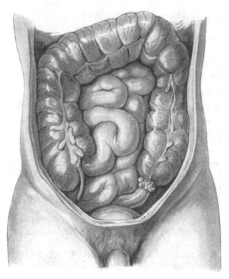

einen Körper, dessen Herz bereits durch Autointoxikation (Toxinresorption) aufs schwerste geschädigt ist.

Das *erste (sog. initiale) Erbrechen,* das wir schon vorher erwähnten, fördert nur stark gallig gefärbten Mageninhalt zutage; dann folgt oft eine Pause von 10—24 Stunden scheinbarer subjektiver Besserung. Dem gut beobachtenden Arzte aber entgeht die objektive Verschlimmerung nicht. Die Gärungsvorgänge im Darm und die Giftstoffe (Toxine), die resorbiert werden, schädigen Leber, Nieren, Herz und lähmen das ganze vasomotorische System.

In diesem Zustand, in dem die enteralen und peritonealen Vergiftungserscheinungen die rein mechanischen Erscheinungen des Verschlusses, wie sie im Beginn des Leidens auftreten, schon

Abb. 221. Obturation der Flexur durch einen Scirrhus. Rückstauung des Kotes bis zur Ileocöcalklappe.

überflügeln, steigt der Puls auf 140, ist leicht unterdrückbar. Temperatur wenig erhöht oder subnormal (Kollaps).

Die Augen sind eingesunken und schwarz umschattet, die Nase spitz und kühl, Gesicht blaß und verfallen (Facies abdominalis) — kalter Schweiß steht auf der Stirn, die Hände mit klebrigem Schweiß bedeckt, Fingerspitzen bläulich —, die Harnmenge ist gering, der Harn enthält Eiweiß und Indican; starkes Durstgefühl, zumal dann, wenn bei fäkulentem Erbrechen Zunge und Lippen trocken und borkig werden.

Hat sich dieses Erscheinungsbild des „Miserere" erst voll entwickelt, so gibt es kaum eine Rettung mehr. Der Arzt, vorausgesetzt, daß er zeitig zugezogen wurde, darf es niemals so weit kommen lassen. Die Hoffnung auf spontane Lösung ist — zu spät wird das eingesehen — meist eitler Wahn. Auf jeden Fall sollten Kranke mit *drohendem* oder *beginnendem* Darmverschluß (d. h. Stuhl- und Windverhaltung mit Erbrechen, Kolikschmerzen mit Darmsteifung) *unverzüglich* unter chirurgische Obhut gestellt werden.

Das, was als pathologisch-anatomische Ursache den einzelnen Ileus erzeugt, bleibt klinisch häufig bis zur operativen Einsichtnahme versteckt! An dieser Tatsache darf und braucht der Arzt nicht mit Unschlüssigkeit in Diagnose und Anzeigestellung zu scheitern; das Wichtigste ist und bleibt das Stellen der Grunddiagnose: „Darmverschluß"! Diesen Zustand muß und kann jeder Arzt ohne Tüftelei zeitig erkennen, auch unbeschadet der Tatsache, daß die klinischen Erscheinungen von Fall zu Fall das Grundbild nicht unerheblich umgestalten. Wer da wartet, bis er „Art und Sitz" des Darmverschlusses diagnostizieren kann, bevor er den Chirurgen zuzieht, wird viele heilbare Fälle vorzeitig dem Totengräber liefern!

Solche Spielarten werden bedingt:

1. Durch das raschere und langsamere Zustandekommen des Darmverschlusses. Dementsprechend stellt sich das Hauptzeichen, das Kotbrechen, bald stürmischer, bald langsamer und schleichend ein. Man spricht von *akutem* und von *chronischem* Ileus. Beispiel: Plötzliche Einklemmung oder Volvulus einer Darmschlinge gegenüber langsamer entstehender Narben- und Tumorstenose.

2. Durch den Sitz des Hindernisses. Liegt der Verschluß im Gebiete des Dickdarms, so dauert es eine geraume Zeit, bis die Kotstauung einen Grad erreicht hat, der durch Rückstauung im Dünndarm zu Koterbrechen führt, am längsten dann, wenn die untersten Teile (Flexura sigmoidea) Sitz des Hindernisses sind. Die ersten 4—8 Tage tragen dann den Stempel · der Obstipation, nicht des eigentlichen Ileus, obgleich der Verschluß schon nahezu vollständig sein kann. Umgekehrt setzen ein hoher Dünndarmverschluß oder Stenosen des Ileums rascher und auch stürmischer ein, was leicht zu verstehen ist bei der regen Darmbewegung, dem raschen Kotlauf und der größeren Empfindlichkeit des Dünndarms gegen Dehnung.

3. Durch gleichzeitige Beeinträchtigung des Blutumlaufes und damit der Ernährung in dem betreffenden Darmabschnitt. Bei Einklemmung, Abschnürung und Achsendrehung des Darmes z. B. ist ein größerer oder kleinerer Teil des Gekröses mit den Gefäßen und den zum Darm ziehenden Nerven des vagischen und sympathischen Systems mit abgeklemmt, „stranguliert". Die venöse Stase führt zunächst zur Diapedese, serösen Durchtränkung, später zur Infarzierung der Darmwand und Kompression der Arterien, damit dann sehr bald zu namhaften Ernährungsstörungen der Darmwand, die im Verein mit den Nervenschädigungen klinisch ihren Ausdruck finden in einer bald einsetzenden und das mechanische Verschlußbild sehr stark überdeckenden *Darmlähmung;* an Stelle der *Darmsteifungen mit Kolikschmerz* tritt die *Totenstille des aufgeblähten Leibes* (vgl. hierüber auch Hernia incarcerata).

In mechanischer Hinsicht handelt es sich bei dieser letzten Gruppe um eine *Strangulation* des Darmes im Gegensatz zu der *Obturation,* wie sie ein Tumor, ein Fremdkörper und eine ringförmige Narbe erzeugen. Klinisch zeichnet sich der *Strangulationsdarmverschluß* aus durch *Schmerzen,* die von vornherein heftiger sind, durch Brechen, das im Augenblick der Einklemmung einsetzt, durch *reflektorische Bauchmuskelspannung,* die den Verdacht auf Peritonitis wachrufen muß.

Nach dieser Erörterung der Grundzüge über den Ileus im allgemeinen wollen wir im folgenden die wichtigsten Krankheitsbilder des mechanischen Ileus, geordnet nach den klinischen Gruppen I. des *Obturations-,* II. des *Strangulationsileus* und III. *der Invagination* mit knappen Strichen entwerfen. Im Anschluß daran ist IV. der *paralytische Ileus* und V. der *spastische Ileus* klinisch zu beleuchten. Wir knüpfen damit erneut klärend und ergänzend die Verbindung zu dem praktisch hochwichtigen Abschnitt „Peritonitis".

I. Verschluß durch Obturation.

1. Angeborene Atresien, gegenüber denen des Rectums und Anus äußerst selten. Stets Neugeborene in den ersten Lebenstagen. Wenn man operiert, denke man daran, daß die Verengerungen in der Mehrzahl vorkommen können.

2. Tumor und Narbenstenose. Am häufigsten bedingt durch Carcinom (Scirrhus) im Gebiete des Colons und der drei Flexuren, durch tuberkulösen Tumor am Coecum, seltener Narbenstenosen oder Tumoren des Ileums.

Das allmählich zunehmende Hindernis sucht der Darm durch gesteigerte Arbeit, und wenn ihm die nötige Zeit bleibt, durch eine richtige Hypertrophie seiner Muskulatur zu überwinden, bis schließlich die Stelle so eng ist, daß auch der durch die Einwirkung des Darmschleimes verflüssigte Kot nicht mehr durchtreten kann, oder Schwellungen der Darmschleimhaut, eingedickte Kotmassen oder kleine Fremdkörper in einem letzten akuten Schub diese Stelle vollkommen verlegen. Dem Zustand des vollständigen Verschlusses geht deshalb in einem solchen Fall gewöhnlich ein solcher der Obstipation (allenfalls abwechselnd mit Durchfällen), kolikartiger Beschwerden voraus, die entweder nach und nach, ohne zeitlich bestimmbaren Übergang, oder aber ganz unerwartet plötzlich zum vollendeten Darmverschluß führt.

Gewisse Formen, wie die Narben- und Geschwürsverengerungen, oder die Ileocöcaltuberkulose, bilden die Grundlage für das Bild dieses „chronischen Ileus". Die Carcinome des Dickdarms sitzen links 2—3mal so häufig wie rechts. Gegenüber dem Krebs sind gutartige Geschwülste (Adenome, Myome, Lipome usw.) als Ursache für den Darmverschluß sehr selten.

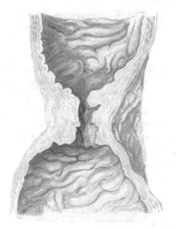

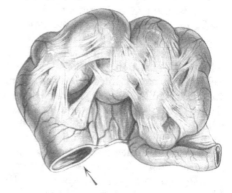

Abb. 222. Carcinomstenose (Scirrhus).

Abb. 223. Abknickungen und Drehung des Dünndarms durch strangartige Verwachsungen. Pfeil zuführender Schenkel.

3. *Fremdkörperileus*. Gallen- und Kotsteine, Knäuel von Spulwürmern.

Die Verlegung des Darmes wird bedingt weniger durch die Größe des Fremdkörpers als durch die Zusammenziehung des Darmes um denselben, ferner durch Abknickung des Darmes infolge des Fremdkörpers, durch entzündliche Fixation. Sie kann unmittelbar nach Eintritt des Fremdkörpers in den Darm einsetzen, an jeder Stelle erfolgen, sich von Zeit zu Zeit lösen, wenn der Fremdkörper weiter wandert und somit ein wechselvolles, sich über mehrere Tage, ja Wochen, hinziehendes Bild des unvollständigen Darmverschlusses bieten. Akute Fälle sind aber doch häufiger. Die Gefahren bestehen neben der Kotstauung in der Schädigung der Darmwand und drohenden Perforation durch den Fremdkörper. Diese sind gewöhnlich erst überwunden, wenn der Fremdkörper die Ileocöcalklappe durchwandert hat und damit in größeren Darmweiten Bewegungsfreiheit bekommt. Der Ileus verminosus sitzt gewöhnlich im unteren Ileum. Ein Knäuel von 100 und mehr Ascariden kann an ihm teilhaben. Der Gallensteinileus hat seinen Sitz oft ganz hoch, noch im Duodenum, doch kann der Stein bis ins Ileum gewandert sein, ehe er den Darm völlig verengt. Nicht ganz selten ist die Anwesenheit eines zweiten und dritten Steines im Darm. Darmsteine, Trichobezoare, Phytobezoare (Hafersteine, die in Rußland öfter beobachtet wurden) sind sehr seltene Ileusursachen.

4. Verlegung durch Kompression des Darmes (Geschwülste des Gekröses, der Bauchspeicheldrüse, der Eierstöcke, der Nieren, bauchinnerer Abscesse usw.) oder durch die vergrößerte und verlagerte Gebärmutter.

5. Die *Abknickung* des Darmes durch strangförmige Verwachsungen, wie sie nach überstandener Peritonitis und nach Laparotomien häufig zurückbleiben, oder *klemmenartiger Verschluß* der Darmlichtung zwischen der Wirbelsäule und einem straff gespannten Strang, wie z. B. beim *arteriomesenterialen Darmverschluß*, das ist eine Verlegung des untersten Duodenalabschnittes infolge Kompression durch die bei akuter Magensenkung straff angespannte Wurzel des Gekröses (s. hierüber Magenatonie), bildet den Übergang zum Strangulationsileus.

II. Verschluß durch Strangulation.

Bei der Strangulation besteht, wie bereits bemerkt, *neben* der Verlegung der Darmlichtung *gleichzeitig* eine Schädigung der Darmernährung durch Kompression der Gefäße und Beeinflussung der Darminnervation durch Druck auf die Nerven des Mesenteriums, genau wie bei einer äußeren Hernie. Infolgedessen kommt es zur Bildung eines Exsudates in der

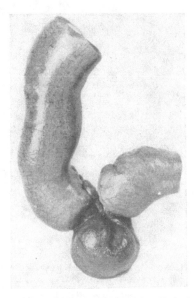

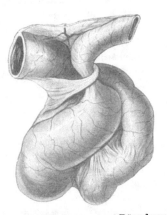

Abb. 224. Abschnürung einer Dünndarmschlinge durch einen Strang.

Abb. 225. Darmabschnürung durch eingeklemmten Bruch. (Chir. Klinik Breslau.)

Bauchhöhle, zu Ernährungsstörungen in der Darmwand und allenfalls zum Durchbruch.

Den anatomischen Ursachen nach nennen wir:

1. Brucheinklemmung. Es kann sich dabei um eine Hernia incarcerata in einer der bekannten äußeren Bruchpforten oder um eine der selteneren, schwer zu erkennenden inneren, d. h. intraabdominalen Hernien handeln. Die letzteren sitzen gewöhnlich an angeborenen oder später durch Verklebung entstandenen peritonealen Ausstülpungen und Taschen. Die hauptsächlichsten Formen s. S. 300.

Häufiger, als man annehmen sollte, werden uns Ileuskranke zugeführt, bei denen eine versteckte kleine eingeklemmte äußere Hernie tagelang *vom Arzt übersehen* und vergeblich nach der versteckten inneren Ursache gefahndet wurde. Bei jedem Darmverschluß, auch wenn nur die entfernteste Möglichkeit besteht, daß er mechanischen Ursprungs sein könnte, suche man deshalb peinlichst die bekannten Bruchpforten ab, übergehe dabei selbst unbedeutende Resistenzen in diesen Gegenden nicht, auch wenn sie nur wenig druckempfindlich sind (z. B. Hernia cruralis, obturatoria).

2. *Einschnürungen durch Stränge,* die nach entzündlichen Vorgängen, Eingriffen in der Bauchhöhle sich gebildet haben (Blinddarm, Tube) oder von angeborenen Störungen, wie dem MECKELschen Divertikel, ausgehen. Die Stränge können entweder zwei Anheftungspunkte haben, straff oder locker angespannt sein oder von einem Darmteil herabhängend zu Umschlingung und Knotenbildung Veranlassung geben. Die Einklemmung kann ähnlich erfolgen wie in einer Bruchpforte. Hierher wären auch die Einschnürungen zu rechnen, die in Netz- oder Mesenteriallücken und -löchern zustande kommen sowie die nach Gastroenterostomien und Enteroanastomosen beobachteten Ileusfälle, wenn versäumt wurde, Mesenteriallücken sorgfältig durch Naht zu schließen.

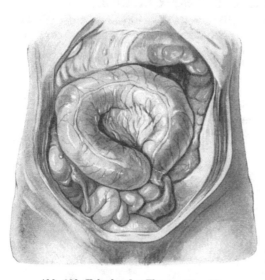

Abb. 226. Volvulus der Flexura sigmoidea.

3. *Abschnürung durch Achsendrehung (Volvulus)* und *Knotenbildung* am Darm selbst. Sie kommt am leichtesten zustande, wenn sich die Fußpunkte einer Darmschlinge, durch Vernarbung oder Verwachsung am Mesenterium genähert, verkürzt haben. Die Drehung kann um 90—360° erfolgen. Je stärker sie ist, um so mehr wird die Ernährung des Darmes geschädigt werden; je längere Darmstrecken in die Umschlingung hineingezogen sind, desto stürmischer und ernster das Krankheitsbild. Der Volvulus am Dickdarm hat gewöhnlich einen milderen Verlauf als der am Magen oder Dünndarm.

Überall da, wo die lichtungverschließende Ursache den *Kreislauf in der Darmwand* „stranguliert", ist der klinische Verlauf ein viel ernsterer und fortschreitend stürmischerer als dort, wo der Krankheitsvorgang rein einengend die Darmlichtung verlegt; denn drosselnd bringt das Hindernis durch die unbedingt eintretende Ernährungsschädigung der Darmwand schnell — schneller als gewöhnlich angenommen wird — die Gefahr der Bauchfellentzündung. Im übrigen sind die klinischen Erscheinungen des Strangulationsileus hinsichtlich der Verhaltung von Stuhl und Winden, des Erbrechens, des Meteorismus oberhalb des Hindernisses dieselben wie bei der Obturation, nur heftiger. Die Schmerzen pflegen an der Einklemmungsstelle von Anfang an stark zu sein, nicht selten von einer bald einsetzenden Bauchdeckenspannung begleitet (Darmschädigung — Durchlässigkeit — peritoneale Reizung!).

Die Peristaltik ist anfangs fast stets stark vermehrt und durch schnell sich folgende Kontraktionswellen, laute gurrende Geräusche ausgezeichnet; in schweren Fällen kann sie von Anfang an für den *ganzen Darm* aufgehoben sein. Die eingeklemmte oder gedrehte Schlinge bildet eine durch ihren örtlichen Meteorismus hervorgerufene unbewegliche Darmgeschwulst mit örtlicher Steifung

(,,stehende Schlinge", VON WAHLsches Zeichen). Das Zeichen ist am deutlichsten beim Fehlen des sonstigen Meteorismus, durch Betastung, u. U. Rectaluntersuchung und Perkussion nachweisbar und als solches diagnostisch sehr wichtig.

Ein peritoneales Exsudat kommt innerhalb der ersten 24 Stunden zustande. Peritonitis infolge Durchlässigkeit des Darmes, Gangrän und Perforation stellt sich begreiflicherweise viel früher ein als bei der Obturation.

III. Verschluß durch Invagination.

Die *Darminvagination* oder *Intussuszeption* hat im Rahmen des Darmverschlusses insofern eine eigenartige Stellung, als das klinische Bild eine Vereinigung von Strangulations- und Obturationserscheinungen darbietet.

Die Invagination, Darmeinstülpung, kommt dadurch zustande, daß ein Darmteil sich mitsamt seinem Gekröse in einen anderen einstülpt, und daß diese Einstülpung nach und nach zunehmen kann, wobei jedoch die Spitze des eingestülpten Darmstückes dieselbe bleibt, nur weiter vorgeschoben wird. Gewöhnlich wird ein höher gelegenes Darmstück in ein tiefer gelegenes eingestülpt.

Über die Hälfte der Invaginationen wird bei Säuglingen, drei Viertel werden vor der Geschlechtsreife beobachtet. Eine Ursache ist nicht immer erkennbar. In manchen Fällen werden Polypen, ein MECKELsches Divertikel, seltener ein Carcinom als auslösender Grund gefunden. Auch ein Trauma, das durch örtliche Darmlähmung ein Intussuszipiens schafft, kann einmal die Ursache abgeben. Am häufigsten aber ist es das Coecum mobile (beim Säugling physiologisch; der Descensus coli ist im 9. Monat noch nicht vollendet).

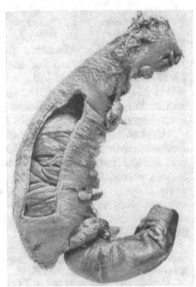

Abb. 227. Invaginatio ileocoecalis.
(Chir. Klinik Breslau.)

Man unterscheidet an dem invaginierten Darm außen das Invaginans, innen das Invaginatum bzw. das Intussuszipiens und Intussuszeptum. Die einfache Invagination besteht aus drei Darmrohren, an denen sich, von außen nach innen gerechnet, äußere innere, innere-äußere, äußere-innere Darmwand folgen (s. Abb. 227). Mit dem Darm wird gleichzeitig das Gekröse eingestülpt, und je enger der Darm ist, um so eher kommt es durch Druck auf die Mesenterialgefäße zu Ernährungsstörungen.

Dem Sitz nach unterscheidet man eine Dünndarminvagination (Invaginatio enterica), eine Dickdarminvagination (Invaginatio colica) und eine Einstülpung des Dünndarms in den Dickdarm (Invaginatio ileo-colica); diese ist die häufigste. Die Dickdarminvagination kann sich so weit vorschieben, daß sie vom Rectum aus fühlbar ist oder am After als bläulich geschwollene Schleimhautgeschwulst zum Vorschein kommt. Invaginationen können an mehreren Stellen des Darmes gleichzeitig vorkommen, sich auch bei Bestehenbleiben der Krankheitsursache von neuem bilden.

Die *Erscheinungen* der Darmeinstülpung sind durch zwei Folgezustände bedingt:

1. durch die Verengerung oder völlige Verlegung der Darmlichtung und
2. durch die Ernährungsstörung des invaginierten Darmteiles: venöse Stauung, Blutung, Bildung von Dehnungs- und Druckgeschwüren der Schleimhaut bis zum vollständigen Brand.

Je nachdem die Erscheinungen einer einfachen Störung der Darmwegsamkeit oder die der Strangulation vorwiegen, kann der Verlauf ein ausgesprochen chronischer oder ein mehr akuter sein.

Für die *Diagnose* bezeichnend sind neben dem Alter die mehr oder weniger stürmisch einsetzenden Störungen der Wegsamkeit des Darmes, Tenesmen, *Abgang von mit Blut und Schleim vermischtem Stuhl,* ähnlich einer akuten Enteritis; bei Erwachsenen der Nachweis eines wenig beweglichen, in seiner Härte zuweilen wechselnden Tumors, sowie in einer Anzahl von Fällen das Vorhandensein eines Exsudates in der Bauchhöhle. Erbrechen zählt zu den Zeichen des fortgeschrittenen Leidens. Bei Kindern läßt der Tastbefund wegen Schmerz und Tympanie häufig im Stich, deshalb oft die Fehldiagnose „Appendicitis". Man bedenke die Seltenheit der Appendicitis bei Säuglingen. Zur Klärung der Diagnose ist die Röntgenleeraufnahme von besonderem Wert, bei Erwachsenen im Stehen, Säuglinge werden hängend gehalten. Oft genug zeichnet sich der invaginierte Dünndarm im Coecum ab, zum mindesten stützt die Spiegelbildung im geblähten Dünndarm die Diagnose. Das Invaginatum kann sich als Füllungsdefekt zu erkennen geben. Im Zweifelsfall ist auch gegen eine Trochoskopie nichts einzuwenden.

Behandlung. Auf innere Maßnahmen kann man sich nicht verlassen. Eine Desinvagination mit hohen Wassereinläufen ist nur in den ersten Stunden und bei der Invaginatio colica möglich. Einzelne Invaginationen können sich in den ersten Stunden spontan zurückbilden. Ist innerhalb von 12 Stunden nach Beginn der Invagination eine Desinvagination nicht erfolgt, so muß operiert werden, da bei der Operation der leichtere Eingriff des Auseinanderschiebens der invaginierten Darmteile nur möglich ist, wenn er innerhalb der ersten 48 Stunden erfolgt.

Die *Desinvagination* geschieht mittels des HUTCHINSONschen Handgriffs durch Druck und langsames Zurückschieben des Intussuszeptums. Zug am Invaginatum kann zu Einrissen in der Darmwand führen. Heilung 90 v.H.

Gelingt die Ausscheidung nicht mehr, so ist, wie bei der chronischen Invagination, die *Resektion* des ganzen Invaginationstumors angezeigt. Kinder vertragen diese größeren Eingriffe schlecht (Sterblichkeit 90 v.H.). Das sind so gewaltige Unterschiede der Leistungen, daß jeder Arzt die Notwendigkeit der *Frühoperation* einsehen wird.

IV. Der paralytische (atonische) Ileus.

Soweit der mechanische Ileus bisher besprochen ist, haben wir bereits gesehen, wie das Bild der reinen Verlegung früher oder später durch schwere Darmschädigung, die zur Lähmung überleitet, erschwert wird; vor allem treten, wie beim Strangulationsverschluß, gleich von vornherein Umstände auf, die zur Darmlähmung führen und dem klinischen Bilde und auch der Vorhersage ihren Stempel aufdrücken.

Aber auch ohne solch obstruierende und strangulierende Vorgänge kann es zur Darmlähmung kommen. Durch eine Darmparalyse entsteht ein Bild ähnlich dem, welches wir als Folge eines mechanischen Darmverschlusses kennen, ja sogar sein hervorstechendstes Zeichen, das Kotbrechen, kann auch mit dieser Form verbunden sein. Der Kotlauf stockt durch Ausfall der peristaltischen Darmkontraktionen. Wie in einem schlaffen Schlauch staut sich der Kot, zersetzt sich, die Gase treiben den Leib mächtig auf; der Druck und die Spannung der Bauchdecken allein genügen, um den Dünndarminhalt nach dem Magen abfließen zu machen. Es kommt zum Kotbrechen. Wir sprechen hier im Gegensatz zum mechanischen von einem *dynamischen Ileus* — richtiger von einem *adynamischen, paralytischen* oder *atonischen Ileus.*

Die praktisch weitaus wichtigste Ursache dieses Lähmungsileus ist die *akute eitrige Bauchfellentzündung*, in ihrer diffusen oder umschriebenen Ausbreitung. Über ihre veranlassenden Ursachen sei auf den Abschnitt Peritonitis (S. 305) verwiesen — nur ·an die häufigsten und in der Praxis bedeutsamsten sei hier erinnert: an den Durchbruch des eitrig-brandigen Wurmfortsatzes, eines Magen- bzw. Zwölffingerdarmgeschwürs, an uterine (puerperale) Infektionen, an Adnexerkrankungen.

Die Resorption der Giftstoffe des entzündlichen peritonealen Exsudates ist es, welche zur Darmlähmung führt.

Das *klinische Bild* des peritonealen Lähmungsileus (die toxisch-infektiöse Darmatonie) ähnelt dem mechanischen Ileus nur in einzelnen groben Zügen, in der Stuhl- und Windverhaltung und in dem Kotbrechen. Die genauere Untersuchung ergibt jedem Arzt örtliche und allgemeine Anhaltspunkte genug, um ohne umständliche Hilfsmittel, nur mit Hand, Auge und Ohr diese beiden Zustände, wenigstens in ihren reinen Bildern, zu unterscheiden. Eine Gegenüberstellung der Erscheinungen, wie wir sie unten geben, möge das Zurechtfinden erleichtern.

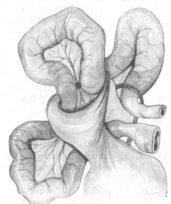

Abb. 228. Vielfache Strangulationen in Verwachsungen zwischen Uterus und Adnexen. (Aus: Deutsche Chirurgie. Lieferung 46 g. WILMS.)

Das volle Verständnis kann aber am Krankenbett nur durch die richtige Deutung auf Grund kritischer Auswertung des physiologischen und pathologischen Geschehens erwachsen. Hierfür sei auf das verwiesen, was im vorstehenden

Erscheinungen	bei atonischem Ileus	bei mechanischem Ileus
Allgemeine Erscheinungen	frühzeitig toxisch-infektiöse Giftwirkung	Befinden anfänglich wenig gestört
Puls	beschleunigt, bis 110 und darüber, klein	normal bei Obturation, etwas beschleunigt bei Strangulation, erst nach Zwerchfellhochstand beschleunigt
Atmung	flach costal	nur beengt durch Tympanie, sonst normal
Temperatur	erhöht, rectal $1/2$—1^0 höher	normal
Urin	Eiweiß in Spuren	Indican
Örtliche Zeichen		
Schmerz	sehr heftig bei Beginn und andauernd, Druckschmerz	kolikartig, von zunehmender Heftigkeit, kein Druckschmerz
Bauchmuskelspannung	ausgesprochen über den ganzen Leib	nur örtlich bei Strangulation und entzündlichem Herd
Tastbefund	meist negativ	u. U. Tumor fühlbar, später durch Tympanie verdeckt
Erbrechen	frühzeitig einsetzend, wird bald gallig und fäkulent	oft anfängliches Magenerbrechen, dann 1—3 Tage Pause, bis langsam das Miserere einsetzt
Stuhl und Winde	hören frühzeitig auf	noch eine Entleerung, dann vereinzelte Winde
Darmperistaltik	von Anfang an schwach oder völlig aussetzend („Totenstille")	stürmisch mit Darmsteifungen und Kolikschmerz (Kollern und Gurren)

über den mechanischen Ileus und vor allem auf das, was früher über die akute Bauchfellentzündung gesagt ist. Dort ist auch über die Vorhersage dieser Darmlähmung sowie über die Behandlung gesprochen.

Der Peritonitis gegenüber spielen einige andere Ursachen, die auch einmal einen atonischen Ileus veranlassen können, eine ganz untergeordnete Rolle. Es wären zu nennen: Verletzungen des Rückenmarks, Blutungen in der Gegend der großen Bauchganglien, reflektorische Vorgänge nach Hoden- und Ovarialeinklemmungen, Steinkoliken, mechanische, chemische und thermische Schädigungen der Därme bei Operationen, Ernährungsstörungen der Darmwand durch embolische Pfröpfe. Auch der *Gärungsileus*, nach Genuß von Hülsenfrüchten, Gurkensalat, wäre hier zu erwähnen. Doch ist das Krankheitsbild in allen diesen Fällen kaum je so schwer wie beim dynamischen Ileus nach Bauchfellentzündung.

V. Der spastische Ileus.

Er ist ebenfalls als eine funktionelle Wegstörung des Darmes aufzufassen. Wenn wir von der lähmenden Giftwirkung beim paralytischen Ileus absehen, so begegnen wir bei der spastischen Form den gleichen auslösenden Ursachen — nur wissen wir nicht, weshalb auf dieselbe Schädigung der Darm im einen Falle mit Parese, im andern Falle mit Spasmus antwortet. Beim spastischen Ileus befindet sich die Darmmuskulatur in einem höchsten tonischen Kontraktionszustand für kürzere oder längere Zeit, mit völliger Aufhebung der Lichtung; der Darmabschnitt ist in einen derben, anämischen Strang verwandelt. Unter quälenden Koliken entwickelt sich das Bild des vollkommenen Darmverschlusses, der sogar tödlich enden kann.

Als hauptsächlichste Ursachen sind zu nennen:

1. Das Trauma. Eine breitflächige Bauchkontusion vermag eine vorübergehende Darmparese, wie auch einen Darmspasmus auszulösen. (Wir erinnern an das bekannte physiologische Experiment des GOLTZschen Klopfversuchs.) Hierher gehören auch die bereits beim paralytischen Ileus und anderen Ileusformen erwähnten Ursachen, die wir noch einmal aufzählen wollen, also der postoperative Ileus, soweit er nicht auf eine peritoneale Infektion zurückzuführen ist: auf jede unzarte Behandlung, Austrocknung an der Luft, chemische Reizung usw. antwortet der Darm mit „Streik" (Arbeitseinstellung, bald in Form von Lähmung, bald von Spasmus), der mehrere Tage unter beängstigender Tympanie und Brechen anhalten kann. Magenspülungen, Darmspülungen, Wärme, Belladonna, Papaverin.

2. Fremdkörper im Darm, wie ein großer Gallenstein oder ein Knäuel Spulwürmer.

3. Thrombose und Embolie größerer Arterienstämme des Mesenteriums. Ein Trauma (Quetschung), eine Embolie bei Endokarditis und ähnliches können die Ursache sein.

4. Reflexwirkungen lösen vorübergehende funktionelle Darmstörungen aus, wie wir es alltäglich bei Nieren- und Gallensteinkoliken beobachten, bei Quetschungen (auch Torsion) des Testikels oder Ovariums, ferner bei Netzdrehungen- und -einklemmungen, beim Zerren an intraperitonealen Verwachsungen.

5. Zentrale (spinale) *Störungen,* wie Verletzungen des Rückenmarks, Tabes (gastrische und Darmkrisen).

6. Hysterie. Der Darmspasmus kann sowohl zentral (psychisch) wie reflektorisch von irgendeiner Stelle des Darmes oder von den Genitalien ausgelöst sein.

Diagnose. Als wichtigste Gesichtspunkte für eine Diagnose über Art und Ursache des vorhandenen Ileus sind in allererster Linie die drei folgenden Fragen zu erörtern:

1. Ist es ein mechanischer Ileus oder eine Peritonitis?

2. Handelt es sich um eine Verlegung (Obturation oder Obstruktion) des Darmes oder um eine Abklemmung (Strangulation)?

3. Wo sitzt das Hindernis?

Zur Beantwortung dieser Fragen hilft neben einer genauen Untersuchung eine sorgfältig prüfende Auswertung der ersten Erscheinungen in Verbindung mit der Vorgeschichte.

Selbstverständlich sind sofort alle Bruchpforten abzutasten, auch die selteneren Gegenden (H. obturatoria usw.). Dann sind akute Entzündungen (Appendix, Pankreas, Gallenblase, Adnexe), Perforationen (Magen-Darmgeschwüre, geplatzte Extrauteringravidität) und Steinkoliken (Harn- und

Gallenwege, Pankreas) auszuschließen. An Stieldrehung von Ovarium und Hoden ist zu denken. Der seltene embolische Verschluß einer Darmarterie und die Mesenterialvenenthrombose werden meist erst bei der Laparotomie an der Ernährungsstörung des Darmes erkannt. Dagegen können die Blei- kolik, die peritonealen Störungen bei Meningitis, Tabes (Magen-Darmkrisen) sehr wohl erkannt werden, wenn man „daran denkt".

In Zweifelsfällen bringt die *Röntgenuntersuchung* wertvolle Hinweise, bei Leeraufnahme im Stehen: Gasblasen mit Flüssigkeitsspiegeln (s. Abb. 230).

Auch aus der *Statistik* sind gewisse Wahrscheinlichkeitsschlüsse für die Diagnose verwertbar. Das *Alter* der Kranken: Bei Kindern denke man an die Häufigkeit der Invagination, an HIRSCHSPRUNGsche Krankheit, an MECKELsches Divertikel; bei älteren Leuten steht im Vordergrund das Carcinom (vornehmlich im Dickdarm), nach früher durchgemachten perito- nealen Entzündungen (Appendicitis, Adnexitis) die Darmabknickung oder der Strangileus — bei jugendlichen, sonst gesunden Menschen die Per- forationsperitonitis.

Nach einer Zahlenübersicht von über 1000 Fällen sind die vorgenannten Ileus- formen wie folgt belastet: Tumoren 50 v.H., Fremdkörper 1—2 v.H., Verwachsungen, Knickungen 7—10 v. H., Taschen 10 v. H., Stränge und MECKELsches Divertikel 2—12 v.H., Volvulus 7—8 v. H., Invagi- nation 5 v. H. Die eingeklemmten Brüche, die einen großen Anteil auch am para- lytischen Ileus haben, sind außer acht gelassen; würden sie mitgezählt werden, so müßten sie hoch belastet werden.

Behandlung. Wer die Pathologie der Wegstörungen mit einigem Ver- ständnis verfolgt hat, wird von der inneren Behandlung nur in Ausnahme- fällen Erfolg erhoffen. Schlimmste, nicht wieder gut zu machende Folgen

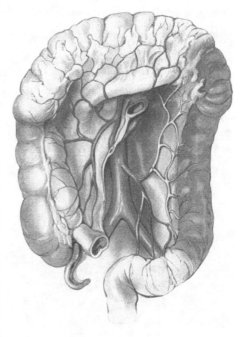

Abb. 229. Embolie eines Astes der Art. mes. inf. Beginnende Gangrän des Colon descendens. Darmlähmung.

eines verblendeten Glücksglaubens, der auf innere Maßnahmen von lediglich lindernder Wirkung glaubt, sich stützen zu dürfen, veranlassen uns zu folgen- der Warnung:

Die beliebte Verabfolgung *hoher Einläufe* hat nur einen Sinn bei Verschluß im Colon. Vielleicht daß damit einmal eine Invaginatio ileocoecalis gelöst wird, — vielleicht wird auch einmal ein Flexurvolvulus aufgerollt, vielleicht kommt ein eingeklemmter Fremdkörper ins Rutschen. Aber auf solche Zufallserfolge darf der praktische Arzt keinesfalls warten.

Wer aber gar *Abführmittel* verabreicht, der handelt fahrlässig! Die ohne- hin aufs stärkste angespannte Peristaltik wird ungeregelt und stürmisch, der Zustand verschlimmert sich, die Gefahr des Durchbruchs eines Dehnungs- geschwürs oder eines morschen Carcinoms wird drohend.

Auch die *Opium- und Morphiumdarreichung* muß in Verruf erklärt werden, weil sie genau wie bei der Appendicitis das Krankheitsbild verschleiert und die an und für sich großen Schwierigkeiten der Diagnose über Art und Sitz des Hindernisses nur noch mehrt.

Belladonna und *Atropin* mit krampflösender Wirkung mag bei einem
Fremdkörper oder bei der seltenen spastisch-hysterischen Form des Ileus
einmal nützlich sein, sonst wirkt auch dieses Mittel nicht anders denn vorübergehend krampflösend und damit schmerzstillend.

Magenspülungen, Auswaschung des mit rückgestauten Massen gefüllten
Magens bringt den Kranken wesentliche Erleichterung; sie ist deshalb wohl
am Platze, aber das Grundleiden bleibt unberührt. Wenn das Brechen danach
lange Zeit ausbleibt, darf man keine vertrauensseligen Schlußfolgerungen
herleiten.

Wo die Diagnose auch nur mit einiger Wahrscheinlichkeit auf Darmverschluß gestellt ist, da soll *möglichst frühzeitige Laparotomie* völlige Klarheit und

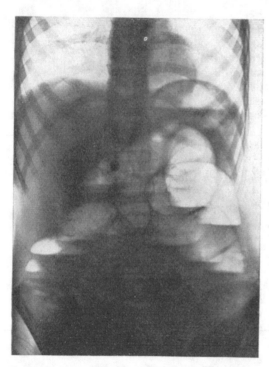

Hilfe schaffen. Bei bestimm-
barem Sitz des Leidens pflegen
wir an der betreffenden Stelle
einzugehen; im anderen Fall
eröffnet man den Bauch in der
Mittellinie. Von kleinem Erkun-
dungsschnitt aus, der eben die
tastende Hand eindringen läßt,
sucht man ohne Vorlagerung
des Darmes nach dem Hindernis.
Geblähte Schlingen weisen den
Weg caudalwärts, kollabierte
nach oraler Richtung. Fehlen
bestimmte Anhaltspunkte über
den Brennpunkt des Leidens,
so soll das Coecum Ausgangspunkt für die Absuchung sein,
was — wir betonen es mit Nach-
druck — *mit aller denkbaren
Schonung* geschehen muß, denn
in diesem bedenklichen Zustande
des Darmes kann jede leichte
Schädigung zur endgültigen
Darmlähmung und zu verhängnisvollen Einrissen der Serosa
führen.

Abb. 230. Dickdarmileus. Gasblasen mit Flüssigkeitsspiegeln. 11jähr. Junge. (Chir. Klinik Göttingen.)

Der *Eingriff* hat zwei Aufgaben zu erfüllen: 1. den angestauten Kotmassen Abfluß zu
verschaffen und 2. das Hindernis zu beseitigen. Unter allen Umständen muß
das erstere erreicht werden, denn das ist eine Indicatio vitalis. Die Beseitigung des Hindernisses, wenn es überhaupt operativ zu bewältigen ist,
kann, je nach den Umständen, auf einen späteren, günstigeren Zeitpunkt
verschoben werden. Nur wo Gefahren für die Blutversorgung drohen, ist wegen
der Gangrängefahr die Aufhebung der Störung vital angezeigt.

Die Wege, die uns zur Verfügung stehen, sind die Anlegung einer *Kotfistel*
(Enterostomie), die *Enteroanastomose*, die *Vorlagerung* der strangulierten oder
obturierten Darmschlinge mit sofortiger Eröffnung derselben und die *Darmresektion*. Kein Eingriff darf bei der Diagnose „Darmverschluß" ohne vorherige Magenspülung vorgenommen werden, auch wenn der Kranke vorher
mehrere Stunden nichts zu sich genommen hat, da der Magen oft rückläufig gefüllt wird.

Ist die Stelle des Hindernisses entdeckt und ausreichend zugängig, so vermag zuweilen ein Handgriff (Lösung einer Invagination, Aufrollen eines Volvulus) oder ein Scherenschlag (Strangabklemmung) den freien Kotlauf wiederherzustellen — immerhin vorausgesetzt, daß die Darmperistaltik nicht gelähmt ist. Bei paralytischem oder schwer geschädigtem Darm ist, ungeachtet der Darmbefreiung, ein Kotfistel anzulegen oder sogar der Darm zu resezieren.

Schwieriger gestaltet sich die Sache bei einer Wegstörung durch Tumor oder Narbe, bei breiten Verlötungen und Verwachsungen. Denn abgesehen von den technischen Schwierigkeiten der Resektion bei dem prallgefüllten und nicht selten morschen Darm hat der Operateur die schwerwiegende Entscheidung zu treffen, ob die Widerstandskraft des Kranken für den in Frage stehenden Eingriff ausreicht. Jede Regel versagt hier — Erfahrung allein vermag das Richtige zu treffen.

M. Die Wurmfortsatzentzündung
(Appendicitis, Perityphlitis).

Allgemeines. Der Wurmfortsatz des Menschen ist, wie neuere vergleichend-anatomische Untersuchungen EGGELINGS bestätigen, wahrscheinlich ein rudimentäres Gebilde, das aus der Rückbildung eines viel umfangreicheren Blinddarmes der Vorfahrenformen hervorging. Dabei hat sich offenbar ein Funktionswechsel vollzogen, indem aus dem ursprünglich verdauenden Organ ein solches mit reichem lymphoiden Gewebe wurde. Seine eigentliche physiologische Funktion freilich beim Menschen ist noch ungeklärt. Die Exstirpation hat jedenfalls nie irgendwelche nachweisbare funktionelle Störungen hinterlassen.

Der Processus vermiformis des Menschen ist ein Anhängsel des Blinddarms (Coecum), das an der Stelle abgeht, wo die Tänien zusammentreffen; es hat wurmförmige Gestalt, die Dicke eines dünnen Bleistiftes, eine sehr wechselnde Länge von durchschnittlich 8—10 cm. Kurz nach der Geburt stellt der Übergang vom Coecum zum Processus vermiformis eine trichterförmige Öffnung dar, die sich im Laufe der Jahre, bis zum 5. Lebensjahre, zu einer deutlichen Abgrenzung und Bildung einer Schleimhautfalte (GERLACHsche Klappe) umgestaltet. Die Lichtung geht in der Größe eines Stecknadelkopfes durch die ganze Länge. Der Bau der Wand ist von der des Darmes dadurch verschieden, daß auch die Längsmuskulatur das ganze Organ umgibt. Der Wurm besitzt eine Schleimhaut, im Aufbau den Tonsillen ähnlich, reich an Follikeln, die wie im Tonsillen, zu entzündlichen Verschwellungen neigen. Vom 5. bis gegen das 30. Lebensjahr bestehen die Follikel in ihrer Hauptmächtigkeit, werden von da ab schmächtiger und gehen schließlich in senile Involution über. Der Inhalt der Lichtung wird gewöhnlich von glasigem Schleim gebildet. Die Peristaltik des Wurmes ist träger und langsamer als die des Darmes. Die Ernährung wird durch eine in dem Rand des sehr fettreichen, kleinen Gekröses verlaufende Schlagader besorgt. Die Ableitung des Blutes geht zum Pfortadersystem. Die erste Lymphdrüsengruppe liegt im Mesenteriolum in der Nähe des Blinddarmes, die zweite im Mesenterium. Die Lage des Wurmfortsatzes ist schon angeboren, entsprechend den Lageverhältnissen des Blinddarmes, sehr verschieden. Sie wechselt ferner mit dem Füllungsgrad des Blinddarmes und seinen Drehungen am kurzen Mesenteriolum.

Wir unterscheiden eine *akute* und *chronische* Blinddarmentzündung, wobei letztere die von Anfang an chronisch verlaufende Form darstellt.

I. Die akute Appendicitis.

Ätiologie. Die Appendicitis beruht auf einer örtlichen, fast ausschließlich vom Coecum übergeleiteten, also enteralen Infektion. Spezifische Erreger sind dabei nicht im Spiele, vielmehr wirken Keime mit, welche im Darm und Wurm Bodenständigkeit haben. Das Bacterium coli neben den verderblich wirkenden Eiterkokken, bei den phlegmonösen und destruierenden Formen vornehmlich die Kettenkokken. Die hämatogen-embolische Entstehung der Perityphlitis ist sehr viel seltener.

Zum Zustandekommen der Infektion bedarf es gewisser Gelegenheitsursachen und prädisponierender Umstände. Sie sind überzeugend bedingt durch die folgenden anatomischen Verhältnisse:

1. durch die große Länge des Wurmfortsatzes im Verhältnis zu seiner engen Lichtung, 2. durch die geringe Peristaltik, welche Stauung und Zersetzung des Inhaltes begünstigt, 3. durch enge Stellen: normalerweise an der Einmündung in den Darm; ferner erworben durch Entzündungen, durch Narben, Kotsteine und Schleimhautschwellungen.

Durch diese drei Ursachen wird Stauung und Zersetzung des Sekretes im Wurmfortsatz und damit das Wachstum und die zerstörende Wirkung der Bakterien gefördert.

Wenn auch gelegentlich Fremdkörper, wie Borsten, Fischgräten, Obstkerne Schrotkörner und Darmschmarotzer (Oxyuren) im Wurmfortsatz gefunden, werden, so darf man diesen keine allzu große ursächliche Bedeutung einräumen. Obenan stehen doch akute und chronische Darmerkrankungen — die Enterocolitis. Jede die Valvula Bauhini überschreitende Enteritis gefährdet den Wurmfortsatz.

Für die *destruktiven* Formen nimmt die neuere Forschung eine Epithelschädigung durch fermentative Vorgänge an.

Der zufließende Dünndarmchymus enthält abbaufähiges Eiweiß und ungespaltene Kohlehydrate und Fette in wechselnder Menge; diese Abbaustoffe sind befähigt, die lebende Zelle tödlich zu schädigen, sobald sie sich stauen. Gelegenheitsursachen für Stauung sind aber ausreichend gegeben in einem solchen Darmanhängsel mit flauer Peristaltik, mit geringer Lichtung bei vielleicht ungewöhnlicher Länge, mit der „tonsillengleichen" Anschwellbarkeit der Follikel, oder bei krankhaften Veränderungen, wie Narbenverengerungen, Fremdkörpern, Kotsteinen, Verwachsungen und Abknickungen. Die fermentativen Giftstoffe sprengen den vitalen Schutzwall der Wurmwand, den Bakterien ist der Weg geebnet. Von ihrer Giftigkeit und der Häufigkeit des Krankheitsgeschehens von den Schutzkräften des Bauchfells und des Kranken hängt der weitere Verlauf ab.

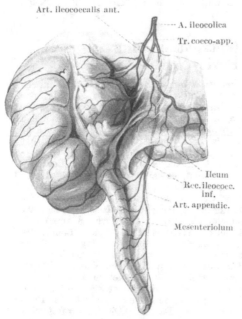

Abb. 231. Anatomie des Wurmfortsatzes.
(Aus: Deutsche Chirurgie.)

Die Appendicitis ist demnach ein rein örtliches Leiden; sie ist ein gewisses Seitenstück zur Tonsillitis, wie überhaupt der ganze feingewebliche Bau mit dem reichen lymphatischen Gewebe und den Krypten mit dem der Tonsillen zu vergleichen ist.

Das *Alter* spielt insofern eine Rolle, als in der frühen Kindheit bis etwa zum 5. Lebensjahr die trichterförmige Einmündung die Entleerung der Sekrete erleichtert und damit die Erkrankung seltener ist, während die Häufung der Appendicitiden mit der Zeit der Hauptentwicklung des follikulären Apparates, d. h. vom 5. bis über das 20. Lebensjahr zusammenfällt und mit dessen Rückbildung, d. h. vom 30. Jahre ab, sich verringert. Doch ist natürlich bei Säuglingen wie bei Greisen ausnahmsweise Appendicitis möglich.

Die *scheinbare Zunahme* der Blinddarmentzündung in der Neuzeit findet ihre Erklärung darin, daß die Erkrankung besser erkannt wird. Wahrscheinlich spielt die Art der Ernährung eine Rolle; vieles spricht für den schädlichen

Einfluß einer allzu reichlichen, gewürzten Fleischkost; gröbere, mehr pflanz-
liche Kost macht die Krankheit seltener (Abnahme im Krieg, Verschiedenheit
nach Nationen und Bevölkerungsschichten). Unregelmäßige Lebensweise, wiederholte Darmkatarrhe,
chronische Darmträg-
heit schaffen vielleicht
günstige Vorbedingun-
gen.

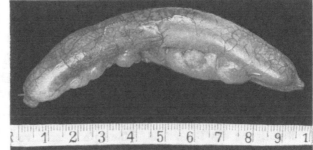

Pathologie. Wir un-
terscheiden zwei Haupt-
formen:

1. die auf die Schleim-
haut beschränkte Ent-
zündung,
    a) katarrhalische
Schwellung,
    b) eitrige Entzün-

Abb. 232. Empyem des Wurmfortsatzes, zum Platzen
mit Eiter gefüllt. (Chir. Klinik Göttingen.)

dung, mit allfälliger Beteiligung des Lymphgefäßapparates,

2. destruierendes Übergreifen auf die Wand,
    a) in Form von Geschwüren, einfachen Perforationen,
    b) in Form von Phlegmonen und Gangrän.

Bei der einfachen *katarrhalischen* Form handelt es sich um eine Follikel-
schwellung, u. U. mit kleinen Blutungen in dieselben, Verlegung der Lichtung
durch die geschwollene
Schleimhaut. Das Sekret
ist trüb, glasig, schleimig.
Bei der katarrhalisch-eit-
rigen Form ist ebenfalls die
Schleimhaut geschwollen,
gerötet, die Wandung
des Wurmfortsatzes öde-
matös durchtränkt, der
Wurmfortsatz verdickt,
aber das Sekret eitrig und
die feinen, unter der Serosa
gelegenen Lymphstränge
eitrig gefüllt, die Gefäße

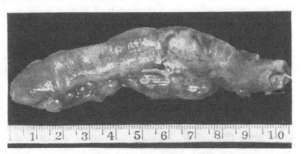

Abb. 233. Gangränöse Appendix mit Kotstein. 36 Stunden
alter Vorgang. (Chir. Klinik Göttingen.)

erweitert, die Drüsen geschwollen. Man hat dies Bild mit der *Angina follicularis*
verglichen. In beiden Fällen ist die Lichtung eingeengt. Bisweilen findet man
an dem kaum veränderten Wurmfortsatz nur die obenerwähnten Lmyphgefäß-
veränderungen und die geschwollenen Drüsen im Ileocöcalwinkel (Lymphangitis
der Appendix).

Auch die *destruktive* Form beginnt in den allermeisten Fällen von der Mucosa
aus. Der zerstörende Vorgang besteht in kleinen Schleimhautgeschwüren, die
auf die übrige Wand übergreifen und zu Durchbrüchen Veranlassung geben
können, oder aber in einer fortschreitenden, phlegmonösen Entzündung, die
alle Schichten ergreift und unter Umständen zu Wandnekrose oder zu Gangrän
des ganzen Wurmes führt. 80 v. H. entfallen auf die zerstörenden Formen.

Im Laufe kurzer Stunden bilden sich die schwersten Veränderungen. Der
Wurm wird dick und starr, geradezu erigiert, sein Serosaüberzug verfärbt sich hochrot. In seiner Wandung treten die erweiterten Gefäßschlingen

der Serosa hochrot hervor, weniger in die Augen springend, als weiße Streifen, ihre überstauten Lymphgefäße. Das Mesenteriolum verdickt sich durch Ödem und durch thrombophlebitische Verstopfung seiner Abflußwege. Wo der Zerfall der Wurmwand im Gang ist, erscheint eine gelbe, bald grün und schwarz-grün verfärbte Stelle von matscher Konsistenz, unter der bis zuletzt haltenden Serosa, die schließlich auch platzt und den Durchbruch vervollständigt.

Ist durch frühere Entzündung und Narbenbildung die Lichtung an einer Stelle verengert oder gar verschlossen, dann staut sich dahinter das entzündliche Sekret, der ganze entzündliche Vorgang spielt sich in dieser abgeschlossenen Höhle ab, während der übrige Wurmfortsatz fast unbeteiligt bleibt. Es bilden sich jene gefürchteten, oft zunächst erscheinungslosen Empyeme aus, die ohne Vorboten platzen und eine stürmische akute Bauchfellentzündung im Gefolge haben können.

Beteiligung des Bauchfells. Mannigfach und von sehr verschiedener Bedeutung sind die pathologischen Vorgänge, unter welchen das Bauchfell an der Wurmfortsatzentzündung teilnimmt. Seine leichten, im wesentlichen auf die Mucosa beschränkten Erkrankungen lassen das Peritoneum kalt. Umgekehrt hat die Bauchhöhle bei raschest fortschreitender Zerstörung, die in wenigen Stunden den Wurm vernichtet, mitunter keine Zeit zu sichtbarer Rückwirkung. Mit Giften überschwemmt, ist sie hier nichts weiter wie die große Saugfläche, von der aus der Körper in kurzen Tagen zugrunde geht.

Zwischen diesen beiden äußersten Grenzen liegen die tausendfach wechselnden Bilder unserer operativen Einsicht, und aus diesen Bildern läßt sich stufenweise die feinere Reaktionsart zusammenstellen, mit der sich das Bauchfell am entzündlichen Vorgang der Wurmfortsatzentzündung beteiligt.

Schon zu einer Zeit, während welcher die Wurmserosa eben über der andrängenden Wandphlegmone die Zeichen der Injektion annimmt, scheidet das angrenzende Bauchfell in begrenzter Menge ein freies, zunächst noch klar seröses Exsudat aus; die anliegenden Schlingen des unteren Ileums binden, indem sie dabei ihre Peristaltik einstellen oder beschränken, das Exsudat in die nächste Nachbarschaft der Entzündungszone. Toxine rufen dieses Trübexsudat hervor, denn es ist anfangs noch steril (Capelle).

Auf den zunehmenden Entzündungsreiz antwortet das Bauchfell mit Ausscheidung fibrinöser, leukocytenreicher Ablagerungen, welche das.Frühexsudat eitrig trüben und zugleich die ersten Verklebungen aufkommen lassen, die den Wurmfortsatz mit den angrenzenden Darmschlingen und diese unter sich zur Verwachsung bringen. Damit ist der erste wichtige Schritt für die Abgrenzung des Entzündungsherdes geschehen.

Am 3. und 4. Tage ist unter den sich wieder entspannenden Bauchdecken das perityphlitische Exsudat, das den Wurm umschließt, tastbar. Bricht sich die Gewalt der akuten Entzündung an der Schranke der Verklebungen, dann entfaltet das Bauchfell seine bewundernswerte aufsaugende und verteilende Tätigkeit. In 2—6 Wochen verschwinden spurlos, unter geringer Temperaturerhöhung, faustgroße derbe Ausschwitzungen.

Ist das Frühexsudat mit seinen Zerfallsprodukten zu mächtig und zu giftig für die glatte Aufsaugung, dann bildet sich unter Fieber der *perityphlitische Absceß*.

Seine Lage wird bestimmt durch die Lage der Appendix, d. h. am häufigsten ileocöcal, seltener seitlich, außen am Coecum oder inmitten der Dünndarmschlingen und bei tiefliegendem Coecum im Douglas (Abb. 234—237). Länger bestehende Abscesse brechen nach Arrosion einer benachbarten Darmwand in diese oder in die Blase ein. Andererseits bilden die Abscesse ständig eine hohe Gefahr für das freie Peritoneum. Unversehens vermögen sie die Sperre

der Verwachsungen zu durchbrechen, um sich im unteren Bauchraum auszubreiten. Die Virulenz der Bakterien ist zwar inzwischen abgeschwächt, aber
die *fibrinöse und eitrige Peritonitis* mit ihren vielfachen Nachschüben und ihrer
wochenlangen Dauer bietet doch eine zweifelhafte Vorhersage.

Klinischer Verlauf. Wechselnde, durch Anlage bedingte Füllungszustände
der Appendix, leichte entzündliche Vorgänge an ihr, Veränderungen der Schleimhaut, können zu leichten Beschwerden geführt haben, die nur als Magenstörungen oder Darmkatarrhe gedeutet wurden.

Der eigentliche Beginn einer akuten Entzündung aber, häufig nach Diätfehlern, Verstopfungen, seltener Durchfällen, setzt doch in der Regel plötzlich
ein mit *Leibschmerzen*, meist nicht sofort in der rechten Unterbauchgegend,
sondern mehr um den Nabel herum, ja in der Magengegend. Zu den Schmerzen
gesellt sich oft *Übelkeit* und *Erbrechen*, was dann leider gar zu oft mit der billigen
Laiendiagnose: verdorbener Magen, abgetan wird. Puls und Temperatur bleiben
unberührt, solange es sich um eine rein katarrhalische Form handelt, ja der
Leib ist in der Blinddarmgegend noch weich und eindrückbar. Unter schmerzhaften Zusammenziehungen sucht der Wurm das zähschleimige Sekret auszu-
stoßen *(Colica appendicularis, Nabelkoliken der Kinder!).*

Greift das Leiden zerstörend auf die Wurmwand über, dann nimmt das
Krankheitsbild ernstere Gestalt an: Der in den ersten Stunden um den Nabel
herum geäußerte *Schmerz* „zieht" jetzt „nach rechts hinüber", wie die Kranken
oft von sich aus angeben. *Temperatur und Puls steigen*, das Allgemeinbefinden leidet, vor allem ist die Gegend des MacBurneyschen *Punktes* (Mitte
zwischen Nabel und Spina) außerordentlich druckempfindlich, die Bauchdecken spannen sich über dem schmerzhaften Bezirk, sie verwehren jedes Eindringen in die Tiefe zur Abtastung eines örtlichen Organbefundes. Diese *reflektorische Bauchdeckenspannung* ist eine der wichtigsten Erscheinungen, sie zeigt
uns Grad und Ausdehnung der peritonealen Reizzone, wie andererseits Pulszahl und -beschaffenheit zum Maßstab für die peritoneale Intoxikation werden.
Solange der Reiz des Bauchfells und die Giftaufsaugung anhalten, bleibt der Puls
unruhig und hoch; erst mit der festeren Abkapselung des perityphlitischen
Exsudates sinkt er ab und wird voller. Toxisch geschädigt vom Bauchfell aus
leidet die Darmtätigkeit, was an der Seltenheit peristaltischer Geräusche,
an der Wind- und Stuhlverhaltung (Tympanie) leicht zu erkennen ist.

So entwickelt sich das Bild in den ersten 24—48 Stunden — man nennt
dies das *Frühstadium der Appendicitis*. Bis zu diesem Punkte sind die Heilungsaussichten nicht schlecht, sei es, daß der berufene Chirurg den Wurm entfernt,
oder aber die Wucht der entzündlichen Sturmwelle sich bricht. In diesem
Falle klingen die Krankheitserscheinungen rasch ab; das schwere Krankheitsgefühl schwindet, der Puls wird ruhiger, die Bauchdeckenspannung vermindert
sich, so daß die tastende Hand ein mehr oder weniger ausgedehntes Exsudat
in der Tiefe zu fühlen vermag. Bei rascher Gesundung erinnert nach 1 bis
2 Wochen nur noch eine leise Druckempfindlichkeit in der Wurmgegend an die
glücklich überstandene Gefahr!

Bedenklich aber wird die Sache, wenn diese Lösung sich verzögert, wenn
der 4. und 5. Tag anbricht bei flackerndem Puls, bei steigender Temperatur
und bei andauernder reflektorischer Bauchdeckenspannung. Der Kranke tritt
damit ins *Spätstadium der Appendicitis* mit ihren mannigfachen Verwicklungs-
möglichkeiten und dem recht unsicheren Ausgang. Alles hängt nun davon ab,
ob die vom durchgebrochenen oder brandigen Wurm auf das Bauchfell über-
tragenen infektiösen Stoffe abgesperrt werden von dem Schutzwall der Verklebungen, oder ob sie früher oder später in den freien Bauchraum einbrechen.

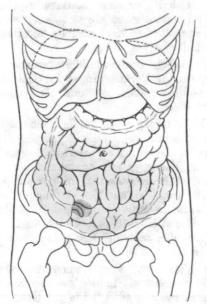

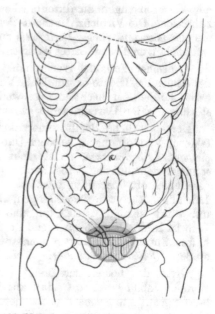

Abb. 234. Appendicitis (2.–3. Tag). Beginnender Absceß. Frühexsudat.

Abb. 235. Appendicitis (7. Tag). Abgekapselter Absceß nach dem kleinen Becken.

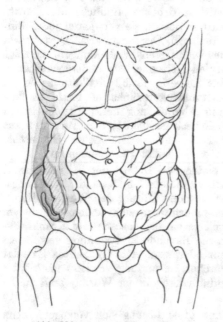

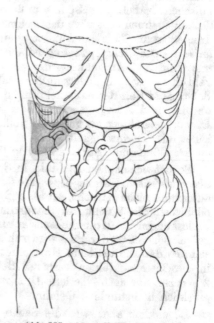

Abb. 236. Appendicitis (7. Tag). Retrocöcaler Absceß.

Abb. 237. Appendicitis subhepatica.

(Nach F. DE QUERVAIN.)

Im ersteren Fall schwindet das Übelsein, der Darm nimmt seine Tätigkeit wieder auf, Puls und Temperatur werden gleichmäßiger, die Bauchspannung läßt nach, und man fühlt eine flache, entzündliche Resistenz, erst unbestimmt in der Abgrenzung, bald wie ein Tumor fest umrissen. Es ist das sulzig-fibrinöse Exsudat, dessen Kern die kranke, mehr oder weniger zerstörte Appendix ist. Nach langen Wochen erst ist die Aufsaugung der entzündlichen Geschwulst beendet. Steigt die Temperatur indessen aufs neue (in remittierendem Typus), so muß man der eitrigen Einschmelzung gewärtig sein — wir finden dann rasch die Zeichen der tiefen Abscedierung. In der Regel liegen die appendicitischen Abscesse an der rechten Beckenschaufel. Sie sind hier dem Messer am leichtesten zugängig. Schwieriger faßbar sind die längs des Colon ascendens phlegmonös aufsteigenden Eiterungen, oder gar jene Abscesse, die schleichend zwischen Leber und Zwerchfell sich entwickeln — die *subphrenischen Abscesse* (s. S. 313). Bei remittierendem Fieber denke man auch an die Möglichkeit eines *Abscesses im* DOUGLAS-*schen Raum* und untersuche vom Rectum aus. Häufiger Drang zum Wasserlassen, Stuhldrang, Abgang von Schleim deuten ohne weiteres darauf hin.

Oft geben wiederholt bestimmte *Leukocytenwerte* einen guten Maßstab für Fortschreiten oder Rückbildung der Veränderungen. Im Frühstadium steigen die weißen Blutkörperchen fast regelmäßig auf 9—12000 an, bei Abscedierung, gleichviel an welcher Stelle, erreichen sie gelegentlich sehr hohe Werte (bis 30000 und darüber), um mit der Eröffnung von Abscessen oder ihrer Aufsaugung wieder abzusinken. Die Leukocytenzählung ist auch wertvoll für die Abgrenzung, z. B. gegenüber einem rechtsseitigen Harnleiterstein. Nur darf man ja nicht aus niedrigen Werten allein den Schluß ziehen, es läge keine Blinddarmentzündung vor. Gerade bei den übelsten, schnell mit Gewebstod einhergehenden Formen können die Werte sogar unter der Regelzahl liegen.

In glücklicherweise seltenen Fällen kommt es unter Schüttelfrost und plötzlichem Temperaturanstieg bis über 40° zur Thrombophlebitis der Vena ileo-colica, der Venae colicae dextrae. Auf die Pfortader fortschreitende Thrombose mit ihren verhängnisvollen Folgen (Leberabscesse, Pyämie) droht, wenn nicht frühzeitig operiert und die Vene unterbunden wird.

Endlich die *verhängnisvolle Perforationsperitonitis!* Sie kann, wie zu Beginn angedeutet, schon im Frühstadium eintreten, hat dann auch meist die Grundzüge der nichts Gutes verheißenden akuten Bauchfellentzündung. Im Spätstadium ist das Einsetzen erkennbar an erneuter plötzlicher Pulssteigerung bei unleidlichen Leibschmerzen und unstillbarem Brechreiz. Das ist der Auftakt für die stürmische Entwicklung der diffusen akuten Peritonitis, wie sie S. 306 geschildert ist. Traurige Fälle, die unheilvolle Schönseherei oder blöde Unwissenheit verschuldet haben!

Ganz selten kommt es noch spät von einer durchgebrochenen vereiterten Lymphdrüse zur Peritonitis. Bei länger dauerndem intermittierendem Fieber ohne wesentlichen Befund muß man an solche Vorgänge denken.

Nach dem Vorstehenden dürften die mannigfachen Spielarten des perityphlitischen Krankheitsbildes verständlich sein. Der leichteren Übersicht halber und aus didaktischen Gründen seien folgende 5 Formen kurz umrissen:

1. schnelles völliges Abklingen mit Rückgang der örtlichen Erscheinungen in kurzer Zeit (1—2 Tagen) (katarrhalische Form);

2. allmähliches Abklingen der örtlichen und peritonitischen Anfangserscheinungen. Puls und Temperatur gehen zurück, das plastische Exsudat in der Wurmfortsatzgegend nimmt nach und nach ab;

3. nach Abklingen der Anfangserscheinungen 2—3 Tage lang verhältnismäßiges Wohlbefinden mit leichtem Rückgang der Temperatur, leichter Besserung des Pulses, dann erneuter Anstieg der Temperatur und des Pulses, entzündlicher Nachschub oder beginnende eitrige Einschmelzung;

4. die Erscheinungen klingen nicht ab, es bleiben Puls oder Temperatur entweder hoch, ohne deutliche Ausbildung von örtlichen Erscheinungen (Verdacht

auf drohende pyämische Verschleppung), oder es bleiben die örtlichen peritonitischen Erscheinungen bestehen und nehmen zu (schubweise sich ausbreitende Peritonitis);

5. es kann nach Überstehen der ersten stürmischen Erscheinungen, einigen
Tagen des Wohlbefindens oder 1—2 Wochen nach einem scheinbar gut überstandenen Blinddarmanfall plötzlich eine diffuse Bauchfellentzündung, beruhend
auf dem Durchbruch eines Eiterherdes in die freie Bauchhöhle, eintreten (Perforationsperitonitis).

Die rasch abklingende Form schließt außer etwaigen Rückfällen keine Gefahr
in sich. In 60 v. H. dieser Fälle muß man sich aber auf eine Wiederkehr der
Entzündung gefaßt machen, auch wenn Jahre völligen Wohlseins darüber
vergangen sind. Die übrigen Abarten der akuten Blinddarmentzündung bergen
im steigenden Maße Gefahren für das Leben in sich. Wenn auch eine Aufsaugung eines eitrigen Exsudates oder eine Entleerung in ein benachbartes
Organ oder nach außen möglich ist, so darf damit doch nicht immer gerechnet
werden; bei fortschreitenden Exsudaten drohen stets Weiterungen durch Verschleppung und Übergreifen der Eiterung auf das .Bauchfell.

Gewisse Änderungen erfährt der gewöhnliche Verlauf der Perityphlitis bei
Kindern, indem sowohl die allgemeinen Erscheinungen heftiger zu sein pflegen,
als auch die Bauchfellentzündungen ernster verlaufen, sowie bei *älteren Leuten,*
bei denen trotz schwerer Veränderungen am Wurmfortsatz die klinischen Erscheinungen weniger stürmisch sind, um so größer ,aber die Gefahr.

Die *Haupterscheinungen* der akuten Appendicitis lassen sich kurz folgendermaßen umreißen:

Schmerz. Oft heftig, zu Beginn diffus, bald verlegt auf die rechte Unterbauchseite;
Druckschmerz. Meist zwischen Nabel und Spina ant. am stärksten;
*Erbrechen. Fehlt nur in einem Viertel der Fälle, ist reflektorisch, deshalb von
Fall zu Fall verschieden;*
*Bauchdeckenspannung. Frühzeitig vorhanden, in der Stärke entsprechend der
peritonealen Entzündung, fehlt bei im Becken verstecktem Wurmfortsatz; also stets
rectal untersuchen; sie kann auch bei retrocöcaler Lage des Wurmes fehlen;*
*.Darm. Peristaltik gering oder aufgehoben, Stuhlverhaltung, selten Durchfälle
(Sepsis!);*
*Fieber. Regellos, meist erhöht, selten hoch (Rectalmessung! größerer Unterschied
zwischen Rectal- und Axillartemperatur); remittierendes Eiterfieber in späteren
Stadien bei putrider Eiterung;*
Puls. Stets erhöht — bei Peritonitis bis 120 und darüber.

Die **Diagnose** gründet sich auf die in der Vorgeschichte erhobenen früheren
Magen-Darmbeschwerden oder Blinddarmanfälle, auf das meist jugendliche
Alter, die akut einsetzenden Schmerzen, die Druckempfindlichkeit in der rechten
Unterbauchgegend, die Muskelspannung, Erbrechen, verringerte oder fehlende
Peristaltik. Fieber, nachweisbare Resistenz oder Dämpfung.

Die Untersuchung per .rectum soll niemals unterlassen werden; das Abtasten
der Bauchdecken soll mit leichter Hand erfolgen. Im Zweifelsfall empfiehlt
sich die Wiederholung der Untersuchung nach einigen Stunden. Man hüte sich
aber, das Krankheitsbild durch Darreichung von Betäubungsmitteln zu ver-
verschleiern. Morphium- und Opiumbehandlung verdeckt nur die klinischen
Erscheinungen; das pathologisch-anatomische Krankheitsgeschehen schreitet
derweilen fort!

Nach Ablauf der ersten 12—24 Stunden ist die Diagnose auf das Fortschreiten
der Erscheinungen, besonders der peritonitischen auszudehnen; also besonders
auf Puls, zunehmende Bauchdeckenspannung, Erbrechen zu achten. Ein
Rückgang örtlicher Erscheinungen beim Bestehenbleiben hohen Pulses weist

auf Verwicklungen mit peritonitischen und metastatischen (septischen) Vorgängen hin. Wiederholte Untersuchung des Blutbildes auf Leukocytenzahl und Linksverschiebung.

Spontaner Abgang von Stuhl ist ein gutes Zeichen. Erschwerung des Urinlassens, Blähungsbeschwerden, Abgang von Schleim aus dem Mastdarm weisen auf einen Douglasabsceß, die Psoasstellung (leichte Flexion) des rechten Beines auf entzündliche Vorgänge hinter dem Blinddarm hin. Schüttelfröste, Schmerzen an anderen Körperstellen, Lungenerscheinungen, gelbes Aussehen deuten auf Verschleppung der Eiterung in andere Organe und pyämische Zustände.

Für die *Differentialdiagnose* kommen Erkrankungen der Gallenblase, vor allem Cholecystitis und die Gallensteinkolik, die Nierensteinkolik, der Durchbruch eines Magen- oder Zwölffingerdarmgeschwürs, die Entzündungen des MECKELschen Divertikels, geplatzte Extrauterinschwangerschaft, Corpus luteum = Blutung, stielgedrehte Ovarialcyste, stielgedrehte Appendix epiploica, akute Pankreatitis, ja selbst akute Pneumonien, Perikarditis und Meningitis in Frage, insofern akut einsetzender Schmerz, Fieber und Bauchmuskelspannung allen gemeinsam sind; ferner können eine akute Enteritis (Colitis), bei Kindern eine akute Gastroenteritis, bei Frauen Adnexerkrankungen, bei Männern beginnende Epididymitis bei Lymphangitis entlang dem Samenstrang ähnliche Erscheinungen zeitigen. Die genaue Untersuchung der betreffenden Organe darf nicht unterbleiben.

Schwierigkeiten in der Deutung des Befundes können bei regelwidriger Lage des Wurmfortsatzes und bei Schwangerschaft entstehen.

Das Blutbild ist für die Vorhersage wichtiger als für die Erkennung. Immerhin gibt es differentialdiagnostische Anhaltspunkte für einen entzündlichen Vorgang.

Der Wurmfortsatz kann an den *akuten Darminfektionskrankheiten* sich ebenso wie die übrigen Darmabschnitte spezifisch beteiligen, z. B. der Sitz von Typhusgeschwüren oder nur von begleitender Schwellung der Schleimhaut betroffen sein. Da alle diese Zustände sich in ihm langsamer zurückbilden, so kann es noch einige Wochen später zu anscheinend primären Blinddarmanfällen kommen. Andererseits ist eine akute, auch eitrige Blinddarmentzündung, unabhängig von der eigentlichen Infektionskrankheit, aber zeitlich mit ihr zusammenfallend, möglich und verschiedentlich beobachtet. Die Unterscheidung dieser verschiedenen Formen ist nicht einfach. Zumal beim Typhus ambulatorius kann die typhöse Peritylitis oder Verdickung in der Nähe des Wurmfortsatzes einem gewöhnlichen perityphlitischen Absceß oder entzündlichen Tumor sehr ähnlich sein. Man wird sich nicht so sehr von den örtlichen Beschwerden als von den objektiv örtlich nachweisbaren Erscheinungen, besonders der Tumor- und Exsudatbildung leiten lassen müssen und nur bei zunehmender oder deutlicher örtlicher Veränderung, beginnenden peritonitischen Erscheinungen zur Operation entschließen.

Verwicklungen können das Krankheitsbild entscheidend beeinflussen, auch wenn das Bauchfell selbst nicht die Todesursache wird. Hier wären in erster Linie die Thrombose und Embolie zu erwähnen, sowie die auf dem Lymphweg entstandene Infektion und Vereiterung der Gekrösedrüsen, dann die bereits besprochenen septischen Leberabscesse, toxischer, meist tödlich endender Ikterus, ferner Hämaturien, die entweder schon in den ersten Tagen oder später, in der zweiten und dritten Woche überraschend auftreten. Die Perityphlitis in der Schwangerschaft löst bei der Hälfte der Frauen den Abort aus und gestaltet damit die Vorhersage wesentlich ernster. Auch im Alter ist die Appendicitis heimtückisch: geringe Anfangserscheinungen, akuter Beginn gleich mit Durchbruch. Vorhersage ungünstig.

Die **Vorhersage** der *akuten Blinddarmentzündung* wird von verschiedenen Umständen beeinflußt; in erster Linie durch die Heftigkeit der Entzündung bzw. die Giftigkeit der Entzündungserreger. Die katarrhalischen und auch die eitrigen Formen ohne Durchbruch bedingen weniger Gefahr; die brandigen

sind verhängnisvoll. Dann von dem Ausgangspunkt und dem Sitz der Entzündung, was mit der Lage und Länge des Wurmfortsatzes eng zusammenhängt. Alle im Leistendreieck und im kleinen Becken sich abspielenden Entzündungen kapseln sich leichter und frühzeitiger ab, während Durchbrüche
inmitten von Dünndarmschlingen meist eine allgemeine, sich rasch ausbreitende Bauchfellentzündung zur Folge haben.

Von größter Bedeutung ist auch der Zeitpunkt, zu dem die Kranken in sachgemäße Behandlung — sagen wir ruhig in die Hand eines erfahrenen Chirurgen —
kommen. Bei ausschließlich innerer Behandlung steigt die Sterblichkeitsziffer
auf 10—14 v. H.; die chirurgische Behandlung hat sie innerhalb der ersten
24 Stunden auf 1 v. H. herabgedrückt. Man wird also bei klarer Diagnose und
Fehlen von Gegenanzeigen unbedingt zur chirurgischen Behandlung raten müssen.

Bei einsetzender allgemeiner freier Bauchfellentzündung kann nur sofortige
Operation Aussicht auf Rettung eröffnen. Mit jeder weiteren Stunde verschlimmert sich die Vorhersage. Vom 2. Tage ab schnellt die Sterblichkeit schon
auf 40—60—80 v. H. hinauf. Es ist also dringendes Gebot, den Kranken schon
beim Verdacht auf Blinddarmentzündung dem Chirurgen zu überweisen.

Nach einem spontan glücklich überstandenen Anfall pflegen in einem Drittel
der Fälle weitere Rückfälle zu folgen; die nichteitrige Form wird in 50 v. H.
rückfällig, die eitrige Form in 5 v. H. der Fälle, denn in letzterem Falle ist
der Wurmfortsatz meist zerstört oder, in derbe Narben eingebettet, unschädlich gemacht. Eine zuverlässige Regel gibt es hierfür aber nicht. Es ist
durchaus nicht ausgeschlossen, daß rückfällige eitrige Entzündungen neue
und gefährlichere Bahnen einschlagen.

Unsere Ausführungen gelten für die *akuten* Entzündungen. Die *chronischen*
haben viel bessere Heilungsaussichten; sie sind von weniger Gefahren umgeben.

Die **Behandlung** der *akuten Appendicitis* muß, wenn nicht allgemein Gegenanzeigen gegen jede Operation bestehen, innerhalb der ersten 48 Stunden eine
operative sein (Technik s. S. 398). Klingen auch zahlreiche leichtere Fälle bei
innerer Behandlung (strenge Bettruhe, Umschläge, Nulldiät) innerhalb 24 bis
36 Stunden ab, so bleiben doch spätere Rückfälle gerade in diesen leichten
Fällen selten aus. Das gilt auch für die Colica appendicularis bei Kindern. Hier
sind die Eltern auf die Möglichkeit eines unvermuteten Überganges in einen
akuten appendicitischen Anfall aufmerksam zu machen. Deshalb wird aus
Gründen des Vorbeugens auch hier besser operiert, denn die Rückfälle sind
selbst bei der ausgesuchtesten Fürsorge und Umsicht der Eltern nicht sicher
zu verhüten. Die ständige Schonung, die vorsichtige Kost und das andauernde
Zurückhalten in Spiel und Sport bekommt der heranwachsenden Jugend weder
in körperlicher noch geistiger Beziehung gut. Das ist ausreichend Grund für
einen so wenig gefährlichen, vorbeugenden Eingriff, wie ihn die Appendektomie
am 1. Krankheitstage darstellt.

*Alle akuten Formen sind also frühzeitig, d. h. innerhalb der ersten 24 bis
höchstens 48 Stunden nach Beginn der Erkrankung zu operieren.* Akute Formen
innerlich zu behandeln, heißt, sie den Gefahren der Absceßbildung, Bauchfellentzündung, Eiterverschleppung, die wir in ihren Folgen niemals übersehen
können, aussetzen. *Da die zur richtigen Zeit unternommene Operation der Blinddarmentzündung kaum 1—2 v. H. Sterblichkeit gibt,* also fast ebenso günstig sich
stellt wie die Operation in der anfallsfreien Zeit, so ist bei *frühzeitig* in Behandlung kommenden Fällen das Überleiten in das freie Intervall falsch, weil wir
die Verhütung der Verwicklungen nur durch rechtzeitige Operation in unserer
Hand haben. Glücklicherweise kommt heute bei klarer Anzeigestellung durch
den Arzt Operationsverweigerung kaum noch vor. Wer wollte auch die schwere
Verantwortung der 10mal größeren Gefahr der Nichtoperation tragen!

Am aussichtsreichsten ist die Operation innerhalb der ersten 24 Stunden, d. h. dann, wenn die entzündlichen Vorgänge noch auf den Wurmfortsatz und seine allernächste Umgebung beschränkt sind. Aber auch bei Operationen bis zur 48 Stunden-Grenze sind die Gefahren meist noch gering.

Diese Frühoperation und ebenso die Intervalloperation, d. h. 6—8 Wochen nach dem Anfall, haben den Zweck, weitere Verwicklungen oder erneute Anfälle auszuschalten, den Wurmfortsatz unter größter Schonung der übrigen Bauchhöhle zu entfernen.

Kommen Fälle nach abgelaufenen stürmischen Erscheinungen erst am 3. oder 4. Tag in unsere Behandlung, so warten wir ab, wenn die Krankheit im Begriff ist, sich abzugrenzen. Bettruhe, Nulldiät oder höchstens flüssige Kost, Eisblase auf den Leib. Bei besonders schweren Erscheinungen seitens des Pulses und vor allem des Bauchfells darf man auch in dieser Zeit mit dem Eingriff nicht zögern. Die Sterblichkeit ist freilich dann merklich höher als in den ersten 48 Stunden.

Bei allen verschleppten Fällen gestaltet sich die Appendektomie wegen Verwachsungen, Darmverklebungen und der Brüchigkeit der entzündlich infiltrierten Gewebe unter Umständen ungewöhnlich schwierig. Deshalb pflegen wir auch bei Eröffnung abgekapselter perityphlitischer Abscesse die Appendix nur dann fortzunehmen, wenn sich das ohne weitere Durchwühlung der Bauchhöhle machen läßt, und den eröffneten Absceß nur zu drainieren, sonst mit der Herausnahme des Wurmes bis zum Abklingen aller Entzündungserscheinungen zu warten. Ist es etwa gar bereits zu einer Thrombophlebitis der Vena ileocolica mit septischen Erscheinungen gekommen, dann kann die Unterbindung dieser Vene noch lebensrettend werden.

II. Die chronische Appendicitis.

Sie verläuft, wenn man von den seltenen Fällen von chronischem Empyem des Wurmfortsatzes absieht, *ohne Eiterung*. Zumeist sind es Verwachsungen, Knickungen des Wurmfortsatzes mit zeitweiliger Schleimverhaltung oder Kotstein, welche einen chronischen Entzündungszustand unterhalten. Narbige Veränderungen der Wurmwand, katarrhalische Auflockerung der Schleimhaut bilden die pathologisch-anatomische Grundlage.

Als Ursachen kommen in Frage:

1. Zurückbleibende chronische Entzündungen nach akuten und subakuten Anfällen.

2. Mitbeteiligung der Appendix an einer Colitis oder Pericolitis.

3. Die sehr seltene tuberkulöse oder aktinomykotische Entzündung.

Die *Erscheinungen* sind nicht mit denen des akuten Anfalls zu vergleichen. Meist sind sie so unbestimmt, entwickeln sich so schleichend, und machen sich oft nur so vorübergehend geltend, daß die Diagnose nicht leicht zu stellen ist. Wir hören von einem Gefühl des Unbehagens, der Schwere in der Unterbauchgegend, gelegentlich von Magen-Darmstörungen, besonders Verstopfung, bisweilen von flüchtig ziehenden oder kolikartigen Schmerzen und zeitweise vermehrter Druckschmerzhaftigkeit in der rechten Unterbauchgegend. Kein Wunder, daß diese Zeichen zunächst als Magen-, Darm-, Gallengangs- oder Leberleiden, bei Frauen auch als Adnexerkrankungen gedeutet werden; dies letztere um so mehr, als die Menses gewöhnlich eine Verschlimmerung einleiten. Freilich, wo der Kranke von früheren typischen Anfällen zu erzählen weiß, da richtet sich der Verdacht ohne weiteres auf den Wurm.

Im übrigen ist der objektive Befund recht karg. Bei dünnen Bauchdecken ist der durch Verwachsungen verlagerte, in seiner Wand verdickte und druckempfindliche *Processus vermiformis* ausnahmsweise tastbar, daneben vielleicht

ein geblähtes Coecum, das sich unter Gurren auf Druck entleert, Magenstörungen und Verstopfung. Nach infektiösen Darmkrankheiten (Ruhr, Paratyphus) können lange Zeit cöcale Beschwerden zurückbleiben, die aber in
einem Colonkatarrh, in Gärungszuständen und Spasmen (*Colitis spastica* s.
S. 369) ihre Erklärung finden. In unklaren Fällen gibt die *Röntgenuntersuchung*
wertvolle Hinweise. Ein sich unter Kompression bei der Trochoskopie gut
füllender, regelrecht gelegener und gut beweglicher Wurmfortsatz wird selten
das Ausgangsorgan chronischer Darmbeschwerden sein können. Umgekehrt
sind röntgenologisch erweisbare Abknickung, ein als Aussparung sich abzeich-
nender Kotstein, eine retrocöcale Lage wichtige Hilfsmittel für die sonst ja
schwierige Anzeigestellung. Auch ein bei mehrfacher Untersuchung nicht dar-
gestellter Wurm weist auf eine Veröldung der Lichtung und damit auf einen
chronischen Krankheitsvorgang hin. Diagnostische Schwierigkeiten können die
mit tumorartigen Wandverdickungen einhergehenden Formen der chronischen
Entzündung bereiten (Appendicitis fibroplastica).

Nervöse Menschen mit chronischen Durchfällen bieten mitunter die Zeichen
einer anscheinend echten Appendicitis. Mit vielen Wehs und Achs finden sie
sich beim Chirurgen ein, oft genug bringen sie die fertige Diagnose mit. Kein
Wunder, daß diese Leute in rauhen Mengen ihren Blinddarm beim operations-
freudigen Chirurgen lassen. Wenige Wochen nach der Operation haben sie
ihre alten Beschwerden wieder. Der Chirurg tut gut, hier kühl und zurückhaltend zu urteilen und sich nicht gleich verleiten zu lassen, diesen Kranken
den Wurmfortsatz herauszuschneiden. Es liegt hier eben keine echte Appendicitis
vor, sondern eine *neurogene Form* des Leidens. Sie ist heute anatomisch faßbar:
man findet Störungen des örtlichen Nervengeflechts (Wucherungen des nervösen
Schleimhautgeflechts) und im Bereich endokriner epithelialer Organe in der
Darmschleimhaut (sog. gelbe Zellen). Die sorgfältige Röntgenuntersuchung wird
manchen derartigen Kranken vor der überflüssigen Operation bewahren.

Bei der *Tuberkulose* und *Aktinomykose* kommt es zur Bildung großer Tumoren, die ohne
Temperatursteigerungen und wesentliche Schmerzen verlaufen, was besonders auffällig
ist im Verhältnis zu dem großen Infiltrat.

Die *Mukocele* des Wurmfortsatzes ist eine zuweilen sehr erhebliche Ansammlung glasigen
Schleims unter starker Auftreibung des Organs peripher von einer Stenose. Beim Platzen
des prall gefüllten Wurmfortsatzes kann es zum Pseudomyxoma peritonei (s. dort) kommen.

Geschwülste. Von der Schleimhaut des Wurmfortsatzes gehen *carcinomähnliche,* doch
gutartige Neubildungen der Schleimhaut aus, welche das klinische Bild einer chronischen
Wurmfortsatzentzündung mit starker Verdickung des Organs hervorrufen können. Gelegentlich sind auch Cysten beobachtet.

Bei der *chronischen Perityphlitis* ist die Operation im allgemeinen angezeigt,
wenn objektive Veränderungen in der Appendixgegend bestehen oder sichere
Anfälle vorhergegangen sind, oder bei negativem Befund längere Beobachtung
und die Röntgenuntersuchung (Trochoskopie) die subjektiven Beschwerden
immer wieder in der Blinddarmgegend angesiedelt zeigen, und keine andere
Ursache nachweisbar ist. Man beachte bei der Operation den Zustand des
Coecums (Verwachsungen, Wandinfiltrate). Bei gleichzeitig vorhandener chronischer Colitis bleiben in der Regel die alten Beschwerden bestehen.

Technik der Appendektomie. Längs- oder Schrägschnitt in der rechten Unterbauchgegend unter möglichster Schonung der Muskeln und Nerven. Der Wechselschnitt bzw.
der Rectusrandschnitt erfüllen beide diese Forderung. Wir ziehen den letzteren vor, da
er sich bei schwer auffindbarem Wurm leichter erweitern läßt: Eröffnung der Bauchhöhle
in 3—4 cm Ausdehnung, Aufsuchen des Coecums und Wurmfortsatzes, den man am
sichersten findet, wenn man an der Taenia libera entlang nach unten geht; Lösung von
Verwachsungen, Abbinden des Mesenteriolums; der Wurmfortsatz wird an seiner Abgangsstelle aus dem Coecum umschnitten, abgebunden und der Stumpf doppelt übernäht.
Völliger Schluß der Bauchwunde bei reinem Verlauf des Eingriffes; war der Wurm brandig,
durchgebrochen oder Eiter vorhanden, Einlegen eines dünnen Drains.

Perityphlitische Abscesse, intraperitoneal abgekapselt, in der Inguinalgegend, in der Lendengegend sind nach den bei der umschriebenen Bauchfellentzündung gegebenen Vorschriften zu eröffnen, Douglasabscesse vom Rectum aus, nach vorheriger Sphincterdehnung und Probepunktion. Im allgemeinen geht man unter örtlicher Betäubung auf die am meisten vorgewölbte Stelle ein und sucht unter Vermeidung der Eröffnung der freien Bauchhöhle den Eiter zu entleeren. Muß die Bauchhöhle eröffnet werden, so ist für gutschützende Tamponade während der Operation zu sorgen.

N. Chirurgie des Mastdarms und Afters.

Allgemeine Vorbemerkungen. Der Endabschnitt des gesamten Darmrohres wird als Rectum bezeichnet. Seine obere Grenze gegen das Colon pelvinum liegt in der Höhe des 3. Kreuzbeinwirbels, seine untere Grenze an der äußeren Analöffnung. Die Länge beträgt im Mittel 16 cm; hiervon entfallen auf den Ampullenteil 12, auf den Analteil 4 cm. Die anatomischen Kennzeichen sind: Geringere Beweglichkeit wegen Fehlens eines freien Mesorectums, glattere Oberfläche und gleichmäßigere Verteilung der Längsmuskulatur wegen Fehlens der Tänien, teilweise — in den oberen zwei Dritteln hinten beginnend und nach vorn allmählich fortschreitend — und im unteren Drittel völliges Fehlen des Peritonealüberzuges.

Der tiefste Punkt der Umschlagstelle des Bauchfells liegt vorn in der Höhe der Samenblasenkuppe, also in 6—7 cm Entfernung vom After. Bei rectaler Untersuchung erreicht die Spitze des Fingers diese Stelle leicht.

Der Verlauf des Rectums ist, entsprechend der Krümmung des Kreuz- und Steißbeins, in den oberen zwei Dritteln nach vorn konkav, in dem unteren Drittel nach vorn konvex. Außer diesen sagittalen Krümmungen begegnen wir noch mindestens 3 Krümmungen (2 nach rechts, 1 nach links) in frontaler Richtung. Der äußeren Krümmung und Ausweitung entspricht auf der gegenüberliegenden inneren Rectalwand eine Schleimhautfalte, deren größte und konstanteste — die KOHLRAUSCHsche Falte — etwa 6 cm oberhalb des Anus gelegen, mit dem sog. Sphincter tertius — der aber kein Ring- und Schließmuskel ist — zusammentrifft.

Der Ampullenteil — Kotblase — des Mastdarms reicht bis zum Diaphragma pelvis (Musculus levator ani) und ist bis auf eine etwas festere Anheftung in der Gegend der Prostata gut verschieblich.

Die Analportion, von vorn oben nach hinten unten verlaufend, dient lediglich als Ausführungsgang, haftet fest in der Umgebung und läßt die pigmentierte Zona cutanea (bis zur unteren Grenze des Sphincter internus), die grauweiße Zona intermedia (etwa $1^1/_2$ cm hoch) und die durch 8—10 je nach der Füllung der Venen stärker hervortretende Längsfalten (Columnae Morgagni) ausgezeichnete Zona columnaris erkennen. Die unteren Enden der Längsfalten sind durch kleine Querfalten verbunden und bilden somit kleine Taschen, Blindsäcke (Lacunae, Sinus Morgagni). Den Verschluß des Ausführungsganges bilden der Sphincter externus und internus, die so gelagert sind, daß der untere Rand des 2 cm hohen äußeren Schließmuskels den unteren Rand des 3 cm hohen inneren Schließmuskels um 1 cm überragt. Physiologisch ist der letztere abhängig von dem ersteren. Fällt der Sphincter externus vollkommen aus, so unterliegt der Sphincter internus vollkommen den Gesetzen der Peristaltik (also Inkontinenz bei *völliger* Durchtrennung des Sphincter externus).

Das Diaphragma, d. h. der Levator ani, wird oben wie unten von einer Fascie umkleidet, welche mit der Fascia parietalis pelvis im Zusammenhang steht. Somit werden zwei mit der Spitze gegeneinander gerichtete, von Fettgewebe und lockerem Bindegewebe erfüllte Räume gebildet, von denen der obere (das Cavum pelvirectale) in das subperitoneale Fett, der untere (das Cavum ischiorectale) in das subcutane Gewebe übergeht.

Die Blutversorgung des Mastdarms geschieht durch den Endast der Arteria mesenterica inferior, die Arteria haemorrhoidalis superior, sowie durch die Arteria haemorrhoidalis media aus der Arteria hypogastrica und die Arteria haemorrhoidalis inferior aus der Arteria pudenda. Die Gefäße stehen durch die Arteria haemorrhoidalis media miteinander in Verbindung. Die Venen des Mastdarms verlaufen wie die Arterien. Es mündet also die Vena haemorrhoidalis superior in die Vena portae, während die beiden anderen Venen in die Vena cava münden. Die venösen Gefäße liegen sowohl unter der Schleimhaut als auch unter der Muskulatur und bilden über der Afteröffnung einen Ring.

Die entsprechenden Lymphdrüsen liegen sowohl in der Leistengegend als auch hinter dem Rectum und an der Seitenwand des Beckens.

Die Innervation des Levator ani und des Sphincter externus geschieht durch einen aus dem 4. Sacralnerven stammenden, an der Außenseite des Levator verlaufenden Ast. Die sensible Versorgung des Afterringes in der vorderen Dammgegend besorgt der Nervus pudendus, die der hinteren Dammgegend der Nervus cutaneus fem. post. Die Nerven des Rectums entstammen den sympathischen Geflechten um die Arteria haemorrhoidalis. Das untergeordnete Defäkationszentrum liegt im Endabschnitt des Lendenmarkes; jedoch sind mehrere übereinander gelegene Reflexbogen, deren unterer in der Muskulatur des Rectums beginnt, wohl anzunehmen; das übergeordnete Defäkationszentrum (Beherrschung der Defäkation) liegt im Großhirn.

Die **Untersuchung** des Mastdarms geschieht nach genauer Besichtigung der Aftergegend am besten mit dem gut eingeölten und behandschuhten Finger, wobei sowohl auf die Beschaffenheit der inneren Mastdarmwand als auch auf etwaige außerhalb derselben gelegene Schwellungen, sowie die Verschieblichkeit des Darmrohres gegen die Umgebung zu achten ist. Das Betasten höher gelegener Teile kann man sich, während sonst die Untersuchung in Steinschnitt- oder Seitenlage vorzuziehen ist, dadurch erleichtern, daß man den Kranken im Stehen untersucht und ihn pressen läßt. Narkose ist selten nötig.

Will man die unteren Abschnitte des Mastdarms dem Auge zugängig machen, so bedient man sich röhrenförmiger oder einfacher rinnenförmiger oder zwei- bis dreiblätteriger Spekula.

Die *Recto-Romanoskopie* gewährt einen guten Überblick über etwaige Geschwüre und Geschwülste des Mastdarms, ist in Steinschnitt- oder Knieellenbogenlage mit einem 12—25 cm langen Rohr, dessen eingeschobenes Ende eine Lichtquelle trägt, verhältnismäßig leicht auszuführen und ermöglicht auch die Vornahme kleinerer Operationen durch das Rohr, z. B. die Elektrokoagulation eines gestielten Polypen. Beim weiteren Vorschieben des Rohres zur Romanoskopie ist Vorsicht, besonders bei schlaffem Darm (chronische Verstopfung) nötig, um schwere Schädigungen (Durchbohrungen der Darmwand) zu vermeiden.

Die Untersuchung der unmittelbar über dem After und am After gelegenen Teile nehmen wir mit dem *Proktoskop* vor, einem konisch zulaufenden, geschlossenen Rohr, dessen Ampullenende im Innern einen Spiegel trägt. Es hat den Vorteil, daß man nicht durch Kotreste gestört wird. Durch das seitliche Fenster lassen sich besonders innere Hämorrhoidalknoten sehr gut erkennen und auch behandeln. Die Beleuchtungsquelle liegt wasserdicht im Handgriff.

Angeborene Mißbildungen. Durch Herabwachsen des Septum Douglasi wird die ursprünglich gemeinsame Kloake in den Sinus urogenitalis (Harnblase, innere Urethra) einerseits und das Rectum andererseits geschieden. Durch Vereinigung des Aftergrübchens mit dem Rectum kommt die Verbindung nach außen zustande (s. auch S. 296). Durch Bildung des Genitalhöckers kommt es zur Entstehung des Dammes sowie der äußeren Mündungen des Harnapparates.

Mißbildungen können dadurch entstehen, daß

1. die Analeinstülpung den Enddarm nicht erreicht und beide durch eine dünne, beim Pressen sich vorwölbende Membran, die das Meconium durchscheinen läßt, getrennt sind. Das Analgrübchen fehlt vollständig (seltener) oder ist als Fältelung der Haut oder kleine Eindellung angedeutet. Der Sphincter ist gut ausgebildet. *Atresia ani* (Aftersperre) (häufigste und am leichtesten zu beseitigende Form) (vgl. Abb. 238). Operation: Einfache Längsspaltung unter Schonung des Schließmuskels, Vernähung der Schleimhaut mit der äußeren Haut, allenfalls Einlegung eines dicken Drains, wenn die Naht nicht gelingt;

2. der Enddarm die gut ausgebildete Analeinstülpung nicht erreicht hat und in mehr oder weniger großer Entfernung von seiner richtigen Stelle endet. Dementsprechend wechselt die Dicke der verschließenden Gewebsschicht. Beim Pressen wölbt sich die Gegend um das Analgrübchen fühlbar vor *(Atresia recti)* (vgl. Abb. 239). *Operation.* Vertiefung des Analgrübchens durch Längsschnitt, bis das untere Ende des Rectums — wenn nötig unter Zuhilfenahme von Seitenschnitten — erreicht ist. Einnähung des eröffneten Darmes an normaler Stelle oder höher oben in der verlängerten Wunde;

3. die Analeinstülpung sich nicht ausgebildet hat, der Enddarm verschlossen und nicht weit genug herabgetreten ist, u. U. sogar als Blindsack frei in der Bauchhöhle endet. Außen ist kein Aftergrübchen angedeutet. Man fühlt keine Vorwölbung beim Pressen. Mißbildungen des Beckens, Fehlen des Steißbeins, Verkümmerung des Kreuzbeins können gleichzeitig vorhanden sein und deuten auf einen hohen Sitz des Verschlusses hin *(Atresia ani et recti)* (vgl. Abb. 240). *Operation* kann sehr schwierig und von unten her undurchführbar werden. Dann Laparotomie, Anlegung einer Colostomie am Colon descendens.

Komplikationen durch innere oder äußere Fisteln entstehen, wenn aus irgendeinem Grunde die Scheidewand zwischen Urogenitalsystem und Rectum lückenhaft bleibt (Einmündung des Mastdarms in die Blase, den Blasenteil der Harnröhre, die Scheide oberhalb des Hymens) *(innere Fisteln),* oder einzelne Teile der äußeren Genitalien und der Dammanlage unvereinigt bleiben (Einmündungen in das Perineum, Vestibulum vaginae, Scrotum, Urethra externa) *(äußere Fisteln)* (vgl. Abb. 241). Bei ersteren besteht die Gefahr der Infektion der Harnwege, bei letzteren — besonders den vestibularen — ist das Leben ohne wesentliche Beschwerden möglich.

Die Atresien ohne Fisteln werden meist von den Angehörigen in den ersten 24 Stunden durch das Fehlen des Abganges von Meconium entdeckt. Bei ungenügender Entleerung durch eine der erwähnten Fisteln wird der Leib allmählich aufgetrieben. Die Gefahr für das Leben droht in jedem Falle in erster Linie von der Kotstauung, und sie zu beseitigen ist der erste Zweck einer Operation. Die Heilung der inneren Fisteln erfolgt bei genügender Kotentleerung vielfach von selbst, sonst kann, wenn keine erhebliche Infektion der Harnwege

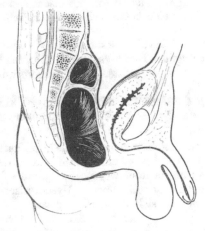

Abb. 238. Atresia ani.

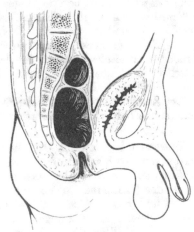

Abb. 239. Atresia recti.

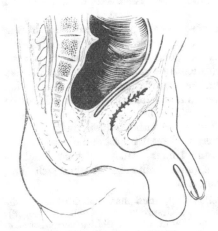

Abb. 240. Atresia ani et recti.

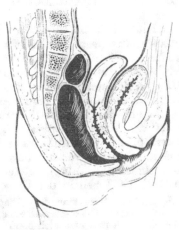

Abb. 241. Fistula ani vaginalis
(Anus vestibularis).

erfolgt, bis zum späteren Lebensalter mit der Fisteloperation gewartet werden. Bei äußeren Fisteln genügt meist die Spaltung des Fistelganges, sonst Operation wie bei Atresia ani.

Die Vorhersage ist nur bei den einfachen Atresien des Afters und Mastdarms sowie einfachen äußeren Fisteln gut. Größere Eingriffe vertragen die Kinder meist schlecht. Sterblichkeit bis 50 v. H.

In der Nachbehandlung müssen etwaige Neigungen zu Verengerungen durch Bougierung bekämpft werden.

I. Störungen der Rectalentleerung. Pruritus ani.

Die Ampulle des Mastdarms pflegt bei ordnungsmäßigen Verhältnissen nur wenig Kot zu enthalten; erst unmittelbar vor der Stuhlentleerung füllt sie sich, und damit ist auch schon das Gefühl des Stuhldranges da. Wird dem Drange nicht Folge geleistet, sei es wegen mangelnder Gelegenheit, aus Nachlässigkeit oder um eine gelegenere Zeit abzupassen (Kinder beim Spiel, Erwachsene im Eifer der Arbeit), so dickt sich der Kot in der Ampulle ein. Die folgende Entleerung wird wesentlich erschwert. Gewöhnung macht die Ampulle duldsam gegen angestaute Kotmassen; die Zwischenräume zwischen den einzelnen Entleerungen werden länger und länger (2—3 Tage). Das ist die chronische *rectale Obstipation*. Wir erleben diesen Zustand bei vielen bettlägerigen chirurgischen Kranken, besonders nach Bauchoperationen.

Die *Koprostase* erzeugt und unterhält einen Mastdarmkatarrh, dann können tägliche diarrhoische Entleerungen das ursprüngliche Bild verschleiern. Stopfende Mittel verschlimmern die Sache, Einläufe nützen nichts. Eine Fingeruntersuchung klärt die Lage.

Der Zustand verlangt die Ausräumung der Ampulle mit dem Finger, eine nicht sonderlich schöne Operation; doch der Erfolg dankt solch barmherzige Samaritertat.

Tenesmus, Stuhlzwang. Örtliche Ursachen unterhalten gar oft eine krankhafte Reizbarkeit des Mastdarms und wenn es auch nur ein Schleimhautkatarrh des Rectums ist. Es wäre aber unrichtig, leichthin darüber wegzusehen, denn sehr oft ist der Tenesmus ein Vorspiel ernsterer Dinge: Geschwüre, dysenterische, luische und tuberkulöse, carcinomatöse, melden sich so an; Douglasabscesse, periproktitische Entzündungen, Parasiten, Fremdkörper bzw. Koprolithen verraten sich auf diese Weise. Es muß auch an dieser Stelle wieder auf die Notwendigkeit der Fingeruntersuchung, allenfalls der Rectoskopie hingewiesen werden.

Andererseits kann es sich um rein nervöse Erscheinungen handeln, häufig psychogen ausgelöst. Gar nicht zu reden von Hysterie und der Hypochondrie des Mannes, die sich mit Vorliebe in dieser Gegend abspielt; erinnern wir an die reflektorische Angstdiarrhöe, die den Studenten auf dem Gang zum Examen befällt, an den ungewohnten Redner, dem die Aufregung auf den Darm sich schlägt, an die Not nervöser Reisender (besonders Kinder), die just 2 Minuten vor Ankunft des Zuges noch verschwinden müssen!

Bei den sog. *Analkrisen*, d. h. anfallsweise auftretenden heftigen Beschwerden, die mit Stuhlzwang einhergehen, denke man, zumal wenn sich keine krankhaften Veränderungen am Anus finden, auch an eine Rückenmarkserkrankung (Tabes). Reflexe untersuchen! Mitunter finden sich hier anästhetische Zonen in der Umgebung des Afters.

Neuralgien. Bevor man diese Diagnose stellen darf, muß man ausschließen: 1. die Coccygodynie, die traumatischen oder rheumatischen Ursprungs sein kann (s. Becken); 2. die oft übersehene und doch häufig vorhandene Fissura ani; 3. tiefliegende versteckte Entzündungsherde. Reine Neuralgien bei schwachen hypochondrischen Männern und hysterischen Frauen sind wie andere Neuralgien, allenfalls unter Zufügung einer Afterdehnung, zu behandeln.

Incontinentia alvi (verbunden mit Incontinentia urinae) ist meist zentralen, und zwar spinalen Ursprungs, d. h. fast stets auf eine Rückenmarkschädigung (Verletzung, Geschwulst, Spondylitis), seltener auf eine örtliche Schädigung des 3. und 4. Sacralnervenpaares zurückzuführen; bisweilen auch mit einer Hirnerkrankung verbunden, u. U. auch die Folge einer diphtherischen Lähmung. Schließmuskellähmungen sind hier und da Folgen einer Operation, wie der der Rectumfistel, der Hämorrhoiden oder des Mastdarmkrebses. In manchen Fällen ist die Lähmung durch eine Nachoperation (Ersatz des äußeren Schließmuskels durch den großen Gesäßmuskel) zu beseitigen oder wenigstens zu bessern.

Pruritus ani. Das „schmerzhafte Jucken" in der Analgegend, ein höchst peinliches Leiden, ist nach den Aussagen der Kranken schwerer als Schmerzen zu ertragen. Die ständige Qual, die schlaflosen Nächte bringen viele zur Verzweiflung, dem Selbstmord nahe. Das Afterjucken ist lediglich ein Symptom. Verschiedene Ursachen können ihm zugrunde liegen und dementsprechend ist es auch leichter oder schwerer zu beseitigen. Mißtrauisch wird der Praktiker, wenn er die Leporelloliste der gegen Pruritus empfohlenen Mittel überblickt; wo vielerlei empfohlen ist, da fehlt das richtige Heilmittel. Es gilt also vor allem, mit Scharfsinn die Grundursache aufzuspüren. Läßt sich diese beheben, so wird das Symptom schwinden.

Pruritus kann verursacht und unterhalten werden:

1. durch *Parasiten* (Oxyuren, Scabies, Pediculi) und Mykosen (Ekzema marginatum). Die Oxyuren sind schwer zu beseitigen; im übrigen ist die Gruppe für diese Behandlung noch die dankbarste (s. Lehrbücher der inneren Medizin);

2. durch *Dermatitis* akuter und chronischer Art. Das Ekzem ist nach den Vorschriften der Dermatologie zu behandeln, meist keine dankbare Aufgabe, wenn nicht gewisse Speisen, Gewürze oder Arzneimittel als Ursache erkannt und ausgeschaltet werden;

3. durch *Nervenschädigung* unbekannter Ursache. Wir finden dann vielleicht nach vorgängigem Ekzem trophische Störungen der Haut; das sind die hartnäckigsten Fälle. Sie sind heilbar nur durch Umschneidung der Afterhaut mit Durchtrennung der zum Anus strebenden sensiblen Nervenfasern; ja selbst die Exstirpation der Haut mit nachfolgender Lappendeckung ist in verzweifelten Fällen vorgenommen worden (erst nach Erschöpfung aller konservativen Maßnahmen).

Auf Nervenreizung ist auch der bei kleinen *Hämorrhoidalknoten*, Afterrissen der intermediären Zone vorkommende hartnäckige Pruritus zurückzuführen, ebenso der bei Abusus von starkem Kaffee, Nicotin, Alkohol, Morphium, Schlafmitteln;

4. durch *allgemeine konstitutionelle Ursachen,* vornehmlich Diabetes, aber auch Gicht, Leukämie; ferner Leberleiden, auch ohne Ikterus;

5. durch Störungen der inneren Sekretion (seniler Pruritus).

Intertrigo ("Wolf") s. S. 404.

II. Fremdkörper.

Dieselben können nach Durchwandern des übrigen Darmes vor dem Schließmuskel angehalten werden und zu Geschwüren, Entzündungen in der Umgebung Veranlassung geben. Nicht selten fangen sie sich in den Schleimhautfalten. Von außen können sie in den Anus hineingesteckt werden (geschlechtliche Verirrungen, Geisteskrankheit, Verbergen von Gegenständen [Verbrecher, Schmuggler]) und durch die antiperistaltischen Bewegungen des Mastdarms weiter nach oben gelangen; drittens können durch Eindicken des Schleimes und Kotes im Mastdarm Kotsteine entstehen; viertens können Fremdkörper aus der Umgebung, z. B. Knochensequester beim Durchbruch eines tuberkulösen oder osteomyelitischen Abscesses des Beckens, der Wirbelsäule, Pessare der Scheide, Geschoßsplitter, in den Mastdarm gelangen. Die *Erscheinungen* bestehen in entzündlichen Zuständen der Schleimhaut, Schmerzen, Tenesmen, Stuhlverstopfung, u. U. nicht unerheblichen Blutungen, sowie sogar Absceßbildung in der Umgebung.

In der Behandlung sind Abführmittel zu vermeiden. Gelingt es nicht, durch reichliche Ölklistiere die Fremdkörper herauszubefördern, so muß nach Dehnung oder Spaltung des Schließmuskels unter Leitung des Auges die Entfernung vorgenommen werden. Arbeiten im Dunkeln ist unter allen Umständen verboten.

III. Verletzungen.

Außer durch unmittelbare Gewalteinwirkungen, von denen die Verletzung mit der Irrigatorspitze, dem Rectoskop und vor allem die *Pfählungsverletzungen* besonders zu nennen sind, sind dieselben auch als Berstungen des Mastdarms bei Prolapsen, schwerem Heben, Abreißungen bei Überfahrenwerden beobachtet.

Bei den Verletzungen mit der veralteten Klistierspritze wird gewöhnlich die vordere Wand getroffen, bei den Pfählungsverletzungen vordere, hintere oder seitliche Wand je nach der Stellung des Körpers zur einwirkenden Gewalt. Bei diesen sind nicht selten Prostata, Blase, weibliche Genitalien oder gar die Bauchhöhle mitbetroffen. Die Verletzungen können entweder nur die Schleimhaut treffen oder die ganze Darmwand durchbohren, in deren Umgebung eindringen oder nach Verletzung der äußeren Weichteile von außen her entstehen. Die besonderen Gefahren bestehen in der *Infektion* und in der *Blutung*. Letztere deshalb, weil in der Ampulle erhebliche Blutmengen sich ansammeln können, ohne daß ein Tropfen nach außen fließt, und weil die Blutungsquelle unter Umständen schwer zugängig ist.

Der Infektionsgefahr ist wegen der dauernden Beschmutzung mit Kot kaum vorzubeugen, sie ist geringer bei Wunden unterhalb des Diaphragma pelvis, weil die Sekrete leichter abfließen können; bei Wunden oberhalb des Diaphragma ist mit einer Infektion des Bauchfells durch Fortschreiten im pelvirectalen Raum zu rechnen.

Bei Schußverletzungen werden die Gefahren durch die gleichzeitige Zertrümmerung der Beckenknochen oder Verletzung der Blase noch gesteigert.

Die *Diagnose* bietet in den meisten Fällen keine Schwierigkeiten. Blutungen aus dem Mastdarm, Blutbeimengungen beim Stuhl weisen darauf hin. Bei der digitalen Untersuchung muß man sich hüten, mit dem Finger weiter in eine etwa gefundene Öffnung der Mastdarmwand einzudringen. Gleichzeitige Eröffnungen der Bauchhöhle entziehen sich sehr häufig wegen ihrer Kleinheit und versteckten Lage der Erkenntnis und werden erst an den späteren Folgeerscheinungen bemerkt.

Die *Behandlung* muß die Blutung nach Freilegen der Blutungsquelle durch Umstechung oder Unterbindung stillen und sodann für ungehinderten Abfluß der Wundabsonderungen sowie des Darminhaltes sorgen (Dehnung des Schließmuskels, Einlegung eines Darmrohres). In schwereren Fällen muß die ganze Wunde, unter Umständen mit Entfernung des Steißbeins, gespalten werden; in den schwersten Fällen ist die Anlegung eines Anus praeternaturalis, Drainage der Blase nötig.

Ist eine fortschreitende Phlegmone im Cavum ischiorectale oder im subperitonealen Gewebe bereits vorhanden, sind Dammgegend, Hodensack, Leistengegend ergriffen, dann vermögen nur ausgedehnte Spaltungen allenfalls mit gleichzeitiger Anlegung eines Anus praeternaturalis das sehr gefährdete Leben noch zu retten.

Bei Verdacht auf Beteiligung des Bauchfells sofort Laparotomie und Versorgung der Wunde vom Bauche her. Auch durch diesen Eingriff kann man, wenn er rechtzeitig vorgenommen wird, noch viele Kranke retten.

IV. Entzündungen.

Intertrigo ("Wolf"), oberflächliche akute Entzündung der Afterspaltenhaut, findet sich am häufigsten bei kleinen Kindern und fetten Leuten infolge Beschmutzung mit Harn, Kot (Diarrhöen) oder Benetzung mit Schweiß (große Märsche bei feuchter Hitze). Behandlung: Reinlichkeit, Trockenlegung, Einpudern, milde Salben oder Umschläge. Furunkel in der Umgebung des Afters sind häufig.

1. Akuter wie chronischer Mastdarmkatarrh

(Proctitis) ist häufig die Folge anderer Darmerkrankungen oder Entzündungen der Nachbarschaft und Begleiterscheinung von Hämorrhoiden und Fremdkörpern. Er kann zu Wucherung der Schleimhaut, Geschwürsbildung, Verdickung führen, sowie bei längerem

Bestand Erschlaffung des Schließmuskels, Prolaps der Schleimhaut, Fissuren, Periproctitis, ja schließlich sogar septische Erscheinungen im Gefolge haben. Dem meist dünnflüssigen Stuhlgang ist Eiter und Blut beigemischt. Die Behandlung besteht in der Beseitigung des Grundleidens und in Spülungen mit adstringierenden Lösungen, in ganz hartnäckigen Fällen in Anlegung eines Anus praeternaturalis bzw. einer Appendixfistel.

2. Geschwürsbildungen.

a) Fissura ani *(Afterschrunde, Afterkrampf).* Ursache sind eingedickte Kotmassen bei chronischer Verstopfung oder akuter Zurückhaltung des Stuhles während Grippe- und anderen Infektionskrankheiten, kleine Verletzungen, Verdünnung und Entzündung der Haut über Hämorrhoidalknoten, das schädigende Sekret bei chronischem Dickdarmkatarrh. Die Heilung der kleinen Wunden wird behindert durch die Zerrungen des Schließmuskels und die ständige Beschmutzung mit Kot.

Die *Erscheinungen* sind bei einiger Aufmerksamkeit nicht zu verkennen. Die Schmerzen treten anfallsweise und stets in Verbindung mit der Stuhlentleerung ein. Ja der bloße Abgang von Winden kann sie auslösen. Während und nach der Stuhlentleerung setzt heftiges Brennen am After ein, Schmerzen, die geradezu krampfartig werden und bis ins Kreuz und in die Blasengegend ausstrahlen können. Sie halten oft mehrere Stunden an und machen den Kranken zu jeder Beschäftigung unfähig, ja er wagt sich kaum zu rühren. Langsam „verwimmert" der Schmerz, um bei der nächsten Stuhlentleerung sich zu wiederholen.

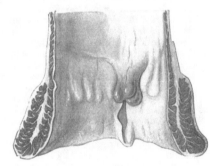

Abb. 242. Analfissur (darüber ein kleiner Hämorrhoidalknoten).

Unausbleiblich ist die Verstopfung, sei es aus Angst vor der nächsten schmerzhaften Entleerung oder durch den Gebrauch von Narkoticis. Je härter und massiger der Stuhl aber wird, um so bitterer muß es der Kranke bei der nächsten Entleerung büßen.

Der örtliche Befund ist wenig ausgesprochen. Ein kleines Varixknötchen (Vorposten-Hämorrhoide genannt) an dieser Stelle, der Afterring straff und auf äußere Betastung schon schmerzhaft; der Schließmuskel scharf zusammengezwängt, läßt den Finger zur Untersuchung nicht eindringen oder gewaltsam nur unter den größten Schmerzen. Also zart und vorsichtig untersuchen! Meist genügt einfaches Entfalten der Haut und Aufforderung zum Pressen.

Bei genauer sorgfältiger Besichtigung der Analöffnung findet man zuweilen durch eine Falte verdeckt, ein radiär gestelltes, kleines, oberflächliches Geschwür oder einen Einriß der Schleimhaut, der zwischen zwei Columnae Morgagni rote, leicht entzündete Schleimhautränder, aber auf seinem Grund keine Granulationsbildung zeigt. Es sieht aus wie eine Rhagade (Einriß) im Lippenrot.

Die *Behandlung* besteht in Regelung des Stuhlgangs. Meist führt das allein nicht zum Ziel. Dann ist nach gründlichem Abführen in örtlicher Betäubung der Schließmuskel vorsichtig, aber ausreichend zu dehnen und für einige Tage durch Einlegen eines gut eingefetteten (Borsalbe) „Stopfrohres" entfaltet zu halten. In dieser Zeit überhäutet sich die ja meist schmale Fissur.

b) Spezifische Geschwüre sind entweder tuberkulöser, gonorrhoischer oder syphilitischer Natur.

a) Die *Tuberkulose* an der *Analöffnung* beruht meist auf unmittelbarer Infektion durch bacillenhaltigen Stuhl und stellt flache, oft die ganze Öffnung ringförmig umgreifende Geschwüre mit schlaffen Granulationen im Grund und unterminierten Rändern dar. Im *Mastdarm* ist sie selten und betrifft nur den untersten Teil. Sie besteht aus vielfachen, ineinander übergehenden und auf das umgebende Gewebe übergreifenden Geschwüren, die zu Verengerungen Veranlassung geben können. Nur selten tritt sie als Lupus auf.

Die *Behandlung* besteht bei geringer Ausdehnung in Ausschabung und Ätzung, besser in Ausschneidung im Gesunden, bei großer Ausdehnung und Übergreifen auf die Umgebung in vollständiger Ausrottung, wobei für die Anzeigestellung der allgemeine Zustand und das Ergriffensein anderer Organe zu berücksichtigen sind.

β) *Gonorrhöe.* Durch das Herabfließen von gonorrhoischem Sekret bei Frauen oder unmittelbare Infektion kommt es unter den anfänglichen Erscheinungen eines Darmkatarrhs, später Erosionen, Fissuren, Geschwüren, besonders an dem vorderen Teil, sowie durch das Übergreifen auf das periproktale Gewebe zu hochgradigen Verengerungen. Der Nachweis von Gonokokken ist für die von anderen Entzündungen sich kaum unterscheidende Erkrankung ausschlaggebend. Das Leiden ist ungleich häufiger bei Frauen. In der Umgebung des Afters bilden sich infolge der Ätzung durch das Sekret sehr häufig warzige Wucherungen, *Condylomata acuminata* genannt.

Im Beginn können örtliche Behandlung mit Ätzmitteln (Argentum nitricum), Spülungen, zum Ziele führen. Selbstverständlich ist die neuzeitliche Sulfonamidbehandlung einzuleiten. Bei hochgradigen Verengerungen ist eine langsame Erweiterung mit Bougies, schlimmstenfalls die Resektion nötig.

γ) *Syphilis.* Sie kommt als Initialsklerose, in der Form der Condylomata lata und in der späteren Zeit als diffuse Erkrankung der Mastdarmschleimhaut vor. Letztere beruht auf der Bildung kleiner Gummata im submukösen Gewebe und luischer Endarteriitis. Geschwürsbildung, Entzündung des periproktalen Gewebes führen zu derber Verwachsung mit der Nachbarschaft, zu Abszedierung und Fistelbildung in der Umgebung des Afters. die Schleimhaut geht verloren, die Ampulle wird in eine buchtige Höhle mit derben Wandungen und Narbensträngen verwandelt. Gehäufte Entleerungen mit Abgang von blutigem Schleim oder jauchigem Eiter unter schneidend schmerzhaftem Stuhlzwang. Der Darm wird in einen derben festen Narbenstrang verwandelt, die ringförmige Narbe setzt sich deutlich gegen die übrige Schleimhaut ab und sitzt gewöhnlich dicht oberhalb des Schließmuskels.

Die *Behandlung* besteht, solange noch Geschwüre und größere Schleimhautreste vorhanden sind, in antisyphilitischen Maßnahmen, zugleich mit Bougierung. Bei größeren Verengerungen kommen eingreifendere Operationen in Betracht (vgl. Mastdarmstrikturen).

c) Periproctitis. Kleine Verletzungen der Mastdarmschleimhaut durch eingedickten Kot, Fremdkörper, wie Fischgräten, feine Knochensplitter, Geschwüre der Schleimhaut können die Eintrittspforte für Infektionserreger aus dem Darm in das Spatium ischiorectale, seltener in das Spatium pelvirectale (s. S. 408) bilden. Für letzteres kommen als Ursache häufiger in Betracht: Abscesse der Vorsteherdrüse, Eiterungen und Verengerungen der Harnröhre, Eiterungen der Wirbelsäule, des Beckens mit Durchbruch nach dem Darm oder nach außen, Erkrankungen der Gebärmutter, der Blase. Wir finden in den Infiltraten und Abscessen auch mitunter Parasiten.

Der *Sitz* der periproktalen Entzündungen und Eiterungen ist entsprechend der anatomischen Anordnung 1. das subcutane Fettgewebe, 2. das Spatium ischiorectale, 3. das Spatium pelvirectale. Sehen wir von den ausgedehnten brandig-jauchigen Formen mit ihrem schnellen Fortschreiten ab, so unterscheiden wir bei den umschriebenen Entzündungen und Abscessen:

1. die subcutanen und submukösen, 2. die ischiorectalen, 3. die pelvirectalen.

Die *ersteren* können sich unter der Haut bis zum Sitzbein ausbreiten oder unter der Mastdarmschleimhaut verlaufen und an einer Stelle der Haut oder in einer Lacuna Morgagni durchbrechen, u. U. auch in das Spatium ischiorectale (häufigste Form).

Die *zweiten* breiten sich, im genannten Spatium oft auf die andere Seite übergreifend und den Mastdarm ringförmig umgebend, aus. Nekrosen der Haut des Dammes, des Scrotums, des ischiorectalen Gewebes mit narbigen Verziehungen des Darmrohres können die Folge sein. Der Durchbruch kann nach außen, nach dem Darm oder nach beiden Seiten erfolgen. Ein Durchbruch durch das Diaphragma ist selten. Hohes Fieber mit septischen Erscheinungen, Urinbeschwerden erfordern die baldige ausgiebige radiäre Spaltung der vom Mastdarm oder von außen fühlbaren derben, schmerzhaften Schwellung.

Die *dritten,* im Spatium pelvirectale gelegenen, am häufigsten von einer Erkrankung der Prostata ausgehenden können sich weithin im retroperitonealen Bindegewebe ausbreiten und zu zahlreichen Durchbrüchen nach dem Darm, der äußeren Haut und Senkungen, auch in das Cavum ischiorectale, führen. Die von der Prostata ausgehenden Eiterungen senken sich nach dem Damm, dem Hodensack und können in die Harnröhre durchbrechen. Wegen der tiefen Lage, der geringen örtlichen Erscheinungen ist die Diagnose oft schwierig. Zuweilen fühlt der eingeführte Finger eben noch ein hartes, stenosierendes Infiltrat, das zur Verwechslung mit einer inoperablen Geschwulst, besonders bei älteren Leuten, Veranlassung geben kann. Untersuchung von oben und vom Mastdarm aus, Abtastung der Beckengegend, der unteren Wirbelsäule ist unter Umständen notwendig.

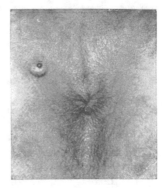

Die *Behandlung* besteht, allenfalls nach vorheriger Probepunktion, in Spaltung durch einen bogenförmigen Schnitt in der vorderen Dammgegend, stumpfem Vordringen bis nach dem Eiterherd, oder ebenso von hintenher u. U. mit Opferung des Steißbeines. Ausgiebige Drainage, weil sonst Fisteln zurückbleiben. Bei allen Operationen wegen Periproctitis ist auf *möglichst frühzeitige,* breite Spaltung unter Schonung des

Abb. 243. Mastdarmfistel. (Aus DE QUERVAIN, F.: Spezielle chir. Diagnostik, 9. Aufl. Leipzig: F.C.W. Vogel 1931.)

Sphincter externus, der unter keinen Umständen durchtrennt werden darf, großes Gewicht zu legen.

d) Fistula ani. Ein kleines Granulationsknöpfchen oder eine Kruste in Afternähe deutet auf eine Fistel hin; eine feine Sonde — besser noch ein sondendünner Katheter — dringt in einen röhrenförmigen Kanal ein, der in der Sphinctergegend oder bis zu 10 cm hoch im oder neben dem Darm endet.

Die Analfistel geht gewöhnlich aus periproktitischen Eiterungen hervor, besonders wenn die Abscesse sich spontan entleerten, von Fremdkörpern aus (Gräten, Knochensplitter), die in den MORGAGNIschen Krypten sich verfangen. Häufig — die Angaben schwanken zwischen 15 und 60 v. H., letztere Zahl ist nach unseren Erfahrungen viel zu hoch — sind diese Abszedierungen tuberkulösen Ursprungs. Nach Durchbruch eines solchen Abscesses in den Darm oder in die Umgebung des Afters bleibt eine Eiter absondernde Wunde in der Form einer Fistel zurück. Fistelbildungen aus vereiterten Geschwülsten (Atheromen, Dermoiden) und von Beckenknochenherden (meist Tuberkulose) rechnet man nicht zur eigentlichen Fistula ani. Die Umgebung des oft recht gewundenen und gelegentlich vielfach verzweigten Eierganges („Fuchsbaufistel!") verwandelt sich in ein festes narbiges Gewebe ohne jede Neigung zur Heilung. Das Bestehenbleiben der Fisteln wird begünstigt durch die ständige Beschmutzung mit infektiösen Stoffen und die unvollkommene Entleerung bei dem gewundenen Verlauf.

Je nachdem die Fistel nur in den Darm oder nur nach außen mündet, unterscheidet man eine *unvollständige innere und äußere* Fistel. Besteht sowohl nach dem Darm wie nach außen eine Fistelöffnung aus dem gemeinsamen Fistelgang, so spricht man von einer *vollständigen* Fistel (vgl. Abb. 245). Es können auch mehrere Fisteln nebeneinander bestehen und ihre Röhren den ganzen Mastdarm umspinnen.

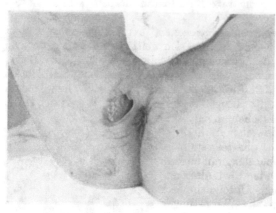

Abb. 244. Tuberkulöse Analfistel. 16jähr. Junge. (Chir. Klinik Göttingen.)

Dem Sitz nach unterscheidet man: *a) subcutane Fisteln.* Dieselben sitzen dicht am After, nahe am Sphincter unter der Haut und Schleimhaut; *b) ischiorectale.* Dieselben sitzen entfernter von der Afteröffnung, nach außen vom Sphincter externus und internus, oder oberhalb des letzteren in der seitlichen Wand des Mastdarms; *c) die pelvirectalen.* Die Fistelöffnung sitzt weiter entfernt von der Afteröffnung, die eingeführte Sonde verläuft meist senkrecht weiter nach dem Becken zu. Je nach ihrem Sitz ist die Länge der Fistelgänge verschieden, ihr Verlauf gewunden und nicht selten, wie auch bei der vorigen Gruppe, verzweigt.

Das Leiden befällt Männer neunmal häufiger als Frauen. Die Erscheinungen bestehen in Eiterabgang aus der Fistel, Jucken, Nässen, Ekzem in der

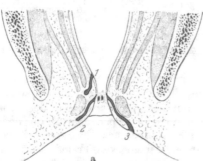

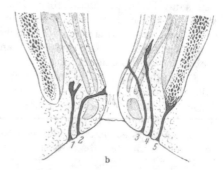

a

b

1 Unvollständige submuköse Fistel
2 Unvollständige subcutane Fistel
3 Vollständige subcutane Fistel (rechts)

1 Unvollständige ischiorectale Fistel
2 Vollständige ischiorectale Fistel
3 Vollständige pelvirectale Fistel
4 Unvollständige pelvirectale Fistel
5 Beckenknochenfistel

Abb. 245a und b. Mastdarmfisteln.

Umgebung. Außerdem können bei vollständiger Fistel Stuhl und Winde durch die Fistel abgehen — ein höchst lästiger Zustand. Kommt es zu Sekretverhaltung, so stellen sich Schmerzen und Entzündungserscheinungen ein. Für Tage oder Wochen kann die Fistel äußerlich verheilt scheinen, bis unter Entzündung und Schmerz erneuter Aufbruch erfolgt.

Die *Untersuchung* beginnt mit genauer Besichtigung der Aftergegend und des untersten Mastdarms. Kleine eingezogene Stellen weisen auf die Fistelöffnung hin, die eingeführte Sonde bzw. der dünne Katheter geben Aufschluß, ob die Fistel vollständig oder unvollständig ist, und wie sie verläuft. Ratsam ist, besonders bei weit ausgedehnten Fistelgängen, die Röntgendarstellung durch vorsichtige Auffüllung des ganzen Fistelgebietes mit einer schattengebenden Flüssigkeit (Jodipin u. a.). Man ist oft von der Ausdehnung der Gänge überrascht und kann den durchaus nicht immer einfachen Eingriff entsprechend klar anlegen. *Behandlung.* Kleine äußere vollständige Fisteln können unter einfachen Verbänden heilen; doch ist das immer unsicher. Bei der Einfachheit der Operation ist deshalb auch in diesen Fällen die operative Behandlung vorzuziehen, die in allen anderen Fällen, auch bei tuberkulösen Fisteln, wenn nicht das Allgemeinleiden zu weit vorgeschritten ist, in Anwendung kommt. Die typische Operation besteht in der Spaltung oder besser noch Ausschneidung des ganzen Fistelganges mit Einschluß des nach dem Mastdarm zu gelegenen Gewebes. Um die oft mehr als die Fistel belästigende Inkontinenz nach der Durchtrennung des Sphincter externus zu vermeiden, wird der Schließmuskel unter allen Umständen geschont. Der Eingriff läßt sich in örtlicher Betäubung durchführen. Die oft verzweigten Fistelgänge kann man leichter finden, wenn man sie durch Methylenblau-Auffüllung vor dem Eingriff darstellt.

V. Verengerungen des Mastdarms.

Verengerungen durch Geschwülste (Carcinom) oder durch von außen den Mastdarm verlegende Ursachen (Kreuzbein- oder Prostatatumoren) gehören nicht zu den Strikturen im engeren Sinne. Wir unterscheiden tiefer und höher gelegene Narbenstrikturen, letztere von der Grenze des Sphincter internus an beginnend.

Die tiefer gelegenen Verengerungen treten nach geschwürigen Vorgängen, besonders bei syphilitischen Geschwüren, Ätzungen und als Operationsfolgen (z. B. nach WHITEHEAD-Operation wegen Hämorrhoiden) auf und führen bisweilen zu fast vollkommener Verlegung der Lichtung. Die Erscheinungen bestehen in Stuhlbeschwerden, indem Verstopfung und Durchfälle abwechseln. Bei den höher gelegenen Stenosen besteht die Ursache in Verätzungen, z. B. bei Verwechslung von Lösungen zu Einläufen und in der Vernarbung chronischer Geschwüre (Syphilis, Tuberkulose, Gonorrhoe). Frauen sind häufiger befallen als Männer.

Daneben gibt es Fälle, in welchen das sog. Lymphogranuloma inguinale (nicht zu verwechseln mit der HODGKINschen Krankheit), eine venerische Erkrankung mit unbekanntem Virus, eine ursächliche Rolle spielt. Die Infektion führt bei Männern zu einer Schwellung der Leistendrüsen, bei Frauen daneben zu Geschwüren im Rectum mit nachfolgender Stenose.

Der oft über Jahrzehnte sich hinziehende Verlauf beginnt mit den Zeichen des chronischen Darmkatarrhs, der Verstopfung, des Abganges von Eiter und Blut, Tenesmen. Nicht selten wird der Stuhl in einzelnen kleinen Knollen (Schafkot) oder in Bandform entleert. Zu diesen Erscheinungen kommen die durch die Geschwüre und Entzündungen bedingten Fieberanfälle, Eiterungen und Fistelbildung. Der Sitz beginnt meist 4 cm oberhalb des Afters, reicht selten höher als 9 cm. Bei der Untersuchung vom Darm fühlt der Finger entweder nur die enge Stelle oder er dringt in ein enges, starres, glattwandiges, nicht oder nicht völlig mit Schleimhaut bekleidetes Rohr ein.

Die *Behandlung* besteht, sobald es sich nicht um eine vollkommene Verengerung handelt, in Entleerung der Kotmassen durch Spülungen, Beseitigung des Darmkatarrhs und, falls kein Fieber besteht, in Einführung eines Bougies, das etwa 15 Minuten liegen bleibt und dann in mehreren Sitzungen durch immer stärker werdende ersetzt wird. Neuerdings haben sich *Diathermie-Heizsonden* bewährt. Warme Sitzbäder unterstützen diese Behandlung. Bestehen Fieber oder Eiterungen, so müssen dieselben vorher behandelt werden. Das Lymphogranuloma inguinale verlangt meist große Operationen (Resectio, Exstirpatio recti), wenn das Leiden zur Ausheilung kommen soll.

Bei hochgradigen oder durch Bougierung nicht beeinflußbaren Verengerungen wird entweder die ganze verengte Stelle von einem hinteren Hautschnitt her gespalten, allenfalls unter Entfernung des Steißbeins, oder die ganze verengte Stelle reseziert. Zur Beseitigung der gestauten Kotmassen, zur Behandlung des Darmkatarrhs, zur Einleitung der Bougierung von oben her kann die Anlegung einer Darmfistel an der Flexura sigmoidea nötig werden.

VI. Hämorrhoiden.

Sie beruhen auf einer der Krampfaderbildung vergleichbaren Erweiterung der Plexus venosi haemorrhoidales. Man unterscheidet äußere, innere und intermediäre Hämorrhoiden. Erstere beruhen auf einer Erweiterung des

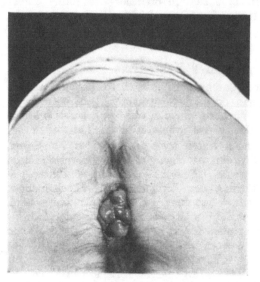

Plexus haemorrhoidalis inferior und liegen zwischen Sphincter externus und Haut. Sie haben ihre obere Grenze an der Schleimhaut und sind von der zarten Haut des Afterringes überkleidet. Die *inneren* bestehen aus erweiterten Venenknäueln des Plexus haemorrhoidalis superior, liegen im submukösen Gewebe der Columnae und Valvulae Morgagni oberhalb des Sphincters und sind von Schleimhaut überkleidet. Dazwischen liegen, unter der Übergangshaut, die *intermediären*. Der einzelne Hämorrhoidalknoten wird aus einer stark erweiterten oder mehreren geschlängelten, dicht nebeneinanderliegenden Venen gebildet.

Abb. 246. Äußere Hämorrhoidalknoten. Daneben bestehen — nicht sichtbare — innere Hämorrhoiden 20 jähr. ♂. (Chir. Klinik Göttingen.)

Die *Ursache* der Erkrankung ist zumeist angeboren und vererbt (Bindegewebsschwäche), das beweist schon das häufige Zusammentreffen mit den Krampfadern der unteren Gliedmaßen; sie kann durch ungünstige Abflußbedingungen aus den klappenlosen Venen, z. B. infolge sitzender Lebensweise, Verstopfung, Schwangerschaft, gefördert werden. Viel seltener sind es Katarrhe des untersten Darmabschnittes, passive Stauung des Hämorrhoidalblutes durch Beckentumoren, Rückstauung im Pfortadersystem, wie bei Lebererkrankungen, Herz- und Lungenkrankheiten, die aber als Ursachen doch nicht ganz übersehen werden dürfen. Die Hämorrhoidalknoten bestehen teils aus einfachen erweiterten Blutadern, teils handelt es sich geradezu um kavernöse Neubildungen.

Am häufigsten sind betroffen Männer im mittleren Lebensalter mit sitzender Berufsart, die tüchtige Esser und auch sonst keine Abstinenten sind. Man hat sie als „Abdominalplethoriker" bezeichnet, die ihren Leberstoffwechsel allzusehr belasten; doch findet man Hämorrhoiden oft genug auch bei schlanken Bindegewebsschwächlingen.

Die *Beschwerden* kleinerer, mittlerer, äußerer Hämorrhoiden pflegen meist gering zu sein. Manchmal besteht etwas Jucken, gesteigert in der Bettwärme,

Brennen, besonders nach erregenden Getränken, selten Nässen, Druckgefühl im Kreuz, Darmkatarrh. Bei Verletzungen, z. B. durch den Stuhl, am häufigsten bei den nur mit Schleimhaut bedeckten inneren Hämorrhoiden, kommt es zu wiederholten Blutungen, die unter Umständen so schwere Formen annehmen können, daß sie zu hochgradiger Anämie führen. Die Blutung entstammt seltener der geplatzten Vene als den erweiterten Präcapillaren der Mucosa. Das Blut ist „wie aufgespritzt" auf dem Stuhl. Mitunter entleert sich mit einem Flatus auch nur Blut ohne Stuhl. Ferner können sich in den erweiterten Venen Blutgerinnungen, Entzündungen ausbilden, der Knoten kann bei der Stuhlentleerung vorgepreßt und durch den Sphincter eingeklemmt werden, wodurch es zu heftigen Schmerzen, Entzündungen, Thrombose und schließlich zum brandigen Zerfall kommen kann. Bei der stärksten Form des Leidens liegen die geschwollenen blauroten Wülste um den After herum, die inneren Knoten fallen mit vor, ziehen die Schleimhaut nach sich, so daß ein Schleimhautprolaps entsteht, und eine Erschlaffung des Schließmuskels zustande kommt.

Bei der *Untersuchung* läßt man durch starkes Pressen, u. U. nach einem Einlauf über einem mit heißen Wasser gefüllten Eimer die Hämorrhoiden stark hervortreten, um sich über deren Sitz und Ausdehnung zu überzeugen. Trotzdem ist niemals bei Hämorrhoidalleiden die Mastdarmuntersuchung mit dem Finger zu unterlassen, da *gleichzeitig* ein Mastdarmkrebs bestehen kann.

Die *Behandlung* der leichteren Formen besteht in der Behebung der meist mit dem Leiden eng verknüpften ständigen Verstopfung durch Regelung der Kost, gelinde Abführmittel (Karlsbader oder Kissinger Kur), Duschen und Sitzbäder; der Juckreiz wird durch Adrenalin-Suppositorien und heiße Waschungen bekämpft. Katarrhe des Mastdarms sind durch Spülungen, Ölklysmen, reizlose Kost, Alkohol- und Kaffeeverbot sowie Einlegung von Stuhlzäpfchen zu beeinflussen. Aber auch bei den fortgeschrittenen Fällen muß die Behandlung dem Einzelfall angepaßt werden:

Operative Behandlung:

1. *Äußere hypertrophische Hautfalten* werden, falls sie den Kranken bei der Reinigung des Afters stören, unter örtlicher Betäubung an der Basis mit einer Klemme abgeklemmt und dann mit der elektrischen Hochfrequenznadel in der Quetschfurche abgetragen. Blutstillung und Naht erübrigen sich. Anästhesinsalbenlappen. T-Binde.

2. *Thrombosierte äußere Knoten* werden, gleichfalls in örtlicher Betäubung, gespalten. Der Thrombus entleert sich dann meist von selbst, sonst wird er mit dem scharfen Löffel entfernt. Einlegen eines kurzen Gazestreifens, der beim nächsten Stuhl von selbst abgeht. Die Schmerzen sind sehr rasch beseitigt. Sollte in den folgenden Tagen ein Rückfall erfolgen, wird das Verfahren wiederholt. Nachbehandlung wie oben. Kein Stopfrohr. Ältere Knoten werden wie unter 1. behandelt.

3. Die stets gleichzeitig vorhandenen *inneren Hämorrhoidalknoten* werden unter Verwendung des Proktoskopes mit seitlichem Fenster (s. S. 400) eingespritzt. Als Mittel dient Antiprokton, eine in der Hauptsache aus Chinin, Urethan und Novocain bestehende Lösung, die gebrauchsfertig in Ampullen vorhanden ist. Die Einspritzungen erfolgen *oberhalb* der Hämorrhoidalknoten ringförmig unter die Schleimhaut des Mastdarms in 5—10 Sitzungen. In der ersten Sitzung werden mit der Tropfenspritze Blonds nicht mehr als 5 Tropfen gegeben, um die Chininempfindlichkeit des Kranken zu prüfen, später bis zu 10 Tropfen in einer Sitzung. Bei Unverträglichkeit gegen Chinin werden hochkonzentrierte Zuckerlösungen, ebenfalls tropfenweise, eingespritzt (z. B. Varikosmon oder 5%ige Lösung von Phenol in Mandelöl). Zwischen den einzelnen Sitzungen wird 1 Woche oder länger gewartet. Beim Auftreten von Fremdkörpergefühl im Darm oder Stuhldrang wird die Behandlung für mehrere Wochen unterbrochen. Die Behandlung kann ambulant, ohne Vorbereitung durchgeführt werden.

Diese Behandlung hat sich uns in den letzten Jahren sehr gut bewährt. An anderen Verfahren nennen wir:

1. die *Kauterisation*, wobei einzelne Knoten besonders stark entwickelter Hämorrhoidalerweiterungen gefaßt, vorgezogen, mit der Langenbeckschen Flügelzange abgeklemmt und von außen her mit dem Glüheisen verschorft werden. Nach Abnahme der Flügelzange

muß jede Blutung stehen, sonst sind Unterbindungen bzw. Umstechungen zu machen. Zwischen den einzelnen Knoten muß genügend gesunde Schleimhaut stehen bleiben, um spätere Verengerungen zu vermeiden, so daß im ganzen in einer Sitzung nicht mehr als drei Kauterisationen sich auf den Umkreis des Darms verteilen lassen;

2. das *Abbinden der Knoten.* Nach Dehnung des Afters werden die inneren Knoten mit einer Ovarialzange gefaßt und an der Basis mit starkem Seidenfaden abgebunden; einzelne flachere Knoten können ausgeschnitten und übernäht werden. Analhaut darf nicht mitgefaßt werden. Nach etwa 5 Tagen fallen die abgebundenen Knoten nekrotisch ab, die übrigbleibenden Granulationsstellen heilen in 3—6 Wochen;

3. die vollständige Exstirpation mit Resektion des analen Schleimhautabschnittes (WHITEHEAD) unter sorgfältiger Schonung des Schließmuskels. Zur Vermeidung von Ektropium, Inkontinenz und Striktur wird die Anwendung eines in den Mastdarm einzuführenden Korkstöpsels empfohlen, auf dem der die Hämorrhoiden tragende Schleimhautring mit Krampen angeheftet wird.

Auch diese Eingriffe sind unter örtlicher Betäubung (Umspritzung des Afters mit ½%iger Novocainlösung) auszuführen. Reflektorische Harnverhaltung erschwert häufig die Nachbehandlung. Nachblutungen, auch schwere, sind bei allen Verfahren (8—14 Tage p. op.) beobachtet worden. Man soll die Kranken also nicht zu früh aus den Augen lassen.

VII. Der Mastdarmvorfall (Prolapsus ani et recti).

Der Mastdarm wird im kleinen Becken in seiner Lage gehalten:

1. durch das Bauchfell des hinteren Teiles der DOUGLASschen Falte, die Anheftung an das Kreuzbein und das um den Mastdarm gelegene Bindegewebe, das vorn zur Vorsteherdrüse und Blase, hinten zur Fascia pelvis parietalis zieht;

2. durch den Levator ani und die schräge Lage des Mastdarms auf diesem etwas nach oben konkaven Diaphragma;

3. durch den Verschluß des Schließmuskels.

Gibt eines dieser Befestigungsmittel nach, so kann es zum Heraustreten der Schleimhaut oder der ganzen Darmwand in mehr oder weniger großer Ausdehnung vor den After kommen.

Wir unterscheiden: 1. den *einfachen Schleimhautvorfall,* bei dem nur die *Schleimhaut* des Analteiles, entweder in ganzer Ausdehnung oder in einzelnen Teilen der vorderen und hinteren Wand, vor den After heraustritt (meist verknüpft mit Hämorrhoiden);

2. den *Prolapsus ani,* bei welchem es sich um einen Vorfall der *ganzen Wand* der Analportion handelt. Der Vorfall geht unmittelbar in die äußere Haut über;

3. den *Prolapsus recti.* Der Mastdarm ist in seiner ganzen Wanddicke durch die Afteröffnung vor den After getreten. Dicht oberhalb des Anus fühlt der Finger neben dem Vorfall die Umschlagstelle;

4. den *Prolapsus ani et recti.* Die ganze Darmwand des Mastdarms und der Analportion ist aus dem After herausgetreten, die Schleimhaut geht unmittelbar in die äußere Haut des Anus über.

Bei 3. und 4. kann das Bauchfell bis zur Afteröffnung herabgetreten sein, und in dieser Bauchfelltasche können sich Darmschlingen finden *(Hedrocele).* Auf dem Durchschnitt eines solchen Prolapsus ani et recti folgen sich von außen nach innen Schleimhaut, Darmwand, Bauchfell, Bauchfelltasche, Bauchfell, Darmwand, Schleimhaut.

Begünstigend wirken:

1. Darmkatarrhe, Hämorrhoiden infolge seröser Durchtränkung, Schwellung der Schleimhaut, chronische Verstopfung;

2. Zerreißung oder Überdehnung des Levator und der Muskeln des Beckenbodens, operative Eingriffe, z. B. infolge von großen Beckengeschwülsten, schweren Geburten, Schädigungen der Nervenversorgung;

3. Ursachen, welche zur Erschlaffung der peritonealen Befestigungen führen (Enteroptose, Bauchgeschwülste, Ascites, Altersveränderungen).

Hierzu kommen gewisse angeborene Veränderungen, z. B. bei Kindern der steilere und mehr geradlinige Verlauf des Steißbeins und damit auch des Mastdarms, sowie bei einzelnen Menschen der regelwidrige Tiefstand der DOUGLASschen Falte.

Das Krankheitsbild ist dadurch gekennzeichnet, daß aus der Afteröffnung zeitweilig oder dauernd ein mehr oder weniger langes Darmstück mit ringförmig gefalteter Schleimhaut heraushängt, an dessen Spitze sich die Darmlichtung als quergestellte Öffnung befindet. Die Schleimhaut ist geschwollen, gerötet, leicht blutend, zeigt oberflächliche Geschwüre. Größere Prolapse sind kuhhornartig gekrümmt (s. Abb. 247).

Der *Verlauf* ist so, daß anfangs nur kleine Schleimhautteile vortreten, die von selbst zurückgehen, später muß das Zurückbringen mit der Hand erfolgen, und bei noch längerem Bestand bleibt der Darm ständig draußen. Bei kräftigem Schließmuskel kann es zu deutlichen Stauungen in dem Vorfall kommen. Durch die Schädigung der Schleimhaut werden Darmkatarrhe unterhalten, die Stuhlentleerung wird schmerzhaft, der Kranke leidet unter Tenesmen.

Die *Diagnose* ist nicht schwer. Beim einfachen Vorfall der Schleimhaut fühlt man zwischen den Fingern nur die etwas geschwollene, unmittelbar in die äußere Haut übergehende Schleimhaut. Auch beim Prolapsus ani ist der draußen liegende Darmabschnitt klein und geht unmittelbar in die äußere Haut über. Beim Prolapsus recti handelt es sich um einen größeren Vorfall, bei dem die Umschlagstelle dicht oberhalb des Anus mit dem Finger gefühlt werden kann. Beim Prolapsus ani et recti geht bei dem großen, leicht gekrümmten Vorfall äußere Haut unmittelbar in die vorgestülpte Schleimhaut über.

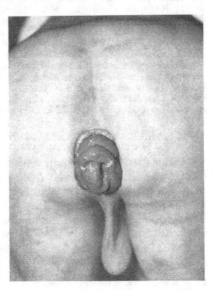

Abb. 247. Mastdarmvorfall. (Chir. Klinik Breslau.)

Die *Behandlung* besteht bei leichteren Fällen und vor allem bei Kindern in Beseitigung des auslösenden Darmkatarrhs und der anderen ursächlichen Umstände, Vermeidung unnötig langen Sitzens auf dem „Töpfchen", was die Kinder zu wiederholtem Pressen veranlaßt zwecks baldiger „Enthebung vom Thron". Nach jeder Stuhlentleerung werden die vorgefallenen Teile, allenfalls in Beckenhochlagerung, unter sachtem Andrücken eines angefeuchteten oder ölgetränkten Läppchens zurückgeschoben. Ein dem After vorgelegtes Gazebäuschchen und zwei über die zusammengepreßten Hinterbacken gezogene Heftpflasterstreifen dienen als Behelfsbandage, um wenigstens beim Schreien und Pressen den Vorfall zurückzuhalten. Daneben ist eine Kräftigung des Beckenbodens durch Gymnastik und THURE-BRANDTsche Massage anzustreben. In zahlreichen leichteren Fällen hat sich die auf S. 411 besprochene Einspritzungsbehandlung bewährt. Man umspritzt zunächst oberhalb des Schließmuskels ringförmig in mehreren Sitzungen die Mastdarmschleimhaut, in schwereren Fällen auch das Sphinctergebiet selbst nach vorheriger örtlicher Betäubung in 2—4 Sitzungen. Mehr als 10 Tropfen in einer Sitzung sollen nicht gespritzt werden. Das Verfahren ist wesentlich einfacher als die Umführung eines rostfreien Drahtes um den Anus (THIERSCH) oder die Einpflanzung eines Fascienstreifens in den Sphincterring (PAYR).

Bei diesem Verfahren wird von einem kleinen Einschnitt, 1 cm vom After entfernt, in der hinteren und vorderen Mittellinie mit einer stark gebogenen Nadel ein mittelstarker rostfreier Draht unter der Haut durch die oberflächlichen Teile des äußeren Schließmuskels geführt und über dem eingeführten Finger des Hilfsarztes so fest geschnürt, daß die Kuppe des Zeigefingers den Ring noch bequem durchdringen kann. Der Draht bleibt etwa 1—1¹/₂ Jahre liegen und wird dann entfernt. Ähnlich wird ein 1 cm breiter Fascienstreifen eingepflanzt.

Für die schwersten Formen sind eine große Anzahl der verschiedensten Verfahren, je nach der anatomischen Ursache des Vorfalles, vorgeschlagen worden, z. B. die Ausschneidung keilförmiger Teile aus dem vorgefallenen Abschnitt, Schaffung eines festen Beckenbodens durch Raffung der Mastdarmwand (REHN), Befestigung des Mastdarms in der Nähe des Steißbeins oder Aufhängung des stark emporgezogenen unteren Teiles des S. romanum (Kolopexie) oder bei besonders langer Flexur Resektion derselben oder schließlich als letztes Mittel Resektion des ganzen vorgefallenen Mastdarms. Verschiedene dieser Verfahren können miteinander vereinigt werden. Auch in diesen schweren Fällen ist zunächst ein Versuch mit Einspritzungen gerechtfertigt.

Bei älteren schwächlichen Menschen, denen man eine eingreifende Operation nicht zumuten will, muß man sich allenfalls mit vorbeugenden Maßnahmen und entsprechenden Bandagen, der Verordnung von Mastdarmträgern begnügen. Sehr zweckmäßig ist die Bandage von A. BAUER, die durch eine kleine, an einer Spiralfeder befestigte Pelotte den retroanalen Damm nach oben drückt und hebt.

VIII. Geschwülste.

Unter den Neubildungen, die am After und im Mastdarm vorkommen, haben die Geschwülste epithelialer Abstammung ein unverkennbares Übergewicht, ja selbst unter einem großen Krankengut taucht nur hie und da einmal ein Fibrom, Lipom, Myxom, Myom oder Dermoid als rara avis auf; auch die Sarkome zählen zu den Seltenheiten, während *adenomatöse Polypen* und vor allem die *Carcinome* des Mastdarms zu den häufigen Erscheinungen gehören.

Das *Adenom* findet sich als gestielter oder mehr oder weniger breitbasig aufsitzender *Polyp* im Rectum und auch im Colon. Man trennt diese Geschwülste in:

1. gestielte, in der Einzahl auftretende, bis haselnußgroße, blaurote Geschwülste, die zu Blutungen Veranlassung geben und in der Regel bei kleinen Kindern vorkommen, beim Stuhlgang vor dem After erscheinen *(Mastdarmpolyp,* sog. *Schleimpolyp).* Behandlung: Abtragen nach Unterbindung des Stiels;

2. breitbasig aufsitzende, papillomatöse Geschwülste, die schubweise stark bluten und auch zeitweilige Durchfälle unterhalten. Sie neigen zu krebsiger Entartung;

3. multiple polypöse Geschwülste, die zu 80 v. H. im Mastdarm, die anderen im Colon sitzen (Polyposis intestini). Sie müssen nach SCHMIEDEN als „vorkrebsig" bezeichnet werden, weil sie im späteren Leben fast *mit Sicherheit carcinomatös* schon als kleine Geschwülstchen entarten. Sie kommen schon bei jüngeren Leuten vor, sind ausgesprochen vererbbar und können Durchfälle und schwere Blutungen mit schmerzhaftem Stuhlgang hervorrufen.

IX. Der Mastdarmkrebs.

Der Krebs tritt uns in zwei Gestalten entgegen:

1. als *Pflasterepithelkrebs,* vom After ausgehend, entsprechend der Epithelbekleidung des Analrandes;

2. als *Drüsenkrebs* (Zylinderepithel) der Mastdarmschleimhaut von den Schleimdrüsen aus. Der Schleimhautkrebs überwiegt an Zahl bedeutend.

Das **Analcarcinom** weicht in seinem feingeweblichen Bau und in seinem klinischen Aussehen nicht ab von den an irgendeiner anderen Hautstelle ausgehenden Krebsen. Es kommt in zwei Formen vor: der *oberflächlichen,* dem Cancroid ähnelnden, aber klinisch doch bösartigen, häufig von kleinen Schrunden und Fissuren ausgehend, und der *tiefen infiltrierenden,* als derber in die Haut wachsender, später geschwürig zerfallender Knoten. Auch das papilläre Hautcarcinom ist am Anus beobachtet worden. Beide Formen sitzen meist in der hinteren Umrandung des Afters, greifen von dort nach vorn hufeisenförmig über, ziehen die Schleimhaut in Mitleidenschaft, befallen bald die Drüsen und führen zu großen, kraterförmigen, den Schließmuskel zerstörenden Geschwüren. Auch melanotische Formen, mit frühzeitigen, mächtigen Drüsenabsiedelungen in der Leistengegend sind beobachtet.

Die *Operation* muß sehr durchgreifend sein, darf auf den Schließmuskel keine Rücksicht nehmen (Amputatio, allenfalls Exstirpatio recti [s. S. 418]). Die Ergebnisse sind nicht sehr günstig.

Der Mastdarmkrebs. Die Häufigkeit ist eine sehr hohe: 4 v. H. aller Carcinome sind im Rectum gelegen und von allen Darmkrebsen entfallen 80 v. H. auf den Dickdarm. Im Vergleich zu den Carcinomen an anderen Körperstellen darf man der Bösartigkeit des Leidens eine Mittelstellung zuweisen. Jeder erfahrene Chirurg hat eine größere Zahl von Fällen dauernd geheilt.

Pathologie. Es handelt sich um Zylinderzellenkrebse. Die eine Form zeigt den Bau der Adenome, entsprechend den LIEBERKÜHNschen Krypten, nur mit dem Unterschiede, daß die adenomatösen Teile schrankenlos in die Darmwand hineinwuchern und Absiedelungen setzen; die Pathologie spricht dann von einem *Adenoma malignum.*

Eine weitere Form ist das *Adenocarcinom,* die Hauptform der Mastdarmkrebse ·(die auch aus dem Adenoma malignum entstehen kann). Aus dem einschichtigen Drüsenschlauch ist eine mit mehrschichtigem Zylinderepithel gefüllte Alveole mit atypischer Epithelanordnung geworden, die an vereinzelten Stellen in die tiefen Schichten der Darmwand hineinwuchert.

Die Menge und Art des Stützgerüstes bestimmt die weichen (rasch sich ausbreitenden) und die scirrhösen, harten, zur Verengerung führenden Formen. Verhältnismäßig häufig findet sich der Gallertkrebs, der weite Strecken des Mastdarms in ein dickwandiges starres Rohr umwandeln kann.

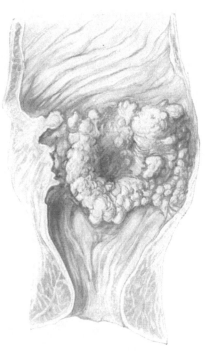

Abb. 248. Mastdarmkrebs. Tumorartig, ringförmig, geschwürig zerfallen, derbe wulstige Ränder.

Am häufigsten ist das wandständige Carcinom der Ampulle, meist zunächst von der Vorderwand ausgehend, bald aber ringförmig wachsend. Ein Viertel der Krebse des Mastdarms umfaßt die hochsitzenden, fibrösen Formen, oberhalb der Douglasfalte im Colon pelvinum sitzend. Zu einer dritten Gruppe gehören die frühzeitig die Ampulle diffus durchsetzenden Gallert- und Schleimkrebse.

Die Infektion der Lymphbahnen und der Drüsen in der Kreuzbeinaushöhlung und seitlich vom Rectum erfolgt verschieden rasch, je nach der weichen bzw. gallertigen oder harten Form der Neubildung. Bis es zur Operation kommt, ist sie fast ausnahmslos vorhanden. Das Bauchfell wird unmittelbar durch Übergreifen des Krebses auf die Douglasfalte beteiligt. Hämatogene Verbreitung erfolgt in späteren Entwicklungsstufen auf dem Wege der Hämorrhoidalvenen durch die Vena portae in die Leber. Auch Absiedelungen in den Leistendrüsen kommen vor.

Das Leiden ist sehr häufig. Männer sind fast doppelt so oft betroffen wie Frauen. Die Hauptzahl liegt bei Männern zwischen dem 50. und 70., bei Frauen zwischen dem 40. und 60. Lebensjahre. Auch das 2. und 3. Jahrzehnt bleiben nicht verschont; das sind dann besonders bösartig verlaufende Fälle. Auf die Bedeutung der Polyposis recti für diese Fälle ist schon oben hingewiesen. Im allgemeinen ist der Verlauf schleichend. Manchmal hat die Geschwulst schon nahezu ein Jahr lang bestanden, häufig ist sie schon fest mit der Umgebung verbacken, ehe der Kranke ärztliche Hilfe sucht. Nur die Hälfte der uns zugehenden Kranken ist noch operabel. *Traurig aber ist die Tatsache, daß der größere Teil der inoperablen Fälle ohne Rectaluntersuchung monatelang „konservativ" unter der Diagnose Hämorrhoiden oder chronischer Mastdarmkatarrh von Ärzten oder Heilkundigen behandelt war.*

Erscheinungen. Im Anfang macht der Mastdarmkrebs — *leider*, müssen wir sagen — keine Schmerzen, höchstens Unbequemlichkeiten, die der Kranke leicht übersieht. Je höher die Wucherung im Darm sitzt, um so weniger und um so später die Beschwerden — das entspricht der geringeren Schmerzempfindlichkeit und der stärkeren Dehnbarkeit der oberen Darmabschnitte; anders bei Afternähe, einem reich mit sensiblen Nerven versorgten Gebiete.

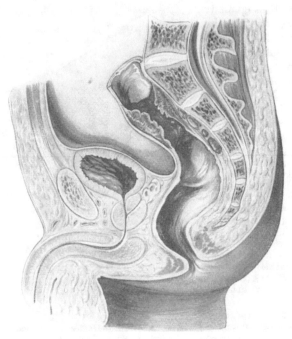

Abb. 249. Sitz eines stenosierenden Mastdarmcarcinoms 20 cm oberhalb des Afters. Drüsenabsiedelungen in der Kreuzbeinwölbung.

Früher oder später setzen Beschwerden ein, die den Kranken nicht mehr verlassen. Beim Carcinom, das den Schließmuskel erreicht: Stuhlzwang, Beschwerden beim Sitzen; beim Carcinom, das die Grenzen des Darms überschreitet: Nervenschmerzen, oft als ausgesprochene Ischias; beim stenosierenden Carcinom: Darmverlegung mit Koliken bis zum Ileus; beim Carcinom, das auf die Blase übergreift: qualvoller Harnzwang.

Blutungen fehlen selten, nehmen aber keine bedenkliche Form an. Gewöhnlich sind es Blutspuren, aufgeschmiert auf geformte Kotmassen also anders aussehend als bei Hämorrhoiden, später blutigschleimige, zum Teil mit dünnem Stuhl untermischte, sehr übelriechende Entleerungen.

Durchfälle, u. U. abwechselnd mit Verstopfung, zählen unter die Früherscheinungen, werden aber leider wegen Unterlassung der Fingeruntersuchung falsch eingeschätzt.

Verstopfung, meist mit den höher sitzenden Carcinomen verbunden, welche ringförmig den Darm infiltriert haben, oder bei den scirrhösen, zur Verengerung führenden Formen. Die Verstopfung wechselt, erstreckt sich über Monate und wird vorübergehend durch Durchfälle mit Darmkrämpfen abgelöst. In Ausnahmefällen erreicht die allmähliche Kotstauung einen hohen Grad: Tympanie, Übelkeit, Appetitlosigkeit und Brechen deuten den drohenden Ileus an.

Von *Verwicklungen* seien genannt: Teilweise Inkontinenz bei Übergreifen auf den Schließmuskel, chronischer Darmverschluß, in den späteren Entwicklungsstufen Durchbruch des Krebses nach der Blase, in die Scheide, schneller Verfall durch Resorption des jauchigen Darminhaltes, Harnleiterverschluß mit sekundärer Hydronephrose, Cystitis.

Mag der Mastdarmkrebs mit oder ohne solche Verwickelungen verlaufen, stets gestaltet er sich zu einem der qualvollsten Leiden, das überdies belastet wird mit dem psychisch schwer niederdrückenden Gefühl, bei den ekelerregenden Ausdünstungen und Verrichtungen in kindlicher Hilflosigkeit bis zum endlichen Erlöschen sich selbst und seinen Angehörigen eine drückende Last zu sein. Nicht nur Monate, sondern Jahre können darüber vergehen!

Diagnose. Bei allen Stuhlbeschwerden sowie bei Funktionsstörungen und Blutabgängen ist unbedingt der Mastdarm auszutasten und in jedem auf Krebs auch nur entfernt verdächtigen Fall auch mit dem Mastdarmspiegel abzusuchen.

Beim Krebs fühlt man eine von wallartigen, derben, mit Schleimhaut bedeckten Rändern umgebene Geschwulst oder ein kraterförmiges Geschwür mit gleichfalls derben Rändern, zuweilen mit starker Verengerung des in ein starrwandiges Rohr verwandelten Darmes. Solange keine Verwachsungen mit der Umgebung eingetreten sind, läßt sich die Geschwulst mit dem etwas gekrümmten Finger, zusammen mit der Darmwand, auf der Unterlage verschieben. Bei höher sitzenden Geschwülsten, die für die Fingerkuppe eben erreichbar sind, klaffen die sonst aneinander liegenden Wände der Ampulle, was als wichtiger Hinweis aufzufassen ist. Ist mit dem Finger nichts von Geschwür oder Geschwulst

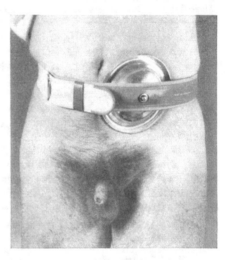

Abb. 250. Verschlußkapsel nach SCHMIEDEN für Anus praeternaturalis.

zu entdecken, so wird meist die Recto-Romanoskopie die Klärung bringen. Sie muß wegen der Brüchigkeit der Darmwand mit besonderer Vorsicht ausgeführt, darf aber nie unterlassen werden. Bringt auch diese Untersuchung kein Ergebnis, dann schließt man am besten sofort die trochoskopische Röntgenuntersuchung an, die Aufschluß über Veränderungen bis zum Coecum einschließlich Wurmfortsatz gibt.

Nach Untersuchung des Mastdarms muß eine solche des Bauches auf etwaige Tochtergeschwülste, vor allem der Leber, der Drüsen in der Leistengegend und im Becken vorgenommen werden.

Carcinome der Prostata, der Vagina und des Collum uteri können in die vordere Mastdarmwand einwachsen und ein primäres Rectumcarcinom vortäuschen.

Die *Behandlung* erstrebt eine vollständige Beseitigung der Geschwulst auf operativem Wege. Bei den tiefer sitzenden Geschwülsten beträgt die Operationssterblichkeit 5—7 v. H., bei den höher sitzenden 20 v. H. Nach KÜTTNER haben von den Radikaloperierten länger als 3 Jahre gelebt 32,5 v. H., länger als 5 Jahre 21,6 v. H., länger als 8 Jahre 16,4 v. H. und länger als 10 Jahre 12,8 v. H. Bei dem Vorlagerungsverfahren waren sogar 42 v. H. 5 Jahre nach der Operation noch rückfallfrei. Nach diesen günstigen Ergebnissen muß die Entfernung jeder nur irgendwie operablen Geschwulst gefordert werden. Gegenanzeigen können, abgesehen vom Kräftezustand und Alter des Kranken, durch Verwachsungen mit der Blase, dem oberen Kreuzbein und durch Tochtergeschwülste gegeben werden.

Die Grenzen werden hierin von den Chirurgen verschieden gezogen. Die einen beschränken den Eingriff auf die beweglichen Carcinome, deren obere Grenze noch mit dem Finger erreichbar ist, andere — das jammervolle Schicksal, dem der Kranke entgegengeht, vor Augen — lassen von dem Wagnis der Operation nur ab bei nachgewiesenen Tochtergeschwülsten und bei allgemeiner Schwäche. Für die inoperablen Fälle liegt unter Umständen die Anzeige zur Anlegung eines Anus praeternaturalis vor.

Wir selbst halten eine Mittelstraße bei der Anzeigestellung ein. Aus der Höhe des Sitzes, der Ausbreitung auf der Darmfläche, dem Vorhandensein von Diabetes, von Prostatahypertrophie u. ä. leiten wir keine Gegenanzeige ab. Wir unterlassen die Radikaloperation bei Verwachsungen mit der Blase, breitem Verbackensein mit dem Kreuzbein, bei Absiedlungen, Kräfteverfall, schweren Herz- und Lungenveränderungen und bei sehr hohem Alter.

Als *operative Eingriffe* zwecks vollständiger Entfernung des Carcinoms kommen in Frage: Die *Excision* des Tumors, die sich freilich auf die kleinen, in der Aftergegend sitzenden Geschwülste beschränken muß. Für die übrigen ganz oder teilweise ringförmig ausgebreiteten Formen ist eine *Amputatio*, eine *Resectio* oder eine *Exstirpatio recti* auszuführen. Bei der Amputation kommt der ganze untere Mastdarmabschnitt, die Analportion eingeschlossen, in Wegfall; bei der Resektion bleibt die Gegend des Schließmuskels erhalten und das heruntergezogene Colon pelvinum wird mit dem zurückbleibenden unteren Mastdarmabschnitt ringförmig vereinigt. Bei der Exstirpation wird der ganze Mastdarm mitsamt dem Colon pelvinum und den Lymphdrüsen insgesamt entfernt und ein Anus inguinalis sinister an der Flexura sigmoidea angelegt; der gründlichste Eingriff. Für die nichtoperablen, einengenden Krebse kommt nur die Ableitung des Kotes durch einen Anus inguinalis in Betracht.

Technik. Die Zugänge zum Mastdarm sind: Vom Damm her (perineales Verfahren) nach ringförmiger Umschneidung der Afteröffnung, von hinten her (dorsales Verfahren) entweder neben dem Kreuzbein vorbei (parasacrales Verfahren) oder mit Opferung des Steißbeins (KOCHER) oder von Teilen des Kreuzbeins (KRASKE). Die Entfernung des Steißbeins und allenfalls des untersten Kreuzbeins schafft die für einen radikalen Eingriff unerläßliche freie Übersicht und guten Zugang, so daß dieses Verfahren lange als das Verfahren der Wahl angesehen worden ist.

Nachdem man nach der Voroperation bis auf die Fascia recti propria vorgedrungen ist, wird der Darm mitsamt dem anhaftenden Fett und den Drüsen ausgehülst, was meist stumpf, nach Unterbindung einiger Gefäßstränge, geschehen kann. Nach der Entfernung der Geschwulst kann, falls der Sphincterteil zu erhalten ist, die ringförmige Darmvereinigung gemacht werden. Muß der Sphincterteil geopfert werden, so kann der Darm als Anus sacralis in der Höhe der Resektionsstelle des Kreuzbeins befestigt werden. Auch so erreicht man bisweilen eine relative Kontinenz. Verschiedene plastische Verfahren, um den Sphincter zu ersetzen, sind angegeben worden, haben aber befriedigende Erfolge nicht erzielt.

Für *höher*, d. h. über der Umschlagstelle des Bauchfells und *hoch sitzende* (an der Übergangsstelle in das Colon pelvinum), sowie weniger verschiebliche Carcinome kommen die sog. *kombinierten* Verfahren (die abdomino-sacrale Amputation, bzw. die Exstirpatio recti et coli pelvini) in Frage. Da man bei dem abdomino-sacralen Vorgehen gleich nach Eröffnung der Bauchhöhle Aufschluß erhält über etwaige Tochtergeschwülste im Bauche, besonders der Leber, die Ausdehnung und Operabilität der Geschwulst, der ganze Operationsakt bei radikaler Entfernung aller erkrankten Drüsen sich vollkommen aseptisch gestaltet, die Lebensfähigkeit des sacralen Darmendes gewährleistet ist, so haben QUÉNU, KIRSCHNER, SCHMIEDEN und nach ihnen viele andere Chirurgen die abdominosacrale *Amputation* bzw. Exstirpation unter Verzicht auf die spätere Kontinenz für nahezu alle Rectumcarcinome als das beste Verfahren (Ausnahmen siehe oben) empfohlen. In ähnlicher *Weise* hat GOETZE die Operation mit Ausräumung der gesamten Drüsen in der Kreuzbeingegend vorbildlich gestaltet. Die typisch ausgeführte Operation hat keine sehr große Sterblichkeit und auch der verbleibende Anus praeternaturalis abdominalis macht bei entsprechender Technik dem Träger keine erheblichen Unannehmlichkeiten. Die Zahl der Dauerheilungen ist groß.

Bei nichtoperablen Geschwülsten, oder wenn eine zu starke Verengerung eine genügende vorbereitende Darmentleerung vor der Operation nicht zuläßt, kommt die Anlegung des *Anus praeternaturalis inguinalis* in Betracht. Durch ihn wird die Jauchung der Geschwulst bedeutend vermindert, der Verlauf ein wesentlich milderer und für die Kranken erträglicherer. Es ist jedoch nicht richtig, die Anlegung des Anus praeternaturalis an Stelle der Geschwulstentfernung bei *operablen* Geschwülsten zu setzen.

In den letzten Jahren hat sich uns bei inoperablen Geschwülsten auch das *elektrokaustische Verfahren* vom After aus, das wir zur Behandlung von Polypen schon lange anwenden, bestens bewährt. Durch die Verschorfung des Geschwulstgewebes können langdauernde und weitgehende Besserungen erreicht werden.

Die Behandlung mit *Röntgen-* und *Radiumstrahlen* hat in den letzten Jahren zweifellos Fortschritte gemacht. Indessen sind die Erfolge nicht dergestalt, daß man das Recht hätte, auf die radikale Entfernung operabler Geschwülste zu verzichten. Nur die Behandlung inoperabler Fälle darf der Strahlenbehandlung vorbehalten werden.

Krebsartige Gewächse im Becken, in der *Leistenbeuge* („*Carcinoide*" genannt), finden sich in seltenen Fällen ohne jedes nachweisbare sonstige Erstlingsgewächs an Stellen, an denen wir sonst die Absiedlungen — etwa eines Mastdarmkrebses — zu finden pflegen. Feyrter nimmt an, daß der Mutterboden dieser Geschwülste tatsächlich der Mastdarm sei; und daß sie durch *Endophytie*, durch eine Knospung bestimmter Zellen des Epithels der Mastdarmschleimhaut mit nachfolgender Abschnürung vom Mutterboden und Verschleppung durch den Saftstrom entstünden (s. auch Endometriose S. 537). Aus diesen Zellagen können sich bestimmt gebaute Gewächse, die Carcinoide, entwickeln. Sie sind verhältnismäßig gutartig.

Die Eingeweidebrüche — Hernien.
A. Allgemeine Hernienlehre.

Unter Hernie (Bruch, Leibschaden) versteht man eine Ausstülpung des Bauchfells aus der Leibeshöhle, in der als Inhalt Organe der Bauchhöhle — meistens Darm oder Netz — sich zeitweise befinden oder dauernd gelegen sind. Mit dieser Begriffsbestimmung sind streng genommen allerdings nur die äußeren Hernien umfaßt.

Äußere Hernien nennt man die durch die Bauchwand sich nach außen (meist unter der Haut) vordrängenden Brüche wie die Leisten- und Schenkelbrüche, die Hernia obturatoria usw. Die in Bauchfelltaschen im Bereiche der Bauchhöhle liegenden Brüche bezeichnet man als *innere* Brüche.

Wir unterscheiden an einer Hernie folgende Teile:

1. Die Bruchpforte bzw. den *Bruchkanal.* Nach diesen ihren Austrittsstellen werden die Hernien benannt: Leisten-, Schenkel- und Nabelbruch, Hernie des Foramen Winslowi usw.

2. Den Bruchsack. Er besteht aus Bauchfell, entweder vorgestülpt nach außen (z. B. Nabel) oder innen als abgeschlossene Tasche (z. B. Hernia retrocoecalis), oder er kann fehlen, wie bei gewissen Zwerchfellbrüchen (s. dort).

Gelangen Eingeweide, die nicht mit einem langen Gekröse versehen, also nicht ringsum von Bauchfell eingehüllt sind, z. B. das Coecum, Colon ascendens oder descendens, die Blase in den Bruch, so spricht man von einem *Gleitbruch.* Man kann den Vorgang mit dem Descensus testiculorum vergleichen. Der Darm „gleitet" auf der retroperitonealen Bindegewebsschicht gewissermaßen nach unten, so daß der vorliegende Darmteil mit seinem Bauchfellüberzug selbst einen Teil des Bruchsackes bildet. Der Bruch nimmt beim Tiefertreten die den Darm (die Blase) ernährenden Gefäße mit nach unten. Also Vorsicht beim Operieren; denn die hintere Fläche des Bruchsackes besteht eben aus Darm! Der Bruchsack selbst umhüllt nur einen Teil des Bauchorgans.

Am Bruchsack unterscheidet man den *Hals* (Collum), den Körper (Corpus) und den Grund *(Fundus)*. Von einer Haupthöhle abgehende Seitenbuchten werden als *Divertikel* bezeichnet. Mehrfache Bruchöffnungen bringen *Gitterbrüche*, z. B. nach postoperativen Bauchwandeiterungen, zuwege.

3. *Den Inhalt der Hernien.* Man hat alle Organe des Bauches als Bruchinhalt gefunden, auch Bauchspeicheldrüse, Zwölffingerdarm, Eierstock, Tube, Gebärmutter, Harnleiter, Hoden usw.; die beweglichsten naturgemäß am häufigsten, wie den Dünndarm und das Netz. Nach dem Inhalt spricht man von Darmbruch *(Enterocele)*, von Netzbruch *(Epiplocele)* bzw. *Entero-Epiplocele*, daneben von den selteneren *Blasen-, Ovarial-, Coecalhernien* usw.

Wie der Bruchinhalt zumeist leicht durch die Bruchpforte in den Bruchsack eintritt, so kann er auch wieder von selbst (z. B. beim Liegen) oder durch Nachhilfe mit der Hand *(Taxis)* seinen Weg in die Bauchhöhle finden. Voraussetzung ist die regelrechte Verschieblichkeit der einzelnen Teile des Bruchinhaltes untereinander und dieser gegen die Bruchpforte und den Bruchsack. Das sind die *freien* oder *beweglichen* bzw. *reponiblen* Hernien. *Irreponibel* wird die Hernie durch Verwachsungen *(Hernia accreta)* in sich oder mit den Bruchhüllen oder durch ihre Größe.

Zahlenangaben: 5—7 Brüche auf 100 Menschen sind für einzelne Gegenden festgestellt — die Zahlenübersicht der eingezogenen Wehrleute in der Schweiz ergibt 3,23 v.H., für Parais 2,77 v.H. Brüche. 4 v.H. werden während der Dienstzeit offenbar und führen zu Dienstunfähigkeit. Bei Männern sind infolge der schwereren Arbeit die Brüche viermal häufiger als bei Frauen.

In der Häufigkeit stehen die Leistenbrüche an erster Stelle; sie machen etwa $^5/_6$ aller Brüche aus (das sind etwa 85 v.H.). Es folgen die Schenkelbrüche mit 8—10 v.H., und dann mit 3 v.H. die Nabelhernien; alle übrigen Formen verteilen sich auf die letzten wenigen Hundertteile.

Bei Männern kommen vornehmlich Leistenbrüche vor; auf 25 Leistenbrüche beim Manne kommt ein Schenkelbruch; bei Frauen überwiegen die Schenkel- und Nabelhernien, doch ist hier die zahlenmäßige Spannung gegenüber dem Leistenbruch viel geringer. Oft genug findet man bei einem Kranken mehrere Brüche.

Entstehung der Brüche. Angeborene Brüche haben als Grundlage einen Bildungsfehler an der betreffenden Körperstelle (Nabelschnurbruch, angeborener Leistenbruch). Bei den erworbenen Arten liegen zumeist an der Bruchpforte regelwidrige anatomische Verhältnisse vor, welche die Entwicklung begünstigen. Das sind die sog. *Bruchanlagen*, wie in der Leistengegend die schwache Muskelentwicklung (Ventre à trilobe, jene Bauchform, bei der in der Mitte, den Recti entsprechend, ein vertieftes Feld, daneben zwei kleeblattartige Vertiefungen, bedingt durch Atrophie der breiten Bauchmuskeln gefunden werden), unnatürliche Weite des Leistenringes oder das Offenbleiben des Processus vaginalis. Auch äußere Veranlassungen schaffen die Vorbedingungen für die Bruchentwicklung; wir nennen: Narben der Bauchwand, des Zwerchfells, nach Operationen oder Verletzungen, Erkrankungen, welche die Widerstandskraft der Bauchwand gebrochen haben [Ascites, große Bauchgeschwülste, regelwidrige Schlaffheit und Länge des Gekröses mit Enteroptose, starken Fettschwund (im Alter, durch Krankheit, Krieg), ferner Husten (namentlich Keuchhusten), vieles Schreien (bei kränklichen Kindern), erschwerte Harnentleerung]. In diesem Sinne wirken auch gewisse Berufsarbeiten, die zeitweilige starke (auch ruckweise) Anspannung der Bauchmuskeln fordern, wie bei Lastträgern und Glasbläsern. Die Beurteilung dieser Berufshernien erfordert Vorsicht, weil vielfach andere schädigende Umstände oder eine Häufung verschiedener Ursachen im einzelnen Falle wirksam waren. Denn nicht jeder Gepäck- oder Lastträger, nicht jeder Glasbläser hat einen erworbenen, d. h. nur durch seine Berufsarbeit erworbenen Bruch.

Als „**Unfallbruch**" werden gerne die Leistenbrüche angesprochen, welche erstmalig in Erscheinung treten anläßlich einer heftigen Körperanstrengung. Wir wissen aber, daß die Bruchanlage in der Regel schon vorlag. Es handelt sich also um die erstmalige Füllung eines *präformierten* Bruchsackes oder aber (was wohl gewöhnlich zutrifft) um eine plötzliche Vergrößerung oder ein Schmerzhaftwerden eines schon vor dem Unfall vorhandenen, bis dahin unbemerkt gebliebenen kleinen Bruches. Nur 8 v. H. sind von 400 Fällen vom Reichsversicherungsamt als Unfallbrüche anerkannt worden, mit einer Rente von 10 bis 15 v. H. In Wirklichkeit ist der als tatsächlich berechtigt anzusehende Hundertsatz sicher noch viel geringer. Ein plötzlich traumatisch entstandener Bruch, etwa mit Zerreißung des Bauchfells und der Bauchmuskeln in der Leistengegend einhergehend, nach Überfahrung, Verschüttung, Heben schwerer Lasten, macht so lebhafte Beschwerden, daß der Verletzte die *Arbeit sicher sofort unterbricht* und den Arzt aufsucht. Nur wenn also bei der angeblichen Verschlimmerung im unmittelbaren Anschluß an den Unfall *schwere* Erscheinungen, wie Erbrechen, plötzlich eintretende Blässe, kleiner Puls, Ohnmacht, heftige Schmerzen eingetreten sind, nur dann ist die Annahme der Entstehung oder Verschlimmerung eines Bruches durch den Unfall erlaubt. Der erstuntersuchende Arzt kann dann auch ausnahmslos *sinnfällige Merkmale*, wie Blutunterlaufungen, lebhafte Schmerzen, für die Anerkennung eines Unfallbruches nachweisen. *Also gründlich untersuchen* und sorgfältige schriftliche Aufzeichnungen über den ersten Befund machen! Ein großer Bruch mit weiter Bruchpforte kann kaum je ein Unfallbruch sein.

Diagnose. Die überwiegende Zahl der vorkommenden Brüche ist nicht allzu schwer zu erkennen: die Leisten-, Schenkel- und Nabelbrüche. Die große Gruppe der seltenen Formen gibt auch dem gewiegten Diagnostiker oft eine harte Nuß zu knacken. Wir wollen gar nicht von den inneren Hernien reden, sondern nur die Hernia obturatoria als Beispiel nennen.

Schmerzlos und unbemerkt geht meist die Entwicklung der Hernie vor sich; andere Male gehen unangenehme ziehende, bei Husten, bei Anstrengung, ja selbst beim Gehen immer wiederkehrende Schmerzen voraus.

Der entwickelte *äußere Bruch* gibt nicht in Rückenlage, sondern *im Stehen* das volle und richtige plastische Bild: eine mehr oder weniger große rundliche oder flache Geschwulst in der Gegend der genannten Bruchpforten, die sich u. U. nach dem Hodensack oder in die großen Schamlippen vorschiebt (Hernia inguinalis) oder in der Leistenbeuge bzw. in der Nabelgegend liegt. Beim Husten wird sie praller und größer. Die Perkussion gibt meist Darmton, dumpfen Ton bei voller Darmschlinge oder Netz. Die Betastung stellt eine Art Fortsetzung (Stiel) nach der Bauchhöhle zu fest (im Gegensatz zu der Hydrocele). Därme als Inhalt sind prall und glatt, Netz feinlappig, körnig. Auf Druck weicht bei dem freien, reponiblen Bruch der Darm unter gurrendem und glucksendem Geräusch nach der Bauchhöhle zurück, um beim Husten oder auch nur bei tiefer Einatmung sofort wieder zu erscheinen. Der tastende Zeigefinger, der dem Darm folgt, dringt leicht in die offene Bruchpforte ein und fühlt hier einen glatten Faserring, der für 1—3 Finger bequem durchgängig ist.

Bei irreponiblen Darmbrüchen ist wohl das gurrende und glucksende Geräusch beim Durchkneten der Bruchgeschwulst vorhanden, sie verkleinert sich auch unter dem Fingerdruck, verschwindet aber nicht völlig. Mitunter läßt sich zwar der Darm in die Bauchhöhle zurückbringen, doch bleibt das Netz irreponibel.

Die *Beschwerden* der *Bruchkranken* sind sehr wechselnd und nicht immer durch den objektiven Befund zu erklären. Gewiß spielen pathologische Vorgänge: chronische Entzündungen auf und im Darm, Verwachsungen eine Rolle, denn die Beschwerden stehen im gegebenen Falle durchaus nicht immer im Einklang mit der Größe des Bruches. Immerhin werden Bruchkranke mit größeren Brüchen das Gefühl der Spannung, der Schwere und des Unbehagens beim Gehen und Stehen, bei der Arbeit nicht los, dazu Obstipation infolge behinderten Kotdurchganges, bisweilen Koliken und Übelkeit. Aber viele

Träger eines Bruches haben keine Ahnung von ihrem Leiden und werden erst gelegentlich irgendeiner ärztlichen Untersuchung auf den Fehler aufmerksam. Über jedem Bruchkranken schwebt das Damoklesschwert der akuten Einklemmung mit Darmverschluß, Brand des Darmes und allgemeiner Bauchfellentzündung.

In die *Differentialdiagnose* spielt je nach dem Sitz, wie leicht verständlich, vielerlei hinein. Für die geläufigen Bruchformen stehen zur diagnostischen Erwägung: die Hydrocele in ihren verschiedenen Spielarten (Hydrocele bilocularis, communicans, funiculi spermat., muliebris), tuberkulöse Abscesse, Lymphome (schwierig ist oft die Hernia incarcerata vom Bubo zu trennen), Lipome, Cysten und Tumoren in der Nähe einer Bruchpforte, Varixknoten in der Leistenbeuge; ferner sind die Anfangserscheinungen einer rechtsseitigen Hernie oft schwer von einer chronischen Appendicitis zu unterscheiden. Ein Leistenhoden wird als solcher erkannt bei Feststellung des leeren Hodensackes. Bei Varicocele dürfte selbst dem Anfänger eine Verwechslung nicht unterlaufen.

Pathologie. Krankhaften Veränderungen mannigfacher Art ist ein Bruch im Laufe der Zeit ausgesetzt, Veränderungen, die Veranlassung geben zu bedenklichen Störungen der Wegsamkeit für den Kot und auch zu Ernährungsstörungen der Darmwand selbst. Es sind das:

1. Verwachsungen von Bruchinhalt und Bruchsack. 2. Bruchentzündungen. 3. Kotstauung. 4. Brucheinklemmung.

Die größte praktische Bedeutung fällt ohne Zweifel der Brucheinklemmung zu, indessen hängen all die Dinge eng miteinander zusammen.

1. Verwachsungen. Chronische Darmgeschwüre, ein Trauma, die jahrelang unterhaltene Schädigung durch den Druck eines Bruchbandes, all das kann infolge einer schleichend ablaufenden, umschriebenen Bauchfellentzündung zu Verwachsungen im Bruchinhalt zwischen den Darmschlingen und dem Netz und andererseits zwischen Bruchinhalt und Bruchsack führen. Begreiflich, wie dem Kranken Beschwerden mannigfacher Art, ja sogar die Gefahren der Einklemmung erwachsen: ziehende Schmerzen beim Stehen und Gehen, Verdauungsstörungen, Unmöglichkeit, den Bruch ganz zurückzubringen oder ihn mit einem Bruchband zurückzuhalten. Aus einer Kotstauung kann sich eine Einklemmung entwickeln, zwischen angewachsenen Netzsträngen verfängt sich eine Darmschlinge, oder Netz und Darm werden durch Torsion schwer geschädigt. In anderen Fällen führen die Verwachsungen zu einer völligen (Selbstheilung) oder teilweisen Verödung des Bruchsackes. Füllen sich solche teilverödete Bruchsäcke mit Flüssigkeit, so entsteht das Bild der *Bruchsackcysten*. In diese Cysten hinein kann sich ein neuer Bruchsack senken, es entsteht die *Hernia encystica* (COOPERS).

2. Entzündungen. Außer durch die vorgenannten Ursachen kann sich eine Enteritis im Bruchdarm bei Typhus, Ruhr, Tuberkulose abspielen, oder ein Wurmfortsatz entzündet sich beim Cöcalbruch, ein Ereignis, das nicht so selten ist, endlich nimmt auch der Bruchsack an einer allgemeinen Bauchfellentzündung teil, mag sie akuter oder chronisch tuberkulöser Art sein, oder die Entzündung ist auf den Bruchsack von außen her, wie z. B. bei einer Zellgewebsphlegmone, fortgeleitet.

Die Krankheitserscheinungen sind bei den leichten und chronischen Entzündungsformen nicht sonderlich ausgesprochen, erst bei den eitrigen Formen verraten vermehrte Spannung der Bruchgeschwulst, Ödem der Bruchhüllen, stärkere Venenzeichnung der Haut, Hitze oder entzündliche Verhärtung den Vorgang. Die Perityphlitis im Bruchsack wird öfter unter der Diagnose ,,eingeklemmter Bruch'' operiert.

3. Kotstauung im Bruchdarm. Bei allen größeren Brüchen mit Darminhalt gehört die Verzögerung des Kotdurchganges zur Regel. Von einer Kotstauung sprechen wir aber erst bei Anfüllung des Bruchdarmes mit geformtem Darminhalt und Stillstand in der Weiterbeförderung. Man wird verstehen, daß hieraus sich ileusartige Zustände entwickeln können. Bei älteren Leuten mit jahrzehntealten, großen, irreponiblen Brüchen, wo die Erlahmung der Peristaltik bei andauernder Verstopfung die Hauptursache abgibt, kommen solche Kotstauungen leichter zustande.

Langsam, fast unmerklich für den gegenüber seinem Leiden etwas gleichgültig gewordenen Kranken, nimmt die Spannung in der Bruchgeschwulst zu; sie ist zwar etwas druckempfindlich, aber nicht gerötet. Erst nach einigen Tagen setzen Kolikschmerzen, Übelkeit und Erbrechen ein, der Leib wird tympanitisch, zu der schon bestehenden Verstopfung kommt die Gassperre. Wir stehen damit schon vor dem *Ileus.* Wenn nicht eingegriffen wird, gehen die Kranken zu-

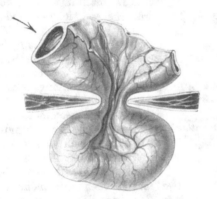

Abb. 251. Elastische Einklemmung.

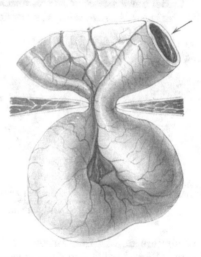

Abb. 252. Schema der sich anbahnenden Koteinklemmung. (Aus TILLMANNs Lehrbuch.)

grunde unter Schwinden der Kräfte, Vergiftung infolge des Säftetausches aus dem zersetzten Darminhalt (Stercorämie) oder unter Durchbruch eines Dehnungsgeschwürs mit folgender Bruchsackperitonitis, oder endlich — darauf kommen wir später zu sprechen — aus der Kotstauung entwickelt sich die Koteinklemmung, die *Incarceratio stercoracea.*

Die Behandlung vermag, wenn sie zeitig einsetzt, das Schlimmste zu verhüten, indem durch sachte Massage der gestaute Kot im Darm vorwärts bewegt wird, nachdem mit Seifen- oder Salzwasserklistieren und hohen Einläufen die Darmperistaltik angeregt wurde. Wie beim Obturationsileus muß auch hier *aufs dringendste vor Abführmitteln gewarnt* werden. Magenspülungen entlasten den tympanitischen Leib. Bei Anzeichen von Einklemmung bleibt nur die Herniotomie übrig, die aber in diesen Fällen keine sehr gute Vorhersage hat, da es sich doch meist um alte hinfällige Leute und große Brüche, nicht selten Gleitbrüche handelt.

4. Die Brucheinklemmung. Die *Incarceratio herniae* können wir als plötzliche Einklemmung der im Bruchsack liegenden Eingeweide *mit gleichzeitiger Beeinträchtigung des Blutumlaufs* im umschnürten Abschnitt bezeichnen. Ist Darm mit eingeklemmt, dann kann es zur Aufhebung des Kotlaufes in der abgeklemmten Schlinge kommen. Bei längerem Bestehen droht die Gangrän des eingeklemmten Eingeweides. Außer dem Darm können sich Netzteile, Hoden oder Eierstock, der Wurmfortsatz in einem Bruchsack einklemmen. Auch da hat die Abschnürung des Blutkreislaufs Gangrän zur Folge. Das Krankheitsbild wird auch bei der Einklemmung von Netz allein demjenigen der Darmincarceration zum Verwechseln ähnlich, und zwar durch die reflektorische Hemmung der Darmperistaltik, womit auch Kot- und Gassperre als beängstigende Zeichen hinzutreten.

Bei der Einklemmung einer Darmschlinge im Bruchsack unterscheiden wir. zwei Arten: Die *elastische Einklemmung* (Strangulation) und die *Koteinklemmung* (Incarceratio stercoralis). Die Unterscheidung hat keineswegs nur rein wissenschaftliche Bedeutung, der Wert für das Leben steht obenan. Das Geschehen ist folgendermaßen zu erklären:

1. Bei der *elastischen Einklemmung* ist der Hergang verhältnismäßig einfach. Bei stärkerer Anstrengung der Bauchpresse (beim Husten, Heben einer Last, Ruck beim Ausgleiten) wird eine vor der Bruchöffnung liegende Darmschlinge durch den vorübergehend sich dehnenden Bruchring durchgepreßt. Mit dem Aufhören der Wirkung der Bauchpresse zieht sich der Ring dank der Gewebselastizität auf den früheren Umfang zusammen und umschnürt die vorgetriebene Darmschlinge. Das ist das Werk einer Sekunde! Sofort staut sich das venöse Blut. Die Transsudation von Blutplasma ins Gewebe, ins Darminnere und in den Bruchsack (Bruchwasser) beengt mehr und mehr den Darm. Von dem Grade der Umschnürung bzw. der Enge des Ringes hängt es ab, ob rascher oder langsamer auch die arterielle Blutzufuhr aufhört. Damit ist natürlich die Gangrän unabwendbar (Abb. 251).

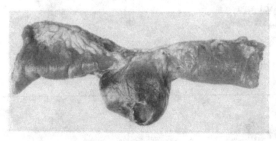

Abb. 253. Eingeklemmter Darmwandbruch. („LITTRESche Hernie"). Zuführende Schlinge gebläht und ödematös, eingeklemmter Wandteil des Darmes teilweise nekrotisch und in den Bruchsack durchgebrochen. (Präparat der Breslauer Klinik.)

2. Die *Incarceratio stercoracea* ist etwas verwickelter. Sie kann aus der Kotstauung entstehen, jedenfalls aus einer Überfüllung des im Bruchsack liegenden Darmes. Die Dehnung der Schlinge zieht Mesenterium in zunehmendem Umfange durch den Bruchring. Wie ein Keil schiebt sich dasselbe zwischen den zu und abführenden Schenkel, bis *beide* unwegsam geworden sind. Durch diese Vorgänge kommt es zur venösen Stase im ausgetretenen Gekröse, der Bruchring hemmt überdies in zunehmendem Grade den Blutumlauf nun auch in der Darmwand, so daß über kurz oder lang das Bild der Strangulation auch hier vollendet ist (Abb. 252). Es sind meist größere Brüche mit einem Knäuel von Darmschlingen, in denen sich die Einklemmungserscheinungen langsam entwickeln und unter Umständen auch in jedem Augenblick wieder lösen können, während sich bei der elastischen Einklemmung eine kleine Darmschlinge oder auch nur ein Stück der Darmwand (LITTRESche Hernie), einmal eingeklemmt, weder von selbst noch durch die Nachhilfe der Taxis sich je wird befreien können. Darin liegt eine praktisch wichtige Tatsache für die Anzeige zur Behandlung.

Wir haben auf einige *anatomische Besonderheiten* eingeklemmter Bruchteile hinzuweisen.

1. Der Darmwandbruch (LITTRESche Hernie). In kleinsten Bruchsäcken kann sich statt einer Schlinge nur ein Teil der Darmwand, stets der dem Gekröse gegenüberliegende Teil, elastisch einklemmen. Ausnahmslos ist es der Dünndarm, der, in der Regel im Schenkelring, eingeklemmt ist. Das abgeklemmte Darmstück sieht divertikelartig aus; es wird rasch brandig (s. Abb. 253). Der Kotdurchgang ist nicht notwendig aufgehoben, weshalb leider die Diagnose so oft verfehlt wird. Das spricht sich in der erschreckend hohen Sterblichkeit von 42—47 v. H. aus, nach unserer eigenen Zahlenübersicht 12 v. H.; der Kranke kommt zu spät zum Chirurgen.

2. *Netzeinklemmung.* In 5 v. H. der Fälle findet man nur Netz im Bruchsack (crural, umbilical und in der Linea alba). Die klinischen Zeichen sind manchmal weniger stürmisch als bei der Darmeinklemmung. Vor allem bleibt der Kotdurchgang frei, oft erst nach vorübergehender Gas-und Kotsperre reflektorischer Art.

3. *Die Hodeneinklemmung* im Leistenkanal, bei unvollkommenem Descensus, setzt sehr stürmisch ein, bisweilen unter kollapsartigen Erscheinungen. Brechen und reflektorische Darmlähmung lassen zu allernächst an Ileus denken, bis die Entdeckung des Fehlens des einen Hodens im Hodensack die Sachlage klärt. Ebenso kann die Torsion des Samenstranges unter recht stürmischen Erscheinungen ähnlich einer Incarceration einsetzen! (Gefahr der Hodengangrän!)

4. *Die retrograde Einklemmung (Einklemmung über dem Ring, Hernie en W).* Man versteht darunter eine Einklemmung über dem Bruchring, derart, daß die geschädigte Schlinge in der Bauchhöhle liegt. Wo zwei oder mehr Darmschlingen im Bruchsack liegen und der Bruchring das Mesenterium drosselt, können diese neben einem Stück Bruchdarm auch zugleich (oder auch allein) brandig werden. Die Abb. 254 erklärt das Geschehen besser als Worte. Wir finden diese Art der Einklemmung fast nie in Schenkel- und Nabelbrüchen, eher einmal in einem Leistenbruch.

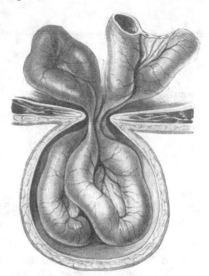

Abb. 254. Retrograde Einklemmung. (Gangränöse Schlinge im Bauchraum.)

Pathologie. Die *anatomischen Veränderungen,* denen ein eingeklemmter Darmteil unterliegt, schreiten bald rascher, bald langsamer, immer aber unaufhaltsam vorwärts zum unheilvollen Ausgang. Nur in 5 v. H. der Fälle vermag die Naturhilfe einen rettenden Ausgang zu finden, sich selbst überlassen gehen 95 v. H. zugrunde.

Die Absperrung des venösen Abflusses führt zu Stase und Infarzierung am Darm und eingeschnürten Gekröse. Durch Transsudation und Hämorrhagien werden die Gewebe succulent; serös blutiges, später mit Fibrin durchsetztes Bruchwasser umspült den Darm. Die arterielle Blutzufuhr, zunächst noch leidlich im Gang, wird durch die Infarzierung mehr und mehr erdrosselt; Geschwüre der Darmschleimhaut, entstanden durch die Ernährungsstörungen, lassen Bakterien die Darmwand durchwandern. Das Bruchwasser wird infiziert. Vereinzelte Nekrosen an der Konvexität der Darmschlinge und an den Schnürringen als Druckgeschwüre sind die Vorläufer vollständigen Brandes der ganzen Darmschlinge. Schließlich gehen die Störungen des Blutumlaufs auch auf das Gekröse über (s. Abb. 255). Der Bruchsack wird natürlich auch mit einbezogen in den mit der Gangrän offenbar werdenden Entzündungsvorgang; Verklebungen, die er am Bruchring mit den Eingeweiden eingeht, bilden oft, wenigstens für eine gewisse Zeit, den schützenden Wall gegen die freie Bauchhöhle. Dem wie Zunder zerfallenden Darm entströmt der Kot in den Bruchack. Eine Kotphlegmone, die schnell an die Oberfläche vordringt und oft weite Gebiete des Unterhautzellgewebes mit einbezieht, ist die unausbleibliche Folge. Wenn die Kranken das Unheil überstehen, verbleibt ein widernatürlicher After an der Einklemmungsstelle.

Die *Erscheinungen* sind, wie bereits aus unserer Darstellung der elastischen und der Koteinklemmung hervorgeht, vornehmlich in der Art der Entwicklung, recht verschieden. Ist erst die Einklemmung eine vollkommene, eine endgültige, dann entsprechen die klinischen Zeichen einem gewissen Urbild, das im wesentlichen nur in der Ablaufgeschwindigkeit wechselt.

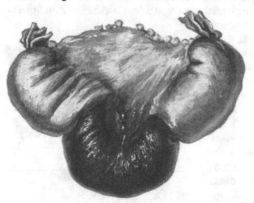

Heftige Leibschmerzen und gleichzeitig Schmerzen in der Bruchgegend, die ungewöhnliche Spannung und die Unmöglichkeit, den Bruch zurückzubringen, sind die nächsten und auffallendsten Zeichen. Stuhl und Winde sind vom Augenblick der Einklemmung unterbrochen, nur eine einzige Stuhlentleerung mag vielleicht erfolgen aus dem untersten freien Abschnitt. Von nun an reihen sich die übrigen Zeichen des Strangulationsileus (Erbrechen, Koliken, zunehmender Meteorismus, spärliche Harnentleerung,

Abb. 255. Gangränöse Darmschlinge, aus der Einklemmung befreit. Gangrän auf das Mesenterium übergreifend. Zuführender Darmabschnitt erweitert und cyanotisch. (Aus der chir. Klinik Leipzig — E. PAYR.)

Indicanurie) eines nach dem andern an, bei der elastischen Einklemmung in rascher Folge, langsamer bei der Koteinklemmung, bis unter den Erscheinungen des Kollapses, beengter Atmung, kalten Schweißes und endlich der Darmlähmung die Kranken zugrunde gehen.

Unberechenbare glückliche Umstände führen ganz ausnahmsweise einmal auf dem traurigen Wege der Kotphlegmone zur Selbstheilung. Feste, abschließende Verwachsungen an der Bruchpforte als Schutz des Bauchfells und ein Zustand des Darmes, der noch nicht zur Lähmung gediehen ist, sind die Voraussetzungen. Nach dem Durchbruch der eingeklemmten Schlinge zerfallen die Bruchhüllen durch jauchig-phlegmonöse Entzündung, und der gestaute Darminhalt entleert sich in Strömen nach außen. So endet der *Darmwandbruch* dann in einer unschwer zu beseitigenden Darmfistel (Fistula stercoralis), die *anderen Darmhernien* aber mit einem selbstentstandenen Anus praeternaturalis, der an hoher Dünndarmstelle dem Kranken durch Entkräftung schließlich doch zum Verderben wird, an tieferen Stellen sich zeitig operativ beseitigen läßt. Die meisten nichtoperierten Kranken gehen, wie bereits erwähnt, auf der Höhe der Einklemmung unter dem Zeichen einer schweren Vergiftung *(Stercorämie)* zugrunde, hauptsächlich durch Schädigung der Leber, oder, einige Tage später, an fortgeleiteter eitrig-jauchiger Peritonitis bei brandigem Darm, nach 1—2 Wochen an der Kotphlegmone oder schließlich an Entkräftung und Nebenerscheinungen, wie einer Bronchopneumonie oder embolischen Lungenherden, entstanden durch Verschleppung von Thromben aus den Mesenterialvenen des eingeklemmten Darmabschnittes, subphrenischem Abszeß, Pleuraempyem u. a.

Die *Diagnose* macht in der Mehrzahl der Fälle keine Schwierigkeiten. Oft bringt der Kranke sie uns schon entgegen. Indessen bleiben Schwierigkeiten und ernste Zweifel auch dem Erfahrensten nicht erspart. Wir erinnern an die kleinen versteckten Brüche bei fettleibigen Personen (Schenkel- und Nabelbrüche), an die der tastenden Hand schwer zugängigen Formen (Hernia obturatoria, Hernia glutaea), vor allem aber an die *Scheineinklemmungen*: das sind innere Einklemmungen oder Entzündungen des Darmes und auch des Bauchfells, welche z. B. durch Stauung des Darminhaltes im Bruchdarm, durch entzündliche Erscheinungen den Bruch schmerzhaft, angeschwollen und irreponibel machen. Wir erinnern ferner an das Zusammentreffen einer längst irreponibeln Hernie mit einem inneren Darmverschluß, an die früher geschilderte *retrograde Incarceration*.

Andererseits darf man nicht außer acht lassen, daß ein eingeklemmter Bruch vorgetäuscht werden kann, wo überhaupt keiner vorhanden ist, wie z. B. durch eine bruchähnliche Fettgeschwulst in der Gegend einer Bruchpforte, durch eine akute Hydrocele, durch einen Bubo inguinalis, Epididymitis acuta, Torsion des Samenstranges oder gar durch einen thrombosierten Varix der Saphena oder Femoralis. Die Einklemmungserscheinungen, welche das Augenmerk auf solche gelegentlich vorhandene Tumoren hinlenken, können natürlich verschiedenartigen Ursprungs sein.

Die Bruchbehandlung.

Wir unterscheiden zwischen einer palliativen und einer radikalen (operativen) Bruchbehandlung. Die erstere bezweckt, den Bruchinhalt durch eine „Bandage" (Bruchband) am Austritt in den Bruchsack zu hindern, dem Kranken damit die Beschwerden zu nehmen und ihn arbeitsfähig zu machen. Die radikale Behandlung beseitigt auf operativem Wege den Bruchsack und verschließt die Bruchpforte. Die technischen Fortschritte der neueren Zeit haben die Bruchoperation zu einem sicheren und unter örtlicher Betäubung gefahrlosen Eingriff gemacht. Das hat der Bruchbandbehandlung wesentlichen Abbruch getan. Trotzdem ist ihr Anzeigegebiet noch ein ziemlich weites geblieben. Von einer sachgemäßen Wahl und Anpassung eines Bruchbandes hängt viel ab. Sie darf nicht dem Heilgürtler allein überlassen bleiben.

Das Bruchband *(Bracherium)*. Für Leisten- und Schenkelbrüche ist eine Bruchbandform erprobt: das englische und französische Bruchband. Beide Arten bestehen aus einer das Becken umgreifenden Stahlfeder und einer entsprechend geformten gepolsterten Platte (Pelotte genannt), die auf die Bruchöffnung zu liegen kommt. Das englische Bruchband hat überdies eine Stützplatte, die aufs Kreuzbein zu ruhen kommt. In Deutschland gebräuchlich ist das französische Bruchband. Die Stahlfeder umgreift die kranke Beckenseite zwischen Trochanter und Crista ilei. Die birnenförmige Pelotte richtet sich nach der Art des Bruches (für Schenkelbrüche winklig nach unten abgeknickt) und der Größe der Bruchpforte. Die Federkraft ist zu bemessen nach der geforderten, zum Zurückhalten nötigen Druckkraft und den Arbeitsanforderungen an den Kranken. 1—1½ kg sind mittlere Werte. Die Feder ist gegen die Pelotte etwas gedreht, was bei der Anpassung zweckmäßig verändert werden kann. Größe und Form der Pelotte ist für die gute Anpassung von ausschlaggebender Wichtigkeit. Doppelseitige Bruchbänder sitzen im ganzen besser als einseitige, deshalb wird ein doppelseitiges Band öfter bei einseitiger Hernie verordnet. Das Bruchband soll keinen lästig empfundenen Druck ausüben, etwa gar ein Druckgeschwür auf der Haut erzeugen und doch die Bruchpforte so sicher schließen, daß auch bei stärkerer Inanspruchnahme der Bauchpresse kein Inhalt in den Bruchsack eintreten kann. Ein Schenkelriemen sichert gegen das Hinaufrutschen. Das Bruchband soll unmittelbar auf der Haut getragen werden. Es wird am besten im Liegen angelegt. Die Haut muß da, wo Band und Pelotte anliegen, sorgfältig gepflegt werden (Abhärten mit Alkoholwaschungen, Pudern). Peinliche Reinlichkeit.

Für Nabelbrüche ist die Form einer Leibbinde oder eines Leibgurtes gebräuchlich mit Einschaltung einer Platte oder Pelotte. In ähnlicher Weise hilft man sich bei den Narben-Bauchbrüchen.

Wir begnügen uns mit diesen flüchtigen Andeutungen. Die ausführlichste Beschreibung vermag nicht die Anschauung und Übung in der Anpassung zu ersetzen, die bei etwas handwerklichem Geschick leicht zu erwerben ist. In jeder Poliklinik findet sich ausreichende Gelegenheit, mit der Bruchbandbehandlung sich vertraut zu machen.

Bei leichten Brüchen kann das Bruchband nachts weggelassen werden, bei Husten und schwieriger Taxis ist es dauernd zu tragen.

Ein Bruchband darf nur bei völlig reponiblen Brüchen getragen werden. Bei irreponiblen Brüchen ein Bruchband zu verordnen — es geschieht oft! — ist nicht nur sinnlos, sondern auch schädlich. Der Pelottendruck auf vorliegende Eingeweide kann mit der Zeit schwere Veränderungen setzen und begünstigt Verstopfung, Entzündungen und Einklemmungen. Bei diesen Brüchen kommt, wenn Operation nicht angezeigt, nur die Verordnung eines Tragebeutels *(Suspensorium)*

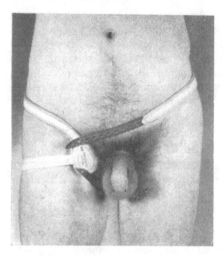 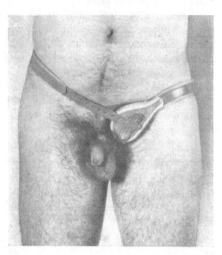

Abb. 256. Schenkelbruchband.   Abb. 257. Bruchband für indirekten Leistenbruch.

in Frage. Auch beim Leistenhoden ist natürlich die Verordnung eines Bruchbandes verfehlt.

Die Taxis. Unter Taxis (Ordnen, Einrichten) verstehen wir das Zurückschieben der im Bruchsack liegenden Eingeweide. Die Anlegung eines Bruchbandes setzt also die Taxis voraus, meist ein Handgriff, der bei beweglichen Brüchen leicht auszuführen ist und rasch zum Ziele führt. Die Taxis wird so ausgeführt, daß man mit der einen Hand den Bruchsackhals umfaßt und leicht anzieht, während die andere vom Fundus her den Bruchinhalt zurückzubringen versucht.

Die Taxis des beweglichen Bruches hat jeder Bruchbandträger selbst zu lernen; das Eigengefühl hilft ihm oft, es besser und rascher zu machen als der Arzt. Flache Rückenlage mit erhöhtem Becken führt eher zum Ziele. Schwierigkeiten ergeben sich bei großen Brüchen, bei Kotstauung, bei tympanitischem Bauch, bei Ascites, bei Schmerz und Entzündung in der Bruchgegend. Nutzlos, sogar schädlich ist es, hier Gewalt anzuwenden. Übergroße Hernien, die monate- oder jahrelang nicht zurückgebracht waren, finden in der Bauchhöhle keinen Platz mehr. Man sagt: sie haben das „Wohnrecht in der Bauchhöhle verloren". Eine Abmagerungskur und Massage ist zu versuchen.

Die Taxis des verwachsenen Bruches (Hernia accreta) kann nur teilweise erfolgreich sein. Gleiches ist vom *Gleitbruch* (Blasen- und Cöcalhernie) zu sagen.

Die Taxis des eingeklemmten Bruches drängt sich dem Landarzte und Nicht-Chirurgen in erster Linie auf. Wer wollte ihm diesen Versuch, seinem Kranken einen operativen Eingriff zu ersparen, verdenken! Und doch muß er sich sagen, daß nur für den Augenblick geholfen ist. Freilich, eine solche Hilfe ist unter Umständen lebensrettend, wie z. B. bei alten Leuten, bei Lungen- und Herz-kranken usw. Trotzdem vergessen wir nie die schrecklichen Folgen von Taxis-versuchen, die auf dem Operationstisch offenkundig wurden: Reposition „en bloc" (s. unten), Darmruptur, Kotphlegmone, Peritonitis, Ileus. Am liebsten würde man die Taxis in Bann und Acht erklären. Sie ist jedenfalls nicht erlaubt:

1. bei nicht mehr ganz frischer Einklemmung, weil der Bruchdarm hier stets geschädigt ist,

2. bei entzündlichen Erscheinungen,

3. bei der elastischen Einklemmung (das ist: kleine Hernie, enge Bruch-pforte, scharfe Einklemmung, Drosselungserscheinungen!),

4. nach vorausgegangenen, zielbewußten Versuchen des Zurückbringens,

5. bei unsicherer Diagnose oder dem geringsten Verdacht auf Entzündung (man denke an die Folgen einer Taxis bei Perityphlitis im Bruchsack!).

Als Vorbereitung für die Taxis bei eingeklemmten Brüchen wird empfohlen Entleerung des Magens, der Blase und geeignete Lage, d. h. Rückenlage mit in der Hüfte und im Knie gebeugten Beinen, so daß die Bauchdecken möglichst erschlaffen. Durch die sog. Sims sche Seitenlage — Lagerung auf die gesunde Seite, Senkung der krankseitigen Schulter nach vorn und unten, Biegung der Beine im Hüftgelenk — mehr noch durch die Bein-ellenbogen- oder Beinschulterlage werden die Bauchdecken stark erschlafft, der intra-abdominale Druck kann unteratmosphärisch werden, das Eingeweide üben durch ihr Eigen-gewicht einen leichten Zug auf die Darmschlingen im Bruchsack aus. Uns hat sich die Taxis im warmen Vollbad besonders bewährt, namentlich bei kleinen Kindern. Wir haben im Bade Brüche von selbst zurückgehen sehen. Mindestens werden durch diese Lageänderungen die Kreislaufverhältnisse im Bruch günstig beeinflußt, die Taxis erleichtert und die Vorbereitungszeit bis zur allenfalls notwendigen Herniotomie nützlich ausgefüllt.

Die *Gefahren der Taxis* des eingeklemmten Bruches sind mannigfach und ernst zugleich. Wir wollen nicht davon sprechen, wie ein schon morsch gewordener Bruchdarm, selbst bei sachgemäßem Taxisversuch, bersten kann, und wie dann der Darminhalt ins Bauchfell hineinmassiert wird. Viel schlimmer ist es, wenn ein „Heilkünstler" Muskelkraft und Ausdauer dazu verwendet, einen noch an-nähernd gesunden Darm zum Platzen zu bringen, das Mesenterium zu zer-reißen und bedenkliche Bruchhämatome zu setzen. Abgesehen davon, gibt es noch andere Weiterungen der Taxis, das sind die *Scheinreduktionen,* d. h. jene schlimmen Zufälle, bei denen das „Repositionsmanöver" von Erfolg zu sein scheint, weil die Bruchgeschwulst unter den Händen verschwindet. Tatsächlich besteht aber die Einklemmung weiter, der Kranke hat auch keine Erleichterung. Es kann sich um verschiedene Ereignisse der Massenreposition handeln.

Ein vorsichtiger Arzt wird, sich dieser Möglichkeiten bewußt, den Kranken nicht unmittelbar nach vollbrachter Taxis verlassen.

Die Anzeige zum unblutigen Zurückbringen eines eingeklemmten Bruches ist im Laufe der letzten Jahrzehnte mehr und mehr eingeschränkt worden, dank der Sicherheit unserer Operationsverfahren und vor allem der Möglich-keit, unter örtlicher Betäubung zu operieren. Heute ist die Taxis nur noch erlaubt:

1. bei großen Brüchen mit Koteinklemmung,

2. bei ganz frischen Einklemmungen (in den ersten Stunden), und hier mit Vorsicht!

3. bei Kranken, deren Körperzustand eine Operation auch unter örtlicher Betäubung bedenklich erscheinen läßt [ganz alte Leute, kleine Kinder, bei denen die Einklemmung häufig weniger fest ist (s. o.), Herz- oder Nierenkranke usw.].

Die Herniotomie, Radikaloperation. Bewegliche, irreponible und incarcerierte Brüche stellen sich dem Chirurgen in großer Zahl zur Radikaloperation; die Kranken mit leichten, freien Brüchen, ermutigt durch die schönen Heilerfolge und die guten Aussichten auf Dauerheilung; die mit irreponiblen Brüchen, um der täglichen Qual ledig zu werden; die mit eingeklemmtem Bruch, der Not der Stunde gehorchend. Selbst bei Säuglingen und bei Greisen kann heute der Eingriff nahezu ohne Gefahr und mit guten Endergebnissen ausgeführt werden.

Die Operation besteht in Freilegung des Bruchsacks, Eröffnung desselben, Prüfung und Zurückbringen des Bruchinhalts, Abtragung des Bruchsackes und Nahtverschluß der Bruchpforte. Insofern der Bruchinhalt geschädigt oder krankhaft verändert ist, müssen dem Zurückbringen bessernde Eingriffe vorangehen, wie Netzresektion, Beseitigung von Strängen und Verwachsungen, Übernähung einer Druckstelle am Darm, allenfalls Resektion einer Darmschlinge.

Der Eingriff setzt, insofern es sich nicht um eine Notoperation handelt, entsprechende Vorbereitung der Kranken voraus: gute Entleerung des Darmes, besonders bei großen Brüchen. Allenfalls zunächst Entfettungskur. Man kann unter allgemeiner (bei kleinen Kindern unerläßlich) oder unter örtlicher Betäubung operieren. Wo irgend angängig, ist die örtliche Betäubung zu bevorzugen mit $\frac{1}{2}$%iger Novocainlösung und Zusatz weniger Tropfen einer 1⁰/₀₀igen Suprareninlösung.

Beim *eingeklemmten Bruch* ist der Bruchschnitt ohne Verzug da auszuführen, wo die Taxis nicht angezeigt ist und da, wo sie mißlingt. Selbst die ungünstigsten äußeren Verhältnisse entschuldigen die Unterlassung nicht, denn wie die Tracheotomie steht die Herniotomie in der Reihe der lebensrettenden Eingriffe, welche im Notfall in die Hand des auf sich allein gestellten Arztes gelegt sind! Man denke an Schiffsreisen!

Eine Vorbereitung für die Operation des eingeklemmten Bruches kommt nur in Frage bei schon vorhandenem Ileus. Da ist eine Magenspülung notwendig, vor allem, wenn Narkose gemacht werden soll. Im übrigen unterscheidet sich der Eingriff im wesentlichen darin vom gewöhnlichen Bruchschnitt, daß der Bruchinhalt die genaueste Prüfung verlangt und, dem Befund entsprechend, der Operateur sich zu entscheiden hat über Netzresektion, Übernähung von perforationsverdächtigen Stellen, Darmresektion, u. U. Anlegung eines Anus praeternaturalis. Diese letzteren Entscheidungen sind nicht leicht, auch für den Erfahrenen nicht, denn die Grenze zwischen dem noch und dem nicht mehr lebensfähigen Darm ist keineswegs eine scharfe. Die Sorgfalt verlangt eine Besichtigung der Einschnürstelle. Zu diesem Zwecke muß der Bruchdarm nach Erweiterung (gewöhnlich mittels Durchschneidung des Schnürringes von außen) (äußere oder innere Bruchpforte) vorgezogen werden. Die befreite und vorgelagerte Darmschlinge mag sich in 5—10 Minuten unter Berieselung mit warmem Salzwasser erholen, was an dem Verschwinden der cyanotischen Färbung, dem Wiederauftreten der Arterienpulsation im Mesenterium und der Wiederkehr der Kontraktionsfähigkeit des Darmes (Reiz durch kurzen Schlag mit der Pinzette) zu erkennen ist. Wenn das ausbleibt, muß der Darmabschnitt bis weit in den *zuführenden* Schenkel hinein reseziert werden, denn dieser Teil ist gewöhnlich durch Venenthrombosen und durch Vergiftung vom gestauten Darminhalt schwer geschädigt, während der abführende Schenkel gut durchblutet bleibt.

Wo der Zustand des Kranken die Resektion bedenklich erscheinen läßt (Peritonitis, Kollaps, Phlegmone usw.), da muß in aller Eile ein Anus praeternaturalis angelegt werden (Vorlagerung, Einnähen und Eröffnen des Bruchdarmes); der Kranke steht freilich mit einem Bein im Grab!

B. Engere Lehre von den Eingeweidebrüchen.

I. Die Leistenbrüche.

Entwicklungsgeschichte. Im 3. Monat des Fetallebens liegt der Hoden retroperitoneal in der Höhe der oberen Lendenwirbel (vgl. Abb. 258a—d). Die sich zurückbildenden *Urnieren,* durch eine mesenteriumähnliche Falte, das *Mesorchium,* mit den *Geschlechts-drüsen* verbunden, werden durch die jetzt stärker wachsenden *Dauernieren* und die Leber

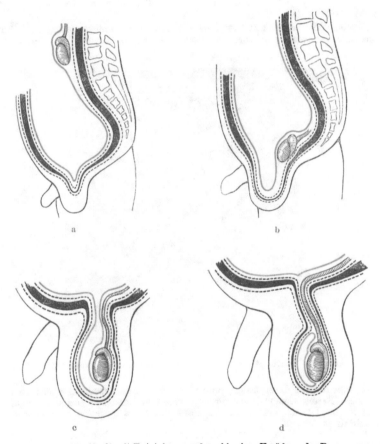

Abb. 258a—d. Descensus testiculi mit Entstehung und nachheriger Veröung des Processus vaginalis.

mitsamt den Geschlechtsdrüsen in das große Becken hinuntergedrängt. Von den letzteren geht das Leitband, das *Gubernaculum testis* aus, das sich durch die Bauchwand hindurch bis zum Geschlechtswulst hin erstreckt, wo es an der Haut befestigt ist. Neben ihm schiebt sich, gleichfalls im 3. Monat, eine dellenförmige Ausstülpung des Bauchfells, der *Processus vaginalis peritonei,* durch die Bauchwand vor und strebt gleichfalls zum Geschlechts-wulst nach der Leistengegend hin. Im 6.—7. Fetalmonat steigt der *Hoden* unter Leitung des Gubernaculum testis zwischen Peritoneum und Fascia transversa immer mehr nach abwärts, Peritoneum und Fascia transversa mit sich nehmend. Im 9. Monat ist er auf dem Grunde des Hodensackes angelangt. Das nach abwärts gezogene Peritoneum steht in offener Verbindung mit der Bauchhöhle. Die Wandungen des Verbindungsganges (Processus vaginalis peritonei; Diverticulum Nuckii bei der Frau) verwachsen nach der Geburt miteinander, so daß das Peritoneum parietale wieder glatt über die Bauchwand hinwegzieht. Der Processus vaginalis peritonei bildet an der Vorderfläche des Hodens einen geschlossenen Sack, die *Tunica vaginalis propria* des Hodens. Die den Samenstrang und Hoden umhüllende Fascia transversa wird zur Tunica vaginalis communis. Bleibt der Processus vaginalis vollständig offen, so besteht ein angeborener Bruchsack, der sich jederzeit mit Bruchinhalt füllen kann und in einzelnen Fällen zur Zeit der Geburt schon Inhalt zeigt.

In 40 v. H. ist bei der Geburt der Processus vaginalis völlig oder teilweise offen, rechts und bei Knaben häufiger, weil der Descensus des linken Hodens früher vollendet ist, vielleicht, weil er durch das stärker gefüllte Colon sigmoideum herabgedrängt wird.

Auch die Ovarien machen einen Descensus von der Höhe des 2.—3. Lendenwirbels bis zum kleinen Becken durch, zuweilen sogar bis in den Leistenkanal. Der Processus vaginalis peritonei (Diverticulum Nuckii), neben dem Ligamentum rotundum gelegen, verödet in der Regel, kann aber auch völlig oder teilweise offen bleiben (Hydrocele muliebris), 8—10 v. H.

Anatomie. Der Leistenkanal ist 4—5 cm lang, bei Kindern naturgemäß kürzer und auch gerader verlaufend, bei breitem Becken (Frauen) länger. Um sich den Annulus

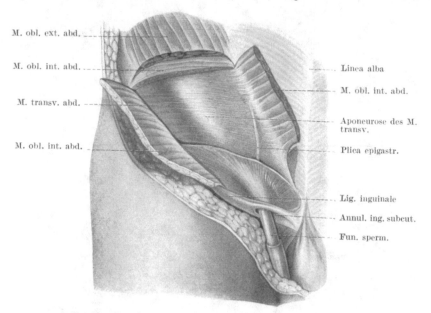

Abb. 259. Anatomie der Leistengegend beim Manne. (Nach CORNING.)

inguinalis subcutaneus darzustellen, muß man die den Samenstrang überkleidende Fascia cremasterica (Fascia Cooperi) von ihrer Verbindung mit dem Annulus inguinalis subcutaneus lösen. Ebenso muß man zur Darstellung des Annulus inguinalis abdominalis das Bauchfell entfernen.

In dem zwischen diesen beiden Öffnungen schräg von oben außen hinten nach unten innen vorn steiler als das Ligamentum inguinale (s. Pouparti) verlaufenden *Leistenkanal* liegt der Funiculus spermaticus bzw. das Ligamentum rotundum.

Die *vordere* Wand des Kanals wird gebildet hauptsächlich durch die Aponeurose des Musculus obliquus externus und die Fibrae intercrurales, welche von dem Ligamentum inguinale abgehen, den Schlitz des Annulus inguinalis subcutaneus oben zusammenhalten und mit dem medial hinter dem Samenstrange gelegenen, von dem Ligamentum Pouparti nach oben innen ausstrahlenden Ligamentum inguinale reflexum (Collesi) den Schlitz im Musculus obliquus externus zu einer rundlichen Öffnung gestalten. Die *untere* Wand wird durch das rinnenförmig nach innen umgebogene Ligamentum inguinale (Pouparti) gebildet, das in dieser nach oben konkaven Rinne den Samenstrang (Mutterband) trägt. Die *obere* Wand wird von der Muskelschicht des Obliquus internus und dem Musculus transversus gebildet. Die *hintere* Wand besteht aus der Fascia transversa, die als Fascia infundibuliformis und Tunica vaginalis communis Samenstrang und Hoden überzieht.

Von dem medialen Teil des Musculus obliquus internus gehen Muskelbündel ab, die den Samenstrang als Musculus cremaster schleifenförmig umgeben, und, je nach der Größe des Bruches, auseinandergedrängt werden und atrophieren, zuweilen aber auch zusammenbleiben und hypertrophieren.

An der inneren Bauchwand werden im Bauchfell durch das Ligamentum umbilicale medium, die Ligamenta umbilicalia lateralia und die Plicae epigastricae verschiedene Falten gebildet. Neben jeder derselben liegt eine Vertiefung, und zwar lateral vom Ligamentum umbilicale medium (Plica urachi), die Fovea supravesicalis (Austrittsstelle der seltenen Hernia supravesicalis), lateral vom Ligamentum umbilicale laterale, die Fovea inguinalis medialis (Austrittsstelle der Hernia inguinalis medialis oder directa oder recta) und lateral von der Plica epigastrica die Fovea inguinalis lateralis (Austrittsstelle der Hernia inguinalis lateralis oder indirecta oder obliqua). An dieser Stelle der inneren Bauchwand treten die Arteria und Vena spermatica, der Plexus spermaticus, die Vasa lymphatica, der Ductus deferens zum Samenstrang zusammen.

Zwischen dem Musculus obliquus internus und der Aponeurose des Musculus obliquus externus verläuft der Nervus ilio-inguinalis, der dann, an den lateralen Umfang des Samenstranges gelagert, mit demselben durch den Annulus inguinalis subcutaneus tritt und in der Haut des Mons veneris endet.

Anatomie des äußeren und inneren Leistenbruches. Die Austrittstellen für die inneren und äußeren Leistenbrüche liegen immer oberhalb des Leistenbandes und entstehen durch Ausbuchtung entweder vom inneren (medialen) oder äußeren (lateralen) Leistengrübchen aus. Die Plica epigastrica mit der Arteria epigastrica bildet die Scheidewand.

Die *Herniae inguinales laterales,* auch *indirekte* oder *äußere* oder schräge (obliquae) Leistenbrüche genannt, stülpen sich entsprechend dem Verlauf des Leistenkanales vor, weiten denselben aus und kommen schließlich am Annulus subcutaneus zum Vorschein, von da in den Hodensack hinabsteigend, während der *direkte* oder *innere* oder gerade *Leistenbruch* von der Fovea inguinalis medialis aus die hier nur durch Peritoneum, Fascia transversa und die Muskelschicht des Obliquus internus gebildete Bauchwand „direkt" („gerade") nach vorn vorstülpt und am inneren Rande des Annulus inguinalis externus zum Vorschein kommt.

Bei der äußeren Leistenhernie liegen die Vasa epigastrica medial; sie liegt also, wie der Name sagt, *außen* (lateral) von der Arterie.

Der Samenstrang liegt bei der Hernia indirecta medial und hinten vom Bruchsack und Bruchsackhals im Leistenkanal, entweder als gemeinsames festgefügtes Gebilde zwischen Bruchsack und Tunica vaginalis communis (Fascia infundibuliformis) oder in seine einzelne Gebilde aufgefasert, während er beim direkten Leistenbruch zum Bruchsackhals keine Beziehungen hat und höchstens als geschlossener Strang an die Außenseite des Bruchsackes sich anlehnt.

1. Der äußere (indirekte) Leistenbruch.
(*Hernia inguinalis externa s. indirecta s. obliqua s. lateralis.*)

Er kann angeboren oder erworben sein.

Der **angeborene Leistenbruch** hat zur Voraussetzung eine Entwicklungsstörung, welche mit dem Descensus testis in Zusammenhang steht: das teilweise oder völlige Offenbleiben des Processus vaginalis. Bei 40—50 v. H. der Neugeborenen findet man diese Regelwidrigkeit, doch scheint vielfach nachträglich noch eine Veröding vorzukommen. Von der größeren oder geringeren Weite des Processus vaginalis, von bruchfördernden äußeren Umständen hängt es ab, ob und wann Inhalt in den vorgebildeten Bruchsack eintritt. Das kann sein bald nach der Geburt, ist jedenfalls sehr häufig im ersten Lebensjahr, es kann aber auch erst im 2. und 3. Jahrzehnt geschehen. Fast alle Leistenbrüche bei Kindern sind als angeborene anzusehen.

In der *Unfallchirurgie* wird des öfteren die Frage aufgeworfen, ob ein Bruch angeboren oder erworben und ob er Unfallfolge sei (s. S. 421). Für die angeborene Natur eines Bruches sprechen folgende anatomische Merkmale:

1. das gemeinsame Vorhandensein des Hodens und der Brucheingeweide in derselben Peritonealtasche, d. h. im Bruchsack,

2. ein zarter, dünner, handschuhfingerförmiger Bruchsack *ohne subseröses Fett,*

3. mangelhafte Ausbildung der Leistenpfeiler und Auffaserung des Samenstranges. Der Cremaster bildet bei angeborenen Brüchen einen zusammenhängenden, mit der Tunica vaginalis innig verbundenen Muskelmantel.

Der **erworbene äußere Leistenbruch.** Neben den anatomisch begünstigenden Umständen, wie Schwäche der Bauchwand, spielen die im allgemeinen Teil auf S. 420 erwähnten Tatsachen eine wichtige Rolle in der Entstehung. Die Bauchfellauskleidung des äußeren Leistengrübchens wird gedehnt, und nun bahnt sich eine Bauchfellausstülpung ihren Weg im Leistenkanal, dem Samenstrange folgend. Sie tritt entweder aus dem äußeren Leistenringe als kugelige

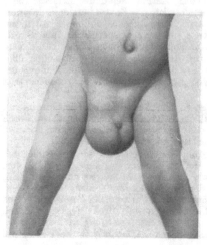

Geschwulst hervor *(Hernia completa)* oder macht vor demselben halt. Im letzteren Falle spricht man von *Bruchanlage,* wenn der in den Leistenkanal eingeführte Finger den Anprall der Baucheingeweide eben fühlt — von *Hernia incipiens,* wenn der Bruchsack mit Inhalt zapfenförmig, zuweilen beim Stehen und Pressen in den Leistenkanal hineinragt —, von *Hernia incompleta,* wenn der Leistenkanal dauernd bei aufrechter Haltung vom Bruch angefüllt ist, letzterer aber noch nicht über den äußeren Leistenring hinausgetreten ist. Bei dem Durchtritt durch den äußeren Leistenring erleidet der Bruchsack hier eine Einschnürung (häufigste Stelle der Einklemmung), nimmt Birnenform an; schließlich gelangt er in den Hodensack *(Hernia scrotalis).* Der Hoden liegt an

Abb. 260. Beidseitiger äußerer scrotaler Leistenbruch. (Chir. Klinik Breslau.)

der tiefsten Stelle der Geschwulst, ist entweder mit dem Auge oder durch Abtasten (Hodendruckschmerz) erkennbar. Mit zunehmender Größe wird die Haut des Scrotums gedehnt die benachbarte Haut und Penishaut herangezogen, so daß nur noch eine kleine Hautfalte vom Penis erkennbar ist. In besonders weit vorgeschrittenen Fällen reicht der Hodensack bis zum Knie und beherbergt einen großen Teil der Baucheingeweide *(Hernia permagna).*

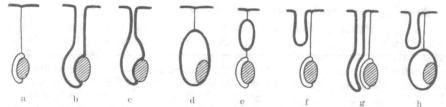

a   b   c   d   e   f   g   h

Abb. 261. Beziehungen zwischen Proc. vaginalis peritonei, angeborenen und erworbenen Hernien und Hydrocelen (schematisch nach DE QUERVAIN).
a Regelrechte *Verödung des Proc. vag. perit.* b Proc. vag. offen und oben weit = *Hernia congenita.* c Proc. vag. offen und oben eng = *Hydrocele communicans.* d Proc. vag. oben verödet, unten offen = *Hydrocele testis.* e Proc. vag. oben verödet, unten verödet = *Hydrocele funiculi.* f Proc. vag., verödet, daneben Bauchfellausstülpung = *Hernia acquisita funicularis.* g Proc vag. verödet, daneben Bauchfellausstülpung = *Hernia acquisita scrotalis.* h Proc. vag. oben verödet, unten offen, daneben Bauchfellausstülpung = *Hydrocele testis + Hernia acquisita.*

Der indirekte Leistenbruch steht in einer ausgesprochenen Beziehung zum Körperbau. Er findet sich überwiegend bei Männern vom asthenischen und leptosomen Körperbau, während der direkte Leistenbruch fast ausschließlich Leute vom pyknischen Körperbau betrifft.

Beim weiblichen Geschlechte, das kaum halb so oft betroffen ist, folgt der Leistenbruch dem Verlauf des runden Mutterbandes und steigt in die großen Schamlippen hinab *(Hernia labialis),* pflegt jedoch keine solche Ausdehnung anzunehmen wie beim Mann (vgl. Abb. 263).

Mit dem Wachsen des Bru-
ches wird die Bruchpforte
immer weiter, so daß sie
schließlich für mehrere Finger
durchgängig ist; dementsprechend wird der Leisten*kanal*
zum einfachen Bruch*ring*.

Als *Bruchinhalt* finden sich
zumeist Dünndarm, mit oder
ohne Netz. Ovarien, Tuben,
der Uterus, die Blase, der
Processus vermiformis, sogar
der Magen ist als seltener Befund in einem Leistenbruch
angetroffen worden. Bei größeren Brüchen können auch
andere Baucheingeweide, wie
Colon transversum, im Bruchsack liegen. Bei der Anwesenheit von Colon ascendens und
descendens handelt es sich um
sog. *Gleitbrüche*, d. h. es wird die
hintere Bruchsackwand durch
den vorgefallenen bzw. nach unten gerutschten, an seiner Rückseite nicht vom Bauchfell um-
kleideten Dickdarm gebil-
det (s. auch S. 419).

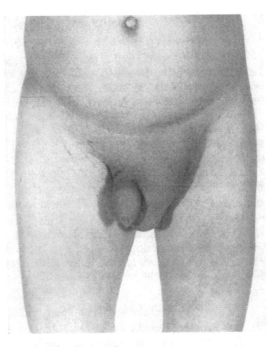

Abb. 263a. Linksseitiger indirekter Leistenbruch.
(Chir. Klinik Breslau.)

Verkettung *des Leisten-*
bruches kommt vor:

1. Mit Kryptorchismus,
Leistenhoden. Der Bruch kann
neben den Hoden vorbei in
den Hodensack sinken und
den Samenstrang mit sich
nehmen (s. Ectopia testis).

2. Mit Hydrocele. Der
Bruchsack kann einen Teil
des Processus vaginalis darstellen oder erworben sein.
Meist liegt der Bruch oberhalb
der Hydrocele, seltener, beim
tieferen Hinabsteigen, hinter
derselben, oder sehr selten,
stülpt er sich in die Hydrocele vor (*Hernia encystica*, s.
auch S. 551). Zuweilen findet
sich die Hydrocelenflüssigkeit
im Bruchsack selbst, ver-
schwindet beim Liegen aus
demselben und kehrt beim
Stehen wieder zurück (Übergang zur Hydrocele communicans, s. Hydrocelen).

3. Mit Varicocele. Hierdurch
kann das Tragen der Bruchbänder unmöglich werden.

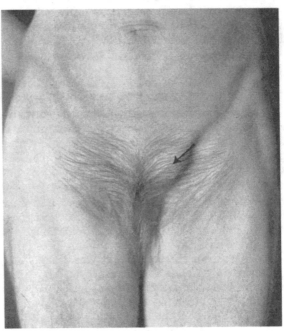

Abb. 263. Linksseitiger Leistenbruch bei der Frau.
(Chir. Klinik Breslau.)

28*

2. Der innere (direkte) Leistenbruch.

(Hernia inguinalis interna s. directa s. recta s. medialis.)

Auf der inneren Seite der Plica epigastrica, entsprechend der Fovea inguinalis medialis, ist die Bauchwand nur aus Peritoneum, Fascia transversa, Fascia superficialis gebildet und durch die Randabschnitte des Musculus rectus, Musculus transversus und Musculus obliquus internus geschützt. Werden diese Muskeln bei älteren Leuten schwächer, so steht dem andrängenden Bauchfell der direkte Weg nach außen frei. Betroffen werden, wie gesagt, meist Pykniker mit gedrungenem Körperbau, reichlichem Fettbauch und schlechten, überdehnten Fascien.

Die Vasa epigastrica liegen an der Außenseite des Bruchsackes, der Samenstrang wird nach außen und hinten gedrängt, die Bruchpforte ist meist weit, die Pfeiler sind wenig scharf, Einklemmungen deshalb selten.

Der Bruch tritt selten vor dem 40. Lebensjahre auf, verbreitet sich über dem medialen Teile des Leistenbandes als kugeliges Gebilde bis zu Faustgröße, sehr häufig doppelseitig und beinahe mit der anderen Seite in der Mittellinie zusammenstoßend. Er schwindet häufig beim Liegen von selbst, läßt sich sonst leicht zurückbringen.

3. Leistenbrüche beim weiblichen Geschlecht.

Der Processus vaginalis ist bei Mädchen enger und früher verschlossen als bei Knaben. Dementsprechend sind Leistenbrüche bei Mädchen in den ersten Lebensjahren sehr selten. Erst unter dem Einfluß der Schwangerschaft nimmt der weibliche Leistenbruch an Häufigkeit zu, wird aber auch dann nur selten so groß wie beim Manne. Viel häufiger als die direkten, die nur $1/2$ v. H. ausmachen, sind auch bei der Frau die indirekten Hernien. Auch beim weiblichen Geschlecht ist übrigens der Leistenbruch die häufigst beobachtete Bruchform, nicht der Schenkelbruch.

Auch *Hydrocelen* kommen in dem nicht völlig verödeten Diverticulum Nucki vor.

4. Klinische Erscheinungen der Leistenbrüche.

a) *Subjektiv:* Schmerzen, besonders im Anfang und bei schwer zurückzubringenden Brüchen, nach dem Hoden und der Lendengegend ausstrahlend, oft als Samenstrangneuralgie; Schwäche und Druckgefühl in der Leistengegend; Verdauungsstörungen und bei großen Brüchen Behinderung der Harnentleerung.

b) *Objektiv:* Bei nicht ausgetretenem Leistenbruch untersucht man den Kranken, auch die Frau, *im Stehen* und läßt ihn husten oder pressen. Durch Betrachtung wird die Vorwölbung der Leistengegend, durch zarte Betastung der Anprall bzw. die Vorwölbung festgestellt. Bei ergebnisloser Untersuchung wird der Zeigefinger unter Vorstülpung der Haut bzw. Hodensackhaut in den Leistenkanal eingeführt und auf eine Vorwölbung beim Husten und Pressen gefahndet. Durch die Untersuchung im Liegen und Abtasten des Leistenringes und Leistenkanals unterrichtet man sich über die Weite des äußeren Leistenringes, die Ausdehnung des Leistenkanals, den inneren Leistenring und die Festigkeit der Weichteile.

Liegt eine äußerlich sichtbare Vorwölbung in der Leistengegend, dem Hodensack, der großen Schamlippe vor, so umfaßt man das obere Ende der Geschwulst und fühlt, ob sich *ein Stiel in die Bauchhöhle fortsetzt.* Einem Taxisversuch weicht der Darm unter einem gurrenden Geräusch, das Netz ruckweise aus. Der zurückbleibende Bruchsack ist vielfach als strangförmige Verdickung fühlbar.

Diagnose. Von den irreponiblen Brüchen unterscheiden sich die *Hydrocelen* durch ihre pralle, glatte Gestalt, den leeren Klopfschall, das Durchscheinen bzw. Aufleuchten des Inhaltes beim Anlegen einer Taschenlampe im verdunkelten Raum, von den eingeklemmten Brüchen durch den leeren Klopfschall. An das gleichzeitige Vorkommen von Wasserbruch und Leistenbruch ist stets zu denken. *Irreponible Netzhernien* lassen sich durch die eigentümliche, körnige Beschaffenheit des zurückbleibenden Stranges erkennen.

Die *Lipome* des Samenstranges sind entweder umschriebene, rundliche Geschwülste oder liegen mehr walzenförmig dem Samenstrang an. Sie sind selten.

Drüsengeschwülste sind durch ihre Konsistenz, die auch beim Pressen gleichbleibende Größe, das Verhalten zum äußeren Leistenring erkennbar.

Senkungsabscesse können nur in seltenen Fällen diagnostische Schwierigkeiten bereiten. Sie fluktuieren. Auf die Grundkrankheit (Spondylitis usw.) ist zu untersuchen.

Die *Differentialdiagnose gegenüber dem Schenkelbruch* ist gewöhnlich leicht, weil dieser *unterhalb* des Leistenbandes austritt. Bei großer Entwicklung der Brüche, hochgradiger Schlaffheit des Leistenbandes und der Bauchdecken kann die Entscheidung schwieriger werden. Man achte auf die Lage der Bruch*pforte*, nicht auf die der Bruch*geschwulst!*

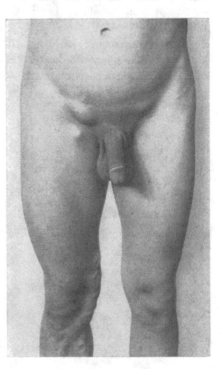

Abb. 264. Doppelseitiger direkter Leistenbruch. Varixknoten in der rechten Leiste. Varicen. 42jähr. ♂. (Chir. Klinik Göttingen.)

Die *Unterscheidung* zwischen *indirekter* (äußerer) und *direkter (innerer)* *Hernie* ist nicht immer leicht. Letztere entwickelt sich in den späteren Lebensjahren (jenseits der Vierziger), ist sehr häufig doppelseitig oder mit anderen Brüchen und Erschlaffung der Weichteile vergesellschaftet, sitzt als halbkugelige Vorwölbung neben der Wurzel des Penis und tritt in der Regel nicht in den Hodensack hinab (s. Abb. 264).

5. Einklemmung der Leistenbrüche.

Seitdem die Bruchkranken sich zeitig zu einer Operation verstehen, sind irreponible Brüche viel seltener geworden, und damit ist eine der Hauptursachen für die Brucheinklemung beseitigt. In der Mehrzahl sind es Kinder oder alte Männer, seltener Männer der arbeitenden Klasse mit großen Brüchen, die wegen Einklemmungserscheinungen unsere Hilfe verlangen. Die Zeichen der Incarceration: Leibschmerzen, Erbrechen bei Vorhandensein einer druckempfindlichen, prall elastischen Geschwulst am Leistenring (vgl. S. 423), sind mehr oder weniger stürmisch, je nachdem es sich um eine Koteinklemmung (bei großem Bruch alter Männer) oder um eine elastische Einklemmung (bei Kindern und jungen Leuten) handelt; doch kann aus dem Alter allein die Art der Einklemmung natürlich nicht endgültig bestimmt werden.

Fehldiagnosen entstehen, wenn man beim Auftreten derartiger Erscheinungen nicht an die Möglichkeit einer Brucheinklemmung denkt und die *sorgfältige* Untersuchung [auch der selteneren (Hernia obturatoria) Bruchpforten] unterläßt.

Taxisversuche sind auch bei Leistenbrüchen ein zweischneidiges Schwert, und bei Kindern jenseits des Säuglingsalters sowie bei Kranken unter 50 Jahren zu unterlassen. Bei Säuglingen und alten Leuten darf man bei großer Hernie vorsichtige Taxisversuche,

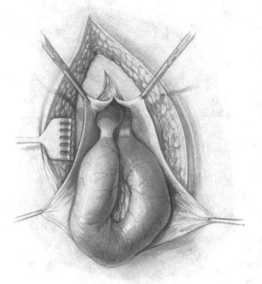

Abb. 265. Bruchschnitt bei eingeklemmtem Leistenbruch.

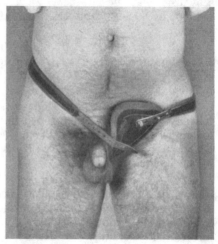

Abb. 266. Leistenbruchband für Scrotalbrüche.

wenn möglich in einem warmen Bade, machen, obgleich bei Anwendung der örtlichen Betäubung auch der Bruchschnitt kaum mehr Gefahren bietet als die Taxis. Er gewährt andererseits die Sicherheit, nur lebensfähige Teile in die Bauchhöhle zurückzubringen.

Herniotomie bei Brucheinklemmung. In örtlicher Betäubung, bei Kindern in Avertin-basisnarkose. Schnitt 8—10 cm lang, dem Leistenbande gleichlaufend, über den äußeren Leistenring leicht nach dem Hodensack zu umbiegend. Durchtrennung der Haut, des subcutanen Gewebes, bis der äußere Leistenring erkennbar ist, Spaltung der Fascia superficialis (Fascia Cooperi), der Fascia propria; dann gelangt man auf das subseröse, den eigentlichen Bruchsack umgebende Fett, nach dessen vorsichtiger Durchtrennung der meist bläulich durchscheinende Bruchsack zwischen zwei Pinzetten an einer Stelle eröffnet wird. Die erfolgte Eröffnung zeigt sich durch das Ausfließen des Bruchwassers und das freie Zutageliegen der Baucheingeweide an. Die Öffnung wird nach oben und unten erweitert, der einschnürende Ring, der auch im Bruchsackhals gelegen sein kann, von außen nach innen durchtrennt (s. Abb. 265), der eingeklemmte Inhalt so weit vorsichtig vorgezogen, daß die Schnürringe auch nach oben hin weit genug übersehen werden können; verändertes verwachsenes Netz wird reseziert, lebensfähiger Darm in die Bauchhöhle zurückverlagert, verdächtige Darmstellen werden übernäht, nicht mehr lebensfähiger Darm reseziert, allenfalls nach außen vorgelagert. In allen Fällen, in welchen der Bruchinhalt in die Bauchhöhle zurückgelagert werden konnte, wird die Radikaloperation angeschlossen (s. Abb. 267).

Schwierigkeiten bei der Operation können entstehen durch Einklemmung in einer seitlichen Ausbuchtung des Bruchsackes, rückläufige Einklemmung, wobei das zwischen den beiden Schnürringen gelegene Darmstück in der Bauchhöhle liegt, Achsendrehung des Darmes in einer großen Hernie, Entzündungen im Bruchsack. Liegt der Wurmfortsatz im Bruchsack, so wird er stets entfernt. Reponiert man nicht lebensfähigen Darm in die Bauchhöhle, so kann noch nach Tagen der Durchbruch und Bauchfellentzündung folgen. In anderen Fällen kommt es infolge von narbiger Verengerung der geschädigten Darmschlinge zum Spätileus. Man betrachte besonders den Schnürring der zuführenden Darmschlinge mit größtem Mißtrauen!

Behandlung des freien Leistenbruches. Sie kann entweder durch ein Bruchband erfolgen (palliativ) oder durch Operation (radikal).

a) *Behandlung mit Bruchband.* Durch ein Bruchband kann bei Erwachsenen ein reponibler, nicht zu großer Bruch für die gewöhnliche Arbeit zurückgehalten werden. Eine Heilung ist auf diese Art nicht zu erreichen. Bei kleinen Kindern kann es bei nicht zu weiter Bruchpforte zu einer oft aber auch nur vorübergehenden Heilung kommen. Die Bruchbandbehandlung (näheres s. S. 427f.) ist deshalb nur angezeigt:

1. bei Kindern unter 2 Jahren mit kleinen, reponiblen Brüchen, soweit sie sich bei so kleinen Unruhegeistern wirklich zurückhalten lassen,

2. bei Erwachsenen, bei welchen die Operation wegen hohen Alters oder Erkrankung, Ablehnen des Eingriffes unterbleiben muß.

Das Bruchband darf nicht getragen werden bei irreponiblen Brüchen (Hernia accreta), bei Leistenhoden und Varicocele (s. S. 428 und 535).

b) Die *Radikaloperation* bezweckt die dauernde Beseitigung des Leidens durch Verschluß des Bruchsackes in der Höhe des inneren Leistenringes, durch möglichste Verengerung des Leistenkanales und Verstärkung seiner Wände.

Die Anzeige zur Operation ist durch den Nachweis der Hernie gegeben, vorausgesetzt, daß nicht anderweitige Erkrankungen, die die Operation sowieso ausschließen, vorliegen, oder zu hohes Alter, starke Erschlaffung der Weichteile, außergewöhnliche Größe des irreponiblen Bruches dagegen sprechen. Kinder und junge, kräftige Leute geben die besten Aussichten auf Dauerheilungen.

Radikaloperation nach BASSINI: In örtlicher Betäubung (bei Kindern in Avertinbasisnarkose) wird der Leistenkanal in seiner vorderen Wand bis in die Höhe des inneren Leistenringes gespalten, der Bruchsack mit dem Samenstrang aus dem Kanal herausgehoben, möglichst ohne Eröffnung vom Samenstrang abgelöst und hoch oben nach Prüfung auf seinen Inhalt durchstochen, abgebunden und herausgeschnitten. Der Samenstrang wird nach außen gezogen und die hintere obere Kanalwand (Musculus obliquus internus, transversus, Fascia transversa) an das Leistenband unter Raffung der Teile angenäht, so daß nur eine kleine, aber nicht schnürende (Gefahr der Hodennekrose) Durchtrittsstelle für den nach außen oben verlagerten Samenstrang übrigbleibt. Nach Vollendung der tiefen Nähte wird der Samenstrang zurückgelagert und über ihm die Aponeurose des Obliquus externus sowie die Haut geschlossen (s. Abb. 267).

Bei *kleinen Kindern* kommt man mit einfacheren Verfahren aus. Meist genügt die *Pfeilernaht* von CZERNY, d. h. die Abtragung und Unterbindung des Bruchsackes möglichst hoch oben, Versenkung desselben und Naht der Leistenpfeiler. Unter dem Schutz des in den Leistenkanal eingeführten Fingers wird die Aponeurose des Obliquus externus nach Abtragung des über ihr liegenden lockeren Bindegewebes *ohne vorherige Spaltung* durch 3—6 Raffnähte gedoppelt und damit der Leistenkanal verengert.

Bei *übergroßen Brüchen,* meist verbunden mit einem *Gleitbruch,* ist gründliche Vorbereitung, u. U. mit mehrwöchiger Entfettungskur, häufigen vorsichtigen Repositionsversuchen wichtig. Sehr erleichtert wird der Eingriff durch die Semicastratio. Man kann dann unter Umständen den Bruchsack samt Inhalt ohne Eröffnung in steiler Beckenhochlagerung einfach in die Bauchhöhle versenken und darnach die Bauchwand mit dreischichtiger Naht wie beim BASSINI verschließen.

Die Operationssterblichkeit beträgt 0,2—0,5 v. H. (Lungenembolie, Pneumonie, Infektion). Rückfälle kommen bei 0,5—3 v. H. vor und betreffen meist

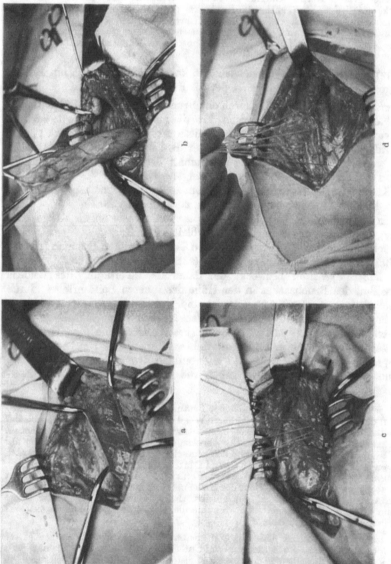

Abb. 267. Radikaloperation des Leistenbruches nach BASSINI. a Die Aponeurose des Obliquus externus gespalten,
Samenstrang samt Bruchsack freigelegt. b Der Bruchsack ist vom Samenstrang freipräpariert und bis zum Bruchring
gestielt. c Nach Abbindung und Abtragung des Bruchsackhalses „Bassininaht": unter dem abgehobenen Samenstrang
werden der Obliquus internus und der Transversus an die Innenfläche des Leistenbandes angenäht; dadurch wird
die hintere Wand des Leistenkanals verstärkt. d Samenstrang auf die hintere verstärkte Leistenkanalwand zurückverlagert und Aponeurose des Obliquus externus über dem Samenstrang vernäht.
(Leica-Farbbilder während der Operation, Breslauer Klinik.)

Menschen im vorgeschrittenen Alter und Leute mit allzureichem Fettpolster.
Selbst bei großen Brüchen älterer Leute, bei denen mit einem Rückfall zu
rechnen ist, sind die Beschwerden nach der Operation doch geringer, vor allem
kommt die Quälerei mit dem Bruchband in Fortfall.

Die Kranken können einige Tage nach der Operation aufstehen und sind im ganzen nach 4 Wochen bis auf sehr schwere Arbeit wieder völlig arbeitsfähig.

II. Der Schenkelbruch.

Anatomie. Der Annulus cruralis wird begrenzt oben durch das Ligamentum inguinale, medial durch den scharfen Rand des Ligamentum lacunare (Gimbernati), lateral durch die Vena femoralis, unten durch das Pecten ossis pubis. Diese etwa 1 cm große Öffnung ist bauchwärts von dem Bauchfell, das eine kleine Einstülpung, die Foveola cruralis, bildet, überzogen. Vor demselben liegt als weiterer Verschluß eine dünne Schicht der inneren Bauchfellfascie (Septum crurale). Die Strecke bis zum Oberschenkel ist, ausgefüllt von lockerem Bindegewebe und der ROSENMÜLLERschen Drüse, 2—2½ cm lang. Künstlich, durch den von der Bauchhöhle aus eingeführten Finger oder durch eine Hernie, wird in dieser Strecke ein Kanal gebildet (Canalis cruralis = Schenkelkanal). Derselbe mündet in die oben und medial vom scharfen Rande des Processus falciformis umgebene Fovea ovalis, welche vom oberen Blatt der Fascia lata (Lamina cribrosa), durch das zahlreiche kleine Gefäße und die Vena saphena magna hindurchtreten, überdeckt ist. Unterhalb und medialwärts von der Fovea ovalis vereinigen sich die vor und hinter den Gefäßen gelegenen beiden Blätter der Fascia lata. Das tiefe Fascienblatt liegt also in der Regel unterhalb der Hernia cruralis. Der Bruch gelangt bei seinem Austritt durch den äußeren Schenkelring dicht unter die Haut und ist bedeckt von den Resten der Lamina cribrosa, der inneren Bauchfellfascie und dem meist ziemlich mächtigen, subserösen Fettgewebe.

Die engen Stellen des Kanales sitzen am Ligamentum lacunare und an der Falx, so daß z. B. bei Einklemmungen der Darm zwei übereinandergelegene Schnürringe tragen kann.

Entspringt die Arteria obturatoria aus der Arteria epigastrica, so zieht sie im Bogen über den Annulus femoralis medialwärts zur inneren Mündung des Canalis obturatorius, liegt dem oberen Rande der Bruchsackpforte an und kann bei tieferer Einkerbung des Bruchringes nach oben verletzt werden (Corona mortis). Diese in der Zeit der Bruchschneider (vor dem Zeitalter der Narkose und örtlichen Betäubung) öfter beobachtete Verletzung ist heute kaum mehr zu fürchten.

Die Schenkelbrüche verlassen die Bauchhöhle durch die Lacuna vasorum. Sie sind niemals angeboren. Schon in der Kindheit trifft man zuweilen ein im späteren Leben häufiger zu beobachtendes, kleines, präperitoneales Lipom, das den Bruchsack nach sich zieht und zur Entstehung der Hernie beiträgt (ROSER). Frauen sind gegenüber Männern viel häufiger betroffen, wegen der größeren Erschlaffung der Gewebe durch Schwangerschaften und der größeren Breite des weiblichen Beckens. Immerhin sind auch bei der Frau die Leistenbrüche noch etwas häufiger als die Schenkelbrüche.

Die *klinischen Erscheinungen* bestehen in mehr oder weniger starken Beschwerden, mitunter Schmerzen nach dem Bauch hin von der Schenkelgegend ausstrahlend, nicht selten beruhend auf vorübergehenden Einklemmungen. Die kugelige, in der Schenkelgegend sich unterhalb des Leistenbandes vorwölbende Geschwulst erreicht selten eine beträchtliche Größe, ist meist walnuß- bis hühnereigroß, läßt sich häufig nicht ganz zurückbringen, da eine von dem präperitonealen Fettklumpen gebildete Verdickung zurückbleibt. Sie sitzt breitbasig auf.

Die *Unterscheidung* gegenüber dem Leistenbruch, der *oberhalb* des Leistenbandes austritt, kann bei fettreichen Menschen mit schlaffen Bauchdecken und erschlafften Geweben Schwierigkeiten machen. Hydrocelen kommen in der Gegend nicht vor.

Subperitoneale Lipome, Lymphdrüsenschwellungen, Psoasabscesse müssen differentialdiagnostisch in Betracht gezogen werden, sie werden bei oberflächlicher Untersuchung immer wieder einmal mit einem Schenkelbruch verwechselt. Wichtig ist die Unterscheidung von einem Varixknoten der Schenkelgegend.

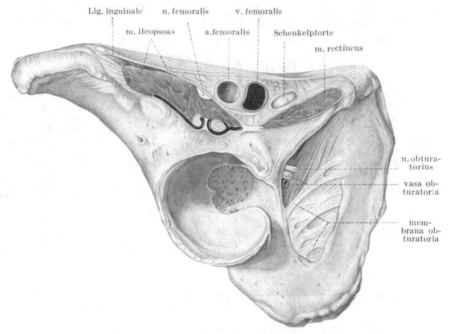

Abb. 268 a. Lage des Schenkelringes mit dem Leistenband.

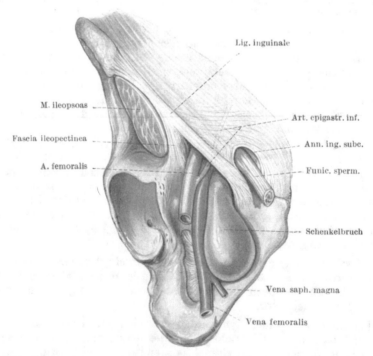

Abb. 268 b. Äußerer Leistenring und Schenkelbruch in ihrem Verhältnis zu den Gefäßen
(Vasa epigastr. und Vasa fem.).

Ein solcher kann gleichfalls eine Geschwulst von Haselnuß- bis Eigröße bilden, er sitzt, da es sich um eine Ausbuchtung der Vena saphena magna an ihrer Einmündungsstelle in die Vena femoralis handelt, an der Austrittsstelle der Schenkelbrüche, läßt sich durch Druck ebenfalls wegdrücken, kehrt aber sofort nach Nachlassen des Druckes, auch ohne Pressen, unter Umständen sogar im Liegen, häufig von einem schwirrenden Geräusch begleitet, zurück, wird beim Liegen von selbst kleiner, als er im Stehen war, verschwindet gewöhnlich beim Hochhalten des Beines.

Behandlung. Bruchbänder sind wenig zu empfehlen, da ihr Druckpolster sich bei Bewegungen des Schenkels leicht verschiebt, der Bruchinhalt dann doch austritt, sich einklemmen kann oder Verwachsungen eingeht. Deshalb ist bei jüngeren Trägern und nicht allzu großen Brüchen die Radikaloperation unbedingt zu empfehlen, vorausgesetzt, daß nicht besondere Gründe dagegen sprechen.

Die *Radikaloperation* bezweckt, den Bruchsack möglichst hoch oben abzubinden und den Kanal auch in der Tiefe, nicht allein oberflächlich, durch die Naht zu verschließen.

Operationstechnik. Örtliche Betäubung mit $1/2$%igem Novocain. Längsschnitt vom Leistenband über die Bruchgeschwulst, den großen Gefäßen gleichlaufend, nach abwärts, Vordringen bis auf das Fettgewebe um den Bruchsack, vorsichtige Spaltung desselben und Eröffnung des Bruchsackes, Reposition des Inhaltes, möglichst hohe Abbindung des stumpf gelösten, vorgezogenen Bruchsackes, Entfernung desselben. Bei geringer Weite des Kanals Annähen des Ligamentum inguinale und weiter unten der Margo falciformis an die Fascia pectinea, wobei die unter der Margo falciformis verlaufende Vena femoralis zu beachten ist.

Bei etwas größeren Brüchen näht man das Leistenband, am Ligamentum lacunare beginnend, an das Periost des horizontalen Schambeinastes (Ligamentum pubicum Cooperi) bzw. an die Fascia pectinea und den Musculus pectineus.

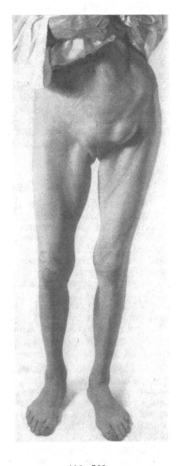

Abb. 269.
Linksseitiger Schenkelbruch.
(Chirurgische Klinik Göttingen.)

Bei sehr großen Brüchen wird entweder ein gestielter Lappen mit medialer Basis aus Fascia und Musculus pectineus gebildet und mit seinem freien Rande am Leistenband vernäht, so daß die Bruchpforte geschlossen ist, oder durch gestielte oder freie Periost-Knochenlappen oder Fascienplastik die Öffnung verschlossen.

Die *Operationssterblichkeit* beträgt weniger als 1 v. H. die *Rückfälle* sind jedoch etwas häufiger als bei den Leistenbrüchen (etwa 5—7 v. H.).

Brucheinklemmung. Die Einklemmungsgefahr ist bei den Schenkelbrüchen wesentlich größer als bei Leistenbrüchen (5:1). Kleine Brüche, die der Kranke gar nicht gewahr geworden, klemmen sich plötzlich unter stürmischen Strangulationserscheinungen ein. Das Fehlen von Schmerzen in der Leistenbeuge und die schwierige Erkennung der Bruchgeschwulst (vornehmlich bei fetten Menschen) führen den Untersuchenden leicht auf Irrwege. Die Bruchgeschwulst, oft kaum walnußgroß, ist Sitz eines Darmwandbruches oder bei größerem Bruchsack einer kleinen Dünndarmschlinge oder im günstigsten Falle eines

Netzklumpens. Bei der Enge der Bruchpforte fanden wir oft schon *nach 4—6 Stunden einen gangränösen Darm!* Darin liegt die dringendste Aufforderung zu entschlossenem operativem Vorgehen.

Die *Taxis* ist bei eingeklemmten Schenkelbrüchen nur in den ersten Stunden, und zwar möglichst schonend gestattet.

Die *Herniotomie* verläuft, wie oben bei der Radikaloperation beschrieben. Der einzige Unterschied besteht darin, daß der Bruchsack sofort eröffnet und die Bruchpforte von außen her durchtrennt wird, um den Zustand des Darmes genau übersehen zu können und *zu vermeiden,* daß derselbe *unbesichtigt in die Bauchhöhle schlüpft,* wie dies bei der Durchtrennung des Bruchringes von innen her erfolgen kann. Die Erweiterung des Bruchringes von außen nach innen schützt auch am besten gegen eine Verletzung der Arteria obturatoria. Wenn der Bruchinhalt zurückgebracht werden kann, soll grundsätzlich die Radikaloperation (s. o.) angeschlossen werden: man näht die Fascia pectinea bzw. den M. pectineus mit einigen Catgutknopfnähten an das Leistenband unter Schonung der Vena femoralis. Sterblichkeit 0,5 v. H.

III. Nabelbrüche (Herniae umbilicales).

Allgemeines. In den ersten Wochen des fetalen Lebens steht der Bauchraum in weiter Verbindung mit dem Anfangsteil der Nabelschnur. Ein Teil der Baucheingeweide liegt außerhalb des Bauchraumes. Der untere Dünndarm steht durch den Ductus vitellointestinalis in offener Verbindung mit dem Nabelbläschen. Im dritten Monat des fetalen Lebens ziehen sich die Baucheingeweide zurück, die Bauchplatten schließen sich, es bildet sich der Nabelring, über dessen innere Seite das Bauchfell mit einer kleinen grubigen Einsenkung hinwegzieht. Der frühere Verbindungsgang verödet und reißt schließlich als bindegewebiger Strang ab. Zur Zeit der Geburt ist der Strang noch oft zu finden. In anderen Fällen bleibt als Rest und Ausdruck des Zuges eine Ausstülpung am unteren Dünndarm, das Meckelsche Divertikel. Die äußere Haut reicht etwa 1 cm weit auf die Nabelschnur und grenzt sich mit einer zackigen, weißlichen Linie gegen das durchscheinende, die Nabelschnur überziehende Amnion ab.

Zur Zeit der Geburt durchlaufen den Nabelring die beiden Arteriae umbilicales und die Vena umbilicalis, welche durch die Whartonsche Sulze miteinander vereinigt sind.

Das Absterben der Nabelschnur erfolgt bis zur Hautgrenze. Die zurückbleibende, granulierende Stelle wird von den Ha013ndern her übernarbt, die Nabelgefäße veröden in den ersten Wochen und gehen, da die Vene dem Zuge der Arterien folgt, sämtlich eine innige Verbindung mit dem unteren Rande des Nabelringes ein. Letzterer verengert sich immer mehr, behält aber an den oberen und seitlichen Rändern einen weniger festen Verschluß und ist hier nur von der Haut und der durch Querfasern verstärkten Fascia umbilicalis überkleidet.

Die Bauchplatten können in einer großen Spalte von der Symphyse bis zum Brustbein offen bleiben, oder es kann die Nabelschnur einen Teil der Baucheingeweide beherbergen. Entweder handelt es sich hierbei um ein mangelhaftes Zurücktreten der Eingeweide in die Bauchhöhle, oder dieselben haben sich nach anfänglicher Rücklagerung aufs neue mitsamt dem Bauchfell vorgestülpt.

1. Der Nabelschnurbruch (Hernia funiculi umbilicalis congenita).

Der Nabelschnurbruch entsteht durch Ausbleiben der Rückbildung des Ductus omphalomesentericus; er ist überkleidet von Amnion, der Whartonschen Sulze und den in derselben verlaufenden, auseinandergedrängten Nabelgefäßen. Gleich nach der Geburt sind die dünnen Hüllen glatt, glänzend, durchscheinend, unten von dem weißlichen Ring der Haut und des Bauchfells begrenzt. Die vorliegenden Eingeweide, Dünndarm, Dickdarm, Magen, Leber sind deutlich zu erkennen. Nach Abbindung der Nabelschnur trocknen die bedeckenden Teile ein, werden trübe und undurchsichtig und sterben ganz oder teilweise ab. Gelingt es nicht, wie zuweilen bei kleineren Brüchen, durch aseptische Verbände die Infektion fernzuhalten, so tritt eine Bauchfellentzündung ein (Abb. 270).

Die *Behandlung* muß, wenn der Fall überhaupt operabel ist — die Größe des Bruches ist dafür maßgebend — in frühzeitigster Operation bestehen. Die Sterblichkeit innerhalb der ersten 24 Stunden beträgt 40 v. H., innerhalb der ersten 6 Stunden nach der Geburt hatte Finsterer unter 6 Fällen keinen Todesfall. Ohne Behandlung ist nach Abfall des Amnions die Infektion der Bauchhöhle kaum hintanzuhalten.

Der *Eingriff* besteht in Spaltung des Bruchsackes, Reposition des Inhaltes, Abtragung des Bruchsackes, Bauchdeckennaht. Ist das Zurückbringen der Leber unmöglich, dann ist das Bauchfell an die nur teilweise zurückverlagerte Leber anzusteppen. Die Sterblich-

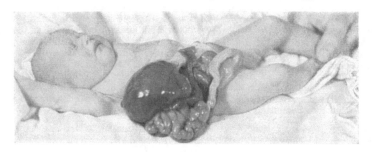

Abb. 270. Nabelschnurbruch. Cystenleber. Völliger Vorfall aller Baucheingeweide. 4 Stunden altes Mädchen. (Chir. Klinik Göttingen.)

keit erhöht sich in diesen Fällen auf 80 v. H. Der Ductus omphalo-mesentericus muß, falls er offen geblieben ist, durch Naht besonders versorgt werden.

Nach dem Vorschlage von OLSHAUSEN kann man in einzelnen Fällen nur das Amnion von den tieferen Schichten ablösen und dann den Inhalt zurückbringen.

2. Die Nabelbrüche kleiner Kinder (Hernia umbilicalis infantum).

Da der Nabelring sich erst allmählich nach der Geburt schließen kann, so besteht in den ersten Lebensmonaten eine gewisse Anlage zur Entwicklung eines Nabelbruches bei Kindern. Kommen hierzu andere Ursachen, wie Pressen bei Darmträgheit, Phimose oder Husten, besonders Keuchhusten, so wird die nachgiebige Stelle der Bauchwand vorgebuchtet, und der Nabelbruch entsteht. Die meist quere Bruchpforte sitzt am oberen Umfange des Nabelringes und ist oben durch einen scharfen, fibrösen Rand abgegrenzt. In dem kleinen konischen Bruchsack findet man als Inhalt eine Dünndarmschlinge, selten Netz, das in diesem Alter noch nicht so weit nach unten reicht. Der Bruchsack hängt mit der Nabelnarbe, die meist am unteren Ende der Bruchgeschwulst sitzt, innig zusammen. Einklemmungen sind selten. Vielfach haben die Kinder unter Koliken zu leiden.

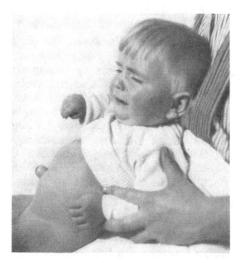

Abb. 271. Nabelbruch bei einem Kinde. (Chir. Klinik Göttingen.)

Der angeborene Nabelbruch kleiner Kinder hat folgende *Eigentümlichkeiten*: 1. große Neigung, sich innerhalb der ersten zwei Lebensjahre von selbst zu verkleinern oder zu heilen, 2. geringe Größe (selten über taubeneigroß) und meist zapfenförmige Gestalt, 3. sehr beweglichen Inhalt, der meist erst beim Pressen hervortritt, 4. sehr geringe Neigung zur Einklemmung.

Behandlung. Vorbeugend kann durch Behebung der Verstopfung, des erschwerten Wasserlassens oder eines Bronchialkatarrhs das schädliche Pressen,

Husten, Schreien ausgeschaltet werden. Bei jeder Vorbuchtung des Nabeis ist ein *Heftpflasterverband* anzulegen.

Ein vier- bis sechsfach zusammengelegter Heftpflasterstreifen, der so groß ist, daß *seine Ränder den Bruchring überragen,* wird nach Reposition des Bruchinhaltes als Platte auf den Nabelring geklebt. Durch zwei etwa 6 cm breite, beiderseits in der hinteren Achsellinie angreifende Heftpflasterstreifen werden darüber die Bauchdecken von beiden Seiten zusammengezogen. Der Verband kann vier Wochen liegen bleiben. Trotz des Heftpflasterverbandes, für den sich besonders das Elastoplast und das waschbare Heftpflaster Sanderplast bewährt haben, kann die Hautpflege des Kindes durch Bäder und Pudern gewährleistet werden. Bei guter Anlegung und Überwachung kommt in einer sehr großen Anzahl Heilung zustande. Halbkugelige oder gar zapfenartige Pelotten *schaden,* da sie den Nabelring erweitern.

Bleibt die Heilung aus (bis zum 4.—5. Jahre), so ist die Operation zu empfehlen.

Die *Operation* legt durch einen seitlichen Längs- oder Bogenschnitt die Bruchpforte frei, trägt den Bruchsack unter Erhaltung des Nabels ab (aus Schönheitsrücksichten!), näht das Bauchfell, die Ränder des Nabelringes und die Haut schichtweise.

3. Nabelbrüche Erwachsener.

In der Mehrzahl durch starke Ausdehnung der ganzen Bauchwand, bei Schwangerschaft, Fettleibigkeit, Ascites, Tumoren, seltener auf Grund des Fortbestehens einer kleinen Hernie aus der Kindheit entstanden. Am kennzeichnendsten ist der Nabelbruch bei jenem Frauentyp zwischen 40 und 50 Jahren, der durch pyknischen Habitus, allgemeine Fettleibigkeit und vorwiegende Ansiedlung des Fettes an den Oberarmen, Brüsten, Bauchdecken, Gesäß und Außenseiten der Oberschenkel (Reithosentyp) ausgezeichnet ist (s. Abb. 272). Nabelbrüche bei Männern sind seltener.

Klinische Erscheinungen. Die oft gewaltigen bis zur Symphyse reichenden Brüche sind pilzförmig oder breitbasig aufsitzend, höckerig, von verdünnter, häufig ekzematöser, narbig veränderter Haut überdeckt, die an der meist in der unteren Hälfte gelegenen Nabelnarbe trichterförmig eingezogen ist. Der Stiel ist gewöhnlich breit und kurz, die Bruchpforte für mehrere Finger durchgängig; sie kann aber auch verhältnismäßig eng sein. In dem mit der äußeren Haut, besonders an der Kuppe verwachsenen Bruchsack entstehen infolge vielfacher traumatischer Reize mit nachfolgender Entzündung im Bauchsack, Stränge, Kammern, Verwachsungen, so daß es innerhalb des Bruches zu Abknickungen, Abschnürungen, Kotstauungen kommen kann. Nach den Schenkelbrüchen beobachten wir bei den Nabelbrüchen Erwachsener die häufigsten Einklemmungen. Der Inhalt (Netz, Dünndarm, Quercolon, Coecum) verwächst unter sich oder mit dem Bruchsack oft sehr fest, die Darmwandungen hypertrophieren. Die großen Brüche sind meist ganz oder teilweise irreponibel. Tiefgreifende Geschwüre der verdünnten Haut können zu Eröffnungen des Bruchsackes und der Darmwand führen. Zahlreiche Unannehmlichkeiten und Beschwerden, Krämpfe, Darmstörungen, Übelkeiten, Kotstauungen im Bruch, Einklemmungen sind die Folgen. Die Kranken gewöhnen sich an diese Zustände so, daß sie auch ernstere Zufälle, wie Koteinklemmungen, wenig beachten.

Die *Erscheinungen der Einklemmung* entwickeln sich meist langsam, da die Einklemmung vielfach nicht an der Bruchpforte, sondern in einer Tasche des Bruchsackes sitzt oder durch einen Strang eine Abknickung bedingt ist, zuweilen auch erst allmählich erfolgt. Da der Bruch meist schon vorher irreponibel war, die prallgefüllte, gestaute Schlinge von anderen Darmteilen, Netz überlagert sein kann, so ist die Diagnose der Einklemmung oft recht schwierig.

Die *Diagnose* des Nabelbruches selbst ist aus der äußeren Form, dem sich in die Bauchhöhle fortsetzenden Stiel, dem meist fühlbaren Bruchring leicht. Bei der Unterscheidung, ob es sich um eine einfache Kotstauung im Bruch, Bruchentzündung oder Einklemmung handelt, tut man gut, sich im Zweifelsfalle für die Einklemmung als das schwerere Leiden zu entscheiden und danach zu handeln.

Die *Vorhersage* des Leidens ist bei den häufigen Zufällen ernster zu stellen. Allein von den Einklemmungen sterben über 10 v. H. trotz Operation, weil der Eingriff zu spät ausgeführt wurde, und die meist fettleibigen Kranken der oft eingreifenden Operation nicht gewachsen sind. Dazu kommt, daß die Nabelbrüche Erwachsener große Neigung haben, an Größe zuzunehmen. Schon hieraus ergibt sich die Mahnung, jede Nabelhernie Erwachsener, die zu Beschwerden Anlaß gibt, möglichst frühzeitig zu operieren.

Behandlung. Bandagen nützen, besonders bei fettleibigen Leuten, nicht viel; am ehesten geht es mit einer einfachen, gutsitzenden Leibbinde, u. U. mit eingenähter Pelotte. Die Operation soll frühzeitig vorgenommen werden, da, je größer die Hernie wird, um so mehr auch die Gefahr des Rückfalls besteht.

Operation, wenn möglich in örtlicher Betäubung ($^1/_2\%$ iges Novocain). Grundsätzlich soll der Bruchsack eröffnet werden, um alle Verhältnisse übersehen, Verwachsungen und Stränge beseitigen, sowie den Bruchring freilegen zu können. Die Entfernung

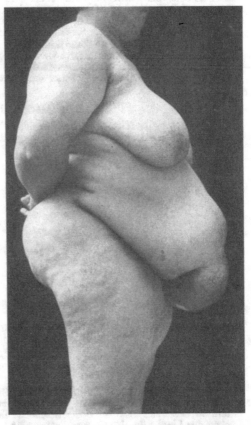

Abb. 272. Nabelbruch bei hochgradiger Fettleibigkeit und Hängebauch (s. Text). (Chir. Klinik Breslau.)

der verdünnten Haut und des Nabels (Omphalektomie) ist ebenfalls vorzunehmen, vorausgesetzt, daß der zu erwartende Defekt sich schließen läßt.

Technik. Hautschnitt an der Basis der Geschwulst, Eröffnung des Bruchsackes, Freilegen des Inhaltes, Resektion des verdickten Netzes, sorgfältige Lösung aller Verwachsungen an der Bruchpforte, Zurückbringen des Bruchinhaltes, Naht des Bruchsackhalses durch Tabaksbeutelnaht oder, wenn der Bruchring größer, Vereinigung der Bruchpforte in querer Richtung. Diesem grundsätzlichen Vorgehen werden zweckmäßigerweise schichtweise Raffung der Bauchdecken, Plastiken aus der vorderen Rectusscheide, freie Fascientransplantationen hinzugefügt.

Die Operation mittlerer und größerer Brüche gestaltet sich durch die Verwachsungen zuweilen sehr langdauernd und ungewöhnlich schwierig. Bei Einklemmungen soll man auf Darmresektion wegen Gangrän gefaßt sein, wenn irgend möglich aber die Radikaloperation anschließen.

IV. Bauchbrüche.

1. Diastase der Recti.

Entweder angeboren als mangelhafter Verschluß der Bauchdecken, oft mit gleichzeitigem Nabelschnur- und Nabelbruch bei Ectopia vesicae, oder häufig bei Frauen nach wiederholten Geburten, sonstigen starken Ausdehnungen der Bauchwand.

Erscheinungen. Die Linea alba bildet eine breite, bis über handbreite, schlaffe Platte und wölbt sich bei der Bauchpresse mit dem dahinterliegenden Bauchfell vor. Beim Stehen sieht man eine vom Schwertfortsatz bis zur Schamfuge, seitlich durch die Ränder der Recti begrenzte Vorwölbung, die im Liegen verschwindet, besonders deutlich aber hervortritt, wenn die Kranken sich aufrichten. Zwischen den Muskeln hindurch kann man die schlaffe Haut weit in die Bauchhöhle vorstülpen. Einklemmung kommt nicht vor.

Behandlung. Bei Kindern kann man durch Zusammenziehen mit Heftpflasterstreifen eine beträchtliche Verkleinerung, sogar Heilung erreichen. Bei Erwachsenen ist damit nicht zu rechnen. Deshalb gut liegende Leibbinde oder, in hochgradigen Fällen, Radikaloperation durch Vernähen der Ränder der Recti miteinander.

2. Brüche der weißen Linie (Hernia lineae albae, Hernia epigastrica).

Allgemeines. Die Linea alba kommt durch Vereinigung der Aponeurosen der breiten Bauchmuskeln, medial von den Musculi recti und den Rectusscheiden, zustande. Sie stellt

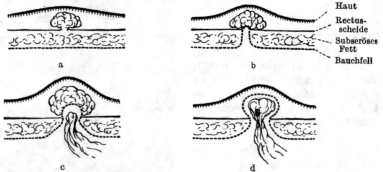

Abb. 273a—d. Hernia epigastrica und subseröses Lipom. (Nach F. DE QUERVAIN: Spezielle chir. Diagnostik, 9. Aufl. Leipzig: F. C. W. Vogel 1931.)

a Subseröses, durch die Rectusscheide durchgetretenes Lipom. b Dasselbe mit in die Fascienlücke gezerrtem Bauchfell. c Dasselbe mit ausgebildetom, einen Netzzipfel enthaltenden Bruchsack (epigastrischer Fettbruch). d Reine epigastrische Hernie, ohne Lipom.

eine schmale, sehnige Platte dar, die sich vom Schwertfortsatz bis zur Schambeinfuge erstreckt und in der Nabelhöhle am breitesten, oberhalb des Nabels dünner und breiter als unterhalb desselben ist. Im epigastrischen Teil ziehen zahlreiche kleine Gefäße durch Lücken der Linea alba, häufig von Fettgewebe begleitet. Im properitonealen Fett können sich kleine Lipome entwickeln, die neben diesen Gefäßen nach außen wachsen und das Bauchfell nach sich ziehen. Die Lücken sind anfangs meist quergestellt, später kreisrund. Die verschiedenen Formen dieser Hernie sind aus Abb. 273 zu ersehen.

Die Folge dieser anatomischen Anordnung, der Querspannung des oberen Teiles der Linea alba zwischen zwei Rippenbögen, ist, daß oberhalb des Nabels die Hernien ungleich häufiger sind als unterhalb desselben.

Ursachen. Sehr häufig besteht eine angeborene Veranlagung, oft werden die properitonealen, durch Lücken vorwachsenden Lipome als Ursache beschuldigt. Männer sind infolge der schweren Arbeit, des breiteren Brustkorbes, ungleich häufiger befallen als Frauen. Unfälle werden sehr häufig, aber zu Unrecht, als Ursache angegeben.

Klinische Erscheinungen. Die Bruchgeschwulst sitzt in der Linea alba oder dicht neben ihr, zwischen Processus xiphoideus und Nabel, nicht selten unmittelbar in der Umgebung des Nabels *(Hernia paraumbilicalis)*, ist oft kaum haselnußgroß und erreicht selten Hühnereigröße. Nur die größeren blähen sich beim

Pressen und Husten nach Art einer Bruchgeschwulst vor, die kleineren bleiben als umschriebene, lappige, auf Druck empfindliche Knötchen im Unterhautfettgewebe eher fühlbar als sichtbar.

Die Klagen beschränken sich meist auf ein gewisses Unbehagen in der Magengegend und ein Ziehen bei schwerer Arbeit, aber auch nur zeitweilig. In anderen Fällen, wo starke Magenbeschwerden, wie Erbrechen, Aufstoßen, Gefühl von Völle vorhanden sind, tut man gut, eine etwa vorhandene Hernia epigastrica nicht blindlings für all diese Beschwerden verantwortlich zu machen, vielmehr die Untersuchung auf sonstige Magen- und Darmerkrankungen auszudehnen. Auffallend häufig ist die epigastrische Hernie mit einem Magenoder Zwölffingerdarmgeschwür vergesellschaftet, während kleinere Brüche selbst oft gar keine Beschwerden verursachen. Echte Einklemmungen sind selten; häufiger „Scheineinklemmungen" (kolikartige Schmerzen und Erbrechen).

Behandlung. Operation in örtlicher Betäubung.

Technik. Durch einen Längsschnitt wird die gut abgekapselte Geschwulst bis auf den Austritt in der Lücke der Linea alba freigelegt, der Stiel etwas vorgezogen, an einer Stelle zur Untersuchung eröffnet, abgebunden, versenkt, die Lücke durch Nähte verschlossen. Bei stärkeren Magen-Darmbeschwerden sollte eine Nachprüfung der Bauchhöhle nicht unterlassen werden.

3. Hernie der Linea semilunaris Spigelii.

Sehr selten. Sitz am Übergang des Musculus transversus abdominis in die hintere Rectusscheide, am Schnittpunkt mit der Linea semicircularis Douglasii. Erscheinungen und Behandlung wie bei der Hernia epigastrica.

4. Bauchnarbenbrüche (Herniae ventrales).

Nach subcutaner Verletzung mit Zerreißung der Bauchmuskeln und meist auch des Bauchfells, nach Schnitt- und Stichverletzungen, vor allem aber nach Operationen kann die bindegewebige Narbe allmählich dem Druck der Bauchpresse nachgeben, besonders dann, wenn die Heilung mit Eiterung einherging, die Wunde tamponiert werden mußte oder größere Teile des Muskels und die versorgenden Nerven durchtrennt wurden. Dementsprechend können auch die Narbenbrüche an den verschiedensten Stellen der Bauchwand sitzen.

Sie treten in zwei Formen in die Erscheinung:

1. Die *ganze* Narbe ist vorgewölbt, die Baucheingeweide sind von dünner Haut bedeckt, Muskeln und Fascien auseinandergewichen. (Abb. 274a u. b). Verwachsungen mit der dünnen, narbigen Haut, den Rändern der Lücke, des Inhaltes unter sich sind nicht selten. Zu Einklemmungen kommt es nicht, da eine eigentliche Bruchpforte fehlt, Adhäsionsileus ist aber auch hier nicht ausgeschlossen.

2. An einer oder mehreren *umschriebenen* Stellen der sonst geschlossenen Narbe bildet sich eine von *scharfen Rändern* umgrenzte, von Bauchfell überkleidete Vorwölbung (Hernie). Einklemmungen kommen öfter vor. Bei vielfachen Lücken *(Gitterbrüche)* kann sich die Einklemmung auf eine einzige dieser Lücken beschränken.

Besonders im Hypogastrium nehmen die Bauchbrüche oft großen Umfang an, die narbige Haut wird sehr dünn, kann geschwürig zerfallen, schwere Verwicklungen können folgen.

Klinische Erscheinungen. Breite oder kugelige, in einer Narbe gelegene Vorwölbung. Durch die verdünnte Haut sieht man die Bewegungen der Darmschlingen. Die Beschwerden hängen von der Größe des Bruches und mehr noch von der Beschaffenheit der Lücke in der Bauchwand und den erschwerenden Darm- oder Netzverwachsungen ab und sind unter Umständen recht beträchtlich.

Behandlung. Vorbeugend ist wichtig: Sorgfältiges Operieren mit Schonung der Nerven, Gefäße und Muskeln, gute Asepsis, genaue Naht der einzelnen Bauchschichten.

Bei ausgebildeten Brüchen, besonders mit deutlicher Bruchlücke, ist die Operation dringend zu empfehlen, gegebenenfalls mit freier Fascienplastik.

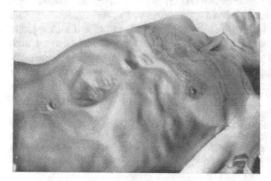

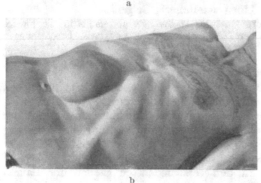

Abb. 274a u. b. Bauchnarbenbruch nach Mittelschnitt. Oben: Bruchpforte und Bruchring bei eingezogenem Leib. Unten: „Bruchgeschwulst" beim Pressen. (Chir. Klinik Breslau.)

Besonders zu achten ist auf die Befreiung der Umgebung der Bruchpforte.

3. Von den echten Bauchbrüchen sind die *Bauchdeckenlähmungen* nach Operationen zu trennen, bei denen sich die Bauchwand auf Pressen hin gleichfalls vorwölbt, die aber der Bruchpforte entbehren und sich nie einklemmen. Zur Behandlung genügt eine Leibbinde.

V. Seltene Bruchformen.

1. Hernia obturatoria (Bruch des eirunden Loches).

Der Bruch tritt schräg von oben außen nach unten innen durch eine Lücke im oberen lateralen Abschnitt der Membrana obturatoria, medial von den Vasa und dem Nervus obturatorius (s. Abb. 275).

Der Nerv liegt oben außen, dann folgt nach unten die Arterie und dann die Vene. Unter Verdrängung des spärlichen Fettgewebes und Vorstülpung der Fascie gelangt der Bruch zwischen dem oberen Rande des Musculus obturator externus und dem horizontalen Schambeinast nach außen *hinter* den Musculus pectineus und ist von diesem überdeckt.

Der Bruch liegt in einem Dreieck, das von dem horizontalen Schambeinast oben, den Adduktoren medial, der Vena femoralis lateral begrenzt ist.

Er kommt fast ausschließlich bei Frauen im vorgerückten Lebensalter, häufig sogar doppelseitig, vor.

Die *Erscheinungen* bestehen in ausstrahlenden Schmerzen im Verlauf des Nervus obturatorius, also an der *Innenseite des Oberschenkels* mit oder ohne gleichzeitige Behinderung der Adduktion. Dies sog. ROMBERGsche Zeichen, d. h. Schmerzen an der Innenseite des Oberschenkels, nach dem Kniegelenk ausstrahlend, ist nicht durchgehend vorhanden (etwa in der Hälfte der Fälle) und kann auch durch andere Erkrankungen, die einen Druck auf den Nervus obturatorius ausüben, bedingt sein. Nur bei Einklemmung fehlt es fast nie, wird aber öfter verkannt. Wegen der tiefen, versteckten Lage ist eine Bruchgeschwulst nicht fühlbar. Häufig besteht nur eine umschriebene, aber für die Diagnose wichtige Druckschmerzhaftigkeit, welche durch Einwärtsdrehung, Adduktion des Beines vermehrt wird. Meist kommen die Brüche erst bei der Einklemmung zur Kenntnis. Unter Umständen kann die Untersuchung von Darm und Scheide aus den Fall mit einem Schlage klären.

Behandlung. Die Operation wird vielfach unter der Diagnose „innere Einklemmung" mittels Bauchschnittes vorgenommen. Da letzterer die beste Übersicht gibt, der äußere Bruchschnitt wegen der tiefen Lage schwierig ist, auch bei etwaigen Darmresektionen nicht ausreicht, so wird die Laparotomie von manchen als das Verfahren der Wahl angesehen.

2. Hernia glutaea superior und inferior. Hernia ischiadica (Hüftausschnittbruch).

Diese drei seltenen Brüche — es sind im ganzen etwa ein Dutzend Fälle bekannt geworden — treten oberhalb des Ligamentum sacrotuberosum aus. Ihre Austrittsstellen sind das Foramen supra- und infrapiriforme und das Foramen ischiadicum minus (Abb. 275).

Bei Einklemmungen, die etwa in einem Drittel beobachtet wurden, bestehen neben den Einklemmungserscheinungen örtliche Druckschmerzen und zuweilen Zeichen der Ischias.

3. Hernia perinealis (Hedrocele).

Hierunter werden diejenigen Brüche verstanden, welche durch den muskulösen Beckentrichter (Diaphragma pelvis) entweder im Spalt zwischen Levator ani und Musculus coccygeus oder zwischen den Fasern des Musculus levator ani hervortreten. Sie gelangen unter Vorstülpung der Fascia pelvis in die Fossa ischio-rectalis, stülpen die Dammhaut *(Hernia*

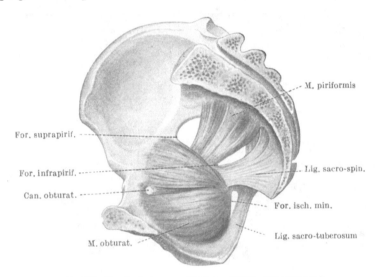

Abb. 275. Bruchpforten am Becken. (Nach SPALTEHOLZ.)

perinealis) oder die vordere Mastdarmwand *(Hernia rectalis)* oder die Scheide *(Hernia vaginalis anterior)* oder den hinteren Teil der großen Schamlippe *(Hernia pudendalis)* vor. Verbindung mit Prolapsus recti und ani ist nicht selten.

4. Hernia lumbalis (Lendenbruch).

Sie kommt zum Vorschein in einer dreieckigen Lücke dicht oberhalb des Hüftbeinkammes zwischen Musculus obliquus abdominis externus und Musculus latissimus dorsi und Darmbeinkamm im Trigonum Petiti oder etwas höher im Spatium tendinosum lumbale zwischen 12. Rippe, M. quadratus lumborum und M. obliquus internus.

Behandlung. Durch Bandagen können nicht zu große Brüche gut zurückgehalten werden. Operation mit Vernähung oder plastischem Verschluß der Bruchpforte ist vorzuziehen.

5. Innere Hernien.

Unter *inneren Hernien* versteht man diejenigen, deren Bruchpforte und Bruchsack in der Bauchhöhle gelegen ist, und welche selbst bei stärkster Vergrößerung nicht nach außen heraustreten. Sie entwickeln sich in physiologisch vorgebildeten Peritonealtaschen.

Voraussetzung ist, daß die Taschen eine genügende Vertiefung und Ausweitung erleiden, daß sie eine genügend feste und enge Eingangspforte besitzen und daß in ihrer Nähe bewegliche Baucheingeweide liegen.

Die inneren Hernien sind selten. Die bemerkenswertesten Formen, der Häufigkeit nach geordnet, sind:

1. Hernia foraminis Winslowii (Hernia bursae omentalis),
2. Hernie des Recessus duodeno-jejunalis (Treitzii),
3. Hernien der Recessus in der Umgebung des Coecums,
4. Hernie des Recessus intersigmoideus,
5. Hernien des Recessus praevesicalis und des Recessus retrovesicalis.

1. Bei der **Hernia foraminis Winslowii** bildet vorn das Ligamentum hepato-duodenale, hinten das Ligamentum hepato-renale, unten das obere Ende der rechten Niere oder das Ligamentum duodeno-renale die Umgrenzung der Bruchpforte und die nach links ziehende Bursa omentalis minor den Bruchsack. Voraussetzung für das Zustandekommen ist ein besonders beweglicher Darm (meist Dünndarm mit langem Mesenterium).

2. Der **Recessus duodeno-jejunalis** liegt links von der Flexura duodeno-jejunalis. Sein Eingang — die Bruchpforte — wird rechts von der Flexura duodeno-jejunalis, links von der mehr horizontal verlaufenden Plica duodeno-jejunalis superior (mit der Vena mesenterica inferior), unten und seitlich von der Plica duodeno-jejunalis inferior (mit der Arteria colica sinistra) gebildet. Hinten liegt das Peritoneum der hinteren Bauchwand. Dieser Recessus kann durch Darmschlingen ausgeweitet werden und bildet dann eine nach links oben und unten blind endigende Tasche. Die Bruchpforte liegt immer an der rechten Seite des Bruchsackes, ist oben links umkreist von der Vena mesenterica inferior und links seitlich von der Arteria colica sinistra.

Der Bruchsack kann sich zu ungeheurer Größe auswachsen und enthält dann den gesamten, meist unter sich verwachsenen, eingeklemmten Dünndarm.

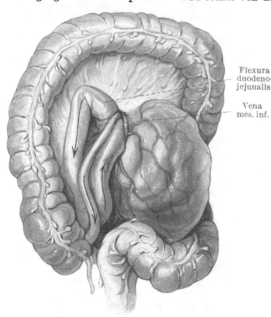

Flexura duodeno-jejunalis

Vena mes. inf.

Abb. 276. Hernie des Recessus duodenojejunalis (Treitzsche Hernie).

3. **Herniae coecales.** Von den drei in der *Umgebung des Coecums* gelegenen Taschen kommt praktisch die Fossa ileocoecalis superior nicht in Betracht. Die *Fossa retrocoecalis* liegt hinter dem Coecum bzw. Colon ascendens, zwischen diesem und der hinteren Bauchwand. Die Eingangsöffnung sieht nach unten, das blinde Ende nach oben.

Die *Fossa ileocoecalis inferior* (ileoappendicularis) liegt an der Übergangsstelle des Ileums in das Coecum, zwischen Mesenteriolum des Wurmfortsatzes (hinten) und der Plica ileocoecalis, die vom vorderen Umfang des Ileumendes zur Wurzel des Wurmfortsatzes hinzieht.

Während in der Fossa retrocoecalis auch größere Darmabschnitte ohne Einklemmung Platz finden, haben in der Fossa ileocoecalis nur kleine Darmteile oder ein Teil des Wurmfortsatzes Raum und zeigen meist Einklemmungserscheinungen.

4. Der **Recessus intersigmoideus** hat seinen Eingang an der linken Seite des Mesosigmoideum, zwischen der Wurzel desselben und der hinteren Bauchwand. Er wird sichtbar, wenn man das S romanum nach oben und in die Höhe schlägt. Die sonst flache Delle bildet sich zu einer großen, zwischen seitlichem Bauchfellüberzug, der hinteren Bauchwand und dem mit letzterem dann nicht verwachsenen Mesocolon descendens gelegenen Tasche aus, deren blindes Ende nach oben, deren Eingang nach unten sieht. Die Arteriae sigmoideae verlaufen ringförmig in der Umgebung der Bruchpforte.

5. **Herniae perivesicales.** In seltenen Fällen ist die Plica vesicoumbilicalis so stark entwickelt, daß dadurch eine Bauchfelltasche entsteht *(Hernia retrovesicalis)* Auch die von der Seite der Blase an die Beckenwand ziehenden Plicae vesicales posteriores können bei starker Entwicklung den Eingang zum Douglas verengen und somit eine Bruchpforte bilden (Hernien im Cavum Douglasii).

Klinische Erscheinungen der inneren Hernien. Gewöhnlich machen die freien inneren Hernien keine Erscheinungen, zuweilen treten jedoch anfallsweise leichtere Einklemmungserscheinungen auf. Die Einklemmungen bieten das Bild der inneren Einklemmung (s. Ileus).

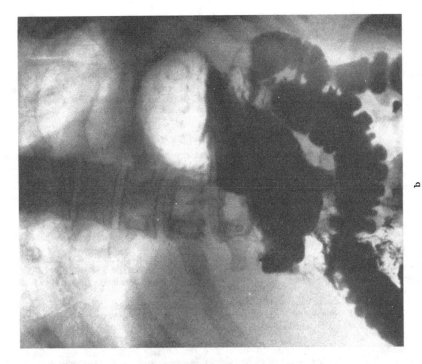

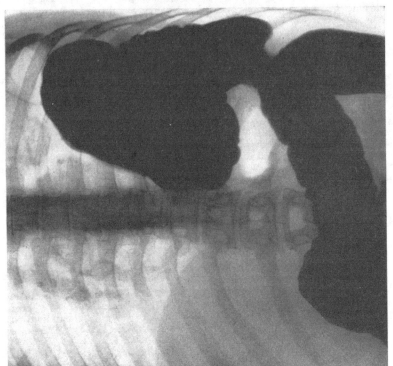

b

a

Abb. 277. Zwerchfellbruch im Röntgenbild a vor der Operation; Magen- und Colonteile im linken Brustraum; b nach der Operation.
(Chir. Klinik Breslau.)

Bei den cöcalen und perivesicalen Hernien kann es möglich sein, die prall elastische Bruchgeschwulst vom Rectum aus zu fühlen. Die großen Hernien gehen bisweilen mit Erscheinungen eines chronischen Ileus einher.

Behandlung. Bei der Laparotomie können die Verhältnisse oft erst unter Verfolgen der kollabierten Schlinge, Beiseitehalten des geblähten Darmes klargelegt werden. Die Reduktion gelingt vielfach leicht. Ist die Bruchpforte zu eng, so muß sie bei der Hernia foraminis Winslowii und intersigmoidea *wegen der Nähe der Gefäße stumpf* durch Dehnung erweitert, sonst gespalten werden. Später wird die Bruchpforte vernäht; sonst Gefahr des Rückfalls. An eine Exstirpation des Sackes ist nicht zu denken.

6. Hernia diaphragmatica (Zwerchfellbruch).

Die Zwerchfellbrüche können angeboren oder erworben sein. Im ersteren Falle kann ein großer Teil des Zwerchfells fehlen, auch ein gleichzeitiger Defekt des Peritoneums und der Pleura vorliegen. Die meisten derartigen Kinder sterben bald nach der Geburt.

Die erworbenen Zwerchfellbrüche können entstehen:

1. durch allmähliche Erweiterung der Spalten im Bereich der Durchtrittsstellen von Aorta, Oesophagus und Vena cava. Die Eingeweide liegen in einer Ausstülpung des Peritoneums (Bruchsack);

2. durch stumpfe Gewalteinwirkung, bei gleichzeitiger, intraabdomineller Drucksteigerung (Überfahrenwerden, Stoß gegen den Bauch, Erbrechen);

3. durch offene Verletzungen (Stich- oder Schußverletzung), häufigste Form.

Der Bruchsack fehlt bei 2. und 3. An der Verletzungsstelle des Zwerchfells bildet sich mit der Zeit ein derber, narbiger Ring (Bruchpforte), der zu Einklemmungen Veranlassung geben kann.

Alle Zwerchfellbrüche sitzen, bis auf wenige Ausnahmen, auf der linken Seite, weil die Leber einen hinreichenden Schutz gegen den Durchtritt der Eingeweide bietet. Die am häufigsten in die Brusthöhle austretenden Baucheingeweide sind Magen, Querdarm, Netz, Dünndarm, Milz.

Erscheinungen sind bei kleinen Brüchen und im Anfang kaum vorhanden. Je derber die Ränder der Lücke werden, je mehr Verwachsungen und Verlagerungen der Baucheingeweide eintreten, um so mehr bilden sich Beschwerden aus, bisweilen unter Vorwölbung der betreffenden Brusthälfte. Durch den Druck auf die Lunge kommt es zu Atembeschwerden, das Herz wird ebenfalls verdrängt, Kreislaufstörungen entstehen. Seitens der Bauchorgane treten Spannungsgefühl nach dem Essen, Aufstoßen, Übelkeit, sonstige Magenbeschwerden, vorübergehende oder dauernde Einklemmungserscheinungen auf. Das *Röntgenbild* (Kontrastmahlzeit und Kontrasteinlauf, vgl. Abb. 277) ist von großer Wichtigkeit. Bei jeder Rechtsverlagerung des Herzens ohne Lageveränderung anderer Eingeweide (Situs inversus) soll man an Hernia diaphragmatica denken. Da oft viele symptomlose Jahre zwischen Unfall und Erscheinungen liegen, ist eine genaue Vorgeschichte wichtig. Einklemmungen sind sehr häufig.

Behandlung. Bei jedem erkannten Zwerchfellbruch ist die Operation vorzunehmen. Es empfiehlt sich der transpleurale Weg in Verbindung mit der Laparotomie unter Druckdifferenz. Hierbei kann man die Öffnung im Zwerchfell am besten übersehen, Verwachsungen am besten lösen und die Lücke im Zwerchfell plastisch verschließen. Auch auf dem Wege der Laparotomie ist beizukommen. Künstliche Lähmung der betreffenden Zwerchfellhälfte durch Vereisung des Nervus phrenicus erleichtert den Eingriff.

Chirurgie der Harn- und Geschlechtsorgane.

A. Verletzungen und Erkrankungen der Niere.

Anatomische Vorbemerkungen. Die Nieren liegen retroperitoneal in der Lendengegend zu den Seiten der Wirbelsäule. Sie nehmen 4 Wirbelbreiten, vom 11. Brustwirbel bis zum 2. Lendenwirbel, ein; die rechte Niere liegt etwas tiefer. Die hintere Fläche der Nieren liegt auf dem M. quadratus lumborum auf, vorn zieht das Bauchfell über sie hinweg. Die Pleuragrenze überwölbt zwei Drittel der Nierenfläche, rechts lastet die Leber, links vorn die Milz auf ihr. Das Colon, die Flexura hepatica bzw. lienalis und ein Teil des Colon descendens liegen auf der vorderen Nierenfläche. Die Nebenniere sitzt dem oberen Nierenpol auf.

Das Nierenparenchym ist von einer dünnen, bindegewebigen Hülle, der Capsula fibrosa, umschlossen; darüber lagert sich die Capsula adiposa, die äußere Fettkapsel in verschieden dicker Schicht, als wichtiges Schutzpolster. Der Hilus und die ganze Niere ist endlich umschlossen von der gemeinsamen Fascia renalis, die mit zur Befestigung der Niere dient.

Die *Harnleiter* legen sich dem Musc. psoas an und verlaufen als zylindrische, muskulöse Gebilde mit demselben schräg nach abwärts ins kleine Becken zum hinteren Blasengrund. Der Harnleiter ist etwa 29 cm lang, sehr dehnbar und besitzt eine dünne Muscularis. Drei physiologische Engen weist er auf:

1. dicht unter dem Nierenbecken,
2. beim Eintritt ins kleine Becken an der Kreuzungsstelle mit den Vasa iliaca und
3. in seinem intravesicalen Teil.

Die *Arterie* der Niere, ein sehr kräftiges Gefäß, unmittelbar aus der Aorta kommend, die Vene unmittelbar in die Cava mündend, versorgen das Nierenparenchym, sowie durch Nebenäste die Capsula adiposa. Nebenarterien, am oberen oder unteren Pol in die Nieren eintretend, kommen nicht selten vor und können bei Operationen unerwartete Blutungen herbeiführen.

Der arterielle Gefäßbaum teilt sich in 2 oder 3 Hauptäste, deren Verästelungen scharf voneinander getrennt bleiben; sämtliche Äste sind Endarterien. Die Gefäßversorgung ist eine sehr reiche.

Die *Nerven* bilden um die Gefäße ein Geflecht (Plexus renalis), an dem sich beteiligen der Nervus splanchnicus, vagus und sympathicus mit vasomotorischen Fasern.

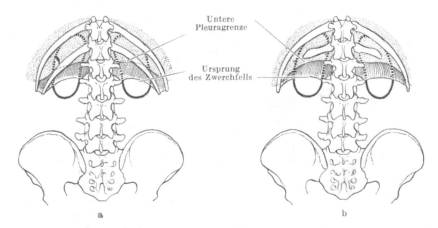

Abb. 278a u. b. Beziehungen zwischen Niere, Pleura und 12. Rippe. (Nach CORNING.)

Die Lymphgefäße verlaufen mit den großen Gefäßen und ziehen zu den lumbalen Lymphdrüsen.

Die Untersuchungsverfahren und ihre planmäßige Anwendung. Die Erkennung einer Nierenerkrankung ist wegen der versteckten Lage des Organs erschwert. Deshalb führen meist nur mittelbare Wege zur Diagnose; sie müssen mit Umsicht gegangen werden, am besten in wohlüberlegter Folge.

Die *Vorgeschichte* kann, wie bei den Erkrankungen der Gallenwege, wichtige und für die Diagnose verwertbare Hinweise enthalten. (Erblichkeit bei Tuberkulose und Stein, vorausgegangene Infektionskrankheiten bei Pyelitis, Koliken bei Stein, Tumor, Tuberkulose.)

Die *Betrachtung* ergibt nur bei starker Größenzunahme unmittelbare Anhaltspunkte, mittelbare bei Ödemen, Fisteln. Man vergesse nicht, Ungleichmäßigkeiten im Rücken zu beachten (paranephritischer Absceß)!

Das *Abklopfen* vor und nach *Luftaufblähung* des Colons dient zur Feststellung, ob eine Geschwulst vor oder hinter dem Dickdarm gelegen ist.

Die *Durchtastung des Abdomens* und besonders der *Nierengegend*. (Beachtung eines Gallenblasentumors, von Tumoren der Beckenorgane.) Die Nierenabtastung geschieht in Rückenlage bei möglichst entspannten Bauchdecken, vorherige Darmentleerung ist angebracht. Die Niere wird zwischen den beiden Händen „ballotiert". Bei tiefer Einatmung dringt die vordere Hand tief unter den Rippenbogen. Zu achten ist auf Tiefstand der Niere, regelwidrige Verschieblichkeit, Veränderung in Größe, Form und Oberfläche, Konsistenz, Schmerzhaftigkeit. Die Spannung der Bauchdecken wird oft überraschend leicht im warmen Bad überwunden. — Manche Kranke lassen sich besser in Seitenlage durchtasten (s. Abb. 280a u. b).

Die *Blasenfunktion* ist in mehrfacher Beziehung an die Nierenfunktion gebunden, in verstärktem Maße, wenn sie (wie das oft der Fall) an der Erkrankung mitbeteiligt ist: Vermehrter Harndrang bei Tage, bei Nacht, Urinmenge bei den einzelnen Miktionen (intermittierende Hydronephrose, Polyurie). Reizbarkeit der Blase bei Kälte (Prostatahypertrophie, Tuberkulose) und bei Bewegung (Stein), Tenesmus.

Die *Harnuntersuchung* muß wiederholt und unter verschiedenen Voraussetzungen vorgenommen werden: Tagesurin, Morgenurin (3 bzw. 5 Gläserprobe), Vergleich des Harns verschiedener Entleerungen, 24 Stundenmenge in mehrtägigen Feststellungen (Oligurie bei vorübergehender Ausschaltung einer Niere, Nephritis, Polyurie bei Tuberkulose, Coliinfektion). Beimengungen wie Nierengrieß, krümelige Bröckel bei Niereneiterung, wurmförmige Blutgerinnsel aus den Harnleitern, Tumorbestandteile (Papillom, Carcinom, Hypernephrom).

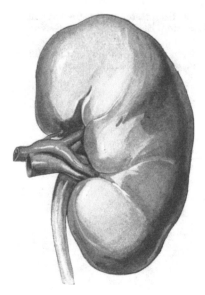

Abb. 279. Normale linke Niere von vorn. Gefäße und Ureter. (Nach Spalteholz.)

Genaue *chemische* Untersuchung (Reaktion, Eiweiß, Zucker, Blutfarbstoff), eingehende feingewebliche Untersuchung der durch Absetzen oder Schleudern gewonnenen Sinkstoffe auf Krystalle, rote Blutkörperchen (ausgelaugt oder frisch). Blutzylinder und hyaline Zylinder, weiße Blutkörperchen, Eiterzellen, Geschwulstzellen geschwänzte Epithelien aus dem Nierenbecken; Bakterien im katheterisierten Harn: Coli, Eiterkokken, Proteus, Tuberkelbacillen.

Aus einer sichtenden Wertung der hiermit gewonnenen Ergebnisse wird in vielen Fällen die Diagnose zu stellen sein. Für die Minderzahl, vor allem auch für die Seitenbestimmung des Krankheitssitzes, müssen schließlich besondere Verfahren herangezogen werden. Das sind die Blasenspiegelung und der Harnleiterkatheterismus, der letztere allenfalls in Verbindung mit der Leistungsprüfung.

Schonlich und aufklärend ist die stets zuerst vor eingreifenderen Verfahren anzuwendende *Röntgenuntersuchung* der Harnwege. Sie hat ihre Bedeutung im Aufsuchen von Harnleiter- und Nierensteinen sowie in der *Cysto-* und *Pyelographie* (Darstellung der Hohlräume des uropoetischen Systems mit schattengebenden Lösungen). In neuerer Zeit ist das Verfahren durch intravenöse Darreichung von organischen, schwer dissoziierbaren Jodpräparaten (Uroselektan, Abrodil, Umbrenal u. a.) sehr erleichtert. Jodüberempfindlichkeit muß ausgeschlossen werden. Man bekommt auf diese Weise nicht nur wertvolle Aufschlüsse über pathologische Erweiterungen (Hydronephrose) und Formveränderungen (Geschwülste) des Nierenbeckens, sondern auch noch einmal über die Tätigkeit der einzelnen Niere selbst. Auch angeborene Mißbildungen (doppelter Harnleiter usw.) lassen sich auf diese Weise erkennen.

Die *Blasenspiegelung (Cystoskopie)*, die geniale Erfindung NITZES, dient der Besichtigung der Blasenschleimhaut und der Harnleitermündungen; sie vermag

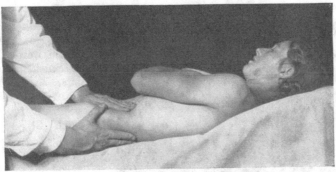

a) In Rückenlage.

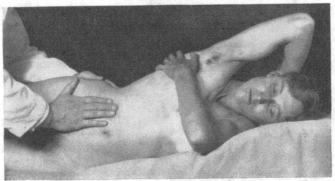

b) In Seitenlage.

Abb. 280 a u. b. Nierenabtastung mit zwei Händen.

unter Umständen die Quelle von Eiter oder Blut aufzudecken. Der Zustand der Harnleitermündung, Zahl, Folge und Art seiner Kontraktionen, ob erfolgreich oder leergehend, enthalten wichtige Anhaltspunkte für den Zustand der betreffenden Niere. In der Regel stößt jede Harnleitermündung in Abständen von $1/_4$—$1^1/_2$ Minuten Harn aus. Unter krankhaften Verhältnissen fehlen Kontraktionen ganz oder sind kraftlos, oder es kommt zum „Leergehen" (s. unter Chromocystoskopie).

Der *Harnleiterkatheterismus* ermöglicht die Sonderung des Sekretes jeder einzelnen Niere, die Messung der Menge in einer gewissen Zeiteinheit und dann die chemische und mikroskopische Untersuchung (Zellbestandteile und Bakterien). Er ermöglicht des weiteren die Einbringung schattengebender Flüssigkeiten zur Darstellung von Harnleiter, Nierenbecken, Nierenkelchen („*retrograde Pyelographie*") und gestattet, diese Hohlorgane ausgezeichnet als Ausgußbild darzustellen (vgl. Abbildung 282). Sie ist oft, z. B. zur Früherkennung von Nierengeschwülsten, unentbehrlich.

Unerläßlich vor jedem operativen Eingriff an den Nieren ist die *Fest-stellung der physiologischen Leistungsfähigkeit beider Nieren*, nicht nur, um das Maß der Schädigung der kranken Niere zu kennen, sondern auch, falls die Niere geopfert werden muß, sicher zu gehen über das Vorhandensein einer zweiten, gesunden, leistungstüchtigen Niere, die den Ansprüchen des Körpers als Absonderungs- und Entgiftungsorgan genügt.

Bewährt haben sich außer den bereits erwähnten folgende Verfahren:

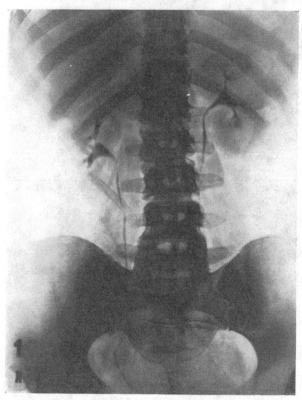

Die *Chromocystoskopie (Blauprobe):* 20 ccm einer 1,5⁰/₀₀igen Indigocarmin-lösung werden in die Ge-säßmuskeln eingespritzt, oder 5 ccm intravenös. Nach 7—10 Minuten, bei intravenöser Darreichung nach $2^1/_2$—5 Minuten, bringen gesunde Nieren den Farbstoff zur Aus-scheidung; man sieht dann im cystoskopischen Bilde blaue Wolken in Pausen von 10—20 Se-kunden den Harnleitern entströmen. Eine Ver-zögerung der Ausschei-dung und geringere Färbe-kraft lassen auf mehr oder minder verringerte Leistungsfähigkeit der be-treffenden Niere schlies-sen. Das Verfahren eig-net sich also auch gleich-zeitig zur Seitendiagnose.

Noch andere Verfahren haben Verwendung gefun-den, der VOLHARDsche *Wasser- und Konzentra-tionsversuch,* der REHN GÜNZBURGsche *Säure-*

Abb. 281. Intravenöse Pyelographie. Regelrechte Verhältnisse.

Alkali-Ausscheidungsversuch, die 24stündige *Harnstoffausscheidung,* die *elektri-sche Leitungsfähigkeit* sowie die *Reststickstoffbestimmung* im Blute für die Beurtei-lung der Nierenleistung.   Von diesen eignet sich für die Praxis am besten der *Wasserverdünnungs- und Konzentrationsversuch* VOLHARDS: Der Kranke erhält morgens nüchtern nach Entleerung der Blase $1^1/_2$ Liter dünnen Tees, in $^1/_2$ Stunde zu trinken. Bei Bettruhe wird dann alle $^1/_2$ Stunde die Blase entleert und deren Harnmenge sowie das spez. Gewicht bestimmt. Gesunde Nieren scheiden in großen Einzelportionen die 1500 ccm Tee in 3—4 Stunden aus. Nach 6 Stunden erhält der Kranke etwas Trockenkost (Keks, Zwieback). Das spez. Gewicht, in den ersten 4 Stunden niedrig, steigt schnell an, von 1002 auf 1020—1030, (vgl. Abb. 311, S. 508).

Auch die *Reststickstoffbestimmung im Blute* gibt guten Aufschluß über die Leistungsfähigkeit der Nieren. Im Blut beträgt der Reststickstoff in der Regel

20—40 mg-%. Erhöhungen um das 2—3fache deuten auf verminderte Leistungsfähigkeit der Nieren hin.

I. Angeborene Bildungsfehler der Nieren und Harnleiter.

Kaum ein Organ unseres Körpers weist so vielerlei, so vielgestaltige und
so vielfältig vergesellschaftete Mißbildungen auf wie die Niere und ihre Abflußwege. Bis vor kurzem waren sie nur für den Embryologen und Pathologen ein reizvoller Gegenstand wissenschaftlicher Untersuchungen, heute,
mit der hohen Entwicklung der Nierenchirurgie, wendet sich ihnen auch der
Chirurg wegen ihrer praktischen Bedeutung zu:

1. Mißbildungen der Niere:

a) Die *Hufeisenniere.* Beide Nieren sind am unteren Pol vor der Aorta
miteinander verschmolzen. Die Nierenbecken sind nach vorn gelagert. Vielfache Gefäßregelwidrigkeiten (etwa $1^0/_{00}$ aller Menschen).

b) Die angeboren verlagerte Niere, meist im Becken *(Kuchen-* oder *Klump-*
niere) oder als *Langniere* auf einer Seite gelegen; bei dieser liegen beide Harnleiter zunächst auf einer Seite, der obere Ureter der Langniere mündet dann
aber in die entgegengesetzte Blasenhälfte.

c) Der *einseitige Nierenmangel* und die unentwickelte Niere; die andere
Niere ist dann meist vergrößert (Hyperplasie). Bei einseitigem Nierenmangel
fehlt fast immer der gleichseitige Samenleiter, was diagnostisch bedeutsam ist.

d) Die *überzählige* (dritte) *Niere;* noch seltener als a—c.

e) Die angeborene *Cystenniere* (s. später).

2. Mißbildungen der Harnleiter:

a) Hoher oder spitzwinkliger Ansatz am Nierenbecken.

b) Klappenbildung an der Abgangsstelle.

c) Angeborene Verengerungen und Aplasien. — All diese Bildungsfehler
können die Ursache für Hydronephrosen sein, die schon angeboren vorliegen,
oder auch erst im Laufe der Jahre in Erscheinung treten können.

d) Verdoppelung der Harnleiter und Kreuzung derselben. In diesen Fällen
wechseln auch die Ausmündungsstellen; sie können nach vorn zu nach dem
Trigonum, selbst bis in den Sphincter verlagert sein, können aber auch an regelrechter Stelle liegen.

II. Verletzungen der Niere und Harnleiter.

Wir unterscheiden *offene* und *geschlossene* Verletzungen. Beiden gemeinsam
sind die Blutung und die daraus entspringenden Gefahren, sowie die Häufigkeit
der Nebenverletzungen (Wirbelsäule, Rippen, Lungen, Magen, Darm, Leber usw.).

Bei *Stich- und Schußwunden* sind die Verhältnisse klar, wenn mit dem Blut
Harn aus der Wunde sickert oder im Blasenharn Blut sich findet. Die Blutung
ist es, die meist unverzügliche Hilfe verlangt, denn die Umstände liegen für eine
spontane Blutstillung recht ungünstig.

In ganz leichten Fällen wird nur ein Druckverband angelegt. Der Verletzte muß Rückenlage einhalten und bekommt Morphium. Gewöhnlich ist es aber
richtiger, die Wunde sofort zu erweitern und die Quelle der Blutung aufzusuchen. Eine einfache Parenchymblutung kann man durch die Naht
stillen. Bei schwereren Verletzungen, besonders auch des Nierenstieles, wird
man die Nephrektomie wagen müssen. Man denke an die Möglichkeit fortdauernder innerer Blutung ins Nierenlager oder in die Bauchhöhle und
behalte den Verletzten deshalb streng unter Augen.

Die *geschlossenen Verletzungen,* die Folge unmittelbarer Einwirkung stumpfer Gewalt (Hufschlag, Fußtritt, Überfahren, Fall aus großer Höhe), sind schwieriger zu erkennen. Auch hier stehen als objektive Zeichen das Blutharnen und massige Blutergüsse in das Nierenlager im Vordergrunde; aber wie bei jeder schweren Bauchverletzung verdeckt meist der Schock (Ohnmacht, Erbrechen, kleiner, beschleunigter Puls) die örtlichen Erscheinungen.

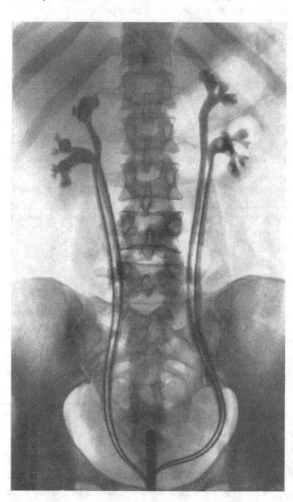

Erholt sich der Kranke, so deuten Schmerz, Nierenschwellung und Blutharnen unverkennbar auf die Nierenzerreißung. Mitunter ist die Blase prall mit Gerinnseln ausgefüllt; die wurmartigen Gerinnsel in den Harnleitern können lebhafte Koliken auslösen.

Die *Behandlung* wird bei strengster Bettruhe, Morphium und Eisblase zunächst eine zuwartende sein. Die Bettruhe hat sich bei weiterer abwartender Behandlung auf mehrere Wochen zu erstrecken. Frühestens 14 Tage nach völligem Stehen der Blutung darf der Kranke das Bett verlassen. Muß die Blase von den Gerinnseln befreit werden, gehe man unter peinlichster Wahrung der Asepsis vor. Bei andauerndem Blutverlust ist baldigste operative Hilfe vonnöten. Nach Freilegung der Niere läßt sich erst entscheiden, ob mit Tamponade, ob mit Naht oder Umschnürung eines Poles auszukommen ist, oder ob, wie meistens, die Niere geopfert werden muß.

Abb. 282. Retrograde Pyelographie bei angeborener Verdoppelung von Nierenbecken und Harnleiter beiderseits. (Chir. Klinik Breslau.)

An *Folgen* der Nierenverletzungen wären zu nennen: Reflektorische Oligo- und Anurie, Harninfiltration, weiter *Spätblutungen* (mitunter infolge zu frühen Aufstehens noch 3 und 4 Wochen nach der Verletzung!), ferner Nephritiden und Nierensklerosen, Uronephrosen, posttraumatische Steinbildungen.

Massenblutungen ins Nierenlager (perirenales Hämatom) s. S. 477.

Verletzungen der Harnleiter, mögen sie Unfall- oder Operationsverletzungen sein, erfordern ein frühzeitiges operatives Vorgehen. Die Unsicherheit der zeitigen Diagnose steht dem oft entgegen. Eine breite, retroperitoneale Freilegung zur Ableitung des Harns ist das erste Erfordernis. Sodann wird man die Naht des Harnleiters versuchen nach dem Einscheidungsverfahren oder mit Seit-zu-Seit-Anastomose. Bei der Durchtrennung im kleinen Becken, wie es z. B. bei gynäkologischen Operationen vorkommt, wird der Harnleiter am besten in die Kuppe der Blase eingepflanzt. Für Notfälle, d. h. wo die genannten Verfahren nicht ausführbar sind oder versagt haben, bleibt die Herausleitung des Harnleiters in der Lendengegend oder seine Einpflanzung in den Dickdarm (s. Blasenektopie). Die Nephrektomie muß ein äußerstes Mittel bleiben.

III. Wanderniere (Ren mobilis).

Zwischen *Nephroptose* (gesenkter Niere) und *Wanderniere* bestehen nur Gradunterschiede; die Grenze ist schwer festzulegen. Es ist ein ausgesprochenes Frauenleiden, 94 v. H.; bei Männern sehr selten; 85 v. H. betreffen die *rechte Niere*.

Der Nierentiefstand beruht teils auf angeborener Anlage und ist eine Teilerscheinung allgemeiner Enteroptose, wie er gewöhnlich mit einer bestimmten, überschlanken Erscheinungsform der Frau verbunden ist. Der Brustkorb ist schmal und lang, die Leber steht tief, und die Nischen vor der Wirbelsäule, in denen die Nieren liegen, sind flach. Mitunter treten Krankheitserscheinungen erst nach Schwangerschaft oder schwerer körperlicher Arbeit auf.

Die einfache Nephroptose bedarf keiner operativen Behandlung. „*Nephropexien*" in diesen Fällen halten wir für einen chirurgischen Irrtum vergangener Zeiten.

Man spricht von einer Wanderniere, wenn bei beidhändiger Abtastung die Niere sich ganz oder nahezu ganz umgreifen läßt. Druck auf die Niere löst ein eigenartiges Schmerzgefühl (ähnlich dem Hodenschmerz) aus. Die Niere entschlüpft der tastenden Hand gar leicht und verschwindet unter dem Rippenbogen. Durch tiefes Einatmen, Husten, Rumpfbewegungen oder durch Hüpfen kommt sie wieder zum Vorschein. Sie ist nicht immer leicht zu unterscheiden von einem Schnürleberlappen, einer vergrößerten Gallenblase (Hydrops) und Tumoren des Colons und Coecums. Die Pyelographie klärt die Sache.

Die *Erscheinungen* sind nicht einheitlich, immer aber ist ein erheblicher Anteil nervöser (psychogener) Zeichen dabei. *Die größte Zahl der Wandernieren macht keinerlei Beschwerden*, sie werden als Nebenbefunde bei der Untersuchung festgestellt. Ein vorsichtiger, im Seelenleben erfahrener Arzt wird sich hüten, die Aufmerksamkeit der Kranken darauf zu lenken; denn die meisten Kranken, besonders wenn sie neurasthenisch oder hypochondrisch veranlagt sind (von Hysterie gar nicht zu reden!), werden die Vorstellung von der Niere als Grund alles Übels und aller Qualen nicht mehr loswerden. Das gilt auch für Unfallverletzte.

Die durch eine Wanderniere erzeugten tatsächlichen Beschwerden bestehen in ziehenden, ausstrahlenden Schmerzen, die sich nach körperlicher Anstrengung, Tanzen, nach langem Gehen und Stehen einstellen und in der Rückenlage rasch verschwinden. Weitere Zeichen, die der nervösen Dyspepsie (Aufstoßen, Brechneigung, Flatulenz, Obstipation), sind mit Vorsicht zu verwerten; sie können durch die allgemeine Enteroptose bedingt, ebensowohl aber psychogener Natur sein. Ernste Zwischenfälle, wie Uronephrosen, sind nicht auf die Wanderniere als solche zurückzuführen.

Die *Behandlung* führen wir, wenn eine solche überhaupt angezeigt ist, ausschließlich konservativ durch: Liege- und Mastkur, gutgearbeitete Leibbinden, Massage der Bauchdecken.

IV. Die Hydronephrose (Sackniere).

Ein Abflußhindernis in den Harnwegen, mag es vollständig oder unvollständig sein, führt zu einer Rückstauung des Harnes im Nierenbecken. Dieses erweitert sich stark, bis zu Faust- und Kopfgröße. Die Niere sitzt dem gestauten Nierenbecken dann wie eine Haube auf. Allmählich weiten sich auch die Kelche, mehr und mehr flachen sich die Nierenpapillen ab und verschwinden schließlich. Lange Zeit vermag das Nierengewebe dem Flüssigkeitsdruck zu widerstehen, bis es schließlich dem Druckschwund anheimfällt.

Die Flüssigkeit hat zu Beginn die Beschaffenheit regelrechten Harns. Man hat das Leiden deshalb auch als *Uronephrose* bezeichnet; später wird sie heller und wasserartig *(Hydronephrose)*. Das spezifische Gewicht sinkt mit dem Gehalt an festen Bestandteilen; der physiologische Wert der Niere als Ausscheidungsorgan mindert sich dementsprechend.

Das Hindernis ist meist im Harnleiter zu suchen, doch kann es auch in der Blase an der Einmündungsstelle des Harnleiters (Geschwülste) oder in der Harnröhre liegen (Prostata, Strikturen). Mannigfach sind die *Ursachen,* sehr

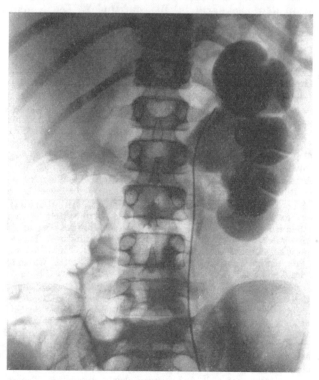

Abb. 283. Doppelseitige schwere Hydronephrose mit hochgradiger Erweiterung der Nierenkelche, bedingt durch beiderseitige abirrende Gefäße. Retrogrades Pyelogramm der einen Seite. Operation in einer Sitzung, nach Resektion der Gefäßstränge geheilt. Hydronephrose völlig zurückgebildet. (Chir. Klinik Breslau.)

oft *angeboren,* wie Verengerungen oder Klappenbildung im Ureter, regelwidriger Ansatz, Gefäßunregelmäßigkeiten (s. Abb. 283), oder *erworben,* wie Narbenverengerungen, Verschluß durch Stein oder Tumor, Abknickung des Harnleiters bei Wanderniere, Druck durch den schwangeren Uterus oder Beckengeschwülste, selten durch Verletzungen.

Die Hydronephrose kann eine *offene* oder eine *geschlossene* sein. Die offene läßt einen Teil des abgesonderten Harns in die Blase abfließen, oder der Sack entleert sich unter gewissen Bedingungen vollständig, um sich bei nächster Gelegenheit neu zu füllen. Das ist die *intermittierende Hydronephrose,* wie sie sich bei der Wanderniere durch Abknickung des Harnleiters bilden kann; oder ein Stein im Nierenbecken kann einen Ventilverschluß bedingen; auch die *puerperale Form* zählt hierzu. Die *geschlossene* oder *dauernde* Hydronephrose hat ihr Muster in der angeborenen Verengerung oder dem erworbenen Verschluß des Harnleiters. Solche Sacknieren infolge von Bildungsfehlern können zu gewaltigen Cystensäcken, zum Teil schon im frühen Kindesalter, führen oder auch erst im Laufe der Jahrzehnte unbemerkt heranwachsen. Wir haben einen Fall mit einem Inhalt von 10 Litern operiert.

Erscheinungen. Mit Ausnahme der intermittierenden Formen bilden sich die geschlossenen Retentionsgeschwülste der Niere fast ohne Beschwerden heran, bis vielleicht durch Zufall eine große, pralle, kugelige, auf Druck nicht schmerzhafte, cystische Geschwulst in einer Bauchseite gefunden wird. In ausgeprägten Fällen kann sich der Tumor bis ins Becken erstrecken. Bei der geschlossenen Sackniere bietet der Harn nichts Besonderes, denn wir fangen ja nur den der gesunden Seite auf. Die intermittierenden Arten äußern sich durch abwechselnde Entleerung regelrechten Harns mit stark verdünntem Harn von niedrigem spezifischen Gewicht, vornehmlich im Anschluß an einen Schmerzanfall.

Ein anderes Gesicht bekommt das Krankheitsbild, sobald der bisher aseptische Inhalt der Sackniere sich infiziert, sei es von der Blase aus bei der offenen oder auf dem Blutwege bei der geschlossenen Form. Die *infizierte Hydronephrose* wird schmerzhaft, hohes Fieber, Schüttelfröste und septische Erscheinungen setzen ein. Ist die Verbindung nach der Blase zeitweise offen, so verrät sie sich durch Eiterbeimischung im Harn und vorübergehenden Fieberabfall.

Das bekannteste und häufigste Beispiel dieser Form ist die *Pyelitis gravidarum*; sie geht wohl meist aus einer intermittierenden Hydronephrose hervor. Gewöhnlich wird sie durch das Bacterium coli hervorgerufen, doch können auch Gonokokken und andere Eitererreger sich daran beteiligen.

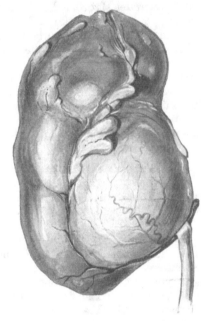

Abb. 284. Hydronephrose. Ureterabknickung durch Gefäßregelwidrigkeit.

Sie setzt gewöhnlich vom 5. Monat der Schwangerschaft an ein und verschwindet mit der Geburt, um bei der nächsten Schwangerschaft wieder aufzutreten. Fieber ist immer dabei: morgendliche Fieberrückgänge und abendlicher Anstieg; es kann auch pyämische Merkmale mit Schüttelfrösten annehmen. Ein anderes bevorzugtes Alter ist das der Säuglinge; auch hier überwiegen die Mädchen.

Für die *Diagnose* wird in allen Fällen die Cystoskopie nach Indigocармineinspritzung wertvoll sein. Auch die Pyelographie kann nützlich sein (s. Abb. 283). Da, wo Geschwülste von anderen Organen ausgehend in Frage stehen, denke man an das Hilfsmittel der Colonaufblähung; der Darm überlagert stets den Nierentumor, im Gegensatz zu den Ovarialcysten und hydropischen Gallenblasen. *Differentialdiagnostisch* kommen Nierencysten, Echinococcus der Niere, Pyonephrose und Nierenabscesse in Frage.

Die *Behandlung* kann abwartend sein, wenn es gelingt, das Abflußhindernis zu beseitigen: bei Harnröhrenverengerung durch Dehnung, bei Prostatahypertrophie mit regelmäßigem Katheterismus, Sectio alta, Elektroresektion oder Ausschälung der Vorsteherdrüse, bei Harnleiter- und Nierenbeckenstein Entfernung des Steines, bei Wanderniere Nephropexie, bei Klappen und Verengerungen im Harnleiter plastische Operationen, die aber nur in

Frage kommen, wenn das Nierenbecken noch elastisch genug ist, um sich nach der Operation von selbst zu verkleinern. Bei Schwangerschaft, wenn zur Unterbrechung der Schwangerschaft keine Anzeige vorliegt, Ureterenkatheterismus und Ausspülung des Nierenbeckens mit Arg. nitr. 1 : 5000 oder mit Kollargol 1%ig. Bei der Säuglingspyelitis leisten oft Scheidenspülungen mit dünnem Nélatonkatheter und schwachen Antisepticis überraschend gute Dienste.

Es ist immer wieder erstaunlich, wie weit sich auch bei hochgradiger und lang dauernder Hydronephrose, selbst mit erheblicher Leistungseinbuße, Nierenbecken und Nierenleistung erholen können, sofern das Abflußhindernis (Steine, abirrende Gefäße usw.) zu beseitigen ist, und eine Infektion ausgeblieben war. Man wird also in solchen Fällen von hydronephrotischen Nieren zurückhaltend sein, auch wenn die andere Niere gesund ist. Umgekehrt ist Zögern mit der Herausnahme der Niere vom Übel, wenn es nicht gelingt, die Harnwege mit erhaltenden Eingriffen wieder voll wegsam zu machen; denn dann ist die Infektion nur eine Frage der Zeit. Die Infektion eines gestauten Nierenbeckens vernichtet die Leistungsfähigkeit des bereits geschädigten Nierengewebes in kurzer Zeit und zugleich für immer.

V. Nierenabscesse und Nierenbeckeneiterung (Pyelonephritis).

Die infizierten Hydronephrosen, die Graviditäts- und Säuglingspyelitis, deren wir im vorigen Abschnitt gedacht, die Vereiterung der Steinniere und die eitrig-tuberkulösen Nierenveränderungen, die in den nächsten Abschnitten erläutert werden sollen, bleiben hier, um Wiederholungen zu vermeiden, von der Erörterung ausgeschlossen.

Jede eitrige Pyelonephritis ist die Folge einer bakteriellen Infektion. Die Infektionserreger können auf dem Blutwege (hämatogen) oder von den abführenden Harnwegen aufsteigend (urogen) ins Nierenbecken und die Niere gelangen. Auch die lymphogene Infektion wird in Betracht zu ziehen sein; auf sie wird ein Teil der Coli-Pyelitiden zurückgeführt (Durchwanderung der Darmwand bei Kotstauung und entzündlichen Vorgängen, Übergang auf die Nierenkapsel und Niere).

Die *hämatogene oder embolische Einschwemmung* von Bakterien kommt sehr häufig vor; sie ist besonders begünstigt durch die natürliche Tätigkeit der Niere als Ausscheidungsorgan. Gerade deshalb schließen jede septische und pyämische Allgemeinerkrankung und jede Infektionskrankheit, insbesondere Typhus, Scharlach, Ruhr, ja selbst jede örtliche Eiterung (Furunkel, Angina, Phlegmonen, Parotitis u. ä.) Gefahren für die Nieren in sich. Die Eiterherde, meist in der Vielzahl, sitzen in der Rinde, breiten sich durch Einschmelzung des Parenchyms aus, fließen zu größeren Absceßhöhlen zusammen, um schließlich paranephritische Abscesse zu erzeugen, oder, noch häufiger, ins Nierenbecken hinein durchzubrechen. Eine schwere Entzündung des Nierenbeckens *(Pyelitis)* ist dann unausbleiblich, ebenso eine Cystitis durch den abströmenden Eiter.

Die *urogene Infektion* geht den umgekehrten, den aufsteigenden Weg. Wenn man auch nicht annehmen darf, daß die Bakterien gegen den Strom schwimmen, so ist doch die Erklärung der aufsteigenden Infektion nicht allzu schwer verständlich. Die Infektion kann sich in der katarrhalisch-entzündeten Schleimhaut ununterbrochen verbreiten, insbesondere in den zahlreichen, den Harnleiter umspinnenden Lymphgefäßen, oder der Harn dient in den gestauten Hohlräumen als Infektionsträger. Die Schleimhaut des Nierenbeckens kann alle Grade der Entzündung durchlaufen, von der einfachen katarrhalischen Schwellung und Rötung bis zur Eiterung mit Geschwürsbildung und schwersten diphtherischen Zerstörung. Kein Wunder, wenn die Niere nicht verschont bleibt. Durch die Sammelröhren der Papillen brechen die Keime in das Nierengewebe ein; streifenförmige Nekrosen, Absceßchen und schließlich vielbuchtige eitrige Höhlen sind die Folgen. Das Nierenbecken wandelt sich bei ungenügendem Abfluß des dicken Eiters in einen Empyemsack um *(Pyonephrose)*. Durch den Druck der Stauung flachen sich die Kelche ab, und, ähnlich wie wir es bei der infizierten Hydronephrose kennengelernt haben, bleibt von der Niere schließlich nur eine dünne Schale übrig. Sie ist ein großer, gebuckelter Eitersack geworden. Stets ist das pararenale Fett- und Zellgewebe an der Entzündung mitbeteiligt. Begreiflich, daß in einer solchen späten Entwicklungsstufe der Ausgangspunkt der ursprünglichen Infektion nicht mehr auffindbar ist, und die Entscheidung, ob hämatogene oder urogene Entstehung, dahingestellt bleiben muß.

Die embolisch eingeschwemmten Keime sind zumeist die gewöhnlichen Eitererreger und das Bacterium coli. Viel reichhaltiger ist indessen die auf urogenem Wege einwandernde Bakterienflora. Außer den genannten gelangen der Gonococcus und eine Anzahl von Saprophyten ins Nierenbecken; gefürchtet ist die Infektion mit dem beweglichen Proteus, der Ursache für eine diffuse parenchymatöse Nephritis zu werden pflegt.

Die *Erscheinungen* werden mitbestimmt durch Art und Giftigkeit der Keime, durch den Grad der Beteiligung des Nierengewebes an der Entzündung und die Abflußmöglichkeit der Entzündungsprodukte. Die sich ergebenden Erscheinungen sind sehr wechselnd. Vom rein praktischen Gesichtspunkte aus trennen wir eine *akute* und eine *chronische* Form ab.

Die *akute Pyelonephritis* setzt mit Schüttelfrost und hohem Fieber ein Dumpfes Schmerzgefühl im Kreuz und in der Lendengegend, druckempfindliche Nieren deuten auf den Sitz hin. Der Harn, der Menge nach oft vom Beginn an sehr verringert, ist zunächst wenig getrübt, enthält außer Eiweiß und Zylindern Bakterien in großen Mengen (s. Bakteriurie). Nierenkrämpfe von großer Heftigkeit und Anurie können das Bild erschweren und in kurzer Zeit zum Tode führen. Oder der Anfall klingt langsam ab, um nach kurzem mit oder ohne äußere Veranlassung wiederzukehren. Die Krankheit nimmt dann remittierende Form an. In günstigen Fällen kann es nach Wochen zur Ausheilung kommen. Bei der urogenen Infektion ist meist nur eine Niere erkrankt, bei der hämatogenen sind beide beteiligt.

Die *chronische Pyelonephritis* geht fast ausschließlich aus der urogenen Infektion hervor, sei es, daß sie von Anbeginn chronisch auftritt oder aus der akuten Form sich entwickelt. Jahrelang können die Erscheinungen einer chronischen Cystitis infolge von chronischer Gonorrhoe oder Harnstauung durch Verengerung im Harnleiter oder in der Harnröhre bestanden haben, bis unerwartet Fieber mit Schmerzen in der Lendengegend und Schmerzen im Verlauf eines, selten beider Harnleiter als Vorboten die drohende Gefahr melden. Der Eitergehalt des Harns nimmt zu, der Harn wird alkalisch, die Harnmenge kann vermehrt sein. Bei dem unregelmäßigen, remittierenden Fieber verfallen die Kranken, verlieren den Appetit, bekommen Widerwillen gegen jede Speise, besonders Fleisch, erbrechen öfter. Der Geschmack ist fade, der Mund trocken, unstillbarer Durst quält die Kranken. Das sind schon unverkennbare Zeichen beginnender Niereninsuffizienz. An Erschöpfung und gastrointestinalen Erscheinungen gehen die Kranken rasch zugrunde.

Die *Diagnose* hat bei Verdacht auf eine von der Niere herkommende Eiterung vor allem festzustellen, ob die Eiterung einseitig oder doppelseitig ist,

und ob das Nierengewebe geschädigt ist, Fragen, die nur mit Hilfe des Harnleiterkatheterismus in Verbindung mit den neuzeitlichen Verfahren der Leistungsprüfung befriedigend zu lösen sind. Auch die Pyelographie ist zur
Klärung der Ursache und zur Differentialdiagnose heranzuziehen.

Die *Behandlung* hat sich neben der Sorge für die Schmerzlinderung
(Eukodal, Dilaudid) mit einer ausreichenden und regelmäßigen Entleerung
des Harns zu befassen; denn wir kennen die üblen Folgen jeder Verhaltung.
Was die Vorbeugung in dieser Hinsicht versäumt hat (Striktur, Prostatahypertrophie, Hydronephrose, Steinniere), das vermag leider auch die beste
Behandlung nun nicht immer nachzuholen. Rovsing empfiehlt, einen Dauerkatheter einzulegen und die Harnsekretion mächtig in Gang zu halten mit
Trinkenlassen von 2 bis 4 Liter Wasser oder Tee oder mit großen subcutanen und rectalen Kochsalzeingießungen; innerlich Urotropin, Albucid
3 g oder Salol 3—4 g täglich.

Die Coli-Infektion des Nierenbeckens wird man, wie bei Pyelitis gravidarum,
mit Ureterenkatheterismus, Ausspülungen, u. U. mit Dauerkatheter behandeln.
Die akute Coli-Pyelonephritis pflegt unter Bettruhe, Wärme, Albucid und
Wildunger Wasser auszuheilen. In hartnäckigen Fällen, auch bei solchen mit
gemischter bakterieller Infektion, kommt man zum Ziele mit *Urotropinbehand-
lung* (0,5 bis 3,0), wobei der Abspaltung des Formaldehyd die chemotherapeutische
Wirkung zuzuschreiben ist. Auch sie versagt natürlich bei Abflußhindernissen
und ist deshalb in allen Fällen von Harnstauung mit entsprechenden Maßnahmen (Dauerkatheter, Ureterenkatheterismus) zu verbinden. Neben Urotropin haben sich Neohexal, Cylotropin, Amphotropin, Albucid, Uliron, Prontosil
zur Entkeimung des Harns bewährt. Auch ein Versuch mit *Nierenbecken-
spülungen* mit 1%iger Kollargol- oder $^1/_2$%iger Höllensteinlösung kann in
harmloseren Fällen noch die Heilung herbeiführen (5—10 ccm langsam und
ohne Druck einspritzen).

Wo die Pyelonephritis durch Geschwülste in der Blase oder den Harnleitern, Verengerungen der Harnwege oder Steine im Nierenbecken u. ä. unterhalten wird, da sind in erster Linie diese schädigenden Ursachen operativ
zu beseitigen. Andererseits hat eine ursächliche Behandlung die Freilegung
des Eiterherdes, seine Eröffnung und Drainage ins Auge zu fassen. Dieser
Anzeige entspricht die Bloßlegung der Niere zwecks Spaltung derselben
(*Nephrotomie*), bei doppelseitigen Erkrankungen beiderseits. Sie hat noch in
verzweifelten Fällen zum Ziele geführt. Ist die Niere größtenteils zerstört,
von vielen Eiterherden durchsetzt, dann muß sie geopfert werden. Das darf
man dann ohne Bedenken tun, wenn die andere Niere leistungstüchtig ist;
denn die palliativen Eingriffe bei der Pyelonephritis lassen in ihren Enderfolgen oft zu wünschen übrig.

Unter *Nierenkarbunkel* versteht man einen umschriebenen, embolisch entstandenen Staphylokokkenabsceß der Niere.

VI. Paranephritis. Perinephritis. Der paranephritische Absceß.

Unter Paranephritis bzw. Perinephritis versteht man die Entzündung der
Fettkapsel, aber auch die Entzündungsvorgänge an der fibrösen Kapsel und
der durch die Fascia renalis von der Fettkapsel getrennten Massa adiposa
pararenalis.

Akute und chronische Entzündungen der Niere und des Nierenbeckens — das haben
wir mehrfach betont — greifen auch auf die Fettkapsel über. Die abgelaufenen Entzündungen hinterlassen ein sulzig durchtränktes oder fibrös verändertes Fettgewebe, so
bei der Pyelonephritis und der Steinniere; bei den chronisch tuberkulösen Formen

hinterbleiben oft derbe, mit der Niere fast unlösbar verbundene Schwarten, ähnlich bei syphilitischen und aktinomykotischen pararenalen Entzündungen.

Hier soll aber nur die Rede sein von den Entzündungen, die sich *ohne* sichtbare Beteiligung der Niere im paranephritischen Gewebe abspielen. Sie sind fast ausnahmslos embolischen Ursprungs, seltener von Krankheitsherden benachbarter Organe (vor allem der Niere, dann der Pleura, Bauchhöhle) fortgeleitet, ganz selten im Anschluß an offene Wunden entstanden. Der Reichtum der Nierenfettkapsel an Blut- und Lymphgefäßen, die mit denen der Niere in Verbindung stehen, und der Umstand, daß die Niere als Ausschei-dungsorgan für Keime aus der Blutbahn des öftern mit Eitererregern über-schwemmt wird, machen die häufigen Eiterabsiedelungen an dieser Stelle ver-ständlich. Nach Furunkeln, Panaritien, im Gefolge von Typhus, Angina usw. sind paranephritische Ab-scesse beobachtet. Vor allem ist es in überwiegender Zahl der *Furunkel,* der solche Spätabsiedelungen setzt. Da die Entwicklung eine langsame, der An-fang unklar ist, so verschleiert eine mehrwöchige scheinbar erscheinungslose Zeit den sonst offensicht-lichen Werdegang. So kommt es, daß die Kranken ihren Furunkel längst vergessen haben, wenn sie unter unbestimmten Störungen des Allgemeinbefin-dens erkranken, und erst nach 2—3 Wochen örtliche Zeichen, wie Ödem in der Lendengegend, Rücken-schmerzen, Beugestellung der Hüfte (durch In-filtration des M. psoas), allenfalls ein seröser Erguß in der Pleura eintreten. Der Harn gibt keine Anhalts-punkte. Das Fieber ist nicht kennzeichnend, wird oft genug vom Kranken und seinem Arzt zunächst nicht beachtet. Es ist von mittlerer Höhe, wird oft intermittierend oder remittierend. Die übliche Ver-mutungsdiagnose in den ersten Wochen läuft in der Regel auf Grippe oder Paratyphus oder seröse

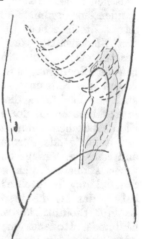

bAb. 285. Paranephritis. Absceß nach oben bis unters Zwerch-fell, nach unten auf dem M. ileopsoas bis ins Becken sich ausbreitend.

Pleuritis, wenn nicht gar auf Lumbago hinaus. Vielleicht verlaufen auch manche abortive Formen der Paranephritis unter dem Bild eines Hexenschusses. Die zum Vermeiden von Bewegungen auftretende Muskelabwehr kann zur Skoliose, in anderen Fällen zum Psoaszeichen führen. Meist wird in den typischen Fällen aber doch ein sorgfältiger und gewandter Untersucher schon frühzeitig bei beidhändiger Abtastung eine teigige, nicht scharf abzugrenzende Schwellung in der Nierengegend oder durch Besichtigung im Sitzen (Vergleich beider Seiten) ein flaches Ödem im Kreuz- und Lendenabschnitt finden. Mit der Zeit wird die Sache schmerzhaft — kennzeichnend ist ein umschriebener Druckschmerz im Winkel zwischen unterster Rippe und Wirbelsäule —, und wenn erst die Haut sich rötet, in phlegmonöser Ausbreitung der Durchbruch sich anbahnt, dann kann natürlich auch der Anfänger die Diagnose stellen. Dabei bedeutet der spontane Durchbruch keineswegs immer eine Wendung zum Bessern. Gar oft überrascht uns peinlich eine pyämische Absiedlung, ein Durchbruch in die Pleura oder in den Darm. In jedem Verdachtsfalle sind mehrfache Probe-punktionen in örtlicher Betäubung mit Einsendung des Punktates (auch wenn es scheinbar nur Blut ist) zur bakteriologischen Untersuchung anzu-empfehlen.

Die *Behandlung* wird so früh wie möglich eine operative sein müssen (breite Spaltung des Abscesses mit Darstellung der Niere); den Zeitpunkt des Eingriffes bestimmen die Allgemeinerscheinungen und der örtliche Befund. Immer wieder ist man erstaunt über den Umfang der Eiterhöhle, die vielfachen Buchten hinter den Rippen und die Senkungen nach dem Becken zu. Die Vorhersage hängt vom Ausgangspunkt der Eiterung ab. Die hämatogen metastatischen Abscesse geben die beste Vorhersage, von den Kranken mit fortgeleiteten Abscessen sterben manche trotz der Operation. Die durchschnittliche Sterblichkeit wird auf 15 v. H. geschätzt.

VII. Die Nierensteinkrankheit (Nephrolithiasis).

Zur *Entstehung* von Nierensteinen bedarf es zweier Bedingungen, die zusammentreffen müssen, nämlich eines Harnes mit einem Überschuß von krystallinischen Bestandteilen, die leicht ausfallen, sich niederschlagen, und des Vorhandenseins organischer Stoffe. Diese letzteren (kolloidale, eiweißartige Massen, ferner Epithelzellen, Blutkörper, Fibrin, Eiter) bilden Kern und Gerüst für den Niederschlag von Uraten, Phosphaten, Oxalaten und ähnlichen Harnbestandteilen. Wohl wissen wir, daß Harnsäure und andere Harnsalze unter gewissen Bedingungen im Überschuß gebildet werden, wie bei mangelhafter Oxydation des Nahrungseiweißes, weshalb man Gicht, Rheumatismus, Diabetes, auch die Leukämie, die angeborene harnsaure Diathese und die Phosphaturie in Verbindung mit der Steinbildung bringt. Wir wissen auch andererseits, wie Nierenbeckenentzündungen im Gefolge von Infektionskrankheiten (Typhus) und aufsteigende Formen bei Tabes, Rückenmarksverletzung, Syringomyelie und solche in verlagerten Nieren zu sekundärer Steinbildung die Veranlassung geben können. Auch nach Wirbelbrüchen ohne Rückenmarksverletzung ist Steinbildung beobachtet worden. Wofür wir aber bis heute keine Erklärung haben, das ist die merkwürdig ungleichmäßige *Verbreitung* der Erkrankung. Es gibt Steinbezirke wie den Osten Englands, die Türkei, Ägypten, Teile Rußlands, Holland, in Deutschland Oberschlesien, Sachsen - Altenburg, die schwäbische Alb, und „steinarme" Gegenden, die zum Teil mit den Kropfbezirken zusammenfallen. Kurz, die Entstehung der Nierensteine ist in ihren letzten Ursachen noch nicht geklärt, auch wenn wir heute wissen, daß bestimmte Steine nur bei saurem (Xanthinsteine), andere nur in alkalischem Harn (Phoshatsteine) entstehen können, daß die vererbliche Oxalaturie und Cystinurie eine Rolle für die Entstehung von Oxalat- und Cystinsteinen spielen (s. auch Blasenstein S. 495).

Nierensteine kommen in jedem Lebensalter vor. Rechts werden sie häufiger als links (3 : 2) gefunden; nicht selten ist die Nephrolithiasis doppelseitig. Die Größe. der Steine wechselt von Sandkorngröße (Nierensand, Nierengrieß) bis Apfelgröße und darüber. Der Form nach sind sie rundlich, maulbeerförmig, zackig, nicht selten stellen sie Ausgüsse des Nierenbeckens, der Kelche oder Teile derselben dar und nehmen dann absonderliche, korallenartige Formen an. Farbe und Konsistenz wechseln nach ihrer chemischen Zusammensetzung. Wir zählen als die häufigst vorkommenden die Harnsäure- oder Uratsteine, dann die Phosphat- und Oxalatsteine, zu den Seltenheiten zählen die Xanthin- und Cystinsteine, sowie die weichen Bakterienfibrinsteine, öfter finden sich Kombinationssteine (s. Abb. Harnsteine, S. 496).

Die Anwesenheit von Steinen im Nierenbecken oder Harnleiter ist natürlich nicht ohne Einfluß auf die Niere selbst. Nach kürzerer oder längerer Frist zeigen sich Veränderungen am Parenchym nach Art der interstitiellen Nephritis oder, bei Harnstauung infolge Verlegung des Ureters, als atrophische Sackniere. Wo aber die ursprünglich aseptische Steinniere durch Coli- oder Eiterkokkeninfektion betroffen wird, da pflegt die Eiterung im Nierenbecken gar bald auch das Nierengewebe selbst zu beeinträchtigen. Abscesse in den Papillen und der Rinde, größere, höhlenartige Einschmelzungen des Gewebes verwandeln bald das ganze Organ in einen gebuckelten, schlaffen Sack, gefüllt mit rahmigem Eiter, Gewebsfetzen und Steinen, die durch Phosphatniederschläge kesselsteinartig an den Wänden kleben. Auch paranephritische Entzündungen und phlegmonöse Erscheinungen sind dann nicht selten. Wohl begreiflich, daß für die andere Niere durch einen solch mächtigen Infektionsherd Gefahr erwächst.

Von den *Erscheinungen* müssen Schmerzen, vornehmlich die *Nierensteinkolik* an erster Stelle, als das bedeutsamste Zeichen genannt werden. Das ist nicht so zu verstehen, daß jeder Nierenstein Koliken auslöst, durchaus nicht. Bei Vorhandensein von Nierengrieß können Schmerzen ganz fehlen. Nur während des Abgangs empfindet der Kranke einen schlecht zu beschreibenden Schmerz im Rücken. Bei größeren Steinen sind fast ausnahmslos Schmerzen dumpfer Art in der Lendengegend vorhanden, die sich *bei körperlicher Anstrengung und heftiger Bewegung steigern,* und auch bei tiefem Druck gegen den Hilus der Niere, ja auch gegen den Harnleiter ausgelöst werden. Koliken hingegen setzen voraus das Vorrücken eines Steines in den Harnleiter. Durch die plötzliche Steigerung des intrarenalen Druckes und die gewaltsame peristaltische Zusammenpressung des Harnleiters um den Stein, der herausgepreßt werden soll, entstehen diese Anfälle. Nach geringen Vorzeichen setzt hef

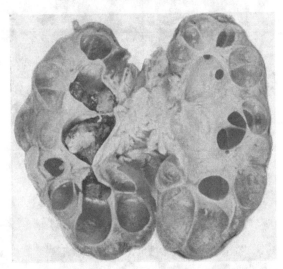

Abb. 286. Steinniere mit erweiterten Kelchen. (Längsschnitt.) (Chir. Klinik Göttingen.)

tigster Schmerz ein. Regungslos, mit oberflächlicher Atmung, bleichen Lippen, fröstelnd, mit kaltem Schweiß bedeckt, liegt der Kranke da. Die Schmerzen strahlen dem Harnleiter längs nach der Blase und in die Hoden, nach der Glans penis, den Labien, auch nach den Oberschenkeln zu aus. Erbrechen und Übelkeit ist vorhanden. Die Darmbewegung ruht, der Leib treibt sich tympanitisch auf, oft sind die Bauchdecken bretthart gespannt. Der Arzt, der den verfallenen Kranken in diesem bejammernswerten Zustande sieht, steht unter dem Eindruck, eine Perforationsperitonitis vor sich zu haben, und wird, wenn die Sache sich rechts abspielt, in erster Linie an eine Perityphlitis denken. Schon viele Nierensteinkranke haben ihren gesunden Wurmfortsatz dem schlecht diagnostizierenden Arzt geopfert. Die Dauer des Schmerzanfalles kann sich über Stunden, ja mit Unterbrechungen über Tage hinaus erstrecken. Fieber fehlt dabei gewöhnlich, es sei denn, daß schon eine sekundäre Pyonephrose sich herausgebildet hätte. Manchmal strahlen die Schmerzen nach der scheinbar gesunden Seite aus. Man spricht dann vom „reno-renalen Reflex". Vielfach verbirgt sich hinter diesem „Reflex" eine bis dahin nichterkannte Erkrankung der betreffenden Niere.

Die Steinkolik kann erfolgreich sein. Dann wird ein kleineres Konkrement oder Grieß durchgepreßt bis in die Blase und erscheint gelegentlich im entleerten Harn, meist mit etwas Blut. Oder sie läuft erfolglos (frustran) ab, sei es, daß das im Nierenbeckentrichter festgeklemmte Steinchen wieder frei wird und ins Nierenbecken zurückfällt, oder der Stein an irgendeiner Stelle des Harnleiters stecken bleibt.

Nächst den Schmerzen pflegen *Harnveränderungen* kaum je zu fehlen. Undurchgängigkeit eines Harnleiters (also im Anfall) kann regelrechten Harn vortäuschen, sonst aber wird man Blut im Harn selten vermissen; nicht etwa starke Hämaturie ist es, die in die Augen springt, wohl aber Harn mit einem mindestens mikroskopisch nachweisbaren, blutigen Bodensatz, der sich nach Wagenfahrten und körperlichen Anstrengungen mehrt und vielleicht auch dem Kranken schon in die Augen gefallen ist. Massige Blutungen sind seltener.

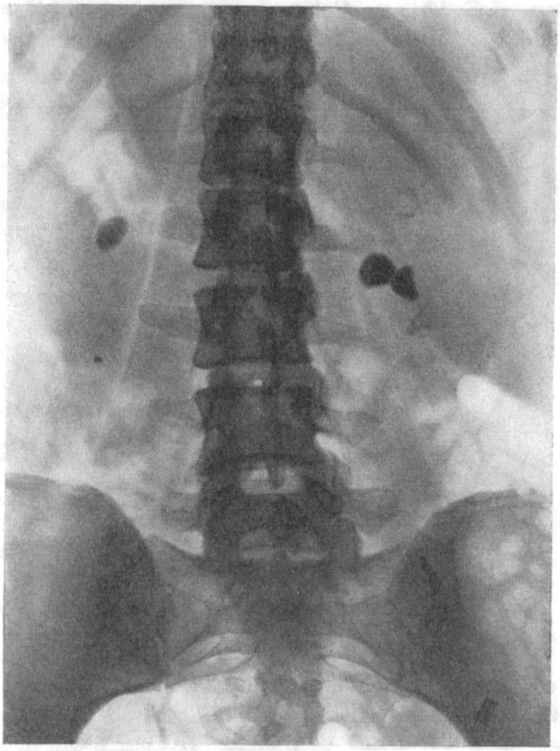

Der Eiweißgehalt des Harns ist gering. Verbindet sich die Steinniere mit einer Pyonephrose, so wird natürlich Eiter und Eiweiß, entsprechend den sonstigen Verhältnissen, dem Urin sich beimengen. Ja während der Koliken kann eine sonst vorhandene Pyurie aufhören, um mit dem Ende dés Anfalls einer vermehrten Harn- und Eiterflut Platz zu machen.

Gewöhnlich hat die Reizung der gesunden Niere während des Kolikanfalls vermehrte Harnentleerung zur Folge. Es kann aber auch umgekehrt kommen, nämlich zur verminderten Harnausscheidung. Das völlige Versiegen des Harns während und lange Zeit nach einer Nierenkolik — die

Abb. 287. Nierensteine beiderseits. Gallenstein. Leeraufnahme. 30jähr. ♀. (Chir. Klinik Göttingen.)

Anurie — gibt Veranlassung zu schweren Bedenken. Entweder kann eine Verlegung beider Harnleiter vorliegen (sehr selten!), oder der Kranke hat eine Solitärniere, oder es handelt sich um eine *Reflexanurie*, d. h. eine Sekretionshemmung der gesunden Niere, reflektorisch ausgelöst durch den hochgradigen Reiz der Steineinklemmung im Harnleiter der kranken Niere. Die Anurie kann mehrere Tage anhalten, und, falls der Stein nicht beseitigt wird oder der Reflexkrampf nicht schwindet, ein rasches Ende durch Urämie herbeiführen. Wir haben einen Kollegen am vierten Tage der Anurie durch die Ureterotomie noch retten können.

So klar und unzweideutig, wie es nach den vorstehenden Umrissen scheinen könnte, tritt uns das Krankheitsbild der Steinniere in der Regel nicht entgegen. Jahrelang bleibt das Leiden oft vollkommen *unbewußt*, oder es bestehen ganz unbestimmte, dumpfe Lenden- und Rückenschmerzen, die bekanntlich vielfache Deutung zulassen. Wo der Arzt überhaupt an Nierensteine denkt, da wird er nur durch wiederholte mikroskopische Untersuchungen des Urinsediments der Diagnose auf die Spur kommen. Schließlich wird ein *technisch gutgelungenes Röntgenbild*, nach gründlicher Darmentleerung aufgenommen, das letzte Wort haben, wobei man sich vor Verwechslungen mit anderen schattengebenden Gebilden (verkalkte Drüsen, Phlebolithen, Darmsteine, Fremdkörper im Darm, Prostatakonkremente) hüten muß.

So wichtig im übrigen die *Nierenkolik* für die Diagnose ist, *auf jene allein darf sie nicht aufgebaut werden.* Sie ist nur ein Zeichen der Abflußbehinderung des Harns und der Hochspannung des renalen Druckes. Wir haben hingewiesen, auf Kolikanfälle bei der intermittierenden Hydronephrose (Wanderniere), bei der Pyonephrose, wir werden sie kennen lernen bei der Tuberkulose, bei Verstopfungen durch Blutgerinnsel bei Tumoren und nach Verletzungen; selbst bei freiem Harnabfluß kennt die innere Medizin akute Schübe chronischer Nephritiden, die mit Koliken sich melden. Doppelte Vorsicht in der Auswertung dieses Zeichens ist geboten im Hinblick auf ähnliche Schmerzüberfälle, wie Gallensteinkoliken, Blinddarmschmerzen und Darmkoliken. In Zweifelsfällen können hyperalgetische Zonen (HEAD), bei der Nephrolithiasis in der Leistengegend gelegen, Aufschluß geben. Auch erinnere man sich, daß unter Umständen die *Cystoskopie* berufen ist, diagnostische Entscheidungen zu treffen; vornehmlich in verborgenen Fällen, welche durch hämatogene Coliinfektion einen trüben, eitrigen Harn, vielleicht mit cystitischen Reizerscheinungen, liefern. Da wird die Blasenspiegelung die Quelle der Eiterung aufdecken helfen. Die beste Auskunft über Zahl, Lage und Form der Steine gibt immer wieder ein gutes Röntgenbild. Urat- und Cystinsteine geben freilich undeutlichere Bilder als die stark schattengebenden Oxalat- und die Phosphatkalksteine.

Das Leiden zieht sich unter mehr oder minder großen Beschwerden über lange Jahre hin. Zeiten verhältnismäßigen Wohlbefindens wechseln mit bösen Stürmen von Koliken und Blutungen. Die Infektion des Nierenbeckens bleibt in der Regel nicht aus, und dann steht der Kranke unter verdoppelter Gefahr. *Vor allem geht die Niere im Laufe der Zeit durch fortschreitende Eiterung zugrunde, und die andere Seite ist durch die Überleitung der Infektion bedroht.*

In die *Behandlung* des Steinleidens teilt sich am besten der Hausarzt mit einem Chirurgen vom Fach. Denn wenn es auch in vielen Fällen gelingt, durch Ernährungs- und Arzneivorschriften und gegebenenfalls Heilverfahren in Wildungen, Brückenau oder anderen Kurorten den Kranken für längere Zeit beschwerdefrei zu machen, so darf andererseits die abwartende Behandlung die Schwelle nicht überschreiten, an der die Gefahr für die Leistungsfähigkeit der einen oder gar für beide Nieren beginnt. Auch wenn es sicher ist, daß in den Kelchen selbst größere Steine jahrelang ohne Erscheinungen bleiben können, darf man doch nicht zweifeln, daß sie für die Niere nicht günstig wirken. Man darf also auch hier die Zeit für die Operation nicht verpassen. Die Entscheidung muß in die Hand eines erfahrenen Fachmannes gelegt werden.

Zunächst sind einige Symptome zu bekämpfen. Das ist Sache des Hausarztes. Hämaturie läßt unter Bettruhe und Eisumschlägen in wenigen Tagen nach. Bei Koliken geben wir Morphium, subcutan 0,02, daneben heiße Umschläge und warme Bäder. Gegen den Harnzwang Stuhlzäpfchen mit Belladonna 0,03 und Papaverin 0,06. Gut bewährt hat sich die Einverleibung folgenden Pulvers in den Mastdarm in gut warmen Wasser (100 ccm): Papaverin 0,08, Eumydrin 0,002, Dilaudid 0,004, Sacch. 0,5, m. f. pulv. tal. dos. Nr. V. Bei Bedarf ein Pulver.

Bei Sand- und Grießbildung wird es keinem Chirurgen einfallen, gleich operativ vorzugehen. Man versucht hier vielmehr, durch Anregung der Harnflut die kleinen Steinkrümel möglichst gründlich auszuspülen. Wo Stoffwechselstörungen als Grundlage vermutet werden, setze man den Kranken überdies auf entsprechende Diät. Man wird also bei *Oxalaturie* Tomaten, Sauerampfer, Spinat, Trauben, Tee, Kakao einschränken, statt dessen Fleisch und Kohlehydrate reichen; bei *harnsaurer Diathese* umgekehrt den Fleischgenuß einschränken und den Kranken mehr vegetabilisch ernähren; bei *Phosphaturie* soll der Genuß von Gemüsen, Milch und Eiern eingeschränkt und ein stark kohlensäurehaltiger Brunnen (Harzer Sauerbrunnen u. a.) gereicht werden. Gelingt es so, in wiederholten Kuren Grieß zum Abgang zu bringen, die Niere vor der Infektion zu bewahren, dann ist ein operativer Eingriff zu widerraten. Bei Steinen, die. *unter Erbsengröße* bleiben, sind planmäßige *Austreibungsversuche* anzuordnen:

Nachdem man den Harnleiterkrampf durch Suppos. Extr. Bellad. 0,03 und Papaverin 0,06 zum Abklingen gebracht hat, gibt man dem Kranken in möglichst kurzer Zeit große Mengen Flüssigkeit (2 Liter Wasser und mehr) zu trinken, damit eine kräftige Harnflut einsetzt. Manche geben für längere Zeit 3 × tägl. 1—3 Eßlöffel Glycerin. puriss. in heißer Milch neben den Flüssigkeitsmengen. Um den Harnleiter zur Austreibung anzuregen, spritzt man gleich nach dem.Trinken $1^1/_2$—2 ccm Hypophysin ein. Auch paravertebrale Leitungsanästhesie (je 10—15 ccm $^1/_2$%iger Novocainlösung in D_{12}, L_1 und L_2) ist empfohlen worden. Noch nach 6 und mehr Austreibungsversuchen kann der Stein schließlich abgehen. Wo die Einrichtung zu subaqualen Darmbädern besteht, wird man sich ihrer mit Nutzen bedienen.

Angezeigt ist die *Operation:*

1. bei akuter und chronischer pyelonephritischer Infektion der Steinniere;
2. bei Retentionszuständen der Niere, deren längeres Fortbestehen die Nieren schädigt;
3. bei anhaltenden Beschwerden, sofern sie die Arbeitsfähigkeit und den Lebensgenuß des Kranken beschränken;
4. bei wiederholten schweren Koliken ohne Steinabgang;
5. bei Harnleitersteinen, wenn mehrere Austreibungsversuche mißlangen.

Hierzu kommen noch die seltenen Fälle, in denen plötzliche *massige Blutung* oder eine *Anurie* als lebensbedrohende Verschlimmerung einsetzt.

Der Stein ist zu entfernen nach Freilegung der Niere von der Lumbalseite aus entweder durch Längsspaltung der Niere *(Nephrotomie)* oder durch Schnitt in das Nierenbecken allein *(Pyelotomie).* Mit Catgutnähten wird die gespaltene Niere wieder vereinigt, das Nierenbecken in aseptischen Fällen mit feiner Naht geschlossen, in infizierten drainiert. Ob Nephrotomie oder Pyelotomie angezeigt ist, muß von Fall zu Fall entschieden werden. Wir geben unbedingt dem viel schonlicheren und von weniger Gefahren umgebenen Eingriff der Pyelotomie den Vorzug, wenn er technisch möglich ist. Wir halten die Nephrotomie für einen Eingriff, der, wenn möglich, besser vermieden wird, weil schwere Nachblutungen beobachtet wurden. Die operative Sterblichkeit erreicht kaum $^1/_2$ v. H.

Bei Pyonephrosen muß die Niere geopfert werden. Vorbedingung ist hier das Vorhandensein einer zweiten, leistungstüchtigen Niere.

VIII. Die Tuberkulose der Niere.

Der heutigen Chirurgie hat sich in der operativen Behandlung der Nierentuberkulose ein dankbares Feld erschlossen. Solange man die beiderseitige Erkrankung für die Regel hielt und in der Ansicht befangen war, daß die Tuberkulose von der Blase nach der Niere aufsteigt, ließ sich ein operatives Vorgehen nicht verantworten. Die Lehre von der aufsteigenden Ausbreitung ist aber heute widerlegt, die hämatogene (embolische) Entstehung der Nierentuberkulose von einem primären Herd in den Lungen, den peribronchialen Lymphdrüsen, dem Knochen oder der Haut aus erwiesen und für nahezu 90 v. H. der zunächst einseitige Sitz festgestellt. Die verfeinerten Untersuchungsverfahren, vor allem der Harnleiterkatheterismus, in Verbindung mit einer sorgfältigen klinischen Abklärung des Krankheitsbildes ermöglichen uns heute die *Frühdiagnose*, ein Fortschritt, der, wie wir sehen werden, in den Zahlen der Dauerheilungen einen glänzenden Ausdruck findet.

Wir sprechen hier nicht von der akuten Miliartuberkulose der Nieren als Teilerscheinung einer Allgemeintuberkulose. Sie kann nicht Gegenstand chirurgischer Behandlung sein. Für uns kommt nur die chronische Nierentuberkulose in Frage.

Das *pathologische Bild* weist verschiedene Formen auf; sie sind freilich nicht scharf voneinander zu trennen, es gibt vielfache Übergangsformen:

1. Die *tuberkulösen Geschwüre der Papillenspitzen* als ersten Ansiedlungsort der Erkrankung; sie greifen später in Art der Tuberkelaussaat auf das Nierenbecken über. Klinisch sind sie durch Blutungen gekennzeichnet.

2. Die *käsig-kavernöse Form,* klinisch die häufigste Form, beginnend mit verkäsenden Knötchen an der Grenze zwischen Mark und Rinde. Die Herde fließen zusammen, bilden größere Eiterhöhlen, welche dann nach dem Nierenbecken zu durchbrechen.

3. Die *chronisch disseminierte* Tuberkulose, welche das Organ mit zahlreichen linsen- bis bohnengroßen Herden, vor allem in der Marksubstanz durchsetzt.

Das *Nierenbecken* nimmt sekundär an der Erkrankung teil durch zahlreiche Geschwüre oder eingelagerte Tuberkel und durch Erweiterung infolge von Stauung des dicken, bröckeligen Eiters. Auch der *Harnleiter* erkrankt regelmäßig in gleicher Art; nicht selten bilden sich Strikturen aus, die zu einer Eiterverhaltung führen und damit das Bild der tuberkulösen Pyonephrose erzeugen. Auch die Nierenhüllen, besonders die Fettkapsel, werden in Mitleidenschaft gezogen; sie werden entzündlich verdickt, verbacken mit der Umgebung, Erscheinungen, die für die spätere Operation von bedeutungsvollen Folgen begleitet sein können.

Bei der ausschließlich tuberkulösen Infektion bleibt es nicht immer. Je länger das Leiden besteht, um so größer die Möglichkeit einer *Sekundärinfektion* mit Colibacillen oder Staphylokokken. Diese Superinfektion ändert das pathologische Bild in mannigfacher Weise.

Auch die *Blase* erkrankt mit, in ungefähr der Hälfte der Fälle, und zwar in der Regel anatomisch in unmittelbarer Fortleitung vom befallenen Harnleiter auf die Umgebung der gleichseitigen, nicht selten aber auch allein der gegenseitigen Harnleitermündung und auf das Trigonum.

Selten ist bei abwartender Behandlung der *Ausgang* in Verödung der tuberkulösen Herde und schwielige Schrumpfung des Organs, so daß der eingedickte Kaverneninhalt schließlich eine glaserkittähnliche Masse bildet *(Kittniere)*. Von Heilung darf man hier nicht sprechen!

Wie bereits gesagt, siedelt sich die chronische Tuberkulose in 88 v. H. der Fälle einseitig an, erst zum Ende hin wird dann auch die zweite Niere mit ergriffen. Nach dem Lebensalter verteilt, liefert das 3. und 4. Jahrzehnt die Hauptmasse der Erkrankten, bis zum 10. Lebensjahre und im Greisenalter ist die Nierentuberkulose selten. Mehr und mehr zeigt sich aber die Möglichkeit einer verhältnismäßig erscheinungsarmen Verlaufszeit, die viele Jahre betragen kann.

Die *Erscheinungen* der Nierentuberkulose sind äußerst verschieden. Es gibt kein an sich geschlossenes Regelbild. Das Leiden kann, das sieht man immer wieder bei Autopsien, ganz schlummernd verlaufen, wahrscheinlich jahrelang. Mit dem Fortschreiten der Erkrankung auf das Nierenbecken treten als früheste und wichtigste Zeichen *Störungen und Veränderungen der Harnentleerung* ein. Häufiger als sonst meldet sich die Blase, auch nachts wird der Kranke belästigt. Der Harndrang wird allmählich heftiger und löst, wenn nicht sofort befriedigt, Blasenkrämpfe aus. Man denkt an einen Blasenkatarrh und richtet danach die Behandlung. Mehr und mehr wird die Entleerung selbst schmerzhaft:

Brennen zu Beginn und vor allem am Schluß der Miktion, und darüber hinaus ein unleidlicher Harnzwang. Der Harn kann dabei noch klar sein. Die Harnmenge ist vermehrt auf 3—4 Liter *(reflektorische Polyurie)*. Mit der Zeit stellt sich eine leichte Trübung des Harns ein, der, sedimentiert, neben Eiterkörperchen viel Detritus und ausgelaugte rote Blutkörperchen aufweist. Kennzeichnend ist, daß im Gegensatz zu den übrigen Cystitiden der Harn sauer bleibt, wenigstens solange keine Mischinfektion hinzutritt. In den käsigen Bröckeln der Sedimente finden sich fast ausnahmslos Tuberkelbacillen. Aber auch der kaum noch getrübte Harn läßt, wenn nicht im Sediment, so doch meist in der Kultur oder im Tierversuch den Bacillennachweis erbringen (s. auch unten).

Von seiten der Niere fehlen sehr oft bestimmte Hinweise auf den Sitz des Leidens: ziehende Schmerzen in der Lendengegend, bald rechts, bald links, vielleicht die Andeutung einer Kolik. Wo die Niere vergrößert oder schmerzhaft zu tasten ist, da haben wir es schon mit einer späteren Entwicklungsstufe oder mit einer jahrelang verborgen gebliebenen Tuberkulose zu tun.

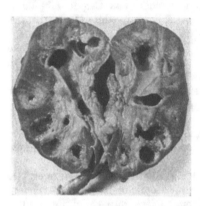

Abb. 288. Tuberkulose der Niere. Ausgedehnte käsige Kavernen. Übergreifen auf Nierenbecken und Harnleiter (Operationspräparat). (Chir. Klinik Breslau.)

Indessen verschlimmert sich das Allgemeinbefinden der Kranken zusehends; sie magern ab, klagen über Müdigkeit und Schwäche. Eine regelmäßige Prüfung der Körperwärme deckt öfter intermittierendes Fieber oder dauernd subfebrile Temperaturen von 37,5—38⁰ auf. Das gehört aber nicht zur Regel, denn die chronische und latente Form findet man gerade bei kräftigen und blühend aussehenden Menschen.

So die Frühzeichen der Nierentuberkulose. *Und gerade um die Frühdiagnose handelt es sich, will man Heilung erzielen.*

Im übrigen gibt es wechselnde und gelegentlich auftretende Erscheinungen, die wir nicht übersehen dürfen. Die *Hämaturie* renalen Ursprungs wäre hier zu nennen (s. essentielle Hämaturie). Oft fehlen dabei jedwede Blasenbeschwerden. Blutspuren am *Schluß* des Wasserlassens deuten auf Blasengeschwüre. Ohne Schmerzen verlaufen sie nur selten.

Die Pyurie. Dieses Merkmal ist meist so unbedeutend, daß es oft vom Kranken und auch vom Arzte übersehen wird. Der Harn ist kaum merklich getrübt; bei Frauen wird zu Unrecht Beimischung von Vaginalschleim angenommen. Andere Male mischt sich der Eiter mit dem Urin in unerwarteten Schüben durch Entleerung einer Nierenkaverne oder einer Pyonephrose. Mischinfektionen der Harnwege mit Coli und anderen Eitererregern sind in einem Viertel bis einem Drittel der Fälle vorhanden.

Albuminurie ist in der Regel eines der allerfrühesten Zeichen, nachweisbar zu einer Zeit, wo alle örtlichen Erscheinungen fehlen. Sie kann diesen monatelang vorauseilen, man spricht von *prämonitorischer Albuminurie*. Die Eiweißmenge ist gering, $^1/_4$—$^1/_2$⁰/₀₀. Leider wird in der täglichen Praxis dies allzu oft mit dem Schlagwort „leichte Nierenreizung" abgetan. Größere Mengen von 1—2⁰/₀₀ und Zylinder deuten auf erschwerende nephritische Nebenerscheinungen.

Der *Bacillengehalt* des Harns ist sehr wechselnd. Nur der positive Nachweis ist ausschlaggebend. Bacillen können fehlen nicht nur in der allerersten Zeit,

sondern auch bei fortgeschrittenen Formen, nämlich dann, wenn der Harnleiter vorübergehend verlegt oder kavernöse Herde, im Nierengewebe abgeschlossen, ohne Verbindung mit den Abflußwegen sind.

Wegen der geringen Menge von Formbestandteilen sollen größere Harnmengen — die
Tagesmenge — sedimentiert und nach 24 Stunden zentrifugiert werden (Verfahren Forsell).
Das erhöht wesentlich die Möglichkeit, im Ausstrichpräparat Bacillen zu finden. Weiter
ist das Jochmannsche Anreicherungsverfahren und schließlich die Impfung auf das Tier zu
empfehlen. Mikroskopisch Verwechslung mit Smegmabacillen!

Eine ungewöhnliche *Reizbarkeit der Blase* und damit vermehrter und ge-
bieterischer Harndrang (Pollakisurie), in wechselnder Stärke und auch gelegentlich nächtliche Inkontinenz sind höchst beachtenswert. Kälte, nasse
Füße, viel Bewegung, Alkoholgenuß u. a. steigern das Bedürfnis zum Wasserlassen; es muß stündlich, Tag und Nacht, befriedigt werden. Ja ein ständiger
krampfhafter Harndrang läßt die Kranken nicht zur Ruhe kommen und macht
sie zu jedem gesellschaftlichen Verkehr unfähig. Das Fassungsvermögen der
Blase sinkt auf 100 oder gar 50 ccm *(Schrumpfblase)*. Auf Druck ist die
Blase sehr schmerzhaft, auch die Stuhlentleerung löst stets krampfartige Zusammenziehungen der Blasenmuskeln aus mit Abgang von einigen Tropfen
Blut.

Die Cystoskopie, in dieser Zeit schwer durchführbar — am ehesten noch
in Epidural- oder Lumbalanästhesie (s. S. 32) — hat stets eine Verschlimmerung
im Gefolge. Man geht nicht fehl, die Pollakisurie, den Harnzwang und das
verminderte Fassungsvermögen der Blase gleichzusetzen mit der Ausdehnung
und Stärke der geschwürigen Veränderung der Blasenschleimhaut (s. hierüber
bei der Diagnose).

Man versäume nicht, nach anderen Herden der Tuberkulose zu forschen, in erster
Linie in den Lungen. Beim Manne sind *Nebenhoden, Prostata* und *Samenbläschen* vor allen
Dingen abzutasten. Knotige, derbe Infiltrationen finden sich oft und sind wohl fast aus-
nahmslos tuberkulösen Ursprungs. Bei der immer sicherer nachgewiesenen Latenz der
Nierentuberkulose, die sich sogar über Jahre erstrecken kann, ist die Meinung laut ge-
worden, die *Genitaltuberkulosen* als sekundäre Infektionen durch Verschwemmung der
Bacillen in die Blase anzusehen, wobei dem Einnisten derselben in den Krypten der Prostata
größte Bedeutung beigemessen wird.

Die *Diagnose* ist nicht augenfällig, zum mindesten nicht im Beginn des
Leidens. Der Arzt, welcher die Zeichen der reizbaren Blase (Pollakisurie) mit
leicht getrübtem, sauer reagierendem Harn, eine Albuminurie, den mikroskopischen Befund von Eiterzellen mit viel Detritus und vereinzelten roten
Blutkörperchen im Harn nicht auf die leichte Schulter nimmt, wenn er einen
sonst gesunden, kraftstrotzenden Menschen vor sich hat, wird den weiteren
Weg zur Sicherung der Diagnose leicht finden. Nicht selten führt nicht die
gestörte Blasentätigkeit, sondern es führen andere Beschwerden den Kranken
zum Arzt; nur so nebenbei wird von der Blase berichtet; so suchen Frauen
wegen unbestimmter Unterleibsbeschwerden mit Blasenreizung den Gynäkologen auf.

Der weitere **Gang der Untersuchung** würde dann etwa folgender sein:
Abtastung der Nieren auf Druckschmerzhaftigkeit und Vergrößerung. Abtastung des
Harnleiters an der Linea arcuata ossis ilium und vom Mastdarm bzw. der Scheide aus.
Sedimentierung des Harns zwecks Untersuchung auf Bacillen, Verimpfung auf Meer-
schweinchen.
Sodann die *Cystoskopie*. Bezeichnend sind fleckige Rötungen in der Umgebung
der einen oder anderen Harnleitermündung. Die Mündung klaffend oder ödematös ver-
quollen. Bei Knötchenbildung an einer Harnleitermündung ist oft die Niere der *anderen*
Seite die erkrankte. Bei schon weit vorgeschrittener Erkrankung der Blase sind Entzündungsherde weit verstreut über das ganze Trigonum oder gar über die ganze Blasenschleimhaut (s. das Nähere bei Blasentuberkulose).
Da die Nierentuberkulose, wie schon gesagt, meist einseitig auftritt und deshalb auch
operativ heilbar ist, gilt es sodann:

1. die erkrankte Seite festzustellen und
2. sich über die Leistungsfähigkeit der anderen Niere zu unterrichten.

Hierzu ist der *Ureterenkatheterismus* und das getrennte Auffangen des Harns jeder Niere von höchstem Werte. Wir können damit annähernd den Ausfall des Nierenparenchyms abschätzen, vor allem erlangen wir eine Antwort auf die Frage: Wird die andere Niere nach Entfernung der erkrankten imstande sein, für diese einzutreten? Freilich darf der Harnleiterkatheterismus wegen der Gefahr der Verschleppung auf die gesunde Seite nur mit Vorsicht ausgeführt werden.

Eine lebenswichtige Entscheidung! Man denke nur an die doppelseitige tuberkulöse Erkrankung, eine Nephritis, an angeborene Cystenniere, an Hufeisenniere, an einseitigen Nierenmangel oder rudimentäre Niere. Auf der gesunden Seite wird fast immer eine Albuminurie geringen Grades (kaum $1/2^0/_{00}$) gefunden, sie ist toxischen Ursprungs und pflegt mit der Ausrottung der infizierten Niere zu verschwinden.

Der *Verlauf* der Nierentuberkulose ist ein ausgesprochen chronischer. Die Beschwerden bleiben oft auf die Blase beschränkt. Sie finden ihren Höhepunkt in der Ausbildung der Schrumpfblase, welche die Kranken in einem bedauernswerten Zustand ans Bett fesselt und unter qualvollen Tenesmen keine Ruhe finden läßt. Wohl lassen dazwischen Zeiten der Besserung sie aufatmen, sogar auf Heilung hoffen. Ungeachtet dessen schreitet die Zerstörung des Nierengewebes langsam fort. Gelegentlich kommen Nierenkoliken mit Schüttelfrösten vor. Die Tuberkulose kann auch auf die Geschlechtsorgane übergreifen, ein früherer Lungenherd aufflackern. Immerhin schleppt sich die Krankheit auf 3—5 Jahre, in seltenen Fällen bis zu 10 und mehr Jahren hinaus. Die unmittelbare Todesursache ist schließlich allgemeiner Verfall bei Insuffizienz der Nieren.

Die *Behandlung* hat ausnahmslos versagt, wo sie konservative Wege gegangen ist. Wohl gelingt es der inneren Behandlung, mit diätetisch hygienischen Maßnahmen und lange fortgesetzten *klimatischen Kuren* den Allgemeinzustand zu heben. Im Gegensatz zur Lungen- und Knochentuberkulose ist die *Neigung zur Selbstheilung aber außerordentlich gering*. Nur 6 v. H. der konservativ behandelten Kranken sind nach 10 Jahren noch am Leben, aber nicht geheilt!

Versagt haben nichtradikale operative Eingriffe, wie die Nephrotomie. Verlassen ist auch die Resektion. Nach dem geschilderten unheilvollen Verlauf kann nur die Entfernung der ganzen Niere — die *Nephrektomie* — in Frage kommen. Sie wird stets extraperitoneal, von einem lumbalen Schnitt ausgeführt und nimmt die auch meist mit infizierten Hüllen und den Harnleiter, soweit erreichbar, mit. Die Operationssterblichkeit beträgt mit Einrechnung aller schweren Fälle heute 4—7 v. H.

Voraussetzung für die Nephrektomie ist das Vorhandensein einer zweiten, annähernd regelrecht arbeitenden Niere. Ein geringer Eiweißgehalt ($1/2^0/_{00}$) der gesunden Niere ist keine Gegenanzeige. Ebensowenig soll eine offenkundige Tuberkulose der Blase uns von der Operation abhalten, denn in 90 v. H. bessern sich die Blasenbeschwerden nach der Exstirpation, und in 43 v. H. heilt die Blasenerkrankung unter verständiger Nachbehandlung aus. In drei Viertel der Fälle verschwinden die Tuberkelbacillen allmählich aus dem Harn.

Die *Dauererfolge* werden durch das Vorhandensein anderer tuberkulöser Herde im Körper beeinträchtigt (15—50 v. H. Spätsterblichkeit). Bei Frühoperation einer einseitigen Nierentuberkulose bleiben 75—80 v. H. dauernd geheilt.

IX. Syphilis der Niere.

Die gummöse Nierensyphilis kann gelegentlich mit Nierentumoren oder Nierenabscessen verwechselt und dann versehentlich und unnötigerweise operiert werden. Die WASSERMANNsche Reaktion und antiluische Kuren werden davor schützen. Quecksilberkuren sind nur mit Vorsicht zu gebrauchen (Vergiftungsgefahr infolge verminderter Ausscheidung durch die kranken Nieren).

X. Die Aktinomykose der Niere.

Das Leiden tritt entweder sekundär, durch Übergreifen bzw. Absiedlung von einer Lungen- oder Darmaktinomykose, auf, oder primär, d. h. ohne nachweisbare Eintrittspforte. Die metastatische Form, der Miliartuberkulose der Niere vergleichbar, endet tödlich; bei den anderen Formen ist die Vorhersage besser, bleibt aber ernst. Behandlung: Wenn möglich, Nephrektomie. Sonst Röntgentiefenbestrahlung.

XI. Die chirurgische Behandlung schwerer Formen der Nephritis (Dekapsulation).

Erfahrungen der letzten 20 Jahre haben gezeigt, daß gewisse Formen der Nephritis durch Spaltung der Capsula fibrosa günstig beeinflußt werden können, daß selbst Kranke, die mit schwersten Ödemen dahinsiechten und unter Zeichen der Urämie dem Tode nahestanden, durch einen solchen Eingriff gerettet worden sind.

Trotz der Doppelseitigkeit der Erkrankung genügt die Entkapselung *einer* Niere. Gewöhnlich ist die Niere erheblich — in einzelnen Fällen um das Zwei- sogar Dreifache — vergrößert. Sehr vorsichtig muß die Entkapselung gemacht werden wegen der leichten Verletzbarkeit des Nierengewebes. Stets blutet die tiefblau venös überlastete Rindenschicht beträchtlich; man hat den Eindruck, die Niere aus einer Drosselung befreit zu haben, denn unter unseren Augen schwindet langsam Cyanose und Stauung.

Die Harnabsonderung pflegt sich vom 4., spätestens vom 10. Tage an zu heben; sie hat in einzelnen Fällen, wo vorher Oligurie bestand, in 24 Stunden 6 Liter erreicht. Langsamer schwindet das Eiweiß: Fälle mit $17^0/_{00}$ sind in 2 Monaten auf $1/_2^0/_{00}$ zurückgegangen. Auch das Blut mindert sich oder verschwindet ganz. Vor allem überraschend ist in den günstigen Fällen die sichtliche Abnahme der Ödeme. Hochgradige Stauungsödeme vom Scheitel bis zur Sohle mit ascitisch aufgetriebenem Leib und kopfgroßer Anschwellung des Hodensackes sind in 6 Wochen restlos ,,entwässert''. Nach scheinbar bedenklicher Abmagerung — es sind Gewichtsverluste bis zu 30 kg beobachtet — stellt sich in kurzer Zeit dank vermehrter Eßlust ein Gleichgewichtszustand ein. Wenn auch vielfach noch Spuren von Eiweiß und Zylindern beweisen, daß eine völlige Ausheilung nicht zustande gekommen ist, so stehen daneben wieder Fälle, die, durch Jahre beobachtet, im anatomischen und klinischen Sinne ausgeheilt sind, Fälle, die bei Anwendung unserer feinsten Verfahren der Leistungsprüfung keinerlei Abweichung ergeben.

Solche Erfolge sichern dieser chirurgischen Hilfsoperation in der Behandlung der akuten und der chronischen Nephritis ein dauerndes Bürgerrecht. Scharf umschriebene Operationsanzeigen lassen sich bisher nicht aufstellen. Nach den vorliegenden Mitteilungen ist die Operation, wenn die innere Behandlung sich machtlos erwies, unter folgenden Umständen berechtigt:

1. bei den akuten Erkältungsnephritiden, soferne die innere Behandlung versagt;
2. bei den schweren Formen der toxischen Nephritis, einschließlich der Sublimatnephrose;
3. bei den akuten Glomerulo-Nephritiden nach Scharlach und anderen Infektionskrankheiten, wenn urämische Erscheinungen drohen;
4. bei den miliar-eitrigen Nierenabscessen (Pyämie).

Bei den chronischen Formen können gewisse Zustände und bedrohliche Erscheinungen durch die Entkapselung behoben werden. Hier wirkt die Entkapselung unmittelbar. Sie ist ferner angezeigt bei den chronischen *Hämaturien*, die bei der chronisch hämorrhagischen Nephritis oder in der Art der sog. essentiellen Hämaturie zu lebensbedrohlicher Höhe anwachsen.

Die *Anurie Eklamptischer* ist des öfteren, selten die reflektorische Anurie durch die Entkapselung der Niere beseitigt worden.

Viel Rätselhaftes und Unerklärliches haftet an dem Begriff der **essentiellen Hämaturie**, d. h. Blutungen aus Nieren, bei denen die üblichen Ursachen heftiger (massiger) Blutungen, wie Lithiasis, Tuberkulose, Tumor, ausgesprochene Nephritis und Trauma, auf Grund genauester Untersuchung auszuschließen sind. Stets sind es einseitige Blutungen, von selbst und ohne Vorboten auftretend, die sich in unregelmäßigen Zwischenräumen von Wochen oder Monaten wiederholen, ebenso von selbst ausbleiben können. In einzelnen Fällen kann die Stärke der Blutung oder ihre öftere Wiederkehr zu lebensbedrohender Anämie führen. Vielfach sind Koliken dabei; dann kann die Niere vorübergehend druckempfindlich sein.

An Erklärungsversuchen dieser rätselhaften Erscheinung hat es nicht gefehlt. Je mehr anatomische Untersuchungen an operativ entfernten Nieren vorlagen, um so mehr brach sich die Anschauung Bahn, daß beginnende tuberkulöse Erkrankungen, gelegentlich kleinste Hämangiome, vor allem aber nephritische Veränderungen als Ursache der Blutungen anzusprechen sind, d. h. versteckte Formen der Nephritis, bei denen Albumen und Zylinder lange Zeit fehlen. Auch Behinderungen in den Harnwegen können zu Störungen in der Blutbahn führen; es kann dadurch zu erhöhter Verletzlichkeit der Gefäße in den Gewölben der Nierenkelche kommen. Immerhin bleibt noch eine Anzahl von Fällen übrig, bei denen anatomisch die Niere gesund befunden wurde. Aber auch da verlangt eine scharfe Wertung vor jedem Endurteil den Nachweis einwandfreier Harnleiter, einwandfreier Blase. Diesen letzten Beweis bleiben die betreffenden Verfasser meist schuldig.

Zu den Schädigungen der Niere gehören auch die **Massenblutungen ins Nierenlager** (*Apoplexia renum*): mehr oder minder starke plötzliche Blutungen in das perirenale Gewebe, die unter starken, krampfartigen Schmerzen in der Nierengegend, Kollaps und den Zeichen einer inneren Blutung, sowie unter der Entwicklung eines retroperitonealen Tumors von oft bedeutender Größe einhergehen können. Als Ursache sind verschiedene Umstände beschuldigt worden, u. a. die Hämophilie und chronisch entzündlich veränderte Nieren oder eine Perinephritis haemorrhagica. Ursächlich klar sind Fälle, in denen bei der Leichenöffnung Geschwülste, Steine, Tuberkulose gefunden wurden. In mehreren Fällen war die Spaltung der Nierenkapsel bzw. die sofortige Nephrektomie lebensrettend.

Ganz selten sind **Aneurysmen der Nierenarterie,** sowohl falsche, wie wahre, beobachtet worden. Sie äußern sich durch Tumorbildung und Hämaturie. Nur durch die Nephrektomie sind die Kranken zu retten. Eine Gefäßnaht unter Erhaltung des Organs ist bisher nur einmal gelungen.

Gelegentlich ist am *renalen* oder *blassen Hochdruck* eine einseitige Nierenerkrankung (einseitige pyelonephritische Schrumpfniere, Infarktniere oder einseitige Nierenmißbildung oder Hydronephrose) schuld. Bei der sonst so ungünstigen Vorhersage der Hypertonie ist daher in jedem Falle von blassem Hochdruck urologische Durchuntersuchung und im Falle einseitiger Nierenerkrankung Nephrektomie zur ursächlichen Behandlung des renalen Hochdrucks erforderlich.

XII. Geschwülste und Cysten der Nieren.

Unter den Nierengeschwülsten, die den Chirurgen beschäftigen, nehmen die *bösartigen* weitaus den breitesten Platz ein. Schlechthin berechnet sind sicherlich die gutartigen mit den Cysten in der Überzahl, indessen nur ein kleiner Teil von diesen erlangt klinische Bedeutung; die Mehrzahl sind zufällige Befunde bei der Leichenöffnung. Wir teilen die Tumoren in zwei Gruppen: in solide und in cystische.

1. Die soliden Tumoren.

Hierzu rechnen wir im klinischen Sinne die *Carcinome, Sarkome, Hypernephrome* und die *embryonalen Mischgeschwülste.* Bei den Carcinomen und Sarkomen sei nur der primären Geschwülste gedacht; die sekundären, d. h. die Absiedlungen in der Niere, scheiden hier aus. Dazu kommen die klinisch sehr seltenen Arten: das *Fibrom, Lipom, Angiom, Lymphadenom, Enchondrom, Myxom* und, wenn wir Nierenbecken und Harnleiter gleich anschließen, das ebenfalls seltene *Papillom.*

Von den *gutartigen, soliden Tumoren* fallen die meisten unter die Gruppe „ausgefallene Geschichte", klinische Bedeutung kommt ihnen nur ausnahmsweise zu. Eher erlangen die von der Nierenkapsel entspringenden *Lipome* und ihre Vereinigung mit anderen Geschwülsten, etwa Fibromen oder Hämangiomen ihrer Größe halber klinische Wertung, obschon sie die Niere in ihrer Leistung unangetastet lassen. Sie umwachsen oder verschieben die Niere und verlagern durch Druck in wunderlicher Weise die Baucheingeweide. Ich habe ein Nierenkapsellipom von 25 Pfund Gewicht herausgeholt, das die rechte Niere unter den linken Rippenbogen geschoben hatte!

Die ersten Kinderjahre und das 4.—6. Jahrzehnt sind am meisten zu Nierengeschwülsten veranlagt. Im *ersten Jahrzehnt* sind es fast ausnahmslos *Cystosarkome* („embryonales Adenosarkom") oder *Mischgeschwülste* (Fibro-Myo-Myxo-Chondrosarkome), die schon ihrer gewaltigen Größe wegen bemerkt werden. In den späteren überwiegt das Hypernephrom.

Die *Sarkome* gehen von der Innenseite der Kapsel aus. In der Form des angeborenen Adenosarkoms können sie im Kindesalter als Riesengeschwulst den ganzen Bauch ausfüllen. Sie haben — meist erst spät endeckt — eine schlechte Vorhersage.

Die *Mischgeschwülste*, ebenfalls dem Kindesalter angehörend, bestehen feingeweblich aus allen möglichen Gewebsarten und nichtdifferenziertem Gewebe, Absprengungen aus dem WOLFFschen Körper oder dem mesodermalen Keimgewebe. Nach langem Schlummern, im Gegensatz zu anderen bösartigen Nierengeschwülsten nicht zu Blutungen neigend, wachsen sie zu mächtigen Geschwülsten heran, die, gleich wie die Adenosarkome, bald schon allein durch ihre Druckwirkung auf lebenswichtige Organe zum tödlichen Ausgang führen. Sie entarten fast immer sarko- oder carcinomatös.

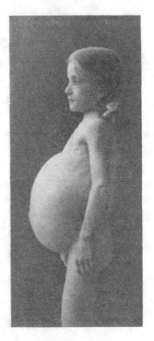

Die *Hypernephrome* entstehen nach GRAWITZ aus versprengten Nebennierenstückchen, die man hie und da in der Nierenrinde eingelagert findet.

Nach neuerer Ansicht unterscheidet man zwei Formen, die sog. typische, auch ausgereift genannte Form, die der Nebennierenrinde sehr ähnlichen Bau aufweist und sich aus großen, hellen, polygonalen, fett- und glykogenhaltigen Zellen aufbaut, welche zu schlanken Säulen um ein festes Capillargerüst angeordnet sind. Und dann die unausgereifte, atypische Form, deren Bau zwar ähnlich ist, deren Zellen aber in Gestalt und Größe, sogar auch in ihren Kernen erhebliche Verschiedenheiten aufweisen. Die Kerne sind oft denen von Spindelzellensarkomen ähnlich, das Stroma neigt zum Zerfall.

Die Hypernephrome sind walnuß- bis kopfgroße, in ihrer *gutartigen* Form gut abgekapselte, in der *bösartigen* früh infiltrierend wachsende, in die Venen und das Nierenbecken einbrechende, rundliche Geschwülste, die das Gewebe gelbrötlich färben und mit frischen Blutungen und ausgedehnten Nekrosen durchsetzen. Sie treten jenseits des 40. Lebensjahres in auffallender Bevorzugung des männlichen Geschlechts auf, und können jahrelang ohne wesent-

Abb. 289. Mächtiger doppelseitiger Nierentumor (Cystosarkom).

liches Wachstum und ohne namhafte Störungen bestehen, bis sie schließlich ihre Bösartigkeit und Absiedlung in den Lungen und Knochen, in der anderen Niere, der Leber, den anliegenden Lymphdrüsen zu erkennen geben. Ausnahmsweise verraten sich kleine Hypernephrome durch Blutungen, und zwar dann, wenn sie in einen Nierenkelch eingebrochen sind (s. Abb. 290), sonst sind sie an ihrer „Massigkeit" erkennbar. Manchmal wird die Absiedlung zuerst erkannt und operiert. Erst der feingewebliche Befund klärt die Diagnose. Auch dann ist mitunter noch Heilung möglich, wenn die Niere sekundär entfernt wird. Das Hypernephrom ist mit zwei Dritteln die häufigste aller Nierengeschwülste.

Die *Carcinome* treten im Parenchym als umschriebene Knoten oder diffus infiltrierende Geschwülste auf. Niere wenig vergrößert. Drüsen am Hilus zeitig erkrankt. Übergreifen des Carcinoms auf die Nachbarorgane.

Die *Erscheinungen der bösartigen Nierengeschwülste* — denn nur von diesen brauchen wir hier zu sprechen — sind: tastbare *Geschwulst*, *Blutharnen*, *Schmerzen*, zu denen sich gelegentlich Nebenerscheinungen, wie Absiedlungen, Verfall, Krampfaderbruch und herabgesetzte Nierentätigkeit gesellen.

Die *Geschwulst* ist in vielen, ja weitaus den meisten Fällen das erste, oft sogar das einzige Merkmal. Geschwülste im oberen Drittel der Niere (besonders der linken) entziehen sich lange der beidhändigen Abtastung. Bei Kindern sind die Geschwülste unmittelbar zu sehen und erlauben eine „Anhiebs"-Diagnose. Mächtige Bauchgeschwülste bei Kindern sind fast ausnahmslos Adenosarkome oder angeborene Mischgeschwülste der Niere. Das Carcinom macht am wenigsten den Eindruck einer Geschwulst.

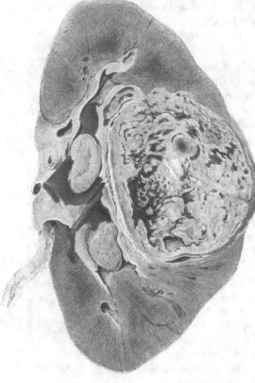

Die *Hämaturie* fehlt für gewöhnlich bei den genannten kindlichen Tumoren. Beim Carcinom und Hypernephrom gehört sie fast zur Regel (80 v. H.). Die Vorbedingung ist natürlich, daß die wuchernde Neubildung bereits ins Nierenbecken eingebrochen sein muß, was in den Anfangsstufen meist vermißt wird. Trotzdem kann die Hämaturie das erste Zeichen überhaupt sein, in 50—70 v. H. der Fälle (vgl. essentielle Hämaturie). Die Blutung kann von Anfang an mäßig sein; verstopfende Gerinnsel lösen Koliken aus. Harnmenge und Harnbeschaffenheit sind daneben unverändert. *Schmerzen* fehlen bei den kindlichen Nierengeschwülsten, trotz ihrer Größe, auch beim Kapsellipom, vollständig. Beim Carcinom fehlen sie fast nie, sie haben diffusen und neuralgischen Charakter.

Unter den gelegentlichen Erscheinungen findet die *schmerzhafte Varicocele*, der gleichseitige Krampfaderbruch, in einem Viertel der Fälle beobachtet, ihre Erklärung in dem Tumordruck auf die Vena spermatica.

Abb. 290. Hypernephrom der Niere mit mehrfachen Einbrüchen ins Nierenbecken. Alte und frische Blutungen in den Tumor selbst, frische Blutung ins Nierenbecken. (Chir. Klinik Breslau.)

Kachexie tritt am frühesten auf beim Carcinom.

Verdauungsstörungen sind zumeist auf Druck und Verlagerung des Colons zurückzuführen. Für die Diagnose ist überhaupt der Colonlage Beachtung zu schenken (Aufblähen s. S. 455). Im übrigen gelingt heute auch bei noch nicht tastbaren Geschwülsten der Nachweis mittels *röntgenologischer* und *urologischer* Untersuchung.

Eine Beeinträchtigung der Leistung der Niere ist beim Hypernephrom und bei den übrigen bösartigen Geschwülsten stets nachweisbar (Cystoskopie usw.).

Für die Diagnose entscheidend ist das intravenöse und retrograde *Pyelogramm* (vgl. Abb. 291). Kennzeichnend sind die Verdrängung von Nierenbecken und Harnleiter, je nach dem Sitz der Geschwulst, besonders die Abdrängung von der Wirbelsäule weg, weiter der Ausfall eines oder mehrerer Nierenkelche, gelegentlich (bei noch kleineren Geschwülsten) die Auseinanderdrängung benachbarter Nierenkelche und besonders die durch das langsame Geschwulstwachstum bedingte Ausziehung des Nierenbeckens, sei es in länglicher oder, seltener, in querer Richtung.

Die *Behandlung* der bösartigen Nierengeschwülste kann nur in der *Nephrektomie* bestehen. Der Eingriff ist technisch oft schwierig. Starke Blutungen sind bei der Auslösung großer Gewächse oft unvermeidlich, die Stielversorgung ist bei infiltrierten Hilusdrüsen mühsam, Nebenverletzungen des Bauchfells und Anreißung der Vena cava sind nicht selten. Kein Wunder, wenn die

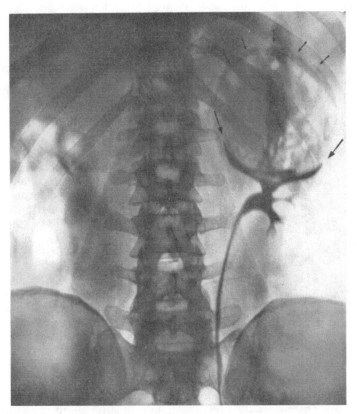

Abb. 291 Kennzeichnendes Pyelogramm (retrograd) bei Hypernephrom des oberen Nierenpols (vgl. Text). (Chir. Klin. Breslau.)

Operationssterblichkeit auch heute noch über 10—15 v.H. steht, und — was noch betrübender ist — zwei Drittel der „genesenen" Fälle innerhalb eines Jahres einen Rückfall bekommen. Die Zahl der Dauerheilungen — die gutartige Form des Hypernephroms ausgenommen — ist klein.

Sehr viel seltener sind die *Geschwülste des Nierenbeckens*. Gutartige Papillome und bösartige Zottenkrebse sind noch die häufigsten. Auch im Harnleiter sind Papillome beobachtet worden.

2. Cystische Geschwülste.

Als *solitäre Cysten* bezeichnet man geschlossene, mit dem Nierenbecken nicht in Verbindung stehende, mit Flüssigkeit gefüllte Säcke. Sie liegen in der Rindenschicht der Niere, werden apfel- bis faustgroß und finden sich selten zu mehreren in einer Niere. Sie geben leicht zu Verwechslung mit der geschlossenen Hydronephrose Veranlassung. Die Niere pflegen sie nur durch Druck zu schädigen; Allgemeinstörungen machen sie gewöhnlich nicht; nur ausnahmsweise werden infolge der Größe Schmerzen und Erbrechen angegeben.

Man wird wohl, da die Diagnose selten mit Sicherheit gestellt werden kann, zur Freilegung der Niere raten müssen. Die beste *Behandlung* ist die Ausschälung der Cyste oder die Nierenresektion. Nur wo diese nicht möglich ist, kommt die Nephrektomie in Frage. Bei den *Blutcysten,* entstanden durch Blutung in eine ursprüngliche seröse Cyste, ist die Nephrektomie vorzuziehen.

Erwähnt seien noch die seltenen *pararenalen Cysten,* die als Blut- oder Lymphcysten oder als Dermoide vorkommen, sowie endlich der gleichfalls seltene *Nierenechinococcus.*

Größere klinische Bedeutung kommt der *Cystenniere* zu. Die Niere ist bei unveränderten Verhältnismaßen vergrößert und überall von Cystchen und Cysten durchsetzt. Sie sind zum Teil wasserhell, oder durch Blutung dunkelbraun und schwärzlich verfärbt.

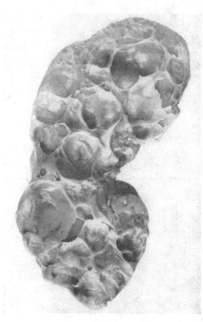

Abb. 292. Sog. Cystenniere.
(Präparat der Chir. Klinik Breslau.)

Die Cystennieren kommen *meist doppelseitig* vor, sind angeboren, häufig familiär, gelegentlich verbunden mit Cystenbildung in anderen Organen (Leber, Milz, Ovarien) oder mit Mißbildungen des Urogenitalsystems.

Die *Erscheinungen* sind nicht einheitlich, natürlich auch abhängig von dem geringeren oder höheren Grade der Vernichtung des leistungsfähigen Nierengewebes. Wo nicht Nebenerkrankungen an Koliken und Pyelitis bestehen, wird am ehesten das klinische Bild der chronischen Schrumpfniere (mit Polyurie, später Oligurie und Ödemen und Herzhypertrophie) vorgetäuscht werden. Jahrzehntelang zieht sich das angeborene Leiden ohne Erscheinungen hin, und wenn die ersten Anzeichen des vorhandenen Cystentumors oder Harnveränderungen festgestellt werden können, werden immer noch viele Jahre vergehen, bis der Kranke urämischen Zuständen erliegt.

Die *Behandlung* ist nach keiner Richtung hin dankbar. Die häufige Doppelseitigkeit des Leidens, seine Verbindung mit anderen angeborenen Störungen, sind ungünstig. Deshalb darf nur aus Gefahren für das Leben eine Anzeige zu einem Eingriff geschöpft werden, das ist bei Vereiterung, bei Blutung und gewaltiger Größe mit Verdrängungserscheinungen; dann beschränkt man sich am besten auf die Eröffnung einzelner freigelegter Cysten. Selbst bei schlechter Gesamtarbeitsleistung der Nieren hat sich die ausgiebige PAYRsche Ignipunktur noch bewährt. Die Nephrektomie kommt nur bei leistungstüchtiger zweiter Niere in Frage. Man hüte sich, eine aus irriger Diagnose freigelegte Cystenniere ohne weiteres zu entfernen; daraufhin sind schon zu viel Todesfälle gebucht.

Ganz selten sind echte *Nebennierengeschwülste.* Sie sind von den Hypernephromen der Niere streng zu trennen. Es kommen gut- und bösartige Formen vor. Bei einer bestimmten Gruppe werden Veränderungen der Geschlechtscharaktere beobachtet, z. B. bei Frauen Virilismus: Rückbildung der Mammae, des Uterus, Einsetzen der Menopause, Abneigung gegen Männer, Entwicklung starken Haarwuchses, tiefe Stimme, Hypertrophie der Clitoris. Behandlung: Wenn möglich operative Entfernung der Geschwulst meist mit der (gesunden) Niere.

B. Verletzungen und Erkrankungen der Blase.

Zur Anatomie und Physiologie der Harnblase. Die Harnblase ist ein Hohlkörper, gebildet aus einer mächtigen Schicht glatter Muskelfasern, welche in ringförmig und längs angeordneten Bündeln ein anscheinend wirres Gitterwerk bilden. Am unteren Pol ist der Wurzelstock der Harnröhre angeschlossen, woselbst sich die ringförmig geordneten Muskelbündel zu einem Sphincter vesicae verdichten, der beim Manne wieder aufs engste mit der Prostata anatomisch und funktionell verknüpft ist (s. Prostata). Die Innenauskleidung besteht aus einem niedrigstehenden Plattenepithel, an das sich nach außen

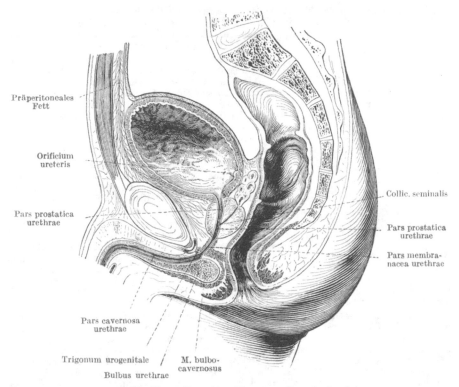

Präperitoneales
Fett

Orificium
ureteris

Pars prostatica
urethrae

Pars cavernosa
urethrae

Collic. seminalis

Pars prostatica
urethrae

Pars membra-
nacea urethrae

Trigonum urogenitale / M. bulbo-
cavernosus
Bulbus urethrae

Abb. 293. Blasensitus. (Aus TANDLER: Top. Anatomie.)

kubisches und zylindrisches Epithel anlagert. In der Gegend der inneren Harnröhrenmündung finden sich Schleimdrüsen. Über Scheitel und Hinterwand breitet sich das Bauchfell. Es gleitet ungefähr einen Finger breit oberhalb der Symphyse von der vorderen Bauchwand auf den Blasenscheitel hinüber und senkt sich an der Hinterfläche beim Manne bis zum Blasengrund, bei der Frau geht es schon vom oberen Drittel der Rückwand als Bekleidung auf die vordere Uteruswand über. Die tiefste Senkfalte ist die DOUGLASsche Falte, die zugleich den Mastdarm hufeisenartig umkreist.

Vorne, zwischen der Symphyse und Blase, liegt Fett und ein ganz lockeres subseröses Gewebe — das Spatium praevesicale, herkömmlicherweise Cavum Retzii genannt —, das dem Auf- und Niedersteigen des Blasenscheitels bei Füllung und Entleerung die größte Bewegungsfreiheit schafft.

Die leere Blase liegt flach und breit tief im Becken, die volle steigt bis zur halben Nabelhöhe, die übervolle bis über den Nabel hinauf. Die Harnblase faßt 0,3—1,0 Liter und mehr; die Zahlen schwanken beim einzelnen Menschen stark. Das Lig. vesico-umbilicale med., der Rest des obliterierten Urachus, der als spulrunder Strang präperitoneal vom Blasenscheitel zum Nabel zieht, stellt eine Art von Lig. suspensorium dar.

31*

Am Blasengrund (Fundus) münden die Harnleiter; sie liegen 3 cm voneinander entfernt, erscheinen als schlitzförmige Öffnungen und bilden (schräg einmündend) eine leistenartige Erhebung (Lig. interuretericum). Der dreieckige Raum zwischen den Ureterenostien und dem Orificium vesicale urethrae wird als Trigonum vesicae (Blasendreieck) bezeichnet. Hier spielt sich der größte Teil der pathologischen Vorgänge ab.

Der Harn strömt stoßweise, je nach der Harnflut in nahezu regelmäßigen Zwischenräumen von 15—90 Sek., in die Blase ab. Die Harnleiter besitzen einen kleinen, aber kräftigen Schließmuskel.

Physiologisch beachtenswert ist die völlige Keimfreiheit der Blase. Beachtenswert ist auch der Umstand, daß die gesunde Blasenschleimhaut von den gebräuchlichen Arzneimitteln keine nachweisbaren Mengen resorbiert, anders die verletzte und entzündete Schleimhaut.

Der Schließmuskel der Harnblase ist in dauernder Kontraktion. Die Entleerung wird willkürlich zugelassen, ist aber ein reflektorischer Akt, bestehend in Nachlaß des Sphinctertonus und Kontraktion des Detrusor vesicae. Die Bauchpresse kann fördernd mitwirken.

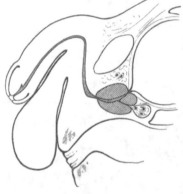

Die Blutgefäßversorgung erfolgt durch Äste der Arteria hypogastrica und der Arteria haemorrhoidalis media. Der venöse Abfluß geht über die stark entwickelten Plexus vesicales und Plexus pudendales in die Venae hypogastricae. Wer sich in die Anatomie dieser gewaltigen venösen Hohlräume vertieft, wird die Häufigkeit der Embolien nach Prostataoperationen verstehen lernen.

Das nervöse Zentralorgan liegt im Lendenmark (Conus medullaris und Cauda equina). Nach Schädigung des Lendenmarks und bei höheren Quertrennungen träufelt der Harn beständig ab, und doch entleert sich die Blase nie vollkommen wegen des Verlustes ihres Tonus.

Die zuleitenden Nerven sind die Nn. hypogastrici (sympathischer Anteil) und die Nn. pelvici (dorsal-autonomer Anteil). Reizung der letzteren führt zur Erschlaffung des Sphincter vesicae und Zusammenziehung des Detrusor und bewirkt somit eine Entleerung. Reizung der Hypogastrici hat

Abb. 294. Physiologische Engen und Weiten der Harnröhre.

Zunahme des Sphinctertonus und Nachlassen des Detrusortonus zur Folge, wodurch der Harn zurückgehalten wird.

Die Zentren dieser beiden antagonistischen Nerven sind im Rückenmark zu suchen, und zwar für die Nn. pelvici im Sacralmark, für die Nn. hypogastrici im Lendenmark. Außerdem sind in der Blase zahlreiche Ganglienzellen vorhanden, die ihr eine ausgesprochene nervöse Selbständigkeit sichern. Über diese Zentren, die den Tonus regeln, stehen Einflüsse, die im Gehirn ihren Ursprung haben, denn der Wille lehrt die Blasenentleerung weitgehend beherrschen. Da die willkürliche Kontraktion der quergestreiften Beckenmuskulatur reflektorisch den Blasenschluß einzuleiten pflegt, müssen wir den Sitz im Lobus paracentralis des Hirns vermuten.

Unter den **Störungen der Blasentätigkeit** sind zu nennen:

Das *regelwidrig häufige Harnen* (Pollakisurie). Es ist eng verknüpft mit allen entzündlichen Vorgängen, vornehmlich solchen im Grunde der Blase.

Die *schmerzhafte Harnentleerung* (Strangurie) wird ausgelöst durch die Zusammenziehung der Blase (allenfalls Krampf, Tenesmus) zu Beginn oder häufig am Schluß der Entleerung. Die Schmerzen pflegen nach der äußeren Harnröhrenmündung und dem After auszustrahlen.

Die *Erschwerung des Harnlassens* (Dysurie) kann durch ein mechanisches Hindernis (Striktur, Prostatahypertrophie) begründet oder die Folge nervöser Störungen sein.

Harnverhaltung (Retentio urinae completa und incompleta) kann auf denselben Gründen beruhen. Sie kommt durch Reflex nach Laparotomien, nach

Adnexoperationen und Eingriffen am Mastdarm sehr oft vor und ist dann stets vorübergehend. Bei spinaler Schädigung ist der Darm mehr oder weniger mitbetroffen.

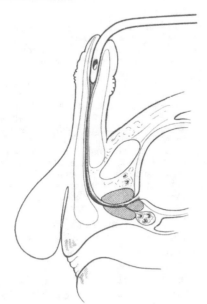

Abb. 295. 1. Einführung des geölten, sterilen Katheters durch Überstreifen (Hochziehen) des Penis.

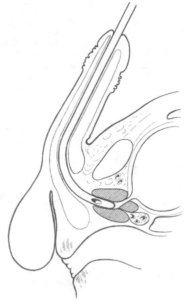

Abb. 296. 2. Der Katheter senkrecht zur Körperachse, die Spitze steht an der „kritischen Stelle" vor der Prostata. Unter leichtem Anheben gleitet sie gleichsam von selbst längs der vorderen Harnröhrenwand im Bogen um die Symphyse in die Blase.

Das *Harnträufeln (Incontinentia urinae)* beruht auf einer Insuffizienz des Sphincters, es ist nervösen Ursprungs oder eine Folge örtlicher, entzündlicher oder traumatischer Störung.

Als *falsche Inkontinenz (Incontinentia s. Ischuria paradoxa)* bezeichnet man das Abträufeln des Harns bei übervoller Blase durch Überdehnung des Sphincters (Prostatahypertrophie).

Die **Sondenuntersuchung und der Katheterismus** sind streng nach den Grundsätzen der Asepsis auszuführen. Die Instrumente sind auszukochen; auch die heutigen Seidengespinst-Instrumente können 5 Minuten lang ohne Schaden gekocht werden, wenn man nur den Sodazusatz vermeidet, und sie sofort nach dem Kochen herausnimmt und an der Luft abkühlen läßt. Die

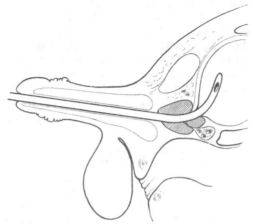

Abb. 297. 3. Katheter, gesenkt parallel der Schenkelachse, tritt in die Blase ein.

Harnröhrenöffnung ist vor der Einführung sorgfältig mit Sublimattupfern zu reinigen (betupfen, nicht reiben). Ratsam ist es, den Kranken unmittelbar vor dem Katheterismus harnen zu lassen. Trotzdem bleibt die Möglichkeit der Verschleppung von Bakterien aus der Harnröhre nach der Blase, und die Folge ist dann eine Kathetercystitis. Als Gleitmittel bedient man sich des antiseptischen Katheterpurins oder sterilen Öles.

Bevor man zum Katheterismus schreitet, mache man sich klar, daß die männliche Harnröhre weder ein gerades Rohr ist, noch überall die gleiche Weite besitzt. Die physiologischen Engen gehen aus Abb. 294 hervor. Während der vordere Teil der Harnröhre durch Zug am Penis in ein gerades Rohr verwandelt werden kann, ist die hintere Krümmung in der Vorsteherdrüse ziemlich starr eingemauert und nicht nennenswert zu strecken. Die engste Stelle der Harnröhre findet sich am Orificium externum, hinter ihr folgt die weite Fossa navicularis mit der MORGAGNISCHEN Tasche als feinem Schleimhautfältchen, in dem sich ein feines Bougie einmal fangen kann. Im Bulbus urethrae, vor dem Isthmus, folgt die zweite Erweiterung, die namentlich starre Instrumente ohne entsprechende Krümmung leicht ausbuchten können. Wie man sich dagegen schützt, um falsche Wege zu vermeiden, geht aus Abb. 298 a und b hervor.

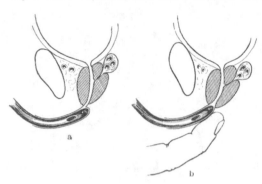

Abb. 298 a u. b. Vorstülpen der hinteren Bulbuswand und deren Bekämpfung.

Die *Technik des Katheterismus* geht ohne viele Worte aus den Abb. 295—298 hervor. Aus diesen Abbildungen ersieht auch der Ungeübte, daß ein Metallkatheter, wenn er aus der Stellung der Abb. 296 zu früh gesenkt wird (sog. „Bauchtour"), mit seiner Spitze an die Symphyse stoßen muß, anstatt in die Blase zu gelangen. Auf der anderen Seite beschwört jedes rücksichtslose Vorschieben nach hinten die Gefahr eines falschen Weges herauf, sei es durch den Bulbus urethrae hindurch nach hinten, sei es in die vergrößerte Prostata hinein. Wer beim Katheterismus die „weiche Hand" vermissen läßt, wird früher oder später die gefürchtete *Via falsa* aus schlimmer eigener Erfahrung kennenlernen. *Vor* jedem Katheterismus, der voraussichtlich Schwierigkeiten bringen wird, gebe man zur Behebung des schädlichen Sphincterkrampfes 0,01—0,02 *Morphium* subcutan. Dann treffe man in Ruhe seine Vorbereitung und erst nach einer Viertelstunde katheterisiere man! Eine bewährte Regel. Die Lagerung zur Einführung des Katheters ist zweckmäßig die horizontale Rückenlage auf harter Unterlage, möglichst sogar mit einem harten Kissen oder einer zusammengelegten Wolldecke unter dem Kreuzbein, nicht in der tiefen Kule eines weichen Federbettes! Bei der Einführung steht der rechtshändige Arzt rechts vom Kranken, hält das Glied mit der linken, den Katheter mit der rechten Hand.

Verletzungen der Schleimhaut begünstigen die Entstehung des Blasenkatarrhs.

Die Metallsonde in Form des Katheters dient zur Austastung der Blase und zum Absuchen nach Fremdkörpern und Steinen. Sie wird heute nur selten gebraucht.

Zur Blasenentleerung und Blasenfüllung verwendet man besser, wenn nicht besondere Verhältnisse es anders bedingen, einen weichen Gummikatheter (NÉLATON) oder einen halbfesten, seidengewobenen, bei einem Prostatahindernis am besten den Tiemann- oder Mercierkatheter (s. Abb. 323, S. 522).

Eine überfüllte Blase darf nie auf einmal ganz entleert werden (Blutungsgefahr durch die rückwirkende Hyperämie). Allenfalls ist eine solche Blase nach völliger Entleerung zum Teil wieder aufzufüllen. Die Füllung muß unter geringem Druck langsam geschehen, am besten mit 2%igem Borwasser.

I. Mißbildungen.

Auf die im Gefolge des Offenbleibens des Urachus entstehenden Mißbildungen ist S. 300 hingewiesen.

Die angeborene Blasenspalte. Bei dieser ausgesprochenen Hemmungsmißbildung handelt es sich um eine Störung in der Entwicklung des Kloakenseptums und des Genitalhöckers. Mit der Eröffnung des Kloakenseptums öffnet sich bei fetaler Störung des Entwicklungsvorganges die Blasenanlage. Sie kommt sodann nach außen zu liegen — daher die Bezeichnung „*Exstrophia*" oder „*Ectopia vesicae*" —, der Genitalhöcker spaltet sich bei der weiblichen Frucht von oben her, während bei der männlichen durch caudale Verwachsung der beiden Hälften ein Genitalhöcker mit oberer Rinne (totale Epispadie) entsteht.

Klinisch steht die ausgestülpte, offen zutage liegende, alsbald hochrot gereizte, ungefähr tellergroße Blasenschleimhaut, dicht über den Geschlechtsteilen gelegen im Mittelpunkt der *Erscheinungen*. Im unteren Drittel erkennt man die Harnleiteröffnungen, die in sichtbarem Strahl rhythmisch den Harn ausstoßen. Nach unten zu geht die Blasenschleimhaut ohne scharfe Grenze in die gespaltene Harnröhrenschleimhaut (Epispadie beim männlichen, völlig gespaltene Clitoris beim weiblichen Geschlecht) über.

Die Mißbildung ist jedoch nicht auf die Harnblase und die äußeren Geschlechtsteile allein beschränkt. Es besteht eine Mißbildungsreihe, die bei der schwersten (mit dem Leben nicht vereinbaren) völligen Bauchspalte mit Nabelschnurbruch

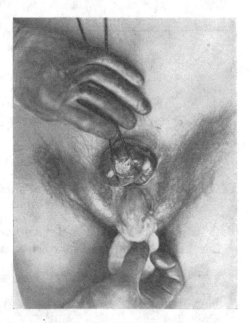

Abb. 299. Ectopia vesicae mit eingelegten Ureterenkathetern. (Chir. Klinik Göttingen.)

beginnt und bei der nur rinnenförmig angedeuteten Epispadia glandis endet. Mit der Blasenspalte selbst ist regelmäßig eine Mißbildung der Bauchdecken vergesellschaftet. Der Nabel steht nicht in der Mitte zwischen Schwertfortsatz und Schambeinfuge, sondern ganz tief, wenn er nicht überhaupt in die Narbenrinne der Blasenspalte einbezogen ist. Des ferneren sind die Mm. recti weit auseinandergedrängt (Rectusdiastase), endlich fehlen beiderseits der aufsteigende und horizontale Schambeinast samt der Symphyse völlig („Spaltbecken").

Die Blasenspalte hat schwere Folgen. Die offene Schleimhaut infiziert sich. Sie wird infolge der Berührung mit der Luft und den harndurchtränkten Kleidern hochrot und entzündet sich, Geschlechtsteile und Oberschenkel werden durch die dauernde Benetzung mit dem Harn ekzematös, der Kranke verbreitet einen durchdringenden ammoniakalischen Harngeruch, trotz Windeln und Verbänden sind die Kleider nicht trocken zu halten. Ein erbarmungswürdiger Zustand für die Kinder und die unglücklichen Eltern. Regelmäßig führt die ödematöse Verquellung der Harnleitermündungen zu Hydroureter und Hydronephrose, oft genug zur aufsteigenden Pyelonephritis. Ein großer

Teil (nach einzelnen Angaben bis zu 90 v.H.) der Kinder gehen zugrunde, bis sie ins schulpflichtige Alter kommen.

Kein Wunder, daß die Chirurgie alles daran gesetzt hat, das Los dieser Kinder durch *operative Behandlung* erträglich zu gestalten. Die Versuche, aus der kleinen vorgestülpten Schleimhaut und der benachbarten Haut eine funktionstüchtige Blase zu bilden, sind gescheitert. Allen heutigen Verfahren ist gemeinsam der Verzicht auf eine eigentliche Harnblase und die Ableitung des Harns in den Dickdarm.

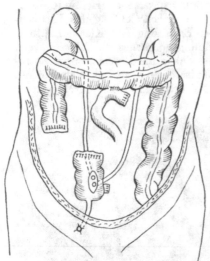

Abb. 300. Bildung einer Harnblase aus dem Coecum nach MAKKAS, Einpflanzung des Trigonum vesicae ins ausgeschaltete Coecum, Wurmfortsatz als „Harnröhre" eingenäht.

Die Harnableitung in den Dickdarm ist auf verschiedene Weise möglich: a) Durch Einpflanzung des ganzen Trigonums samt den Harnleitern in die Sigmaschlinge (MAYDL), b) durch Bildung einer „Coecumblase" (MAKKAS, verbessert durch LENGEMANN) (vgl. Abb. 300). Uns hat sich am besten c) das Verfahren von COFFEY bewährt, bei dem die beiden Harnleiter getrennt im kleinen Becken ohne jeden Knick und ohne jede Spannung nach Art einer Schrägfistel in den Dickdarm eingepflanzt werden. Die Kinder werden schnell völlig kontinent und entleeren den Harn zusammen mit dem Stuhl. Wir sahen wiederholt vorher bestehende Hydronephrosen sich völlig zurückbilden.

Immerhin bleibt die *Vorhersage* stets ungewiß. Wir kennen aber eine Reihe von Fällen, bei denen Heilung bis über 30 Jahre nach der Operation anhielt. Es sind auch Frauen bekannt geworden, die regelrechte Schwangerschaften und Geburten durchmachten.

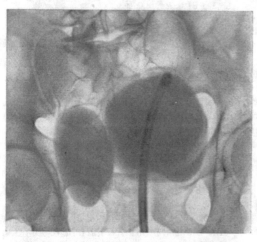

Abb. 301. Blasendivertikel im Röntgenbild. (Chir. Klinik Göttingen.)

Die Divertikel der Blase (Blasentaschen) gehören zum Teil gleichfalls zu den Mißbildungen. Sie entstehen bei fehlerhafter Blasenentwicklung vereinzelt, seltener symmetrisch in der Zweizahl, als *angeborene* Divertikel in der Gegend der Harnleitermündungen oder am Blasenscheitel, entsprechend dem Blasenende des Urachus. Ein angeborenes Divertikel kann größer als die Blase selbst sein.

Daneben gibt es *erworbene* Divertikel, die hier auch gleich besprochen werden sollen. Sie sind die Folge erhöhten Innendruckes der Blase, werden meist nicht so groß wié die angeborenen, sind häufiger in der Vielzahl und finden sich mit Vorliebe bei Prostatikern.

Bezeichnend ist die Angabe der Kranken, daß sie schon unmittelbar nach der Harnentleerung wieder Wasser lassen müssen und daß die zweite Harnmenge dann oft größer als die erste sei. Beim Prostatiker wird die Erschwerung des Wasserlassens im Vordergrund der Vorgeschichte stehen.

Die *Diagnose* läßt sich durch die Cystoskopie und vor allem die Cystographie meist leicht stellen.

Die *Behandlung* sollte bei genügender Nierenleistung eine operative sein und in der Exstirpation des Divertikels bestehen, allenfalls unter Wiedereinpflanzung des im Divertikelgebiet liegenden Harnleiters an eine andere Stelle der Blase. Etwa 10 v. H. Sterblichkeit.

II. Zerreißungen der Blase und andere Verletzungen.

Es gibt sog. *spontane Berstungen* neben den viel häufigeren *traumatischen* Formen. Das Platzen der Blase ohne äußere Krafteinwirkung setzt eine pathologische Veränderung neben starker Blasenfüllung voraus, wie Geschwülste, schwere Cystitis. Trotzdem bleiben viele Fälle ursächlich unerklärt, weshalb man auf ein geringfügiges Trauma, wie stärkere oder ruckweise Anwendung der Bauchpresse, zurückgreift, z. B. im Erregungszustand der Narkose, beim Heben schwerer Lasten, wenn die Blase voll war. Also: Blase vor der Narkose entleeren! Bei Paralytikern sollen spontane Rupturen ohne Trauma beobachtet sein.

Den eigentlichen *traumatischen Zerreißungen* kommt erhöhte klinische Bedeutung zu. Durch Einwirkung einer groben Gewalt gegen den Unterleib kommen sie zustande: Fußtritt, Hufschlag, Verschüttung, Fall aus großer Höhe, das sind die gewöhnlichen Veranlassungen. Voraussetzung ist auch hier ein gewisser Füllungszustand der Blase. Begünstigend ist eine geringe Widerstandsfähigkeit der Bauchdecken oder das Versagen ihrer reflektorischen, schützenden Kontraktion, wie das im Alkoholrausch zutrifft; der zweite Beweggrund, die volle Blase, ist dann meist auch vorhanden. So kommt es, daß ein Drittel (nach anderen sogar die Hälfte) aller Blasenberstungen in der Trunkenheit eintreten!

Der Mechanismus ist physikalisch leicht erklärbar: die Blase platzt, reißt ein, nach hydrodynamischen Gesetzen an den Stellen geringsten Gegendruckes, d. h. an ihrem Fundus, intraperitoneal oder extraperitoneal.

Nicht allzu selten sind gleichzeitig andere Verletzungen vorhanden, was sich aus der Art und Schwere des Traumas von selbst versteht. Beckenbrüche verbinden sich am häufigsten mit dem Platzen der Blase, dann Wirbelbrüche und bei den Pfählungsverletzungen mannigfache Weichteil- und Eingeweideverletzungen.

Die *Erscheinungen* sind mit dem Schlagwort „*blutige Anurie*" verständlich gezeichnet. Trotz heftigen Harndranges entleeren sich nur geringe Harnmengen oder nur wenige Blutstropfen. Der Katheter findet die Blase leer. Liegt der Verletzte nicht im Schock oder im Rausch, so findet sich regelmäßig, und zwar frühzeitig, die intraperitoneale Reizungen kennzeichnende Bauchdeckenspannung, zugleich mit ausgesprochener Druckschmerzhaftigkeit und durch Abklopfen nachweisbarer Dämpfung der abhängigen Unterbauchgegend. Vor allem gelingt *nicht* der Nachweis der über der Symphyse sich ballonartig wölbenden Blase, obschon bei der viele Stunden bestehenden Anurie mit Drang eine Harnverhaltung zu erwarten wäre. Die Cystoskopie ist undurchführbar. Man soll in der Diagnose „Blasenruptur" sich nicht beirren lassen, wenn mit dem Katheter auch eine etwas größere Menge von Harn entleert wird. Der Katheter kann durch den Riß in die Bauchhöhle gelangt sein. Der entleerte Harn kommt aus dieser. Wiederholtes Katheterisieren ist zu vermeiden.

Ist längere Zeit seit der Verletzung verflossen, so unterscheiden sich die intra- und extraperitoneale Ruptur. Bei dieser ist das Krankheitsbild am zweiten Tage beherrscht durch die Harninfiltration im peri- und paravesicalen Zellgewebe allenfalls als beginnende Harnphlegmone. Die *intraperitoneale*, mit Urinerguß in die freie Bauchhöhle, steht unter den Zeichen der Infektion und der Harnvergiftung. Schon nach wenigen Stunden kann infizierter Harn eine diffuse Peritonitis mit Singultus, Erbrechen, Meteorismus, Bauchdeckenspannung, starker Pulssteigerung erzeugen. Unter Umständen wird der in die Bauchhöhle ergossene Harn so stürmisch resorbiert, daß die tödliche Urämie einsetzt, ehe die ersten Zeichen von Peritonitis deutlich werden!

Die *Heilungsaussichten* hängen von der Behandlung ab. Die Zahlenübersichten der nichtoperierten Fälle sprechen eine erschreckende Sprache, 70 v.H. Sterblichkeit! Wie bei allen intraperitonealen Verletzungen bessert sich die Vorhersage mit jeder Stunde, um die die Wartezeit zwischen Verletzung und Operation gekürzt wird.

Die *Behandlung* verfolgt den Zweck, den Blasenriß durch Naht zu verschließen und die Blase bis zur Heilung ruhigzustellen. Bei den intraperitonealen Rissen deckt die sofortige Laparotomie unschwer die verletzte Stelle auf. Die Bauchhöhle wird sorgfältig ausgetrocknet, wenn nötig, mit Kochsalzlösung nachgespült und darf dann bis auf ein Sicherheitsdrain primär verschlossen werden. Extraperitoneale Risse werden durch Sectio alta angegangen. Ein Verweilkatheter, verringerte Flüssigkeitszufuhr, sind für die nächsten Tage geboten.

Unmittelbare Verletzungen der Blase kommen auf mannigfache Art zustande: durch Schuß oder Stich, durch Anspießung durch einen spitzen Gegenstand von der Bauchwand oder vom Damm oder Mastdarm aus, durch Knochensplitter bei Beckenbrüchen, und Haarnadeln, die in die Blase geraten sind. Dazu kommt noch eine Gruppe von sog. Nebenverletzungen bei operativen chirurgischen und gynäkologischen Eingriffen, sei es intraperitoneal bei Gelegenheit der Ausrottung von verwachsenen Beckengeschwülsten, der Operation von Leistenbrüchen mit vorgewölbter Blase, rohen geburtshilflichen Eingriffen oder bei intravesicalen, instrumentellen Eingriffen, wie Katheterismus mit Metallkatheter, Kauterisationen, Anwendung des Lithotriptors oder bei zu energischer Litholapaxie (s. Blasenstein).

Die *Schußverletzungen* der Blase, besonders der gefüllten, haben wegen der häufigen Begleitverletzungen (Becken, Darm, Cauda) eine ernste Vorhersage. Sehr viel hängt auch hier von dem Zeitpunkt der operativen Versorgung (Blasennaht und Dauerkatheter oder Blasenfistel) ab. Gelegentlich verläuft der Blasenschuß bei kleinen Geschoßen ohne stärkere Erscheinungen, besonders dann, wenn die kleine Einschußöffnung in die Blase sich von selbst schließt und das Geschoß infolge geringer lebendiger Kraft in der Blase liegen bleibt. In solchen Fällen entstehen dann Blasensteine mit dem Geschoß als Kern. Die Breslauer Klinik verfügt allein über vier solcher Präparate.

Die *Erscheinungen* sind recht verschieden, je nach dem Sitz und der Ausdehnung der Verletzung. Am empfindlichsten sind diejenigen des nervenreichen Trigonums. Die Perforationen zeigen nicht das stürmische Bild der Ruptur, weil meist Verklebungen dem Bauchfell einen gewissen Schutz bieten. In der Urininfiltration des lockeren perivesicalen Zellgewebes und der sekundären Urinphlegmone (Urosepsis) liegen die großen Gefahren.

Die *Behandlung* sucht hiergegen anzukämpfen durch breite Incisionen, Tamponade, Einlegen eines Verweilkatheters und u. U. Blasendrainage durch die Sectio alta.

Traumatische Blasenfisteln als Geburtstraumen entstehen durch anhaltenden Druck des beim Gebärakt im Becken stehenden kindlichen Kopfes. Es bilden sich Blasenscheidenfisteln und Blasenuterusfisteln aus. Die Folge ist eine Inkontinenz, ausgesprochener im Stehen und Gehen als im Liegen, Abträufeln des Harns durch die Scheide, gefolgt von Intertrigo und Ekzemen der Geschlechtsteile und Schenkel.

Die *Behandlung* ist operativ, sei es durch einfache Fistelnaht nach Ausschneidung der narbigen Ränder oder durch eine mehr oder weniger umständliche und technisch schwierige Plastik.

III. Die Cystitis.

Auf Schritt und Tritt begegnet man der Cystitis, sei es als leichtem Blasenkatarrh, oder von eitriger oder geschwüriger Art, selten als Hauptkrankheit, zumeist als sekundärem Leiden.

Die Entzündung ist meist bakteriellen Ursprungs: in der Hauptsache Bacillen aus der Coligruppe neben Eitererregern. Bei der verhältnismäßigen Unempfänglichkeit, welche das Blasenepithel gegen Bakterieneinschleppung besitzt, bedarf es erst einer geweblichen Schädigung. So begünstigen den Ausbruch der Cystitis eine instrumentelle Verletzung des Blasenepithels (Katheterismus), anhaltende Blutstauung (Gravidität, Prostatitis), Fremdkörper (Steine), vornehmlich aber Harnstauung, wie sie bei Strikturen, Prostatahypertrophie und Blasenlähmung die Regel ist.

Die Bakterien finden ihren Weg in die Blase:

1. von der Niere her,

2. durch die Harnröhre,

3. durch Fortleitung einer eitrigen Entzündung aus der nächsten Umgebung (Douglasabszeß, Adnexerkrankungen),

4. selten auf dem Blutweg bei Allgemeininfektionen, Typhus, Diphtherie.

Man hat versucht zu trennen *akute* und *chronische Cystitiden*. Die Grenzen sind verschwommen. Unmerklich geht die akute in die chronische über, und chronische Formen zeigen stets akute Schübe. Man hat nach der vorherrschenden Bakterienart unterschieden. Auch hier bleibt das klinische Bild nicht rein, denn es gibt zu viele Mischinfektionen; auch nach pathologisch-anatomischen Gesichtspunkten hat die Einteilung versagt.

Pathologisch-anatomisch finden sich alle Übergänge von der einfachen katarrhalischen über die hämorrhagische und eitrige bis zur jauchigen und gangränösen Form. Gelegentlich finden sich hyperplastische Vorgänge in der cystitischen Blase.

Die Erscheinungen. Vermehrtes Harnbedürfnis, schmerzhafte Entleerung und der Befund von Eiterkörperchen im Harn kennzeichnen das Bild der Cystitis. Der Grad ist abhängig von der Schwere der Entzündung und dem Sitz der Entzündungsvorgänge. So zeichnen sich alle Entzündungen am Blasenhals in der Umgebung des Sphincters durch ungewöhnliche Schmerzhaftigkeit aus, auch der Harndrang ist verhältnismäßig stark gesteigert und gebieterisch. Eiter ist nur in den schwersten Fällen als dicker, grüngelber Bodensatz vorhanden, oft trübt er nur flockig oder weißgrau den Harn. Neben Eiterzellen zeigt das Mikroskop Blasenepithelien, vereinzelt und in großen Schollen, rote Blutkörperchen in alkalischem Harn, große Krystalle von phosphorsaurem Ammoniak u. ä. Der Eiweißgehalt übersteigt $1^0/_{00}$ nicht, wo er höher ist, muß man an eine Mitbeteiligung der Nieren denken.

Die Reaktion des Harns ist alkalisch, wenn harnstoffabbauende Mikroben, wie Staphylokokken, die Cystitis verursacht haben, sauer bei Bacterium coli und dem Tuberkelbacillus.

Bei Wertung der klinischen Zeichen vergesse man nicht, daß bei dem sekundären Auftreten des Blasenkatarrhs die Ausgangskrankheit (Pyelitis, Prostatitis, Steine u. a.) das Bild erschwert, verschleiert oder gar verdeckt.

Die Cystitis kommt in jedem Lebensalter vor. Vom rein praktischen Gesichtspunkte aus nennen wir die wichtigsten sekundären Cystitiden:

1. *Bei Kindern,* ausgelöst durch einen *Blasenstein* oder „spontan" im Gefolge von Enteritis und Vulvovaginitis, bei Kindern weiblichen Geschlechts als *Colicystitis der kleinen Mädchen,* nicht selten mit Colipyelitis verbunden.

2. *Cystitis nach Gonorrhöe,* selten im unmittelbaren Anschluß, oft aber als Spätcystitis. Sie findet sich beim männlichen und weiblichen Geschlecht jüngeren Alters und hat Neigung, chronisch zu werden. Deshalb sorgfältige und ausreichend lange Behandlung.

3. Cystitis bei Strikturen. Ein hoher Grad der Verengerung und Harnstauung begünstigt den Blasenkatarrh, auch ohne instrumentelle Behandlung.
Die Diagnose kann nur auf dem Eiterbefund fußen, denn Schmerz und vermehrter Harndrang sind auch der Striktur eigen. Es kommt vor, daß der Kranke
und sein Arzt keine Ahnung von einer Striktur haben und den Blasenkatarrh
vergeblich mit inneren Mitteln behandeln. Mit Beseitigung der Verengerung
schwindet die Cystitis dann meist von selbst.

4. Cystitis bei Prostatikern. Die Harnstauung, die zunehmende Atonie der
Blasenmuskulatur, Blutstauung und Blutandrang sind nie fehlende, dispo-
nierende Umstände. Es bedarf nur noch einer Gelegenheitsursache, die Cystitis
auszulösen. Diese ist gegeben in Erkältungen und im Katheterismus, denn
hiergegen ist keiner empfindlicher als der Prostatiker. Ist Rückstauung des
Harns durch die erweiterten Ureteren
bis ins Nierenbecken schon vorhanden, dann wird die Cystitis dem
Prostatiker verhängnisvoll durch
Pyelitis.

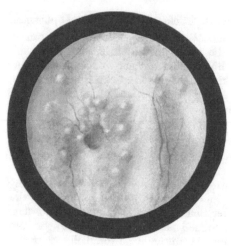

**5. Cystitis bei Steinbildung und
Geschwülsten.** Es sind das Trauma
und die Blutung, welche den Boden
für die bakterielle Infektion, gleichgültig, ob hämatogenen oder urogenen
Ursprungs, schaffen. Durch hohe
Schmerzhaftigkeit, öfter häßlich am-
moniakalisch-jauchig riechenden Harn
und Blutungen zeichnen sich diese
Cystitiden aus.

6. Cystitis tuberculosa ist ausnahmslos die Folge einer Nierentuberkulose. Sie beginnt mit Schwellung und starker Rötung der Schleimhaut in der Nähe der Harnleitermündung, aus der der infizierte Harn
strömt. Finden sich in der Umgebung *eines* Harnleiters Knötchen,

Abb. 302. Miliare Knötchen aneinanderstoßend
und sich zum Konglomerattuberkel entwickelnd
dicht neben einer starren, offenstehenden, loch-
förmigen Uretermündung. Die Schleimhaut ist im
übrigen unverändert. (Nach JOSEPH: Lehrbuch der
diagnostischen und operativen Cystoskopie.
Berlin: Julius Springer 1929.)

dann ist häufig die *andere* Niere die kranke. Von dem roten Untergrunde
heben sich bald die Tuberkel der Blasenschleimhaut ab, die später verkäsen
und zerfallen und zu flachen tuberkulösen Geschwüren mit eitrig belegtem
Grunde werden. Sie breiten sich zunächst im Trigonum, später auch weiter
nach dem Fundus und den Seitenteilen hin aus. Die Harnentleerung wird
dann am Schlusse schmerzhaft, mit lange anhaltendem Brennen. Der Harn
ist nur leicht getrübt, weist neben wenig Eiter einige Flocken auf. Durch
das Sedimentierungsverfahren oder durch Verimpfung auf Meerschweinchen
sind Tuberkelbacillen nachweisbar. Der Harn ist, wenn keine Nebenkrankheiten vorliegen, sauer. Es gilt als bemerkenswerte Regel, einen länger
dauernden Blasenkatarrh mit saurem Urin als tuberkuloseverdächtig genauer
zu untersuchen (Cystoskopie) (Abb. 302), s. auch Nierentuberkulose.

7. Cystitis bei Frauen, sehr häufig während der Schwangerschaft und im
Wochenbett erworben, seltener bei Beckentumoren, als Folge der Kongestions-
zustände und gelegentlicher Harnstauung, begünstigt durch Infektion mit
Genitalsekret oder den Eigenkeimen der Harnröhre.

8. Erwähnenswert sind die *postoperativen Cystitiden*, die im Anschluß an Uterus- oder Adnexexstirpationen (beim Manne nach Mastdarmresektionen) auftreten. Die durch das Trauma bedingte Funktionsstörung der Blase bildet die Grundlage; alte Blasenkatarrhe flackern auf.

Die *Diagnose* ist auf die Merkmale *häufiges Harnen, Schmerz und Eiterungen* nicht schwer zu stellen, besonders wenn eine der genannten Veranlassungen offensichtlich ist.

Die Pyurie bei *Pyelitis* vermag ähnliche Erscheinungen zu machen, ebenso wie die *Urethritis posterior* nach Prostatitis und Gonorrhöe. Die Dreigläserprobe ist diagnostisch zu verwerten: der cystitische Harn ist in der dritten Portion am meisten getrübt, bei Urethritis posterior die erste Portion.

Die Behandlung. Woher die Cystitis? Welche Ursachen liegen ihr im gegebenen Falle zugrunde? Die Beantwortung dieser Frage ist das erste und wichtigste Erfordernis, um eine wirksame, *ursächliche* Behandlung aufzubauen, sonst bleibt die Behandlung stumpfsinnig nach dem üblichen Plan durchgeführt: Blasenspülungen! In unklaren Fällen können Cystoskopie und Röntgenbild mitunter überraschend schnell Aufklärung bringen.

Bei der *akuten Cystitis* gilt es *als gute Regel, möglichst von jedem örtlichen instrumentellen Eingriff abzusehen.* Gleichmäßige Bettwärme und Ruhe sind von wohltätigem Einfluß; eine Wärmflasche oder ein Heizkissen auf die Blasengegend, auch warme Dauervollbäder lindern den lebhaften Harndrang.

Die *Kost* sei bei der akuten Cystitis reizlos und leicht, wenn nicht salzlos, zum mindesten salzarm: Milch, Obstsäfte, Gemüse mit wenigen Ausnahmen. Verboten sind Fleisch, Fische, Käse, Quark, Weißbrot, Zwieback, Schwarzbrot (außer Grahambrot), Margarine, Eier, Möhren, Rosenkohl, Linsen, Haferflocken, Gerste, Gries. Als Getränke werden zum Verdünnen und zur allfallsigen Neutralisierung des sauren Harns gern die alkalischen Brunnenwässer (Wildunger, Brückenauer, Fachinger) gegeben. Daneben Tee aus Folia uvae ursi (2 Eßlöffel in 1 Liter Wasser $^1/_4$ Stunde *kochen*). Starken Kaffee und Alkohol vermeiden.

Bei heftigem, schmerzhaftem Drang sind *Narkotica* nicht zu umgehen: 4stündlich 10 Tropfen einer 1%igen Morphiumlösung, oder Opium-Belladonna-, Eupaco-Dilaudidzäpfchen, oder 1—2 g Antipyrin in 50 ccm Wasser als Klysma.

Als *Harnantiseptica* nennen wir Salol 2—4 g, Diplosal, Urotropin 1—3 g und seine säurehaltigen Kombinationspräparate Hexal, Helmitol, Cystopurin, Amphotropin, Borovertin, Hetralin u. a. Man beachte, daß die Formalinwirkung nur im sauren, nicht im alkalischen Harn eintritt! Auch Uricedin wird viel empfohlen; bei stark ammoniakalischem Harn Bor- oder Benzoesäure 0,3 pro die. Bei Coliinfektionen haben sich die Mandelsäurebehandlung (Ammoniummandelat, tgl. 8—10 g, teelöffelweise über den Tag verteilt, 3—4 Tage lang), bei tuberkulöser Cystitis Rubrophen (bis zu 6 Tabletten täglich) bewährt. Neuerdings wird Albucid gern verordnet. Es hat den Vorteil, auch im alkalischen Harn zu wirken und keine zusätzliche Säuerung zu verlangen: im akuten Stadium 7—10 Tage lang 3 × täglich 2 Tabletten à 0,5.

Blasenspülungen werden im allgemeinen schlecht vertragen. Nur bei hartnäckigen Fällen versuche man vorsichtig eine Spülung mit Kamillentee; wenn die Empfindlichkeit der Schleimhaut nachgelassen hat, mit 2%igem lauwarmem Borwasser oder Argentumlösung von $^1/_2$—$1^0/_{00}$.

Für die *chronische Cystitis* ist die Allgemeinbehandlung nach denselben Grundsätzen, wenn auch abgeändert und in wesentlich milderer Art, durchzuführen. Doch sind die Trinkkuren nicht unbegrenzte Zeit anzuwenden (cave Herzkranke!), Narkotica werden nur ausnahmsweise nötig sein. In der Verabreichung der Harnantiseptica lasse man Pausen eintreten. Gut haben sich das *Urotropin* (4mal täglich $^1/_2$ g in Wasser nach dem Essen) und seine obenerwähnten Verwandten bewährt. Auch Albucid-Stöße von 6tägiger Dauer mit je 3tägiger Pause sind im chronischen Stadium wirksam.

Gute Erfahrungen haben wir mit der *Säurebasendiät* (Schaukelkost) gemacht.

Man läßt nach STRAUB 2 Tage 6 g Ammonchlorid, am bequemsten in Form der Gelamonbohnen nehmen, am 3. Tage 9 g. Dazu verordne man saure Diät. Säureüberschuß besitzen Fleisch, Cerealien, Mehl und Brot, Preißelbeeren, Nüsse, Knospengemüse (Artischocken, Spargelspitzen, Hopfen, Rosenkohl) und alle abgebrühten Gemüse. Die Harnsäuerung steigt unter dieser Behandlung sichtlich. Dann folgt eine alkalische Zeitspanne, indem man 3 Tage basenreiche Kost gibt mit 20—30 g Natrium bicarbonicum oder Kalium citricum. Basenüberschuß besitzen Honig, Frucht- und Obstsäfte, alle Gemüse außer den Knospengemüsen, doch ist zu bedenken, daß der Basenüberschuß leicht in das Kochwasser übergeht. Man achte also auf die Zubereitung und lasse Gemüse nicht einfach abkochen, sondern schmore sie, ohne sie vorher abzukochen oder zusammen mit ganz geringen Mengen Wassers, gleich in Butter.

Die Hauptsache sind aber *Waschungen* und *Spülungen* der Blase. Lauwarme Lösungen von Hydrarg. oxycyan. 1,0/2000, Kali hypermanganicum 1 : 3000—5000 oder nur sterile Kochsalzlösung sind am ehesten als Spülflüssigkeit zu empfehlen. Man bedient sich am besten einer 100—200 ccm fassenden Rekordspritze, weil sie durch Auskochen am leichtesten steril zu halten ist und den Blasengrund in kurzen Spritzenstößen ohne Reizung der Blasenwand rascher klar spült als der Irrigator. Der weiche Nélatonkatheter mit möglichst weiter Öffnung ist dem Metallkatheter vorzuziehen. Mit 3—6 Wiederfüllungen läßt sich die Blase meist klar spülen.

Bei vielen Formen der Cystitis wird die Wirkung der Spülung durch eine nachfolgende Lapislösung erhöht. Wir lassen jeden 2. oder 3. Tag am Schlusse der Auswaschung 100—300 ccm einer erst $^1/_2{}^0/_{00}$igen, dann steigend bis $^1/_2$%igen Argentum nitricum- oder bis 10%iger Targesin-Lösung einige Minuten lang auf die Blasenschleimhaut einwirken. Wo Retention mit dem Blasenkatarrh verbunden ist, wie bei Lähmungen und Prostatahypertrophie, läßt man die Lapislösung oder Itrol 1 : 10000 in der Blase. Schmerzhafte *Tenesmen* sucht man mit 10 ccm einer 1%igen Alypinlösung oder mit 5—10 ccm Eukupinöl zu lindern. Auch die Diathermie- und Kurzwellenbehandlung wirkt oft überraschend gut. Bei Blasenkatarrhen, welche durch einen sich zersetzenden *Restharn* unterhalten werden, soll täglich 3mal katheterisiert werden (weicher Nélaton Nr. 14—16). In schweren oder hartnäckigen Fällen muß ein *Verweilkatheter* eingelegt werden in Verbindung mit 3%igen Borsäurespülungen. Der Verweilkatheter wird alle 4—5 Tage zur Vermeidung von Inkrustation und Urethritis gewechselt. Von der *Vaccinetherapie* (Autovaccine aus dem steril entnommenen Urin des Kranken) haben wir keine besonderen Vorteile gesehen.

Die *tuberkulöse Cystitis* ist nur heilbar, wenn die Infektionsquelle, die tuberkulöse Niere, beseitigt wird (s. Nierentuberkulose). Mit einer örtlichen Behandlung sei man sehr vorsichtig und zurückhaltend, öfter sind Verschlimmerungen und peinliche Schmerzen die Folge. Lapis darf auf keinen Fall gebraucht werden, Spülungen sind zu widerraten. Es kämen höchstens in Frage Instillationen von Jodoform 1,0, Guajacol 5,0 auf 100 Ol. paraff. Neuerdings wird empfohlen Jodkali $^{10}/_{300}$ und nach mehreren Tagen Einträufelung von einigen Kubikzentimetern von Kalomel 3,0 auf 30 Ol. oliv. in die Blase; das sich bildende Quecksilberjodid soll die Abheilung der Geschwüre befördern. In den fortgeschrittenen Fällen, wo quälender Harndrang und schmerzhafter Blasenkrampf nach jeder Entleerung Tag und Nacht, oft mehrmals in einer Stunde, den Kranken fast zur Verzweiflung bringen, kommt man ohne Narkotica (in Stuhlzäpfchen) nicht aus (Extr. opii 0,01 mit Extr. Belladonnae 0,001).

IV. Blasensteine.

Die Blasensteine in ihrer *primären Form* haben den gleichen Entwicklungsgang wie die Nierensteine, ja viele (vielleicht die Mehrzahl) sind gewissermaßen als Embryo aus der Niere in die Blase eingewandert und erst dort zu erheblichem Umfange ausgewachsen. Für diese primären Steine gilt also das, was dort über Ausfall der Harnsalze auf einen organischen Kern, über die gichtische Diathese, über Erblichkeit, über die unerklärte geographische Ausbreitung gesagt ist (s. S. 468, Nephrolithiasis). Im stehenden Harn sehen wir nach einiger Zeit eine zarte Wolke ausfallen *(Nubecula)*. Während man in ihr früher nur Schleimkörperchen, Leukocyten, Epithelien erblickte, nimmt man

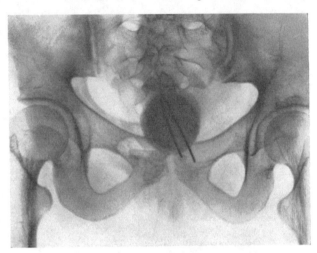

Abb. 303. Blasenstein um Haarnadel. Röntgenbild. Junges Mädchen. (Chir. Klinik Göttingen.)

heute an, daß es sich um ausgefällte Kolloide handle, die im normalen Harn eine *Schutzwirkung* gegen das Ausfallen krystalloid gelöster Salze hätten. Versagt der Kolloidschutz, sind zu wenig sog. stabilisierende Schutzkolloide und zu viele labile mukoide Kolloide vorhanden, vielleicht schon in den Nieren infolge einer Leistungsstörung der Nierenzellen, oder in der Blase, dann können die krystalloidgelösten Salze ausfallen und zur Steinbildung führen. Begünstigende Umstände sind neben Fremdkörpern Stauungszustände in den Harnwegen. Gelegentlich kommt es nach *Unfällen* zur Steinbildung (um Blutgerinnsel, nach traumatischer Harnröhrenverengerung und vor allem nach Blasenlähmung [Wirbelbrüche]).

Die *sekundäre Steinbildung* vollzieht sich ausschließlich in der Blase als Folge ammoniakalischer Zersetzung des Harns. Wir sehen *Fremdkörper*, wie Haarnadeln, abgebrochene Katheterteile, einen Unterbindungsfaden, ein Geschoß, aber auch Parasiteneier, in kurzer Zeit sich inkrustieren: Eiter- und Schleimflocken und Blut bilden den Kern für Ablagerung großer Massen von phosphorsaurer Ammoniakmagnesia und Carbonaten. Andere Male lagern sich um einen Oxalat- oder Uratkern herum Phosphate. Auch 3 Krystallformen sind in wechselnden konzentrischen Schichten beobachtet worden; das sind die gemischten Steine.

Nach der chemischen Zusammensetzung unterscheiden wir folgende, auch nach Form und Farbe meist erkennbare Steine:

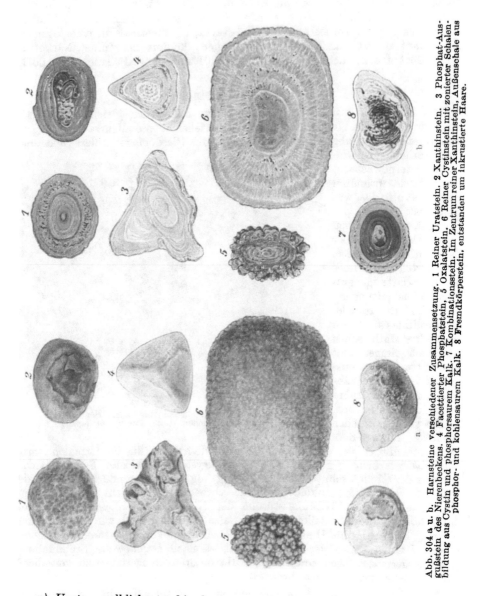

Abb. 304 a u. b. Harnsteine verschiedener Zusammensetzung. 1 Reiner Uratstein. 2 Xanthinstein. 3 Phosphat-Ausgußstein des Nierenbeckens. 4 Facettierter Phosphatstein, 5 Oxalatstein. 6 Reiner Cystinstein mit zonierter Schalenbildung aus Cystin und phosphorsaurem Kalk. 7 Kombinationsstein. Im Zentrum reiner Xanthinstein, Außenschale aus phosphor- und kohlensaurem Kalk. 8 Fremdkörperstein, entstanden um inkrustierte Haare.

a) Urate = gelblichrote bis braunrote, harte Steine mit leichtgekörnter Oberfläche, eiförmig,

b) Oxalate = braunschwarz bis schwarz, sehr hart, Maulbeerform, unregelmäßig zackige Oberfläche,

c) Xanthin, ein den Purinbasen verwandter Körper = graubraun bis rötlich, sehr brüchig (selten). — Diese 3 Steine findet man im *sauren* Harn,

d) Phosphate = kreidig-grauweiß, geschichtet, rund oder facettiert, brüchig,

e) Carbonate (kohlensaurer Kalk) = kleine, ganz weiße Gebilde (selten),

f) Cystin (selten) = wachsartig, ähnlich dem Cholesterinstein der Gallenblase.

Die 3 letztgenannten Steine finden sich im *alkalischen* Harn.

Die Steine können einzeln oder in der Vielzahl vorhanden sein, sie liegen lose am Grunde der Blase, selten in Divertikeln gefangen oder als Pfeifenstein mit einem zapfenartigen Fortsatz in der Harnröhre.

Als *Erscheinungen* sind in der Hauptsache zu nennen: *Schmerz, häufiger Harndrang, Störungen bei der Entleerung und Blutungen.* Der Schmerz wechselt nach der Oberflächenbeschaffenheit des Steines und dem Vorhandensein oder Fehlen von verschlimmernder Blasenentzündung. Er tritt auf bei starker Bewegung und bei Erschütterungen des Körpers, beim Springen, Fahren usw. und schwindet in der Ruhe. Er strahlt nach den äußeren Geschlechtsteilen und nach dem After aus.

Der häufige Harndrang wird durch den Schmerz ausgelöst, ist also vornehmlich am Tage vorhanden (beim Prostatiker nachts!). Kleine Steine können vorübergehend den Harnröhreneingang verlegen, der Harnstrahl hört damit unvermutet auf und kommt erst nach Stellungsänderung oder Schüttelbewegung wieder in Gang.

Blutung ist die Folge von Bewegung und Erschütterung; sie schwindet in der Ruhe alsbald (im Gegensatz zur Blutung bei Tumoren). Mikroskopisch wird man Blutkörperchen selten vermissen.

Der Harn kann beim primären Steinleiden (zu Anfang wenigstens) klar und bakterienfrei sein, meist ist aber, wenn der Kranke mit einem größeren Stein in ärztliche Behandlung tritt, bereits ein mehr oder minder ausgesprochener, eitriger Blasenkatarrh mit ammoniakalischem Harn vorhanden, der neben Zellen vielfach auch Krystalle und amorphe Niederschläge enthält.

Kleine Konkremente finden öfter den Weg durch die Harnröhre nach außen, natürlich besonders bei Frauen. Deshalb sind primäre, von der Niere stammende Steinbildungen der Blase bei der Frau selten. Spontaner Zerfall und Zerklüftung kommt vor, führt aber kaum je zur Selbstheilung, ebensowenig wie eine chemische Auflösung durch Heilwässer bisher möglich war.

Die *Diagnose* muß mit *Tumor* wegen der Blutung, mit *Tuberkulose* wegen Schmerz, Blutung und Harndrang, mit *Prostatahypertrophie* wegen des häufigen Harndrangs und der Störung der Entleerung rechnen. Auch hinter mancher *Cystitis* versteckt sich ein Stein.

Die diagnostische Entscheidung trifft das Röntgenbild, am sichersten aber die Ableuchtung der Blase mit dem Cystoskop, auch mit der Metallsonde allein kann man unter Umständen schon die Diagnose stellen. Große Steine kann man manchmal vom Mastdarm aus fühlen.

Die *Behandlung* ist heute, wie im grauen Altertum zur Zeit des *Celsus,* vornehmlich eine chirurgisch-operative. Die alten Steinschnitte, die Sectio mediana und die Sectio lateralis aus dem Mittelalter, sind verlassen zugunsten der *Sectio alta.*

Die mit Hydrargyrum oxycyanatum 1,0:2000,0 oder Borwasser angefüllte Blase wird in örtlicher oder allgemeiner Betäubung durch den sog. Aponeurosenquerschnitt oberhalb der Symphyse ohne Verletzung des Bauchfells freigelegt, zwischen zwei Haltefäden eingeschnitten (s. Abb. 308), der Stein herausgeholt und, wenn keine schlimme Cystitis dies verbietet, durch primäre Naht wieder geschlossen, sonst aber für kurze Zeit drainiert. Kleines Drain ins Spatium praevesicale für 4—6 Tage. Die Heilung erfolgt rasch, die Sterblichkeit ist sehr gering.

Neben dem Blasenschnitt kommt die *Steinzertrümmerung (Lithotripsie)* in Frage. Sie setzt fachärztliche Fertigkeit voraus; ihre Ausführung wird abhängen von einer frei durchgängigen und weiten Harnröhre, von einem nicht zu großen und zu harten Stein, von der Beweglichkeit und leichten Faßbarkeit des Steines und von persönlichen Eigenschaften des Kranken.

Mit dem Lithotriptor, einem katheterförmigen, zangenartig sich öffnenden, mit dem Cystoskop vereinigten Instrument, wird der Stein gefaßt und unter Schraubenwirkung zertrümmert; jedes größere Bruchstück wird wieder so verkleinert. Das geschieht meist in einer Sitzung. Man muß sich hüten, bei diesen Handgriffen die Blasenschleimhaut mitzufassen. Endlich wird der ganze Trümmerhaufen durch einen weiten Katheter ausgespült oder mit dem von BIGELOW angegebenen Evakuator ausgewaschen (Litholapaxie).

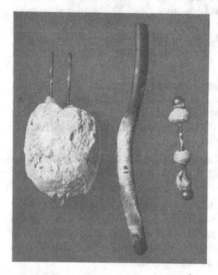

Abb. 305. Blasensteine durch Inkrustation von Fremdkörpern: Haarnadel. Katheterstück, Schlipsnadel. (Chir. Klinik Göttingen.)

V. Fremdkörper in der Harnblase.

Die meisten Fremdkörper gelangen durch die Harnröhre in die Blase. Stets handelt es sich um ein Mißgeschick, sei es, daß dem Arzt ein Katheter oder Bougie abbricht, oder dem Masturbanten das „Ersatzstück" entgleitet und in der Blase verschwindet, Bleistifte, Glasstäbchen, Bohnen, Wachskerzchen, und bei Mädchen Haarnadeln, spielen eine Rolle. Durch Wunden sind Geschosse und Kleiderfetzen, Knochensplitter u. ä. in die Blase gelangt, durch Einbruch Kotsteine, Nähte und Inhalt von Dermoidcysten. Die Fremdkörper überkrusten sehr bald mit Salzen, um so rascher und vollkommener, je stärker die ammoniakalische Harnzersetzung und je ausgesprochener die unausbleibliche Cystitis ist. Wir haben dann die allbekannten Erscheinungen des Blasensteins.

Die *Diagnose* ist mit Hilfe von Cystoskop und Röntgenbild leicht zu stellen; die Cystoskopie erlaubt zugleich ein Urteil über die beste Art der Entfernung.

. Kleine Fremdkörper können mit der Zange entfernt werden, besonders bei Frauen, hier u. U. nach vorsichtiger, stumpfer Erweiterung der Harnröhre. Beim Manne sind freilich besondere Geräte nötig. Wo der Kern klein oder zerdrückbar ist, mag das Verfahren der Steinzertrümmerung mit folgender Ausschwemmung der Trümmer seinen Platz finden, andernfalls die Sectio alta (s. oben.)

VI. Die Geschwülste der Harnblase.

Blasengeschwülste, die uns zu Gesicht kommen, sind fast ausnahmslos epithelialen Ursprungs, also *Papillome* und *Carcinome*, während *Sarkome, Myxome, Myome, Endometriome* zu den Seltenheiten zählen. Entzündliche, traumatische, chemische Reize sind in manchen Fällen ganz offenkundig für die Metaplasie des Blasenepithels und das Werden der Geschwülste mit verantwortlich. Wir kennen z. B. Carcinome bei Teer- und Anilinarbeitern, welche gerade am Auslauf des Harns in der Blase entstehen. Allerdings braucht es dazu vieljähriger Beschäftigung im Sonderberuf. Von den sekundär in die Blase einwachsenden Carcinomen, vom Mastdarm aus beim Manne, von Scheide und Gebärmutter her bei der Frau, ist hier nicht die Rede.

Die *Papillome* treten auf als zottige, polypöse, gestielte Geschwülste, einzeln oder in Mehrzahl; die *Carcinome* zum Teil als blumenkohlähnliche Gewächse

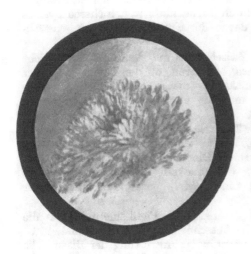

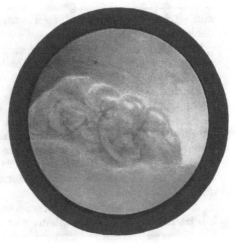

Abb. 306. Rasenförmiges, breitaufsitzendes Blasenpapillom rings um eine Harnleitermündung. Rückfall nach 7jähriger Zwischenzeit am Orte der früheren Geschwulstbildung. (Nach JOSEPH: Lehrbuch der diagnostischen und operativen Cystoskopie. Berlin: Julius Springer 1929.)

Abb. 307. Maligner höckeriger solider Tumor dicht hinter dem Sphincter und zum Teil von ihm verdeckt. (Nach JOSEPH: Lehrbuch der diagnostischen und operativen Cystoskopie. Berlin: Julius Springer 1929.)

(Carcinoma papillomatosum sive villosum, Zottenkrebs) oder als flache, plattenförmige Infiltrate. Zwischen dem Papillom und dem *polypösen Carcinom* gibt es Übergänge, für die selbst feingeweblich keine sichere Scheidelinie gefunden ist. *Klinisch ist bei einem älteren Manne deshalb jedes Papillom als carcinomverdächtig zu erachten.* Der Sitz ist gewöhnlich im Fundus und Trigonum. Der infiltrierende Krebs ist seltener.

Erscheinungen. Blut im Harn, ohne Schmerzen, ist das übliche Anfangszeichen. Ohne besondere Veranlassung, im Gegensatz zu den Blutungen bei Steinen, wiederholt sich die Blutung bald übermäßig, bald nur leicht und verschwindet ohne unser Zutun wieder. Nur ausnahmsweise sind im Harn Geschwulstteile zu finden, es sei denn, daß sie beim Katheterismus gelöst wurden. Lange Zeit bleibt der Harn klar beim *Papillom,* wenn instrumentell die Blase in Ruhe gelassen wird. Beim *Carcinom*

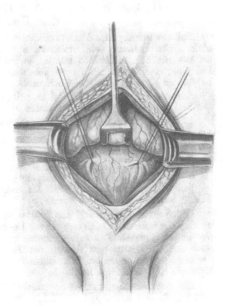

Abb. 308. Sectio alta. Das unverletzte Bauchfell wird durch einen stumpfen Haken nach oben gezogen. Die Blase ist durch zwei Haltefäden angeschlungen und so für die Eröffnung bereit gemacht.

hingegen trübt sich, abgesehen von den Blutungen, der Harn bald durch den Gewebszerfall, die erschwerende Cystitis mit eitrigem, infiziertem Harn setzt ein.

32*

Störungen der Harnentleerung, wie Pollakisurie, Schmerz am Schluß der Harnentleerung mit einigen Blutstropfen, deuten auf eine infiltrierende Geschwulst mit basalem Sitz hin. Der Blasenkatarrh verstärkt die Beschwerden. Als Nebenerscheinungen gesellen sich durch Harnstauung in den Nieren Pyelitis und eitrige Nierenentzündung hinzu, denen der Kranke erliegt, oft, ehe Absiedlungen da sind.

Die *Diagnose* ist in der blutfreien Zwischenzeit mit dem Cystoskop leicht zu stellen; nur ist es mitunter schwierig, zu sagen, ob der Tumor gut- oder bösartig ist. Selbst die Probeausschneidung, die an sich leicht mit dem Operationscystoskop ausführbar ist, und die feingewebliche Untersuchung lassen oft im Stich.

Die *Behandlung* darf angesichts der Tatsache, daß die Hälfte der klinisch als gutartig angesprochenen Zottengeschwülste sich feingeweblich als krebsig entpuppt, keinesfalls eine zuwartende sein. Die Geschwulst muß radikal entfernt werden. Ist sie klein, so mag die endovesicale Abtragung gewählt werden, am besten durch Anwendung von Hochfrequenzströmen mittels einer dünnen Elektrode.

Für größere und mit breitem Grund aufsitzende Papillome und für die infiltrierenden Carcinome bleibt nur die Ausschneidung aus der Wand, u. U. die teilweise Blasenresektion oder die vollständige Ausrottung der Blase. Die Sectio alta bietet für gewöhnlich ausreichende Zugangsmöglichkeit. Mit Rücksicht auf die Neigung zu Impfmetastasen ist elektrochirurgisches Vorgehen angebracht.

VII. Die Neurosen der Harnblase, nervöse Störungen der Harnentleerung.

Bei Schädigung des Blasenzentrums (Conus medullaris und Cauda) sind die Kranken nicht mehr imstande, willkürlich zu harnen. Harndrang ist nicht vorhanden, die Blase ist ausdrückbar, schließlich kommt es bei prallgefüllter Blase zum unablässigen Träufeln. Bei Querschnittsverletzung des Rückenmarks in den höheren Abschnitten finden wir neben der atonischen Blase noch andere Ausfallserscheinungen paraplegischer Art.

Nervöse Blasenstörungen, sei es völlige Lähmung oder Parese oder Dysurie oder Retention, finden wir bei den folgenden Rückenmarkserkrankungen:

1. bei Verletzungen: Querschnittsläsion infolge von Brüchen, Verrenkungen oder Geschwülsten;
2. bei spinaler Meningitis;
3. bei progressiver Paralyse;
4. bei Tabes; Atonie als Frühzeichen, Dysurie und Inkontinenz im späteren Verlauf;
5. bei Syringo- und Hämatomyelie;
6. bei allgemeinen Neurosen. Da haben wir es mit Blasenstörungen verschiedenster Art in buntem Wechsel zu tun.

Der **Neurastheniker** und die **Hysterica** geben Veranlassung zu Beobachtungen merkwürdigster und oft drolligster Art. Beeinflussen doch schon beim normalen Menschen psychische Umstände in unverkennbarer Weise nicht nur die Harnausscheidung, sondern auch Art, Frequenz und Ablauf der Harnentleerung. Bei der engen Verknüpfung mit der Geschlechtssphäre ist freie Bahn für den tollsten Nervenspuk, wo Neurasthenie und Hysterie die Grundlage schaffen.

Die **Enuresis nocturna** — das nächtliche Bettnässen — fällt nur teilweise in das Gebiet der Blasenneurosen; neuerdings wird auf den Zusammenhang mit einer Spina bifida occulta (sacralis) hingewiesen. Bei sonst regelrechten Harnwerkzeugen ist es im wesentlichen eine Krankheit des Kindesalters, häufiger bei Knaben, seltener bei Mädchen, zuweilen bei Erwachsenen; hier selten von der Kindheit her, meist erworben durch Nervenschock (Kriegsneurose). Simulanten sind zu entlarven: Man gibt dem Kranken abends ein gutes Schlafmittel. Der Simulant bleibt im tiefen Schlaf nachts trocken. Beim wirklichen Kranken verschlimmert sich der Zustand eher.

Die Ursachen sind nicht klar. Es kann sein eine Sphincterschwäche, ein erhöhter Tonus des Detrusor, kindliche Unachtsamkeit und Gleichgültigkeit, oder die Folge genitaler oder extragenitaler Reize (Phimose, Balanitis, Onanie, Oxyuren usw.). In manchen Fällen liegt eine verkappte Epilepsie vor.

Die *Behandlung* hat zunächst nach den Ursachen zu forschen und diese zu beseitigen, nicht zuletzt auch erzieherische Maßnahmen mit Beharrlichkeit durchzuführen. Ab 18 Uhr Flüssigkeitsbeschränkung. Nachts wecken. Belladonna intern, der galvanische Strom, epidurale Einspritzungen von Kochsalzlösung oder ½%igem Novocain sind Maßnahmen, die als wirksam empfohlen werden.

C. Die Chirurgie der Vorsteherdrüse und der Samenblasen.

Anatomisch-physiologische Vorbemerkungen. Bei beiden Geschlechtern entstehen im 3. Embryonalmonat aus dem Epithel der Harnröhre nahe der Blase kleine Leisten, die später teils wieder verschwinden, teils zu verschiedenen, um die Harnröhre herum gelagerten Drüsengruppen auswachsen. Von den sich weitgehend zurückbildenden periurethralen oder akzessorischen, submukös gelegenen Drüsen, von denen später — das sei hier vorweggenommen — hauptsächlich die sog. Prostatahypertrophie ausgeht, ist die Hauptdrüse, die Prostata des Pubertätsalters, zu trennen. Etwa mit dem 20. Jahr tritt Ruhe in dieser Entwicklung ein.

Man unterscheidet an der Drüse zwei Seitenlappen und die hintere und vordere Commissur. Unbeständig ist ein zwischen diesen gelegener Mittellappen. Die Prostata, nach ihrer Größe mit einer Edelkastanie, nach ihrer Umrißform mit einem Kartenherz verglichen, ruht mit ihrer Spitze auf dem Diaphragma urogenitale auf und umgibt den Anfangsteil der Harnröhre (Sinus urogenitalis). Als Gewicht der normalen Drüse werden 16—25 g angegeben. (Vgl. hierzu Abb. 293, S. 483.)

Eine fibröse Kapsel deckt sie nach der Mastdarmseite zu ab, während nach der Harnröhre zu eine Schicht von glatten Muskelfasern — der *Sphincter internus* — den Anfangsteil der Harnröhre umlagert. Unterhalb der Prostata, unlösbar verknüpft mit dem Diaphragma, beginnen Schichten transversal verlaufender quergestreifter Muskelfasern des *Sphincter externus*.

In dem an glatten Muskelfasern reichen Stroma der Prostata sind eingelagert 30 bis 50 Drüschen von verzweigt tubulösem Bau, die eigentlichen *Glandulae prostaticae*. Sie haben gesonderte Ausführungsgänge. Besonders bei älteren Männern finden sich darin konzentrisch geschichtete bräunlich-gelbe Körperchen, die Corpora amylacea.

An der Hinterwand der Pars prostatica urethrae liegt der schwellkörperähnliche *Colliculus seminalis* mit den 2 feinen, spaltförmigen Öffnungen der Sinus prostatici sive Uteri masculini. Zu seinen Seiten münden die *Ducti ejaculatorii,* oberhalb der Samenhügel haben die Glandulae prostaticae ihre Öffnungen. Diese Drüsen liefern ein milchiges, schwach alkalisches Sekret, das die Spermatozoen beweglich und befruchtungsfähig erhält. Wahrscheinlich übt die Drüse darüber hinaus noch eine innersekretorische Wirkung aus.

Zwischen den Drüsenschläuchen und der ansehnlichen Muskulatur liegt ein weitmaschiges Lymphgefäßnetz und ein reicher Venenplexus.

Die Nerven, aus dem Nervus erigens und dem Nervus hypogastricus kommend, enthalten motorische, sensible und sekretorische Fasern. Die Vorsteherdrüse spielt nicht nur bei der Blasenentleerung, sondern auch bei der Ejaculation des Samens, die innere Sekretion der Drüse aber für den Gesamtorganismus eine bedeutsame, indessen noch nicht voll aufgeklärte Rolle.

Die *Untersuchung* der Prostata wird am besten vom Mastdarm aus am stehenden, über eine Tischkante gebeugten Kranken vorgenommen. Sonst gibt noch die Urethro- bzw. Cystoskopie Auskunft, besonders bei stärkeren krankhaften Veränderungen.

I. Verletzungen der Vorsteherdrüse.

Sie entstehen durch Pfählung, ferner durch Fremdkörper (Geschosse, Knochensplitter), sind aber bei der geschützten Lage des Organs sehr selten. Die Behandlung hat sich mit der Blutstillung und Ableitung des Harns (Gefahr der Harnphlegmone) zu befassen: Dauerkatheter, oder falls das unmöglich, Urethrotomia externa, Sectio alta.

II. Prostatahypertrophie.

Entstehung. Der sog. Prostatahypertrophie entspricht keine „Hypertrophie" der Prostata als Organ, vielmehr handelt es sich *formalgenetisch* um eine echte *Geschwulstbildung,* die aber ihren Ausgangspunkt nicht von den obenerwähnten Glandulae prostaticae, sondern von den *peri- und paraurethralen Drüsen* aus nimmt. Die Neubildungsvorgänge beginnen unabhängig vom Epithel mit vielfachen geschwulstmäßigen Wucherungen mesenchymalen Gewebes in dem um die prostatische Harnröhre gelegenen Muskelbindegewebsmantel. Beteiligen sich die Drüsen in der Folge an der Wucherung, so pflegen diese schneller zu wachsen als die epithellosen Knotenbildungen. So kann es feingeweblich und auch grob anatomisch zu verschiedenen Bildern kommen. Bald haben wir eine diffuse, bald eine knotige „Hypertrophie". Die ganze Drüse oder die einzelnen Lappen sind von größeren oder kleineren *Adenomen* durchsetzt; auch reine fibromyomatöse Knollenmassen werden beobachtet, wenn die Neubildung primär drüsenlos geblieben ist.

Was die letzten *Ursachen* anlangt, so steht fest, daß die „Prostatahypertrophie" eine ausgesprochene Alterserscheinung ist, die vor dem 50. Lebensjahr kaum vorkommt und nach dem 75. selten mehr neu auftritt. Ihre Entstehung hängt aller Wahrscheinlichkeit nach mit den erst in jüngster Zeit geklärten *innersekretorischen Verhältnissen* der Prostata und der periurethralen Drüsen zusam-

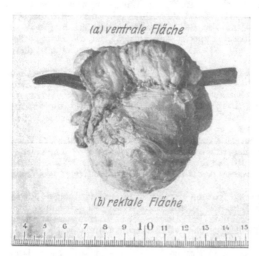

Abb. 309. Sog. Prostatahypertrophie. Operations-präparat. Harnröhre rings von den Adenomknoten kragenförmig umschlossen. Harnröhre durch Katheter bezeichnet. (Chir. Klin. Breslau.)

men. Danach ist die Prostata selbst eine sekundäre Geschlechtsdrüse, die funktionell von der primären Geschlechtsdrüse, also dem Hoden, abhängt. Kommt es zu einem Schwund an Hodeninkret (Kastration, Alter), so bildet sich mit dem teilweisen oder völligen Ausfall an männlichem Keimdrüsenhormon eine Prostataatrophie aus, die sonach den physiologischen End-zustand bei alten Männern darstellt.

Nun hat sich aber gezeigt, daß damit die Wirkung des Hodanausfalles auf sekundäre Geschlechtsdrüsen nicht erschöpft ist. Vielmehr wirkt sich der Ausfall an männlichem Keimdrüsen-hormon auch noch auf das physiologische Gleichgewichtsverhältnis zwischen dem männlichen und dem auch im männlichen Körper vorhandenen weiblichen Keimdrüsenhormon aus. Vermindert sich das männliche Hodeninkret im Alter, so bekommt das weiter-hin gebildete weibliche Keimdrüsen-hormon gewissermaßen das Übergewicht und das Erfolgsorgan, welches darauf besonders stark antwortet, ist

das *Drüsensystem der periurethralen Drüsen*. Diese letzteren stellen wahrscheinlich eine bei den Nagern noch vollausgeprägte, beim Menschen rudimentäre sog. Koagulationsdrüse dar. Im Gegensatz zu den Glandulae prostaticae, die ein rein männliches Gebilde darstellen, ist das Drüsensystem der periurethralen Drüsen bisexuell angelegt und reagiert nun bei Ausfall des männlichen auf das weibliche Keimdrüsenhormon besonders stark. Die adenomatösen Wucherungen der sog. Prostatahypertrophie wären danach nichts anderes, als der Ausdruck der Rückwirkung der periurethralen Drüsen auf die bei einem Teil der alten Männer überwiegende Wirkung weiblichen Keimdrüsenhormons als Folge des funktionellen Ausfalls oder Rückgangs männlicher Keimdrüseninkrete.

Die *pathologische Anatomie* der sog. Prostatahypertrophie geht davon aus, daß die Geschwulstbildung ihren Sitz unmittelbar am Übergang von der Blase auf die hintere Harnröhre hat und diese letztere kragenförmig umgreift (Abb. 309). Es führt dies zu *Rückwirkungen auf sämtliche Harnorgane*. Zunächst einmal wird die *Harnröhre* selbst verlängert, ihre Lichtung wird durch die beiden Seiten-lappen spaltförmig verengt, bei einlappiger Hypertrophie seitlich verdrängt. Bei Ausbildung eines sog. Mittellappens (vgl. Abb. 310) wird die innere Öffnung kappenartig von diesem überlagert. Es entwickelt sich also in jedem Fall ein *rein mechanisches* Hindernis am Übergang von der Blase zur Harnröhre.

Die *Blase* beantwortet die Verengerung ihres Abflußweges, genau so wie der Magen bei der Pylorusstenose oder der linke Ventrikel bei einer Aortenstenose, zunächst mit einer *Hypertrophie der Muskulatur*, kenntlich als Balkenblase (vgl. Abb. 310). Solange dieser Zuwachs an Muskelkraft ausreicht, die Blase trotz des Hindernisses restlos zu entleeren, solange befindet sich der Kranke noch im ersten Stadium mit klinisch nur leichten Mahnzeichen.

Dem Stadium der Hypertrophie der Muskulatur folgt dann bei Zunahme des Abflußhindernisses nach Erschöpfung der Möglichkeit weiterer Muskelhypertrophie das zweite Stadium der *Dilatation,* klinisch die Zeit der unvollkommenen Harnentleerung, kenntlich an dem *Restharn.* Unter Restharn versteht man diejenige Menge Harn, die in der Blase nach dem Wasserlassen, vom Kranken unentleerbar, noch verbleibt.

Bei Fortdauer der Krankheit folgt dem Stadium zunehmender Erweiterung schließlich nach immer zunehmender Überdehnung bei immer größerem Restharn

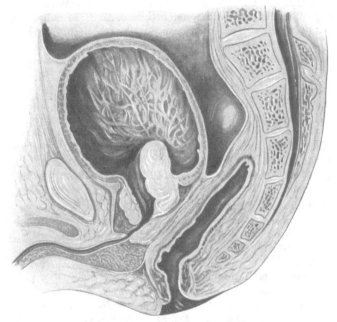

Abb. 310. Sog. Prostatahypertrophie. Großer Mittellappen, Harnröhre verlängert und nach vorn abgeknickt. Balkenblase (Retentio urinae).

das dritte Stadium, das der muskulären *Insuffizienz,* klinisch sich ausprägend als akute vollständige Harnverhaltung.

Mit Harnröhre und Blase sind die Rückwirkungen der Prostatahypertrophie auf die Harnwege jedoch noch nicht erschöpft. Sie hat auch noch Rückwirkungen auf die *Harnleiter.* Das ist zunächst überraschend, denn der Harn fließt ja nicht einfach untätig träge aus dem Nierenbecken in die Blase, sondern wird durch die sehr kräftige Peristaltik der Uretermuskulatur wirksam mit hohem Druck in die Blase hineingespritzt. Nimmt aber mit dem Binnendruck der Blase auch der vesicorenale Rückstau zu, dann werden auch für die Harnleiter nach einem Zwischenstadium der Hypertrophie und der Dilatation — kenntlich im Pyelogramm — *Erscheinungen des Hydroureters* folgen. Tatsächlich gehört es zum Bild der Prostatahypertrophie, daß auch die Harnleiter erweitert und oft genug später insuffizient sind. Dem Hydroureter folgt alsbald die *Hydronephrose* und Störung der Nierenleistung.

Die mechanische Harnsperre hat aber nicht nur mechanische, sondern alsbald auch *pathologisch-physiologische Rückwirkungen* auf Niere, Kreislauf, Herz und auf den Allgemeinzustand. Die *Nieren* antworten auf die Harnstauung mit Störungen nahezu sämtlicher renaler Funktionen. In fortgeschrittenen Entwicklungsstufen leidet die renale Regelung des Wasserhaushaltes; die Nieren brauchen dauernd mehr Wasser, es kommt zu übermäßiger Harnabsonderung (Polyurie), krankhaftem Durst (Polydipsie), stärkerer Harnabsonderung bei Nacht (Nykturie); im Spätstadium dann umgekehrt, als Folge der Nierenschädigung, zu Austrocknungserscheinungen, trockener Zunge, starkem Durst usw. Es leidet aber ebenso die Regelung des Salzgehaltes im Harn und insbesondere die Konzentrationsfähigkeit der Nieren. Damit ändert sich wiederum auch die Reaktion des Blutes. Besonders aber antworten die Nieren auf die Harnstauung mit Störungen bei der Ausscheidung der aus dem Eiweißstoffwechsel stammenden stickstoffhaltigen Stoffwechselschlacken, die dann in steigend ungenügendem Maße ausgeschieden werden, so daß es zu einem Ansteigen der stickstoffhaltigen Harnbestandteile im Serum und damit zu der Gefahr der Suburämie und später der *Urämie* selbst kommt; ist ja hinsichtlich der Eiweißstoffwechselschlacken die Niere durch kein anderes Organ ersetzbar.

Bedenkt man, daß das Herz durch die Nieren ungefähr die gleiche Menge Blut wie durch die Gliedmaßen treibt, so ist es kein Wunder, daß auch *Herz und Blutdruck* auf die Widerstandsvermehrung im Filtergefüge der Nieren rückwirken; müssen ja schon beim Gesunden, um 1500 ccm Harn zu erzeugen, 1500 l Blut je Tag durch die Nieren durchgepumpt werden, um die Harnausscheidung zu gewährleisten. Herz und Kreislauf beantworten also die Mehrbelastung durch die Störung der Nierenleistung stets mit einer Steigerung des Blutdrucks. Erst der gesteigerte Blutdruck vermag die Harnausscheidung wieder zu steigern und die Ausscheidung der Stoffwechselschlacken zu erzwingen.

In fortgeschrittenen Entwicklungsstufen leidet auch der *Allgemeinzustand* sowohl durch die Blutdrucksteigerung als auch durch die suburämische Beschaffenheit des Blutes, durch die Austrocknung der Gewebe, durch die Alkalose des Blutes usw. Es stellen sich dann septische Erscheinungen, Appetitlosigkeit, Erbrechen, Durstgefühl ein, so daß gelegentlich eher an einen Magenkrebs als an eine „Prostatahypertrophie" gedacht wird.

Die *klinischen Erscheinungen* bestehen demnach im wesentlichen in einer zunehmenden *Erschwerung der Harnentleerung*, in *Harnverhaltung*, den dadurch heraufbeschworenen Gefahren der *Infektion der Harnwege* und schließlich in der *Rückstauung des Harns* ins Nierenbecken mit nachfolgender Niereninsuffizienz und *Urämie* oder — im Falle der Infektion der Harnwege — der *Urosepsis*.

Im gewöhnlichen Krankheitsverlauf unterscheiden wir *3 Abschnitte,* die am Kranken nicht immer ganz streng zu trennen sind.

Das *erste, prämonitorische Stadium* oder das Reizstadium ist gekennzeichnet durch zunehmendes Bedürfnis zur Harnentleerung, vor allem des Nachts (oft auch verbunden mit unangenehmen Erektionen). Während tagsüber der Harndrang stark auftritt und zu sofortiger Entleerung der Blase (meist nur 50 bis 150 ccm) drängt, muß nachts der Prostatiker erst etwas warten, ehe der Harn in Fluß kommt. Der Strahl ist abgeschwächt und verdünnt, ohne daß die Anwendung der Bauchpresse wesentlichen Einfluß darauf hätte.

In der ersten Zeit vermag die Blase dank des kräftigen Detrusors die der Entleerung entgegenstehenden Hindernisse zu überwinden; sie wird am Schlusse der Miktion vollkommen leer.

Verschiedenartige Verhältnisse und Umstände vermögen die Unannehmlichkeiten zu bessern oder zu verstärken. So wirken sitzende Lebensweise, Stuhlverstopfung, Exzesse in Baccho et Venere, Wagen- und Eisenbahnfahrten, Erkältungen (besonders nasse und kalte Füße) infolge der venösen Stase in allen

Beckenorganen, vielleicht auch infolge ungünstigen Einflusses auf das Rückenmark, schädigend, während andererseits ausreichende Bewegung, Wärme, blande Diät den Zustand erträglich gestalten.

Dieser im ganzen wenig belästigende Zustand kann verschieden lange dauern, oft jahrelang, und kann sogar bestehen bleiben.

Man lasse sich nicht durch Miktionsbeschwerden, welche durch eine Harnröhrenverengerung, durch eine Blasengeschwulst oder durch nervöse Störungen, wie sie bei Tabes und Myelitis vorkommen, täuschen!

Der *zweite Abschnitt*, der Zustand der zunehmend überdehnten Blase, ist durch mechanische Behinderung des Harnabflusses, verstärkt durch Erschlaffung der Blasenmuskulatur, sowie den zunehmenden *Restharn* gekennzeichnet.

Nach wie vor ist der nächtliche Harndrang störend und schlafraubend, auch tagsüber besteht Pollakisurie. Jetzt aber wird die Blase nach dem Wasserlassen nicht mehr leer, es bleibt ein Rest zurück, der anfangs nicht mehr als 20—50 bis 100 ccm beträgt, später entsprechend dem Mißverhältnis der Kräfte zwischen dem Hindernis und dem Detrusor auf 200—500 ccm ansteigt (Feststellung durch Katheter unmittelbar nach dem selbsttätigen Wasserlassen).

Die vorgenannten, für den Prostatiker schädlichen Umstände (kalter Trunk, ein Festessen oder eine Familienfeier mit reicherem Alkoholgenuß, Wagenfahrten usw.) bedingen urplötzlich ein Unheil: die akute völlige Harnverhaltung als Folge der Insuffizienz der immer mehr durch den steigenden Restharn überdehnten Blasenmuskulatur.

Die plötzliche vollständige *Harnverhaltung* eröffnet in alarmierender Form den folgenschweren *dritten Abschnitt* im Ablauf des Leidens. Die immerzu wiederholten vergeblichen Anstrengungen, den Harn zu entleeren, der ständig zunehmende, quälende Drang, die krampfartigen Schmerzen, der reflektorisch ausgelöste Stuhldrang steigern Angst und Unruhe des Kranken derart, daß ihm der kalte Schweiß auf der Stirn steht und er, der Ohnmacht nahe, die erbetene ärztliche Hilfe bangend herbeisehnt. Mit ein- oder mehrmaligem richtig durchgeführtem Katheterismus und einigen warmen Bädern ist dieser Zustand zwar gewöhnlich bald behoben, aber die Sorge wegen einer Wiederholung klingt beim Kranken nach, den besorgten Hausarzt aber beunruhigt das Gespenst der *Infektion der Harnwege*, zunächst in Gestalt der Cystitis. Es braucht wohl keiner langen Worte, um klarzumachen, daß der *Infekt* der Harnwege eine entscheidende, oft genug *tragische Wendung im Krankheitsgeschehen* bedeutet.

Der akuten vollständigen Harnverhaltung mit ihren scharf ausgeprägten Äußerungen steht die chronische Retention mit Inkontinenz und *Ischuria paradoxa* gegenüber: Das Paradoxe des Zustandes liegt darin, daß der Kranke unwillkürlich tropfenweise Harn verliert ("Harnträufeln"), daß aber trotzdem die Blase übervoll zum Platzen gefüllt ist. Es kommt notwendigerweise zum Rückstau von der Blase durch die inzwischen gleichfalls insuffizient gewordenen Harnleiter (Hydroureter!) ins Nierenbecken und von der Hydronephrose durch zunehmende Nierenschädigung zur schleichenden *Harnvergiftung:* Appetitlosigkeit, Stuhlträgheit, quälender Durst, erhöhter Blutdruck und um ein Vielfaches vermehrter Reststickstoff im Blute. Die Kranken magern ab und verfallen körperlich und geistig. Kein Wunder, wenn der Arzt zunächst an ein verstecktes Krebsleiden denkt. Erst die sorgfältige Betastung des Leibes deckt die fast bis auf Nabelhöhe erweiterte und prall gefüllte Blase auf. Auch sie wird übrigens manchmal für einen "Tumor" gehalten, bis ein unter peinlicher Asepsis eingeführter Katheter und vorsichtige, in Absätzen vorgenommene Entleerung die Lage klärt und rasch die genannten Magen-, Darm- und die urotoxischen Erscheinungen bessert, wenn die Behandlung jetzt richtig fortgesetzt wird. Immerhin hat dieser Zustand für die Vorhersage eine ernste Bedeutung; er zeugt von einer bedenklichen Herabsetzung der Widerstandsfähigkeit des Körpers, vor allem der Nierentätigkeit. Das Verhängnis rollt um so schneller ab, je früher die *schwerstwiegende Verwicklung* des Prostataleidens überhaupt, die *Infektion der gestauten Harnwege,* einsetzt. Kenntlich an der Trübung des Harns, seinem entzündlich eitrigen Sediment, dem kulturellen Nachweis von Bakterien, den häufigen Fieberschüben („Harnfieber") bestimmt sie von nun an Diagnostik, Behandlung und Vorhersage.

Unter den *Verwicklungen,* die im 2. Stadium vorkommen, ist zu nennen die auffallende und nicht leicht zu klärende Erscheinung der *Polyurie* (3—4 l, ja bis 7 l in 24 Stunden), oft nur als nächtliche Polyurie. Sie wird als Nierenreizung durch Drucksteigerung oder aber als Versuch des Körpers, die verlorengegangene Konzentrationsfähigkeit der Nieren durch erhöhte Wasserausscheidung (daher auch die Polydipsie) und damit Ausscheidung der harnfähigen Stoffe auszugleichen, gedeutet.

Spontane *Harnblutungen* sind selten, kommen aber vor. Sie entstammen geplatzten Venenerweiterungen des Plexus vesicalis. Häufiger finden sie sich im Anschluß an den Katheterismus der übervollen Blase, auch abgesehen von einer unmittelbaren Verletzung oder Bildung eines falschen Weges. Sie wurden früher als Haemorrhagia ex vacuo bezeichnet; heute wissen wir, daß sie als Rhexisblutungen der Capillaren die Folge der Hyperämie sind, die in der überdehnt gewesenen Blase nach plötzlicher Entleerung auftritt.

Cystitis ist meist die Folge des Katheterismus, spontan bei Inkontinenz und oft auch schon im ersten Abschnitt. Bei der außerordentlichen Empfindlichkeit der Blasenschleimhaut des Prostatikers pflegt die Cystitis, solange das Abflußhindernis besteht, nicht mehr völlig auszuheilen; sie ist nur zu bessern (s. Cystitis, S. 490). Ebenso steht es leider mit der aufsteigenden *Nierenbeckenentzündung* und der chronischen *Pyelonephritis.* In beiden Fällen pflegen akute Nachschübe häufig zu sein. Nicht selten kommt es in der cystischen Blase des Prostatikers schließlich noch zur Bildung von Phosphatsteinen.

Epididymitis als Folge der durch den Katheter erzeugten Urethritis und sekundär der Cystitis ist eine weitere lästige und häufige Verwicklung.

Wie ist nun der *Gang der Untersuchung,* wenn der Arzt mit gutem Gewissen sagen will, der Prostatiker sei ausreichend durchuntersucht?

Meist ist die *Vorgeschichte* schon so kennzeichnend, daß sich allein auf ihr die Verdachtsdiagnose aufzubauen vermag. Es wird diesbezüglich auf die oben geschilderten Erscheinungen der 3 Abschnitte verwiesen. Die objektive *Diagnostik* beginnt mit der *Untersuchung* vom Mastdarm aus. Sie gibt Auskunft über Form, Größe, Konsistenz der Vorsteherdrüse und über die Verschieblichkeit der Schleimhaut. Sie ist auch wegen der Differentialdiagnose gegenüber dem Prostatacarcinom und gegenüber der Prostatitis unentbehrlich. Fühlt man statt der ungefähr kastaniengroßen regelrechten Prostata ein wesentlich vergrößertes, bis apfelgroßes, derbes Gebilde, beiderseits gleich symmetrisch ausgebildet, nach unten zu nahe an den Anus heranrückend, oben mit dem Finger an seiner obersten Kuppe kaum erreichbar, seitlich nahe an die beiden Beckenhälften heranreichend, so ist die Diagnose „Prostatahypertrophie" bereits so gut wie gesichert. Man vergesse nicht die *Betastung des Leibes.* Immer wieder wird die bis zum Nabel stehende Blase übersehen oder falsch gedeutet.

Die chemische, mikroskopische und die unbedingt notwendige bakteriologische *Harnuntersuchung* klärt schnell auf, ob bereits ein Infekt vorhanden ist und was für allenfalls durch die Behandlung (s. o.) beeinflußbare Bakterien im Spiele sind.

Ein grundlegend wichtiges diagnostisches Hilfsmittel ist der *Katheterismus.* Man könnte einwenden, warum katheterisieren, wenn der Katheterismus schwierig und wegen der Infektion der noch nicht infizierten Blase vielleicht bedenklich ist. In Wirklichkeit ist aber der Katheterismus unentbehrlich, einmal wegen der nur durch ihn zu fällenden *Differentialdiagnose gegenüber Strikturen* — selbstverständlich mit ähnlichen Erscheinungen, wie sie eine prostatische Verengerung der Harnröhre hervorzurufen vermag —, sodann aber unbedingt wegen der Frage, ob ein *Restharn* vorhanden ist oder nicht und insbesondere auch, wie groß die Menge des Restharns ist. Nur der Restharn, unmittelbar nach dem Wasserlassen durch Katheter gewonnen und gemessen, gibt einen objektiven Maßstab dafür, ob sich der Kranke noch im ersten Abschnitt der Dysurie oder im zweiten Abschnitt der Dilatation der Blase oder bereits unmittelbar vor dem dritten Abschnitt der drohenden Insuffizienz der Blasenmuskulatur befindet.

Gegebenenfalls wird man auch eine *intravenöse Pyelographie* anfertigen. Sie gibt uns Auskunft, ob bereits eine Hydronephrose bzw. beginnende Niereninsuffizienz besteht, insbesondere liefert das Pyelogramm gleichzeitig auch ein *Cystogramm*, welches zeigt, wieweit die Blase über den Beckenboden hochgedrängt ist und insbesondere, wie weit die Knollen der Prostatageschwulst in die Blasenlichtung vorspringen. Meist liegt die Blase nur wie eine Haube über der als Aussparung sichtbar in die Blase vorspringenden, besonders endovesical entwickelten Prostata. Auch ein Mittellappen, gegebenenfalls auch Blasensteine, kommen auf diese Weise gar nicht selten gut zur Darstellung.

Eine weitere Frage ist die: Soll man den Prostatiker *cystoskopieren* oder nicht? Es ist zuzugeben, daß das cystoskopische Bild der Prostatahypertrophie mit den vor dem Cystoskop auseinanderweichenden Seitenlappen, besonders auch wegen eines vom Mastdarm aus nicht faßbaren Mittellappens eindrucksvoll ist. Es ist aber andererseits zu bedenken, daß die Diagnose Prostatahypertrophie niemals von der Cystoskopie als solcher allein abhängt. Es kommt hinzu, daß die Cystoskopie bei der Vorsteherdrüsenvergrößerung für den Kranken wesentlich lästiger ist und daß sie nicht selten eine Verschlimmerung der Entleerungsschwierigkeiten mit sich bringt. Man steht daher auf dem Standpunkt, daß die Cystoskopie erlaubt, aber im allgemeinen nicht erforderlich ist. Noch am häufigsten ist sie angezeigt, sofern sie im Dienst der Differentialdiagnose gegenüber dem Prostatakrebs gleich zur Einleitung der endoskopischen elektrischen Prostataresektion (s. u.) dient.

Neben diesen Verfahren der Harnuntersuchung, der Abtastung vom Darm aus, des Katheterismus und des Pyelogramms sind jedoch noch *Untersuchungen, die uns über die pathologisch-physiologischen Rückwirkungen* auf Niere, Herz, Blutdruck usw. unterrichten, erforderlich.

Wichtig ist die *Blutdruckmessung.* An und für sich geben die Blutdruckwerte keinen alleinigen Maßstab für die Herz-, Nieren- oder Kreislaufbelastung, da ja eine Hypertension auch auf arteriosklerotischer oder sonstiger Grundlage beruhen kann. Beim Prostatiker wird man jedoch im allgemeinen gut daran tun, jede Steigerung auf die Prostatahypertrophie selbst ursächlich zu beziehen. Die Blutdruckwerte sind wichtig für die Anzeigenstellung zur Operation, insbesondere als objektive Gradmesser des Wertes und Erfolges der so bedeutungsvollen Vorbehandlung zur Operation (s. u.). Das Absinken hoher Werte gleichzeitig und gleichsinnig mit den eine Besserung der Nierentätigkeit anzeigenden Verfahren (s. u.) erhöht die Aussichten der Operation ganz außerordentlich.

Von grundlegender Bedeutung ist die *Bestimmung des Reststickstoffes bzw. des Harnstoffes im Blute.* Man versteht unter Reststickstoff denjenigen Stickstoff, der nach Enteiweißung des Blutplasmas noch übrigbleibt, und der Reststickstoff — durchschnittlich 25—30 mg-% — ist wesensgleich mit den durch die Nieren auszuscheidenden Stoffwechselschlacken. Die Bestimmung des

Reststickstoffes gibt uns also an, ob eine Zurückhaltung harnfähiger Stoffe vorhanden ist und wie groß der Grad der Gefahr der Harnvergiftung (Rest-N = 90—150 mg-% und mehr) selbst ist. Sie gibt uns zugleich aber auch einen wichtigen und zuverlässigen Maßstab für den Erfolg unserer therapeutischen Bemühungen, insbesondere bei der Vorbehandlung zur Operation. Wegen der Umständlichkeit und der langen Dauer ihrer Bestimmung kann die Rest-N-Bestimmung für den praktischen Kliniksgebrauch auch durch die *Bestimmung des Harnstoffs im Blut* — in der Regel 30—40 mg-% — ersetzt werden.

Neben der Ausscheidung der stickstoffhaltigen Stoffwechselerzeugnisse spielen aber auch andere Nierenleistungen, vor allem die für den Wasser- und Salzhaushalt des Körpers, eine wichtige Rolle. Beide zugleich zu prüfen, dient die ebenso wichtige wie einfache Leistungsprüfung der Nieren, der Volhardsche *Wasser- und Konzentrationsversuch.*

Technik. Der Kranke trinkt morgens um 7 Uhr 1½ l Tee. Bei Bettruhe und vollkommener Sperrung aller weiteren Flüssigkeitszufuhr (Trockenkost) wird die Flüssigkeitsausscheidung bis abends 7 Uhr alle 2 Stunden und dann die Nachtmenge von 7 Uhr abends

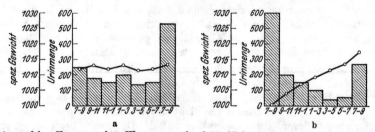

Abb. 311a und b. Volhardscher Wasserversuch: 2stündliche Prüfung der Wasserausscheidung (Harnmenge) und der Konzentrationsfähigkeit (spez. Gewicht) in den ersten 24 Stunden nach Aufnahme von 1500 ccm Tee. a zu Beginn (Isosthenurie!), b nach Abschluß der Vorbehandlung. (Chir. Klinik Breslau.)

bis zum nächsten Morgen um 7 Uhr gemessen und zu gleicher Zeit das spezifische Gewicht der einzelnen Portionen bestimmt. Die Wassermengen (regelrechte Werte (Abb. 311 b) zeigen die Tätigkeit der Wasserausscheidung an, während gleichzeitig der Anstieg des spezifischen Gewichtes einen Maßstab für die Konzentrationsfähigkeit der Nieren abgibt. Die Abb. 311 zeigt den zweimaligen Versuch bei einem schwer niereninsuffizienten Prostatiker a) zu Beginn der Behandlung (Abb. 311a und b) den Grad der Besserung durch die Vorbehandlung (Abb. 311b), letzteres zugleich als Maßstab eines regelrechten Wasserversuches.

Selbstverständlich muß die sonstige *Allgemeinuntersuchung* noch andere Ursachen für eine Dysurie ausschließen, insbesondere auf Tabes, Myelitis, Syringomyelie und andere neurologische Ursachen von Harnentleerungsstörungen fahnden und sonstige Krankheitsbilder wie Myokardschäden, Hypertonie, Diabetes, die eine Gegenanzeige gegen eine eingreifende Behandlung abgeben, erkennen.

Behandlung. Die Behandlung der Prostatahypertrophie ist eine ebenso verantwortungsvolle wie dankbare. Die Gefahren, denen der Prostatiker ausgesetzt ist, werden im allgemeinen unterschätzt. Wenn man aber bedenkt, daß bei Männern über 65 Jahren die Prostatahypertrophie an dritter Stelle unter den Todesursachen steht, so erkennt man daraus, daß die Zahl der Gefahren, denen die Kranken ausgesetzt sind, eine unverhältnismäßig große ist. Die Behandlung steht daher stets unter dem Gesichtspunkt besonders hoher Verantwortung, nicht nur wegen der großen Zahl schwerer Verwicklungen, sondern auch wegen der unverhältnismäßig hohen Sterblichkeit bei zu später oder fehlerhafter Behandlung.

Im *ersten Abschnitt* der Dysurie, in dem das Hindernis noch durch die Hypertrophie der Blasenmuskeln überwunden wird, hat sich die Behandlung im wesentlichen mit der Verhütung von Schädlichkeiten zu beschäftigen und vorzuschreiben: Reizlose, vornehmlich lacto-vegetabile Kost, Einschränkung des Fleisch- und Alkoholgenusses, Vermeidung von kalten Getränken, aber auch von warmen alkoholischen jeder Art, abends nach 18 Uhr möglichste Einschränkung jeder Flüssigkeitszufuhr, warme Bäder, wollene Leibbinde, warmes, wasserdichtes Schuhzeug; Harn nie mit Gewalt zurückhalten. Bei Tenesmen schmerzlindernde Mittel, wie Antipyrin 1—2 g oder Extr. belladonnae 0,02 mit 0,03 Extr. opii in Stuhlzäpfchen.

Von *Röntgenbestrahlung* haben wir auch bei den weichen Formen nicht viel Gutes gesehen; wenn überhaupt, dann nur im Beginn des Leidens. Wahrscheinlich sind die Röntgenstrahlen nur in der Lage, die begleitenden entzündlichen und kongestiven Reizzustände vorübergehend zu bessern. Auch von der Injektionsbehandlung mit Pregl-Pepsinlösung (PAYR) darf man sich nicht viel versprechen. Die heute viel — vielzuviel! — geübte *Hormontherapie* (männliches Keimdrüsenhormon, wie Testoviron u. dgl.) hat theoretisch höchstens ihr Recht als vorbeugende Maßnahme im Alter. Bei bereits ausgebildetem Adenomknoten versagt sie nach unseren unfreiwilligen Erfahrungen mit dieser von anderer Seite geübten Behandlung völlig. Sie hat außerdem noch die Gefahr der Verzettelung wertvoller Zeit.

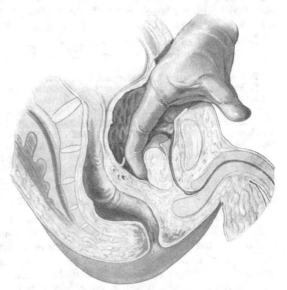

Abb. 312. Ausschälung der Prostata durch den Sectio alta-Schnitt (s. Abb. 308) und nach Spaltung der Prostatakapsel. Der im Rectum liegende Zeigefinger der linken Hand ist der besseren Übersichtlichkeit wegen nicht gezeichnet.

Im *zweiten Stadium*, des Restharns, tritt die *Katheterbehandlung* in ihr Recht. Sie hat den Zweck, die Blase völlig zu entleeren, dadurch die Gefahr weiterer Überdehnung zu vermindern und insbesonders dem Blasenmuskel seine volle Kontraktionskraft wieder zurückzugewinnen. Bei größeren Mengen von Restharn (über 100 ccm) muß unter peinlich aseptischen Vorsichtsmaßregeln der Katheter öfter angelegt werden (mindestens ein- oder zweimal wöchentlich), vor allem, wenn Beschwerden und Cystitis vorhanden sind. Selbstverständlich wird man, wenn man schon zum Katheter greifen muß, mit dem Katheterismus zur Beseitigung des Restharns zugleich die Cystitisbehandlung (s. o. S. 493) mit Blasenspülungen und Harnantisepticis (s. S. 493) verbinden.

Oft gelingt es, vor allem durch den regelmäßigen Katheterismus, der Blase wieder ihre volle Kontraktionsfähigkeit und damit die völlige Entleerung zu verschaffen und manchen Prostatiker, zum mindesten für einige Zeit, wieder in das Stadium I zurückzubringen. Dann und nur dann und nur, solange dies gelingt, ist die Katheterbehandlung erlaubt. Wenn aber der Katheterismus versagt, ein Restharn bleibt, oder wenn die Infektion zu beginnenden Nierenstörungen führt, tritt bereits im ersten Stadium die operative Behandlung (s. u.)

in ihr Recht, weil dann die Gefahren des Wartens und der konservativen Behandlung um ein Vielfaches größer werden als die der Operation.

Das *dritte Stadium* ist erreicht, sobald es zur ersten akuten *Harnverhaltung* kommt. Diese vollständige Harnverhaltung ist ein Sturmruf für den Kranken, sie sollte es erst recht für den Arzt sein. Nicht nur, daß der Arzt alles stehen und liegen lassen und zum Prostatiker mit Harnverhaltung wie zu einer eiligen Geburt mit großer Schnelligkeit eilen soll, es muß ihm auch ein Sturmruf sein, daß jetzt aktiv gehandelt werden muß, beträgt ja die Sterblichkeit des Prostataleidens von dieser Zeit an bei Nichtoperation auf die Dauer besehen 50 v. H. und darüber.

Beim *Katheterismus akuter Harnverhaltung* muß sich der Arzt klar sein, daß Ruhm und Ruf auf dem Spiele stehen, wenn er nicht zum Ziel kommt oder gar durch einen „falschen Weg" oder Blasenblutung ungünstige Verhältnisse schafft. Der Arzt muß also die Lage unter allen Umständen meistern.

Dazu bedarf es der Kenntnis einiger wichtiger technischer Einzelheiten:

1. Der Kranke bekommt als erstes *Morphium* 0,01—0,02, wie bereits auf S. 486 ausgeführt.

2. Der Kranke wird entsprechend *gelagert*.

3. Braucht man einen geeigneten *Katheter*. Der gewöhnliche NÉLATON-Katheter (Abb. 323c) reicht meist nicht aus, Metallkatheter sind gefährlich (Falscher Weg!), der MERCIER-Katheter (Abb. 323b) hat ein zu kurzes Ende. Am besten gelingt der Katheterismus mit dem TIEMANN-Katheter (Abb. 323a), dessen länger ausgezogene Spitze dem gewundenen Verlauf der Harnröhre folgt und sich mit seiner Spitze immer an der Vorderwand hält. Es ist besser, die überfüllte Blase nicht auf einmal zu entleeren, sondern zunächst nur so viel abzulassen, bis der Blasenscheitel hinter der Symphyse verschwindet, den Katheter gestöpselt oder abgeklemmt liegen zu lassen und den Rest dann in mehrstündigen Pausen zu entleeren. Es kommt sonst leicht zur Rhexisblutung der vorher druckanämischen und sodann durch reaktive Hyperämie prallst gefüllten Capillaren mit unangenehmer, tagelang andauernder und den Kranken schwächender capillärer Blutung.

Wenn nun aber der Katheterismus nicht gelingt (Striktur! Falscher Weg! Mißgeschick!), so muß trotzdem der Arzt die Lage meistern. Das letzte Mittel ist dann die bei prallst gefüllter Blase technisch einfache *capilläre Blasenpunktion:* In örtlicher Betäubung Punktion der Blase mit einer gewöhnlichen Lokalanästhesienadel, genau in der Mittellinie, unmittelbar über der Schambeinfuge mit senkrecht eingestochener oder leicht nach oben gerichteter Nadel. Die capilläre Blasenpunktion entleert die Blase sehr schonlich. Sie kann notfalls wiederholt werden. Oft genug gelingt jetzt infolge der Abschwellung der Vorsteherdrüse der Katheterismus anschließend, auch wenn er vorher nicht gelungen ist.

Schon im zweiten, stets aber im dritten Stadium kommt, schon allein wegen des auf die Dauer meist nicht zu verhütenden Infektes, der Augenblick, wo die *operative Behandlung* in ihr Recht tritt, sofern nicht der Kranke seinem Leiden erliegen soll. Die *Anzeige zur Operation* ist gegeben, sobald ein dauernder Restharn nicht zu beseitigen ist, sobald es zu einem Infekt der Harnwege gekommen ist und stets dann, wenn der Kranke auf ständigen Katheterismus angewiesen ist. Voraussetzung ist in jedem Fall die *vorherige* Beseitigung von Nierenstörungen durch eine entsprechende Vorbehandlung (s. u.). *Gegenanzeige* gegen eine Operation sind schwererwiegende anderweitige Organleiden wie Myokardschäden, Emphysembronchitis, schwerere Arteriosklerose, Diabetes, Hypertonie von 200 mm Hg und darüber u. ä. Es sind das Fälle, in denen bei nur noch kurzer Lebenserwartung nichts übrigbleibt, als ihnen die saubere Durchführung des *Selbstkatheterismus* beizubringen oder Angehörige dazu anzulernen.

Bei der operativen Behandlung steht im Vordergrund der wesentlich gebesserten Erfolge die *Vorbereitung für die Operation*. Während früher erst der Krankheitsherd ausgerottet und die Heilung sodann dem Körper mit einem

mehr oder minder hohen Risiko überlassen wurde, geht der oberste Grundsatz
der Vorbereitung heute dahin, die Operation gewissermaßen als Krönung der
Behandlung erst dann auszuführen, wenn *zuvor* sämtliche Folgen der Harnstauung für Nieren, Kreislauf, Herz und Allgemeinzustand restlos beseitigt sind.

Das ebenso einfache, wie wirksame Zaubermittel der Vorbereitung ist der
lange genug liegende *Dauerkatheter.* Er umgeht mit einem Schlage ohne jeden
blutigen Eingriff das Hindernis für die Harnstauung, er
entleert die Blase bis auf den letzten Tropfen, die Blase
gewinnt ihr Kontraktionsvermögen zurück, Hydroureter
und Hydronephrose bilden sich schnell zurück und die
Nieren werden entlastet und erholen sich. Der Dauerkatheter bleibt — nötigenfalls über Wochen! — liegen,
bis der Blutdruck um 30—40 mm abgesunken, der Reststickstoff zur Regel zurückgekehrt und der VOLHARDsche
Wasserversuch regelrecht geworden ist. Dann haben wir
es zum Schluß nur noch mit der „Prostata" und nicht
mehr mit den Prostatafolgen zu tun. Selbstverständlich
wird der Dauerkatheter gleichzeitig dazu benutzt, um —
außer durch Harnantiseptica — durch 4—5malige Blasenspülungen am Tag auch die Infektion der Harnblase soweit
als möglich zu bessern.

Das ideale Verfahren nach Abschluß der Vorbereitung
ist die radikale sog. *Prostatektomie.* In Wirklichkeit wird
dabei nicht das Organ der Prostata „ektomiert", vielmehr
bildet die senil atrophische Prostata, durch die Geschwulst-
knoten gewissermaßen an die Wand gedrückt, die sog. chirurgische Kapsel, die nicht mit entfernt wird. Die Radikaloperation besteht vielmehr in einer völligen Ausschälung
der Adenome der periurethralen Drüsen. Dabei ist es grundsätzlich gleich, ob diese Ausschälung der Adenomknoten aus
ihrer Kapsel technisch *vom Damm her* (YOUNG, VÖLCKER)
oder von einem suprapubischen Aponeurosenquerschnitt aus
transvesical (FREYER) vorgenommen wird. Beide Verfahren
haben ihre besonderen Vorteile und Nachteile. Wir ziehen
das suprapubische vor. Die Operation läßt sich leicht in
örtlicher Betäubung + Ätherzusatz oder Evipanbetäubung
ausführen, dauert nur 15—20 Minuten und schafft den
verwicklungsärmsten Verlauf.

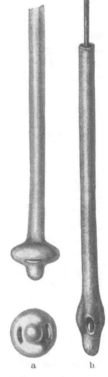

Abb. 313. PEZZER-Ka-
theter. a Entspannt.
b Über einer Leitsonde
(Mandrin) zur Ein-
führung gestreckt.

Dank der Vorbereitung sind die Fälle mit Tod an Anurie
heute praktisch völlig geschwunden, die an Urämie äußerst
selten geworden, desgleichen die Fälle mit Versagen von Herz oder Kreislauf.
Die Operation hat im Verhältnis zu der *Sterblichkeit* bei nur abwartender Behandlung von 50—60 v. H. mit 5—8 v. H. eine für das meist hohe Alter niedrige
Sterblichkeit. Besonders ins Gewicht fällt, daß die erst einmal erfolgreich operierten Kranken sich ganz hervorragend erholen, so ausgezeichnet, daß eine
Zeitlang die Frage einer Verjüngung durch die Prostatektomie erörtert wurde.
Die erfolgreich prostatektomierten Kranken gehören zu der dankbarsten Gruppe
von Patienten. Sie sind um so dankbarer, je länger sie vorher Sklaven ihres
Katheters gewesen sind. Die wesentliche Besserung der Erfolge rechtfertigt
die Frühoperation auszuführen, sobald der fortschreitende Verlauf des Leidens
klar zutage liegt.

Immerhin bleibt ein Rest von Fällen, bei denen, besonders nach schwerem
und lang dauerndem Infekt, der Reststickstoff im Blut und der Wasserversuch

nicht zur Regel zurückkehren oder bei denen schwere Arteriosklerose, Herz-muskelentartung, Schlaganfälle o. ä. eine Gegenanzeige abgeben. Bei diesen Fällen, bei denen aus irgendeinem Grunde die radikale Prostatektomie nicht mehr möglich ist, tritt die *elektrochirurgische Prostataresektion* auf transurethralem Wege in ihr Recht. Es wird dabei durch ein besonderes Operationscystoskop mit einer Schlinge elektrochirurgisch so viel Gewebe von dem Knoten abgehobelt, bis unter der Sicht des Auges der Abfluß völlig frei ist. Die Kranken werden auf diese Weise restharnfrei gemacht und können bei geringerem Operationswagnis (2—3 v. H. Sterblichkeit) palliativ wesentlich gebessert werden. Besonders be-währt sich das Verfahren bei isoliertem Mittellappen. Ungünstig sind große, weiche Seitenlappen. Die Elektroresektion hat insbesondere auch die früher viel ausgeführte *Blasenfistel* weitestgehend überflüssig gemacht, ebenso den auf die Dauer gleich lästigen Verweilkatheter. Ihren Vorteilen steht als Nachteil gegen-über, daß der Eingriff stets unradikal und infolgedessen durch unvollkommene Heilungen, Rückfälle und weniger sichere Dauerergebnisse belastet ist.

Die dauernde *suprapubische Blasenfistel* mit eingelegtem Pezzer-*Katheter* (s. Abb. 313) bedeutet mehr neue Qualen als Nutzen. Sie wird heute nur noch sehr selten und da meist nur als Voroperation zur sekundären Prostatektomie ausgeführt.

Ergänzend soll noch erwähnt werden, daß früher eine Zeitlang die beider-seitige *Unterbindung des Vas deferens* (sog. Duktusligatur) als Palliativoperation geübt wurde. Einen entscheidend bessernden Einfluß auf das Prostataleiden hat sie nicht. Sie ist jedoch viel empfohlen als sicher vorbeugendes Mittel, um bei bestehendem Infekt eine sekundäre, lästige Epididymitis purulenta zu ver-meiden.

Die ausgezeichnete funktionelle Diagnostik, die darauf aufbauende Vor-bereitung vor der Operation, die Senkung der Operationssterblichkeit durch Aus-führung des Eingriffs erst nach Beseitigung der Folgen und die Einführung der elektrischen Prostataresektion für bisher unheilbare Fälle bedeuten wesentliche Fortschritte in der operativen Behandlung der letzten 10 Jahre.

Atrophie der Prostata. Es gibt eine angeborene Aplasie oder Hypoplasie der Prostata. In der Sphinctergegend zeigt sich dann eine quere Schleimhautfalte, die, vielleicht in Ver-bindung mit einem Spasmus des Sphincters, zu einem Hindernis für die Harnentleerung wird und operativ (Sectio alta) zu beseitigen ist.

Die erworbene Atrophie, wohl öfter die Folge einer Prostatitis, macht die gleichen Be-schwerden und ähnliche Funktionsstörungen wie die Hypertrophie, kennzeichnend ist außerdem frühzeitige Impotenz. Die Behandlung besteht entweder in der suprapubischen Ektomie (technisch durch die vorangegangenen entzündlichen Vorgänge nicht einfach) oder in Einkerbungen in die Prostata mit dem Diathermiemesser.

III. Die Entzündungen der Vorsteherdrüse und der Samenblasen.

Sie entstehen durch Einwanderung von Keimen aus der Nachbarschaft, in erster Linie fortgeleitet aus der Harnröhre (bei Gonorrhoe, Striktur, Steinen, Katheterverletzungen oder infolge von Einspritzungen). Ferner durch Infek-tionen der Lymphbahnen vom Mastdarm oder After aus, und endlich auf dem Blutwege als metastatische Form im Anschluß an Infektionskrankheiten (Pyämie, Typhus usw., Grippe, Angina und Furunkel).

Die Entzündung kann alle Stufen durchlaufen und in verschiedener Weise und Ausdehnung die Bestandteile der Vorsteherdrüse befallen. Wir unter-scheiden pathologisch-anatomisch:

1. eine katarrhalische Form mit Abschilferung und Wucherung des Epi-thels der Drüsenausführungsgänge,

2. eine follikuläre Form mit Erkrankung einzelner Drüsenläppchen und

3. eine parenchymatöse Form, bei der das fibromuskuläre Stroma mit in die Entzündung einbegriffen ist, und die meist zur ausgedehnten Infiltration und zur Eiterung mit Absceßbildung oder gar zu phlegmonöser Ausbreitung führt.

Die *Erscheinungen* zeigen je nach der Art und Ausdehnung verschiedene Stärke:

Bei der subakut oder chronisch verlaufenden, katarrhalischen und follikulären Form, vornehmlich bei den sehr häufigen *postgonorrhoischen* Prostatitiden: häufiger Harndrang, leichte Fiebererscheinungen, schmerzhafte Stuhlentleerung, ein quälendes Gefühl von Druck und Schwere im Damm. Der Harn, meist klar, zeigt die bekannten Tripperfäden und beim Ausdrücken der Vorsteherdrüse ein schleimig-eitriges Sekret. Reflektorische Schmerzen aller Art, herabgesetzte Potenz bei gesteigerter Libido führen bald zu hypochondrischen Depressionen.

In anderen Fällen entwickeln sich im Verlaufe von Tagen oder Wochen *Abscesse* unter zunehmenden Beschwerden (Fiebersteigerung). Je nachdem sich diese mehr nach der Harnröhre oder nach der Mastdarmseite zu entwickeln, wiegen vor Störungen der Harnentleerung (Retention, Krampf) oder der Stuhlentleerung (Tenesmus, Schleimabgang, Proktitis), bis schließlich der spontane Durchbruch oder die operative Entleerung Erleichterung bringt.

Der Durchbruch hinterläßt oft hartnäckige Fisteln nach der Harnröhre oder dem Mastdarm zu oder solche, die mit beiden in Verbindung stehen (s. Tuberkulose) und schließlich Fisteln nach dem Damm. *Prostataatrophie* mit ernsten neurasthenischen und psychischen Störungen sind als Folgeerscheinungen möglich.

Die *akuten, metastatischen oder parenchymatösen Entzündungen* setzen mit Fieber, oft mit Schüttelfrost ein, Druckgefühl im Mastdarm, schmerzhafter Stuhlentleerung, Harndrang. Die Betastung der Vorsteherdrüse vom Mastdarm aus ist außerordentlich schmerzhaft, die Drüse gleichmäßig vergrößert, teigig (succulent). Entsprechend der Infiltration und Einschmelzung des Gewebes zu Abscessen findet man fluktuierende Stellen oder perirectale Infiltrate, wenn die Kapsel durchbrochen wird.

Ein schweres septisches Krankheitsbild, oft mit tödlichem Ausgang, entsteht bei der phlegmonösen Ausbreitung im Zellgewebe um die Gefäße herum und im ischio-rectalen Raume.

Die *chronische* Prostatitis ist meist ein Folgezustand der akuten und beruht gewöhnlich auf gonorrhoischer Infektion. Bald stehen die Erscheinungen an den Harnwegen (Dysurie, Pollakisurie), bald sexuelle Störungen (Impotenz), bald auffallende Empfindlichkeit des ganzen Organs im Vordergrund.

Die *Behandlung* wird bei den leichteren, nichteitrigen Prostatitiden sich beschränken auf Anwendung von Wärme in Form von Sitzbädern, Heißwassereinläufen (40—45°), Stuhlzäpfchen mit Pantopon und Belladonna, oder Ichthyol. Endourethrale Eingriffe sind besser zu unterlassen. Sind die akuten Erscheinungen geschwunden, so wird *vorsichtige* Prostatamassage nach einiger Zeit von Nutzen sein. Die Gefahr der Verschleppung von Infektionserregern (Pyämie!) ist nicht gering. Wir ziehen der Massage die Kurzwellenbehandlung vor.

Abscesse (nur durch wiederholte Fingeruntersuchung und allenfalls Probepunktion festzustellen) sind so bald wie möglich zu eröffnen, entweder vom Mastdarm oder besser unter örtlicher Betäubung vom Damm aus. Ungünstiger ist der spontane Durchbruch in die Harnröhre. Bei akuter Harnverhaltung ist mit größter Sorgfalt der Katheter anzuwenden, beim Versagen die Blasenpunktion auszuführen.

Die **Prostatatuberkulose** kommt viel häufiger vor als gemeinhin angenommen wird. Der geringeren Erscheinungen halber bleibt ihr Vorhandensein lange verborgen, indessen dürfen wir rechnen, sie in zwei Drittel aller Urogenitaltuberkulosen zu finden; bei Nebenhodentuberkulose darf die Abtastung der Vorsteherdrüse und der Samenbläschen nie versäumt werden. Eine chronische Prostatitis mit Abszedierung ist immer verdächtig auf Tuberkulose. Sie bevorzugt das Alter von 20—40 Jahren.

Lange bleibt das Leiden unbemerkt. Leichte Hämaturie (auch Hämospermie) und schleimig-eitrige Prostataentladungen zählen als beachtenswerte Frühzeichen. Nur eine sorgfältige mikroskopische Untersuchung des ausgedrückten Prostatasekretes ermöglicht eine Frühdiagnose. Je nachdem sich in der Folge Abscesse bilden, welche die Kapsel infiltrieren und nach dem Mastdarm zu durchbrechen oder den Damm entzündlich infiltrieren oder aber sich in die Harnröhre entleeren, herrschen Störungen und Beschwerden von einem oder dem anderen Organ vor: Schwere im Damm, Tenesmus, Schmerz beim Stuhlgang oder beim Harnlassen und beim Aufbruch Eiterentleerung durch Darm oder Harnröhre. Sodann bilden sich Fisteln aus, in der Prostata bleiben häßliche tuberkulöse Kavernen; öfter stellt sich auch eine Verbindung zwischen Blase und Mastdarm her, die dem Kranken große Last bereitet. Lebhafte Schmerzhaftigkeit, namentlich am Schluß des Wasserlassens, Tenesmen, Harn- oder Stuhldrang und Blutungen machen ihm das Leben zur Qual.

Wenn auch Ausheilungen bei nicht zu weit vorgeschrittenem Leiden vorkommen, so ist doch die Vorhersage zweifelhaft, schon mit Rücksicht auf die häufige Mitbeteiligung anderer Organe (Niere, Blase, Nebenhoden, Samenblasen).

In der *Behandlung* wird man sich auf eine allgemeine antituberkulöse Behandlung (s. S. 745f.) (Höhenklima, gute Ernährung, Ruhe) beschränken müssen, es sei denn, daß Abscesse Punktion bzw. Incision verlangen. Selbstverständlich sind u. U. primäre Leiden durch Nephrektomie, Semicastratio zu beseitigen. Die Röntgenbehandlung ist mit befriedigendem Erfolg angewandt worden. In neuerer Zeit hat man die vollständige Ausrottung des Krankheitsherdes (Exstirpation der Samenblasen mit Prostatektomie) versucht, doch lassen die Erfolge zu wünschen übrig.

Die **Samenblasen** können Sitz akuter und chronischer Entzündungen (Tuberkulose) sein. Sie sind dann bei gefüllter (!) Harnblase vom Mastdarm aus oberhalb der Vorsteherdrüse als schmerzhafte Verdickungen fühlbar. Führt die konservative Behandlung (Sitzbäder, Diathermie, Röntgenbestrahlung) nicht zur Heilung, dann kommt die operative Entfernung in Frage.

IV. Geschwülste der Vorsteherdrüse.

Gutartige Geschwülste in der Vorsteherdrüse finden sich, wenn wir von den bei der Hypertrophie beschriebenen Adenomen absehen, sehr selten. *Fibrome* und *Cysten* sind beschrieben. Die *Cysten*, mit Pflasterepithel ausgekleidet, nehmen ihren Ursprung im Uterus masculinus (Rest der MÜLLERschen Gänge). In diesen embryonal manchmal ungewöhnlich groß angelegten Taschen können sich Konkremente bilden, *Prostatasteine*, die aber mit den Amyloidtumoren, den kleinen Prostatasteinchen in den Drüsen, nichts gemein haben.

Bösartige Geschwülste sind um so häufiger.

Das **Carcinom der Prostata** wird leider als solches oft verkannt in der Meinung, es käme selten vor. Nicht allein die Erschwerung der Harnentleerung, wie bei der gutartigen Hypertrophie, sondern Schmerzen rheumatoider Art zählen mit zu den ersten Anzeichen. Sie strahlen in die Umgebung der Vorsteherdrüse (Damm, Harnröhre, Ischias) aus und sind wichtig für die

Erkennung. Die Drüse selbst ist auf Druck schmerzhaft, sie fühlt sich bei der Untersuchung vom Mastdarm aus härter als bei der Hypertrophie und meist auch ausgesprochen höckerig an. Deutlicher wird das bei Betastung auf einem eingelegten Metallkatheter: bei der einfachen Hypertrophie fühlt der tastende Finger in der Mittellinie nur eine dünne Schicht, beim Carcinom ist die zwischen Katheter und Mastdarm liegende Drüsenschicht oft recht massig und hart. Das Carcinom bildet (im Gegensatz zum Sarkom) selten große Geschwülste; die Drüse kann sogar klein bleiben. Ausgangspunkt des Krebses ist fast immer die chirurgische Prostatakapsel, also der im Alter atrophische Teil der Drüse. Nur 5 v. H. entstehen in den ausschälbaren Adenomen. Durchbricht der Tumor die Kapsel, was am ehesten nach den Samenblasen hin geschieht, dann mehren sich die Beschwerden von seiten des Mastdarms. Die neuralgischen Beschwerden und der quälende Harnzwang mit leichter Hämaturie machen dem bedauernswerten Kranken das Leben unerträglich. Meist gesellt sich früher oder später eine Cystitis hinzu.

Bisweilen bleibt der Krebs unbemerkt, bis vielleicht eine Knochenabsiedlung (Spontanfraktur) den Verdacht auf die Vorsteherdrüse lenkt. Selten verraten Zeichen von Verfall den Ernst der Lage. Die Neigung zu Knochenabsiedlungen (auf 34 v. H. berechnet) ist keinem anderen Krebs, selbst dem der Brust- und der Schilddrüse nicht, in dieser Häufigkeit eigen. Der Verlauf ist ein sehr langsamer; er kann sich über 4 Jahre erstrecken.

10—20 v. H. aller als „Prostatahypertrophie" entfernten Vorsteherdrüsen ergeben feingeweblich einen Krebs. Fast ein Fünftel aller Prostataerkrankungen ist als Krebs anzusprechen. Bösartige Vorsteherdrüsengewächse in jugendlichem Alter sind fast ausnahmslos Sarkome.

Die *Radikaloperation* des Prostatacarcinoms ist anzustreben, wobei der perineale Weg eher Erfolg verspricht, obschon der Eingriff gefährlich ist. Die Zahl der Heilungen ist recht bescheiden. Gerade bei Carcinom bedeutet deshalb die endourethrale Resektion einen Fortschritt. Sie ist weit weniger gefährlich, beseitigt sofort die Abflußsperre, kann wenn nötig, wiederholt werden und bewahrt den Kranken vor der Blasenfistel und dem Dauerkatheter. Bei inoperablen Fällen hat die Röntgenbehandlung oft Anfangserfolge, vornehmlich im Sinne der Schmerzlinderung, vor allem auch im Bereich von Wirbelabsiedlungen.

Für große **Sarkome** ist, wenn überhaupt noch an einen Eingriff gedacht werden kann, der Zugang vom Kreuzbein her als bester Weg zu empfehlen. Sie sind auch im Kindesalter beobachtet. Es sind rasch wachsende, große, zum Teil cystische Tumoren von glatter Oberfläche, die spät Störungen der Harnentleerung verursachen, dann allerdings meist einsetzend mit Harnverhaltung. Der Verlauf ist ein ungewöhnlich langsamer; 2 Jahre ist der Durchschnitt.

D. Chirurgie des Penis und der Harnröhre.

I. Mißbildungen und Entzündungen.

Regelwidrigkeiten und Mißbildungen an den männlichen Geschlechtsorganen kommen häufig vor und sind vielgestaltig. Wir nennen nur die wichtigsten.

Die *Phimose*, angeborene Verengerung der Vorhaut, oft verbunden mit einer teilweisen Verklebung des inneren Vorhautblattes mit der Eichel, selten mit einer völligen Veródung des Vorhautsackes. Wohl ist die Vorhaut des neugeborenen Kindes eng; krankhaft und störend wird die Sache erst dann, wenn der Harnstrahl im freien Auslauf gehemmt wird, die Vorhaut sich durch den Harn blasig aufbläht und das Kind die Blase nur unter Schmerzen und Pressen entleeren kann.

Nicht jede leichte Verengerung einer Säuglingsvorhaut bedarf der Operation. Wir sind in diesem Alter sehr zurückhaltend mit operativen Eingriffen. Viele Säuglingsphimosen weiten sich ganz von selbst. Beim Erwachsenen entstehen unter der rüsselförmig verlängerten und verdickten Vorhaut infolge von Sekret- und Harnzersetzung im verengten Präputialsack, vor allem als Begleiterscheinung der Gonorrhoe, gerne Entzündungen, *Balanitis* und *Balanoposthitis* (Entzündung im Sulcus coronarius); bei älteren Diabetikern entwickelt sich zuweilen eine derbe Verdickung mit Ekzem des Vorhautrandes, das zur Phimose führt (Harnuntersuchung!). Schmerzen bei der Erektion und Impotentia coeundi drängen zur Operation. Dazu kommt noch, daß ein nicht ganz kleiner Teil der Peniscarcinome auf dem Boden einer Phimose entsteht.

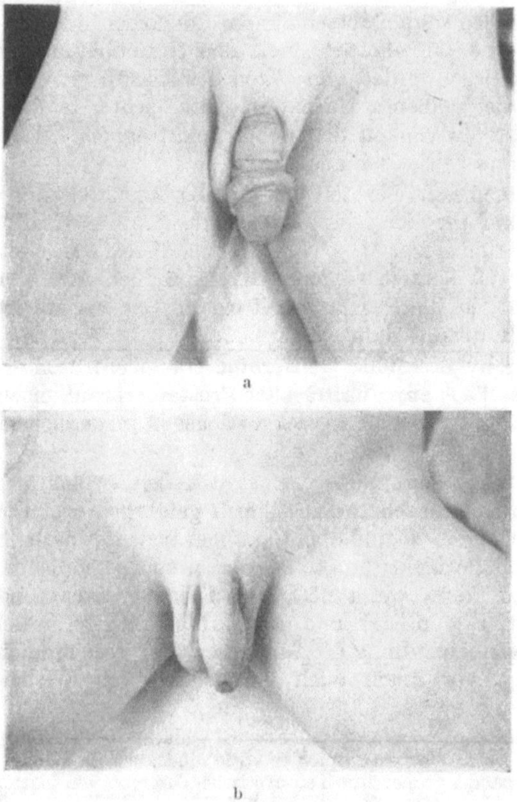

Ein gewaltsames Zurückstreifen der phimotischen Vorhaut über die Eichel führt zur *Paraphimose,* d. h. einer ringförmigen Abschnürung der Glans in der Coronarfurche. Wenn das Ereignis verkannt und nur mit kühlenden Umschlägen behandelt wird, kann es zur Gangrän der Eichel kommen. Ähnliche Gefahren werden durch Abschnürung der Corona glandis mit Frauenhaar, Fäden, Ringen heraufbeschworen.

Abb. 314. Paraphimose vor und nach der Lösung.
(Chir. Klinik Breslau.)

Die *Behandlung* der *Phimose* besteht am einfachsten in immer wiederholtem Dehnen der Vorhaut durch fortschreitendes Zurückstreifen über die Eichel, erforderlichenfalls unter Zuhilfenahme instrumentellen Dehnens durch eine gespreizte KOCHER-Klemme, in Avertinbetäubung bei Kindern, Chloräthylrausch beim Erwachsenen. Nur wo länger fortgesetzte Dehnungsbehandlung nicht zum Ziele führt, kommt die operative Behandlung in Betracht. Sie besteht in der dorsalen Spaltung der Vorhaut und Vernähung der beiden Blätter unter Bildung des bekannten, dreieckigen ROSERschen Läppchens. Bei langer, rüsselförmiger Vorhaut ist aus kosmetischen Gründen die Beschneidung, Circumcision, besser. Kosmetisch und funktionell die besten Erfolge hat uns ein Verfahren gegeben, bei welchem nach Spaltung der beiden Blätter und Resektion des inneren Blattes ein Teil des äußeren nach innen umgeklappt und mit dem inneren Blatt vernäht wird.

Bei der *Paraphimose (spanischer Kragen)* muß der einschnürende Ring durch Zurückbringen der gestauten Vorhaut oder, falls dies nicht gelingt, durch eine dorsale Incision gelöst werden (vgl. Abb. 314).

Die *venerischen Erkrankungen* — weicher und harter Schanker — seien hier nicht besprochen. Eine eigenartige venerische Erkrankung, die zum *Lymphogranuloma inguinale* und zu Mastdarmverengerung führen kann, ist S. 409 erwähnt.

Zuweilen im Anschluß an erysipelartige Infektion, eine kleine Rhagade oder eine leichte Verletzung, meist aber ohne bekannte Ursache, tritt — allerdings selten — eine Gangrän der Penis*haut* ein, die in schweren Fällen bis an die Peniswurzel reichen kann, und gewöhnlich unter aseptischen oder Salbenverbänden von selbst nach Abstoßung der gangränösen Stellen zum Stillstand kommt. Kleinere Stellen überhäuten sich dank der Verschieblichkeit der Penishaut von selbst, größere Verluste müssen plastisch gedeckt werden.

Angeborene Stenosen des Orificium urethrae sind leicht durch Spaltung nach dem Frenulum zu zu beseitigen, was oft als Vorbedingung für instrumentelle Behandlung der Harnröhre oder Blase nötig wird. *Angeborene* Verengerungen im hinteren Harnröhrenteil sind selten.

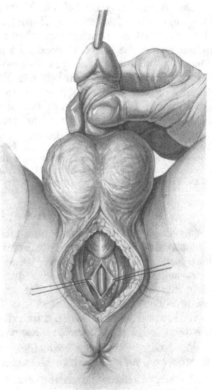

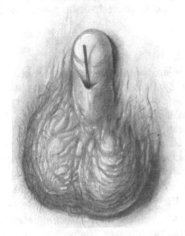

Abb. 315. Mangelhaft entwickelter Penis mit Hypospadie. 66jähr. ♂. (Pathol. Institut [Prof. RÖSSLE] Berlin.)

Abb. 316. Sectio perinealis (Eröffnung der Harnröhre hinter dem Bulbus).

Die *Epispadie* (ἐπισπάω = nach oben ziehen) ist eine Hemmungsmißbildung unter Weiterbestehen des Sinus urogenitalis, in der ausgesprochensten Form mit der Blasenspalte verbunden; die Harnröhre liegt als Halbrinne nach oben zu offen (obere Harnröhrenspalte). Sehr selten ist nur die Eichel allein gespalten. Die Beseitigung erfordert mehrfache plastische Eingriffe schwieriger und kniffliger Art, wie sie von DUPLAY und THIERSCH angegeben sind. Bei gleichzeitig gespaltenem Sphincter vesicae ist leider eine Kontinenz nicht zu erzielen.

Bei der *Hypospadie* (ὑποσπάω = nach unten ziehen) der unteren Harnröhrenspalte unterscheidet man nach Schwere und Ausdehnung der Mißbildung:

1. Die Eichelhypospadie. Die Harnröhre mündet mit enger Öffnung an der Unterfläche der Eichel; die Vorhaut ist dorsal wulstförmig zusammengeschoben. Das Leiden ist verhältnismäßig häufig.

2. *Die Penishypospadie* (seltener). Die Harnröhre mündet an der unteren Fläche des Gliedes, zuweilen dicht vor dem Hodensack. Das Glied ist verkümmert und hornförmig nach unten eingerollt.

3. *Die perineale Hypospadie* (sehr selten). Der Hodensack ist in zwei Hälften gespalten, sieht weiblichen Schamlippen ähnlich, besonders wenn Leistenhoden damit verbunden sind. Die Harnröhre mündet am Damm aus (Pseudo-Hermaphrodit).

Die *Behandlung* ist bei der Eichelhypospadie erfolgreich durch Umschneidung und Mobilisation der Harnröhre, um sie durch die Mitte der Eichel hindurchzuleiten. Häufig verzichten wir auf jeden Eingriff, da erfahrungsgemäß später weder die Potentia coeundi noch generandi gestört ist. Die schweren Formen sind nur durch plastische Versetzung der Harnröhrenmündung an die Spitze der Eichel, ähnlich der Epispadieoperation, zu bessern. Die Verkrümmung des Gliedes soll schon in den früheren Kinderjahren durch quere Incision und Längsvernähung operativ beseitigt werden. Die plastischen Operationen selbst machen wir nicht gern vor dem 7. Lebensjahr.

Präputiale und paraurethrale, sog. akzessorische Gänge des Penis, die sich an der Harnröhrenmündung am Frenulum, am Limbus und an der Rhaphe penis finden und als kleine Crypten oder geradezu als Urethra duplex auftreten können, haben vor allem Wichtigkeit bei gonorrhoischen Infektionen. Mitunter wird die Ausschneidung des ganzen Ganges nötig, um den Tripper zu heilen.

II. Verletzungen.

Quetschungen oder Zerreißungen der Harnröhre am Damm sind die klinisch bedeutsamsten Verletzungen. Sie kommen in typischer Weise zustande durch einen Fall rittlings gegen einen schmalen, festen Gegenstand (Balken, Stange usw.), selten durch Fußtritt oder durch Verschüttung und Beckenbruch. Die Harnröhre wird dabei gegen den Symphysenbogen gepreßt, und zwar der anatomischen Lage nach immer die Pars membranacea mit dem Bulbusteil. Harnröhre und Bulbus können durch die Quetschung schwere Blutunterlaufungen aufweisen, oder die Harnröhre kann teilweise oder völlig zerreißen.

Wir haben damit ein bezeichnendes Krankheitsbild, das ernste Beachtung verdient und meist sofortige chirurgische Hilfe verlangt.

Die augenfälligen Erscheinungen sind: *Anschwellung und Blutunterlaufung in der Dammgegend, Harnverhaltung und Blutung aus der Harnröhre.*

Die Haut in der Dammgegend ist gewöhnlich nicht zerrissen, die Blutunterlaufung wird erst nach Stunden sichtbar und breitet sich dann nach dem Hodensack und den Oberschenkeln hin aus. Der Blutabgang aus der Harnröhre ist oft unbedeutend, selbst bei schwerster Zerreißung, wegen der Verlegung durch Blutgerinnsel. Das Quälendste ist die Harnverhaltung; sie führt den Verletzten zum Arzt. Der Versuch der Harnentleerung löst große Schmerzen aus. Der Harn findet vielleicht in spärlichen Tropfen den Weg nach außen, der Rest ergießt sich in das zerquetschte Gewebe des Dammes, infiltriert das Bindegewebe des Beckens und des Hodensackes. Nicht lange dauert es, bis die übliche *Harnphlegmone* da ist, und der Kranke die ausgesprochenen Zeichen der fortschreitenden *Urosepsis* zeigt.

Die *Behandlung* wird zur Prophylaxe in dieser Hinsicht, wenn sie frühzeitig einsetzt. Zunächst ist bei Harnverhaltung die Einführung eines Katheters unerläßlich. Findet der Nélaton-Katheter den Weg in die Blase nicht, so greift man zum Metallkatheter und hält sich, sorgfältig tastend, ohne irgend Gewalt anzuwenden, längs der oberen Harnröhrenwand. Am besten bleibt das Instrument für 2—3 Tage liegen, denn schwerlich gelingt der Versuch ein zweites Mal. Ist die Einführung unmöglich, so soll ohne Zögern die *Urethro-tomia externa* gemacht werden. Der Eingriff erfordert fachliche Übung. Der Hausarzt wird am besten nur die überfüllte Blase mit einer dicht über der Schambeinfuge eingestochenen langen *Punktionsnadel* entleeren und den Kranken dann sofort in ein Krankenhaus bringen lassen. Der Chirurg wird vom Damm her auf den Bulbus und die Pars membranacea vordringen, die Blutgerinnsel so gut wie möglich entleeren und dann mit aller Umsicht in der Wundhöhle den zentralen Teil des abgerissenen Harnröhrenstumpfes aufsuchen. Von da aus wird ein Nélaton-Katheter in die Blase geschoben, diese entleert. Dann legt man einen Verweilkatheter ein, der die Harn-röhrenlücke überbrückt. Bei günstigen Wundverhältnissen werden die Harnröh-renstümpfe, allenfalls nach Anfrischung, durch sorgfältige Naht miteinander ver-einigt. Sind die Wundverhältnisse nicht einwandfrei, dann vereinigt man die Harn-röhrenstümpfe besser nur mit wenigen „Situationsnähten". Ist das gleichfalls unmöglich, so wird die Wundhöhle nur locker mit Mull ausgelegt. Es besteht dann allerdings die Gefahr einer schweren Narbenstriktur, wenn nicht später plan-mäßig bougiert wird.

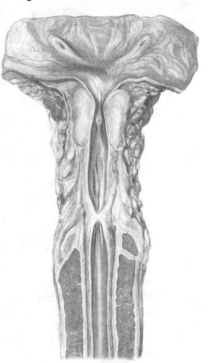

Wir erwähnen hier die *instrumentellen Verletzungen* der Harnröhre, die dem *Arzte* zur Last fallen. Der Katheter oder das Bougie verfängt sich bei normaler Harn-röhre am ehesten in der Pars membrana-cea vor dem Sphincter, vor allem dann, wenn derselbe reflektorisch sich zusammen-krampft. Deshalb die oben verlangte Mor-phiumeinspritzung vor schwierigem Ka-theterismus (s. S. 510)! Zu einer Ver-letzung gehört aber schon Gewalt neben einem sträflichen Ungeschick. Entschuld-barer ist eine leichte Verletzung bei orga-nischem Hindernis, wie bei Geschwüren

Abb. 317. Narbige Striktur der Pars mem-branacea urethrae. 58jähr. ♂. Präparat aus dem pathologischen Institut (Prof. GRUBER) Göttingen.

oder Strikturen oder bei Prostatahypertrophie. Sie ist manchmal nicht so leicht zu vermeiden. Wo aber die Katheterspitze sich rücksichtslos einen Weg bohrt — den sog. falschen Weg — da ist der Arzt von Schuld nicht freizusprechen. Die Folgen sind meist unberechenbar: Unpassierbarkeit der Harnröhre, Harnverhaltung, schwere Blutungen, Infektion, Harninfiltrationen, sekundäre Fistelbildungen. Am besten vermeidet der praktische Arzt diese Fährnisse, wenn er sich grundsätzlich nur weicher Katheter (Nélaton-, Gummi-katheter mit Mercier-, Tiemann-Krümmung) bedient und die Handhabung der gefährlichen Metall- und elastischen Katheter dem Facharzt überläßt.

III. Verengerungen der Harnröhre.

Die Narbenverengerungen können, abgesehen von den auf S. 517 bespro-chenen angeborenen Verengerungen, *entzündlichen oder traumatischen Ursprungs* sein. Weitaus am häufigsten ist es die Gonorrhoe, die in den entzündeten Gebieten eine Striktur hinterläßt. Diese kann an jeder Stelle der Harnröhre sitzen, tatsächlich sitzt aber die gonorrhoische Striktur bei der Hälfte der Fälle im subpubischen Abschnitt; sie ist auch oft in der Vielzahl vorhanden, während die traumatische, vereinzelte, fast ausschließlich der Pars membranacea angehört.

Erscheinungen. Im allgemeinen entwickeln sich die Harnröhrenverengerungen schleichend; erst im Laufe von Monaten oder Jahren kommen die ausgesprochenen Anzeichen zur Ausbildung. Es sind das Veränderungen des Harnstrahls, dünner, zersplitterter Strahl ohne Kraft, Schwierigkeiten der Blasenentleerung (Dysurie) mit starker Beihilfe der Bauchpresse, Schmerzen beim Wasserlassen, unvollkommene Entleerung der Blase (Restharn), bis schließlich bei überfüllter Blase der Harn ständig abträufelt (Ischuria paradoxa); ein Blasenkatarrh stellt sich ein, und die Rückstauung in die Harnleiter führt

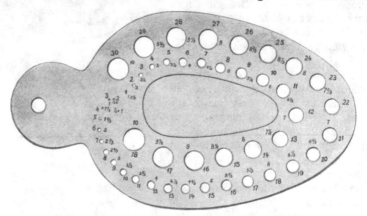

Abb. 318. CHARRIÈREsche Maßtafel.

zur Pyelitis. Wie oft sehen wir in der Praxis diese schweren Folgen einer einfachen Striktur, die bei zeitiger Behandlung mit unbedingter Sicherheit zu vermeiden gewesen wären!

Hinter jeder Verengerung bildet sich eine ampullenartige Erweiterung. Hier siedelt sich, wie an der Strikturstelle selbst, eine Entzündung an, die sich, wie schon gesagt, in die Blase fortsetzt, vielfach aber auch periurethritische Eiterungen veranlaßt, welche zu Abscessen und Durchbrüchen nach außen führt. Das sind die Quellen für jene widerwärtigen und vielverzweigten *Harnfisteln,* die oft in der Vielzahl den Damm durchfurchen und selbst am Oberschenkel ausmünden. Noch schlimmer, weil oft in wenigen Tagen tödlich, sind die gefürchteten *Urinphlegmonen,* die überall da entstehen, wo Harn, und zwar nicht nur infizierter, sich in das Gewebe ergießt. Wird die rasch fortschreitende Schwellung und Rötung frühzeitig richtig gedeutet, dann kann es durch breite Spaltung und Sorge für entsprechenden Abfluß des Harns gelingen, einen Teil der Fälle zu retten. Andernfalls kommt es unter stürmischer, brandiger Zerstörung von Fascien, Muskeln und Haut unter hohem Fieber rasch zum tödlichen Ausgang (s. auch S. 518 u. 527).

Zur *Diagnose* ist eine Sondenuntersuchung notwendig; sie unterrichtet uns über Ort, Form und Ausdehnung der Verengerung. Um keinen Schaden anzurichten, muß vorher nach Möglichkeit ausgeschlossen werden die entzündliche Verschwellung der Harnröhre, wie sie akute Gonorrhoe oder ein Fremdkörper oder ein paraurethraler Absceß bedingen. Es sind ferner auszuschließen Prostatahypertrophie und Abscesse, sowie nervöse, tabische Störungen der Harnentleerung.

Wir tasten dann mit einem geknöpften *Bougie* (ursprünglich „Wachskerze") das mit leichter Hand zu führen ist, die Harnröhre von vorne nach hinten ab und wechseln dasselbe, sofern es auf Widerstand stößt, mit einem andersgeformten und dünneren aus. So bekommen wir ein Bild von der Striktur. Wir bestimmen die lichte Weite an Hand der CHARRIÈRESchen Maßtafel in je $\frac{1}{3}$ mm Durchmesser (Abb. 318), stellen durch den Gang der Sonde fest, ob die Striktur sich wendeltreppenartig windet, ob Knickungen, Taschen und Falten

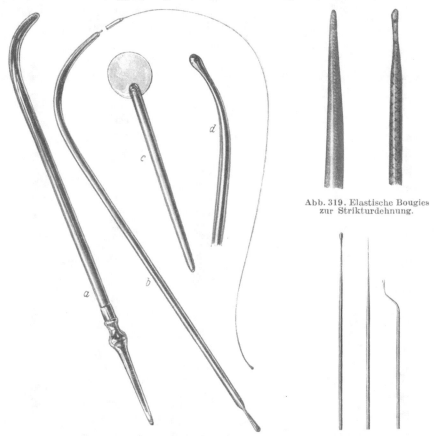

Abb. 319. Elastische Bougies zur Strikturdehnung.

Abb. 320 a—d. Strikturen-Dilatatoren. a Metallbougie für die hintere Harnröhre. b Dilatationsbougie nach LE FORT mit Leitsonde. c Metallbougie für die vordere Harnröhre. d Geknöpftes Metallbougie.

Abb. 321. Filiforme Bougies zur Strikturbehandlung.

vorliegen, ob die Öffnung exzentrisch liegt und das Gewebe derb knorpelartig oder nachgiebig elastisch ist. Bei empfindlicher Harnröhre betäube man die Schleimhaut mit 2%iger Alypinlösung, der man einige Tropfen Adrenalin (1,0/1000) zusetzt. Cave Cocain ganz besonders bei entzündeter oder verletzter Harnröhre! Gewalt darf unter keinen Umständen angewendet werden; Geschick und Geduld sind die besten Hilfen.

Behandlung. Durch *Erweiterung* der verengten Stelle auf unblutigem Wege oder durch *Operation* sind die Strikturen zu beseitigen.

Die Dilatation kann mit elastischen Bougies (Abb. 319) langsam gemacht werden, das ist das schonendste und beste Verfahren; sie muß da schnell in einer Sitzung durchgeführt werden, wo eine .instrumentelle Blasen- oder Nierenuntersuchung keinen Aufschub duldet, z. B. bei Anurie.

Bei der langsamen Dilatation führen wir ein elastisches Bougie der entsprechenden Stärke ein; es bleibt 10 Minuten liegen. Am nächsten Tage folgt die nächst dickere Nummer usf., bis wir bei durchgängiger Striktur von Nr. 16 ab zu Metallbougies — Stahlbougies von LISTER — übergehen. Von da ab genügt die Einführung jeden 3. oder 4. Tag; wenn ein Reizzustand eintritt, mache man mehrtägige Pausen.

Die Bougiebehandlung wirkt nicht lediglich mechanisch erweiternd. Die Sonde als Fremdkörper erzeugt Hyperämie, die Striktur-

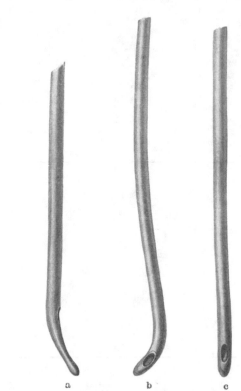

Abb. 322. Männlicher und weiblicher Metallkatheter.

Abb. 323 a—c. Weiche Katheter. a Gummikatheter nach TIEMANN. b Gummikatheter mit MERCIER-Krümmung. c NÉLATON-Katheter.

narben werden teigig, weicher und dehnbarer, ja durch Resorption schwindet im Laufe der Zeit ein Teil des callösen Gewebes.

Das zeigt sich so recht bei den stärksten Verengerungen, die zunächst nur ein filiformes Bougie durchlassen. Bleibt dasselbe 24 Stunden dauernd liegen — der Harn fließt daneben tropfenweise ab —, dann finden wir schon bei der nächsten Sitzung eine derartige Lockerung des Gewebes, daß in rascher Folge die nächst dickeren zwei oder drei Nummern ohne Schwierigkeit durchgehen.

Für die *schnelle Dilatation* in einer Sitzung, für die, wie oben erwähnt, ganz besondere Gründe vorliegen müssen, kommen nur Metallbougies (allenfalls in Verbindung mit biegsamen Leitsonden nach LE FORT) oder besondere Dilatatoren in Betracht (Abb. 320).

Die Erweiterungsbehandlung darf abschließen mit Nr. 22 oder 24; darüber können bei derben Strikturen Wochen, selbst Monate vergehen. Dringend zu empfehlen ist aber auch nach der Entlassung noch eine Nachuntersuchung nach 4 Wochen und eine weitere nach 3—6 Monaten. Die erweiterte Striktur hat ausgesprochene Neigung zum Rückfall. Wir pflegen verständigen Kranken ein Metallbougie Nr. 22 oder 24, das eben bequem durch die Stelle geht, mitzugeben mit der Weisung, in Zwischenräumen, zunächst von 1 bis 2 Wochen, später von 4 Wochen das Instrument einzuführen und 10 Minuten lang liegen zu lassen. So beugt man am sichersten der erneuten Verengerung vor.

Die *Urethrotomia externa*, d. h. die offene Längsspaltung der ganzen Narbenstriktur ist angezeigt (s. Abb. 316, S. 517):

1. bei undurchgängiger, d. h. mit Bougie nicht zu überwindender Striktur,
2. beim Versagen der Erweiterungsbehandlung,
3. bei periurethralen, eitrigen Entzündungen und Urininfiltration durch falsche Wege.

Nach Spaltung der Narbe wird ein Verweilkatheter für kurze Zeit eingelegt, der, wenn die Wunde gut granuliert, durch ein täglich eingeführtes Metallbougie ersetzt wird. Auch nach Schluß der Wunde ist das Bougieren längere Zeit in Zwischenräumen von 1—2—4 Wochen fortzusetzen wegen der Gefahr des Rückfalls.

Die *Resektion* der Narbenstelle ist bei *kurzen* Strikturen das Hochziel; sie sollte bei allen ringförmigen Narbenstrikturen ausgeführt werden. Die resezierten Enden der Harnröhre werden etwas beweglich gemacht und dann über einem Katheter mit feinen Catgutfäden vereinigt.

IV. Geschwülste der Harnröhre und des Gliedes.

a) *Papillome* an der Harnröhrenmündung auf der Eichel und im Sulcus kommen vor als *spitze Kondylome* auf Grund chronisch entzündlicher Reize des Epithels, wie sie so häufig die Gonorrhoe hinterläßt. Sie sind durch Ausschaben oder durch Kauterisation leicht zu beseitigen. *Polypöse* Tumoren haben ihren Sitz in der hinteren Harnröhre, bei älteren Frauen als Karunkeln in der Nähe des Meatus. Es sind kleine, hochrote, erbsengroße Knöpfchen, die auf Berührung sehr empfindlich sind und auch Harnbrennen machen. Sie sind zum Teil entzündlichen Ursprungs (Granulome) oder echte Neubildungen (papillärer Schleimhautpolyp). Sie sind mit einem Scherenschlag abzutragen. Blutstillung mit Adrenalin und Verschorfung.

b) *Atherome*, seltener in der Haut des Gliedes als des Hodensackes, bedürfen nur bei Größenzunahme oder Vereiterung des chirurgischen Einschreitens, ebenso *Cysten* in der Rhaphe.

c) Wie an der Zunge, findet man gelegentlich an der Glans penis erhabene weißliche Flecken und Streifen, die schließlich die ganze Glans einnehmen können. Da sie nicht so selten später zu Krebs führen, ist frühzeitig Ausschneidung anzuraten.

d) Das **Carcinom** entwickelt sich recht häufig auf der Glans penis, auf dem inneren Blatte des Vorhautsackes, selten primär in der männlichen Harnröhre selbst. Oft geht in der Vorgeschichte eine Phimose voran. Doch verhütet auch die Beschneidung das *Peniscarcinom* nicht immer. Nur bei Frauen ist das *Harnröhrencarcinom* häufiger. Es nimmt vom Epithel der Schleimhaut oder von den Drüsen seinen Ursprung oder es greift vom Harnröhrenwulst oder Vulvovaginalsaum auf die Urethra über.

Das **Peniscarcinom** zeigt eine große Mannigfaltigkeit in seinen Formen, es kommt vor 1. als *papilläres Blumenkohlgewächs*, 2. als *Carcinomgeschwür*, 3. als *knolliger Krebstumor*.

Erscheinungen. Beim papillären Phimosencarcinom ist das Präputium verdickt, blaurötlich verfärbt; aus der Mündung quillt stinkendes Sekret. Bei

älteren Männern mit Phimose und übelriechendem Ausfluß aus der Vorhaut-
öffnung ist stets an die Möglichkeit eines Krebses zu denken. Gewöhnlich
ist dann das innere Vorhautblatt mit einem warzenartigen, geschwürig zerfallenen Polster ausgekleidet. Das Krebsgeschwür geht vom Sulcus coronarius
aus, beginnend als Wärzchen oder einfacher oberflächlicher Defekt. Anfänglich einem gutartigen oder schankerösen Geschwür nicht unähnlich, tritt durch
den Übergang auf Eichel und Vorhaut mit warzigen Wucherungen seine bösartige Natur deutlich hervor. Der knollige Krebstumor hat ein rasches Wachstum, kann apfelgroß werden, zerfällt leicht und blutet dann stark.

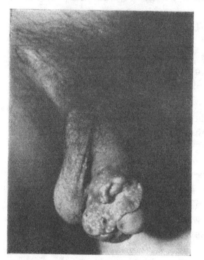

Abb. 324. Spinocelluläres Präputial-
Carcinom. (Chir. Klinik Breslau.)

Die papillären Formen wachsen langsamer, und nur zögernd greifen sie auf
Eichel, Harnröhre und Corpora cavernosa
über. So bleibt die Harnentleerung lange
Zeit unbehindert, und bei den unbedeutenden Schmerzen sucht der Kranke
den Arzt nicht auf. Ist das Carcinom
aber erst in die Schwellkörper einge-
wachsen, so ist die Vorhersage schlechte.
Schon früh sind die Lymphdrüsen in der
Leistengegend, häufig auch in der Fossa
iliaca beteiligt, entzündet und in 30 v.H.
der Fälle mit Krebsherden durchsetzt.
Tochtergeschwülste in inneren Organen
sind selten.

Bei frühzeitiger *Behandlung* sind 60 v.H.
Dauerheilungen erzielt worden. In Frage
kommen neben der Amputatio penis *mit
Ausräumung der Drüsen* planmäßige Rönt-
genbestrahlungen, die auch allein, ohne Operation, gute Ergebnisse gezeitigt
haben.

Die **Tuberkulose des Penis** ist eine seltene Erkrankung. Es sind vereinzelte Fälle von
primärer Tuberkulose der Vorhaut bekannt geworden, z. B. nach Absaugen des Blutes
beim Beschneidungsakt durch phthisische Rabbiner. Übrigens auch luische Infektionen.

Im Rahmen der allgemeinen Urogenitaltuberkulose kommt die tuberkulöse Harn-
röhrenentzündung vor, die zu sehr schmerzhaften Geschwüren und dann zu Verengerungen führt.

Die **Induratio penis plastica.** Klinisch geschwulstähnlich kommt nicht so selten im
Penisgewebe eine derbe, umschriebene, längliche Verdickung von Knorpelhärte vor.
Schleichend, ohne Schmerzen entwickeln sich am Rücken des männlichen Gliedes knorpelharte Bindegewebsplatten, die nur in querer Richtung verschieblich sind, die Haut über
ihnen unverändert. Die Betastung ist ganz schmerzfrei; bei der Erektion treten Schmerzen
auf, das Glied krümmt sich nach der Seite des Knotens *(Strabismus penis).* In anderen
Fällen erigiert sich der periphere Teil des Gliedes unvollständig. Die Behinderung im
Geschlechtsverkehr, die Impotentia coeundi hat zuweilen psychische Störungen, melan-
cholische Verstimmung zur Folge.

Die Induration geht von der Tunica albuginea und dem Septum aus und verwächst
auch mit dem Maschengewebe der Corpora cavernosa. Gelegentlich finden sich Knorpel-
und Knochenbildung. In manchen Fällen besteht gleichzeitig eine DUPUYTRENsche Kontraktur (s. dort). Männer im 4.—6. Jahrzehnt, aber auch jüngere, sind betroffen. Die Ursache ist, ähnlich wie bei der DUPUYTRENschen Kontraktur und beim angeborenen
muskulären Schiefhals in einer entwicklungsgeschichtlich bedingten Erbkrankheit der
Stützgewebe zu suchen.

Die *Behandlung* besteht in sorgfältigem und vollständigem Herauspräparieren der
verhärteten Stelle. Die antisyphilitische Behandlung (Jod und Hg) hat versagt, ebenso
die physikalischen Heilverfahren (Massage, Fango), auch die beliebten Fibrolysinein-

spritzungen. Mitunter führen Röntgenbestrahlungen zur Besserung. Wo keine Beschwerden vorhanden sind, lasse man die Sache am besten auf sich beruhen.

E. Chirurgie der Hoden und des Hodensackes.

Anatomisch-physiologische Vorbemerkungen. Der Hoden entwickelt sich am oberen, medialen Ende der Urniere lateral von den beiden ersten Lendenwirbeln in einer Nische des Bauchfells. Vom 3. Monat ab senkt er sich allmählich und liegt bis zum 6. Monat im großen Becken. Dann bewegt er sich weiter, durch den Leistenkanal in die Scrotalanlage hinab, geleitet durch das sich langsam verkürzende Leitband, Gubernaculum Hunteri. Vom Durchtritt durch die Bauchdecken, vom Leistenkanal ab ist ihm freie Bahn bis in den Hodensack geschaffen durch eine röhrenförmige Ausstülpung des Bauchfells, den Processus vaginalis (s. Abb. 261, S. 435, und 325). Dieser verödet vom oberen Hodenpol ab bis zum Leistenkanal; der Rest umhüllt den Hoden als Tunica vaginalis propria.

Infolge des Offenbleibens des Processus vaginalis ist im oberen Abschnitt die Veranlagung zum angeborenen Leistenbruch gegeben (s. Hernien), im unteren Teil zur Bildung der verschiedenen Formen der Hydrocele des Samenstrangs und ihrer Verbindung mit der Hydrocele der Tunica vaginalis.

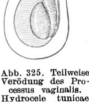

Abb. 325. Teilweise Verödung des Processus vaginalis. Hydrocele tunicae vaginalis testis et funiculi spermatici congenita.

In gleicher Weise ist auch beim weiblichen Fetus der Leistenkanal, ein Processus vaginalis und ein Gubernaculum Hunteri vorgebildet. Wie die Hoden rücken auch die Eierstöcke gegen die Leistengegend hinab. Das Gubernaculum wird zum Ligamentum rotundum uteri, der Processus vaginalis verschwindet in der Regel spurlos. Wo er nicht völlig verödet, ist die Möglichkeit zur Cystenbildung im Ligamentum rotundum (Hydrocele muliebris) oder zu einer Hernia ectopica inguinalis vorhanden (s. S. 432 u. 436).

Der Hoden, von der bläulich durchscheinenden Tunica albuginea umschlossen, ist eiförmig, 4—5 cm lang und $2^1/_2$ cm dick. Durch Druck wird ein spezifischer (diagnostisch verwertbar!) Hodenschmerz ausgelöst (sympathische Nerven). Durch den Descensus entstehen eine Reihe von Hüllen, die aber, von der Tunica vaginalis propria und der Tunica albuginea abgesehen, mehr anatomische als praktische Bedeutung haben.

Drei Arterien versorgen die Organe, die Arteria spermatica interna, deferentialis und funicularis sive spermatica externa. Die Spermatica entspringt, entsprechend der Bildungsstätte des Hodens, unmittelbar aus der Aorta nahe der Arteria renalis. Ein reicher Venenplexus umspinnt das Vas deferens als Plexus pampiniformis. Die Vena spermatica begleitet rückläufig die Arterie bis zur Nierengegend, um rechts unmittelbar in die Cava, links aber in die Vena renalis einzumünden. Hier ist der Abfluß des venösen Blutes wegen der rechtwinkeligen Einmündung erschwert. Deshalb die häufigere Varicocele links. Die Lymphgefäße des Hodens münden in die links neben der Aorta abdominalis gelegenen Drüsen, nicht etwa in die Inguinaldrüsen.

Zwei Drüsensysteme vereinigt der Hoden in sich. Das eine mit spermatogener Funktion, das andere mit innerer Sekretion, von der die Bildung der sekundären Geschlechtsmerkmale abhängt.

Auf dem Hoden liegt, wie die Raupe auf dem bayrischen Helm vergangener Zeiten, der Nebenhoden, nach oben zu mit einem leicht kolbig verdickten Teil, dem Kopf, nach unten zu mit dem schmaleren Schwanz, von wo aus der Samenstrang seinen Anfang nimmt. Der Nebenhoden besteht aus aufgerollten Sammelkanälen von 6 m Länge, in welche die Samenkanälchen des Hodens einmünden.

Der Samenstrang, zunächst in mäandrischen Windungen parallel dem Nebenhoden nach oben verlaufend, streckt sich bald, um an der Prostata im Canalis ejaculatorius zu enden. Er ist etwa 30 cm lang. Vor seiner Mündung legen sich oberhalb der Vorsteherdrüse die Samenbläschen seitlich an; sie sind 4—5 cm lang, von birnenförmiger Gestalt.

I. Die Ectopia testis.

Verschiedene, bisher nicht völlig geklärte Ursachen bedingen eine Störung der regelrechten Abwicklung des Descensus testis, der kurz vor der Geburt abgeschlossen zu sein pflegt. Dann bleibt der Hoden innerhalb der Bauchhöhle stecken, was man als *Kryptorchismus* oder besser *Testis abdominalis* bezeichnet, oder er erreicht nur eben die Leistengegend und macht dann als *Leistenhoden (Testis inguinalis)* vielfache Beschwerden. Der Befund ist häufig doppelseitig; indessen kann neben einem regelrecht entwickelten und im Hodensack gelagerten Hoden auf der anderen Seite eine Retentio testis vorliegen, fälschlich Monorchismus genannt. Sind beide Hoden überhaupt nicht entwickelt, so spricht man von *Anorchidie.* Unter *Ectopia testis im engeren Sinn* versteht man die Fehlwanderung des Hodens; er gelangt in Gegenden, die er auf seiner regelrechten Wanderung überhaupt nicht erreicht *(Ectopia testis femoralis, perinealis).* Ausnahmslos ist ein ektopischer Hoden in der Entwicklung zurückgeblieben, atrophisch. Er ist für die Spermatogenese untauglich, solange er nicht in den Hodensack verlagert ist, seine innere interstitielle Sekretion ist aber ungeschädigt. Deshalb ist — um das vorwegzunehmen — beim Kinde und heranwachsenden Jüngling das Organ bei der Operation von Hernien und der Ektopie ehrerbietig zu schonen.

Der **Leistenhoden** ist als weicher, atrophischer Hoden in der Gegend des Leistenkanals zu fühlen, er ist beweglich und liegt bald vor, bald in dem Kanal. Der Processus vaginalis ist offen, ein angeborener Bruch ist meist mit dem Leiden verbunden. Da 4 v. H. aller ausgetragenen männlichen Neugeborenen bei der Geburt einen Leistenhoden haben, Erwachsene dagegen nur $^1/_2$—1 vom Tausend, darf man den Schluß ziehen, daß auch beim nachgewiesenen kindlichen Leistenhoden noch häufig der spontane Descensus eintritt.

Als Verwicklungen sind zu nennen:

1. Die schmerzhafte Ektopie, das ist ungewöhnliche Empfindlichkeit bei Körperbewegungen, zum Teil anfallsweise, kolikartig auftretend in der Zeit der Geschlechtsreife.

2. Torsion des Samenstranges. Die Stieldrehung, manchmal mit einer äußeren Gewalteinwirkung verbunden, bietet das Bild der akuten Brucheinklemmung und bedingt, wenn nicht rechtzeitig operiert wird, Hodennekrose.

3. Entzündung des Hodens und Nebenhodens durch die üblichen Veranlassungen entstehend, aber mit wesentlich verschärften Erscheinungen.

4. Bildung einer Hydrocele in inguine (sehr selten).

5. Entstehung eines bösartigen Gewächses (Carcinom, besonders Sarkom) ein Ereignis, das im ektopischen Hoden häufiger als im gesunden beobachtet wird.

Behandlung. Bei Kindern bis zum 6. Lebensjahr wird man versuchen, durch entsprechende Hormonbehandlung den spontanen Descensus zu fördern. Gelingt dies nicht innerhalb eines Jahres, dann ist auch bei Kindern die Operation angezeigt. Durch Freilegung des Hodens, Lösung seiner Verbindungen unter sorgfältiger Schonung des Samenstranges gelingt es meist, ihn so weit beweglich zu machen, daß er im Hodensack mit einigen Nähten befestigt werden kann *(Orchidopexie).* Indessen soll dieser Eingriff nicht wahllos vorgenommen werden. Wir nehmen ihn vor:

1. bei Kindern bis zu 10 Jahren mit schmerzhaftem Hoden,

2. bei vorhandenem Leistenbruch,

3. vor der Geschlechtsreife, weil damit eine bessere Entwicklung des Organs angeregt wird,

4. bei Erwachsenen zur Behebung von zeitweiligen Beschwerden und aus psychischen Gründen.

Am besten werden die Knaben zwischen dem 6. und 10. Jahre operiert.

Die *Kastration* darf nicht leichthin gemacht werden. Die Jugend der Kranken und die Doppelseitigkeit der Entwicklungsstörung muß ernste Schranken

errichten. Bei mißglückter Orchidopexie und beim Rückfall eines Leisten-
bruchs mag die Kastration in späteren Jahren geboten sein; unerläßlich wird
sie bei der Stieldrehung mit Nekrose und bei maligner Entartung.

II. Verletzungen von Hodensack und Hoden.

Durch Quetschungen entstehen ausgedehnte Blutunterlaufungen, die sich
nach dem Damm und der Leistengegend hin ausbreiten. Ist der Hoden mitbetroffen, so sind hochgradige Reflexerscheinungen (Ohnmacht, Erbrechen)
vorhanden. Es bildet sich dann ein Hämatom in der Tunica vaginalis propria.
Zerreißung des Hodensacks legt oft den Hoden völlig frei (Hodenprolaps),
selten ist dieser aber selbst beschädigt.

Die Blutunterlaufungen und Hämatome werden von selbst aufgesogen,
es sei denn, daß sie sich infizieren. Feuchte Umschläge. Eisblase ist wegen
Hautnekrose gefährlich. Der Hodenvorfall verlangt nach gründlicher Reinigung
der Wunde die Rücklagerung des Hodens und einige wenige Heftnähte, nach
Überschreiten der Grenze für die primäre Wundversorgung offene Wundbehandlung. Bei Einriß der Tunica albuginea hüte man sich, die freiliegenden Samenkanälchen abzuwischen, sie wickeln sich sonst ab wie der Faden vom Knäuel.
Eine Decknaht soll sie schützen.

III. Entzündungen und Geschwülste.

Akute und chronische Entzündungen lassen sich nicht immer scharf scheiden,
oft geht die akute in die chronische Form über. Die letztere bietet klinisch
vielfache Ähnlichkeit mit den Cysten und Neubildungen, weshalb wir sie
gemeinsam besprechen. Wir teilen den Stoff ein in

1. Entzündungen und Geschwülste des Hodensackes,
2. der Scheidenhäute,
3. des Hodens, Nebenhodens und Samenstranges.

1. Entzündungen und Geschwülste des Hodensackes.

Ekzeme am Hodensack und den Inguinalfalten sind außerordentlich lästig. Sie entstehen bei Bettlägerigen, die stark schwitzen und auch bei fettleibigen Menschen. Vorbauend ist peinlichste Sauberkeit (Seifenwaschungen, Puder) geboten; vorhandene Ausschläge widerstreben oft hartnäckig der üblichen Ekzembehandlung. Gar leicht bereiten
sie einem Erysipel oder einer Phlegmone den Boden.

Das *Erysipel* des Hodensackes ist gefürchtet wegen der Gefahr der Hautgangrän.

Akute, phlegmonöse Entzündungen des Hodensackes nehmen, abgesehen
von den an Wunden sich anschließenden eitrigen Entzündungen, ihren
Ausgang von der Harnröhre oder der Vorsteherdrüse, seltener vom Bindegewebe um den Mastdarm. Ein Prostataabsceß, der nach dem Damm zu
durchbricht, eine geschädigte Harnröhrennarbe (Striktur), an welche sich eine
periurethrale Phlegmone anschließt, das sind die gewöhnlichen Ursachen.
Deshalb ist in jedem Falle auf die Durchgängigkeit der Harnröhre zu achten
u. U. mit dem Katheter zu prüfen. Der ins Zellgewebe einsickernde Harn
schädigt das Gewebe und verleiht der Phlegmone jauchigen Charakter mit
Nekrosen (s. Urinphlegmone und Urosepsis S. 518 und Abb. 326).

Das Krankheitsbild ist ein sehr schweres und in der Vorhersage ernstes; ein
Viertel aller Kranken geht zugrunde. Der Hodensack und das Glied schwellen
rasch gewaltig an, diffuse Rötung, Blasenbildung, schwärzliche Verfärbung,
dabei hohes Fieber, Schüttelfröste und soporöser Zustand. Die Phlegmone

greift auf den Penis, den Damm und die Leistengegend über. Die dünne und zarte Haut ist mehr als an anderen Stellen durch Gangrän bedroht. Man entlaste frühzeitig und ausgiebig durch Schnitt und gebe, sobald wie möglich, Vollbäder. Sobald die Hautgangrän begrenzt ist und aus dem sub- cutanen Zellgewebe die eitrigen jauchigen Massen sich entleeren, fällt das Fieber ab. Nachblutungen und eitrige Absiedlungen sind auch dann noch zu fürchten. Die Hoden bleiben gewöhnlich erhalten. Ein kleiner Rest von Hodensack- haut genügt, um sie durch spontane Vernarbung zu decken. Nur selten sind freie Transplantationen oder gestielte Lappen aus dem Oberschenkel zur Deckung erforderlich.

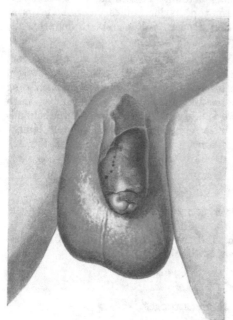

Abb. 326. Penisgangrän bei Urinphlegmone. 43 Jahre. (Aus der Chir. Klinik Leipzig — E. PAYR.)

Die *Elephantiasis scroti* ist die Folge einer Lymphstauung mit sekun- därer Hyperplasie des Gewebes. Die Ausräumung der Leistengegend wegen Drüsenerkrankung, eine unrichtig gründliche Ausrottung von Bubonen gibt hierzu die gewöhnliche Veran- lassung. Auch nach gewohnheits- mäßigem Rotlauf ist das Leiden be- obachtet, und bei dem seltenen Lymphogranuloma inguinale (s. S. 409). In den Tropen sind es chronische En- zündungen der Lymphwege und deren Verstopfung durch Parasiten (Filaria sanguinis), die zu ungeheuerlicher Ver- größerung des Hodensackes führen.

Das *Carcinom* des Hodensackes hat in der Erörterung über die Ent- stehung der Krebse eine gewisse Be- rühmtheit erlangt. Haben wir doch in ihm ein Schulbeispiel für die ver- hängnisvolle Einwirkung chemischer Reize auf die Haut, wie sie heute im Tierversuch festgelegt sind durch die Carcinombildung nach lange fort- gesetzter Teerbepinselung des Kaninchenohres oder der Rückenhaut der Maus. Der Steinkohlenruß erzeugt bei Leuten, die jahrzehntelang der Einwirkung ausgesetzt waren (z. B. bei Kaminkehrern, Paraffinarbeitern) gern Ekzeme und papilläre Wucherungen (sog. Rußwarzen), aus denen sich der Hautkrebs entwickeln kann. Im ganzen ist der Hodensackkrebs beim heutigen Stand der Hygiene selten geworden. Ähnlich wirken bekanntlich Röntgenstrahlen auf die Haut des Hodensackes bei jahrelanger Betätigung ohne entsprechenden Schutz. Die Operation hat gute Dauererfolge, weil dieser Krebs nicht leicht absiedelt.

Atherome in der Scrotalhaut kommen häufiger vor, manchmal in der Vielzahl als hirse- korn- bis erbsengroße, gelblich durchscheinende Geschwülste.

2. Entzündungen und Geschwülste der Scheidenhäute.

Akute Entzündungen der Scheidenhäute mit serösem oder eitrigem Erguß sind in der Regel Teilerscheinungen einer akuten Orchitis oder Epididymitis. Die häufigste Ursache dürfte die Gonorrhoe bilden; hier entsteht die Scheiden- hautentzündung durch Fortpflanzung des Krankheitsvorganges vom entzün- deten Nebenhoden her, ebenso bei der eitrigen metastatischen Orchitis. Auch im akuten Malariaanfall und nach Verletzungen kommt die akute Periorchitis serosa vor. Wir finden neben Schmerzhaftigkeit der Hodensackhälfte leichte Rötung und ödematöse Schwellung der Haut bei hoher Druckempfindlichkeit des scheinbar vergrößerten Hodens. Fluktuation, der Schmerzen wegen, schwer tastbar. Die akut entzündlichen Zeichen pflegen in 4—6 Tagen abzuklingen, der Erguß aber schwindet langsam. Bei den eitrigen Formen verzögert sich der Aufbruch sehr, weshalb man hier besser zeitig einschneidet. Im übrigen kommt man mit Bettruhe, Eisblase und kühlen Umschlägen, allenfalls Punktion aus.

Unvergleichlich häufiger sind die *chronischen* Hydrocelen, die unbeachtet verlaufenden Entzündungsreizen oder Verletzungen in der Tunica vaginalis ihre Entstehung verdanken und auch im Erscheinungsbild von Hodenerkrankungen, wie Tuberkulose, Syphilis und bösartigen Neubildungen als sog. symptomatische Hydrocele vorkommen.

Die **Hydrocele vaginalis testis** oder, wie KOCHER sie bezeichnet, die *Periorchitis chronica serosa, der Wasserbruch,* kommt bei kleinen Kindern und bei Erwachsenen vor. Langsam

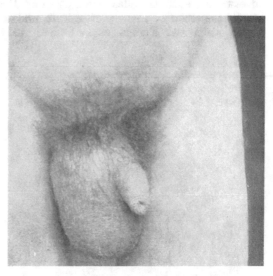

Abb. 327. Hydrocele tunicae vaginalis testis.

schmerzlose Entwicklung, Beschwerden erst durch Größe und Schwere; cystischer Tumor von Faust- bis Kindskopfgröße, durch sein Wachstum sich bis an den Leistenring hin erstreckend; oft außerordentlich prall und gespannt, mit prall elastischer Konsistenz, ähnlich einem Gummiball. Der Hoden liegt hinten unten an der Wand der eiförmigen Geschwulst und ist erkennbar durch den eigenartigen, durch Druck auslösbaren Hodenschmerz. Inhalt: klare, bernsteingelbe oder leichtgrünliche, selten blutige Flüssigkeit, öfters Beimischung von Epithelien, Samenfäden und Cholesterin.

Diagnose gegenüber der Hernie: Abgeschlossen gegen den Leistenring (die Hydrocele profluens s. communicans ausgenommen), Hoden in der Geschwulst, keine Tympanie, Fluktuation bzw. prall elastische Konsistenz, beim Anhalten einer Taschenlampe aufleuchtend, im Gegensatz zu Hämatocele, Tumor und Hernie (vgl. Abschnitt der Leistenbrüche S. 437f.).

Behandlung. Bei kleinen Kindern ist das Leiden oft mit einer Phimose verknüpft und geht dann nach deren Beseitigung von selbst zurück. Sonst bewirkt in diesem Alter ein- oder zweimalige Punktion häufig eine Verklebung der Scheidenhaut und damit Heilung. Die Kanüle einer PRAVAZschen Spritze genügt dazu. Bei Erwachsenen bringt die Punktion allein fast nie Heilung. Man muß durch chemische Reiz- oder Ätzwirkung eine Verklebung erzwingen. Einige Tropfen Jodtinktur oder absoluten Alkohols, zwei Tropfen reiner Carbolsäure u. ä. sind wirksam befunden worden; immerhin sind die Rückfälle hiernach noch recht häufig. Deshalb ist dieses Verfahren zugunsten der *Operation* verlassen. VOLKMANN spaltete den Hydrocelensack und vernähte die Ränder der Scheidenhaut nach energischem Auswischen mit der Hautwunde. Neuerdings hat sich die von WINKELMANN empfohlene Umstülpung des ganzen Sackes nach dessen Spaltung und Fixation seiner Ränder am Samenstrang als Verfahren der Wahl eingebürgert. Der Hoden ohne die Umhüllung mit Tunica vaginalis kommt ins Scrotalwundbett zu liegen und verklebt dort. Bei großem Hydrocelensack wird man, um Rückfälle zu verhüten, gut tun, den größten Teil der Wand zu resezieren. Der Eingriff ist leicht unter örtlicher Betäubung auszuführen, in etwa 6 Tagen ist alles verheilt. Der Kranke trägt noch einige Wochen ein Suspensorium. Das zuverlässigste und durchgreifendste Verfahren ist die Exstirpation der Tunica vaginalis propria bis zu ihrer Umschlagstelle auf

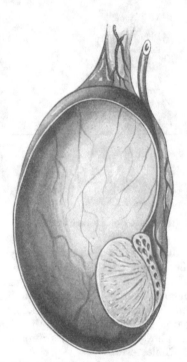
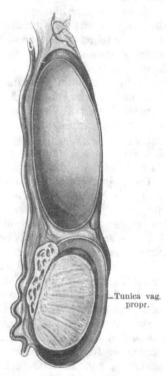

Tunica vag.
propr.

Abb. 328. Hydrocele tunicae vaginalis testis.   Abb. 329. Hydrocele funiculi spermatici.

Hoden und Nebenhoden (v. BERGMANN). Das Verfahren ist begreiflicherweise auch das blutigste.

Bei der **Hämatocele** oder _Periorchitis haemorrhagica s. proliferans_ ist der seröse Erguß gering. Dagegen hat sich die Tunica vaginalis und die Albuginea durch fibrinöse Auflagerung, Granulationsbildung und bindegewebige Wucherung in eine derbe Kapsel verwandelt. Der Hohlraum enthält eine hämorrhagische, mit Fibrinflocken untermischte Flüssigkeit. Der Hoden ist durch Druck und Wucherung des interstitiellen Bindegewebes oft bereits atrophisch geworden.

Die Hämatocele geht zum Teil aus der Hydrocele durch wiederholte Traumen hervor oder bildet sich primär auf Grund einer eigenartigen Entzündung. Sie hat ihre Seitenstücke im präpatellaren Hygrom, in der Perikarditis und der Pachymeningitis.

Zur *Behandlung* kann nur die gründliche Exstirpation der ganzen Tunica vaginalis (v. BERGMANN) in Frage kommen; bei alten Männern ist die Kastration angezeigt.

Die *Hydrocele weist mancherlei Abarten* auf, die sich alle leicht erklären aus der teilweisen und unvollkommenen Verödung einzelner Abschnitte des Processus vaginalis peritonei. Wir nennen:

1. die Hydrocele des Samenstrangs *(Hydrocele funiculi spermatici)* (s. Abb. 329).
2. die *Hydrocele communicans.* Sie steht durch eine feine Öffnung mit der Bauchhöhle in Verbindung,
3. die *Hydrocele bilocularis* (Zwerchsackhydrocele), der eine Sack vor, der andere innerhalb des Leistenringes gelegen,
4. die *Hydrocele muliebris* (im Ligamentum rotundum am Diverticulum Nuckii).

Endlich wird das Bild weiter verwickelt durch verschiedenartige *Verbindungen mit angeborener und erworbener* Hernie, indem ein Herniensack sich neben der Hydrocele vorbeischiebt oder sich in dieselbe einstülpt [Hernia encystica (s. S. 435)].

Unter **Spermatocele** versteht man eine dem Hoden oder Nebenhoden anliegende spermahaltige Cyste, die innerhalb oder außerhalb der Tunica vaginalis propria zur Entwicklung gelangt. Die intravaginalen Formen kommen uns gelegentlich einer Hydrocelenoperation zu Gesicht; es sind die sog. MORGAGNIschen Hydatiden (Appendix epididymitis, eines Überrestes des MÜLLERschen Ganges), blinde abirrende Gänge, die in Verbindung mit den samenführenden Kanälen zur Zeit der Geschlechtsreife durch den verstärkten Sekretionsdruck sich mit Sperma füllen. Außerdem finden sich im Schwanz des Nebenhodens blind endigende Kanälchen, die Ductuli aberrantes, sowie im Samenstrang eine Gruppe feiner Röhrchen, Überreste des WOLFFschen Körpers, die mit den Nebenhodengängen in Verbindung stehen (Paradidymis, Ductuli efferentes). Beide Systeme können den Ausgangspunkt der Spermatocelen bilden.

Gonorrhoe und Trauma sind gelegentliche Ursachen.

Diese Spermacysten sind eine Krankheit des Mannesalters; vor der Geschlechtsreife kommen sie nicht vor. Sie sind in der Regel schmerzlos, erreichen bisweilen die Größe einer Pflaume, bieten Fluktuation und sind auch durchscheinend. Die Probepunktion entleert eine dünne, milchig getrübte Flüssigkeit, die mikroskopisch Samenfäden aufweist.

Der Punktion folgt der Rückfall; dauernd ist sie nur durch Ausschälung des Sackes zu beseitigen.

Geschwülste der Scheidenhäute sind im ganzen Seltenheiten. Es sind beschrieben *Lipome, Fibrome, Dermoidcysten* und auch *Sarkome.*

3. Entzündungen und Geschwülste des Hodens, Nebenhodens und Samenstranges.

a) Die akute Orchitis und Epididymitis entsteht teils durch *Fortleitung* infektiöser Vorgänge auf dem Wege des Vas deferens von der Harnröhre, Prostata und Blase aus, teils auf embolischem Wege bei Infektionskrankheiten (Pyämie, Typhus, Parotitis epidemica usw.). In anderen Fällen sind weder Ausgangspunkt noch äußere Ursache bekannt, man spricht dann von „nichtspezifischer" Epididymitis und Orchitis. Wir haben mehrere solcher, schließlich in Hodenatrophie ausgehender Fälle gesehen. Bei unmittelbarer Fortleitung erkrankt der Nebenhoden mit dem Vas deferens meist allein, wie das beim Tripper und nach unreinem Katheterismus so häufig der Fall ist, während embolisch öfter der Hoden betroffen wird. Freilich mehr oder weniger leiden in jedem Falle beide Teile. Auch ein entzündlicher Erguß in der Tunica vaginalis (sympathische Hydrocele) wird selten vermißt.

34*

Die *Erscheinungen* sind bei rasch zunehmender Anschwellung entsprechend
heftige Schmerzen und Fieber für wenige Tage, u. U. bis zu 40⁰; die Scrotalhaut
gerötet und ödematös.

Der *entzündete Nebenhoden* ist um ein Mehrfaches vergrößert, fühlt sich
hart an und ist außerordentlich druckempfindlich; der nicht mitergriffene
Hoden bleibt auf Druck ziemlich schmerzfrei und fühlt sich weicher an. Der
Samenstrang ist ödematös durchtränkt, die Venen strotzend gefüllt; Vas deferens
meist auch druckempfindlich, verdickt.

Bei der gonorrhoischen und der embolisch infektiösen Form der Epididymitis
klingt das Fieber in 2—4 Tagen ab, gleichmäßig schwinden in etwa 10 Tagen

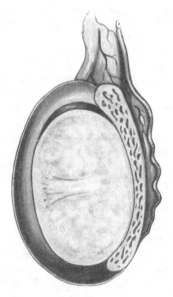
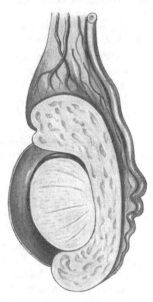

Abb. 330. Akute Orchitis, Nebenhoden lang
gezogen, seröser Erguß in die Scheidenhaut
(sympathische Hydrocele), Samenstrang
verdickt. (Schematisch.)

Abb. 331. Akute Epididymitis, Samenstrang
verdickt und hyperämisch (sympathische
Hydrocele). (Schematisch.)

die akuten Erscheinungen, es bleibt ein derbes Infiltrat für viele Wochen zurück,
das sich zu einer Narbe umwandelt, welche oft den Samenabfluß sperrt. Die
durch Katheterismus u. ä. bedingte Epididymitis führt, im Gegensatz zur
gonorrhoischen, zuweilen zur Vereiterung, die auf den Hoden und die Scheidenhaut übergehen kann. Das andauernde Fieber, die Erweichung der indurierten
Schwellung, das starke Hautödem sind die Erkennungszeichen, sie fordern
zu zeitigem Eingreifen auf.

Der *entzündete Hoden,* wie gesagt, seltener durch Fortleitung vom Nebenhoden als auf dem Blutwege infiziert, vergrößert sich unter rasch ansteigendem
Fieber und heftigen, ziehenden Schmerzen in kürzester Zeit zu einem fast
gänseeigroßen Tumor. Ein Erguß in der Scheidenhaut fehlt nie. Der Nebenhoden ist zu einem Strang ausgezogen. Abszedierungen und damit Nekrosen
des Hodengewebes sind häufig, nur die Mumps-Orchitis macht davon eine
Ausnahme.

Die *Behandlung* verlangt sowohl bei der akuten Epididymitis wie bei der
Orchitis unbedingt Bettruhe für die Fieberzeit, Hochlagerung des Scrotums
und feuchte Umschläge, bei Orchitis etwas Morphin, allenfalls Punktion der

sympathischen Hydrocele. Oft wirken Blutegel sehr schnell schmerzlindernd. Blande Diät (kein Alkohol!) und gelinde Abführmittel gegen venöse Stauung, Brompräparate bei Reizerscheinungen der Geschlechtswerkzeuge, Urotropin und ähnliche Mittel und viel Flüssigkeit bei Cystitis. Liegt ein irgendwie begründeter Verdacht auf Abszedierung vor, so säume man nicht mit Probepunktion und Incision, denn jeder Verzögerung fällt der Hoden durch Nekrose oder Atrophie zum Opfer.

b) Die Epididymitis und Orchitis tuberculosa ist weitaus die häufigste Hodenerkrankung, und zwar bildet die Epididymitis in der Regel die erste Ab-

lagerungsstätte, erst später wird der Hoden ergriffen. Betroffen sind Männer, fast ausschließlich in geschlechtsreifem Alter. Wenn es sich nicht um Kranke mit offensichtlicher Tuberkulose handelt, muß, wie bei der Knochentuberkulose, der Ausgangspunkt in verkästen Bronchialdrüsen oder, was nach neueren Untersuchungen noch wahrscheinlicher ist, in einer unbemerkten Urogenitaltuberkulose gesucht werden: Prostata, Samenbläschen und vor allem Nieren, in denen, wie wir an anderer Stelle dargelegt haben, ein Infektionsherd versteckt liegen kann. Man muß auf diese Organe sehr aufmerksam achten. Es läge also in diesen Fällen eine absteigende Nebenhodentuberkulose, oder wie man auch sagt, eine testipetale Tuberkulose vor. Andererseits wäre es auch möglich, daß die Nebenhodentuberkulose zuerst vorhanden war und dann sekundär, aufsteigend oder testifugal die Tuberkulose der Samenblasen, Prostata und Nieren entsteht. Am häufigsten dürfte die Nebenhodentuberkulose auf dem Blutweg entstehen.

Erscheinungen. Es ist eine Ausnahme, wenn die Kranken durch stärkere Schmerzen aufmerksam werden, meist bildet sich *schmerzlos* und *unvermerkt eine knotige Anschwellung* des Nebenhodens. Das ist kennzeichnend. Bald rascher, bald langsamer vergrößern sich

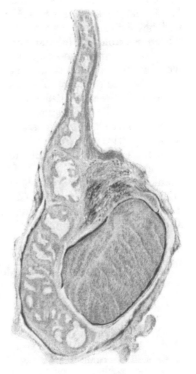

Abb. 332. Epididymitis tuberculosa mit Übergreifen auf Vas deferens. Hoden intakt. (Chir. Klinik Breslau).

die Knoten, wandeln den ganzen Nebenhoden in einen höckerigen Wulst um, erweichen und abszedieren, verlöten mit der Haut des Hodensackes und brechen zu langwierigen Fisteleiterungen auf. Der Hoden, lange Zeit unbeteiligt, wird in der Hälfte der Fälle nach halbjährigem Bestande mitergriffen; die Betastung ist erschwert durch einen leichten Hydrocelenerguß. Das Vas deferens, wenn mitbeteiligt, ist als harter Strang mit rosenkranzartigen Verdickungen tastbar. Das Samenbläschen der kranken Seite ist gewöhnlich auch infiltriert. Bei längerem Bestande kann auch der andere Nebenhoden und Hoden erkranken.

So lange noch keine Fisteln bestehen, kann die *Diagnose* gegenüber der oben besprochenen unspezifischen Epididymitis recht schwierig sein. Auch die gonorrhoische wird sich, wenn die Vorgeschichte nicht eindeutig ist, nicht immer leicht trennen lassen (das ausgedrückte Prostatasekret ist auf Tuberkelbacillen und Gonokokken zu untersuchen).

Der *Verlauf* ist verschieden. Die käsige Infiltration bleibt oft jahrelang unter geringen Schwankungen fast unverändert oder schrumpft narbig, in anderen Fällen bedingt eine Gewalteinwirkung rasche Verschlimmerung, oder die Entzündung nimmt von Anbeginn an einen zerstörenden Verlauf durch vielfache Absceßbildung mit schlechter Granulationsbildung ohne Neigung zur Heilung.

Die *Behandlung* darf nicht gleichförmig gestaltet werden. Im Frühstadium und bei sonst gesundem Mann darf konservativ behandelt werden: Suspensorium, Vermeidung von Exzessen jeder Art, Höhenklima, Sonnen- und Luftbäder, Röntgenbestrahlung (s. S. 745). Bei rascher Abszedierung bei jugendlichen Kranken: Resektion der Epididymis mit Einpflanzung des Vas deferens in das Hodengewebe unter Spaltung der Albuginea (Vasostomie). Die Erfolge sind bei Frühfällen ausgezeichnet, nur selten finden sich Rückfälle, der andere Hoden erkrankt auffallenderweise weniger häufig als nach der Semikastration. Sind Hoden und Vas deferens miterkrankt, greift die Tuberkulose in wenigen Wochen um sich, und handelt es sich um einen ausgesprochen tuberkulösen Kranken, dann säume man nicht mit der einseitigen Kastration und weitgehender Wegnahme des Vas deferens; sie gibt, *rechtzeitig* ausgeführt, immer noch eine Reihe von Dauerheilungen, freilich nur noch etwa 15 v. H., gegenüber jenen Fällen, wo keine anderweitige Tuberkulose klinisch nachweisbar ist. Schwierig wird die Frage der zweckmäßigsten Behandlung bei doppelseitiger Nebenhodentuberkulose. Bestimmte Richtlinien lassen sich nicht geben. Alter, Allgemeinzustand, örtlicher Befund, Nieren- und Vorsteherdrüsenbefund, Art der Krankheitsentwicklung und soziale Verhältnisse der Kranken sprechen bei jeder Entscheidung mit. Wir haben bei mehrfacher Auskratzung mit dem scharfen Löffel, Allgemein- und Röntgenbehandlung Heilungen über mehr als 40 Jahre verfolgen können.

c) Syphilis des Hodens. Gummata, die sich in derbe oder schwielige Indurationen umwandeln oder als umschriebene Syphilome längere Zeit bestehen bleiben, finden sich ausschließlich (im Gegensatz zur Tuberkulose) im Hoden selbst. Schmerzlos schwillt er zu einem kugeligen, derben Gebilde an, dem der längs ausgezogene Nebenhoden angelagert ist. Das spezifische Parenchym geht dabei zugrunde. Aufbruch ist selten. Verwechslung mit Neubildungen häufig (WASSERMANNsche Reaktion!).

Unter antiluischer Kur schmelzen die Gummen sehr rasch ein, es hinterbleibt der atrophische Hoden.

d) Neubildungen des Hodens kommen in zahlreichen Formen vor, insbesondere ist das häufige Auftreten von Mischgeschwülsten bemerkenswert.

Es sind *Chondrome, Myxome, Fibrome, Rhabdo-Leiomyome, Osteome* und ihre Mischformen; sie zählen zu den Seltenheiten, ebenso die in bezug auf ihre gewebliche Entstehung höchst beachtenswerten *Teratome* oder *Embryome*, die, im Kindesalter bereits vorhanden, zur Zeit der Geschlechtsreife zu erheblicher Größe heranwachsen.

Die *Teratome* erinnern an die Dermoidcysten des Ovariums. Sie entwickeln sich nicht im, sondern am Hoden. In einem cutisähnlichen Balg ist ein Atherombrei von Plattenepithel, untermischt mit Haaren, eingebettet, oder die Geschwulst entspricht einem Kystom, dessen feste Bestandteile neben Bindegewebe Knorpel- und Knochengewebe, Muskel- und Nervenfasern usw. enthalten.

Den *bösartigen Geschwülsten*, dem Sarkom und dem Carcinom, fällt in der Wirklichkeit das Schwergewicht zu.

Die **Sarkome** treffen wir im frühen Kindesalter, wie in den besten Mannesjahren. Abgesehen von jenen obengenannten Mischgeschwülsten, in denen der Pathologe immer Inseln von Sarkomzellen begegnet, gibt es reine Sarkome (Spindelzellen- und Rundzellensarkome), welche vom interstitiellen Hodengewebe ausgehen. Der Nebenhoden wird mitergriffen, ebenso der Samenstrang. Die Geschwulst pflegt sehr rasch zu wachsen und täuscht der Schmerzlosigkeit halber bisweilen eine Hydrocele vor.

Die Heilungsaussichten sind trotz frühzeitiger Ausrottung des Hodens recht ungünstig. Mehr als beim Carcinom sind Tochtergeschwülste zu fürchten.

Das **Carcinom** des Hodens entwickelt sich schleichend, unter unbedeutendem Spannungsschmerz, bei Männern im kräftigsten Lebensalter. Der Hoden wird kugelig und hart, bald schwellen auch die Drüsen längs der Bauchschlagader an. Feingeweblich handelt es sich um großzellige Tumoren nach dem Bau des Carcinoma solidum simplex oder medullare, viel seltener um Adenocarcinome oder Scirrhen. Ein Teil der Krebsgeschwülste weist Verbindungen mit den obenerwähnten Mischgeschwülsten auf.

Die dem Hoden eigentümliche Geschwulst ist das **Seminom**; es besteht vorwiegend aus großen, vielgestaltigen Zellen mit Vakuolen und zierlichem Chromatingerüst. Der epitheliale Verband der Zellen ist nicht immer leicht zu erkennen, so daß sarkomähnliche Bilder entstehen. Man sieht sie heute als die häufigsten Hodenblastome an.

Ausgedehnte Tochtergeschwülste können gerade auch im Gefolge von Seminomen bei primär kleiner Geschwulst auftreten. Vom Gumma sind die echten Geschwülste nicht leicht zu unterscheiden, es sei denn, daß die Wassermann-Reaktion und Jodkali einen raschen Aufschluß bringen. Kennzeichnend für das Seminom ist häufig die Ausscheidung von *Prolan* (Hypophysenvorderlappenhormon) im Harn als Folge der Gleichgewichtsstörung zwischen Hoden und Hypophyse. Die Prolanausscheidung schwindet nach Ausrottung der Hodengeschwulst, sofern keine Tochtergeschwülste vorhanden sind. Die Harnuntersuchung auf Prolanausscheidung wird damit zugleich zum Prüfstein auf Absiedlung und Rückfall.

Die *Vorhersage* aller bösartigen Hodengeschwülste ist eine recht traurige; die Zahl der Dauerheilungen ist ungewöhnlich spärlich gegenüber bösartigen Geschwülsten an anderen Organen. Die Anordnung der Lymphwege bringt es mit sich, daß frühe Drüsenabsiedelungen mit Umgehung der Leistendrüsen in der Fossa iliaca, ja nicht selten retroperitoneal in der Nierengegend auftreten. Wir sahen Fälle mit mächtigen retroperitonealen Tumoren, bei denen die ursprüngliche Hodengeschwulst unbeachtet geblieben war.

Nur *frühzeitige Kastration* mit Ausräumung der benachbarten Drüsengebiete kann eine gewisse Aussicht auf Heilung eröffnen. Die Seminomabsiedelungen schmelzen oft auf Röntgenbestrahlungen wie „Butter an der Sonne", doch ist schärfste Beobachtung des Kranken wegen der Neigung zu Rückfällen erforderlich.

Im *Gebiete des Samenstranges* zählen nur die präperitoneal gelegenen Lipome zu den etwas häufigeren Geschwülsten.

e) Neuralgien des Hodens können sich mit einer syphilitischen Erkrankung, mit Varicocele, mit Obliteration der Samenwege, mit Narben usw. verbinden. Sie kommen aber auch vor ohne irgendwelche nachweisbaren Veränderungen als „reflektorische" Erkrankung. Wo durch Beseitigung der auslösenden Ursache die außerordentlich schmerzhafte, in Anfällen auftretende Neuralgie nicht behoben wird, bleibt die Durchschneidung des Nervus spermaticus bzw. des Nervus genito-femoralis übrig.

f) Varicocele, *Krampfaderbruch*, eine Erweiterung und Schlängelung der Venen des Plexus pampiniformis; gewissermaßen anatomisch vorbereitet durch die erschwerten Abflußverhältnisse der Hodenvenen, namentlich der linken Seite; die dünnwandige klappenlose Vena spermatica mündet links unmittelbar in die Vena renalis, also fast im rechten Winkel, während die rechte Spermatica im spitzen Winkel in die Vena cava mündet, also weniger Widerstand zu überwinden hat. Demgemäß finden sich mehr als $^4/_5$ aller Varicocelen links. Der Zustand ist nicht selten angeboren, was sich aus der gleichzeitig vorhandenen linksseitigen Hodenatrophie ergibt, andernfalls erworben auf Grund konstitutioneller Schwäche der Venenwände (wie bei Varicen und Hämorrhoiden). Auch mechanische Abflußhindernisse im Gebiet einer Vena renalis (Nierentumoren) vermögen eine *symptomatische Varicocele* zu erzeugen. Also nachsehen!

Die *Erscheinungen* sind unverkennbar. Schlaff herabhängende Hodensack-hälfte, längliches, wurmartiges Gebilde im Verlauf des ganzen Samenstranges, beim Stehen strotzend gefüllt, im Liegen erschlaffend und sich entleerend, Hoden atrophisch. Das Leiden findet sich im geschlechtsreifen Mannesalter, bald als zufälliger Befund, ohne daß der Träger je irgendwelche Beschwerden davon hatte, andere Male sind die jungen Männer stark belästigt durch ziehende Schmerzen in der Leiste und Unterbauchgegend, die sich zu Neuralgien steigern bei Anstrengungen und bei geschlechtlicher Erregung. In solchen Fällen scheint fast immer ein erweiterter Leistenkanal mit bruchartiger Ausstülpung des Bauchfells die Ursache der Beschwerden zu sein.

Der *Behandlung* kann vielfach Genüge geschehen durch Tragen eines Sus-pensoriums, Anwendung von kalten Duschen, Abführmitteln, geregelter Körper-

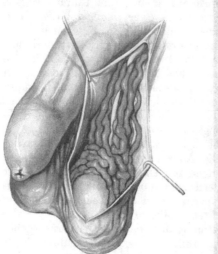

Abb. 333. Variocele.

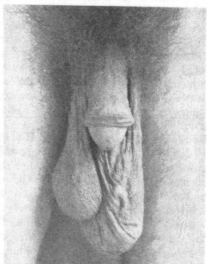

Abb. 334. Varicocele links mit atrophischem linken Hoden.

bewegung. Bei erheblichen Beschwerden ist, ähnlich wie bei Varicen, der größte Teil der varikös erweiterten Venen zu exstirpieren, die Vena spermatica hoch oben im Leistenkanal zu unterbinden und zu durchschneiden, und gleichzeitig nach dem BASSINIschen Verfahren der Bruchoperation der Samenstrang zu verlagern, unter Versorgung des Bruchsackes.

Die **Hodenexstirpation,** wenn beidseitig ausgeführt, **Kastration** genannt, einseitig **Semi-kastration.**

Technik. In örtlicher Betäubung Hautschnitt an der Basis des Hodensackes. Man hebt den Samenstrang als Ganzes zur Wunde heraus und sondert nach Spaltung der Tunica vagi-nalis com. auf dem Zeigefinger der linken Hand unter Anspannung die einzelnen Gebilde des Samenstranges: die Venen des Plexus, die Arteria deferentialis und spermatica und das Vas deferens. Die Gefäße müssen mit aller Sorgfalt unterbunden werden, an den peripheren Enden bleiben die Klemmen liegen. Das Vas deferens kann einfach durchschnitten werden oder, wie es sich bei Tuberkulose empfiehlt, durch langsamen, stetigen Zug zum Abriß in der Tiefe gebracht werden. Nun zieht man an den Klemmen den Hoden aus dem Hoden-sack heraus und durchtrennt mit der Schere die lockere bindegewebige Umhüllung. Sind Fisteln vorhanden, dann müssen diese in der Hodensackhaut umschnitten werden, der Hautschnitt wird dann bis dorthin verlängert und der Hoden bei der Exstirpation nach unten gezogen.

Die **Unfruchtbarmachung** *(Sterilisation)* beim Manne wird von je einem schrägen Hautschnitt aus beiderseits dicht unterhalb des äußeren Leistenringes (im Bereich der Schamhaare) vorgenommen; die beiden Vasa deferentia werden aufgesucht, freigelegt und je ein 6—8 cm langes Stück reseziert, wie es auch vielfach als Voroperation zur Prostata-ektomie geschieht. Ob eine Unterbindung der Stümpfe vorgenommen wird oder nicht, spielt keine ausschlaggebende Rolle. Die Anzeige ist gesetzlich geregelt. Es können sich noch wochenlang lebensfähige Spermatozoen in der Prostata und den Samenblasen erhalten. Man führt deshalb zweckdienlich bei der Operation vom rumpfwärts gelegenen Ende des Samenstranges aus eine die restlichen Samenfäden tötende Durchspülung der abführenden Samenwege mit je 10 ccm einer 1%igen Rivanol- oder 1%igen Arg. nitric.-Lösung aus. Um sich gegen den möglichen Vorwurf einer nicht sachgemäßen Unfruchtbarmachung zu schützen — wenn z. B. der Sterilisierte als Kindesvater beschuldigt wird — empfiehlt es sich, die resezierten Samenleiterstücke feingeweblich als solche bestätigen zu lassen bzw. aufzubewahren.

F. Chirurgie der Endometriose.

Bei Frauen zwischen dem 30. und 50. Lebensjahr findet sich manchmal ein Leiden, das lange der richtigen Erklärung trotzte: die *Endometriose*. Es handelt sich bei ihr um einen Krankheitsvorgang, bei dem weder ein Gewächs noch eine Entzündung vorliegt. Am häufigsten spielt er sich im Bereich des kleinen Beckens ab, aber auch am Wurmfortsatz, an den unteren Dünndarmschlingen, am Sigma, im Leistenkanal, an der Blase, am Nabel, in Narben der Bauchwand, ja sogar an Arm und Bein ist er beobachtet worden.

Das *Krankheitsgeschehen* besteht in der Verschleppung von Schleimhautinseln aus der Gebärmutter, indem während der Monatsregel abgestoßene Endometriumteile unter dem Einfluß antiperistaltischer Tubenbewegungen in die Bauchhöhle gelangen. Die Verschleppungen außerhalb der Bauchhöhle werden als hämatogene Absiedlungen aufgefaßt. Aus diesen verschleppten Schleimhautteilen entwickeln sich dann kleine blumenbeetartige gelbe Knoten, die stark in das Gewebe des Organs, dem sie angelagert sind, vordringen und infiltrativ wachsen können. Manchmal entwickeln sie sich auch als kleine Cysten oder aber als ringförmige, harte, einengende Geschwülste am Darm mit ausgedehnten Verwachsungen in der Umgebung. Der Chirurg denkt dann bei der Operation an einen Krebs, um so eher, wenn vorher Beschwerden bestanden, die sich in nichts von einem Darmverschluß unterschieden.

Kennzeichnend für das *klinische Bild* sind die mit den Zeiten der Regel übereinstimmenden Schwankungen der Beschwerden: Nach dem Aufhören der Regel nehmen die Erscheinungen jeweilen ab, während derselben treten sie verstärkt auf.

So unsicher das Erscheinungsbild ist, so einfach ist die Klärung, wenn nach der Operation eine gute *feingewebliche Untersuchung* des gewonnenen Präparates stattgefunden hat.

Bei allen chirurgischen, also außerhalb der Geschlechtsorgane gelegenen Endometriosen, sichert die *Ausschneidung* des erkrankten Gebietes die endgültige *Heilung*. Allenfalls in eine Bauchnarbe eingewachsene Gebärmutter- oder Eileiterteile müssen peritonisiert werden. Gegen Ende der Menopause kommt auch die *Strahlenbehandlung* der Eierstöcke in Frage.

Chirurgie der Gliedmaßen.

A. Mißbildungen, angeborene und erworbene Verbildungen der Gliedmaßen.

Spartas rauhe Zeit, als man die Schwächlinge am Taygetus aussetzte, ist längst entschwunden; heute übernimmt der Staat die Sorge um jene Benachteiligten der Gesellschaft, die

> „... um das schöne Ebenmaß verkürzt,
> Von der Natur um Bildung falsch betrogen ...
> entstellt, verwahrlost ...“ (Shakespeare.)

Mit innerem Widerstreben aber trennen sich Eltern von ihrem Sorgenkind, eine langdauernde orthopädische Behandlung als „unnötige Quälerei“ von der Hand weisend. Sie wähnen ihrem Liebling genug getan zu haben durch Ebnen der Wege zu einem passenden, seinem beeinträchtigten Können angemessenen Berufe. Nur wenige, die mitfühlende Mutter vielleicht ausgenommen, werden sich bewußt des unaustilgbaren Schattens, der die Seele des Kindes verdunkelt, das körperlich in freier Bewegung, in Spiel und Sport gehemmt, unter dem bitteren Zwange der Zurücksetzung und gar unter dem Spott herzloser Kameraden, still leidend, sein erwachendes Seelenleben sich ausgestaltet. Der neue Staat hat Mittel und Wege gefunden, hier helfend einzugreifen; wenn es sein muß, auch gegen den Willen der Erziehungsberechtigten (Krüppelfürsorgegesetz, *Gesetz zur Verhütung erbkranken Nachwuchses*).

So erwächst dem Arzt in zwiefacher Hinsicht eine dankbare Aufgabe, 'zu helfen. Es lohnt sich der Mühe, die Vielgestaltigkeit der Deformitäten in ihrer Gesamtheit näher kennenzulernen.

I. Verbildungen an den oberen Gliedmaßen.

Alle angeborenen Mißbildungen der Gliedmaßen sind in der Hauptsache aus inneren Ursachen, d. h. solchen, die im Ei, in der Anlage selbst gegeben sind, entstanden. Nur für einen kleinen Teil sind äußere Ursachen, z. B. amniotische Abschnürungen während der embryonalen Entwicklung, in Anspruch zu nehmen.

Es sind zunächst zu nennen als schwere Mißbildungen:

1. Völliges Fehlen der oberen Extremität *(Amelie)*.

2. Rudimentärer Arm: die gut entwickelte Hand hängt stummelartig, wie die Flosse einer Robbe, am Rumpf (*Phocomelie* [φώκη = Seehund, μέλος = Glied]). *Peromelie* [πηρός = verstümmelt] mangelhafteEntwicklung des ganzenArmes.

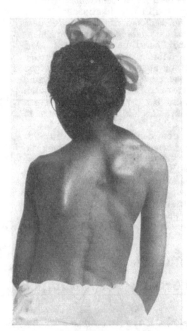

3. Fehlen des Vorderarmes, die Finger als Rudimente am Oberarm *(Hemimelie)*.

4. Defekt eines oder beider **Schlüsselbeine**, oft verbunden mit mangelhafter Verknöcherung der Schädelkapsel *(Dysostosis cleidocranialis)*. Oft verbunden mit anderen Mißbildungen (Spaltbecken, Wolfsrachen, Spina bifida, Neurofibromatose).

5. Spontanamputationen durch amniotische Bänder. Auch sie beruhen nach neueren Anschauungen zum Teil auf einer durch Erblast bedingten Entwicklungsstörung.

Ferner kommen als leichtere Verbildungen vor:

6. Hypertrophien des ganzen Armes oder einzelner Teile (partieller *Riesenwuchs, Makrodaktylie*). Bad sind alle Gewebe gleichmäßig beteiligt, bald liegen mehr geschwulstähnliche Verbildungen vor, in dem Fett-, Binde-Nervengewebe vorherrschen.

7. Der angeborene Schulterblatthochstand (SPRENGELsche *Deformität*). Fehlerhafte Abspaltungen vom Mesoblast in frühestem Fetalleben bilden die Ursache. Deshalb ist diese Mißbildung auch häufig verbunden mit anderen Regelwidrigkeiten des Brustkorbes, wie Rippendefekte am 2.—7. Brustwirbel, Halsrippe, Schaltwirbel u. ä. Noch eine Anzahl anderer Begleitmißbildungen ist beobachtet, wie Hypoplasie des Schultergürtels, Verkürzung des Armskelets, Handmißbildung, Defekte an

Abb. 335. Schulterhochstand. 11jähr. Mädchen. (Chir. Klinik Göttingen.)

Brust- und Schultermuskeln. Der Hochstand des Schulterblattes ist deshalb nur als ein Glied in der Reihe der Entwicklungsstörungen aufzufassen. Das Schulterblatt steht nicht nur höher, sondern auch näher der Wirbelsäule, öfter mit ihr durch eine Knochen- oder Knorpelbrücke verankert. Sie besitzt bei Armbewegungen geringere Beweglichkeit: völlige Erhebung des entsprechenden Armes ist unmöglich. Eine Skoliose ist gewöhnlich vorhanden oder entwickelt sich im Laufe des Wachstums.

Die *Behandlung* muß in der Hauptsache die Mobilisierung des Schulterblattes zu erreichen suchen. Nur selten kann man sich dazu auf orthopädische Übungen beschränken, wobei die Skoliose entsprechende Beachtung verlangt; meist sind vielmehr noch durch operative Eingriffe Brücken nach dem Rückgrat und den Rippen zu durchtrennen und durch Myotomien (Musculus rhomboideus und levator) Stellungswidrigkeiten zu verbessern.

8. Angeborene Schulterverrenkung ist eigentlich eine Stellungswidrigkeit des Oberarmkopfes bei angeborenem Schlottergelenk. Dasselbe entsteht durch Verletzung intra partum,
vor allem durch spinale und cerebrale Lähmungen der
Schultermuskeln. Auch angeborene **Schlüsselbeinverren-
kungen** sind beobachtet.

9. Das paralytische Schlottergelenk, *erworben* durch
spinale Kinderlähmung, auch als Subluxatio humeri auf-
geführt, ist einer Besserung zugängig durch operative
Versteifung der Schulter (Arthrodese). In neuester Zeit
hat man auch mit Muskelverpflanzung Gutes erzielt,
indem man den gelähmten Musculus deltoideus durch
den Musculus pectoralis major ersetzt hat.

10. Humerus varus — pilzförmig umgebogener Kopf
und spiralig verdrehter Humerus —, beobachtet bei Kre-
tinen mit weichen Knochen und überdauernder Epiphyse
und bei Arthrosis deformans.

11. Rachitische Verbiegungen der Ober- und Unterarmknochen sind naturgemäß seltener als die der unteren
Gliedmaßen, jedenfalls sind sie viel geringeren Grades.

**12. Angeborene Verrenkungen beider Vorderarm-
knochen** und des Radius allein sind selten; öfter angeborene brückenartige Verschmelzung von Radius
und Ulna.

13. Der Cubitus varus und valgus ist ähnlich
der entsprechenden Knieverbildung auf gestörtes
Epiphysenwachstum zurückzuführen. Der Cubitus varus ist selten, der Cubitus valgus ist beim
Manne mit einem Winkel von 1—9⁰, beim Weibe
mit 15—20⁰ als physiologisch aufzufassen, geht,
wenn er diese Grade überschreitet, meist mit einer

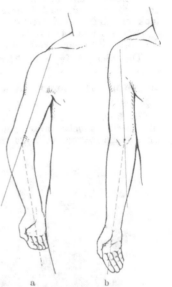

Abb. 336. a Cubitus varus nach
Epiphysenverletzung in der Jugend
b Physiologischer Cubitus valgus.
Armwinkel etwa 12⁰ (Durchschnitt).

Überstreckbarkeit des Ellenbogengelenkes einher. Die Verformung wird heute
als eine geschlechtsgebundene Spielart des Knochengerüstes aufgefaßt, der
keine klinische Bedeutung zukommt.

Der *Cubitus varus und valgus trau-
maticus* entsteht durch Verletzungen der
Epiphyse des Oberarms. Höhere Grade
sind durch Keilexcision aus der körperfernen Humerusdiaphyse zu verbessern.
Im Wachstumsalter ist Schienen- oder
Apparatebehandlung ausreichend.

**14. Angeborene Defekte der Vorderarm-
knochen** beruhen auf der mangelhaften Aus-

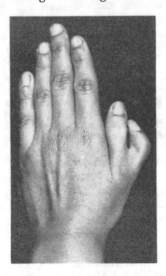

Abb. 337. Polydaktylie bei 17jährigem
Mädchen in Form eines „Präpollex".
(Chir. Klinik Breslau.)

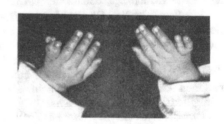

Abb. 338. Polydaktylie bei 3jährigem Knaben in
Form eines doppelseitigen „Postminimus", rechts
Hexa-, links Heptadaktylie.
(Chir. Klinik Breslau.)

bildung bzw. Sprossung des radialen oder ulnaren Strahles. Die Störung muß vor die
6. Fetalwoche zurückverlegt werden, denn nach dieser Zeit ist Radius und Ulna differenziert
und — das sei für die Fingermißbildungen bemerkt — Hand- und Fingerskelet angelegt.
Fehlen beider Vorderarmknochen sehr selten; ebenso Fehlen der Ulna. **Radiusdefekt**

häufiger, er bedingt starke Verkrümmung der Ulna und Abrutschen der Hand nach der radialen Seite (*Manus radioflexa, Klumphand*, sog. MADELUNGsche Verbildung). Wenn zeitig eingegriffen wird, kann mit fleißigem Zurechtziehen (von der Mutter zu machen) und späterer Schienenbehandlung, allenfalls noch Knochenimplantation, eine leidlich funktionsfähige Hand herangebildet werden. Etwas häufiger noch ist die *radioulnare Synostose*. Auch **angeborene Luxationen** beider Vorderarmknochen oder des Radius und der Ulna allein sind beobachtet.

Die viel häufiger vorkommenden **erworbenen Vorderarmverformungen** sind meist Folgen von Knochenbrüchen (Brückencallus, Pseudarthrose), allenfalls auf Grund angeborener Knochencysten oder eine Folge osteomyelitischer Zerstörungen.

15. Deformitäten an Hand und Fingern. Neben der ebenerwähnten Manus radioflexa gibt es eine angeborene Klumphand (Manus vara) als Folge fehlerhafter Keimanlage. Auch andere *Strahldefekte* kommen vor, d. h. Verbildungen, die auf dem Fehlen eines

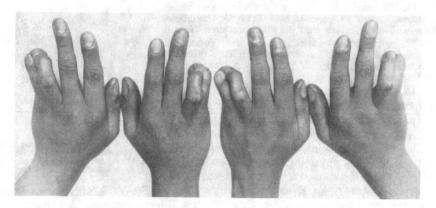

Abb. 339. Syndaktylie bei eineiigen Zwillingen. (Chir. Klinik Göttingen.)

ganzen Abschnittes beruhen, in welche das Glied der Länge nach gegliedert ist, z. B. Fehlen mehrerer Finger, entsprechender Handwurzelknochen.

16. Perochirus [πηρός = verstümmelt, χείρ = die Hand], ist eine Hemmungsbildung; gehemmt ist die Trennung der 5 Mittelhandknochen. Der Mittelfinger fällt meist aus; durch einen bis in den Metacarpus oder gar Carpus reichenden Spalt ist die Hand in zwei Teile getrennt, so daß eine klauenartige Gabel entsteht (Spalthand). Die gleiche Mißbildung kommt am Fuße vor *(Peropus)*. Die Mißbildung betrifft meistens mehr als eine einzige Extremität, sie ist oft mit anderen Verbildungen (Syndaktylie, Polydaktylie vergemeinschaftet. In über der Hälfte der Fälle ist die Mißbildung von einem der Elter gewöhnlich in etwas veränderter Form, übernommen, ein sicherer Hinweis auf die fehlerhafte Keimanlage, dominanter Erbgang.

17. Polydaktylie, Überzahl von Fingern und Zehen, ist recht häufig; die Sechszahl ist die Regel, gedoppelt ist der 5. Finger („Postminimus") bzw. der Daumen („Präpollex"), entweder vollständig (vgl. Abb. 337 und 338) oder unvollständig. Mehr noch als bei anderen Mißbildungen ist hier die Frage der Erblichkeit von allen Ärzten bejaht; bis zu 4 aufeinanderfolgende Generationen können so belastet sein. Das gleiche gilt für die *Hyperphalangie* (Dreigliedrigkeit) *des Daumens*.

18. Die Syndaktylie, das ist Verschmelzung zweier Nachbarfinger, zumeist den 4. und 5. Finger (seltener die Zehen) betreffend. Alle Grade sind vertreten; von der einfachen Schwimmhautbildung bis zur völligen knöchernen Verschmelzung *(Symphalangie)*. Auch hier steht die Erblichkeit außer Frage. Das Leiden ist operativ, und zwar besser nicht im frühesten Kindesalter, sondern im 5. Jahre zu beseitigen. Bis dahin soll die Brücke möglichst gedehnt, die Haut massiert werden. Wir empfehlen das Verfahren der Lappenbildung nach DIDOT, d. h. ein volarer Türflügellappen für den 4., ein dorsaler

für den 3. Finger. Weniger bewährt hat sich die Spaltung in verschiedene
dreieckige Läppchen, ähnlich den Zähnen einer Säge.

II. Verbildungen der unteren Gliedmaßen.

Mißbildungen. Den verhältnismäßig seltenen Mißbildungen, angeborenen
und erworbenen Verbildungen am Arm stehen eine große Reihe von solchen
der unteren Gliedmaßen gegenüber, die nicht bloß als beachtenswerte Seltenheiten
zu erwähnen, sondern auch in klinischer Hinsicht von einschneidender Bedeutung sind.

Ganz ähnlich wie am Arm kommt vor: völliges Fehlen des Beines, rudimentäre Bildung, Fehlen des Unterschenkels und Selbstamputation durch amniotische Bänder. Es

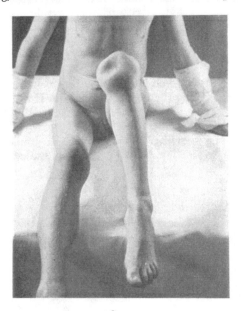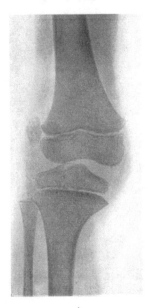

a b

Abb. 340 a. Angeborene Kniescheibenverrenkung, 8 jähr. Junge. (Chir. Klinik Göttingen.)
b Röntgenbild zu a.

können alle vier Gliedmaßen bis auf Schulter- und Beckengürtel fehlen *(Tetraperomelie)*;
der Oberschenkel kann fehlen und dann der Unterschenkel und Fuß unmittelbar dem
Beckengürtel aufsitzen. Unter *Sirenenbildung* (Sympodie) versteht man eine Verschmelzung
der beiden unteren Gliedmaßen. Meist ist die Mißbildung mit Störungen an den Geschlechtsorganen, der Blase und dem Mastdarm verbunden.

Auch am Fuß finden wir — wie bereits bemerkt — ganz gleiche Mißbildungen wie
an der Hand; ja sehr oft weisen Hände und Füße genau dieselben Mißbildungen in er-
staunlicher Symmetrie auf, wie z. B. der Peropus (Spaltfuß) gleichzeitig mit dem Perochirus, der Spalthand, vorkommt und die Hyperdaktylie und die Syndaktylie gleiche
Abschnitte der Zehen und Finger betreffen.

Der sehr seltenen Humerusluxation ist die häufige Luxatio coxae zu vergleichen.

Zu erwähnen ist auch die angeborene Verrenkung der Kniescheibe. Die Tibia ist
meist nach vorne, die Kniescheibe nach oben verschoben, es besteht ein hochgradiges
Genu recurvatum.

Angeborene Verrenkungen der Kniescheibe, oft dominant vererbt, beruhen in der Regel
auf einer Hypoplasie der Femurkondylen mit Fehlen der Gleitrinne für die Kniescheibe,
sie bilden die Gruppe der habituellen Luxationen. Hier sind, wenn erst die Kinder über
die ersten Jahre hinaus sind, plastische Operationen angezeigt (vgl. Luxatio patellae).
Zwischen der angeborenen und der gewohnheitsmäßigen Kniescheibenverrenkung bestehen
fließende Übergänge.

Endlich sei noch genannt die *Verdoppelung und rudimentäre Bildung* und das *Fehlen der Kniescheibe,* beides verbunden mit der kongenitalen Luxation des Knies.

Defekte der Tibia und solche der Fibula sind oft verknüpft mit Mißbildungen des Fußes. Aber auch da, wo dieser regelrecht gebildet ist, wird er durch das Fehlen der Fußgabel in Varus- bzw. Valgusstellung höchsten Grades, d. h. bis zur Drehung der Sohle nach oben gedrängt.

Alle angeborenen **schweren** körperlichen Mißbildungen sind nach dem Gesetz zur Verhütung erbkranken Nachwuchses anzeigepflichtig.

·1. Die sog. angeborene Hüftverrenkung.

Entstehung. Bei der ,,Luxatio coxae congenita" ist gewöhnlich nicht die Verrenkung selbst angeboren, sondern nur die Anlage dazu. Die Verrenkung selbst tritt nämlich gewöhnlich erst gegen Ende des 1. Lebensjahres ein, sobald die Belastung bei den ersten Gehversuchen den Kopf aus der abgeflachten Pfanne treibt. Die angeborene Anlage, die vielleicht ursprünglich gar nicht im Hüftgelenk selbst liegt, sondern in einem Stehenbleiben des Beckens und der anschließenden Lendenwirbelsäule auf einer früheren Stufe der Embryonal-

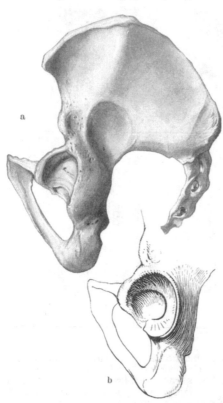

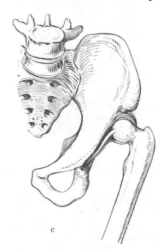

Abb. 341a—c. a Luxationsbecken mit neuer Pfanne. b zum Vergleich gesunde Pfanne.
c Angeborene Hüftgelenkluxation mit schlauchartig ausgezogener Kapsel und in die Länge
gezogenem, verdicktem Ligamentum teres.

entwicklung besteht, äußert sich schließlich in einer flachen, d. h. nicht gruben-, sondern tellerförmigen Pfanne und einem frühzeitig gegenüber der Regel verkleinerten Schenkelhals.

Was die *Ursache* anlangt, so ist man von den alten Deutungen der Zwangshaltung im Mutterleib, dem Fruchtwassermangel u. ä. immer mehr abgekommen, *seitdem das schon früher bekannte erbliche Vorkommen* heute dahin genauer festgelegt ist, daß nicht die Hüftverrenkung als solche, sondern die oben erwähnten Entwicklungsstörungen gewissermaßen als Vorstufe der Hüftverrenkung zum Ausgangspunkt der Erblichkeitsnachweise zu machen sind. Fraglos ist seitdem der Hundertsatz der als erbbedingt anzusehenden Fälle gestiegen.

Es stehen aber immer noch einer genauen Erbgangsfestlegung erhebliche Unklarheiten im Wege. So sind das viel häufigere Befallensein des weiblichen Geschlechtes ($\male$: $\female$ = 1 : 5—8!), das häufige Nichtoffenbarwerden der sicher vorhandenen Anlage, die in $^1/_3$ der Fälle — trotz gleicher Veranlagung für beide Seiten — nur einseitige Verrenkung erbgenetisch noch nicht eindeutig genug geklärt, um aus dem Nachweis der angeborenen Hüftverrenkung den jedesmal zwingenden Beweis auf ihre erbgenetische Bedingtheit abzuleiten.

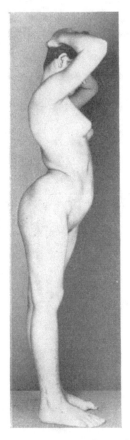
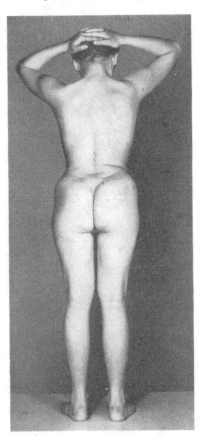

Abb. 342. Haltungsänderung bei doppelseitiger Hüftgelenkverrenkung (tiefe Lordose-
und sog. Luxationssteiß. 15j. ♀.) (Chir. Klinik Breslau.)

Ist ja die Erblichkeit höchstens in 20—30 v. H. der Fälle nachweisbar. Immerhin spricht die immer wieder beobachtete Verbindung der Hüftverrenkung mit anderen angeborenen Mißbildungen gegen die früher behauptete druckmechanische Entstehung (zu wenig Fruchtwasser) des Leidens.

Die angeborene Hüftgelenkverrenkung ist mit $2^0/_{00}$ aller Lebendgeborenen die häufigste aller angeborenen Mißbildungen und stellt allein ungefähr $^1/_4$—$^1/_3$ aller angeborenen Bildungsfehler überhaupt. Sie kommt doppelseitig ($^1/_3$) und einseitig ($^2/_3$) vor; die einseitige ist häufiger.

Anatomisch ist ausnahmslos eine Unstimmigkeit zwischen Kopf und Pfanne festgestellt. Hierdurch ist die fetale Flexions- und Adduktionsstellung des Oberschenkels, und damit die Luxation nach hinten — es handelt sich meist um eine Luxatio iliaca — begünstigt. Der Kopf ist verkleinert und auf der Epiphysenfuge verschoben; der Oberschenkel schmächtiger, die Pfannenweite ist geringer, der Pfannenboden abgeflacht durch Ausfüllung des knöchernen Pfannenbodens mit Knorpel- und Bindegewebsmassen. Die Gelenkkapsel ist je nach dem Stand des Kopfes, schlauchartig ausgezogen und mit ihr das Ligamentum teres, das bald atrophisch, bald bandartig verdickt ist. Muskeln und Fascien passen sich den neuen Verhältnissen an, indem sie sich, entsprechend der Verlagerung ihrer Ansatz-

<table>
<tr><td>Beckenkamm des Spiel-
beins steht mindestens
gleich hoch zur Stand-
beinseite</td><td>Glutäalfalte
deutlich</td><td>Watschelgang</td><td>Beckenkamm des
Spielbeines ist her-
abgesunken</td><td>Glutäalfalte
verstrichen</td></tr>
</table>

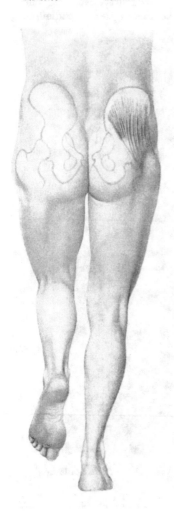
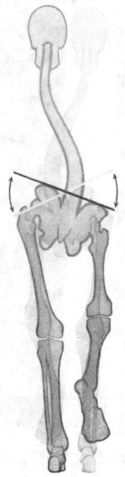
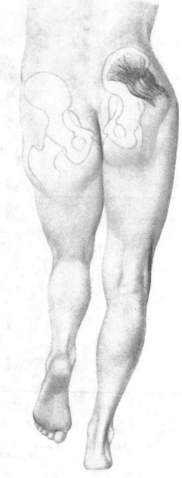

a) TRENDELENBURGsches Zeichen negativ.	c) TRENDELENBURGsches Zeichen doppelseitig positiv.	b) TRENDELENBURGsches Zeichen einseit positiv.
Becken wird durch die Abductoren auf dem Standbein festgestellt.	Becken kann beiderseits nicht auf dem Standbein festgestellt werden.	Becken kann auf dem Standbein nicht festgestellt werden.

Abb. 343 a—c. TRENDELENBURGsches Zeichen bei Hüftgelenkverrenkung.
(Aus LANZ-WACHSMUTH, Prakt. Anatomie. Berlin: Springer.)

punkte, verkürzen wie die Adductoren, der Tensor fasciae latae und andere. Der neue Standort der Pfanne, hinten am Darmbein, weist eine Eindellung auf, allenfalls mit einer gewissen knöchernen Dachbildung, in deren Umgebung die Kapsel an das Periost angeheftet ist (s. Abb. 341a, b und c).

Die *klinischen Erscheinungen* sind, sobald die Kinder gehen, ungemein kennzeichnend, vor allem bei der *doppelseitigen* Verrenkung: der watschelnde

Gang (Entengang), die starke lordotische Durchbiegung der Lendenwirbel-säule, die regelwidrigen seitlichen Hüft- und Beckenumrisse, wobei die Rollhügel stark, fast kugelig hervortreten und dem Beckenkamm genähert sind (Abb. 342a und b). Bei *einseitiger* Luxation ist der Hochstand des Rollhügels sofort aus dem Vergleich der Umrißlinien zwischen beiden Seiten zu erkennen, die eine Glutäalhälfte steht höher. Die Lordose ist weniger aus-gesprochen, der Gang aber ist hinkend, und zwar einseitig durch deutliches schnappendes Einknicken in der Lende bei Belastung des luxierten Beines, das Becken senkt sich beim Stehen auf dem luxierten Bein infolge Insuffizienz der pelvitro-chanteren Muskeln nach der unbelasteten Seite (positives TRENDELENBURGsches Zeichen), das Bein ist verkürzt (Zehenstand), (Abb. 343a, b, c).

Schwieriger ist das für den Erfolg der Behand-lung so wichtige Erkennen der Verrenkung im ersten Lebensjahr. Bei einseitiger Verrenkung ver-rät sich diese oft schon bei aufmerksamer Betrach-tung und Würdigung der Unterschiede in der Faltenbildung des Oberschenkels und der Leiste (Abb. 344). Sehr empfehlenswert ist außerdem der folgende Handgriff: Bei dem in Rückenlage auf dem Tische liegenden Kinde umgreifen wir die hintere Beckenhälfte derart, daß der Trochanter in die Hohlhand zu liegen kommt. Die andere Hand faßt die Oberschenkelkondylen bei gebeug-tem Knie, die Patella in der Hohlhand. Nun staucht man den Oberschenkel gegen das Becken und zieht ihn dann herunter. Die auf dem Becken ruhende Hand prüft den *Bewegungsausschlag des Trochanters* („Glissement"). Selbst bei einer Sub-luxation ist der Unterschied gegenüber der fest-stehenden gesunden Seite unverkennbar. Dabei

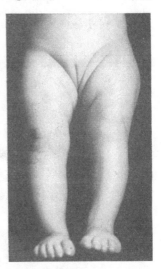

Abb. 344. Frühstufe der ange-borenen Hüftverrenkung: Verän-derungen der Faltenbildung im Bereich des Oberschenkels und der Leiste (Verrenkung links). (Chir. Klinik Breslau.)

ist eine leichte Beuge- und Adduktionskontraktur im luxierten Hüftgelenk für den aufmerksamen Untersucher unverkennbar. Man kann das luxierte Bein ohne Schmerz so weit adduzieren, daß das Bein auf die gesunde Inguinal-falte zu liegen kommt. Das Abspreizen ist weniger ausgiebig als auf der gesunden Seite. Entscheidend für die richtige Diagnose im ersten Lebensjahr ist das Röntgenbild: die Kopfkappe ist kleiner und steht nach außen und höher als die Y-Fuge. Das Röntgenbild gibt besonders die für die Behandlung wichtigen Aufschlüsse über Form und Größe der Pfanne, des Kopfes, die Art der sekun-dären Halsverbiegung, der Epiphysenlinien und das genaue Stellungsverhält-nis vom Kopf zur Pfanne (Abb. 345).

Die schon auf die Betrachtung hin zu stellende Diagnose findet ihre weitere Bestätigung durch die Abtastung und das Maßverfahren. Bei passiver Schenkel-rollung in Rückenlage und Streckstellung ist die Kugel des Schenkelkopfes entgegen der Regel nicht unter der Arteria femoralis unterhalb der Mitte des Leistenbandes, sondern nach außen davon, viel näher der Spina anterior superior, zu fühlen. Der Kopf kann durch Anziehen und Beugen des Ober-schenkels vom Becken „abgehebelt" werden. Der Trochanter steht oberhalb der Verbindungslinie: Spina anterior superior, Tuber ischii, der sog. ROSER-NÉLATON-Linie. Bei einseitiger Luxation Verkürzung.

Verwechslungen sind möglich mit einer paralytischen, mit einer pathologi-schen, durch Hydrops entstandenen Luxation, während die traumatischen

Formen, die durch Zerstörung entstandenen Pfannenwanderungen, die Schenkel-
halsfraktur und vor allem die auch im kindlichen Alter vorkommende Coxa
vara nicht allzu schwer klinisch und diagnostisch abtrennbar sind; bei der
letzteren ist der Kopf an regelrechter Stelle, das Glissement fehlt.

Verlauf. Je länger die Belastung wirkt, je größer dieselbe ist, um so mehr
rutscht der Schenkelkopf nach oben. Dementsprechend nimmt die Verkürzung,
gesteigert durch Wachstumshemmung zu, und zwar unverhältnismäßig rasch in
den ersten Lebensjahren; stetig steigert sich mit dem Älterwerden der Kinder
auch das Hinken, die Schwerfälligkeit im Gang und die rasche Ermüdung.
Auf 5 und mehr Zentimeter kann die Verkürzung anwachsen. Schließlich

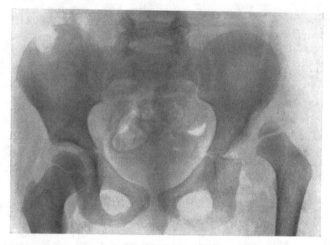

Abb. 345. Linksseitige angeborene Hüftverrenkung. Tellerartige flache Pfanne. Kleiner
Schenkelkopf. Hypoplasie der linken Beckenhälfte. 4jähr. Mädchen. (Chir. Klinik Göttingen.)

gewinnen die Bänder durch Anpassung jene Straffheit und Tragfähigkeit, die
eine weitere Verlagerung nach oben und hinten an der Darmbeinschaufel hemmt.
Der Kopf bleibt in einer flachen Mulde des Darmbeins sitzen, ohne aber
gleich den traumatischen Luxationen sich eine richtige Nearthrose als Widerlager zu schaffen. Im späteren Alter, besonders mit zunehmender Körperfülle,
steigern sich die Schmerzen beim Gehen, halten auch an beim Liegen; arthrotische Vorgänge, vor allem auch in den lordosierten Lumbalwirbeln, im Sinne
der Arthrosis deformans setzen ein, so daß die Kranken kaum eine Viertelstunde lang ohne Schmerzen stehen und gehen können.

Mit einer „Selbstheilung", mit der berüchtigten Ausrede des „Sich-Ver-
wachsens" zu rechnen, das ist der kindlichen Anschauung vergleichbar, daß
ein Lotteriespieler wohlbegründete Aussichten hätte, gerade das „große" Los
zu gewinnen.

Die *Behandlung* besteht in *unblutiger Einrenkung* mit anschließender Gipsverbandbehandlung und späterer Übungsbehandlung. *Ausschlaggebend* für den
guten, oft sogar glänzenden Erfolg der Behandlung ist der *Zeitpunkt der Einrenkung,* wenn irgend möglich schon am Ende des ersten oder Beginn des zweiten
Lebensjahres. Mit jedem weiteren Lebensjahr mehren sich die Schwierigkeiten
der Reposition; die äußerste Grenze ist bei doppelseitigen Luxationen das 7.,
bei einseitigen das 10. Lebensjahr, und da gelingt sie durchaus nicht immer,
auch bei Anwendung besonderer Streck- und Hebelapparate nicht.

Über das *Verfahren der Einrenkung* nur kurz das folgende: Nach mehrtägiger Extensionsbehandlung werden in Narkose zunächst die verkürzten Adduktoren durch möglichst starke Abspreizung unter gleichzeitiger Massage gedehnt. Dann wird der Oberschenkel stark gebeugt, nach innen gedreht und nun unter starkem Zug in der Längsachse so weit wie möglich abgespreizt, so daß der Kopf sich an den hinteren Pfannenrand anstemmt. Unter gleichzeitiger Hebung des Kopfes über die als Unterstützungspunkt unter den großen Rollhügel gestemmte Faust oder einen ledergepolsterten Keil versucht man nun, unter drehenden Bewegungen den Kopf in die Pfanne hineinzudrücken.

In der flachen und kleinen Pfanne kann sich der Kopf nicht von selbst halten. Das Bein wird deshalb nun in einem Gipsverband, der vom Brustkorb bis zur Unterschenkelmitte reicht, in Abspreizung und Überstreckung des Hüftgelenkes bei gebeugtem Kniegelenk festgehalten. Über den Grad derselben entscheidet die Sicherheit des Gegenhaltes. Der Schenkelkopf soll in diesem Verband durch seinen Druck die Pfanne im Laufe der kommenden Monate erweitern und vertiefen. Er bleibt etwa 3 Monate liegen; bei der Erneuerung gibt man dem Bein eine mehr gestreckte und weniger abgespreizte Stellung. Der neue Befund ergibt, ob wieder eine dreimonatige Zeit der Gipsverbände folgt oder ob schon früher die nunmehr vertiefte Pfanne die Weglassung des Verbandes und den Beginn der Nachbehandlung mit Massage, Bädern und gymnastischen Übungen erlaubt. Die Behandlungszeit ist in den leichtesten Fällen auf 6 Monate, sonst und besonders bei älteren Kindern auf mindestens 1 Jahr zu veranschlagen.

Diese Nachbehandlungszeit ist gewiß langwierig; wenn die Reposition frühzeitig (im 2.—3. Jahr) ausgeführt und die Nachbehandlung sorgfältig geleitet wurde, hat man bei der einseitigen Luxation dafür aber auch in 90—95 v. H. mit einem Erfolg zu rechnen, bei der doppelseitigen in 80 v. H. Und wie ist das Los der Kranken ohne Einrenkung?

Wenn die unblutige Einrenkung nicht gelingt, ist ein Versuch der *blutigen Einrenkung* bei Kindern bis zum 10. Lebensjahr nicht aussichtslos. Lexer operiert erst nach dem 14. Lebensjahr und führt eine große Arthroplastik des Hüftgelenks aus. Die Erfolge können sich begreiflicherweise mit denen der unblutigen Behandlung nicht messen.

Bei hochgradigen Beschwerden nichtreponierter Hüften von Kindern jenseits des 10. Jahres und Erwachsenen kann die *Gabelung* nach Lorenz — Osteotomie des Oberschenkels im Bereich des Rollhügels und Einstemmen des Schaftes gegen die Pfanne — Erleichterung bringen.

Bei inoperablen Fällen kommt die *Apparate*behandlung (Beckengurt nach Lange, Hüfthülse nach Lorenz) in Frage.

2. Die Schenkelhalsverbiegungen (Coxa vara und Coxa valga).

Der regelrechte Schenkelhalswinkel beträgt im Mittel 127⁰. Bei der *Coxa vara* handelt es sich um eine Verkleinerung des Schenkelhalswinkels bis auf 90⁰ und darunter, bei der *Coxa valga* um Vergrößerung desselben bis fast zu einer geradlinigen Fortsetzung des Schaftes.

Zu einer *Verkleinerung des Schenkelhalswinkels* (Coxa vara) kommt es immer dann, wenn sich ein erhebliches Mißverhältnis zwischen der Tragfähigkeit des Schenkelhalses einerseits und der tatsächlichen Belastung andererseits entwickelt. Die Coxa vara ist also eine Belastungsdeformität eines plötzlich oder allmählich nachgiebig gewordenen Schenkelhalses und damit immer nur Folge oder Teilerscheinung irgendeiner Grundkrankheit bzw. Verletzung. Der gesunde Schenkelhals, in seinem Knochenaufbau einem Kran ähnlich gestaltet, leiht auch erheblicher Belastung den nötigen Widerstand.

Rein nach dem *Sitz* der Knickbildung und Abwinklung könnte man eine *Coxa vara capitalis, epiphysaria, cervicalis* und *trochanterica* unterscheiden. Es ist aber besser, die *Einzelformen* nach ihrer *Entstehungsursache* zu unterscheiden:

a) *Coxa vara congenita.* Sie ist nicht ganz selten, ihre Entstehung noch völlig ungeklärt. Gelegentlich findet sie sich familiär gehäuft und mit anderen, erblich bedingten Mißbildungen vergesellschaftet. Da sie meist erst zu Beginn des Laufenlernens Erscheinungen macht, ist eine Verwechslung mit der angeborenen Hüftverrenkung leicht möglich. Das Röntgenbild klärt aber die Sachlage stets auf.

b) Coxa vara rachitica. In frühkindlichen Fällen liegt das Schwergewicht weniger auf der Überlastung als auf der Minderung der Tragfähigkeit des Schenkelhalses durch Allgemeinerkrankungen der Knochen, besonders als Folge einer Rachitis oder Spätrachitis. Sie spielt eine wichtige Rolle beim Kleinkind, gelegentlich — bei Spätrachitis — auch bei Jugendlichen.

Der rachitischen Coxa vara vergleichbar sind die Schenkelhalsverbiegungen als Folge einer Osteomalacie, generalisierten Ostitis fibrosa oder bei Knochenwachstumsstörungen als Folge einer Dystrophia adiposogenitalis. In letzterem Falle treffen Überlastung (hohes Körpergewicht!) und Nachgiebigkeit der Knochen zusammen.

c) Coxa vara adolescentium. Es ist das die häufigste und praktisch wichtigste Form. Hier kommt es bei jungen Menschen, zur Zeit der Geschlechtsreife, noch vor Abschluß des Knochenwachstums, durch Überbelastung des Schenkelhalses (Tragen

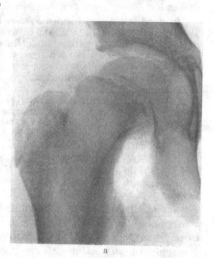

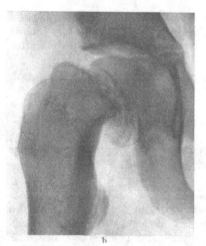

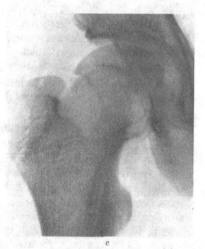

Abb. 346a—c. Coxa vara epiphysaria adolescentium im Röntgenbild; a drohendes Abrutschen der Kopfkappe, b Kopfkappe abgerutscht, c Enderfolg nach Wiederaufrichtung (WHITMAN-Gips) und Fernergebnis vorzüglich: Kriegsverwendungsfähigkeit! (Chir. Klinik Breslau).

schwerer Säcke, schwere Arbeit in gebückter Stellung) zu einer Verbiegung dadurch, daß dem jugendlichen Schenkelhals Leistungen zugemutet werden, die erst den fertigen Knochen des Erwachsenen angemessen wären. Es entwickelt sich so bei jungen Landarbeitern, Müllerburschen usw. im Alter von *15—18 Jahren das „Bauernbein"* mit seinen kennzeichnenden Krankheitserscheinungen und -folgen. Ohne Zweifel liegt eine Schädigung des Epiphysenknorpels zugrunde, wodurch das epiphysäre Knochenwachstum beeinträchtigt wird. Die Spätrachitis spielt eine gewichtige ursächliche Rolle. Die Epiphyse zeigt unregelmäßige Grenzlinien, der Kopf kann geradezu pilzartig über den Hals herunter gestülpt erscheinen („Epiphysiolysis capitis femoris").

d) Coxa vara traumatica. Sie entsteht im Anschluß an traumatische Schädigungen des bis dahin gesunden Schenkelhalses, sei es nach Schenkel halsbrüchen (s. Abb. 455, S. 674), sei es nach gewaltsamen Epiphysenlösungen, z. B. auch nach Einrenkungsversuchen einer Luxatio coxae.

Endlich entwickelt sich in selteneren Fällen eine Coxa vara als *Folge einer örtlichen Erkrankung des Schenkelhalses,* so bei Osteomyelitis, Tuberkulose und Ostitis fibrosa localisata des Schenkelhalses, ferner gelegentlich nach schwerer PERTHESscher Erkrankung oder nach eingerenkter sog. angeborener Hüftluxation, schließlich auch noch im späteren Alter bei Arthrosis deformans der Hüfte und bei der Arthropathia tabica. In all diesen Fällen steht jedoch die jeweilige Grundkrankheit (s. d.) im Vordergrund.

Erscheinungen. Meist ist die Erkrankung doppelseitig. Im Anfang klagen die Kranken nur über leichte Ermüdbarkeit, ziehende Schmerzen in der Hüfte und in der Leistengegend, manchmal ins Knie ausstrahlend. Aber bald wird auch der Gang schwerfällig. Die Untersuchung deckt eine Behinderung der Abspreizung und der Einwärtsdrehung der Beine auf. Entpsrechend dem Grad der Schenkelhalsverbiegung ist das Bein mehr oder minder verkürzt, der Trochanter steht 2—3 cm oberhalb der ROSER-NÉLATON-schen Linie. Die Gangstörung ist gekennzeichnet durch deutliches Watscheln. Kräftiges Ausschreiten und eine freie Abwinkelung des Fußes sind unmöglich, der Gang hat etwas gezwungen Steifes; in schweren Fällen stehen die Beine

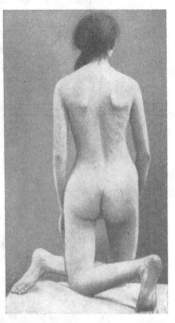

Abb. 347. Knieen mit überkreuzten Unterschenkeln bei hochgradiger doppelseitiger Coxa vara. (Aus der Chir. Klink, Leipzig — E. PAYR.)

sogar in ausgesprochener Adduktion, in solchen Fällen streifen sich die Knie beim Gehen; Bücken und Sitzen sind erschwert, und, während der Gesunde mit nebeneinander parallel gerichteten Unterschenkeln kniet, kann es der Kranke nur unter Überkreuzung der Unterschenkel (Abb. 347).

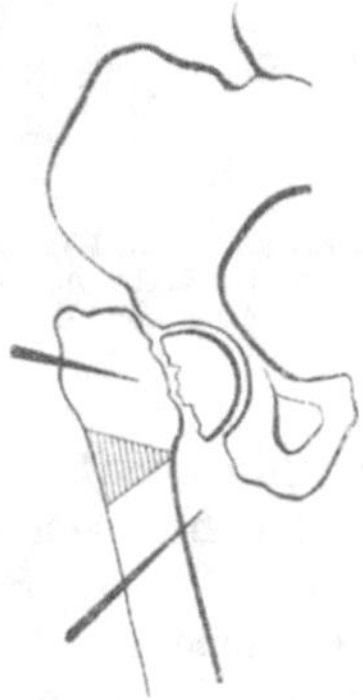

Die passiven Bewegungen sind zunächst nicht schmerzhaft. Später kommen aber oft, ähnlich wie beim kontrakten Plattfuß, besonders nach Überanstrengung, reflektorische Muskelkontrakturen der pelvitrochanteren Muskeln hinzu, die die Bewegungseinschränkung verstärken und passive Bewegungen schmerzhaft erscheinen lassen. Man spricht dann von einer *Coxa vara contracta.*

Abb. 348. Das Grundsätzliche der PAUWELSschen Umlagerung zur Behandlung der Coxa vara epiphysaria bzw. der Schenkelhalspseudarthrose: subtrochantere Keilosteotomie nach vorherigem Einschlagen zweier SCHANZscher Nägel entsprechend dem zuvor berechneten Winkel, Herunterdrehen des Rollhügelmassivs bis die Nägel parallel stehen. Gipsverband unter Miteingipsen der Nägel.

Diagnostische Schwierigkeiten ergeben sich vor allem im Schmerzstadium gegenüber der Coxitis, gleichviel welcher Entstehungsursache. In den Erscheinungen steht im übrigen der Coxa vara noch am nächsten die PERTHESsche Erkrankung (s. S. 800) und die angeborene Hüftluxation, doch sind von diesen Leiden die Kranken bereits als kleine Kinder oder doch als Kinder in jüngeren

Jahren betroffen. Das *Röntgenbild* gibt die Entscheidung. Bei der Coxa vara zeigt es nicht nur Art und Ort der Knickbildung, Ausmaß der Verbiegung, sondern oft auch Anhaltspunkte für die Entstehung und Hinweise für die Behandlung.

Die Behandlung ist verschieden je nach der Grundkrankheit. Bezüglich der Rachitisbehandlung sei auf diese selbst (s. S. 731) verwiesen. Bei der praktisch

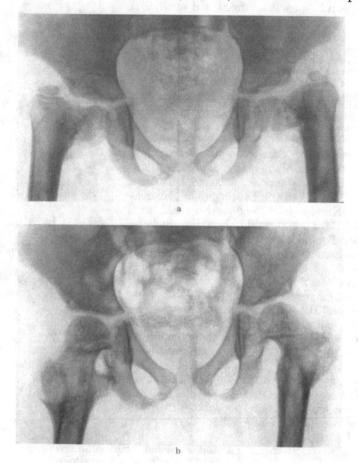

Abb. 349a u. b. Hochgradige doppelseitige Coxa vara epiphysaria vor und 11 Monate nach der PAUWELS-schen Umlagerung. Aufrichtung des Schenkelhalswinkels, regelrechte Verknöcherung der Epiphysen-linie, Ausgleich der Verkürzung. Praktisch normaler Gang. TRENDELENBURGsches Zeichen wieder negativ. (Chir. Klinik Breslau.)

wichtigsten Coxa vara adolescentium empfiehlt sich zunächst zur Linderung der Schmerzen und Beseitigung der kontrakten Erscheinungen Bettruhe von 4—6 Wochen, *Streckverbandbehandlung* in langsam vermehrter Abspreizung der Oberschenkel, sowie Nachbehandlung mit Bädern, Massagen und heilgymnasti-schen Übungen. Bei schweren Fällen mit Epiphyseolyse des Schenkelkopfes ver-sucht man in Narkose die abgerutschte Kopfkappe dem Schenkelhals dadurch wieder aufzustülpen, daß man zur „Wiederaufrichtung des Schenkelhalses" bei *leicht gebeugtem Knie* in Abspreizstellung und Einwärtsdrehung des Beines einen WHITMAN-Gips (s. S. 675) anlegt, der 8—10 Wochen liegen bleibt, dann allenfalls (Röntgenuntersuchung!) zu wiederholen oder durch einen Gehgips-verband, gelegentlich auch durch einen entlastenden Schienhülsenapparat zu ersetzen ist. In schwersten, besonders doppelseitigen Fällen mit starken Veränderungen an den Epiphysenfugen gibt die PAUWELSsche *Umlagerung* ausgezeichnete Ergebnisse (Abb. 349). Durch eine infratrochantere Keilosteotomie läßt sich das Trochantermassiv durch einen eingeschlagenen SCHANZschen Knochennagel herunterdrehen und den Schenkelhalswinkel auf diese Weise wieder aufrichten. Die pelvitrochanteren Muskeln bekommen wieder ihre regelrechte Spannung, die anatomischen Ergebnisse sind ebenso günstig wie die funktionellen.

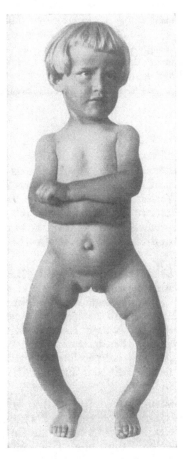

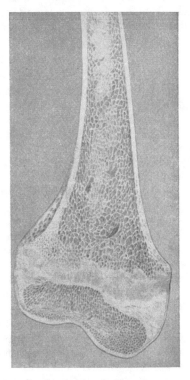

Abb. 350. Folgen schwerer Rachitis: Coxae varae, Crura vara, Femora vara, verdickte Epiphysen, Pedes plano valgi. (Chir. Klinik Göttingen.)

Abb. 351. Frontalschnitt durch das untere Drittel eines spätrachitischen Oberschenkelknochens nach v. MIKULICZ. (Aus Ergebnisse der Chirurgie und Orthopädie Bd. 15. Beitrag A. FROMME.)

Endausgänge. Nach Ausheilung der Grundkrankheit und abgeschlossener Behandlung gestaltet sich die Leistungsfähigkeit, auch wenn sich die Knochenveränderungen nicht immer völlig zurückbilden, durch Übung und Anpassung an die veränderten, statischen Verhältnisse oft erstaunlich günstig, allerdings meist unter Fortbestehen einer gewissen Außendrehung des Beines und einer Hemmung der Abspreizung. Erst nach Jahrzehnten treten dann infolge der mittlerweile entstandenen Arthrosis deformans gelegentlich wieder stärkere Beschwerden ein.

Für die *Unfallbeurteilung* ist bei der Anerkennung der Coxa vara adolescentium große Zurückhaltung geboten. Meist ist das angeschuldigte Trauma nur der letzte Anlaß für das Bewußtwerden der Erkrankung. Es sind nur solche Fälle als entschädigungspflichtig anzuerkennen, bei denen die Schwere der Verletzung der Schwere des Traumas entspricht und bei denen die Verletzten unmittelbar nach dem Unfall das verletzte Glied nicht mehr bewegen konnten.

Gegenüber der Coxa vara ist die **Coxa valga** in sofern das Gegenstück, als der Schenkelhalswinkel hierbei vergrößert ist, manchmal fast bis zu einer geradlinigen Fortsetzung des Oberschenkelschaftes. Sie entsteht am häufigsten dann, wenn der Schenkelhals als Folge irgendwelcher Grundkrankheiten oder Verletzungen nicht regelrecht belastet wird (Lähmungen, progressive Muskeldystrophie, schwere, nicht gehfähige Rachitis). Nicht selten ist sie auch erst spät erworben, besonders bei mangelndem Stützgebrauch des Beines (Krückenträger, Oberschenkelamputierte u. dgl.). Auch bei der nicht eingerenkten Hüftluxation kann es gelegentlich zur Ausbildung einer Coxa valga-Stellung des Schenkelhalses kommen *(Coxa valga luxans)*. Meist steht die Grundkrankheit im Vordergrund.

3. Das X-Bein (Genu valgum).

Nicht ganz selten findet man bei noch nicht schulpflichtigen Kindern leichte X-Beine verbunden mit Knickfüßen, ohne daß sich Zeichen einer Rachitis sonst nachweisen ließen. Knickfußstiefel (s. dort) und Einlagen bringen diese Form zum Verschwinden. Wenn wir von dieser Verformung und von den Valgusstellungen im Knie absehen, welche in gelenknahen Knochenbrüchen oder zerstörenden Gelenkerkrankungen ihre Ursache haben, so sind zwei Arten von Knickbein zu unterscheiden: die rachitische und die zur Zeit der Geschlechtsreife entstehende Verbildung.

a) Das rachitische X-Bein, in den ersten Lebensjahren bei frischer Rachitis sich ausbildend, ist meist verbunden mit anderen rachitischen Formveränderungen des kindlichen Skelets, wie Crura vara, Verbiegungen der Oberschenkel u. dgl. Der breitspurige Gang des kleinen Kindes wird notwendigerweise bei nicht ausreichend festen Knochen und Bändern Knickfuß wie X-Bein bedingen, besonders wenn der Ehrgeiz der Mutter die Kinder allzu früh zum Stehen und Gehen anhält und der überernährte, fette kindliche Körper im Mißverhältnis zur Knochenfestigkeit steht. Immerhin ist das X-Bein der Frührachitis viel seltener als

b) Das Genu valgum adolescentium *(Bäckerbein)*. Dieses ist eine Erkrankung, die, wie die Coxa vara, der Spätrachitis nahe steht. Das gehäufte Vorkommen statischer Verbildungen im und nach dem Weltkriege 1914/18 läßt die Ursache der krankhaften Weichheit der Metaphysen von Femur und Tibia mit Ernährungsstörungen in Zusammenhang bringen (Hungerosteopathie, Spätrachitis). Das Leiden befällt mit Vorliebe junge Leute zwischen dem 14. und 19. Lebensjahr, die in ihrem Berufe zu dauerndem Stehen oder Gehen angehalten sind, wie Bäcker, Schlosser, Kellner, Laufburschen usw. Auch hier liegt ein Mißverhältnis zwischen Belastung und Tragfähigkeit des Knochens vor. Nach den statischen Gesetzen wird das Knochenwachstum verzögert durch Druck, gefördert durch Zug. Bei gestrecktem, in den Bändern fixiertem Knie werden die äußeren Kondylen stärker belastet; die Knochenanlagerung an der lateralen Seite der Epiphyse bzw. Metaphyse wird demnach verringert, während an der Innenseite des Knochens die Metaphyse rasche Wachstumszunahme zeigt. Oberschenkel- und Schienbein können gleichmäßig durch die Belastung beeinträchtigt sein, meist ist aber der Oberschenkel stärker abgebogen.

Ober- und Unterschenkel des Gesunden bilden einen nach außen offenen Winkel von 171—179⁰ (physiologisches X-Bein, verschieden nach der Beckenausladung, also bei Frauen eher 170⁰ und weniger). Zur Beurteilung der Schwere des Leidens dient die Bestimmung der Winkel zwischen Kniebasis und Oberschenkelachse bzw. Kniebasis und Unterschenkelachse.

Die Verbindung des lateralen und medialen Gelenkspaltes durch eine Linie stellt die Kniebasis dar. Auf die Kniebasis wird die Achse des Femur und die der Tibia verlängert und die beiden Außenwinkel: Kniebasis—Femur- und Kniebasis—Tibiawinkel gemessen. Die Durchschnittswerte betragen für den ersteren 81°, für den letzteren 90—98°; die Summe 171—179° entspricht dem physiologischen X-Bein. Der Vergleich mit den regelrechten Werten gibt den Grad der krankhaften Verformung für jeden Knochen einzeln. Wir stützen darauf unsere Anzeigen für operative Eingriffe, ob an der Oberschenkel- oder an der Schienbeinmetaphyse osteotomiert werden soll (s. Abb. 352).

Das X-Bein (besonders das rachitische) ist meist doppelseitig und oft verbunden mit einem Genu recurvatum, was durch Bändererschlaffung oder durch Schaftabknickung in den Knochen bedingt sein kann. Weiterhin ist kennzeichnend eine Außendrehung des Unterschenkels, und beim Genu valgum adolescentium zu Beginn eine ausgleichende Klumpfußstellung, die später in Knickfuß umschlägt.

Bei dieser fehlerhaften Statik muß der Gang beschwerlich sein, bei jedem Schritt streifen sich die Knie an der Innenseite, die Oberschenkel werden deshalb in Spreizstellung gebracht. Die Kranken klagen über Knieschmerzen und rasche Ermüdbarkeit.

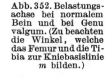

Behandlung. Bei frischer Frührachitis leiten wir unter Hebung der allgemeinen gesundheitlichen Verhältnisse eine Behandlung mit Höhensonne, Lebertran oder Vigantol ein und lassen einfache Verbände (nur für die Nacht) anlegen (Anwicklung an eine Außenschiene), Polster zwischen die Knie binden.

Abb. 352. Belastungsachse bei normalem Bein und bei Genu valgum. (Zu beachten die Winkel, welche das Femur und die Tibia zur Kniebasislinie *m* bilden.)

Bei älteren Kindern mit abgelaufener Rachitis nehmen wir die Verbesserung im Gipsverband vor. Zu starke Umstellung in einer Sitzung erzeugt Schlotterknie, deshalb ist die schrittweise Umformung richtiger. Sobald die Kinder aus dem Verband kommen, müssen die Muskeln durch Übung wieder gekräftigt werden. Wo statt der Gipsverbände die kostspieligen Lederhülsenverbände mit Scharnier und Streckschraube verordnet werden, darf die dauernde ärztliche Überwachung nicht fortfallen.

Die *operative Behandlung* ist den schweren und älteren Fällen, vor allem der Spätrachitis, vorzubehalten. Man durchmeißelt oberhalb der Epiphysenlinie das Femur, wenn der Kniebasis-Femurwinkel der pathologisch veränderte ist, unterhalb der Epiphysenlinie die Tibia, wenn der Kniebasis-Tibiawinkel es ist, um im Gipsverband den geradegerichteten Knochen festwerden zu lassen. Es darf also mit Rücksicht auf den Kniebasis-Femur- und -Tibiawinkel nicht grundsätzlich am Femur allein angegriffen werden, wie das früher geschah.

Die Erfolge sind sehr befriedigend. Nach ungefähr 4—6 Monaten sind die Kranken wieder arbeitsfähig.

Gegenüber den beiden genannten Formen des X-Beines ist das *traumatische* (nach Knochenbrüchen) und *paralytische* (nach Kinderlähmung) oder das *entzündliche* (Osteomyelitis, Tuberkulose) nur selten.

4. Das O-Bein (Genu varum).

Es ist das Gegenstück des X-Beines. Bei Kindern in den *ersten Lebensmonaten* ist es *physiologisch*; sogar noch in den ersten Monaten des Laufens wird es oft beobachtet, ohne daß eine Spur von Rachitis vorläge. Einer Behandlung bedarf diese Form natürlich nicht, sie gleicht sich ganz von selbst aus.

Am *rachitischen* O-Bein beteiligen sich sowohl Ober- wie Unterschenkel. Gewöhnlich ist hier die Diaphyse betroffen. Verbildungen der Metaphyse sind selten. Demgemäß ist die Frührachitis die gewöhnliche Ursache. Im Jünglingsalter entsteht es nur selten noch. In der Regel doppelseitig, bisweilen besteht neben einem O-Bein ein X-Bein der anderen Seite. Im Gegensatz zum Genu recurvatum der X-Beine können die O-Beine meist nicht ganz durchgestreckt werden. Noch ziemlich hohe Grade des O-Beines können sich bis zum 10. Lebensjahre ausgleichen. Die eigentlich arthrogenen Formen des O-Beins gehören ins Gebiet der Arthrosis deformans und der Verletzungen.

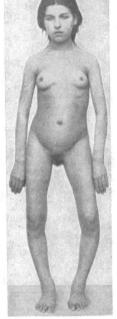

Über die Notwendigkeit der *Vorbeugung* brauchen wir hier keine Worte zu verlieren (s. Rachitis, S. 731).

Die *Behandlung* der frischen, rachitischen Verbildungen ist, so lange sie noch zu formen sind, mit redressierenden Schienen, die man nur nachts anlegt, erfolgreich durchzuführen. Bei abgelaufener Rachitis mit harten Knochen Osteotomie (allenfalls Keilresektion) am oberen Ende beider Unterschenkelknochen (man vermeide eine Peronaeuslähmung!).

5. Das Schlottergelenk und das Genu recurvatum.

Beide Leiden sind nicht Krankheiten an sich, sondern Folgezustände überstandener Gelenkleiden. Beide beeinträchtigen die Arbeitsleistung des Gelenkes erheblich und haben auch Bedeutung für die Gutachtertätigkeit des Arztes.

Den leichtesten Grad der Erschlaffung des Kapselbandapparates stellt das sog. *Wackelknie* dar (übrigens auch an einem anderen Scharniergelenk, dem Ellenbogen zu finden). Zu lange liegende Streckverbände,

Abb. 353. Genua vara bei Spätrachitis.

Hämarthros, unbehandelter chronischer Hydrops sind die Hauptursachen. Von einem Wackelknie darf man nur sprechen, wenn bei *völlig* durchgestrecktem Knie seitliche Wackelbewegungen möglich sind. Bei gebeugtem Knie sind mitunter geringe seitliche Bewegungen auszuführen, ohne daß dadurch die Leistungsfähigkeit beeinträchtigt wird. Am ungünstigsten sind Wackelbewegungen bei teilweiser Versteifung (Kondylenbrüche, Pyarthros), weil durch die Versuche, die Versteifung zu beheben, der Bandapparat immer wieder von neuem geschädigt wird. Sehr ungünstig ist die Ausbildung eines Schlottergelenkes auch an der Schulter, weil es nicht selten danach zur gewohnheitsmäßigen Verrenkung kommt. Wenn Schienenhülsenapparate erforderlich werden, lassen sich hohe Renten, *bis zu 50 v. H.,* kaum umgehen. Beim einfachen Wackelknie sind meist 10—20%ige Renten ausreichend.

Die *Behandlung* hat sich nach der Art des Leidens zu richten. Wichtig ist die Vorbeugung, an der sich der praktische Arzt erfolgreich beteiligen kann

Das *Genu recurvatum*, das überstreckbare Knie, angeboren wie erworben, beruht auf einer Subluxation der Tibia nach hinten, meist infolge einer Störung des Muskelgleichgewichtes. Man findet es als statisch bedingte Verbildung, ähnlich dem Genu valgum, vor allem aber bei Paresen der Streckmuskeln (Poliomyelitis, dann meist verbunden mit Schlotterknie), aber auch nach langem Krankenlager bei Gelenkrheumatismus, schwerer Osteomyelitis, Tuberkulose. Wenn das Leiden unbehandelt bleibt, kommt es in der Folge zur Arthrosis deformans.

Behandlung. In leichten Fällen Massage, Gymnastik; in schweren Heftpflaster- oder besser Drahtextension mit Gegenzug. Allenfalls Quadricepsplastik, Arthrodese.

6. Rachitische Verbiegungen der Beine.

Während bei der Spätrachitis die Weichheit des Knochens mehr auf die Gegend der Metaphysen beschränkt ist und so das „Bauernbein" und „Bäckerbein" hervorbringt, führt die Frührachitis vornehmlich zu Verbiegungen der Diaphysen; die Crura vara, die Femora vara, aber auch Verbiegungen im anterio-posterioren Sinne — Crura-, Femora incurvata — kommen zustande. Die sog. Korkzieherbeine weisen Verkrümmungen nach allen Richtungen auf. Gewöhnlich ist das Leiden doppelseitig. In schwersten Fällen bleibt das ganze Längenwachstum verhängnisvoll zurück (rachitischer Zwergwuchs). Die Verbiegungen in den Diaphysen können sich bis zu Abknickungen steigern und zu Infraktionen führen.

Auch nach ihrer Ausheilung ist die Rachitis im Röntgenbild oft noch an den „Jahresringen" erkennbar, die ja auch den besten Beweis dafür abgeben, daß die Rachitis — übrigens auch die Spätrachitis — meistens in jahreszeitlichen Schüben verläuft und rückfällig werden kann. Sie ist gewöhnlich keine „einmalige und dann ausheilende" Erkrankung (s. Abb. 350).

Wenn auch, wie bekannt, die krummen Kinderbeine mit dem Ablauf der Rachitis, d. h. bis etwa zum 6. Lebensjahr, verschwinden oder sich doch wesentlich bessern können — „auswachsen" —, so darf der Arzt die Sache schon mit Rücksicht auf die Gelenke nicht auf sich beruhen lassen; denn stärkere Verbiegungen bedeuten nicht nur einen Schönheitsfehler, sie beeinträchtigen auch die Leistungsfähigkeit, die Gelenke leiden unter den veränderten Gleichgewichtsverhältnissen, sind in ihrer Leistungsfähigkeit beeinträchtigt und laufen später Gefahr, an Arthrosis deformans zu erkranken. Daß eine allgemeine Behandlung der Rachitis durchgeführt wird, ist erste Bedingung (s. S. 731 f.). Darüber hinaus ist in frischen Fällen das Gehen und Stehen zu verbieten, die Kinder gehören ins Bett auf eine feste Matratze. An die Luft kommen sie im Kinderwagen, liegen im Sand oder auf einer Wiese. Dann aber kann auch orthopädisch manches für die Verbesserung geschehen durch Schienenbehandlung, die teils als Nachtschienen allein, teils als Gehschienen bzw. Hülsen angelegt werden. Dem Muskelschwund muß von vornherein entgegengearbeitet werden durch Massage.

In der Fürsorge für die wirtschaftlich schwächeren Teile der Bevölkerung scheitern solche Maßnahmen in der Regel an dem Unvermögen der Eltern. Deshalb pflegen wir diesen Kindern für mehrere Monate Krankenhausaufenthalt zu verschaffen, beginnen erst mit *allgemeiner Behandlung*, um dann frühzeitig mit *Osteotomie* die Beinstellung zu verbessern. Wir verkennen dabei keineswegs die Gefahren der Pseudarthrosenbildung bei kleinen Kindern mit florider Rachitis; sie sind indessen bei richtigem Vorgehen sehr gering.

7. Die Verbildungen des Fußes.

Wir haben vier pathologische Stellungsabweichungen des Fußes im Sprung-gelenk. Sie entsprechen den vier Bewegungsrichtungen.

a) Der *Pes varus* (Klumpfuß), innerer Fußrand gehoben (Supination) (s. Abb. 358a—c),

b) der *Pes valgus* Knickfuß), äußerer Fußrand gehoben, innerer gesenkt (Pronation) (s. Abb. (355),

c) der *Pes equinus* (Spitzfuß), Fußspitze gesenkt (Plantarflexion) (Abb. 356),

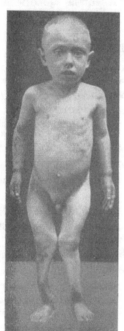

d) der *Pes calcaneus* (Hackenfuß), Fußspitze ge-hoben, Hacken tief (Dorsalflexion) (Abb. 357).

Ebenso wie die willkürlichen Stellungen sich ver-einigen können (die Drehbewegung nach außen und die nach innen mit der dorsalen und plantaren Beuge-stellung), finden wir auch vielfach kombinierte Kon-trakturstellungen, wie z. B. den Pes equinovarus, den Pes valgocalcaneus.

Vier Muskelgruppen kommen als bewegende Kräfte in Frage: Die Musculi tibiales ant. und post. als Supinatoren und ihre Antagonisten, die Musculi peronaei, als Pronatoren; auf der anderen Seite die langen Strecker in Verbindung mit dem Musculus tibialis anterior und die im Gegensinn wirkenden Wadenmuskeln Gastrocnemius und Soleus mit den langen Zehenbeugern. Die Innervation geschieht durch den Nervus tibialis für die Supinatoren und die Plantar-flexoren, den Nervus peronaeus für die Pronatoren und Extensoren.

Nach der *Ursache* haben wir die Fußverbildungen in verschiedene Gruppen einzuteilen.

1. Angeborene Verbildungen. Hier spielt wohl eine fehlerhafte Keimanlage die Hauptrolle. Nicht ganz selten ist der Klumpfuß mit anderen Mißbildungen vergemeinschaftet. Zahlreiche Fälle weisen bei Vor-fahren oder doch sonst in der Sippschaft das gleiche Leiden auf. Ob daneben die Raumbeengung im Uterus infolge von Fruchtwassermangel Bedeutung hat, ist heute zweifelhaft geworden, auch wenn nachweisbare Drucknarben diese Anschauung zu bekräftigen scheinen. Der Klumpfuß ist meistens mit Spitzfuß (Pes equinovarus cong.) verbunden.

Abb. 354. Crura incurvata rachit. (Allg. Rachitis.)

2. Paralytische Formen. Lähmungen zentral oder peripher, welche eine oder mehrere Muskeln ausschalten, lassen die Gegenspieler in ihrem vollen Übergewicht sich auswirken. Sie unterhalten eine dauernde Kontrakturstellung. Umgekehrt kann auch der Spasmus einer Muskelgruppe dasselbe Bild erzeugen. Hierher zählen die seltenen, bei Rückenmarkserkrankungen mit schweren reflektorischen Muskelspasmen beobachteten Kontrakturen.

Am häufigsten beruhen die paralytischen Formen auf einer Poliomyelitis anterior. Sehr beachtenswert und für die Erscheinungen und Behandlung von Bedeutung ist die Tatsache, daß in kurzer Zeit, gleichlaufend mit der fortschrei-tenden, fettigen Degeneration der gelähmten Muskeln, eine nutritive Verkürzung der Gegenspieler sich ausbildet und mit ihr (vornehmlich bei jugendlichen Menschen) eine Verkürzung der Bänder und Fascien, sowie sekundär eine Umformung der Fußwurzelknochen. Bei Erwachsenen mit festeren und nicht so leicht formbaren Knochen wird diese sekundäre Schädigung sich weniger geltend machen als beim Kinde. Die Fußform erleidet erhebliche Veränderungen in der Richtung der Abplattung oder der stärkeren Höhlung der Fußsohle (Plattfuß, Hohlfuß). Die Supination des Vorfußes fehlt, im Gegensatz zur angeborenen Form, bei der paralytischen häufig. 70 v. H. aller erworbenen Klumpfüße sind paralytischen Ursprungs; darauf folgt der Spitzfuß und der Pes valgus.

3. Statische Verbildungen. Der Fuß kann sich durch Belastung verbilden. Mag der Knochen an Widerstandskraft und Tragfähigkeit verloren haben, oder mögen die das Fußskelet stützenden Muskeln versagen, gleichviel, das Gleichgewicht der Kräfte ist gestört, der Fuß wird abgeflacht. Neben dem

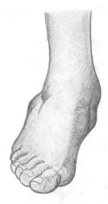
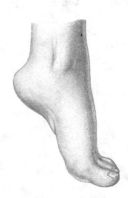
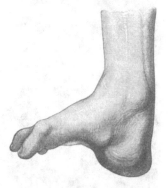

Abb. 355. Pes valgus (Knickfuß), innerer Fußrand gesenkt.

Abb. 356. Pes equinus (Spitzfuß), Fußspitze gesenkt (Plantarflexion).

Abb. 357. Pes calcaneus sensu strictiori (Hackenfuß im engeren Sinne), Fußspitze gehoben, Hacken tief (Dorsalflexion).

Senkfuß sei vor allem auf den Knickfuß hingewiesen als statische Belastungsdeformität. Wir werden später zu erörtern haben, wie gleichzeitig das Skelet durch Senkung des Fußgewölbes sich wandelt zum Plattfuß.

4. Traumatische Verbildungen. Sie sind meist die unmittelbare Folge von Knochenbrüchen, teils des Fußskeletes selbst, teils der Knöchelgegend. Als Beispiel sei genannt der Knickfuß nach Bruch des äußeren Knöchels.

a) Der Klumpfuß (Pes varus).

Ursachen. Die Statistik erweist drei Viertel der Klumpfüße als angeboren und ein Viertel als erworben (meist paralytischen Ursprungs). Nach der Luxatio coxae ist der Klumpfuß die häufigste angeborene Verbildung (1 Klumpfußkind auf 1200 Geburten). In über der Hälfte der Fälle ist das Leiden doppelseitig. Manchmal ist es mit anderen Mißbildungen verbunden: Fehlen einzelner Fußwurzelknochen, Tibiadefekten, Spaltbildungen der Wirbelsäule. In 16—20 v. H. ist *Erblichkeit* nachweisbar. Das männliche Geschlecht ist doppelt so häufig wie das weibliche beteiligt. Der Erbgang ist noch nicht eindeutig klar. Wahrscheinlich handelt es sich um eine geschlechtsbegrenzt rezessive Vererbung, bei der die rezessiv vererbbare Anlage auf beide Geschlechter gleich verteilt ist, im männlichen Geschlecht aber auf Grund endogen geschlechtsspezifischer Ursachen doppelt so häufig zur Ausprägung gelangt wie beim weiblichen. Eigentümlicherweise verhalten sich in großen Zahlenreihen auch die einseitigen zu den doppelseitigen übereinstimmend nach dem Verhältnis 45:55. Die paralytischen

Klumpfüße gehen auf periphere oder zentrale Lähmung des Nervus peronaeus zurück, wie sie vereinzelt oder in Form um sich greifender Seuchen bei der Poliomyelitis der Kinder vorkommt. Die Atrophie der Unterschenkelmuskeln, die schlaffhängenden Zehen, die kühle Haut verraten sogleich diese Form. Das Trauma (schlecht reponierte Knöchelbrüche mit Subluxationen im oberen Sprunggelenk, supramalleoläre Brüche, Luxatio sub talo) ist sehr viel seltener Klumpfußursache; noch seltener der arthrogene Klumpfuß nach Gelenkentzündung; der kompensatorische bei Genu valgum und der myogenspastische Klumpfuß bei LITTLEScher Krankheit, Syringomyelie, Kompressionsmyelitis; ganz selten der cicatrizielle Klumpfuß durch Narbenzug.

Die *Erscheinungen* sind unverkennbar. Der kindliche Klumpfuß ist einwärtsgerollt — supiniert —, die Fußsohle sieht nach innen, in schweren Fällen nach

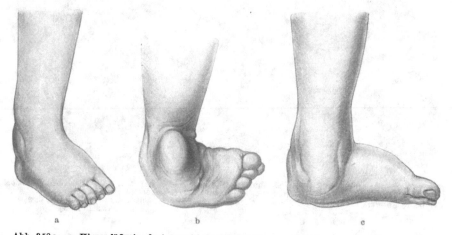

Abb. 358 a—c. Klumpfüße in drei verschiedenen Graden von Kranken verschiedenen Alters.

innen und oben, so daß die Kranken auf dem Fußrücken laufen. Die Ferse Calcaneus) ist an der Drehung mitbeteiligt. Außerdem steht der Fuß zumeist in Spitzfußstellung (Pes equinovarus excavatus). Die Fußsohle ist in querer Richtung eingeknickt, die Planta hohl. Fängt das Kind zu gehen an, so tritt es mit dem äußeren Fußrande auf. Mehr und mehr rollt die Belastung den Fuß nach innen. Über dem Os cuboides bilden sich Schwielen und Schleimbeutel, ja es kann zu Druckgeschwüren kommen. Die Fußwurzelknochen sind schwer verbildet, der Calcaneus verkümmert, der Talushals verlängert und bogenförmig nach medial abgebogen, die Gelenkfläche der Talusrolle wegen der Spitzfußstellung nach hinten verlagert, das Naviculare vom Talus abgerutscht. Die Tibia zeigt eine deutliche Innendrehung, mit ihr dreht sich die Fußgabel. Daß die Weichteile, Bänder, Sehnen und Muskeln sich diesen veränderten Verhältnissen anpassen, ist begreiflich. Die außer Tätigkeit gesetzten Muskeln — es sind nahezu alle, besonders der Gastrocnemius — verkürzen sich und werden derb, schwielig. Alle Gelenke sind steif und unnachgiebig. Der Unterschenkel ist stark atrophisch und verkürzt. Der Kranke tritt hart und steif auf, wie mit einem Stelzfuß. Von einem „Abwickeln der Fußsohle" kann keine Rede sein.

Lange nicht so ausgesprochen werden die pathologischen Veränderungen, wenn die Klumpfußkontraktur den Erwachsenen trifft. Das fertige Skelet leistet den umformenden Kräften gegenüber größeren Widerstand.

Behandlung. Der angeborene Klumpfuß, frühzeitig und sachgemäß behandelt, ist heilbar. Große, sehr große Schwierigkeiten macht indessen der alte verknöcherte Talipes varus späterer Jahre.

Die orthopädische Behandlung des angeborenen kindlichen Klumpfußes würde sich etwa folgendermaßen gestalten: Im ersten Lebensmonat wird die Zurechtstellung des Füßchens mit der Hand von der Mutter oder Pflegerin täglich mindestens 2—3mal je 5—10 Minuten vorgenommen, nach Einübung und gelegentlicher Prüfung durch den Arzt (Abduktion, Pronation, schließlich Dorsalflexion). Diese früheste Vorbehandlung kann dem Orthopäden später das Handwerk sehr erleichtern. Vom 2. oder 3. Monat ab beginnt die Behandlung mit Gipsverband. In Narkose wird sorgfältig ein *modellierendes Redressement* vorgenommen. Zuerst wird die Adduktion verbessert, wobei der KÖNIGsche Keil und die Umpreßzange nach PHELPS gute Dienste leisten. Infraktionen der Knöchel sind zu vermeiden. Der Spitzfuß bleibt zunächst bestehen; er wird erst in einer 2. oder 3. Sitzung umgestellt. Die Achillessehne darf nicht tenotomiert werden, weil wir uns damit jeder Einwirkungsmöglichkeit auf das gedrehte Fersenbein entäußern. Ein gutsitzender, die neue Stellung sichernder Gipsverband, der keinen Decubitus an der Außenseite macht, ist bei dem fetten Füßchen Neugeborener recht schwer anzulegen. Wir legen den ersten Verband gewöhnlich — bei gebeugtem Knie — bis zur Mitte des Oberschenkels an und hängen die Beine gegen Harndurchtränkung an einem „Galgen" (Faßreifen über

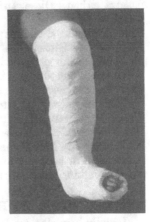

Abb. 359. Redressierter Klumpfuß im Gipsverband.

dem Kinderwagen) auf. Ist der Verband zu eng geworden, dann wird er an der Streckseite aufgeschnitten. (*Gipsschein* unterschreiben lassen!) Der Verband ist in den ersten Lebensmonaten alle 3—4 Wochen zu erneuern, selbstverständlich früher, wenn er mit Harn durchtränkt ist oder an den Rändern die Haut wundgescheuert hat. Bei jeder Erneuerung wird weiter geformt und zurechtgebogen, bis der Klumpfuß *überkorrigiert* in Valgusstellung und ausgeglichenem Equinus mit leichter Mühe festgehalten werden kann.

Man rechnet nahezu 1 Jahr auf die Verbandbehandlung. Schlimm, aber oft nicht zu umgehen, ist der hierdurch gesetzte Muskelschwund am Unterschenkel. Wenn irgend möglich, ist in der zweiten Hälfte der Gipsverband durch gutgearbeitete abnehmbare Schienen zu ersetzen; diese erlauben tägliche Bäder und Massage und weitere planmäßige formende Übungen.

Wie die Verhältnisse auch liegen, der Arzt lasse sich durch das Drängen der Eltern nicht verleiten, den Verband wegzulassen, ehe eine *Überkorrektur* voll erreicht ist. *Mit der zu frühen Anlegung des Schuhes ist das Geschick des Klumpfußes entschieden.*

Bei älteren Kindern mit sehr starren Klumpfüßen und bei Erwachsenen ist das formende Zurechtbiegen nur unter Anwendung von mehr oder weniger Gewalt erfolgreich, hier wird es erst recht mehrerer Sitzungen bedürfen, ehe das Ziel erreicht ist. Maschinelle Hilfsapparate sind hierzu angegeben. Gute Dienste leisten der Osteoklast von LORENZ, der SCHULTZEsche Osteoklast; der Gipsverband bekommt eine kräftige, flache Sohle, damit der Kranke darin herumgehen kann. Die Belastung begünstigt die statische Umformung des Fußes. Nach einigen Monaten paßt man einen Klumpfußschuh mit Außenschiene an.

Blutige Operationen, von denen im Laufe der Zeit eine ganze Reihe (wir zählen deren mehr als zwanzig) empfohlen worden ist, sind für die schwersten, vernachlässigten Fälle Erwachsener vorzubehalten. Da kommen im wesentlichen in Frage die Talusexstirpation oder das Herausmeißeln eines Knochenkeils mit seitlicher Grundfläche aus der Fußwurzel. Auch diese erfordern, soll der auf dem Operationstisch erzielte Erfolg gesichert werden, eine umsichtige *Nachbehandlung.*

Der *paralytische Klumpfuß* ist durch Verbände und Apparate nur so weit zu bessern, als nicht schon weitgehende sekundäre Knochenveränderungen eingesetzt haben. Diese Aufgabe ist gewöhnlich nicht allzu schwer. In der Folge bleibt der Kranke aber zeitlebens auf einen Klumpfußapparat angewiesen. Eine dauernde Stellungsverbesserung verlangt operative Eingriffe, welche der Eigenart des Einzelfalles angepaßt sein müssen. Mittel und Wege hierzu hat die neuzeitliche orthopädische Chirurgie gewiesen durch Ausbildung der von NICOLADONI im Jahre 1880 zuerst ausgeführten *Sehnenverpflanzung.* Sehnen oder abgespaltene Teile derselben mit funktionsfähigen Muskeln werden auf die Bahnen der gelähmten Sehnen übergeleitet, womit das gestörte Gleichgewicht der Muskelkräfte bis zu einem gewissen Grade ausgeglichen wird. Wo eine weitverbreitete Muskellähmung vorliegt, ist durch *Sehnenraffung*, Einheilung von künstlichen verstärkenden Gelenkbändern und schließlich durch *Arthrodese*, d. h. künstliche Gelenkversteifung, die allein Dauererfolge ergibt, die Fußstellung zu bessern.

b) Der Knickfuß und Plattfuß.

Das Fußgewölbe ist kein einheitliches Gebilde. Aber wenn auch über Art und Bau die Ansichten heute noch auseinander gehen (Kreuz-, Kuppel-, Nischengewölbe), so darf man doch festhalten, daß wir neben einem *Längsgewölbe* (von der Ferse nach den Zehen gerichtet) ein *queres* haben, das, hinter den Metatarsalköpfchen gelegen, bei der Belastung des Fußes ebenso eine Abflachung erleiden kann wie das Längsgewölbe. Nur wer sich über diese Dinge klar geworden ist, kann das Leiden richtig verstehen und seine Behandlung des Leidens richtig überwachen.

Der Knickfuß, verbunden mit Abflachung des Fußgewölbes in beiden Richtungen (Platt-Spreizfuß) ist eines der häufigsten Leiden. Wir sprechen von einem Pes planovalgus. Aber auch ohne Valgusstellung kann durch ein Mißverhältnis zwischen Körperlast und Tragfähigkeit des Fußgewölbes eine Fußverbildung, der *Plattfuß (Pes planus)*, entstehen. Andere Bezeichnungen für das Leiden lauten: Flachfuß, Senkfuß. Beim *Spreizfuß* ist vornehmlich das quere Fußgewölbe gesenkt.

Entstehung. Angeboren finden wir den Pes valgus selten (1 v. H.), häufiger *traumatisch* (5 v. H.) bei Brüchen des äußeren Knöchels oder als *paralytischen* Knickfuß infolge Lähmung des Musculus tibialis posterior (3 v. H.). Die Hauptmasse des Plattfußes (Pes planovalgus) wird unter Einrechnung der wenigen Fälle rachitischen Ursprungs durch *statische* Einwirkungen geliefert (etwa 90 v. H.). Es handelt sich hier vorwiegend um eine Krankheitserscheinung des Pubertätsalters, welche sich durch übermäßige Belastung in Verbindung mit krankhafter Nachgiebigkeit der Knochen entwickelt; junge Leute, wie Lehrlinge, Laufburschen, Kellner, Kindermädchen u. dgl., die in ihrem Berufe viel und andauernd stehen müssen. Auch der junge Mediziner, der zum erstenmal stundenlang am Operationstisch Haken halten muß, „tritt sich die Füße durch". Das ist der *Pes planovalgus adolescentium s. staticus.* Wahrscheinlich spielen die mit der Spätrachitis verbundenen Krankheitsvorgänge bei der Entstehung der Verbildung eine bedeutsame Rolle. Aber auch im späteren Leben begegnen wir dieser Belastungsdeformität, z. B. bei schwangeren, schwer arbeitenden Frauen, bei Leuten von übermäßiger Körperfülle *(der Plattfuß des Schwabenalters)*. Selten tritt der Plattfuß erst im Greisenalter auf. Will man bei diesen *statischen* Formen nicht eine primäre Schwäche des Bandapparates, eine pathologische (spätrachitische) Weichheit der Knochen voraussetzen, so muß man wenigstens für das Zustandekommen der Verflachung des Fußgewölbes als bestimmend erachten die Unzulänglichkeit der Muskeln im Verhältnis zur Arbeitsbelastung. Der Unfallszusammenhang ist bei unmittelbaren Knochenverletzungen nicht zu bestreiten. Es können aber auch mittelbar durch Überbelastung, z. B. nach Amputation des anderen Beines, Plattfußbeschwerden auftreten, die sonst kaum in Erscheinung getreten wären.

Anatomisch ist das Fußgewölbe gesunken oder ganz und gar verschwunden, der Talus ist nach innen gedrängt und hat das Naviculare vor sich hergeschoben, es berührt den Boden, der Calcaneus hat sich gedreht; er sowie das Cuboid liegen flach dem Boden auf. Entsprechend diesen Verschiebungen sind, namentlich bei

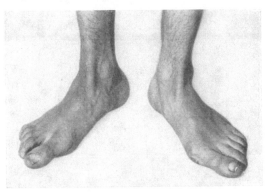

Abb. 360. Schwere Plattfüße. Varizen.

älteren Leuten, mehr oder weniger schwere Gelenkveränderungen im Sinne der Arthrosis deformans vorhanden, besonders an Taluskopf und Naviculare, die Bänder sind überdehnt, die Muskeln (Tibialis anterior und Flexoren), weil außer Tätigkeit, atrophisch.

Erscheinungen. Der Vorfuß ist gegenüber dem Rückfuß abduziert, der innere Fußrand gesenkt, der äußere eher gehoben, die Ferse vorspringend und in ihrer Achse nach außen von der Unterschenkelachse abweichend. Der Rückfuß ist proniert und gleichzeitig plantarflektiert. Der Vorfuß ist dorsalflektiert und gegen den Rückfuß supiniert. Beim reinen Valgus, z. B. nach Knöchelbruch, ist das Fußgewölbe zunächst noch erhalten; beim Plattfuß ist es mehr oder weniger aufgehoben, der Fuß erscheint dadurch verbreitert, das Naviculare tritt stark hervor, und in schweren Fällen liegen die Mittelfußknochen flach dem Boden auf.

Subjektive Beschwerden fehlen oft bei ausgesprochenem schwerem Plattfuß und können unerträglich sein bei Leuten, an deren Fußgewölbe man kaum eine Senkung entdecken kann. Auch der Sitz der Schmerzen ist ungemein wechselnd. Bezeichnend sind die Beschwerden am inneren Fußrand, in der Gegend der Tuberositas ossis navicularis und Schmerzen nach der Fußsohle hin, im Ligamentum tibio-calcaneo-naviculare, in der Mitte des Fußes. Aber man erwarte sie ja nicht immer an diesen Stellen. Die Abflachung des queren Fußgewölbes verursacht oft *nur* Schmerzen in der 3. oder 4. Zehe, hier aber geradezu krampfartige! Andere Kranke klagen überhaupt nicht über den Fuß, sondern über Schmerzen in den Waden, im Bereich ferner der Peronaei, ja im Bereich der Oberschenkel, bis in Hüfte und Kreuz ausstrahlend. Wahrlich, das Bild ist vielseitig. So wird es denn auch oft verkannt, namentlich wenn der kontrakte Zustand (s. u.) Schwellung und gar Rötung herbeiführt.

Der *Gang* der Plattfüßigen ist schwerfällig, in hochgradigen Fällen stapfend;
sie wickeln den Fuß nicht regelrecht vom Boden ab, sondern gehen mit stark
auswärts gerichteten Füßen, ermüden dadurch leicht, leiden unter Fußschweiß,
nachts unter Wadenkrämpfen. Beim Stehen und Gehen stellen sich neben dem

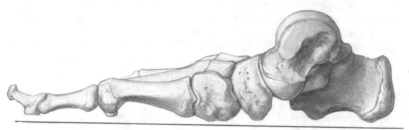

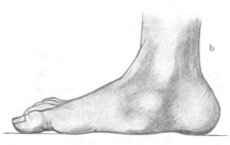

Abb. 361a u. b. Schwerer, fixierter Plattfuß. Fußgewölbe kaum angedeutet, Talus und Naviculare
gesenkt, Ligamentum calcaneo-naviculare gedehnt,
Calcaneus niedergedrückt.

Ermüdungsgefühl ziehende Schmerzen
nach Wade und Oberschenkeln ein,
sie schwinden, das ist kennzeichnend,
fast immer im Liegen.

Nicht selten ist der Plattfuß mit
Hallux valgus, Krampfadern, in späteren Zeiten mit Arthrosis deformans
verbunden. Auch andere Verbildungen
(Genu valgum, Skoliose) finden sich
gelegentlich.

Wir unterscheiden drei Entwicklungsstufen: die erste, gekennzeichnet
durch mäßige Schmerzen und Ermüdungsgefühl bei geringen Formver-
änderungen außer leichter Knickfußstellung, wird leicht verkannt. Die zweite,
die mehr oder weniger rasch, nicht selten in unmittelbarem Anschluß an eine

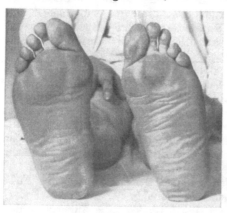

Abb. 362. Querer Plattfuß. Die Senkung des Längs-
gewölbes weniger ausgesprochen. 37jähr. ♂.
(Chir. Klinik Göttingen.)

Tagesüberanstrengung in Erscheinung
tritt, entspricht dem *kontrakten (mus-
kulär fixierten) oder spastischen Plattfuß* [1]. Jeder, selbst der leiseste Versuch einer Bewegung des Fußes, besonders im Sinne der Supination, ist
schmerzhaft. Krampfhaft spannen sich
die Musculi peronaei an, ihre Sehnen
treten strangartig vor. Der Fuß hat
ausgesprochene Plano-valgus-Stellung.
Das Talo-Naviculargelenk ist sehr
druckschmerzhaft, selbst das obere
Sprunggelenk kann empfindlich sein.
Leichtes Ödem des Fußrückens und an
den Knöcheln in Verbindung mit den
genannten Schmerzen verleitet, wenn
gar noch Rötung hinzutritt, leicht zur
Diagnose Gelenkrheumatismus, ja

Osteomyelitis und Tuberkulose. Bleibt der Spasmus der Pronatoren bestehen,
dann kann es zur Schrumpfung der dauernd verkürzten Muskeln, schließlich

---

[1] Die Bezeichnung „entzündlicher Plattfuß" läßt man besser fallen, weil mißverständ-
lich leicht an eine rheumatisch entzündliche Fußgelenkerkrankung gedacht wird.

auch der Bänder und Gelenkkapseln kommen, es entsteht die „ligamentäre und kapsuläre Fixation", die sich nun auch in Narkose nicht mehr löst.

Sie geht über in die dritte Stufe, den *knöchern fixierten (veralteten) Plattfuß.* Die Skeletveränderungen sind zum Stillstand gekommen, der Fuß ist starr, unbeweglich, aber tragfähig und im ganzen nicht mehr schmerzhaft, er erlaubt zum Teil ansehnliche Märsche ohne Schaden, doch bleibt der Gang plump und tappend.

Die *Behandlung* muß zwei Aufgaben gerecht werden: die Knickfußstellung beseitigen und den Plattfuß stützen und aufrichten. Das erstere ist leicht zu erreichen durch Sohlen- und Absatzerhöhung auf der Innenseite der Schuhe, je nach dem Grade der Pronationsstellung, mehr oder weniger hoch. Solche Schuhe müssen die Ferse fest umfassen, sonst haben sie wenig Wert. Der kontrakte spastische Valgus muß freilich vorher durch 10—14tägige Bettruhe, heiße Fußbäder, durch Umschläge und u. U. elastische Züge so weit vorbereitet werden, bis die Gelenke wieder nachgiebig geworden sind. Einen kontrakten Plattfuß auf Einlagen zu stellen ist völlig verfehlt. Gelingt die spontane Lösung nicht, so ist sie meist durch örtliche Betäubung (peri- und endoneurale Injektion von 1%igem Novocain in den Nervus peronaeus) zu erzielen. Führt auch diese nicht zum Ziel, dann empfehlen wir die vorübergehende Peronäuslähmung durch Vereisung. Beim ligamentär kontrakten Plattfuß wird der Fuß in Narkose umgeformt und dann in leicht überkorrigierter Stellung für 2—3 Wochen in einen Gehgipsverband eingeschlossen. Inzwischen wird, gleichwie für die Formen des ersten Stadiums nach einem Gipsabguß des umgestellten Fußes eine Plattfußsohleneinlage angefertigt. Die Einlage ist in den meisten Fällen zwar ein notwendiger, aber an sich unerwünschter Behelf. Sie kann aus Duraluminium oder nach LANGE aus Celluloidstahldraht hergestellt sein. Die Sohle muß das Fußgewölbe wieder herstellen, auch das quere Fußgewölbe (!), die ganze Sohlenbreite und

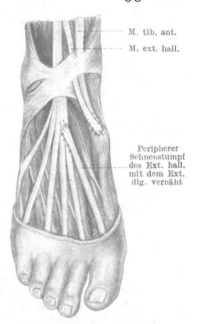

M. tib. ant.

M. ext. hall.

Peripherer Sehnenstumpf des Ext. hall. mit dem Ext. dig. vernäht

Abb. 363. Sehnenverpflanzung bei paralytischem Knickfuß.

-länge unterstützen und als schiefe Ebene wirken. Dazu bedarf es der Zusammenarbeit des Arztes mit einem geschickten Orthopädiemechaniker. Die fertigen käuflichen Einlagen des Handels eignen sich nur für die leichtesten Formen von Plattfüßen, weil sie den Verschiedenheiten der Verbildung zu wenig Rechnung tragen. Bei schwereren Fällen können sie nur noch Hilfe bringen, wenn sie „zufällig passen". Das wird nur selten der Fall sein. Es sind also die Werkstatteinlagen des Orthopädiemechanikers mitunter geradezu die Grundlage der sozialen Existenz des Kranken. Das muß der Arzt den Kostenträgern gegenüber wissen.

Die Plattfußeinlagen sind in einem gutgearbeiteten festen Schnürschuh mit mäßig hohen Absätzen zu tragen. In leichteren Fällen können sie auch in Halbschuhe gelegt werden. Der Spangenschuh ist dazu freilich nicht geeignet.

Ob dieser rein mechanischen Hilfe, welche die Plattfußbeschwerden meist wunderbar beseitigt, wird leider die heilgymnastische Seite der Behandlung vernachlässigt. Das darf nicht sein. Die Muskeln müssen gekräftigt werden durch Massage und durch planmäßige Übungen. Im Arbeitsleben stößt das auf gewisse Schwierigkeiten. Im Militärdienst hat man mit Erfolg durch Übung und Gewöhnung die Leistungsfähigkeit der Füße gesteigert.

Die Übungen gestalten sich folgendermaßen:

Bei der ersten Übung lassen wir die Fußspitzen zusammennehmen, die Fersen auseinander. Und dann hebt und senkt der Kranke etwa in Sekundenfolge 30—50mal die Fersen.

Bei der zweiten Übung lassen wir den Kranken — wiederum mit einwärtsgerichteten Fußspitzen — den Gang eines Klumpfüßigen nachahmen (Gehen auf dem Außenrand des Fußes).

Die dritte Übung besteht im Füßerollen; der Kranke sitzt mit übereinandergeschlagenen Beinen auf einem Stuhl und macht dann die bekannten militärischen Drehübungen im oberen Sprunggelenk usw. Jeder Fuß 30—50mal hintereinander.

Alle Übungen werden mit unbekleidetem Fuß mehrmals täglich ausgeführt. *Das muß monatelang zielbewußt und planmäßig geschehen!*

Gewisse Fälle mit sekundären arthrotischen Veränderungen und nutritiven Verkürzungen der Peronaei und des Triceps surae verlangen ein viel energischeres Vorgehen. Die einfache Umstellung des Fußes gelingt selbst in Narkose nur ungenügend. Deshalb ist hier eine gewaltsame Umformung, ähnlich wie beim Klumpfuß, vorzunehmen und daran, ehe man einen Schuh tragen läßt, eine mindestens sechswöchige Gipsverbandbehandlung anzuschließen.

Von *operativen* Eingriffen bei solch hartnäckigen Fällen hat uns die Tenotomie der Achillessehne nach Nicoladoni gute Dienste geleistet. Durch Ausschaltung des Triceps surae gewinnen die kurzen Fußmuskeln als Sohlenspanner mehr Kraft. Der Fuß formt sich aus eigener Kraft. In ganz schweren, widerspenstigen Fällen haben wir von der *Keilosteotomie* nach Perthes noch Erfolge gesehen.

Die Gruppe der *paralytischen Platt-Knickfüße* erfordert operative Hilfe, sei es durch Sehnenverpflanzung oder, in schweren Fällen, durch Arthrodese, trotzdem wird der Kranke schwerlich seinen Stützapparat los werden.

c) Der Spitzfuß (Pes equinus).

Angeboren ist der Spitzfuß meist mit Klumpfuß verbunden. Bei spinaler oder cerebraler Kinderlähmung, bei der Spina bifida, der Littleschen Krankheit entsteht er durch das Überwiegen des Triceps surae gegenüber den gelähmten Streckern. Leichte Formen sieht man nach langem Krankenlager, bedingt durch die Eigenschwere des Fußes oder durch fehlerhafte Lagerung in Verbänden. Bei starker Beinverkürzung stellt der Kranke unwillkürlich seinen Fuß zum Ausgleich in Spitzfußstellung; er wird schließlich Zehengänger.

Die *Behandlung* macht geringere Schwierigkeiten als bei den anderen Verbildungen. Die Aufrichtung des Fußes gelingt leicht; bei spastischer Form oder sekundärer Verkürzung der Achillessehne ist diese zu verlängern durch bajonettförmige Einschnitte. Bei lang dauernden, schweren Krankheiten hat die Vorbeugung wichtige Aufgaben (Bindenzügel, Reifenbahre über die Füße).

d) Der Hackenfuß (Pes calcaneus) und Hohlfuß (Pes cavus).

Wie der Pes valgus mit dem Planus, so ist der Pes calcaneus häufig mit einem Cavus (Hohlfuß) verbunden; das sind vornehmlich die paralytischen Formen. Hier knickt sich der Fuß im Chopartschen Gelenk fast rechtwinklig ab, der Calcaneus stellt sich steil in die Achse des Unterschenkels ein (Pes calcaneus sensu strictiori). Durch Lähmung des Triceps surae haben die kurzen Plantarmuskeln das Übergewicht erlangt; sie ziehen den untüchtigen Wadenmuskeln den Calcaneus geradezu weg in Dorsalflexion und schaffen damit den Hohlfuß.

Bei den angeborenen Formen war der Fuß nach der mechanischen Anschauung über die Ursachen der Verbildung in Valgusstellung gegen den Unterschenkel intrauterin angedrückt. Es entwickelt sich hier der Pes calcaneus sursum flexus (Calcaneus plus Vorfuß sind nach aufwärts gerichtet). Die angeborene Verkürzung der Dorsalflexoren verhindert die Überführung in die Regelstellung durch eigene Muskelkraft.

Wahrscheinlich aber spielt auch bei dieser Verbildung die Erblichkeit die größere Rolle. Das gilt vor allem für den „hohen Reihen", der sich vielfach familiär findet.

Die *Behandlung* fordert in beiden Fällen nach manueller Umstellung des Fußes eine operative Verkürzung der Achillessehne oder aber das Tragen von Stützapparaten.

Der reine *Hohlfuß*, oft verbunden mit Spina bifida occulta, bedarf in leichten Fällen nur gut sitzender Celluloidstahldrahteinlagen, schwerere werden besser vorher umgeformt. Viele Hohlfußkranke sind übrigens, wenn sie Schuhe mit hohem Spann tragen, auch ohne Einlagen beschwerdefrei und leistungsfähig. Nur wenn mit dem Hohlfuß ein Spreizfuß und Hammerzehen *(Klauenhohlfuß)* verbunden sind, was häufig vorkommt, bereiten diese Beschwerden. Bei höheren Graden des Klauenhohlfußes kommt die quere Durchschneidung der stark gespannten Plantaraponeurose, in ganz schweren Fällen der „Pantoffelschnitt" in Frage: Schnitt rings um die Ferse, Nachuntenklappen der Fersenweichteile, Abtrennen der Sohlenmuskeln am Calcaneus und Nachvornrutschenlassen.

e) Fußsohlenschmerz (Fersenschmerz).

Neben den obenerwähnten Verbildungen, die zu Beschwerden führen, sind es vor allem der *Calcaneussporn* und die mit ihm so häufig verbundene *Bursitis mucosa*, die Schmerzen im Bereich der Fußsohle auslösen. Kann man also einen Spreizfuß als Ursache von Fußsohlenschmerzen ausschließen und hat gar die Spreizfußbehandlung versagt, dann denke man an den nicht gar so seltenen Fersenbeinsporn, eine ähnliche Skeletregelwidrigkeit wie der Olecranon- und der Occiputsporn, und prüfe den Calcaneus durch das Röntgenbild.

Zur Behandlung dient das ausgehöhlte Gummikissen nach SARRAZIN oder eine entsprechende, den Sporn entlastende Einlage auf Gummischwamm. Wenn kein Erfolg, Abmeißelung des Sporns unter Ausschneidung des Schleimbeutels.

Fersenschmerzen können durch verschiedene Ursachen bedingt sein:

Die *bursogene Achillodynie* ist gar nicht so selten der Ausdruck einer unspezifischen, manchmal auch einer gonorrhoischen Entzündung, häufiger allerdings die Folge von Druck ungeeigneten Schuhwerks und war als solche, wie Standbilder des Altertums beweisen, bereits den Griechen und Römern bekannt. Die entzündlichen Formen haben ihren Sitz häufiger in der Bursa achillea anterior, die mechanischen in der Bursa achillea posterior.

Als weitere Ursache kommt eine Tendovaginitis crepitans in Frage, die durch übermäßige Anstrengungen, vielleicht bei einer gewissen Anlage, ausgelöst wird *(tendinogene Achillodynie)*. Achillessehneneinrisse, die oft sehr hartnäckige Beschwerden auslösen, werden am besten durch einen Gipsverband, allenfalls Harmonikagipsverband behandelt.

Als dritte Ursache sind knöcherne Veränderungen des Fersenbeins anzusprechen, die HAGLUNDsche *Exostose*. Auch hier kann sich in der Folge eine Reizbursitis entwickeln.

Als *objektive Zeichen* finden sich entweder am Ansatz der Achillessehne oder im Bereich der Achillessehne selbst kleine schmerzhafte Schwellungen. Der Sporn ist im Röntgenbild nachweisbar.

Behandlung. Abänderung des Schuhwerks. Ruhigstellung. Heißluft. Bei chronischen Reizzuständen oder bei eingetretener Infektion operative Entfernung der erkrankten Schleimbeutel, allenfalls des Sporns.

8. Verbildungen der Zehen.

a) Der **Hallux valgus** ist eine Abduktionskontraktur der großen Zehe. Sie weicht meist stark, bis zu einem rechten Winkel, nach innen von der Metatarsalachse ab. Über dem Gelenk entsteht der bekannnte „Ballen". Ein Schleimbeutel bildet sich durch den Schuhdruck aus; Schwielen, Hühneraugen an der Druckstelle, machen den Zustand recht beschwerlich. Vereitert der Schleimbeutel, was nicht selten vorkommt, dann hinterbleibt eine sehr lästige Fistel.

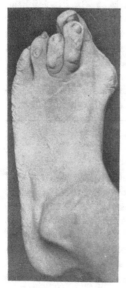

Abb. 364. Hallux valgus (Clavus auf der 4. Zehe).

Das Metatarsophalangealgelenk, das kleinzehenwärts subluxiert ist, verbildet sich im Laufe der Jahre nach Art der *verformenden Arthrose,* wobei vornehmlich die Knorpelusur an der medianen Seite des Metatarsalköpfchens und periostale Wucherungen (richtige Exostosen) beim Gehen störend werden.

Man pflegte bisher lediglich den zu engen spitzen Schuh und die spitzen, käuflichen Strümpfe für diese Zehenverkrüppelung verantwortlich zu machen, was ohne Zweifel für viele Fälle zutrifft. Zum mindesten aber liegt in der unzweckmäßigen Beschuhung der Grund zur Entstehung von Beschwerden. Denn nur durch Schuhdruck entstehen Hühneraugen, Schwielen, Schleimbeutel und Druckgeschwüre. Es leiden aber nicht nur Leute, die elegante Schuhe tragen, am Hallux valgus [1]. EWALD hat überzeugend durch das Röntgenbild eine primäre Abweichung des I. Metatarsalknochens nach innen nachgewiesen, welche zumeist die Folge besonderer Gestaltung des Cuneiforme I ist (vgl. Abb. 365). Also haben wir auch bei dieser Verbildung, mindestens in einem Teil der Fälle, mit fehlerhafter Keimanlage zu rechnen, wofür auch der Umstand spricht, daß das Leiden nicht selten bei Eltern und Kindern vorkommt.

Die *Behandlung* kann in Form der Vorbeugung die schwersten Schäden durch entsprechendes, angepaßtes Schuhwerk verhüten. Ist eine starke Abweichung erst vorhanden, dann werden auch die orthopädischen Verfahren nicht viel helfen. Ziehen doch die subluxierten Beuge- und Strecksehnen die Zehe immer wieder in die Abduktionsstellung hinein. Es bleibt zur Stellungsverbesserung nur die Operation übrig; am besten hat sich uns die Zweidrittelresektion der Grundphalanx bewährt, besser als die keilförmige Osteotomie mit lateraler Basis aus dem Metatarsus hinter dessen Köpfchen, in Verbindung mit der Muskelplastik nach HOHMANN; auch die LUDLOFFsche Operation hat uns nicht immer gute Ergebnisse gezeigt (schräge Osteotomie durch den Metatarsus). Nur selten genügt die Sehnenverpflanzung mit einer Abmeißelung der Exostose.

---

[1] Auch die bildende Kunst aller Zeiten — die klassische Plastik ausgenommen — ist an dieser verbogenen großen Zehe nicht vorbeigekommen. S. RAFFAEL im Sposalizio, LUKAS CRANACH „Venus", die Maler des 15. und 16. Jahrhunderts, wie MICHAEL PACHER und GOSSAERT „Anbetung der Könige". Andererseits haben dieselben Schulen es vermieden, den physiologischen Cubitus valgus beim Weibe wiederzugeben; erst BÖCKLIN hat es gewagt.

b) Die **Hammerzehe** *(Krallenzehe, Digitus malleus* [malleus = Hammer]) ist eine Flexionskontraktur des ersten Interphalangealgelenks, besonders der 2. Zehe, hier ist sie übrigens nicht selten angeboren. Bei Lähmungszuständen kommt sie auch an allen Zehen zugleich vor. Auch das Tragen zu kurzer Schuhe in der Zeit des Knochenwachstums kann die Veranlassung sein; die 2. Zehe ist deshalb am ehesten betroffen, weil die große Zehe, als Hallux valgus eingebogen, ihrer Nachbarin den Platz an der Sonne streitig macht. Die übliche Folge der Hammerstellung sind außerordentlich empfindliche Schwielen und Clavi am Zehenrücken, auf der Gelenkhöhe und an der Beere dicht am Nagel, sowie Erschwerung des Ganges.

Die *Behandlung* mit Sandalen, an welche die Zehen mit Heftpflaster oder elastischen Schlingen herangezogen werden, ist unsicher und hat nur Erfolg in beginnenden Fällen. Später ist das Gelenk verbildet, es müssen Zweidrittel des Grundgliedes von einem dorsalen Schnitt aus unter Durchtrennung der Sehnen an der Beugeseite zwecks Streckung der Zehe reseziert werden. Oft ist die Exartikulation das beste; die Kranken drängen darauf.

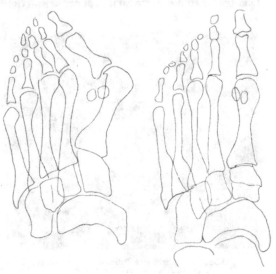

Abb. 365. Hallux valgus und normaler Fuß, skizziert nach dem Röntgenbild.

c) **Hallux rigidus,** die schmerzhafte Kontraktur im Großzehengrundgelenk, ist meist die Folge eines veralteten Plattfußes mit Arthrosis deformans. Im Anfang ist die Feststellung nur reflektorisch, später kann es, wie beim kontrakten Plattfuß, zur Bänderschrumpfung und endlich zur knöchernen Feststellung kommen. Wenn Wärmebehandlung und Einlagen ohne Erfolg, Zweidrittelresektion des Grundgliedes.

d) **Clavi** — Hühneraugen (Leichdorn) — und verkrüppelte Zehen sind zwei Dinge, die zusammengehören. Ob lediglich der Schuhdruck die Ursache ist, weil die Vorsprünge am Fuß (5. Zehe, Hammerzehe, der Ballen) bevorzugt sind, ist fraglich (s. S. 583).

Über den Unguis incarnatus, Paronychien und Onychogryphosis s. Erkrankungen der Weichteile S. 584.

B. Verletzungen der Weichteile der Gliedmaßen.

1. Die subcutanen Weichteilverletzungen.

Unter der unverletzten elastischen Haut können sich nach stumpfer Gewalteinwirkung oft weitgehende Zerstörungen der Weichteile abspielen, Zerreißungen der Muskeln, die zu weitausgedehnten Blutergüssen, zur Abstoßung von Muskelteilen und hochgradiger Narbenbildung führen. Durch den Druck des Blutergusses droht sekundäre Nekrose der Haut. Dieser Gefahr muß man durch frühzeitige Punktion oder Incision vorbeugen. Durch breite Abschälung der Haut von der Fascie entstehen vornehmlich am Oberschenkel und am Schulterblatt *Lymphaustritte.* Sowohl die traumatischen Blutcysten wie die Lymphansammlungen resorbieren sich manchmal so langsam, daß es besser ist, sie auch dann durch Punktion oder selbst Incision zu beseitigen, wenn keine Gefahren für die Haut mehr bestehen.

Subcutane Verletzungen der Muskeln. Eine vereinzelte Muskelzerreißung kommt durch unmittelbare Gewalt auf den kontrahierten Muskel zustande. In der Hauptsache werden der Biceps brachii und der Rectus femoris betroffen.

Ist die Fascie an einer Stelle durchtrennt, so wölbt sich der kontrahierte Muskelbauch aus dieser Lücke hervor *(wahre Muskelhernie)*; sind die tieferen Schichten des Muskels zerrissen, während die oberen erhalten sind, dann rollt sich bei der Zusammenziehung der Muskel als flacher, breiter Wulst unter der Fascie zusammen *(falsche Muskelhernie).*

Subcutane Sehnenzerreißungen betreffen gleichfalls meist die Biceps- und die Quadricepssehne, diese an ihrem Ansatz an der Patella, sowie die Strecksehnen des

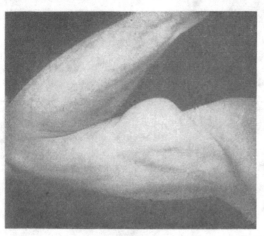

3., 4. und 5. Fingers, und zwar häufig an ihrem Übergang in den Muskel, oft begünstigt durch vorherige pathologische Sehnenveränderungen durch berufliche Abnutzung, eine Tatsache, deren Kenntnis für die Unfallbegutachtung wichtig ist. Es liegt dann unter Umständen kein „Unfall", sondern eine „Berufskrankheit" vor. Die Beugesehnen der Finger sind seltener betroffen (Schuhanziehen). Die Erscheinungen sind die des vollkommenen Leistungsausfalls des betreffenden Muskels. Jede zerrissene Sehne soll frühzeitig genäht werden, wenn eine stärkere Funktionsstörung zu erwarten ist. Beim Bicepsriß ist

Abb. 366. Abriß der kurzen Bicepssehne (Muskelhernie vortäuschend).

diese meist so gering, daß, wenn überhaupt, nur Renten von 10—20 v. H. zugebilligt werden. Gewöhnlich reißt die lange Bicepssehne. Ihr Abriß ist übrigens fast ausschließlich die Folge einer Arthrosis deformans des Schultergelenks. Die Sehne scheuert sich an den Randwulstbildungen langsam durch. Es liegt also auch hier kein „Unfall" vor. Risse des kurzen Kopfes und solche der gemeinsamen körperfernen Endsehne in der Gegend der Tuberositas radii sind sehr viel seltener.

Die *Luxationen der Sehnen* kommen zustande beim Abreißen der Befestigungsbänder der Sehnen von der knöchernen Unterlage; dann springen die Sehnen aus ihrer regelrechten Lage heraus, so z. B. die Peroneussehne aus der Knochenfurche am hinteren Rand des äußeren Knöchels, die Bicepssehne am Oberarmkopf, die Strecksehne an der Mittelhand.

Bei den *subcutanen Nervenverletzungen,* soweit sie nicht im Gefolge von Knochenbrüchen auftreten, handelt es sich selten um völlige Durchtrennung, meist um mehr oder weniger starke Quetschung, wie z. B. bei Stoß gegen den inneren Epicondylus des Oberarmes (Ulnaris), bei plötzlichen Kontraktionen des Triceps (Radialis), bei Druck durch Krücken oder im Schlaf (Radialis), ferner als Narkosenlähmungen und Schlauchlähmungen (Esmarch-Binde). Der Plexus brachialis wird bei zu starker Erhebung des Armes während einer Absetzung der Brustdrüse manchmal geschädigt (Einklemmung zwischen

Schlüsselbein und erster Rippe), der Nervus peronaeus bei Lagerung im Beinhalter, Herabhängen des Armes über die Kante des Operationstisches
(N. radialis). Sehr häufig fehlen irgendwelche nachweisbaren anatomischen
Veränderungen. Meist bilden sich die Erscheinungen in einigen Wochen
zurück.

Luxationen der Nerven entstehen, wenn der Nervenstamm aus seiner anatomischen Lage durch irgendeine äußere Gewalteinwirkung herausspringt und
in seiner regelwidrigen Stellung verbleibt. Wenige Stellen bieten die anatomische Möglichkeit, so der Ulnaris und Peronaeus, dort, wo diese in der
knöchernen Rinne am inneren Höcker des Oberarmes bzw. am Wadenbeinköpfchen verlaufen. Wenn durch eine Verletzung die Bandbefestigungen des
Nerven an dieser Stelle gesprengt werden oder durch Abspringen eines Knochen-
stückchens die eine Wand der Rinne nachgibt, dann kann der Nerv luxieren.
Es treten heftig ausstrahlende Schmerzen ein, Kribbeln und das Gefühl, als
wenn sich an der verletzten Stelle etwas verschoben hätte.

Der Nervenstrang ist an seiner neuen Stelle deutlich fühlbar, seine Berührung
erzeugt lebhafte Schmerzen und Kribbeln. Die Operation und Befestigung muß
blutig vorgenommen werden.

Die *subcutanen Verletzungen der Gefäße* sind meist mit anderen schweren
Verletzungen verbunden, wenn nicht schon vorher die Gefäßwandungen
erkrankt waren. Eine Verblutung aus den großen Gefäßen ist subcutan
und in die Muskulatur hinein möglich. Ebenso kann es bei alleiniger Verletzung der Intima oder der Media und Intima zu Aneurysmabildung kommen.
Ist eine völlige Zerreißung, z. B. der Poplitea erfolgt, was durch das Fehlen
des Pulses, starken Bluterguß gekennzeichnet wird, so empfiehlt sich möglichst baldige Gefäßnaht. *Subcutane Zerreißungen der Venen* erfordern an und
für sich kein Eingreifen, außer bei zu langsamer Aufsaugung des Blutergusses:
Punktion.

Ohne Zerreißung der Gefäßwand können durch stumpfe Gewalteinwirkung
(Verschüttung, Geschosse) stundenlang dauernde Krampfzustände der Gefäßwand *(segmentärer Gefäßkrampf)* hervorgerufen werden, die mit ernster Behinderung des Blutumlaufs einhergehen.

2. Thermische und chemische Verletzungen.

Der gesunde Mensch hält hohe Hitze- und Kältegrade aus. Die erträgliche Temperatur-
spanne beträgt etwa 100° (50° Kälte bis 50° Wärme). Trockene Luft von 60—70° kann
noch für Stunden ertragen werden, während mit Wasserdampf gesättigte Wärme bereits
bei 45—50° in kurzer Frist gefährlich wird (s. auch S. 103 Sonnenstich und Hitzschlag).

Örtlichen Verbrennungen sind die Gliedmaßen besonders häufig ausgesetzt.
Neben der unmittelbaren Berührung mit einer Flamme sind es im gewerblichen
Leben Explosionen, „schlagende Wetter" in den Steinkohlengruben, heiße Gase,
kochende Flüssigkeiten *(Verbrühung)*, glühende Metalle, ferner Säuren und
ätzende Alkalien *(Verätzung)*, ausnahmsweise der elektrische Strom (auch der
Blitz), die chemisch wirksamen, ultravioletten Strahlen (Quarzlampe), und
vor allem Röntgenstrahlen, welche, je nach der Stärke des Mittels und seiner
Einwirkungsdauer, mehr oder weniger schwere Verbrennungen erzeugen. Im
Kriege treten Verbrennungen durch Pulvergase, Flammenwerfer, Fliegerbomben,
Brandgeschosse, Phosphorkanister, auf Flugplätzen usw. hinzu.

Die alte, bekannte Einteilung in drei Gradstufen: Hyperämie, Blasenbildung
und Schorfbildung (Combustio erythematosa — bullosa — escharotica) tritt in
ihrer Bedeutung zurück gegen die Folgen der Flächenausdehnung. Die Ver-
kohlung ist der schwerste Grad der Verbrennung. Ist ein Drittel der Körper-
oberfläche von einer Verbrennung zweiten oder dritten Grades betroffen, so

droht der Tod, bei über der Hälfte ist er unvermeidlich, namentlich bei kleinen Kindern.

Unter den *klinischen Erscheinungen* verdienen bei ausgedehnten Verbrennungen die *Allgemeinerscheinungen* die größte Beachtung. Die Unruhe der Kranken, der beschleunigte, kaum fühlbare Puls, die oberflächliche Atmung, die Untertemperatur, dann Delirien, Krämpfe, Kollaps — bei anderen schlafähnliche Zustände, Apathie nach anfänglichen großen Aufregungszuständen —, häufiges Erbrechen, unstillbarer Durst bei spärlichem Harn (Hämoglobinurie) oder völliger Anurie: das sind alles unheilvolle Zeichen eines bevorstehenden raschen Endes. Etwa 80 v. H. aller *schweren* Verbrennungen sterben zwischen der 4. und 24. Stunde. Je jünger der Kranke, umso gefährlicher die Verbrennung. Kinder unter 4 Jahren verhalten sich fast dreimal ungünstiger in der Vorhersage als Erwachsene.

Mit viel Scharfsinn hat man im Laufe der Zeit über die Ursachen des *Verbrennungstodes* Theorien aufgestellt; aber erst die neuere Zeit scheint die Erklärung geben zu können. Bei ausgedehnten Verbrennungen wirkt in erster Linie der *Wasser- und Plasmaverlust* verderblich. Bis zu 5 Liter können in 24 Stunden ausgeschieden werden. Kein Wunder, daß eine solche Wasserverarmung durch Änderung der Blutkonzentration den Blutumlauf und mit ihr den ganzen Haushalt des Körpers empfindlich trifft (vgl. Cholera!). Auf der anderen Seite wirkt sich die „Wasser-Intoxikation" (unmäßiges Trinken) ungünstig aus. Das gilt im wesentlichen für die ausgedehnten Verbrennungen zweiten Grades; für den dritten Grad, wo die Haut zu einer lederartig trockenen Kruste versengt ist, da müssen andere Tatsachen in Frage kommen. Hier ist die *Intoxikationstheorie* des Verbrennungstodes überzeugend. Zwar nicht in dem alten Sinne der Ausschaltung der Haut als Sekretionsorgan und des Zwanges des Körpers, die giftigen Stoffwechselschlacken durch die Nieren abzuführen (Urämie), sondern durch den im Tierversuch erbrachten Nachweis von Giftstoffen (guanidinartige Körper), welche durch den Eiweißabbau des durch die Hitzewirkung abgetöteten Gewebes entstehen. Die Aufsaugung dieser Giftstoffe bringt ähnliche schwere Schockzustände hervor, wie wir sie bei schweren Zertrümmerungsverletzungen sehen. Durch diese Verbrennungsgifte werden die Nebennierenrinde und der Kreislauf schwer geschädigt.

Für die bisher unerklärten, nach dem 12. bis 15. Tage schockartig eintretenden Todesfälle bleibt die Annahme der *anaphylaktischen Reaktion*, der Überempfindlichkeit gegen das abgebaute arteigene Eiweiß in der theoretischen und experimentellen Begründung einleuchtend.

Die *Spättodesfälle* bei minder schweren Verbrennungen sind der Wundinfektion zur Last zu legen. Abgesehen von der Wunddiphtherie und dem selteneren Tetanus, der fortschreitenden Phlegmone schädigt die lang dauernde Aufsaugung von giftigen Stoffwechselerzeugnissen der Eitererreger den Kranken, und durch den Übertritt von Keimen ins Blut entwickeln sich *septische* und *pyämische* Vorgänge. Die Nephritis und das in den späteren Wochen häufig beobachtete Duodenalgeschwür sind wahrscheinlich septischer Natur.

Die *örtlichen Schädigungen* erlangen bei den ersten zwei Graden, wenn wir von der Flächenausbreitung absehen, keine allzu große Bedeutung. Rötung und schmerzhafte Anschwellung der Haut mit geringer Ausschwitzung von Serum; Blasenbildung in der Oberhaut mit Freilegung des Rete Malpighii, verbunden mit hoher Schmerzhaftigkeit, besonders an den Stellen, wo nach abgehobenen Blasen das gerötete und infiltrierte Corium freiliegt. Die Transsudation von Blutplasma ist mächtig. Der Luft ausgesetzt trocknet das Serum zu einer gelblichen Kruste ein, unter dem Verbande mengt es sich mit der macerierten Epidermis zu einer bald übelriechenden Schmiere. Verätzungen ersten und zweiten Grades setzen keine Blasen.

Ohne eine Narbe zu hinterlassen, heilen diese Verbrennungen ab; nur wenn eine dazutretende *Infektion* zerstörend auf das Corium übergreift, hinterbleibt eine pigmentierte flache Narbe.

Der dritte Verbrennungsgrad zeigt in sich und in seinem Verlauf die größten Verschiedenheiten, je nachdem der Gewebstod nur die Haut allein oder dazu noch Muskeln und Sehnen oder gar auch den Knochen mitbetroffen hat. Die bräunlich lederartig mumifizierte Haut (in einzelnen Fällen ist sie alabastergleich) deckt zunächst die tiefen Teile; nur langsam erkennen wir mit der Zeit der fortschreitenden Abstoßung die Tiefe der Zerstörung. Unter geringerer oder stärkerer Eiterung grenzen sich die Schorfe ab, stoßen sich ab, kräftige Granulationen treten an die Stelle des Gewebsverlustes, und langsam beginnt

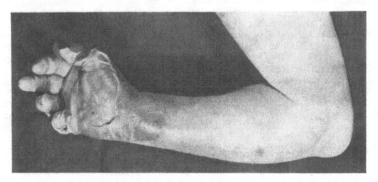

Abb. 367. Verbrennung ersten bis dritten Grades. (Chir. Klinik Breslau.)

vom Hautrande her die Überhäutung der Wunde. Die Heilungsneigung granulierender Brandwunden läßt oft zu wünschen übrig.

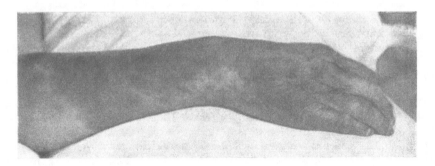

Abb. 368. Verbrennung durch Starkstrom. (Chir. Klinik Göttingen.

Die entstehende Narbe kann je nach Lage und Ausdehnung an den Gliedmaßen zu Kontrakturen führen (dermatogene Kontraktur). Die Narbe in Gelenknähe bleibt auch lange empfindlich, wird leicht verletzt, rissig und geschwürig. Alte nicht heilende Geschwüre in Verbrennungsnarben führen nach Jahrzehnten nicht ganz selten zu Geschwürskrebsen. Nach abgeschlossener, glatter und kosmetisch tadelloser Heilung bildet sich die Narbe nicht selten (besonders nach Verätzungen) in ein häßliches Keloid um.

Durch den *elektrischen Starkstrom* können, abgesehen von plötzlichen Todesfällen schwerste Verbrennungen herbeigeführt werden. Der Starkstrom wirkt aber, ähnlich dem Blitz, nicht nur verbrennend, sondern auch elektrolytisch (Nekrosen) und mechanisch (Muskelkontraktionen). Die Abb. 368 zeigt eine solche Verbrennung durch Berührung mit einem 6,5 mm Kupferdraht (im Dreiphasen-Wechselstrom unter 45000 Volt). Es bestand $\frac{1}{2}$ Stunde lang Bewußtlosigkeit mit retrograder Amnesie, gefolgt von Verwirrtheit. Das kennzeichnende solcher Verletzungen ist die Trockenheit der Brandspuren, das Fehlen von Blutspuren und das pergamentartige Aussehen der abgestorbenen Teile, ferner ein sehr hartnäckiges, auf Berührung schmerzhaftes Ödem, welches wohl durch thrombotische Vorgänge bedingt wird. An Händen und Füßen können tiefe, lochförmige Wunden entstehen. Bei der Lösung der brandigen Gewebsteile besteht Blutungsgefahr. Blutleere bereit halten!

Ähnlich wie der Starkstrom wirkt der *Blitzschlag*. Wenn nicht sofort der Tod (Herz- und Atemlähmung, Gehirnerschütterung) eintritt (70 v. H.), können Verbrennungen an den Ein- und Austrittsstellen des Blitzes oder Abreißungen ganzer Gliedmaßenabschnitte ärztliche Behandlung erheischen.

Die *Röntgenverbrennung* kann im Anschluß an eine einmalige Überdosierung, besonders mit nicht gefilterten weichen Strahlen, oder nach sich wiederholenden kleinen Dosen eintreten. Es entsteht zunächst eine akute Röntgendermatitis, ein flüchtiges Erythem, dem Schuppung, Haarausfall und Bräunung folgen. In schwereren Fällen kommt es zur Blasenbildung und schließlich infolge schwerer Gefäßveränderungen (Endarteriitis obliterans) zum nekrotischen Zerfall des Gewebes, dem *Röntgengeschwür*. Zur Behandlung dienen möglichst milde Salben (Radermasalbe), Kamillenumschläge, Novocainumspritzung, Eigenblutumspritzung, Umschläge mit Diphtherie-Antitoxin. Spricht die Behandlung nicht an, dann Umschneidung im Bereich gesunder Haut und plastische Deckung. Differente Mittel werden meist schlecht vertragen. Auf dem Boden der Narbe eines solchen Geschwürs kann sich ein *Röntgenkrebs* entwickeln. Der Zeitraum zwischen Röntgenbestrahlung und Krebsentstehung beträgt nach großen Zahlenübersichten 2—26 Jahre, im Mittel 11 Jahre.

Bei Personen, die beruflich der Röntgenstrahlenwirkung ausgesetzt sind (Ärzte, Techniker, Schwestern), hat sich früher, als man die Gefahren dieser Strahlen noch nicht kannte, mitunter infolge der Summierung kleinster Strahlendosen eine chronische *Röntgendermatitis* entwickelt, die sich in Trockenheit und Atrophie der Haut, Rhagadenbildung, Hyperkeratosen äußert. Schließlich kann auch auf dem Boden dieser Dermatitis ein Krebs entstehen.

Das Leiden hat Ähnlichkeit mit den Spätphasen des *Xeroderma pigmentosum*, einer vererbten Überempfindlichkeit der Haut gegen Sonnenstrahlen, die zunächst mit Erythemen und pigmentartigen Flecken, gefolgt von Teleangiektasien und angiomartigen Geschwülsten beantwortet wird, bis sich dann, meist noch im frühen Kindesalter, ein Krebs entwickelt, dem die Mehrzahl der Kranken bereits vor dem 12. Lebensjahr erliegt.

Die *Behandlung der ausgedehnten Verbrennungen* hat sich in erster Linie gegen den Zusammenbruch der Kräfte zu wenden: Analeptica (Campher, Ephetonin, Coffein, Cardiazol), Adrenalin zur Hebung des Gefäßtonus, vernünftige Wasserzufuhr gegen die Wasserverarmung des Blutes durch Trinken oder, wenn Brechen da ist, durch subcutane Kochsalzinfusionen (4—5 Liter im Tag) oder durch Tropfklysmen. Besonders wertvoll ist die frühzeitige *Bluttransfusion*; sie wirkt gleichzeitig antitoxisch und regt die Abwehrkräfte an. Sie muß mehrmals wiederholt werden. Bei Massenverletzungen statt Bluttransfusion 30 ccm 40%ige Traubenzuckerlösung intravenös. Im übrigen sind die Kranken recht warm zu halten, da sonst die starke Abkühlung durch die gewaltige Sekretion der Körperoberfläche den Zusammenbruch begünstigt. Bei starken Schmerzen Morphium. Ob man vorbeugend Tetanusserum geben soll, entscheiden die örtlichen Verhältnisse. Zur Behandlung der Nebennierenstörungen dient Iliren (2—3mal täglich 1—2 Pillen). Weiter hat sich Vitamin C (Cebion 1—2 Ampullen täglich intravenös) bewährt. Im weiteren Verlauf ist es notwendig, den Harn auf Eiweiß, Zucker, Blut, sowie den Stuhl auf Blut zu untersuchen (Zwölffingerdarmgeschwür).

Zur *örtlichen* Behandlung schwerer Verbrennungen zweiten und dritten Grades wird zwecks Verhütung der Infektion und Linderung der Schmerzen die primäre Desinfektion (Abreiben mit heißem Seifenwasser, Abwaschung mit 60%igem Alkohol oder Äther in Narkose) empfohlen. Das Verfahren sieht roh aus, hat sich aber auch uns vielfach bewährt. Im Kollapsstadium ist es nicht ungefährlich. An diese Reinigung schließen manche die Tanninkur an (Aufsprayen 5%iger wäßriger Tanninlösung). Dann werden die Kranken steril gebettet, und in den ersten 6 Stunden halbstündlich die mit der Tanninlösung getränkten Tücher nachbefeuchtet. Nach 12 Stunden ist meist ein lederartiger Schorf gebildet. Verbandwechsel ist zunächst nicht erforderlich. Bei Verhaltung muß allenfalls an der betreffenden Stelle ein kleiner Teil des Schorfes in Form eines

Fensters (im Ätherrausch) herausgeschnitten werden. Solange Tannin nach-getropft wird, sind die Kranken unter Lichtbögen zu halten. Auch in den nächsten 8 Tagen sind zeitweise Lichtbögen anzuwenden, damit die Lufttemperatur auf Körperwärme gehalten wird. Viel einfacher als das Tanninverfahren ist das Auflegen von *unlegiertem* reinen *Blattsilber* auf die nach oben beschriebenem Verfahren abgeriebene Haut.

Bei Anwendung der Brandbinde nach v. BARDELEBEN (Bardella) sind, falls die Wundflächen *größere* Ausdehnung haben, Vergiftungen zu befürchten; die Binden enthalten Wismuth (Magisterium Bismuti, Amylum āā). Abgesehen davon entstehen unter den unausbleiblichen Verkrustungen oft langdauernde Eiterungen. Nur bei kleineren Brandwunden zweiten Grades haben sie sich bewährt. Die Binden bleiben mehrere Tage liegen, bis die Haut sich unter ihnen epithelisiert. Dann kommt nach Abnahme der ober-flächlichen Schichten, auf die unterste ein dicker Salbenverband. Jedenfalls ist diese Behandlung immer noch besser als die Salbenschmiererei, gleich-giltig, ob man Borsalbe, die vielgerühmte Leber-transalbe oder eine andere „Spezialsalbe" anwendet. Keine dieser Salben kann die Toxinüberschwemmung des Körpers mit den Zersetzungsstoffen der geschä-digten Zellen verhindern. Auch das Kalkliniment (Aq. calcis, Ol. lini āā) ist noch nicht ganz ver-schwunden. Das Auflegen von Kartoffelbrei, Lehm, feuchter Erde darf man auch bei Laien nicht mehr dulden. Das gleiche gilt von Öl und Mehl.

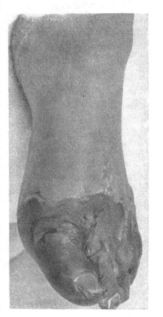

Abb. 369. Frostbrand.

An kleineren Wunden werden verschmutzte *Brandblasen* abgetragen, geschlossene punktiert, aber die Decke *nicht abgetragen*; sie ist der natür-liche Schutz des Coriums.

Nach der Abgrenzung der Verbrennung dritten Grades ist ein warmes Dauer-Vollbad zu empfehlen. Die sich bildenden Granulationsflächen sind dann mit aller Sorgfalt durch Deckverbände zu schützen und die Überhäutung vom Rande her zu begün-stigen (Argentum nitricum-Perubalsamsalbe, Granugenol, Scharlach- oder Pellidolsalbe).

Zur Vermeidung von entstellenden Narbensträngen und von Kontrakturen ist *zeitig* eine Überpflanzung von Hautläppchen (nach THIERSCH oder RE-VERDIN) oder in schweren Fällen eine Hautplastik vorzunehmen. Das Glied ist von Anfang an auf einer Schiene so zu lagern, daß Zusammenziehung in ungünstiger Stellung vermieden wird.

Zu den *Verätzungen* zählen auch die Kampfstofferkrankungen durch Lost („Senfgas"). Sie rufen Hautveränderungen hervor, wie entzündliches Ödem der Oberhaut (nach einer Latenzzeit von 2—6 Stunden), Rötung und Blasenbildung, die schließlich zu tiefgreifenden Geschwüren mit schlechter Heilungsneigung führen können.

Bei der *Behandlung* haben wir zwischen Sofortmaßnahmen (Waschen mit oxydierenden und chlorierenden Mitteln innerhalb der ersten Viertelstunde nach der Berührung (Chlor-kalk) und der späteren Behandlung zu unterscheiden. Hier sind zu nennen die Punktion der Blasen, Berieselungen mit übermangansaurem Kali, später die übliche Salbenbehand-lung (s. o.).

Erfrierungen. Wie bei der Verbrennung unterscheiden wir auch hier drei Grade: oberflächliche erythematöse Entzündung, Blasenbildung, Nekrose. Die körperfernen Gliedmaßenteile, Zehen und Finger, Füße und Hände, Nase und

Ohrmuscheln sind vornehmlich der Frostgefahr ausgesetzt, wobei Störungen des Blutumlaufs (zu enge Schuhe, Wickelgamschen, Strumpfbänder) bedeutungsvoll sind; auch die Durchfeuchtung (Fußschweiß) spielt eine verhängnisvolle Rolle, sicherlich auch Anlage und Alter. Erst erscheint die frostgeschädigte Stelle blaß, dann durch Gefäßlähmung blaurot, es folgt unter Anschwellung ein Gefühl von Jucken, Brennen, besonders, wenn die erfrorenen Teile rasch erwärmt werden. Nicht selten bleibt eine solche Gefäßlähmung an der Nasenspitze, den Ohren oder den Zehen lebenslang bestehen.

Beachtenswert ist, daß Erfrierungen aller Grade, selbst Frostbrand bei Wärmegraden *über* Null eintreten können, wenn die Betreffenden gezwungen sind, längere Zeit im Nassen ohne viel Bewegung der Füße zu stehen und gleichzeitig Schuhe oder feuchte Gamaschen die Blutbewegung hindern *(Nässebrand bei Tauwetter)*. Schon in XENOPHONS „Anabasis" ist dies beschrieben.

Frostbeulen (Perniones) entstehen durch leichte Erfrierungen der Zehen und Finger. Die Knöchelstellen sind blaurot und leicht angeschwollen, sie jucken heftig in der Wärme, bei Übergang zu Tauwetter und zum Winteranfang. Blutarmut scheint die Entstehung zu begünstigen, was für die ursächliche Behandlung von Bedeutung ist (Eisen). Örtlich sind Abreibungen mit Schnee- oder Eiswasser, Aufpinselung von Jodtinktur, Heißluft und Wechselbäder, Diathermie, bei geschlossener Haut Chlorkalksalbe empfohlen.

Bei *akuten Erfrierungen* ist zu Beginn der zweite und dritte Grad kaum zu trennen. Wenn Blasenbildung da ist, muß man auch auf mehr oder minder tiefe Nekrosen gefaßt sein. Die Teile sind gefühllos, blaurot, der örtliche Blutumlauf ist erloschen (Nadelstichprobe), es stellt sich Frostbrand ein, dessen Abgrenzung erst nach 1—2 Wochen klar zu erkennen ist. In der Folge entstehen schwer heilende Geschwüre.

Vorbeugend steht eine geeignete, einen guten Wärmeschutz bildende Kleidung an erster Stelle. Das Schuhzeug darf nicht zu eng sein, der Fußschweiß ist zu bekämpfen (Formalin).

Die *Behandlung* sucht zunächst die venöse Stase in den erfrorenen Gliedern durch kalte Abreibungen zu beseitigen. Der Versuch, das Glied mit Wärme auftauen zu machen, ist verkehrt; er schadet. Sehr bewährt hat sich gegen die Stase auch die *steile Hochlagerung* des gefährdeten Gliedes. Sind Gewebsnekrosen in Abgrenzung, so wendet man antiseptische, trockene Verbände an (Dermatol, Xeroform; keine feuchten Verbände), und sucht in der Umgebung durch Scarifikationen die venöse Stauung zu beseitigen, um möglichst eine Mumifikation an Stelle des feuchten Brandes zu erzielen. Phlegmonen im erfrorenen Gebiet sind frühzeitig durch Einschnitt zu entlasten. Mit der Festlegung der Amputation oder Exartikulation sei man, trotz Fiebers, nicht zu voreilig, man erlebt Überraschungen! Wiederholt ist Starrkrampf nach örtlichen Erfrierungen beobachtet worden.

Auch bei *allgemeiner Erfrierung* ist nur allmähliche Erwärmung erlaubt, da es dabei zu einem schnellen Zerfall der roten Blutkörperchen kommt.

3. Die offenen Weichteilverletzungen.

Bei den *offenen Verletzungen der Weichteile* haben wir Rücksicht auf die *Blutung*, die *Infektion* und die *Wiederherstellung der Leistung* zu nehmen.

Bei frischen Weichteilverletzungen ist innerhalb der ersten 6—8 Stunden zur *Vermeidung der Wundinfektion* die *primäre Wundversorgung* zu erstreben. In örtlicher oder allgemeiner Betäubung wird mit Pinzette und Messer (Instrumente öfter wechseln!) alles infektionsverdächtige Gewebe entfernt, und die Wunde dann wie eine aseptische Operationswunde, u. U. unter Einlegung eines dünnen Drains als Sicherheitsventil, mit einigen nicht zu eng gelegten Nähten geschlossen.

Aber nur, wenn wirklich alles infektionsverdächtige Gewebe wie ein bösartiges Gewächs sicher im Gesunden ausgeschnitten werden konnte! (s. auch S. 17 und Abb. 2). Bei größeren, zerfetzten, tiefen Wunden, vor allem Muskeltrümmerwunden nach Schuß- aber auch nach Stichverletzungen wird das — mindestens dem praktischen Arzt — nur ausnahmsweise möglich sein. Dann ist die Naht streng verpönt. Hier begnügt man sich vielmehr damit, alle bereits abgestorbenen oder dem Tode verfallenen Gewebsteile wegzuschneiden; durch vorsichtiges Abtasten mit dem durch Gummihandschuhe geschützten Finger hat man sich über die Ausdehnung der Wunde zu unterrichten, Öffnungen für unbehinderten Abfluß der Wundabsonderungen anzu-legen. Fremdkörper müssen, wenn mög-lich, entfernt werden. Die Wunde bleibt breit offen. Besser, als sie mit Gaze (locker!!) auszulegen, ist die Drainage. Selbstverständlich ist auch hier, wie bei der genähten Wunde, durch Schiene oder gefensterten Gipsverband für strenge Ruhigstellung zu sorgen. Nach 3 bis 5 Tagen ist allenfalls die Sekundärnaht möglich. Der praktische Arzt kann durch frühzeitige Überweisung solcher Ver-letzungen in eine chirurgische Abteilung

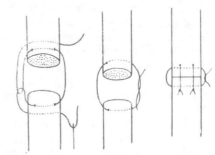

Abb. 370. Einige Verfahren der Sehnennaht.

unendlich viel Segen stiften und den Verletzten viel Schmerzen, den Ver-sicherungsträgern eine Menge Geld sparen.

Bei allen tetanusverdächtigen, insbesondere erdbeschmutzten Wunden sind vorbeugend sofort 3000 internationale Tetanusantitoxineinheiten (bei Kindern wie bei Erwachsenen die gleiche Menge) subcutan einzuspritzen. Zur Einspritzung wähle man das Glied, an dem sich die Verletzung befindet, aber nicht die un-mittelbare Umgebung der Wunde. Bei früheren, selbst jahrelang zurückliegenden Serumeinspritzungen (Diphtherie) besteht die Gefahr der Anaphylaxie. Hier nimmt man besser statt des üblichen Pferdeserums ein anderes (Rinder-) Serum. Je nach dem Umfang der Wunde und dem Grad der Verschmutzung muß die Einspritzung allenfalls nach 4—5 Tagen wiederholt werden. Bei Verdacht auf Gasbrand werden allenfalls 20 ccm (Schutzgabe) des Gasödem-serums gegeben.

Die *gewöhnliche Blutung* steht bei einfachem Verband. Sonst ist bei allen offenen Verletzungen eine möglichst genaue Blutstillung vorzunehmen, damit in der Folgezeit die Blutgerinnsel keinen günstigen Nährboden für die Infektion abgeben können. Tamponade, Druckverband sind nur bei oberflächlicher paren-chymatöser Blutung zulässig. Die Blutung kann selbst bei Verletzung größerer Gefäße im Augenblick der Wundversorgung stehen. Ist aber nach der ana-tomischen Lage anzunehmen, daß ein größeres Gefäß getroffen ist, so ist die Wunde so zu erweitern, daß die Gefäßverletzung primär versorgt werden kann; wo das nicht möglich ist, muß der Kranke genau überwacht werden. Die Versorgung des Gefäßes ist zum mindesten bei der ersten „mahnenden" Blutung vorzunehmen.

Die Rücksicht auf die *spätere Funktion* beginnt schon bei der ersten Wund-versorgung. So muß durch entsprechende, aber die Ernährung schonende Be-festigung der Lappen durch Naht oder eine primäre Plastik das Entstehen von Hautverlusten, die zu Kontrakturen führen, vermieden werden. Wenn sich die Hautränder nicht vereinigen lassen, kommt neben Lappenplastiken vor allem die primäre Deckung mit REVERDIN-Transplantaten in Frage. Wo bei weitgehenden Weichteilzerstörungen Gelenkkontrakturen nicht zu verhüten sind, soll dem Glied die Stellung gegeben werden, in welcher es für seine Leistungsfähigkeit am dienlichsten ist. Sobald der gute Wundverlauf gesichert erscheint, muß mit Massage und Bewegungsübungen begonnen werden, und zwar noch vor Abschluß der Wundbehandlung! Neben diesen allgemeinen Gesichtspunkten bedürfen besonderer Berücksichtigung die Versorgung der *Muskeln, Sehnen, Nerven* und *Gefäße*, als derjenigen Teile, von denen die Leistungsfähigkeit des Gliedes besonders abhängt.

Das *zerstörte Muskelgewebe* wird durch eine bindegewebige Narbe ersetzt. Je aseptischer der Verlauf ist, je abgeschlossener von der äußeren Luft sich die Regenerationsvorgänge abspielen, um so vollkommener stellt sich auch das Muskelgewebe wieder her und um so weniger ausgedehnt wird der leistungsuntüchtige Narbenbereich.

Um eine **Verletzung der Sehnen** festzustellen, genügt manchmal nicht die Prüfung der Leistungsfähigkeit des betreffenden Gliedes allein. Vielfach muß die Wunde zu diagnostischen Zwecken sogleich erweitert werden, da die Sehnennaht in den ersten 48 Stunden selbst bei leicht infektionsverdächtigen Wunden die besseren Erfolge zeitigt als die spätere Vereinigung. Auch ist das Auffinden der Sehnen wesentlich leichter, da die Sehnenscheiden noch nicht über den zurückgeschlüpften Sehnen fest verklebt sind.

Die Sehnennaht wird, um ein Durchschneiden der Fäden zu vermeiden, am zweckmäßigsten nach einem der Verfahren von Abb. 370 vorgenommen.

Außerdem muß die Sehnenscheide geschlossen und u. U. durch Hautplastik ein Abschluß nach außen hin erreicht werden, falls eine Hautnaht wegen zu starker Spannung unzulässig sein sollte.

Selbstverständlich muß man die richtigen Stümpfe miteinander vereinigen; wir haben wiederholt bei Nachoperationen feststellen müssen, daß der durchschnittene Nervus medianus vom vorbehandelnden Arzt mit einem Sehnenstumpf vernäht war! Kann man sich dann über schlechte Erfolge wundern?

Eine neue Übersicht von Dubs über die Erfolge der *Sehnennähte bei Unfallversicherten* entrollt ein betrübendes Bild chirurgischer Mißerfolge. Die primäre Naht der *Strecksehnen der Finger* hat nur in 50 v. H., die der Beugesehnen sogar nur in 10 v. H. der Fälle einen vollen Erfolg zu verzeichnen. Alter und Einsicht, der Ausblick auf eine Unfallrente spielen ungeachtet der Art und Sorgfalt der Behandlung eine gewichtige Rolle. Wie oft scheitern alle Bemühungen an der schlappen Energielosigkeit und Gleichgültigkeit eines Rentenempfängers. In der Hauptsache sind es aber Verwachsungen und Vernarbungen der genähten Sehne mit und in den umgebenden Weichteilen. Die besonders schlechten Aussichten der sekundären Sehnennaht fordern — wie oben betont — grundsätzlich die primäre Naht innerhalb der ersten 6 Stunden; die Gefahr der Wundinfektion scheint das kleinere Übel zu sein.

Wo ein Sehnenstück durch Verletzung verloren gegangen oder sich nekrotisch abgestoßen hat, wie z. B. beim Panaritium, da kann eine *Sehnenplastik* versucht werden. Man kann den Defekt mit einem Bündel Seidenfäden überbrücken; sie kapseln sich bindegewebig ein bei aseptischem Wundverlauf. Aussichtsreicher ist indessen die *freie Sehnentransplantation* nach Lexer, oder die Einpflanzung eines gerollten Fascienstreifens (Kirschner). Das Lager für das Transplantat ist nicht durch freie Incision, sondern am besten durch Tunnelierung zu schaffen. Frühzeitige Bewegungsübungen müssen den Verwachsungen entgegenarbeiten. Die Erfolge sind sicher bescheidene, aber der Versuch ist, mindestens bei Kranken, die keine Rente zu erwarten haben, gerechtfertigt.

Sehnenverpflanzungen oder *Sehnenpfropfungen* werden zur Behebung von Muskel- und Nervenlähmungen ausgeführt (s. paralytischen Klumpfuß und Abb. 363). Dabei kann der Ansatzpunkt einer Sehne an eine andere Stelle des

Skeletes verlegt oder die Sehne eines kräftigen Muskels ganz oder teilweise abgetrennt werden, um mit der eines gelähmten Muskels verbunden zu werden.

Blutungen aus den großen arteriellen Gefäßen der Gliedmaßen sind vielfach, besonders bei breiter Verbindung nach außen, in wenigen Minuten tödlich. Bei kleinerer äußerer Öffnung kann dieselbe jedoch verkleben, die elastischen Weichteile können die Blutung in Schranken halten, so daß eine unmittelbare Gefahr abgewendet ist, und nur ein pulsierender Bluterguß *(pulsierendes Hämatom)* entsteht. Bei weiterer Zunahme durchbricht er die äußere Haut, es kommt zu sekundärer Blutung, oder aber er wird infiziert, oder er wandelt sich schließlich in ein *Aneurysma spurium)* von ἀνευρύνω = erweitern) um. Ist gleichzeitig die Vene

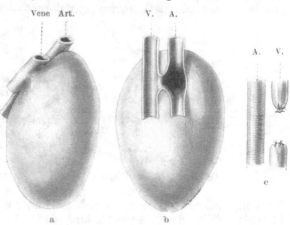

Abb. 371 a—c. Aneurysma arterio-venosum der Poplitea. Operation mit Unterbindung der Vene und seitlicher Arteriennaht.

mitverletzt, so kann sich zwischen Vene und Arterie eine einfache *arteriovenöse Fistel* oder ein Aneurysma arteriovenosum mit arteriellem bzw. venösem Sack bilden.

Ist die Arterie vollkommen durchtrennt, so können die beiden Stümpfe nach Einrollung der Intima, Kontraktion der glatten Muskelfasern und Thrombosierung der Lichtung beider Stümpfe vollkommen und dauernd narbig verschlossen werden, selbst bei so großen Gefäßen wie bei der Subclavia. Die Thromben werden später organisiert.

Wir erkennen den narbigen Verschluß des vollkommen durchtrennten Gefäßes aus der anatomischen Lage der Verletzung, dem Fehlen des körperfernen Pulses, sowie den Ernährungsstörungen (blaurote Verfärbung, Muskelabmagerung) an dem betreffenden Glied. Nach Wiederherstellung des Blutumlaufes durch den Umgehungskreislauf kann sogar der Puls wie-

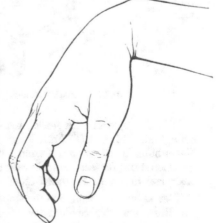

Abb. 372. Radialislähmung.

der fühlbar werden, wenn auch schwächer als auf der gesunden Seite.

Das arterielle *Aneurysma* kennzeichnet sich als eine pulsierende Geschwulst, kurzes systolisches Schwirren und Sausen an der betreffenden Stelle, synchron dem Puls, Erscheinungen, die nach Kompression der zuführenden Arterie sofort verschwinden. Bei der arteriovenösen Fistel überdauert das Geräusch die Systole und geht in die Diastole über.

Die *Behandlung* der Gefäßverletzungen muß darauf gerichtet sein, die Verblutungsgefahr zu beseitigen und womöglich durch Naht des Gefäßrohres eine dauernde und genügende Blutversorgung des Gliedes wiederherzustellen. Bei nichtinfizierten Wunden, bei guten aseptischen Verhältnissen und nicht zu ausgedehnter Zerreißung der Gefäßwände werden wir versuchen, die primäre Naht der Arterien auszuführen. Man bedenke, daß bei allen größeren, für die Ernährung des Gliedes wichtigen Gefäßen, so z. B. der Arteria femoralis, poplitea, brachialis, nach zentraler und peripherer Unterbindung nicht selten

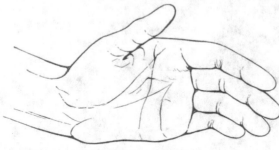

Abb. 373. Medianuslähmung.

Nekrose eintritt. Aber selbst wenn es nicht zur völligen Nekrose kommt, ist die Leistungsfähigkeit des Gliedes schwer gefährdet. Die Operation des Aneurysma werden wir möglichst erst dann vornehmen, wenn sich genügende Nebenbahnen ausgebildet haben, falls nicht ein schnelles Größerwerden des Aneurysma schon vorher zur Operation drängt; dann wird der Sack, möglichst in Blutleere, eröffnet, ausgeräumt und das Loch in der Arterie je nach Lage des Falles durch Unterbindung oder Gefäßnaht versorgt. Bei fertig ausgebildetem Aneurysmasack — wozu stets mehrere Wochen erforderlich sind

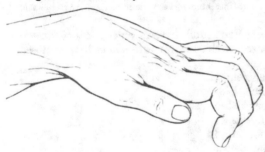

Abb. 374. Ulnarislähmung.

— besteht die ideale Aneurysmaoperation in der vollständigen Ausrottung der Sackwandung und Wiederherstellung des Kreislaufs durch seitliche oder ringförmige Gefäßnaht. Die Vorhersage der Operation traumatischer Aneurysmen ist in der Hand geübter Operateure eine gute, und auch bei richtiger Auswahl der Naht und Unterbindungsfälle in bezug auf die Leistungsfähigkeit gut.

Die Frage, wann ein verletztes Gefäß ungestraft unterbunden werden darf, drängt sich hier auf. Man kann gewöhnlich das Vorhandensein genügender Nebenbahnen dann annehmen, wenn es bei Abklemmung des herznahen Arterienstumpfes aus dem herzfernen rhythmisch und im Strahl blutet (Kollateralzeichen von HENLE-LEXER-COENEN).

Bei arteriovenösen Aneurysmen müssen *sämtliche* Verbindungen zwischen der Blut- und der Schlagader sorgfältig getrennt werden, wenn das Leiden endgültig behoben sein soll.

Bei *Spätblutungen aus infizierten Wunden* fügt man zweckmäßig der Unterbindung am Orte der Verletzung noch die Unterbindung am Orte der Wahl hinzu.

Die Verletzungen größerer **Venen** stehen durch den Verband oder durch entsprechende Lagerung, z. B. die Blutung aus Krampfadern durch Hochheben des Beines. Nur in seltenen Fällen erfordert die alleinige Verletzung der Vene deren Freilegung und Unterbindung. Bei offener Verletzung herznaher Venen besteht die Gefahr der Luftembolie, z. B. Vena subclavia.

Die Verletzungen der Nerven. Obwohl die spinalen Nerven bereits im Altertum von den Sehnen unterschieden wurden, hatten beide Gewebe bis in das Mittelalter hinein die gleiche

Bezeichnung; die Sehnen wurden für nervöse Gebilde gehalten, wenn man auch wußte, daß sie ganz andere Eigenschaften besitzen als die Nerven. Auch die Folgen der Nervenverletzungen und die Notwendigkeit der Nervennaht sind übrigens schon früh (AVICENNA, 10. Jahrhundert) bekannt gewesen.

Die offenen Verletzungen der Nerven können in teilweiser oder völliger Durchtrennung bestehen. Dadurch ist das wechselnde Krankheitsbild bedingt. Im Frieden sind die Schnitt- und Stichverletzungen am häufigsten, im Krieg die Schußverletzungen und schweren Zermalmungen. An Häufigkeit stehen die Ulnaris-, Radialis- und Medianusverletzungen obenan; ihnen folgen Ischiadicus und Peronaeus und sodann mit Abstand die übrigen peripheren Nerven. Nervendurchtrennungen können auch bei unversehrter Haut stattfinden (s. Entbindungslähmung u. a.). Nervenschädigungen als Berufskrankheit s. unten.

Nach völliger Nervendurchtrennung ziehen sich beide Stumpfenden zurück, der Zwischenraum wird mit Blut und Gewebsflüssigkeit ausgefüllt, es entsteht ein junges Keim-, später Narbengewebe. Die hohe Empfindlichkeit der Nervenfasern, in Sonderheit der Achsenzylinder, mit ihrem Kabel feinster Fädchen, den Neurofibrillen, gegen Schädigungen allerArt führt alsbald zu Zerfallsvorgängen im Nerven bis ins körperferne Ende des Gliedes; auch der körpernahe Anteil des Nervenstumpfes entartet bis zum nächsten RANVIERschen Schnürring. Die Wiederherstellung geht vom körpernahen Ende des Stumpfes durch Aussprossen von Achsenzylindern bzw. Neurofibrillen und Vorwachsen durch das Keimgewebe an der Verletzungsstelle vor sich. Unter dem histodynamischen Einfluß eines zentralen Reizes kommt es dabei zur polycellulären Neubildung des nervösen Gewebes, an der die SCHWANNschen Zellen (BÜNGNERschen Zellbänder) beteiligt sind. Und zwar wird zunächst die willkürliche Bewegung wiederhergestellt, dann zeigt sich eine Besserung der nervösen Ernährungsstörungen und erst am Schluß kehren Tiefenempfindung, Schmerz- und Temperaturempfindung und auch der Lagesinn wieder. Eine völlige Wiederherstellung aller Aufgaben eines gemischten peripheren Nerven wird aber auch durch die beste Nervennaht nicht erreicht.

Die Erkennung einer peripheren Nervenschädigung ist nicht immer einfach. Bewegungsausfall, Nachweis örtlicher Ernährungsstörungen, Beeinträchtigung des Empfindungsvermögens und schließlich die elektrische Untersuchung werden die meisten Fälle aufklären, wenn der Nerv völlig durchtrennt ist. Viel schwieriger ist die Feststellung, wenn nur ein Teil der Nervenfasern zerstört ist, zumal ja der unverletzte Teil im Anfang durch Blut- und Wasserdurchtränkung in seiner Leitfähigkeit gestört sein kann. Hier vermag nur mehrfache Untersuchung die Lage zu klären.

Die Behandlung wird eine abwartende sein, wenn der Nerv zwar geschädigt, aber nicht durchtrennt ist. Die elektrische Untersuchung schafft uns darüber Klarheit. Massage, Gymnastik, elektrische Behandlung führen in diesen Fällen zum Ziel. Vorbeugend muß das verletzte Glied durch Schienen so gestellt werden, daß keine schädlichen Zwangsstellungen eintreten können. Zu gleicher Zeit sind jedoch zwischendurch ausgiebige selbst- und fremdtätige Bewegungsübungen zur Vermeidung von Gelenkversteifungen erforderlich. Ist nach längerer Beobachtung (4 bis höchstens 6 Monate) keine Besserung erzielt, dann ist die Freilegung des verletzten Nerven angezeigt. Auch wenn der Nerv an sich erhalten ist, können ihn derbe Schwielen der Weichteile oder Callusmassen einengen und drücken, so daß die Auslösung (Neurolyse) oder Verlagerung zwischen weiche Muskeln genügt, um seine Wiederherstellung anzubahnen. Bei völliger Durchtrennung kommt die Nervennaht in Frage. Die Enden des Nerven werden nach Anfrischung der gequetschten und zerrissenen Wundränder ohne Spannung und ohne Drehung mittels feiner Haltefäden einander so weit genähert, daß sie dann mit Knopfnähten aus feinster Seide sorgfältig vereinigt werden können. Bei zerreißlichem Neurilemm legt man die Haltefäden quer, wie bei Sehnennähten, an (s. Abb. 375 Mitte).

Ist die Narbenbildung an den Stumpfenden sehr ausgedehnt, oder der durch die Resektion der Stumpfenden geschaffene Gewebsverlust so groß, daß keine spannungslose Vereinigung möglich ist, dann muß die Nervenlücke durch Zwischenschalten eines Gewebsstückes oder durch Knochenverkürzung ausgeglichen werden. Beide Verfahren bieten Möglichkeiten der Heilung, aber keine volle Sicherheit. Leider ist die Frage der Überbrückung von Gewebslücken im Nerven durch Einpflanzen von autoplastischen Nervenschaltstücken noch keineswegs gelöst. Am besten verwendet man sensible Nerven, z. B. vom Cutaneus antebrachii medialis oder sensible Beinnerven. Gelungenen Fällen stehen viele Mißerfolge gegenüber. Ganz aussichtslos ist auch hier die heteroplastische Verpflanzung. Auch die Homoioplastik verdient größte Zurückhaltung.

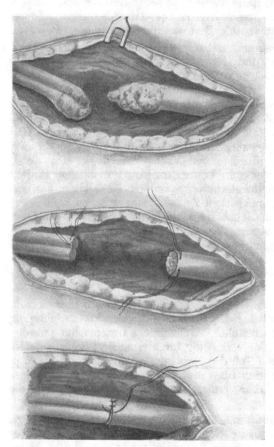

Abb. 375. Neurombildung am durchschossenen Nervus ischiadicus. Anfrischung und Nervennaht nach STOFFEL.

Die *Erfolge der Nervennaht* sind selbst bei primärer Naht recht verschieden. Am günstigsten ist die Lage beim N. radialis. Dann folgen Ulnaris und Medianus. Wesentlich schlechter sind die Erfolge an Peronaeus, Ischiadicus und Plexus brachialis. Ein Urteil über den Erfolg einer Naht oder einer sonstigen Nervenoperation ist oft erst nach 1—2 Jahren möglich, ja nach noch längerem Zwischenraum haben sich noch Erfolge eingestellt.

Kausalgie. Mitunter treten einige Zeit nach Nervenverletzungen, besonders nach Kriegsverletzungen, im Medianus-, Ulnaris- und Ischiadicusgebiet äußerst heftige Schmerzen auf, die in der Hauptsache als brennendes Gefühl empfunden werden; daher der Name: καῦσις = das Brennen.

Das äußerst eindrucksvolle *Krankheitsbild* geht mit vasomotorischen und vegetativtrophischen Störungen einher. In schweren Fällen wird es von einer allgemeinen Überempfindlichkeit beherrscht. Kennzeichnend ist die Auslösung der Schmerzen durch unterschwellige Reize, die an regelrecht empfindenden Körperstellen nicht schmerzhaft empfunden werden. Bloße Berührung, Wärme, seelische Erregungen, ja einfaches Befragen steigern den alles beherrschenden Dauerschmerz ins Unerträgliche. Die Hygromanie, d. h. die Sucht nach dauernder Wasseranfeuchtung der verletzten Gliedmaßen oder aller unbedeckten Körperabschnitte fällt immer wieder auf. Der Bewegungsschmerz, auch in der Form des verletzungsfernen Bewegungsschmerzes läßt die Kranken oft jede selbsttätige Bewegung peinlich vermeiden. Manche getrauen sich nicht einmal, den Löffel zum Munde zu führen und lassen sich wie Kinder füttern (algophobe Akinese). Die Kranken sind wirklich ein Bild des Jammers.

Objektiv finden sich neben örtlicher oder allgemeiner Hyperästhesie wechselnde Cyanose, örtliche Atrophie, die auch auf Knochen und Gelenke übergreift, gelegentlich trophische Störungen bis zur Bildung von Herpesbläschen, Geschwüren und Hautausschlägen, oft verbunden mit übermäßiger Schweißabsonderung. Psychisch leben die Kranken in einem Reizbzw. Erregungszustand, der Laien und Ärzte immer wieder dazu verleitet, sie als „hysterisch" zu bezeichnen.

Der der Kausalgie zugrunde liegende *Krankheitsvorgang* besteht vielleicht in einer lymphangitischen perivasculären Entzündung der intraneuralen Gefäße. Wir wissen heute, daß das *sympathische Nervengeflecht* das gesamte Körpergewebe bis in die letzte Körperzelle hinein nach Art eines Spinnwebennetzes überzieht und über eine große Zahl von Schaltstellen in Form der sympathischen Ganglien, vornehmlich im Grenzstrang, verfügt, mit dem übergeordneten Zentrum im Sehhügel bzw. Hypothalamus.

Aus dieser Kenntnis leiten wir die *Behandlung* ab, die in einer sympathischen Entnervung des an Kausalgie erkrankten Körperabschnittes zu bestehen hat. Für die obere Gliedmaße genügt dazu die Durchtrennung des Grenzstranges in der Höhe des II. Brustwirbels unter Belassung des Ganglion stellatums. Der Eingriff kann in örtlicher Betäubung ausgeführt werden. An der unteren Gliedmaße hat die Ausrottung der lumbosacralen Ganglien bzw. Durchtrennung des lumbalen Grenzstranges zum raschen Erfolg geführt.

Die Lähmung der spinalen Nerven. *N. phrenicus:* Verletzungen selten; gelegentlich nach Plexusanästhesie und Aneurysmen beobachtet. Am häufigsten nach Diphtherie. Hier, wenn doppelseitig, tödlich.

Plexus brachialis: Nach Schuß- und Stichverletzungen nicht selten; manchmal mit Gefäßverletzungen vergemeinschaftet. Häufig nur einzelne Äste beteiligt. Beim Herumschleudern des Menschen in einer Transmission und ähnlichen Einwirkungen kann der Plexus an der Austrittsstelle seiner Wurzeln aus der Wirbelsäule abreißen. Ferner nach Schlüsselbeinbruch und Schulterverrenkung beobachtet; dann nach Druck bei Lastträgern, übertriebenem Langhang (Klimmzug). In ähnlicher Weise ist die Entbindungslähmung (ERBsche Lähmung) nach schwerer Armlösung zu erklären; eine weitere Form ist die Geburtslähmung durch Zangendruck auf den Plexus. Bei langsam sich einstellenden Parästhesien und Sensibilitätsstörungen der Hand muß an den Druck einer Halsrippe gedacht werden. Die vereinzelte Lähmung des *N. axillaris* findet sich öfter nach Schulterverrenkung; auch als Narkoselähmung, durch Krückendruck wird sie beobachtet. Der M. deltoides ist gelähmt. Bei ausgedehnten Lähmungen des Plexus kann sich eine Sympathicusparese (Verkleinerung der Lidspalte, Verengerung des Sehloches, Zurücksinken des Augapfels = HORNERsches Krankheitsbild) hinzugesellen.

N. musculocutaneus: Nach Schußverletzungen, Schulterverrenkung, Oberarmbrüchen. Die Mm. biceps, coracobrachialis und brachialis sind gelähmt. Gefühlsstörung an der Speichenseite des Vorderarms. *Behandlung:* Naht; wenn unmöglich, allenfalls Muskelplastiken (Triceps).

N. radialis: Die häufigste aller Kriegslähmungen. Außerdem nach Schaftbrüchen des Oberarmes, nach ESMARCHscher Blutleere, Schlaflähmung. Hand kann nicht dorsal flektiert werden, Streckung der Grundphalanx 2—5, Abspreizung der Grundphalanx 1 fehlen (Hängehand, s. Abb. 372). Die Supination des gestreckten Vorderarmes fehlt. Gefühlsstörung an der Streckseite des Vorderarmes und der radialen Hälfte des Handrückens, sowie einem kleinen Teil der Daumenballenhaut. *Behandlung:* Wenn Naht unmöglich, Muskelplastiken. Während der Lähmungszeit Radialisstütze zur Hintanhaltung von Fehlstellungen.

N. medianus: Besonders nach Schnittverletzungen in der Handgelenksbeuge, aber auch nach Schußverletzungen häufig. Gelegentlich „Beschäftigungsneuritiden", also Folgen von Überanstrengung. Pronation und Radialflexion der Hand sind gestört. Beugung der Mittelglieder sämtlicher Finger und der Endglieder 2 und 3 fehlt, während die Beugung der Endglieder am 4. und 5. Finger möglich ist. Der Daumen kann nicht gebeugt werden, er bleibt dauernd in Streckstellung und ist wegen der Lähmung des Flexors und Opponens in die Ebene der übrigen Mittelhandknochen verlagert und adduziert, der Daumenballen atrophisch, so daß das Bild der *Affenhand* entsteht (Abb. 373). Die Gefühlsstörungen betreffen die radiale Hälfte der Hohlhand; sie sind nicht feststehend und oft mit trophischen Störungen (blasser, livider Haut, Rissigwerden der Haut, vermehrtem Haarwachstum) verbunden.

N. ulnaris: Im Frieden Schnitt- und Stichverletzungen. Im Krieg Schußwunden. Öfter bei und nach Ellenbogengelenkbrüchen. Berufsschädigungen bei Schlossern, Tischlern, Uhrmachern, Zigarrenarbeitern, Telephonisten usw. durch Aufstützen des Armes auf harte Tischkanten. Am bezeichnendsten ist die durch den Ausfall der Interossei und Lumbricales bedingte Unfähigkeit, die Grundglieder der Finger zu beugen und die Mittel- und Endglieder zu strecken. Die Finger können weder gespreizt noch aneinandergepreßt werden. Die Abduktion des kleinen Fingers und die Adduktion des Daumens fehlen. So entsteht die sog.

Krallenhand (Abb. 374). Die Gefühlsstörungen beschränken sich oft auf den kleinen Finger und den ulnaren Teil des Kleinfingerballens. Trophische Störungen ähnlich denen der Medianuslähmung. *Behandlung:* Wenn operative Eingriffe nicht zum Ziele führen, allenfalls Muskelplastiken oder Ulnarisschiene nach PORT.

N. ischiadicus, wegen seiner tiefen Lage im Frieden selten verletzt, gelegentlich nach Einspritzungen bei mageren Kranken, z. B. von Sulfonamiden. Kriegsverletzungen sind häufig. Folgen: Lähmungen vor allem im Bereich des N. peronaeus, weniger im Tibialisgebiet. Bedenkliche trophische Störungen mit Neigung zu Geschwürsbildung (s. S. 618), livider Verfärbung des Gliedes, Kälte- und Starregefühl.

N. peronaeus: Häufig auch für sich allein geschädigt (oberflächliche Lage, nahe Beziehungen zum Wadenbeinköpfchen. Ursachen: u. a. länger dauernder Druck durch Beinstützen, schlecht gepolsterten Gipsverband; es genügt aber auch bereits das Durchhängen des Knies bei einem Schwerkranken in der Kule eines schlechten Bettes, um eine Peronaeuslähmung zu erzeugen. Künstlich durch Vereisung in der Plattfußbehandlung. Folgen: der Fuß hängt herab, kann nicht gehoben und nicht abgespreizt werden. Die Zehen können im Grundgelenk nicht gestreckt werden. Dadurch wird der Gang tappend, das Knie wird bei jedem Tritt, um Bodenunebenheiten zu vermeiden, hochgehoben *(Hahnentritt).* Mit der Zeit entwickelt sich (besonders bei Kindern mit poliomyelitischer Lähmung) ein Klumpfuß. *Behandlung:* Wenn operative Heilung nicht möglich, Schienenschuh mit Spitzfußzügel.

N. tibialis: Plantarflexion gestört. Bei längerem Bestehen *Hackengang. Behandlung:* wenn möglich, operative Versorgung. Anderenfalls Schienenstiefel.

4. Hautersatz (Transplantation, Plastik).

Die „Wiederherstellungschirurgie" bedient sich zur Ausfüllung von Weichteilverlusten der Transplantation oder der Plastik oder einer Verbindung beider.

Für die **Transplantation** (freie Gewebsverpflanzung) gelten als Grundregeln, das zu entnehmende Gewebe mechanisch und chemisch möglichst wenig zu schädigen, aseptisch zu operieren und nur auf gut. ernährtes und gereinigtes Gewebe nach vollkommener Blutstillung zu überpflanzen. Granulationen müssen durch Vorbehandlung in ein frisch rotes, kleinwarziges Aussehen übergeführt und, wo das nicht gelingt, gründlich abgeschabt oder ausgeschnitten werden.

Zur Deckung des Defektes verwendet man entweder möglichst groß und dünn geschnittene, dem Oberschenkel, der seitlichen Rücken- und Bauchgegend entnommene Epidermisstreifen nach THIERSCH oder aus der Haut elliptisch ausgeschnittene Cutislappen — $1/3$ größer als der Defekt —, bei denen das Unterhautfettgewebe entfernt wird (KRAUSE). Ähnlich wie THIERSCH sche Lappen werden zum Ersatz von Schleimhaut auch Schleimhautlappen entnommen. Das THIERSCH sche Verfahren hat den Vorteil des sicheren und schnelleren Anheilens, die KRAUSE-Lappen geben widerstandsfähigere, weniger schrumpfende und vom Schönheitsstandpunkt aus bessere Lappen und werden an der Hohlhand, der vorderen Seite des Unterschenkels, dem Fuß, im Gesicht bevorzugt. Bei den nicht seltenen, durch das Absterben der Lappen bedingten Mißerfolgen ist die Transplantation nach KRAUSE nur mit Vorsicht zu wählen und zugunsten der Lappenplastik mehr und mehr verlassen worden. Statt dessen kann man sich mit Nutzen der 3—4 mm großen REVERDIN-Läppchen aus der Oberhaut und den oberflächlichen Schichten der Lederhaut bedienen. Bei Skalpierung, freiliegenden Sehnen, Knochen, Gelenken, bei denen plastische Deckung nicht möglich war, hat sich dieses Verfahren der Hautüberpflanzung besonders bewährt.

Statt der THIERSCH schen Transplantation kann man unter Umständen bei kleinen granulierenden Höhlen oder bei sehr großen Wundflächen die mit dem Rasiermesser abgeschabte Epidermis über die Granulationen „aussäen" (v. MANGOLDT), in dieselben einspritzen (PELS-LEUSDEN), oder kleine Epidermisstückchen an verschiedenen Stellen in Granulationen einpfropfen (BRAUN).

Plastik. Handelt es sich um den Ersatz von Narbenstellen, in deren Grunde wichtige Teile, wie Sehnen, Knochen, Nerven, Gefäße freiliegen, um Geschwüre, die ausgeschnitten werden müssen, weil sie jeder anderen Behandlung, auch der Transplantation trotzen, oder erfordert der Sitz des Defektes eine widerstandsfähige Bedeckung, so treten die plastischen Operationen in ihr Recht. In früheren Jahrhunderten, als die Strafe des Abschneidens der Nase und Ohren für Sittlichkeits- und andere Verbrechen noch im Schwung war, bediente man sich (TAGLIACOZZI 1597) gestielter Hautlappen aus dem Oberarm, die einige Zeit vor der Einnähung von der Unterlage abgelöst und untertamponiert waren, um sie vor Ernährungsstörungen zu schützen, ihre Einrollung zu verhindern und die Infektionsgefahr zu verringern. Heute nimmt man frische gestielte Lappen, die aus der Umgebung oder aus der Anlagerung vom Arm, Brust, Bauch, dem anderen Bein entnommen werden, in der Weise, daß nach entsprechender Umschneidung und Ablösung bis auf einen genügend breiten (halb so breit wie die größte Länge des Lappens) gut ernährten Stiel der Lappen in den Defekt eingenäht und der ernährende Stiel nach Einheilung (10 bis 14 Tage) durchtrennt wird. Unter Umständen, z. B. bei Gewebsverlusten am Unterarm, den Fingern, wird die Wundstelle unter einen oben und unten gestielten Lappen am Bauch oder an der Brust wie in einen Muff *(Muffplastik)* geschoben und nach der Einheilung der eine und dann der andere Stiel durchtrennt und über dem zu deckenden Gewebsverlust vernäht.

Ist in der Nähe eines Verlustes gesunde Haut leicht und in genügender Dicke und Verschiebbarkeit zu bekommen, ohne daß wichtige Teile, wie z. B. Knochen, freigelegt zu werden brauchen, erfordert der Ausfall, wie z. B. die Geschwüre an der Spitze von Amputationsstümpfen, eine besonders gut ernährte, widerstandsfähige Bedeckung, die Nachbarschaft aber nicht, so kann man durch zwei Längs- oder Bogenschnitte einen entsprechend breiten Hautstreifen begrenzen, von der Unterlage in seiner ganzen Dicke ablösen, auf das Geschwür vorschieben und an die angefrischten Ränder annähen. Die Entnahmestelle wird durch THIERSCHSche oder REVERDINSche Läppchen versorgt (Lappenverschiebung).

C. Erkrankungen der Weichteile der Gliedmaßen.

1. Haut- und Unterhautzellgewebe.

Schweißfüße, ein weit verbreitetes Übel, oft verbunden mit Plattfüßen und Krampfadern, lassen sich erfolgreich durch Pinseln der Fußsohle mit Formalin, Aqua āā bekämpfen Zunächst etwa alle 8 Tage, später in Abständen von 4 Wochen.

Gegen **aufgesprungene Hände** hat sich gut bewährt: Nach jedem Waschen ein noch nicht erbsengroßes Stück Niveacreme und 7 Tropfen folgender Lösung: Liq. kal. caust. 1,0, Glycerini pur., Alkohol āā 75,0, Aq. ad 200,0. Kräftig einreiben! Nachts Handschuhschutz mit Gummihandschuh oder Fingerling.

Schwielen, Hühnerauge, *Clavus* — chronische Verdickungen der Haut — treten mit Vorliebe an den Stellen auf, an welchen häufiger Druck auf wenig fettgepolsterte Hautstellen, nicht selten über normalen oder pathologischen Knochenvorsprüngen, wirkt. Eine besonders schmerzhafte Form ist der Clavus subungualis (s. auch S. 567). Manche Menschen sind zu *schwieliger, rissiger Haut* besonders veranlagt, ebenso wie trophische Störungen mitsprechen können. Mit Vorliebe sitzen diese umschriebenen Hautverdickungen an der Hohlhand, der Fußsohle, der kleinen, der großen Zehe (Plattfuß, schlechtes Schuhwerk). Unter Umständen kommt es unter der Schwiele zur Bildung eines Schleimbeutels und zur Eiterung. Die Schmerzen entstehen durch Druck der Hornmassen auf den Papillarkörper, der geradezu verdrängt wird.

Behandlung. Beseitigung des Druckes, Entfernung der Schwiele durch Abtragung oder durch Emplastrum salicylicum. Spaltung bei Eiterungen. Aushülsen des spitzen, zentralen Dornes mit feinem Skalpell.

Ekzeme treten nach Anwendung gewisser Arzneimittel (Jodoform, Jodtinktur) auf. Sie sind mit Puderverbänden zu behandeln. Salben sind weniger zu empfehlen. Auf Idiosynkrasien ist in der Vorgeschichte zu achten.

Onychien, Paronychien (Entzündungen des Nagelbettes [Neid- und Nietnagel]) sind an den Fingern (Maniküren) häufiger als an den Zehen. Die chronische, auch als Onychia maligna bezeichnete Form beruht entweder auf tuberkulöser Grundlage oder auf chronischen Reizzuständen und Verunreinigungen. Differentialdiagnostisch kommt Lues in Frage. *Behandlung.* Entfernung des Nagels, Auskratzung. In leichteren Fällen feinsten Gazetampon zwischen Nagel und Haut einschieben.

Onychogryphosis ist eine krallenförmige Wucherung der Zehennägel, seltener der Fingernägel, meist bei alten Leuten. Die *Behandlung* besteht in erweichenden Bädern (Pottasche), Abtragen der erweichten Stellen oder in Entfernung des ganzen Nagels samt Nagelbett.

Unguis incarnatus. Meist an der großen Zehe, an den übrigen Zehen selten, ist eine chronisch-eitrige, am oberen Rande des äußeren, seltener des inneren oder beider Nagelfalze beginnende, bis zum unteren Rande desselben fortschreitende, mit Granulationsbildung einhergehende Entzündung, die nach unzweckmäßigem Schneiden der Nägel, durch Stiefeldruck oder regelwidriges Wachstum der Nägel entsteht. Die Granulationen umwachsen den Nagelrand. Im Nagelfalz stark bewegliche, konvex gebaute Nägel sind besonders häufig betroffen.

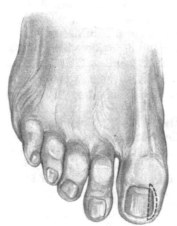

Abb. 376. Operation des eingewachsenen Nagels.

Die *Behandlung* besteht in der Verordnung vorne breiter, gut sitzender Schuhe und Unterschieben von feinen, mit Salbe bestrichenen Gazedochten unter den Nagelrand, wodurch derselbe gehoben wird, bei gleichzeitigem Dünnschaben der Nagelmitte, oder in Exstirpation des seitlichen Nagelrandes mitsamt den Granulationen *und der Matrix,* mindestens seitlich an der kranken Stelle. Alleinige Nagelentfernung genügt nicht immer.

Furunkel sitzen mit Vorliebe in der Achselhöhle, der Nacken- und Schultergegend, an der Innenseite des Oberschenkels, am Handrücken und Unterarm. Sie führen bei Unreinlichkeit nicht selten zu ausgedehnter Verbreitung (Furunkulose). In der Achselhöhle kommen auch die dem furunkulösen Absceß ähnlichen *Schweißdrüsenabscesse (Hidradenitis)* vor, die in langwieriger Folge immer wieder zu Rückfällen neigen.

Behandlung. Vor allen Dingen vorbeugendes Bedecken jeder umschriebenen, beginnenden Hautentzündung mit Borsalben- oder trockenem Verband (zum Schutz gegen Infektion der Umgebung und Reiben der Kleidung). Bei Furunkulose Ruhigstellung des Gliedes, Umschläge, Kataplasmen, wenn nötig Incision. Vorbeugend gegen Rückfälle lassen wir die umgebende Haut mit 1%igem Salicylalkohol mehrfach täglich abwaschen und die Haut mit Salbe schützen. Man versäume nicht **auf** Diabetes zu fahnden!

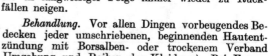

Wo die Entzündung der Schweißdrüsen in der Achselhöhle sich noch nicht zu ausgesprochenen Abscessen herangebildet hat, versuche man eine Behandlung mit grauer Salbe. Röntgen- und Höhensonnenbehandlung hat uns nicht viel genützt. Eher noch Kurzwellenbestrahlungen. Gut ist der Abduktionsschienenverband mit Freilassung der Achselhöhle (Freiluftverband).

Die **Pustula maligna** (Anthrax) sitzt (außer an Wange und Nacken, s. S. 103) mit Vorliebe am Handrücken und Unterarm. Arbeiter, die mit Borsten, Fellen und Hadern zu tun haben, sowie Metzger und Abdecker sind am ehesten der Infektion ausgesetzt. Sie ist leicht zu erkennen an dem schwarz nekrotisierten Zentrum, an dem schwartigen Infiltrat bzw. Ödem der Umgebung mit düster cyanotischer Verfärbung der Haut.

Die Vorhersage ist nicht schlecht. *Behandlung:* Strenge Ruhigstellung und Hochlagerung des Armes, heiße Umschläge, Behandlung mit Milzbrandserum.

Das Panaritium und die Phlegmone der Hand.

Unter *Panaritium* [1] (Fingerwurm, Umlauf), fassen wir die eitrigen Entzündungen zusammen, die vom Unterhautzellgewebe der Griffflächen der
Finger und Hand ausgehen und infolge der anatomischen Beziehungen dieses
Unterhautzellgewebes von ganz bestimmten Weiterungen begleitet sind.
Einen Furunkel an der Streckseite der Finger oder Hand, eine Nagelbett-
entzündung, das eigentliche Paronychium als Panaritium zu bezeichnen ist
aus anatomischen und klinischen Gründen falsch, so verschieden auch sonst
die klinische Wertigkeit des Sammelbegriffes „Panaritium" sein mag.

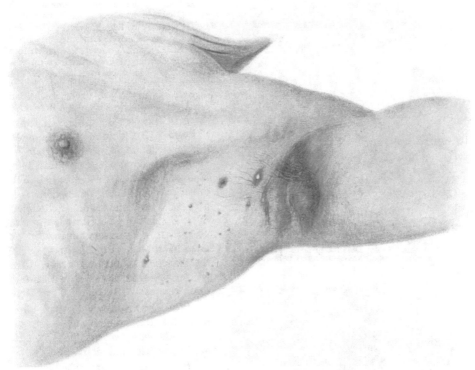

Abb. 377. Schweißdrüsenabscesse der Achselhöhle. (Aus der Chir. Klinik Leipzig — E. PAYR.)

Die derben Bindegewebszüge dieses Unterhautzellgewebes verlaufen an der Beugeseite der Finger und in der Hohlhand mehr oder weniger senkrecht von der Oberfläche
in die Tiefe, so daß die Infektion gezwungen ist, ihren Weg mehr in die Tiefe als der
Fläche nach zu nehmen. Infolge der straffen Anordnung steht das infektiöse Exsudat
unter großem Druck. Das begleitende Ödem zeigt sich an den Stellen größerer Haut-
verschieblichkeit, also am Handrücken, den seitlichen Teilen der Finger. Demgegenüber
finden wir an der Streckseite der Finger und Hand ein lockeres Bindegewebe, das der
Hautoberfläche gleichläuft. Die Haut der Beugeseite ist haarlos, die der Streckseite
trägt Haare.
Die Sehnenscheiden des 2., 3. und 4. Fingers enden in der Gegend der Metakarpal-
köpfchen blindsackförmig, während die des 5. Fingers stets, die des Daumens häufig
mit den großen karpalen Synovialsack in Verbindung stehen, der sich um sämtliche
Fingerbeuger unter dem Ligamentum carpi volare herumlegt (Abb. 378). Infolgedessen

---

[1] Vielleicht aus πῆνος (Geschwulst) und ῥέειν (fließen): eine um die Finger sich ausbreitende Schwellung („Umlauf").

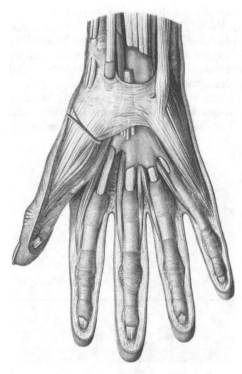

Abb. 378. Handsehnenscheiden. (Nach v. LANZ und WACHSMUTH.) Die Scheide des Daumens und die des 5. Fingers gehen unmittelbar über in den radialen bzw. ulnaren Sack. Die drei mittleren Finger haben jeder eine in sich abgeschlossene Sehnenscheide.

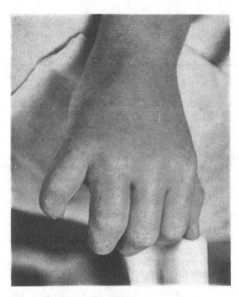

Abb. 379. Interdigitalphlegmone. (Chir. Klinik Breslau.)

breiten sich die tiefen volaren Entzündungen des 5. und 1. Fingers zentralwärts aus und sind viel gefährlicher als die der übrigen Finger. Der radiale Sack (der Daumensehnenscheide) gibt seine Eiterung weit häufiger ulnarwärts weiter als der ulnare Sack, der die Eiterung nur etwa in einem Viertel der Fälle auf die Daumenseite überträgt. Mit Recht gilt deshalb die Daumenerkrankung als gefährlicher. Die bindegewebige Hülle der Sehnenscheiden ist über den Phalangen am stärksten, während sie über den Gelenken sehr schwach ist. (Deshalb hier die erste Vorwölbung bei Sehnenscheidenergüssen.) An den Spitzen der Finger fehlen die Sehnen und Sehnenscheiden, letztere auch am Fingerrücken. Am Unterarm sind die Sehnenscheiden zart und gehen in das dünne Perimysium über. Infolgedessen ergreifen Eiterungen der Sehnenscheiden am Unterarm sehr bald die Umgebung.

Die Panaritien nehmen ihren Ursprung in kleinen Verletzungen der Greiffläche der Finger (Berufsverletzungen der Schlosser, Tischler, Hausangestellten) oder lediglich durch Infektion der tiefen Schweißdrüsen, von Schrunden, Schwielen aus. Staphylo- und Streptokokken, selten im Bakteriengemisch mit Bacterium coli, Proteus usw., sind die üblichen Infektionserreger. Am häufigsten sind der rechte Daumen und rechte Zeigefinger betroffen.

Wir unterscheiden je nach dem Sitz das *Panaritium subepidermoidale, cutaneum, subcutaneum, tendinosum, ossale* und *articulare*.

Das *Panaritium subepidermoidale*, das harmloseste, äußert sich in Form einer flachen Eiterblase, welche die Epidermis von der Cutis abhebt (Abb. 380a). Abtragung der Blase, Salbenverband.

Das *Panaritium cutaneum* hat gleichen Verlauf, nur sieht man hier nach Abtragung der Blase oft noch einen furunkelähnlichen, kleinen Nekroseherd in der Cutis, der sich unter Salbenverbänden rasch löst und abstößt. Hierher gehört auch der Schwielenabsceß. Er entsteht im Bereich der Arbeitsschwielen der Hohlhand auf der Grundlage nicht beachteter Verletzungen. Die starke Verhornung der Epidermis läßt eine stärkere Schwellung nicht zu. Früh und oft kommt es zu Lymphgefäß- und Lymphdrüsenentzündungen.

Das *Panaritium subcutaneum* (Abb. 380b), am häufigsten an der Fingerbeere, hat keine Neigung zu flächenhafter Ausbreitung, führt frühzeitig zu

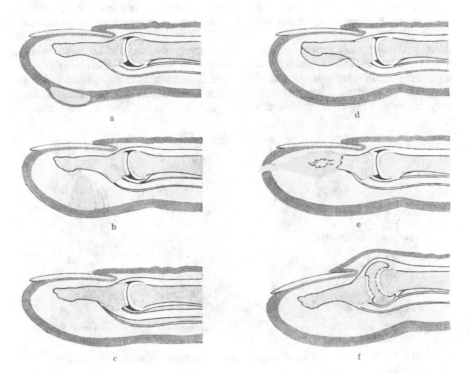

Abb. 380. Eiterungen in den verschiedenen Schichten des Fingers. (Nach LANZ-WACHSMUTH.)

a *In der Haut selbst*, Schwielenabsceß, Panaritium cutaneum. Die Eiterung hat keine Neigung, sich auszubreiten. b *Im Unterhautbindegewebe*. Panaritium subcutaneum. Die Vertikalspannungen sind gegen die Mitte des Herdes zu eingeschmolzen Die Eiterung hat die Neigung, nicht in die Breite, sondern in die Tiefe vorzudringen. c *In der Sehnenscheide*. Sehnenscheidenphlegmone. Panaritium tendinosum. Die Eiterung hat die Neigung, innerhalb der Sehnenscheide rasch fortzuschreiten. d *Unter der Knochenhaut*, subperiostaler Absceß, Panaritium periostale. Die Eiterung hat die Neigung, die Knochenhaut vom Knochen zunehmend abzuheben und ihn dadurch in seiner Ernährung zu schädigen. e *Im Knochen*, Panaritium ossale. Die Eiterung bringt den Knochen zum Absterben und schmilzt ihn ein. Der abgestorbene Knochen (Sequester) unterhält die Eiterung, die nach außen durchbricht (Fistel). f *Im Gelenk*, Panaritium articulare. Die Eiterung neigt nicht sonderlich dazu, sich auszubreiten, zerstört aber Gelenkknorpel, -knochen und -kapsel. Das Gelenk steht in Entspannungsstellung.

dorsalem (lockeres Unterhautzellgewebe im Gegensatz zur Volarseite!) Ödem und bricht mit Vorliebe an der Fingerseite, wo die Haut dünner ist, durch, Klopfende Schmerzen, heftiger örtlicher Druckschmerz melden das Panaritium an, ehe die Erscheinungen der akuten Entzündung (Rötung, Schwellung, Eiterung) für das Auge deutlich sind. Man zögere deshalb nicht, schon auf die subjektiven Erscheinungen hin einzugreifen, denn die palisadenartige Anordnung des Bindegewebes an der Fingergreiffläche weist dem Eiter den Weg nach der Tiefe zu. Also: Vorbeugen und frühzeitig einschneiden!.

Zu den subcutanen Formen gehört auch die *Interdigitalphlegmone*. Sie spielt sich an der Finger*basis* ab, ist auf eine Infektion von Schrunden im Bereich der Interdigitalfalten oder eine solche von Blasen nach ungewohnter Arbeit zurückzuführen und breitet sich, wenn sie nicht frühzeitig erkannt und ent-lastet wird, auf die Streckseite der Hand und Finger sowie nach den tiefen Zellgewebsräumen der Hohlhand hin aus. Kennzeichnend ist die Spreizstellung der betroffenen Finger bzw. bei Betroffensein des Kleinfingers oder Zeigefingers das Abstehen der Grundglieder dieser Finger (Abb. 379).

Das *Panaritium tendinosum* ist hinsichtlich der späteren *Folgezustände* das *praktisch wichtigste.* Auch hier würde man logischer nicht von einem „Panaritium", sondern von einer *Sehnenscheidenphlegmone* sprechen. Sie ent steht entweder unmittelbar durch offene Verletzung der Sehne bzw. Sehnen-scheide, oder mittelbar, fortgeleitet aus der subcutanen Form. Ihr Verlauf ist an die Ausbreitungswege innerhalb der Sehnenscheide gebunden. Hieraus geht das mittelbare Übergreifen vom Daumen auf den kleinen Finger, sowie vom kleinen Finger und Daumen auf den Unterarm hervor, während die

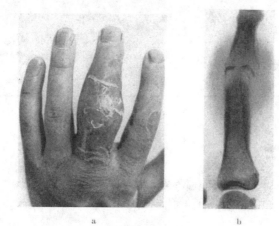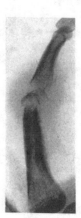

a   b   c

Abb. 381 a—c. Sogenanntes Panaritium articulare.

Sehnenscheidenphlegmonen der 3 Mittelfinger auf sich beschränkt bleiben (s. Abb. 378). Am Handrücken und der Streckseite der Finger, die Ver-letzungen weniger ausgesetzt sind, wird ein derartiges Überspringen von subcutanen Infektionen auf die Sehnenscheiden nicht beobachtet, es bleibt beim Furunkel, allenfalls verbunden mit Lymphangitis, aber man soll hier nicht von einem „Panaritium" sprechen.

Bei nicht frühzeitiger Entleerung des Eiters kommt es zu Nekrose der Sehnen.

Bezeichnend für die Sehnenscheidenphlegmone ist im Beginn die Aus-breitung der Schwellung, entsprechend dem Verlauf der Sehnen, und Druck-schmerz im ganzen Verlauf der Sehne. Nur ausnahmsweise beschränkt sich die Infektion auf einen Teil der Sehnenscheiden. Die entzündliche Rötung ist an der schwieligen Arbeiterhand schwer erkennbar. Der Handrücken ist durch entzündliches Ödem kissenartig angeschwollen (keine Leukocyteninfil-tration, deshalb schmerzlos, Fingerdruck hinterläßt eine Delle). Die Finger stehen in leichter Beugestellung, jeder Streckversuch ist empfindlich schmerz-haft. Es besteht Fieber, Allgemeinbefinden häufig gestört.

Die *periostalen* und *ossalen Panaritien* (Abb. 380d) entstehen nach tiefen Stichverletzungen oder, sicher viel seltener, durch Fortkriechen der Eiterung aus den übrigen Formen. Sie bleiben zunächst auf den Abschnitt des be-treffenden Fingergliedes beschränkt. Am häufigsten ist das Nagelglied, seltener die mittlere Phalanx betroffen. Der Finger ist rings um das Nagelglied kolbig angeschwollen; hochgradige Schmerzhaftigkeit, endlich Durchbruch des Eiters, Erleichterung, dann chronische Fisteleiterung mit schmierigen, wulstigen Granulationen. Die Sonde führt auf rauhen Knochen. Der ganze oder ein Teil des Knochens ist nekrotisch und stößt sich als Sequester innerhalb 2—4 Wochen ab.

Panaritium articulare (Abb. 380e). Die oberflächliche Lage, besonders an der Dorsalseite, begünstigt die unmittelbaren Verletzungen der Fingergelenke und ihre Infektion. Die Gegend über dem Gelenk wölbt sich bei Entzündung halbkugelig vor, die Gelenkfalten verstreichen, das Gelenk stellt sich in halbe Beugestellung. Bei frühzeitiger Entleerung des Exsudates können die Gelenke beweglich bleiben, sonst kommt es zur Zerstörung des Knorpels, Ankylosenbildung und Subluxationsstellung (s. Abb. 381 a—c). Auch dieses „Panaritium" ist eigentlich insofern *kein* Panaritium als das echte Panaritium kaum auf das Gelenk übergreift, eher einmal eine ungenügend behandelte Sehnenscheidenphlegmone.

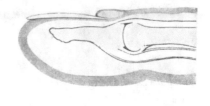

Die tiefe *Hohlhandphlegmone* entwickelt sich in der Regel — wie oben bemerkt — aus der Fortleitung einer Sehnenscheidenphlegmone des Daumens oder des 5. Fingers, oder aber unmittelbar durch Verletzung (tiefe Stichverletzung, Quetschung, offener Knochenbruch, Schuß). Die ganze Hand schwillt mächtig an, alle Finger stehen krallenartig gebeugt; große Schmerzen, höheres Fieber. Die Beugesehnen zerfasern und stoßen sich teilweise nekrotisch ab. Der Eiter kann durchbrechen in die kleinen Gelenke der Handwurzel und in das Hand-

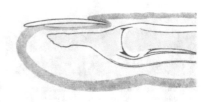

Abb. 382. Eiterungen am Nagel.
(Nach LANZ-WACHSMUTH.)

gelenk und auch eine schwere tiefe Vorderarmphlegmone verursachen. Schwerste Funktionsstörungen der Finger und Verkrüppelung der Hand sind unausbleibliche Folgen. In anderen Fällen von Sehnenscheidenphlegmone bleibt zwar das Fortschreiten auf die Hohlhand aus, aber es kommt zum *trockenen Brand des Fingerendes* infolge von Kreislaufstörungen. Nagel- und Mittelglied sind am häufigsten von dieser schweren Verwicklung betroffen. Wie ernst nach alledem diese Entzündung einzuschätzen ist, geht aus den Sterblichkeitsziffern großer Kliniken hervor: 2—5 v. H.!

Einer besonderen Erwähnung bedürfen noch die *Eiterungen am Nagel*. Sitzt die Entzündung am Nagelfalz, so spricht man von einer *Paronychie* ($\pi\alpha\varrho\grave{\alpha}$ = neben, $\check{o}\nu\eta\xi$ = Nagel) oder Nagelfalzeiterung („Umlauf") (Abb. 382a), befindet sie sich unter dem Nagel selbst, so wird sie oft auch heute noch mit dem sprachlich unrichtigen Namen „Panaritium subunguale" bezeichnet (Abb. 382 b). Der Name sollte fallen, er bringt Verwirrung in die Köpfe, auch ist die Behandlung eine andere als beim echten Panaritium. Beide Entzündungen, besonders die letztgenannte, zeichnen sich durch große Schmerzhaftigkeit aus. Die Diagnose ergibt sich aus dem Sitz der Entzündung. Bei chronischem Verlauf muß man auch an luische Infektion denken.

Die *Behandlung der Panaritien* setzt, wenn sie zielbewußt sein soll, die genaue Kenntnis des Werdeganges sowie eine umsichtige und sorgfältige

Beobachtung voraus. Schlimm genug, daß die Kranken durch Gleichgültigkeit und Angst vor dem Messer viel versäumen, was sie nachträglich bitter bereuen; der Arzt darf angesichts der möglichen traurigen Verstümmelungen kein Panaritium leicht nehmen!

Das *subcutane Panaritium* wird unter örtlicher Leitungsanästhesie an der Fingerbasis (*kein* Chloräthylspray) oder im Chloräthylrausch und *unter Blutleere* ausreichend tief incidiert. Am Grundglied sowohl wie an den höher gelegenen

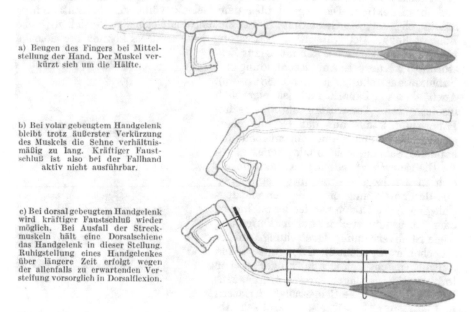

a) Beugen des Fingers bei Mittelstellung der Hand. Der Muskel verkürzt sich um die Hälfte.

b) Bei volar gebeugtem Handgelenk bleibt trotz äußerster Verkürzung des Muskels die Sehne verhältnismäßig zu lang. Kräftiger Faustschluß ist also bei der Fallhand aktiv nicht ausführbar.

c) Bei dorsal gebeugtem Handgelenk wird kräftiger Faustschluß wieder möglich. Bei Ausfall der Streckmuskeln hält eine Dorsalschiene das Handgelenk in dieser Stellung. Ruhigstellung eines Handgelenkes über längere Zeit erfolgt wegen der allenfalls zu erwartenden Versteifung vorsorglich in Dorsalflexion.

Abb. 383. Die Bedeutung der halben Dorsalflexion für Faustschluß und späterem Gebrauch bei länger dauernder Ruhigstellung des Handgelenkes und der Finger. (Nach LANZ-WACHSMUTH.)

Gliedern, am besten in der Mittellinie, senkrecht in die Tiefe, so daß der Herd gut freiliegt.

Bei der *Paronychie* leistet im Beginn ein Verband mit grauer Salbe (Ung. cinereum, dick auf den Nagel aufgetragen) gute Dienste. Bei Vereiterung kommt man meist mit kleinen Einschnitten und Unterschieben kleiner Salbentamponstreifchen unter den Nagel aus. Bei Eiterung unter dem Nagel kommt man am raschesten und besten zum Ziel, wenn man den ganzen Nagel entfernt.

Bei den *tendinösen Formen* muß die Behandlung möglichst frühzeitig mit vielfachen kleinen, *bis auf die Sehnen dringenden,* zu beiden Seiten der Fingergelenke gelegenen Einschnitten unter Blutleere einsetzen, um längerdauernde Eiterungen in der Sehnenscheide, die ebenso wie das breite Freilegen der Sehnen zu Nekrose derselben führen, zu vermeiden (s. Abb. 384). Keine Gummiröhren, außer bei tiefen Handphlegmonen, sonst höchstens Einlagen feiner Gummistreifen (aus sterilen Gummihandschuhen), auf keinen Fall Tamponade, sondern Salbenverbände. Mit Rücksicht auf den späteren Gebrauch *Festlegung auf Drahtschiene bei halbdorsal gebeugtem Handgelenk und mittlerer Volarflexion des Fingers* (Abb. 383); beim Nachlaß der Eiterung vorsichtige, später ausgiebige Bewegungen der Finger in Handbädern, Heißluftbäder.

Die Eröffnung eines Panaritiums darf nie als einfache Absceßspaltung aufgefaßt werden, die man sozusagen im Vorbeigehen erledigen kann. Nur bei sicherer Betäubung und einwandfreier Blutleere kann der Entzündungsherd wirklich ausreichend eröffnet und entlastet werden.

Bei nicht frühzeitiger Entleerung des Eiters kommt es zur Nekrose der Sehnen, Abstoßen derselben oder Fortschreiten der Phlegmone nach der Hohlhand und dem Unterarm, mit nachfolgender schwerer Beeinträchtigung der Leistungsfähigkeit der Hand; nicht selten Gangrän einzelner Fingerglieder wegen Verstopfung der Gefäße. Der *Verlauf* kann ein überaus schwerer, langdauernder werden und zu einem Endzustand führen, der dem Verlust der Hand gleichkommt. Bei den vorgeschrittenen Fällen sind breite Spaltungen notwendig, u. U. soll man sich frühzeitig bei schwereren allgemeinen Erscheinungen zur Amputation entschließen, die noch lebensrettend wirken kann.

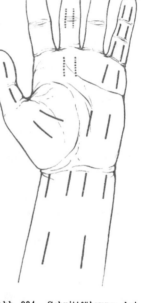

Die *ossalen und periostalen Entzündungen* fordern schon wegen der prallen Schwellung und hohen Schmerzhaftigkeit zu zwei Einschnitten *seitlich* der Sehnenscheide auf, die leider gewöhnlich zu schüchtern, zu wenig tief geführt werden. Den Hufeisenschnitt an der Fingerbeere (sog. Froschmaulschnitt) halten wir für unnötig verletzend. Nach der Incision warte man die Sequestrierung der Phalanx ab (Röntgenbild); der Sequester ist leicht nach Spaltung der Fistel zu entfernen. Der Finger bleibt meist kürzer und mehr oder weniger verkrüppelt.

Die leichteren *artikulären* Reizzustände werden gut unter Schienenverbänden mit grauer Salbe; die schwereren, eitrigen Formen müssen natürlich frühzeitig eröffnet werden. Sie führen bei crepitierendem Gelenk nach Auskratzung des Gelenkes zur Ankylose.

Bei der *tiefen Hohlhandphlegmone* fordern schon das hohe Fieber, das schlechte Allgemeinbefinden und die sehr erheblichen Schmerzen Bettruhe,

Abb. 384. Schnittführung bei Panaritium und Sehnenscheidenphlegmonen.

Lagerung von Arm und Hand auf einer Schiene. Planlose Hochlagerung kann zu Senkungen bis nach dem Oberarm hin führen. Ausgiebige Einschnitte der gemeinsamen Beugersehnenscheide und Drainage; vor allem sind die Sehnen unter dem Ligamentum carpi volare durch Incision des Bandes von der proximalen Seite her (Schonung des Nervus medianus) zu entlasten!

Schreitet die Eiterung unter dem Ligamentum carpi volare aufwärts, so fällt bald die Begrenzung durch die Sehnenscheiden fort, und das lockere Bindegewebe zwischen den tiefen und oberflächlichen Beugern, am Ligamentum interosseum bietet sehr günstige Verbreitungsgelegenheiten, wobei Muskeln, Bindegewebe, Fascien, Lymphbahnen und Gefäße in Mitleidenschaft gezogen werden *(tiefe Unterarmphlegmone)*.

In solchen Fällen sind nach Spaltung der Fascie die intermuskulären Räume breit zu eröffnen und zu drainieren, daneben Ruhigstellung, Hochlagerung mit Vorsicht (Eitersenkungen!).

Die *Folgen* sind häufig narbige Schrumpfung der Muskeln und Fascien, Kontrakturen und Gelenkversteifungen der Finger, septische Thrombophlebitis mit Metastasen. Die Erkrankung kann sich durch Wochen und Monate hinziehen und macht hie und da noch spät die Amputation nötig.

Wir können nicht verschweigen, daß die zurückbleibenden *Fingerversteifungen* vielfach Schuld des behandelnden Arztes sind. Die entscheidenden Fehler sind falsche Schienenlagerung (s. o.), zu lang dauernde Ruhigstellung und zu später Beginn der Bewegungsübungen. Unbedingt zu verwerfen ist das Festwickeln von Hand und Fingern in Streckstellung (!), noch dazu von völlig unbeteiligten Fingern. Sie ist sinnlos (s. Abb. 383). Viel gesündigt wird auch mit zu lang dauernder Ruhigstellung. So heilsam und schmerzlindernd eine Schiene im akuten Stadium ist: der Arzt muß sich von diesem Zaubermittel des ersten Stadiums trennen lernen, sobald die akuten Erscheinungen abklingen. Ebenso muß er sich zu Bewegungsübungen durchringen, sobald die Infektion beherrscht ist. Das Zauberhafte der Hand und ihrer Finger ist ihr Bewegungsspiel. Es muß, soweit irgend möglich, wieder zurückgewonnen werden.

Was an Versteifungen zurückgeblieben ist, das muß *frühzeitig* mit warmen Handbädern, mit sachgemäßer Massage und *energischen* Bewegungsübungen beseitigt werden. Der Arzt darf sich nicht darauf beschränken, dem Kranken einen entsprechenden „Auftrag zu erteilen", er muß *selber* täglich mit dem Kranken üben!

Die Phlegmone. Die diffusen, *tief gelegenen,* akuten, fortschreitenden Entzündungen sind meist durch Staphylo- oder Streptokokken, seltener andere Eitererreger oder Anaerobier bedingt. Sie schließen sich an kleine Verletzungen, Druckstellen an oder sind aus der Nachbarschaft, von der Hand (Erysipel, Karbunkel), vom Knochen (Osteomyelitis) fortgeleitet. Bei hochvirulenten Erregern kann die Inkubationszeit nur wenige Stunden betragen. Der Verlauf ist je nach der anatomischen Beschaffenheit der Weichteile, der Nachbarschaft großer Bindegewebsspalten, Sehnenscheiden, auch hinsichtlich der Schmerzhaftigkeit und Störung des Allgemeinbefindens sehr verschieden.

Die *subcutanen* Phlegmonen verlaufen je nach der Giftigkeit des Erregers mehr oder weniger stürmisch unter lebhafter Rötung und teigiger Schwellung der Haut, mit klopfenden und ziehenden Schmerzen, Drüsenanschoppung und Fieber. Die Einschmelzung des subcutanen Zellgewebes und damit die Abszedierung erfolgt verschieden rasch. Der Entschluß, operativ einzugreifen, darf sich hierdurch nicht leiten lassen.

Besondere Formen finden sich am *Oberarm* als subcutane Eiterungen unter der Fascie des Sulcus bicipitalis internus, als vielfache Eiterherde am Oberarm und *Unterschenkel* nach einer Lymphangitis und an der *Brust* unter dem Musculus pectoralis major als Subpectoralphlegmone.

Die subcutanen Phlegmonen an den *oberen* und *unteren Gliedmaßen* nehmen nicht selten von Furunkeln, Karbunkeln des Fußrückens, Geschwüren zwischen den Zehen oder Druckstellen ihren Ausgang; zuweilen steht eine subcutane Phlegmone durch ein Loch in der Fascie mit einer subfascialen in Verbindung. Bei der *tiefen Phlegmone der Fußsohle* ist Schwellung und Fluktuation wegen der derben Fascie oft schwer und spät nachweisbar. Druckschmerzhaftigkeit, sowie Ödem des *Fußrückens* sind früher vorhanden. Bei den tiefer liegenden Erkrankungen kriecht die Infektion längs der Sehnenscheiden bis zum Unterschenkel fort. Die Einschnitte sind *tief genug* und so anzulegen, daß die Narben später keinem Druck ausgesetzt sind.

Die *subfascialen, intermuskulären* Infektionen am Arm und Bein finden in den Muskelzwischenräumen besonders günstige Bedingungen zum Fortschreiten. Bei sehr schweren Infektionen kommt es nur zur Bildung eines grünlichgelben interstitiellen Ödems, sonst zu deutlich ausgesprochener Eiterbildung mit Nekrose des Bindegewebes und der angrenzenden Teile, seltener zu umschriebener Eiterbildung. Anfänglich gutartig erscheinende Phlegmonen können plötzlich einen bösartigen Verlauf annehmen. Durch die schnelle Ausbreitung, den hohen Innendruck, die Aufsaugung der Giftstoffe, Infektion des Blutes, Embolien, drohen gerade von den Gliedmaßen schwere *allgemeine* Gefahren; die *örtlichen*, durch Vereiterung der Muskeln und Fascien, Übergreifen auf Sehnen und Gelenke bedingten Schädigungen führen oft zu hochgradiger Störung der späteren Leistung. Hierher gehören auch die gefürchteten *Röhrenabscesse* nach Schußverletzungen der Gliedmaßen, die sich mit Vorliebe unter Gips- und Schienenverbänden entwickeln.

Diese Tatsachen erfordern eine möglichst frühzeitige Entlastung des Gewebes durch zahlreiche Einschnitte. Dadurch wird der Verlauf erheblich abgekürzt und gemildert. Es ist ein Fehler, mit dem Eingriff auf „Fluktuation" warten zu wollen, abgesehen davon, daß deren Feststellung (wie uns die tägliche Erfahrung zeigt) allzusehr von der persönlichen Übung und der Erfahrung abhängt. Bei verschleppten Formen sind breitere Einschnitte zu bevorzugen, falls nicht der bedrohliche Allgemeinzustand, die verlorene Leistungsfähigkeit alsbald die Absetzung des Gliedes ratsam erscheinen lassen.

Die *Gasphlegmone*, schon 1756 von KIRKLAND als „Windgeschwulst", 1864 von PIROGOW als „mephitischer Brand" (von Mephitis, der altitalischen Göttin der giftigen Ausdünstungen des Bodens), von MAISONNEUVE 1853 als „Gangrène foudroyante" beschrieben, ist in ihrer Entstehung erst richtig gedeutet worden, als der Hamburger Pathologe EUGEN FRAENKEL 1892 und unabhängig von ihm der Arzt am Johns Hopkins-Hospital WELCH einen anaerob wachsenden Bacillus entdeckt hatten, den FRAENKEL den Bacillus phlegmones emphysematosae nannte. Seither haben wir gelernt, auch eine Reihe anderer unter Luftabschluß wachsender Keime als Ursache für die Gasphlegmone in Anspruch zu nehmen, so den NOVYschen Bacillus des malignen Ödems, den Pararauschbrandbacillus, den Bacillus histolyticus u. a. Nicht selten sind an der Entstehung der Krankheit mehrere der genannten Keime gleichzeitig beteiligt, am häufigsten aber der FRAENKEL-WELCHsche Bacillus. *Im Frieden* ist der Gasbrand selten. Am ehesten findet er sich da noch im Anschluß an schlecht versorgte Verletzungen nach Verkehrsunfällen. *Im Weltkrieg* wütete er auf dem Lehmboden Flanderns nicht weniger als in dem Heideland der Champagne oder auf Polens sandigen Schlachtfeldern. Die Felsen der Alpen und die Dünen des Meeresstrandes haben ihn gesehen. Nicht weniger als 2—3 v. H. der Verwundeten wurden sein Opfer.

Besonders tragisch sind jene Gasbrandfälle, in denen sich die Anaerobeninfektion an *ärztliche Handlungen* anschließt, so an die intramuskuläre Einspritzung harmloser Arzneimittel. Fast 100 solcher Fälle kennen wir aus dem Schrifttum, wieviele mögen verschwiegen sein! Der Arzt wird in schwerste Gewissensnöte und u. U. Zusammenstöße mit dem Staatsanwalt geraten, wenn er nicht nachzuweisen vermag, daß er seine Sorgfaltspflicht (Finger waschen, Auskochen der Spritzen!) peinlichst erfüllt hat. Ebenso schlimm sind die Fälle, die nach einfachen Eingriffen, etwa der Beseitigung eines Leistenbruches oder der blutigen Stellung eines geschlossenen Knochenbruches beobachtet worden sind. Und tragisch sind auch die Fälle, in welchen der Gasbrand Monate nach einer längst geheilten Kriegsverletzung im Anschluß an einen Knochenbruch ohne jede äußere Wunde eintrat. Man muß hier *ruhende Infektion* annehmen.

Am leichtesten entwickelt sich die Gasphlegmone in *erdbeschmutzten Wunden.* Gewebe, die in ihrer Ernährung geschädigt sind, *sauerstoffarme Muskeltrümmerwunden* mit unübersichtlichen Buchten und Taschen sind besonders infektionsbereit. Daher sind Kriegsverletzte mit Gefäßschüssen und gleichzeitigen großen

Muskelwunden stets besonders gefährdet gewesen. Aber wir haben die Gasphlegmone sich auch in harmlos erscheinenden Stichwunden entwickeln sehen.
An den dicken Muskeln des Gesäßes, der Oberschenkel, der Waden findet sie
sich 5mal häufiger als an den oberen Gliedmaßen. Am Rumpf schreitet sie nur
in den Muskeln, nicht in den serösen Häuten der Bauchorgane fort. Erst
nach dem Tode finden sich in diesen manchmal auffallende Schaumbildungen.
Der Knochen ist am eigentlichen Gasbrand nicht beteiligt.

Die *anatomischen Veränderungen* des Gasbrandes spielen sich also vornehmlich in den *Muskeln* ab. Diese werden blaßrot, trocken, sie füllen sich mit kleinen
silberglänzenden Gasbläschen. Bei weiteren Fortschritten zerfällt und verflüssigt sich der Muskel unter Annahme einer braunschwarzen, schmutzigen
Farbe mit einem Stich ins Grünliche. Eiter findet sich beim reinen Gasbrand
nicht, wohl aber bei der — nicht seltenen — Mischinfektion. So fehlt auch feingeweblich in der Umgebung der Gas-
blasen beim reinen Gasbrand die cellu-
läre Infiltration der Entzündung.

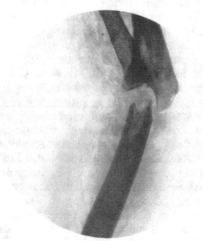

Die *Inkubation* beträgt in 70 v. H.
der Fälle 1—3 Tage. Nach dem 10. Tag
auftretende Fälle sind äußerst selten.

Die *örtlichen Erscheinungen* sind
im Anfang sehr gering. Zwei Hauptzeichen der Entzündung, Rötung und
Wärme, fehlen ganz. Es zeigt sich
auch kein Eiter. Die Wundabsonderungen sehen fleischwasserähnlich aus.
Die zugehörigen Lymphdrüsen schwellen nie an. Dagegen meldet sich frühzeitig, oft als einziges Zeichen, ein
starker Schmerz. Namentlich der plötzlich auftretende Schmerz, körperfern
von der Wunde, bei vorher schmerz-
freiem Verletzten ist äußerst verdächtig
und verlangt schleunige Prüfung der

Abb. 385. Gasphlegmone im Röntgenbild.
(Chir. Klinik Breslau.)

Wunde. Die Haut wird erst blaß, anämisch, glänzend, später bekommt sie
orangefarbene oder kupferbraune Flecken oder bläulich-violette, mit Blasen
wäßrigen Inhalts. Rasch wird sie an einzelnen Stellen lederartig und brandig,
in schweren Fällen tritt in wenigen Tagen, ja Stunden, der Brand des ganzen
körperfernen Gliedabschnittes ein. Fast nie fehlt das Ödem. Es kann auch ohne
Gas auftreten. Kennzeichnend ist aber doch ganz besonders die Gasbildung.

Wer gelernt hat, den *hohlen Ton der stimmgabelartig geschwungenen Pinzette*
beim Schlag auf die Haut richtig zu deuten, wird die *Frühdiagnose* stellen.
Der faulige Geruch der Wunde wird auch bei putrider Infektion ohne Gasbrand
beobachtet (s. u.). Nach dem Gas ist der Brand die wichtigste Erscheinung.
Er beginnt — im Gegensatz zum Gliederbrand auf Grund einfacher Gefäßstörungen — nicht an den Gliedmaßenenden, etwa den Zehen, sondern körpernah in der Umgebung des Infektionsherdes.

Fieber braucht nicht, kann aber vorhanden sein. Der Puls ist stets beschleunigt, oft kommt es zu raschem, gefährlichen Sinken des Blutdrucks. Von ganz
übler Bedeutung ist starke Gelbsucht, verbunden mit Singultus und Erbrechen.
Bei völlig klarem Bewußtsein, ja einer gewissen Euphorie, tritt hier oft überraschend schnell der Tod ein.

Die *Diagnose* ist in schweren, fortgeschrittenen Fällen schon aus den örtlichen Zeichen leicht zu stellen. Im Beginn ist der Stimmgabelnachweis (s. o.),

der Schmerz wichtig. Das Gas ist schon früh auf dem *Röntgenbild* (vgl. Abb. 385) zu erkennen.

Der beste Teil der Behandlung ist auch hier die *Vorbeugung*. Sorgfältige Wundversorgung in der auf S. 574 angegebenen Weise wird den Gasbrand nur selten zum Ausbruch kommen lassen.

Unbehandelt sterben viele dieser Kranken. Am gefährlichsten ist der Gasbrand bei Gefäßverletzungen (Sterblichkeit 60 v. H.), dann folgen absteigend Ober- und Unterschenkel (50—30 v. H.), Ober- und Unterarm (20—10 v. H.).

Der *Verlauf* entscheidet sich meist in wenigen Tagen, sowohl was das Schicksal des Kranken als auch das des Gliedes anlangt.

Die *Behandlung* muß in erster Linie chirurgisch sein. Bei der günstigeren subcutanen epifascialen Form mit den kupferbraunen Hautflecken können manchmal breite quere Einschnitte in die Haut, verbunden mit gründlicher Freilegung und Ausschneidung des absterbenden Wundfleisches bis ins Gesunde hinein das Glied noch retten. Der ganze Schußkanal muß frei zutage liegen. Der ausgebildete Brand des Gliedes und rasches Fortschreiten der Gasentwicklung verlangen die Absetzung des Gliedes, um wenigstens noch das Leben zu erhalten. — Wo soll man absetzen? Grundsätzlich im Gesunden. — Wie soll man absetzen? Nicht mit dem einzeitigen Zirkelschnitt, sondern mit dem zweizeitigen Lappenschnitt des Operationskurses (s. S. 820f.). Danach offene Wundbehandlung, keine Naht!

Die Sauerstoffeinblasung hat versagt und ist durch Sauerstoffembolietodesfälle belastet. Dagegen ist — neben der chirurgischen Behandlung — die Verabreichung des polyvalenten deutschen Anaerobenserums angezeigt.

Ähnlich dem Gasbrand, aber nicht mit ausgebreiteter Gasbildung, verläuft die **putride Infektion.** Erreger: Coli, Proteus, anaerobe Streptokokken, Bacillus fusiformis, Mundspirochäten. So wie sie im Bauch als jauchige Peritonitis, an Gesichtswunden, in Lunge und Pleura auftritt, findet sie sich auch nach schweren Verletzungen gelegentlich an den Gliedmaßen, gekennzeichnet durch ein zunächst serös-hämorrhagisches, später schmutzig grünes, stinkendes Exsudat. Sie führt zum fauligen Brand (s. S. 605).

Das **Erysipel** ist an den Gliedmaßen viel seltener als im Gesicht; meist greift es vom Stamm auf Arm oder Bein über und schreitet nach der Umgebung fort. So häufig das Panaritium an den Fingern ist, so selten kommt hier das Erysipel vor, obschon es an Infektionsgelegenheit nicht mangelt. Häufiger sind kleine Wunden, alte Fisteln, Geschwüre am Unterschenkel die Ausgangsstelle einer rasch sich verbreitenden Rose.

Der klinische Verlauf ist durch hohes Fieber ausgezeichnet, das einsetzt, ehe die eigenartige flammende Rötung, die rasch mit und auch gegen den Lymphstrom fortschreitet, entdeckt wird. In wenigen Tagen kann die Sache abklingen, wenn die Krankheit inzwischen nicht auf den Rumpf übergegriffen hat. Die Drüsen schwellen an, subcutane Abscesse unterhalten bisweilen noch etwas Fieber.

Schwere Streptokokkenphlegmonen am Arm und Oberschenkel, die schnell fortschreiten, ein sulziges Exsudat mit gleichmäßiger Hautrötung (ohne geflammten Rand!) setzen und schließlich zu ausgedehnter Fasciennekrose führen, werden gar leicht mit Erysipel verwechselt. Das kann dem Kranken wegen versäumter zeitiger Entlastung durch Einschnitt zum Verhängnis werden!

Behandlung. Wir sorgen für Hochlagerung, machen kühlende, die Hautspannung mildernde Umschläge mit Borwasser oder essigsaurer Tonerde und legen handbreit oberhalb der äußersten Entzündungsgrenze einen Heftpflasterstreifen um das Glied. Mehrfach hat auch eine Belichtung mit der Quarzlampe die Rose zum Stillstand gebracht: Bestrahlung an drei aufeinanderfolgenden Tagen 10—15 Minuten bei 70 cm Lampenabstand, doch laufen so viele Rotlauferkrankungen der Gliedmaßen in der gleichen Zeit von selbst ab, daß Zurückhaltung geboten ist. Das gleiche gilt von Röntgenbestrahlung. Bewährt hat sich Prontosil (3mal täglich 1—3 Tabletten, in schweren Fällen 4—5 Ampullen je Tag intramuskulär). In der Bekämpfung der Allgemeinerkrankung leisten die Verabreichung von Alkohol sowie intramuskuläre Einspritzungen von Omnadin (jeden 2. Tag eine Ampulle) vielleicht Dienste. Wir legen nach altem Brauch Wert darauf, den Kranken bei leichter Kost zu halten und für offenen Leib zu sorgen, das Herz unter genauer Aufsicht zu halten und je nach Bedarf Analeptica zu verordnen.

Das **Erysipeloid** oder **Pseudoerysipel** ist eine fast ausschließlich an den Fingern vorkommende Infektion, welche beim Arbeiten mit Wildbret, Fischen, Fleisch und Käse vorkommt und deshalb meist bei Fleischern, Wildbrethändlern und Köchinnen angetroffen wird. Als Erreger hat man den Bacillus des Schweinerotlaufs festgestellt. Die Inkubation beträgt 2—4 Tage. Es zeichnet sich durch eine nach dem Körper zu fortschreitende Rötung, mit leichter Schwellung, Hautjucken aus. Die Abgrenzung der blauroten Erhabenheiten ist scharf. Auf die Mittelhand geht die Erkrankung selten über. Das Allgemeinbefinden ist nicht gestört. Unter harmlosen Salbenverbänden klingt die Hautinfektion in einer Woche ab. Mitunter schmerzhafte Schwellungen der Fingergelenke. Bei ausgedehnten und mehr chronisch verlaufenden Erysipeloiden wirkt das Rotlaufserum, das Susserin (auf 10 kg Körpergewicht 1—2 ccm intramuskulär) sehr günstig.

Verletzungen und entzündliche Erkrankungen am Unterschenkel haben in der Regel einen schleppenden Heilverlauf, insofern die Zirkulationsverhältnisse wesentlich schlechter als an den oberen Gliedmaßen sind — wenigstens bei älteren Leuten — und die jüngeren nicht genügend lange Bettruhe innezuhalten pflegen. So verzögert sich die Heilung über Gebühr, und geringfügige Verletzungen geben oft Anlaß zu Weiterungen, wie Lymphangitis und Erysipel, oder sie hinterlassen chronische Geschwüre. (Das Nähere s. S. 609 und vor allem Abschnitt Geschwüre, S. 616.)

Die **Tuberkulose** tritt als *Lupus, Tuberculosis cutis, Scrophuloderma* auf. *Lupus* findet sich an der Hand, dem Unterarm, dem Fuß, mit Vorliebe am Handrücken, den Streckseiten der Zehen und Finger, nicht selten in der Nähe tuberkulöser Fisteln, kann zu Streckkontrakturen der Finger und Zehen, Zerstörung der Sehnen, Absterben von Fingergliedern *(Lupus mutilans)*, zu chronischem Ödem, elephantiastischer Verdickung führen.

Scrophuloderma. An den Gliedmaßen viel seltener als am Hals, aus zerfallenden tuberkulösen Drüsen oder zerfallenden tuberkulösen Lymphsträngen, auch sekundär von tuberkulösen Knochen ausgehend. Die zugehörigen Drüsen sind mehr als bei der Tuberculosis cutis ergriffen.

Als *Tuberculosis verrucosa* — ein flaches entzündliches Infiltrat mit blaurotem Rande und warzenartigen, zum Teil geschwürig zerfallenden Wucherungen, langsam über die Hautfläche sich ausbreitend — finden wir sie bei Ärzten, Tierärzten, Abdeckern, überhaupt Leuten, die mit tuberkulösen Geweben zu tun haben *(Leichentuberkel)*. Echte Impftuberkulose nach Gebrauch unreiner Injektionskanülen.

Behandlung. An den Gliedmaßen kann der Lupus eher energisch operativ angegriffen werden als am Gesicht. Durch Transplantation ist der Verlust zu decken. Sonst die übliche Lupusbehandlung.

Die **Syphilis** als *Primäraffekt* an den Fingern tritt häufig als Paronychia luica mit langsamer, verhältnismäßig schmerzloser Geschwürsbildung, zerfallenden Granulationen, mit Lymphgefäßinfiltration und späterer Drüsenschwellung auf.

Die *tertiäre Form* wird als speckig belegte Rhagade, Paronychie, Psoriasis palmaris, Ulcus luicum serpiginosum oder gummosum oder als Dactylitis luica mit gleichmäßig kupferroter Schwellung der Haut ohne Gelenkbeteiligung angetroffen.

2. Muskeln.

Myositis acuta. Viele der als „akuter Muskelrheumatismus" bezeichneten Muskelerkrankungen beruhen auf hämatogener Infektion. Auch von der Nachbarschaft her kann die Infektion fortgeleitet oder metastatisch verschleppt sein. Meist ist das interstitielle Gewebe, weniger die Muskelfaser selbst ergriffen. Die Infektion führt zu einfach entzündlicher, zuweilen mit dem Verlust von leistungsfähigem Gewebe einhergehender Schwellung *(Myositis fibrosa)* oder eitriger Einschmelzung und Absceßbildung mit nachfolgenden bindegewebigen Narben und Kontrakturbildung.

Erscheinungen. Schmerzhafte Schwellung, entsprechende Kontrakturstellung; allgemeine entzündliche Erscheinungen.

Behandlung. Die im Anschluß an Phlegmonen, offene Verletzungen eintretenden Eiterungen führen zu weitgehender Nekrose des Muskels und sind daher, ebenso wie obenerwähnte Eiterungen, möglichst bald zu spalten. Nur bei kleinen Abscessen und einfacher akuter Myositis pflegt es zur Ausheilung ohne nachweisbare klinische Folgen zu kommen.

Chronische Entzündung der Muskeln ist selten primär, meist fortgeleitet, entweder als intramuskulärer Granulationsherd und Absceß oder infiltrierend im interstitiellen Gewebe mit Zerstörung der Muskelbestandteile (Myositis interstitialis).

Myositis ossificans. Im Anschluß an Knochenbrüche, Verrenkungen, Blutergüsse, Prellungen entsteht, entweder von versprengten Periostfetzen oder durch unmittelbare Umwandlung untergegangenen Muskelgewebes in Knochen (Metaplasie) eine meist längliche Spange spongiösen Knochens. Oft wird sie durch zu frühe mechanische Beunruhigung des Gewebes ausgelöst. Aber auch anlagemäßige Verkalkungsneigung wird beobachtet. Die *Vorbeugung* besteht also in schonender Einrichtung und genügend lange dauernder Ruhigstellung. Die Lieblingsstelle ist der Biceps brachii (Turnknochen), Brachialis internus, nach Ellenbogenverletzungen (Bajonettierknochen), Adductor femoris (Reitknochen), Musculus pectoralis und deltoideus (Exerzierknochen). Besonders häufig finden wir die Myositis ossificans nach Ellenbogenverrenkungen. Die Beschwerden bestehen in Behinderung des Muskels und Gelenkes.

Behandlung. Bildet sich unter strenger Ruhigstellung ohne Massage, ohne Bewegungsübungen die knöcherne Verhärtung nicht zurück (es kann aber ein Jahr darüber vergehen), so muß sie entfernt werden, wenn sie stört.

Die *Myositis ossificans progressiva multiplex* tritt an zahlreichen Stellen auf, zeigt teils vom Periost ausgehende, teils mitten in den Muskeln beginnende Verknöcherungen unter plötzlichen, bisweilen fieberhaften Schüben. Gelegentlich mit anderer Mißbildung vereinigt, entsteht durch fehlerhafte Differenzierung des Mesenchyms. Die ganzen Körpermuskeln, zuletzt die Kaumuskeln, werden befallen (versteinerter Mensch). Nach jahrzehntelangem Siechtum tritt der Tod ein.

3. Sehnen und Sehnenscheiden.

Tendinitis und *Tendovaginitis.* Auf eine Gruppe der eitrigen Entzündungen ist bereits beim Panaritium (s. S. 588) hingewiesen. Die akuten Entzündungen der übrigen Sehnen und Sehnenscheiden treten in der trockenen und exsudativen Form auf. Erstere ist gewöhnlich bedingt durch Überanstrengung, Traumen, letztere durch Infektion, entweder fortgeleitet aus der Umgebung entzündlicher Vorgänge oder metastatisch bei pyämischen und Infektionskrankheiten.

Die *trockene,* nichtinfektiöse *Form,* mit Auflagerungen von Fibrin in der Sehnenscheide einhergehend, führt zur Behinderung der Gleitfähigkeit der Sehne, Reiben bei Bewegungen, sowie Schwächegefühl in dem betreffenden Glied *(Tendovaginitis crepitans),* meist an der Hand, und zwar an den Streckern der Finger und besonders des Daumens, seltener am Fuß, am häufigsten nach ungewöhnlicher Arbeit und Überanstrengung. Beim Bewegen der Sehnen ist deutliches Reiben fühlbar. Seltener tritt das Leiden an der Achillessehne auf (s. S. 565). *Behandlung:* Ruhigstellung.

Häufig verkannt wird die *stenosierende Tendovaginitis* am *Processus styloideus radii,* die den Extensor pollicis brevis und Abductor pollicis longus

betrifft. Sie findet sich vorwiegend bei Hausfrauen, Wäscherinnen usw. mittleren Alters nach länger dauernder Überanstrengung. In hartnäckigen Fällen
offene Durchtrennung des Sehnenscheidenfaches; sonst nur Ruhigstellung und
Druckverband.

Der *„schnellende" Finger* entsteht durch kleine Sehnenverdickungen (Tendinitis hyperplastica) vorwiegend an den Beugesehnen des 3., 4., 1., 2. und
5. Fingers. *Behandlung*: Exstirpation der Verdickung.

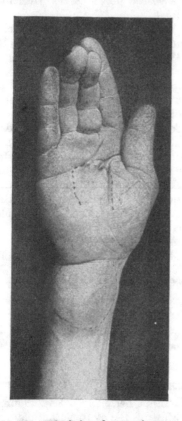

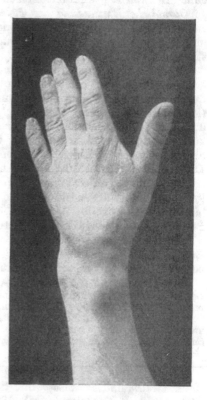

Abb. 386. Tuberkulose der gemeinsamen   Abb. 387. Sehnenscheidentuberkulose der
Flexorensehnenscheide (Zwerchsackhygrom).   Strecksehnenscheide.

Die *exsudative Form* kann serös, serofibrinös oder eitrig sein. Bei virulenter
Infektion pflegt die Eiterbildung in wenigen Tagen einzutreten.

Nur an den Sehnen, die von einer gut ausgebildeten Sehnenscheide, wie
an der Hohlhand, dem Fuß (Achillessehne ausgenommen), Biceps umgeben
sind, hat die exsudative Form etwas Kennzeichnendes. Sonst führt sie schnell
zu diffuser Schwellung der umgebenden Weichteile.

Seröse Entzündungen pflegen meist ohne Funktionsstörungen auszuheilen,
höchstens ist bei größerem Exsudat eine Punktion angezeigt.

Die *gonorrhoische* Sehnenscheidenentzündung geht mit Bildung eines grünlichgelben serösen oder serofibrinösen Exsudates einher, zeichnet sich besonders
durch lebhafte Schmerzen, plötzliches Auftreten und begleitendes Ödem der
Nachbarschaft aus. Die Lieblingsstelle ist Hand- und Fußgelenkgegend.

Bei den serösen, gonorrhoischen Formen zunächst Ruhigstellung, Heißluftbäder, dann vorsichtige Bewegungen. Sulfonamidbehandlung. Die eitrige Form ist nach den Regeln von S. 590 zu behandeln.

Tuberkulose der Sehnenscheiden. Entweder primär hämatogen oder sekundär fortgeleitet von der Nachbarschaft, als rein seröser Erguß oder serofibrinös mit Bildung von *Reiskörperchen* (Corpora oryzoidea) oder als granulierende Form. Exsudat- und Reiskörperchenbildung sind häufig miteinander verbunden. Die seröse Form wird oft für rheumatisch gehalten, wenn andere tuberkulöse Erkrankungen fehlen. In der Hauptsache ist die gemeinsame Sehnenscheide der Fingerbeuger befallen. Es kommt zu Schwellungen im Bereich derselben, die von der Hohlhandmitte bis zum Unterarm reichen, zwerchsackartig eingeschnürt durch das Ligamentum carpi volare *(Zwerchsackhygrom)* sind, Fluktuation, dem durch die Reiskörperchen bedingten Reibegeräusch, Behinderung der Beugefähigkeit. Seltener ist der Sitz am Handrücken oder im Bereich der Peronaei.

Der *Verlauf* ist sehr chronisch. Es kann zum Durchbruch nach außen, Fistelbildung und, nach Entleerung der Reiskörperchen, zur Spontanheilung kommen.

Die *Behandlung* kann bei den erstgenannten Formen versuchsweise abwartend sein (Allgemeinbehandlung, Licht- und Röntgenbehandlung, Einspritzung von Jodoformglycerin). Bei der granulierenden Form gibt die Ausschneidung der ganzen tuberkulösen Massen die besten Erfolge. Nur muß wirklich *alles* Kranke herausgebracht werden. (Blutleere, nicht zu kleine Schnitte!)

4. Schleimbeutel.

Bursitis. Hygrom (Wassergeschwulst). Die *akuten Entzündungen* der Schleimbeutel erfolgen ebenso wie die der Sehnen und Sehnenscheiden entweder auf infektiösem Wege durch unmittelbare Verletzung, oder fortgeleitet von der Nachbarschaft, oder endlich seltener hämatogen, metastatisch. Durch Fortleitung oder unmittelbare Verbindung können die Gelenke sich mitentzünden.

Die adhäsive (pannöse), chronische, seltener die akute Form führt zur Verödung des Schleimbeutels und Funktionsbehinderung, die exsudative (seröse, serofibrinöse oder eitrige) Form zu schneller Auftreibung des Hohlraums, mehr oder weniger starker Beteiligung, Rötung und Schwellung der Haut und benachbarter Teile, nicht selten unter dem Bild einer phlegmonösen Entzündung, verbunden mit Fieber, Bewegungsstörung, kennzeichnender Gelenkstellung.

Behandlung. Bei serösem Exsudat und funktioneller günstiger Gelenkstellung genügt antiphlogistische Behandlung, Punktion. Bei eitrigen Entzündungen muß entweder möglichst bald breit incidiert und drainiert oder, wenn angängig, der Schleimbeutel herausgeschnitten werden.

Die *chronische Entzündung* der Schleimbeutel führt zu Verdickung der Wand mit Zottenbildung, Unebenheiten im Innern, Ansammlung von seröser oder seröshämorrhagischer Flüssigkeit und zur Bildung großer, derber Geschwülste. Die adhäsive Entzündung mit Verödung des Hohlraumes ist sehr viel seltener und fast nur an der Bursa subacromialis, subdeltoidea und der Bursa subachillea beobachtet. Auch Kalkablagerungen können hier vorkommen. Die Ursachen sind meist wiederholte Traumen. Die Lieblingsstellen der exsudativen Form sind die Bursa praepatellaris, die Bursa olecrani, die Schleimbeutel der Kniekehle, seltener die Bursa bicipitoradialis, iliaca und subachillea. In der Schultergegend finden sich nicht weniger als 8 Schleimbeutel, an der Hüfte 14, am Knie 9. Die Feststellung, welcher der erkrankte ist, und ob die Beschwerden überhaupt von einem Schleimbeutel ausgehen, ist an diesen Stellen nicht einfach. Glücklicherweise hat, wie unten ausgeführt, nur ein Teil praktische Bedeutung. Abgesehen von der fehlenden entzündlichen Reaktion der umgebenden Haut ähneln die durch den entsprechenden Sitz des Schleimbeutels bedingten Erscheinungen denen der akuten Entzündung. Die Beschwerden sind wechselnd. Bei akuten Nachschüben kommt es zu Spannungsgefühl, an der *Schulter* und an der *Achillessehne* oft zu heftigen Schmerzen, so daß der Verdacht auf Gelenkerkrankung erregt wird. Chronische Entzündungen können fast ohne alle Beschwerden verlaufen.

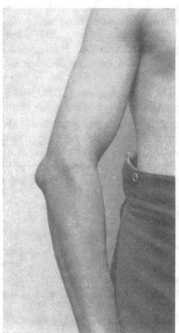

Die *Diagnose* ist bei oberflächlichem Sitz leicht, sonst besteht die Möglichkeit der Verwechslung mit Lipomen, Myxomen, weichen Sarkomen und vor allen Dingen mit kalten Abscessen und Gelenkerkrankungen (s. u.).

Behandlung. Bei den subcutan gelegenen Hygromen ist das schnellste und sicherste Verfahren die Ausrottung, bei den tiefergelegenen kann man, um die eingreifende Operation zu vermeiden, einen Versuch mit Punktion und Jodoformglycerininjektion machen.

Die *Tuberkulose* der Schleimbeutel tritt in denselben Formen auf, wie die der Sehnenscheiden und kann ebenso primär oder, meistens, sekundär durch Fortleitung aus der Nachbarschaft entstehen. Sie verbindet sich häufig mit Knochen- und Gelenktuberkulose und ist gekennzeichnet durch die teigige Anschwellung bei geringer Schmerzhaftigkeit. Viele Hygrome mit Reiskörperchen entpuppen sich als Tuberkulose. Am häufigsten betroffen sind die Bursa poplitea, trochanterica, subiliaca und olecrani.

Abb. 388. Bursitis olecrani. 26 jähr. ♂. (Aus der Chir. Klinik Leipzig – E. PAYR.)

Behandlung. Möglichst frühzeitige Ausrottung oder, falls bei den tiefer gelegenen Schleimbeuteln die Ausdehnung und Verwachsungen zu groß sind und schon Fisteln bestehen, Spaltung und Ausschabung; bei den tiefen exsudativen Formen Punktion und Jodoformglycerineinspritzung. Auch Röntgentiefenbestrahlung kommt in Frage.

Die überaus zahlreichen, an verschiedenen Körperstellen in der Nähe der Sehnen, Knochen und Gelenke vorkommenden Schleimbeutel haben nur zum Teil praktisch chirurgische Bedeutung. Die wichtigsten und die durch sie hervorgerufenen Krankheitserscheinungen sind folgende:

Schulter. Das *Scapularkrachen* (Schulterknarren), d. h. ein bei Bewegungen des Schulterblattes auftretendes Reiben und Knacken, findet oft seine Erklärung in einer *chronischen Bursitis subscapularis* oder *subserrata*. In anderen Fällen wurden Unebenheiten an der Schulterblattspitze oder an den Rippen, manchmal auch richtige Exostosen und auch traumatische Muskelschwielen gefunden. Mitunter liegt nur eine Atrophie der Unterschulterblattmuskeln vor. Nur wo starke Beschwerden ursächlich darauf zurückzuführen sind, kann ausnahmsweise ein operatives Vorgehen notwendig werden.

Der *Bursitis subdeltoidea* begegnen wir in der Praxis recht häufig. Die Hebung und Drehung des Armes ist schmerzhaft, gerade bei der Einwärtsdrehung versagt der Arm fast ruckartig. Am Innenrand des Tuberculum majus ist meist ein äußerst schmerzhafter Druckpunkt; die Schmerzen strahlen nach dem Ansatz des Musculus deltoideus aus. Verwechslung mit einer Schultergelenkentzündung kommt oft vor.

Die Entstehungsursache ist nicht immer klar: bald liegt ein Trauma, bald ein rheumatisches Leiden zugrunde, dann ist die Bursitis wieder vergesellschaftet mit Arthrosis deformans oder mit Gicht. Sie tritt akut und chronisch auf, geht nie in Eiterung über. Das Röntgenbild zeigt bisweilen einen Schatten zwischen Acromion und Tuberculum majus, den wir als Exsudatrest mit Kalkablagerung in der Bursa deuten; in der Regel aber läßt uns das Lichtbild im Stich.

Die chronischen Entzündungen auf traumatischer, rheumatischer und gichtischer Grundlage bleiben für gewöhnlich *nicht* auf die Bursae beschränkt. Die umgebenden Weichteile, wie Kapselansatz, die Sehnenscheide des Biceps, das Periost des Tuberculum majus, der Musculus supra- und infraspinatus sind mehr oder weniger mitbetroffen, mitunter finden sich Kalkablagerungen in der Kapsel, außerhalb der Schleimbeutel, weshalb diese Erkrankungen als *Periarthritis humero-scapularis* (DUPLAYsche Krankheit) bezeichnet worden sind. Manchmal ist der Zusammenhang mit einem Unfall kaum zu leugnen.

Die *Behandlung* hat sich im Anfangsstadium nach der Entstehungsursache zu richten; bei den chronischen Formen ist nach anfänglicher Ruhigstellung auf Abduktionsschiene die Anwendung von Hitze in Form von heißen Duschen, Heißluft, Diathermie, Kurzwellen in Verbindung mit Massage und Bewegungsübungen angezeigt. Bei Kalkablagerungen in der Bursa oder auf der Gelenkkapsel führt die Ausschneidung der Kalkmassen oft mit einem Schlage zum Ziel. Gewarnt muß vor der Mitella oder gar dem Anwickeln des Oberarms an den Rumpf werden; unheilvolle Schulterversteifungen wären die Folge.

Ellenbogen. *Bursa olecrani.* Quetschungen und Quetschrißwunden setzen häufig Hämatome mit folgenden Infektionen an diesem Schleimbeutel. Es sind pralle, schmerzhafte Anschwellungen bei im ganzen freier Bewegung des Gelenkes. Unter einem feuchten Druckverband gehen sie bald zurück. Bei Infektion des Schleimbeutels greift die Eiterung rasch auf die Umgebung über und fordert dann breite Spaltung. Für das Gelenk gefährlich wird die Sache nur, wenn eine Olecranonfraktur dabei ist. Das Gelenk ist festzustellen.

Wiederholte leichte Traumen der Ellenbogenspitzen, wie sie gewisse gewerbliche Arbeiten mit sich bringen (Bergarbeit, Böttcher), führen zur Entwicklung einer *chronischen Bursitis,* mit Erguß und Verdickung der Innenwand mit fibrinösen Auflagerungen und freien Reiskörperchen. Sie sind leicht zu erkennen an der umschriebenen Schwellung, der Fluktuation, dem geringen Druckschmerz und der Spannung beim Ellenbogenbeugen (s. Abb. 388); bei fibrinösen Niederschlägen Knirschen und fühlbare, verschiebliche, derbe Teile unter der Haut. Bei der ausgesprochenen Neigung zu entzündlichen Nachschüben und der Infektionsgefahr ist die Ausschneidung des Schleimbeutels das beste Verfahren.

Außerdem gibt es *tuberkulöse Bursitiden* und gichtische Ablagerungen in der Bursa olecrani, die ebenfalls der Ausrottung zu unterwerfen sind.

Hüftgelenkgegend. Die *Bursa iliopectinea,* zwischen dem Musculus iliopsoas und dem Ligamentum iliofemorale am horizontalen Schambeinast gelegen, steht in vielen Fällen unmittelbar mit dem Hüftgelenk in Verbindung oder ist nur durch eine dünne Schicht von demselben getrennt; sie ist ein hühnereigroßer Schleimbeutel, der sich vielfach an Hüftgelenkerkrankungen und in der Lacuna musculorum gelegenen Abscessen beteiligt. Bei Entzündungen stellt sich das Bein in Beugung, Abduktion und Außendrehung. Die Bewegungsbehinderung ist jedoch nicht so ausgesprochen wie bei Coxitis; daneben kugelige Schwellung an der Vorderseite des Schambeins und nicht selten heftige Schmerzen, die bis in das Knie ausstrahlen (Reizung des Nervus cruralis).

Behandlung. Frühzeitige Ruhigstellung des Gelenks, baldige Punktion.

Bursa trochanterica profunda, unterhalb des Ansatzes des Glutaeus maximus am großen Rollhügel gelegen. Schwellung am oberen Rand des Trochanters und der Außenseite des Oberschenkels. Bein steht in Beugung, Abspreizung und Außendrehung, jedoch sind zum Unterschied von Coxitis Druck auf die Gelenkgegend, Stoß gegen das Bein nicht schmerzhaft.

Bursa trochanterica superficialis, oberflächlich unter der Haut über dem großen Rollhügel gelegen.

Die Bursitis nach Trauma druckschmerzhaft mit geringer Schwellung; die chronische Bursitis mit Erguß, eine länglich ovale fluktuierende Geschwulst, wenig schmerzhaft, die Bewegungen des Beines in keiner Weise beeinträchtigend. Mögliche Verwechslungen mit tuberkulösen Abscessen bei Knochenherden im Trochanter. Die Spaltung hinterläßt oft lästige Fisteln, deshalb Ausschneidung des ganzen Schleimbeutels.

Kniegelenkgegend. Wir unterscheiden 3 vor der Kniescheibe gelegene Schleimbeutel, 1. *Bursa praepatellaris subcutanea,* zwischen Haut und Fascie, 2. *subfascialis,* zwischen Fascie und Vastusaponeurose, 3. *subtendinea,* zwischen Sehne und Kniescheibe. Oft stehen alle drei miteinander in Verbindung, aber nicht mit dem Gelenk. Besonders häufig betroffen ist der subcutane Schleimbeutel, weil die Gegend Verletzungen beim Knien (Dienstmädchenknie) ausgesetzt ist.

Die *akuten, serösen,* nichteitrigen Ergüsse, auch die Blutergüsse, bilden halbkugelige, auf der Kniescheibe liegende Geschwülste, über denen die verdickte Haut keine oder nur geringe Zeichen einer Entzündung bietet. Kniegelenk nicht ergriffen, Bewegungen nur mäßig behindert.

Bei den *eitrigen* Entzündungen ist durch die begleitenden entzündlichen und phlegmonösen Erscheinungen der Nachbarschaft die Schwellung ausgedehnter. Es fehlen aber im Gegensatz zur Eiterung des Gelenkes die Schwellung des oberen Recessus, das Tanzen der Kniescheibe, sowie erhebliche Bewegungsstörungen im Gelenk. Die akuten, eitrigen Bursitiden schließen sich meist an eine Entzündung der sie bedeckenden Haut an, z. B. nach Verletzung, häufiger noch nach einem Furunkel.

Die *chronisch seröse* Bursitis praepatellaris bildet sich durch häufiges Knien, wiederholte Traumen (bei Scheuerfrauen und Hauern in Bergwerken, bei Hausangestellten

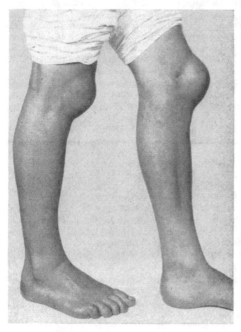

Abb. 389. Bursitis praepatellaris bilateralis. 18jähr. ♂.
(Chir. Klinik Göttingen.)

[housemaidsknee]) die Wand verdickt sich, es kommt zum Erguß einer gelblichen, vielfach durch Blutbeimengungen rötlich oder bräunlich gefärbten Flüssigkeit. Die cystische Geschwulst erreicht oft die Größe eines Apfels. Bei jahrelangem Bestehen und immer neuen Quetschungen bilden sich, wie in der Bursa olecrani, zottenartige Verdickungen der Innenwand, verzweigte, strangartige, bindegewebige Gebilde, die sich wie derbe unregelmäßige Erhöhungen der Vorderfläche der Kniescheibe anfühlen. Zum Unterschied gegenüber der einfach serösen Form bezeichnet man sie als *Bursitis proliferans* oder als *Hygrom.*

Die *Behandlung* mit feuchten antiseptischen Umschlägen und Ruhigstellung ist ausreichend, insofern es sich um eine akute oder subakute seröse Bursitis handelt. Eitrige Formen verlangen breite Spaltung nach den Grundsätzen der Behandlung dieser Entzündung. Bei der chronischen Bursitis und beim Hygrom ist die altväterische Jodbepinselung nutzlos. Man punktiere mit seitlichem Einstich die Höhle und wasche sie mit 3%iger Carbollösung aus oder spritze Jodoformglycerin ein, dann Kompressionsverband und Schienenlagerung für einige Tage. Bei Rückfall und vor allem bei der proliferierenden Form schneidet man den Schleimbeutel mittels eines die obere Hälfte oder die beiden Seitenflächen umkreisenden Schnittes am besten völlig aus. Eine Narbe auf der Kniescheibe selbst muß vermieden werden, weil sie sehr lange schmerzhaft bleiben kann.

Bursa infrapatellaris subcutanea, an der Vorderseite des Schienbeines, ober- oder unterhalb des Ligamentum patellae gelegen, und die *Bursa praetibialis,* zwischen Fascie und Tuberositas tibiae, erkranken verhältnismäßig selten.

Die *Kniekehlencysten* nehmen ihren Ursprung von der Bursa semimembranosa, häufiger aber von der Bursa poplitea, zwischen Musc. popliteus und Tibia, welche — das ist für Diagnose und Behandlung wichtig — meistens mit dem Kniegelenk in offener Verbindung steht. Diese tiefen Cysten können bis zu Faustgröße heranwachsen und sind dann leicht erkennbar; die kleineren Formen aber verschwinden dem Auge bei der Kniebeugung und zeichnen sich bei der Streckung nur sehr ungenau ab.

Die Kranken klagen über ein Spannungsgefühl, das sich bei Anstrengung zu Schmerzhaftigkeit steigert, leichte Ermüdbarkeit beim Gehen und Behinderung im Strecken. Wir haben mehrere Fälle als Vorboten eines Kniegelenkfungus gesehen. Bei allen größeren Cysten wird man die Exstirpation nicht umgehen können, ein Eingriff, der eine tadellose Asepsis voraussetzt.

Fußgegend. An den verschiedensten Stellen und Knochenvorsprüngen können sich durch Druck Schleimbeutel entwickeln, in denen entzündliche Erscheinungen vorkommen.

So finden wir z. B. bei Schneidern an der Außenseite des *Fußes* über dem proximalen Ende des Mittelfußknochens einen solchen überzähligen Schleimbeutel.

Auf die Schleimbeutel und Exostosen als Ursache von *Fußsohlen-* und *Fersenschmerzen* ist bereits auf S. 565 hingewiesen.

5. Lymphgefäße und Lymphdrüsen.

Ein reiches Netz von Lymphgefäßen, deren größere Stämme die Venen umspinnen, durchzieht die Haut; in dauerndem Strome fließt die Lymphe nach den Lymphdrüsen und von diesen weiter dem Herzen zu. Bakterien, Toxine, Leukocyten, einem Entzündungsherd entstammend, werden herzwärts verschleppt und können, durch äußere Umstände veranlaßt oder auch ohne bekannte Ursachen, an jeder beliebigen Stelle entzündungserregend seßhaft werden.

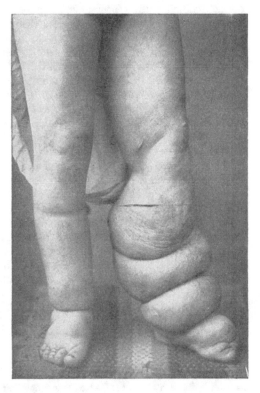

Abb. 390. Elephantiasis beider Beine.

Die *Lymphangitiden* (Lymphgefäßentzündungen) der oberflächlich gelegenen Lymphbahnen kennzeichnen sich als rote, derbe, schmerzhafte Stränge in der Haut, die nach der Kniekehle, der Leistenbeuge, Achselhöhle sich hinziehen. Die Körperwärme steigt rasch an, häufig unter einem beunruhigenden Schüttelfrost, und zwar oft zu einer Zeit, ehe noch die Lymphstränge gerötet sind. Die örtlichen Lymphknoten werden schmerzhaft und schwellen an. In schwereren Fällen geht die Entzündung auf das perivasculäre Gewebe über, führt zur Thrombosierung der anliegenden Venenstämme und zur Eiterung und gibt dann Anlaß zu subcutanen Phlegmonen oder Abscessen.

Die *Behandlung* verlangt sorgfältige Nachschau nach einer vorhandenen Wunde, durchgelaufenen Zehen u. dgl., Behebung einer allenfalls vorhandenen Sekretverhaltung. Das Glied wird mit feuchten Umschlägen umpackt und durch einen Schienenverband ruhiggestellt. Nach 24—48 Stunden pflegt der Entzündungssturm überwunden zu sein. In Fällen schwerster Infektionen kann Querdurchtrennung der Haut und des Unterhautzellgewebes, etwa unterhalb der Leistenbeuge beim Bein, dem Fortschreiten der Infektion ein Hemmnis setzen.

Nach wiederholten entzündlichen Schüben im Bereich der Lymphgefäße, z. B. bei habituellem Erysipel, kann es zu einer Verlegung der Lymphbahnen durch Gerinnungsvorgänge und später Bindegewebswucherung kommen. Die Folgen sind Lymphstauung, u. U. Bildung kleiner Lymphbläschen, Lymphorrhöe und schließlich *elephantiastische Verdickungen* des Gliedes; das Bein ist bevorzugt. Durch Einheilung mehrerer langer Seidenfäden in das subcutane Gewebe nach HANDLEY sind wesentliche Besserungen zu erzielen (capilläre

Drainage). Sind die Muskeln an den Stauungsvorgängen beteiligt, dann muß man die Fäden subfascial legen. Auch breite Keilexcisionen aus Haut und Fascie ohne Naht der letzteren sind mit Erfolg gemacht worden (KONDOLEON). In schwersten Fällen Amputation.

In den Tropen kommt eine *endemische Form* der Elephantiasis vor (E. ARABUM). Sie beginnt meist an einer unteren Gliedmaße unter hohem Fieber, akuter Lymphangitis, die Leistendrüsen schwellen an. Solche Anfälle wiederholen sich oft. Jedesmal bleibt ein stärkeres gallertiges Ödem zurück, bis schließlich Fuß, Unterschenkel oder das ganze Bein, an einzelnen Stellen segmentartig eingeschnürt, wie ein riesiger Zylinder oder Elephantenfuß aussieht. Öfter wird auch das Scrotum in eine ungeheuerliche Geschwulst umgewandelt, während weibliche Genitalien und die Arme viel eher bei der sporadischen Form mitbeteiligt sind.

Lymphadenitis (Lymphdrüsenentzündung). Durch die Lymphgefäße in die Lymphdrüsen verschleppte Keime erzeugen hier in leichteren Fällen einfache Schwellung infolge seröser Durchtränkung der Drüse (Lymphadenitis simplex), in schweren Fällen Abscesse im Innern der Drüse, die unter eitriger Einschmelzung des Lymphknotens auf das umliegende lockere Gewebe (Fettpolster) übergreifen und hier, je nach der Giftigkeit der Erreger, bald langsamer bald rascher zu einer phlegmonösen Infiltration führen. Das Fieber steigt, wird remittierend, die angeschwollenen Drüsen sind nicht mehr einzeln, sondern zum Paket verschmolzen zu fühlen und auf Druck außerordentlich schmerzhaft.

In Fällen schwerer Streptokokkeninfektion, wenn die Schutzkraft der Drüsen versagt oder bei fehlendem Drüsenfilter (z. B. nach früherer operativer Drüsenentfernung) Bakterien und Toxine unmittelbar in die Blutbahn eingeschwemmt werden, setzt die „Blutvergiftung" — Allgemeininfektion — ein.

Behandlung. Bei der leichteren und mittelschweren Form, d. h. da, wo der Entzündungsherd auf *eine* Drüse beschränkt bleibt, darf man unter Ruhigstellung, Umschlägen abwarten und u. U. Drüsenabscesse später durch Stichincision und Absaugen entleeren. Wo aber das periadenitische Gewebe entzündlich infiltriert ist, da spalte man das Gewebe frühzeitig bis auf den Eiterherd in der Drüse.

Die *Entzündung der Drüsen in der Achselhöhle* und *unter dem Pectoralis major* ist oft nicht leicht wegen der versteckten Lage der Drüsen zu erkennen, besonders dann, wenn sie infolge abgeschwächter Infektion erst lange Zeit nach Ablauf der peripheren Entzündung klinische Erscheinungen macht: Schwere im Arm, ziehende Schmerzen, teigiges Achselfett. Auf eine Rückbildung ist nicht zu warten, am besten Freilegung und Eröffnung der Drüse. Auf die *Schweißdrüsenabscesse,* die natürlich auch mit einer Lymphadenitis einhergehen, ist auf S. 584 hingewiesen.

Leicht zu erkennen und operativ leicht zugängig ist die *Lymphadenitis cubitalis,* oberhalb des Condylus medialis humeri.

Bei *Bubo inguinalis* nach Genitalinfektion gelingt es nicht selten, durch Punktion und Einspritzung von Hydrargyrum benzoicum oxydatum oder anderen Mitteln die Drüse rasch zur Einschmelzung und Ausheilung zu bringen. Bei schwereren Fällen werden die Drüsen durch ausgiebigen Schnitt freigelegt und drainiert.

Eine Ausrottung des ganzen Drüsenpaketes ist wegen der späteren Lymphstauung *zu widerraten.* Zudem wird der Körper durch den Verlust der Lymphdrüsen des Filters gegen spätere Infektionen beraubt.

6. Blutgefäße.

Akute *Entzündungen der Blutgefäße* entstehen durch entzündliche Vorgänge der Nachbarschaft oder von der Blutbahn aus. Meist sind die *Venen* ergriffen. Im Innern derselben kommt es entweder zu einfacher *Thrombose* oder zu eitriger Einschmelzung des Blutpfropfs *(Thrombophlebitis)* · mit Absceßbildung, Verschleppung der infektiösen Masse und Absiedlungen. Die Krampfadern des

Ober- und Unterschenkels sind am häufigsten Sitz derartiger Vorgänge und stellen dann dicke gerötete, an einzelnen Stellen abszedierende Stränge dar. Bei oberflächlicher Lage der Venen ist die Erkennung leicht, bei tieferer Lage sind oft nur das stärkere Ödem des Gliedes, Schmerzhaftigkeit und Fieber nachzuweisen.

Behandlung. Bei einfacher, sog. spontaner, nichtinfektiöser Thrombose des Beines legen wir sofort einen Varicosanverband von den Zehen bis ins obere Drittel des Oberschenkels an und lassen den Kranken in leichteren Fällen sogar aufstehen. Schwerere Fälle bleiben mit diesem Verband im Bett. Bei allen infektiösen Thrombosen und natürlich erst recht bei deutlichen phlebitischen Erscheinungen ist vollkommene Ruhe für 2—3 Wochen notwendig. Bei eitriger Einschmelzung der Thromben, drohender Verschleppung ist der Hauptvenenstamm körpernah zu unterbinden. Allenfalls Spaltung eines Abscesses.

Die *Phlegmasia alba dolens,* die Thrombophlebitis der Vena femoralis, ist am häufigsten im Anschluß an *puerperale* Erkrankungen. Ödematöse Schwellungen des Beines, elephantiastische Verdickungen bleiben auch hier nicht selten zurück (s. S. 603).

Die *eitrigen Erkrankungen der Arterienwände* sind sehr viel seltener, meist bei Verletzungen und Schädigungen durch ein Drainrohr, nichtaseptischen Unterbindungen oder bei infektiösen Embolien. Die erste Erscheinung ist nicht selten die eintretende arterielle Blutung, welche die Unterbindung am Orte der Verletzung und am nächsthöheren Orte der Wahl erfordert.

Bei *Arteriosklerose* und vor allem bei *luischen Gefäßveränderungen* können sich Aneurysmen durch Ausbuchtung der Wand entwickeln *(Aneurysmata vera).* Meist sind die größeren Arterien in der Kniekehle, unterhalb des Leistenbandes, seltener in der Gesäßgegend, der Achselhöhle betroffen. Unterschenkel, Fuß, Unterarm werden kaum ergriffen.

Erscheinungen: Pulsation der Geschwulst, Verlangsamung der peripheren Pulswelle, Schwirren über der Geschwulst, Schmerzen und Parästhesien durch Druck auf die Nerven und das Periost. Die Entwicklung ist meist eine sehr langsame; plötzliche Umfangszunahme deutet auf Berstung des Sackes hin.

Behandlung besteht bei nicht zu weitreichender Gefäßveränderung in Resektion des erkrankten Teiles und Gefäßnaht, allenfalls mit Venenimplantation, sonst in Unterbindung ober- und unterhalb, Spaltung des Sackes, Unterbindung der einmündenden Gefäße. Manches Glied muß geopfert werden!

Nekrose, Gangrän. Infolge von *Arteriosklerose* und *Arteriitis obliterans* (Lues?), besonders in Verbindung mit *Diabetes,* kommt es bei älteren Leuten zu Ernährungsstörungen an den unteren Gliedmaßen, die bei zunehmender Verlegung der Arterienlichtung mit Thrombenbildung zur *Nekrose* bzw. *Gangrän* führen *(Gangraena senilis).* Allerlei unangenehme Störungen, wie Kältegefühl, Parästhesien und sogar lebhafte Schmerzen pflegen oft lange Zeit vorauszugehen *(intermittierendes Hinken, Dysbasia angiosclerotica).* Man findet die Erscheinungen besonders bei älteren Männern, die nach kurzem Gehen unter dem Gefühl der Kälte und des Taubseins hin und wieder stehen bleiben müssen, bis Schmerzen und Parästhesien vorüber sind. Nach jahrelangen vorbereitenden Erscheinungen tritt eines Tages unter Bildung einer schwarzen Stelle oder einer Blase an den Zehen das Absterben der Gewebe ein, das in trockener Form langsam fortschreitet, Necrosis sicca (trockener Brand, Mumifikation). Bei Hinzutreten von Infektionserregern wird unter Bildung eines matschigen, stinkenden Gewebszerfalles schnell ein größerer Gliedabschnitt befallen, es kommt zu septischen Erscheinungen, Necrosis humida (feuchter Brand, Gangrän). Kleine Verletzungen beim Schneiden der Nägel oder der Hühneraugen sind oft die letzte Veranlassung. (Jugendbrand s. u.)

Bei der *embolischen* Verstopfung der Arterie entsteht unter blitzartigen, heftigen Schmerzen plötzlich eine Unterbrechung der Blutzufuhr zu den körperfernen Teilen. Sie äußert sich in einer Anämie, der bald Cyanose und dann Nekrose der betreffenden Teile folgt. Die häufigste Ursache ist die Mitral-stenose; der Embolus stammt hierbei aus dem linken Vorhof. In diesen Fällen hat die Arteriotomie mit Ent-fernung des Embolus *(Embolektomie)*

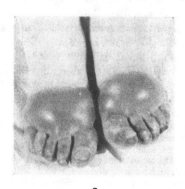
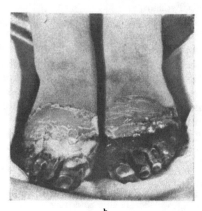

a   b

Abb 391. Sog. feuchter Brand nach Erfrierung bei einer 37jährigen Geisteskranken. a) bei Einlieferung, b) 18 Tage später zum Zeitpunkt der sog. Demarkation. (Chir. Klinik Breslau.)

aus der am häufigsten betroffenen Arteria femoralis das Glied widerholt gerettet. Der Eingriff ist angezeigt, wenn Schmerzen und Anämie nicht nach 3—4 Stunden von selbst zurückgehen. Später als 12 Stunden nach dem Anfall ist die Operation aussichtslos. Also *sofort* Chir-urgen zur Entscheidung zuziehen!

Nach *unspezifischen Injektionen* (Cam-pher, Digalen, Jodoformglycerin, hyper-tonische Kochsalzlösung) in der Nähe großer Gefäße ist wiederholt Gefäßthrombose und Nekrose beobachtet worden. Also nie Ein-spritzungen in der Nähe wichtiger Arterien!

Auch anhaltende *Gefäßspasmen* können Veranlassung zur sog. Spontannekrose geben, z. B. bei der RAYNAUDschen Krankheit, welche die Finger, seltener die Ohren oder Nasenspitze befällt (s. Abb. 393). Ihre Ur-sache ist unbekannt, auch wenn sie sich ausnahmsweise an Rückenmarksleiden (Tabes, Syringomyelie, Tumor) anschließt. Das Leiden befällt fast ausschließlich Mädchen und Frauen, oft sind sie anämisch, nervös. In leichteren Fällen kommt es nur zum anfallsweisen Blaß-werden der Finger (mit Kribbeln, Taubsein),

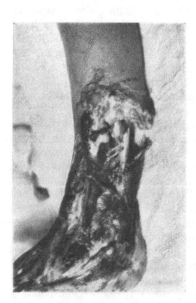

Abb. 392. Feuchter Brand nach Bärenbiß. (Chir. Klinik Breslau.)

in schweren zum Brand, der oft symmetrisch ist. Behandlung s. u. Es sei hier auch an den *Ergotismus*, die Mutterkornvergiftung, erinnert. So sind nach längerer *Gynergen*darreichung (bei Basedow) schwere spastische Zustände mit Teil-nekrosen vorgekommen. Auch die Carbol- und Lysolgangrän sei hier noch einmal angeführt.

Ein besonderes, in seinen letzten Ursachen noch nicht geklärtes Krankheitsbild bietet der sog. *spontane Gliederbrand der Jugendlichen*. Es läuft im Schrifttum unter verschiedenen Bezeichnungen, wie Endarteriitis, Endangitis, Thromboangitis obliterans oder BUERGERsche *Krankheit*.

Pathologisch-anatomisch handelt es sich um eine (entzündliche ?) Gefäßwanderkrankung, bei der subintimale Gewebswucherungen die Lichtung, vornehmlich der Arterien, immer mehr einengen und schließlich zu sekundären thrombotischen, das Gefäß völlig verschließenden Krankheitsvorgängen führen.

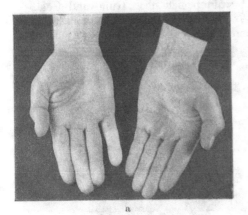 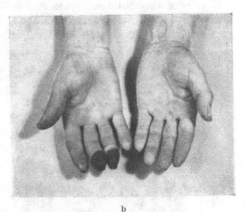

Abb. 393 a und b. RAYNAUDsche Krankheit. a Anfall von vasospatischer Ischämie (,,weiße'' Finger), b trockener Brand zweier Fingerspitzen. (Chir. Klinik Breslau.)

Klinisch äußert sich die im Osten Europas häufige, aber auch bei uns nicht so seltene Krankheit anfänglich in Kältegefühl der Füße, nächtlichen Gefäßschmerzen, Empfindlichkeit gegen Kälte und Nässe. Bald reicht die arterielle Blutversorgung nur noch in der Ruhe aus. Beim Gehen zwingt der bei der Muskelarbeit zunehmende, aber nicht mehr befriedigte Blutbedarf, die Leute schon nach 100 oder 200 m stehen zu bleiben (Wadenkrampf), kurz auszuruhen, um dann wieder nur ein kurzes Stück gehen zu können (,,*intermittierendes Hinken*''). Eines Tages kommt es zu kleinen, nicht heilenden Geschwüren oder Nekrosen, besonders an den Zehen mit allmählich unerträglich werdenden Schmerzen und Unvermögen, die Gliedmaßen zu gebrauchen. Die Vorhersage ist auf die Dauer meist ernst, werden ja im Laufe der Zeit nicht selten auch andere Gefäßbezirke (gelegentlich Erscheinungen in den oberen Gliedmaßen, häufig Erscheinungen von seiten der Kranzgefäße des Herzens, öfter auch von seiten der Hirngefäße) befallen.

Für die *Diagnose* sind entscheidend: männliches Geschlecht, jugendliches Alter (20—45 Jahre), kalt sich anfühlende Zehen und Füße, stark (bis auf 26—28⁰) erniedrigte Hauttemperaturen im Bereich des Vorfußes, Kreislaufstörungen an den Zehen, Unerträglichkeit jeglicher Hochlagerung (wegen Zunahme der Ischämie) bei Ausschluß von peripherer Arteriosklerose (Röntgenbild des Fußes) und Lues (Wa.R.).

In seltenen Zweifelsfällen mag einmal für die Diagnose und vor allem für die Ausdehnung des Leidens die Arteriographie (mit Trijodstearinäthylester) angezeigt sein.

Gewisse *Einzellähmungen* bei *Jugendlichen* seien hier noch erwähnt, mit langsamem Beginn der Erscheinungen unter zeitweiser Besserung, bei einem Krankheitsbild, das sich oft über Jahre erstreckt. Sie sind nicht durch periphere Gefäßverschlüsse, sondern solche der Art. carotis interna bedingt und werden oft unter der unsicheren Diagnose „*Hemiplegie*" ihrem Schicksal überlassen, obwohl sie unter Umständen geheilt werden könnten, wenn man das Leiden richtig deutet. Eine genau erhobene Vorgeschichte und die Arteriographie können die Lage klären, die periarteriale Sympathektonie oder die Entfernung der Halsganglien eine weitgehende Besserung herbeiführen.

Die *Behandlung* der übrigen arteriellen Zirkulationsstörungen ist im allgemeinen keine dankare. Immerhin wird man, da stets die Amputation, oft genug doppelseitig, droht, alles versuchen, um das Verhängnis aufzuhalten. Die Zahl der angepriesenen Mittel steht in umgekehrtem Verhältnis zur Sicherung des Erfolges. Am meisten bewähren sich noch Ruhe und Gefäßerweiterung durch Wärme (Heißluft, Wechselbäder, Diathermie, Kurzwellen [Vorsicht!]). An Mitteln sind empfohlen Padutin — wir haben wenig Erfolg

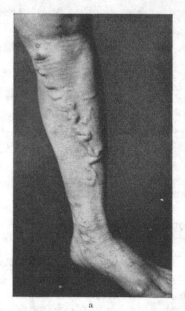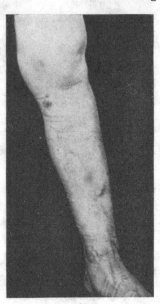

Abb. 394a u. b. a Varicen. Vor der Einspritzung. b Der gleiche Fall. 17 Tage nach einmaliger Einspritzung von 110 ccm Varicosmon. (Chir. Klinik Göttingen.)

davon gesehen — Eupaverin, Telatuten, männliche Keimdrüsenhormone, wie Testoviron usw. Gelegentlich wirken intravenöse Infusionen hypertonischer Salz- und Zuckerlösungen (2—300 ccm $2\frac{1}{2}$%iger Kochsalzlösung, 2—300 ccm 5,4%iger Traubenzuckerlösung) gefäßerweiternd. Auch die Saugbehandlung (Einbringung der Gliedmaße in einen luftdicht abgeschlossenen Glaszylinder mit herabgesetztem Luftdruck) wirkt gelegentlich ausgesprochen schmerzlindernd und bessernd.

Im übrigen hängt die Behandlung wesentlich von der Grundkrankheit und dem örtlichen Befund ab.

Das sicherste Mittel, eine Mehrdurchblutung auf operativem Wege zu erreichen, sind *Eingriffe am Sympathicus*. Die periarterielle Sympathektomie führt im allgemeinen nur zu vorübergehenden Erfolgen, dagegen kann durch cervicale oder lumbale *Resektion* des entsprechenden Abschnittes *des Grenzstranges des Sympathicus* eine Mehrdurchblutung erzielt und damit gelegentlich schlagartig eine Besserung und ein länger dauernder Erfolg erzielt werden. Das Ausmaß des Erfolges hängt ab vom Zustand der Gefäße zum Zeitpunkt der

Operation. Es ist daher angezeigt, den voraussichtlichen Erfolg der Sympathicus-operation vorher durch eine Novocainausschaltung zu erproben. Am günstigsten ist die Sympathicusoperation bei der RAYNAUDschen Krankheit, doch sind auch bei der BUERGERschen Erkrankung zum mindesten länger dauernde pallia-tive Erfolge in einer größeren Zahl von Fällen erzielt worden. Bei arterio-sklerotischen Störungen ist der Eingriff nicht angezeigt.

Bei *trockenem Brand*, ohne Störung des Allgemeinbefindens, kann die Abrenzung abgewartet und die Amputation im hinreichend durchbluteten Gewebe vorgenommen werden. Bis dahin ist durch *trockene*, antiseptische Ver-bände zu versuchen, den Eintritt des feuchten Brandes zu verhindern.

Bei *feuchtem Brand* muß möglichst bald, und zwar möglichst hoch oben an dem betreffenden Glied abgesetzt werden. Die Erfolge sind lange nicht so günstig wie bei dem trockenen Brande, wo in 50 v. H. primäre Heilung der Amputationswunde erzielt wird.

Das *Aneurysma cirsoides, Aneurysma arteriale racemosum* sind an den Gliedmaßen seltene Erkrankungen, ebenso die *Phlebarteriektasie.* Letztere beginnt mit einer Er-weiterung der Arterien und Capillaren und greift dann auf die Venen über, von der Peripherie aus fortschreitend. Wegen der lästigen Beschwerden, der Verblutungsgefahr, ist zuweilen die Amputation nötig.

Varicen *(Krampfadern, Kindsadern).* Unter den chronischen Erkrankungen der *Venen* nimmt die *Krampfaderbildung* die erste Stelle ein. Ältere Leute sind häufiger als jugendliche betroffen. Schwache Unterschenkelmuskeln, Platt-füße, langes Stehen begünstigen die Entwicklung des Leidens, das in einer angeborenen, vielfach vererbten Schwäche der Venenwand bei konstitutioneller Bindegewebsschwäche begründet ist. Durch den Druck der Blutsäule kommt es nach anfänglicher Hypertrophie der Wand zum Schwund der elastischen Gewebe und der Muskeln der Venen sowie zur Schlußunfähigkeit der Klappen. Alle den Abfluß des Blutes behindernden Umstände wirken verschlimmernd (Schwangerschaft, große Bauchgeschwülste, Bauchwassersucht, andauerndes Stehen). Die weitere Folge ist dann Ausweitung der Venenwand, Schlängelung, Bildung einzelner großer Knoten oder kleinerer, verbreiteter Venenstämme in und unter der Haut. Gewöhnlich ist nur das oberhalb der Fascie gelegene Gebiet der Vena saphena ergriffen, seltener das unter derselben gelegene. Durch die Blutstauung kommt es zu Ödemen am Unterschenkel und Fuß; die Verlang-samung in den Buchten und Taschen der Krampfadern, die bis zur Stase führen kann, und die Umkehrung des Blutstroms in den Krampfadern beim stehenden Kranken, die Versorgung der Gewebe mit sauerstoffarmem Blut, führen zu chronischen, außerordentlich hartnäckigen Ekzemen, zu Ernährungs-störungen der Haut und Geschwüren (s. Ulcus varicosum S. 617). Hand in Hand damit kommt es an einzelnen Stellen der Venenwand zu hochgradiger Verdünnung der Wand, bis sie schließlich platzt und zu einer mehr oder weniger starken Blutung nach außen führt.

Die tiefen, unter der Fascie gelegenen Varicen, die man nicht sehen, höchstens aus einer leichten teigigen Schwellung des Gliedes in der Knöchelgegend nach längerem Aufsein ahnen kann, machen oft stärkere Beschwerden als die oberflächlichen: bohrende, manchmal der Ischias ähnliche Schmerzen im Ober-und Unterschenkel, oft richtige Wadenkrämpfe („Krampfadern"). Auch die tieferen Varicen können bersten, spontan oder nach Anstrengungen; wenn die oberflächlichen Krampfadern unter der Haut bersten, kommt es zu jenen bräunlichen Pigmentierungen, die man so häufig an den Beinen Krampfader-kranker sieht.

Die *Erkennung* der oberflächlichen, an der Innenseite des Oberschenkels gelegenen, verdickten und geschlängelten Venen und Venenknoten ist leicht.

Sie schwinden bei Hochlagerung des Beines und bleiben bei Kompression des oberen Venenstammes auch bei hängendem Bein und aufrechter Körperstellung fort, wenn eine Insuffizienz der Klappen die Hauptursache ist (TRENDELEN-BURGsches Zeichen). Die subfascialen Varicen sind nur aus den mittelbaren Krankheitszeichen zu erkennen.

Für die mit Krampfadern Behafteten kann die rezidivierende *Thrombophlebitis* sehr lästig, ja sogar lebensgefährlich werden. Veranlassung bilden geringe äußere Verletzungen, von den Zehen fortgeleitete Lymphgefäßentzündungen oder andere entzündliche Vorgänge, die auf die Venenwand übergreifen. Daneben gibt es eine sog. *marantische Thrombose* als Folge einer Blutstromverlangsamung bei allgemeiner Störung des Kreislaufs durch Herzschwäche.

Die thrombosierten und entzündeten Venen fühlt man als harte, oft sehr schmerzhafte Knoten oder Stränge, die Haut darüber leicht gerötet, Ödem in der Umgebung; bei Thrombose der Vena femoralis hochgradiges Ödem des ganzen Beines, Temperatur etwas erhöht. Bewegungen schmerzhaft bei einem Gefühl von „Bleischwere" im Bein.

Über dem Kranken schwebt die Gefahr der *Lungenembolie*. Abbröckelnde Blutpfröpfe, wie sie etwa durch eine heftige Bewegung gelöst oder von selbst durch eitrigen Zerfall zustande kommen, verschleppt der Blutstrom nach dem rechten Herzen und von da in die Lungenarterien. Hier erzeugen sie einen hämorrhagischen Infarkt größerer oder kleinerer Lungenabschnitte oder oft schlagartig den Tod. Dabei muß allerdings festgestellt werden, daß die zu Lebzeiten erkannten und behandelten entzündlichen Thrombosen viel seltener zur Embolie führen als die heimtückischen, tiefgelegenen blanden und nicht erkannten.

Behandlung. Vorbeugend bei jungen Leuten mit Anlage zu Krampfadern Vermeidung eines Berufes, der langes Stehen erfordert. Bei mäßiger Ausbildung Einwicklung mit Trikotbinden, Gummistrümpfe, Strümpfe aus trikotartigem Gewebe (Occultastrümpfe). Varicosanverbände, Elastoplastverbände nur ratsam bei nichtekzematöser Haut. Bei ausgebildetem Leiden oder stärkeren Beschwerden Operation, und zwar bei positivem TRENDELEN-BURGschen Zeichen Unterbindung der Saphena vor ihrer Einmündung in die Vena femoralis, allenfalls mit Ausschneidung des ganzen Venengebietes der Saphena am Ober- und Unterschenkel, wo durchführbar, nach BABCOCK. Nach unserer Erfahrung stehen 75 v. H. guten Enderfolgen 25 v. H. Mißerfolge gegenüber. Rückfälle häufig, indessen in der Regel für die Leistungsfähigkeit belanglos.

In neuester Zeit gewinnt die *künstliche Verödung* der Krampfadern nach dem Verfahren von LINSER immer mehr Anhänger.

Wir bedienen uns hochprozentiger Zuckerlösungen *(Varicosmon)*. Die Behandlung beginnt mit der Stauung des einzuspritzenden Gliedes (Aufblasen des KIRSCHNERschen Apparates auf 100 mm Hg). In die nun prall gefüllte Vene führen wir die Hohlnadel ein, lassen vorübergehend die Luft aus der Manschette entweichen und blasen nunmehr rasch die Abschnürvorrichtung auf 200—300 mm Hg (je nach Muskelstärke und Fettpolster) zur Blutleere auf. Es folgt die Einspritzung von 5—40 ccm Varicosmon in die fast leere Vene. Nach 3—5 Minuten Entfernung der Blutleere. Wickeln mit elastischer Binde. Wir führen die Behandlung ambulant durch. Außer einer leichten Periphlebitis haben wir nachteilige Folgen bisher nicht erlebt. Nach 8—14 Tagen kann die Einspritzung, wenn nötig, an anderen Stellen des Beines wiederholt werden. Als Gegenanzeichen gelten Herzfehler, Hypertonie mit Plethora, Nephritis, frische und subakute Phlebitis, eiternde Unterschenkelgeschwüre und Schwangerschaft.

Die *Thrombophlebitis* erfordert Ruhigstellung und Hochlagerung des Beines in einer VOLKMANNschen Schiene, kühlende Umschläge mit essigsaurer Tonerde. Zu frühes Aufstehen und Bewegung hat Rückfälle zur Folge. Warme

Bäder sind zu unterlassen, Massage wäre ein verhängnisvoller Kunstfehler. Zum Aufstehen Varicosanverband.

Die **Blutstockung der oberen Gliedmaßen,** nicht ganz zutreffend auch *Claudicatio intermittens venosa* (von claudio = hinken) genannt, ist ein seltenes, vorwiegend bei Kranken jugendlichen und mittleren Alters beobachtetes Leiden. Es beginnt meist ziemlich plötzlich und entwickelt sich innerhalb weniger Tage oder gar nur Stunden auf den Höhepunkt. Gelegentlich werden eine Gewalteinwirkung oder Überanstrengung, eine ungeschickte Bewegung als Ursache angegeben.

Erscheinungen. Stauung der Blutadern an Oberarm, Brust und Schulter, Schwellung und bläuliche Verfärbung des Armes, Schweregefühl, keine besonderen Schmerzen (Abb. 395).

Die *Ursachen* sind nicht einheitlich. Mitunter finden sich bei operativer Freilegung Veränderungen an den Venen (V. axillaris, subclavia), wie Thrombose, blande Entzündung, Geschwulstabsiedlung, Gefäßspasmus, Fascienstränge, Callusmassen bei Schlüsselbeinbruch, in anderen Fällen ließen sich aber keine mechanischen Ursachen nachweisen.

Die *Behandlung* hat zunächst in Ruhigstellung und Hochlagerung zu bestehen; allenfalls operative Freilegung und Beseitigung eines mechanischen Hindernisses.

7. Nerven.

Der *Tetanus (Wundstarrkrampf)* tritt in Friedenszeiten selten auf, obwohl die feinen, schlanken Stäbchen mit den Köpfchensporen, die ihn erzeugen, außerordentlich weit verbreitet allerorten in der Erde, besonders in gedüngtem Garten- und Ackerland, bis zu 30 cm Tiefe, und im Straßenstaub, Pferdemist vorkommen. Von den Haustieren erkranken besonders Pferde, aber auch Rinder, Schafe, Hunde. Beim Menschen entwickelt sich der Starrkrampf im Anschluß an Verletzungen, besonders solche, die mit

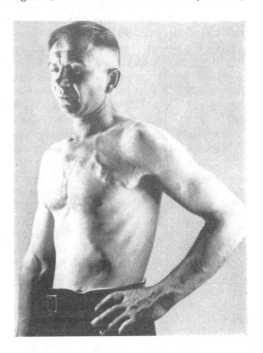

Abb. 395. Blutstockung im linken Oberarm. In wenigen Stunden entstanden. Auf Ruhigstellung rasche weitgehende Besserung. (Chir. Klinik Göttingen.)

schweren Gewebszertrümmerungen einhergehen; aber auch der Holzsplitter einer Kegelbahn, Frostbrand nach Erfrierungen können ihn hervorrufen. Wunden der unteren Gliedmaßen sind besonders gefährdet.

Nach einer Inkubationszeit von 1 Tage bis zu 8 Wochen und mehr tritt zunächst eine eigentümliche Starre und krankhafte Zusammenziehung der Muskeln in der Nähe der Verletzung auf, gelegentlich auch Zuckungen im verletzten Glied. Vorausgehende Allgemeinerscheinungen (Kopfschmerzen, Mattigkeit) werden selten beobachtet. Nach wenigen Tagen folgt dann die tonische Muskelstarre, zunächst Trismus (Kiefersperre und Gesichtsmuskelstarre), sodann Nackenstarre und tetanische Zuckungen an den Gliedmaßen, ausgelöst durch die leisesten äußeren Reize. Die schweren tetanischen Krämpfe der Rumpfmuskeln können sogar zu Wirbelbrüchen führen. Fieber bis 41°. Der akute Tetanus verläuft innerhalb weniger Tage unter Übergreifen auf die Atemmuskeln tödlich, der chronische (gewöhnlich fieberlos verlaufend) kann ausheilen, ebenso wie die seltene Form des örtlichen, auf Arm oder Bein beschränkten Starrkrampfes und der Kopftetanus.

Die Giftstoffe des Tetanusbacillus werden von der Bildungsstätte (Wunde) wahrscheinlich auf den Lymphbahnen des Peri- und Endoneuriums weitergeführt und in den motorischen Zentren des Rückenmarks und der Medulla oblongata verankert.

Die *Sterblichkeit* ist hoch. Von den in der ersten Woche nach der Infektion Erkrankten sterben 90 v. H., in der zweiten Woche 80 v. H. und unter 14 Tagen immer noch mehr als die Hälfte! Die Sterblichkeit der trotz vorbeugender Serumbehandlung ausgebrochenen Krankheit ist nur etwa halb so groß.

Den Erfolgen der *Behandlung* stehen wir zurückhaltend gegenüber. Der beste Teil ist die *Vorbeugung! Jede erdbeschmutzte Wunde und jede Wunde mit eingedrungenem Fremdkörper (Holzsplitter) soll nicht nur ordnungsmäßig gründlich gereinigt, ausgeschnitten oder mindestens tüchtig mit Jod ausgepinselt, jede zerfetzte Muskeltrümmerwunde nach den S. 574 dargelegten Grundsätzen behandelt werden, sondern es werden vorbeugend sofort 3000 Antitoxineinheiten eines deutschen Serums, bei schweren Gewebsschäden 12 500 Einheiten subcutan eingespritzt.* Die Unterlassung kann unter Umständen als Kunstfehler aufgefaßt werden und zur Verurteilung des Arztes führen!

Vielleicht gehört die Zukunft der aktiven Immunisierung. In den letzten Jahren ist es nämlich gelungen, ein Gegengift *(Tetanusanatoxin)* gegen das Wundstarrkrampfgift herzustellen. Durch Einspritzung von kleinen Mengen des Anatoxins, die in kurzen Abständen 2—3mal wiederholt werden muß, kann man einen über viele Jahre dauernden Schutz gegen Wundstarrkrampfinfektion erreichen, ähnlich der Pockenschutzimpfung.

Wenn der Kranke durch frühere Pferdeserumeinspritzungen, z. B. wegen Diphtherie, bereits zur aktiven Antikörperbildung gekommen ist, kann die neue, vorbeugende Serumeinspritzung sehr ernste Gefahren heraufbeschwören: den *anaphylaktischen Schock.* Aber auch eine Sensibilisierung durch Pferdemilch, Pferdeschuppen u. dgl., die im Einzelleben erworben ist, kann einmal die Grundlage für den Schock abgeben. Die Schwere des Schockes ist abhängig von der Menge, Art und Schnelligkeit der Einspritzung. Deshalb ist die Serumspritzung bei gefährdeten Kranken in Abständen vorzunehmen, möglichst auch mit einem anderen Serum (Rinderserum). Ungefährlich scheint auch die Einspritzung des gleichen Serums zu sein, wenn sie in Narkose vorgenommen wird. Der Kranke muß nach der Einspritzung mehrere Stunden in ärztlicher Beobachtung bleiben, da sonst bei Eintritt des Schocks der Arzt mit dem einzig wirksamen Calcium- und Adrenalineinspritzung zu spät kommt.

Vom anaphylaktischen Schock zu trennen ist die *Serumkrankheit*, die nicht innerhalb der ersten Stunden nach der Einspritzung eintritt wie der Schock, sondern erst nach 6—9 Tagen, wenn Antikörper vorhanden sind. Sie verläuft mit ihrem Juckreiz, der Urticaria und Erbrechen, die mit Fieber verbunden sind, meist harmlos und kann durch Calciumbehandlung gut beeinflußt werden. Sie hinterläßt Antikörperschwund und Desensibilisierung.

Die Fälle *tödlicher* Erkrankung an Starrkrampf trotz vorbeugender Einspritzung sind sehr selten, gelegentlich kommen dagegen *leichte* Formen trotz einmaliger Gabe der üblichen Schutzdosis vor. Die Unempfänglichkeit nach vorbeugender Antitoxineinspritzung ist nämlich auf höchstens 12 Tage bis 3 Wochen beschränkt. Deshalb wird empfohlen, bei starker Gewebszertrümmerung und langdauernder Eiterung die Schutzimpfung nach 2 Wochen zu wiederholen, allenfalls mit Rinderserum.

Beim *Ausbruch des Starrkrampfes* beginnt man sofort mit der Einspritzung großer Mengen der neueren eiweißarmen hochwertigen Heilseren, die man am besten gleichzeitig intralumbal, intravenös und intramuskulär verabreicht.

Nach Ablassen einer der Serummenge entsprechenden Liquormenge spritzt man zwischen den 3. und 4. Lendenwirbel in den ersten 6—7 Tagen täglich 30—50000 AE. intralumbal, die gleiche Menge je zur Hälfte intravenös und intramuskulär.

Vor allem muß nachgeholt werden, was ursprünglich versäumt wurde: die Ausschaltung des Infektionsherdes durch operative Wundversorgung, u. U. auch der Narbe. Bei den schweren Krampfzuständen, die durch den Zwerchfellkrampf bis zur Erstickung führen, kommt man ohne hohe und wiederholte Dosen von Betäubungsmitteln nicht aus. Bewährt haben sich Gaben

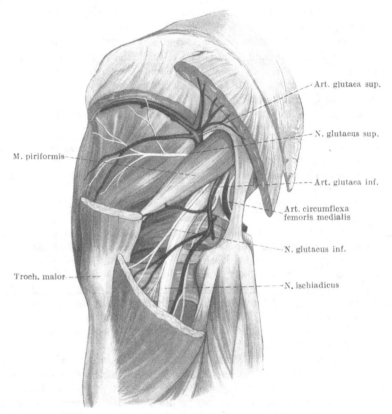

Abb. 396 Nerven und Gefäße der Glutäalgegend.

von Magnesiumsulfat: täglich 1—2 mal 50 ccm einer 20%igen Lösung subcutan; es wirkt muskelerschlaffend, anästhesierend und schlaferzeugend. In neuerer Zeit hat langdauernder Avertinschlaf (rectale Eingießungen [0,05 bis 0,08 g je Kilogramm Körpergewicht], wiederholt gegeben) Erfolge erzielt.

Über *Tetanie* (nicht zu verwechseln mit Tetanus!, eine Folge der Schädigung bzw. des Ausfalls der Epithelkörperchen), s. den Abschnitt Nebenschilddrüsen S. 192.

Neuralgie des Armes. Druck von Tumoren (carcinomatösen Drüsen, Halsrippen usw.) auf den Plexus, spondylitische Erkrankungen, welche irgendwie die Wurzeln beeinträchtigen, rheumatische und syphilitische Perineuritiden sind die häufigsten Ursachen für Armneuralgien. Außerordentlich quälend können die nach Schußverletzungen, seltener Knochenbrüchen, auftretenden Neuritiden sein. Die sog. Beschäftigungskrämpfe (Schreib-, Klavierspieler-, Melker-, Schusterkrampf usw.) sind nicht einer Nervenerkrankung (Neuritis) zuzuzählen, sondern beruhen wohl primär auf Myositis (Schmerzhaftigkeit an den Muskelansätzen) und Tendovaginitis. Dazu gesellt sich dann sehr bald ein autosuggestives Leiden, eine seelische Erkrankung, entsprungen aus der Vorstellung des „Nichtkönnens", des Versagens (Neurose). Dadurch kommt es zu jenen eigenartigen spastischen Zuständen, die dieses Leiden kennzeichnen.

Lähmungen und Ausfallserscheinungen im Versorgungsgebiet einzelner Nervenstämme sind, soweit sie nicht auf Verletzungen beruhen, teils Arbeitsneuritiden oder aufsteigende Neuritiden, wie sie z. B. am Nervus medianus nach septischen Erkrankungen häufig sind, oder am Nervus ulnaris als traumatische Neuritiden (wie bei Polierern); am Nervus radialis überwiegen die Bleilähmungen oder Reizungen des Nerven an der Umschlagstelle am Oberarm durch periostitische oder sonstige entzündliche Vorgänge (s. auch S. 579ff.).

Die *Behandlung* hat sich nach dem Grundleiden zu richten. Für manche Fälle ist der Neurologe sicher zuständiger als der Chirurg. Läßt sich die primäre Ursache nicht beseitigen, dann kommt in schwersten Fällen die Vereisung des Nerven, ja die Chordotomie in Frage.

Die *Chordotomie*, d. h. die Durchschneidung der Vorderseitenstränge zur Schmerzausschaltung, ist ein Eingriff am Rückenmark, der sich in verzweifelten Fällen von Neuralgien, z. B. durch Druck inoperabler Krebsgeschwülste oder bei tabischen Krisen, durchaus bewährt hat. Er läßt sich in örtlicher Betäubung bei Scopolaminvorbereitung von einer Laminektomie aus durchführen.

Neuralgische Schmerzen im Bein. Außer Verletzungen können Erkältungen, Wirbelsäulenerkrankungen, vasomotorische Störungen, auch die Hernia obturatoria oder sonstige Umstände, welche die Nerven bei ihrem Austritt drücken, Neuralgien des gesamten Plexus lumbalis oder in dessen einzelnen Ästen auslösen und unterhalten. Geläufig sind dem Chirurgen die nach dem Knie ausstrahlenden Schmerzen bei Coxitis; auch Knochengeschwülste, Knochenhautentzündungen, tuberkulöse Herde am Becken und im Schenkelhals können Neuralgien im Gebiet der Nervi cruralis und ischiadicus auslösen. Wir erinnern ferner an jene ausstrahlenden Schmerzen nach dem Knie bei Plattfuß, an die lanzinierenden Schmerzen des Tabikers, an die bei Atheromatose der Gefäße stets vorhandenen Perineuritiden der Tibialisäste und die kennzeichnende Erscheinung des intermittierenden Hinkens, sowie an gichtische Niederschläge in Nervengebieten.

Die *Neuralgia ischiadica (Ischias)* ist indessen die den Chirurgen und inneren Arzt gleichmäßig beschäftigende, häufigste Nervenerkrankung des mittleren Lebensalters am Bein. Sie äußert sich in Schmerzen im ganzen Verzweigungsgebiet des Nerven, zumeist mit Empfindlichkeit des Nerven auf Druck verbunden. Die Krankheit kann eine Teilerscheinung einer allgemeinen Neuritis oder Perineuritis, infektiösen (Zähne, Tonsillen, Nebenhöhlen), toxischen (Alkohol, Pb, Hg) oder rheumatischen (Erkältungen) Ursprungs sein, im Verlauf der Gicht und des Diabetes sich einstellen, sie kann ausgelöst sein durch Beckengeschwülste (Mastdarmkrebs!), Druck auf die Wurzeln (arthritische Erkrankungen der unteren Lendenwirbel, der Articulatio sacroiliaca) und Stauung im Bereich der Beckeneingeweide.

Aus der Vielseitigkeit der Ursachen ergeben sich für die Praxis die drei wichtigen Formen: die Erkältungsischias, die Stauungsischias und die Neuritis ischiadica.

1. Die *Erkältungsischias* (Rheuma) nach Sitzen auf kaltem Boden, Aufenthalt in feuchten Wohnungen usw. beginnt oft mit einem richtigen „Hexenschuß" oder lumbagoähnlichen Beschwerden, die dann auf den Nervus ischiadicus übergehen. Sie zeichnet sich durch besonders empfindliche Druckpunkte im Verlaufe des Nerven: am Foramen ischiadicum, in der Kniekehle unterhalb des Wadenbeinköpfchens, auch im Verlauf des Nerven an der Rückseite des Ober-

schenkels aus. Die Kranken hinken, jeder Schritt ist schmerzhaft, selbst die Nachtruhe ist gestört. Trotz monatelangen Bestehens braucht es zu keiner namhaften Muskelatrophie zu kommen.

2. Die *Stauungsischias* geht von tiefen Varicen des Beckens aus, die den Nerven zum Teil umspinnen. Dumpfe, ziehende Schmerzen im ganzen Bein treten nur beim Stehen, niemals im Liegen auf; die Schmerzen werden im Gehen besser. Der Nerv ist an keiner Stelle druckempfindlich, trophische Veränderungen fehlen. Das Leiden tritt vor allem bei älteren Leuten auf, die ihre Arbeit stehend verrichten.

3. Die *Neuralgia ischiadica* (Wurzelischias), die schwerste Form, die wohl aus der Erkältungsischias hervorgehen kann, hat im Grunde aber, abgesehen von Geschwülsten und Knochenverletzungen, andere nicht immer voll aufzuklärende Ursachen. Manchmal spielen Infektionen (Angina, Typhus, Gonorrhoe usw.), manchmal der Alkohol eine Rolle. Die Schmerzen treten akut, oft mit unerhörter Gewalt auf; in wenigen Wochen wird die Muskelatrophie bedeutend, Sensibilitätsstörungen gesellen sich hinzu; die Sehnenreflexe schwinden. Bei doppelseitiger Ischias muß man an Beckentumor (Mastdarmuntersuchung!) oder an intraspinalen Ursprung (Caudatumor) des Leidens denken. Die Heilungsaussichten dieser Wurzelischias sind nicht günstig, auf jeden Fall muß man auf eine sehr lange Dauer gefaßt sein.

In allen Fällen ist das Bücken bei gestrecktem Bein (KERNIGsches Zeichen) und das Kniestrecken des in der Hüfte gebeugten Beines (LASÈGUE) erschwert, oft wegen starker Schmerzen völlig unmöglich. Auch Husten, Pressen können schmerzhaft sein. Bei längerer Dauer entwickelt sich eine seitliche Verbiegung der Lendenwirbelsäule (Skoliosis ischiadica). Eine Erkrankung der Cauda equina muß durch Prüfung der Blasen-Mastdarmfunktion und Feststellung regelrechten Empfindungsvermögens (sonst Reithosenparästhesien) ausgeschlossen werden.

Die *Behandlung* der Ischias setzt die Erkenntnis der Entstehung voraus. Darauf hat man in erster Linie das Augenmerk zu richten, und darauf erst kann eine vernünftige Behandlung fußen.

Die frischen rheumatischen Formen sprechen gut auf Diathermie bzw. Kurzwellenbestrahlungen an, heiße Vollbäder, Heißluftbäder, Strahlduschen, Badekuren in Wildbädern oder Schlammbädern; innerlich Salicyl-, Arsen- und Chininpräparate. Bettruhe!

Bei der Stauungsischias muß auf geregelte Bewegung, Massage, Regelung des Stuhlgangs, Diät und Abstinenz von Alkohol gedrungen werden. Bei der neurotischen Ischias ist der Versuch zu machen, die Ursache zu beseitigen; sie verlangt in erster Linie wochenlange Bettruhe, hydropathische Einpackungen, galvanischen Strom und andere Hilfsmittel der inneren Medizin.

Von veralteten Fällen sind noch annähernd 50 v. H. zu heilen durch *Infiltration des Nervus ischiadicus* mit indifferenten Flüssigkeiten (physiologischer Kochsalzlösung).

$\frac{1}{4}$%ige Novocainlösung wird sterilisiert, leicht angewärmt, endo- und perineural in einer Menge von 100—250 ccm eingespritzt. Der Nerv liegt 6—7 cm tief in der Mitte einer Linie zwischen Trochanter major und Tuberculum ischii. Die Einspritzung ist, wenn nötig, zwei- oder dreimal in 14tägigen Pausen zu wiederholen. Bei hohem Sitz epidurale Injektion von 60 ccm hypotonischer NaCl-Lösung mit 0,02 Eucainzusatz.

Gilt es, Verwachsungen in der Umgebung des Nerven zu lösen, so ist die *unblutige Dehnung* (in Narkose maximale Erhebung des gestreckten Beines = forcierter Lasègue) empfohlen. Man hüte sich, dabei den atrophischen Oberschenkelknochen zu brechen!

Bevor man zu chirurgischen Maßnahmen schreitet, wird man, wie bei allen Neuralgien, einen Versuch mit Betaxin (B-Vitamin) machen.

8. Geschwüre an den Gliedmaßen.

Unter Geschwür (Ulcus) verstehen wir durch Zelltod bedingten, mehr oder weniger tiefgreifenden Gewebsverlust mit wenig Neigung zur Heilung. Je nach den Ursachen unterscheiden wir:

1. Die durch Verletzungen, Verbrennungen, Erfrierungen, Verätzungen, Druck bedingten und die auf dem Boden solcher Narben entstehenden *Geschwüre.*

Nach *Verletzungen* bleiben nicht selten granulierende Geschwürsflächen zurück mit Zerfall der Granulationen und des benachbarten Gewebes, meist an Stellen, welche ständig Verunreinigungen, neuen traumatischen Reizen ausgesetzt sind. Die Ursache ist häufig in dem Reichtum und der Giftigkeit der an der Oberfläche haftenden Keime (meist Eitererreger), äußerer Vernachlässigung, der Anwesenheit kleiner nekrotischer Gewebsteile (Fascienstückchen) zu suchen oder gar in bewußten Schädigungen des Kranken selbst (Artefakt der Rentenjäger, Neuropathen und Hysterischen). Schon an der Beschaffenheit der schlaffen, blassen, schmierig belegten Granulationen sind diese Geschwüre mit mangelhafter Heilungsneigung zu erkennen.

Behandlung. Ruhigstellung, leicht antiseptisch wirkende Umschläge, adstringierende Salben, Abschabung oder Ausschneidung des Geschwüres und der kleinen nekrotischen Fetzen. Künstlich erzeugte Geschwüre heilen meist rasch unter einem Gipsverband.

Druckgeschwüre (Decubitus) bei bettlägerigen, stark abgemagerten Kranken, oder bei Rückenmarksverletzungen und Erkrankungen infolge trophoneurotischer Störungen, bei unbeweglicher Lage wegen Lähmung der unteren Gliedmaßen, bei Blasen-, Mastdarmstörungen, begünstigt durch die Beschmutzung, finden sich über dem Kreuzbein, an den Fersen, bei Seitenlage über dem Trochanter, kurz an den Stellen, an denen Knochen und Knochenvorsprünge nahe unter der Haut liegen. Auch wenn die Haut an übergroßen Hernien oder über gewaltigen Geschwülsten, z. B. Fibrolipomen, zu stark gedehnt wird, entstehen solche Geschwüre infolge mangelhaften Blutumlaufes. Beim Druckgeschwür geht die Nekrose der tieferen Fascien und Weichteilschichten der Hautnekrose vielfach vorauf, so daß beim Durchbruch der Haut schon ein bis auf den Knochen reichendes Geschwür besteht. Auch der Knochen kann an der Nekrose teilnehmen. Durch die Infektion droht nicht selten tödliches Erysipel, Sepsis. Die *Vorbeugung* muß von Anfang an einsetzen mit peinlichster Reinhaltung, spirituösen Abwaschungen der Druckstellen, Vermeiden von Falten und Unebenheiten der Unterlage, häufigem Lagewechsel, Anwendung von Luft- oder Wasserkissen. Liegt erst Decubitus vor, so muß durch obige Maßnahmen weiteres Fortschreiten verhütet, die Abstoßung der nekrotischen Massen durch essigsaure Tonerde-, Kamillenumschläge gefördert werden. Nach Reinigung des Geschwürs Salbenverbände.

Nach *Erfrierungen,* besonders chronischen Erfrierungen (Pernionen), ebenso wie nach *Verbrennungen,* zeigt die Wunde häufig, teils infolge der Größe der Verletzung, teils durch die Schädigung der Nachbarschaft, eine mangelhafte Neigung zur Heilung, es bleibt in der Narbe eine nicht oder nur schwer heilende Stelle zurück. Auf die nach *Röntgenverbrennungen* entstehenden Geschwüre ist schon oben hingewiesen worden (S. 21 und 572).

Verletzungen durch *elektrischen Starkstrom, Blitzschlag* s. S. 572.

Chemische Mittel geben sowohl durch ständige Reize wie durch Verätzung Anlaß zu Geschwürsbildung. Ersteres ist bei Paraffinarbeitern häufig und zeigt sich in einem chronischen, bisweilen mit Geschwürsbildung einhergehenden Ekzem, das in einen Krebs übergehen kann.

Verätzungen durch *Carbolsäure*. Selbst 1%ige Lösung als Umschlag genügt, um innerhalb 24 Stunden Nekrose eines Fingers oder einer Zehe zu erzeugen. Das Gefährliche ist, daß die Kranken bei der anästhesierenden Wirkung des Carbols nichts von der Verätzung merken. Die Anwendung von Carbolumschlägen zur absichtlichen Herbeiführung von Verstümmelungen ist bekannt. *Vor Carbolumschlägen ist dringend zu warnen.* Bei plötzlicher Einwirkung konzentrierter oder sehr starker Carbolsäure empfiehlt sich gründliches Betupfen mit Alkohol. Bei Schädigung durch Umschläge ist die sofortige Entfernung derselben, Abspülung mit alkoholischen Lösungen und Abtragung der abgestorbenen Teile geboten.

Als *Narbengeschwüre* bezeichnet man diejenigen, welche in großen Narbenflächen sich entweder durch Versagen der weiteren Epithelisierung oder durch das ständige Wiederaufplatzen der Narbe bei Gelenkbewegungen entwickeln, begünstigt durch die schlechten Ernährungsverhältnisse in dem Narbengewebe. Sie finden sich mit Vorliebe in den großen Erfrierungs- und Verbrennungsnarben an der Hand und dem Fußrücken, an den Beugeflächen der größeren Gelenke, den Weichteilflächen des Unterschenkels und Unterarmes. Die Behandlung besteht in Ausschneidung der Narbe mit Transplantation oder Hautplastik.

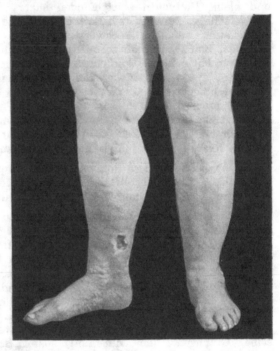

Abb. 397. Ulcus cruris varicosum. (Chir. Klinik Göttingen.)

2. Die auf Gefäßveränderungen beruhenden Geschwüre. Das *ischämische Geschwür*, u. U. mit Absterben auch tiefergelegener Teile und Gliedabschnitte, beruht auf Verlegung der arteriellen Gefäße. Bei Diabetikern und Arteriosklerotikern, ferner bei Lues und chronischen Vergiftungen, schließen sich kleinen Verletzungen der Hand oder des Fußes nekrotische Geschwüre an, die erst nach längerer Zeit, zum Teil aber überhaupt nicht ausheilen. Bei Diabetes spricht die herabgesetzte Widerstandsfähigkeit der Gewebe und die größere Empfänglichkeit für Infektion mit. Auch bei jugendlichen Leuten ist an diese Ursachen zu denken, wenn derartig schlecht heilende Geschwüre an verschiedensten Stellen der Hand und des Fußes auftreten. *Behandlung*: Trockene, antiseptische Pulververbände, Behandlung des Grundleidens.

Ulcus cruris varicosum. Zu der Beeinträchtigung des venösen Rücklaufs infolge der Krampfadern tritt eine weitere Erschwerung des Blutumlaufs bei langdauerndem Stehen und bei Entzündungen. Im Stehen ist, wie schon auf S. 609 ausgeführt, der Kreislauf in den Krampfadern umgekehrt, d. h. ein Teil der Gewebe wird nur mit sauerstoffarmem venösem Blut versorgt. In kleineren Verletzungen der ekzematösen und verdünnten Haut siedeln sich

Keime an, und Erysipel, Thrombophlebitis schädigen die Gewebsernährung und begünstigen das Fortschreiten des Geschwürs, zumal wenn gleichzeitig eine Behinderung des Abflusses der Lymphe (Lymphangitis) stattfindet. Der Lieblingssitz dieser Geschwüre ist die Gegend der Innen- und Vorderseite des untersten Unterschenkeldrittels, des inneren Knöchels. Frauen über 40 Jahre sind am meisten betroffen. Vielfach sitzen die Geschwüre in einer ekzematösen, bläulich veränderten, mit der Unterlage verwachsenen, ödematösen Umgebung; in anderen Fällen deuten bräunliche Pigmentablagerungen darauf hin, daß in der atrophischen Haut schon öfter chronische Entzündungen, und kleine Blutungen stattgefunden haben. Die Geschwüre haben flache, unregelmäßige, bei längerem Bestand verdickte Ränder, von denen ein zarter Epithelsaum auf die Geschwürsfläche ragt. Der Geschwürsgrund ist mit schlaffen, bräunlichen, oft schmierigen und stinkenden Granulationen bedeckt, aus deren Mitte kleine Epithelinseln hervorragen. Der Umfang wechselt von kleinsten, zweipfennigstückgroßen bis handtellergroßen, den ganzen Unterschenkel umgebenden Geschwürsflächen. Bei entsprechender Schonung verheilend, bricht die zarte Narbe nach geringsten Schädigungen wieder auf. Bei längerem Bestehen kann durch Verwachsung mit der Unterlage, Verwachsung der Sehnen und Gelenkbänder, Gelenksteifigkeit entstehen. Ein Übergang in Krebs ist nach jahrelangem Bestand zu fürchten.

Differentialdiagnostisch kommen luische (kreisrund mit speckigem Grund), tuberkulöse (unterminierte Ränder), carcinomatöse (leicht blutende, wuchernde, derb anzufühlende Granulationsfläche) Geschwüre in Betracht.

Die *Behandlung* muß die Infektion sowie den ständigen Reiz von außen und die venöse Stauung beseitigen. Letzteres gelingt am schnellsten durch Hochlagerung des Beines, Bettruhe und leichte Druckverbände. Zur Reinigung der Geschwüre bedienen wir uns zunächst der feuchten Verbände, u. U. nach vorangegangenem ein- oder zweimaligem Ölverband zum Aufweichen der Borken. Auch heiße Fußbäder leisten bei diesem Zustand gute Dienste. Essigsaure Tonerde darf nicht zu konzentriert genommen werden, wasserdichte Stoffe sind bei ihr zu vermeiden, sonst Ekzemgefahr! Sobald das Geschwür einigermaßen gereinigt ist — bei steter strenger Bettruhe — werden Salbenverbände (Schwarzsalbe, Granugenol [ein Mineralöl], später Scharlachrotsalbe, Pellidol) angewandt. Kleine Geschwüre können einfach mit Pulvern und dachziegelförmig darübergelegten Heftpflasterstreifen behandelt werden, welche die Wundränder einander nähern und deren Abschwellung unterstützen. Ist das Geschwür nicht zu groß, aber fester mit der Unterlage verwachsen, so empfiehlt sich die Umschneidung der ganzen Geschwürsfläche 1 cm vom Rand entfernt bis auf die Fascie, Einlegen eines Gazestreifens in die Schnittwunde. Bei großen Geschwüren ist die Transplantation auf den gereinigten oder abgekratzten Geschwürsgrund angezeigt.

Zur ambulanten Behandlung empfehlen sich antiseptische, leicht komprimierende Verbände, am besten mit Hilfe der käuflichen Varicosanbinden, bestehend aus Zinc. oxyd., Gelatine, Glycerin und Wasser, in vierfachen, sich je zur Hälfte deckenden Lagen.

Bei ringförmigen Unterschenkelgeschwüren, starker elephantiastischer Verdickung, carcinomatöser Entartung, bleibt vielfach nur die Absetzung übrig.

3. Geschwüre auf neuropathischer Grundlage (tropho-neurotische Geschwüre). Nach Verletzungen und Erkrankungen des Zentralnervensystems (vornehmlich Spina bifida, Tabes, Syringomyelie, Tumoren, Myelitis) und der peripheren Nerven (Neuritis, Lepra nervina, Nervenverletzungen) können Geschwüre

entstehen, die ihren Grund in der Ausschaltung der trophischen Nervenein-
flüsse und dadurch bedingten vasomotorischen Störungen und in der herabgesetzten Widerstandsfähigkeit der Gewebe, sowie in der Herabsetzung der
Sensibilität und der dadurch mangelhaft durchgeführten Behandlung frischer
Verletzungen haben. Äußere Schädigung, wie Druck beim Gehen, beim
Greifen, beim Liegen befördern die Geschwürsbildung. Die Geschwüre treten
in mehr oder weniger großer Ausdehnung, oft kreisrunder, zuweilen unregelmäßiger Begrenzung auf und liegen in verdickter, schwieliger Haut; sie
haben einen bis auf die Sehnen
und den Knochen reichenden,
torpiden Grund und sondern
nur geringe Mengen seröser
Flüssigkeit ab. Dank der Gefühllosigkeit vermag der Kranke das
Glied weiter zu gebrauchen
was natürlich die Heilung verhindert. Vielfach bildet sich
unter der schwieligen Haut
Eiter. Die Lieblingsstellen
sind die Gegend der Fußsohle
über dem ersten und fünften
Mittelfußknochen (*Malum perforans*), die Innen- und Unterfläche des Fersenbeins, die
Spitze der großen Zehe, die
Greiffläche der Hand und des
Zeigefingers. Die nach Syringomyelie beobachteten herkömm-
lichen Panaritien, die schließlich unter Nekrose von Fingergliedern zu schweren Verstüm-

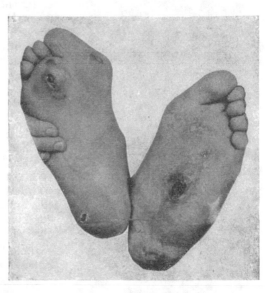

Abb. 398. Tabischer Fuß mit Malum perforans.

melungen führen können, ähnlich der Lepra mutilans, hat man als *Maladie
de Morvan* bezeichnet.

Behandlung. Die trophoneurotischen Geschwüre sind kein dankbares Feld
ärztlichen Handelns. Durch Reinhaltung des Geschwüres, Bäder, Fernhalten
äußerer Schädigungen können Ausheilungen erzielt werden, die aber meist bald
von Rückfällen gefolgt sind. Besser ist die Ausschneidung im Gesunden und
Deckung mit einem gestielten Hautlappen; auch die Dehnung des betreffenden
Nervenstammes, z. B. des Nervus tibialis bei Geschwüren an der Fußsohle
und der sensiblen Nerven (Nervus saphenus, Nervus peroneus und cutaneus
surae) und Abschälung des in der Adventitia der Hauptarterien des Gliedes
gelegenen Sympathicusgeflechtes bzw. die Ausrottung der Hals- oder am Bein
der Lumbalganglien ist neuerdings bei trophischen Geschwüren empfohlen
worden. In sehr hartnäckigen Fällen bleibt häufig nur die Entfernung des
betreffenden Gliedabschnittes übrig.

Nach Verletzungen, besonders der Nerven, entwickelt sich an der Haut häufig ein
Zustand, der zwar nicht zu geschwürigem Zerfall führt, aber z. B. bei der Begutachtung
doch zu berücksichtigen ist, der der *Glanzhaut* und der *Hypertrichosis,* verbunden mit
Regelwidrigkeiten der Schweißabsonderung, Brüchigwerden und Abfallen der Nägel.

4. Die auf chronischer Infektion beruhenden Geschwüre. a) Wunddiphtherie
(s. S. 20). *b) Das Ulcus tuberculosum* kann sich aus dem Lupus, der Tuberculosis cutis, dem Scrophuloderma, den tuberkulösen Erkrankungen der tieferen
Weichteile, der Knochen und Gelenke nach Durchbruch durch die äußere Haut

entwickeln. Lupus und Tuberculosis cutis haben ihren Lieblingssitz an der Hand, dem Unterarm, viel seltener am Fuß und Unterschenkel. In der Umgebung sind häufig kleinste Knötchen; die Granulationen sind glasig, schlaff, die Ränder der Geschwüre unterminiert. Die *Behandlung* besteht in möglichster Ausschneidung oder Auskratzung im Gesunden, Allgemeinbehandlung. Selbstverständlich müssen Knochen- und Gelenkherde beseitigt werden.

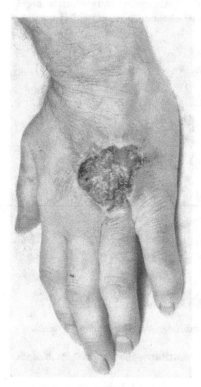

Abb. 399. Krebsgeschwür des Handrückens. (Chir. Klinik Göttingen.)

c) Das Ulcus luicum: α) *serpiginosum* sitzt mit Vorliebe in der Gegend des Knies, der Innenfläche des Oberschenkels, seltener an der Wade, zeigt am flachen konkaven Rand eine fortschreitende Überhäutung und am derben konvexen Rand ein Fortschreiten der Krankheit, sowie eigentümliche, bräunliche Pigmentierung der Narbe. Häufig sitzen mehrere derartige Geschwürsflächen nebeneinander, so daß der ganze kranke Abschnitt über handtellergroß sein kann;

β) *das gummöse Geschwür* entsteht aus dem Zerfall von Gummen der Haut oder der tieferliegenden Teile, zeigt scharfe Ränder, kreisrunde Gestalt, „wie mit dem Locheisen ausgestanzt", einen speckigen, lackartigen, manchmal mit nekrotischen Fetzen bedeckten Grund, sitzt sehr häufig an der Innenseite des Oberarmes, an der Wade.

Behandlung. Ausschabung, antiluische Behandlung.

d) Das Ulcus carcinomatosum entsteht an den Gliedmaßen auf Grund alter Narben- und Fistelgeschwüre oder lupöser Geschwüre oder, seltener, unmittelbar als ein Ulcus rodens. Es zeichnet sich aus durch seine unregelmäßigen, *harten* und wallartigen Ränder, seinen *derben,* helleren, mitunter mit weißlichen, ausdrückbaren Epithelpfröpfen bedeckten Grund. Sein Hauptsitz ist der Unterschenkel und der Handrücken, sowie der Unterarm; aber auch am Hals wird es beobachtet. Im Gesicht in den beiden Formen des Basalzellen- und des verhornenden Plattenepithelcarcinoms (s. S. 109 f.). *Behandlung:* Ausschneidung oder bei größerer Ausdehnung Amputation (s. auch S. 630).

9. Kontrakturen der Weichteile.

Man unterscheidet:

1. Dermatogene bzw. *cicatricielle,* d. h. durch Hautnarben verursacht.

2. Tendogene und desmogene, durch Sehnen- und Fascienverkürzung.

3. Myogene, durch Muskelverkürzung.

4. Neurogene, d. h. durch spastische oder paralytische Kontrakturen bedingt.

5. Arthrogene (Ankylose).

Die verschiedenen Formen können miteinander vereinigt sein und gehen sehr häufig mit Gelenksteifigkeiten einher.

Kontraktur bedeutet eigentlich die Annäherung zweier Körperteile durch Zusammenziehung der Muskeln. Der Sprachgebrauch erweitert die Bedeutung zur Feststellung eines Körperteils in regelwidriger Stellung. Ist sie durch Narbenbildung bedingt, so spricht man von einer Narbenkontraktur. Das deutsche Wort „Zwangsstellung" paßt auf die meisten Fälle.

1. *Dermatogene Kontraktur.* Sie ist verursacht durch die schrumpfende Vernarbung größerer *Hautverluste* nach Verbrennungen, Eiterungen, Verletzungen, entzündlichen Erkrankungen, Sklerodermie. Die Gelenke werden durch die Narbenbildung der Haut in entsprechende Stellungen übergeführt. Durch breite Verwachsungen der Geschwürsflächen in der Achselhöhle, in den Gelenkbeugen, zwischen den Fingern, können schwimmhautähnliche Bildungen entstehen mit einzelnen derberen Schwielensträngen und Geschwüren (*Pterygium* von πτέρυξ = Flügel).

Die wichtigste *Behandlung* besteht in der Vorbeugung, indem man mit dem Beginn der Wundbehandlung dem Glied die einer zu erwartenden Kontraktur entgegengesetzte Stellung gibt und den Verlust, sobald wie möglich, durch Hautverpflanzung zu decken sucht. Kleine, ausgebildete Kontrakturen kann man durch Dehnung, heiße Bäder auszugleichen suchen. Bei fehlendem Erfolg und bei größeren Narben muß man dieselben ausschneiden und die Lücke zu decken suchen.

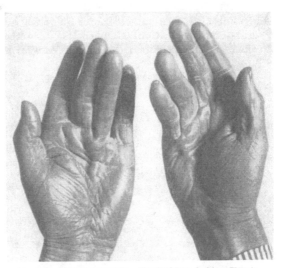

Abb. 400. DUPUYTRENsche Kontraktur beider Hände. 45jähr. ♂. (Chir. Klinik Göttingen.)

2. *Die tendogenen Kontrakturen* entstehen nach Verlust der Sehnen durch Eiterung, Verletzung oder nach Entzündungen in der Umgebung der Sehnen und führen, je nachdem es sich um den Verlust einer Sehne oder Verkürzung derselben handelt, zu Gliedstellungen im Sinne der Beugung oder seltener der Streckung.

Sehnenkontrakturen aus entzündlichen Ursachen versprechen bei bald einsetzender konservativer Behandlung (Extension, federnde Spiralschienen [HEUSSNER], Heißluft) Erfolg. Die operative Behandlung besteht in Sehnennaht, Ersatz der Sehnen, Verlängerung der Sehne durch einfache Durchtrennung oder Plastik. Die Ergebnisse nach Phlegmonen sind nicht gut, da die übrigen Weichteile ebenfalls erheblich verändert sind und die restlichen Sehnenenden weich und aufgefasert, sich für die Naht ungeeignet erweisen. Nach Verletzungen hingegen sind die Erfolge bei frühzeitigem Eingriff gute (s. Verletzungen S. 576).

Die *desmogenen* Kontrakturen entstehen vielfach als Begleiterscheinung gleichzeitiger tendogener oder arthrogener Kontrakturen durch nutritive Verkürzung oder nach Verletzungen und Eiterungen.

Selten sind sie durch eine primäre Erkrankung der Fascie bedingt, wie z. B. die DUPUYTRENsche *Fingerkontraktur* (Fasciitis palmaris). Sie beruht auf einer narbigen Schrumpfung der gewucherten Aponeurosis palmaris superficialis, die bekanntlich zipfelartige Fortsätze in die Subcutis der Phalangen aussendet. Das Leiden befällt meist Männer im vorgerückteren

Alter, entwickelt sich ganz langsam und völlig schmerzlos, betrifft mit Vorliebe den Ring- und kleinen Finger, tritt häufig symmetrisch an beiden Händen auf und führt zu einer Beugestellung im Metakarpophalangealgelenk. In hochgradigeren Fällen kann auch das Gelenk zwischen erstem und zweitem Fingerglied in die Kontraktur mit einbezogen werden, das Endgelenk bleibt jedoch meist ganz frei. Daumen und Zeigefinger sind am seltensten ergriffen. Meist ist zuerst in der Hohlhand eine grübchenförmige Einziehung, Knötchen- und Strangbildung fühlbar. Bei Versuchen, die Finger zu strecken, treten die Stränge besonders deutlich hervor. Während weitere Beugung unbehindert bleibt, wird die Streckung der oft völlig in die Hohlhand eingeschlagenen Finger ganz aufgehoben, und es kommt in der Folge zur Schrumpfung der Gelenkkapsel und Veränderung der Gelenkflächen. Das Krankheitsbild darf nicht mit einer Kontraktur der Beugesehnen der Finger verwechselt werden; die Behinderung der

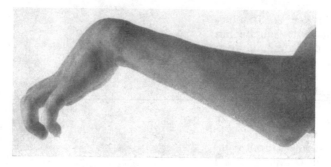

Abb. 401. Ischämische Kontraktur der linken Hand. 20jähr. ♂. (Chir. Klinik Göttingen.)

Streckung ist lediglich durch die von der oberflächlichen Palmarfascie ausgehenden Narbenstränge bedingt. In seltenen Fällen besteht gleichzeitig Induratio penis plastica (s. S. 524).

Die *Ursache* dieser Kontraktur ist viel umstritten. Man hat chronisch traumatische Einflüsse (Berufstrauma z. B. bei Schmieden und Schustern) beschuldigt, aber dabei übersehen, daß auch viele nur mit geistiger Arbeit beschäftigte Personen solche Kontrakturen bekommen. Nach einem einmaligen Trauma kann ein der DUPUYTRENschen Kontraktur ähnliches, aber ohne Hautverdickungen einhergehendes Krankheitsbild auftreten. Es verschwindet aber von selbst in wenigen Wochen. Der Zusammenhang zwischen Trauma und echtem Dupuytren muß abgelehnt werden. Man hat gichtische und rheumatische Veranlagung, neurogene Einflüsse, Arteriosklerose u. a. als ursächlich angenommen. All das deckt sich nicht mit den Tatsachen und vermag vor allem nicht zu erklären den vorwiegend ulnaren Sitz, die häufige symmetrische Doppelseitigkeit und das mehrfach festgestellte familiäre Vorkommen. KROGIUS glaubt deshalb die Genese in einer vererbbaren entwicklungsgeschichtlichen Störung gefunden zu haben. Die Palmaraponeurose ist ein Abkömmling der Mm. flex. brev. man. superfic. (der Spanner des Kleinfingerballens), wie er bei vielen Säugetierarten und bisweilen auch beim menschlichen Embryo vorkommt; so wäre das der Kontraktur zugrunde liegende, derbe, keimarme Bindegewebe von embryonalen Resten derselben Muskelschicht abzuleiten.

Behandlung. Spontane Besserungen sind nie zu erwarten. Auch die abwartenden Verfahren mit Massage, heißen Handbädern, Thiosinamineinspritzung haben selbst im Anfangsstadium kaum Aussicht auf Erfolg. Gute Ergebnisse gibt die von LEXER empfohlene Ausschneidung der Hohlhandfascie mitsamt der erkrankten Haut und Deckung der Lücke durch ungestielte oder gestielte Hautlappen.

Die in der *Fascia plantaris* nach *Infektionskrankheiten,* besonders nach Influenza auftretenden umschriebenen Knötchen führen bisweilen wegen der Schmerzen zu gewissen Kontrakturstellungen des Fußes, aber kaum zu eigentlichen Kontrakturen.

3. Die myogenen Kontrakturen können bedingt sein:
a) durch Verkürzung der Muskeln bei länger liegenden Verbänden, bestimmten Lagerungen, gewohnheitsmäßig angenommenen Haltungen (sog. nutritive Verkürzung). Hierher gehören auch die Gewohnheitskontrakturen bestimmter Berufsgruppen (Kutscher). Die Vorbeugung ist von großer Wichtigkeit;
b) durch primäre oder fortgeleitete Erkrankung des Muskels (Rheuma, Torticollis rheumaticus), Verletzungen, besonders bei Wadenschüssen, Störungen des Blutumlaufs (ischämische Kontraktur s. unten).

Kontrakturen durch primäre oder fortgeleitete Muskelentzündungen können jedes Muskelgebiet der Gliedmaßen betreffen. Jede Phlegmone an den Gliedmaßen ist von einer myogenen Kontraktur begleitet. Mit der nicht zerstörenden Muskelentzündung pflegt sie abzuklingen (wie z. B. die Psoitis); sie kann aber auch durch Zerstörung des Muskelgewebes in größerem oder geringerem Umfang dauernd bleiben. Muskelentzündungen der Wadenmuskeln bedingen einen Spitzfuß, solche des Vorderarms eine Klauenhand.

Die *ischämische Kontraktur* entsteht mit Vorliebe bei Kindern und im jugendlichen Alter durch zu lange fortgesetzte Absperrung des arteriellen Blutes, z. B. EsMARCHsche Blutleere, vor allem aber durch zu feste Verbände (siehe Ellenbogenbrüche), berüchtigt sind die ischämischen Lähmungen nach ringförmigen, schlecht gepolsterten Gipsverbänden der oberen und unteren Gliedmaßen; ferner kann auch Kompression der Arterie durch ein Knochenstück u. a. zur ischämischen Kontraktur führen (s. Abb. 401). Sie kann als die verhängnisvolle Folge ärztlicher Unvollkommenheit, kann aber, besonders nach suprakondylärer Humerusfraktur, ausnahmsweise auch ohne einengenden Verband entstehen. Die Muskelfasern gerinnen infolge des Sauerstoffmangels und der Milchsäurebildung, zerfallen schollig und werden nach Resorption ersetzt durch ein fibröses, unelastisches Narbengewebe. Es genügen schon 6—8 Stunden, um das Unheil heraufzubeschwören. Die Nerven leiden sekundär; sie entarten nicht nur infolge der Ernährungsstörung, sondern auch wegen der festen Umklammerung durch die Muskelnarben. Die Folgen sind hochgradige Ernährungsstörung des betreffenden Gliedabschnittes, Kontrakturen der Gelenke sowie erhebliche Störungen der Beweglichkeit (s. auch S. 633 und 655).

Trotz aller Behandlungsmaßnahmen (tiefe Einschnitte) gelingt es auch nach Abnahme des Verbandes meist nicht mehr, der Entstehung der myogenen Kontraktur noch mit Erfolg entgegenzutreten. Wenn die konservative Behandlung der ausgebildeten Kontraktur mit der *Quengelmethode* MOMMSENs kein befriedigendes Ergebnis zeitigt, bleiben nur operative Verlängerungen der Sehnen, homoioplastische Sehnentransplantationen und Knochenresektionen übrig, die aber vorgenommen werden müssen, ehe Gelenkversteifungen sich herausgebildet haben. In neuerer Zeit sind Sympathicusoperationen empfohlen worden.

4. Die neurogenen Kontrakturen trennt man in *reflektorische, spastische* und *paralytische Formen*. Die *reflektorische Kontraktur* ist bedingt durch Schmerzen, welche von Verletzungen, Entzündungen, Fremdkörpern, Schwielen usw. ausgehen. Hierdurch wird eine Muskelkontraktion ausgelöst, welche bei längerem Bestehen einen Dauerzustand annehmen kann. Beim kontrakten Plattfuß ist uns dieser Zustand höchst lästig, die Kontraktur der Bauchdecken bei Entzündung bauchinnerer Organe bietet oft wertvolle diagnostische Aufschlüsse. Die *Behandlung* besteht in der Beseitigung der Ursache und späterhin allenfalls in Beseitigung der Verkürzung durch Dehnung oder Operation.

Die *spastische* Kontraktur wird bedingt durch den Zustand krankhafter, dauernder oder bei den geringsten Anlässen auftretender Zusammenziehung,

Dadurch wird aktiven wie passiven Bewegungen ein Widerstand entgegengesetzt. Die Ursache besteht entweder in unmittelbarer zentraler Reizung der motorischen Hirnregion (Blutung, Geschwulstbildung, Verletzung, Entzündung) oder Rückenmarkserkrankungen (spastische Spinalparalyse, LITTLEsche Krankheit), Hysterie. Reflexe gesteigert. *Behandlung:* In leichteren Fällen geraderichtender Verband, sonst Sehnendurchschneidung, Sehnenverlängerung, Ausschaltung der die krampfenden Muskeln versorgenden Äste im peripheren Nerven (z. B. Obturatoriusresektion nach SELIG bei der LITTLEschen Krankheit).

Zu den spastischen Kontrakturen gehören auch die nach beruflichen Anstrengungen eintretenden Fingerkrämpfe bei Schreibern, Violin- und Klavierspielern (s. S. 613).

Die *paralytischen Kontrakturen* entstehen bei spinaler Kinderlähmung, Verletzung peripherer Nerven und bei sonstigen zentralen Ursachen, sofern nicht die *gesamte* Muskulatur betroffen ist, durch Überwiegen der nichtgelähmten Muskeln. Die *Behandlung* besteht in Richtigstellung des Gliedes durch Verband, Massage, Elektrizität (bei peripheren Nervenverletzungen natürlich in der Nervennaht) oder, wenn dieselbe erfolglos ist, in der Sehnenplastik.

Die Stellung des Gesamtgliedes ist bedingt durch die Wirkung der noch leistungsfähigen Muskeln, die Eigenschwere und die Belastung des Gliedes.

Bei der **spinalen Kinderlähmung** wartet man mit der Operation, bis keine weitere Erholung mehr zu erwarten ist, also in der Regel mindestens bis zum Ablauf von 1—2 Jahren. Bis dahin ist die Vorbeugung (Schienen, Apparate) sehr wichtig. Wir warten meist bis zum 12.—15. Lebensjahr, ehe wir Sehnenverpflanzungen vornehmen. Nur Tenotomien machen wir frühzeitig. Wenn die Operationszeit herangekommen ist, wird versucht, die ausgefallenen Muskeln entweder durch *Nerven-* oder *Sehnenüberpflanzung* zu ersetzen. Bei ersterer wird das zentrale Ende eines gesunden, weniger wichtigen Nerven auf das körperferne Ende des gelähmten oder in den Muskel unmittelbar eingepflanzt. Voraussetzung ist, daß noch leistungsfähiges Muskelgewebe vorhanden ist.

Bei der *Sehnenüberpflanzung* sollen nach Möglichkeit nur wirkungsverwandte Muskeln zum Ersatz verwandt werden. Die Antagonisten dienen mehr zur muskulären Feststellung des Gliedes, um den durch Transplantation versorgten Muskeln eine gewisse Spannung zu geben. Es sollen nur praktisch wichtige Funktionen, um eine unnötige Erschwerung der Operation zu vermeiden, berücksichtigt werden. Die Kraftentnahme erfolgt entweder durch Abspaltung einzelner Sehnen- und Muskelteile oder durch völlige Überpflanzung eines weniger wichtigen Muskels, die Kraftübertragung durch Vereinigung mit der Sehne des gelähmten Muskels End zu End oder durch seitliche Einpflanzung. In der Hauptsache eignen sich an den unteren Gliedmaßen Plattfuß, Hackenfuß, Lähmung des Quadriceps, an den oberen Lähmung des Deltoides, Radialislähmung für das Verfahren.

Alles in allem ist man bereits mit den Sehnenverpflanzungen bei Poliomyelitis anterior wegen der nicht immer befriedigenden Dauererfolge wieder zurückhaltender geworden.

Beispiele. 1. Radialislähmung: Flexor carpi ulnaris wird nach Lösung seines Ansatzes am Os pisiforme auf die Sehnen des Extensor digitorum communis, die des Flexor carpi radialis teils auf die Sehnen des Extensor pollicis longus, teils auf die des Adductor pollicis longus durch einen um die Ulna bzw. den Radiusstumpf angelegten Tunnel übertragen.

2. Paralytischer Klumpfuß: Für die verlorengegangenen Pronatoren wird der Musculus tibialis anterior verwandt, er wird von seinem Ansatz am Cuneiforme und Metatarsale I abgetrennt, durch einen Tunnel, der vom Übergang seines Muskelbauches in die Sehne bis zum Os cuboideum reicht, hindurchgezogen und hier periostal in berichtigter Stellung des Fußes befestigt; oder Abspaltung eines Teils der Achillessehne und Vereinigung mit den Peroneussehnen, und des abgespaltenen Teiles des Tibialis anterior mit dem Extensor digitorum.

Die sehr häufig gleichzeitig bestehenden *Schlottergelenke* werden durch *Arthrodese, Teno-* oder *Fasciodese* in günstiger Stellung versteift. Die knöcherne Gelenkbindung verzichtet endgültig auf die Beweglichkeit im Gelenk, ist aber bei ausgedehnten, unheilbaren Lähmungen der unteren Gliedmaßen, der schwierigen, im Erfolg unsichereren Sehnenoperation vorzuziehen. Besonders geeignet sind für diese Behandlung Schulter-, Knie- und Ellenbogengelenk.

Die Sehnen- und Fascienbindung besteht in Verkürzung der verlängerten Sehnen und Fascien durch die Naht, Anheftung derselben an Knochen oder freier Überpflanzung eines entsprechend großen Fascienstückes und Vernähung desselben mit dem Periost oder Knochen des gelähmten Gliedes so, daß die gewünschte Stellung erreicht wird. Der Vorteil der freien Fascientransplantation ist, daß nichts von den gelähmten Teilen geopfert wird, und daß z. B. bei Wiederherstellung einer Nervenverletzung das überpflanzte Fascienstück jederzeit wieder entfernt werden kann.

Technik einzelner Operationen. Die Tenotomie kommt in der Hauptsache an der Achillessehne, den Beugern in der Kniekehle, den Adductoren und Extensoren des Oberschenkels in Betracht. Sie ist nach Möglichkeit als offene Sehnendurchtrennung bzw. Verlängerung auszuführen.

Bei der *subcutanen Tenotomie* sticht man mit dem Tenotom dicht unter der erschlafften Sehne ein, spannt durch entsprechende Bewegung dieselbe an und durchtrennt von innen nach außen die Sehne, indem der Daumen die Bewegung des Messers überwacht. Die erfolgte Durchschneidung gibt sich dann durch einen plötzlichen Ruck und Nachlassen der Spannung kund. Verband in berichtigter Stellung.

Sehnenverlängerung. Die Sehne wird in der Mitte längs gespalten und am oberen und unteren Ende des Schnittes die entgegengesetzte Hälfte durch einen äußeren bzw. inneren Querschnitt abgetrennt. Beim Ausgleichen verschieben sich die Sehnenenden gegeneinander und werden quer vereinigt. Bei geringeren Verkürzungen kann man Einkerbungen auf beiden Seiten der Sehne oder Z-förmige Schnitte anlegen, wodurch bei der Ausgleichung eine Verschiebung der Sehnenfasern gegeneinander zustande kommt und eine Verlängerung der Sehne ohne Naht erfolgt.

Die *Sehnenverkürzung* geschieht entweder durch Resektion mit nachheriger Sehnennaht oder durch Bildung einer in sich vereinigten Schlinge oder durch Längsspaltung und quere Vereinigung der Schnitte.

Die Sehnenscheiden sind zu vereinigen oder, falls sie verloren gegangen, durch plastische Verfahren oder freie Überpflanzungen zu ersetzen.

10. Geschwülste der Weichteile.

a) Gutartige Geschwülste.

Haut. *Harte* und *weiche Warzen* (Papillome) sitzen mit Vorliebe an unbedeckten, äußeren Schädlichkeiten ausgesetzten Teilen (Finger, Zehen). Auch an der Fußsohle kommen sie vor. Eine Übertragung der harten Warzen an demselben Menschen ist möglich. Vergehen die Geschwülste nicht von selbst, so ist bei harten Warzen Abtragung mit der Schere, Ätzung mit rauchender Salpetersäure, bei weichen Warzen Ausschneidung angezeigt (s. auch S. 107). Röntgenbehandlung führt schmerzloser und ebenso sicher zum Ziel.

Atherome kommen außer ihrem Lieblingssitz am Kopf und Scrotum auch vor am Rumpf, selten an den Gliedmaßen. In der Hohlhand und an der Fußsohle kommen sie nicht vor.

Epidermiscysten an der Hand (sog. traumatische Epithelcysten) entwickeln sich nach Verletzungen, meist kleinen Stichverletzungen, aus Epidermisinseln, die in die Subcutis verschleppt sind. Daraus bilden sich cystische, mit Epithel- oder Talgdrüsensekret gefüllte Räume in Form rundlicher Geschwülste (Epidermoide). Vielfach erkennt man über diesen kleinen rundlichen Gebilden in der verschieblichen Haut noch die Narbe.

Pigmentmäler (Naevi), zum Teil mit Haarbildung, sind am Oberarm, Oberschenkel, Unterarm häufig, Hohlhand und Fußsohle bleiben frei. *Behandlung:* Am besten frühzeitige Entfernung, jedenfalls sobald sie an Größe zunehmen.

Gefäße. *Teleangiektasien,* kleine, in der Haut gelegene Kavernome, bieten keine Besonderheiten. Die *kavernösen Angiome, Angiolipome* können auf die tieferen Weichteile übergreifen, die Muskeln verdrängen und vernichten; sie können auch im Muskel primär entstehen.

Lymphangiome, Lymphadenektasien, meist angeboren, deshalb gewöhnlich im Kindesalter schon zur Beobachtung kommend, sind im allgemeinen selten, sitzen mit Vorliebe an der Schulter, in der Achselhöhle, hier unter dem Pectoralis wachsend, in der Leistenbeuge, der Finger- und Zehengegend, zum Teil als cystische, im allgemeinen nicht deutlich abgekapselte Geschwülste.

Bei der Lymphadenektasie kann die ganze Lymphdrüsengruppe durch erweiterte Lymphgefäße ersetzt sein. *Operation* nur bei kleinen umschriebenen Geschwülsten.

Bindegewebe und Nerven. Echte Neurome und in diese Gruppe einzureihende Fibrome sitzen als *Fibroma molluscum, Fibroma pendulum* am häufigsten am Oberschenkel und Oberarm, sowie oberen Teil des Unterarmes. Als Lappenelephantiasis treten sie in verschiedener Größe und Form auf, oft zu ungeheuerlicher Verunstaltung weiter Hautabschnitte führend. Es handelt sich dabei um angeborene, gutartige Neubildungen, den Naevis verwandt, stets verbunden mit braunfleckiger Pigmentierung der Haut. Sie gehen von den Bindegewebsscheiden der Nerven, der Gefäße und Hautdrüsen aus, sind nach v. RECKLINGHAUSEN nur eine Teilerscheinung einer allgemeinen Neurofibromatose, d. h. einer angeborenen Hyperplasie der Nervenscheiden (Stammneurome, Rankenneurome). *Behandlung* der örtlich begrenzten Geschwülste besteht in Ausschneidung (s. S. 53).

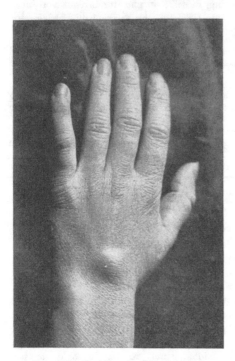

Abb. 402. Ganglion des Handrückens.

Die von den *Nervenfasern* selbst ausgehenden Geschwülste werden als *echte* (Stamm)-*Neurome, Neurinome,* die von der *Nervenscheide* ausgehenden oder mit ihr innig zusammenhängenden als *falsche Neurome* bezeichnet. Die Erkrankung tritt verhältnismäßig häufig im Gebiete des Medianus, Radialis, Musculo-cutaneus, des Nervus ischiadicus und tibialis auf, führt zur Bildung spindelförmiger, kleiner, derber, unter der Haut gelegener, sehr schmerzhafter, zahlreicher Geschwülste.

Die tiefer gelegenen Neurome können sich zu großen, umfangreichen, durch den Nerven miteinander verbundenen Geschwülsten entwickeln *(Neurofibroma cirsoides, Rankenneurome).* Die Geschwülste können bösartig werden oder von vornherein bösartig sein. Die Diagnose ist aus dem Auftreten im Gebiete eines Nerven, der Vielheit, der umschriebenen spindeligen Form, der großen Schmerzhaftigkeit leicht zu stellen. *Behandlung:* Exstirpation. Die *Vorhersage* der schnellwachsenden Neurome ist zweifelhaft, die der anderen gut.

Die *Amputationsneurome,* auch die Neurome an anderweitig verletzten Nerven (Durchschneidungsneurome) sind spindelförmige, oft sehr schmerzhafte Anschwellungen der Nervenstümpfe an der Amputationsfläche, die sich nicht selten an den Verwachsungsstellen mit der Haut, besonders nach nicht glatter Wundheilung einstellen. Am besten schützt dagegen vorbeugend die Abtragung des möglichst weit vorgezogenen Nerven oberhalb der Amputationsfläche oder die seitliche Vernähung des Stumpfes mit dem Zentralnervenstamm. Bei ausgebildetem Leiden empfiehlt sich gründliche Entfernung, u. U. mit Durchquetschung des Stammes oberhalb der frischen Nervenamputationsstelle oder Vernähung des Stumpfes mit dem zentralen Stamm. Es besteht Neigung zu Rückfällen, da außer den Hauptnerven auch andere Nervenbahnen beteiligt sein können. In ganz schweren Fällen ist — unter Entziehung des Morphiums — die Chordotomie (s. S. 614) vorgenommen worden.

Ganglien (von γαγγλιον = knotenförmige Anschwellung an einem νεῦϱον, womit ursprünglich sowohl Nerven wie Sehnen und Gelenkbänder bezeichnet wurden) oder *Überbeine* sind rundliche, derbe, cystische, mit gallertartigem Inhalt gefüllte, in einer festen Bindegewebshülle gelegene Geschwülste, welche oft mit dem Gelenk oder einer Sehnenscheide in Zusammenhang stehen. Sie werden heute nicht mehr als traumatische Degenerationscysten aufgefaßt, sondern als Neubildungen, als synoviale Cystome, die aus übriggebliebenen und versprengten Überbleibseln von arthrogenem Gewebe gebildet sind

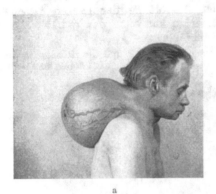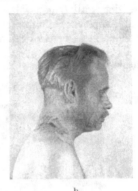

a   b

Abb. 403a und b. 5 kg schweres Fibrolipom des Nackens, auf der Oberfläche geschwürig zerfallen. a vor und b nach der Operation. (Chir. Klinik Breslau.)

(„paraartikuläre Arthromcysten"). Sie können in der Mehrzahl auftreten und miteinander verschmelzen, sitzen mit Vorliebe in der Nähe des Hand-gelenkes zwischen den Strecksehnen (Abb. 402), am Fußrücken, in der Knie-

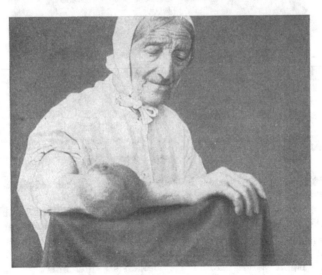

Abb. 404. Myxom des rechten Unterarms.

kehle und können in seltenen Fällen erhebliche, mit der Größe der Ge-schwulst oft im Widerspruch stehende Beschwerden verursachen. Jugendliche Personen weiblichen Geschlechts sind die Hauptträger des Leidens. Häufig werden äußere Schädigungen, Überanstrengung u. dgl. als Ursache beschuldigt, zu Unrecht. Nach dem 23. Lebensjahr tritt vielfach von selbst Rückbildung ein. Die *Diagnose* baut sich auf dem langsamen Wachstum, der unveränder-ten Haut, der glatten, halbkugeligen Form, dem Hervortreten bei gewissen

Gelenkstellungen auf. Fluktuation ist nur bei größeren Geschwülsten nachweisbar, die meisten sind prallelastisch und hart, daher der Name Überbein.

Behandlung. Zerdrücken, Zerklopfen führt nur in einem kleinen Teil der Fälle zum Ziel, sicherer ist Anstechen mit schmalem Tenotom und Ausdrücken der gallertigen Masse, oder Ausrottung der ganzen Geschwulst. Peinliche Asepsis. Gelenknähe! Immerhin hat auch das radikale operative Verfahren nach Küttner 30 v. H. Rückfälle.

Sehr viel seltener sind die *Ganglien der Nervenscheide* und die *Sehnenganglien.* Sie haben nichts mit dem oben erwähnten zu tun. Die Sehnenganglien können den „schnellen-

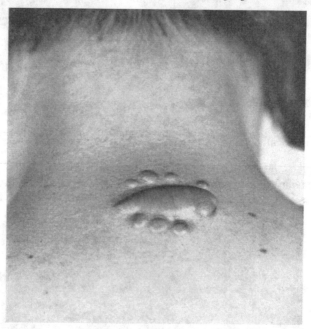

Abb. 405. Narbenkeloid im Nacken. Nach Ausrottung einer kleinen Geschwulst (Atherom?) nicht nur die Schnittwunde selbst, sogar jeder einzelne Stichkanal keloid entartet. 19 jähr. ♀. (Chir. Klinik Breslau.)

den Finger" hervorbringen (s. auch S. 598), die Nervenganglien schwerste nervöse Ausfallserscheinungen. *Behandlung*: Freilegung. Exstirpation.

Lipome entstehen meist im Unterhautfettgewebe, seltener subfascial oder intermuskulär. Ihr Lieblingssitz ist die Schultergegend, Oberarm, Unterarm, Achselhöhle, Oberschenkel, seltener der Unterschenkel, die Finger, die Hand. Sie können sich zu umfangreichen, mehrere Pfund schweren Geschwülsten auswachsen. Nicht selten treten sie beiderseits gleichmäßig, in der Mehrzahl, an die Bahn gewisser Hautnerven gebunden, auf, häufig auch in Form des Lipoma pendulum. Differentialdiagnostisch kommen vor allen Dingen der kalte Absceß und an gewissen Stellen Lymphangiome (Punktion) in Betracht (s. auch S. 176).

Myxome, selten als reine Formen und dann vom Nerven, Fettgewebe oder Muskel der Gliedmaßen ausgehend, sind weiche, umschriebene, gerne örtlich rückfällig werdende Geschwülste, die Übergänge zum Sarkom aufweisen. Meist sind sie mit einem Lipom, Fibrom, Chondrom oder Sarkom verbunden. Sie erreichen bedeutende Größe, ohne namhafte Störungen zu machen.

Fibrome. Die harten, umschriebenen, kugeligen Fibrome können von allen Bindegewebsteilen der Gliedmaßen ihren Ausgang nehmen. Sie kommen (selten) am Ober- und Unterschenkel vor, ebenso wie in der Hohlhand an der Daumen- und Kleinfingerseite. Mit ihrer sarkomatösen Entartung ist immer zu rechnen, worauf man schließen muß, wenn sie mit der Unterlage verwachsen.

Fibromähnliche Geschwülste können durch Anwesenheit von *Fremdkörpern* (Glas-, Holzsplitter, Borsten, kleine Metallsplitter) hervorgerufen werden, indem sich um den Fremdkörper eine bindegewebige, feste Hülle bildet. Nicht selten finden sich Fremdkörperriesenzellen in der Wand oder in den Granulationen.

Das *Keloid* ist eine geschwulstartige, fibröse Verdickung der Haut, eine dem harten Fibrom ähnliche Umwandlung einer Narbe (Narbenkeloid) (s. Abb. 405). Selten entsteht es von selbst und ist dann als umschriebene Hyperplasie aufzufassen. Seine Bildung scheint auf einer gewissen Anlage zu beruhen, befällt tadellos primär verheilte Narben ebensowohl wie gereizte flächenhafte Verbrennungsnarben. Nach zu frühzeitigem, einfachem Ausschneiden kommt es oft zu Rückfällen. *Behandlung:* Ausschneidung in Verbindung mit Röntgen-, besser noch Radiumbehandlung.

b) Bösartige Geschwülste.

Sarkome werden an den Gliedmaßen in allen Formen, sowohl umschrieben als ohne scharfe Grenzen, beobachtet. Sie können von allen Bindegewebsanteilen,

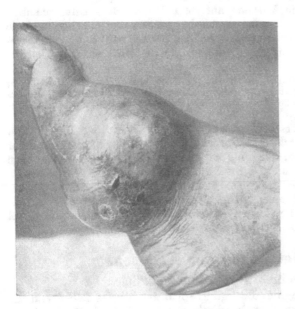

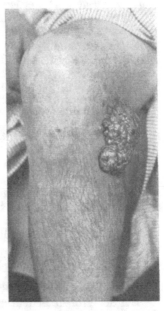

Abb. 406. Sarkom von der Fascie ausgehend.

Abb. 407. Papilläres Hautcarcinom der Kniegegend, 48 jähr. ♀. (Chir. Klinik Göttingen.)

am häufigsten von den Fascien, Sehnen, Nerven und Gefäßscheiden, dem Zwischenmuskelgewebe und vom Knochen ihren Ursprung nehmen. Die Knochengeschwülste werden später besprochen (s. S. 752 f). Die weicheren Formen ohne scharfe Grenzen werden trotz gründlicher Ausrottung leicht rückfällig; sie erfordern bei größerer Ausdehnung die frühzeitige Absetzung. Die Bildung innerer Absiedlungen ist seltener. Auch von der Umgebung alter Fisteln können Sarkome ihren Ursprung nehmen. Die Sarkome der Haut gehen häufig von Warzen, Papillomen, Pigmentmälern aus und zerfallen an ihrer Oberfläche frühzeitig geschwürig. Melanotische Formen sieht man öfter in der Umgebung der Nägel, sie führen bald zu Drüsengeschwülsten und Leberabsiedlungen. Die an den Fingern und Fingerkuppen, auch an den Zehen, mitunter unter den Nägeln sich findenden seltenen *Sarkome* verlaufen vielfach sehr bösartig. Sie können mit einem chronischen Panaritium verwechselt werden. Frühzeitig Tochtergeschwülste, oft im Gehirn.

Unter den *Nägeln* entwickeln sich kleine bläulichrote Geschwülste, die äußerst schmerzhaft sind, den Nagel emporheben (*subunguale Angiosarkome, Fibrosarkome*).

Die von den tieferliegenden Bindegewebsteilen ausgehenden Sarkome bilden mehr oder weniger umschriebene, später mit der bläulichroten, geschwürig zerfallenen Haut verwachsende Geschwülste von erheblicher Größe, mit starker Neigung zu Rückfällen. Sie sind mit den Gefäßscheiden, mit Gefäßen sowie mit den Nerven fest verwachsen. Muskelsarkome, kavernöse Muskelangiome und Sarkome sind am Unterarm und Oberschenkel häufiger. Von den Drüsen ausgehende Sarkome sitzen mit Vorliebe in der Achselhöhle und der Leistenbeuge als maligne Lymphome oder Lymphosarkome. Rückfälle trotz ausgedehnter Operation.

Die *Vorhersage* ist nur bei den festeren, umschriebenen Formen und bei radikalster Entfernung eine verhältnismäßig gute, sonst wird sie durch örtliche Rückfälle sehr getrübt, deshalb nach der Operation, die bei jedem operablen Sarkom ausgeführt werden muß, planmäßige Tiefenbestrahlung.

Carcinome entstehen mit Vorliebe auf dem Boden alter Unterschenkelgeschwüre, lupöser Narben, Warzen, chronischer Fisteln und Geschwüre sowie Röntgenverbrennungen. So gut wie ausschließlich handelt es sich um verhältnismäßig langsam wachsende Plattenepithelkrebse, die erst spät auf den Knochen übergreifen.

Seltener ist das papilläre Hautcarcinom. Es gehört zu den frühzeitig absiedelnden, bösartigen Formen. Selten ist auch der *Schusterdaumenkrebs*, ein Berufskrebs, der am inken Daumen durch mechanische Einwirkung in Verbindung mit dem chemischen Einluß des Schusterpechs entsteht.

Die Carcinome des Unterschenkels sind häufiger als die des Unterarmes. Die Carcinome der Hand sitzen mit Vorliebe am Handrücken, wachsen mehr nach dem Unterarm als nach den Fingern zu. Am Fuß nehmen sie zuweilen ihren Ursprung aus alten Hühneraugenschwielen und können beim Sitz an der Fußsohle zu Verwechslungen mit dem Malum perforans führen, sind aber von demselben durch ihre Schmerzhaftigkeit unterschieden.

Die *Behandlung* besteht bei kleineren Geschwülsten in Ausschneidung, bei großen, auf den Knochen übergreifenden, in Absetzung.

D. Verletzungen der Knochen.
I. Allgemeines über Knochenbrüche.

Bei der großen Bedeutung des Bewegungsapparates für das Leben und die Lebenserhaltung ist die Lehre von den Frakturen und Luxationen für jeden Arzt von ganz besonderer Wichtigkeit. Die reibungslose Funktion der Bewegungen setzt sich aus dem ungestörten Spiel der Knochen, Gelenke und Muskeln zusammen. Wo einer dieser Teile geschädigt ist, leiden auch die anderen mehr oder weniger. Deshalb müssen bei der Beurteilung und Behandlung der Knochenbrüche und Verrenkungen diese *drei* Teile von Anfang an berücksichtigt werden. *Frakturen und Luxationen sind Verletzungskrankheiten des ganzen örtlichen Bewegungsapparates.*

Die Brüche der Gliedmaßen machen mehr als drei Viertel aller Knochenbrüche aus. An den oberen Gliedmaßen sind sie ungefähr doppelt so häufig wie an den unteren. Die Häufigkeit nimmt bis zum 40. Lebensjahre zu, ist bei Männern $4\frac{1}{2}$mal größer als bei Frauen, was sich ohne weiteres aus der Berufstätigkeit und den mit ihr verbundenen Gefahren erklärt.

Jeder Knochen besitzt einen gewissen Grad von Federung, deren Grenze durch eine Gewalteinwirkung überwunden sein muß, ehe es zum Bruch kommt. Der Grad der Elastizität schwankt je nach dem Bau und der

Tätigkeit des Knochens. Er ist außerdem von Mensch zu Mensch verschieden: zarte, muskelschwache oder hinfällige Leute, auch Kinder und Greise haben brüchige Knochen, während die jugendlicher, gesunder und kräftiger Leute sehr biegsam sind. Verständlich ist, daß unter chronischer Allgemeinerkrankung auch die Widerstandskraft des Skelets sich verringert, daß Rachitis, Osteomalacie,

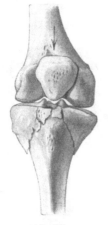
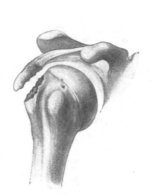
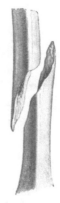

Abb. 408.
Kompressionsbruch.

Abb. 409.
Rißbruch.

Abb. 410.
Torsions-(Spiral-)Bruch.

Ostitis fibrosa, Knochengeschwülste u. a. meist pathologische Brüchigkeit des einzelnen Knochens bedingen (s. Spontanfrakturen S. 643).

Eine Gewalteinwirkung, die einen Knochen über die Grenze seiner Federung hinaus einbiegt, dreht, zusammendrückt oder auseinanderreißt, führt in ihrem leichtesten Grade zu einer *Fissur* (Sprung, Spaltbruch) oder bei Kindern zu einer *Infraktion,* d. h. Einbruch des Knochens mit Erhaltung des Periostmantels (subperiostale Frakturen) oder in Gelenknähe zu einer Lockerung oder *Lösung der Epiphyse*; bei mittelstarker Gewalteinwirkung zu einem vollständigen Bruch, wobei wir je nach Form und Richtung der Bruchlinie von einem *Quer-, Schräg-, Längs-* oder *Spiralbruch* sprechen; bei schwerster und massiger Gewalt zu *Splitter-* oder zu *Zertrümmerungsbrüchen*.

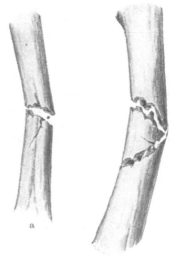

Abb. 411. Biegungsbrüche.

Wenn man nach physikalischen Begriffen die zu einer Fraktur führenden äußeren Kräfte zergliedert, so kann man unterscheiden Brüche, welche entstehen durch Biegung, durch Drehung, durch Kompression (Druck, Stauchung, Quetschung, Zertrümmerung), durch Schub (Abscherung), durch Abriß. Diese Bruchformen sind verschieden (s. Abb. 408—411), aber jede für sich ist so bezeichnend, daß man umgekehrt aus der Form des Bruches gewisse Rückschlüsse auf Art und Richtung der dabei tätigen äußeren Gewalt ziehen kann. Für gerichtliche Entscheidungen und für berufsgenossenschaftliche Begutachtung ist das unter Umständen von Bedeutung. So bricht z. B. beim *Biegungsbruch,* ähnlich wie bei einem Baumzweig, der gebogen wird, bis er bricht, zunächst die der größten Spannung ausgesetzte konvexe Seite ein; dann kommt es zu einem kennzeichnenden Ausbrechen eines dreieckigen Stückes, wie es auf Abb. 411b zu sehen ist. Bricht der Knochen bei der Biegung schon früher an einer Stelle ganz durch, dann entstehen wenigstens Sprünge und Einrisse, wie sie Abb. 411a wiedergibt. Auch der *Spiralbruch* bietet kennzeichnende Bilder, indem die Schraubenwindung immer gleichsinnig zur Richtung der einwirkenden Ge-

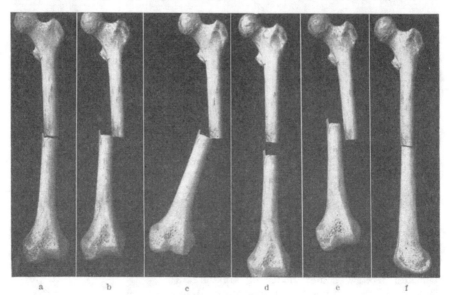

Abb. 412a—f. Typische Dislokationsformen. (Nach BAUER, K. H.: Frakturen und Luxationen. Berlin: Springer 1927.)

walt verläuft, wobei häufig ein rautenförmiges Stück aus dem Knochen ausgebrochen wird.

Man unterscheidet *subcutane* oder *einfache* Knochenbrüche und *offene* oder *komplizierte*. Unter den Begriff der „Komplikation" fallen keineswegs die schweren Zertrümmerungsbrüche oder etwa erschwerende Umstände der Behandlung. Vielmehr ist ausschließlich die „Komplikation" mit einer äußeren Wunde, einer Hautverletzung, welche die Bruchstelle selbst offen legt, dabei gemeint.

1. Stellung der Bruchenden.

Ist der Knochen von der Gewalt durchtrennt und hält auch das Periost die Bruchstücke nicht mehr aneinander, so kommt es zur Verschiebung, bedingt a) durch die ursprüngliche Gewalt, b) die Schwere des körperfernen Gliedabschnittes und c) den regelrechterweise vorhandenen sowie reflektorisch durch den Schmerz ausgelösten Muskelzug. Hierzu können andere Gelegenheitsursachen, wie unzweckmäßiges Tragen oder unzweckmäßige Bewegungen, kommen.

Die *Verlagerung* oder *Verschiebung (Dislokation)* kann a) fehlen (Abb. 412a) oder erfolgen (Abb. 412b—f): b) *ad latus*, c) *ad axin*, d) *ad longitudinem cum distractione*, e) *cum contractione*, f) *ad peripheriam*. Endlich wäre noch die *Einkeilung* (Dislocatio ad longitudinem cum implantatione) zu erwähnen.

Diese Formen kommen sehr häufig neben- und miteinander vor. Die Verlagerung kann von vornherein, durch die einwirkende Gewalt erfolgen, kann aber auch erst in der Folge eintreten, z. B. beim Aufstehen.

2. Das Verhalten des benachbarten Gewebes.

Ein *Bluterguß* ist die unausbleibliche Folge des Knochenbruches. Seine Größe und seine Ausdehnung hängt von der Mitbeteiligung der Weichteile ab. Brüche der Gelenkenden und der Kniescheibe sind stets mit einem Hämarthros verknüpft. Das ergossene Blut infiltriert nach und nach die benachbarten Muskelzwischenräume und das Unterhautzellgewebe. Tiefe, subfasciale Hämatome, besonders am Unterschenkel und in Ellenbogennähe, haben oft verhängnisvolle Kreislaufstörungen und Ödeme im Gefolge. Unter Umständen kann es zum Brand der Glieder oder doch zur ischämischen Kontraktur kommen, wenn der Arzt in solchen Fällen nicht zielbewußt handelt und den Bluterguß durch Einschnitt entleert.

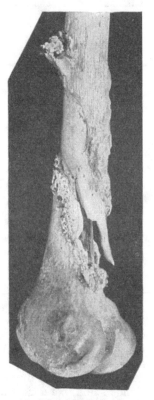

Die *Muskeln* werden nicht allein durch die unmittelbare Zertrümmerung und Zerreißung, sondern auch durch die Funktionsstörung, die mit der Annäherung der Ursprungs- und Ansatzpunkte bei der so häufigen Dislocatio ad longitudinem verbunden ist, mehr oder weniger schwer geschädigt. Die Folge davon ist eine bald eintretende *organische* Verkürzung, Verlust an contractilem Gewebe, Entwicklung derber Bindegewebsnarben.

Da die meisten Brüche zu einer Verkürzung der Knochen führen, so werden Ursprungs- und Ansatzstelle der Muskeln einander genähert. Hierdurch wird der Tonus des Muskels aufgehoben, der Muskel kann sich nicht oder doch nur ungenügend zusammenziehen. Anderen, fernab von der Bruchstelle gelegenen Muskeln ist durch die Fraktur der feste knöcherne Widerhalt genommen. Zu dem anfänglichen Unvermögen sich im gekürzten Zustande zusammenzuziehen, kommt der durch den Verletzungsschock bedingte Muskelstupor, der etwa 8 Tage anhält und durch den Verlust der elektrischen und nervösen Erregbarkeit bedingt ist. Aus dieser Schädigung der Muskulatur folgt die funktionelle Ausschaltung der benachbarten Gelenke mit ihrem Kapsel- und Bandapparat und den Gleitgeweben. Dazu kommt endlich die reflektorische Ruhigstellung, die durch den Bruchschmerz bedingt ist, und mit ihr verbunden die

Abb. 413. Offener und vereiterter Oberschenkelbruch mit Sequestrierung der Knochenenden und Kniegelenkvereiterung.

funktionelle Ausschaltung der benachbarten Gelenke, eine Summe von Tatsachen, welche die schwere Beeinträchtigung des „ganzen regionären Bewegungsapparates" begreifen läßt.

Bei jedem Knochenbruch werden zahlreiche *Blutgefäße* verletzt, unter Umständen auch größere Arterien, die durch Aufrollung der Intima, teilweiser oder völliger Zusammenhangstrennung oder Druck verlegt werden. Der letztere kann verursacht sein entweder durch ein drückendes Knochenstück, durch einen fehlerhaft wirkenden Zug, der die Arterie über ein Knochenstück spannt, oder durch einen schnürenden Verband. Besonders gefährdet sind die Stellen, an denen die Gefäße dem Knochen dicht anliegen und wenig Umgehungsbahnen (Poplitea, Brachialis) besitzen. Auch an den Venen, besonders den kleineren, kommt es zu thrombotischem Verschluß. Die Folge davon sind die ödematöse Schwellung und bläuliche Verfärbung des Gliedes (allenfalls *ischämische Lähmungen und Kontrakturen*, s. S. 623).

Etwaige *Nervenschädigungen* durch Quetschung oder Zerreißung treten sofort oder durch den Druck des Callus im Verlauf der Heilung auf.

Bei allen Brüchen an den Gliedmaßen — besonders den oberen Gliedmaßen — ist gleich bei der *ersten* Untersuchung auf die Unversehrtheit des Blutumlaufs (Puls) und der Nerventätigkeit zu achten. Am meisten gefährdet sind: der Nervus radialis (Sulcus radialis humeri), dann der Nervus peronaeus (Fibulaköpfchen), der Nervus ulnaris (Condylus medialis humeri) und der Nervus axillaris. Hat der Arzt nicht von sich aus gleich nach der Verletzung auf die Nervenschädigung hingewiesen, dann läuft er Gefahr, für die Lähmung später auch noch haftpflichtig gemacht zu werden.

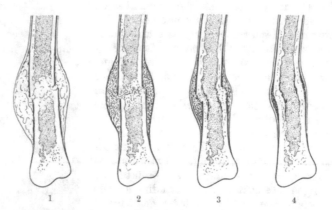

Abb. 414. Regelrechter Ablauf der Bruchheilung (schematisch).

1 Provisorischer (osteoider) Callus, 2. Woche. 2 Knochenbälkchen im osteoiden Callus, endostaler Callus, 4. Woche. 3 Festerer, verknöchernder periostaler und intermediärer Callus; Markhöhle frei, 5.—6. Woche. 4 Endgültige Knochennarbe nach Abbau des Callus, nach 3—8 Monaten.

Offene Wunden, mit der Bruchstelle in Verbindung stehend, können die Folge der Durchspießung eines spitzen Bruchstückes von innen nach außen durch die Haut sein. Bei umsichtiger Behandlung kommt ihnen keine allzu hohe Bedeutung zu, weil die Wunde in der Regel nicht infiziert ist. Folgenschwer sind hingegen jene Quetschungs- und Zertrümmerungswunden, welche durch Überfahren, durch Maschinenverletzungen, Explosion und Schuß entstanden sind, bei denen also die ansteckenden Keime von der Außenwelt an die Bruchstelle unmittelbar herangetragen werden. Ausnahmslos ist jeder solche Bruch als infiziert zu betrachten, meist sogar schwer infiziert; die Weichteilinfektion, die Phlegmone kann aufs Knochenmark (sekundäre, posttraumatische Osteomyelitis) übergehen, das Ende ist mehr oder minder ausgedehnte Sequestrierung der Bruchenden. Bei Infektion mit bestimmten Anaerobiern kann es zum Gasbrand kommen. Durch diese Störungen kann die Bruchheilung um Wochen und Monate verzögert, ja völlig in Frage gestellt werden, die benachbarten Gelenke werden durch Einbruch des Eiters gefährdet, und durch etwaige Phlebitiden mit Pyämie selbst das Leben bedroht. Eine mittelbare Folge der Infektion ist die Vereinigung der Bruchenden in schlechter Stellung, weil die unabweislichen sonstigen Behandlungsmaßnahmen bei Weichteileiterung einer ordnungsgemäßen Feststellung Abbruch tun; eine weitere Folge ist die Pseudarthrose, sei es infolge der durch Eiterung gestörten Callusbildung oder der Sequesterabstoßung.

3. Die Callusbildung.

Der Bluterguß beginnt sich vom 2.—3. Tage unter fibrinöser Gerinnung zurückzubilden, wobei von den verletzten Teilen her eine Neubildung des Gewebes einsetzt. In den ersten 8 Tagen findet sich eine bindegewebige, vorläufige Vereinigung der Bruchenden, dann bildet sich der „provisorische Callus", ein mächtiges, lockeres, gefäßreiches Gewebe, in das Knorpelzellen und Knochenbälkchen hineinwachsen (osteoides Gewebe), das die Bruchenden in spindelartiger Auftreibung wie eine Zwinge umgibt und gegen den 14. Tag als deutliche Verdickung fühlbar ist. Dieses osteoide Gewebe bildet sich dann allmählich in richtigen Knochen um. Die Knochenneubildung sowie die Kalkablagerung geschieht in der Hauptsache von der inneren Schicht des äußeren Periostes (parostaler Callus), in geringerem Maße vom Mark her (endostaler oder medullärer Callus) und noch geringer von den dazwischenliegenden Knochenabschnitten (intermediärer Callus).

Bis zur 5. Woche nimmt die Calluswucherung an der Bruchstelle zu, in etwa 7 Wochen ist die Verknöcherung vollendet. Es beginnt dann der Abbau und Umbau der Knochennarbe. Die für die spätere Leistung nicht notwendigen Teile werden aufgesogen, und der kunstgerechte Bau wird der Leistung angepaßt. Die anfangs durch Callusmassen verschlossene Markhöhle stellt sich bei regelrecht verheilten Brüchen wieder her.

Der Zeitpunkt, an welchem die Bruchstelle wieder fest geworden ist, hängt, abgesehen von der Stellung der Bruchenden, der allgemeinen Körperbeschaffenheit und den örtlichen Schädigungen auch davon ab, ob der Knochen dem ganzen Körper zur Stütze oder nur dem betreffenden Gliedabschnitt zum Halt dient (so brauchen nach GURLT die Fingerglieder bis zur genügenden Festigkeit 2, Mittelhand- oder Mittelfußknochen, Rippen 3, Schlüsselbein 4, Vorderarmknochen 5, Oberarm 6, Schienbein, oberes Oberarmende 7, Schiensamt Wadenbein 8, Oberschenkel 10, Schenkelhals 12 Wochen). Bei Kindern geht die Heilung schneller vor sich, im Greisenalter langsamer.

Die innere Sekretion gewisser Drüsen, besonders der Thymusdrüse, Schilddrüse, Nebenschilddrüse und Hypophyse, ist von nicht zu unterschätzendem Einfluß auf die Entwicklung des Knochens und damit auch auf die Bruchheilung.

Die *Störungen in der Heilung* des Knochenbruches können erfolgen durch Einbrechen der Knochennarbe *(Refraktur des Callus)* bei zu frühzeitiger Belastung, durch *verlangsamtes Festwerden der Knochennarbe* als Folge allgemeiner Ernährungsstörung oder ungenügender Ruhigstellung, zu starken Zuges oder schlechter Anpassung der Bruchstücke; schließlich kann *die knöcherne Vereinigung* überhaupt *ausbleiben,* an deren Stelle tritt entweder eine bindegewebige Narbe oder ein falsches Gelenk (*Pseudarthrose,* s. S. 643).

Von *Pseudarthrosenbildung* spricht man dann, wenn nach etwa 5 Monaten eine knöcherne Vereinigung nicht erfolgt ist und die Bruchstücke mehr oder weniger gegeneinander beweglich geblieben sind, sich gegeneinander abgeschliffen haben und die Markhöhle verschlossen ist.

4. Weitere Folgezustände.

Auch wenn es nicht zu so schweren Störungen der Heilung kommt, sind weitere Folgen unausbleiblich. Nicht nur an den Muskeln macht sich die erzwungene Untätigkeit in mehr oder minder starkem *Muskelschwund* geltend, auch der Knochen wird atrophisch, ja in einzelnen Fällen kommt es geradezu zu einer akuten reflektorischen Knochenatrophie (SUDECK), die auch auf Knochen übergreift, welche verhältnismäßig entfernt von der Bruchstelle sind. Es liegen hier wohl trophoneurotische Veränderungen vor, die mit Kälte, Cyanose, Ödem auch in der Haut des verletzten Gliedes, mit Abschuppung, Glanzhaut und erheblicher Funktionsstörung einherzugehen pflegen.

Umgekehrt beobachtet man nach Brüchen der Gelenkenden der langen Röhrenknochen und nach starken Verschiebungen der Bruchstücke übermäßige Callusbildung *(Callus luxurians)*. Von ihr zu trennen ist die besonders nach gelenknahen Brüchen der Ellenbogengegend beobachtete *Myositis ossificans*.

Fractura male sanata ist dann vorliegend, wenn neben einer erheblichen

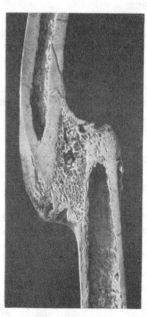

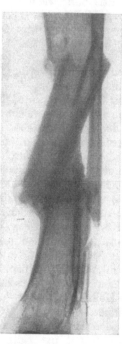

Abb. 415. Seitliche Verschiebung der Knochenenden, geheilt mit mächtigem Callus luxurians. (Nach HENKE.)

Abb. 416. Stückbruch des Unterschenkels, in schlechter Stellung mit starker Callusbildung geheilt. 52jähr. ♂. (Chir. Klinik Göttingen.)

Verschiebung auch eine schlechte Leistungsfähigkeit vorhanden ist. Die Verschiebung ad axin ist die häufigste Ursache.

Lockerungen in den benachbarten Gelenken, besonders im Kniegelenk, können erfolgen durch primäre Bänderzerreißung, längerdauernde Gelenkergüsse, zu starkes und zu langdauerndes Auseinanderziehen im Streckverband und vor allen Dingen durch Schwächung der Muskeln *(Schlottergelenk)*.

Im Gegensatz zum Schlottergelenk stehen *Bewegungsstörungen im Gelenk*, bedingt entweder durch unmittelbare Mitbeteiligung bei dem Knochenbruch oder durch langdauernde Ruhigstellung oder durch entzündliche Vorgänge.

Die *ischämische Muskelkontraktur* s. S. 623.

Als weitere *Verwicklungen* eines Bruches sind zu nennen die *Embolie*, die *Fettembolie*, die *Pneumonie*, das *Delirium tremens* und der *Decubitus*.

Embolien sind nicht so sehr häufig, da es sich bei Knochenbrüchen meist um jüngere Leute handelt (ausgenommen Schenkelhalsbrüche). Die Blutpfröpfe können entstehen fern von der *Bruchstelle*, z. B. bei Ruhiglagerung in den Beckenvenen oder in den geschädigten Venen der Knochen und Weichteile an der Bruchstelle selbst. Wenn auch die meisten Embolien innerhalb der ersten 10—12 Tage nach dem Bruch auftreten, so sind doch nach 8 Wochen noch Embolietodesfälle im Anschluß an Knochenbruch beobachtet worden.

Die *Fettembolie* tritt fast ausnahmslos in den ersten 4 Tagen, seltener in der zweiten Hälfte der ersten Woche nach Verletzung markreicher Knochen (Oberschenkel, Tibia) und starker Zertrümmerung des subcutanen Fettgewebes in die Erscheinung. Der nach schweren Knochenbrüchen beobachtete Schockzustand dürfte mindestens zum Teil auf Fettembolie zurückzuführen sein. Im späteren Verlauf stellen sich andere Zeichen der Fettembolie ein. Da die im Knochen liegenden Venen ohne Muskeln und mit dem Knochen verwachsen sind, können sie bei Verletzungen nicht zusammenfallen und sich von selbst schließen. So kommt es, daß auch einfache Markverletzungen, die ohne oder bei nur geringen Knochenverletzungen zustande gekommen sind, zur Fettembolie zu führen vermögen. Je nachdem das durch die Verletzung verflüssigte Fett von der Verletzungsstelle in die Lungen, das Herz, die Nieren, das Gehirn verschleppt wird, kommt es durch Verlegung der betroffenen Capillar- und Gefäßgebiete zu den entsprechenden Erscheinungen, die sich klinisch äußern in pneumonischen Herden, Lungenödem, Herzschwäche (fettige Degeneration des Herzmuskels), Somnolenz, allenfalls Fiebersteigerung, Krämpfen (punktförmige Blutung in das Gehirn), Auftreten von Fett (Fettschicht auf dem Urin) im Urin. Leute zwischen 20 und 50 Jahren sind besonders gefährdet, Kinder und alte Leute kaum (lymphoides Knochenmark der Jugend, Gallertmark des Seniums).

Vorbeugend ist von großer Wichtigkeit, alle unnötigen Bewegungen an der Bruchstelle zu vermeiden (gute feststellende Verbände, keine unnötigen Untersuchungen, keine Transporte mit schlechten Verbänden auf holprigen Wegen und Wagen!). *Behandlung:* in schweren Fällen Aderlaß; sonst Herzmittel, intravenöse Kochsalzinfusionen.

Die *Pneumonien* entstehen teils auf dem Boden der Embolie und Fettembolie, teils auf dem der Hypostase (bei alten Leuten).

Das *Delirium tremens* — viel seltener als früher — kann bei der außerordentlichen Unruhe der Kranken zu ernsten Verschlimmerungen führen. Nur feste Gipsverbände (allenfalls Gehgips) widerstehen den Bemühungen der aufgeregten Kranken. Keine plötzliche Alkoholentziehung!

Die Gefahren und die Verhütung des *Decubitus* setzen wir als bekannt voraus.

5. Die Diagnose der Knochenbrüche.

Dieselbe ist vielfach schon aus der auch mit Rücksicht auf die spätere Begutachtung sehr *wichtigen* (genau aufzuzeichnenden!!) Vorgeschichte, dem äußeren Anblick, durch die veränderte Gestalt (Achsenverschiebung), Lage und Verkürzung des Gliedes zu stellen. Hierzu kommt die Schwellung durch den Bluterguß. Man muß — auch als praktischer Arzt — den Kranken zur ersten Untersuchung grundsätzlich entkleiden, sonst werden beispielsweise Wirbelbrüche zu leicht übersehen. Die weitere Prüfung erstreckt sich auf die regelwidrige Beweglichkeit und Crepitation, wobei erstere das wichtigere Zeichen ist. Hinzu kommt als mehr subjektives Zeichen örtlicher Druckschmerz beim planmäßigen Abtasten des Knochens im Bereich der Bruchstelle. Druck auf die Bruchstelle im Sinne des Achsenstoßes bringt das wichtige Zeichen des Stauchungsschmerzes hervor.

Die Störung der Gebrauchsfähigkeit (Functio laesa) kann beim Bruch eines Knochens an einem zweiknochigen Gliedabschnitt völlig fehlen. Sie ist bei kleinen spongiösen Knochen mehr durch den Schmerz als die fehlende Festigkeit bedingt und kann bei eingekeilten Brüchen erst bei leichten Widerstandsbewegungen in die Erscheinung treten. So können Kranke mit eingekeiltem Schenkelhalsbruch u. U. noch gehen.

Nur zur Diagnose kleinerer Abrisse und Fissuren, ferner zur genaueren Prüfung der Stellung der Bruchstücke ist eine Röntgenaufnahme unentbehrlich, vorher kann man und muß man sich auch ohne dieses Hilfsmittel ein genaues Bild über den Bruch zu verschaffen suchen. Das Röntgenbild soll im allgemeinen nur zur Überprüfung der Diagnose und des Behandlungserfolges dienen. Bei der Unfallbegutachtung soll man das Röntgen nicht unterlassen, dem Verletzten aber das Bild nicht in die Hand geben. *In jedem Zweifelsfall ist, wenn keine lebensnotwendigen Gegenanzeigen bestehen, unbedingt dem Kranken in Gegenwart von Zeugen der Vorschlag einer Röntgenuntersuchung zu machen.* Das Unterlassen kann Haftpflichtklagen heraufbeschwören. Ist *ein* Knochenbruch festgestellt, so mache man sich zum Grundatz, stets noch nach *anderen* Verletzungen zu suchen. Während ein Kranker gewöhnlich nur eine einzige Krankheit hat, haben Verletzte häufig mehrfache und dann oft genug teilweise übersehene Schäden. Auch hier können Unterlassungssünden zu Haftpflichtklagen führen.

6. Die Behandlung.

Die Behandlung darf nicht allein die Vorgänge an den Knochen, sondern muß auch solche an den Weichteilen berücksichtigen. Sie hat die Aufgabe, unter möglichst genauer Wiederherstellung der Gestalt durch Einrichtung des Bruches und Verbände eine regelrechte Gebrauchsfähigkeit des Gliedes zu erstreben. Nur zwingende Gründe, z. B. Infektion, können die Rücksicht auf die spätere Leistungsfähigkeit vorläufig zurückstellen, ebenso wie geringe Verschieblichkeit in guter Stellung das Hauptgewicht von Anfang an auf funktionelle Behandlung legen läßt. Vor- und Nachteile der beiden Grundgedanken der Knochenbruchbehandlung sind je nach der Art des Bruches, der Funktion und Wichtigkeit des betreffenden Gliedes, dem Beruf des Verletzten und äußeren Umständen zu vereinigen. Schon hier sei nachdrücklichst darauf hingewiesen, daß auch die Behandlung der Knochenbrüche von Fall zu Fall zu geschehen hat.

Der *Transport- oder Notverband* hat den Zweck, durch genügende Ruhigstellung die Bruchstücke unter hinreichendem Einschluß der benachbarten Gelenke so festzustellen, daß weitere Verschiebungen der Bruchenden [wegen der Gefahr des Durchspießens der Haut, weiterer Verletzungen der Weichteile, Gefäße und Nerven, der Fettembolie (!)] vermieden werden.

Der an die Unfallstelle gerufene Arzt ist, falls ihm nicht ein hilfsbereiter Samariter zuvorkommt, meist zur behelfsmäßigen Herstellung eines festhaltenden Verbandes gehalten. In der geschickten Verwendung der vorhandenen Behelfsmittel zeigt sich der Meister.

Bei *offenen Brüchen* geht die Versorgung der Wunde allem voran. Ein Verstoß gegen die Regeln der ersten Wundversorgung bedeutet für den Verletzten ungeahntes Unheil. Das gilt für die Kriegs- und Friedenschirurgie.

Die *eigentliche Behandlung* beginnt mit der sofortigen, überaus wichtigen, in örtlicher Betäubung, Ätherrausch oder tiefer allgemeiner Betäubung auszuführenden genauen *Einrichtung* der Bruchenden, am besten durch ständig zunehmenden Zug, Gegenzug und Druck. Der Vergleich mit der gesunden Seite, Längenmessung und Abtasten der Knochen dienen zur Nachprüfung. Ergeben sich auch in der Narkose Repositionshindernisse, z. B. durch zwischengelagerte Weichteile, wofür das Ausbleiben des Knochenreibens bezeichnend ist, oder durch abgesprengte Knochenstücke, so eignet sich der Knochenbruch kaum für konservative Behandlung. Nur in den seltensten Ausnahmen darf man die Reposition dem Verbande allein (Zugverbande) überlassen. Gerade in diesen Fällen ist eine wiederholte Nachprüfung der Stellung unbedingt erforderlich. Was in den ersten 8 Tagen an Verbesserung der Stellung nicht erreicht ist, wird in der späteren Zeit schwer und oft nur teilweise wieder gutgemacht. Die organische Verkürzung der Muskeln (s. S. 633) setzt dem schwer überwindliche Hindernisse entgegen. Eingekeilte Brüche werden nur gelöst, wenn ihre Verlagerung dies erheischt.

Nach der Einrichtung der Bruchstücke ist die Hauptsorge ihre *Retention*. Wir bedienen uns zur Erfüllung dieser Forderung des *Zugverbandes* oder des *feststellenden* Verbandes. Besteht eine große Neigung zur Dislocatio ad longitudinem, wie z. B. bei Schrägbrüchen des Oberschenkels, so ergibt sich die Anwendung des Zugverbandes, unter Umständen in Verbindung mit Zügen in seitlicher oder drehender Richtung von selbst. Das Glied muß so gelagert und in solcher Richtung ausgezogen werden, daß sich das körperferne Bruchende dem körpernahen gegenübergestellt, die Muskeln möglichst erschlafft werden. Das läßt sich am besten durch leichte Beugung erreichen.

Durch Einführung der *Nagel-* bzw. der *Drahtextension* und deren Abarten kann man beim unmittelbaren Angreifen des Zuges am Knochen größere Kraft ohne zu starke Belastung erzielen (unteres Oberschenkelende, Schienbeinkopf, unteres Schienbeinende, Fersenbein, unteres Oberarmende). Sie ist angezeigt bei den schwer einzurichtenden Brüchen, die im Heftpflasterzugverband oder im Gipsverband nicht befriedigend stehen. Bei zu starkem und zu lange dauerndem Auseinanderziehen entsteht die Gefahr der Pseudarthrose (z. B. bei Querbrüchen in der Mitte des Ober-armes). Man darf deshalb nicht zu lange zögern, den erreichten Erfolg in einem gut angepaßten Gipsverband zu erhalten.

Die *Streckverbände* haben den Vorteil, gewisse Bewegungen, Massage zuzulassen, die Anlegung allfälliger Wundverbände zu erleichtern sowie eine Überwachung des ganzen Gliedes zu ermöglichen.

Trotzdem hat der *Gipsverband* (entweder in der Form des ringförmigen Verbandes oder der Gipsschiene) für gewisse Brüche und in der allgemeinen Praxis so große Vorzüge, daß er nicht zu entbehren ist (s. auch S. 18).

Der *ringförmige, feststellende Verband* sollte in der hausärztlichen Praxis bei starker und zunehmender Schwellung innerhalb der ersten 2—3 Tage im allgemeinen nicht an-

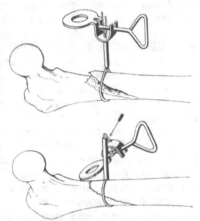

Abb. 417. Knochennaht nach MAGNUS. (Aus „Der Chirurg" 1932.) (KRUPPsche Abbildung.)

gelegt werden, da selbst starke Polsterung nicht immer die Folgen einer Druck-schädigung verhindert, andererseits aber bei starker Polsterung die Sicher-heit der Retention der Bruchstücke in Frage gestellt wird. Statt der ring-förmigen Gipswickelungen empfiehlt sich in solchen Fällen ein Verband mit seitlichen, längsverlaufenden Gipsschienen, die in eine Flanellbinde eingelegt werden und sich dem Glied gut, ohne starke Polsterung, anpassen lassen. In anderen Fällen wird man das gebrochene Glied besser mit feuchten Kom-pressen umwickeln und auf einer Schiene mit Stärkebinden festlegen, ehe man den ringförmigen Gipsverband, nach nochmaliger Prüfung der Stellung (Narkose!) anlegt. Nach erzielter ausreichender Festigkeit wird der Verband in zwei Schalen aufgeschnitten, die nach täglich vorgenommener Bewegungs-behandlung und Massage jedesmal wieder angewickelt werden, bis schließ-lich nach erfolgter Festigung jeder Stützverband zu entbehren ist.

Bei allen diesen ruhigstellenden Verbänden ist auf Störungen des Gefühls und des Blutumlaufs, Druckschmerzhaftigkeit an einzelnen Stellen genau zu achten, und der Verband sofort *abzunehmen* bzw. in seiner *ganzen* Länge *aufzuschneiden* und aufzubiegen, sobald Cyanose und Ödem oder gar Störungen der Beweglichkeit und Anämie auftreten. Der Verletzte muß nach Anlegung eines Gips- oder Extensionsverbandes in den ersten Tagen regelmäßig besucht und genau überwacht werden (Haftpflicht!).

Jeder gutliegende Verband, auch der Zugverband, muß wenige Stunden nach dem Anlegen die blitzartigen, durch leichte Verschiebung der Bruch-stücke gegeneinander bedingten Schmerzen beseitigt haben.

Unter der Berücksichtigung der Vor- und Nachteile der einzelnen Behand-lungsverfahren kommen im allgemeinen folgende Anzeigen zur Geltung:

1. *Funktionelle Behandlung.* Nur wer sich in das biologische Geschehen bei der Knochenbruchheilung einzufühlen vermag, wird hier Fehler vermeiden. In der Zeit akut entzündlicher Vorgänge in den ersten 2—3 Monaten nach dem Bruch, in der noch Rötung, Ödem, örtliche Temperatursteigerung, atonischer Muskelschwund besteht, ist jede übermäßige Übungsbehandlung verpönt. Durch zu frühe Belastung, zu frühe passive Bewegungsübungen, zu frühe Massage werden die aufbauenden entzündlichen Heilungsvorgänge gestört, das verletzte Glied läuft Gefahr, in dem Zustand der SUDECKschen Dystrophie mit geminderter Durchblutung, Glanzhaut, Ödem, dauerndem Muskelschwund und nicht zu behebenden Gelenkversteifungen zu geraten. Ruhe, Heißluftbehandlung oder im Bett PRIESSNITZsche Umschläge sind hier der Massage und Bewegungsübungen weit überlegen. Erst im reizlosen Zustand (Zustand der Atrophie) sind Übungen unter sorgfältiger Anpassung an die Leistungsfähigkeit des Kranken angezeigt. Brüche der Handwurzelknochen, der Speiche, der Knöchel etwa ohne Verband zu lassen und kurze Zeit nach der Verletzung mit der funktionellen Behandlung zu beginnen, wird heute als fehlerhaft angesehen. Die *gesunden* Gelenke des verletzten Gliedes dagegen sollen vom 1. Tage ab aktiv planmäßig bewegt werden.

2. Für die *Streckbehandlung* eignen sich, namentlich bei Kindern, alle Knochenbrüche mit stärkerer Neigung zur Längsverschiebung, also besonders Brüche der Diaphyse des Ober- und Unterschenkels und des Oberarmes.

Für die *Drahtextension* solche, bei denen ein Ausgleich der Verschiebung nur durch Anwendung größerer Gewichte möglich ist, in der Hauptsache also alte Brüche mit starker Verkürzung der Weichteile, oder frische Brüche, bei denen das körperferne Bruchende keinen genügenden Angriffspunkt für den Heftpflasterzug bietet. Hierzu kommen noch schwere offene Knochenbrüche, bei denen ausgedehnte Weichteilverletzungen die Anlegung von Heftpflasterstreifen unmöglich machen.

3. Für den *Gipsverband* alle Brüche des Vorderarmes und Unterschenkels mit querem oder nahezu querem Verlauf, geringer Neigung zur Längsverschiebung, sowie Oberschenkelbrüche solcher Verletzten, denen man eine längere Ruhelage nicht zumuten will. Ebenso Brüche mit drohenden oder offenbaren Infektionen, die eine möglichste Ruhigstellung erfordern, sowie Brüche, denen ein längerer Transport bevorsteht.

4. Für die *primäre Operation* solche, bei denen ein auch in Allgemeinbetäubung nicht zu beseitigendes Einrichtungshindernis besteht, und solche, bei denen durch entsprechende Streckbehandlung eine günstige Stellung nicht zu erzielen war, besonders bei gelenknahen oder intraartikulären Brüchen, bei denen die Funktionsfähigkeit des Gelenkes in Frage steht, oder wenn es sich um Abreißungen wichtiger Muskelansatzstellen handelt. Stets bleibe man sich dabei bewußt, daß die Operation, falls der Bruch vorher ein subcutaner war, den geschlossenen Bruch in einen offenen verwandelt. Es muß demnach der durch die Operation erstrebte Gewinn das Wagnis des Eingriffs übersteigen. Die Operation wird am besten 8—10 Tage nach der Verletzung vorgenommen und besteht in der Vereinigung der Bruchstücke durch Naht, Nagelung, Verschraubung oder Bolzung (Osteosynthese). Uns hat sich in den letzten Jahren die Knochennaht nach MAGNUS (KRUPPscher rostfreier Stahldraht, angezogen durch einen nach Art eines Geigenwirbels arbeitenden Metallwirbel und gesichert durch ein kurzes Stahlröhrchen) bewährt (Abb. 417). Vielfach wird in letzter Zeit die *Marknagelung* nach KÜNTSCHER (innere Osteosynthese durch einen in die Markhöhlen eingetriebenen Stahlbolzen) ausgeführt. Es erscheint noch zweifelhaft, ob es vertretbar ist, das eingreifende Verfahren an die Stelle des schonlichen Drahtzugverfahrens treten zu lassen, es sei denn, daß sowieso besondere Anlässe, wie Refrakturen, Pseudarthrosen o. dgl. zum

Freilegen zwingen. Ebenso ist die primäre Operation angezeigt bei Schädigung größerer Gefäße oder Nervenstämme durch Druck oder, unmittelbare Verletzung (bei Gefäßschädigungen sofortige Operation, bei Nervenschädigungen innerhalb der ersten 8—10 Tage).

7. Die Behandlung der Komplikationen.

Verzögerte Callusbildung kann durch planmäßig durchgeführtes Reiben der Bruchenden aneinander, Stauung, wiederholte Einspritzung körpereigenen Blutes (30 ccm in Zwischenräumen von 2—3 Wochen), durch Röntgenbestrahlung sowie durch Belastung des Gliedes im eng anliegenden Gehgipsverband günstig beeinflußt werden. Auch wiederholtes Anbohren der Bruchenden kann noch ohne größeren Eingriff zum Ziele führen.

Beim Versagen dieser Maßnahmen oder beim Vorliegen eines konservativ nicht zu beseitigenden Hindernisses für die Verknöcherung, wie z. B. Zwischenlagerung von Weichteilen muß operiert werden; ebenso bei schlecht geheilten Brüchen, bei denen ein unblutiges Wiederbrechen und erneutes Richtigstellen, auch unter Drahtzug, nicht mehr gelingt.

Liegt das Hindernis für das Festwerden des Bruches in einer konstitutionellen Erkrankung, wie Syphilis, Rachitis, Osteomalacie oder Hypothyreoidismus begründet, dann ist die entsprechende Behandlung durchzuführen.

Bei *offenen Brüchen* ist alles an die Verhütung der Wundinfektion zu setzen. Bleibt die Weichteilwunde aseptisch, so ist der Heilverlauf kaum anders wie beim geschlossenen Bruch. Die primäre Wundversorgung, über deren Anzeigen in früheren Abschnitten (s. S. 574) gesprochen wurde, hat gerade auf diesem Gebiet gewaltige Fortschritte gegenüber früheren Zeiten gebracht. Ein primär versorgter offener Bruch heilt in den meisten Fällen wie ein geschlossener.

Bei großen, zerfetzten und beschmutzten Wunden wird die Haut in weiter Umgebung trocken rasiert und gejodet, das gequetschte und zertrümmerte Gewebe: Muskeln, Fascien, Hautränder werden mit Messer und Schere aus- bzw. zurechtgeschnitten, lose Knochensplitter entfernt, sorgfältige Blutstillung durchgeführt, zerrissene Sehnen und Nerven genäht. Alle Nischen und Taschen werden, wenn die Wunde wegen zweifelhafter Beschaffenheit nicht primär geschlossen werden kann, freigelegt, überprüft und drainiert, die Bruchstelle nach Möglichkeit zurechtgestellt und das Glied sodann in einer Lagerungsschiene oder besser noch in einem gefensterten Gipsverband ruhiggestellt. Nur höchst ungern tamponieren wir Wunden, lediglich dann, wenn die Verschmutzung eine sehr schwere war und Gasbrandgefahr besteht. In jedem Fall muß die Tamponade eine lockere sein, sie soll nicht verstopfen, sondern ableiten!

Besteht der Verdacht, daß die Wunde mit Straßenschmutz, Erde, Dünger, Kot in Berührung kam, so versäume man nicht die vorbeugende Einspritzung von 10 ccm polyvalenten Anaerobenserums, das zugleich Schutzdosen Tetanusserums enthält. Man sei sich dabei stets bewußt, daß eine sorgfältige erste Wundversorgung zugleich das beste Mittel gegen Gasbrand und Starrkrampf ist. Sulfonamide allein tun es nicht!!

Bei ungestörtem Allgemeinbefinden und einer Temperatur, die 38! nicht überschreitet, bleibt der Verband 4—6 Tage liegen. Verbandwechsel möglichst schonlich mit entsprechender Assistenz, denn jede neue Wundschädigung vermag in diesen Fällen eine schlummernde Infektion anzufachen. Mit Beginn der Granulationsbildung in der zweiten Woche macht man, auch wenn zunächst nur eine Schiene angelegt war, an den unteren Gliedmaßen mit Vorteil einen gefensterten Gipsverband, wobei darauf geachtet wird, daß die Bruchenden in möglichst guter Stellung stehen.

Bei bereits bestehender Wundinfektion mit Fieber und Schmerzen sind die Weichteilwunden breit zu spalten, dem Absterben geweihte Gewebsfetzen und vom Periost völlig gelöste Knochensplitter zu beseitigen, durch Anlegung von Gegenöffnungen für genügenden Abfluß der Wundabsonderungen zu sorgen, Blutungen sorgfältig zu stillen und die Wunde nach Auswaschung mit steriler Kochsalzlösung *locker* zu tamponieren, besser nur zu drainieren. Allgemeinbetäubung ist hierfür meist nicht zu umgehen.

Wo die eitrige Infektion auf Periost und Knochenmark übergegriffen hat, da vermag nur eine sachkundige und umsichtige Hand lebensbedrohende Verschlimmerungen zu bannen. Weite Einschnitte in das infizierte Gewebe, Freilegung aller Winkel und Taschen, Trockenlegung der Wundhöhle durch Drainage, Gegenschnitte, lockere Auslegung mit Mull; das sind die wichtigsten Grundsätze der Behandlung. Man erinnere sich bei der über Wochen und Monate hinaus sich erstreckenden Krankheit der günstigen Wirkung der Sonnen- und Freiluftbehandlung in Verbindung mit der offenen Wundbehandlung.

Schwere *Zertrümmerungen* ganzer Gliedmaßen, wie sie besonders im Bergwerksbetrieb und in der Maschinenindustrie, bei Eisenbahnunfällen vorkommen, fordern u. U. die Absetzung. Die Haut ist aufgerissen, klaffend und weit unterhöhlt, Muskeln und Fascien sind zerfetzt und mit Schmutz durchtränkt, die Gelenke eröffnet, die Knochen gesplittert, die zerrissenen oder gequetschten Gefäße thrombosiert, die Nervenstränge verletzt. In solchen Fällen übereile man die Absetzung des Gliedes nicht. Man unterbinde blutende Gefäße, reinige die Wunde vom Schmutz, entferne die losen Knochensplitter und die der Nekrose überantworteten Muskelfetzen, und, falls der körperferne Teil blutleer und pulslos ist, trenne man ihn vollends ab. Durch eine primäre, regelrechte Amputation, die im Gesunden geschehen müßte, würde man unnötig viel vom Glied opfern. Abgesehen davon verbietet der Schock, unter dem die Verletzten zunächst stehen, jeden größeren Eingriff. Erst wenn die Wunde sich gereinigt hat, kann man an die Bildung eines tragfähigen Stumpfes denken. Wir haben im letzten Jahrzehnt dank der primären Wundversorgung manches Glied zu retten vermocht, das wir früher geopfert hätten. Alles kommt darauf an, daß der erstbehandelnde Arzt den Kranken binnen 6 Stunden zum Chirurgen bringt.

8. Die Schußbrüche.

In der Kriegschirurgie spielen die Schußbrüche eine unverhältnismäßig große Rolle, machen sie doch mit 63,6 v. H. aller Verwundungen fast $^2/_3$ derselben aus. Diese Häufigkeit wird verständlich, wenn man bedenkt, daß die Schußverletzungen von Kopf, Hals, Brust und Bauch eine viel höhere Sterblichkeit auf dem Schlachtfeld selbst bedingen, so daß sie umgekehrt bei den Verwundeten, die ärztliche Behandlung erreichen — nur solche werden statistisch erfaßt! — seltener sind.

Es handelt sich fast ausschließlich um offene Brüche und meistens durch unmittelbare Gewalt verursachte. Von einfachen Quetschungen und teilweisen Knochenbrüchen mit Erhaltung des Zusammenhangs über Lochschüsse bis zur Zertrümmerung in zahlreiche Splitter kommen alle Übergänge vor. An den Diaphysen pflegt die Zertrümmerung wesentlich ausgedehnter zu sein, was durch die Art, die Kraft und das Auftreffen des Geschosses mitbedingt wird, an den Epiphysen sind Lochschüsse verhältnismäßig häufig.

Für die Ausbreitung einer Infektion liegen die Bedingungen sehr günstig. Mit der Anwesenheit von Infektionskeimen ist immer zu rechnen. Infanterieschüsse sind im allgemeinen günstiger als Artillerie- und Minenverletzungen.

Die Sorge für einen günstigen Wundverlauf fordert geordnete Wundverhältnisse durch Anlegung von Gegenöffnungen, Entfernung von vollkommen

gelösten Knochensplittern, Fremdkörpern, u. U. bei stärkerer Verunreinigung
Ausschneidung des Wundkanales und möglichst gute Blutstillung, wie es bereits
S. 8 und 17 bzw. S. 574 beschrieben ist.

Zur vorläufigen Versorgung dienen die Schienenverbände. Als Transport-
verbände sind die Gipsverbände, sowohl gefenstert wie als Brückengipsverband,
zum mindesten für die unteren Gliedmaßen, zu bevorzugen.

Das *Festwerden* der Schußbrüche läßt vielfach lange auf sich warten,
auch Refrakturen des Callus sind nicht selten. Ebenso treten infolge der Infektion sehr häufig Sequesterbildung (traumatische Osteomyelitis), langdauernde
Fisteleiterungen und unter Umständen Pseudarthrosen ein.

9. Pathologische (Spontan-) Frakturen.

Man versteht darunter Knochenbrüche, die ohne besondere Gewalteinwirkung an einem krankhaft veränderten Knochen entstanden sind. Als *örtliche*
Krankheitsursachen kommen in Betracht: Primäre
oder metastatische Knochengeschwülste, Osteomyelitis,
Echinokokken, Cysten, Gummata, Ostitis fibrosa,
Atrophie des Knochens bei Lähmungen, Tabes, Syringomyelie, im Greisenalter (z. B. für den Schenkelhals);
als *allgemeine*: Rachitis, Osteomalacie, MÖLLER-
BARLOWsche Krankheit, Skorbut, angeborene oder
ererbte Knochenbrüchigkeit, Osteogenesis imperfecta,
Lues und zehrende Krankheiten.   Die spontanen
Knochenbrüche können wieder knöchern heilen, zuweilen sogar mit überreichlicher Callusbildung, z. B.
bei einzelnen Carcinomen, bei Tabes und Syringomyelie. Ist das Grundleiden zu beeinflussen, so
muß dies geschehen.

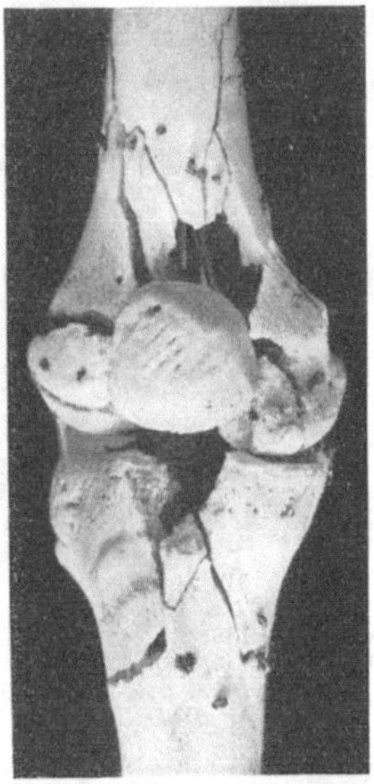

Spontane *Epiphysenlösung* findet man bei Osteomyelitis (Schenkelkopf, oberes Tibia-, unteres Femurende), bei Spätrachitis (Schenkelhals), bei vererbter
Syphilis (Osteochondritis luica der langen Röhrenknochen), bei Skorbut (an den Rippen).

10. Pseudarthrosen.

Unter Pseudarthrose (falsches Gelenk) versteht
man die bewegliche Verbindung in der Kontinuität
eines Knochens an einer Stelle, an der der gesunde
Knochen fest und unbeweglich sein müßte. Der Zu-

Abb. 418. Schußbruch des
Kniegelenkes mit ausgedehnter Zersplitterung des Schienbeinkopfes sowie der Oberschenkelknorren.
(Chir. Klinik Breslau.)

stand kann angeboren sein infolge von Entwicklungsstörungen, intrauterinen
Frakturen (angeborene Knochencysten), tritt am häufigsten aber auf nach
traumatischen Knochenbrüchen, und zwar meist offenen, insonderheit Schußbrüchen. Bei letzteren liegt die Ursache darin, daß eine weitgehende Zersplitterung des Knochens mit Versprengung der Splitter und der umgebenden
Weichteile (Periost) stattgefunden hat, und daß sich hierzu eine Infektion
gesellt, die zum Absterben der Knochensplitter und etwaiger noch lebensfähiger Periostfetzen führt. Die knochenbildende Kraft der Bruchenden versagt unter diesen Umständen, und die Folge ist die Pseudarthrose. Das sind
die Defektpseudarthrosen, im Gegensatz zu den eigentlichen Pseudarthrosen.

Aber auch bei einfachen subcutanen Brüchen erleben wir bisweilen ungeachtet durchaus sachgemäßer Behandlung pseudarthrotische Heilung. Daß
die Kniescheibe, der Ellbogenfortsatz, der Schenkelhals, die Handwurzelknochen
wegen des Mangels an knochenbildendem Periost besonders dazu neigen, ist

bekannt. Ebenso neigen Brüche in der Mitte des Oberarmes, am unteren Drittel des Unterarmes (besonders bei Kindern) zu schlechter Callusbildung und Pseudarthrose. Aber auch trotz reichlicher Callusbildung kann ein Festwerden ausbleiben:

  1. bei Zwischenschiebung von Weichteilen; am häufigsten am Oberarm und Oberschenkel,
  2. bei starker Verlagerung der Bruchstücke,
  3. bei ungenügender Ruhigstellung der Bruchstelle während der Bruchheilung,
  4. beim Sperren durch den zweiten Knochen eines zweiknochigen Gliedabschnittes (z. B. Wadenbein bei Schienbeinbruch (Abb. 419).

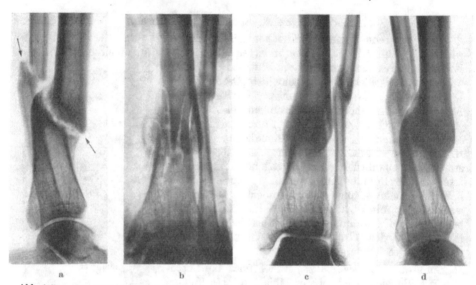

a   b   c   d

Abb. 419a—d.   Pseudarthrose beider Unterschenkelknochen. a vor der operativen Behandlung. Pfeil: Pseudarthrosenspalt. Beide Tibiabruchstückenden sklerosiert. Markhöhle abgeschlossen. b nach der Aufsplitterung im Gips. c Pseudarthrose geheilt von vorn. d Pseudarthrose geheilt von der Seite. (Chir. Klinik Breslau.)

Schließlich bleibt noch eine Gruppe von Diaphysenbrüchen, bei der der Callus von Anbeginn sich nur zögernd und unzureichend bildet, um vor seiner endgültigen Verknöcherung der Wiederaufsaugung anheimzufallen. Konstitutionelle Erkrankungen, Syphilis, Kachexie, Hypothyreoidismus oder schwere Rachitis und Osteomalacie mögen in einzelnen Fällen als Ursache vorliegen, oft genug bleibt uns der tiefere Grund verborgen.

Bis zu einem gewissen Zeitpunkt (3—5 Monate) kann man durch die auf S. 641 angegebenen Maßnahmen versuchen, die erlahmende Knochenregeneration zu beleben.

Sind aber die Bruchenden von einer bindegewebigen Narbenhülle umgeben, dann muß man mit dem fertigen Zustande der Pseudarthrose rechnen. Sie ist an den der Stütze des Körpers dienenden unteren Gliedmaßen unangenehmer und schwerer wiegend als an den oberen, wo außerdem durch Muskelkontraktion ein gewisser funktioneller Ausgleich erfolgen kann.

Selbst größere Knochenausfälle werden durch Verkürzung und narbige Kontraktion der Weichteile nach und nach so verkleinert, daß nur kleinere Lücken übrigbleiben, die Knochenenden dicht aneinanderrücken, von einem narbigen Bindegewebe, zuweilen einer mit synoviaähnlicher Flüssigkeit gefüllten Kapsel umgeben sind und somit der Eindruck eines neugebildeten Gelenkes erweckt wird (Nearthrose). Die Knochenstümpfe können sehr bald konzentrisch atrophieren, sich konisch zuspitzen oder an den Rändern durch Osteophyten verdickt sein. Die Markhöhle ist unter starker Sklerosierung knöchern oder bindegewebig abgeschlossen.

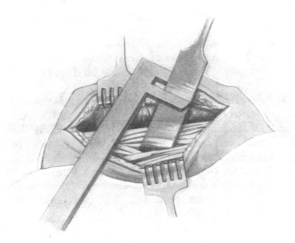

Abb. 420. Aufsplitterung des Knochens nach KIRSCHNER.

Die *Erscheinungen* dieses Zustandes sind schmerzlose, regelwidrige Beweglichkeit, gewöhnlich mit Verkürzung und mehr oder weniger ausgesprochener Verformung des Gliedes beim Fehlen jeder akut traumatischen Erscheinung. Sitzt die Pseudarthrose in der Nähe eines Gelenkes, oder reicht ein größerer Knochendefekt der Diaphyse bis in das Gelenk hinein, so kann die Abgrenzung gegenüber Schlottergelenk gewisse Schwierigkeiten haben.

Behandlung. Versagen die oben erwähnten konservativen Maßnahmen, dann kommt die operative Behandlung in Frage. Sie hat, um unheilbare Verkürzungen der Weichteile, hochgradige Knochenatrophie, Versteifungen der Gelenke zu vermeiden, möglichst früh einzusetzen, aber bei offenen und eiternden Brüchen erst dann, wenn nach längerem Verschluß aller Wunden und Fisteln (etwa 6 Monate) der aseptische Verlauf gesichert erscheint.

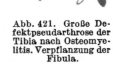

Abb. 421. Große Defektpseudarthrose der Tibia nach Osteomyelitis. Verpflanzung der Fibula.

Am einfachsten liegen die Verhältnisse bei ganz schmalem Pseudarthrosenspalt und guter Stellung der Bruchenden, vor allem bei sog. „straffen" Pseudarthrosen. Hier führt oft die BECKsche *Bohrung* (mehrfaches Durchbohren der Pseudarthrosenenden und des Zwischengewebes mit Bohrdrähten) zu verstärkter Knochenneubildung (Blutungen, Knochenmehl!) und zum Festwerden.

Die eigentliche Operation gründet sich auf die für die Heilung eines frischen Bruches maßgebenden Bedingungen. Zwischengelagertes Gewebe, sog. Interpositionen (Muskeln, Sehnen, Fascien), auch das fibröse Narbengewebe müssen beseitigt werden. Zur Behebung der Pseudarthrose selbst sind eine ganze Reihe von Verfahren angegeben worden. Uns hat sich am besten die „*Aufsplitterung*" beider Bruchenden von KIRSCHNER bewährt, allenfalls unter Hinzufügung autoplastisch an anderer Körperstelle entnommener Splitter (*autoplastische Splittervermehrung*). Bei der Aufsplitterung werden die beiden Bruchstücke in der Längsrichtung mit scharfen Meißeln in zahlreiche einzelne kleinere Bruchstücke gesplittert und damit die Knochenwundfläche in höherem

Maße vergrößert als bei irgendeinem anderen Verfahren (s. Abb. 420). Der erreichte Erfolg wird im ringförmigen Gipsverband festgehalten.

In neuerer Zeit setzt sich gerade für allseitig bewegliche („Dreschflegel-") Pseudarthrosen die Marknagelung nach Küntscher immer mehr durch: Die Pseudarthrosenenden werden freigelegt, das Narbenzwischengewebe ausgeschnitten und die ehemaligen Bruchenden angefrischt. Sodann wird mit Hilfe eines Führungsdrahtes ein kräftiger Stahlnagel in die beiderseitige Markhöhle eingeführt und die Pseudarthrose auf diese Weise durch eine Art innerer Osteosynthese fest verriegelt. Die Heilergebnisse sind günstiger als mit anderen Verfahren.

Bei der Defektpseudarthrose würde durch einfache Anpassung der angefrischten Bruchenden die Verkürzung bedenklich groß werden. Man greift hier zur *Knochenverpflanzung*. In der Regel bietet das gesunde Schienbein desselben Menschen (u. U. auch ein beliebiger anderer Knochenteil) ein geeignetes Mittel (Autoplastik). Man entnimmt dem Knochen einen der Lücke entsprechenden kräftigen Span (mitsamt dem Periost) und stemmt ihn fest zwischen die entsprechend angepaßten Bruchstücke ein. Bei zweiknochigen Gliedern (vor allem am Unterschenkel) kann man auch den Nachbarknochen teilweise oder ganz in die Lücke verlagern (s. Abb. 421).

Der autoplastische Knochen pflegt bei strenger Asepsis und peinlicher Blutstillung gut einzuheilen. Er zeigt eine erstaunliche physiologische Anpassungsfähigkeit, indem er entsprechend der funktionellen Inanspruchnahme (Belastung an den unteren, Dehnung und Drehung an den oberen Gliedmaßen) nicht nur an Masse sich verstärkt, sondern auch in bezug auf die Form mit der Zeit dem gesunden Knochen überraschend nahe kommt.

Sehr wichtig ist die Retention und Fixierung der Bruchstücke, die schon bei der Operation und nicht erst beim Verband durch möglichst breite Berührungsflächen gesichert sein muß. Das notwendige autoplastische Gewebe ist nur mit feinen Meißeln in möglichster Dicke zu entnehmen, auf das schonendste zu behandeln und muß so fest sein, so breite Berührungsflächen bieten, daß bald mit leichten Bewegungen zur Zuführung funktioneller Reize begonnen werden kann.

Führen auch operative Eingriffe nicht zum Ziel, dann kann man dem Gliede die verlorene Festigkeit durch Apparate ersetzen. Es ist dies jedoch immer nur eine unvollkommene Aushilfe, da die Hülsen leicht drücken oder sich verschieben und die Bewegungen in den richtigen Gelenken mehr oder weniger erschweren.

II. Die einzelnen Knochenbrüche.
A. Brüche der oberen Gliedmaßen.
1. Schlüsselbeinbruch (Fractura claviculae).

Der sehr häufige Bruch (12 v. H.) entsteht meist durch mittelbare Gewalteinwirkung (Fall auf die ausgestreckte Hand bei steifgehaltenem Ellenbogen- und Schultergelenk oder seitlichem Zusammendrücken der Schulter, als Berufsverletzung bei Rennreitern), seltener durch unmittelbaren Stoß oder Schlag, und noch seltener durch Muskelzug. Gewöhnlich an den S-förmigen Krümmungen des Schlüsselbeins, häufiger an der medialen als der lateralen, in der Form des Biegungsbruches auftretend, betrifft er Männer weitaus öfter als Frauen. Der Schlüsselbeinbruch der Kinder entspricht der Schulterverrenkung der Erwachsenen. Splitterbrüche, offene, mehrfache, beiderseitige Brüche sind selten. Infraktionen kommen nur bei Kindern vor.

Erscheinungen. Das mediale Bruchstück wird durch den Kopfnicker nach oben und hinten, das laterale durch die Schwere des Armes nach unten und außerdem durch den M. pectoralis nach innen und vorn gezogen. Sehr häufig reitet das innere Bruchstück auf dem äußeren. Infolgedessen erscheint die verletzte Schulter von vorn gesehen verschmälert, die Achselhöhle verengert,

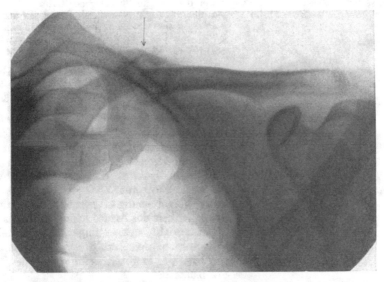

Abb. 422. Schlüsselbeinbruch mit gewöhnlicher Verlagerung der Bruchenden. (4 Wochen alter Callus.) (Aus BAUER, K. H.: Frakturen und Luxationen. Berlin: Springer 1927.)

der Arm nach abwärts gesunken und leicht einwärts gedreht (Wirkung des M. pectoralis); von hinten gesehen ist das Schulterblatt nach vorn gesunken und sein medialer Rand steht weiter von der Wirbelsäule ab als auf der gesunden Seite. Die Bruchstelle ist durch die Verschiebung der Bruchstücke meist als solche sichtbar, sonst, z. B. bei Infraktionen, durch Abtasten und den örtlichen Druckschmerz leicht feststellbar.

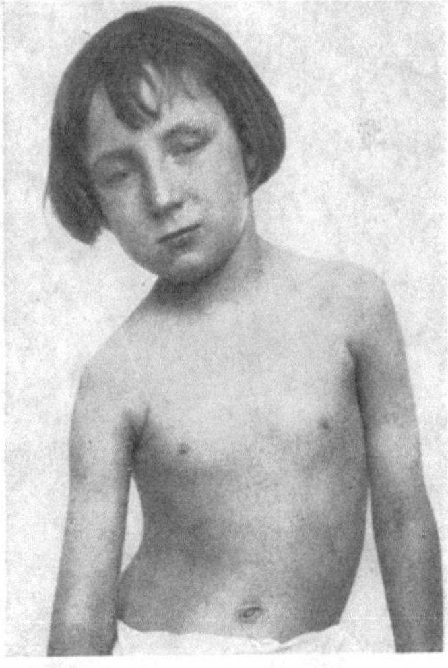

Die Leistungen des verletzten Armes beschränken sich auf leichtere Bewegungen der Hand und des Unterarmes; sobald jedoch etwas erheblichere Bewegungen im Bereich der Schulter ausgeführt werden, entstehen an der Bruchstelle Schmerzen. Selbsttätiges Erheben des Armes über die Waagerechte ist unmöglich. Bei Infraktionen (Kindern) ist die Leistungsstörung oft kaum bemerkbar, und es entstehen nur Schmerzen beim Druck auf die Bruchstelle; wenn man das Kind an der Hand führen will, fängt es an zu weinen. Oft zeigt erst der Callus die nichtbeachtete Infraktion an (Abb. 422 u. 423).

Abb. 423. Deformität und Haltung bei Schlüsselbeinbruch im äußeren Drittel durch Sturz auf die Schulter. (Aus BAUER, K. H.: Frakturen und Luxationen. Berlin: Springer 1927.)

Die *Vorhersage* bezüglich Wiederherstellung und Leistungsfähigkeit ist gut. Selbst wenn die Bruchstücke stärker verlagert bleiben, pflegen sie doch in der überwiegenden Zahl eine feste knöcherne Verbindung miteinander einzugehen und einen vollkommen brauchbaren Strebepfeiler des Schultergerüstes abzugeben. **Heilungsdauer** durchschnittlich 3—4 Wochen, bei Kindern (Infraktionen) 14 Tage.

In seltenen Fällen kann ein zu großer oder ungünstig gelegener Callus oder ein verschoben gebliebener Bruch beim Tragen hinderlich sein oder durch Druck auf den Plexus Parästhesien erzeugen. Bei Frauen gewisser Berufsstände (Film, Bühne) kann eine zurückgebliebene Formstörung Haftpflichtansprüche zeitigen. Bei leidlich gut und ohne Weiterungen geheilten Brüchen ist nach 2 Monaten eine eigentliche Erwerbsbehinderung nicht mehr vorhanden und bei den mit stärkerer Verschiebung und Callusbildung geheilten Brüchen ist nach Ablauf eines halben Jahres wieder volle Erwerbsfähigkeit anzunehmen.

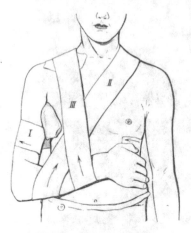

Abb. 424. Sayrescher Heftpflasterverband.

Behandlung. Die *Einrichtung* gelingt in örtlicher Betäubung gewöhnlich leicht durch starken Zug an beiden Schultern nach hinten. Dagegen bereitet die *Retention* Schwierigkeiten. Trotz gut angelegter Verbände bleiben oft Verschiebungen zurück. Die gute Beweglichkeit des Armes leidet gewöhnlich darunter nicht, dessen ungeachtet enthebt das doch nicht den Arzt der Verpflichtung, eine Verheilung in guter Stellung mit allen Mitteln anzustreben.

Alle Verbände, welche das Schultergelenk für längere Zeit ruhigstellen, sind unzweckmäßig. Deshalb ist auch der vielbenützte Sayresche *Heftpflasterverband* nicht als mustergültig zu bezeichnen (Abb. 424).

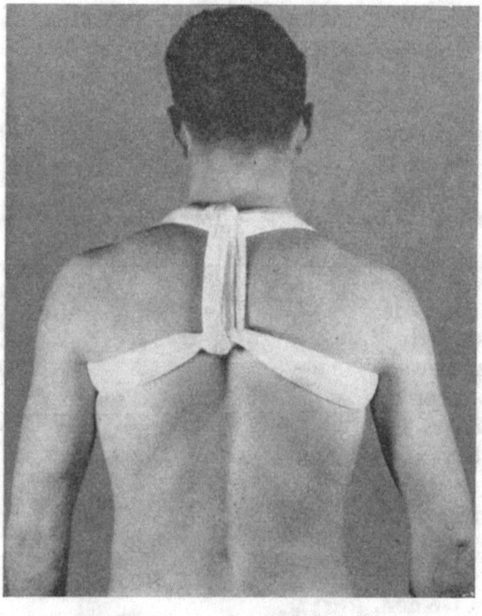

Wie aus der Abbildung ersichtlich, zieht der erste Heftpflasterstreifen (nach erfolgter Einrichtung!) in der Höhe des Deltoidesansatzes um die Außenseite des Oberarms der verletzten Seite, nach Einlegung eines gepuderten faustdicken Polsters in die Achselhöhle, waagrecht über den Rücken und endet an der vorderen gesunden Brustseite. *Er zieht den Arm nach hinten und gleicht die Verkürzung aus.* Der zweite Streifen läuft vom gebeugten Ellenbogen der kranken Seite zur gesunden Schulter. Um Druck am Olecranon zu vermeiden, legt man die Schlinge um den Unterarm nahe am Ellenbogen. *Er hebt den Arm.* Der dritte Streifen beginnt als Schlinge um das kranke Handgelenk und geht über die kranke Schulter zum Rücken. Ein auf die Bruchstelle gelegtes Wattebäuschchen soll den *Scheitel der gewinkelten Bruchstücke nach abwärts drücken.* Zum Schluß wird eine Mullbinde um die Pflasterstreifen gelegt.

Abb. 425. Verband für Schlüsselbeinbruch nach Madsen. (Chir. Klinik Göttingen.)

Besser, aber für den Praktiker umständlicher, ist der Verband von Böhler. Der Verband hat den großen Vorteil, daß alle Gelenke des Armes frei bleiben und bewegt werden können.

Am besten hat sich uns in der letzten Zeit der einfache Verband von Madsen bewährt: Unter sorgfältiger Einrichtung des Bruches wird der aus Abb. 425 ersichtliche Verband angelegt.

1. *Das Anmessen.* Es wird der Abstand vom linken Schulterblattwinkel nach vorn durch die linke Achselhöhle, über die Vorderseite der Schulter, nach rückwärts um den Nacken, dann nach vorn über die rechte Schulter und zurück durch die rechte Achselhöhle zum rechten Schulterblattwinkel gemessen = a cm, meistens 90—100 cm).

2. *Das Vorbereiten des Verbandes.* Auf einem etwa 30 cm breiten Gazestreifen werden 60 cm $+ a$ cm $+ 40$ cm abgemessen. Das Stück a wird mit 2 Lagen Watte bedeckt. Auf das ganze Stück wird eine feste, nicht elastische Binde (frisches Leinen) gelegt. Der Verband wird fest zusammengerollt, mit Fäden abgebunden und sieht nun wie eine Reihe Würste aus.

3. *Anlegen des Verbandes.* So wie der Verband angemessen wurde, wird er nun auch angelegt. Während der Einrichtung (unter Einlegen einer Faust in die Achselhöhle) wird der Arm adduziert, die Schultern werden zurückgezogen und dann zwischen dem Schulterblattwinkel ein „halber" Knoten gemacht; nach der Einrichtung wird der Knoten fertig gebunden. Das lange Ende des Verbandes wird schließlich durch den Halsteil des Verbandes gezogen und mit dem kürzeren Ende desselben zusammengebunden. Damit ist der Verband fertig.

Der Verband kann so stark angezogen werden, wie es der Kranke verträgt. Nach der Fertigstellung können alle Armgelenke, auch die Schultergelenke (!) bewegt werden.

Alle Verbände müssen in den folgenden Tagen genau, allenfalls mittelst Röntgenbildes darauf geprüft werden, ob keine neuerliche Verschiebung. der Bruchstücke eingetreten ist. Sie bleiben etwa 3—4 Wochen liegen.

Operative Behandlung kommt nur bei Plexuserscheinungen in Frage, wenn diese sich nicht durch unblutige Einrichtung beseitigen lassen.

2. Schulterblattbrüche (Fractura scapulae).

Dieser seltene Bruch kann den Körper, die Spina, den Processus coracoideus, das Akromion betreffen. Auch Brüche des Pfannenrandes und des Halses kommen vor.

Der Bruch wird durch Abduktion des Oberarms und Zug eingerichtet und auf einer Abduktionsschiene wie ein Oberarmbruch versorgt, falls die Verlagerung der Bruchstücke und die Bruchstelle überhaupt eine Einrichtung verlangen. Viele Schulterblattbrüche heilen auch ohne Einrichtung und Verband mit guter Leistungsfähigkeit ab.

Nach 6—8 Wochen sind einfache Blattbrüche als folgenlos geheilt zu betrachten. Gleichzeitige Lähmungen (N. suprascapularis und axillaris) bedingen u. U. Renten (15—30 v. H.).

Beim Fall nach hinten auf die ausgestreckte und abgespreizte Hand kann es zum Rißbruch des Processus coracoideus (Ursprungsstelle des kurzen Bicepskopfes) und zum Bruch des. oberen Pfannenrandes kommen.

a) Fractura colli scapulae.

Meist durch unmittelbare Gewalt, selten. Die Bruchlinie verläuft im chirurgischen Hals, so daß der Processus coracoideus an dem äußeren Bruchstück (dem Gelenkkörper) bleibt. *Erscheinungen.* Der Arm sinkt durch die Schwere nach abwärts, erscheint verlängert, kann etwas abgespreizt stehen; das Akromion springt stark vor, die Gegend des Deltoides ist abgeflacht. *Vor der Verwechslung* mit Luxatio humeri schützt die fehlende federnde Fixation, und vor allen Dingen. der Umstand, *daß beim Emporschieben des Armes die Verunstaltung schwindet,* um beim Nachlassen sofort wiederzukehren. Die *Vorhersage* ist bei Fehlen gleichzeitiger Gelenkverletzungen, unbeschädigtem N. axillaris gut. Der Bruch muß eingerichtet werden (Heben des Vorderarmes in Narkose bzw. örtlicher Betäubung und Anlegung eines Abduktionsgipsverbandes um den Brustkorb oder Lagerung auf Abduktionsschiene oder Extensionsverband in Abduktion) (s. Abb. 429 und 433). Um einer Behinderung der Beweglichkeit vorzubeugen, sind baldige Bewegungsübungen, schon während des Liegens des Verbandes, notwendig.

b) Vereinzelte Absprengungen des Pfannenrandes, der Schultergräte und des Rabenschnabelfortsatzes.

Jene sind ohne gleichzeitige Nebenverletzungen selten, intraartikulär häufig bei gleichzeitiger Luxation des Armes (s. o.) und dann meist nur durch Röntgen und durch Crepitation während der Einrichtung nachweisbar. Nicht selten verbirgt sich die Absprengung unter dem Bilde einer einfachen Verstauchung oder Prellung.

Behandlung. Abduktionsschiene (Abb. 433), frühzeitige (nach 8 Tagen) passive und aktive Bewegungen, täglich wiederholt und vorsichtig ausgeführt. Ausnahmsweise ist das frei im Gelenk liegende Bruckstück durch Arthrotomie zu entfernen.

Die *Brüche der Schultergräte* und des *Rabenschnabelfortsatzes* für sich allein sind gleichfalls selten. Sie entstehen entweder durch unmittelbaren Stoß oder Schlag oder durch Muskelzug (gewaltsames Armheben, Handgranatenschleudern, Speerwerfen). Einrenkung schwierig, allenfalls blutig.

3. Brüche am oberen Oberarmende.

Häufigkeit der Oberarmbrüche insgesamt 10 v. H. Wir unterscheiden am oberen Ende:

   a) Fractura colli anatomici;

   b) Fractura pertubercularis, welche bei Jugendlichen der *Epiphysenlösung* (Epiphyseolysis) entspricht;

   c) Fractura colli chirurgici;

   d) Fractura tuberculi majoris als Abrißbruch.

Übergänge und Vereinigungen dieser einzelnen Arten miteinander kommen häufig vor (Y-Frakturen). Weitaus am häufigsten ist der Bruch im chirurgischen Hals. Die Betroffenen sind meist ältere Leute.

Bei der Untersuchung, die wegen Schmerzhaftigkeit und Schwellung der Schulter oft erschwert ist und u. U. örtliche Betäubung oder gar Narkose erfordert, vergewissert man sich erst durch Druck unterhalb des Akromions, ob der Kopf in der Pfanne steht, zweitens ob bei *vorsichtigen* Drehbewegungen der Schulterkopf mitgeht und ob Knochenreiben entsteht, drittens ob eine Verkürzung des Oberarmes vorliegt, viertens ob der Oberarm sich ohne federnden Widerstand an den Körper anlegen läßt.

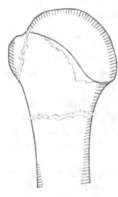

Abb. 426.   Die typischen Brüche am oberen Oberarmende.
(Aus BAUER, K. H.: Frakturen und Luxationen. Berlin: Springer 1927.)

a) Fractura colli anatomici.

Der eigentliche Bruch des anatomischen Halses ist recht selten. Entweder besteht eine Einkeilung mit oder ohne Verschiebung des Kopfes nach auf- oder abwärts, oder der Oberarmkopf ist verschoben, manchmal sogar völlig umgedreht.

Beim Gesunden verläuft die Oberarmlinie nach dem Akromion. Bei der sog. Abduktionsfraktur steht das untere und häufig auch das obere Bruchstück abgespreizt, die Oberarmlinie läuft nach innen und am Akromion vorbei. Bei der Adduktionsfraktur ist es umgekehrt.

Erscheinungen. Schwellung der Gelenkgegend, Schmerz im Schultergelenk, gewöhnlich sofortige völlige, längere Zeit anhaltende Funktionsstörung (Gegensatz zur Verstauchung). Die Entstellung ist gewöhnlich gering, und auch durch Abtasten ist die Bruchstelle kaum nachweisbar, jedoch besteht starker Schmerz bei unmittelbarem Druck auf den Gelenkkopf, sowie beim Emporschieben des Armes gegen die Pfanne (Stauchungsschmerz). Bei Drehbewegungen fühlt man mehr oder weniger deutliches Knochenreiben. Der Arm liegt dem Brustkorb an; keine Abspreizung, kein federnder Widerstand im Gegensatz zur Verrenkung; der Kopf ist von der Achselhöhle her in der Pfanne fühlbar bei *schmerzhafter* Betastung. Die *Diagnose* wird durch Röntgenaufnahme in zwei Ebenen (eine von vorn nach hinten, die zweite von der Achselhöhle her) gesichert.

Die *Vorhersage* ist in Hinsicht auf die Leistungsfähigkeit und auch betreffs knöcherner Heilung zweifelhaft. Teilweise mehr oder weniger hochgradige Ankylosen sind selbst bei aufmerksamer Behandlung infolge Infiltration und nachheriger Schrumpfung der Weichteile, Verlagerung der Bruchstücke zu fürchten. Bei völliger Abreißung des oberen Bruchstückes, Verletzung der Arteria circumflexa humeri ist Nekrose des oberen Bruchstückes möglich.

Die schließliche Erwerbsbehinderung beträgt im Mittel bei nichteingekeilten, nicht gut eingerichteten Brüchen 20—25 v. H. Doch kann bei starker Versteifung mit gleichzeitigen Nervenlähmungen die Erwerbsminderung bis zu 50 und 60 v. H. betragen. Bei den leichteren Formen ist nach 3—6 Monaten mit völliger Erwerbsfähigkeit zu rechnen. Selbst bei mehr oder weniger stark gedrehtem oberen Bruchstück (Wirkung des Musculus supra- und infraspinatus, subscapularis, teres minor) tritt nicht so selten völlige Arbeitsfähigkeit ein.

Behandlung. Einkeilungen dürfen nicht gelöst werden. Deshalb ist bei den Untersuchungen möglichst *schonend* vorzugehen. Eine längere Ruhigstellung ist streng zu vermeiden, um Gelenkversteifungen zu verhüten. Für die ersten 8 Tage wird der Arm auf einer Abduktionsschiene (Abb. 433) ruhiggestellt, dann wird mit Massage und Bewegungen begonnen. Nach 3—4 Wochen wird jeder Verband, auch eine Mitella, fortgelassen. Abgesprengte Knochenstücke, ein luxiertes oder ein stark gedrehtes Bruchstück werden am besten operativ entfernt oder durch Naht bzw. Verschraubung befestigt.

b) Fractura pertubercularis, Epiphysenlösung.

Die Ursache ist entweder ein Stoß unmittelbar gegen die Schulterwölbung oder mittelbar gegen den Ellenbogen.

Erscheinungen. Die Bruchlinie verläuft durch die Gegend der Oberarmhöcker, zuweilen mit Abtrennung des Tuberculum majus. Bei teilweise erhaltenem Periost ist die Verlagerung gering, und auch die Schulterwölbung ist, da der Kopf in der Pfanne bleibt, erhalten. Bei stärkerer Verschiebung ist das Diaphysenstück

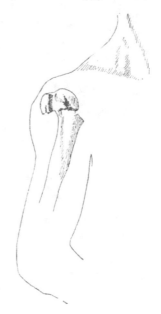

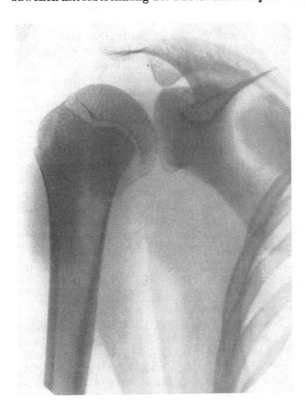

Abb. 427. Adduktionsbruch bei Oberarmbruch im Bereich des Collum chirurgicum. (Aus BAUER, K. H.: Frakturen und Luxationen. Berlin: Springer 1927.)

Abb. 428. Fractura pertubercularis. (Aus KOCHER: Beiträge).

nach innen gezogen (Wirkung des M. pectoralis und latissimus), wodurch eine winklige Knickung an der Bruchstelle *und eine Abduktionsstellung des Armes* folgt. Knochenreiben bei Bewegungsversuchen nicht immer nachweisbar.

Die *Epiphysenlösung* des Humerus bei Neugeborenen und Jugendlichen bis zum 20. Lebensjahre ist die häufigste traumatische Epiphyseolyse des ganzen Knochensystems. Sie entsteht häufiger durch unmittelbare als durch mittelbare Gewalt (unter der Geburt beim Lösen der Arme).

Die *Erscheinungen*, besonders bei Neugeborenen, können ganz gering sein und nur in der Funktionsstörung des Armes sowie der Schmerzhaftigkeit beim Anfassen bestehen. Nicht selten aber ist das Diaphysenende nach vorn und innen, wie bei Fractura pertubercularis, verschoben. Man fühlt das höckerige obere Diaphysenende und bei Bewegungen das weiche Knorpelreiben.

Bei allen Brüchen des oberen Humerusendes ist der *Nervus axillaris* wegen seines anatomischen Verlaufes gefährdet (Lähmung des Deltoideus). Schon die *erste* Untersuchung muß die allenfallsige Schädigung feststellen, sonst unbequeme Entschädigungsansprüche! Sehr viel seltener, aber keineswegs unmöglich sind erschwerende Verletzungen der Gefäße in der Achselhöhle.

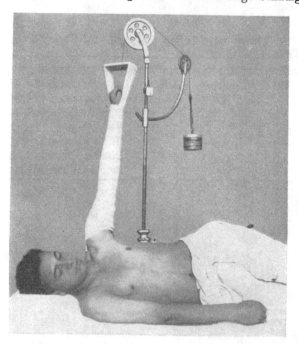

Abb. 429. Streckverband mit vorwiegender Abspreizung und senkrechter Aufhängung. (Nach BAUER, K. H.: Frakturen und Luxationen. Berlin: Springer 1927.)

Vorhersage. Knöcherne Vereinigung ist die Regel, auch bei Epiphysenlösungen. Die Verschiebung läßt sich jedoch nicht immer ausgleichen. Bei Epiphysenlösungen muß man, wenn sie Kinder betreffen, später mit erheblichen Wachstumsstörungen rechnen. Hindernde Knochenvorsprünge müssen abgetragen oder die verunstaltende Stellung operativ verbessert werden. Gelenkversteifungen sind selten so hochgradig wie bei Brüchen im anatomischen Hals.

Die dauernde Behinderung der Erwerbsfähigkeit beträgt im Mittel 15—20. v. H. In den meisten Fällen wird bei entsprechender Behandlung nach etwa 6 Monaten völlige Leistungsfähigkeit erreicht.

Behandlung. Bei geringer Verschiebung oder gut gelungener Einrichtung genügt ein Abduktionsschienenverband (Abb. 433). Bei Neugeborenen wird der stark auswärts gedrehte Oberarm und der im Ellenbogen gebeugte Unterarm am Brustkorb befestigt (Wattebausch in die Achselhöhle). Bei Neigung zur Verschiebung und nicht ganz einwandfreier Einrichtung empfiehlt sich Streckverband am abgespreizt aufgehängten Arm.

Mit Bewegungen ist am Ende der 3. Woche, bei Kindern und Neugeborenen nach 2 Wochen zu beginnen. Die endgültige Heilung dauert natürlich länger.

Bei sehr starker Verschiebung legt man zweckmäßiger die Bruchenden bloß und vereinigt sie in richtiger Stellung durch Knochennaht oder Nagelung.

c) Fractura colli chirurgici humeri.

Sie ist der häufigste Bruch des oberen Oberarmendes (20 mal häufiger als der des Collum anatomicum), entsteht meist bei älteren Leuten durch unmittelbare Gewalt (Fall oder Schlag auf die Schulter), seltener mittelbar oder durch Muskelzug (Schleudern, Lufthieb). Auch Spontanfrakturen (Krebsabsiedlung, Ostitis fibrosa) kommen in dieser Gegend vor. Die gewöhnlich quere, seltener schräge und dann höher hinaufreichende Bruchlinie sitzt unterhalb des Tuberculum majus, zwischen ihm und dem Ansatz des M. pectoralis. Größere Zacken der Bruchlinie, Einkeilungen einer solchen in den spongiösen Teil, Absprengungen einzelner Bruchstücke, Einspießungen in die Muskeln, deren Zwischenlagerung und eine solche der Bicepssehne kommen vor. Durch den Pectoralis major, Teres major und Latissimus wird das untere Bruchstück nach innen und durch den Deltoideus nach oben gezogen. Hierdurch entsteht eine Verkürzung von 2—4 cm und eine Abduktionsstellung des Armes mit Knickung *in der Höhe der Deltoideuszacke.*

Erscheinungen. Starke Schwellung erschwert sehr häufig das Durchtasten und verwischt auch zum Teil die äußeren Erscheinungen. Es besteht eine nicht unerhebliche Ähnlichkeit mit der Schulterverrenkung, indem der Oberarm bei beiden in Abspreizung steht und eine Knickung in der Gegend der Schulter aufweist. Immerhin ist die eigentliche Schulterwölbung erhalten, es besteht auch kein federnder Widerstand; man kann den abgespreizten Arm dem Brustkorb nähern und die Hand der verletzten Seite an die gesunde Schulter heranbringen. Die Pfanne ist durch den Kopf ausgefüllt, und die Achsenknickung des Armes liegt tiefer als bei der Verrenkung. Ferner ist der Oberarm um 2—4 cm verkürzt, bei Bewegungen (Drehung) fühlt man Knochenreiben, der Kopf in der Pfanne *geht nicht mit,* wenn keine Einkeilung besteht. Gegebenenfalls Lähmung des N. axillaris nicht übersehen (s. o.).

Vorhersage. Knöcherne Heilung erfolgt gewöhnlich in 4—5 Wochen. Pseudarthrosen sind sehr selten. Verwicklungen entstehen durch Fissuren bis in das Schultergelenk, gleichzeitige Schulterverrenkung und

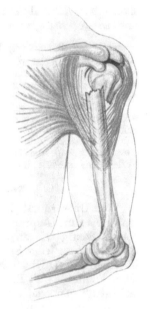

Abb. 430. Fract. colli chirur. hum. (nicht eingekeilt).

Verletzung von Gefäßen und Nerven oder Druck auf diese. Durch übermäßigen Callus kann in der Folgezeit eine Schädigung der Armnerven bedingt sein.

Bei Versteifung des Schultergelenks, besonders durch Störung der Abspreizung, bleiben Erwerbsbehinderungen in einzelnen Fällen bis zu 50 v. H., im Mittel von 20—30 v. H., zurück, es besteht also größte Notwendigkeit, sie zu verhüten. Mit guter Beweglichkeit geheilte Brüche erfordern auch bei älteren Leuten kaum mehr als 10 v. H. Rente. Vollständige Lähmung des N. axillaris erhöht die Erwerbsminderung auf 40—50 v. H., Lähmung des N. thoracicus (Serratuslähmung) auf 25 v. H.

Behandlung. Bei Einkeilungen und geringerer Verschiebung genügt der Abduktionsschienenverband für 2—4 Wochen, je nach dem Alter des Verletzten und der Schwere des Bruches. Dann Beginn der mediko-mechanischen Nachbehandlung (Übungen am Rollenzug, Heißluftkasten).

Bei stärkerer Verlagerung — bei großer Schwellung oft erst auf dem von der Achselhöhle her aufgenommenen Röntgenbild erkennbar — ist zunächst eine möglichst gute Einrichtung durch Zug am rechtwinklig gebeugten Unterarm und Gegenzug mittels umgelegten Leintuchs von der Achsel her mit Druck auf die Bruchstücke anzustreben. Gelingt diese nicht, so empfiehlt sich Streckverband für etwa 3 Wochen in Abspreizung und Aufhängung (s. Abb. 429). Hat man bei starker, schwer oder gar nicht zu beseitigender Verlagerung das Gefühl der Zwischenlagerung der Weichteile (fehlende Crepitation), bestehen Zeichen einer Nervenschädigung oder liegt eine gleichzeitige Verrenkung des Oberarmkopfes vor, so ist die blutige Einrichtung mit Knochennaht oder Knochenbolzung zu empfehlen.

Bei allen Brüchen des oberen Oberarmendes ist peinlichst darauf zu achten, daß die Ruhigstellung nicht länger als unbedingt nötig erfolgt, um Versteifungen und die dadurch bedingten schweren Erwerbsbehinderungen, die sich später kaum mehr beseitigen lassen, zu vermeiden. Der ruhigstellende Verband darf nicht länger als 14 Tage bis höchstens 3 Wochen getragen werden. Nach dieser Zeit ist unbedingt mit vorsichtiger Bewegungsbehandlung am Rollenzug zu beginnen, auch wenn die noch nicht weit genug fortgeschrittene Bruchfestigung nach jeder Übungs-stunde die neue Anlegung der Abduktionsschiene erforderlich macht. Massage und passive Bewegungsübungen sind in dieser Frühzeit noch nicht angebracht.

d) Fractura tuberculi majoris.

Sie entsteht meist durch unmittelbare Gewalt, gelegentlich durch Zug der Auswärts-roller, z. B. beim Schleudern. Der Höcker ist entweder teilweise oder völlig abgerissen und nach außen, hinten verzogen. In einer nicht geringen Zahl bestehen gleichzeitige *Schulterverrenkungen* oder andere Brüche.

Die *Erscheinungen* bestehen in umschriebener Druckschmerzhaftigkeit, Knochenreiben und Schmerzhaftigkeit bei Drehung, Unmöglichkeit, den Arm nach außen zu drehen, Schmerzen bei seitlicher Erhebung des Armes.

Behandlung. Fixierender Verband in Abduktionsschiene, besser noch Streckverband in Abspreizung und Auswärtsdrehung für 2—3 Wochen, dann Bewegungen; bei stärkerer Verlagerung kommt die Knochennaht, u. U. Exstirpation in Frage.

4. Fractura humeri (Oberarm-Schaftbruch).

Vom Oberarmhals bis zu den Kondylen, bzw. vom Ansatz des M. pectoralis major bis zum Ursprung des M. brachio-radialis sind Knochenbrüche mindestens ebenso häufig wie an allen anderen Stellen des Oberarmschaftes zusammen. Sie können an jeder Stelle dieser Strecke vorkommen, sind aber am häufigsten im mittleren Drittel. Meist ist unmittelbare Gewalteinwirkung die Ursache, dann kommt es zu Biegungs- und Trümmerbrüchen; seltener mittelbare (Fall auf Ellenbogen oder Hand) oder Muskelzug. Bei dieser Veranlassung (kräftige Wurfbewegung) entstehen vielfach ausgesprochene Drehbrüche, während sonst die Schrägbrüche, auch den Querbrüchen gegenüber, vorwiegen.

Spontanfrakturen, sei es bei Syringomyelie, Paralyse, sei es bei Gumma, primären Geschwülsten, Krebsabsiedlungen, sind am Oberarm verhältnismäßig häufig. Offene Brüche sind selten.

Erscheinungen. In den meisten Fällen läßt sich der Bruch des Oberarmes auf den ersten Blick durch die Schwellung, veränderte Gestalt, regelwidrige Beweglichkeit, Verkürzung des leistungsunfähigen Armes erkennen.

Beim Sitz des Bruches oberhalb des Deltoideusansatzes entsteht meist ein nach außen offener Winkel, indem das obere Bruchstück nach innen (Musculus pectoralis), das untere nach außen oben (Musculus deltoideus) gezogen wird (vgl. Abb. 431). Beim Sitz unter-halb des Musculus deltoideus wird das *obere* Bruchstück durch den Schulterkappenmuskel nach außen, das untere durch den Musculus triceps nach oben, hinten gezogen. Diese kennzeichnenden Verschiebungen können durch die Richtung der Gewalteinwirkung, durch nachfolgende Umstände (Hilfeleistung) Änderungen erfahren.

Dazu kommt regelwidrige Beweglichkeit und Knochenreiben. Letztere zu prüfen ist am Oberarm wegen der besonders bei Schrägbrüchen gerade am Oberarm nicht so seltenen Zwischenlagerung von Weichteilen wichtig.

Über der leichten Frakturdiagnose wird gern vom Anfänger die Unter-suchung des *Nervus radialis* und der anderen Armnerven vergessen. Wie not-wendig diese aber ist, geht schon daraus hervor, daß der Nervus radialis in 60—70 v. H. der Brüche des *mittleren* Humerusschaftes beteiligt ist.

Der Nervus radialis kann sowohl sofort durch die Fraktur (die einwirkende Gewalt, Splitter) als auch in der Folge (durch den Callus, den Verband!) geschädigt werden. Ist nicht von vornherein auf eine Nervenverletzung untersucht, so ist die Frage, ob primäre oder sekundäre Schädigung, nicht zu entscheiden, und im Zweifelsfall könnten Entschädigungsansprüche gegen den Arzt erwachsen. Deshalb Vorsicht!

Den Grad der Nervenschädigung kann man bei der ersten Untersuchung nicht erkennen, und es ist auch nicht möglich, vorausschauend zu beurteilen, ob eine spontane Rückbildung erfolgen wird. Deshalb kommt bei subcutanen Oberarmbrüchen nur dann die sofortige Freilegung der geschädigten Nerven in Betracht, wenn aus irgendwelchen anderen Gründen eine operative Behandlung des Knochenbruches sowieso angezeigt ist oder wenn die völlige Durchtrennung außer jedem Zweifel steht. Zweckmäßig wartet man erst die Heilung des Bruches ab, ehe man den Eingriff am Nerven in Betracht zieht.

Ebenso ist auf die Wegsamkeit der Arterie (Puls) zu achten. (Ischämische Lähmungen!)

Vorhersage. Die knöcherne Heilung verläuft bei jungen Leuten und sorgfältiger Behandlung im allgemeinen günstig innerhalb 5—6 Wochen.

Verzögerte Bruchfestigung ist die Folge einer unzureichenden Feststellung im Verband, kommt bisweilen allerdings ohne sichtlichen Grund vor. In solchen Fällen droht die Gefahr der

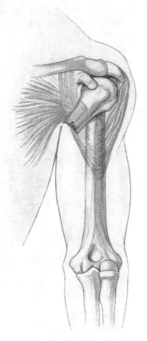

Abb. 431. Oberarmbruch unterhalb des Pectoralisansatzes (typ. Verschiebung).

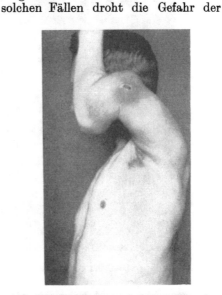

Abb. 432. Pseudarthrose des Oberarmes. (Aus BAUER, K. H.: Frakturen und Luxationen. Berlin: Springer 1927.)

Pseudarthrose, die gerade bei den Oberarmschaftbrüchen besonders groß ist ($^1/_4$—$^1/_3$ aller Pseudarthrosen!) (Abb. 432). Im übrigen bilden Weichteilzwischenlagerung, Sequestrierungen bei offenen Brüchen sowie unzureichende Einrichtung des Bruches die häufigste Ursache für die *Pseudarthrose* am Oberarmschaft. Nicht heilbare Pseudarthrosen erfordern, namentlich wenn sie noch mit einer Radialislähmung einhergehen, Renten von 50—75 v. H.!

Die *funktionelle Prognose* wird beeinträchtigt durch jede Fixation, die sich über 4 Wochen hinaus erstreckt: bei den hochsitzenden Brüchen Adduktionskontraktur im Schultergelenk, bei denen in der unteren Hälfte Versteifung im Ellenbogengelenk.

Behandlung. Einrichtung durch Zug am rechtwinklig gebeugten Unterarm in der Längsrichtung des oberen Bruchstückes und Einstellung in die richtige Rotationsebene. Dabei Gegenzug mittels umgelegten Leintuchs von der Achsel her und unmittelbarer Druck auf die Bruchstücke mit beiden Händen. Sofort nach der Einrichtung überzeuge man sich durch Röntgenbilder, ob die Bruchstücke gut aufeinander stehen. Ist das nicht der Fall, so ist zeitig die operative Freilegung der Bruchstelle mit Knochennaht zu empfehlen.

Die Retention geschieht am besten durch eine Abduktionsschiene bei rechtwinkliger Beugung des Unterarmes, allenfalls unter gleichzeitiger Anpassung einer Gipsschiene an der Oberseite des Oberarms (s. Abb. 433). In dieser Schiene kann schon 8 Tage nach Beginn der Behandlung mit Bewegungsübungen im Schultergelenk begonnen werden. Haben sich, besonders bei Drehbrüchen

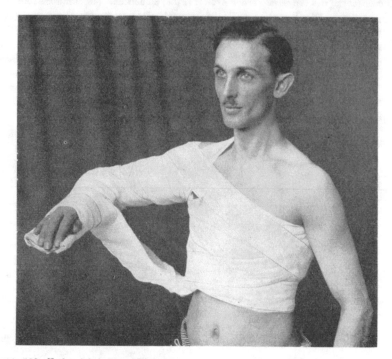

Abb. 433. Verband bei Oberarmbruch mit CRAMERschen Drahtschienen und Binden.

die Bruchstücke nicht entsprechend verzahnen lassen, dann ist die Streckbehandlung einzuleiten (s. Abb. 429). Sie erfordert natürlich Bettruhe. Zu starkes Ziehen (Auseinanderziehen der Bruchstücke) begünstigt die Pseudarthrosenbildung, deshalb Vorsicht und nur so lange ziehen, bis die Retention durch einen einfachen Gipsschienenverband gewährleistet ist. Vereinigung eines tragbaren Streckverbandes mit Gipsschiene ist oft zweckmäßig.

Besteht Radialislähmung, so verbindet man mit Rücksicht auf die sekundären Muskelverkürzungen die Hand und Finger in Überstreckung, auch wenn was meist das Zweckmäßigste ist, gleich primär die Nervennaht mit der Osteosynthese verbunden wird.

Sobald die Feststellung der Bruchstücke gesichert ist — gewöhnlich nach drei Wochen —, muß mit *aktiven* Bewegungen des Schulter- und Ellenbogengelenkes begonnen werden. Fingerbewegungen sind vom ersten Tage ab geboten. Bei sekundärer Radialislähmung (durch Callusmassen) ist der Nerv frühzeitig operativ zu befreien und in ein weiches Muskel- oder Fettlager zu betten. Die Behandlungsdauer ist auf 3—4 Monate, die Erwerbsbehinderung im ersten Jahre auf 15—30 v. H. einzuschätzen; dann können die Renten meist wesentlich herabgesetzt werden.

5. Brüche am Ellenbogengelenk.

Die Anatomie unterscheidet am unteren Oberarmende die Oberarmrolle (Trochlea), (Gelenkverbindung mit der Elle) und das Oberarmköpfchen, das mit dem Speichen-köpfchen in Gelenkverbindung steht. Die Chirurgie spricht von einem inneren und einem äußeren Condylus humeri und zieht in den Begriff außer einem nicht genau abgegrenzten Abschnitt der Gelenkfläche den metaphysären verbreiterten Teil des Oberarmendes ein. Praktische Gründe sind hierfür bestimmend. Die üblichen Bruchlinien halten sich nicht an die Trochlea-Capitulumgrenze, sondern pflegen Gelenkteile zusammen mit Meta-physenabschnitten abzuspalten, weshalb wir ähnlich wie beim Kniegelenk (Oberschenkel und Schienbein) uns der Bezeichnung „Condylus" bedienen.

Durch Vergleich mit der gesunden Seite wird etwaige Gelenkschwellung, die sich be-sonders durch Vorwölbung der beiden Gruben neben dem Olecranon kennzeichnet, regel-widrige Stellung des Vorderarmes festgestellt. Beim gesunden Gelenk stehen in Streck-stellung der Epicondylus medialis und lateralis sowie das Olecranon in einer Linie, in Beuge-

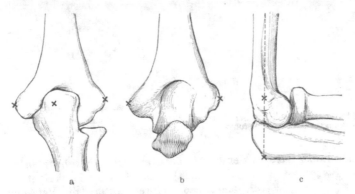

Abb. 434 a—c. Die 3 Fixationspunkte der Ellenbogengegend in ihrer gegenseitigen normalen Stellung: a Streckung. b Beugung, von hinten gesehen. c Beugung, von der Seite gesehen.

stellung bilden die drei Punkte ein Dreieck mit dem Olecranon als Spitze. Das Radius-köpfchen ist etwas unterhalb des Epicondylus lateralis durch den aufgelegten Finger bei Drehbewegungen des Vorderarmes sicht- und fühlbar. Druckschmerzhaftigkeit ist ein äußerst wichtiger Anhaltspunkt zur Bestimmung etwaiger Bruchlinien bei geringer Ver-schiebung und ebenso zur Erkennung der T- und Y-Brüche beim Zusammendrücken der Kondylen. Crepitation, regelwidrige Beweglichkeit sind vielfach schwer nachweisbar.

Die Röntgenuntersuchung läßt bei den Brüchen im kindlichen Alter nicht selten im Stich, da die Bruchlinien in den knorpeligen Teilen der Epiphysen schwer sichtbar sind. Trotzdem spielt gerade bei dem Ellenbogengelenk das Röntgenbild für die Erkennung der Einzelheiten des Bruches überhaupt und des Erfolges der Einrichtung eine große Rolle. Die Anzeige zu etwaiger blutiger Einrichtung ist ohne Röntgenbild nur ausnahmsweise zu stellen.

Es kommen am Ellenbogengelenk Brüche in allen Teilen und an allen Fort-sätzen einzeln oder verbunden mit anderen Verletzungen des Gelenkes vor.

Die wichtigsten Formen sind:

1. Die *Fractura supracondylica*, entweder a) als einfacher Quer- oder Schräg-bruch oder b) verbunden mit einer zweiten Bruchlinie nach dem Gelenk zu, das ist die Form der T- oder Y-Brüche.

2. Die *Kondylenfraktur* = isolierter Bruch des *äußeren* bzw. *inneren* Condylus.

3. Die *Epikondylenfraktur*, vornehmlich des Epicondylus medialis; der Epicondylus lateralis bricht selten.

Am Vorderarm sind die wichtigsten Gelenkbrüche:

4. Die *Olecranonfraktur*.

5. Die *Fraktur des Capitulum radii*.

a) Fractura supracondylica.

Sie ist bei Kindern und jungen Leuten sehr häufig, entsteht meist mittelbar bei Fall auf die ausgestreckte Hand, als Biegungsbruch. Die Bruchlinie verläuft dann von hinten oben nach vorn unten, das untere Bruchstück wird durch den Tricepszug nach hinten oben verlagert (Überstreckungsbruch) (Abb. 435 I).

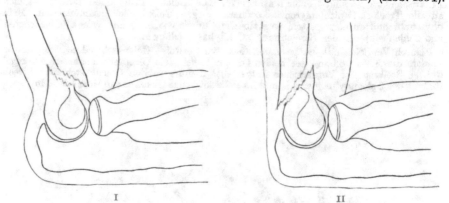

Abb. 435. Bruchlinien bei suprakondylären Humerusfrakturen nach KOCHER.
I Überstreckungsbruch. II Beugungsbruch. (Aus BAUER, K. H.: Frakturen und Luxationen.
Berlin: Springer 1927.)

Sehr viel seltener kommt der Bruch bei Fall auf den gebeugten Ellenbogen zustande (Beugungsbruch) (Abb. 435 II). Die Bruchlinie verläuft dann von

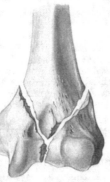

Abb. 436. Y-Bruch am unteren Humerusende.

vorn oben nach hinten unten, die Verschiebung des unteren Bruchstückes nach vorn ist meist gering, während bei der Extensionsfraktur eine stärkere Verschiebung stattfindet, so daß das Olecranon mit der Tricepssehne stark nach hinten vorsteht, ohne aber, im Gegensatz zur sonst ähnlichen Luxatio cubiti posterior, seine Stellung zu den Epikondylen geändert zu haben.

Die T- und Y-Brüche sind wesentlich schwerer; sie entstehen gewöhnlich durch Fall auf den Ellenbogen, finden sich öfter bei Erwachsenen als bei Kindern und sind häufig offene Brüche.

Erscheinungen. Der örtliche Bruchschmerz sitzt oberhalb der Kondylen; die Gelenkgegend ist, da der Bruch extrakapsulär liegt, meist nicht wesentlich geschwollen, der Humerusschaft ist vielfach in der Ellenbeuge fühlbar, Epikondylen und Olecranon stehen in gewöhnlicher Stellung zueinander; regelwidrige Beweglichkeit und Crepitation sind die am meisten in die Augen springenden und endgültig klärenden Erscheinungen.

Verwicklungen durch Verletzung des *Nervus radialis* und *medianus* sind selten; doch soll stets noch vor Beginn der Behandlung sorgfältige Prüfung erfolgen. Wichtig ist auch von vornherein, durch *Prüfung des Pulses* in der Arteria radialis und ulnaris auf einen etwaigen Druck oder Verletzung der Arteria cubitalis zu achten, da gegebenenfalls die Gefahr der *ischämischen Muskellähmung* besteht und beim Anlegen eines fixierenden Verbandes durch Zunahme der Schwellung erhöht wird. Kehrt der Puls nach gelungener Einrichtung nicht zurück, so ist die operative Befreiung der Arteria cubitalis von der Kompression oder Naht der verletzten Arterie notwendig, am besten in

Verbindung mit gleichzeitiger Einrichtung und operativer Befestigung der Bruchstücke. Auf jeden Fall sind die Verletzten oder deren Stellvertreter — meist
handelt es sich bei diesen Brüchen ja um Kinder — *rechtzeitig* auf die drohenden
Gefahren aufmerksam zu machen! (Haftpflichtansprüche drohen!)

Die T- und Y-Brüche sind ohne Röntgenbild schwer zu erkennen. Wenn
die Schwellung nicht zu stark ist und man die Kondylen fassen kann, so
lassen sie sich gegeneinander verschieben; das Gelenk ist verbreitert.

Behandlung. Die Einrichtung des einfachen suprakondylären Flexions- oder
Extensionsbruches ist in örtlicher oder allgemeiner Betäubung zu erreichen
durch Zug am Vorderarm und Gegenzug am Oberarm unter gleichzeitiger
Formung der Bruchstücke. Röntgenuntersuchung nach der Einrichtung ist
dringend notwendig, da die Einrichtung oft
genug beim ersten Versuch nicht einwandfrei gelingt und sofort — allenfalls nach
einigen Tagen — wiederholt werden muß.

Am besten sucht man den Frakturmechanismus
in umgekehrter Reihenfolge zu wiederholen. Bei
Überstreckungsbrüchen erst starke Überstreckung,
bei *starkem* Längszug am Unterarm und unter
Einhalten desselben Druck auf das obere Bruchstück nach hinten, Überführen in Beugung. Der
Unterarm wird dabei zweckmäßig in Pronation gebracht, um die Varustellung der Bruchstücke auszugleichen. Bei Beugungsbrüchen umgekehrt. Hier
Fixation in Streckung für 10—12 Tage, bei Ex-
tensionsfrakturen Fixation in Beugung.

Gelingt die Einrichtung befriedigend, so
wird der Arm auf einer Außenschiene (Gipsschiene) befestigt. Bei den schweren Fällen,
vor allem bei den T- und Y-Brüchen, sind
die Bruchstücke auf operativem Wege freizulegen und anzunageln oder zu verschrauben.

In den der Einrichtung folgenden Stunden
und Tagen ist *genaueste Beobachtung des
Blutumlaufes* strengstens erforderlich. Beim
Auftreten vermehrter Schmerzen oder Zeichen von Störungen des Blutumlaufes (Blau-
werden und Anschwellen der Finger) ist der
Verband in voller Länge aufzuschneiden und zu weiten.

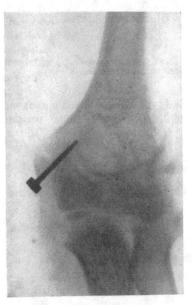

Abb. 437. Durch Verschraubung be-
festigter Kondylenbruch bei einem Kinde.
(Aus BAUER, K. H.: Frakturen und
Luxationen. Berlin: Springer 1927.)

Schon nach wenigen Tagen wird mit aktiven Fingerbewegungen begonnen;
nach 3 Wochen bei Kindern, nach 5 bei Erwachsenen können nach Abnahme der
Gipsschiene auch bereits vorsichtige aktive Bewegungsübungen in den Ellenbogengelenken einsetzen. Für die Nacht lassen wir gerne die Schiene noch
einige Zeit anlegen. Grobe passive Bewegungen und gewaltsame Massage der
verletzten Stelle sind unzweckmäßig.

Ischämische Kontrakturen bedingen bei Erwachsenen Erwerbsminderungen
bis zu 75 v. H.

b) Die Kondylenbrüche.

Es kann der äußere oder der innere Condylus abgebrochen sein. (Sind
die beiden Kondylen abgebrochen, dann haben wir die Form des T- oder
Y-Bruches, den wir bei den suprakondylären Formen mitbesprochen haben.)

1. Der *äußere Schrägbruch* (Bruch des Condylus lateralis) ist eine häufige
Verletzung, viel häufiger als der innere Schrägbruch. Das liegt an den

anatomischen Verhältnissen; der Radius sprengt ihn beim Fall auf die Hand durch Gegenstoß ab. Das Bruchstück ist meist nach oben verlagert.

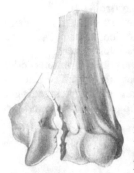

2. Der *innere Schrägbruch* (Bruch des Condylus medialis) ist viel seltener; er entsteht durch unmittelbare Gewalt (Fall auf den Ellenbogen, Stoß, Schlag).

Erscheinungen bei: 1. Druckschmerz auf der lateralen Seite des Gelenkes, wo auch der alleinige oder am meisten ausgesprochene Sitz der Schwellung ist. Es besteht regelwidrige seitliche Beweglichkeit im Sinne der Adduktion und vermehrte Schmerzhaftigkeit beim Überführen in die Cubitus-Valgusstellung. Verschiebbarkeit des abgebrochenen Gelenkstückes, Knochenreiben. Die drei Knochenpunkte stehen *nicht* in einer Linie (Abb. 434). *Erscheinungen* bei: 2. Entsprechende Schmerzhaftigkeit an der Innenseite, ebenso Schwellung, regelwidrige Beweglichkeit im Sinne der Abduktion (Cubitus varus).

Abb. 438. Bruch des inneren Condylus (selten).

Behandlung. Möglichster Ausgleich der Valgusstellung durch einen entsprechenden Verband, u. U. für kurze Zeit in Streckstellung. Entsprechend wird der innere Schrägbruch behandelt.

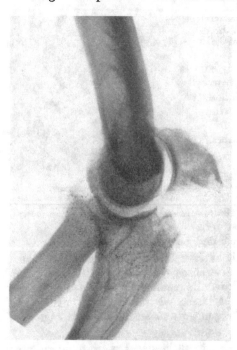

Abb. 439. Fractura olecrani im Röntgenbild.
(Aus Bauer, K. H.: Frakturen und Luxationen. Berlin: Springer 1927.)

Gelingt die Einrichtung und vor allem die Erhaltung der Stellung nicht, was oft genug der Fall ist, hat sich gar das Bruchstück ganz umgedreht, so ist die blutige Verschraubung, seltener einmal die Entfernung des Bruchstückes vorzunehmen. Sonst sind die Erfolge nicht immer befriedigend: es hinterbleibt oft ein pathologischer Cubitus valgus mit leichtem Schlottergelenk.

In der *Nachbehandlung* gilt es, Finger und Schulter frühzeitig zu bewegen. Nach der Entfernung des ruhigstellenden Verbands aktive Übungen. Bei bewegungsgestörten Ellenbogengelenken haben sich uns die Heussnerschen Spiraldrahtschienen bewährt.

Die Erwerbsminderung beträgt für $^1/_2$ Jahr mindestens 25—30 v. H., da die Kraft des Armes längere Zeit stark beeinträchtigt ist.

c) Der Epikondylenbruch.

Der mediale, stark vorspringende Epicondylus wird häufig, der flache laterale selten, höchstens in Verbindung mit einer Luxation abgerissen. Es handelt sich um einen Rißbruch, der fast ausschließlich jugendliche Menschen betrifft. Durch den Zug des Ligamentum collaterale ulnare wird das Bruchstück nach abwärts, sogar bis unter die Höhe der Oberarmrolle verzogen.

Erscheinungen. Umschriebener Bluterguß und Druckschmerzhaftigkeit an der Stelle des Epicondylus. Das verlagerte Bruchstück ist verschieblich. Das Ellenbogengelenk ist nur bei übertriebenen Bewegungen schmerzhaft.

Behandlung. Die Einrichtung und Zurückhaltung macht Schwierigkeiten. Trotzdem ist das funktionelle Ergebnis bei einfachem Schienen- oder Gipsverband in Mittelstellung der Gelenke kein schlechtes. Beginn mit Bewegungen nach 8 Tagen. Erwerbsminderung 20—30 v. H. für ¼ Jahr, dann weniger.

Nach Stoß, Überanstrengungen (Tennisspieler), aber mitunter auch ohne äußere Veranlassung entwickelt sich ein Krankheitsbild, das mit Schmerzen am Epicondylus lateralis, sogar mit Ödem einhergeht, die *Epicondylitis.* Es handelt sich dabei um eine umschriebene Entzündung auf dem Boden chronischer Reizzustände durch Überanstrengung. Röntgenologisch bei älteren Fällen Periostwucherung, bei frischen negativer Befund. *Behandlung:* Umschläge, Ruhigstellung, Schonung. Mitunter wirkt örtliche Betäubung günstig; in hartnäckigen Fällen Exstirpation des verdickten Gewebes über dem Epicondylus.

d) Fractura olecrani.

Sie entsteht meist durch unmittelbare Gewalt beim Fall auf den gebeugten Ellenbogen. Seltener sind mittelbare und Rißbrüche. Querbrüche sind das gewöhnliche, bei unmittelbarer Gewalteinwirkung bisweilen Splitterbrüche. Ist das Bruchstück völlig abgetrennt, so wird es durch den Musculus triceps um 1—2 cm nach oben gezogen, bleiben Periost und Tricepsfasern erhalten, so ist nur eine kleine Spalte fühlbar.

Erscheinungen. Über dem Ellenbogenfortsatz umschriebene Schwellung und Druckschmerzhaftigkeit, dabei geringer Gelenkerguß. Die Bruchspalte klafft und die Bruchenden sind gegeneinander verschieblich. Selbsttätige Streckung des Vorderarmes bei völligem Abriß unmöglich, bei teilweisem behindert und erschwert. Man prüft dies, indem man den herunterhängenden, gebeugten Unterarm bei abgespreiztem Oberarm entgegen der Schwerkraft gegen einen Widerstand strecken läßt.

Behandlung. Sind die Bruchstücke nicht nennenswert auseinandergewichen, so genügt ein für 8 Tage angelegter Gipsschienenverband in stumpfwinkliger Stellung bei Mittelstellung des Vorderarmes und Handgelenkes. Er ist besser als eine Testudo mit Heftpflaster, die das obere Bruchstück stark nach unten zieht. Vom ersten Tage ab aktive Bewegungen der Finger und Schulter. Nach 3 Wochen Abnahme des Verbandes und aktive Bewegungen der Ellenbogengelenke, die langsam gesteigert werden.

Ist die Knochenlücke sehr groß, gelingt die Annäherung des Bruchstückes nur schwer, dann empfiehlt es sich, die Bruchstelle nach etwa einer Woche, nachdem der Bluterguß sich aufgesogen hat, durch Verschraubung oder Nagelung mit rostfreien Nägeln zu vereinigen. Bei ausbleibender knöcherner Heilung darf man auch von einer straffen, bindegewebigen Vereinigung eine gute Leistungsfähigkeit erhoffen. Frühzeitige Bewegungsübungen (nach 3—4 Tagen) auch nach der Naht!

Versteifung des Ellenbogengelenkes in rechtwinkliger Stellung 25—33¹/₃ v. H., in Streckstellung bis 50 v. H. Rente! Teilweise Versteifung 10—20 v. H.; die Zahlen gelten ohne Schmerzhaftigkeit und ohne Beeinträchtigung der Pro- und Supination. Schlottergelenk 20—30 v. H.

e) Fractura capituli et colli radii.

Die Brüche des Radiusköpfchens sind nicht häufig; die des Radiushalses noch viel seltener. Erstere entstehen meist durch Fall auf die pronierte Hand bei gestrecktem Unterarm, letztere meist durch unmittelbaren Stoß oder Schlag. Das Radiusköpfchen kann ganz oder teilweise mit Absprengung größerer oder kleinerer Teile brechen. Zuweilen ist die innere oder äußere Kante durch einen in der Längsrichtung des Radius verlaufenden Sprung abgetrennt *(Meißelbruch).* Die Bruchstücke bleiben häufig im Zusammenhang mit dem Periost.

Erscheinungen. Da es sich um intraartikuläre Brüche handelt, so besteht Gelenkschwellung an der äußeren Seite, Schwellung und Druckschmerzhaftigkeit in der Gegend des Radiusköpfchens. Pro- und Supination sind behindert. Bei Drehbewegungen fühlt man am Radiusköpfchen Knochenreiben, bei völligem Durchbruch bleibt das Köpfchen u. U. unbeweglich.

Behandlung. In den meisten Fällen genügt Festlegung des rechtwinklig gebeugten Vorderarmes in Mittelstellung zwischen Pro- und Supination für 8 bis 10 Tage auf einer Schiene. Bei schlechter Stellung des Bruchstückes operative Entfernung. Längere Feststellung im Verband ist zu widerraten.

Geringere Einschränkungen der Pro- und Supination sind nicht entschädigungspflichtig. Nach der Exstirpation des Köpfchens sind die Unfallsfolgen meist nach $^{1}/_{2}$ Jahr beseitigt.

Von sehr seltenen und eigentlich nur durch das Röntgenbild sicher erkennbaren Brüchen am Ellenbogengelenk nennen wir noch:

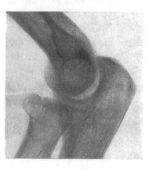

Abb. 440. Infraktion des Radiusköpfchens (sog. Meißelbruch). 26jähr. ♂. (Chir. Klinik Göttingen.)

Die **Fraktur des Capitulum humeri** (sog. Eminentia capitata) — eine Art Abschälungsbruch am Knorpel.

Die **Fraktur des Processus coronoides** hat kaum selbständige Bedeutung; sie ist hie und da mit der Luxation nach hinten verbunden.

Atypische Knorpelabsprengungen im Gelenk. Mehr als an irgendeinem Gelenk, das Kniegelenk nicht ausgenommen, geben *freie Gelenkkörper* im Ellenbogengelenk Veranlassung zu Beschwerden. Man sei äußerst zurückhaltend mit der Auffassung, sie als die Folgen einer scheinbar unbedeutenden, dem Gedächtnis des Kranken bald entschwindenden Distorsion oder Kontusion erklären zu müssen. Wirklich traumatische Absprengungen müssen zur sofortigen Unterbrechung der Arbeit führen. Obendrein führen im Tierversuch ausgeführte Knorpelabsprengungen meist zur völligen Aufsaugung des „Fremdkörpers". Über die Osteochondritis dissecans jüngerer Leute siehe S. 703 und 766.

Nur nach jahrelangem Arbeiten mit *Preßluftwerkzeugen* finden sich, besonders im Ellenbogengelenk, mitunter Veränderungen, die der Arthrosis deformans und in Behinderung der Streckfähigkeit der Osteochondritis dissecans ähnlich sind. Die Erscheinungen bestehen in Schmerzen im Ellenbogengelenk, besonders bei Drehbewegungen, und in Schwäche der Hand. Man findet auf dem Röntgenbild Zacken an der Beugeseite des Humerus, da, wo die Gelenkkapsel ansetzt, sowie Randwulstbildungen am Radiusköpfchen. Später finden sich gelegentlich freie Gelenkkörper. Bei langdauernder Beschäftigung mit Preßluftwerkzeugen wird die Erkrankung als *Berufskrankheit* anerkannt und entschädigt.

f) Allgemeines zur Vorhersage und Behandlung der Ellenbogengelenkbrüche.

Zunächst sei an die Gefahr der *ischämischen Lähmung* der Vorderarmmuskeln erinnert, die vornehmlich Kinder oder junge Leute mit Brüchen am Ellenbogengelenk bedroht (s. S. 623 und 658).

Die metatraumatische *Myositis ossificans,* wenn auch im ganzen selten, hat ihren Lieblingssitz im Musculus brachialis internus.

Bei keinem anderen Bruch hängt der Erfolg der *funktionellen Heilung* so von der genauen Einrichtung, Retention und möglichst frühzeitigen aktiven Bewegungsbehandlung ab, wie bei den Ellenbogengelenkbrüchen. Bei Mißachtung dieser Regeln bereitet sich schon innerhalb der ersten 2—3 Wochen eine Ankylosierung vor, die sich nachher kaum beseitigen läßt. Selbst kleinere Knochenvorsprünge, geringe Verschiebungen bilden erhebliche Bewegungshindernisse. Die Wichtigkeit der Pro- und Supination für den Gebrauch der Hand wird vielfach zu wenig beachtet. Falsch ist es, dann noch von einer sog. Nachbehandlung Erfolg erwarten zu wollen. Sie kann nur das bei der ersten Behandlung eingeleitete Ergebnis bessern, nicht aber Unterlassungen ausgleichen. Rohe

Versuche, die versteiften Gelenke beweglich zu machen, rächen sich durch erneute Blutungen, Schädigungen der Gelenkflächen und erneute Verwachsungen. Die alte Regel, mit Rücksicht auf etwaige Versteifung das Gelenk in der Stellung festzustellen, in der es später am leistungsfähigsten ist, gilt, wenn wir auch wesentliche Fortschritte der Behandlung zu verzeichnen haben, immer noch. Bei Kopfarbeitern ist meist die rechtwinklige Beugung das Günstigste, bei Handarbeitern, besonders vom Lande, leicht stumpfer Winkel. Es soll weder übertriebene Pronations- noch Supinationsstellung erzwungen werden. Die sog. Mittelstellung ist am vorteilhaftesten. Selbst geringere Bewegungsausschläge aus der Beugestellung sind wertvoller als solche aus der Streckstellung. Ein in Streckstellung versteiftes Gelenk ist eine schwere Schädigung und ein Fehler der Behandlung.

Die Erwerbsminderung beträgt 40—60 v. H. Mittlere Grade der Beuge- und Streck-behinderung, der Einwärts- und Auswärtsdrehung beeinträchtigen die Erwerbsfähigkeit im Mittel um 15—20 v. H., der Varus- und Valgusstellung selten über 15 v. H., meist weniger.

Die Gesamtbehandlungsdauer beträgt etwa 4 Monate.

6. Brüche am Vorderarm und an der Hand.

Die Vorderarmbrüche zählen mit 22 v. H. zu den häufigsten Brüchen über-haupt. Wir treffen Einzelbrüche der Speiche und solche der Elle, sowie Brüche beider Vorderarmknochen, als Vorderarmbrüche bezeichnet. Sehen wir ab von den im vorhergehenden Abschnitt bereits besprochenen Brüchen in unmittelbarer Nähe des Ellenbogengelenkes, so bleiben im folgenden zur Erörterung:

a) Der Vorderarmbruch.

b) Der vereinzelte Bruch der Elle (Parierfraktur und Querbruch im oberen Drittel mit Verrenkung des Speichenköpfchens).

c) Der vereinzelte Bruch des Speichenschaftes.

d) Der Speichenbruch am unteren Ende (sog. klassische Radiusfraktur).

e) Brüche der Handwurzelknochen.

f) Brüche der Mittelhandknochen.

g) Brüche der Fingerglieder.

a) Vorderarmbruch (Fractura antebrachii).

Während die isolierten Brüche des Radius und der Ulna meist im oberen Drittel sitzen, bevorzugen die Brüche *beider* Vorderarmknochen das mittlere, seltener das untere Drittel. Sie können sowohl durch unmittelbare wie mittel-bare Gewalt entstehen. Erstere sind häufig offen, die Bruchlinien liegen in gleicher Höhe, während bei den mittelbaren Brüchen häufig die Bruchlinie der Speiche etwas höher als die der Elle liegt. Der Bruch ist meist ein querer (Biegungsbruch). Die Verletzung betrifft besonders gern Kinder, in der Form der subperiostalen Fraktur. Bei rachitischen Kindern kommt es nur zu Ein-knickungen, die häufig übersehen werden und sich erst durch den Callus be-merkbar machen.

Erscheinungen. Die gewöhnlichen Erscheinungen sind bei den vollständigen Brüchen deutlich ausgeprägt. Die Bruchstücke bilden meist einen dorsalwärts, seltener volarwärts offenen, stumpfen Winkel.

Die *Vorhersage* ist sowohl in bezug auf knöcherne Heilung wie auf spätere Leistung mit Vorsicht zu stellen. Nicht ganz so selten entstehen selbst bei kräftigen und sonst gesunden Menschen infolge der Zwischenlagerung von Muskelfetzen *Pseudarthrosen,* oder es kommt bei langsamer Bruchfestigung zu neuen Einbrüchen, selbst bei subperiostalen Frakturen. Durch die Schrumpfung der Membrana interossea, Verwachsungen des Callus zwischen Speiche und

Elle *(Brückencallus)* (Abb. 442) entstehen schwere, oft auch operativ nicht zu beseitigende Störungen der Ein- und Auswärtsdrehung und bei länger liegenden Verbänden (über 4 Wochen) Steifigkeiten der *Fingergelenke*. Dazu

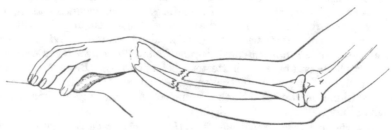

Abb. 441. Fractura antebrachii.

kommt auch hier noch die Gefahr der *ischämischen Muskelkontraktur*. Besonders Schußbrüche und andere offene Brüche sind gefürchtet.

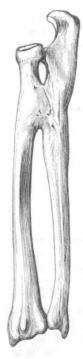

Abb. 442.
Brückencallus,
behindert die
Drehbewegungen.
(Chir. Klinik
Göttingen.)

Die dauernde Erwerbsbehinderung kann infolgedessen eine sehr hohe sein, besonders wenn Lähmungszustände zurückbleiben. Die völlige Behinderung der Ein- und Auswärtsdrehung wird rechts mit $33^1/_3$, links mit 25—30 v. H. Erwerbsminderung beziffert, wenn die Versteifung in ungünstiger Stellung erfolgte. Bei teilweiser Einschränkung niedrigere Sätze. Kindliche Unterarmbrüche geben meist eine viel bessere Vorhersage.

Die *Behandlung* ist bei den Infraktionen sehr einfach und besteht in Anlegung einer dorsalen Gipsschiene, die 4—6 Wochen zu tragen ist [Finger frei lassen, Ellenbogengelenk mitnehmen, Handgelenk in halber Dorsalflexion (s. Abb. 383, S. 590), weitgehende Supinationsstellung!]. Bei größeren Verschiebungen macht die Einrichtung der vier Bruchstücke oft erhebliche Schwierigkeiten. Es empfiehlt sich, dieselbe durch Zug am gebeugten Unterarm, unmittelbaren Druck u. U. vom Spatium interosseum aus zuerst am Radius vorzunehmen. Hierbei ist besonders auf die richtige Rotationsstellung zu achten. Bei Brüchen im oberen Drittel des Unterarms Supinationsstellung, bei solchen im mittleren und unteren Drittel Mittelstellung der Hand. Dabei zieht ein Assistent am rechtwinkelig gebeugten Oberarm; ein weiterer an den mit Mastisol bestrichenen und einer Mullbinde umwickelten Fingern des Verletzten. Während die Assistenten ziehen, drückt der Operateur von der Streck- und Beugeseite des Unterarms her auf die Muskeln im Zwischenknochenraum. Dadurch werden die Seitenverschiebungen ausgeglichen. Das Ziehen der Gehilfen soll nicht ruckweise, sondern langsam und stetig geschehen. Dann wird an der Streck- und Beugeseite je eine Gipsschiene angelegt, die vom oberen Drittel des Oberarms bis zu den Fingergrundgelenken reicht. Erst wenn der Gips hart geworden ist, dürfen die Assistenten mit ihrem Ziehen aufhören. Gelingt die Retention durch den Schienenverband schwer oder besteht sehr starke Schwellung und die Gefahr der ischämischen Kontraktur (Parästhesien in den Fingern), so kommt bei Verletzten, bei denen ein operativer Eingriff nicht angezeigt ist, u. U. noch ein Versuch der Extensionsbehandlung in Frage. Der ringförmige Gipsverband ist unter allen Umständen zu vermeiden.

In hartnäckigen Fällen und wenn kein Knochenreiben nachweisbar ist (Zwischenlagerung von Weichteilen!), ist gerade hier die baldige *blutige Einrichtung* sehr zu empfehlen, die wegen der zackigen Beschaffenheit der Bruchlinien oft ohne besondere operative Befestigung (Knochennaht) ausführbar ist.

In allen Fällen sollen die Finger im Verbande von Anfang an bewegt werden — der Verband ist dementsprechend anzulegen. Wir sahen wiederholt spätere Verbiegungen nach frühzeitig abgenommenen Gipsschienen und lassen deshalb heute die Verbände 6—8—10 Wochen und länger liegen. Nach Abnahme des Verbandes werden aktive Bewegungen auch in den Ellbogengelenken planmäßig durchgeführt. Massage und passive Bewegungen kommen nach dieser Zeit noch nicht in Frage.

Bei den *offenen Brüchen*, die oft mit erheblicher Zerreißung der Weichteile einhergehen und große Neigung zu fortschreitender Phlegmone, Vereiterung des Handgelenkes und der Sehnenscheiden zeigen, wenn sie sich erst infiziert haben, ist nach Möglichkeit primäre Wundversorgung (s. S. 574) anzustreben.

b) Vereinzelter Bruch der Elle.

Er kommt in zwei Formen vor:

1. Als Querbruch in der Mitte des oberen Drittels mit Verschiebung ad axin und gleichzeitiger, häufig übersehener (!) Verrenkung des Speichenköpfchens nach vorn unter den Supinator (typische Verletzung, z. B. bei Fall auf die Hand, bei Wäscheauswringen, aber selten).

Erscheinungen. Starke Abknickung der verkürzt erscheinenden Elle, Druckschmerzhaftigkeit und Schwellung im oberen Drittel. Ferner ist das Radiusköpfchen an regelwidriger Stelle fühlbar. Bei jedem Bruch im oberen und mittleren Drittel der Elle ist auf eine Verrenkung des Speichenköpfchens zu untersuchen. Das Röntgenbild muß das Ellenbogengelenk mit einschließen, sonst wird die Verrenkung trotz Röntgenaufnahme übersehen!

Behandlung. Die Einrichtung gelingt gewöhnlich nur in Narkose durch Längszug an dem gebeugten Unterarm und unmittelbaren Druck auf die Bruchstücke. Darnach wird unter zunehmender Supination und gleichbleibender Extension der Unterarm in stärkere Beugung übergeführt und durch unmittelbaren Druck die Luxation eingerichtet. Verband in rechtwinkliger Beugung mit Supination und Druck durch einen Wattebausch auf das Radiusköpfchen. Die Einrichtung des Bruches ist das wichtigste. Kann das ausgerenkte Radiusköpfchen nicht eingerichtet oder nicht zurückgehalten werden, so ist dessen Resektion geboten.

2. Als sog. *„Parierfraktur"*. Sie entsteht durch unmittelbaren Schlag auf den zur Abwehr erhobenen Unterarm, verläuft meist quer im mittleren Drittel und ohne wesentliche Verschiebung der Bruchstücke. Bei stärkerer Gewalteinwirkung, Sitz im oberen Drittel, entsteht die Verletzung unter 1.

Die Diagnose ist bei den meist deutlich ausgesprochenen Brucherscheinungen leicht. Nach der unschweren Einrichtung durch Zug und unmittelbaren Druck Schienenverband für 2—3 Wochen, wie oben angegeben, dann Behandlung mit aktiven Bewegungen.

c) Vereinzelter Bruch der Speiche.

Im Schaft. Bei Erwachsenen kommt er seltener vor und entsteht hier meist durch unmittelbare Gewalt. Bei Kindern häufiger; selbst ohne Zerreißung des Periostes kann die Entstehung auch durch mittelbare Gewalt bedingt sein.

Die *Erscheinungen* sind oft geringfügig; die Diagnose manchmal ohne Röntgenuntersuchung schwer möglich. In anderen Fällen sind Verschiebungen nach der Seite und sogar in der Längsrichtung vorhanden.

Behandlung. Zur genauen Einrichtung und Retention ist bei Brüchen nur der unteren Hälfte des Radius zur Ausschaltung der einseitigen Pronator teres-Wirkung stärkste Pronation, bei Brüchen im oberen Drittel zur Ausschaltung der einseitigen Bicepswirkung u. U. Flexion und Supination nötig. Gelingt bei stärkerer Verlagerung die Richtigstellung nicht, so ist baldige Operation mit Freilegung der Bruchstelle und Verzahnung der Bruchstücke ineinander oder Knochennaht notwendig.

d) Speichenbruch (Fractura radii) am unteren Ende.

Der Radius-Epiphysenbruch hat große praktische Bedeutung, *weil er der häufigste aller Gliedmaßenbrüche* (10 v. H.) ist und weil bei Unregelmäßigkeiten in der Heilung oft erhebliche Gebrauchsstörungen der Hand zurückbleiben. Der „Radiusbruch" wird bei Kindern und Erwachsenen bis zum 18. Lebensjahre selten beobachtet. An seine Stelle treten in dieser Altersstufe teils die subperiostale Fraktur beider Vorderarmknochen im unteren Drittel, teils Brüche der Ellenbogengelenkgegend, im späteren Kindesalter Epiphysenlösung am unteren Speichenende. Die Entstehungsursache ist zumeist Fall auf die ausgestreckte Hand, wodurch dieselbe in Dorsalflexion gebracht wird, das körperferne, untere Ende der Speiche etwa 2 cm oberhalb des Gelenkes abbricht und sich dorsalwärts kantet. Das obere Bruchstück wird in der Richtung der nachwirkenden Gewalt, d. h. des Sturzes, in das körperferne Bruchende hineingeschoben. Seltener kommt es durch die Anspannung des Liga-

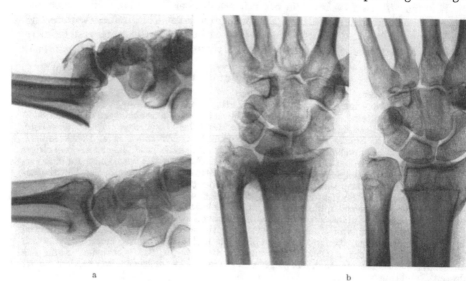

a   b

Abb. 443. Stark verschobener Speichenbruch (mit Infraktion der Ulna) mit radialer Verschiebung der Hand und starker „Fourchettestellung"   a bei seitlicher, b bei dorsoventraler Sicht. Zustand vor und nach der Behandlung. (Chir. Klinik Breslau.)

mentum carpi volare zu einem *Rißbruch* am unteren Speichenende. Dagegen ist ein Bruch des Griffelfortsatzes der Elle sehr häufig mit dem Speichenbruch verbunden (in etwa der Hälfte der Fälle). Seltener sind Mitverletzungen der Handwurzelknochen. Im vierten Teil der Fälle besteht ein intraartikulärer Bruch.

Die Bruchlinie kann quer oder schräg durch die ganze Knochendicke verlaufen, wobei das Bruchstück volar schmäler als dorsal ist. Das körperferne Bruchstück kann aber auch wie bei einem Kompressionsbruch in mehrere Stücke zersplittert sein. Meist ist das obere Bruchstück in das dorsal- und radialwärts verschobene distale eingekeilt.

Erscheinungen. Die Erkennung des typischen Speichenbruches ist gewöhnlich auf den ersten Blick möglich. Beim Vergleich beider Handgelenkgegenden *von oben* gesehen erscheint die verletzte Hand in der Gegend des unteren Radiusendes geschwollen, im ganzen *radialwärts* abgewichen, so daß die verlängerte Vorderarmachse mit dem Ringfinger zusammenfällt. Der Griffelfortsatz der Elle springt stark vor *(Bajonettstellung).*

Von der *Seite* gesehen besteht eine bogenförmige Vorbuchtung oberhalb des Handgelenkes und vor demselben, d. h. am distalen Ende des Unterarms eine

Furche, welcher noch weiter distalwärts eine kleine dorsale Vorwölbung (das untere Bruchstück) entspricht. Dadurch entsteht eine Gestalt ähnlich einer französischen Tischgabel *(Fourchette)* (Abb. 443a und 445).

Beim Fehlen dieser kennzeichnenden, auf der Verschiebung des Bruchstückes beruhenden Erscheinungen ist eine umschriebene Druckschmerzhaftigkeit

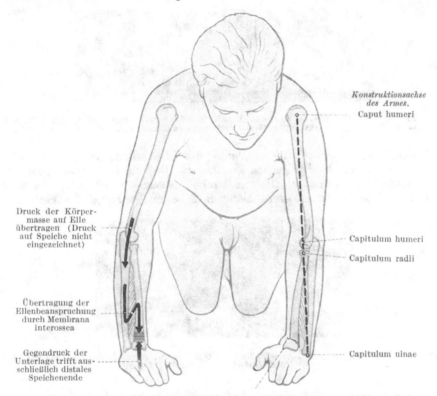

Konstruktionsachse des Armes.
Caput humeri

Druck der Körpermasse auf Elle übertragen (Druck auf Speiche nicht eingezeichnet)

Übertragung der Ellenbeanspruchung durch Membrana interossea

Gegendruck der Unterlage trifft ausschließlich distales Speichenende

Capitulum humeri
Capitulum radii
Capitulum ulnae

Speichenbruch an klassischer Stelle mit kennzeichnender Radialverschiebung (Bajonettstellung) des körperfernen Bruchstückes

Abb. 444. Beanspruchung der Speiche durch die Membrana interossea bei Sturz auf die vorgestreckte Hand.
Unmittelbare Druckübertragung vom Capitulum humeri auf Capitulum radii nicht dargestellt. (Aus v. LANZ-WACHSMUTH: Praktische Anatomie.)

oberhalb des Handgelenkes und in der Gegend des Griffelfortsatzes der Speiche beachtenswert.

Die *Vorhersage* des Speichenbruches ist bei zielbewußter Behandlung und nicht zu alten Leuten eine gute. Bei letzteren hat man oft mit hartnäckigen Ödemen, Versteifungen der Finger, Schmerzhaftigkeit bei Bewegungen zu kämpfen. Nur bei gutgelungener Einrichtung und frühzeitiger, d. h. *spätestens* nach 14 Tagen einsetzender aktiver Bewegungsbehandlung kann man mit Sicherheit auf völlige Wiederherstellung innerhalb von 6—8 Wochen rechnen. Werden diese Forderungen nicht von Anfang an durchgeführt, dann bleiben trotz erheblich längerer Behandlungsdauer Behinderungen in dem Gebrauch der Hand und Finger zurück, bedingt hauptsächlich durch die Hemmung der Dorsalflexion im Handgelenk und damit auch des kraftvollen Fingerschlusses.

Erwerbsbeschränkung dann 10—25 v. H., sonst 0 v. H.

Zur Begutachtung ist wichtig, zu wissen, daß die gesunde Hand aus der Mittelstellung um 50—70⁰ dorsalflektiert, 60—80⁰ volarflektiert werden kann. Die Radial- und Ulnarabduktion betragen je 25—40⁰, die Drehbewegung von Vorderarm und Hand 180⁰. Es sind aber weniger die Bewegungseinschränkungen im Hand- als die in den Fingergelenken, welche nach schlecht geheilten Speichenbrüchen die Renten erfordern.

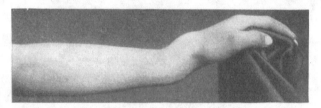

Abb. 445. Verlagerung der Hand beim Speichenbruch mit Abbruch des Griffelfortsatzes der Elle („Fourchettestellung“). (Aus BAUER, K. H.: Frakturen und Luxationen. Berlin: Springer 1927.)

Behandlung. Der wichtigste Punkt der Behandlung ist gerade beim Speichenbruch eine baldige *genaue Einrichtung.* Deshalb ist Evipan- oder örtliche Betäubung notwendig. Das rechtwinklig gebeugte Ellenbogengelenk wird von einem Gehilfen festgehalten. Daumen, 2., 3. und 4. Finger des Verletzten

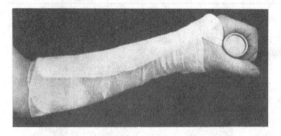

Abb. 446. Dorsale Gipsschiene bei Radiusbruch. (Halbe Dorsalflexion! Leichte ulnare Abduktion Voller Faustschluß!) (Chir. Klinik Breslau.)

werden mit Mastisol bestrichen und einer Mullbinde umwickelt. Dann gleicht ein zweiter, sitzender Assistent durch langsamen, aber kräftigen, gleichmäßigen Längszug die Verkürzung und Einkeilung aus, wobei Druck und Gegendruck des Operateurs auf die Bruchstücke unter gleichzeitiger Ulnarabduktion und Volarflexion der Hand des Verletzten nachhelfen. Manchmal erleichtert man sich die Einrichtung dadurch, daß man sie über dem eigenen Knie des Operateurs vornimmt.

Die Retention macht meist keine Schwierigkeiten, weil die Bruchlinien, einmal zurechtgestellt, durch ihre zackige Beschaffenheit in breiten Flächen wenig zur Verschiebung neigen. Am besten hat sich die Anlegung einer ungepolsterten, dorsalen Gipsschiene (Abb. 446) auf der Streckseite der Hand und des Vorderarmes bewährt; sie soll nach vorn bis zu den Zwischenfingerfalten reichen, also über die Fingergrundgelenke hinausgehen. Erst wenn die Schiene hart geworden ist, darf mit dem Zug der Gehilfen aufgehört werden. Röntgenbild! Ergibt dieses unbefriedigende Stellung der Bruchstücke, dann muß allenfalls sofort erneut und besser eingerichtet werden. Die Mullbinde, mit welcher die Schiene angewickelt wird, muß, sobald die Röntgenaufnahme gute Stellung zeigt, in ihrer ganzen Länge aufgeschnitten werden, um Störungen des Blutumlaufes zu verhindern. Sie weicht dann etwas auseinander. Eine zweite, lockerer umgelegte Mullbinde verhindert die Verschiebung der Bruchstücke.

Die Schiene bleibt, je nach dem Alter des Verletzten und der Schwere des Bruches, 14 Tage bis 4 Wochen liegen. Fingerbewegungen und solche des Ellenbogen- und Schultergelenkes werden sofort begonnen. Aktive Bewegungen im Handgelenk nach Abnahme der Schiene. Zu früh einsetzende Massage und passive Bewegungen verzögern die endgültige Beschwerdefreiheit.

Bei schlecht geheilten Brüchen kann Wiederbrechen oder Abmeißelung des Callus oder blutige Einrichtung nötig werden.

e) Bruch der Handwurzelknochen.

Das *Kahnbein* und das *Mondbein* sind am häufigsten betroffen. Brüche der anderen Handwurzelknochen sind Seltenheiten. Vielfach verbergen sich solche Brüche unter einer Verstauchung oder Quetschung der Hand und erst nach Wochen nutzloser Behandlung durch Massage usw. dämmert die Erkenntnis, welche durch ein Röntgenbild zur Gewißheit wird. Die Bruchlinie verläuft quer oder schräg. Die Verschiebung ist sehr gering. Nicht ganz selten ist der Bruch des Kahnbeins mit einem Speichenbruch oder einer Verrenkung des Mondbeins verbunden. Dadurch wird die Erkennung erschwert.

Die *Erscheinungen* sind umschriebene Schwellung und Druckschmerzhaftigkeit, Schwächegefühl, besonders bei Faustschluß und beim Stützen auf die Hand. Für den Kahnbeinbruch kennzeichnend ist der scharf umschriebene Druckschmerz in der sog. „Tabatière“, besonders bei ulnarer Abspreizung der Hand. Das Röntgenbild, zu dem länger dauernde Schmerzen bei Greifbewegungen gewöhnlich die Veranlassung geben, klärt die Art der Verletzung auf. Hierbei muß man sich vor einer Verwechslung mit Os bipartitum schützen. (Vergleich mit der gesunden Hand.) Die Vorhersage ist nicht immer gut. Weniger die bindegewebige, nicht knöcherne Verheilung, als die Nekrotisierung des gebrochenen Knochens mit Erscheinungen von Erweichung, Höhlenbildung und Verdichtung im zentralen Bruchstück *(traumatische Malacie)* unterhalten einen ständigen Reiz. Lunatumnekrosen sind auch nach langjähriger Arbeit mit Preßluftwerkzeugen beobachtet worden.

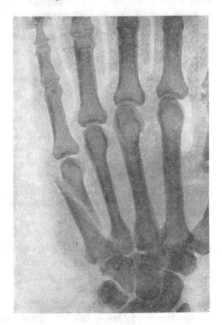

Abb. 447. Bruch des V. Mittelhandknochens.

Sie sind dann als entschädigungspflichtige Berufskrankheiten anzusehen. Erwerbsbehinderung etwa 10—15 v. H.

Die *Behandlung* hat im allgemeinen keine besonderen Einrichtungsmaßnahmen nötig, denn es besteht ja gewöhnlich keine Verschiebung. Dagegen ist lang dauernde Ruhigstellung (6 Wochen) in einer Gipsschiene erforderlich, die in leichter Dorsalflexion und Radial- bzw. Ulnarabduktion angelegt wird. Die Finger bleiben frei. Bei traumatischen Höhlenbildungen 4—6 Monate Ruhigstellung des Handgelenks. Dadurch wird die Malacie noch am ehesten vermieden. Ist die Erweichung erst eingetreten, dann hat man manchmal mit der Beckschen Bohrung (s. S. 645), sonst durch zeitige Excision des Os lunatum bzw. naviculare Erfolge.

f) Brüche der Mittelhandknochen.

Sie entstehen meist durch unmittelbare Gewalt. In der Hauptsache handelt es sich um Querbrüche; jedoch kommen auch Torsions- und Schrägbrüche vor. Vielfach ist nur geringe Bruchverschiebung vorhanden. Häufig sind sie durch äußere Wunden erschwert (Maschinenverletzungen).

Die *Erscheinungen* bestehen in umschriebener Schwellung, Schmerzhaftigkeit bei Druck, Stoß und Zug am Finger, Verkürzung des Fingers, Knochenreiben.

Die *Vorhersage* ist, wenn keine Weichteilverletzungen vorliegen, gut. Geringe Erwerbsbehinderung bleibt nur bei stärkerer Verschiebung und Callusbildung zurück.

Die *Behandlung* besteht nach Einrichtung durch Zug in der Längsrichtung und unmittelbaren Druck auf die Bruchstücke in 2—4wöchiger Feststellung mit einem kleinen Schienenverband, der körperwärts bis etwas über das Handgelenk reicht. Mit Bewegungen in den gesunden Fingergelenken wird am 1. Tag bereits begonnen.

Bei starker Verschiebung ist eine Drahtextension über einen Bügel am Knochen des Endgliedes empfehlenswert.

BENNETsche Fraktur. Der Bruch entsteht durch Fall auf den adduzierten Daumen. Die Bruchlinie sitzt an der Basis des ersten Mittelhandknochens und verläuft von hinten oben nach unten vorn. Die zentrale Gelenkfläche bleibt mit dem Os multangulum majus in Zusammenhang, sinkt dorsalwärts, so daß das Bild einer dorsalen Subluxation entsteht.

Die *Erscheinungen* sind Druckschmerzhaftigkeit, örtliche Schwellung, Behinderung der Daumenopposition, dorsale Verschiebung. Die *Vorhersage* ist gut, wenn der Bruch richtig eingerenkt und zurückgehalten wird.

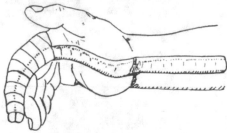

Abb. 448. Biegsame Fingerschiene nach SCHLATTER. Anwickelung mit Heftpflaster in leichter Flexion, nachher Verstärkung der Flexion.

Die *Behandlung* muß mit genauer Einrichtung durch Zug und Gegenzug beginnen. Die Retention geschieht durch dorsale und volare Gipsschienen in leichter Abduktionsstellung des Daumens; bei starker Verschiebung Streckverband mit rostfreiem sterilem Draht durch die Daumenkuppe. Der Verband bleibt 4 Wochen liegen (vgl. oben).

g) Brüche der Fingerglieder (Phalangen).

Sie kommen als Quer- oder Schrägbrüche, Absprengungen kleiner Knochenstücke in der Nähe der Gelenke (Gelenkbrüche) oder als Epiphysenlösungen vor. Oft besteht stärkere Knickung nach der dorsalen oder volaren Seite durch Einwirkung der betreffenden Muskeln. Die Brüche sind häufig offen.

Die *Erscheinungen* bestehen bei fehlender Verschiebung in örtlicher Schwellung und Druckschmerzhaftigkeit. Sonst ist durch die augenfällige Verschiebung die Verletzung leicht erkennbar.

Die *Vorhersage* richtet sich nach der genauen Einrichtung und Retention. Bleibt die Knickung bestehen, so gibt sie für die Beugung und den Faustschluß ein nicht unerhebliches Hindernis.

Die *Behandlung* beginnt mit der sorgfältigen Einrichtung durch Längszug, unmittelbaren Druck und Gegenzug. Bei geringer Neigung zur Verschiebung genügt oft ein einfacher ringförmiger Heftpflasterverband in dreifacher Schicht um den Finger, oder das Anwickeln des gebeugten Fingers über eine in die Hohlhand gelegte Bindenrolle. Bei schwer zurückzuhaltenden Brüchen ist ein kräftiger Heftpflaster-Zugverband gegen eine in der Hohlhand gut befestigte, die Fingerspitze überragende und dort hakenförmig abgebogene Metallschiene nach SCHLATTER zu empfehlen. Keinesfalls dürfen die übrigen Finger mit in den Verband eingeschlossen werden! Auch der Extensionsverband nach KLAPP (Drahtextension an der Fingerkuppe gegen einen Bügel) hat sich bewährt.

Alle nicht verletzten Finger werden vom ersten Tage an bewegt. Besonders bei alten Leuten kommt es sonst zu Versteifungen der Fingergelenke und nachträglichen arthrotischen Veränderungen in denselben. Der Verband bleibt 3—4 Wochen liegen. Nachbehandlung mit warmen Handbädern, Diathermie, aktive Bewegungsübungen. Bei offenen Brüchen ist u. U. die primäre Absetzung vorzuziehen.

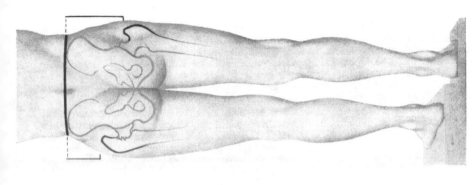

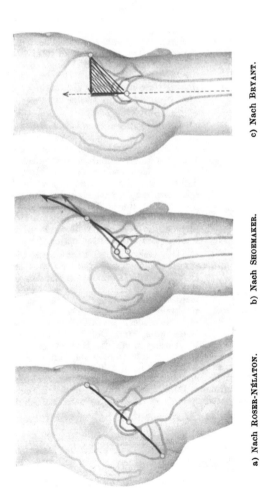

a) Nach ROSER-NÉLATON.　　　　b) Nach SHOEMAKER.　　　　c) Nach BRYANT.

d) Nach F. LANGE.

a) Spitze des großen Rollhügels überschreitet in mäßiger *Beugung* die Linie Spina—Tuber nicht.

b) Die Verlängerung der Linie Trochanter—Spina über die Spina hinaus trifft die Körpermittellinie kranial des Nabels.

c) Die Senkrechte von der Spina auf die Schaftachse schneidet sie in der Spitze eines gleichschenkligen Dreiecks.

d) Bei *horizontal gestelltem* Becken stehen die Spitzen der beiden großen Rollhügel in gleicher Entfernung von der Horizontalen durch die Darmbeinkämme.

Abb. 449. Bestimmungsweisen des Standes des großen Rollhügels.

B. Brüche der unteren Gliedmaßen.

1. Brüche im oberen Drittel des Oberschenkels.

Zum oberen Teil des Oberschenkels rechnen wir den Kopf, den Hals, der vorn bis zur Linea intertrochanterica, hinten bis zur Crista intertrochanterica reicht, die Trochantergegend und das obere Schaftstück dicht unterhalb' der Rollhügel. Bei Erwachsenen gibt die Stellung des großen Rollhügels einen Anhalt über die Lage des Kopfes, bei Kindern in den ersten Lebensjahren weniger sicher, da Kopf und Schenkelhals erst nach der Geburt sich voll ausbilden.

Die Spitze des Trochanter major steht bei dem zu 45⁰ gebeugten Hüftgelenk in der ROSER-NÉLATONschen Linie, d. h. in einer von der Spina anterior superior zum Tuber-

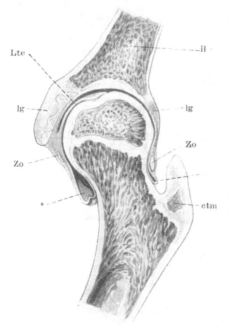

Lte

il

lg

lg

Zo

Zo

etm

Abb. 450. Verhältnis der Gelenkkapsel zu. den Epiphysen (8jähr. Kind). il Os ilium lg Labrum glenoidale. Zo Zona orbicularis. * Umschlagstellen der Gelenkkapsel. etm Epiphysenkern des Trochanter major Lte Lig. teres.

culum ossis ischii gezogenen Graden. Ferner müssen bei gleicher Stellung der Beine die vorderen Ränder des Trochanter gleich weit von der Spina anterior superior entfernt sein (s. Abb. 449). Veränderungen der Rotationsstellung des Beines sind aus der Fuß- bzw. Kniestellung zu erkennen, Verkürzungen durch vergleichende Messung der Entfernung von der Spina anterior superior zum äußeren oder inneren Knöchel und von der Spitze des Trochanter major zum Malleolus lateralis feststellbar. Hierbei zeigt das letztere Maß die wirkliche (absolute) Verkürzung des Beines, das erstere auch die Verkürzung im Vergleich zur Stellung des Oberschenkels am Becken (Abb. 449).

Infolge seines anatomischen Baues (Architektur des Kranes) und seiner Verstärkungszüge (ADAMSscher Bogen, MERKELscher Sporn) ist die Festigkeit des Schenkelhalses sehr groß, so daß im kräftigen Mannesalter eher die Hüfte luxiert, als daß der Schenkelhals bricht. Erst im Alter nimmt seine Festigkeit, besonders bei Frauen, erheblich ab, sowohl durch Osteoporose als durch Verkleinerung des Schenkelhalswinkels. Die Epiphysenlinie verläuft dicht am Kopf und eine besondere am Trochanter major.

Die Gelenkkapsel reicht vorn bis zum Trochanter, hinten etwa halb so weit (s. Abb. 450). Das Y-Band (Ligamentum ileo-femorale, s. Bertini), ein außergewöhnlich kräftiges Ligament, verstärkt die vordere Kapsel, das hintere Verstärkungsband (Ligamentum ischio-capsulare) ist viel schwächer. Das Ligamentum teres dient zur Befestigung und Gefäßversorgung des Kopfes. Im Alter nimmt die Blutzufuhr durch die Obliteration der Gefäße im Ligamentum teres er-

heblich ab. Außerdem sind an der Ernährung des Kopfes beteiligt die von der äußeren Kapsel, d. h. Periost ausgehenden Gefäße, welche Ästen der Arteria obturatoria und Arteria circumflexa femoris entstammen. Diese Blutzufuhr ist in der Nähe des Kopfes am geringsten und kann bei völliger Absprengung des Kopfes ganz aufgehoben sein.

Im Bereich des oberen Teiles des Oberschenkels haben wir folgende Bruch-formen zu unterscheiden:

a) *Fractura colli femoris (Schenkelhalsbruch), 1. medialis (intracapsularis), 2. lateralis (extracapsularis), 3. Epiphysenlösung;*

b) *Fractura trochanterica, 1. Fractura trochanterica major, 2. Fractura trochanterica minor;*

c) *Fractura subtrochanterica.*

Da die letztere in ihren klinischen Erscheinungen große *Ähnlichkeit mit den Brüchen des Oberschenkelschaftes* hat, wird sie dort besprochen.

a) Schenkelhalsbruch (Fractura colli femoris).

Häufigster und zugleich folgenschwerster Bruch bei alten Leuten (Osteoporose!), bei Frauen häufiger als bei Männern, gelegentlich auch in anderen Altersstufen vorkommend.

Anlässe: Am häufigsten Fall auf den Trochanter, seltener Sprung auf die Füße oder Sturz aufs Knie, bei alten Leuten gelegentlich sogar nur einfaches Umknicken, als Sportverletzung beim Skilauf (Telemark!).

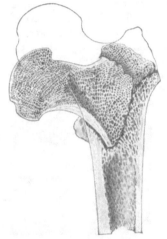

Abb. 451. Lateraler Schenkelhalsbruch (eingekeilt).

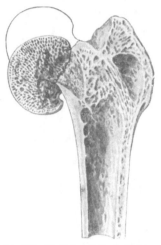

Abb. 452. Medialer Schenkelhalsbruch (nicht eingekeilt).

Frakturformen: Beim Fall auf den Trochanter Biegungsbruch dicht neben dem Trochantermassiv *(lateraler Schenkelhalsbruch,* Abb. 451), häufig mit Einkeilung. Beim Sturz auf Füße oder Knie Abscherbruch in der Linie zwischen Schenkelkopf und Schenkelhals (*„medialer Schenkelhalsbruch“,* Abb. 452), bei gewaltsamer Hintenüberstreckung des Beins Rißbruch entlang dem Ansatz des Lig. ileofemorale (*„pertrochanterer Schenkelhalsbruch“,* Abb. 455).

Es kommt aber bei der Heilung oder Nichtheilung der Schenkelhalsbrüche weniger auf den Verlauf der Bruchlinien, ob medial, lateral oder pertrochanter, sondern ganz wesentlich auf den *Neigungswinkel der Bruchebene* gegenüber der Horizontalen an. Beträgt dieser Neigungswinkel nur etwa 30° (Fraktur

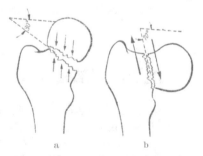

Abb. 453. Die Bedeutung der Druckbzw. Abscherkräfte (Pfeile!) für das Festwerden gegensätzlicher Typen von Schenkelhalsbrüchen (nach PAUWELS).

I. Grades, Abb 453), so werden die Bruchstücke durch die Muskeln mechanisch auf Pressung beansprucht; diese Brüche werden immer fest. Unsicherer bereits sind die Aussichten bei einem Winkel von 40—60° („Fraktur II. Grades"). Andererseits bleibt die knöcherne Vereinigung (außer bei Einkeilung) der Regel nach aus, sobald die Bruchstücke bei einem Neigungswinkel des Bruchspaltes von 70° und mehr (Fraktur „III. Grades", Abb. 453), durch die in der Bruchebene gewissermaßen aneinander vorbei wirkenden Muskelkräfte „auf Abscherung" beansprucht werden.

Gegenüber diesen mechanischen Zug-, Druck- und Abscherkräften im Bereich der Bruchebene, tritt die Frage, ob der Bruch intra- oder extrakapsulär verläuft, an Bedeutung zurück.

Neben diesen echten traumatischen Brüchen des Schenkelhalses werden in seltenen Fällen nach starken Marsch- und sportlichen Leistungen *Umbauzonen* im Bereich des Schenkelhalses beobachtet, die im weiteren Verlauf zu richtigen Knochenbrüchen führen können, Spontanfrakturen, die dann bei alltäglichen Leistungen eines Tages offenbar werden, ohne eigentliches Hinfallen, allein durch die Körperlast verursacht. Es handelt sich um die gleichen *Ermüdungsbrüche*, wie sie bei der „Schipperkrankheit" und beim „Marschfuß" beschrieben sind (s. dort.)

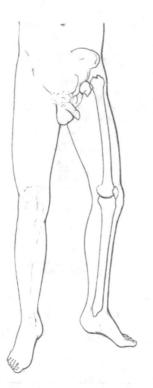

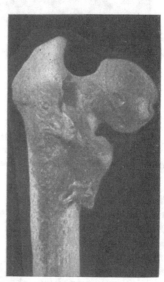

Abb. 454. Stark verlagerter Schenkelhalsbruch mit Verkürzung und Außendrehung des Beines.

Abb. 455. Pertrochantere Fraktur mit festem Callus, verheilt in Coxa vara-Stellung.

Die *Erscheinungen* des Schenkelhalsbruches sind:

1. *Funktionsstörung:* Das Bein kann selbständig nicht von der Unterlage gehoben werden. Schwer fällt es auch, das Bein abzuspreizen und anzuziehen. Dagegen sind bei bloßen Infraktionen oder fest eingekeilten Brüchen aktive Bewegungen, ja selbst kurzdauernde Belastungen, wenn auch unter Schmerzen, möglich.

2. *Auswärtsdrehung:* Die Schwere des Beines dreht die Gliedmaße nach außen (Abb. 454), am stärksten ausgesprochen bei Rückenlage und fehlender Einkeilung. Bei pertrochanteren Brüchen ist die Außendrehung meist so stark, daß der äußere Fußrand auf der Unterlage aufliegt. Bei Infraktionen, medialen und eingekeilten Brüchen ist die Auswärtsdrehung geringer, aber doch an dem Nach-auswärts-zeigen der Kniescheibe erkennbar.

3. *Verkürzung:* Sie schwankt zwischen 2 und 6 cm, je nach dem Sitz des Bruches, der Einkeilung und der Verschiebung. Letztere ist gekennzeichnet durch den Hochstand der Trochanterspitze (dessen Bestimmung s. Abb. 449).

4. *Schmerzhaftigkeit* bei selbsttätigen Bewegungsversuchen groß, geringer bei fremdtätigen. Fernschmerz in der Hüfte beim Klopfen gegen die Ferse bei durchgedrücktem Knie. Bei der Untersuchung Vorsicht, damit Einkeilung nicht gelöst wird.

Die *Einkeilung* des Schenkelhalsbruches (vgl. Abb. 451) erkennt man am Fehlen des Knochenreibens, der Geringgradigkeit der Verkürzung, der geringfügigen Außendrehung und der Möglichkeit gewisser selbsttätiger Bewegungen. Manche Verletzte können mit einem eingekeilten Bruch sogar noch ein Stück Weges gehen!

Über den Bruchlinienverlauf und Neigungswinkel klärt erst das *Röntgenbild* auf.

Die *Vorhersage* der Schenkelhalsbrüche ist bei alten Leuten nicht ohne weiteres günstig. Sie wird getrübt vor allem durch die Gefahr der hypostatischen Pneumonie und des Durchliegens. Die Sterblichkeit, früher 10—20 v. H. hat sich jedoch durch die neuzeitliche Behandlung, welche vielen dieser Kranken ein längeres Krankenlager erspart, wesentlich gebessert.

Die *Behandlung* der Schenkelhalsbrüche hat in den letzten Jahrzehnten große Fortschritte gemacht. Lagerung zwischen Sandsäcken, oder auf VOLKMANN- oder BRAUNscher Schiene nur noch in den ersten Tagen oder bei ganz hinfälligen Leuten oder bei Einkeilung. Als *unblutiges Verfahren* kommt in Betracht das Verfahren von WHITMAN: in kurzer Betäubung (Evipan) starke Abspreizung und Einwärtsdrehung des ganzen Beines samt Becken und Eingipsen bei leicht gebeugtem Kniegelenk. Die Abspreizung und Einwärtsdrehung richten den Schenkelhals auf, bringen die Bruchstücke in unmittelbare Berührung und gewährleisten das Festwerden, sofern der Bruchwinkel nicht allzu ungünstig ist. In dem WHITMAN-Gips wird der Kranke so bald wie möglich außer Bett gebracht und zum Gehen mit Gehbänkchen angehalten. Festwerden nach 4—5 Monaten, dann erst volle Belastung.

Heute steht die *operative Behandlung* mit der Gipsbehandlung in erfolgreichem Wettbewerb. Die *Bolzung* frischer Schenkelhalsbrüche mit den rostfreien Dreilamellennägeln (SMITH-PETERSEN), extraartikulär eingeführt über einem röntgenologisch in seiner Lage überprüften Führungsdraht (SVEN JOHANNSON), gestattet, die Leute schon nach wenigen Tagen aufstehen und zunächst ohne Belastung mit orthopädischen Stöcken gehen zu lassen. Erzielung der Schmerzfreiheit innerhalb einer Woche. Die mechanische Verriegelung der Bruchstücke durch den Bolzen, die unverschiebbare Aufeinanderpressung der Bruchstücke mit Ausschaltung aller Abscherkräfte, bringt den Kranken früher auf die Beine und durchschnittlich schon nach 2—3 Wochen wieder aus der Klinik. Die Behandlung kann auch noch bei nicht allzu hinfälligen, selbst über 80 Jahre alten Leuten, durchgeführt werden. 80 v. H. der operierten Fälle weisen ein gutes Ergebnis, d. h. knöcherne Heilung bei gut bewegtem Hüftgelenk auf. Vor allem beugt die Schenkelhalsnagelung mit recht hoher Sicherheit der Pseudarthroseentstehung vor. Die Späterfolge stehen allerdings hinter den anfänglichen etwas zurück. Die Operationssterblichkeit beträgt 5—6 v. H. Sie ist aber geringer als die Sterblichkeit bei rein konservativen Verfahren.

Ein gewisser Hundertsatz (früher, vor der Schenkelhalsbolzung, etwa 35 v. H.) der Schenkelhalsbrüche wird nicht fest. Für die Entstehung einer *Schenkelhalspseudarthrose* sind aber weniger die oft behauptete, mangelnde Ernährung des körpernahen Kopfstückes oder die Bruchstückverschiebung maßgebend, als vielmehr die Abscherkräfte bei ungünstigem Neigungswinkel, welche den Bruchspalt nicht zur Ruhe kommen lassen (Abb. 453). In solchen Fällen schleifen

sich die beiden Bruchflächen gegeneinander ab und das äußere Bruchstück
wird an dem Kopf vorbei nach oben geschoben (Abb. 457). Die hohe Bedeutung

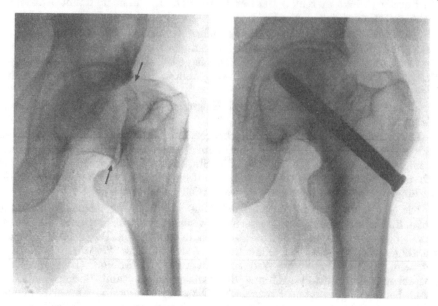

Abb. 456. Schenkelhalsbruch vor und nach der Nagelung nach SVEN JOHANNSON.
(Chir. Klinik Breslau.)

der Abscherkräfte wird dadurch bewiesen, daß mit Ausschaltung derselben,
z. B. durch eine „PAUWELsche Umlagerung" (s. Abb. 348, S. 549), bei der die

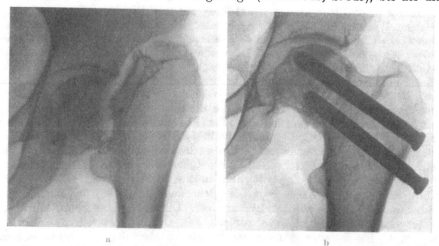

Abb. 457. a Schwerste Form der Pseudarthrose des Schenkelhalses. Trochantermassiv mit Schenkelhals sind höchstgradig nach oben verschoben. Zustand 1³/₄ Jahre nach dem Schenkelhalsbruch.
b Heilung der gleichen Schenkelhalspseudarthrose nach Doppelbolzung mit SMITH-PETERSON-Nägeln:
völlige Wiederherstellung des normalen Schenkelhalswinkels und breite, knöcherne Überbrückung
des Pseudarthrosenspaltes. (Chir. Klinik Breslau.)

Abscherkräfte in Druckkräfte umgewandelt werden, oder durch eine nachträgliche Schenkelhalsbolzung (Abb. 457b), welche die Abscherkräfte ausschaltet,

auch alte Pseudarthrosen noch zur Heilung gebracht werden können. Die Schenkelhalspseudarthrose bedeutet eine sehr schwere Störung: mangelnde Standfestigkeit, schmerzhaftes Hinken, Kontrakturen, fehlende Ausdauer. Wenn es sich um besonders ungünstige, alte Schenkelhalspseudarthrosen mit starker Verschiebung und starker Abschleifung der Pseudarthrosenenden handelt, so kann man auch starke Verschiebungen auf dem Extensionstisch noch ausgleichen und die Pseudarthrosenenden durch Doppelbolzung (K. H. BAUER) zur knöchernen Heilung unter weitgehender Wiederherstellung des normalen Schenkelhalswinkels und knöcherner Überbrückung des Pseudarthrosenspaltes bringen. Das Verfahren hat sich uns mehrfach gut bewährt.

Epiphysenlösung. Der Schenkelhalsbruch ist eine Verletzung des hohen Alters. In den mittleren Jahren entsteht bei gleichen Anlässen eine Hüftverrenkung, bei Kindern bis zum 14. Lebensjahr eine Epiphysenlösung. Die Epiphyse ist bei starken Gewalteinwirkungen auf die knöchernen Anteile des Hüftgelenks (vgl. Abb. 450) zu dieser Zeit der schwächste Punkt. Diese rein traumatischen Epiphysiolysen bei vorher voll gesundem Hüftgelenk dürfen nicht verwechselt werden mit dem allmählichen Abrutschen der Kopfkappe bei der Coxa vara (s. S. 547), wenn auch Erscheinungen und Behandlung große Ähnlichkeit haben. Die *Erscheinungen* sind die gleichen wie beim medialen Schenkelhalsbruch, nur ist meistens Krepitation nicht nachweisbar. Entscheidend ist das Röntgenbild. *Behandlung:* Einrichtung und Gipsverband nach WHITMAN (S. 675). Langdauernde Entlastung (5—6 Monate) erforderlich.

b) Fractura trochanterica.

α) Bruch des großen Rollhügels.

Der Bruch ist im ganzen selten, entsteht meist durch unmittelbare Gewalt. Durch die Wirkung der Glutäen wird, falls das Periost mit zerrissen ist, der Rollhügel nach hinten oben gezogen, außerdem besteht Druckschmerz, Knochenreiben, örtliche Schwellung; ist das Periost erhalten, dann besteht nur ein umschriebener Druckschmerz am Rollhügel.

Behandlung. Lagerung des Beines in Abspreizung und Außendrehung bei leichter Beugung. Die Vorhersage ist günstig.

β) Bruch des kleinen Rollhügels

ist sehr viel seltener, entsteht ausnahmslos durch mittelbare Gewalt, z. B. beim Start zum 100 m-Lauf durch Zug des Ileopsoas (Rißbruch). Der Verletzte kann im Sitzen das Bein nicht heben. Bis zum rechten Winkel beugt bekanntlich der Extensor cruris quadriceps. Druckschmerzhaftigkeit in der Fossa ileopectinea.

Behandlung. Ruhelage (bei leichtgebeugtem und außen rotiertem Bein für 14 Tage).

2. Brüche des Oberschenkelschaftes.

Diese Brüche sind häufig. Sie sind die Folge einer unmittelbar oder mittelbar einwirkenden Gewalt, welche bei der Dicke des Knochens (rachitische Kinder ausgenommen) ziemlich ausgiebig sein muß. Infolgedessen kommt es auch meist zu weitgehenden Muskelzertrümmerungen, hochgradigen Blutergüssen und Verschiebungen der Bruchstücke.

Trotz der vielen gemeinsamen Punkte in den Erscheinungen und der Behandlung zeichnen sich doch drei Gruppen von Oberschenkelbrüchen voneinander ab. Wir unterscheiden:

a) die Fractura subtrochanterica,
b) die Fractura femoris (im engeren Sinne),
c) die Fractura supracondylica.

a) Fractura subtrochanterica.

Sie kommt in der Hauptsache bei Erwachsenen vor, entsteht meist durch unmittelbare Gewalt als Querbruch oder, seltener, als Spiralbruch durch eine heftige Drehung, z. B. beim Skisport. Die Bruchlinie verläuft dicht *unterhalb* der Trochanteren.

Erscheinungen. Schwellung und Druckschmerzhaftigkeit, regelwidrige Beweglichkeit und Knochenreiben sind unterhalb des Rollhügels, der an regelrechter Stelle steht und bei Bewegungsversuchen des Beines nicht mitgeht, nachweisbar. Das Bein ist deutlich verkürzt, der körperferne Gliedanteil ist nach außen umgekippt. Die Stellung des oberen Bruchstückes ist unter der Wirkung der Musculi glutaeus medius und minimus sowie des Ileopsoas nach außen und aufwärts gerichtet, also abgespreizt und gebeugt.

Die *Vorhersage* ist sowohl hinsichtlich knöcherner wie funktioneller Heilung günstiger als die der Fractura femoris im engeren Sinne, wenn nur auf die richtige Stellung der Bruchstücke im Verbande geachtet wird. Die Festigung erfolgt in 8—10 Wochen, bei Kindern früher.

Behandlung. Einrichtung in örtlicher oder allgemeiner Betäubung (entsprechend der Verschiebung Zug in Flexions- und Abduktionsstellung). In dieser Stellung wird auch der Streckverband angelegt, sei es ein Heftpflasterstreckverband oder bei schwer einzurichtenden Brüchen Drahtzug.

Da wir durch den Verband auf die Stellung des oberen Bruchstücks wegen seiner Kürze und der Abweichung durch erhebliche Muskelkräfte (Glutaeus und Ileopsoas) nur ungenügend einwirken können, muß das untere Bruchstück der Achsenrichtung des oberen sich anpassen. Allenfalls Gegenzüge an der gesunden Seite. Das Knie stellt man am besten in halbe Beugung (BRAUNsche Schiene), Gewichtsbelastung im Mittel 20—25 Pfund bei kräftigen Leuten. Wir haben auch schon mit 30 und 35 Pfund gezogen (Abb. 460). Langdauernde Überdehnung im Verband kann zu Schlotterknie, verzögerter Callusbildung oder gar Pseudarthrose führen. Wiederholte Nachprüfung durch Röntgen ist also nötig (fahrbarer Apparat). Mit fortschreitender Festigung — etwa von der 5. Woche an — wird nach und nach die Zugrichtung in die Rumpfachse übergeführt, die *nach* der 6. Woche erreicht sein soll. Wir lassen den Drahtzug, sofern er reizlos liegt, unter planmäßigem Zurückgehen mit dem Gewichtszug bis zum Festwerden des Bruches (10—12 Wochen) liegen, aber bereits vom ersten Tag ab aktive Zehen- und Fußübungen ausführen. Später wird der Kranke aufgefordert, die Muskeln des verletzten Oberschenkels selbständig anzuspannen, sich im Bett aufzusetzen (Hüftgelenk), nach 6—8 Wochen auch vorsichtige Bewegungsübungen im Knie zu machen. Belastungsversuche sollen mit aller Vorsicht nicht vor der 12. Woche gemacht werden. Allenfalls zwischendurch Gehgipsverband.

b) Fractura femoris (im engeren Sinn).

Sie kommt ziemlich häufig sowohl bei Kindern wie bei Erwachsenen vor, sei es durch unmittelbare oder mittelbare Gewalt, und zwar beim Überfahrenwerden, bei Verschüttung, Fall aus der Höhe als Biegungsbruch meist im mittleren Drittel, bei unmittelbarer Gewalteinwirkung als Quer- oder Schrägbruch oder, bei feststehendem Fuß und gewaltsamer Drehung des übrigen Körpers, als Torsionsbruch. Bei den Schräg- und Drehbrüchen findet sich oft ein rautenförmiges Stück ausgebrochen.

Bei rachitischen Kindern sind Querbrüche und auch Infraktionen sehr häufig, meist Folgen einer unbedeutenden Gewalt.

Die Verschiebung der Bruchstücke beim Oberschenkelschaftbruch ist so hochgradig wie bei keinem anderen Bruch; sie kann bis zu 8 cm betragen und wird bei jedem Verlauf der Bruchlinie — am ausgesprochensten bei den Schräg- und Drehbrüchen — beobachtet. Die Verkürzung ist, abgesehen von der Gewalteinwirkung, abhängig von dem Zuge der starken Muskeln.

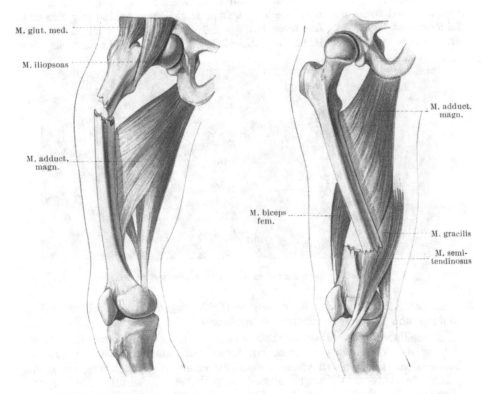

M. glut. med.

M. iliopsoas

M. adduct. magn.

M. adduct. magn.

M. biceps fem.

M. gracilis

M. semi-tendinosus

Abb. 458. Oberschenkelbruch im oberen Drittel. (Oberes Bruchstück abgespreizt und gebeugt. Bein auswärts gedreht.)

Abb. 459. Oberschenkelbruch (unteres Bruchstück gebeugt, oberes adduziert).

Infolgedessen wechselt die Stellung der Bruchstücke je nach dem anatomischen Sitz. Im mittleren und oberen Drittel wird durch den Ileopsoas das obere Bruchstück gebeugt und abgespreizt, je weiter nach abwärts, um so weniger spricht sich diese Wirkung aus. Im unteren Drittel ziehen die Adductoren das obere Bruchstück nach innen und vorn.

Erscheinungen. Außer den gewöhnlichen Brucherscheinungen fällt schon bei der Betrachtung im Vergleich mit der gesunden Seite die Verkürzung des Beines, die Außenrollung des Fußes und die winklige Knickung an der Bruchstelle auf. Trotzdem ist die Untersuchung auf Knochenreiben, d. h. auf etwaige Zwischenlagerung von Weichteilen, nicht zu unterlassen.

Die *Vorhersage* hängt weitgehend von der Sorgfalt und Behandlungsart ab. Die durchschnittlich bleibende Verkürzung von 3—4 cm ist zu verbessern 1. durch sorgfältige *Einrichtung der Bruchstücke* (örtliche oder allgemeine Betäubung),

2. durch wiederholte Prüfung der Bruchstücke während des Zuges und 3. durch Vermeidung zu früher Belastung (wegen sekundärer Callusverbiegung). Es genügt bei noch weichem Callus übrigens einfach Bettruhe ohne Schiene, um noch eine nachträgliche Verbiegung auftreten zu lassen. In einer sehr großen Zahl ist bei richtiger Behandlung mustergültige Heilung ohne jede Verkürzung zu erzielen. Die Festigung erfolgt in 8—10 Wochen. Volle Belastung ist erst nach 3 Monaten zu erlauben.

Verkürzungen bis 3 cm werden durch Beckensenkung ausgeglichen und brauchen bei sonstiger guter Stellung keinen merklichen Ausfall der Erwerbsfähigkeit zu bedingen. Letzterer beträgt im Mittel 15—25 v. H., kann aber erheblichere Grade erreichen bei schlechter Stellung der Bruchstücke, vor

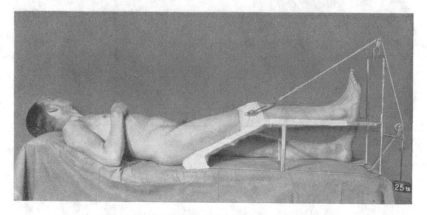

Abb. 460. Oberschenkelbruch, Drahtzug. BRAUNsche Schiene.

allem bei Schädigung des Kniegelenkes (Schlottergelenk oder teilweiser Versteifung und späterer verformender Arthrose).

Behandlung. Die Oberschenkelmuskeln, welche durch ihre Zusammenziehung die Verkürzung verursachen, lassen sich nur durch Streckverbände überwinden. Bei Kindern erreicht man mit einem Heftpflasterzug bei mäßig gebeugtem Hüft- und Kniegelenk nach sorgfältiger Einrichtung mit Zug und Gegenzug *(in Narkose)* das Ziel. Bei Brüchen muskelkräftiger Erwachsener, erschwert durch größere Weichteilwunden, ist die Nagel- bzw. Drahtextension angezeigt. Das Gewicht (15—25 Pfund) wird nach 3—4 Wochen allmählich verringert. Ein Gegenzug wird ausgeübt durch Höherstellen des Fußendes des Bettes. Das untere Bruchende soll in der Richtung des oberen gezogen werden. Wiederholte nachprüfende Röntgenuntersuchung!

Fuß und Unterschenkel lagern in einer Schiene (sehr zu empfehlen ist die Lagerung in halber Beugung des Knies in der BRAUNschen Schiene) oder in einer Schlinge am besten so, daß Bewegungen im Knie- und Fußgelenk ausgeführt werden können. Der Verband kann bei regelrechtem Verlauf nach 5 Wochen entfernt und durch einen Liegegipsverband, der das Becken mit umfaßt, für weitere 5 Wochen ersetzt werden. Wenn das Röntgenbild gute Callusbildung nachweisen läßt, wird nun ein entlastender Gehgipsverband angelegt.

Dem Muskelschwund — besonders des Quadriceps — ist durch frühzeitiges selbsttätiges Anspannen der Muskeln des gebrochenen Oberschenkels und Übungen der Fußgelenke entgegenzuarbeiten.

Die volle Belastung des Beines soll, um Callusverbiegungen zu vermeiden, wie gesagt, nicht vor der 11. bis 16. Woche erfolgen. Es ist gut, den Verletzten noch 8 Tage nach Abnahme des Verbandes im Bett zu belassen, und diese Zeit mit Massage der Muskeln, fremd- wie selbsttätigen Bewegungen, Beklopfen der Bruchstelle, vorsichtigem Treten gegen einen Widerstand fleißig auszufüllen.

Gelingt die Einrichtung nicht, liegt bei fehlendem Knochenreiben derVerdacht auf Zwischenlagerung von Weichteilen vor, oder läßt sich die Anspießung eines Bruchstückes in die Muskeln nicht beseitigen, dann empfiehlt sich die Freilegung der Bruchstelle, operative Einrichtung mit Knochennaht, LANEscher Schiene oder Bolzung. Andernfalls wäre eine Pseudarthrose unausbleibliche

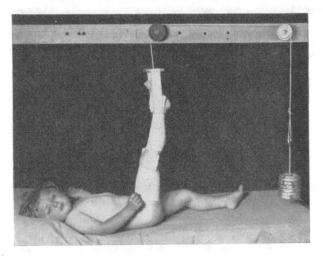

Abb. 461. Vertikale Suspension mit Extension bei Oberschenkelbruch.

Folge. Daß die Schaftbrüche des Oberschenkels verhältnismäßig häufig zu *Fettembolien* führen, ist im allgemeinen Teil (S. 637) ausgeführt.

Bei *kleinen Kindern,* bis zum 8. und 9. Lebensjahre, wird das Bein senkrecht nach oben gezogen, um eine Beschmutzung des Verbandes, Lockerung desselben und Ekzeme durch den Harn zu vermeiden. Die Gewichtsbelastung muß so groß sein, daß die kranke Beckenhälfte eben von der Unterlage abgehoben wird. Die Bewegungen der lebhaften Kranken schaden der Heilung nicht. Im Gegenteil wird oft Festwerden schon nach 5—6 Wochen in guter Stellung beobachtet. Bei den während der Geburt entstandenen Brüchen wird der nach oben gebeugte Oberschenkel am besten an den Rumpf angewickelt.

c) Fractura supracondylica.

Die Bruchlinie verläuft quer oder schräg dicht oberhalb der Kondylen. Eine besondere Veranlassung bilden die Rodelverletzungen, bei denen beim Aufstoßen die hintere Schienbeinkante die Knorren des Oberschenkels nach vorn treibt und abbricht. Auch der Fall auf das gebeugte Knie ist eine häufige Ursache.

Durch die an der Rückseite des unteren Bruchstückes ansetzenden *Wadenmuskeln* wird dasselbe *nach hinten gezogen* und umgekippt, so daß u. U. ein *starker Druck auf Gefäße und Nerven* zustande kommt. Am stärksten muß dies natürlich bei Anspannung der Wadenmuskeln, d. h. bei Streckung des Beines sein, während umgekehrt durch Beugung im Knie eine Entspannung eintritt.

Erscheinungen. Außer den gewöhnlichen Bruchzeichen fühlt man die scharfe Kante des unteren Bruchstückes in der Kniekehle, während das obere Ende sich häufig unter der Quadricepssehne nachweisen läßt.

Die *Vorhersage* ist dadurch getrübt, daß bei nicht gutgelungener Einrichtung erhebliche Störungen im Gebrauch des Kniegelenkes zurückbleiben. Am störendsten ist die Überstreckung des Beines, weil dadurch die Standfestigkeit des Beines schwer beeinträchtigt wird. Solche Kranke sind zum Tragen eines Apparates verurteilt.

Bei günstiger Heilung erfolgt meist völlige Wiederherstellung; höchstens bleibt eine geringe Behinderung der Beugung im Knie zurück, auf der anderen Seite sind aber Heilungen mit Winkelstellung der Bruchstücke nach hinten nicht gerade selten, so daß der Gang mit gebeugtem Knie erfolgen muß. So kommen Renten bis zu 50 v. H. zustande. Der Durchschnitt ist mit 10—15 v. H. natürlich weit geringer.

Behandlung. Einrichtung in örtlicher oder allgemeiner Betäubung (Zug am Unterschenkel bei rechtwinklig gebeugtem Knie und Hüftgelenk und unmittelbarer Druck auf die Bruchstücke). Manchmal gelingt es, frische Brüche so zu verzahnen, daß man primär eingipsen kann. Sonst besser Streckverbände (Draht oder Nagel bei fast rechtwinkliger Kniebeugung). Sofortige Röntgennachschau.

Gelingt die Einrichtung nicht in der gewünschten Weise, bestehen Zeichen von Kreislauf- oder Gefühlsstörungen am Unterschenkel und Fuß, dann empfiehlt sich die blutige Freilegung der Bruchstelle zwecks Einrichtung und Knochennaht mit anschließendem ringförmigen Gipsverband.

Störungen des Blutumlaufs (Cyanose oder Blässe des Unterschenkels) fordern zur operativen Freilegung der Arterie in der Kniekehle auf; es kann eine Zerreißung oder ein traumatisches Aneurysma (pulsierendes Hämatom) vorliegen.

Die *Epiphysenlösung* an dieser Stelle macht ungefähr die gleichen Erscheinungen, die Verschiebung ist meist geringer. Die Epiphyseolyse ist — im Gegensatz zum typischen suprakondylären Bruch — stets als Gelenkbruch aufzufassen, da die Knorpelfuge hinten im Bereich der Gelenkkapsel liegt.

3. Brüche im Bereich des Kniegelenkes.

Wir rechnen hierzu:

1. die Kondylenbrüche des Oberschenkels,
2. die Kondylenbrüche des Schienbeins,
3. den Bruch der Kniescheibe,
4. den Abrißbruch der Tuberositas tibiae.

Über den Bruch der Eminentia intercondylica s. S. 702.

a) Brüche der Oberschenkelknorren.

Wie am unteren Oberarmende, so kann am Oberschenkel abbrechen der *innere* oder der *äußere Condylus*, oder beide zugleich, wobei die Bruchlinie *T- oder Y-förmige* Gestalt annimmt; indessen sind diese Brüche seltener als die gleichsinnigen am Oberarm.

Sie entstehen durch unmittelbare Einwirkung einer schweren Gewalt oder mittelbar durch Stauchung (Fall auf die Füße). Je nachdem das Knie in Valgus- oder in Varusstellung gedrängt wird, reißt durch Vermittlung der Bänder entweder der innere oder der äußere Knorren ab; unter Umständen wird durch Fortwirkung der verletzenden Kraft nach der Absprengung des einen die des anderen folgen.

Erscheinungen. Neben einem meist beträchtlichen Bluterguß im Gelenk und einer örtlichen Druckschmerzhaftigkeit müssen wir je nach dem Grade der Verschiebung eine Verbreiterung der Kondylengegend (am auffallendsten beim doppelten Bruch) und eine regelwidrige Seitenbeweglichkeit im Knie feststellen (,,Wackelknie''), gleichmäßig beidseitig bzw. einseitig im Sinne der Valgus- bzw. Varusstellung. Auch auf die Verbindung mit gleichzeitigem Bruch des Condylus tibiae ist zu achten (Fraktur des Condylus lateralis femoris + Condylus medialis tibiae).

Die Seitenbeweglichkeit des Gelenkes darf nicht mit einer Bänderzerreißung verwechselt werden. Bei nicht zu mächtigem Bluterguß ist auch Knochenreiben und allenfalls regelwidrige Verschieblichkeit des Condylus nachweisbar.

Behandlung s. unter b.

Eine besondere Form bildet der STIEDAsche *Bruch,* d.h. die Absprengung des oberen Teils des Epicondylus med.

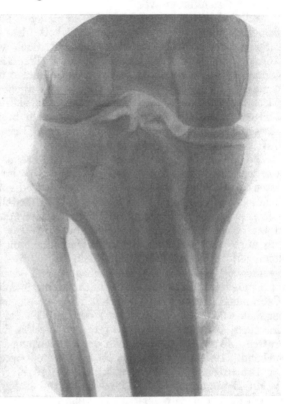

Abb. 462. Schwerer Stauchungsbruch des Schienbeinkopfes. (Aus BAUER, K. H.: Frakturen und Luxationen. Berlin: Springer 1927.)

femoris in Form einer schalenförmigen Platte durch unmittelbare oder mittelbare Gewalt. Häufiger ist die *nachträgliche Verknöcherung* des inneren Seitenbandes und der dort ansetzenden Sehnen (M. adductor magnus) nach Verstauchungen beim Schneeschuhlaufen usw.

b) Brüche der Schienbeinknorren.

Am häufigsten kommen diese Bruchformen wohl im bergmännischen Betriebe vor als Stauchungsbruch, wenn die Förderschale mit der stehenden Belegschaft haltlos in die Tiefe schießt, oder sonst bei Sturz aus beträchtlicher Höhe auf die Füße bzw. bei Stoß (Explosionen im Seekrieg) gegen die Füße.

Der reine vereinzelte Schrägbruch und die Absprengung *eines* Tibiaknorrens sind selten; zum mindesten ist der andere Condylus mit Fissuren, Kompression der epiphysären Knochenschichten oder mit Meniscuszerreißung, Knorpelabsprengungen mitbeteiligt. Ja in schweren Fällen ist die obere Tibiagelenkfläche in mehrere Stücke zertrümmert. Die Kondylenbruchstücke, mehr oder weniger symmetrisch im Sinne des Schrägbruchs abgetrennt, sind durch dieselbe Stauchung eingekeilt.

Erscheinungen. Das obere Tibiaende ist verbreitert und schmerzhaft, das Gelenk ist meist beträchtlich geschwollen, der Unterschenkel nur wenig verkürzt und zeigt manchmal eine leichte Abknickung in der Höhe der Kondylen nach der Seite oder nach hinten. Wegen der Einkeilung fehlt meist die regelwidrige Beweglichkeit der Bruchstücke und das Knochenreiben. Stets liegt ein Gelenkbruch vor.

Die *Vorhersage* ist mit Vorsicht zu stellen. Selbst geringe Verschiebungen vermögen die spätere Gebrauchsfähigkeit des Knies erheblich zu stören, andererseits ist man zuweilen überrascht, nach schwerer Zertrümmerung zunächst gute Beweglichkeit bei sicherer Tragfähigkeit zu finden. Da die Femur- und Tibiakondylenbrüche nahezu immer mit einer mehr oder weniger starken Störung der Gelenkmechanik einhergehen, so muß man mit einer späteren Arthrosis deformans rechnen, die sich nach einem halb- bis einjährigen freien Zwischenraum zu entwickeln beginnt und unter Umständen schwere Formen annimmt. Eine dauernde Erwerbsbehinderung von 10—30 v. H. und darüber ist die Regel.

Die *Behandlung* der Kondylen- und Stauchungsbrüche am Kniegelenk erfordert zunächst bei größerem Bluterguß im Gelenk, wenn er in den ersten 5—8 Tagen nicht aufgesogen wird, die Entlastung durch Punktion. Sodann muß die möglichst genaue Wiederherstellung der anatomischen Verhältnisse im Gelenk angestrebt werden. Man darf sich also nicht scheuen, in örtlicher oder allgemeiner Betäubung, selbst unter starkem maschinellen Zug am Extensionstisch unter Zuhilfenahme von Druck und Gegenzügen Einkeilungen zu lösen und die Bruchstücke unter Abduktion und Adduktion bestmöglich anzupassen, eine mühsame und verantwortungsvolle Arbeit, die man möglichst früh vornehmen muß, wenn sie Aussicht auf Erfolg haben soll. Wenn man allzustark zieht, bringt man die abgerissenen Kondylen durch Zug der Seitenbänder zum Kippen. Wenn sie sich bei richtiger Zugbelastung nicht einstellen, kann man sie mit 2 gut gepolsterten Schraubenpelotten zusammenpressen. Je nach dem Gelingen der Einrichtung folgt dann Gips- oder Streckverband. In widerspenstigen Fällen kommt operative Freilegung, Anhebeln der Bruchstücke und Verschraubung in Frage.

Mit Bewegungsübungen der Zehen- und Fußgelenke wird sofort begonnen. Im *gut* sitzenden Gipsverband läßt man den Verletzten schon nach 2 Wochen gehen. Vorwärtsheben des Beines kräftigt dabei die Oberschenkelmuskeln.

Begutachtung des Kniegelenkes. Völlige Versteifung mit ganz leichter Beugestellung von etwa 170° gleich 25—30 v. H. Erwerbsminderung. Völlige Versteifung in Streckstellung (180°) gleich 40 v. H. Erwerbsminderung. Versteifung in stärkerer winkliger Beugung (90 bis 160°) gleich 50—75 v. H. Erwerbsminderung. Verlust des Hinkniens und Leitersteigens gleich 20—30 v. H. Erwerbsminderung.

Nicht vollständige Versteifungen sind oft ungünstiger (Schmerzen, Arthrosis deformans) als vollständige.

c) Kniescheibenbruch (Fractura patellae).

Häufigkeit 1,5 v. H., also nicht so sehr häufig, trotzdem aber von großer Wichtigkeit, weil meist Männer im kräftigsten Alter — zwischen 30 und 40 — betroffen werden und nicht selten erhebliche Grade der Erwerbsbehinderung zurückbleiben.

Wir unterscheiden — es ist von praktischer Bedeutung — *unmittelbare* und *mittelbare* Brüche. Wo ein Stoß, Schlag (Hufschlag) die Kniescheibe unmittelbar trifft, wird sie in mehrere schräg oder sternförmig angeordnete Bruchstücke zerlegt, die meist in guter Berührung miteinander bleiben, während der mittelbare Bruch der Kniescheibe gewöhnlich ein querer Rißbruch ist, verbunden mit einer mehr oder weniger weitgehenden *Zerreißung des seitlichen Streckapparates.*

Der genauere Vorgang bei mittelbarer Entstehung ist gewöhnlich so, daß jemand beim Fallen oder Stolpern in unwillkürlicher Abwehrbewegung den Quadriceps kräftig kontrahiert. Bei gebeugtem Knie liegt die Kniescheibe nur mit einer umgrenzten Stelle der Oberschenkelrolle auf und wird hierüber wie über einen Keil von dem durch die

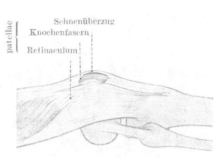

a) *Am gesunden Kniegelenk* wird der Zug der Streckmuskeln auf den Unterschenkel übertragen
durch die Knochenfasern der Patella,
durch den Sehnenüberzug der Patella,
durch die Retinacula longitudinalia.

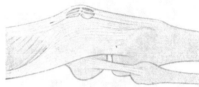

b) *Subaponeurotischer Bruch der Kniescheibe.*
Die Kraft der Streckung ist zwar vermindert,
die durch den Sehnenüberzug übertragene Kraft
reicht indes aus, das Gelenk völlig, auch gegen
mäßigen Widerstand zu strecken.

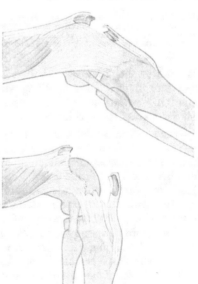

c) *Rißbruch der Kniescheibe mit Auseinanderweichen der
Bruchstücke.*
Die Kraft der Streckung ist wesentlich vermindert.
Die durch die Retinacula patellae (Reservestreck-
apparat) übertragene Kraft reicht nur aus, das Knie
beschränkt zu strecken und nur bei fehlendem
Widerstand.

d) *Bruch der Kniescheibe mit Zerreißung des Reserve-
streckapparates.*
Aktive Streckung ist dem Verletzten auch in Seitenlage nicht möglich.

Abb. 463. Strecken im Kniegelenk und die verschiedenen Grade des Bruches der Kniescheibe.
(Aus v. LANZ-WACHSMUTH: Praktische Anatomie.)

Muskelkontraktion angespannten Kniescheibenband und die Quadricepssehne durchbrochen. Die weiterwirkende Gewalt zerreißt dann das vordere Periost und die Gelenkkapsel, also die seitlichen Streckapparate (Abb. 463).

Die *Bruchlinie* verläuft bei den mittelbaren (Riß-)Brüchen meist quer, etwas
unterhalb der Mitte, ist mäßig gezackt, zuweilen mit losgelösten kleineren
Bruchstücken, und reicht stets bis in das Gelenk. Die Fetzen des vorderen

Periostes und der Fascie lagern sich oft zwischen die Bruchflächen. Der seitliche Kapselriß kann bis zu den Seiten der Oberschenkelknorren reichen. Auch der leichteste Kniescheibenbruch ist ein Gelenkbruch. Während die unmittelbaren Brüche häufig mit einer äußeren Wunde einhergehen, ist der gewöhnliche mittelbare Bruch ein geschlossener. Nur wenn der Verletzte *nach* dem Bruch noch hinfällt und das Knie aufschlägt, werden auch diese Brüche zu offenen.

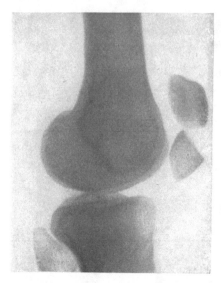

Abb. 464. Mittelbarer Kniescheibenbruch im Röntgenbild. Kleineres unteres Bruchstück halb gekantet. (Aus BAUER, K. H.: Frakturen und Luxationen. Berlin: Springer 1927.)

Erscheinungen. 1. Bei dem gewöhnlichen Querbruch durch mittelbare Gewalt fühlt man in den ersten Stunden einen deutlichen, mehr oder weniger breiten Spalt zwischen den beiden Bruchstücken. Dieselben lassen sich seitlich gegeneinander verschieben, meist ohne Knochenreiben.

Beim „Sternbruch" ist die Kniescheibe verbreitert, die verschiedenen Bruchstücke unter Knochenreiben wenig gegeneinander verschiebbar.

2. Eine ziemlich erhebliche Anschwellung des Gelenkes, bedingt durch den Bluterguß im Gelenk. Die vorher gefühlte „Delle" verschwindet dann.

3. Streckschwäche oder völliges Unvermögen, das Bein zu heben, je nachdem die seitliche Kapsel erhalten ist oder nicht. Im ersteren Falle kann das Bein nur in gebeugter Stellung von der Unterlage selbsttätig gehoben und gehalten werden, im letzteren überhaupt nicht. Die fremdtätige Streckfähigkeit ist natürlich unbehindert.

Wegen ihrer schlechten Heilung sind die Kniescheibenbrüche gefürchtet. Die Pseudarthrose ist schwer zu vermeiden. Schuld daran ist der Mangel dieses eingeschalteten Sehnenknochens an Periost, das Auseinanderweichen der Bruchstücke (unterhalten durch den Gelenkerguß sowie durch den Quadricepszug), wozu als weitere belastende Ursachen noch sich gesellen können: Zwischenlagerung von Fascienfetzen und das Kanten des unteren Bruchstückes, wodurch Knorpelfläche gegen Bruchfläche zu stehen kommt.

Eine gute Leistungsfähigkeit ist indessen nicht ausschließlich an die knöcherne Festigung gebunden; eine straffe Pseudarthrose ist unter Umständen einer knöchernen Verschmelzung gleichwertig. Voraussetzung ist die freie Gleitmöglichkeit der Kniescheibe in ihrer Bahn (also das Fehlen von Verwachsungen und Knochenhemmungen), vornehmlich aber die völlige Wiedererlangung der Muskelkraft des Quadriceps.

Die Art und Schwere des Bruches und nicht in letzter Linie die mehr oder minder sachgemäße Behandlung beeinflussen überdies den Heilerfolg. So ist z. B. ohne Knochennaht in 75 v. H. der Querbrüche nicht mit dem Festwerden zu rechnen, während die Sternbrüche (unmittelbare Brüche) viel eher knöchern heilen und damit bei sonst gleichen Umständen eine bessere Vorhersage haben. Ein vollkommener Erfolg ist dann erzielt, wenn der Verletzte mit dem kranken Bein voran auf einen Stuhl steigen kann, was frühestens nach einer Behandlungszeit von 6—9 Monaten zu erreichen ist. Wir behandelten einen Kunstreiter, der mit seinem genähten Kniescheibenbruch den Sprung von ebener Erde aufs galoppierende Pferd wieder aufnahm.

Die *Behandlung* muß sich nach dem anatomischen Befunde — Auseinanderweichen der Bruchstücke, Zerreißung des seitlichen Streckapparates — und dem Beruf des Verletzten richten. Bei jeder Behandlung ist aber die größte Rücksicht auf die Vermeidung der *Gelenkversteifung* und der *Quadricepsatrophie* zu legen. Letztere ist bedingt durch langen Nichtgebrauch und Ruhigstellung.

Die *unblutigen Verfahren* sind angezeigt,

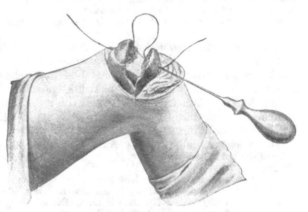

Abb. 465. Drahtnaht der Kniescheibe.

wenn das Auseinanderweichen der Bruchstücke nicht über 1 cm beträgt und nur eine geringe Streckschwäche besteht.

Um die Bruchstücke einander zu nähern und den Quadriceps zu entspannen, wird das im Hüftgelenk stark gebeugte, im Knie gestreckte oder ganz mäßig (20⁰) gebeugte Bein auf eine Schiene gelagert. Der Kranke wird dabei zweckmäßig im Bett aufgesetzt. Die Bruchstücke werden nach Zurückbringen des Blutergusses im Gelenk durch Schwammkompression in örtlicher Betäubung mit der Hand nach Möglichkeit aneinandergebracht und durch einen Zinkleimverband festgehalten. Saugt sich der Gelenkerguß in 4—5 Tagen nicht auf, oder ist er so stark, daß er die Anpassung der Bruchstücke hindert, so wird er unter streng aseptischen Maßnahmen punktiert und nachher ein Druckverband angelegt. Nach dem Trocknen des Zinkleimverbandes wird eine Gipshülse vom Sitzbeinhöcker bis zu den Knöcheln angelegt, die 4 Wochen liegenbleibt. In ihr kann der Verletzte aufstehen und *vorsichtig* (vor Fallen und Stolpern bewahren!) Gehübungen machen. Nach Abnahme der Gipshülse in 4—5 Wochen vorsichtige selbsttätige Beugeübungen, Massage usw. Bei zu früher Belastung und unvorsichtigen Bewegungsübungen ist mit erneuten Rissen in der Narbenbrücke zu rechnen (15 v. H.!). Die spätere Zerreißung der Bindegewebsbrücke durch einen neuen Unfall ist im allgemeinen als Folge des ersten Unfalls anzusehen.

Die *operative Behandlung* (Knochen- und Kapselnaht) ist in allen Fällen mit stärkerem Auseinanderweichen der Bruchstücke und bei bestehender Streckbehinderung (Zerreißung des seitlichen Streckapparates) nicht zu umgehen. Man wartet die unmittelbaren reaktiven Erscheinungen nach der Verletzung ab und führt den Eingriff am 6.—8. Tage nach dem Unfall aus, sobald sich die Haut erholt hat. Die Zwischenzeit wird durch Massage, Kompression, Lagerung des Beines auf eine BRAUNsche Schiene ausgefüllt.

Durch einen nach oben oder unten konvexen Bogenschnitt wird die Bruchstelle freigelegt, die zwischengelagerten Periost- und Bändermassen werden entfernt, das Blut vorsichtig aus dem Gelenk ausgetupft, die Kniescheibe durch Drahtnähte, der seitliche Kapselriß durch Seidennähte vereinigt. Jene (1—2) gehen entweder in der Längsrichtung durch die Knochen mit Ausnahme des hinteren knorpligen Überzuges — so daß sie nicht in das Gelenk reichen — oder umkreisen, was einfacher ist, in der Fläche die ganze Kniescheibe (Cerclage).

Nur selten gelingt es, lediglich durch Vereinigung der seitlichen Kapselrisse und der Quadricepssehne mit dem Kniescheibenband, eine genügende Annäherung der Bruchstücke zu bewirken. Bei *alten* Kniescheibenbrüchen kann die Aneinanderlagerung der angefrischten Bruchstücke technisch große Schwierigkeiten und Hilfsoperationen, wie Verlängerung der Quadricepssehne, Abmeißelung des Ansatzes des Ligamentum patellae, notwendig machen. Der erste Verband wird in leichter Beugestellung auf der BRAUNschen Schiene angelegt.

So wertvoll die genaue knöcherne Vereinigung für den späteren Gebrauch ist, so genügt sie doch allein zur Wiederherstellung einer guten Leistungsfähigkeit nicht. Deshalb wird der Verletzte nach einer Woche in eine Gipshülse (s. oben) gelegt, in der er aufstehen und vorsichtig gehen darf. Nach 4—5 Wochen Abnahme der Gipshülse, Zinkleimverband von den Zehen bis zum Knie und Beginn vorsichtiger selbsttätiger Übungen. Bei der Nachbehandlung hat sich das Kniebeugegestell BÖHLERs bewährt.

Die völlige Erwerbsbehinderung ist auf mindestens 3 Monate zu berechnen, dann weitere 3 Monate Schonungsrente von 50 v. H.; wegen Zurückbleibens einer Behinderung im Beugen oft Dauerrenten von 10—30 v. H.

An Stelle des Bruches der Kniescheibe tritt in einzelnen Fällen die *Zerreißung der Quadricepssehne* oder die *Abreißung der Tuberositas tibiae.* Bei ersterer liegen oft krankhafte Veränderungen allgemeiner Natur, wie Lues, Diabetes zugrunde, bei letzterer kommt es häufig zu einer teilweisen Lösung (s. u.).

Die *Patella bipartita,* die sowohl als sagittale Spaltung wie quergerichtet beobachtet und als angeborene Formabweichung betrachtet wird (s. S. 538), kann in zweifelhaften Fällen diagnostische Schwierigkeiten bereiten, wenn sie nicht, wie meist, doppelseitig vorhanden ist. Sie bedarf selbstverständlich keiner Behandlung.

d) Abrißbruch und Epiphysenlösung der Tuberositas tibiae.

Der Tibiahöcker hat eine eigene Epiphyse, die sehr unregelmäßig verknöchert. Im Alter von 11—18 Jahren bei Knaben kann infolge von gesteigerter Muskeltätigkeit (beim Sport, Springen, Bergsteigen) die Stelle schmerzhaft und stärker vorgewölbt werden. Das Röntgenbild zeigt den Tibiahöcker im unteren Teil abgehoben (teilweise *Apophysenlösung,* SCHLATTERsche Krankheit). Ob das Leiden ausschließlich auf einer Verletzung beruht, ist noch strittig. Stets ist die *Behandlung* konservativ. Durch Ruhe und feuchte Umschläge gehen die Beschwerden bald zurück.

Bei Erwachsenen kommt, wenn auch selten, eine richtige Abrißfraktur vor, die durch einen ähnlichen Mechanismus wie der Kniescheibenbruch entsteht und als Seitenstück der Zerreißung des Kniescheibenbandes entspricht. Der Abrißbruch ist bei gestrecktem und hochgehobenem Bein durch Heftpflasterstreifen niederzuhalten, nötigenfalls durch Annagelung zu befestigen.

4. Unterschenkelbruch (Fractura cruris).

Die Brüche beider Unterschenkelknochen entstehen meist durch schwere unmittelbare oder mittelbare Gewalteinwirkung. Infolgedessen sind sie sehr häufig mit weitgehender Quetschung der Muskeln und mit Wunden verbunden. Lezteres wird noch dadurch begünstigt, daß das Schienbein dicht unter der Haut liegt und daß nicht selten die spitzen Bruchstücke (besonders beim „Flötenschnabelbruch") die Haut von innen nach außen durchbohren. Am häufigsten verläuft die Bruchlinie schräg an der Grenze von mittlerem und unterem Drittel, und zwar so, daß die vordere Schienbeinkante die äußerste Spitze in Form eines Klarinettenmundstückes bildet. Bei dem selteneren, gewöhnlich durch unmittelbare Gewalt entstandenen Querbruch liegt die Bruchlinie meist in gleicher Höhe. Bei den Drehbrüchen, entstanden durch Umdrehung des Körpers bei feststehendem Fuß, liegt der Bruch des Wadenbeins höher, oft weit entfernt. Die Schraubenlinie kann durch die ganze Länge des Knochens gehen. Allenfalls Luxation oder Subluxation des Wadenbeinköpfchens.

Bei Kindern kommt es oft nur zu Fissuren des Schienbeins, ohne jede Verschiebung, wenn das Wadenbein der Gewalteinwirkung standhält.

Das Wadenbein bricht beim Unterschenkelbruch mitunter erst nachträglich, d. h. es bricht erst das Schienbein ein, und wenn der Kranke sich nun auf das

Bein stützt oder die Gewalt, die zum Bruch führte, weiter wirkt, erfolgt der Bruch des Wadenbeins. Dabei ist zu beachten, daß das Wadenbein häufig viel höher als das Schienbein bricht. Wenn diese Tatsache bei der Röntgenaufnahme nicht berücksichtigt wird, kann der Wadenbeinbruch leicht übersehen werden.

Schräg- und Drehbrüche weisen meist eine erhebliche Verschiebung auf. Sie findet

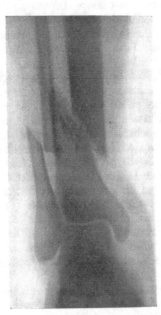

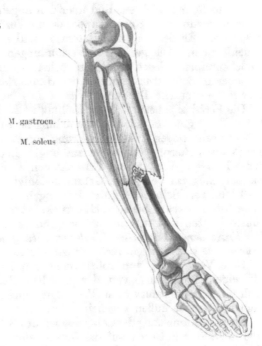

M. gastrocn.

M. soleus

Abb. 466. Schrägbruch des Unterschenkels.

Abb. 467. Fractura cruris (Schrägbruch). Fuß nach außen gedreht.

sowohl nach der Seite wie nach oben statt, Schien- und Wadenbeinbruchstücke werden einander genähert, durch das Umfallen des Fußes findet eine Drehung des unteren Bruchstückes nach außen oder innen statt.

Bei den offenen Brüchen durch Schuß, Überfahrenwerden, Verschüttung mit Steinen kommt es oft zu hochgradigen Splitter- und Stückbrüchen, schweren nekrotisierenden Quetschungen der Weichteile und der Haut, mit sekundären Wundstörungen (traumatischer Osteomyelitis, Gangrän, jauchiger Phlegmone, Gasbrand, Erysipel).

Neben diesen echten Brüchen findet man gelegentlich nach starken Anstrengungen (Gewaltmärschen) Veränderung am Schienbein, die der sog. „Marschgeschwulst" am Fuß vergleichbar sind. Sie gehen mit Verdichtungen im Knochen, später mit Vakuolenbildung, Umbauzonen einher und weisen mitunter perlschnurartig unterbrochene Trennungslinien auf, im Gegensatz zur scharfbegrenzten Linie der traumatischen Fissur. Das Leiden braucht 8—12 Wochen zur Ausheilung.

Die *Erscheinungen* des echten Bruches sind durch die Schwellung des Unterschenkels, die mangelnde Stützfähigkeit des Beines, die Abknickung an der Bruchstelle, die Drehung des Fußes, Verkürzung des Beines meist so in die Augen fallend, daß die Diagnose auf den ersten Blick gestellt werden kann. Wo das nicht der Fall ist, sucht man den Nachweis des Knochenreibens und regelwidrigen Beweglichkeit am Schienbein zu erbringen, indem man die Bruchstücke dicht ober- und unterhalb der vermeintlichen Bruchstelle faßt und gegeneinander zu verschieben sucht; am Wadenbein muß man sich häufig mit dem Nachweis einer örtlichen Schmerzempfindlichkeit oder des Federns bei Druck begnügen. Bei einfachen Fissuren (Kinder) kann nur die in zwei Ebenen vorzunehmende Röntgenaufnahme die Diagnose sichern.

Aus der Stellung des Fußes, der Abknickung, durch Abtasten der Bruchstücke sucht man sich ein Bild über den ungefähren Verlauf der Bruchlinien zu machen, wenn kein Röntgenapparat zur Verfügung steht. Es erleichtert dies die spätere Einrichtung und Retention und sichert eine bessere Anpassung der Bruchflächen. Die geringeren Verkürzungen und Abknickungen, deutlichstes Knochenreiben pflegen bei Querbrüchen — größere Abknickungen, Vorstehen des oberen Bruchstückes unter der Haut, stärkere Verkürzungen bei Schrägbrüchen —, starke Drehungen des Fußes bei Drehbrüchen vorzuliegen.

Die *Vorhersage* bezüglich der Heilung ist im allgemeinen und bei sorgfältiger Behandlung gut. Pseudarthrosenbildung ist selten, kommt aber vor, und zwar nicht so sehr wegen Zwischenlagerung von Weichteilen als wegen des Versagens der Calluswucherung (siehe Behandlung). Bei Kindern ist die Verknöcherung meist in 5—6 Wochen, bei Erwachsenen in 8, höchstens 10 Wochen erfolgt. Bis zur einigermaßen guten Gebrauchsfähigkeit und Arbeitsfähigkeit vergehen 4—6 Monate. Selbst bei guter Heilung bleiben für die ersten 12—18 Monate Erwerbsbehinderung bis 20 v. H. zurück. Wesentlich längere Heilungsdauer und höhere Renten kommen den offenen und vereiterten Unterschenkelbrüchen zu. *Die Frage der funktionellen Wiederherstellung hängt eng mit der Einrichtung der Bruchstücke und Beweglichkeit der Gelenke zusammen.*

Eine Verkürzung von selbst mehreren Zentimetern ist nicht so schlimm wie eine Abweichung von der üblichen Belastungslinie nach hinten oder nach innen (Crus recurvatum, Pes valgus) und eine Verdrehung der Bruchstücke nach innen oder außen gegeneinander.

Eine Verschmelzung der Callusmassen des Schien- und Wadenbeins ist an sich, falls nicht durch Druck auf die Gefäße eine erheblichere und längerdauernde Kreislaufstörung (Ödem) oder durch Druck auf die Nerven Sensibilitätsstörungen bedingt werden, bedeutungslos. Besonders bei Splitterbrüchen, aber auch bei den anderen Brüchen, zeigt trotz anscheinend bester Stellung und guter Leistungsfähigkeit das Röntgenbild Verschiebungen, starke Calluswucherungen und macht auf den Laien den Eindruck eines schlechtgeheilten Bruches. Daraus folgern dann Unfallverletzte erneute Klagen, Rentenansprüche usw. Deshalb: Röntgenbilder Laien besser nicht in die Hand geben!

Wichtig für die spätere Leistungsfähigkeit ist eine guterhaltene Beweglichkeit des Sprunggelenkes; Beeinträchtigung der Dorsalflexion (Spitzfuß) und der Supination (Plattfuß) sind vor allen Dingen hinderlich.

Schließlich muß noch des gerade beim Unterschenkelbruch häufig für längere Zeit zurückbleibenden Ödems gedacht werden, beruhend auf der durch Zerquetschung der Muskeln, Calluswucherung bedingten Verlegung der Lymph- und Blutgefäßbahnen. Durch die Schwere, Spannung, Schmerzen und leichtere Ermüdbarkeit bleibt oft eine Minderung der Erwerbsfähigkeit um etwa 20 v. H. zurück.

Behandlung. Für den Transport der Verletzten ist ein Notverband, der eine weitere Verschiebung der Bruchenden, weitere Schädigung der Weichteile (Nachblutung), gar Durchspießung der Haut und bei offenen Brüchen eine weitere Verschmutzung der Wunden ausschließt, dringend zu fordern. Hier heißt es sich behelfen, gute Samariterarbeit zu leisten! Für die weitere Behandlung empfiehlt sich je nach der Stellung und Form der Bruchstücke entweder der Gips- oder der Streckverband.

1. Genaue Einrichtung, wobei durch *Vergleich* mit der gesunden Seite zu achten ist a) ob die Verkürzung ausgeglichen ist, b) ob die Achse des Unter-

schenkels durch die Mitte des Fußes geht bei rechtwinkliger Stellung im Fuß-
und leichter Beugung im Kniegelenk, c) ob die Abweichung nach der Seite
behoben ist, d) ob die Drehung des Fußes nach außen oder innen ausgeglichen
ist, kenntlich am besten daran, daß die Schienbeinkante sich in gleicher Richtung
und ohne Drehung auf das untere Bruchstück fortsetzt oder wenn die Schwellung
diese Feststellung nicht erlaubt, daß die Spina anterior superior, die Mitte der
Kniescheibe sowie der Raum zwischen 1. und 2. Zehe in einer Ziellinie stehen
(vgl. Abb. 468), e) ob nicht durch Anheben des Fußes mit dem unteren Bruchstück zu starke Dorsalflexion, eine Verbiegung nach hinten erfolgt (Crus recurvatum).

Einrichtung durch Zug am Fuß, der am besten rechtwinklig oder leicht
plantar flektiert gehalten wird, und Gegenzug am oberen Bruchende *bei leichtgebeugtem Knie,* unmittelbarem Druck oder Zug mit Binden (die mit eingegipst
werden), Drehung sowie Gegendrehung des Fußes und Unterschenkels. Wir
empfehlen bei der Einrichtung die oben angegebene Reihenfolge einzuhalten.

Brüche, die sich auch in Narkose nicht gut stellen lassen, besonders wenn
Crepitation fehlt (Anspießung der Bruchstücke in die Weichteile) werden entweder operativ richtig gestellt und vereinigt, oder mit Streckverband (Draht-
oder Nagelextension am Calcaneus oder durch das untere Tibiaende oder
Gipssohlenstreckverband nach v. GAZA) in halber Beugung des Kniegelenkes
behandelt. Genaue Röntgenprüfung ist nötig. Ist nach 8 Tagen eine gute
Stellung erreicht, dann bei liegender Extension Gipsverband; ist keine Anpassung
erreicht, dann am besten Operation.

2. Nach genauer Einrichtung Anlegung eines ringförmigen Gipsverbandes
oder einer U-Schiene aus Gipsbinden von der Mitte der Innenseite des Oberschenkels um die Fußsohle herum zur Mitte der Außenseite des Oberschenkels
einer Gipsschiene von dem *oberen* Drittel des Oberschenkels an bis zu den Grund-
gelenken der Zehen am Fußrücken und über die Zehen hinaus an der Fußsohle
bei rechtwinklig gebeugtem oder leicht plantarflektiertem Fußgelenk und leicht
gebeugtem Kniegelenk (Liegegips).

In den ersten 2—3 Tagen muß der Kranke alle 6—8 Stunden nachgesehen
werden, ob Kreislauf-, Sensibilitätsstörungen der Zehen, örtliche Schmerzen
eingetreten oder die Beschwerden stärker geworden sind. Bei zunehmender
Schwellung kann durch Schnürung *schwere Schädigung der Nerven und Muskeln*
(Ischämie), selbst Brand einzelner Zehen oder des ganzen Unterschenkels
eintreten. Man hat deshalb in neuerer Zeit von der sofortigen Anlegung eines
ringförmigen Gipsverbandes ganz abgesehen und statt dessen die oben er-
wähnte *U-förmige Gipsschiene* seitlich angepaßt, die dem Blutumlauf keine
Hindernisse in den Weg legt.

3. Nach 10—14 Tagen wird die U-förmige Gipsschiene mit einem umlaufen-
den Gipsverband überwickelt. Nachprüfung im Röntgenbild. Falls die Bruchstücke im Gipsverband abrutschen, was nicht so ganz selten vorkommt, muß
neu eingerichtet, allenfalls blutig vorgegangen werden.

4. Bei gutem Sitz und richtiger Stellung bleibt dieser Verband als Liegegips
weitere 4—5 Wochen liegen. Dann kann man zweckmäßig für weitere
4 Wochen einen gutsitzenden Gehgipsverband anlegen und in diesem den
Verletzten zunächst mit 2 Krücken, später mit Gehbänkchen gehen lassen.

Erst wenn völlige Verknöcherung erfolgt ist, auch kein Federn der Bruchstücke mehr besteht, darf der Verletzte ohne Verband das Bein belasten. Es ist
aber, um bei den geschwächten Muskeln und Bändern nachträgliche Plattfuß-
stellungen oder Plattfußbeschwerden zu vermeiden, vor allen Dingen bei
schweren Erwachsenen notwendig, eine Plattfußeinlage, bei leichtem Federn

sogar einen bis zur Tuberositas tibiae reichenden Schienenschuh für mehrere Monate bis 1 Jahr tragen zu lassen.

Der Gipsverband besitzt für die Praxis gegenüber dem Streckverbande große Vorteile. Trotzdem ist letzterer für die schwerer zurückzuhaltenden, hochsitzenden Unterschenkelbrüche zuweilen nicht zu entbehren. Gelingt die Einrichtung und Retention trotz alledem nicht einwandfrei (Röntgenprüfung), dann ist die operative Freilegung und Drahtnaht bzw. Verschraubung der Bruchstücke notwendig (s. S. 640).

Bei den *offenen Brüchen,* wie sie die Durchstechungen der Haut von innen nach außen, z. B. beim Flötenschnabelbruch, darstellen, wird das herausgetretene Bruchstück sorgfältig durch Abwischen, allenfalls Abkratzen der rauhen Fläche gereinigt, mit Jodtinktur betupft, dann zurückgebracht, wobei die Hautwunde ausgeschnitten, genäht und mit sterilem Verbande bedeckt wird (s. S. 16). Bei schwereren offenen Brüchen ist *nach sorgfältiger primärer Wundversorgung* (s. S. 16 u. 574) für guten Abfluß der Sekrete zu sorgen (Gegenincisionen, Drainage).

Als Verbände kommen bei den leichteren Formen gefensterte Gipsverbände, bei den schwereren Formen Schienenverbände, besser Brückengipsverbände, Nagelextensionsverbände, um die Weichteilwunden genau übersehen zu können, in Frage. Die Einrichtung bzw. Retention muß hier vielfach hinter den Anforderungen der Wundbehandlung zurückstehen.

Schwere Infektionen, schwere Zertrümmerungen mit Zerreißung der Gefäße und Nerven machen unter Umständen die sofortige Absetzung nötig.

Die Heilung der offenen Brüche nimmt bis zum Festwerden oft 10 Wochen, vielfach aber auch noch mehr Zeit in Anspruch. Die äußere Wundheilung richtet sich nach der Größe der Wunden. Die Abstoßung von Splittern kann den Verlauf über Monate hinausziehen und mehrfache kleinere Eingriffe notwendig machen.

Achtet man nicht auf die Stellung und Beweglichkeit der Gelenke während der Wundbehandlungszeit, wie dies leider nicht selten geschieht, so hinterbleiben verkürzte, verunstaltete Beine mit Spitzfuß, versteiftem Knie- und Fußgelenk, deren Träger *nie beschwerdefrei werden und die Unfallversicherungen mit dauernden Renten belasten!*

Aus der Tatsache, daß bei Angehörigen der Knappschaftsberufsgenossenschaft 70 v. H. ohne Rente bleiben konnten (Behandlung in fachärztlich geleiteten Krankenhäusern), bei Angehörigen der landwirtschaftlichen Berufsgenossenschaft nur 50 v. H. (Behandlung durch praktische Ärzte), erhellt der große Einfluß sachgemäßer Behandlung!

a) Schienbeinbruch (Fractura tibiae).

Ist für sich allein selten, meist durch unmittelbare Gewalt entstanden als Querbruch. Bei mittelbaren Brüchen (Torsionsbrüche bei rachitischen Kindern) tritt zuweilen an Stelle des Wadenbeinbruches eine Verschiebung des Wadenbeinköpfchens.

Da die Verschiebung des Schienbeins meist gering ist, genügt oft ein ungepolsterter Gipsverband, der einige Tage nach der Verletzung — bis dahin Schiene — angelegt wird. Da das Wadenbein die Bruchstücke sperrt, ist manchmal die Heilung verzögert.

b) Wadenbeinbruch (Fractura fibulae)

häufiger vereinzelt als der des Schienbeins. Sitzt meist im mittleren Drittel. Ist die Gegend unter dem Wadenbeinköpfchen betroffen, so kann das obere Bruchstück durch den Biceps verschoben werden und auf den Peronaeus drücken.

Die *Diagnose* ist häufig nur aus der umschriebenen Schmerzhaftigkeit und dem örtlichen Bluterguß zu stellen; die Verletzten können vielfach nach dem Unfall gehen.

Behandlung. Zinkleimverband von den Zehen bis zum Knie. Wenn dieser trocken, Gipshülse von den Knöcheln bis zum Knie für 4—6 Wochen.

Bei stärkerer Verschiebung des oberen Bruchendes, Paresen des Nervus peronaeus, kommt die operative Freilegung der Bruchstelle, Vereinigung der Bruchstücke, Befreiung der Nerven in Frage.

5. Brüche der Fußgelenkgegend.

Außerordentlich häufig begegnen wir Brüchen — offenen und geschlossenen — in der Fußgelenkgegend. Alle zeichnen sich durch eine gewisse Gesetzmäßig. keit aus.

1. *Die Fractura supramalleolaris.*
2. *Die Knöchelbrüche,*
   a) der einfache Knöchelbruch (innerer, häufiger äußerer),
   b) der doppelseitige Knöchelbruch: die *Pronationsfraktur*, die *Supinations. fraktur.*
3. *Der Bruch des Sprungbeins.*
4. *Der Bruch des Fersenbeins.*

a) Fractura supramalleolaris.

Sie bietet so viel Abweichungen von den Knöchelbrüchen, andererseits auch von den gewöhnlichen Unterschenkelbrüchen, daß sich eine kurze, gesonderte Besprechung rechtfertigt.

Die Bruchlinie verläuft meist quer, seltener etwas schräg, dicht oberhalb der Malleolen, und reicht vielfach bis in das Gelenk. Die Verschiebung des unteren Bruchendes erfolgt nach hinten und seitlich.

Erscheinungen. Außer den gewöhnlichen Bruchmerkmalen fällt vor allen Dingen eine Abknickung dicht oberhalb der Knöchel auf mit einem ziemlich scharfen Vorsprung des oberen Bruchstückes des Schienbeins nach vorn und innen. Nicht selten ist dasselbe durch die Haut getreten (offener Bruch).

Die *Vorhersage* ist — zumal bei den offenen Brüchen — in bezug auf die Tätigkeit des Sprunggelenks nicht günstig. Abknickung der Unterschenkelachse und damit eine Verschiebung der regelrechten Belastungslinie des Fußgelenkes stellt sich bei der Kürze des unteren Bruchstückes oft ein, wenn nicht sehr sorgfältig eingerichtet, und die Einrichtung während der Anlegung des Verbandes aufrechterhalten wird. Die Verknöcherung erfolgt manchmal sehr rasch; doch sind gerade nach diesem Bruch nicht selten Pseudarthrosen zu fürchten.

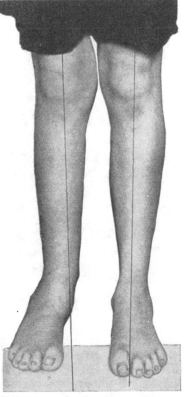

Abb. 468. Schlecht verheilter supramalleolärer Bruch mit typischer Verschiebung. Richtungslinie für die Reposition.

Die *Behandlung* verlangt zuerst genaueste Einrichtung, stets in Betäubung, weil sonst das kurze untere Bruchstück keine genügende Handhabe im Verbande bietet. Die Zurückhaltung gelingt durch gut angepaßte U-förmige Gipsschienen, nötigenfalls wenig gepolsterte Gipsverbände oder, in ganz hartnäckigen Fällen, durch Drahtzug, Fußsohlenstreckverband oder operative Festigung.

Mit der Übungsbehandlung soll, sobald keine Verschiebung mehr zu fürchten ist, begonnen werden. Der Fuß darf erst nach 8—10 Wochen belastet werden (Plattfußeinlage, Schienenstiefel).

b) Die Knöchelbrüche.

Sie sind die häufigsten Bruchverletzungen an den unteren Gliedmaßen und auch praktisch von größter Bedeutung.

Die Talusrolle artikuliert in einer durch die beiden Malleolen gebildeten Gabel; diese erlaubt nur beschränkte seitliche Drehbewegungen. Werden diese überschritten, wie es z. B. beim Umkippen des Fußes, bei Abgleiten auf unebenem Boden, seitlichem Umfallen bei irgendwie festgeklemmtem Fuß (Loch, Geleise) geschieht, so muß entweder eines der kräftigen Bänder zerreißen — am inneren Knöchel das Ligamentum deltoides, am äußeren das

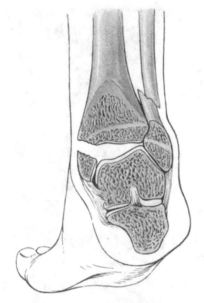

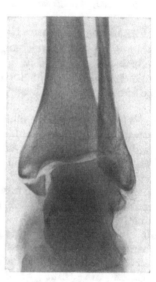

Abb. 469. Typischer doppelseitiger Knöchelbruch (Pronationsbruch). Schematisch.

Abb. 470. Typischer Pronationsbruch mit Sub-luxation des Sprungbeines nach außen. (Chir. Klinik Göttingen.)

Ligamentum calcaneo-fibulare *(Distorsion)* — oder aber die Spitze des einen oder anderen Knöchels reißt unter der Einwirkung der gewaltsamen Fuß-drehung ab. So entsteht *der einfache Knöchelbruch.*

Erst bei weiterwirkender Gewalt wird die Knochenhemmung überschritten, die Talusrolle *drückt* nach *Abreißung* der einen Knöchelspitze den anderen Knöchel ab. Das ist der *doppelte Knöchelbruch.*

Bei der *häufigsten Ursache,* dem Umknicken nach außen, reißt das starke Ligamentum deltoideum die Spitze des *inneren* Knöchels ab, und der pronierte und abduzierte Fuß drückt durch den Talus den *äußeren* Knöchel ab, so daß die Fibula unter dem gleichzeitigen Druck des umfallenden Körpers dicht oberhalb des Malleolus, an ihrer schwächsten Stelle, abbricht *(Prona-tionsbruch).* Umgekehrt reißt bei dem Umknicken nach innen das äußere Gelenkband die Spitze des äußeren Knöchels ab, und der innere Knöchel wird durch den Talus abgedrückt *(Supinationsbruch).*

Wir haben also zwei Hauptformen des doppelten Knöchelbruches ausein-anderzuhalten: den Pronations- und den Supinationsbruch. Sie sind in ihrem Vorgang leicht verständlich und so unverkennbar, daß wir andererseits aus den vorhandenen Bruchlinien rückschließend die Entstehung des Bruches ab-lesen können.

Das gilt auch für jene Knöchelbrüche, bei deren Zustandekommen neben der Pro- bzw. Supination eine *Drehung* des Fußes nach außen oder nach innen mitgewirkt hat. Bei diesen ist die Talusrolle mehr oder weniger gegen die Gelenkfläche der Tibia verschoben, also eine Vereinigung mit Subluxation im Sprunggelenk. Die Übergänge sind fließend. Endlich kann durch übermäßige Beugung ein Stück der hinteren Schienbeingelenkfläche, durch übermäßige Streckung ein solches der vorderen Schienbeinkante abgeschert werden.

1. Der *einfache Knöchelbruch* — am häufigsten am Malleolus lateralis, also ein Supinationsbruch — ist klinisch leicht zu erkennen an der umschriebenen Druckschmerzhaftigkeit der Knöchelspitze, dem leichten Federn derselben auf Druck, der Anschwellung; der Fuß kann, wenn auch unter Schmerzen, belastet werden; es besteht keine regelwidrige Stellung und in der Regel keine oder nur unbedeutende Verschiebung. Selbstverständlich kann durch eine gewaltsame Pronationsbewegung auch der innere Knöchel allein abreißen.

Die *Behandlung* verlangt nach der sorgfältigen Einrenkung, die in örtlicher Betäubung vorgenommen werden kann, in beiden Fällen 14tägige Feststellung in einer Gipshülse oder U-förmigen Gipsschiene bis zum Knie in leicht überkorrigierter Stellung, dann Massage der Muskeln und aktive Übungen. In jedem Fall ist bei schweren, fetten Leuten unbedingt wegen des nachträglich sich einstellenden Knickfußes eine *Plattfußeinlage* zu verordnen; auch bei den anderen Verletzten ist für die ersten 6—9 Monate Plattfußeinlage ratsam.

2. Der *typische doppelseitige Knöchelbruch ist die Pronationsfraktur.* Sie entsteht, wie gesagt, durch Umknicken des Fußes nach außen. Vereinigt sich mit dem Umknicken noch eine Drehung des Talus, der die Fußgelenkgabel sprengt, oder ein Stoß, der im Sinne der Pronation weiterwirkt, oder ein Sprung aus großer Höhe, so reißt das Ligamentum tibio-fibulare noch ein keilförmiges Stück der Tibiagelenkfläche ab (sog. VOLKMANNsches Dreieck); das ist eine Weiterung, welche die Vorhersage wesentlich verschlimmert,

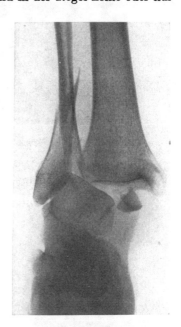

Abb. 471. Schwerer Pronationsbruch mit Subluxation des Sprungbeins. (Chir. Klinik Göttingen.)

zumal nicht selten Subluxationen und Luxationen des Talus, Zerreißung oder Quetschung der Arteria tibialis posterior mit ihr verbunden sind.

Erscheinungen. Der Fuß steht in Abspreizung und in mehr oder weniger starker Valgusstellung. Der innere Knöchel, unter das Schienbein verschoben, ist beweglich; die Bruchkante des Schienbeins drängt scharf gegen die Haut an. Das Wadenbein ist oberhalb der Gelenklinie sehr druckempfindlich und federt gegen das Schienbein zu, u. U. ist auch die Abknickung tastbar und Knochenreiben nachweisbar.

Bei den schweren Brüchen mit Aussprengung eines Keiles vom Schienbein hat die Talusrolle ihren Halt mehr oder weniger verloren, *der Fuß ist nach außen subluxiert.*

3. Der *Supinationsbruch* beider Knöchel hat eine sinngemäße Entstehungsweise wie der Pronationsbruch. Durch Adduktion des Fußes reißen das sich scharf anspannende Ligamentum talo-fibulare und das Ligmentum calcaneo-fibulare die äußere Knöchelspitze ab, und, bei fortwirkender Gewalt, sprengt der Talus den

inneren Knöchel in einer schräg nach oben verlaufenden Linie ab. Dieser Bruch ist viel seltener; er tritt auch in seiner praktischen Bedeutung gegenüber dem Pronationsbruch zurück. Die Heilungsaussichten sind wesentlich besser.

4. Noch seltener ist die *Epiphysentrennung* am unteren Ende der Unterschenkelknochen bei Kindern von 12—15 Jahren. Die Erscheinungen sind

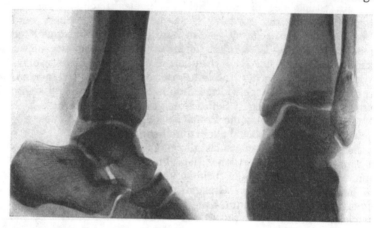

Abb. 472. Knöchelbruch (typischer Supinationsbruch). (Chir. Klinik Göttingen.)

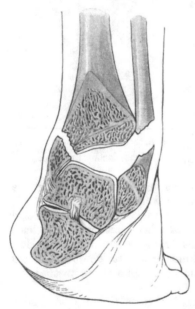

Abb. 473. Supinationsbruch beider Knöchel (seltenere Form).

ähnliche wie beim Knöchelbruch, nur im ganzen weniger ausgesprochen. Der Fuß steht in Varusstellung, sehr oft stellt sich der Fuß nach dem Aufhören der Gewalteinwirkung sogar wieder in Mittelstellung ein, die Verletzten vermögen noch zu gehen, und wir haben zur Diagnose nur die üblichen Frakturzeichen.

Behandlung der Knöchelbrüche. In örtlicher oder allgemeiner Betäubung wird der Bruch eingerichtet und in leicht überkorrigierter Stellung durch einen gut angepaßten Gipsverband zurückgehalten. Das ist leicht zu bewerkstelligen bei den einseitigen und auch bei den doppelseitigen Brüchen dann, wenn der Talus in der Malleolengabel verblieben ist. Man faßt hierzu den Fuß an der *Ferse* und am Mittelfuß zugleich an und drückt den ganzen Fuß samt dem Fersenbein in die dem Bruch entgegengesetzte Stellung. Wo aber unter Aussprengung des „Volkmann"schen Dreiecks eine Subluxation des Talus mit vorhanden ist, wird man mit Vorteil in örtlicher oder allgemeiner Betäubung unter kräftigem Druck auf die innere Knöchelspitze die winklige Knickung der Fibula auszugleichen und bei starker Senkung des äußeren Fußrandes zu erhalten suchen. Allenfalls muß man sich zur Einrichtung eines Schraubenzugapparates bedienen. Das Fußgelenk soll im rechten Winkel stehen. *Wir raten, auf die genaueste erste Einrichtung das Hauptgewicht zu legen, dieselbe möglichst bald nach der Verletzung vorzunehmen und auch die allgemeine Betäubung nicht zu scheuen.*

Bei der großen Bedeutung einer guten Einrichtung dieses Knöchelbruches für die spätere Leistung müssen wir auch an die Verschiebungen erinnern, welche durch Drehung des Fußes und durch Verschiebung nach hinten mit dem gewöhnlichen Knöchelbruch verbunden sein können. Eine genaue Besichtigung des Fußes, seiner Stellung zum Unterschenkel, die Prüfung der Achsenstellung im Vergleich zur gesunden Seite läßt besser als das Röntgenbild solche Abweichungen erkennen. Bei der Zurechtstellung ist entsprechend darauf Rücksicht zu nehmen.

Der Fuß wird nun im *Gipsverband* (der bei schweren Brüchen von den Zehen bis zur Mitte des Oberschenkels reichen soll) festgehalten. Je nach der Schwellung und dem Bluterguß kann der Verband sofort unter mäßig starker Polsterung oder nach etwa viertägiger Lagerung auf VOLKMANNscher Schiene bei kühlenden Umschlägen angelegt werden. Auch das Anlegen der auf S. 691 erwähnten U-Schiene hat sich uns bewährt. Nach 8—14 Tagen kann man meist

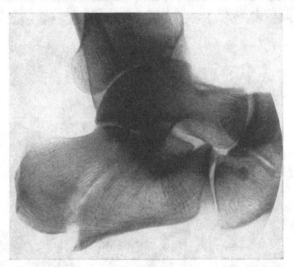

Abb. 474. Rißbruch des Fersenbeinhöckers. (Aus BAUER, K. H. Frakturen und Luxationen. Berlin: Springer 1927.)

einen gut angepaßten Gehgipsverband anlegen, der von den Zehen bis zum Knie reicht, und die Kranken dann umhergehen lassen. Nach Abnahme des Gipsverbandes — je nach der Stärke der Verschiebung 6—10—12 Wochen nach der Verletzung — wird ein Zinkleimverband angelegt, um Schwellungen hintanzuhalten. Jeder Knöchelbruch bedarf mindestens vorübergehend gut sitzender Stiefel und Plattfußeinlagen, auch für den gesunden Fuß, der stärker belastet wird als sonst.

Bei allen Formen raten wir, im ersten Gipsverband nach 14 Tagen zu röntgen, um die Stellung nachzuprüfen, allenfalls eine Verbesserung vorzunehmen.

Bei tiefsitzendem Bruch des inneren Knöchels mit gleichzeitiger Gabelsprengung kommt es trotz guter Einrichtung manchmal zur Pseudarthrose. Wenn sich nach 4—6 Wochen eine beginnende Pseudarthrosenbildung zeigt, ist die Anfrischung und Verschraubung unter peinlichster Asepsis vorzunehmen.

In einer nicht unerheblichen Zahl von schweren Knöchelbrüchen bleiben dauernde Bewegungsstörungen und sehr lange Zeit Beschwerden zurück, die auf Callusbildung, narbiger Schrumpfung des Bandapparates und, bei älteren Leuten, auf deformierender Arthrose beruhen.

Vor Ablauf eines Jahres erhalten Schwerarbeiter selten die volle Arbeitskraft. 30 v. H. bleiben Rentenempfänger mit Erwerbsminderung von 10—50 v. H.!

Wie kaum bei einem anderen Bruche erleidet der Verletzte entweder durch versäumte oder unzureichende Einrichtung oder infolge Vernachlässigung in der Nachbehandlung schweren, dauernden Schaden. Die *schlechtgeheilten Knöchelbrüche* melden sich früher oder später — wenn die Zeit, die angeblich alles heilt, versagt — in den Krankenhäusern zur Richtigstellung. Oft genug dann eine undankbare Aufgabe! In den schlimmen Fällen stellen wir durch Osteotomie des Bruches den Fuß aus der Valgusstellung um, sonst raten wir den Verletzten, sich mit einer gut gearbeiteten Plattfußeinlage im Schnürschuh mit seitlichen Metallschienen zu behelfen.

c) Bruch des Sprungbeins (Fractura tali).

Meist Stauchungs- und Abscherungsbrüche, oft mit mehreren Bruchlinien, Luxation des einen Bruchstückes; Querbrüche im Hals überwiegen; oft verbunden mit Fersenbeinbruch. Auch Brüche des Processus posterior des Sprungbeins kommen vor. Sie können

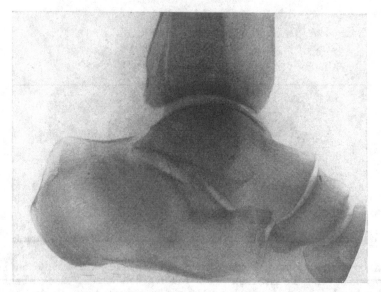

Abb. 475. Stauchungsbruch des Fersenbeins. (Aus BAUER, K. H.: Frakturen und Luxationen. Berlin: Springer 1927.)

mit dem Os trigonum tali verwechselt werden, wenn man nicht darauf achtet, daß dieses glatte Flächen zeigt.

Erscheinungen. Örtliche Druckschmerzhaftigkeit, Schwellung am Fußrücken, Gelenkerguß, Abflachung des Fußes, behinderte Dorsalflexion.

Behandlung. Bei fehlender Verschiebung gut angepaßter Gehgipsverband. Bei starker Verschiebung blutige Einrichtung und Verschraubung.

d) Bruch des Fersenbeins (Fractura calcanei).

Häufiger als der Talusbruch. Meist Stauchungsbruch, auch doppelseitig, zuweilen mit Sprungbeinbruch vereinigt, sehr viel seltener Rißbruch durch die Achillessehne im Bereich des Processus posterior (s. Abb.474). Zertrümmerungen in mehrere Stücke oder Einzelbrüche mit überwiegender Beteiligung des Halses, sowie des Sustentaculum tali kommen vor (Aufstoßen des Förderkorbes in Bergwerken, des Tragkorbes beim Luftballon, bei Explosionen auf Kriegsschiffen [Minen]) (s. Abb. 475).

Erscheinungen. Druckschmerzhaftigkeit, Schwellung an der Fußsohle, Fußgewölbe eingesunken, Verbreiterung der Fersengegend neben der Achillessehne, beim Stauchungsbruch Tiefstand der Knöchelgabel, Behinderung der Drehbewegungen des Fußes. Zur genauen Diagnose Röntgenbild in zwei Ebenen.

Die *Vorhersage* des Sprung-, besonders aber des Fersenbeinbruches ist häufig — da eine Einrichtung der Bruchstücke sich nur schwer bewerkstelligen läßt — in bezug auf die Leistungsfähigkeit keine sehr gute. Erwerbsbehinderungen bis 25 v. H. bleiben durch Abflachung des Fußgewölbes, Abduktion des Fußes, Knochenzacken an der Fußsohlenfläche, Behinderung auch der benachbarten Fußgelenke zurück. Lange Heilungsdauer, auch bei „leichten" Fällen.

Behandlung. Bei fehlender Verschiebung Gehgipsverband, ungepolstert, gut angepaßt; keine Belastung vor Ablauf von 10 Wochen, dann gut angepaßte Einlagen (Celluloidstahldraht). Bei stärkerer Verschiebung Einrichtung, entweder mit dem BÖHLERschen Schraubenzugapparat, und modellierendes Redressement mit der BÖHLERschen Schraubenzwinge, darnach ungepolsterter Gipsverband, der sofort aufgeschnitten wird. Klinische Behandlung! Nach $^{1}/_{4}$ Jahr Celluloidstahldrahteinlagen. Oder Vorgehen nach WESTHUES: Einschlagen eines Nagels unter Röntgennachprüfung, von der Ferse her bis zur Bruchstelle, Einrichtung mit Hilfe des Nagels, angepaßte Gipsschiene. Nagel bleibt einige Wochen liegen. Klinische Beobachtung nötig.

Bruch des Fersenbeinhöckers oder an der *Ansatzstelle* der Achillessehne kann bei kranken Knochen (Tabes) durch Zug der Achillessehne erfolgen. Bei geringer Verschiebung Anlegen eines Verbandes in Spitzfußstellung, sonst Annagelung oder Annähung des Bruchstückes. Die Vorhersage ist gut.

An den übrigen Fußwurzelknochen sind vereinzelte Brüche selten.

6. Brüche der Mittelfußknochen (Fractura metatarsi).

Neben echten Brüchen durch unmittelbare Gewalteinwirkung sieht man nicht selten auch nach längerdauernden, angestrengten Märschen Veränderungen an den Mittelfußknochen, die gelegentlich zu Bruchlinien führen, am meisten im mittleren Drittel des zweiten und dritten Mittelfußknochens (Marschgeschwulst der Soldaten). Dieser „Marschfuß", dessen schwere Schädigung auf sog. Umbauzonen oder Spaltzonen beruht, kommt auch im Arbeitsleben vor.

Erscheinungen. Beginn mit Schmerzen mäßiger Stärke. Krankmeldung meist erst nach einigen Tagen. Ödematöse Schwellung auf dem Fußrücken. Im Röntgenbild ist nicht immer ein echter „Knochenbruch" zu sehen, oft nur ein Resorptionsspalt, manchmal überhaupt keine Zusammenhangstrennung.

Vorbeugung. HINKELscher Fußschoner (zwei rechtwinklig verbundene Stahlbänder, die um den Absatz und die Sohle gelegt und am Fußrücken zugeschnallt werden).

Behandlung. Bettruhe, Umschläge, leichte aktive Bewegungen, Heißluft. Belastung frühestens nach Ablauf von 4 Wochen mit *Einlagen*.

Brüche der Zehenglieder bieten keine Besonderheiten, die große Zehe ist am meisten betroffen. Schienenverband.

E. Verletzungen der Gelenke.
I. Kontusion und Distorsion.

Die *Kontusion* (*Quetschung*, Prellung) kann entweder durch stumpfe Gewalteinwirkung, Stoß oder Schlag, oder durch Aufeinanderpressen beider Gelenkflächen, z. B. bei Sturz und Anprallen entstehen. Blutunterlaufungen infolge von Einrissen in den Gelenkbändern und der Kapsel, Sprünge und Risse des Knochens, Blutungen unter dem Knorpel, vielleicht auch Absprengungen von Knochenstückchen sind die üblichen Folgen. Innerhalb weniger Stunden stellt sich ein blutig-seröser Erguß im Gelenk (Hämarthros) ein, der sich jedoch bald aufzusaugen pflegt. Gerinnselbildung auf der Synovialis oder sonstige traumatisch entzündliche Schädigungen hindern oft die Aufsaugung, so daß sich ein chronischer oder chronisch rezidivierender Hydrops ausbildet, mit nachfolgender Erschlaffung der Gelenkkapsel und krankhafter Beweglichkeit des Gelenkes. Blutergüsse in die periartikulären Schleimbeutel werden besonders langsam aufgesogen.

Die *Distorsion (Verstauchung)* besteht in einer Dehnung und Zerreißung der Gelenkbänder und der Kapsel, hervorgerufen durch eine das gewöhnliche Maß überschreitende Bewegung. Sehnen und Muskeln können mitbetroffen werden. Der Übergang in die Kontusion ist ein fließender.

Neben starken Schmerzen, Gelenkschwellung, besteht Druckschmerzhaftigkeit an der Stelle der Bänderabreißung und nicht selten deutliche regelwidrige Beweglichkeit. Der Verlauf ist ähnlich dem der Kontusion, jedoch bleibt häufiger eine Schlaffheit des Gelenkes und Muskelschwäche und infolgedessen *Neigung zu neuen Distorsionen* zurück.

Die *Diagnose* auf Kontusion oder Distorsion ist erst nach Ausschluß eines Bruches aus der sorgfältig erhobenen Vorgeschichte, dem traumatischen Gelenkerguß bei verhältnismäßig freier Gelenkbeweglichkeit zu stellen. Eine Fissur oder eine Absprengung läßt sich nicht immer von vornherein mit genügender Sicherheit ausschließen. Man mache sich die frühzeitige Nachprüfung durch ein Röntgenbild zur Regel!

Die *Behandlung* erstrebt, durch Ruhigstellung von 8—10 Tagen Heilung des Kapselrisses zu erzielen und durch mäßigen Druck unter feuchtwarmen Umschlägen die Aufsaugung des Blutergusses zu fördern. Macht die Aufaugung des Gelenkergusses nicht in einigen Tagen Fortschritte, dann punktiert man besser. Strengste Asepsis! Die dann einsetzende Übungsbehandlung wird durch warme Bäder, Heißluft und sachgemäße

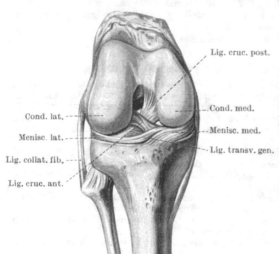

Abb. 476. Kreuzbänder, Seitenbänder und Bandscheiben des Kniegelenkes.

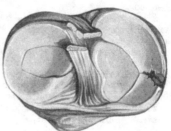

Abb. 477. Riß des inneren Zwischenknorpels.

Massage des Gelenkes und der Muskeln unterstützt. Vor einer über 8 Tage hinausreichenden Feststellung des Gelenkes muß dringend gewarnt werden.

Wo in der Folge ohne Grund ein neuer Gelenkerguß eintritt, wo eine gewisse Hemmung in der Beweglichkeit bestehen bleibt, muß an Knorpelabsprengung (am Knie an Bandscheibenzerreißung, Abriß der Kreuzbänder und ähnliche Weiterungen) und an Bildung freier Gelenkkörper gedacht werden.

Weitaus am häufigsten sind *Knie-* und *Fußgelenk* betroffen; die Folgen sind am Knie, wohl wegen seiner starken Beanspruchung bei verwickeltem anatomischen Bau, am nachhaltigsten.

1. Kniegelenk.

Die *Binnenverletzungen des Kniegelenkes* lassen sich heute diagnostisch wohl voneinander trennen.

Für die *Zerreißung der Seitenbänder* spricht die regelwidrige seitliche Beweglichkeit in Streckstellung (Wackelknie); bei Verletzung des drehrunden, starken, äußeren Seitenbandes läßt sich der Unterschenkel in eine gewisse O-Beinstellung, bei der des inneren Seitenbandes in eine X-Beinstellung bringen (Abb. 478). Hierzu kommt stets starker Druckschmerz an der Rißstelle, örtlicher Bluterguß und frühzeitiger Gelenkerguß.

Behandlung. Frühzeitige Punktion, wenn ein starker Kniegelenkerguß vorhanden ist, sonst Druckverband mit fest ausgedrückten Badeschwämmen und frühzeitige Massage der Oberschenkelmuskeln, Heißluftbehandlung. Um Rückfälle des Gelenkergusses zu vermeiden, läßt man bei den ersten Gehversuchen leicht komprimierende Verbände, aber nur für wenige Tage, tragen. Nicht selten verrät sich bei anfänglich negativem Röntgenbefund später eine innere Seitenbandverletzung durch einen „STIEDASchen Begleitschatten", d. i. eine traumatische Verkalkung im oberen Ansatz des Längsbandes (s. auch S. 683).

Verletzungen der Bandscheiben. Meniscuszerreißung, Meniscusluxation. Die innere Bandscheibe ist länger, breiter, mehr sichelförmig, beschreibt nicht, wie die

<table>
<tr><td align="center">Der Schmerzpunkt liegt:
bei dem Versuch, den Unterschenkel
nach außen zu knicken</td><td align="center">Der Schmerzpunkt liegt:
bei dem Versuch, den Unterschenkel
nach innen zu knicken</td></tr>
</table>

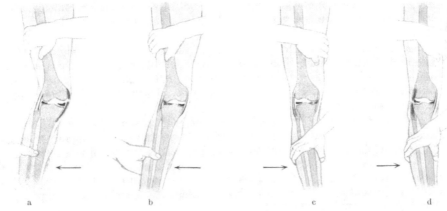

a) *tibialseitig* im Knie bei zerrissenem Innenband.
b) *fibularseitig* im Knie bei verletzter fibularer Zwischenscheibe.

c) *tibialseitig* im Knie bei verletzter tibialer Zwischenscheibe. d) *fibularseitig* im Knie bei zerrissenem Außenband.

Abb. 478. Feststellung der Binnenverletzung des Kniegelenkes.
(Aus v. LANZ-WACHSMUTH: Praktische Anatomie. Berlin: Springer.)

laterale, einen fast geschlossenen Kreis, kann auch wegen straffer Befestigung nicht ausweichen und ist deshalb häufiger von Verletzungen betroffen als die äußere. Die Ursache einer Verletzung der Bandscheiben ist meist eine gewaltsame Drehbewegung des Ober- oder Unterschenkels bei gebeugtem Knie (Fußball, Skilauf). Hierdurch reißen entweder die vorderen oder hinteren Befestigungen der Bandscheibe ab, so daß diese „luxiert", d. h. verlagert wird oder quer durchreißt; von einer richtigen Luxation ist keine Rede; oder auch die Zerreißung besteht nur in einem einfachen Längsriß, der sich wenig verschiebt. Die einzelnen Stücke können sich aber auch nach dem Gelenkinnern verschieben und bei Bewegungen sich einklemmen. Die Verletzung betrifft zumeist junge kräftige Leute, nicht selten Sportbeflissene.

Von diesen Schäden der Zwischenbandscheiben durch echte Verletzungen hat man in den letzten Jahren ein Krankheitsbild getrennt, das als *Meniscopathia* bezeichnet wird. Bei Männern, die berufsmäßig lange Jahre ihres Lebens in hockender (knieender) Stellung, also einer unphysiologischen, langdauernden, immer wieder neu einsetzenden Überbeanspruchung arbeiten müssen (vor allem Bergleute, Melker, Gärtner, Wasser- und Gasarbeiter), bei gewissen Sportarten, entwickelt sich ein Leiden, das infolge degenerativer Vorgänge zu besonderer Zerreißbarkeit des Zwischenknorpels führt, so daß geringfügige Anlässe, wie Aufrichten aus der Hocke, Absteigen von der Treppe, Umknicken beim Kriechen, leichter Stoß, genügen, den Zwischenknorpel zum Bersten zu bringen. Es handelt sich hier um eine Abnutzungskrankheit über das physiologische Maß hinaus. Oft wird die

Arbeit erst Tage oder Wochen nach diesem Ereignis ausgesetzt, wenn auch nicht zu leugnen ist, daß im Augenblick des Abrisses auch bei diesen Fällen ein mehr oder weniger starker Schmerz für kurze Zeit vorhanden ist.

Die *Erscheinungen* sind plötzlicher, heftiger Schmerz bei einer Drehbewegung des Knies, Unvermögen das Knie völlig zu strecken ("federnde Streck-behinderung"), Gelenkerguß, Druckschmerzhaftigkeit an der Rißstelle und, bei stärkeren Verschiebungen der Bandscheibe, das Auftreten eines leisten-artigen Körpers im Gelenkspalt. Bei den echten traumatischen Fällen wird die Arbeit meist sofort ausgesetzt. In frischen Fällen ist, sofern positiv, das STEINMANNsche Zeichen beweisend: bei Verletzung der inneren Bandscheibe schmerzhafte Auswärtsdrehung des Unterschenkels (bei rechtwinklig gebeugtem Knie), während die Innendrehung nicht schmerzhaft ist, und umgekehrt bei Verletzung der äußeren Bandscheibe. Im Röntgenbild (nach vorhergehender Füllung des Gelenkes mit Luft und einem Kontrastmittel) ist der Spalt meist erkennbar. Das gewöhnliche Röntgenbild ergibt keine kennzeichnenden Bilder. Alte Meniscusverletzungen verraten sich gelegentlich durch Verkalkungen der Bandscheibe.

Die *Behandlung* besteht in frischen Fällen in zweiwöchiger Ruhig-stellung bei gestrecktem Knie und vorsichtiger Massage der Oberschenkel-muskeln. Rückfälle der Einklemmungserscheinungen mit Hydrops fordern eine operative Entfernung der Bandscheibe, noch bevor arthrotische Veränderungen die Vorhersage trüben.

Kreuzbänderzerreißungen. Mechanismus der Verletzung: Plötzliche Einwärts-drehung des Unterschenkels bei gleichzeitiger Abspreizung und Beugung; seltener gewaltsame Überstreckung (Luftstoß beim Fußballspielen), Stoß von vorn gegen das gestreckte Knie, Anfahren mit dem Motorrad gegen ein Hindernis. Das vordere Kreuzband reißt häufiger als das hintere; mitunter reißen beide. Meist wird die Eminentia intercondylica mit abgerissen. Auch andere Mitverletzungen (Bandscheibe) werden beobachtet.

Erscheinungen. Gelenkerguß, Schmerzhaftigkeit bei Überstreckung, geringe Subluxationsmöglichkeit von vorn nach hinten (Schubladenzeichen), im Röntgen-bild häufig Abriß der Ansatzstellen der Eminentia intercondylica oder völlige Abreißung der ganzen Höcker selbst.

Behandlung. Ruhigstellung bei gestrecktem Knie in Gipshülse für 8 bis 12 Wochen; später Massage und Übungsbehandlung. Wenn kein Erfolg, Naht oder Ersatz der zerrissenen Kreuzbänder durch Fascienstreifen.

2. Fußgelenk.

Die *Verstauchungen* entstehen durch Umkippen des Fußes nach innen (Supina-tion) oder nach außen (Pronation), oft verbunden mit Drehbewegungen, durch die-selben Gewalten, welche einen Knöchelbruch oder eine Luxation im Sprunggelenk erzeugen. Es sind gewissermaßen Verrenkungen für den Augenblick, die sofort wieder zurückschnappen, indessen geht es nicht ab ohne Bänderverletzung mit entsprechendem Bluterguß um den inneren oder äußeren Knöchel herum, der dann auf die benachbarten Sehnenscheiden übergreift. Zu einem gänzlichen Bandabriß kommt es wohl nur ausnahmsweise. Der Bluterguß liegt in den Gewebs-zwischenräumen und ist deshalb wegen Spannung des Bandes so außerordentlich schmerzhaft. Wird der Fuß weiter belastet, so nimmt die Schwellung erheblich zu und ein Gelenkerguß stellt sich ein.

Die Unterscheidung gegenüber dem Knöchelbruch ist, besonders bei der hohen Druckschmerzhaftigkeit zu Beginn, recht schwierig. Röntgenbild in zwei Ebenen! (Haftpflichtansprüche!)

Die *Behandlung* verlangt bei stärkerem Bluterguß zunächst 8—14 Tage Hochlagerung mit feuchtwarmen Druckverbänden. Dann ist die Diagnose zu überprüfen. Wird ein Abrißbruch erneut ausgeschlossen, soll in leichten Fällen sogleich mit Warmwasser- oder Heißluftbädern, Massage, aktiver und passiver Bewegung des Fußgelenkes und baldigen Gehversuchen begonnen werden. Eine kunstgerechte Massage von 10 Minuten vermag oft geradezu wunderbar zu wirken. Schwere Bandzerreißungen bedürfen eines Gehgipsverbandes für 4—8 Wochen, damit die Bänder in guter Stellung fest zusammenheilen.

Heftpflasterstreifen, die den Mittelfuß und Hinterfuß, ringförmig einfassend und bis zur Innenseite der Wade reichend, in Supinationsstellung zwingen, leisten in minderschweren Fällen gute Dienste und gestatten gleichzeitig Massage (LEXER, GIBNEY). Ebenso der Elastoplastverband.

Für die nächsten Monate bis zur Wiedererstarkung der Muskeln und dem völligen Freisein der Sehnenscheiden muß ein Schnürstiefel mit niedrigem Absatz getragen werden, denn gar zu leicht hinterbleibt eine Schwäche, welche die Wiederholung der Distorsion begünstigt.

Überhaupt das Schuhwerk! In Spangen-, Spitz- und Stöckelschuhen „verknackst" sich ein Fuß gar leicht. Hier und in den schmalen, spitzen Strümpfen liegt auch der Ursprung so vieler Fußleiden unserer Damen: Hühnerauge, Schwielen, Hammer- und Valguszehe, Bursitis, Metatarsalgie, Unguis incarnatus — et Passus claudus (Hinken).

3. Schultergelenk.

Verstauchungen des Schultergelenkes kündigen sich mit heftigem Reißen oder stechendem Schmerz in der Schulter an mit der Unmöglichkeit, den Arm zu drehen oder zu heben. Druckschmerz an den Tubercula; passive Bewegungen ausführbar. Die Ansatzstelle des Musculus supraspinatus, der den Humeruskopf von oben umfaßt und hält (s. Abb. 527, S. 769), wird bei allen durch Zug und Druck entstehenden Verstauchungen geschädigt, und der Muskel antwortet mit teilweisem oder völligem Versagen. An der Ansatzstelle kann das Periost abgerissen sein. Dies, sowie Blutergüsse in die Bursa subdeltoidea haben bei nicht wirksamer und richtiger Behandlung schwere und dauernde Bewegungsstörungen zur Folge (s. Bursitis subdeltoidea S. 600); bei bejahrten Menschen ist mit der Verstauchung die Entwicklung einer Periarthritis humero-scapularis eingeleitet.

Behandlung. Mit Recht wird für jede Schulterverstauchung bei feucht-warmen Umschlägen auf den in einem Winkel von 90° *abgespreizten* Arm Bettruhe verlangt, bis aktive Hebung und Abspreizung schmerzlos sind. Bei allen stärkeren Gelenkergüssen Punktion. Nur so ist eine Verheilung an der Abrißstelle des Musculus supraspinatus denkbar und nur so wird der Schrumpfung des axillaren Teiles der Kapsel vorgebeugt. Später treten Heißluftbehandlung, sachgemäße Massage, Übungen der Muskeln mit Gewichten am Rollzug, Stabturnen usw. in ihr Recht. Heilungsdauer 2—4 Wochen. *Die übliche ambulante Behandlung mit Mitella muß aufgegeben werden.*

4. Ellenbogengelenk.

Überstreckung des Vorderarms, unter Umständen mit seitlicher Abknickung ist die Ursache der Verstauchung, wobei ein Kapseleinriß vorn, allenfalls verbunden mit Seitenbandeinriß entsteht. Die Gelenkgegend schwillt rasch an; Pro- und Supination sind weniger schmerzhaft als Streckung und Beugung. Zu beiden Seiten des Olecranon wölbt sich die Kapsel als schwappender Wulst vor.

Oft ist die Verstauchung beschränkt auf das Verletzungen eher ausgesetzte *Humero-Radialgelenk*. Sie entsteht unter verschiedener Veranlassung gelegentlich einer heftigen und hastigen Streck- und Supinationsbewegung, z. B. Fehlschlag beim Schmieden, ruckartiges Anheben, beim Tennisspiel. Bezeichnend sind: umschriebener Druckschmerz am Speichenköpfchen, Pro- und Supination gegen ihre Grenzen stark empfindlich, Beugung und Streckung aber frei und schmerzlos.

Behandlung. Feuchtwarme Umschläge für die Nacht; *keine Mitella!* Ganz allgemein gesagt ist das so beliebte lange Tragen des Armes in einer Schlinge in Verruf zu erklären; es hat bei bejahrten Verletzten eine hartnäckige Minderung der Gelenkbewegungen zur Folge, weil die dauernde Entspannung der vorderen und axillaren Gelenkkapsel anscheinend rasch deren Elastizität beeinträchtigt.

Als *Spätfolge* einer einmaligen Ellenbogenverstauchung wird gelegentlich das Auftreten *freier Gelenkkörper* angegeben. Diese Anschauung muß als überholt bezeichnet werden (s. S. 766).

5. Handgelenk.

Fall auf die Hohlhand oder den Handrücken ist die gewöhnliche Ursache. In wenigen Stunden, jedenfalls am folgenden Tage ist das Handgelenk stark angeschwollen; es fehlt aber der „Gabelrücken" des Radiusbruches, auch ist die Epiphyse bei dorsovolarer Pressung nicht besonders empfindlich. Sehnen und Sehnenscheiden pflegen mehr oder weniger mitbeteiligt zu sein, was sich durch Abhebung der Strecksehnen bemerkbar macht. Schmerz und Bewegungsstörung sind gleich ausgesprochen.

Schwere Verstauchungen laufen selten ohne Knochenbeschädigung ab. Gefährdet sind die Radiusepiphyse und das Os lunatum und naviculare. Ohne Röntgenbild ist keine Klarstellung möglich. Man versäume nicht, auch die seitliche Aufnahme und ein Vergleichsbild der gesunden Seite zu machen. Da zeigen sich überraschend Fissuren und Kompressionsbrüche der Radiusepiphyse, auch Epiphysenlösungen bei Jugendlichen, dann aber auch Zerquetschungen oder Spaltung des Os lunatum und naviculare.

Behandlung. Feuchtwarme Einpackungen beseitigen die Schmerzen und eine nicht zu derbe Massage stellt die Bewegungsfähigkeit in etwa 2 Wochen wieder her. Die Hand lasse man tagsüber möglichst frei. Wo durch Massage die Schmerzhaftigkeit zunimmt, ist der Knochen mitverletzt (Röntgen!).

Traumatisches Ödem des Handrückens. Nach geringfügigen Quetschungen und Stauchungen oder anderen stumpfen Verletzungen, kleinen Operationen, besonders des Handrückens, bleibt eine rasch entstandene, oft längere Zeit dauernde, von Zeit zu Zeit zunehmende, mit bläulicher Verfärbung der Haut einhergehende, derbe, teigige Schwellung des Handrückens, zuweilen auch der Hohlhand zurück. An den Mittelhandknochen und den Phalangen kommt es zu Veränderungen, die sich im Röntgenbild als Verschmälerung der Corticalis, Auftreten von hellen Herden kenntlich machen (SUDECKsche Knochenatrophie). Die Ursachen sind teils in einem Hypertonus im Sympathicus, in einer Reflexneurose des autonomen Nervensystems, teils in Kreislaufstörungen, besonders in den Lymphbahnen zu suchen. Psychisch und hormonal gestörte Menschen werden eher von dem Leiden befallen. Bewußte Irreführung und Selbstbeschädigung sind manchmal nachweisbar, aber keineswegs immer. Die Behandlung mit Druckverband durch feuchte Schwämme, Massage, Heißluft, geregelten selbst- und fremdtätigen Bewegungen der Hand und Finger trotz großer Geduld häufig nicht zum Ziele. Allenfalls Sympathektomie des Ganglion stellatum. Gelegentlich hat die KONDOLEONsche Operation (S. 604) oder die Seidenfadendrainage nach HANDLEY Erfolg gehabt. In allen Fällen ist auch psychische Beeinflussung notwendig.

II. Offene Verletzungen der Gelenke und deren Folgezustände. Ankylose. Schlottergelenk.

Die Eröffnung eines Gelenkes erkennt man an dem Austritt der klebrigen, fadenziehenden Synovia oder dem zutageliegenden Gelenkinnern. Gleichzeitige Verletzungen der Gelenkknochen und -knorpel erschweren, auch hinsichtlich der Infektion, ebenso wie Fremdkörper (Geschosse, Tuchfetzen) den Verlauf. Neben einfacher Eröffnung, glatter Durchquerung durch ein Geschoß kommen alle Übergänge bis zur schwersten Gelenkzertrümmerung vor. Schußverletzungen, Stich- und Schnittwunden sind die häufigsten Ursachen. Alles kommt darauf an, die Infektion dem Gelenk fernzuhalten bzw. infektiöse Stoffe (Fremdkörper) sofort aufs gründlichste auszuräumen. Denn die Gefahren einer Gelenkinfektion sind unabsehbar; in der Regel wochen- und monatelange, übermäßige Eiterung mit septischem Fieber, pyämische Metastasen und schließlich pyogene Allgemeininfektion. Aber auch der günstige Ausgang hinterläßt in der Regel ein versteiftes, oft jahrelang schmerzhaftes Gelenk (s. Gelenkeiterung).

Behandlung. Jede Gelegenheitswunde ist als infektionsverdächtig anzusehen, deshalb bei kleinen keimarmen Wunden: Jodierung, sehr sorgfältige, erste Wundversorgung (s. S. 16). Schmutz, Knochensplitter, grobe Geschoßteile werden so gut wie möglich entfernt, kleine Geschoßsplitter in der Tiefe bleiben liegen. Naht ohne jede Drainage, Schutzverband, Ruhigstellung, am besten im Gipsverband, der die beiden nächstliegenden Gelenke mit ruhigstellt, also beim Knie z. B. das Becken und den Fuß umfassen soll, möglichste Vermeidung eines Transportes. Die frühzeitige Kapselnaht schützt das Gelenk am besten gegen sekundäre Infektion und spätere Bewegungsbeschränkung durch Kapselverwachsungen und Schrumpfungen.

Bei schwereren Gelenkverletzungen mit grober Verunreinigung sind Fremdkörper und u. U. Knochensplitter nach Wund- und Kapselincision zu entfernen. Der ganze Wundkanal ist, wenn möglich, im Gesunden auszuschneiden; bei hochgradiger Zertrümmerung ist die atypische Resektion, bei allerschwersten Verletzungen die unmittelbare Absetzung vorzunehmen. Die Naht kommt bei diesen Resektionen nicht in Frage. Vielmehr ist hier in erster Linie peinliche Ruhigstellung des Gelenkes, am besten durch einen Brückengipsverband geboten.

Leichte Infektionen in *geschlossenen* Gelenken können manchmal durch Einspritzung von 2—15 ccm Phenolcampher (Acid. carbol. cryst. puriss. 30,0!, Camphor. tritt. jap. 60,0, Spirit. absol. 10,0) oder Spülung mit Rivanollösung 1,0 : 1000,0 zum Stehen gebracht werden. Schwerer infizierte Gelenke müssen *frühzeitig* durch Schnitt am tiefsten Punkt geöffnet und drainiert werden.

Die *günstigste Stellung* versteifter Gelenke ist für die Schulter Abduktion von 60°, für das Ellenbogengelenk rechtwinklige Beugung in mittlerer Pro- und Supinationsstellung, für das Handgelenk leichte Dorsalflexion, Mittelstellung zwischen Pro- und Supination, für die Hüfte leichte Abspreizung und Beugung, für das Knie Streckstellung, höchstens ganz leichte Beugung, für das Fußgelenk rechtwinklige Beugung mit etwas Supination.

Die Übungsbehandlung soll erst nach vollständigem Abklingen aller Infektionserscheinungen mit der größten Vorsicht, unter genauester Fiebermessung einsetzen. Zu frühes und zu derbes Verfahren läßt die Gelenkeiterung wieder aufflackern.

Nur bei aseptischem Verlauf und geringerer Schädigung der knöchernen und knorpeligen Gelenkstücke wird man mit einer guten Beweglichkeit rechnen können. Bei Schußwunden des Krieges ist eine freie Beweglichkeit in 5—7 v. H., völlige Versteifung in 60 v. H. Die Sterblichkeit der Gelenkschüsse (meist als Folge der Infektion) ist von 35,9 v. H. im Krieg 1870/71 auf 4,6 v. H. im Weltkrieg zurückgegangen, ein trefflicher Beweis für die Fortschritte der Wundbehandlung (s. oben).

Verbesserungen von schlechten Gelenkstellungen und Versteifungen und von *Schlottergelenken* sollen wegen der Gefahr der Sekundärinfektion erst *mehrere Monate nach vollendeter Vernarbung* und unter sorgfältiger Anzeigestellung von Fall zu Fall vorgenommen werden. *Manches in günstiger Stellung versteifte Gelenk ist oft funktionell besser als ein teilweise, aber regelwidrig und nur unter Schmerzen bewegliches Gelenk.*

Bei der Behandlung der *Gelenkversteifung* hat man zu unterscheiden zwischen narbigen, durch Schrumpfung der Muskeln, Kapseln und Bänder bedingten Bewegungshindernissen und knöchernen Verwachsungen der Gelenkflächen unter sich, man spricht von *fibrösen* und *ossalen Ankylosen* (von ἀγκύλωσις = Krümmung, Winkelstellung). Die erste Gruppe, kenntlich durch noch vorhandene leichte Beweglichkeit im Gelenk, läßt den Versuch einer orthopädischen Behandlung zu. Natürlich ist auch hier die *Vorbeugung* von größter Wichtigkeit. Streckverbände mit vorsichtigen Bewegungsübungen leisten hier die besten Dienste. Vor roher Sprengung der Verwachsungen ist dabei zu warnen, da danach Blutungen in das Gelenk, ein Wiederaufflackern der Infektion und erneute Verwachsungen eintreten können.

Die operative Behandlung besteht bei den auf Schrumpfung der Weichteile und der Kapsel beruhenden Formen in scharfer Durchtrennung, Verlängerung und Plastiken der geschrumpften Teile. Bei den fibrösen Verwachsungen der Gelenkflächen werden die bindegewebigen Stränge scharf durchtrennt, die meist gleichzeitig geschrumpfte Kapsel in der obigen Weise behandelt und Fascienblätter oder Fettpolster zwischen die Gelenke gelagert. Bei knöchernen Verwachsungen müssen nach Durchtrennung derselben mit dem Meißel die Knochenenden entsprechend geformt und durch Zwischenlagerung von Weichteilen vor erneuter Verwachsung bewahrt werden.

Von *Schlotter-* oder *Wackelgelenk* spricht man, wenn ein Gelenk in hohem Maße nach verschiedenen Richtungen regelwidrig beweglich ist.

Die Schlottergelenke können entstehen:

1. Durch angeborene oder erworbene Erschlaffung der Muskeln, der Kapsel und Bänder (langdauernde Ausdehnung derselben durch Erguß, Lähmungen, besonders spinale Kinderlähmung), durch Verletzung bzw. Zerstörung der Gelenkbänder (Distorsion, Luxation) oder Erkrankungen (Lues, Arthropathie).

2. Durch angeborenen oder erworbenen, teilweisen oder völligen Epiphysenverlust.

Die Leistungsfähigkeit des Gliedes und Gelenkes wird, je nach dem Grade und der Bedeutung des betroffenen Gelenkes, mehr oder weniger hochgradig gestört.

An nichtbelasteten Gelenken kann durch allmähliche Anpassung der Muskeln ein gewisser Ausgleich erfolgen. Bei neuropathischen Formen kann auch an belasteten Gelenken eine verhältnismäßig gute Leistungsfähigkeit auffallend lange erhalten bleiben.

Behandlung. Bei gesunden oder wenig veränderten knöchernen Gelenkflächen kann man durch Schienenhülsenapparate die regelwidrige Beweglichkeit hemmen.

Sind jedoch größere Teile der Gelenkenden in Verlust geraten, dann fehlen an belasteten Gelenken die Stützflächen, so daß weit hinaufragende, schwere Apparate getragen werden müssen. Auch an den nichtbelasteten oberen Gliedmaßen ist der durch Apparate erreichte Zustand häufig nicht so gut wie der durch operative Eingriffe erzielte. Vielfach muß die Operation erst die Möglichkeit zur Anlegung eines Apparates schaffen.

Als operative Eingriffe kommen in Frage:

1. die *Arthrodese*, d. h. Gelenkbindung, künstliche Versteifung. Man kann sie erzielen durch Abtragung der Gelenkknorpel, am sichersten durch die regelrechte Gelenkresektion;

2. die Herstellung einer Hemmung durch künstlichen Ersatz der Bänder, Raffung der Kapseln, Sehnen, Muskeln, so daß die Gelenkenden nahe aufeinanderstehen;

3. die Herstellung einer Knochenhemmung, wo Bandhemmungen nicht genügen. Die Knochenhemmung (Widerlager, First) schafft man durch freie Transplantation, durch gestielte Knochenlappen oder entsprechende Gestaltänderung der anderen Knochen.

Auch bei höheren Graden lassen sich durch 2 und 3 erhebliche Besserungen erzielen, so daß entweder mit oder ohne entsprechenden Apparat die Gebrauchsfähigkeit des Gliedes wesentlich verbessert wird.

Nach allen Operationen müssen noch lange Zeit Verbände, Schienen getragen werden, auch darf mit Bewegungen nicht vor Ablauf von 8 Wochen begonnen werden.

Die *knöcherne Arthrodese* gibt an der *Schulter*, am *Kniegelenk* und am Fußgelenk besonders gute Ergebnisse und ist an ersterer dann zu bevorzugen, wenn durch den Ausfall größerer Knochenstücke die Schultermuskeln zu lang geworden oder durch die Verletzung in ausgedehnter Weise zerstört waren.

Am *Ellenbogengelenk* wird durch Kräftigung der Muskeln eine gewisse Festigung erreicht. Ist aber die Leistung zu schlecht, so kommt hier Schaffung eines neuen Gelenkes, Festigung desselben durch Fascien- und Sehnenplastik vor der knöchernen Arthrodese in Frage.

III. Verrenkungen (Luxationen).

Unter *Luxationen* (von luxo, verrenken) versteht man Schädigungen der Gelenke, bei denen das eine Gelenkende seine regelrechte Stellung dauernd vollkommen (*Luxation*) oder unvollkommen (*Subluxation*) verlassen hat. Die Luxationen kommen angeboren *(kongenitale)*, nach Gelenkerkrankungen, chronischen Gelenkergüssen (*pathologische*, oder Destruktions- bzw. Distentionsluxationen), nach Erschlaffung der umgebenden Weichteile *(paralytische)*, nach äußerer Gewalteinwirkung *(traumatische)* vor. Letztere sind am häufigsten.

Die *Ursache* der traumatischen Luxation ist meist eine unmittelbare äußere Gewalteinwirkung unter Überschreitung der regelrechten Bewegungsgrenzen des Gelenkes. Nach Zerreißung der Kapsel wird durch das Anstemmen des einen Knochens gegen den anderen ersterer aus dem Gelenk herausgehebelt. Die sekundäre Verschiebung des Knochens tritt durch die Schwere des Gliedes, die elastische Spannung der Weichteile, besonders der Bänder, ein und hat eine gewisse Gesetzmäßigkeit (pathognomonische Luxationsstellung). Wird der verrenkte Knochen nicht an seine richtige Stelle zurückgebracht, so schleift er sich auf der neuen Stelle eine *Nearthrose*.

Die *Erscheinungen* der frischen Verrenkung bestehen in Schmerz, Schwellung, gestörter Beweglichkeit, Veränderung der Gelenkstellung (Achsenverschiebung, Längenunterschied, Zwangsstellung). Bei fremdtätigen Bewegungsversuchen fühlt man einen federnden, durch die Spannung der Muskeln, Bänder und Kapseln bedingten Widerstand („federnde Fixation").

Fast ausschließlich betreffen die Luxationen das kräftige Alter, wo die Knochen so fest und widerstandsfähig sind, daß bei starker Gewalteinwirkung eher die *Kapsel* zerreißt, der Knochen aus dem Gelenk herausgehebelt, luxiert wird, als daß der Knochen bricht. Im Kindesalter erzeugt dieselbe Gewalt u. U. eine Epiphysenlösung, im höheren Alter einen Knochenbruch.

Alle traumatischen Luxationen — die Verrenkung im Kiefergelenk ausgenommen — gehen mit einem Riß der Gelenkkapsel einher, durch den der luxierte Knochen wie durch ein Knopfloch hindurchtritt. Bei angeborenen, paralytischen und pathologischen Verrenkungen kann der Kapselriß fehlen.

Bestehen gleichzeitig Abrisse von größeren Knochenteilen oder Knochenbrüche, so spricht man von *Luxationsfrakturen*.

Eine Luxation nennt man dann *veraltet (Luxatio inveterata)*, wenn alle Zeichen der frischen Verletzung geschwunden sind, eine gewisse aktive und passive Beweglichkeit wieder möglich ist.

Von einer *habituellen* (gewohnheitsmäßigen) Luxation spricht man, wenn sich die Verrenkung im gleichen Gelenk immer wieder, selbst bei geringfügigsten Anlässen, wiederholt, von einer *willkürlichen* Verrenkung, wenn der Kranke die Ausrenkung jederzeit ohne weiteres selbst hervorrufen kann.

Die Fachsprache benennt die Luxation stets nach dem *körperfernen* Gliedabschnitt (Luxatio humeri, femoris, antebrachii).

Die *Einrenkung (Reposition)* muß so bald wie möglich erfolgen, da an den verschiedenen Gelenken sich sonst Veränderungen ausbilden können, welche eine Einrenkung sehr erschweren oder unmöglich machen.

Zur Einrenkung bedient man sich am besten der tiefen Allgemeinbetäubung; nur in einfachen Fällen kommt man mit dem Ätherrausch aus. Dann sucht man nach Ausgleichung der sekundären Verschiebung durch Zug den luxierten Gelenkteil auf demselben, natürlich umgekehrten Wege, auf dem er das Gelenk verlassen hat, wieder an seine Stelle zu bringen.

Nach gelungener Einrenkung ist die Zurückhaltung (Retention) gewöhnlich leicht, so daß nicht immer große ruhigstellende Verbände nötig sind, sondern man oft mit einer Mitella, Lagern zwischen Sandsäcken, auskommt. Die Feststellung in Verbänden darf *höchstens wenige Tage* betragen. Nach Abnahme des Verbandes planmäßige Übungsbehandlung.

Gelingt die unblutige Einrenkung wegen Zwischenlagerung von Bändern, Sehnen oder Weichteilen, Knochenstücken oder wegen Veraltung nicht, so bleibt nur die *blutige* Einrenkung oder Resektion des Gelenkes übrig.

Verwicklungen. Mitverletzung von Knochen (z. B. Abriß der Tubercula bei Luxatio humeri, Pfannenbruch bei Luxatio femoris centralis), von Gefäßen und Nerven (Poplitea bei Kniegelenkverrenkung, Nervus axillaris bei Luxatio humeri), Mitverletzung der Haut und der Weichteile (Fußgelenkverrenkung).

IV. Verrenkungen an den oberen Gliedmaßen.

1. Schlüsselbeinverrenkung (Luxatio claviculae).

Alle Formen dieser Verrenkung sind selten.

A. Am *sternalen Ende*, meist *nach vorn* durch Rückwärtsdrängung der Schulter entstanden, Einrichtung leicht durch Rückwärtsziehen der Schulter und unmittelbaren Druck. Zurückhaltung schwer, entweder durch MADSEN-Verband oder BÖHLER-Schiene (siehe Schlüsselbeinbruch) oder Kapsel- und Knochennaht. Funktionsstörung bei Heilung auch in luxierter Stellung meist gering.

Die *retrosternale Luxation*, die schwerste Form, geht oft mit schweren Erscheinungen (Atemnot, Schlingbeschwerden, Druckerscheinungen der Anonyma und Jugularis) einher. Wenn dieser bedrohliche Zustand überwunden wird und die Einrenkung gelingt, kann die Luxation folgenlos heilen.

Luxatio suprasternalis noch seltener.

B. Am *akromialen Ende*, häufiger als A. Nicht ganz selten als Subluxation, meist durch unmittelbare Gewalt entstanden. Am häufigsten als Luxatio supraacromialis.

Diagnose leicht am stehenden oder sitzenden Verletzten, nicht am liegenden, Einrichtung durch Hinaufschieben der Schulter und Druck auf das Schlüsselbein, Verband wie bei A. Bei hartnäckigen Fällen u. U. Operation und Vernähung des Schlüsselbeins mit dem Akromion. Funktionell kann Störung der Erhebungsfähigkeit des Armes zurückbleiben. Meist geringe Dauerrenten.

2. Schulterverrenkung (Luxatio humeri).

Sie ist die häufigste (mehr als 50 v.H.) aller Verrenkungen, weil der große Kopf mit seinem langen Hebelarm einer 3—4mal kleineren Pfanne gegenübersteht. Die schwächste Kapselstelle liegt nach vorn. Bei Kindern kommen traumatische Luxationen des Humerus nicht vor, an ihre Stelle tritt der Schlüsselbeinbruch und die Epiphysenlösung am Oberarm.

Entsprechend den anatomischen Verhältnissen sind Verrenkungen nach oben und nach hinten große Seltenheiten. Wir unterscheiden demnach:

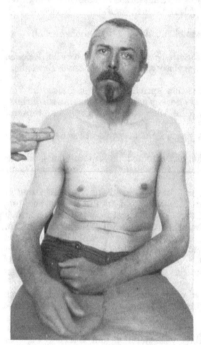

1. *Luxatio praeglenoidalis,* 97,5 v.H. aller Schulterverrenkungen,

　　a) Luxatio subcoracoidea (weitaus am häufigsten),

　　b) Luxatio axillaris (Austritt des Kopfes nach unten und Stehenbleiben unter der Gelenkpfanne);

2. *Luxatio retroglenoidalis,* selten, da der hintere Pfannenrand höher und die hinteren Kapselteile stärker; entweder als *Luxatio infraspinata* oder als *Luxatio subacromialis.* Diese ist häufiger; der Kopf steht unter der Schulterhöhe; am äußeren Rand des Schulterblattes. Sie sind beide an der Vertiefung der vorderen Schulterfläche und der Leere der Pfanne zu erkennen.

Die präglenoidalen Formen unterscheiden sich durch die verschiedene Höhe, in welcher der Gelenkkopf vorn steht, bieten aber sonst hinsichtlich der Erscheinungen und Behandlung keine wesentlichen Unterschiede.

Die *Diagnose* kann erschwert sein durch sehr starke Schwellung der Schultergegend — Bluterguß —, wie sie meist nicht im Anschluß an die Verletzung, sondern an

Abb. 479. Luxatio humeri subcoracoidea. (Aus BAUER, K. H.: Frakturen und Luxationen. Berlin: Springer 1927.)

rohe, unzweckmäßige Einrenkungsversuche mit schwerer Schädigung der Weichteile, Gefäße und Nerven (Zerreißungen!) beobachtet wird.

Sonst sind die Erscheinungen bei *entblößtem* Oberkörper in die Augen springend.

Dieselben sind:

1. Der Verletzte stützt den im Ellenbogen gebeugten Unterarm der verletzten Seite mit der gesunden Hand.

2. Der Oberarm steht abgespreizt. Beim Versuch, den Ellenbogen an den Brustkorb heranzudrücken, fühlt man einen federnden Widerstand; der Kranke kann die Hand der verletzten Seite nicht auf die gesunde Schulter legen; auch fremdtätig ist das nicht möglich.

3. Die regelrechte Schulterwölbung ist verschwunden, die Pfanne ist leer; der Oberarmkopf ist vorn an regelwidriger Stelle tastbar (Drehbewegungen des Oberarms ausführen!), das Akromion springt stark vor.

4. Der Oberarm erscheint verlängert.

Erschwerende Verletzungen an den Knochen und den Weichteilen sind häufig, wie der Bruch *im chirurgischen Hals, Abreißung des Tuberculum majus oder minus* (s. S. 650 f.), *Stückbrüche der Cavitas glenoidalis sowie Zerreißungen von Muskeln* — besonders gefährdet ist der *Supraspinatus* bei der Luxatio subcoracoidea —, *Gefäßen und Nerven* (Nervus axillaris, Plexus brachialis, s. Abb. 527, S. 769).

Alle diese Mitverletzungen erschweren nicht nur die Einrenkung, sondern beeinträchtigen auch den Enderfolg in hohem Maße. Ist der Nervus axillaris verletzt, so kommt es zu einer Lähmung der hinteren zwei Drittel des Musculus deltoides. Parästhesien der Finger sind die Folgen des Druckes des verlagerten Kopfes auf den Plexus. Zerreißungen der Arteria oder Vena

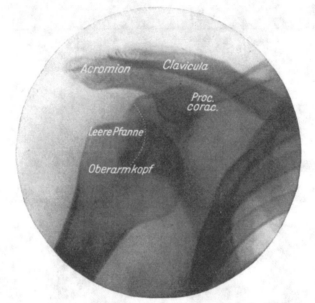

Abb. 480. Luxatio humeri im Röntgenbild. (Aus BAUER, K.H.: Frakturen und Luxationen
Berlin: Springer 1927.)

axillaris sind am ehesten bei Einrenkungsversuchen veralteter Luxationen zu fürchten, also Vorsicht!

Differentialdiagnose gegenüber der Fractura colli humeri: bei dieser ist die Schulterwölbung vorhanden, Arm steht nicht federnd in Abspreizung, er ist verkürzt, Hand kann fremdtätig auf die gesunde Schulter gelegt werden, unter Umständen Knochenreiben fühlbar.

Die übrigen Verrenkungsformen im Schultergelenk sind große Seltenheiten.

Die *Luxatio infraglenoidalis* ist, wie die Luxatio axillaris, eine Luxation nach unten, nur mit dem Unterschiede, daß sich der Kopf am unteren Rand der Pfanne anstemmt. Bei der Luxatio erecta steht der Kopf wie bei der Luxatio axillaris; dagegen steht der Schaft des Oberarms hochgehoben.

Die *Einrenkungsverfahren* für die *Luxatio subcoracoidea und axillaris* — wir nennen nur die wichtigsten — sind folgende:

Am einfachsten gelingt die Einrenkung in Rauschnarkose mit dem Zugverfahren in der Längsrichtung des Körpers und Einstemmen der *unbeschuhten* Ferse des Arztes zwischen Brustkorb und Oberarm des Verletzten (Einrichtung nach HIPPOKRATES). Auch der seitliche Zug am abgespreizten Arm (mit Gegenzug an einem um den Körper gelegten Leintuch) und gleichzeitigem Einschieben des verrenkten Kopfes durch die Faust eines Gehilfen führt zum Ziel.

Beim *Elevationsverfahren* (MOTHE) wird die Schulter festgehalten, der Arm in der Rumpf-achse erhoben, kräftig nach der Seite und oben gezogen, der Kopf von unten her ins Gelenk gedrückt, allenfalls unter Hebelwirkung über die in die Achselhöhle eingestemmte Faust bei langsamem Anlegen des Armes in der Richtung der gesunden Beckenseite.

Das KOCHERsche *Verfahren*, das nur bei Verrenkungen nach vorne, nicht nach unten angewandt werden soll, schaltet die Spannung des Ligamentum coracohumerale, das das

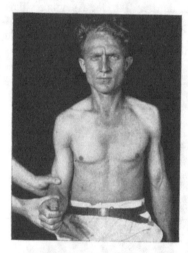

Abb. 481a. 1. Akt. Anpressen des Ellenbogens an den Körper.

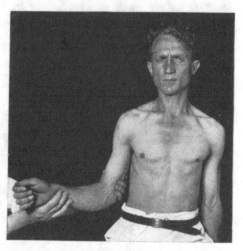

Abb. 481b. 2. Akt. Drehung nach außen bei weiterhin am Körper angepreßtem Arm.

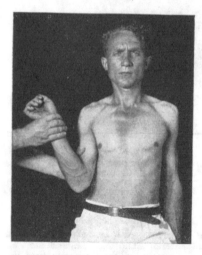

Abb. 481c. 3. Akt. Beginnende Hebung bei fortdauernder Anpressung und Außendrehung.

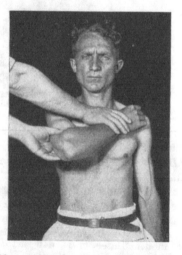

Abb. 481d. 4. Akt. Schlußdrehung nach innen und Feststellung des Armes in VELPEAU-Stellung.

Abb. 481a—d. Einrenkung der Schulterverrenkung nach KOCHER.

häufigste Einrenkungshindernis ist, aus. Das Verfahren führt selbst bei 2—3 Monate alten Luxationen noch zum Ziele, vorausgesetzt, daß es maßvoll durchgeführt wird. Vorsicht wegen Bruch des Oberarmhalses!

Das KOCHERsche Verfahren (s. Abb. 481) besteht in:

1. Andrücken des im Ellenbogen rechtwinklig gebeugten Armes an den Rumpf.

2. Außendrehung in dieser Stellung, bis der Unterarm in Stirnebene steht (große Vor-sicht, um Spiralbrüche im Collum humeri zu vermeiden).

3. Hebung bei fortdauernder Anpressung des Armes an den Brustkorb und Außendrehung nach vorn oben bis zur Waagerechten bzw. so hoch als möglich, um das Ligamentum coracohumerale zu entspannen.

4. Langsame Drehung nach innen, wobei der Kopf ins Gelenk springt.

Iselin hat die *aktive Selbsteinrenkung* ohne jede Betäubung empfohlen. Das Verfahren eignet sich nur für Verrenkungen nach vorn. Der auf einem Stuhl sitzende Verletzte wird aufgefordert, sich mit der Hand des verrenkten Armes, der im Ellenbogen rechtwinklig gebeugt und an dem Körper angelegt wird, an einem festen Gegenstand anzuhalten, etwa an einem Tischbein. In dieser Stellung dreht sich der Kranke mit seinem Körper vom verrenkten Arm nach außen ab, wie beim Kocherschen Verfahren. Häufig springt nun der Kopf (bei einer Auswärtsdrehung von 60—80°) mit einem vernehmlichen Ruck in die Pfanne. Wichtig ist, daß der Ellenbogen während der Einrichtung am Körper des Kranken angelegt gehalten wird. Am besten preßt der Verletzte mit der gesunden Hand den Ellenbogen selbst an die Brust an. Böhler hat über 40 Fälle nach diesem Verfahren mit Erfolg eingerenkt.

Alle Verfahren werden durch allgemeine oder örtliche (Plexus brachialis) Betäubung leichter und schonender gestaltet. Wichtig ist neben der Betäubung bei dem Elevations- und Zugverfahren eine *gute Feststellung des Schulterblatts* durch je einen Längs- (in der Richtung der Körperachse) und Querzug mittels Bettuchzügeln.

Nach gelungener Einrenkung muß, um den Kapselriß zur Heilung kommen zu lassen, der Arm für 3—4 Tage am Brustkorb befestigt werden, am besten mit dem Velpeauschen Verband, der gerade die inneren Kapselteile am meisten entspannt. Sodann Heißluftbehandlung sowie vorsichtige aktive Bewegungen; *übertriebene* Gelenkbewegungen sind für die nächsten Wochen zu vermeiden. Bei Verrenkungen nach unten, namentlich solchen mit Abbruch des Tuberculum majus ist es besser, eine *Abduktionsschiene* nach der Einrichtung anzulegen.

Die *Abduktionsschiene* wird häufig falsch angelegt. Es sei deshalb hier das Wichtigste hervorgehoben: Die Drahtschiene muß über allen Stellen, an welchen sie Körperteilen des Kranken anliegt, gut und fest gepolstert werden, damit die Drähte nirgends drücken können. Diese Polsterung wird gut mit Mullbinden an die Schiene angewickelt, damit sie nicht verrutscht. Selbstverständlich müssen die einzelnen Schienenteile fest miteinander verbunden sein (Draht), damit sie nicht untereinander wackeln. Die Schiene muß möglichst hoch in die gepuderte Achselhöhle hinaufgeschoben werden. Der Oberarmteil der Schiene muß 30—40° vor der Frontalebene des Körpers stehen (Abb. 482a u. b). Auf die gesunde Schulter kommt ein Polster. Dann wird die Schiene in der aus den Abb. 482c u. d ersichtlichen Weise angelegt und festgewickelt. Bei gut sitzender Schiene können Finger-, Hand- und Ellenbogengelenke vom ersten Tage ab bewegt werden.

Größere Kapselzerreißungen, die mit ihren Hilfsbändern ungenügend verheilen, Knochenabsprengungen führen zu dem Zustande der *habituellen Luxation*, bei welchem die geringsten Veranlassungen, wie eine ausholende Bewegung beim Anziehen des Rockes, beim Kegelschieben, zu erneuten Verrenkungen führen. Nicht selten sind es Epileptiker, die von dem Leiden betroffen werden.

Die *Behandlung* des Zustandes ist, da entsprechende lederne Schulterkappen meist lästig sind, eine operative und besteht im wesentlichen in Kapselraffung, Kapselverstärkung, Muskel-, Sehnen-, Fascienplastik. Sehr bewährt hat sich uns der einfache, schonliche und erfolgsichere Eingriff der Verlagerung des Rabenschnabelfortsatzes nach unten und medial durch Abmeißelung an seiner Grundfläche.

Die *Vorhersage* der Luxation ohne Mitverletzungen ist im allgemeinen nur bei jüngeren Leuten eine gute, d. h. die restlose Wiederherstellung der Leistungsfähigkeit. Zumeist läßt die Wiederherstellung viel zu wünschen übrig: bei einem Viertel der Verletzten müssen wir mit einer um 10—30 v. H. beschränkten

Erwerbsfähigkeit rechnen. Dauernde Deltoideuslähmung bedingt Erwerbsminderung von 20—30 v. H. Die rückfälligen Verrenkungen sind nach der Häufigkeit des Ereignisses zu bewerten. Unfallzusammenhang kann hier zumeist nur beim 1. Unfall anerkannt werden.

Nichteinzurichtende Verrenkungen sind operativ anzugreifen: Kopf und Pfanne werden freigelegt, das Hindernis (Kapselzwischenlagerung, Knochenbruchstück, Sehnenverlagerung) beseitigt und dann der Kopf eingestellt.

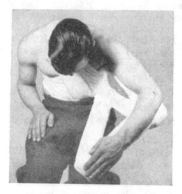

Abb. 482a. Abduktionsschiene, von oben gesehen, in guter Stellung, 40° vor der Frontalebene, der Pectoralis major entspannt.

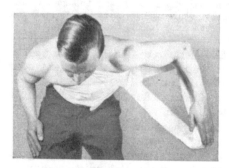

Abb. 482b. Falsch angelegte Schiene, der Pectoralis major ist gespannt.

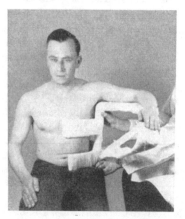

Abb. 482c. Die Abduktionsschiene wird von einem Gehilfen gut gegen die Achselhöhle hochgeschoben und beim Anlegen in dieser Stellung gehalten.

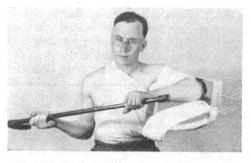

Abb. 482d. Fertig angewickelte Abduktionsschiene. Der Kranke kann Finger-, Hand- und Ellenbogengelenke frei bewegen.

Bei *Luxationsfrakturen* muß, wenn unblutig die Einrenkung des Kopfes nicht gelingt, die blutige Einrenkung mit Knochennaht an der Bruchstelle vorgenommen werden. Mitunter führt hier und bei den unten besprochenen veralteten Luxationen das ausgezeichnete HOFMEISTERsche Verfahren zum Ziel.

Mittels Rollengewichtszuges wird hier am senkrecht erhobenen Arm in Seitenlage des Kranken der Muskelwiderstand allmählich überwunden und der dadurch dem Kapselriß genäherte Schaft durch unmittelbaren Druck mit dem Kopf verzahnt (s. Abb. 429, S. 652).

Bei *veralteten Verrenkungen* muß man sich vor gewaltsamen Einrenkungsversuchen hüten. Wo sich bereits eine Nearthrose, d. h. ein neues Gelenk durch

Neubildung von einer Pfanne durch periostale Wucherungen und eine neue Kapsel aus narbigen Schwarten gebildet hat, da wird jeder Versuch nutzlos sein. Es bleibt nur übrig, wenn die Umstände den Verzicht auf einen blutigen Einrenkungsversuch fordern, durch orthopädische Behandlung die neugeschaffenen Verhältnisse nach Möglichkeit zu verbessern.

3. Verrenkungen am Ellenbogen (Luxatio cubiti).

Nach dem Schultergelenk ist das Ellenbogengelenk am häufigsten (fast 20 v. H.) von einer Verrenkung betroffen. Da die Vorderarmknochen untereinander eine sehr straffe und feste Verbindung haben, so werden sie meist gemeinsam gegen den Oberarm verschoben (Verrenkung des Unterarmes). Sehr viel seltener ist die vereinzelte Verrenkung der Speiche, und noch viel seltener die der Elle gegen den Oberarm. Die Verrenkung des Unterarmes nach hinten überwiegt an Häufigkeit die anderen Formen so sehr, daß man unter „Luxation des Ellenbogens" vielfach nur sie allein versteht.

Die häufigste Ursache ist bei Erwachsenen — bei Kindern und alten Leuten ist die Verletzung selten — ein Fall auf die ausgestreckte Hand. Hierbei wird das Olecranon gegen die hintere Fläche des Humerus angestemmt, die Gelenkfläche der Elle infolge der Überstreckung des Unterarms von der Rolle abgehebelt, so daß die vordere Kapsel über dem unteren Oberarmende gespannt wird, reißt und dem Oberarm den Durchtritt nach vorn gestattet. Der Rabenschnabelfortsatz kann sich dann hinter der Rolle am Oberarmschaft durch die fortwirkende Gewalt hochschieben. Beim Aufhören der Gewalteinwirkung stellt sich der Unterarm in leichte Beugestellung mit federnder Fixation (*Luxatio antebrachii posterior*). Gleichzeitig können Abreißungen der Ligg. lateralia, Zerreißungen der dem Gelenk eng anliegenden kurzfaserigen Muskeln, Brachialis und Triceps, Absprengungen am oberen Ende der Elle und der Speiche, Brüche der Epikondylen, Lösungen in deren Epiphysenlinien (zwischen 12.—15. Jahre) erfolgen. Infolgedessen — es gilt dies auch von den anderen Luxationen des Unterarmes — stehen die verrenkten Vorderarmknochen häufig gleichzeitig auch stärker nach radialwärts, seltener nach der Ellenseite zu verschoben.

Das hervorstechendste Zeichen für alle Unterarmluxationen ist, daß das Olecranon seinen Standort gegenüber beiden Kondylen verlassen hat (s. Abb. 434, 483 und 484) (Unterscheidungsmerkmal gegenüber der Fractura supracondylica). Bei der Ausrenkung nach hinten steht das Olecranon fersenartig nach hinten vor.

Da die Verschiebungen des Vorderarmes nach allen vier Richtungen vorkommen können, so sind vier Verrenkungsformen möglich, von denen jedoch praktisch, z. B. die des Vorderarmes nach vorn sowie die Verrenkung der Speiche nach außen hinten, ferner die Luxatio divergens (ein Vorderarmknochen nach vorn, meist die Speiche, einer nach hinten) und die vereinzelte Ausrenkung der Elle, da sie äußerst selten sind, keine eigentliche praktische Bedeutung haben.

a) Luxatio antebrachii.

a) posterior. Erscheinungen. Der Vorderarm steht in stumpfwinkliger Beugung von etwa 140°; bei nicht zu starker Schwellung springen hinten Olecranon und Tricepssehne fersenartig vor, und auch das Radiusköpfchen ist deutlich sichtbar. Oberhalb dieser Vorsprünge kann man erst in beträchtlicher Tiefe den Humerusknochen fühlen. Ist die Schwellung stark, so kann man wenigstens die Spitze des Olecranon an regelwidriger Stelle fühlen und auch bei Drehversuchen das Radiusköpfchen hinten und oberhalb seiner richtigen Stelle nachweisen.

Die festen Knochenpunkte des Ellenbogengelenkes sind in der Weise verschoben, daß das Olecranon über der Verbindungslinie beider Epikondylen steht, die Entfernung von demselben vergrößert ist und das Speichenköpfchen hinter oder unter dem Epicondylus lateralis liegt, während die Entfernung zwischen Elle und Speiche dieselbe geblieben ist. Die Oberarmkondylen sind in der Ellenbeuge fühlbar.

Die Beweglichkeit im Sinne der Beugung und Streckung ist beschränkt. Bei Beugungsversuchen fühlt man einen federnden Widerstand.

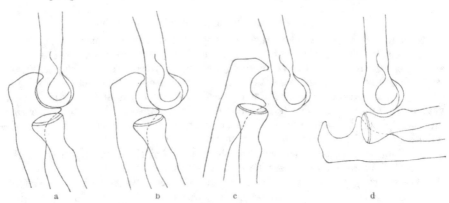

Abb. 483a—d. Entstehungsmechanismus der Luxatio antebrachii posterior.
(Aus BAUER, K. H.: Frakturen und Luxationen. Berlin: Springer 1927.)

Dies sowie die veränderte Stellung der Epikondylen zum Olecranon sind die Hauptunterscheidungsmerkmale gegenüber der Fractura supracondylica bzw.

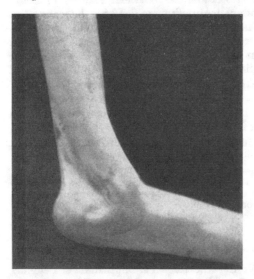

Abb. 484. Verrenkung des Ellenbogens nach hinten.
(Aus BAUER, K. H.: Frakturen und Luxationen.
Berlin: Springer 1927.)

der Epiphysenlösung, bei der überdies die unnatürliche, nichtfedernde Beweglichkeit oberhalb des Gelenkes besteht. Gefäß- und Nervenverletzungen sind nur selten mit der Verrenkung verbunden, am ehesten sind noch der N. radialis und medianus geschädigt. Also stets vor Beginn der Behandlung prüfen!

Zur Erhärtung der Diagnose und Erkennung allfalliger Nebenverletzungen stets *Röntgenbild* in zwei Ebenen!

Die *Vorhersage* ist bei baldiger, d. h. sofort oder innerhalb der ersten 2—3 Tage vorgenommener Einrenkung gut; die Einrenkung gelingt meist leicht. Ist der Processus coronoideus mit abgebrochen, so läßt sie sich besonders leicht bewerkstelligen, doch kehrt die Verrenkung ebenso leicht wieder zurück. Unangenehm ist die nach der Einrenkung für Monate bestehen bleibende Neigung zur Beugekontraktur. Sie erfordert eine sorgfältige und schonende Nachbehandlung.

Die Enderfolge haben, weil diese Regel vielfach nicht beachtet wird, in einem Teil der Fälle selbst bei frühzeitiger Einrichtung mit einer Beweglichkeitsbeschränkung und Erwerbsbehinderung um 20—25 v.H. zu rechnen.

Schon nach 14 Tagen kann die unblutige Einrenkung unmöglich werden; die Folge ist fast völlige Versteifung des Gelenkes. Die Ursache ist die narbige Schrumpfung der zerrissenen Band- und Kapselteile und die Ausfüllung der Fossa olecrani mit Narbengewebe und periostalen Wucherungen.

Die *Behandlung* setzt mit der sofortigen Einrenkung, in örtlicher oder allgemeiner Betäubung, ein. Vielfach genügt einfacher Zug in Streckstellung mit nachfolgender Beugung; in schwierigen Fällen muß man dem Gang der Ausrenkung (Abb. 483) folgen, also: Überstreckung, bis das Olecranon sich gegen die hintere Humerusfläche anstemmt, Zug in der Längsrichtung des Unterarmes und dann Beugung. Eine Ruhigstellung in Mittelstellung am besten durch einen Gipsschienenverband für 2—3 Wochen. Achten auf den Blutumlauf! Finger und Schulter werden vom 1. Tag an planmäßig geübt. Nach Entfernung des Gipsverbandes aktive Bewegungen in allen Richtungen. Keine Massage, keine medikomechanischen Übungen! Dann zu Hause mit leichter Arbeit beginnen. Allzu aktives Vorgehen fördert die *Myositis ossificans*, auch wenn kein Muskel abgerissen war. Häufig ist aber der M. brachialis int. von seinem Ansatzpunkt, dem Proc. coronoideus ulnae abgeschert oder abgerissen. Dann kann es zu gewohnheitsmäßigen Verrenkungen kommen. Vor allem aber kommt es danach gern zu hartnäckiger Myositis ossificans, besonders wenn in der Nachbehandlung Massage und Bewegungsübungen zu grob ausgeführt werden.

b) Bei den seitlichen Luxationen handelt es sich meist um unvollständige Verrenkungen, und je nachdem ist bei einer Verbreiterung der Ellenbogengegend das Speichenköpfchen oder die Elle seitlich vom Oberarm fühlbar. Die laterale Luxation ist häufiger und nicht selten mit einem Bruch des inneren Epicondylus verbunden. Eine gleichzeitige Verschiebung nach hinten ist nicht selten, ebenso wie Zwischenlagerung von Kapsel und Weichteilen. Einrichtung durch Überstreckung oder Zug und unmittelbaren Druck.

c) Luxatio antebrachii anterior kommt praktisch kaum in Betracht.

d) Luxatio divergens. Elle steht nach hinten, Speiche nach vorn. Einrenkung erst an der Elle durch starke Streckung und Beugung, dann Speiche durch unmittelbaren Druck. Irreponible und veraltete Luxationen erfordern baldige Operation.

Bei *veralteten* Luxationen des Vorderarmes gelingt zwar die Einrenkung durch blutige Operation mit Beseitigung der Knochenneubildungen in der Fossa olecrani und durch Einschneiden der geschrumpften Kapsel noch in den meisten Fällen. Die Beweglichkeit wird aber trotz ausgiebiger Nachbehandlung oft nicht befriedigend. Bei schweren Fällen mit schlechter Stellung kann durch eine technisch gut ausgeführte Resektion mit Einpflanzung eines Fascienlappens oder eines Fettpolsters die Brauchbarkeit des Armes verbessert werden.

b) Verrenkungen der Speiche (Luxatio radii).

Nach *vorn:* häufig, entweder durch unmittelbaren Schlag oder Fall auf die pronierte Hand. Das Speichenköpfchen steht *vor* dem Capitulum humeri und ist unter dem Musculus brachio-radialis als Vorwölbung bei Drehbewegungen tastbar. Der Unterarm steht proniert und mäßig gebeugt. Weitere Beugung gelingt nur bis zum rechten Winkel, Supination ist unmöglich.

Einrichtung durch Zug bei gebeugtem Ellenbogen und unmittelbaren Druck. Zwischenlagerung von Kapselteilen ist häufig. Dann ebenso wie bei veralteten Verrenkungen blutige Einrichtung oder Resektion des Köpfchens. Die *Zurückhaltung* ist oft schwierig und wird am besten durch einen Gipsverband in starker Beugung mit Pronation erhalten. Bei nicht eingerichteter Verrenkung Erwerbsminderung von 10—20 v. H.

Über das gleichzeitige Vorkommen von Brüchen der Elle siehe S. 663, Vorderarmbrüche.

Verschiebungen der Speiche nach außen, besonders aber nach hinten, sind sehr selten.

Die sehr seltenen, *isolierten Verrenkungen der Elle* nach hinten haben eine gewisse Ähnlichkeit mit der Luxatio antebrachii posterior. Jedoch steht der Ellenbogen in Varusstellung, und die ulnare Seite des Unterarms ist verkürzt.

4. Verrenkungen an Hand- und Fingergelenken.

Verrenkungen des Handgelenkes sind außerordentlich selten, sowohl im Radiocarpal-
wie im Radioulnargelenk. Verletzungen, die solche vortäuschen, entpuppen sich manchmal
als typische Speichenbrüche. Die Verrenkungen nach der Streckseite sind häufiger als
die nach der Beugeseite. Die Stellung ähnelt der bei Speichenbrüchen.

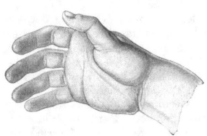

Abb. 485. Typische Daumenverrenkung.

Einrenkung durch Zug und unmittelbaren
Druck. Nach der Einrichtung muß die Hand
für 4 Wochen auf einer dorsalen Gipsschiene
(wie beim Speichenbruch) ruhiggestellt werden.
Finger- und Ellenbogengelenk werden vom
ersten Tage an planmäßig bewegt.

Subluxationen im unteren Radioulnargelenk, zuweilen mit Beteiligung des Knorpels,
können durch Stoß und gewaltsame Drehbewegung zustande kommen.

Von den **Handwurzelknochen** luxiert am
häufigsten das *Os lunatum* volarwärts, entweder vollkommen, oder es bleibt in Verbindung mit dem Radius. Nicht selten ist das
Os naviculare gleichzeitig gebrochen (*inter-
carpale Luxationsfraktur,* DE QUERVAIN). In frischen Fällen gelingt in tiefer Narkose
oder wirksamer örtlicher Betäubung die Einrenkung durch langdauernden gleichmäßigen
Zug und Gegenzug mit Druck (Mastisol zur Verhütung des Abgleitens der Hände) meist
gut. Dann folgt bei reinen Luxationen für 3 Wochen, bei Verrenkungsbrüchen für ein
Vierteljahr Ruhigstellung in einer dorsalen
Gipsschiene. Die Finger bleiben frei. Mißlingt die Einrenkung, dann blutige Einrenkung oder Herausnahme des Mondbeins.

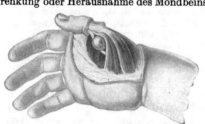

Abb. 486. Situs der Luxation: radialwärts
Flexor und Abductor brevis, ulnarwärts Adductor und darüber Sehne des Flexor
pollicis longus.

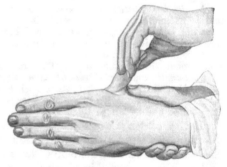

Abb. 487. Einrenkung einer Daumenluxation
(Hyperextension, Verschieben des Daumens
nach vorn).

Verrenkungen der Fingergelenke. Verrenkungen in den Zwischenknochen-
gelenken oder im Grundgelenk der Finger sind selten.

Die Verrenkungen der Finger im Mittel- und Endgelenk entstehen meist
durch Überstreckung bei Fall. Sie können sowohl volarwärts wie dorsalwärts
erfolgen. Dadurch entsteht eine leicht erkennbare bajonettförmige Knickung
des Fingers. Einrichtung durch Zug und Druck. Zuweilen bestehen Zwischen-
lagerungen von Sehnen und Kapselteilen, dann blutige Einrichtung. Nach der
Einrichtung Ruhigstellung auf einer Gipsschiene für 2—3 Wochen bei einfachen
Verrenkungen, für 6 Wochen bei gleichzeitiger Seitenbandzerreißung. Die
übrigen Finger werden sofort bewegt.

Daumenverrenkung (Luxatio pollicis). Die Verrenkung des Daumens im
Metacarpophalangealgelenk kommt häufig vor und ist praktisch wichtig. Die
dorsale Form überwiegt. Sie kommt durch Überstreckung und volare Kapselzerreißung zustande. Das Grundglied wird auf den Rücken des ersten Mittelhandknochens verlagert und steht mit demselben in Bajonettstellung. Zwischenlagerung von kleinen Kapselteilen, der Sesambeine, der Sehne des Flexor

pollicis longus können ernstliche, die Operation erfordernde Einrenkungs-
hindernisse schaffen.

Die Einrenkung geschieht durch starke Überstreckung und Nachvorwärts-
schieben der Phalanx auf dem Rücken des Mittelhandknochens bis in das Gelenk, dann Beugung. Ruhigstellung in leichter Beugestellung mit dorsaler
Gipsschiene für 3 Wochen. Die übrigen Finger werden sofort bewegt.

Die *Subluxation* in dem genannten Gelenk wird vielfach willkürlich erzeugt.
Die Grundphalanx steht senkrecht auf dem Köpfchen des Mittelhandknochens,
das Endglied wird durch die Anspannung der Flexorensehne rechtwinklig
gebeugt. Einrenkung durch einfachen Zug und dorsalen Druck auf die Phalanx.

Der *schnellende Finger* ist nicht zu verwechseln mit einer Subluxation (s. S. 518).

V. Verrenkungen an den unteren Gliedmaßen.
1. Verrenkungen der Hüfte.

Wir sprechen hier lediglich von den *traumatischen* Luxationen. Die angeborenen Verrenkungen sind im Abschnitt I, „Mißbildungen", die pathologischen

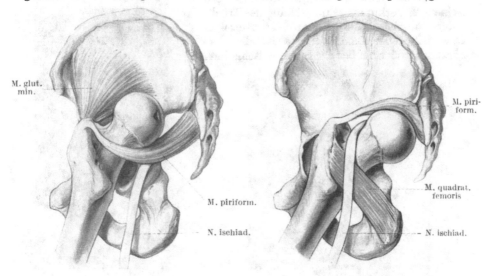

Abb. 488. Luxatio coxae iliaca.   Abb. 489. Luxatio coxae ischiadica.

(spontanen) Luxationen in der Hauptsache unter Hüftgelenktuberkulose besprochen. Wir finden sie auch nach Osteomyelitis des Schenkelhalses, besonders
der Säuglinge. Die traumatischen Formen sind selten (2 v. H.). Zum Zustandekommen bedarf es großer Gewalteinwirkungen, wie bei Verschüttung und
Überfahrenwerden, rasche Drehung bei schneller Skifahrt, ist doch die an
sich schon große und tiefe Hüftgelenkpfanne durch die faserknorpelige Ge-
lenklippe des Labrum glenoidale noch vertieft und verstärkt. Während das
Ligamentum teres zerreißt, bleibt das den vorderen Teil der Gelenkkapsel ver-
stärkende Ligamentum ileofemorale, das stärkste Band des Körpers, meist
erhalten und trägt zu der kennzeichnenden Stellung des Kopfes bei. Die beiden
praktisch wichtigsten Formen sind die Luxatio iliaca und obturatoria.

Wir unterscheiden:

1. Luxation nach hinten (Luxatio coxae posterior, häufigste Form),
   a) Luxatio iliaca (häufigste Form),
   b) Luxatio ischiadica.

2. Luxation nach vorn (Luxatio coxae anterior),

a) Luxatio suprapubica,

b) Luxatio infrapubica und deren Unterarten Luxatio obturatoria und perinealis.

a) Luxatio posterior.

Die Kapselzerreißung erfolgt durch den sich an den vorderen Pfannenrand anstemmenden Kopf in ihrem hinteren Abschnitt, z. B. infolge Verschüttung bei Spreizstellung in Rumpfbeuge nach vorn. Der Oberschenkelkopf tritt meist oberhalb der Sehne des Musculus obturatorius internus auf das Os ilei — Luxatio iliaca — oder, seltener, unterhalb derselben auf den oberen Abschnitt des Sitzbeins, Luxatio ischiadica.

Erscheinungen. 1. Einwärtsdrehung des Beines. 2. Verkürzung mit Stellung des Trochanters oberhalb der ROSER-NÉLATONSCHEN Linie. Bei der Luxatio iliaca ist die Verkürzung größer als bei der Luxatio ischiadica.

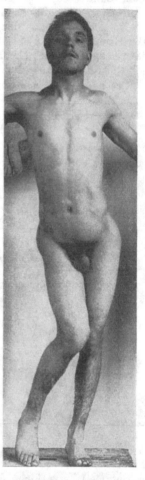

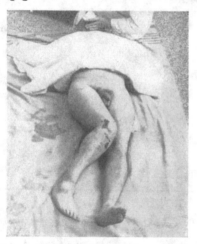

Abb. 490. Haltung des Beines bei rechtsseitiger Luxatio coxae iliaca. (Aus BAUER, K. H.: Frakturen und Luxationen. Berlin: Springer 1927.)

Abb. 491. Luxatio ischiadica dextra. (Aus DE QUERVAIN, F.: Spezielle chirurgische Diagnostik, 9. Aufl. Berlin: F. C. W. Vogel 1931.)

3. Adduktion. 4. Beugung, bei der Luxatio ischiadica stärker als bei der Luxatio iliaca. 5. Federnder Widerstand bei dem Versuch, das Bein abzuspreizen und nach außen zu drehen. 6. Stellung des Kopfes an falscher Stelle (bei starken Muskeln und Schwellung unter den Glutäen schwer nachweisbar [Drehbewegungen]) (Abb. 490).

Nebenverletzungen. Abbrüche des Pfannenrandes, des großen Rollhügels, Schenkelhalsbruch, Druck auf den N. ischiadicus. Vor der Einrenkung prüfen!

Einrenkung in tiefer Allgemeinbetäubung. Der Verletzte wird auf den Boden gelagert, das Becken gut festgehalten, dann langsamer und gleichmäßiger, nicht ruckartiger Zug am rechtwinklig im Hüft- und Kniegelenk gebeugten Bein senkrecht nach oben (Abb. 493). Nun wird die pathologische

Adduktionsstellung sowie die Innenrotation ein wenig vermehrt, was den Zweck hat, den hinter dem Pfannenrand verankerten Kopf zu befreien. Sodann folgt unter andauerndem kräftigen Zug nach oben die Abspreizung und Außendrehung, wodurch der Kopf in die Pfanne gleiten soll. Zur Streckung des Beines darf man erst

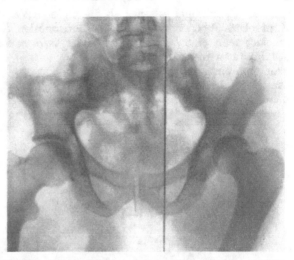

übergehen, wenn das Einschnappen gefühlt wird. Zuweilen gleitet der Kopf um die Pfanne herum nach vorne. Er muß dann wieder zurückgeführt werden, weil der Kapselriß die *Einrenkung nur von hinten her* erlaubt.

Ein kleiner Kapselriß, der den Hals eng umschließt, kann nach Art des Knopflochmechanismus ein Repositionshindernis sein, das, gleich wie zwischen-gelagerte Kapselfetzen, nur operativ zu beseitigen ist.

Nach der Einrenkung einfacher Handtuchverband um Becken und Oberschenkel. Wenige Tage später bereits vorsichtige Gehversuche.

Abb. 492. Röntgenbild einer Luxatio iliaca (Fall der Abb. 490). Man erkennt im Röntgenbild die Luxation am Leersein der Pfanne, die Luxation nach hinten an der scheinbaren Verkleinerung des Kopfes, die Luxatio iliaca am Stand des Kopfes oberhalb des Pfannenrandes, die Einwärtsdrehung an der scheinbaren Vergrößerung des großen Rollhügels, die Adduktion am Verlauf des Oberschenkelschaftes, die Verkürzung des Gliedes am Trochanterhochstand. (Aus BAUER, K. H.: Frakturen und Luxationen. Berlin: Springer 1927.)

Die funktionellen Ergebnisse sind anfangs meist sehr gute, später muß man bei einem Zehntel der Verletzten mit dem Auftreten einer

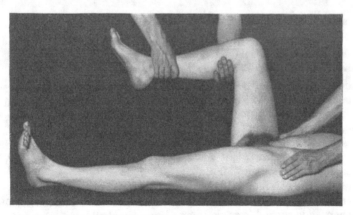

Abb. 493. Einrichtung einer Hüftgelenkluxation nach hinten in tiefer Allgemeinbetäubung. (Chir. Klinik Göttingen.)

Arthrosis deformans rechnen. In seltenen Fällen kommt es später zu einer Nekrose des Oberschenkelkopfes, auch bei jüngeren Leuten. Nicht eingerenkte Luxationen bedingen hohe Renten von 50—75 v.H., ebenso natürlich unbehobene Nervenlähmungen (Ischiadicus 50—60 v. H., Peronaeus 20—30 v. H.).

Bei veralteten Luxationen blutige Reposition oder Resektion. Jene birgt
die Spätfolge einer Arthrosis deformans in erhöhtem Maße in sich.

b) Luxatio anterior.

Vier- bis fünfmal seltener als die hinteren Verrenkungen. Je nachdem der
Kopf oberhalb oder unterhalb des horizontalen Schambeinastes steht, unterscheidet man eine *Luxatio supra-* oder *infrapubica.* Steht er in der Gegend
des Foramen obturatorium, so spricht
man von einer *Luxatio obturatoria,* in
der Gegend des Dammes von einer
Luxatio perinealis.

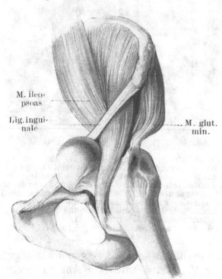

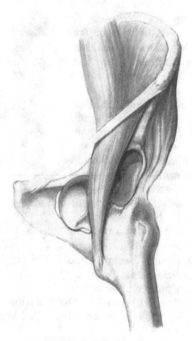

Abb. 494. Luxatio coxae suprapubica.

Abb. 495. Luxatio coxae obturatoria.

Die gemeinsamen Zeichen der vorderen Luxationen sind:
1. Auswärtsdrehung, 2. Abspreizung (fixiert).

Bei der *Luxatio suprapubica* (Abb. 494) ist der Kopf unter den gespannten
Oberschenkelgefäßen und dem Nervus cruralis in der Leistengegend tastbar.
Eine Verkürzung ist kaum vorhanden. Vielfach können die Verletzten noch
auftreten, indem der Kopf am Darmbein einen Widerstand findet. Bei der
Luxatio infrapubica ist das Bein verlängert, der Kopf ist unter den ange-
strafften Muskeln meist nicht zu tasten, bei Innenrotation und Adduktion
fühlt man federnden Widerstand.

Bei der *Luxatio obturatoria* (Abb. 495) ist der Umstand von Bedeutung, daß die
Verletzten sich auf das Bein stützen und mit aufgesetzter Fußspitze selbst einen
ansehnlichen Weg zurücklegen können. Der Schenkelkopf findet auf der Membrana obturatoria einen festen Gegenhalt. Da überdies die Kopfwölbung sich
unter den Adduktoren versteckt, die Abspreizung im Stehen nicht auffallend
ist, so wird leider häufig die Verrenkung nicht erkannt und die Verletzung
als Quetschung oder Verstauchung behandelt.

Die wichtigsten Zeichen sind: Abspreizung und Auswärtsrollung im Hüftgelenk, der sonst vorstehende Rollhügel verschwunden, Kopf nicht deutlich

fühlbar. Bei den frischen Verrenkungen steht das Bein in mehr oder weniger starker Beugung, bei den veralteten nahezu gestreckt.

Die *Einrichtung* ist, wie bei den übrigen vorderen Verrenkungen, durch Innendrehung und Adduktion zu erreichen. Bei der Obturatoria muß man daran denken, durch Beugung (der Verletzte liegt auf einer Matratze am Boden) das Ligamentum ileofemorale und den Musculus ileopsoas zu entspannen. Jetzt erst wird der Kopf beweglich, er folgt dem Zug nach vorn und kann nun unter Adduktion mit folgender Innendrehung eingesetzt werden.

Differentialdiagnostisch kommt der Schenkelhalsbruch in Betracht. Die Verrenkung nach hinten zeigt aber neben der beiden gemeinsamen Verkürzung Innendrehung; die Verrenkung nach vorn neben der beiden gemeinsamen Außendrehung keine Verkürzung. Außerdem fehlt bei der Fraktur der federnde Widerstand im Hüftgelenk.

Die *blutige Einrichtung* erzielt nur bei verhältnismäßig frischen Fällen gute Erfolge; bei veralteten Luxationen findet man schon Zeichen ausgesprochener Gelenkverbildung, die Pfanne mit derbfibrösen Massen ausgefüllt.

c) Luxatio centralis capitis femoris.

Die *Luxatio centralis capitis femoris* ist eine Verschiebung des Schenkelkopfes nach innen; sie setzt einen Einbruch des Beckenbodens voraus. Vom Mastdarm aus ist der vorgetriebene Kopf tastbar, die Vorwölbung des Rollhügels ist verflacht, keine Verkürzung, Abspreizung behindert und sehr schmerzhaft (Röntgenbild). Behandlung: Versuch der Einrichtung u. U. mit Hilfe eines in den Schenkelhals eingebohrten, kräftigen Bohrers bei gleichzeitigem Zug in der Längsachse des Oberschenkels in einer Abspreizstellung von 45^0 mit 10—15 kg. Dann Zugverband nach der Längs- und der Querrichtung. Der Zug muß 8—10 Wochen wirken. Bei sehr starker Vortreibung der Pfannenbruchstücke in das Becken u. U. operative Richtigstellung.

Die schnappende Hüfte. Bei bestimmten Bewegungen des Beines, nämlich wenn der adducierte Oberschenkel im Hüftgelenk gebeugt wird, entsteht ein deutlich fühlbares, oft auch hörbares Schnappen an der Hüfte, das den Eindruck erweckt, als ob der subluxierte Kopf in die Pfanne eingeschnappt wäre. Es wird bedingt durch ein regelwidriges Verhalten des dem MAISSIATschen Streifen angehörenden Tractus cristofemoralis, der zum Tractus iliotibialis, Tensor fasciae latae sowie Glutaeus maximus gehört. Durch Störungen in der Kontraktion dieser Teile wird die richtige Spannung des Tractus iliotibialis ausgeschaltet, und infolgedessen geschieht das Gleiten über den großen Rollhügel ruckweise. Das Schnappen kann sowohl bei der Vorwärts- wie Rückwärtsbewegung des Beines eintreten oder beide Male (Vorschnappen, Rückwärtsschnappen). Man fühlt und sieht einen dicken Streifen, der bei gestrecktem Bein hinter dem Rollhügel liegt und bei Schenkelbeugung und Adduktion auf den Rollhügel rutscht, wobei durch das plötzliche Hervorschnellen aus seiner Arretierung das Geräusch des Schnappens entsteht. Manchmal bilden Verdickungen der Großrollhügelgegend nach Verletzungen oder Periostitis, Verdickungen und Verkürzungen im Tractus selbst die Ursachen, mitunter liegen nervöse Erscheinungen vor. Aber es ist nicht angängig, die Ursache des Leidens in jedem Falle auf Hysterie zurückzuführen. Vielfach drängen zwar hysterische Personen das Leiden in den Vordergrund und haben gelernt, die Erscheinungen willkürlich durch Ausschaltung der Glutäusinnervation, nachher aber unbewußt, hervorzurufen. In anderen Fällen sind sicherlich Traumen vorhergegangen, haben zu einer Lockerung des Musculus glutaeus am Tractus iliotibialis oder zu Unebenheiten auf dem Trochanter geführt, auch kann ein gewisses Gefühl der Unsicherheit nicht immer abgestritten werden (z. B. bei Dachdeckern usw.).

Die *Behandlung* besteht in den schlimmsten Fällen in Myotomie des Glutäus, Tractotomie oder Längsraffung des Tractus iliotibialis mit Anheftung an den Großrollhügel. Eine Behinderung der Erwerbsfähigkeit wird durch das Leiden durchaus nicht immer bedingt. Nur in Ausnahmefällen wurden Renten bis 25 v. H. bewilligt.

2. Verrenkungen des Kniegelenkes.

Sie sind sehr selten, nur durch schwere Gewalteinwirkung möglich. Die Gewalt setzt — bei festgestelltem Unterschenkel — gewöhnlich am Oberschenkel an. Wir unterscheiden eine Luxatio anterior, posterior und lateralis mit vollständiger und unvollständiger Verschiebung der Knochen gegeneinander. Oft ist die Verschiebung mit einer Drehung verbunden. Die Subluxation ist häufiger. Die Verrenkung kann verknüpft sein mit großen Weichteilverletzungen, Zerreißungen oder Kompression der Kniekehlengefäße, also fast stets offene Verrenkung. Empfindungsvermögen und Puls prüfen!

Diagnose aus dem äußeren Anblick und durch Abtastung leicht zu stellen.

Einrenkung in Beugung des Kniegelenks durch Druck am besten in Allgemeinbetäubung. Bei Gefäßzerreißung Versuch der Gefäßnaht. Allenfalls Amputation.

Die *Vorhersage* ist durch die Weichteilverletzung, die Infektionsgefahr, den durch die Gefäßbeteiligung drohenden Brand und die späteren verbildenden Vorgänge keine gute. Die ausgedehnte Bänderzerreißung erfordert Ruhigstellung in Gipshülse für 12 Wochen, damit die Bänder wieder fest werden. Trotzdem bleiben häufig Schlottergelenke zurück.

3. Verrenkungen der Kniescheibe (Luxatio patellae).

Bei den Verrenkungen der Kniescheibe luxiert nicht nur diese, sondern auch die Strecksehne wird aus ihrer Lage gebracht, und die Kapsel auf der gegenüberliegenden Seite stark gedehnt oder zerrissen. Verläßt die Kniescheibe ihr Bett und setzt sich auf dem Planum epicondylicum fest, so spricht man von vollständiger, bleibt sie auf dem Condylus haften, von unvollständiger Verrenkung.

Der Entstehung nach unterscheidet man:

1. angeborene, a) bleibende, b) gewohnheitsmäßige,
2. traumatische,
3. pathologische.

Zu 1. a) Bei der *angeborenen, bleibenden Verrenkung* oder Subluxation befindet sich die Kniescheibe stets in ihrer regelwidrigen Lage und bewegt sich nur entsprechend der Beugung und Streckung etwas nach außen oder innen (s. S. 541).

b) Bei der *gewohnheitsmäßigen (habituellen)* tritt die Kniescheibe bei den geringsten Veranlassungen aus ihrer richtigen Lage in die luxierte oder subluxierte Stellung.

Es ist oft schwer, die angeborene Natur des Leidens zu erkennen, da dasselbe selten gleich nach der Geburt bemerkt wird, meist erst viel später, das Gelenk in der Zwischenzeit gut arbeitet und oft erst nach einer Gewalteinwirkung erstmalig Anlaß zur Untersuchung und Feststellung gibt. Doppelseitigkeit, gleichzeitige andere Verbildungen, wie Hypoplasie der äußeren Oberschenkelknorren, regelwidrige Überstreckbarkeit der Knie und anderer Gelenke, nachgewiesenes Vorkommen bei Eltern und Geschwistern sprechen für die angeborene Form.

Zu 2. Die *traumatische Luxation* kann bei völlig gesundem und nicht durch seinen Bau dazu veranlagtem Knie durch starke seitliche Gewalt in Beugestellung erfolgen. Es reißt dann aber der gegenüberliegende Bandapparat mit der Kapsel. Da derartige Kapselrisse schlecht heilen, wird eine Empfänglichkeit für erneute Verrenkungen geschaffen. Sehr vielfach liegen auch bei der Verrenkung durch Gewalteinwirkung veranlagende Tatsachen vor, wie: Abflachung des äußeren Gelenkknorrens, X-Beinstellung, Kapselerschlaffung oder Mißverhältnis zwischen Patella und der Facies intercondylica, so daß die Verrenkung auch bei leichterer Gewalteinwirkung, gestrecktem oder gebeugtem Knie, bei mittelbarer oder unmittelbarer Gewalt erfolgen kann. Je mehr die veranlagenden Ursachen überwiegen, um so geringer braucht das Trauma zu sein, und um so mehr nähert sich die Verrenkung der angeborenen und auch der gewohnheitsmäßigen. Eine scharfe Trennung ist dann kaum mehr möglich.

Die meist schon vor der Verletzung vorhandene Anlage wird durch die Dehnung, u. U. Verletzung der Kniekapsel noch vermehrt, und die Veranlassung zu gewohnheitsmäßigen Verrenkungen erhöht.

Zu 3. Die *pathologische Verrenkung* beruht auf Erkrankungen des Kniegelenkes, der Streckmuskeln, die zu Erschlaffung der Kapsel (Hydrops genus), Quadricepsatrophie, Verformung der Knochen bei Tabes (Arthrosis deformans, Syringomyelie, Bruch des Condylus lateralis) geführt hatten.

Je nach der Verschiebung unterscheiden wir:
1. *Luxation (Subluxation) nach außen* (häufigste Form),
2. *Luxation (Subluxation) nach innen* (sehr selten),
3. *Luxatio verticalis* (selten), die Kniescheibe ist um 90⁰ oder gar 180⁰ in ihrer Längsachse gedreht und steht mit ihrer Kante zwischen beiden Oberschenkelknorren. Die Knorpelfläche der Kniescheibe sieht nach innen (Luxatio interna) oder nach außen (Luxatio externa). Umdrehung um 180⁰ ist sehr selten *(Luxatio inversa)*.

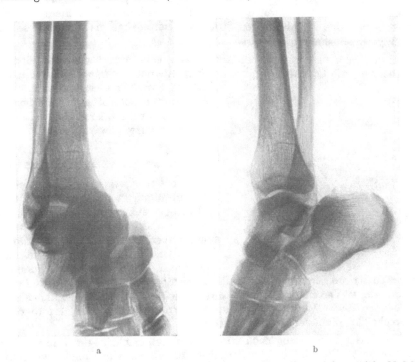

Abb. 496a u. b. Verrenkung des Fußes unter dem Sprungbein (Luxatio sub talo). 17jähr. Mädchen. Beim Treten von der Bordkante vom Auto umgestoßen. — Schweres Hämatom auf dem Fußrücken usw. Fuß plantar flektiert und in Varusstellung. Einrenkung leicht. (Chir. Abt. des Krankenhauses Hamburg-Barmbeck [Prof. OEHLECKER].)

Die *Erkennung* der frischen Luxation ist leicht. Sehr häufig erfolgt die Einrenkung von selbst oder durch den Verletzten, und man findet dann nur einen Kniegelenkerguß und die Zeichen einer Verstauchung. Die Feststellung der stattgehabten Verrenkung aus der Vorgeschichte ist jedoch für die richtige Nachbehandlung sehr wichtig.

Die *Vorhersage* ist bezüglich der späteren Leistungsfähigkeit nicht sehr günstig, da besonders bei angeborener oder erworbener Anlage mit nachfolgenden Bändererschlaffungen, Schlottergelenken, deformierenden Veränderungen, häufig Rückfälle vorkommen.

Behandlung. 1. *Der frischen traumatischen Verrenkung.* Die Einrichtung bei gestrecktem Knie und gebeugter Hüfte gelingt meist leicht. Man legt dabei das durchgestreckte Bein zweckmäßig auf seine eigene Schulter und hat nun beide Hände zur Einrichtung frei. Sorgfältige Nachbehandlung, um rückfällige und gewohnheitsmäßige Verrenkungen zu vermeiden. Ruhigstellung in Gipshülse durch 4 Wochen. Der Gelenkerguß muß, wenn er nicht bald zur Aufsaugung gelangt, punktiert werden.

2. Bei der *gewohnheitsmäßigen Verrenkung* nützen Bandagen nicht viel. Sie sind nicht zu empfehlen, da sie sogar weitere Schädigungen des Quadriceps usw. bewirken können. Die *operativen Verfahren* haben durch Raffung der medialen Kapsel oder Verlagerung des Ansatzes des Kniescheibenbandes am Schienbein nach innen, je nach dem Befunde, gute Erfolge ergeben. Das Verfahren von KROGIUS, bestehend in einer Kapselplastik (ein von der Innenseite der Kapsel genommener zungenförmiger Lappen wird in die äußere Seite verlagert), vereinigt die Vorzüge vieler Verfahren in sich und eröffnet außerdem nicht das Kniegelenk. Auch das Verfahren von SOMMER (Fascienzügel nach außen) hat sich uns in gewissen Fällen bewährt.

Bei ausgesprochener angeborener Anlage soll, um Gelenkveränderungen vorzubeugen, die Operation frühzeitig vorgenommen werden. Falls ein hochgradiges X-Bein vorhanden ist, muß dasselbe durch Osteotomie richtiggestellt werden, sonst muß man der Wiederkehr der Verrenkung gewärtig sein.

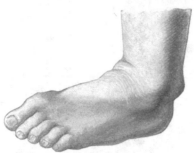

Abb. 497. Luxatio pedis sub talo.

4. Verrenkungen am Fuß (Luxatio pedis).

Im *oberen Sprunggelenk* unterscheiden wir Verrenkungen nach vorn und hinten und die Verrenkung des Fußes in die auseinander gesprengte Malleolengabel bei sonst unverändertem Fußwurzelknochen. Die seitlichen Verrenkungen sind immer mit Bruch der Knöchel verbunden. Die anterio-posterioren kommen zustande durch übermäßige Dorsal- bzw. Plantarflexion. Reine Verrenkungen sehr selten; um so häufiger Verrenkungsbrüche. Die meisten dieser Verletzungen sind mit Wunden verbunden, erfordern also entsprechende Wundversorgung (s. S. 16, 574, 692).

Je nach der Verrenkung nach vorn oder hinten erscheint der Fuß verlängert oder verkürzt. Sie sind im ganzen leicht zu erkennen aus einem sorgfältigen Vergleich der Fußform und der Achsenstellung. Um begleitende Knochenbrüche auszuschließen, ist Röntgennachprüfung erforderlich.

Einrenkung durch Zug, und zwar bei der Luxatio posterior in Plantarflexion und bei der Luxatio anterior in Dorsalflexion, und unmittelbaren Druck. Nach der Einrenkung Liegegipsverband für 14 Tage. Später Gehgipsverband für 12 Wochen, damit die zerrissenen Bänder fest verheilen.

5. Verrenkung unter dem Sprungbein (Luxatio sub talo).

Die Verrenkung des in der Malleolengabel verbliebenen Talus gegenüber dem ganzen übrigen Fuß, Luxatio pedis sub talo = Luxatio talotarsalis entsteht durch Übertreibung der Pronation und Supination beim Umknicken, häufiger durch Verschiebung oder Überfahrung. Diese Verrenkungen im *unteren Sprunggelenk* können nach außen oder innen erfolgen, viel seltener sind die nach vorn oder hinten. Man fühlt den vorspringenden Sprungbeinkopf und das dicht unter der Haut liegende Sustentaculum tali. Fremdtätige Bewegungen sind bis auf Beugung und Streckung im oberen Sprunggelenk aufgehoben.

Einrenkung in allgemeiner Betäubung. Beugung des Unterschenkels, Zug am Fuß und unmittelbarer Druck auf das Sprungbein. Unter Umständen blutige Einrenkung (s. Abb. 496 und 497).

6. Vollständige Verrenkung des Sprungbeins. Luxatio tali.

Sehr selten. Das Sprungbein selbst ist aus allen seinen Gelenkverbindungen gelöst und in eine der vier Richtungen verschoben. In seltenen Fällen hat gleichzeitig eine Umdrehung des ganzen Knochens stattgefunden. Gleichzeitige Weichteilverletzungen und bei den seitlichen Verrenkungen Knöchelbrüche sind nicht selten.

Das Sprungbein ist mehr oder weniger deutlich abzutasten oder liegt in der Weichteil-wunde. Einrenkung oft sehr schwierig, in allgemeiner Betäubung durch unmittelbaren Druck bei Ab- oder Adduktion des Fußes.

Gelingt die Einrenkung nicht, so ist *sofortige* Operation, um Brand der gespannten Haut zu vermeiden, anzuschließen, d. h. die Exstirpation des Sprungbeins, falls die Ein-renkung nicht doch noch blutig gelingt.

7. Verrenkungen in den übrigen Fußgelenken und in den Zehen.

Verrenkungen im CHOPARTschen Gelenk und in den kleinen Tarsalgelenken sind selten, ebenso auch die Verrenkung im LISFRANCschen Gelenk. Sie sind stets mit Knochen-verletzungen verbunden.

Die Einrichtung kann schwierig werden und die Operation erfordern, jedoch kann auch bei nichteingerenkten Luxationen in einem geeigneten Stiefel der Gang ein guter sein.

Die Verrenkungen der *Zehen* verhalten sich wie die der Finger. Auch Verrenkungen der Sesambeine kommen vor.

F. Erkrankungen der Knochen.

Anatomische und physiologische Vorbemerkungen. Die Knochen sind feste, harte und dabei doch elastische Gebilde, zusammengesetzt aus den Knochengeweben, Blutgefäßen, Lymphgefäßen, Nerven, dem gelben und roten Knochenmark, nach außen bedeckt von Periost, nach innen gegen die Markhöhle ausgekleidet mit dem feinen, fibrösen Endost (Periosteum internum). An den Verbindungsstellen mit den benachbarten Skeletteilen sind die Knochen mit einem knorpeligen oder bindegewebigen Überzuge versehen; beim Über-gang in ein längeres Knorpelstück (Rippen) setzt sich das Periost als Perichondrium auf den Knorpel fort. Das *Knochenmark* ist bei der Geburt rot gefärbt, schon früh aber wird es in den langen Röhrenknochen gelb (Fettmark). Im Alter greift das Fettmark auch auf die Epiphysen über; nur in der Spongiosa bleibt das rote Knochenmark, eine wichtige Bildungsstätte der gefärbten Bestandteile des Blutes, während des ganzen Lebens bestehen.

Substantia compacta — Substantia spongiosa unterscheiden sich durch die Dichtigkeit der Anordnung. Jene geht an den Enden der Knochen in diese über, indem unter all-mählicher Verdünnung der Compacta das von der harten Rinde ausgehende Balken-werk an Ausdehnung zunimmt und die Markhöhle sich in die Räume der Spongiosa fortsetzt. Das eigentliche Knochengewebe besteht aus den Knochenzellen, deren Ausläufern in den Knochenkanälchen, den HAVERSschen Kanälchen, in denen die Blut- und Lymph-gefäße, sowie Nerven verlaufen. Das Grundgewebe des Knochens ist nicht homogen, sondern in Lamellen mit verschiedener Verlaufsrichtung angeordnet: den äußeren und inneren Grundlamellen, den HAVERSschen — konzentrisch um die gleichnamigen Kanälchen angeordnet —, den interstitiellen oder Schaltlamellen. Von den *Arteriae nutritiae* an den Endstücken oder Mittelstücken der Knochen dringen die Gefäße in reicher Verzweigung durch das Periost ein oder sie durchsetzen als VOLKMANNsche Kanäle das Gefüge der Lamellen, ohne sich um sie zu kümmern und dringen vom Periost her in den Knochen ein, um schließlich in die HAVERSschen Kanäle zu münden. Die organischen Bestandteile des Knochens, das *Ossein* (ein leimgebender Körper), machen ein Drittel des Knochens aus, die anorganischen (*Knochenerde,* aus Calciumphosphat und -carbonat, Magnesium-phosphat, Chlor, Fluor, Eisen bestehend) zwei Drittel. Das Periost ist reich mit sensiblen Nerven versehen, die Spongiosa, die Markhöhle weniger, die obersten Schichten der Com-pacta scheinen unempfindlich zu sein.

Neuer Knochen entsteht entweder auf der Grundlage der Osteoblasten (Knochen-bildner) durch endostale, perichondrale, enchondrale Osteogenese oder neoplastisch durch einfache Umbildung von Knorpelgewebe. Das Längenwachstum erfolgt von den Epi-physenlinien aus, und zwar ebenso wie das Dickenwachstum durch Apposition, dem eine gewisse Resorption schon fertigen Knochengewebes gleichläuft. Dieser Knochenabbau wird von den *Osteoclasten* (Knochenzerbrecher) besorgt; das sind große, riesenzellenartige Gebilde mit mehreren Kernen, die wir andere Riesenzellen von den Leuko-cyten, sondern von den Bindegewebszellen herstammen. Sie bauen den Knochen ab und erzeugen dabei, sich gewissermaßen in ihn hineinfressend, Vertiefungen, die HOWSHIP-schen *Lacunen.*

Durch akute Entzündungen (Eiterungen), Gewalteinwirkungen (Epiphysenlösungen), Operationen kann die Epiphysenlinie schwer geschädigt werden. Ebenso ist z. B. bei Kinderlähmungen die Blutversorgung des gelähmten Gliedes eine schlechtere. Dies führt zusammen mit dem Fehlen des funktionellen Reizes ebenfalls zur Schädigung der Epiphysenlinie. Die Folge ist eine Wachstumshemmung des Knochens in der Länge und Dicke. Andererseits kann bei länger dauerndem Reiz an der Epiphysenlinie eine Wachstumszunahme des betreffenden Knochens um mehrere Zentimeter erfolgen.

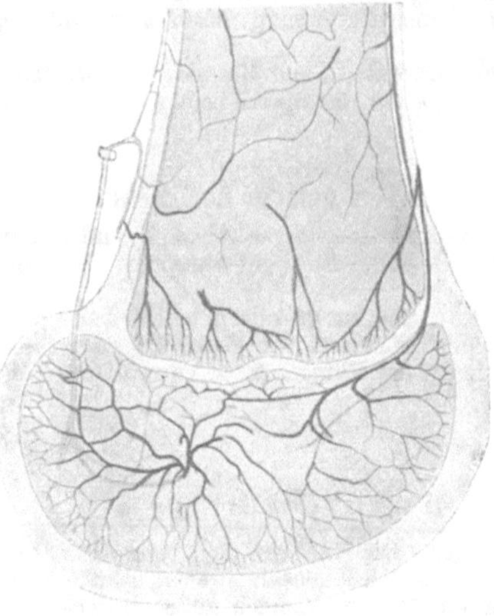

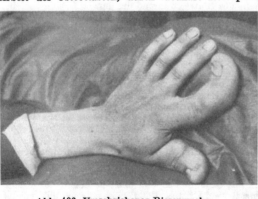

Der *Wiederaufbau* zerstörten Knochens erfolgt in der Hauptsache vom äußeren Periost, und zwar dessen innerer — Cambium — Schicht aus. Wird das Periost und besonders sein Zusammenhang mit den umgebenden Weichteilen geschont (LEXER), so können sich ganze Knochen — am leichtesten die Diaphysen, schwerer die spongiösen und Schädelknochen — wiederherstellen. Auch das Endosteum beteiligt sich am Wiederaufbau (Markcallus), aber erst dann, wenn sich bei einer Zerstörung der großen, ernährenden Gefäße ein Umgehungskreislauf innerhalb des Knochens gebildet hat, und Mark sowie Endost sich erholt haben. Nach jeder traumatischen Zerstörung des Knochens tritt an der geschädigten Stelle eine sog. Bruchhyperämie (DELKESKAMP, LEXER) ein. Ist diese durch Lähmung, Arteriosklerose oder durch Quetschung usw. gestört, so kann die Heilung ausbleiben.

Abb. 498. Arterielle Gefäße des wachsenden Oberschenkelknochens. Endgefäße in der Metaphyse. (Präp. von Prof. NUSSBAUM.)

Form und Gestalt des Knochens ist in weitgehender Weise abhängig von seiner Aufgabe (Leistung), die wiederum unter dem Einfluß der Muskeltätigkeit steht. Die Aufgabe des Knochens, gegen Druck und Zug Widerstand zu leisten, bildet den Reiz für die Form und den Aufbau; fehlt der Anreiz, so kommt es zur Atrophie durch die Arbeit der Osteoclasten, durch lacunäre Resorption *(Inaktivitätsatrophie)*. Jugendliche Knochen sind wegen ihres Reichtums an osteoidem Gewebe und dem stärkeren Periost weniger fest und leichter formbar. Der äußeren Gestaltung des Knochens, sowohl an einzelnen Stellen oder im ganzen, je nach dem funktionellen Reiz, entspricht die innere Umbildung im Verlauf der Knochenbälkchen nach den Gesetzen der Statik und Mechanik, z. B. am Schenkelhals nach dem Plan eines Kranes, oder bei veränderter Inanspruchnahme nach schlecht geheilten Brüchen.

Abb. 499. Umschriebener Riesenwuchs.

Zum Ersatz von (besonders traumatisch) verlorengegangenen Teilen langer Röhrenknochen oder des Schädels wird ein entsprechend großes und dickes periostbedecktes Knochenstück von leicht zugänglicher Stelle (Vorderfläche der Tibia, Darmbeinkamm) entnommen und fest in die von allem Narbengewebe gereinigte Lücke eingepflanzt. Es heilt lebensfähig ein unter Anpassung an die neue Aufgabe, wenn das Periost nicht geschädigt ist, kein Narbengewebe die Vereinigung der Knochen hindert und die funktionellen Reize möglichst früh einsetzen können. (Schonende Technik, breite Berührungsflächen der Knochen, gute Blutstillung und Aseptik.) Diese *freie, autoplastische Knochenverpflanzung* — den Verfahren der Weichteilknochenlappenplastik und der Homoioplastik weit überlegen — kann jede noch so große durch Verletzung entstandene Knochenlücke ersetzen.

Bleibt das Periost an der Erkrankungs- oder Verletzungsstelle erhalten, so kann von ihm aus weitestgehender Knochenersatz mit Form- und Funktionsanpassung erfolgen.

Vorgängig eingepflanzte tote Stoffe (Knochen, Metall) vermögen die vorzeitige Schrumpfung der umgebenden Weichteile zu hindern.

Zur Pathologie des Knochensystems. Systemerkrankungen des Knochens sind als Teilerscheinungen einer allgemeinen Stoffwechselstörung über das endokrine System zu betrachten. Örtliche Knochenerkrankungen stehen, abgesehen von den infektiösen Vorgängen, im engsten Zusammenhang 1. mit der funktionellen Beanspruchung bzw. Inaktivität, 2. mit veränderten statischen Verhältnissen bei Verletzungsfolgen, 3. mit Erkrankungen des benachbarten Gelenkes und 4. mit Erkrankungen des peripheren oder zentralen Nervenabschnittes, vor allem des sympathischen Nervengeflechtes.

Man unterscheidet *angeborene* und. *erworbene, örtliche* und *allgemeine, hypertrophische, atrophische* und *hypoplastische* Zustände.

I. Hypertrophie.

a) Allgemeine Hypertrophie, Riesenwuchs, Gigantismus (Makrosomie), meist bei Erkrankungen der Hypophyse während des Wachstumsalters, bestehend in vermehrtem Wachstum der Gliedmaßen, übermäßiger Körperlänge, vielfach in Verbindung mit mangelndem Intellekt (die Riesen der Sage!) und Verkümmerung der Geschlechtswerkzeuge.

b) Örtlicher Riesenwuchs, fast immer angeboren, betrifft einzelne Teile oder einen ganzen Knochen, zuweilen mit gleichzeitiger Zunahme der Weichteile, besonders häufig an Zehen und Fingern (s. S. 538).

c) Akromegalie, beruhend auf übermäßiger Funktion.der Hypophyse *(Hyperpituitarismus).* Erworbene Erkrankung, meist nach dem 20. Lebensjahr, beginnend mit Blässe, Mattigkeit, Muskelschmerzen, Impotenz, befällt, wie der Name besagt, die „Spitzen", d. h. vornehmlich Finger, Zehen und Hände, Unterkiefer, Gesicht (s. Hirntumoren, Hypophysengeschwülste S. 90).

II. Hypoplasien.

a) Allgemeine Hypoplasie, entweder als angeborener Zwergwuchs (Mikrosomie) oder auf thyreogenen oder hypophysären Wachstumsstörungen beruhend, oder als Infantilismus, d. h. Stehenbleiben der körperlichen und geistigen Ausbildung auf den Stufen der Kindheit. Funktionelle Störungen des Stoffwechsels und des endokrinen Systems kommen ursächlich in erster Linie in Frage.

b) Örtliche Atrophien und Hypoplasien. Dieselben beruhen meist auf einer Vermehrung der Resorption und Verminderung der Apposition. Die Markhöhle, ebenso wie die HAVERSschen Kanäle vergrößern sich, der Knochen wird brüchig (osteoporotisch), das Mark zerfließend. Die von innen nach außen fortschreitende exzentrische Form ist viel häufiger als die an der Außenfläche, z. B. bei Amputationsstümpfen vorkommende konzentrische Form.

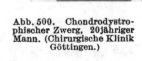

Abb. 500. Chondrodystrophischer Zwerg, 20jähriger Mann. (Chirurgische Klinik Göttingen.)

Die *allgemeinen Atrophien und Hypoplasien* treten auf als:

α) Osteogenesis imperfecta, eine angeborene, oft erblich bedingte Abweichung aller Abkömmlinge des Mesenchyms, die sich vor allem in krankhafter Knochenbrüchigkeit *(Osteopsathyrosis)* äußert. Die Kinder sterben oft schon bald nach der Geburt infolge der Geburtsschädigungen. Ein Teil kommt durch und erleidet dann später wiederholte Knochenbrüche an allen möglichen Körperstellen (nach ANSCHÜTZ 100 Knochenbrüche in 27 Jahren bei einem Kranken). Die Brüche heilen oft sogar auffallend schnell knöchern. Mit zunehmendem Alter läßt die Neigung zu Knochenbrüchen nach. Kennzeichnend sind außer der Knochenbrüchigkeit „blaue Skleren" und Neigung zu Otosklerose. Diese tritt meist erst nach dem 25. Jahr auf, wenn die Knochenbrüchigkeit bereits nachläßt. Selten ist das Leiden auf einen einzigen Gliedabschnitt, z. B. den Unterarm, beschränkt.

β) Bei Störungen des Allgemeinbefindens als *marantische,* z. B. nach Gallenfistel, *senile Atrophie* oder bei örtlichen Störungen als *Inaktivitätsatrophie* — als *reflektorische,* bei Gelenkerkrankungen —, als *trophoneurotische* bei Tabes, Syringomyelie, Lähmungen. Hier wäre auch die von SUDECK beschriebene *Knochenatrophie nach Traumen,* oft geringfügiger Art, zu erwähnen, die wahrscheinlich auf einem Reizzustand der Spinalganglien über den Weg der sensiblen Nerven entsteht.

γ) *Chondrodystrophia fetalis,* beruhend auf frühzeitiger, endochondraler Ossifikation und mangelhaftem Epiphysenwachstum, oft verbunden mit Verkrümmung des verkürzten Knochens und pilzförmiger Auftreibung in der Epiphysengegend, die zu unebenmäßig kurzen Gliedmaßen führt (chondrodystrophischer Zwergwuchs der Hofnarren, Zirkusclowns). Kurzgliedrigkeit bei fast regelrecht langer Wirbelsäule. Der *Brachydaktyliker* ist ein nicht zur vollen Entwicklung gelangender Fall von Chondrodystrophie. Das Gegenteil der Kurzfingerigkeit ist die *Arachnodaktylie* (Spinnenfingerigkeit), verbunden mit einem übergroßen, schmächtigen Körper.

δ) Die *multiplen kartilaginären Exostosen (Osteodysplasia exostotica)* sind nicht eine Systemerkrankung der Epiphysengegenden allein, sondern beruhen auf einer angeborenen,

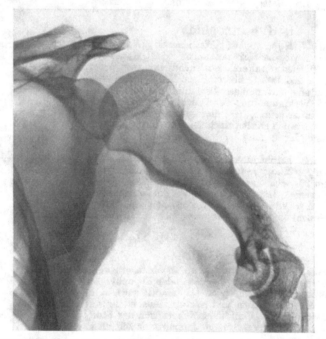

Abb. 501. Röntgenbild des Schulter- und Ellenbogengelenkes des in Abb. 500 gezeigten Kranken.

erblich bedingten Entwicklungsstörung des gesamten Knochensystems, einer abwegigen Differenzierung des periostalen und perichondralen Überzugs der Knochen (s. S. 753).

ε) *Schädigungen der Epiphysenlinie nach der Geburt.* Je wichtiger die betreffende Epiphysenlinie für das apophysäre Knochenwachstum ist, z. B. die des oberen Humerus- und des unteren Femurendes, um so größer die Verkürzung. Ursachen: Verletzungen (Epiphysenlösungen, operative Verletzung), Entzündungen (Osteomyelitis), Geschwülste (Enchondrome).

ζ) *Osteopoikilie,* (Osteodysplasia enostotica), eine sehr selten beobachtete Abweichung im Bau des Skeletsystems: fleckige, pfefferkorn- bis bohnengroße Verdichtungsherde der Knochen, besonders in der Spongiosa der Epiphysen. Klinisch ist die Erkrankung bedeutungslos; sie macht keine Beschwerden, führt auch nicht zu besonderer Brüchigkeit der Knochen. Demgegenüber ist

η) die *Marmorknochenerkrankung,* bei der die Knochen auch verdichtet und sklerosiert sind, so daß der ganze Knochen in eine kompakte, strukturlose Masse verwandelt ist (Osteosklerose), mit regelwidriger Knochenbrüchigkeit verbunden. Offenbar wird durch die Einlagerung sehr großer Massen von Kalksalzen die Elastizität des Knochens beeinträchtigt. Es können alle Knochen ergriffen sein, mit Vorliebe sind es die Rippen und Fußknochen. Man nimmt an, daß es sich um eine primäre, erblich bedingte Systemerkrankung des Skelets handelt.

III. Die Rachitis.

Die „*englische Krankheit*" stellt als sinnfälligste, keineswegs aber einzige Erscheinung eine schwere *Störung des Knochenwachstums* dar, die sich vornehmlich in einer mangelhaften Verkalkung neugebildeten Knochens und daraus sich entwickelnd in einer Auftreibung der Knochenknorpelgrenzen, Hemmung des Längenwachstums und krankhafter Knochenweichheit und damit Verbiegungsneigung zahlreicher Knochen äußert.

Das vorzugsweise Befallensein des Knochensystems findet seine Erklärung darin, daß die Krankheit ihre *Ursache* in einem *Mangel an Vitamin D* hat, welch letzteres den *Kalkstoffwechsel des Knochensystems* beherrscht.

Normalerweise wird dem Körper Vitamin D zugeführt durch Bildung desselben im Organismus selbst unter der photochemischen Wirkung des Lichtes auf die Vorstufe des Vitamins (Ergosterin) in der äußeren Haut oder seine Resorption von der Darmschleimhaut aus bei Zufuhr mit der Nahrung (Obst, Gemüse usw.). Der Mangel an Vitamin D entsteht infolgedessen entweder durch *Lichtmangel* (sonnenarme Bauten, Winter, lichtarme Wohnungen) oder durch *vitaminarme Kost*, besonders bei künstlicher Ernährung von Säuglingen und Kleinkindern.

Diese D-Avitaminose ist eine ausgesprochene Säuglingskrankheit, die sich, gegen Ende des 1. Lebensjahres beginnend und nicht selten sich steigernd, bis ins 3. Jahr hineinzieht. Gefährdet sind vor allem Frühgeburten, die ja so häufig eine Rachitis durchmachen.

Pathologisch-physiologisch steht im Mittelpunkt des Krankheitsgeschehens die durch den Vitaminmangel hervorgerufene *Störung der Kalk-Phosphorbilanz*, die sich am stärksten am wachsenden Knochen in der mangelhaften Verkalkung enchondral und periostal gebildeten Knochens auswirkt.

Pathologisch-anatomisch äußert sich das Leiden in mangelhafter Einlagerung von Kalksalzen in den epi- und metaphysären Wachstumszonen bei vermehrter lacunärer Resorption von festem und Abschmelzung von entkalktem Knochen. An dessen Stelle tritt eine vermehrte Bildung von osteoidem, kalklosem Gewebe, sowohl vom Periost, wie von den Epiphysen, wie dem Mark aus. Die Epiphysenlinien sind verbreitert, unregelmäßig begrenzt. Der Knochen bleibt weich, durch die Belastung beim Gehen, beim Aufsitzen, ja durch bloßen Muskelzug kann er sich verbiegen, es kann sogar zu Einbrüchen des Knochens kommen.

Klinisch kennzeichnend sind die Auftreibungen der Knochen-Knorpelgrenzen („*rachitischer Rosenkranz*" an den Rippen, aufgetriebene Epiphysen, besonders oberhalb des Handgelenks), ferner die Verbiegungen von Knochen infolge der regelwidrigen Knochenweichheit: rachitische Coxa vara, Femora in- und recurvata, Genu valgum und varum, Plattfuß, Kyphoskoliose, Hühnerbrust (Pectus carinatum). Am Schädel führt die Knochenweichheit, besonders beim Säugling, zu schmerzhaften Erweichungsherden des abgeplatteten Hinterkopfes (Craniotabes). In schweren Fällen bleibt auch das Längenwachstum erheblich zurück, so daß sogar ein (stets auch noch durch rachitische Verkrümmungen gekennzeichneter) „rachitischer Zwergwuchs" (s. Abb. 503) die schließliche Folge ist, wie überhaupt manche Veränderungen Folgen für das ganze Leben zurückzulassen vermögen: Vorwölbung der Tubera frontalia und parietalia als Caput quadratum, rachitische „Belastungsdeformitäten" (s. oben), abgeplattetes rachitisches Becken als Geburtserschwerung usw.

Röntgenologisch ist die frische Rachitis gekennzeichnet durch Verbreiterung, verwaschene Zeichnung und Unregelmäßigkeiten der Epiphysenlinien, kontrastarme Knochenzeichnung, Vergröberung des Spongiosabaues, flaue, unscharfe Knochenkerne und dünne Corticalis, in schweren Fällen auch noch durch Infraktionen (vgl. Abb. 502).

Zu den Erscheinungen von seiten des Knochensystems kommen noch erhebliche *sonstige Störungen* hinzu: Blässe, Kopfschweiß, Neigung zu Erkältungen, Störungen der Zahnbildung und insbesondere eine verhängnisvolle Widerstandslosigkeit allen Infekten gegenüber. Viele Todesopfer im 2. und 3. Lebensjahr,

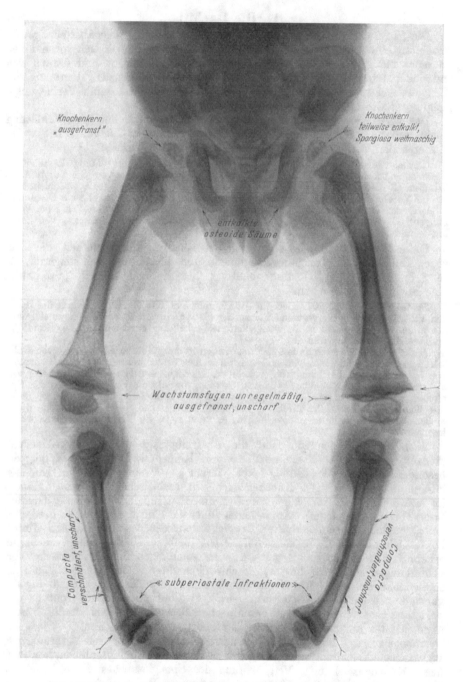

Abb. 502. Schwere, frische Rachitis im Röntgenbild. (Chir. Klinik Breslau.)

welche Masern und Keuchhusten fordern, sind Rachitiker. Mit dem 4. Lebensjahr überschreitet das Kind in der Regel die Gefahrenzone.

Behandlung. Gefährdete Kinder (s. o. Frühgeburten) sollten *vorbeugend* eine Schutzgabe von mindestens 10 mg Vitamin D_2 oder D_3 erhalten. Sonst sind „Luft und Licht, des Lebens Sonnen" die besten und billigsten Vorbeugungsmittel. Bei der *Frührachitis* sind Vitamingaben per os und Anregung der Vitaminbildung in der Haut durch Höhensonnenbestrahlung die Eckpfeiler der Behandlung. Die Vitamindarreichung selbst erfolgt nach wie vor am einfachsten durch das alte Heilmittel des Lebertrans (keine Gefahr der Überdosierung) oder in Form seines wirksamen Stoffes des Vitamins D, in Form des Vigantols (s. unten).

Statt Lebertran wird viel *Sanostol* gegeben, zumal es von den Kindern gern genommen wird. Sanostol ist ein vollwertiges Lebertranmittel mit tranfreiem Geschmack und Zufügung von C-vitaminreichem Orangenkonzentrat und B-vitaminreichem Malzextrakt.

Wichtig ist frühzeitig eine gemischte *vitaminreiche Kost:* Möhren, Tomaten, Rüben, Fruchtsäfte (Citronen, Apfelsinen), geschabte frische Äpfel, Bananen.

Die *Bestrahlung mit ultraviolettem Licht* wird wie folgt gegeben: Höhensonne auf 1 m Abstand

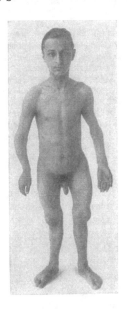

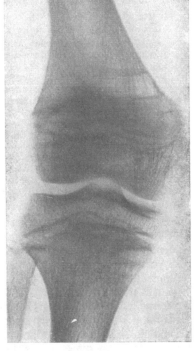

Abb. 503.   Abb. 504.

Abb. 503. Rachitischer Zwerg, 18 Jahre, Körperlänge 134 cm .
Abb. 504. Hungerosteopathie (Spätrachitis) bei 19jähr. ♂. Knochenatrophie. Epiphysenfugen unregelmäßig wellig, etwa ³/₄ cm breit. Metaphysen mit älteren Verkalkungslinien (sog. Jahresringen).
(Chir. Klinik Göttingen.)

5 Minuten, jeden 2. Tag um 2 Minuten steigend bis 20 Minuten; Lampenabstand langsam, auf 75 cm verringern. Augenschutz!

Die Rachitis adolescentium (Rachitis tarda) tritt im 12. bis 18. Lebensjahr, teils als Rückfall einer früheren Erkrankung, teils neu auf, befällt selten mehrere Knochen und führt zu Genu valgum, varum, Coxa vara, Plattfuß. Es handelt sich um eine rachitische Erkrankung meist leichterer Art, und wenn im wesentlichen nur die unteren Gliedmaßen betroffen werden, so erklärt sich das aus der übermäßigen Berufsbelastung (Kellner, Bäcker usw.) schnell wachsender Skeletabschnitte in diesem Entwicklungsalter (s. hierüber das Nähere im Abschn. „Verbildungen", S. 552 f.).

Vigantolgaben nach DE RUDDER.

Art des Kranken	Vorbeugung	Zur Behandlung
Unreif geborene Kinder	Ab 6.—8. Lebenswoche tgl. 1 Tropfen, ab 10. Woche 2—3× tgl. 1 Tr.	2mal 5 oder 3× 4 Tr. tgl., nach 4 Wochen 14 Tage Pause, dann Wiederholung, je nach Schwere des Falles
Übrige Säuglinge	Ab 2. Woche oder zu Wiederbeginn tgl. 3—5 Tr. während 4 Wochen, dann nach 4wöchiger Pause Wiederholung	
Kleinkinder	Besser Lebertran, Sanostol	Je nach Schwere wie oben bis 3× tgl. 6 Tropfen Vigantol

Das Röntgenbild (Abb. 504) läßt den Kalkmangel des Knochens an der allgemeinen krankhaften Aufhellung (Atrophie) erkennen; die Epiphysenfuge erscheint hochgradig verbreitert, mit unregelmäßiger wie ausgefranster Begrenzung gegen die Diaphyse. Aus den „Jahresringen" ist die lange Dauer und die Neigung des Leidens zu Rückfällen ersichtlich.

Gegen Ende und nach dem Weltkrieg sind in Deutschland und Österreich bei der heranwachsenden Jugend Knochenerweichungen und Verkrümmungen an den unteren Gliedmaßen geradezu in *Endemien* beobachtet worden. Ein Teil der Fälle entsprach der in der Friedenszeit beobachteten sporadischen milden Form der oben erwähnten Rachitis adolescentium. In der Mehrzahl dieser endemischen Hungerosteopathien bestand aber ein wesentlich schwereres Krankheitsbild. Die Kranken wurden elend und bettlägerig, hatten lebhafte, ziehende Schmerzen an allen möglichen Körperstellen, auch ganz von selbst, besonders aber bei Belastung. An den Metaphysen der langen Röhrenknochen fand man häufig Infraktionen. Oberschenkel, Knie, Rippen, Wirbelsäule und Becken waren in der Hauptsache betroffen. Neben ausgesprochener Anämie, gesunkenem Ernährungszustand, Muskelatrophie, leichter Ermüdbarkeit bis zu ausgesprochener Ermattung waren, ähnlich wie bei der Rachitis des Kindesalters, spasmophile Zustände anzutreffen: schlummernde und offenbare Tetanie, als Ausdruck einer Leistungsminderung der Epithelkörperchen. Man hat ihr auch den Namen „*Alimentärpsathyrose*" gegeben.

IV. Die Osteomalacie.

Osteomalacie und Rachitis sind verwandte Allgemeinerkrankungen, bei beiden liegt eine Erweichung des regelrecht entwickelten Knochens vor. Die Kalkverarmung unter Auftreten von osteoidem Gewebe und die damit zusammenhängende Verbildung des Skelets sind die augenfälligsten Erscheinungen. Während es sich bei der Rachitis um einen Vitamin D-Mangel durch vitaminarme Kost handelt, liegt bei der Osteomalacie eine Erschöpfung des Vitamin D-Vorrates im Körper bei Schwangeren und Stillenden vor, die unter dürftigen Verhältnissen lebend ihre Vitamine an die Leibesfrucht oder den Säugling abgeben. Es betrifft somit die Rachitis den *jugendlichen*, während die Osteomalacie den voll entwickelten, *ausgewachsenen* Knochen trifft.

Die im ganzen seltene Krankheit kommt vorwiegend bei Frauen in der Schwangerschaft oder bei lange fortgesetztem Stillen vor, besonders, wenn sie in dürftigen Verhältnissen leben müssen. In gewissen Gegenden, wie am Niederrhein, in Flandern und am Po tritt die puerperale Osteomalacie geradezu endemisch auf. Im weiteren Sinne entwickelt sie sich nach LOOSER auch aus dem typischen Krankheitsbild der Spätrachitis, so daß wir neben nichtpuerperalen Formen auch bei jugendlichen Kranken männlichen Geschlechts ausgesprochene Malacien finden (s. S. 555 und 731).

Die pathologisch-anatomischen Vorgänge am Knochenaufbau sind denen bei der Rachitis entsprechend, d. h. der regelrechte Abbau des Knochens durch resorptive Vorgänge schreitet in gesteigertem Maße fort, während in dem durch Apposition neugebildeten osteoiden Gewebe die Verkalkung ausbleibt. Im weiteren Verlaufe wird das osteoide Gewebe sogar aufgelöst und durch faseriges Bindegewebe ersetzt. So wird der Knochen in den schwersten Formen bis auf eine verdünnte Corticalis durch unfertiges, osteoides Gewebe ersetzt, das sich bei unbedeutender Belastung, selbst bei Muskelzug schon, verbiegt und ohne Ursache einbricht.

Die Krankheit beginnt mit rheumatischen und neuralgischen Schmerzen in den Beinen und im Rücken, die begreiflicherweise zunächst nicht richtig gedeutet werden. Erst der zweite oder dritte Arzt erkennt dann am watschelnden Gang der Kranken (Coxa vara osteomalacica), dem gedrungen erscheinenden Rumpf, der zusammengesunkenen Wirbelsäule (Lordose der Lenden- und

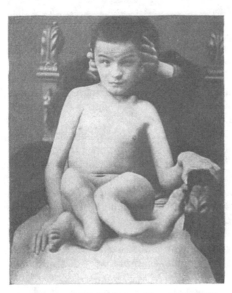

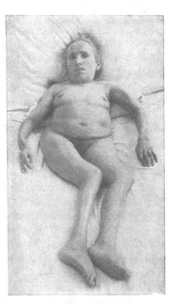

Abb. 505. 17j. ♂. Idiot mit verschleppter Rachitis. Osteomalacische Knochenbrüchigkeit.

Abb. 506. Puerperale Osteomalacie. 43 Jahre, Körperlänge 104 cm.

Kyphose der Brustwirbelsäule), dem verbildeten Becken, das bei der puerperalen Form Kleeblattgestalt annimmt, daß unmöglich ein einfacher Rheumatismus vorliegen kann. Das Röntgenbild klärt mit einem Schlag die Diagnose. Der Verlauf ist ein langsamer, mit schubweisen Verschlimmerungen, rückfällig bei erneuter Schwangerschaft, sich verschlimmernd zur Frühlingszeit. Spontanheilungen sind recht selten, in der Regel gehen die armselig Verkrüppelten im Laufe der Jahre an Entkräftung zugrunde.

Behandlung. Bei der puerperalen Form Aussetzen des Stillens, Verhütung einer weiteren Schwangerschaft, allenfalls Unterbrechung der Schwangerschaft. Vielversprechend ist eine lange fortgesetzte Vigantolbehandlung, täglich 10 mg. Daneben Pituglandol und Pituitrin.

V. MOELLER-BARLOWsche Erkrankung (Säuglingsskorbut),

meist bei künstlich ernährten Kindern von $1/2$—$1^1/2$ Jahren (zu langes Kochen der Milch — Vitaminverlust), beruhend auf hämorrhagischer Diathese mit Blutungen in den Schleimhäuten, der Haut, Nieren, unter das Periost und in das Knochenmark bei zunehmender Anämie. Die Zeichen sind teigige Schwellung, besonders am Oberschenkel, dem Schienbein, den Rippen, mit glänzender, bläulich gefärbter Haut, starker Druckempfindlichkeit; meist Fieber. Sehr häufig treten bei der geringsten äußeren Veranlassung Knochenbrüche und

Epiphysenlösungen mit starken Blutergüssen auf. Man darf das Leiden nicht mit Knochengeschwülsten und entzündlichen Epiphysenlösungen verwechseln.

Der Verlauf ist langsam, schwankend, oft mit tödlichem Ausgang, wenn nicht bald eine richtig zubereitete Milch oder Ammenmilch, Fleisch- und Fruchtsäfte gereicht und vor allem zur neuzeitigen Rachitisbehandlung übergegangen wird. Bewährt hat sich das antiskorbutische Vitamin C (Cebion, Redoxon).

VI. Die akute eitrige Knochenmarkentzündung (hämatogene Osteomyelitis).

Unter dem Sammelnamen „Osteomyelitis" fassen wir gewöhnlich jene akuten, eitrigen Entzündungen des Knochens zusammen, die sich bald in der Knochenhaut und der Compacta des Knochens *(Periostitis, Ostitis)* auswirken, bald unter dem Bilde der schweren *Markphlegmone* die Osteomyelitis im engeren Sinn darstellen. Das Leiden verläuft in verschiedenen Gegenden (auf dem Lande schwerer als in den Städten) verschieden schwer, was die großen Unterschiede in der Sterblichkeit bedingt (10—30 v. H.).

Die akute eitrige Knochenmarkentzündung ist eine ausgesprochene Krankheit des wachsenden, des jugendlichen Alters — man möchte sagen des Epiphysenalters —, denn mit dem Verschwinden der Epiphysenfuge und dem Ende des Knochenwachstums wird die akute Osteomyelitis zur Seltenheit: nur 2 bis 3 v. H. der Erkrankungen fallen jenseits des 25. Lebensjahres, während das 8.—17. Lebensjahr mit über 96 v. H. belastet ist.

Sie ist neben der Knochentuberkulose eine der wichtigsten Erkrankungen der Knochen. Es handelt sich *fast ausnahmslos* um eine *Infektion*, die *auf dem Blutwege* zustande kommt. Viel seltener ist die ektogene Entstehung; nur im Krieg mit seinen schweren offenen Zertrümmerungsbrüchen wurde diese Form häufiger. Der Staphylococcus aureus wird als hauptsächlichster Erreger gefunden, an zweiter Stelle steht der Streptococcus; seltener die anderen Staphylokokkenarten (albus usw.), die Pneumokokken, ganz selten der Gonococcus, Colibacillus; auch Typhusbacillen entfachen, auf hämatogenem Wege ins Knochenmark verschleppt, Entzündungen von subakutem oder chronischem Verlauf, meist in der 4.—5. Woche der Typhuserkrankung, gelegentlich noch nach 10 und mehr Jahren.

Die *Eintrittspforte* für den Staphylococcus ist sehr oft unauffindbar; zu beachten ist jedenfalls jede vorausgegangene kleine Hautwunde, jede Schleimhautschrunde, auch Ekzeme, Acne, Furunkel, eine überstandene Angina u. a., und abgesehen davon infektiöse Allgemeinerkrankungen wie Pneumonie, Influenza, Scharlach, Typhus u. a., auch einfache Darmkatarrhe.

Mit Schmerz und Fieber setzt die Krankheit meist ohne bekannte äußere Veranlassung ein; andere Male werden *Gewalteinwirkungen* (Kontusionen), heftige Erschütterungen, Erkältung und Überanstrengung (in Spiel und Sport) als auslösende Ursachen beschuldigt. Zwischen diesen und dem Ausbruch der Krankheit liegt eine erscheinungsfreie Zeit von 24 Stunden bis zu mehreren Tagen.

Nach der heutigen Rechtsprechung des *Reichsversicherungsamtes*, die auf Gutachten erfahrener ärztlicher Sachverständiger fußt, darf eine sog. *traumatische Osteomyelitis* nur dann angenommen werden, wenn ein wirklich *erheblicher* Unfall einwandfrei nachgewiesen werden kann. Die Gewalteinwirkung muß derart beschaffen gewesen sein, daß sie im Knochen selbst eine Gewebsschädigung — Zerreißung kleiner Blutgefäße — erzeugen konnte. Ein Stoß, wie er den Körper im gewöhnlichen Leben so oft trifft, kann nicht als ausreichend angesehen werden, sonst müßten unendlich viel mehr Jugendliche an der doch immerhin seltenen Krankheit leiden. Wichtig ist der Nachweis von Verletzungsspuren, u. U. noch bei der Operation. Die Verletzungsstelle muß natürlich mit dem *späteren Krankheitsherd* übereinstimmen. Je akuter und schwerer die Krankheit auftritt, je giftiger die verursachenden Keime sind, um so kürzere Zeit kann auch erst zwischen Gewalteinwirkung und Ausbruch der Krankheit verstrichen sein. Eine akute, schwere Knochenmarkentzündung kann unmöglich erst 3 Wochen nach einem Unfallereignis einsetzen. Wir halten 1 Woche für die oberste Grenze. Mindestens sind, auch in den weniger stürmisch beginnenden Fällen, *Brückenerscheinungen* zwischen Unfall und Ausbruch der Krankheit zu fordern. Strengste Nachprüfung aller Umstände ist also Pflicht des begutachtenden Arztes, ehe er in falscher Gutmütigkeit oder gar leichtsinnig den ursächlichen Zusammenhang zwischen Osteomyelitis und Unfall bejaht.

Der *Sitz* der Eiterherde im Knochen ist nach zwei Richtungen hin kennzeichnend: 1. sind in der großen Mehrzahl die langen Röhrenknochen befallen, und hier wieder mit Vorliebe Schienbein, Oberschenkel und Oberarm, 2. ist die Metaphyse in der Regel Sitz und Ausgangspunkt der Eiterung (der Markphlegmone). Die Stelle des stärksten Knochenwachstums (s. Abb. 498 und 507), die reiche Gefäßversorgung des wachsenden Knochens, die Art der Gefäßanordnung (LEXER) begünstigt ohne Zweifel die Einschleppung und Ablagerung von Keimen.

Die Epiphysen, sowie die kurzen und platten Knochen erkranken sehr viel seltener durch Staphylokokkenembolie, um so häufiger aber an Tuberkulose. Damit stellen sich die beiden wichtigsten Knochenkrankheiten in einen gewissen klinischen Gegensatz.

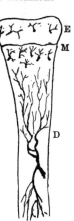

Pathologisch-anatomisch findet sich zu Beginn Hyperämie und sulzige Durchtränkung des Knochenmarks, die bald als eitrige Entzündung sich im Markkanal unregelmäßig ausbreitet (Markphlegmone). Bei geringer Giftigkeit der Erreger kann der umschriebene Eiterherd in der Metaphyse sich abkapseln und als zentraler Knochenabsceß (BRODIEscher Absceß) jahrelang bestehen bleiben. In der Regel aber greift die Entzündung schon in den ersten Tagen auf die HAVERSschen Kanäle über und wird so fortgeleitet auf die Knochenhaut, wobei diese erst hyperämisch und ödematös beulenartig, oft auf weite Strecken, durch den Eiter abgehoben wird. Unter akuten entzündlichen Erscheinungen erfolgt bald rascher, bald langsamer der Durchbruch in die Muskeln, häufig nach derber, sulziger Infiltration größerer Muskelteile (diffuse Myositis) in das subcutane Zellgewebe, bis schließlich, falls nicht zeitig eingeschritten wird, der Aufbruch nach außen erfolgt und eine Fistel zurückläßt.

Abb. 507. Gefäßverteilung im wachsenden Knochen.
E Epiphyse,
M Metaphyse,
D Diaphyse.

Die Epiphysenfuge leistet der Ausbreitung der Entzündung gelenkwärts einen gewissen Widerstand. Indessen tritt nach Einschmelzung von metaphysären Knochenabschnitten eine Lockerung, bisweilen auch eine vollständige Lösung des Epiphysenknorpels ein, und das Gelenk ist durch Einbruch des Eiters gefährdet. Wo die Gelenkkapsel teilweise auf die Metaphyse sich erstreckt, wie am Hüft-, Schulter- und Kniegelenk, da ist vornehmlich im frühen Kindesalter die *sekundäre Gelenkvereiterung fast unausbleiblich*.

Der pyämische Grundzug der akuten Osteomyelitis, die Bakteriämie, bringt *vielfache Metastasierung* mit sich. Entweder gleichzeitig oder in Nachschüben können sich Eiterherde in mehreren Knochen bilden, die aber nicht notwendig die gleiche Virulenz und den gleichen klinischen Verlauf aufweisen müssen. Die schwersten Fälle verlaufen unter dem Bild einer außerordentlich schnell fortschreitenden Blutvergiftung; der Tod tritt, ehe sich eine Eiterung zu bilden vermag, in wenigen Tagen ein; in anderen Fällen folgen zwei und mehr diaphysäre Absiedlungen. Späte Nachschübe mit herabgesetzter Giftigkeit der Keime hinterlassen rein periostale, aber ohne Eiter abklingende Entzündungserscheinungen, oder statt eines eitrigen ein fadenziehendes, schleimiges Exsudat *(Osteomyelitis albuminosa, serosa)* oder endlich kleine, vielfache Knochenmarkabscesse.

Das Absterben, die *Nekrose*, eines mehr oder weniger ausgedehnten Teiles der Diaphyse ist die unausbleibliche Folge einer akuten Knochenmarkentzündung. Das Vordringen der Eiterung in die gefäßführenden HAVERSschen Kanäle der Corticalis macht den ausgleichenden Umgehungskreislauf unmöglich, damit ist der Gewebstod unvermeidlich. Er wird in seiner Ausdehnung bestimmt durch die Größe der Kreislaufstörung. Frühzeitige Eiterentleerung

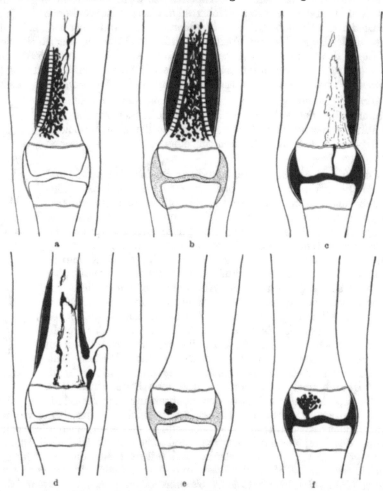

Abb. 508 a—f. Verlauf der akuten (hämatogenen) Osteomyelitis.
a Embolische Infektion des Knochenmarks durch die Arteria nutritia. Markphlegmone, vornehmlich einer Seite. Übergreifen der Entzündung auf das Periost durch die HAVERSschen Kanäle; subperiostaler Absceß. b Ausgedehnte Markphlegmone. Knochen von Eiter umspült. Es ist mit einem Totalsequester zu rechnen. Sympathischer Gelenkerguß (Hydrops). c Durchbruch des Eiters ins Gelenk; Pyarthros. Oben zentraler, unten corticaler Sequester im Beginn. d Sequester gelöst. Totenlade mit Kloake und Fistel. e Epiphysenherd; seröser Gelenkerguß. f Epiphysenherd, in das Gelenk durchgebrochen. Pyarthros.

und Entlastung der Markhöhle durch schonliches Aufmeißeln des Knochens vermag die Ausdehnung der Nekrose zu hemmen.

Der abgestorbene Teil des Knochens, anfangs weiß, glänzend, später fleckiggelblich mit kleinen Eiterpünktchen, noch später schmutziggrau, wird durch Granulationen und durch Osteoclasten, also durch lacunäre Resorption, vom gesunden Knochen gelöst (sequestriert). Je nach der Größe und Dicke des betroffenen Knochenabschnittes ist die Sequestrierung in 8—12 Wochen vollendet. Man unterscheidet *zentrale, periphere (corticale)* und *Totalsequester.*

Der Entzündungsreiz des absterbenden und sich demarkierenden Knochens wirkt als mächtiger Anreiz zur Wucherung auf die Knochenhaut. Eine Knochenneubildung setzt ein, welche den Sequester, unter Umständen die ganze Diaphyse schalenartig umgreift; *Totenlade* wird sie genannt, da sie den abgestorbenen Knochen (Sequester) in sich birgt.

Sie geht in der Hauptsache vom Periost aus, während das Mark und das übrige Knochengewebe sich gegen die erkrankte Stelle abschließen und sklerosieren. Die den Sequester umhüllende Totenlade besteht anfangs aus weicherem, osteoidem, bimsteinartigem, später festerem und hartem Knochengewebe von rauher, baumrindenartiger Oberfläche, in welchem sich mehrere mit Granulationen ausgekleidete Öffnungen für den Eiterabfluß *(Kloaken)* befinden. Mit Abstoßung oder Entfernung des toten Knochens kann die Eiterung aufhören, und die Höhle sich knöchern oder bindegewebig ausfüllen.

Ein größerer Sequester kann eine Fisteleiterung jahrzehntelang unterhalten. Der Eiter kann jauchig, die Fistelumgebung ekzematös werden, es besteht schließlich sogar einmal die Gefahr der Entwicklung eines Fistelcarcinoms.

Bei Zerstörung der Knochenhaut durch den Eiter kann die Bildung der Totenlade ungenügend bleiben, Spontanfrakturen sind die Folgen.

Vielfache kleine Eiterherde in der Markhöhle bedingen oft eine sklerosierende Verdickung der Corticalis, die bisweilen elefantiastische Formen annimmt mit Verödung der Markhöhle (Osteomyelitis scleroticans, Eburneation).

Teilweise Zerstörung des Epiphysenknorpels hat umschriebene Wachstumsverzögerung des Knochens und Verkrümmung zur Folge. Andererseits kann der Entzündungsreiz den an sich nicht erkrankten Epiphysenknorpel zur vermehrten Knochenbildung anregen, woraus eine Wachstumsverlängerung des Knochens folgt, die 2—5 cm betragen kann.

Bei der seltenen akuten Osteomyelitis der spongiösen Knochen ist der zentrale Sequester die Regel; die Knochenneubildung ist weniger umfangreich.

Klinischer Verlauf. Die Krankheit setzt überraschend und mit großer Heftigkeit ein. Die Phlegmone des Knochenmarks, die Entwicklung des periostalen Abscesses, die akut entzündliche Infiltration der umgebenden Weichteile, die „sympathische" Beteiligung der benachbarten Gelenke beherrscht das akute Stadium. Mit dem Eiterdurchbruch und dem Absinken des Fiebers gleitet sie ins Stadium der chronischen Entzündung unter Fisteleiterung und Sequestrierung der abgestorbenen Knochenteile hinüber.

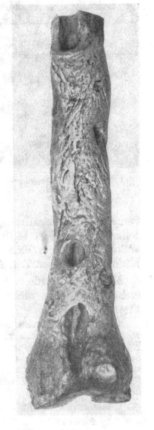

Abb. 509. Zentraler Sequester des Oberschenkels mit Totenlade und Kloaken (Fistelöffnungen). (Chir. Klinik Göttingen.)

Hohes Fieber, 39—40°, bisweilen mit Schüttelfrost, meist ohne bekannte Veranlassung, leitet die Krankheit ein. Oft ist sie im Anfang begleitet von Schmerzen in mehreren Gelenken, so daß an akuten Gelenkrheumatismus gedacht wird. Die Schwellung bei der Osteomyelitis geht freilich, im Gegensatz zum Rheumatismus, über die Grenzen der Gelenkkapsel hinaus. Nach ungefähr 24—48 Stunden spätestens läßt ein lebhafter, auf ein Glied oder auf ein Gelenk beschränkter Schmerz bereits den Sitz erkennen. Bald ist auch eine blasse oder blaßbläuliche Schwellung des Gliedabschnittes zu erkennen. Wenn auch der Krankheitsvorgang mit verschiedener Heftigkeit einsetzen und in der ursprünglichen Ausstreuung im Knochenmark recht beträchtliche Unterschiede aufweisen kann, so bleibt doch als wichtigstes Zeichen neben dem Fieber die ausgesprochene Schmerzhaftigkeit des befallenen Knochenabschnittes, die sowohl auf Druck wie spontan als Klopfen und Bohren empfunden wird. Erst etwas später tritt phlegmonöse Schwellung der betreffenden Weichteile und Rötung ein oder, bei Sitz in der Nähe der Gelenke, ein sympathischer Erguß. Im Verlauf von 5—8 Tagen ist es gewöhnlich zu einem von außen nachweisbaren Absceß gekommen, der — wenn nicht eröffnet — nach außen durchbricht. Jetzt beginnen in der Regel die Fiebererscheinungen nachzulassen, der Allgemeinzustand bessert sich.

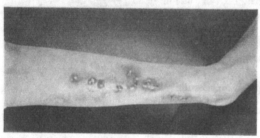

Abb. 510. Osteomyelitis tibiae. Fisteln. (Chir. Klinik Breslau.)

In den *schweren Fällen* aber, die meist von vornherein die Eigenart einer pyämischen Allgemeininfektion zeigen (Fröste, unverändert hohes Fieber, Puls von 120—140, Diarrhöen, trockene Zunge, Teilnahmslosigkeit, Benommenheit), geht es rasch dem tödlichen Ausgang zu. Die Leichenöffnung ergibt dann außer zahlreichen Knochenmarkabsiedelungen als Todesursache Pneumonie, Endokarditis, Pleuritis, Meningitis oder akute Nephritis.

Mehrfache Herde treten in etwa 20 v. H. auf, sehr häufig in Zeiträumen von mehreren Tagen, nicht selten mit Rückgang einzelner Schwellungen ohne Eiterung.

Auch *abortive Formen* der Osteomyelitis kommen vor. Zu Beginn sind sie mehr zu vermuten wie zu diagnostizieren. Erst in der Folgezeit, wenn die reaktiven entzündlichen Knochenwucherungen einsetzen und das Röntgenbild vielleicht einen winzigen, periostalen Sequester, oder einen erbsengroßen, zentralen Knochenabsceß aufdeckt, oder der Knochen sich im Laufe eines Jahres sklerotisch verdickt, dann erst finden die rätselhaften „rheumatoiden" Schmerzen und die leichten Temperatursteigerungen nach jeder Anstrengung ihre Erklärung.

Das *chronische Stadium* ist gekennzeichnet durch die langsame Demarkation des abgestorbenen Knochens bei gleichzeitiger Bildung einer Totenlade, d. h. einer periostalen, den Sequester umschließenden Knochenneubildung. Das Fieber klingt langsam ab, die entzündliche Anschwellung macht einem derben Ödem Platz, die Schmerzen sind gering. Die Incisions- oder Aufbruchstellen bilden sich in Fisteln mit reichlicher Eiterung um; sie sind mit üppigen, leicht blutenden Granulationen bedeckt und führen — was mit der Sonde leicht festzustellen ist — auf den Sequester (Abb. 510). Allmählich verdickt sich der Knochen, er erlangt eine Festigkeit, die dem Kranken z. B. das Auftreten erlaubt. Im Laufe der nächsten Monate können sich kleinste Nekroseherde des Knochens auflösen und aufsaugen, kleine Splitterchen von selbst ausstoßen; größere Splitter, vor allem die totalen und subtotalen Diaphysensequester, müssen operativ beseitigt werden.

Bis dahin bleibt die Fisteleiterung bestehen, wenn auch Jahre, selbst Jahrzehnte darüber vergehen. Die Gefahren, welche durch solch langdauernde Eiterungen den Kranken bedrohen, sind das rezidivierende Erysipel, chronische

Anämie, Albuminurie und Amyloid der inneren Organe. Schließlich kann auf dem Boden einer langdauernden Fistel auch einmal ein Krebs entstehen.

Nur ausnahmsweise trennt sich kein Sequester los, es bleibt beim zentralen Knochenabsceß oder bei einer diffusen, entzündlichen Verdickung des befallenen Knochens.

Besondere Erwähnung verdient noch die durch *Typhusbacillen* bedingte, chronisch verlaufende Osteomyelitis. Sie verläuft überaus langsam, zeigt weniger ausgedehnte Nekrosen, bevorzugt Rippen und Schlüsselbein und zeigt oft nach vielen Jahren (10) lebensfähige Keime im Eiter.

Von *Verwicklungen* besonderer Art sind zu nennen:

Der *sympathische Gelenkhydrops*, zurückzuführen auf Giftwirkung von der Nachbarschaft des Entzündungs-herdes aus; er bleibt bei den schweren Formen nie aus. Das seröse oder serös-fibrinöse Exsudat pflegt mit dem Abklingen der akuten Erscheinungen von selbst zu verschwinden. Es ist steril.

Gelenkvereiterungen kommen zustande bei Durchbruch der Markphlegmone durch die Epiphyse oder bei Fortleitung der periostalen Eiterung auf die Gelenkkapsel, was begreiflicherweise durch das topographische Verhältnis vom Kapselansatz zur Epiphysenlinie bedingt wird. So bleibt z. B. das Hüftgelenk bei Erkrankung des Schenkelhalses niemals von der eitrigen Infektion verschont.

Solche Gelenkvereiterungen werden, wie an anderer Stelle des näheren dargelegt wird, lebensbedrohende Verschlimmerungen. Sind sie glücklich überstanden, so hinterlassen sie ein in seiner Leistung schwer geschädigtes Gelenk, ankylotisch oder in Kontrakturstellung, das Hüftgelenk überdies luxiert (Destruktionsluxation).

Epiphysenlösung kommt am ehesten bei kleinen Kindern zustande, in schweren Fällen schon nach wenigen Tagen, bei Halberwachsenen im Verlauf der Abgrenzung und beginnenden Lösung des Sequesters. Sie wird leicht übersehen, obwohl sie der Spontanfraktur ähnliche Anzeichen aufweist. Folgeerscheinungen sind sekundäre Wachstumsstörungen, Verkürzungen bis zu 10 cm und Gelenkverunstaltungen, besonders bei zweiknochigen Gliedern (Klumpfuß, Knickfuß, Genu valgum usw.).

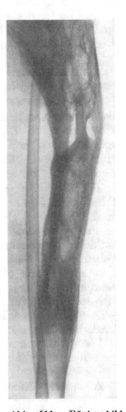

Abb. 511. Röntgenbild einer chronischen Osteomyelitis der Tibia mit Verbiegung des Knochens infolge von Spontanfraktur, Höhlen- und Spangenbildung. 19 jähr. ♂. (Chir. Klinik Göttingen.)

Spontanfrakturen in der Diaphyse sind die Folgen einer ausgedehnten Knochennekrose bei zunächst ungenügender periostaler Knochenneubildung (schwacher Totenlade), in der Regel die Folge großer Zerstörung des Periosts. Sie fallen in die spätere Zeit der Lösung des Sequesters, ungefähr in den 3. Monat (Abb. 511).

Diagnose. Sie ist bei den ausgesprochenen Fällen leicht. Das jugendliche Alter des Kranken, die erst einen Tag nach dem Fieber eintretende Schwellung sind für Osteomyelitis bezeichnend. Ein osteomyelitischer Herd in Gelenknähe kann, wie gesagt, einen akuten Rheumatismus vortäuschen, indessen bedenke man die Seltenheit des monartikulären Gelenkrheumatismus und die noch größere Seltenheit des Rheumatismus bei Jugendlichen. Auch Verwechslungen mit einer tiefgelegenen akuten Lymphangitis oder Phlebitis, mit hämatogenen Weichteilphlegmonen sind möglich. Das Röntgenbild läßt in den frühen Entwicklungsstufen des Leidens völlig im Stich.

Im chronischen Stadium ist der Sitz der Fisteln an der Diaphyse, das frische, üppige Aussehen der Granulationen, die Bildung größerer harter Sequester, vor allem die periostale Knochenverdickung gegenüber Tuberkulose beweisend. Weiße strahlige Narben sprechen für Syphilis. Bei den unausgeprägten Formen des chronischen Stadiums muß ein Röntgenbild zu Hilfe genommen werden.

Die *Vorhersage* ist bei mittelschweren und schwersten Formen im akuten Stadium immer ernst, da man nicht weiß, ob neue Herde, bedrohliche Gelenkeiterungen oder andere Verwicklungen auftreten. Bleibt nach dem Überstehen der ersten Tage die Pulszahl nicht hoch, so kann man mit der Erhaltung des Lebens rechnen (85—90 v. H.). Frühzeitige Eiterentleerung kann auch von den schweren Formen bei zahlreichen Herden noch viele retten.

Hinsichtlich des späteren Lebens ist jede Osteomyelitis mit Vorsicht einzuschätzen, da, abgesehen von den Gefahren des Eiweißverlustes und entzündlicher Weiterungen, wie Erysipel, neuer Abscesse, nicht selten nach langem Krankenlager hochgradige Funktionsstörungen zurückbleiben. *Spätere Rückfälle* sind selbst nach gründlichen Operationen niemals ausgeschlossen; sie gehen von abgekapselten zurückgebliebenen Staphylokokkenherden aus.

Behandlung. Das akute Stadium verlangt möglichst frühzeitige und gründliche Ableitung des Eiters. Jede versäumte Stunde schließt neben peinvollen Schmerzen unter Umständen ein um Wochen verlängertes Krankenlager in sich! Das ist wohl zu verstehen, wenn man bedenkt, daß der hohe Druck, unter dem der im Markkanal eingeschlossene Eiter steht, seine Ausbreitung im Knochen beschleunigt, die Gefahr pyämischer Allgemeininfektion begünstigt. Man warte nicht zaghaft die „Fluktuation" ab, sondern schneide ohne Verzug auf die Metaphyse ein, und meißle bei sulzig infiltriertem Periost und vor allem, wenn Fettropfen auf dem subperiostalen Eiter schwimmen, den Knochen auf. Meist quillt unter hohem Druck Eiter aus der Markhöhle, womit in der Regel die Wucht der Infektion gebrochen wird.

Die schwersten Formen mit septischen Allgemeinerscheinungen bieten dem operativen Eingriff zwar wenig Aussicht auf Erfolg; indessen gilt auch hier die alte Chirurgenregel: Ubi pus, ibi evacua citissime!

Zur *Operation.* Kurzdauernde Äthernarkose, Blutleere, tiefe Incision und breite Spaltung des Periostes, Aufmeißeln des Knochens an der Stelle, an welcher ein Eitertröpfchen vorquillt, oder wo er trocken erscheint, jedenfalls in der Metaphyse. Meist genügt die Entfernung eines 2—3 cm langen Stückes der Corticalis. Die Wundhöhle wird locker mit Mull ausgelegt und drainiert.

Im *chronischen Stadium* ist der Endzweck die Entfernung der Sequester, welche die Fisteleiterung unterhalten, und im Anschluß daran die Verödung der mit Granulationen ausgekleideten Knochenhöhlen und Fistelgänge. Vor endgültiger Demarkation der nekrotischen Knochenteile und entsprechender Neubildung von Knochenersatz ist es nicht ratsam einzugreifen. Dieser Zeitpunkt wird bei Totalsequestern großer Röhrenknochen nicht vor 3—5 Monaten erreicht sein, nur bei den corticalen Formen und bei kleinen Knochen in frühestens 6 Wochen. Das Röntgenbild kann die Entscheidung in willkommener Weise unterstützen.

1. Die Sequestrotomie s. Nekrotomie.

Hat man es mit *einem* Sequester und nicht zu großer Höhle zu tun, so genügt das Herausziehen des abgestorbenen Knochens. Sonst muß die Knochenhöhle durch Spaltung der Fisteln, Abhebelung des Periostes, Aufmeißeln der Totenlade genügend freigelegt und gesäubert werden. Die Ausheilung großer Höhlen durch Granulationen und deren bindegewebige, teilweise knöcherne Umwandlung dauert lange. Deshalb ist auf sorgfältige Schonung des Periostes, vorsichtiges Vorgehen beim Säubern der Sequesterhöhle, Schonung gesunder Granulationen Bedacht zu nehmen, sowie die Verkleinerung der Höhle durch Abtragung oder Mobilisation der knöchernen Wandung oder durch Weichteilplastiken mit Haut oder Muskellappen zu unterstützen. Bei kleinen, zentralen Herden können Plombierungen mit der Jodoform-Walratplombe nach v. Mosetig-Moorhof (Jodoform 60,0, Walrat und Sesamöl āā 40,0) mit Vorteil angewendet werden.

2. Osteomyelitis der einzelnen Knochen.

a) Obere Gliedmaßen (etwa 20 v. H. aller Fälle).

Die Osteomyelitis des **Schulterblattes** und **Schlüsselbeins** führt nicht selten zu ausgedehnten, subtotalen Nekrosen. Sie ist selten.

Der **Oberarm** (10 v. H.) ist am häufigsten in seinem oberen Drittel und dreimal häufiger als Elle und Speiche betroffen. Vereiterung des Schultergelenkes ist in der Regel nicht zu fürchten, weil die Epiphysenlinie außerhalb der Gelenkkapsel liegt. Sympathische Gelenkerkrankung mit nachträglicher Bewegungseinschränkung in einem Drittel der Fälle.

Bei Incisionen und Nekrotomien ist der *Nervus radialis,* der auch durch Knochenwucherungen, Fistelbildung, Narbenzug gefährdet ist, sorgfältig zu schonen. Beim Verbande ist die Schulter in Abspreizung (s. Abb. 482, S. 712) und das Ellenbogengelenk in rechtwinklige Beugung und Mittelstellung zwischen Pro- und Supination zu bringen.

Speiche meist in der unteren Hälfte, u. U. mit Beteiligung des Handgelenkes betroffen. Öfter in Form des Brodieschen Abscesses (s. S. 735). Bei Sequestrotomien am Radius ist auf den Verlauf der Sehnen zu achten. Incisionsstelle am besten zwischen Supinator longus und Extensor carpi radialis.

Elle meist in der oberen Hälfte ergriffen. Bei Erkrankungen der Unterarmknochen leidet die Fingerbeweglichkeit durch die Entzündung der Muskeln und Sehnen und die lange Ruhigstellung.

b) Untere Gliedmaßen (etwa 80 v. H. aller Fälle).

Alle Formen der Osteomyelitis kommen am **Oberschenkel** am häufigsten vor. Er ist etwa in der Hälfte aller Fälle, und zwar überwiegend in seinem unteren Ende, betroffen.

Die rein epiphysäre Erkrankung des **Schenkelhalses** ist selten, meist ist der ganze Halsteil mitbetroffen und nicht selten auch das Gelenk ergriffen. Man findet sie besonders bei Säuglingen, wo sie anfangs leicht verkannt wird. Auch außerhalb der Gelenkkapsel gelegene Herde können das Gelenk in Mitleidenschaft ziehen. Die einzelnen Entzündungsherde können lange Zeit umschrieben bleiben, zu Knochenhöhlen mit oder ohne Sequester führen oder den ganzen Halsteil durchsetzen und zum Absterben bringen. Epiphysenlösungen mit nachfolgender Pseudarthrosenbildung am Kopf, Gestaltveränderung des Kopfes, Verwachsungen des gelösten Kopfes in der Pfanne, Verbiegungen im Sinne der Coxa vara, Verrenkungen infolge Erweiterung und Zerstörung der Pfanne, Kontrakturstellungen sind die Folgen. Bei dem nicht seltenen chronischen Verlauf gibt oft erst die Operation Aufschluß über die osteomyelitische Natur der Verbildung und der Gelenkankylose.

Unter der abgehobenen Knorpelhaube des Kopfes findet man bisweilen kleinere, osteomyelitische Granulationsherde. Die Abscesse brauchen lange Zeit, oft Monate, bis sie nach außen durchbrechen.

Nur in den leichteren, aber häufig vorkommenden Fällen, die oft mit tuberkulöser Coxitis, Gelenkneuralgien, Ischias verwechselt werden, weil an die Osteomyelitis wegen des milden Verlaufes nicht gedacht wurde, ist die Vorhersage auf Wiederherstellung bei völliger Ruhigstellung im Gipsverband für mehrere Wochen gut. Bei den schweren Formen bleiben meist mehr oder weniger hochgradige Versteifungen zurück, wenn die Lebensgefahr durch frühzeitige Incision oder Gelenkresektion gebannt ist.

Leichtere osteomyelitische Anfälle am Hüftgelenk können sich mehrmals wiederholen, scheinbar ausheilen und schließlich in einem schweren Krankheitsbild endigen. Das chronische Stadium der Erkrankung schleppt sich meist über Jahre hin.

Am **unteren Femurende** sitzt die Erkrankung mit Vorliebe im Planum popliteum, seltener in dem benachbarten Diaphysenteil. Epiphysenlösung, Beteiligung des Kniegelenkes führen in über 40 v. H. zu dauernder Schädigung desselben. Die Fisteln sitzen meist außen am hochgradig verdickten Oberschenkel. Bei dem Sitz in der Kniekehle ist die Ausheilung trotz gründlicher Entfernung aller Sequester außerordentlich schwierig, weil die Bewegungen der Beugesehnen und die starren Weichteile der Anlegung des Periostes und Ausfüllung der Höhle entgegenwirken. Verwicklungen sind gerade hier durch Arrosionsblutungen aus größeren Gefäßen zu fürchten, ebenso wie Spontanfrakturen und Verbiegungen des Knochens (s. Abb. 512).

Die Osteomyelitis albuminosa, die sklerotisierende, diffuse Form, die mit umschriebenen, geschwulstähnlichen Periost- und Weichteilverdickungen einhergeht, sitzt mit Vorliebe am unteren Oberschenkelende.

Das **Schienbein** ist in über 30 v. H. betroffen, am meisten in der Diaphyse und in der Nähe des Tibiakopfes. Der Sitz hier ist ungünstig, weil das Kniegelenk häufig mitleidet und die große und tiefe Spongiosahöhle zur endgültigen Ausheilung plastische Operationen erfordert.

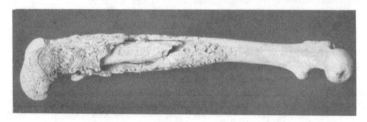

Abb. 512. Großer corticaler Sequester des Planum popliteum.
(Sammlungspräparat der Chir. Klinik Breslau.)

Knochenabscesse sitzen sowohl am oberen wie unteren Ende. Selbst bei Totalsequestern kann das Schienbein durch neugebildeten Knochen völlig ersetzt werden.

Am unteren Ende der Tibia führt die Osteomyelitis häufig zu starker Verbreiterung der Malleolengegend, Plattfußstellung. Das Fußgelenk bleibt nicht immer frei.

Das **Wadenbein** ist für sich allein selten ergriffen.

Im **Fersenbein** meist zentrale Höhle mit Sequesterbildung. Seltener periphere oder Totalnekrosen. Die Fisteln liegen meist an der Außenseite. Diagnostisch manchmal schwierig vom tuberkulösen Sequester zu unterscheiden.

Von den **Mittelfußknochen** ist der erste am meisten gefährdet; doch siedelt sich hier als Spina ventosa die Tuberkulose häufiger an als die Staphylokokken-Osteomyelitis.

c) Rumpf.

Die Osteomyelitis der **Rippen,** verhältnismäßig oft durch Typhusbacillen verursacht, der **Beckenknochen,** der **Wirbel** ist bei den entsprechenden Abschnitten beschrieben.

VII. Die Tuberkulose der Knochen.

Im Knochen und — wie wir gleich bemerken wollen — in den Gelenken siedelt sich die Tuberkulose durch Verschleppung der Infektionserreger auf dem Blutwege an. Wenn der Ausgangsherd auch vielleicht klinisch gar nicht nachweisbar ist, so deckt doch die Pathologie verborgene und schlummernde primäre Herde auf in Bronchial-, Hilus-, Paratracheal- und in Mesenterialdrüsen oder in einem winzigen, halbausgeheilten Herd in der Lungenspitze. Ja, wir können uns nach neueren Forschungen sogar der Vermutung nicht entschlagen, daß Tuberkelbacillen durch die Tonsillen, vielleicht

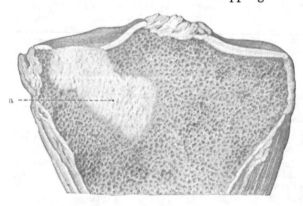

Abb. 513. Embolischer tuberkulöser Herd der Tibiaepiphyse.
a Keilförmiger Sequester. (Aus SULTAN: Spezielle Chirurgie.)
LEHMANNs medizinische Handatlanten Bd. 37.

auch vom Darm aus (durch Milch perlsüchtiger Kühe) in den Kreislauf gelangen, ohne an der Einbruchstelle sichtbare Veränderungen zu setzen. Die embolisch verschleppten Tuberkelbacillen bleiben einzeln oder in Klumpen geballt oder in kleinsten käsigen Pfröpfen in den Knochenarterien haften. Es ist bekannt, daß im Gegensatz zur akuten Osteomyelitis die Tuberkulose sich mit Vorliebe in den spongiösen Knochen, den Epiphysen und den kurzen Knochen (Hand- und Fußwurzel, Wirbel, Phalangen) ansiedelt. Eine Tuberkulose der langen Röhrenknochen zählt zu den Seltenheiten, wohl kann sie bisweilen vom spongiösen Teil auf die Diaphyse übergreifen.

Die letzte Veranlassung für die Ansiedlung im Knochen ist in den meisten Fällen nicht erkennbar, was bei dem unmerklichen Beginn und der schleichenden Entwicklung wohl verständlich ist. Andererseits bereiten *Infektionskrankheiten* (wie Masern, Scharlach, Influenza), wie überhaupt alle Umstände, welche die Widerstandskraft des Körpers herabsetzen, den Boden für die Tuberkulose vor.

Endlich könnte man rein schulmäßig annehmen, daß durch eine *Verletzung* (starke Prellung, Quetschung, schwere Gelenkverstauchung, Schlag), durch einen Bluterguß in der Spongiosa bei einem tuberkulös Erkrankten einmal ein Locus minoris resistentiae geschaffen werden könnte, an dem sich im Blut kreisende Tuberkelbacillen ansiedeln können. Freilich entbehrt diese Annahme der Begründung im Tierversuch. Jedenfalls ist dieser Entstehungsvorgang, wenn er überhaupt zu Recht besteht, *äußerst selten.* Der Nachweis von Tuberkelbacillen im strömenden Blut ist fast ausschließlich bei Schwersttuberku-

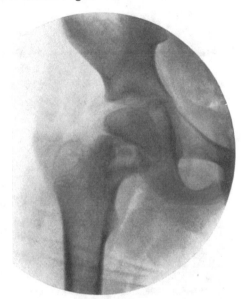

Abb. 514. Tuberkulöser Herd im Schenkelhals. 7jähr. ♀. (Chir. Klinik Göttingen.)

lösen (Lungentuberkulose III. Stadium, Miliartuberkulose) zu erbringen. Wie sollen also die Keime an den späteren Krankheitsherd herangekommen sein?

Anders steht es mit der Frage, ob eine Verletzung einen vor dem Unfall verborgen vorhandenen Krankheitsherd *verschlimmern* kann. Man wird nicht leugnen können, daß ein ernstes Unfallereignis zu einer wesentlichen Verschlimmerung eines wenig aktiven Herdes führen, den gewöhnlichen Ablauf erheblich stören kann. Das *Reichsversicherungsamt* verlangt mit Recht als Voraussetzung für die Anerkennung eines Zusammenhanges zwischen Unfall und Knochentuberkulose: 1. der Unfall muß erwiesen sein, und zwar einwandfrei, 2. er muß erheblich gewesen sein, ein einfaches „Umknicken", ein bloßes „Vergreifen" genügt nicht, 3. er muß den Ort der Erkrankung getroffen haben, 4. er muß eine Beschleunigung in dem sonst schleichenden Verlauf der Tuberkulose, eine plötzliche Verschlimmerung der Erscheinungen hervorgerufen haben. Als Zwischenraum zwischen dem Unfall mit seinen heftigen Erscheinungen einerseits und der Verschlimmerung der tuberkulösen Erkrankung andererseits wird mindestens eine Zeitspanne von 4—6 Wochen, höchstens eine solche von 6 Monaten zugegeben.

Unter diesen Voraussetzungen, denen sich heute wohl alle erfahrenen Gutachter anschließen, ist die Häufigkeit der Anerkennung sog. Unfalltuberkulose auf 3 v. H. gesunken. Wir sind überzeugt, daß man damit den tatsächlichen Krankheitsvorgängen gerecht wird.

Das kindliche Alter ist vor allem zu Knochen- und Gelenktuberkulose veranlagt. Die Häufigkeit ist in den ersten fünf Jahren nahezu doppelt so groß wie in jedem der drei folgenden Jahrfünfte; sie fällt dann mit dem 20. Jahre wieder um die halbe Höhe ab, um mit fortschreitendem Alter weiter abzufallen. Im Greisenalter setzt eine erneute Steigerung ein.

Die Häufigkeit der Kindertuberkulose erklärt sich aus der hohen Veranlagung des Kindes zur Tuberkulose, mit anderen Worten aus der geringen Immunitätslage in diesem Alter. So ist denn auch im *Säuglingsalter* und bei jüngeren Kindern das *gleichzeitige Auftreten* einer Lungentuberkulose mit einer Knochen- und Gelenktuberkulose sehr häufig. *Zwischen 10 und 30 Jahren* ist dieses gleichzeitige Vorkommen dagegen selten; denn es besteht hier eine positive Allergielage des Körpers im Gegensatz zur Anergie der ersten Lebensjahre. Erst im *höheren Erwachsenenalter* steigt die Vergesellschaftung der

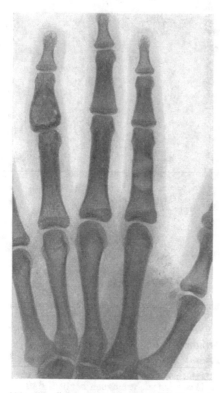

Lungen- und Knochentuberkulose wieder, und da jene hier gewöhnlich in der bösartigen kavernösen, fortschreitenden Form auftritt, gehen diese Kranken auch nach Entfernung des Knochenherdes meist einem ungünstigen Schicksal entgegen, während die cirrhotischen indurierenden gutartigen Tuberkuloseformen durch die Entfernung des Gliedmaßenherdes günstig entlastet werden.

Die mangelhafte Widerstandsfähigkeit kann angeboren (vererbt) sein oder erworben unter ungünstigen Ernährungsverhältnissen. Ein großer Teil unserer Kinder wird im Laufe der ersten Lebensjahre durch Einatmung oder durch Verfütterung mit dem Kochschen Bacillus infiziert. Wenn auch ein großer Hundertsatz ausheilt, so wird man doch die Bedeutung schlummernder Herde für die embolische Verschleppung nicht außer acht lassen dürfen.

Man kann *zwei Formen* der Knochentuberkulose unterscheiden, nämlich:

1. eine *fungöse,* über einen größeren Abschnitt verbreitete, „disseminierte" *Form,* mit Bildung schlaffer Granulationen, die den ursprünglichen Herd vergrößern, unter Bildung von Knochensand;

Abb. 515. Spina ventosa des 2. und 4. Fingers. 15jähr. ♀. (Chir. Klinik Göttingen.)

2. eine *käsige Form,* mit Bildung von kleinen, porösen und zerbrechlichen, oft keilförmigen Sequestern, deren Lösung langsam vor sich geht. Der Vorgang schreitet im Gegensatz zur Osteomyelitis an den Knochenrändern weiter.

Die Einwirkung auf den benachbarten Knochen äußert sich in hochgradiger Atrophie mit Verflüssigung des Markes sowie Knochenneubildung, die aber — in strengem Gegensatz zur akuten Osteomyelitis — nur geringe Grade annimmt und durch die tuberkulösen Granulationen mehr oder weniger wieder vernichtet wird. Beim Übergreifen auf das Periost kommt es auch hier zur Entwicklung von tuberkulösen Granulationen, Bildung von kalten Abscessen, Durchbruch nach außen, allenfalls heftigeren, durch Mischinfektion bedingten entzündlichen Erscheinungen.

Der *Verlauf* ist der Art des Krankheitserregers entsprechend ein *chronischer,* sich über Jahre und Jahrzehnte hinaus erstreckend. Die Erkrankung entwickelt sich überaus langsam, unter zeitweisen Schmerzen, leichten Fiebersteigerungen, Verschlechterung des Allgemeinbefindens, leichter Ermüdbarkeit des betreffenden Gliedes, bis Verdickungen nach Art teigiger Anschwellungen der Weichteile oder Auftreibung des Knochens auftreten. Nach und nach nimmt die Haut eine bläuliche Verfärbung an, wird verdünnt und bricht durch. Die von bläulichen, unterminierten Rändern, schlaffen, glasigen Granulationen umgebenen Fisteln entleeren dünnflüssigen, nicht selten mit Knochenwand untermischten Eiter. Mit dem Eintritt der Fistelbildung ist die Gefahr für den Gesamtkörper — übrigens auch für die Umgebung des Kranken — eine wesentlich größere geworden. Ist doch beim Kranken jetzt die Pforte zur Aufnahme von anderen Eitererregern geöffnet *(Mischinfektion)*, und die Umgebung des Kranken durch den tuberkelbacillenhaltigen Eiter gefährdet *(offene Tuberkulose)*. In einer großen Zahl der Fälle von Knochentuberkulose kommt es zu solcher Eiterung (kalter Absceß, Senkungsabsceß) und im Anschluß daran zum Aufbruch und Fistelbildung. Eine Ausheilung ohne Eingriff ist zwar trotzdem in jeder Entwicklungsstufe möglich, aber nicht, ohne ausgeprägte Spuren zu hinterlassen.

Die *Ausheilung* kleinerer Herde ist möglich durch Resorption und bindegewebige Vernarbung, der größeren Herde durch bindegewebige Abkapselung, wobei die Bacillen noch lange Zeit lebensfähig bleiben. Kleinere Sequester können ebenfalls aufgesogen, größere abgekapselt werden. Andererseits ist auch jederzeit die Ausbreitung des tuberkulösen Leidens zu fürchten (Absiedlungen in anderen Knochen und Gelenken, Rippenfell-, Bauchfell-, Hirnhautentzündung).

Tuberkulöse Knochenerkrankungen greifen gerne auf die umgebenden Weichteile über. Es entstehen Unterhöhlungen der Fascien, Eiterungen und Fistelgänge in den Muskeln, fungöse Granulationswucherungen in den Sehnenscheiden. Diese Weichteilerkrankung tritt häufig so sehr in den Vordergrund, daß gar leicht der ursprüngliche Knochenherd übersehen wird. Heilung ist erst durch dessen Beseitigung zu erzielen.

Diagnose. Im Gegensatz zur Osteomyelitis mit ihrem akuten Beginn und dem Sitz an der Diaphyse entwickelt sich die Tuberkulose schleichend in der Nähe der Epiphysen und an den kurzen und platten Knochen. Im Beginn sind häufig auch im Röntgenbild, außer vielleicht einer Atrophie am Knochen, keine Veränderungen nachweisbar. Jedoch erfordern ab und zu auftretende Schmerzen, leichte Fiebersteigerungen genaueste Beobachtung. Im späteren Verlauf sind die langsame Entwicklung in der Nähe der Epiphysen, die Bildung schmerzloser, kalter Abscesse, der Nachweis anderer tuberkulöser Erkrankungen bezeichnend. Schwierigkeiten können gegenüber der chronisch verlaufenden Osteomyelitis oder bei diaphysärer Tuberkulose mit größerer Sequesterbildung entstehen (PIRQUET- oder Tuberkulinreaktion, Blutsenkung).

Die *Vorhersage* ist wohl in erster Linie abhängig von der Giftigkeit der Keime und der Widerstandsfähigkeit des Kranken. Beide Gesichtspunkte sind für uns schwer oder gar nicht abschätzbar. Mit höherem Alter verschlechtert sich die Vorhersage sehr rasch; das kindliche Alter überwindet im Laufe der Jahre schwerste tuberkulöse Erkrankungen, kaum je das vorgerückte Alter oder gar der Greis. Mit der beginnenden Eiterung, mit Fieber oder Mischinfektion oder mit jedem neuen tuberkulösen Herd verschlimmert sich die Aussicht auf Heilung. Auch die sozialen Verhältnisse, unter denen der Kranke leben muß, spielen eine gewichtige Rolle.

Behandlung. Die Tuberkulose der Knochen sollte nicht bloß als eine örtliche Erkrankung angesehen und behandelt werden. Sie ist vielmehr eine Allgemeinerkrankung. Die *Therapia magna sterilisans*, die uns bei anderen

Infektionskrankheiten so gute Erfolge bringt, ist für die Tuberkulose bisher trotz aller darauf gerichteten Bemühungen nicht gefunden. Wir sind also zunächst noch auf die alten, mehr oder weniger bewährten Verfahren der Allgemeinbehandlung früherer Jahrzehnte mit angewiesen, und gerade auf diesem Gebiet kann der *Hausarzt ungemein segensreich wirken.* Man soll nicht gedankenlos konservativ oder operativ behandeln! Das Alter, das Allgemeinbefinden, die sozialen Verhältnisse, der Beruf usw. sind vielmehr bei der Einleitung jeder Behandlung zu berücksichtigen. Neben einer planmäßigen, mit eisernem Willen, aber auch mit entsprechender Umsicht durchzuführenden *Allgemeinbehandlung* hat die *örtliche Behandlung* einherzugehen.

Die Allgemeinbehandlung. *Freiluft* und *Sonne* sind, wie bei der Lungentuberkulose, auch bei der chirurgischen Tuberkulose als die wichtigsten Heilmächte neben den anderen Maßnahmen, wie ruhigstellenden Verbänden, nötigenfalls Operationen, anzusehen. Höhen- und Seeklima sind dafür besonders geeignet. Wegen der stärkeren Besonnung und der ungewöhnlich großen Anzahl von Sonnentagen in der Winterzeit ist eine geschützte Höhenlage von 1200—1600 m der Behandlung im Flachland im allgemeinen vorzuziehen.

Die glänzenden Erfolge, welche in ein- bzw. mehrjähriger Behandlung durch Besonnung im hochalpinen Klima erzielt wurden, finden ihre Erklärung in dem Zusammenwirken einer Reihe günstiger Umstände.

Die hauptsächlichste Heilwirkung ist den *ultravioletten Strahlen* des Sonnenlichtes zuzuschreiben. Je kraftvoller die Besonnung, um so mehr kommen sie zur Geltung. Die ultravioletten Strahlen erleiden beim Durchgang durch die Atmosphäre die größte Abschwächung von allen Strahlen des Sonnenspektrums, die um so größer ist, je unreiner und feuchter die Luft. Auf der Montblanc-Höhe beträgt die Abschwächung nur 6 v. H., in der niederdeutschen Tiefebene 20—30 v. H. Die Stärke der wirksamen ultravioletten Strahlen ist ferner nach physikalischen Messungen in den Hochalpen viel geringeren Schwankungen ausgesetzt als in der Ebene.

Weiter ist festgestellt, daß das Blut photoaktive Stoffe vom Sonnenlicht aufnimmt, und zwar am meisten von unzerlegtem Sonnenlicht. In der staubfreien und trockenen Höhenluft kommt diese Wirkung voll zur Geltung, während sich in den Städten nur 10 v. H. der Sonnenstrahlen auswirken.

Die Trockenheit der Luft erhöht die keimtötenden Eigenschaften des Sonnenlichtes. In 1600 m über dem Meere sterben Tuberkelbacillen nach dreistündiger, am Meere erst nach fünfstündiger Besonnung ab.

Beim Aufenthalt im Hochgebirge nimmt die Zahl der roten Blutkörperchen zu; die Vermehrung ist gleichlaufend der Erhebung über dem Meere. Auch das Hämoglobin zeigt eine Vermehrung, ebenso wie die Gesamtblutmenge. Damit wird die O_2-Kapazität des Blutes und die O_2-Versorgung der Organe gesteigert. Es kommt überdies hinzu die tonisierende Wirkung der Höhenluft, insbesondere ihr Ozon- und ihr Radiumgehalt.

Die **Sonnenbehandlung** bedarf einer *sorgfältigen Dosierung,* die sich durch Erfahrung erlernt. Zunächst wird sie wohl am besten in einer Heilstätte bzw. Klinik begonnen. Mit örtlicher, d. h. zunächst auf den erkrankten Teil beschränkter Besonnung für die Dauer von 20 Minuten im Hochsommer fangen wir an und dehnen langsam die Teilbestrahlung auf 3—4 Stunden im Tage aus, wenn nicht Eintritt von Fieber und andere reaktive Erscheinungen noch langsameres Vorgehen erfordern. Man hüte sich, schlummernde Lungenherde rege zu machen! Es folgen allgemeine Sonnenbäder, die sich auf höchstens 2 Stunden am Tage ausdehnen. Auch im Winter liegen schließlich die Kranken den ganzen Tag in windgeschützten Veranden. Bei trübem Wetter wird wenigstens ein Luftbad verabfolgt. Genesende verbringen den ganzen Tag in der frischen Bergluft, in leichter Bekleidung, nur Kopf und Augen geschützt. Die Kur, soll sie wirksam werden, ist auf mindestens 6 Monate auszudehnen. Die Rückkehr ins Tiefland darf bei empfindlichen Kranken nicht plötzlich erfolgen, sondern mit Zwischenstationen in mittleren Höhen.

Eines der ersten günstigen Zeichen ist die *schmerzstillende Wirkung* des Sonnenbades. Bald zeigt sich auch der Einfluß auf den Ernährungszustand; die Muskeln bekommen Tonus, die Haut wird gut durchblutet und elastisch; sie pigmentiert sich mehr und mehr und erreicht oft eine dunkelbronzene Färbung. Die Pigmentierung ist eine Wirkung der ultravioletten Strahlen; sie ist eine Reaktion, die dem Schutz der Haut dient und ähnlich Sensibilisatoren die Tiefenwirkung der Strahlen fördert.

Tuberkulöse Geschwüre bedecken sich mit frischen Granulationen, eiternde Fisteln trocknen nach und nach aus, Sequester stoßen sich aus, und fungöse Schwellungen nehmen bei zunehmender Beweglichkeit des Gelenkes ab.

Ultraviolette Strahlen, einen der wirksamen Bestandteile der natürlichen Sonne, liefert die *Quecksilberdampflampe*. König hat diese als „künstliche Höhensonne" bezeichnete Quarzlampe zur Behandlung Tuberkulöser herangezogen. Er bestrahlt örtlich auf 30 bis 40 cm, allgemein den Körper auf 80—100 cm Fokusabstand, beginnend mit wenigen Minuten bis zu ½ Stunde örtlicher und bis zu 1 ja 2 Stunden allgemeiner Bestrahlungszeit. Die Wirkungen sind der natürlichen Besonnung sehr ähnlich und die Erfolge ermutigend, namentlich wenn man wärmende Strahlen (durch Glühbirnen, Sollux-Lampe u. ä.) hinzufügt. Durch Erythemschutz mit Delialsalbe und ähnlichen Mitteln läßt sich die Strahlenbehandlung abkürzen.

Vielversprechend ist die Behandlung in den *Seehospizen* (Wyk auf Föhr, Norderney, Nordheim bei Cuxhaven u. a.). Obwohl gerade die Meeresluft viel ultraviolette Strahlen absorbiert, ist doch die gesamte Lichtmenge dort sehr groß wegen der Reflexion der Strahlen durch den Sand und das bewegte Wasser. Dazu kommt, daß der Aufenthalt in der bewegten, ozonreichen Luft das Nahrungsbedürfnis hebt, den gesamten Stoffwechsel und die Blutneubildung mächtig anregt. Manche wollen auch in dem (geringen) Jodgehalt der Meeresluft ein weiteres Heilmittel sehen. Gerade der Klima*wechsel*, *Hoch*- und *Tiefland*kuren, zeitigt die guten Ergebnisse. Wenn trotz der Höhenkur etwa ein Stillstand oder gar Rückschritt eintritt, muß die Kur allenfalls abgebrochen werden.

Wenn auch die Behandlung mit Luft- und Sonnenstrahlen im Höhen- und Seeklima am wirksamsten durchgeführt werden kann, so ist doch auch auf dem Lande oder an den Grenzen unserer Städte leicht ein windgeschütztes Plätzchen abzusperren, wo frische Luft und Sonne Zutritt haben. Und in der Stadt ist mit gutem Willen und Umsicht dasselbe auf einem Balkon, einer Terrasse oder auf einem flachen Dache mit Hilfe einer Schutzwand und eines geflochtenen Liegestuhles zu schaffen. Der Arzt muß bei solchen Maßnahmen „mitraten und mittaten".

Einen ähnlichen Hautreiz üben *Schmierseifeneinreibungen* nach Kappesser und Kollmann aus. Sie haben einen guten Einfluß auf das Allgemeinbefinden und damit auch auf die örtliche Erkrankung. Es wird dreimal wöchentlich, je einmal an den oberen und unteren Gliedmaßen und am Rumpf ein etwa walnußgroßes Stück grüner Seife (Sapo calinus venalis) mit etwas Wasser 10 Minuten lang eingerieben, ½ Stunde später, u. U. auch erst am nächsten Morgen abgewaschen und die Haut sodann mit einem rauhen Handtuch kräftig abgerieben.

In gleichem Sinne, vielleicht noch nachhaltiger sind *Solbadkuren,* wie z. B. in Kreuznach, Rheinfelden, Reichenhall, Salzuflen u. a. Solche Solbadkuren können sehr wohl auch zu Hause mit Nutzen durchgeführt werden. Man nimmt Seesalz oder Staßfurter Salz, langsam steigend von 2—10 kg auf ein Vollbad zu 250 Liter gerechnet (bei Kinderbad entsprechend weniger; das Bad soll 1 bis 5 v. H. Salzgehalt haben), oder Sole 10—30 Liter, oder Mutterlauge 2—3 Liter. Es werden 20—24 Bäder in einer Reihe verabreicht, 2 oder 3 Bäder wöchentlich, Temperatur 36—37°, Dauer 10—30 Minuten. Nachher mindestens 1 Stunde Bettruhe.

Bei Kranken, die außer Bett sein können, sind planvolle, streng einzuhaltende *Liegestunden* einzuschalten. Wir pflegen solche Kranke um ½8 Uhr aufstehen zu lassen. Nach dem ersten Frühstück gehen sie 1—2 Stunden aus, von 10—12 Uhr liegen sie in einem nach Süden gelegenen Zimmer am offenen Fenster auf dem Liegestuhl, dabei zweites Frühstück. Nach dem Mittagessen ruhen sie von 2—4 Uhr im Bett, zwischen 4 und 6 Uhr (im Sommer) Spaziergang, 6—7 Uhr Liegestuhl. Im Winter sind u. U. andere Liegezeiten zu wählen.

Die *Ernährung* muß eine gesunde und reichliche sein, ohne den Kranken zu überfüttern (eine einfache, vitamin- und calorienreiche Kost). Milch, etwas Fleisch, Gemüse, frisches Obst sind am bekömmlichsten. Fette, Butter, Käse sind

erwünscht. Alkohol ist nicht notwendig, u. U. zu verbieten. Von künstlichen Nähr-
präparaten mache man nur ausnahmsweise Gebrauch. Ob die von GERSON, HERR-
MANNSDORFER und SAUERBRUCH eingeführte kochsalzfreie bzw. *kochsalzarme Diät*,
bei der der Kohlehydratverbrauch eingeschränkt wird, während Eiweiß und Fett
neben Vitaminen (Lebertran, Obst, Gemüsepreßsäften) reichlich gegeben wird,
wirklich einen wichtigen Fortschritt in der Behandlung der Tuberkulose bedeutet,
steht noch dahin. Am günstigsten lauten die Erfolge beim Lupus. Auch für die
Behandlung der Knochentuberkulose mit dieser Diät setzen sich erfahrene
Chirurgen ein.

Mit *Arzneibehandlung* sei man im allgemeinen zurückhaltend. Außer den
symptomatisch zeitweilig anzuwendenden Tonicis wie Chinin, Arsen, Eisen
kämen als antituberkulöse Mittel in Betracht die Kreosotpräparate; das Sirolin
und der Sulfosotsirup werden gut vertragen; von alters her wird Jod (Jodkali)
innerlich gegeben; auch der altbewährte Lebertran ist von Nutzen.

Die örtliche Behandlung. Es kommen im Beginn *ruhigstellende und exten-
dierende Verbände* oder Apparate in Betracht, die alle die täglichen leichten Erschütterungen und Traumen vom erkrankten Knochen fernhalten und einer
Kontrakturstellung vorbeugen sollen. An den oberen Gliedmaßen kommt man
mit leichteren Verbänden (Stärkebinden mit Schusterspan) aus, an den unteren
ist neben dem entlastenden Gipsverband vor allem der Streckverband zweckmäßig. Bei fortschreitender Heilung sind Schienenhülsenapparate erwünscht,
weil sie bessere Hautpflege als der Gipsverband gestatten.

Bei Knochenherden, Sequestern ist eine möglichst frühzeitige Entfernung des
Krankheitsherdes das beste Verfahren. Nur die Herde in den kurzen Röhrenknochen der Hand und des Fußes machen eine Ausnahme. Konservative Behandlung — mit Einschluß der Röntgenbehandlung —, sofern es nicht schon
zur Sequesterbildung gekommen ist, führen hier vielfach zum Ziel.

Die *Jodoform-Glycerin-Einspritzung* (5—10 ccm einer 10%igen Emulsion in
Abständen von 1—3 Wochen) kommt vor allen Dingen bei kalten Abscessen
in Betracht. An Stelle des stark riechenden Jodoforms wird das kolloidale Jodoformosol, das fast geruchlos ist, empfohlen. Es wird [1J:25W.] mit sterilem
destilliertem Wasser verdünnt, stets frisch hergestellt und ist ohne nochmaliges
Aufkochen sofort verwendungsfähig. Bis zur Resorption des Jods ist die Röntgenbehandlung auszusetzen, da die Sekundärstrahlung sonst zu einer Überdosierung und Röntgenschädigung führen kann.

Bei Kindern mit verhältnismäßig gutem Allgemeinbefinden und keiner ander-
weitigen aktiven Tuberkulose kommt man bei frühzeitigem Beginn häufig mit
dieser konservativen Behandlung zum Ziel, selbst bei tuberkulösen Herden in
der Nähe von Gelenken.

Mit der *Stauungshyperämie* von BIER allein werden nur selten gute Erfolge erzielt.
Mittels einer dünnen, oberhalb des Gelenkes an wechselnder Stelle angelegten Gummibinde
wird täglich für mehrere Stunden (bis zu 12 Stunden) eine stärkere Durchblutung des
Gelenkes erzeugt.

Auch die *Röntgenstrahlen* sind mit Glück in den Dienst der Tuberkulose-
behandlung gezogen worden. Bei der *Röntgenbehandlung* der chirurgischen Tuberkulose ist folgende Technik einzuhalten: Man behandelt Knochenherde je nach
der Tiefenlage mit mittelharten oder harten Strahlen. Man läßt die Strahlen
mit 180 kV und 4 MA. durch ein 0,5 mm dickes Kupferfilter gehen. Je
schwerer die Tuberkulose, um so kleiner die anfängliche Röntgendosis! Die
Pausen zwischen den einzelnen Sitzungen sollen 6—8 Wochen betragen. Es
werden im allgemeinen 6—8 Sitzungen gegeben; dann lassen wir eine längere
Pause eintreten.

Die Röntgenstrahlen wirken, ähnlich wie andere unserer Behandlungsmaßnahmen, im Sinne eines Reizes auf das Gewebe, regen die Bindegewebs-

neubildung und damit die Heilung des Herdes an; durch Vernichtung der lymphatischen Rundzelleninfiltrate scheinen Antikörper frei zu werden; dadurch werden die Tuberkelbacillen, die selbst nicht abgetötet werden, unschädlich gemacht. Die Röntgenbestrahlung scheint aber auch nicht völlig ohne allgemeinen Einfluß zu sein, die Kranken nehmen in der Mehrzahl an Gewicht zu. Die Leistungsfähigkeit des Verfahrens ist begrenzt durch ungenügende Tiefenwirkung der Strahlen, durch die Dichtigkeit des Knochens und die Gefahren der Hautschädigung.

Vor Incisionen kalter Abscesse muß dringend gewarnt werden. Sie führen unweigerlich zur Mischinfektion, mit der der Körper sicher schlechter fertig wird als mit dem nicht mischinfizierten tuberkulösen Herd. Fisteln erfordern einen gut abschließenden aseptischen Verband. Die Verbandstoffe sind zu verbrennen, da sie eine ernste Gefahr, auch für die Umgebung des Kranken, in sich bergen. Bei stark sezernierenden Fisteln leidet der Allgemeinzustand, die Gefahr des Amyloids und der

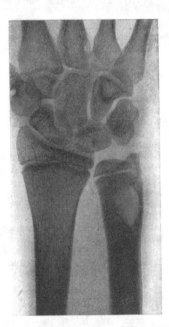

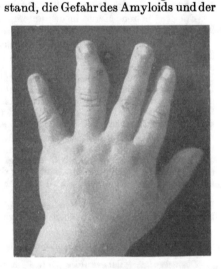

Abb. 516. Tuberkulöse Granulationshöhle in der Diaphyse der Ulna. 17jähr. ♂. (Chir. Klinik Göttingen.)

Abb. 517. Spina ventosa. (Nach KREMER-WIESE: Die Tuberkulose der Knochen und Gelenke. Berlin: Springer 1930.)

Ansteckung anderer Menschen ist groß, deshalb ist in diesen Fällen die *Operation* angezeigt, und zwar um so mehr, je oberflächlicher der Herd sitzt und je größer er ist. Der Eingriff soll alles tuberkulöse Gewebe gründlich entfernen.

Gerade in der Behandlung der sog. chirurgischen Tuberkulose sind die sozialen Verhältnisse (rascheste, sicherste und billigste Wiederherstellung der größtmöglichen Arbeitsfähigkeit) oft von ausschlaggebender Bedeutung und erfordern sorgfältiges Eingehen auf den einzelnen Kranken und oft die Vereinigung der verschiedensten Verfahren. Man muß sich stets bewußt bleiben, daß auch bei scheinbar klinischer Ausheilung noch ein kleiner tuberkulöser Restherd im Gewebe zurückgeblieben sein kann, der u. U. auch noch nach Jahren zu einem Rückfall führt. Davon kann man sich besonders in Kriegszeiten immer wieder überzeugen. Deshalb muß stets sorgfältig abgewogen werden, ob nicht ein einfacher operativer Eingriff das Leiden sicherer und rascher zur Ausheilung bringt als die stets langwierige und kostspielige konservative Behandlung.

1. Tuberkulose der Knochen der oberen Gliedmaßen.

Schulterblatt. Granulationsherde und käsige Sequester im Bereiche des Schulterblatthalses und der Spina; vielfach ausgezeichnet durch Senkungsabscesse und weitverzweigte Fisteln am Rücken oder in der Achselhöhle, erfordert meist weitgehende Operation.

Schlüsselbein. Häufigste Herde am sternalen Ende mit Übergang auf das Sterno-Claviculargelenk. Ähnlichkeit mit Gumma. Verhältnismäßig gute Vorhersage bei frühzeitiger Operation.

Oberarm. Schafttuberkulose selten, mit Vorliebe Sitz in der Nähe des Schultergelenkes, mit Bildung von Sequestern. Bei Erwachsenen ist das Auftreten dünner, gefäßarmer Granulationen mit Aufzehrung des Kopfes (Caries sicca) eine nicht seltene Erscheinung. Das untere Ende des Humerus ist selten befallen. Es ist, wie überhaupt an den durch die Belastung weniger beanspruchten oberen Gliedmaßen, meist Heilung mit konservativer Behandlung zu erzielen. Bei der Schulter Versteifung in Abduktions- und leichter Antiversionsstellung anstreben (s. Abb. 482a und b, s. auch S. 774).

Elle. Auffallend häufig an der Diaphyse in Form umschriebener Auftreibung mit Sequesterbildung oder mehrfachen Granulationshöhlen. Beachtenswert sind Sequester im Olecranon wegen der Gefahr des Einbruches in das Gelenk, deshalb frühzeitige Ausräumung des Herdes dringend zu empfehlen.

Speiche. Seltene Herde in der unteren Epiphyse und am Köpfchen und in den beiden letztgenannten Formen wie die Elle ergriffen.

Handknochen. An denselben ist die *Spina ventosa* der Metakarpen und Phalangen (Winddorn wegen der aufgeblasenen Fingerform) die typische Form. Sie tritt sehr häufig an mehreren Fingern zugleich auf, fast ausschließlich bis zum 5. Lebensjahr, beginnt im Innern des Knochens, denselben spindelförmig auftreibend, die Endphalanx und die Gelenke gewöhnlich frei lassend. Die tuberkulösen Granulationen, der Eiter verdünnen die Schale oft so, daß sie bei leichtem Druck einbricht. Größere Sequester sind nicht selten. Übergreifen auf die Sehnenscheiden kommt vor. Verlauf meist ein gutartiger, Verkürzungen sowie Verkrümmungen der Phalangen bleiben zurück.

Bei der *Caries dieser kleinen, kurzen Knochen* (Metatarsen, Metakarpen und Phalangen), ebenso wie bei den *spongiösen* (Hand- und Fußwurzelknochen) sei man so konservativ wie irgend möglich, vornehmlich wenn es sich um Kinder handelt. Die Spina ventosa heilt bei einer planmäßig und sorgfältig durchgeführten Allgemeinbehandlung und unter hygienisch guten Bedingungen, in die der Kranke gebracht wird, zumeist aus. Nur da, wo größere Herde fistelnd eitern, ist eine Auslöffelung am Platze, oder auch die völlige Entfernung des ergriffenen Knochens. Bei den Metakarpal- und Metatarsalknochen kann, bei reiner Wunde, eine Knochenverpflanzung (aus Tibia, Rippe) gemacht werden.

2. Tuberkulose der Knochen der unteren Gliedmaßen.

Oberschenkel. Tuberkulöse Herde im oberen und unteren Ende bilden in der Regel den Ausgangspunkt für eine zerstörende Tuberkulose des Knie- bzw. des Hüftgelenkes; sie haben deshalb, und wenn sie noch so klein sind, eine ernste Bedeutung. Das gleiche gilt für das Hüftgelenk von Pfannenherden, d. h. solchen im Bereiche der Y-förmigen Epiphysenfuge.

Im *Schenkelhals* sind häufig kleine tuberkulöse Herde oder Abscesse mit Sequesterbildung, welche auf die nahe Gelenkkapsel übergreifen oder sich den Weg durch den Hals bis zum Rollhügel bahnen, auf den Schaft übergreifen können oder zu kalten Abscessen und Fisteln am Rollhügel führen (s. Abb. 514, S. 743).

Am großen *Rollhügel* kommt es bald zur Bildung subperiostaler Abscesse mit Übergreifen auf den Schleimbeutel, oder eingekapselte Sequester führen zu einer Verdickung des Trochanters. In all diesen Fällen hat uns die Röntgenphotographie hervorragende Dienste geleistet; ohne dieselbe kommen wir über eine Vermutungsdiagnose nicht hinaus. Sie wird uns auch die zuverlässige Führerin beim operativen Eingriff. Wir pflegen den Herd aufzusuchen und den Sequester zu entfernen, *ehe das Gelenk ergriffen ist.*

An den beiden *Epiphysen des Kniegelenkes* zählen keilförmige Sequester zur Regel, seltener wird der spongiöse Knochen durch die „disseminierte" Form der Tuberkulose zerstört. Durch ein Übergreifen fungöser Wucherungen bei Gelenkfungus wird sekundär sowohl der Gelenkknorpel zerfressen, als auch die Knochenoberfläche zerstört (s. Abb. 513, S. 742).

Das *Schienbein* ist in seiner oberen Epiphyse ungewöhnlich häufig an Tuberkulose erkrankt, wie es auch in seinen Metaphysen den Lieblingssitz für die akute Osteomyelitis bildet. Im Gegensatz dazu ist an ihm die Diaphysentuberkulose sehr selten; sie kommt höchstens bei kleinen Kindern als infiltrierende käsige Form vor und ist bezüglich der Vorhersage ungünstig zu bewerten. Die untere Meta- bzw. Epiphyse ist viel seltener befallen; in letzterem Falle ist die Mitbeteiligung des Fußgelenkes fast unausbleiblich.

Das *Wadenbein* erkrankt am unteren Ende durch Epiphysensequester, wobei die Erkrankung sich gewöhnlich auf die Peronaeussehnenscheide überleitet.

Das *Fersenbein* ist häufig ergriffen. Die Erkrankung bleibt vielfach auf den Knochen beschränkt, läßt die Gegend der Achillessehne meist frei, führt zur Bildung an der Außenseite gelegener Fisteln und schreitet zuweilen längs der Peronaeusscheiden zur Fußsohle fort. Es bilden sich keilförmige oder diffuse, nahezu die ganze Spongiosa einnehmende Infiltrate oder kugelige, von Granulationen umhüllte Sequester. Frühzeitige Operation und allenfalls Plombierung der Knochenhöhle ist zu empfehlen (s. S. 741).

Das *Sprungbein* weist embolische Herde am Hals wie an der Rolle auf. In beiden Fällen wird das Sprunggelenk mitergriffen (s. Fußgelenktuberkulose).

Von den übrigen *Fußwurzelknochen* ist das Os cuboides am meisten gefährdet, daneben das erste Keilbein. Die benachbarten Mittelfußgelenke bleiben dann kaum je verschont, was zu einer sehr langwierigen und, was die spätere Leistung betrifft, höchst ungünstig verlaufenden Fußwurzelentzündung führt.

An den *Mittelfußknochen* und *Zehen* verläuft die Tuberkulose, wie an der Hand, in Form der Spina ventosa, oft in der Mehrzahl und unter Bevorzugung der großen Zehe.

Anhang. Der Vollständigkeit halber mag an dieser Stelle auch auf andere Ansiedlungen der Tuberkulose am übrigen Skelet hingewiesen sein.

Am *Schädelknochen*, meist als umschriebene kreisrunde Knochenherde, die ganze Schädeldecke durchsetzend (s. S. 49).

Am *Kiefer* mit Lieblingssitz am Processus zygomaticus und am unteren Augenhöhlenrand, besonders bei Kindern (s. S. 131). Auch am horizontalen sowie am aufsteigenden Aste des Unterkiefers, teils diffus infiltrierend, teils sequestrierend; am Kiefergelenk selten.

Die *Rippen* (s. S. 223) sowie das *Sternum* sind außerordentlich häufig tuberkulös erkrankt. Eine gewisse Bevorzugung genießt die Rippenknorpelgrenze. Sequester sind seltener als die fungöse Periostitis mit Abszedierung.

Die *Wirbelkörper*, auf sie entfällt ein volles Drittel aller tuberkulösen Ostitiden. Die Erkrankung befällt vornehmlich Kinder. Sie gewinnt im Hinblick auf die Statik der Wirbelsäule, deren schwere Deformierung (Gibbus) und vor allem wegen der öfteren Mitbeteiligung des Rückenmarks große klinische Bedeutung. Wir verweisen auf den Abschnitt „Spondylitis", S. 275f.

Von den Beckenknochen erkrankt mit Vorliebe der dem Hüftgelenk zugehörige Anteil, ferner die Symphyse, der Sitzbeinknochen, die Articulatio sacroiliaca (s. S. 294).

VIII. Syphilis der Knochen.

Die frühzeitige Erkennung (Wa.R.) und erfolgreiche Behandlung der Syphilis (Salvarsan) haben dazu geführt, daß Fälle von Knochensyphilis selten und ausgedehnte Spätstadien heute fast unbekannt geworden sind.

Noch am häufigsten ist die *intrauterin erworbene*, hauptsächlich an den Wachstumsfugen sich abspielende *Osteochondritis syphilitica*. Die Epiphysenlinien sind verbreitert, breitzackig unregelmäßig begrenzt, gelblich verfärbt. Häufig kommt es zu (vielfachen) Epiphysenlösungen. Wegen der Schmerzen bewegen die Neugeborenen die betreffenden Gliedmaßen nicht (daher die alte Bezeichnung Pseudoparalysis infantum).

Bei später erworbener Lues kommt es zu Knochensyphilis nur dann, wenn die Infektion nicht erkannt und geheilt wird. Sie tritt dann in 2 Erscheinungsformen auf, der Periostitis syphilitica und Ostitis gummosa.

Die *Periostitis syphilitica* beginnt mit anfänglich unklaren „rheumaartigen" Beschwerden. Der Verdacht auf Knochensyphilis wird geweckt durch die sehr regelmäßige Angabe, daß die Schmerzen nachts besonders stark sind und durch das vorzugsweise Befallensein meist beider Schienbeine. Zeigt dann das Röntgenbild eine Perostitis ossificans (cave Verwechslung mit Osteomyelitis!) und ist Wa.R. positiv, so steht die Diagnose fest, und der Behandlung ist der Weg gewiesen. Die schnelle Heilung auf eine antiluische Kur hin bestätigt dann die Diagnose auch noch durch Verlauf und Behandlungserfolg.

Unerkannt oder unbehandelt führt die Periostitis syphilitica zu mächtigen periostitischen Auflagerungen, starker Sklerosierung des Knochens und infolge der Sprödigkeit desselben zu Spontanbrüchen. Hauptsitz sind die Schienbeine (infolge ihrer Verbreiterung und Verkrümmung nach vorn), „*Säbelscheidentibia*" genannt.

Gegenüber der Knochenauflagerungen liefernden periostitischen Form ist die knochen-abbauende *Ostitis gummosa* seltener. Die Gummen sitzen meist zentral, führen gleichfalls zu meist nachts zunehmenden „bohrenden" Schmerzen (Dolores osteocopi nocturni) und verraten sich im Röntgenbild der Röhrenknochen als rundliche oder ovale (wie „ausradierte")

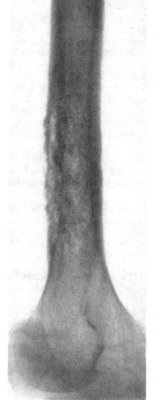

Aufhellungsherde. Besonders bei Sitz der Gummen in platten Knochen (Schädeldach, Nasenbein, harter Gaumen) kann es zu Aufbrüchen der Gummen nach außen, Misch-infekt, Geschwüren und kennzeichnenden Folgen des Knochenzerfalls (luische Sattelnase, Septum- oder Gaumen-defekt) kommen.

Die *Behandlung* ist eine antiluische (Neosalvarsan usw.). Bei alten Veränderungen leistet zusätzlich auch Jodkali (in großen Dosen) gute Dienste. Operative Be-handlung kommt nur selten, meist nur bei Mischinfekt (Auskratzungen, Sequesterentfernung) in Betracht.

IX. Die Knochengeschwülste.

Wir teilen die Knochengeschwülste entspre-chend der neu erschienenen Abhandlung von HELL-NER ein in:

1. Knochenerstgewächse, zu denen er die Knorpel-geschwülste (Chondrome), die Osteochondrome, die kartilaginären Exostosen, die Osteome, die Riesen-zellengeschwülste, die Knochencysten, die Ostitis fibrosa, die osteogenen Knochensarkome und. die bösartigen Riesenzellengeschwülste zählt,

2. Gewächse nicht knöchernen Ursprungs: Häm-angiome, Lymphangiome, Lipome, odontogene Kiefergeschwülste (vgl. S. 136), Chordome, multiple Myelome, das EWINGsche Knochensarkom, Hämo-blastosen, Lipoidgranulomatose des Skelets,

3. Knochenzweitgewächse, und zwar in:

a) auf den Knochen übergreifende Gewächse: parostale Sarkome, Knochenkrebse aus embryo-nalen Keimen und von der Schleimhaut über-greifende Schleimhautkrebse (Unter- und Ober-kiefer), Knochenfistelkrebse, Beteiligung der Schä-delknochen bei Gehirngeschwülsten,

b) Knochenablegergewächse (Metastasen).

Diese Einteilung ist nur möglich, und die Diagnose ist nur zu stellen auf Grund einer genauen klinischen, röntgenolo-gischen und feingeweblichen Untersuchung. Sie ist notwendig wegen der Vor-hersage und einzuschlagenden Behandlung.

1. Knochenerstgewächse.

a) Chondrome (Knorpelgeschwülste).

Reine Knorpelgeschwülste ohne jede Knochenbildung sind selten. Es handelt sich um knollige, aus mangelhaft differenziertem Knorpel bestehende, durch bindegewebige Zwischenwände getrennte und von einer bindegewebigen Kapsel umgebene, erbsen- bis mannskopfgroße bläulich-weiße Geschwülste, die gele-gentlich verknöchern *(Osteochondrom)* oder durch Kalkeinlagerungen durchsetzt werden *(Chondroma petrificans).* Häufiger kommt es infolge der Gefäßlosig-keit zu Erweichungen *(Chondroma myxomatodes). Im* Knochen, an Stellen, an denen sonst kein Knorpel vorkommt, zur Entwicklung gelangende Knorpel-geschwülste nennt man *Enchondrome, Aus*wüchse regelrechter Knorpelteile werden als *Ekchondrome* bezeichnet. Sie sitzen am häufigsten an den kleinen Knochen von Hand und Fuß, den Rippen, den Wirbelkörpern, dem Brustbein; sehr häufig treten sie an Hand und Fingern in der Vielzahl auf und führen zu starker Verunstaltung. Die langen Röhrenknochen sind selten befallen. Am Schulterblatt und Becken wachsen sie manchmal zu gewaltiger Größe. Bei langsamer Entwicklung machen sie gewöhnlich zwischen dem 20. und 30. Lebensjahr die ersten Erscheinungen und, entsprechend ihrem Sitz, unter Umständen Beschwerden. Ihr Wachstum ist expansiv, der Knochen wird blasig aufgetrieben. Die klinischen Erscheinungen hängen vom Sitz der Geschwülste und ihrem Verhalten zur Nachbarschaft ab. (Störungen der Gelenkfunktion, Druck auf Rückenmark oder periphere Nerven.) Die *Vorhersage* ist im allgemeinen gut, doch kommen bei den Chondromen der langen Röhrenknochen, des Schulterblatts, des Brustbeins, der Wirbel gelegentlich trotz feingeweblich gutartigen Baues Absiedlungen vor. Das Chondrosarkom ist natürlich immer bösartig.

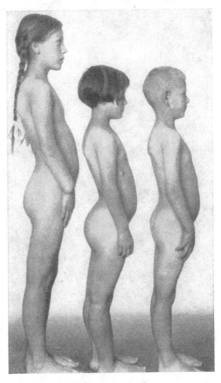

Behandlung. Einzelne Chondrome sind zu entfernen. Auskratzung genügt nicht immer. Auf die Gefahr einer Spontanfraktur ist zu achten, ebenso muß man sich vor Epiphysenschädigungen hüten. Beim Chondrosarkom frühzeitige Absetzung.

Die *halbseitige multiple Chondromatose*, OLLIERsche Wachstumsstörung, ist eine angeborene Systemerkrankung, die auch von gleichzeitigen Mißbildungen des Gefäßsystems begleitet sein kann (s. auch S. 768).

b) Osteochondrome.
Kartilaginäre Exostosen.

Sie verdanken ihren Ursprung selbständigen Wucherungen der osteogenetischen Schicht des Periosts. Kartilaginäre Exostosen finden sich besonders an Stellen, wo Sehnen ansetzen. Bei den Osteochondromen handelt es sich meistens um Menschen im Alter zwischen 10 und 25 Jahren mit dem Sitz

Abb. 519. Multiple kartilaginäre Exostosen an Händen, Füßen, Unterarmen, Rippen usw. bei drei Geschwistern, s. Röntgenbilder der Abb. 520. (Chir. Klinik Göttingen.)

an den Enden der langen Röhrenknochen. Sie treten gewöhnlich in der Mehrzahl auf und werden, da sie an sich keine Beschwerden machen, erst bei stärkerer Größenzunahme und beim Auftreten von Unbequemlichkeiten, die durch den Sitz bedingt sind, entdeckt. Das Leiden ist dominant vererblich. Die Vererbung ist bis auf fünf Geschlechterfolgen zurück erwiesen. Auch wir haben unter unseren Kranken häufiger Geschwister gefunden (s. Abb. 519 und 520 a—c).

Diese Exostosen sitzen mit Vorliebe als kartilaginäre, vom Knorpel überkleidete, gestielte Geschwülste in der Nähe der Epiphysenlinien der langen Röhrenknochen, besonders am unteren Ende des Oberschenkels, unteren Ende des Schienbeins und des Oberarms, seltener am Schulterblatt, den Rippen, dem Becken. Sie treten mitunter in sehr großer Zahl auf. Ihr Wachstum ist mit dem Körperwachstum abgeschlossen. Während der Zeit, in der der Knochen noch wächst, rückt die Exostose nach der Diaphyse zu; sie wird infolgedessen z. B. am Oberschenkel des Erwachsenen manchmal in der Gegend der Schaft- mitte gefunden. Über der Exostose bilden sich häufig Schleimbeutel aus. Durch die Wachstumsstörungen entstehen an zweiknochigen Gliedern außerdem Form- störungen der Knochen, Verschiebungen in den Gelenken und Verbiegungen, so Subluxatio ulnae, Genu valgum u. a. Die be- treffenden Gliedmaßen können in ihrer Längenent- wicklung zurückbleiben. Die Wirbelsäule behält ihre regelrechte Entwicklung bei. Immerhin können die Körperabmessungen, das Ebenmaß der Glieder ver-

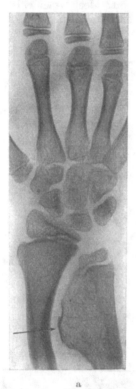
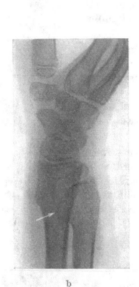
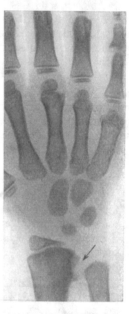

a   b   c

Abb. 520a—c. Röntgenbilder zu vorstehenden Geschwistern. Außer den dargestellten fanden sich an zahlreichen anderen Knochen gleichfalls Exostosen.

schoben werden: unverhältnismäßig kurze und verkrümmte Glieder an einem kräftigen plumpen Rumpf (Dackelbeine, Sitzriese!).

Diagnose. Das Entstehen im jugendlichen Alter, ihr langsames Wachs- tum, das vielfache Auftreten meist in Epiphysennähe, ihre Härte und Un- verschieblichkeit auf dem Knochen machen die Erkennung leicht. Genauer zeigt das Röntgenbild ihren Sitz und knöchernen Bau und deckt überdies ganz unvermutet an scheinbar unverbildeten Knochen mehrfache kleinste Knochenauswüchse auf. Es empfiehlt sich, das Skelet mit Röntgenstrahlen nach zentralen Enchondromen abzusuchen. Die bösartige Umwandlung ist bei diesen nicht völlig ausgeschlossen, wenn auch selten.

Die operative *Behandlung* ist nur bei störender Größe, starken Beschwerden und Beeinträchtigung der Leistung benachbarter Gelenke angezeigt. Als schwere körperliche Mißbildung im Sinne des Gesetzes zur Verhütung erbkranken Nach- wuchses sind sie zumeist nicht aufzufassen.

c) Osteome.

Die Bezeichnung *Osteome* ist nur für diejenigen Knochengeschwülste beizubehalten, die gutartig sind und aus reifem Knochen bestehen. An den Gliedmaßen sehr selten, werden sie am Schädel häufiger und zwar mit dem Ursprung in den Nebenhöhlen getroffen. Auch die knorpelige Verdichtung in den Wirbelkörpern gehört hierher (SCHMORL). Man darf die Osteome *nicht* mit *reaktiven Exostosen* verwechseln. Diese finden sich mit Vorliebe am Ansatz des M. pectoralis und M. deltoides, am Oberschenkel an der Linea aspera und am Ansatz der Adduktoren. Hier verdanken sie ihre Entstehung traumatischen Reizen; man spricht von *Exerzier-* und von *Reitknochen*; von *Myositis ossificans*, wenn es *innerhalb* des Muskels zur Knochenneubildung kommt. Eine eigentümliche Entwicklungsstelle ist die Nagelphalanx der großen Zehe, hier entwickelt sich die *subunguale Exostose*. Sie kann starke Beschwerden verursachen. Betroffen sind meist jüngere Leute.

Behandlung. Operative Entfernung der Osteome nur bei Beschwerden und aus Schönheitsrücksichten. Bei Schädelosteomen ist auf ein etwaiges Meningeom als Ursache des vermeintlichen Osteoms zu achten.

Die *Myositis ossificans progressiva* ist eine eigenartige Form der Osteombildung. Sehnen und Muskeln der Hals- und Nackengegend, des Schultergürtels, der Kiefer, des Rückens werden langsam von Knochenspangen durchsetzt. In solchem Panzer ist die Beweglichkeit der Arme und des Rückens sehr beeinträchtigt. Ein Teil der Verknöcherungen geht zweifellos vom Periost aus, andere beginnen mitten in den Muskelbäuchen. Die Ursache ist noch nicht geklärt. Familiäre Belastung und gleichzeitiges Vorkommen einer Mikrodaktylie der Daumen und großen Zehen sind vereinzelt beobachtet und sprechen für Erbschäden.

d) Riesenzellengeschwülste. Knochencysten.
Ostitis fibrosa (RECKLINGHAUSEN). Ostitis deformans (PAGET).

Diese Krankheitsbilder werden zweckmäßig gemeinsam besprochen, weil sie manche Ähnlichkeit in den klinischen Erscheinungen aufweisen, und auch, wenigstens zum Teil, schwer voneinander zu trennen sind.

Am klarsten liegen die Verhältnisse noch bei den vereinzelt an einem Knochen anzutreffenden Riesenzellengeschwülsten und Knochencysten, die man auch mit dem Namen der *Ostitis fibrosa localisata* belegt hat. Sie sitzen mit Vorliebe nahe der Epiphyse und bestehen feingeweblich aus einem verfilzten Netz von Spindel- und vielkernigen Riesenzellen, die am stärksten in der Nähe von alten Blutungen vorhanden sind. Ihre Farbe ist braunrötlich (rostbraun) — daher der Name „*Braune Tumoren der Knochen*" —, das Gewebe meist schwammig, von einer dünnen knöchernen oder fibrösen Schale umgeben. Ob es sich dabei um eine *Hamartie* handelt, d. h. um ein embryonal gebildetes, minderwertiges, falsch zusammengesetztes Gewebe oder um echte Cysten endothelialer Herkunft, ist nicht für alle Fälle bestimmbar. Manche bieten die gleichen feingeweblichen Befunde, wie wir sie bei der Ostitis fibrosa generalisata (s. u.) kennenlernen werden.

Vorkommen: Am meisten im Alter von 20—30 Jahren und zwar zentral am unteren Oberschenkel-, oberen Oberarm- und unteren Speichen- sowie am oberen Schienbeinende. Durchbruch durch die Haut sehr selten, ebenfalls Einbruch in das Gelenk. Nicht selten wird das Leiden erstmalig im Anschluß an eine leichte Verletzung bemerkt. In anderen Fällen verbiegt sich der Knochen langsam unter rheumatoiden, ziehenden Schmerzen, oder es findet sich nur eine gewisse Schwäche im Arm, eine Schwere im Bein. Nicht selten kommt es zur Spontanfraktur bei einer Gelegenheit, die einen gesunden Knochen kaum zu schädigen vermag. Das Röntgenbild zeigt zur Überraschung schwere krankhafte Veränderungen am Knochen (s. Abb. 521): eine Knochen-stelle mit verdünnter Corticalis, aufgetrieben durch eine glattwandige oder wabenartig gezeichnete Cyste, gewöhnlich in der Metaphysengegend, ohne Beteiligung der Epiphyse.

Die *Diagnose* macht bei nicht ganz ausgesprochenem Krankheitsbild Schwie-rigkeiten in der Abgrenzung gegenüber einem myelogenen Sarkom, einem Gumma, einer Osteomyelitis albuminosa bzw. dem seltenen Echinococcus. Das Röntgenbild und die feingewebliche Untersuchung sind für die Sicherung der Diagnose unerläßlich. Die Abgrenzung gegen Sarkom kann auch dann noch schwierig sein. Übergänge der Ostitis fibrosa localisata in Sarkom kommen vor.

Die *Vorhersage* ist bei dieser örtlich begrenzten Form im ganzen günstig, abgerechnet wiederholte Brüche und Verbiegungen der Knochen.

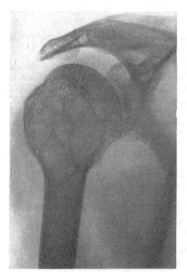

Abb. 521. Ostitis fibrosa localisata. Oberarm allein ergriffen. 30jähr. ♂. (Chir. Klinik Göttingen.)

Behandlung. Bei den in der Einzahl vor-kommenden Krankheitsherden gründliche Aus-kratzung der Geschwulst und der Cysten und Ausfüllung des Herdes durch freie Kno-chenüberpflanzung. Bei Spontanfrakturen wird der betroffene Knochenherd mitunter von selbst fest, wir verzichten dann zunächst auf jeden Eingriff und beschränken uns auf Ruhigstellung und allenfalls Einrichtung des geschädigten Gliedes.

Die *Knochencysten* entstehen entweder aus einer Riesenzellengeschwulst oder selb-ständig aus unbekannter Ursache. Ihre Be-handlung besteht in ausgiebiger Entfernung der knöchernen Wand. Sie kommen nicht bei Kindern unter 15 Jahren vor, machen kaum Beschwerden, können aber ausnahms-weise in der Mehrzahl auftreten.

Die *Ostitis fibrosa generalisata* (RECKLING-HAUSEN), heute besser als *Osteo-dystrophia fibrosa generalisata* bezeichnet, ist eine inner-sekretorische Knochensystemerkrankung, ge-kennzeichnet durch herdförmige Knochen-resorption, Bildung von Hohlräumen und mächtigen osteoiden, also unfertigen Gewebsmassen, die einer chronisch entzündlichen Wucherung ähnlich sehen (daher der Name „Ostitis"), an anderen Stellen Riesenzellengeschwülste mit Blutungen bilden (daher der Name „Braune Tumoren"). Die Zerstörung geht von der Markhöhle aus, und zwar meist beginnend in den subchondralen Zonen. Hand in Hand geht eine gewaltige Kalkverarmung der Knochen mit Hypercalcämie und Hypophosphatämie, als Ausdruck einer Hyperfunk-tion der Epithelkörperchen (s. S. 192f.). Tatsächlich hat man bei vielen dieser Fälle Adenome der Epithelkörperchen gefunden, deren Entfernung viel-fach langdauernde Besserung, die an Heilung grenzte, gebracht hat. Da die Epithelkörperchen nicht so ganz selten an einer Stelle sitzen, wo man sie nicht von vornherein erwartet, ist die Ausrottung der Tumoren nicht immer gelungen.

Die Ostitis fibrosa generalisata kann gleichfalls bereits in jüngeren Jahren eintreten, häufiger findet sie sich erst nach dem 30. Jahr. Sie siedelt sich nicht nur an den langen Röhrenknochen, mit Vorliebe am Oberschenkel und

Oberarm an, sondern wir finden sie auch am Schädel (s. Leontiasis ossea faciei) am Becken, dem Brustbein, der Wirbelsäule usw. (s. Abb. 522). Auch hier kommt es nicht selten nach geringfügigen Schädigungen des Knochens zu spontanen Einbrüchen, wie überhaupt die klinischen Erscheinungen den oben beschriebenen ähnlich sind. Kennzeichnend ist aber die Vielzahl der Herde.

Die *Behandlung* ist wenig aussichtsvoll, wenn nicht ein Epithelkörperchentumor nachgewiesen und entfernt werden kann. Aber auch danach sind Rückfälle beobachtet, und immer schwebt über dem Kranken das Damoklesschwert der malignen Entartung eines seiner vielen Tumoren. Nach einer Spontan-

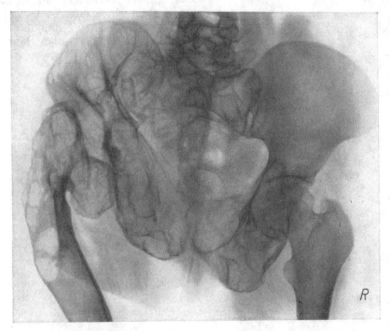

Abb. 522. Ostitis fibrosa des Beckens und Oberschenkels bei Ostitis fibrosa generalisata (s. Abb. 15). (Chir. Klinik Göttingen.)

fraktur sahen wir auch hier den einzelnen cystischen Knochenherd wieder fest werden und die Schmerzen verschwinden. Wir pflegen deshalb hier in der Regel von einem örtlichen Eingriff abzusehen. Nur da, wo das Leiden fortschreitet, eröffnen wir durch eine Osteotomie schonlich die Cyste und räumen sie mit dem scharfen Löffel aus.

Völlig von dieser Erkrankung abzutrennen ist die PAGETsche *Ostitis deformans*, weil bei ihr die Vergrößerung bzw. Erkrankung (Tumor) der Nebenschilddrüsen fehlt, Calcium- und anorganischer Phosphorgehalt des Blutes regelrecht sind, und die Kalkausscheidung im Harn vermindert ist. Die Ursache ist noch unklar. Die Krankheit tritt fast nie generalisiert, als Knochensystemerkrankung, sondern, auch in fortgeschrittenen, ausgebreiteten Fällen, nur in der Vielzahl am Knochen auf. Sie ergreift auch gewöhnlich nur ältere Leute, vorwiegend Männer. Es handelt sich um eine chronische Knochenerkrankung mit jahrelangen, nicht scharf gekennzeichneten, rheumaähnlichen Beschwerden. Sie führt meist zu einer Hyperostose und Porose mit Neigung zu späterer Verkrümmung

der langen Röhrenknochen, Zunahme des Schädelumfanges; Spontanfrakturen
treten nur ausnahmsweise auf. Im Gegensatz zur RECKLINGHAUSEN Krankheit beginnt die Zerstörung im Inneren der Compacta und greift erst dann
auf das Mark und das Periost über. Bei Frühformen des *Paget* läßt sich
nur die Osteoporosis circumscripta cranii (s. Leontiasis ossea fasciei S. 50)
erkennen. Im Röntgenbild wechseln kalkarme Umbaufelder mit scheinbar
verdichteten Knochenfeldern ab. Übergang
in Sarkom kommt in 2 v. H. der Fälle vor.

e) Die osteogenen Knochensarkome.

Die frühere Einteilung in myelogene
und periostale Knochensarkome hat man
aus den verschiedensten Gründen aufgeben
müssen. Wir unterscheiden heute die

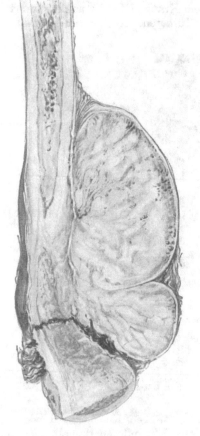

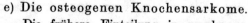

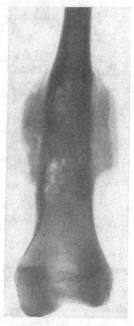

Abb. 523. Osteochrondromyxosarkom
des Oberschenkels.
(Chir. Klinik Göttingen.)

Abb. 524. Osteogenes Sarkom des Oberschenkels.
Spontanfraktur. (Chir. Klinik Göttingen.)

osteogenen Sarkome und die Retikulosarkome des Knochenmarks. Erstere,
die *osteogenen Sarkome*, stammen von einem Muttergewebe, das imstande ist,
Gewebe bis zum unreifen Knochen in jeder Form hervorzubringen, letztere,
die EWINGschen *Sarkome*, stammen vom Retikulum des Knochenmarkes ab
und sind auch in ihrem klinischen und röntgenologischen Verhalten sowie in
ihrer Strahlenempfindlichkeit von den osteogenen Sarkomen verschieden.

Die osteogenen Sarkome zeigen sich entweder als osteolytisch osteogene
Sarkome, bei denen die Knochenzerstörung im Vordergrund steht und wenig
Knochenneubildung auftritt, oder als Chondromyxosarkome, oder als chondro-
blastische Sarkome, fast nur aus Knorpelgewebe bestehend, oder als osteo-

blastische Sarkome mit vorwiegend Osteoid- und Knochenbildung. Diesen vier primär osteogenen Sarkomen reihen sich die sekundär osteogenen Sarkome, die sich aus einer ursprünglich gutartigen Knochengeschwulst entwickeln, an. Jedes Alter kann befallen sein, ebenso wie jeder Knochen. Bevorzugt sind Wachstumsalter und Wachstumsfuge. Lieblingssitz ist das untere Oberschenkel- und das obere Unterschenkelende. Die Zerstörung des Knochens schreitet, besonders bei dem osteolytischen Sarkom, schnell vorwärts, Spontanfrakturen sind häufig, der Allgemeinzustand leidet bald. Im Röntgenbild sieht man im Anfang zentrale Aufhellungen, später ausgedehnte Zerstörung. Ein Trauma wird vielfach als Ursache angeschuldigt, kommt aber für die Entstehung nicht in Betracht. Meist sind Jugendliche und Kinder betroffen.

Die *Vorhersage* ist sehr schlecht. Nur bei den osteoblastischen, mehr Knochengewebe enthaltenden osteogenen Sarkomen ist die Vorhersage besser.

Da bei der *Behandlung* meist nur radikale, eingreifende Operationen (Amputationen, Exartikulationen), selten Kontinuitätsresektionen mit plastischem Knochenansatz in Betracht kommen, so ist die vorherige Sicherung der Diagnose durch Probeausschneidung und feingewebliche Untersuchung dringend zu empfehlen. Nach der Operation Röntgentiefenbestrahlung. Trotz frühzeitiger Operation sind Lungenabsiedlungen sehr häufig und führen mit und ohne Bestrahlung zum Tod.

2. Gewächse nicht knöchernen Ursprungs.

Hämangiome (an den Wirbeln), *Lymphangiome*, *Lipome* sind seltene Geschwülste der Knochen; so lange sie nicht auf Rückenmark oder Gehirn drücken, verlaufen sie meist ohne klinische Erscheinungen.

Die *Chordome* sind seltene Geschwülste aus Chordagewebe mit blasigen Chordazellen, ähnlich denen der Chorda dorsalis. Sie sitzen am häufigsten in der Kreuzdarmbeingegend oder nahe dem Clivus *Blumenbachii* und erreichen selten über Kirschgröße. Nur wenn sie Hirn bzw. Rückenmark drücken oder — gelegentlich — bösartig werden, haben sie ernstere Bedeutung.

Die gleichfalls sehr seltenen *multiplen Myelome* haben ihren Ursprung in den Knochenmarkzellen. Es sind meist abgegrenzte, grauweiße bis dunkelrote Knotenbildungen vom Bau der Lymphosarkome im Mark, die nach und nach die Rinde zerstören. Bevorzugt sind die platten Knochen und das Alter von 50—60 Jahren. Kennzeichnend ist der Nachweis des BENCE JONESschen Eiweißkörpers im Harn (Trübung und flockiger Niederschlag beim Erwärmen auf 60°; beim weiteren Erhitzen Aufhellung, beim Erkalten wieder Trübung).

Die Knochenveränderungen bei lymphatischen und myeloischen Anämien, bei Lymphogranulomatose, ferner die Lymphosarkome, die Lipoidgranulomatose (SCHÜLLER-CHRISTIANsche Erkrankung) seien hier nur kurz erwähnt.

Das EWINGsche Knochensarkom.

Hier handelt es sich um ein vom Netzwerk des Knochenmarks ausgehendes Rundzellensarkom mit reichlicher Gefäßbildung und Neigung zu Blutungen, von grauweißer oder graurötlicher Farbe, ähnlich wie Granulationsgewebe. Es befällt in der Hauptsache die Diaphysenabschnitte der langen Röhrenknochen und die platten Knochen und zwar als bevorzugte Erkrankung des Kindes- und Jünglingsalters. Der Beginn geht mit Schmerzen einher, denen schmerzfreie Zwischenräume folgen. Fieber, Schwellung sind nicht selten. Das Röntgenbild zeigt eine scharf begrenzte Aufhellung im Schaft eines Röhrenknochens. Vor Verwechslung mit einer chronischen Osteomyelitis schützt die streifenförmige Auflockerung der Rinde in der Längsausdehnung. Probeausschneidung und genaue feingewebliche Untersuchung sind dringend notwendig, da von der richtigen und frühzeitigen Diagnose das Schicksal des Kranken abhängt. Obwohl das EWING-Sarkom sehr strahlenempfindlich ist, sind doch durch Röntgenbestrahlungen keine endgültigen Heilungen erzielt. Deshalb auch hier, wie bei allen anderen Knochensarkomen radikale Operation und Nachbestrahlung.

3. Knochenzweitgewächse.

Wir unterscheiden aus der Umgebung fortgeleitete und metastatische Carcinome an den Gliedmaßen. Der Ursprungstumor der Absiedlungen ist in der Regel bei Männern in der Prostata, bei Frauen in der Mamma, seltener an anderen Organen zu suchen. Sie siedeln sich mit Vorliebe in den Wirbeln, oft mit recht heftigen Schmerzen, und in den langen Röhrenknochen ab.

Natürlich kann auch ein Oberflächenkrebs auf Periost und Knochen übergreifen, wie wir es z. B. beim carcinomatösen Ulcus cruris oder den seltenen Epithelialcarcinomen kennen, die in den jahrzehntealten osteomyelitischen Fistelgängen entstehen. Das Bezeichnende dieser fortgeleiteten Geschwülste ist ihr langsames Wachstum und die ausgesprochene Anregung zu hyperplastischer Knochenwucherung.

Die Krebszellen wuchern in eine Venenwand ein und werden mit dem Blutstrom in den weiten Capillaren des Knochenmarks, in denen der Blutstrom verlangsamt dahinfließt, abgelagert. Hier wachsen die Zellgruppen langsam zu einer das Knochengewebe, vor allem die Corticalis von innen her zerstörenden Geschwulst aus. Vom Periost gehen auf den Reiz der Geschwulst hin Neubildungsvorgänge aus, der Zerstörung setzt sich eine Neuanlagerung von Knochen entgegen, was zu einer namhaften Verbildung, zu einer scheinbaren Auftreibung des Knochens führt. Trotz dieser osteoplastischen Vorgänge pflegen die zerstörenden Vorgänge die Oberhand zu gewinnen, es kommt zur Spontanfraktur.

Ausnahmsweise werden der Kranke und sein Arzt durch den unerwarteten Knochenbruch überrascht; in der Regel aber haben ziehende und bohrende Schmerzen neuralgischer Art wochen-, ja monatelang vorher unheilverkündend den Kranken gepeinigt. Der erfahrene Arzt wird sich bei Prostatikern und bei Frauen, die vor Jahren an Brustkrebs operiert wurden, nicht so leicht bei der Diagnose Rheumatismus oder Ischias oder Lumbago beruhigen. Von der Vorsteherdrüse und von der Brustdrüse aus kommen nämlich die allermeisten Knochenabsiedlungen; der Häufigkeit nach folgen dann die Krebse des Mastdarms, der Gebärmutter, des Magens und der Speiseröhre; auch Carcinome der Schilddrüse und die Hypernephrome (Endotheliome der Niere) siedeln oft im Knochen ab. Mitunter ist der Sitz des Erstgewächses nicht auffindbar.

Operativ vorzugehen, etwa durch Resektion oder Amputation, hat nur bei kleiner, langsam wachsender Tochtergeschwulst und bei gründlich ausgerotteter Ursprungsgeschwulst einen Sinn.

Die *primären Gliedmaßenkrebse* sind Weichteilkrebse, ehe sie auf den Knochen übergreifen. Sie wurden von VOLKMANN in drei Gruppen geteilt.

Die erste entwickelt sich infolge langjähriger Reizung, Entzündung, Eiterung auf wundgeriebenen Narben, Schwielen, Geschwüren oder Fisteln. Es sind derbe, blumenkohlartige Gewächse auf der Hautoberfläche, die leicht bluten und ein sehr übelriechendes Sekret absondern. Sie wuchern selten in die Tiefe; ihr Wachstum ist ein langsames. Von allen Krebsen und bösartigen Neubildungen der Gliedmaßen sind sie die gutartigsten, deshalb sind die operativen Heilungsaussichten auch gute.

Die zweite Gruppe, die aus angeborenen Pigmentmälern, Naevi, Fleisch warzen hervorgehenden Carcinome haben einen viel bösartigeren Charakter. Hier ändert der ursprünglich gutartige Primärtumor im 5. Jahrzehnt sein Aussehen; er vergrößert sich langsam, verhärtet, juckt, wird schrundig und blutet sehr leicht. Schon nach wenigen Monaten sind die Lymphdrüsen ergriffen, und sehr bald finden sich Tochtergeschwülste (Leber). Verlaufszeit etwa $1^1/_2$ Jahre.

Die dritte Gruppe, von scheinbar gesunder Haut ausgehende Krebse sind verhältnismäßig selten. Der bevorzugte Sitz ist der Unterschenkel, dann folgen der Handrücken und die Finger (s. Abb. 407). Auch der Paraffinkrebs der Arbeiter gehört in diese Gruppe. Ihre Vorhersage ist bei rechtzeitiger Operation nicht ungünstig.

X. Geschwulstbildung und Trauma.

Ein ursächlicher Zusammenhang zwischen einer Gewalteinwirkung und einer Geschwulstentstehung ist nur in den allerseltensten Fällen anzunehmen. Die *Voraussetzungen*, die bei Anerkennung des Zusammenhanges erfüllt sein müssen sind: 1. Sicherer Nachweis einer wirklichen und genügend heftigen Gewalteinwirkung. 2. Unversehrtheit der betreffenden Körpergegend vor dem Unfall. 3. Übereinstimmung zwischen Ort der Gewalteinwirkung und Ort der Krebsentwicklung. 4. Entwicklung der Geschwulst in einer Zeitspanne, die mit den sonstigen ärztlichen Erfahrungen nach Sitz und Art der Geschwulst vereinbar ist. 5. Brückenerscheinungen zwischen Gewalteinwirkung und späterer Geschwulstbildung. Aber auch wenn diese Voraussetzungen erfüllt zu sein scheinen, ist immer noch zu prüfen, ob es sich nicht um eine Absiedlung eines sonstigen bis dahin erscheinungsarmen Erstgewächses handelt.

Die unzähligen Verletzungen der großen Kriege haben den Beweis nicht zu erbringen vermocht, daß auf dem Boden einmaliger Verletzungen Geschwülste häufiger entstünden als bei unverletzten Menschen. Immerhin kommen Fälle vor, bei denen es *unbillig* wäre, den *Unfallzusammenhang abzustreiten*, so z. B. beim Brandnarbenkrebs, dem seltenen Krebs an Amputationsstümpfen, in Schußnarben oder ganz selten einmal bei Krebs im Bereich des Fracturcallus. In diesen Fällen pflegen aber chronische Reizzustände, langjährige Fisteln, nichtheilende Geschwüre die notwendigen Brückenerscheinungen zu liefern.

Verschlimmerung einer bestehenden Geschwulst durch eine Gewalteinwirkung ist nur anzunehmen, wenn das Wachstum im Vergleich zu dem üblichen Verlauf eine ungewöhnlich beschleunigtes ist.

G. Erkrankungen der Gelenke.

Der die knöchernen Gelenkenden bedeckende, hyaline *Gelenkknorpel* ist gefäß- und nervenlos und bis zum Rande der jeweiligen Gleitflächen von einer dünnen Bindegewebsschicht überzogen (Perichondrium). Bei längerer Ruhigstellung, gleich wie im Alter, verändert er sein Gefüge, er fasert sich auf, verkalkt und schleift sich ab.

Die Gelenkkapsel besteht aus einer geschmeidigen, gefäßreichen Innenhaut (Synovialmembran) und einer derben, fibrösen Kapsel. Die Synovialis bildet an einzelnen Stellen Ausstülpungen, Faltungen und feinste, mit dem bloßen Auge kaum sichtbare Zotten, die sich den Unebenheiten des Gelenkes bei allen Bewegungen dicht anschmiegen. Sie weist im übrigen keinen Endothelbelag auf, sondern schließt mit einer bindegewebigen Lage ab und ist von einem reichen Capillarnetz von Blut- und Lymphgefäßen durchzogen.

Das Stratum fibrosum, enger und straffer als die Synovialis, wird weniger durch die Gelenkbänder als durch die Muskeln, deren Fasern zum Teil in sie übergehen, sowie durch die Sehnen in Spannung gehalten. Dazu kommen die physikalischen Wirkungen der Adhäsion der Gelenkflächen aneinander und des Luftdruckes, welcher auf den allseitig geschlossenen Höhlen lastet, um dem Gelenk Festigkeit zu gewähren.

Durch den festen Ansatz der Kapsel an den Knochen wird eine mehr oder weniger große, abgeschlossene Höhle (Gelenkhöhle) gebildet. Sie enthält in der Regel nur eine geringe Menge fadenziehender, klarer, mit Zerfallsstoffen des Knorpels und der Synovialis vermischter Flüssigkeit (Synovia). Zuweilen steht die Gelenkhöhle mit benachbarten Schleimbeuteln in Verbindung.

Die Epiphysenlinien liegen verschieden an den einzelnen Gelenken, je nach dem Ansatz der Gelenkkapseln in oder außerhalb des Gelenkes.

Die Aufsaugfähigkeit der Synovialis ist gering, kann aber durch Druck und Massage befördert werden. Die Infektionsfähigkeit ist wegen der festen Abgeschlossenheit der Höhle eine große.

Die *Ursachen für Gelenkerkrankungen* sind mannigfacher Art.

1. Die Gewalteinwirkung, mag sie unmittelbar oder mittelbar das Gelenk treffen, setzt einen Bluterguß oder bedingt eine blutige Durchtränkung der Kapsel. Der Reiz und die Fibrinniederschläge genügen zur Erzeugung eines blutig-serösen Ergusses.

2. Die bakterielle Infektion kann unmittelbar durch eine offene Verletzung das Gelenk treffen oder, in Friedenszeiten viel häufiger, durch hämatogene Einschleppung (bei Pyämie, Gonorrhoe usw., Osteomyelitis, Tuberkulose).

3. Toxische Einflüsse, wie z. B. Ablagerung von Harnsäure, führen zu schweren Gelenkerkrankungen, aber auch Bakteriengifte, die im Körper selbst entstehen, haben gewisse Einflüsse auf die serösen Häute und die Gelenke; Überempfindlichkeit gegen diese Gifte verursacht die sog. *rheumatischen Gelenkerkrankungen.*

4. Trophische Störungen. Gefäßerkrankungen der Epiphysen sowie auch solche der Umschlagsfalten der Kapsel an den Knorpelrändern schädigen unmittelbar den Gelenkknorpel, der selber ohne Gefäße in seiner Ernährung auf die Diffusion angewiesen ist. Auffaserung und Abschleifung des Knorpels, Verkalkung, osteophytäre Wucherungen an den Knochen-Randabschnitten, Zottenbildung und Verdickungen der Kapsel sind die Folgen.

Pathologie. Gelenkerkrankungen setzen Veränderungen aller das Gelenk bildenden Teile, der Synovialis und des Stratum fibrosum (Capsula fibrosa), des Knorpels sowie des Knochens, voraus. Auch der Gelenkinhalt ist nach Art und Menge verändert. Statt der geringen Menge fadenziehender Synovia finden wir ein größeres oder geringeres Exsudat von seröser, eitriger oder jauchiger Beschaffenheit, das, je nach der Ursache der Erkrankung, steril ist (wie bei Trauma, Rheumatismus) oder aber pyogene Bakterien, Tuberkelbacillen usw. enthält.

Die *Synovialmembran* ist je nach dem Grade der Entzündung oder der Art der Gelenkerkrankung verändert. Bei den *akuten* Entzündungen: diffuse Rötung, starke Schwellung und Vergrößerung der sonst feinen, fadenförmigen Gelenkzotten, polsterartige Anschwellung der Plicae adiposae und Synovialfalten. Einzelne Abschnitte weisen Fibrinbelag oder geschwürige Gewebszerstörungen auf, welche zu Verklebungen und narbiger Verengerung des Kapselschlauches führen.

Bei den *chronischen* Formen sind die pathologischen Umwandlungen der glatten Synovialmembran je nach der Ursache verschieden; teils sammetartig aufgelockerte, teils mächtig gewucherte Zotten (Synovitis villosa, Lipoma arborescens), dabei pannusartige Überwucherung der Knorpelränder mit Usur des Knorpels oder, wie bei der Tuberkulose, eine fungöse Umwandlung der Kapsel mit käsigem Zerfall und Geschwürsbildung, schließlich bei den ankylosierenden Formen eine derb fibröse, das Gelenk erfüllende und scharf umklammernde Narbenmasse.

Der *Gelenkknorpel* leidet schon unter einer längeren Ruhigstellung des Gelenkes sowie im Alter: er fasert sich auf, wird rissig, verkalkt und schleift sich ab. Bei eitrigen Entzündungen fällt er sehr rasch der völligen Zerstörung anheim, bei Entzündung in den Epiphysen, vor allem bei der Tuberkulose, wird er von Granulationen unterwühlt und zerfressen. Gewisse, in ihrer Ursache nicht aufgeklärte Umstände machen den Knorpel glasartig spröde; schon eine leichte Gewalteinwirkung splittert Stücke ab, die frei im Gelenk sich verschieben, weiter wachsend zu Gelenkmäusen (Corpora libera) sich umwandeln. Eine Gruppe chronischer Gelenkentzündungen, die vielgestaltigen deformierenden Arthrosen, zeichnen sich durch eine Verbindung von Entartungsvorgängen (Erweichung, gelbliche opake Verfärbung, Zerklüftung, Abschleifung) mit gleichzeitigen wulstartigen Randwucherungen aus.

Die *knöchernen Gelenkenden,* die *Epiphysen,* sind sehr häufig der Ausgangspunkt einer Gelenkerkrankung, werden aber auch sekundär mitgegriffen. Wir erinnern hier an das, was wir über die ossale Form der Gelenktuberkulose und das, was wir über die metaphysäre und die seltene Form der epiphysären, akuten Osteomyelitis dargelegt haben. In der Folge greift jede Entzündung vom Gelenk auf den Knochen über, sobald der schützende Knorpel zerstört ist, wie bei dem Pyarthros und der Tuberkulose. Die Spongiosa wird dann schrittweise durch eine fortschreitende Entzündung zerstört, die Form der Gelenkenden ändert sich, schließt meist jede Beweglichkeit aus und führt zu krankhafter Stellung oder pathologischen Luxationen. In anderen Fällen wieder, wie bei der deformierenden Arthrose, entstehen vom Periost und von den Markräumen aus unregelmäßige, wulst- oder zapfenartige Osteophyten.

Das peri- und paraartikuläre Gewebe. Die Bänder, Sehnen, Sehnenscheiden, Muskeln, paraartikulären Schleimbeutel und die bedeckende Haut werden je nach Art und Beschaffenheit der Gelenkerkrankung in geringerem oder höherem Maße mit in die Krankheitsvorgänge einbezogen. Bei den akuten Entzündungen Ödem bis zur schwersten phlegmonösen Eiterung, bei den subakuten bindegewebige Hyperplasien und Infiltrate, bei den chronischen fistelnder Aufbruch, geschwüriger Zerfall und Senkungsabscesse.

Die **klinischen Erscheinungen** weisen bedeutsame Unterschiede auf, je nachdem wir es mit einem akuten oder einem chronischen Vorgang zu tun haben. Die Einteilung in diese beiden Gruppen ist deshalb auch praktisch gut verwertbar. Wir müssen uns nur bewußt bleiben einmal, daß im Gebiet des Akuten über das Subakute mannigfache Abstufungen möglich sind, und daß akute Erkrankungen chronisch ausklingen.

Die akuten Entzündungen sind *schmerzhaft* bei Bewegung und Betastung, ja selbst in völliger Ruhe; das gilt in ausgesprochenster Weise für die eitrigen Entzündungen. Bei den chronischen Gelenkentzündungen kann jeder Schmerz fehlen. Die *Bewegungsbeschränkung* ist abhängig teils vom Schmerz, teils von der Größe des Ergusses, teils von den Zerstörungen des Gewebes.

Der *Gelenkerguß* (Hydrops, Pyarthros, Hämarthros) dehnt die Kapsel und verleiht damit einzelnen Gelenken (vor allem dem Knie) eine kennzeichnende Form. An der Hüfte aber ist die Formveränderung nicht erkennbar wegen der starken Überlagerung mit Weichteilen. Der Erguß ist in den der Oberfläche näher gelegenen Gelenken an dem Nachweis der Fluktuation erkennbar.

Entzündete Gelenke stellen sich in eine den einzelnen Gelenken eigentümliche Mittelstellung (z. B. Knie, Hüfte und Ellenbogen in halbe Beugung); es ist die *Entlastungsstellung*, die am wenigsten schmerzhafte Lage. Die reflektorische Muskelspannung setzt jeder Lageveränderung einen gewissen Widerstand entgegen (Muskelkontraktur); sie löst sich in der Narkose.

Atrophie der Muskeln ist schon sehr zeitig unverkennbar als Folge des durch den Schmerz oder die Schonung bzw. einen Verband bedingten Nichtgebrauchs und des Fehlens des Bewegungsreizes. Die reflektorischen Muskelkontrakturen leiten bei den destruierenden und ankylosierenden Gelenkentzündungen unmittelbar in die pathologischen, die fixierten *Gelenkkontrakturen*, in die Deformitäten und die Destruktionsluxationen über.

Zu den **Formen** der Gelenkerkrankungen übergehend müssen wir bemerken, daß die Einteilung in akute und in chronische Formen sich nicht streng durchführen läßt, daß aber vor allem der bisher übliche Grundsatz, welcher den Krankheitsvorgang einerseits und die Ursache andererseits der Einteilung zugrunde legt, zu einer heillosen Verwirrung geführt hat, welche dem Anfänger die Erkenntnis ganz außerordentlich erschwert. Die Begriffe Arthritis serosa, purulenta, tuberculosa, deformans sind nicht gleichgeordnet; sie sind ein Notbehelf, entsprungen aus der lückenhaften Kenntnis über die Ursache vieler

Gelenkerkrankungen, besonders solcher mit serösem oder serofibrinösem Exsudat. Auch in den Abschnitt der deformierenden Arthrose ist aus der gleichen Verlegenheit alles eingestellt, was annähernd die äußeren Merkmale solcher Gelenkveränderungen aufwies, in der völlig unrichtigen Annahme, hier ein geschlossenes Krankheitsbild eigener Art vor sich zu haben. Wir sind heute in der Ursachenforschung einen Schritt weitergekommen, und wenn auch noch viele Rätsel zu lösen sind, so dürfte doch zum Vorteil der Klarheit und Übersichtlichkeit der Versuch einer Einteilung der Gelenkerkrankungen ausschließlich nach *ursächlichen* Gesichtspunkten geboten sein.

Wir bringen die Gelenkerkrankungen nach ihrer Ursache in vier großen Gruppen unter:

I. Traumatische Gelenkerkrankungen. Gewalteinwirkungen haben akut und chronisch verlaufende Gelenkveränderungen im Gefolge. Von den unmittelbaren Folgen der Quetschung und Verstauchung, dem Gelenkbruch ist früher gesprochen. Mittelbar hinterbleibt aber ein entzündlicher Reizzustand, der nur langsam abklingt oder, wie bei *Gelenkkörpern* und bei Osteochondritis dissecans, durch Bewegungen immer aufs neue angeregt wird. Hierher rechnen wir auch das *Blutergelenk.*

II. Entzündungen durch bakterielle Infektion des Gelenkes:

1. unmittelbare Gelenkinfektion durch eine offene Wunde und auf das Gelenk fortgeleitete Eiterungen (z. B. nach Phlegmonen und Osteomyelitis);

2. Absiedlungen von Eiterungen bei Pyämie und Septicämie, bei Puerperalfieber, Erysipel, Furunkel, Angina usw.;

3. gonorrhoische,

4. syphilitische,

5. tuberkulöse Gelenkentzündungen.

III. Toxische Gelenkentzündungen. Zu den toxischen, d. h. durch Bakteriengifte erzeugten Gelenkentzündungen zählen wir:

1. den akuten und

2. den chronischen Gelenkrheumatismus. Wohl wissen wir, daß die Frage der Entstehung noch ungeklärt ist, und obwohl vieles für dessen infektiösen Ursprung spricht, stehen die tatsächlichen Beweise hierfür zum Teil noch aus;

3. die rheumatoiden, polyartikulären Formen, wie sie beobachtet sind bei Pneumonien, Grippe, Masern und Diphtherie, und wie sie auch bei der Tuberkulose als Rheumatismus tuberculosus beschrieben sind. Die monartikuläre Beteiligung bei Infektionskrankheiten ist unter Umständen als Absiedlung anzusprechen;

4. die gichtischen akuten und chronischen Gelenkentzündungen und die *Bleiarthritis.*

IV. Gelenkerkrankungen durch ein über längere Zeit bestehendes *Mißverhältnis zwischen Widerstandsfähigkeit der das Gelenk zusammensetzenden Gewebe,* besonders des Knorpels und der unter dem Knorpel gelegenen Knochenschicht einerseits *und deren Beanspruchung* durch die Gelenkbewegungen bei erhaltener Regenerationsfähigkeit der Gewebe andererseits (BURCKHARDT).

Dieses „Mißverhältnis" kann verschiedene Ursachen haben, z. B. traumatisch, chemisch, toxisch, statisch bedingte Schädigungen des Knorpels, in anderen Fällen, wie z. B. beim Malum coxae senile, sind die Ursachen dieses Mißverhältnisses noch wenig geklärt. Vielfach spielt die Veranlagung eine Rolle; Fettleibige, Pykniker, Arteriosklerotiker neigen mitunter besonders zu der Krankheit; aber es gibt auch unter diesen genug Leute, die keine Arthrosis deformans haben.

Arthrosis deformans entwickelt sich nur in Gelenken, die bewegt werden. Die mit dem Leiden einhergehenden Schleiffurchen (s. S. 795 f.) können nur an bewegten Gelenken zustande kommen, und auch die Randwülste, die sich an den besser durchbluteten Randabschnitten der Gelenke bilden, finden sich nur an bewegten Gelenken.

I. Die traumatischen Gelenkentzündungen.

Die Schwere eines Gelenktraumas schwankt in weiten Grenzen. Von einer einfachen Distorsion oder Kontusion bis zu Kondylenzerschmetterung mit Einrissen an der Kapsel und schwerem Hämarthros ist im Hinblick auf die Folgen ein großer Schritt. Wir wollen hier nicht von den unmittelbaren und mittelbaren Folgen einer schweren Gelenkverletzung sprechen, denn es ist selbstverständlich, daß solche auf lange Zeit hinaus sich in Störungen der Leistung geltend machen. Es soll im wesentlichen von den Spätfolgen einer Kontusion oder Distorsion die Rede sein. Die unmittelbaren Folgen haben wir im vorhergehenden Abschnitt kennengelernt. In der Regel verwischen sich bei einem sonst gesunden Menschen bei entsprechender Schonung die Spuren einer Gelenkverletzung nach wenigen Wochen. In einer Minderzahl aber bleiben Folgen zurück unter den Zeichen einer subakuten oder chronischen Entzündung. Die Gründe hierfür sind nicht immer durchsichtig: bald liegt es an der Art der Verletzung, bald spielt die Anlage des betreffenden Kranken die ausschlaggebende Rolle; da bilden einerseits Einrisse oder scharfe Quetschungen der Kapsel, Abrisse von Periost oder von Knochenteilen, Knorpelabsprengungen und Bänderzerreißung, andererseits die exsudative oder gichtische Diathese, auch Syphilis und eine rheumatische „Anlage" die üblichen Ursachen für solche „Nachwehen".

Traumatischer Gelenkhydrops. In der Regel handelt es sich um einen mehr oder weniger großen und mehr oder minder hartnäckigen *Gelenkerguß*. In bestimmten Fällen tritt derselbe intermittierend in Erscheinung, veranlaßt vielleicht durch eine Überanstrengung (also auch ein Trauma) oder ohne irgend ersichtliche Ursache. Diese letztere Form der „Gelenkwassersucht", wie die Erkrankung auch genannt wird, segelt im Schrifttum unter der Flagge „idiopathischer Hydrops". Je besser wir die Gelenkerkrankungen kennengelernt haben, um so mehr ist diese Krankheitsgruppe in den Hintergrund getreten.

Die Veränderungen pflegen sich beim reinen Hydrops zunächst auf die Synovialis zu beschränken, zu erheblicher Verdickung derselben, auch der Zotten zu führen, während die Gelenkenden zunächst nicht beteiligt sind. Im Laufe der Zeit erleidet der Knorpel durch Zerfaserung der Grundsubstanz aber doch Veränderungen und nimmt ein sammetartiges Aussehen an. Der Erguß ist dünnflüssig, zellarm.

Die *klinischen Erscheinungen* sind gering. Außer einem gewissen Spannungs-, Schwäche- und Unsicherheitsgefühl bestehen keine Beschwerden. Akute Entzündungserscheinungen fehlen. Das Kniegelenk ist weitaus am häufigsten betroffen, daneben das Fuß- und das Schultergelenk. Im Knie ist der Erguß am leichtesten (bei gestrecktem Gelenk) nachweisbar. Die Synovialis fühlt sich an einzelnen Stellen verdickt an, was durch Kapselauflagerung, Zottenbildung bedingt ist. Die Beweglichkeit ist, ungeachtet eines recht bedeutenden Ergusses, oft erstaunlich gut erhalten. Der Hydrops saugt sich in der Ruhe gewöhnlich bis auf einen gewissen Rest auf, um nach einer Anstrengung des Gelenkes sogleich wiederzukehren. Bei längerem Bestehen kommt es zu erheblichen Muskelatrophien und Gelenkerschlaffungen.

Behandlung. Druckverbände, Massage, Heißluft und Diathermie, ausnahmsweise Punktion und Spülung mit Carbollösung. Vor allen Dingen ist es wichtig, die *Muskelatrophie* durch planmäßig gesteigerte, aktive Bewegungsübungen und Massage zielbewußt zu bekämpfen.

Hydrops infolge eines freien Gelenkkörpers. (Corpus mobile, Gelenkmaus.) Zu rückfälligen Gelenkergüssen führen ferner freie oder gestielte Gelenkkörper von harter oder weicher Beschaffenheit. Die harten, knorpeligknöchernen, freien Gelenkkörper können entstanden sein:

1. *Traumatisch* durch Absprengung aus den Rändern der Gelenkenden, kleineren Exostosen, Abreißungen durch die Gelenkbänder. Sicher erfolgen diese mechanischen Absprengungen oft an besonders dazu veranlagten Gelenken. Die mit der Spätrachitis verbundenen Umbauzonen der Knochen, die Osteochondritis dissecans (s. u.) bereiten manchmal dafür den Boden. Bezeichnend ist das meist monoartikuläre Vorkommen und die Zusammensetzung aus Knochen und Knorpel. Bevorzugt sind Ellenbogen- und Kniegelenk, nur selten Hüfte oder Schulter. Junge, kräftige Männer überwiegen (s. S. 700 und 703).

2. Durch *Erkrankungen* der knöchernen und knorpeligen Gelenkteile a) bei Arthrosis deformans, b) bei neuropathischen Gelenkerkrankungen. Bezeichnend ist das Auftreten in der Mehrzahl und die Zusammensetzung aus verkalkten Fibrinmassen, unregelmäßig angeordnetem Faserknorpel und Knochen, die höckerige Oberfläche sowie die erheblichere Größe.

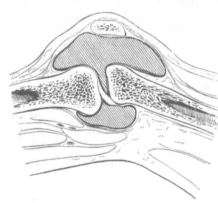

Abb. 525. Hydrops genus.

Die weichen, selteneren Formen können entstehen aus gedrehten, abgerissenen Gelenkzotten, Fibringerinnungen, können also teils traumatischen, teils arthritischen Ursprungs sein.

Die *Erscheinungen* sind ein plötzlich auftretender, heftiger Schmerz im Gelenk, mit Zwangsstellung des Gelenkes, bis auf äußeren Druck oder eine entsprechende Bewegung der Gelenkkörper aus seiner Einklemmung befreit ist. Es folgt dann ein mehr oder weniger starker Erguß. Ähnliche Erscheinungen macht die Einklemmung eines abgerissenen, sich verlagernden Meniscus im Kniegelenk (s. S. 701).

Der freie Körper selbst läßt sich manchmal im Gelenk, am besten in einer von dem Kranken selbst bezeichneten, bestimmten Stellung des Gliedes, durch Betastung nachweisen und schlüpft dabei oft unter den Fingern weg (Gelenkmaus). Verwechslungen auf dem Röntgenbild mit etwaigen Sesambeinen, der Fabella am Knie, sind durch Vergleich mit der anderen Seite auszuschließen. Knorpelige oder gar bindegewebige, aus Gelenkzotten entstandene Mäuse ohne Kalkbestandteile sind selbst röntgenologisch nicht nachweisbar.

3. *Osteochondritis dissecans.* Ohne eigentliche Verletzungen — auch wenn solche immer wieder in der Vorgeschichte als Ursache angegeben werden — entstehen im Knorpel — wohl infolge seiner eigenartigen krankhaften Sprödigkeit — Risse, Abschilferungen und Absprengungen. Bestimmte Gelenkteile sind mit Vorliebe betroffen (Fossa intracondylica und der Condylus medialis des Kniegelenkes, Eminentia capitata humeri, Fossa olecrani, Capitulum radii). Auch

die PERTHESsche Krankheit der Hüfte, die KÖHLERsche Krankheit am Kahnbein, der runde Rücken der Jugendlichen sind wohl in dieses Krankheitsgebiet einzureihen.

Das Ursprüngliche des Leidens muß man in einer Nekrose im wachsenden subchondralen Knochen suchen, die durch einen Gefäßverschluß erklärbar ist. Im jugendlichen Knochen sind die epiphysären Arterien Endarterien. Auf Grund einer veränderten Erregbarkeit der Gefäßnerven (Anlage, Vererbung) kommt es zu Kreislaufstörungen im Knochen, die zum Gewebstod durch Stase führen. So können sich aus diesen Herden im Knochen Gelenkkörper bilden, die ursprünglich noch mit dem gesunden Gewebe unter dem leicht abgehobenen Knorpel in Zusammenhang stehen, bis sie sich eines Tages ganz lösen und in das Gelenk abstoßen.

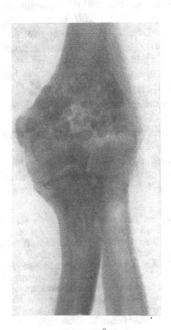
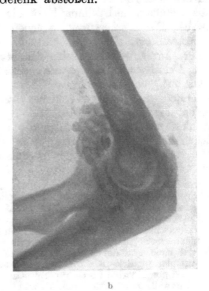

a   b

Abb. 526 a u. b. Gelenkchondromatose des Ellenbogens. 38jähr. ♂. (Chir. Klinik Göttingen.)

Die Gelenkkörper bestehen aus Knorpel, der meist einen knöchernen Kern umschließt. Sie finden sich auch in der Mehrzahl und haben die Größe einer Linse bis zu einer Haselnuß. Sie wachsen noch nach ihrer Abstoßung ins Gelenk weiter.

Die Folgen sind die durch wiederholte Ergüsse sich auszeichnenden Reizzustände mit nachfolgender Hyperämie der Synovialis und Verdickung der Zotten, selten von Anfang an schon schwere, verformende Vorgänge des ganzen Gelenkes.

Erscheinungen. Meist ist das jüngere Alter betroffen. Fast ausschließlich sind es jugendliche männliche Arbeiter, kaum je Mädchen. Druck auf eine bestimmte Stelle des Gelenkes ist schmerzhaft; daneben die Erscheinungen des Gelenkergusses und der Kapselverdickung. Einklemmung der freien Körper löst einen blitzartigen Schmerz aus, verbunden mit einer Art Sperrung der Bewegung. Das *Röntgenbild* hilft diagnostische Zweifel zu beseitigen. Solange die Gelenkmaus unter dem abgehobenen Knorpel gelegen und nicht gelöst ist, bestehen nur rheumaähnliche Beschwerden, die oft lange Zeit verkannt werden.

Auf einem guten Röntgenbild kann der erfahrene Beobachter das Leiden schon in dieser Entwicklungsstufe erkennen.

Die *Behandlung* der freien Gelenkkörper, der sich einklemmenden Zotten verlangt deren operative Entfernung. Knie- und Ellenbogengelenk kommen fast ausschließlich in Betracht. Doch hüte man sich, aufs Geratewohl ein Gelenk zu eröffnen, um es abzusuchen.

Bei der *Gelenkchondromatose*, die gleichfalls zumeist junge Männer, seltener Frauen trifft, liegt wohl eine Fehlbildung der Gewebe vor. In der Synovialis angelegte Knorpelzellen entwickeln sich weiter, lösen sich schließlich, um in der freien Gelenkhöhle zu zahlreichen freien Körpern auszuwachsen. Knie und Ellenbogen sind am häufigsten betroffen, seltener Hüfte, Schulter, sehr selten Hand und Fuß. Es sind Fälle beschrieben, in denen über 100 Körper gezählt wurden. Feingeweblich stehen diese Knorpelwucherungen den Enchondromen nahe, Gebilden aus hyalinem Knorpel mit Einlagerungen von Kalk und Knochengewebe. Die *Erscheinungen* gleichen denen der Osteochondritis.

Behandlung. Die einfache Entfernung durch Arthrotomie gelingt nicht immer. In schwersten Fällen Ausrottung der Kapsel oder gar Resektion.

4. Der *Hydrops bei deformierender Arthrosis* und in den neuropathischen Gelenken hat, wenn auch gelegentlich traumatischen Ursprungs, lediglich symptomatische Bedeutung. Die gewucherten Randwülste des Knorpels, die abgeschliffenen Stellen, die wulstigen Zotten der Synovialis und allenfalls vorhandene freie Gelenkkörper bedingen infolge der offensichtlichen Ungleichheit der Gelenkflächen bei jeder Anstrengung, nach jedem ausgiebigen Gebrauch des Gelenkes einen Reizzustand, der einen geringeren oder stärkeren serösen Gelenkerguß zur Folge hat.

Der HOFFAschen *Erkrankung* des Kniegelenkes als posttraumatischem Leiden sei auch hier gedacht, jener entzündlichen Hyperplasie der Plicae alares und des Ligamentum mucosum. Der subpatellare Fettkörper ist infiltriert und durchwachsen mit derbem, fibrösem Fettgewebe; dicke, gelblich rote, derbe Zotten können mit einzelnen Ausläufern in den Gelenkspalt hineinragen und sich einklemmen. *Klinisch* sind die Stellen zu beiden Seiten des Ligamentum patellae, vornehmlich aber der innere Kniescheibenrand druckempfindlich, das Knie ermüdet leicht, öfter kommen leichte Einklemmungserscheinungen vor, der Musculus quadriceps atrophiert. In der *Behandlung* ist erfolgsicher nur die Exstirpation der gewucherten fibrös-hyperplastischen Fettgewebszotten, insofern Massage, Heißluft, Kurzwellenbehandlung und Druckverbände keine ausreichende Besserung erzielen.

Gelenkerkrankungen bei Blutern nehmen unter den traumatischen Gelenkleiden eine gesonderte Stellung ein. Bei Hämophilen können (oft nach ganz geringfügiger Schädigung) akut oder chronisch Blutungen in das Gelenk erfolgen. Der akute Beginn ist häufiger. Stets sind es Knaben und junge Männer, die betroffen sind. Die erste Gelenkblutung tritt meist schon im ersten Jahrfünft ein. Bevorzugt ist das Kniegelenk. Die Erscheinungen sind akut einsetzende Schwellung mit Schmerzen, Fiebersteigerung, Entlastungsstellung des Gelenkes. Nach einigen Tagen folgt gewöhnlich eine durch Blutaustritt bedingte Verfärbung der Haut. Der Erguß saugt sich in verhältnismäßig kurzer Zeit auf, um sich in verschieden langen Zwischenräumen zu wiederholen und zu dauernden Gelenkveränderungen zu führen. Nach Ablauf des 3. Jahrzehnts pflegen die Gelenkblutungen aufzuhören. Die von Anfang an schleichende und chronische Entwicklung ist seltener. Durch die wiederholten Blutungen kommt es zunächst zu Entzündungsvorgängen im Gelenk, einer Panarthritis, an der sich alle Bestandteile des Gelenkes beteiligen. Die Synovialzotten sind verdickt, gerötet, stellenweise braun pigmentiert, der Knorpel gelblichbraun, matt, an einzelnen Stellen aufgefasert. Schließlich entwickeln sich unheilbare Veränderungen. Verwachsungen, Ankylosen. Kontrakturstellungen ohne Verunstaltung der knöchernen Bestandteile sind nicht selten. Das Bild kann große Ähnlichkeit mit der Tuberkulose erlangen. Kniegelenk, Ellenbogen, Hüftgelenk, seltener die kleinen Gelenke sind betroffen.

Die *Diagnose* gründet sich auf die Vorgeschichte (Bluterfamilie), das vorhergegangene oder gleichzeitige Befallensein anderer Gelenke, die schnelle Rückbildung der Ergüsse und die bald eintretende Beeinträchtigung der Beweglichkeit.

Behandlung. Jeder operative Eingriff ist wegen der damit verbundenen Lebensgefahr abzulehnen. Die Aufsaugung der Ergüsse ist durch leichten Druck, Ruhigstellung zu befördern, etwaigen Beugestellungen durch Schienen- und Streckverbände entgegenzuarbeiten.

II. Die auf Infektion beruhenden Gelenkentzündungen.

1. Die unmittelbare Infektion des Gelenkes.

Die unmittelbare Infektion des Gelenkes durch eine offene Wunde haben wir auf S. 704 besprochen und dabei betont, daß es sich meist um Mischinfektionen, oft mit jauchigem Exsudat handelt. Die von einer akuten Osteomyelitis übergeleiteten Gelenkvereiterungen (meist reine Staphylokokkeninfektion) sind ebenfalls geschildert. Ihr Verlauf und ihre Behandlung decken sich mit der der eitrig metastatischen Arthritiden.

2. Die akuten metastatischen Gelenkinfektionen.

Die akuten metastatischen Gelenkinfektionen bei Pyämie und Septicämie, bei Erysipel, Puerperalfieber, Angina usw. sind fast ausschließlich durch

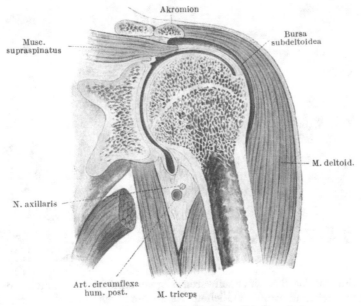

Abb. 527. Topographische Anatomie des Schultergelenkes.

Strepto- oder Staphylokokken hervorgerufen, die auf hämatogenem Wege in die weitmaschigen Gefäße der Kapsel oder die venösen Gefäßräume der Epiphyse eingeschleppt sind. Selten kommen beim Scharlach, bei Cerebrospinalmeningitis und bei Erysipel Bakterienabsiedlungen vor, oder bei Typhus und Ruhr von den Darmgeschwüren aus, bei Pneumonie solche mit Pneumokokken, die, wenn auch eitrig, sich doch durch besonders gutartigen Verlauf auszeichnen. In der Regel ist die metastatische Infektion eine sehr schwere, stürmisch verlaufende, oft tödlich endende Erkrankung. Das Exsudat ist rein eitrig oder bei Mischinfektion jauchig. Es kann auf die Gelenkhöhle beschränkt sein und bleiben *(Empyem des Gelenkes)* oder nach außen durchbrechen und zu eitriger Entzündung der Kapsel und des paraartikulären Gewebes, zu Abszeßbildung in den Weichteilen (Röhrenabscesse) führen, oder von Anfang an mehr in der Kapsel verlaufen *(Kapselphlegmone)*, mit oft recht geringer Eiterbildung im Gelenk selbst. Der Knorpel verliert bald seinen bläulichen Glanz, wird gelblich, aufgefasert, und in kleineren oder größeren Stücken nekrotisch. Auch auf den Knochen kann die Erkrankung übergreifen.

Die Ausheilung der schwersten Formen erfolgt meist mit völliger oder teilweiser Verödung der Kapsel, bindegewebiger oder knöcherner Verwachsung der Gelenkenden. Je größer die Ausschwitzung im allgemeinen ist, je mehr die Entzündung auf die Synovialis beschränkt bleibt, je schneller der Erguß in Heilung übergeht, desto mehr bleibt die Beweglichkeit des Gelenkes erhalten.

Erscheinungen. Die eitrigen Entzündungen der großen Körpergelenke — gleichgültig ob unmittelbar oder durch Keimverschleppung entstanden — bieten

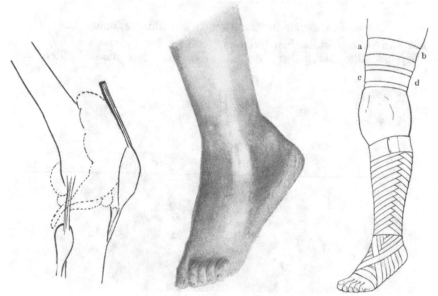

Abb. 528. Umrisse der Kniegelenkkapsel.

Abb. 529. Gonorrhoische Fußgelenkentzündung. (Aus der Chir. Klinik Leipzig — E. PAYR.)

Abb. 530. Stauungshyperämie nach BIER. (Die Binde wird abwechselnd bei a b und bei c d umgelegt.)

fast ausnahmslos das Bild einer schweren Allgemeininfektion: Schüttelfröste oder doch hohes Fieber mit morgendlichem Nachlassen, sehr beschleunigter, kleiner Puls, bisweilen Verwirrtheit, trockene, borkige Zunge, rascher Kräfteverfall, Durchfälle. Nur die Pneumokokkeninfektionen der Gelenke kleiner Kinder haben häufig von Anfang an einen milderen Verlauf (s. u.).

Örtlich sind die üblichen Umrisse des Gelenkes verwischt; die bedeckende Haut heiß, bläulich mit Venenzeichnung. Schon frühzeitig, oft ehe man eine Anschwellung sieht, sind die Gelenkbewegungen außerordentlich schmerzhaft; mit der Zeit wird auch der leiseste Bewegungsversuch unerträglich.

Beim reinen Empyem des Gelenkes bleibt die bezeichnende Form der gefüllten Gelenkhöhle erhalten; bei der Kapselphlegmone sind die Umrisse verwischt, Hautrötung und teigige Schwellung ringsum sowie die Lymphadenitis im Gelenkgebiet stärker ausgebildet.

Der Eiter neigt schon in der zweiten Krankheitswoche zum Durchbruch; es entstehen oberflächliche Abscesse oder phlegmonöse paraartikuläre Infiltrate. Der Bandapparat und die Gelenkenden werden zerstört, Schlottergelenk und Knochenreiben zeugen dafür.

Der *Verlauf* einer metastatischen Gelenkeiterung gestaltet sich recht verschieden; er ist abhängig von der Art und Ausdehnung der primären Erkrankung, von dem Gelenk (Hüfte und Knie am bedrohlichsten!) und von der Giftigkeit der Keime bzw der Widerstandskraft des Kranken. Wir kennen nur *eine* milde verlaufende Art: die bei Kindern meist im Gefolge von Pneumonien vorkommende, sog. katarrhalisch-eitrige Form, welche oft ohne Bewegungsstörungen ausheilt. Alle anderen eitrigen Gelenkentzündungen hinterlassen eine mehr oder weniger vollkommene Gelenkversteifung. Im Vordergrunde aber steht die Sorge um Erhaltung des Lebens, denn bei jeder schweren, eitrigen Gelenkerkrankung ist die Sterblichkeit eine recht hohe. Das gilt auch für die Gelenkeiterungen im Anschluß an Kriegsverletzungen.

Behandlung. Bei der nicht eitrigen, etwa der metapneumonischen Form der Kinder, Punktion mit einem dicken Troikart. Auswaschung mit 1%iger Carbollösung, Ruhigstellung des Gelenkes am besten im Gipsverband. Auch bei einigen gutartigeren, rein eitrigen Formen können diese Maßnahmen u. U. durch Einspritzung von 5 ccm CHLUMSKYscher Lösung (Camph. trit. 60,0, Acid. carbolic. 30,0, Alcoh. abs. 10,0) versucht werden. Tritt in wenigen Tagen keine Besserung ein, dann mehrfache, kleinere Einschnitte an günstiger Stelle und Drainage. Durch die Drains kann wiederholt Phenolcampher eingespritzt werden. Vollkommene Ruhigstellung durch Brückengipsverband.

Bei *Kapselphlegmonen* ist breite Eröffnung des Gelenkes notwendig, auch hier unter strengster Ruhigstellung. Bei den schwersten Formen muß das Gelenk aufgeklappt, reseziert oder amputiert werden. Man soll mit der Amputation nicht zu lange warten.

Die sorgfältigste Ruhigstellung wird so lange durchgeführt, bis alle akut entzündlichen Erscheinungen geschwunden sind. Erst dann tritt die Rücksicht auf die spätere Beweglichkeit in ihr Recht. Die ersten Bewegungen müssen unter genauer Prüfung der Temperatur und der Schmerzhaftigkeit ganz vorsichtig ausgeführt werden, ebenso wie die Massage der Muskeln.

Nach längeren Eiterungen und bei einigermaßen günstiger Stellung des Gelenkes verzichtet man am besten auf jedes Beweglichmachen. Rohe Sprengungen von Gelenkverklebungen sind zu vermeiden wegen der Gefahr der Rückfälle und des Wiederaufflackerns der Eiterung. Heißluft, warme Bäder, Prießnitz, Kurzwellenbestrahlungen sind wertvolle Unterstützungsmittel. Ob später operative Eingriffe zum Zweck der Gelenkmobilisation in Erwägung zu ziehen sind, ist von Fall zu Fall zu entscheiden.

3. Die gonorrhoische Gelenkentzündung.

Nach Genital- oder Konjunktivalinfektion, meist in den ersten 14 Tagen bis 4 Wochen auftretend, zuweilen als Mischinfektion. Die Gelenke sind entweder in Form eines serösen, sero-fibrinösen, durch seine grünliche Farbe ausgezeichneten Ergusses oder in Form der paraartikulären Schwellung, die nur ausnahmsweise in Eiterung übergeht, ergriffen. Die letztere Art ist die weitaus häufigere. Die starke Beteiligung des paraartikulären Gewebes ist kennzeichnend und läßt die Diagnose auch ohne Gonokokkennachweis oft bei der ersten Untersuchung stellen. Beim Manne ist das Kniegelenk, bei der Frau das Handgelenk bevorzugt. Die größeren Gelenke sind mehr betroffen als die kleineren, und zwar meist monoartikulär (Abb. 529).

Beginn ganz akut, mit heftigen Schmerzen, Fiebersteigerung. Ausnahme ist subakuter Beginn und geringere Schmerzhaftigkeit im Anfang. Trotz des stürmischen Beginnes ist das Allgemeinbefinden verhältnismäßig wenig gestört. Die akuten Erscheinungen lassen in wenigen Tagen nach und gehen in die chronische Form mit schnell eintretender Muskelatrophie, teigiger Schwellung der Weichteile, Störung der Gelenkfunktion über. Der Verlauf kann sich über Wochen und Monate erstrecken.

Die *Diagnose* gründet sich auf den stürmischen Beginn, die heftigen Schmerzen, das monoartikuläre Auftreten, die vergleichsweise geringe Störung des Allgemeinbefindens, die über das eigentliche Gelenk hinausreichende Infiltration der Weichteile und den Nachweis der Gonorrhoe.

Vorhersage für das Leben, falls nicht Endokarditis auftritt, gut, bezüglich der Leistungsfähigkeit ungünstig. Ausheilung in fibröser Ankylose ist die Regel, wenn nicht frühzeitig und richtig behandelt wird.

Behandlung. Mehr noch als die Stauungshyperämie nach BIER, Heißluft, Ruhigstellung, Arthigon hat sich uns. die *frühzeitige Streckbehandlung* bewährt. Am Fuß bedienen wir uns des GAZASCHEN Fußsohlenstreckverbandes, bei der Handgelenkgonorrhoe ziehen wir in Narkose einen Zwirnhandschuh über die mit Mastisol bestrichene Hand und ziehen dann an den Handschuhfingern mit Spiralfederzug über einem Bügel, der durch Gipsverband am Ellenbogen befestigt ist. Täglich Beugeübungen der Finger! Wir haben mit dieser Behandlung viele Gelenke tadellos beweglich erhalten können. Nur bei ganz hartnäckigem, größerem Gelenkerguß Punktion, bei Empyem mehrere kleinere Einschnitte und Drainage, falls Punktion nicht zum Ziel führt. Dann ist aber die Ankylose sicher. Daneben ist die neuzeitliche Sulfonamidbehandlung mit Uliron (2—3 g täglich für 6 Tage, vom 18. Tage ab allenfalls eine 7tägige Kur mit wiederum 2—3 g) durchzuführen.

Sehr wichtig ist die *Nachbehandlung,* die nach Ablauf der entzündlichen Erscheinungen mit Massage, Bewegungen, Heißluft, Kurzwellen einsetzen muß und sehr viel Geduld und Standhaftigkeit seitens des Kranken erfordert, u. U. auch Resektionen und spätere operative Gelenkmobilisationen bei Ankylosen notwendig macht. Da nicht selten Sehnen und Sehnenscheiden in das Krankheitsgeschehen mit hineingezogen sind, so ist hierauf bei der Nachbehandlung und Anzeigestellung zur Operation Rücksicht zu nehmen.

4. Die Tuberkulose der Gelenke.

Allgemeines. In einer großen Zahl von Fällen (man rechnet mit 80 v. H.) hat die Gelenktuberkulose ihren Ursprung in einer tuberkulösen Herderkrankung der knöchernen Gelenkenden *(primär ossale Form)* s. S. 742. Von hier aus wird in langsamerer oder schnellerer Folge der Gelenkknorpel unterhöhlt und schließlich zerstört, womit der tuberkulösen Infektion der Weg ins Gelenk freigegeben ist.

Die Verhältnisse der *Entstehung* und des *Krankheitsgeschehens* liegen hier genau so, wie wir sie bei der Knochentuberkulose geschildert haben: Embolische Entstehung, Bildung käsiger, bröckeliger Spongiosasequester, umgeben von fungösen, unter Umständen rasch eitrig einschmelzenden Granulationen oder eine verstreute, zerstörende Ostitis granulosa. Die Gelenkkapsel erkrankt bei dieser Gruppe erst in zweiter Reihe, sei es durch Übergreifen der tuberkulösen Infektion auf dem Lymphwege von den Umschlagsfalten der Kapsel aus oder durch offenen Einbruch bei zerstörtem Knorpel.

In der Minderzahl der Fälle entsteht die Gelenktuberkulose durch eine unmittelbare hämatogene Infektion der Synovialis *(primär synoviale Form).* Miliare Tuberkel bilden sich auf der Innenfläche der Gelenkhaut; infolge reaktiver Entzündung, Rötung, Schwellung der Synovialis und der Zotten kommt es zur Ausscheidung eines serösen, stark fibrinhaltigen Exsudates ins Gelenk (Hydrops tuberculosus). In der Folge kann dann der Knochen in Mitleidenschaft gezogen werden.

Zur Frage **Trauma und Gelenktuberkulose,** die in der Unfallheilkunde große praktische Bedeutung gewinnt, sei hier bemerkt, daß Beginn und Ursache der Gelenkerkrankung von den Kranken, oft in gutem Glauben, auf eine Prellung, Quetschung oder Verstauchung zurückgeführt werden. Das entspricht dem natürlichen Ursächlichkeitsbedürfnis des Menschen. Tatsächlich liegen in der überwiegenden Zahl der Fälle die Verhältnisse aber so, daß die Verstauchung ein bereits erkranktes Gelenk getroffen hat und, das Übertreten des Fußes z. B., zustande gekommen ist, weil das bereits erkrankte Gelenk die nötige Festigkeit verloren hatte. Die üblichen Einwände von einer vor dem Unfall vorhandenen freien Gebrauchsfähigkeit des Gliedes und der vollen Erwerbsfähigkeit vermögen einen erfahrenen Praktiker nicht irrezumachen, denn er weiß, wie wochen-, ja monatelang ein schon fungöses oder hydropisches Gelenk ungehindert oder so gut wie ungehindert gebraucht wird, und wenn er als Hochschullehrer erst täglich erleben muß, wie recht merkliche arthritische Schwellungen von unerfahrenen jüngeren Anhängern Äskulaps als solche verkannt werden, so wird er den eidlich bekräftigten Zeugenaussagen von Laien: das Gelenk sei vorher nicht geschwollen gewesen, oder sein Kamerad hätte Arm oder Beine nicht „geschont", kein allzu großes Gewicht beilegen.

Nimmt man sich die Mühe, das Wann, Wo und Wie des Unfalls genau zu erforschen, so bekommt die Sache bald ein anderes Gesicht. Auch der Verlauf muß unter die prüfende Lupe genommen werden, und da mag das, was S. 699 f. über die Gelenkverstauchungen gesagt ist, zur Richtschnur dienen.

Man hat auch die Frage, inwieweit eine Quetschung gewissermaßen als Schrittmacher für eine Tuberkulose angesehen werden kann, im Tierversuch zu klären gesucht; irgendwelche überzeugende Beweise für eine ursächliche Verknüpfung sind auch dabei nicht erbracht worden. Wir verweisen im übrigen auf das, was wir auf S. 743 über die sog. traumatische Entstehung der Knochentuberkulose gesagt haben. Allzu leicht wird die Binsenwahrheit vergessen, daß, von der seltenen Impftuberkulose abgesehen, eine chirurgische Tuberkulose sich nur in *dem* Körper entwickeln kann, wo Tuberkelbacillen schon festen Fuß gefaßt hatten.

Die *Krankheitsbilder,* die sich entwickeln, sind vielgestaltig. Sie lassen sich nach F. KÖNIG entsprechend den pathologischen Verhältnissen zwanglos in drei Gruppen scheiden:

1. den Hydrops tuberculosus; 2. die granulierende Form (fungus); 3. die eitrige Form (kalter Absceß).

Diese drei Formen grenzen sich in Wirklichkeit nicht scharf gegeneinander ab, es gibt Übergangs- und Mischformen.

1. Der *Hydrops tuberculosus* ist die leichteste Form. Wir finden die Erscheinungen eines Gelenkergusses (Fluktuation, Tanzen der Kniescheibe) und eine mehr oder weniger ausgesprochene Kapselverdickung, die stets am deutlichsten an den Umschlagsstellen der Gelenkkapsel zu tasten ist. Das Gelenk ist in seiner Beweglichkeit anfangs kaum beschränkt und zeigt zunächst keine Zwangsstellung durch krampfhafte Zusammenziehung der Muskeln. In der Ruhe mindert sich der Erguß ein wenig, nimmt bei jeder Überanstrengung und bei leichten Schädigungen wieder zu. Die Muskeln schwinden, der Kranke klagt nicht über eigentliche Schmerzen, wohl aber über rasche Ermüdbarkeit und Schwäche. Am Kniegelenk tritt dieser Hydrops tuberculosus besonders deutlich in Erscheinung. Gar leicht wird er verwechselt mit dem rein traumatischen oder den polyarthritischen Gelenkergüssen. Meist ist er der Vorläufer des Fungus, in den er, vielleicht nach monatelangem Bestand, langsam und unvermerkt übergeht.

2. Dem Krankheitsbild der *granulierenden Form,* dem *Fungus* oder *Tumor albus,* begegnen wir am häufigsten; es ist gekennzeichnet durch die Bildung eines grauroten schwammigen Granulationsgewebes, das das Gelenk vielfach neben einem geringen Erguß ausfüllt. Der Knorpel, der selbst nicht tuberkulös erkrankt, wird aufgefasert, in Fetzen abgelöst, die Gelenkbänder mit der Zeit zerstört.

Die derberen Fungusformen bilden umschriebene, mit der Synovialis in Zusammenhang stehende Schwellungen, auch baumförmige, zottenartige Wucherungen, ähnlich dem Lipoma arborescens. Sie geben dem Gelenk häufig die bei der nie fehlenden Abmagerung der Muskeln besonders in die Augen springende

„spindelige Form", wegen des weißlichglänzenden, durch Ödem des Unterhautzellgewebes bedingten Aussehens „Tumor albus" genannt.

Die weichere, bösartigere, zerfallende Form hat schlaffere, blaßrote,
unter dem Fingerdruck zerfließende und zu stetigem Zerfall neigende Granulationen. Dieselben wachsen schneller in alle Gelenkteile hinein, zerstören bald
Bänder, Knorpel und Knochen. Reaktive Entzündungserscheinungen sind
geringer, oft kommt es zum Durchbruch durch die Gelenkkapsel nach außen
mit Fistelbildung und im Anschluß daran zu Mischinfektion.

Die Schwellung verwischt die Gelenkumrisse. Sie fühlt sich bald weich und
pseudofluktuierend, bald mehr teigig an und ist im ganzen auf Betastung wenig
schmerzhaft.

Das erkrankte Gelenk ist in seiner selbst- und fremdtätigen Beweglichkeit
eingeschränkt, bei Überschreiten der freiwilligen Bewegungsgrenzen ist es
schmerzhaft, ebenso auf Druck und Stauchung.

Frühzeitig schon ist es durch Muskelzug festgestellt, nimmt die Entlastungsstellung, meist Flexionskontraktur, ein. Je mehr die Zerstörung der Gelenkenden, besonders der Schwund des Knorpels fortschreitet und die fungösen
Wucherungen sich in die Weichteile vorschieben, um so mehr verringert sich die
Beweglichkeit und um so schmerzhafter wird das Gelenk. Die Kontrakturen
werden hochgradig; Subluxationen und pathologische Luxationen sind die
weiteren Folgen der knöchernen Zerstörung. Im späteren Verlauf, wenn der
Fungus einschmilzt oder wenn geschwüriger Zerfall am Knochen Zerstörungen
anrichtet, bleiben in der Regel Abszedierungen, Aufbruch und fistelnde Eiterung
mit Fieber nicht aus; es kommt zu Mischinfektion und zur offenen Tuberkulose.

3. Die *eitrig-käsige* bzw. *geschwürig-eitrige* Entzündung kann (wie eben bemerkt)
die letzte Entwicklungsstufe des Gelenkfungus sein; sie kann aber auch von
vornherein als solche auftreten und pflegt dann einen viel bösartigeren und
schnelleren Verlauf zu nehmen. Die Granulationsbildung tritt zurück gegenüber
dem stürmischen Gewebszerfall mit Zerstörung des Knochens und Knorpels, der
Bänder; vor allen Dingen aber ist bemerkenswert der käsige Zerfall, sowie die
Bildung eines eitrigen Exsudates; daran schließen sich paraartikuläre Abszedierungen mit Fistelbildung und überreicher Eiterung. Die Knorpelzerstörung
ist hier besonders umfangreich und dementsprechend auch die frühzeitige Fehl-
stellung des Gelenks. Unter Umständen stellen sich schwerste Zwangsstellungen
ein. Das Hüftgelenk, seltener das Kniegelenk, geben Beispiele für diese Erkrankungsform ab, und zwar in den Fällen von großen, knöchernen Herd-
erkrankungen mit Durchbruch der käsig-eitrigen Massen ins Gelenk.

Es ist ohne weiteres klar, daß wir hier gegenüber den rein fungösen Formen
ein wesentlich schwereres und auch in bezug auf die Heilungsaussichten weniger
günstiges Krankheitsbild vor uns haben, das von hektischem Fieber, Nacht-
schweißen und raschem Kräfteverfall begleitet ist. Bei einer Mischinfektion,
durch Staphylo- oder Streptokokken oder Colibacillen, welche etwa bei Abszeß-
aufbruch oder durch eine Fistel veranlaßt sein kann, setzt bisweilen rasch eine
Allgemeininfektion mit tödlichem Ausgang ein.

Als besondere Form verdient die *Caries sicca* der Erwähnung. Sie kommt hauptsächlich am Schultergelenk, selten an der Hüfte vor. An Stelle der mächtigen schwammigen
Massen bildet sich nur eine ganz dünne Granulationsschicht, die aber, fast unmerklich, —
fast bis zum Verschwinden — den Knochen, meist ist es der Oberarmkopf, zerstört und
schließlich narbigbindegewebig ohne Eiterung ausheilt.

Die *miliare Tuberkulose* zahlreicher Gelenke kann als Teilerscheinung einer allgemeinen
Miliartuberkulose sich finden und als solche verborgen verlaufen.

Des *Rheumatismus tuberculosus* sei auch hier gedacht, einer durch Giftstoffe des
Kochschen Erregers erzeugten polyartikulären Gelenkerkrankung, die, dem chronischen
Rheumatismus ähnlich, zur Versteifung führen kann (vgl. Rheumatoide S. 794).

Über die *Krankheitserscheinungen* im allgemeinen ist zu sagen, daß diese verschiedenen Formen, die Krankheitsbereitschaft der einzelnen Menschen (Immunität) je nach Veranlagung und Alter, das Verhalten der einzelnen Gelenke dem Leiden ein wechselvolles Bild verleihen. Vielfach sind die Kranken anämische, elende Kinder tuberkulöser Eltern; andererseits sind wir mitunter überrascht, bei einem blühend aussehenden, rotbackigen Kinde einen schweren Gelenkfungus anzutreffen (s. auch Abschnitt „Knochentuberkulose" S. 742).

Der *Beginn* ist im allgemeinen ein allmählicher. Anfangs pflegen die Kranken über Müdigkeit, Schwäche, zeitweilige oder dauernde Schmerzen zu klagen, die bei den ossalen Formen meist heftiger sind. Nach leichteren Anstrengungen treten dann die ersten nachweisbaren Erscheinungen, die Gelenkschwellung, Schmerzen bei Druck und Stoß auf den Knochen ein. Leichte Fiebersteigerungen, bei den schwereren Formen hektisches Fieber, setzen ein.

Örtlich ist entweder ein deutlich nachweisbarer Gelenkerguß, Fluktuation oder festweiche Schwellung vorhanden. Bei starker teigiger Durchtränkung der Kapsel und des paraartikulären Gewebes wird die Auftreibung des Gelenkes eine verschwommene. Bald nimmt das Gelenk krankhafte Zwangsstellung ein.

Der *Verlauf* ist ein ausgesprochen chronischer, sich über *viele* Jahre hin erstreckender, unterbrochen von Zeiten des Stillstandes oder teilweiser Rückbildung und von Schüben der Verschlimmerung. Die Widerstandskraft der Kranken wird auf eine harte Probe gestellt. Eine gute Veranlagung vermag sich bei sorgfältiger Pflege und unter guten hygienischen Verhältnissen durchzuringen, der erblich Belastete mit herabgesetzter Widerstandskraft wird ihr erliegen.

Der *Ausgang* schwankt in weiten Grenzen. Die Wiedererlangung einer annähernd regelrechten Gelenkbeweglichkeit zählt zu den Ausnahmen. Gewöhnlich bleibt eine Beeinträchtigung geringeren oder höheren Grades zurück.

Die *Heilung* erfolgt teils durch fibröse Vernarbung und durch Aufsaugung des Eiters und teils durch Abkapselung noch virulenter käsiger Massen. Hierin liegt die Gefahr späterer Rückfälle begründet, die besonders in Zeiten besonderer Anforderungen an den Körper und bei mangelhafter Ernährung mitunter noch nach Jahrzehnten zustande kommen. Wo der Fungus den Knorpel zerfasert hat, erfolgt die Ausheilung unter fibröser Verwachsung der Gelenkenden mit teilweiser (meist geringfügiger) Beweglichkeit. Die eitrigen Formen hingegen heilen nur unter völliger Versteifung mit knöcherner Ankylose aus.

Besonders empfänglich für die Gelenktuberkulose ist vor allem das kindliche Alter; im 2. und 3. Jahrzehnt geht die Häufigkeit stark zurück. Die erbliche Belastung spielt eine Rolle, besonders bei gesundheitlich und sozial ungünstigen Verhältnissen. Das Greisenalter ist wieder mehr belastet als die mittleren Jahrzehnte; sehr häufig freilich handelt es sich nur um das Wiederaufflackern eines scheinbar ausgeheilten Herdes (S. auch S. 742f.).

Von den großen Gelenken — von diesen ist hier ausschließlich die Rede — sind Knie- und Hüftgelenk weitaus am häufigsten betroffen. Dann folgen Ellenbogen- und Handgelenk und schließlich Sprunggelenk und Schulter. Eine auffallende Ausnahmestellung nimmt das Schultergelenk ein, insofern die tuberkulöse Erkrankung im 1. und 2. Jahrzehnt zu den Seltenheiten zählt, das 3. Jahrzehnt hingegen schwer belastet.

Die *Diagnose* bietet nur ausnahmsweise Schwierigkeiten, vor allem in den frühen Entwicklungsstufen des Ergusses und des empfindungslosen Fungus. In solchen Fällen hilft uns zur Klärung die Vorgeschichte, die Erforschung der erblichen Verhältnisse und vor allem — was übrigens niemals versäumt werden darf, wenn man nicht schlimme Überraschungen erleben soll — die sorgfältige

Untersuchung der Lungen, der Drüsen usw. Auch die Tuberkulinreaktion (PIRQUET) mag herangezogen werden. In Zweifelsfällen sollte man die Probepunktion mit bakteriologischer Untersuchung und Tierversuch sowie die Probeausschneidung und feingewebliche Untersuchung nicht versäumen. Auch die Blutsenkung und das Blutbild werden verwendet.

Wichtige Dienste leistet uns das *Röntgenbild*, das allerdings nur bei ausreichender Erfahrung richtig zu deuten ist. Es handelt sich nicht nur um die Frage, ob ein Knochenherd vorhanden ist, sondern um dessen Sitz und Ausdehnung. Schon bei der primär synovialen Gelenktuberkulose ist eine ausgedehnte Atrophie der Knochen, die sich unter Umständen auf ganze Gliedmaßen erstreckt, auffällig. In späteren Abschnitten treten Verschattungen des Gelenkspaltes ein; die Knochenumrisse sind verwaschen. Weiterhin stellen wir Auffaserungen der knöchernen Gelenkbegrenzung fest. Unschwer zu erkennen sind größere abgestorbene Epiphysenherde. Ihre Umgebung, besonders das Periost, zeigt geringe reaktive Erscheinungen, was gegenüber der deutlichen Knochenverdickung und periostalen Auflagerung bei osteomyelitischen Herden bezeichnend ist.

Die *Vorhersage* ist in jedem Fall, wenn auch 79 v. H. der vor dem 15. Lebensjahre, 62 v. H. der nach demselben Erkrankten mit dem Leben davonkommen, mit Vorsicht und ernst zu stellen und hat mit einem jahrelangen Krankheitsverlauf (2—10 Jahre) zu rechnen. Gleichzeitige Lungen- und Darmerkrankungen, ebenso wie fistelnde Eiterungen und gleichzeitige Erkrankung mehrerer Gelenke verschlechtern die Heilungsaussichten. 25 v. H. sterben innerhalb 20 Jahren an Tuberkulose.

Die *Behandlung* soll sich von Fall zu Fall der Art und Schwere der Erkrankung des Gelenks, dem Alter und Allgemeinbefinden des Kranken, etwaigen Verwicklungen anpassen.

Die *Allgemeinbehandlung,* der wir entscheidendes Gewicht beimessen, ist in jedem Falle nach Möglichkeit in der S. 746 f. erwähnten Weise gewissenhaft durchzuführen. Im übrigen sind konservative und operative Behandlungsverfahren bei richtiger Anzeigestellung gleichmäßig berufen, die Heilung anzustreben.

Das *Alter* der Kranken ist insofern bestimmend für die einzuschlagende Behandlung, als im großen und ganzen konservative Verfahren am ehesten bei Kindern Erfolg versprechen. Auch bei alten Leuten (jenseits der 50er Jahre), bei denen wir nicht gern Gelenkresektionen ausführen, müssen alle konservativen Mittel herbeigezogen werden, um die sonst unumgängliche Amputation zu vermeiden bzw. hinauszuschieben.

Dem *Allgemeinzustand der Kranken,* dem Vorhandensein von innerer Tuberkulose, Amyloid, Nephritis usw., ist natürlich in erster Linie Beachtung zu schenken und danach die Entscheidung zu treffen.

Welch gewaltigen Einfluß schließlich die *sozialen Verhältnisse* auf die Behandlung jeder tuberkulösen Erkrankung — nicht bloß der Gelenktuberkulose — ausüben, weiß jeder erfahrene Arzt. Allzuoft ist eine konservative Behandlung, die u. U. Jahre erfordern kann, aus sozialen Gründen rein unmöglich. Und wie oft vereitelt Unverstand oder Nachlässigkeit oder auch bittere Armut in elenden häuslichen Verhältnissen ein in Krankenhausbehandlung mühsam errungenes, gutes Ergebnis konservativer Behandlung. Hoffentlich wird hier die neue Verordnung über Tuberkulosehilfe Wandel schaffen. Sonst bleibt auch weiterhin bei vielen Fällen nur die Resektion übrig unter dem Opfer (wie am Knie) der Beweglichkeit des Gelenkes. Die wissenschaftliche Seite der Frage über den Wert der einzelnen Verfahren wird hierdurch natürlich nicht berührt, aber der außerordentlich wichtigen praktischen Seite der Frage — die an uns täglich in dieser oder jener Form herantritt — können wir uns unmöglich entziehen.

Bei den *örtlichen Maßnahmen* steht in der konservativen Chirurgie der Gelenktuberkulose der entlastende und ruhigstellende *Gipsverband* oben an. Er kann in späteren, der Heilung näherstehenden Abschnitten des Leidens abnehmbar und unter Verwendung von gelenkbildenden Schienen dem Hülsenverband ähnlich angefertigt werden. Einen gut sitzenden, entlastenden Gipsverband anzulegen ist eine Kunst; ein schlechtgefertigter Verband kann schaden. Die kostspieligen, orthopädischen Apparate (HESSINGscher Schienenhülsenapparat) gewährleisten trotz aller sonstigen Vorzüge nicht so gut eine wirkliche Ruhigstellung, und allzuoft werden sie von Laienhand nicht sorgfältig angepaßt, sie verfehlen damit ihren Zweck.

Mit *Röntgentiefenbestrahlung* sind vielfach recht befriedigende Erfolge zu erzielen (Technik s. S. 748).

Fisteln kann man durch Auskratzungen oder mit konservativer Behandlung zur Ausheilung bringen; dann gibt es Fisteln mit so starker eitriger Absonderung, daß sie für den Allgemeinzustand der Kranken, ja sogar für seine Umgebung („offene Tuberkulose") zu einer Gefahr werden. Das letztere wird viel zu wenig beachtet.

Ein Kranker mit offener tuberkulöser Eiterung ohne einen abschließenden Wundverband (wie man das nicht nur bei ärmeren Kranken häufig trifft), oder bei nachlässiger Versorgung des beschmutzten Verbandzeuges, bildet, das sei noch einmal unterstrichen, für seine Umgebung und in der Häuslichkeit keine geringere Gefahr als der hustende und spuckende Schwindsüchtige. Sollte es da vom praktischen und menschlichen Gesichtspunkte aus nicht richtiger sein, die Ansteckungsgefahr durch frühzeitige Operation zu beseitigen?

Sind größere *Sequester* durch das Röntgenbild nachgewiesen, so wird die Vorhersage für die konservative Behandlung schon ungünstiger. Auch tiefgelegene Knochenherde, ferner den Tumor albus der Erwachsenen führen wir lieber der operativen Behandlung zu.

Die *operative Behandlung* — vornehmlich die *Gelenkresektion* — ist vor allem am Platze bei hochgradiger Knochenerkrankung mit Sequestern, ausgedehnter Gelenkzerstörung. Bei Erwachsenen wird man sich eher zu einer Resektion entschließen. Bei Kindern muß die konservative Behandlung erschöpfend durchgeführt werden, ehe man die Operation erwägt. Die Frühoperation, d. h. die Operation im ersten Vierteljahr nach Beginn der Erkrankung lehnen wir ab, da sich der Körper in dieser Zeit in einer anerkannt ungünstigen Abwehrlage befindet und obendrein oft genug die Diagnose noch ungesichert ist. Eine Ausnahme bilden die gelenknahen Knochenherde, die man ausräumen soll, bevor sie Gelegenheit hatten, in das Gelenk einzubrechen.

Amputationen, Exartikulationen kommen als letzter Versuch in Frage bei gleichzeitig bestehender, fortschreitender Lungentuberkulose, schlechtem Allgemeinbefinden, älteren Leuten, schweren Mischinfektionen, weitgehender Ausbreitung des Leidens, sowie hochgradiger Gelenkzerstörung und Amyloid. Bei frühzeitigem Entschluß zu rücksichtslosem Vorgehen können noch manche dieser Kranken gerettet werden.

Verbesserungen der schlechten Stellungen (Kontrakturen) soll man erst dann blutig in Angriff nehmen, wenn die Gelenktuberkulose 3—4 Jahre lang ausgeheilt war, und sich nach Möglichkeit mit extraartikulären Eingriffen (Osteotomien) begnügen. Vor rohen Sprengungen, gewaltsamen Geraderichtungen in Narkose ist dringend zu warnen. An sie heftet sich die Gefahr schwerer tuberkulöser Rückfälle, der Ausbruch einer Miliartuberkulose oder Meningitis, oder gar tödlicher Fettembolien.

a) Die Hüftgelenktuberkulose.

Die Hüftgelenktuberkulose steht in der Häufigkeit gleich nach der Spondylitis; primär ossale Formen sind häufiger als die primär synovialen, 75 : 25 v. H. Die Synovialis ist meist in fungöser, zur Einschmelzung neigender Form befallen. Der tuberkulöse Knochenherd, mit Sitz in Kopf, Hals oder Pfanne, bricht erst nach und nach in das Gelenk durch, nachdem er beim subchondralen Weiterkriechen den Gelenkknorpel weithin abgehoben hat. In der Regel treten ausgedehnte Zerstörungen des Kopfes, der Pfanne mit Erweiterung derselben nach oben und hinten (Pfannenwanderung), auf. Die Abscesse und Fisteln sitzen an der Innenseite des Oberschenkels unter den Adductoren, an der Außenseite, in der Gesäßfalte oder vorn in der Leistengegend, je nach dem Sitz des Herdes in der Hüfte. Bei tiefgreifenden Pfannenzerstörungen kann auch ein Durchbruch in das Becken, Fistelbildung am Damm, Durchbruch in die Blase oder den Mastdarm erfolgen. Im weiteren Verlauf kommt es, abgesehen von den unvermeidlichen Kontrakturen, zu erheblichen Verkürzungen des Oberschenkels, Wachstumsstörungen des Beckens (coxitisches Becken).

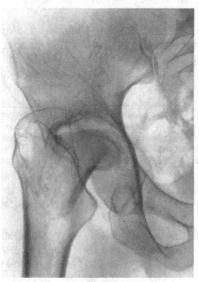

Abb. 531. Coxitis tuberculosa mit weitgehendem Schwund des Schenkelkopfes und Pfannenwanderung. (Chir. Klinik Göttingen.)

90 v. H. aller Coxitiker sind vor dem 20. Jahr, 80 v. H. vom 1.—15. Lebensjahr erkrankt. Auf drei männliche Kranke kommen zwei weibliche. Beide Hüften sind annähernd gleich häufig betroffen. Doppelseitige Coxitis ist selten (2—3 v.H.). Erbliche Belastung, Verletzungen, werden in je 28 v. H. angeschuldigt, diese zu Unrecht. Abgesehen von Lungen- und Lymphdrüsenerkrankungen sind mehrfache tuberkulöse Herde bei Coxitis selten.

Klinischer Verlauf. Man pflegt drei Abschnitte zu unterscheiden: 1. das Frühstadium des freiwilligen Hinkens, 2. das Stadium der krankhaften Gelenkstellungen, 3. das Stadium der Eiterung, Fistelbildung, Gelenkzerstörung. Stillstand bzw. Ausheilung kann in jeder Zeitstufe erfolgen.

1. Stadium. Beginn ohne besondere Ursache oder nach einem vermeintlichen Trauma, meist schleichend. Schmerzen von selbst oder nach längerem Gehen, bei Druck gegen die Pfanne, zuweilen nachts (Aufschreien der Kinder). Die Schmerzen werden entweder in das Gelenk selbst, an die Innenseite des Oberschenkels oder die innere Kniegelenkgegend verlegt (irradiierende Schmerzen in der Bahn des Nervus obturatorius). Häufiger geht den Schmerzen das sog. freiwillige Hinken voran, wobei der Kranke nach Anstrengungen unbewußt das Bein etwas nachzieht.

Die Untersuchung ergibt eine leichte Behinderung der stärksten Grade der Abspreizung und Drehung durch reflektorische Muskelspannung.

Der Allgemeinzustand ist wenig beeinflußt, Fieber oder sonstige Weiterungen pflegen nicht vorhanden zu sein.

2. Stadium. Zunehmende Beschwerden zwingen dem Bein eine Zwangshaltung auf, die zunächst als Ruhigstellung durch die Muskeln im Sinne der

Entlastung in Narkose ausgleichbar ist, nach und nach aber infolge von Narben-bildung und Schrumpfungsvorgängen an der Gelenkkapsel in eine unnach-giebige Stellung übergeht. Solange die kleinen Kranken außer Bett sind, schonen sie das kranke Bein, indem sie es im Hüftgelenk beugen und den Oberschenkel auswärts drehen. Auf den Zehenballen auftretend, humpeln sie dann noch eine Zeitlang herum, ehe sie der stärker werdende Schmerz dauernd ans Bett fesselt. Werden die Kranken bettlägerig, dann liegen sie natürlich nicht auf ihrer schmerzhaften, kranken Hüfte, sondern legen sich auf die gesunde Seite. Da-durch kommt die Adduktionsstellung des späteren Abschnittes (bei bleibender Beugung) zustande.

Diese beiden Entwicklungsstufen der Krankheit sind die Stadien der *scheinbaren* Ver-längerung bzw. Verkürzung, *scheinbar* deshalb, weil eine zwangsläufige Schrägstellung des Beckens einen Längenunterschied vortäuscht, während tatsächlich die Beine, gemessen bei gleicher Winkelstellung von der Spina anterior zum inneren Knöchel, gleich lang sind. Die vorhandene Beugung wird durch eine Lordose in der Lendenwirbelsäule ausgeglichen, deshalb bei mäßigen Graden leicht übersehen.

Die Schmerzen sind im Stadium der muskulären Fixation recht heftig, zum Teil spontan, vor allem nachts, oder bei einem unwillkürlichen Ruck oder bei Gegenstoß (Stauchungsschmerz), auch der unmittelbare Druck auf den Gelenkkopf von vorn her ist schmerzhaft. Die ganze Gelenkgegend ist an-geschwollen, was deutlich am Verstrichensein der Leistenfalte und einer gleich-mäßigen Verschwellung der Gegend des Großrollhügels zu erkennen ist. Zu dieser Zeit pflegen sich auch die kalten Abscesse intra- und extrakapsulär zu bilden, worauf zeitig zu fahnden ist.

Mit zunehmender, narbiger Kapselschrumpfung und bindegewebiger An-kylose mindern sich die Schmerzen schrittweise, und die zunächst bett-lägerigen Kranken fangen an, mit Stöcken oder Krücken herumzuhumpeln. Muskelschwund am Gesäß, am Oberschenkel und überhaupt am ganzen Bein ist schon frühzeitig nachweisbar. Fieber pflegt, bis auf geringe abendliche Steigerungen der Körperwärme, zu fehlen. Höhere Grade deuten auf be-ginnende Eiterung. Der Allgemeinzustand leidet zusehends durch die fort-während Schmerzen und die Bettlägerigkeit.

3. Stadium. Die einschneidendste Wendung nimmt die Krankheit durch Eiterung und Einschmelzung der fungösen Massen, womit in der Regel die endgültige Zerstörung des Gelenkes eingeleitet wird. Der Kopf zerbröckelt, die Pfanne wird nach oben zu ausgefressen und erweitert, der Schenkelkopf rutscht in der Pfanne hoch *(Pfannenwanderung)* oder luxiert gar nach hinten auf die Beckenschaufel (pathologische Luxation) (s. Abb. 533). Damit stellen sich die wirklichen, die ,,reellen'' Verkürzungen heraus, die 2—6 cm betragen mögen. Das Ausmaß entspricht dem Hinaufrücken des Rollhügels über die ROSER-NÉLATONsche Linie und der durch Epiphysenschädigung bedingten Wachstums-hemmung.

Hochgradige Zwangsstellungen, die auch kleinste Gelenkbewegungen ausschließen, sind die Folgen der zunehmenden Vernarbung der Kapselteile, der Verkürzungen der pelvi-femoralen Muskeln und Sehnen, sowie schließlich einer bindegewebigen Verlötung der Kopfgegend mit dem Becken.

Abscesse und Fisteln mit zum Teil recht starker Eiterung, verbunden mit hektischem Fieber, führen zu raschem Verfall der Kräfte. Die Sterblichkeit steigt auf das Doppelte.

Die *drei Stadien* sind meist *nicht scharf voneinander getrennt.* Bei schweren Formen kann das erste bald in das dritte übergehen. Die Erkrankung kann aber auch im ersten, häufiger im zweiten Stadium zur Ausheilung kommen, oder der Tod tritt schon im zweiten Stadium durch innere Erkrankungen ein.

Zuweilen finden sich auch völlig beschwerdefreie Zwischenräume von Monaten bis zu vielen Jahren.

Der Allgemeinzustand, ein wesentlicher Wertmesser bei der Beurteilung und der Vorhersage des Falles, ist in der Hälfte der Fälle erheblich beeinträchtigt. Lungentuberkulose findet sich in 18 v. H. der Fälle.

Die Dauer der Erkrankung bis zur Heilung beträgt durchschnittlich 4 bis 5 Jahre.

Die Untersuchung des Hüftgelenkes. Die Bewegungsversuche bei Verdacht auf Coxitis sollen möglichst schonend vorgenommen werden, unter Festhalten des Beckens. Man beginnt mit leichten Abspreizungsversuchen, indem die andere Hand die Beckenschaufel der betreffenden Seite prüft. Man fühlt dann schon im Beginn entweder einen leichten Widerstand bei stärkeren Abspreizungsversuchen oder ein Mitgehen der Beckenschaufel. Ähnlich bei Drehbewegungen.

Die Stellung des Beines wird häufig durch veränderte Stellung des Beckens verdeckt, und zwar die Beugung

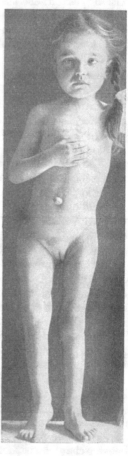

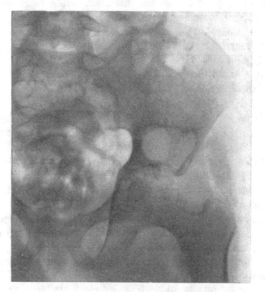

Abb. 532. Pfannendachtuberkulose. 8 jähr. ♀.
(Chir. Klinik Göttingen.)

Abb. 533. Rechtsseitige tuberkulöse Hüftgelenksentzündung, Pfannenwanderung, Adduktion.

durch Lordose der Lendenwirbelsäule, die Adduktion durch Höhertreten der erkrankten Beckenseite, die Abspreizung durch Senkung, die Drehung nach außen durch Drehung des Beckens nach vorn, die nach innen durch Drehung nach hinten. Bei Abduktion und Adduktion sucht der Kranke durch obenerwähnte Bewegungen um die sagittale Beckenachse die Beine parallel zu stellen. Will man die *wirkliche* Stellung des Hüftgelenkes sich vor Augen führen, *so muß die erkrankte Beckenhälfte genau so stehen wie die der gesunden Seite und die Wirbelsäule auf der Unterlage glatt aufliegen* (Abb. 534a und b).

Durch die pathologische Stellung des Beines im Hüftgelenk, Wachstumsstörungen, Gelenkveränderungen können *Verkürzungen* bedingt sein. Man unterscheidet:

1. Eine *absolute* Verkürzung, gemessen von der Spitze des großen Rollhügels bis zum äußeren Knöchel. Sie ist bedingt durch das Zurückbleiben im Wachstum infolge Schädigung der Epiphysenfuge und Inaktivität.

2. *Wahre* Verkürzung. Sie wird gemessen von der Spitze der Spina anterior superior bis zum inneren Knöchel. Sie setzt sich zusammen aus der Verkürzung unter 1 und den

durch Verschiebung, Abflachung des Schenkelkopfes, Ausweitung der Pfanne, Verringerung des Schenkelhalswinkels bedingten Verkürzungen. Zieht man 1 von 2 ab, so erhält man die durch die Umstände unter 2 genannten Längenabnahmen.

3. Die *scheinbare* Verkürzung, bedingt durch Hebung der kranken Beckenseite beim Versuch, die Adduktionsstellung auszugleichen. Dementsprechend tritt bei Abspreizung eine scheinbare Verlängerung ein. Man schätzt sie am besten durch das Augenmaß nach Bestimmung von 1 und 2.

Die *funktionelle* Verkürzung wird bedingt durch 2 und 3 und gemessen beim Stehen des Kranken durch den Abstand des rechtwinklig gehaltenen Fußes vom Fußboden.

Wichtig ist es, auf die Stellung des großen Rollhügels zu achten. Bei Pfannenwanderung steht er oberhalb der ROSER-NÉLATONschen Linie, ähnlich wie bei der Verrenkung nach

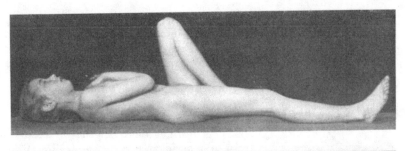

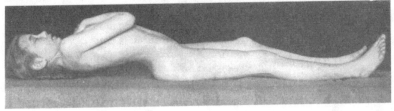

Abb. 534a und b. Linksseitige tuberkulose Huftgelenkentzundung.
Verdeckung der Beugekontraktur durch Lordose der Wirbelsäule. (Chir. Klinik Breslau.)

hinten, bei Pfannenvertiefung, Zerstörung des Kopfes und Halses der Beckenschaufel in frontaler Richtung genähert.

Bei der *Diagnose* haben wir die Frage zu beantworten: 1. ob eine Hüftgelenkerkrankung vorliegt und 2. ob dieselbe tuberkulös ist.

Für eine Hüftgelenkerkrankung sprechen: a) Schmerzen in der Hüftgelenkgegend bzw. auch an der Innenseite des Knies, b) das freiwillige Hinken und der Gang mit Aufsetzen der Fußspitze und Schonen des erkrankten Beines, c) der Druckschmerz, sowohl bei Druck auf den großen Rollhügel, wie bei Stoß gegen die Fußsohle, d) die eingeschränkte Beweglichkeit im Hüftgelenk im Sinne der Feststellung durch die Muskeln oder der Kontraktur, e) der Muskelschwund und die Schwellung der Gelenkgegend. f) Gesichert wird die Diagnose durch ein gutes *Röntgenbild*. Schon im Frühstadium ist bei der tuberkulösen Hüftgelenkentzündung des Kindesalters eine Vergrößerung des Schenkelkopfepiphysenkerns festzustellen, die im Verein mit der Atrophie der dem Gelenk benachbarten Knochenabschnitte die Erkennung ermöglicht, bevor eindeutige Zerstörungen vorliegen. Es handelt sich dabei um eine wirkliche Größenzunahme des Knochenkerns, bedingt durch Steigerung des enchondralen Wachstums infolge der chronischen Entzündung des Gelenkes.

Die *Diagnose auf Tuberkulose* ist durch Ausschluß anderer Hüftgelenkerkrankungen zu stellen. Differentialdiagnostisch kommen in Betracht *Gelenk-*

erkrankungen nach akuten *Infektionskrankheiten*, und zwar hauptsächlich in ihren subakuten Formen. Solche verlaufen jedoch schneller, auch die oben beschriebenen kennzeichnenden Gelenkstellungen sind nicht so ausgesprochen. Wichtig ist vor allen Dingen die Unterscheidung gegenüber der *subakuten*

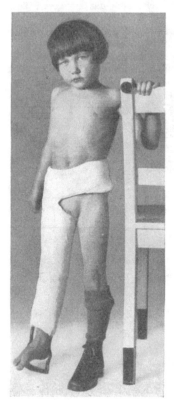

Abb. 535. Gipsverband mit Gehbügel zur Entlastung des Hüftgelenkes. (Chir. Klinik Göttingen.)

Osteomyelitis. Bei ihr ist der Beginn ein heftigerer, fieberhafter, die Schmerzen im Anfang stärker als im weiteren Verlauf. Bei der *Coxa vara* ist nur die Abspreizung behindert. Die Bewegungsversuche sind nicht wesentlich schmerzhaft. Das Röntgenbild ist bezeichnend. Die *gonorrhoische Gelenkentzündung* beginnt viel akuter mit heftigen Schmerzen und führt sehr bald zu Gelenkversteifungen. Die *Arthrosis deformans* gehört im allgemeinen dem höheren Alter an; sie zeigt knarrende und reibende Geräusche und hat einen sehr viel langsameren Verlauf. Es gibt auch eine *juvenile Form* der Arthrosis deformans als Folge von Ernährungsstörungen am Epiphysenknorpel, die PERTHESSCHE Krankheit. Sie bedingt Bewegungsbeschränkung, doch meist mit geringeren Schmerzen. Das Röntgenbild gibt die Aufklärung. *Psoasabscesse* können, da sie ebenfalls zu Beugung und Außendrehung des Gelenkes führen können, ähnliche Zwangsstellungen hervorbringen, jedoch besteht freie Beweglichkeit im Hüftgelenk selbst.

Die Behandlung. Bei den ersten Anzeichen legen wir die Kinder 4 Wochen lang in einen Streckverband. Dann geben wir, nach möglichstem Ausgleich der Kontrakturen durch den Streckverband, für 8—12 Wochen einen Liegegipsverband, in dem wir die Kinder bei günstigen häuslichen Verhältnissen wieder in die Obhut der Eltern entlassen. Später, bei verringerter Schmerzhaftigkeit, kommt ein Gips-Gehverband mit Entlastung des Gelenkes zur Anwendung (s. Abb. 535). Dieser KAPPELER-LORENZsche Gehverband spielt eine wichtige Rolle bei der ganzen Coxitisbehandlung. Er kann 3—4 Monate liegen bleiben und ist für das Gelenk ein zuverlässigerer Schutz als jene teueren orthopädischen abnehmbaren Apparate.

Vorhandene Kontrakturen des Gelenkes sind möglichst vorher durch einen Streckverband (s. Abb. 536) auszugleichen, was 3—6 Wochen beansprucht. Vor einer gewaltsamen Stellungsverbesserung müssen wir dringend warnen; gar leicht entstehen danach fieberhafte Nachschübe mit Abszeßbildung.

Die konservative Behandlung muß so lange fortgesetzt werden, bis alle entzündlichen und schmerzhaften Erscheinungen schon mehrere Monate geschwunden und keine Neigung zu erneuter oder steigender Zwangsstellung mehr besteht. Darüber werden 2—$3\frac{1}{2}$ Jahre und mehr vergehen. Kaum zwei Drittel der so behandelten tuberkulösen Hüftgelenkerkrankungen kommen zur Ausheilung, teils mit knöcherner Ankylose, selten mit Erhaltung eines mehr oder weniger großen Restes von Beugungsmöglichkeit.

Die *operative Behandlung* — Gelenkresektion oder Sequestrotomie — kommt nur für die schwersten Fälle in Frage, Fälle, bei denen zumeist lebensbedrohende Verwicklungen eingesetzt haben, wie schwere übermäßige Eiterungen mit hektischem Fieber, schwerer Gelenkzerstörung und allenfalls bei vorhandenen Sequestern mit hoher Schmerzhaftigkeit. Immerhin wird man bei Kindern möglichst zurückhaltend sein; in der Zeit der Geschlechtsreife warte man nicht zu lange mit dem Eingriff. An die Stelle

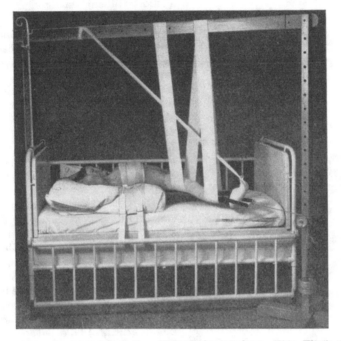

Abb. 536. Streckverband bei tuberkulöser Hüftgelenkentzündung. (Chir. Klinik Göttingen.)

der Resektion ist heute die extra-artikuläre Spanarthrodese getreten. Man soll sie möglichst *vor* den schweren Zerstörungen vornehmen, die zur Verkürzung führen.

Es ist wohl unnötig, an die bestmöglichste Ausnutzung aller hygienischen Maßnahmen (Sonne, Luft, gute Ernährung, beste Pflege usw.) zu erinnern, wie es eben die sozialen Verhältnisse irgend erlauben (s. S. 746).

Vorhersage. Die Sterblichkeit der tuberkulösen Coxitis im allgemeinen beträgt 37—39 v. H.; sie ist in den beiden ersten Krankheitsjahren am höchsten und fällt von da ab. Vom 15. Lebensjahr an schnellt sie beträchtlich in die Höhe und nimmt besonders stark jenseits des 30. Lebensjahres (66,7 v. H.) zu. Für die spätere Gebrauchsfähigkeit des Beines sind vorhergegangene Eiterungen, Verkürzungen und Kontrakturstellungen ausschlaggebend. Auch in den günstigen und konservativ behandelten Fällen bleibt in fast allen Fällen Hinken zurück. Gute und mäßige Ergebnisse werden bei der Resektion in 52 v. H., bei der konservativen Behandlung in 64,3 v. H. erzielt. Da aber einerseits nur die schweren Formen der Resektion unterworfen sind, andererseits die Operation als solche einen steigenden Einfluß auf die Sterblichkeit an sich nicht ausübt, so ergibt sich daraus der gute Erfolg, der mit der Resektion selbst in schweren Fällen noch erzielt werden kann. Von den geheilten Kranken werden später — trotz Versteifung — mindestens 90—95 v. H. berufstätig.

b) Die Kniegelenktuberkulose.

Die primär ossalen Formen überwiegen auch hier. Kondylen des Oberschenkels sowie des Schienbeins sind mit Vorliebe befallen. Vereinzelte Erkrankung der Kniescheibe und des Wadenbeins ist eine Seltenheit. Der Gelenkknorpel des Oberschenkels ist häufiger geschwürig zerfallen als der Schienbeinkopf. Doch kann das Leiden schließlich auch auf ihn übergreifen.

Gerade am Kniegelenk beobachtet man die drei Formen Hydrops, Fungus (Tumor albus), eitrig-käsige Form in ausgesprochener Weise.

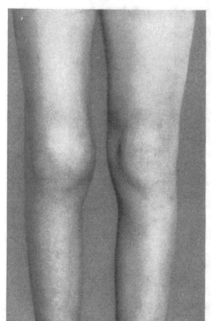

Der *Hydrops* beginnt oft mit einer so hochgradigen Flüssigkeitsansammlung, daß demgegenüber alle anderen Erscheinungen zurücktreten. Schon bei diesen leichteren Formen zeigt sich die Neigung der geschwollenen und geröteten Synovialis, von den Knorpelrändern her feinste erweiterte Gefäße (Pannus) herüberzusenden, sowie an den Umschlagsstellen deutliche Verdickungen, auf der Fläche starke Zottenwucherungen zu bilden.

Die *fungöse Form* kann die beim Gesunden nur Bruchteile eines Millimeters starke Synovialis bis zu 1 cm verdicken und sich über das ganze Gelenk ausbreiten. Der obere Recessus ist regelmäßig beteiligt. Bei der derberen Form kommt es dann zu dem Bilde des Tumor albus, bei der weicheren treten durch Zerstörung der Bänderansätze (Ligamenta cruciata) bald pathologische Stellungen des Gelenkes (Subluxation) ein.

Abb. 537. Tuberkulose des rechten Kniegelenkes (Tumor albus). Gelenkkonturen verwischt. (Aus Kremer-Wiese: Die Tuberkulose der Knochen und Gelenke.)

Die *eitrig-käsige Form,* oft von keilförmigen Sequestern des Schienbeins, seltener von einem Oberschenkelherd begleitet, führt zu Eiterdurchbrüchen nach dem oberen Recessus, der Kniekehle, der Wade und oft zu erheblichen Eitersenkungen in die Weichteile. Diese letztere Weiterung tritt in 17 v. H. der Fälle auf, ist also seltener als am Hüftgelenk, und am häufigsten bei kleinen Kindern und bei Kranken mit anderweitiger Tuberkulose. Zerstörungen der Knochen und Bänder, Subluxationsstellung nach hinten mit Drehung nach außen, Verunstaltungen im Sinne des Genu valgum oder varum und Wachstumsstörungen sind die weiteren Folgen.

Klinische Erscheinungen. Das Kniegelenk ist von allen Gelenken am häufigsten betroffen, und zwar in der fungösen Form. Erbliche Belastung, Trauma werden häufig in der Vorgeschichte angegeben; bei Kindern schließt sich das Leiden oft einer vorausgegangenen Erkrankung (Masern) an.

Beginn in der Mehrzahl schleichend, mit Verdickung des Gelenkes, Hinken, Schmerzhaftigkeit.

Der *Hydrops* ist durch eine pralle, der Gelenkkapsel entsprechende Gelenkschwellung ausgezeichnet, bei wenig eingeschränkter Beweglichkeit, geringer Abmagerung der Oberschenkelmuskeln; manchmal Fibrinknirschen. Auf einen Gelenkerguß weist das Tanzen der Kniescheibe hin.

Beim *Fungus* ist die Form des Gelenkes weniger erhalten als beim Hydrops, die Umrisse sind mehr verwischt, infolge des gleichzeitigen stärkeren Muskelschwundes erscheint die Auftreibung spindelförmig, die Haut glänzend weiß (Tumor albus). Einzelne Abschnitte können sich stärker vorwölben, fluktuieren. Auch diese Form beginnt meist schleichend, ohne wesentliche Schmerzen, aber mit baldiger Beugestellung des Gelenkes (Flexionskontraktur).

Bei der *eitrigen* Form sind die Schmerzen ausgesprochener, die Funktionsstörung wesentlich größer, der Verlauf, ebenso wie das Eintreten der Formverunstaltung, schneller. Abendliche Fiebersteigerungen bis 38⁰ sind nicht selten.

Trotz der großen Neigung der einzelnen tuberkulösen Herde zur Abkapselung *dauert* die Ausheilung 1—3 Jahre und länger. Wir sahen Kniegelenktuberkulosen, die mehr als 10 Jahre fistelten, ehe sie zum Chirurgen kamen! In

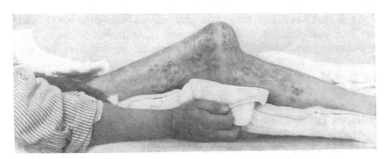

Abb. 538. Beugekontraktur mit starker Subluxation des Unterschenkels. 30jähr. ♀.
(Chir. Klinik Göttingen.)

der Hälfte der Fälle bleiben erhebliche Bewegungsstörungen, Verunstaltungen, zurück.

Differentialdiagnose. Chronischer Gelenkrheumatismus, ausgezeichnet durch gleichzeitige Erkrankung mehrerer Gelenke und fieberhafte Nachschübe. Schwierig ist oft die Unterscheidung von rückfällig werdenden subakuten und chronischen Gelenkergüssen bei Herdinfekten (Mandeln, Zähne nachsehen! Röntgenbild: Fleckige Knochenatrophie!).

Chronisch-traumatische Gelenkergüsse zeigen geringere Kapselverdickung, Rückbildung des Exsudates bei Ruhelage, seröses oder blutig-seröses Exsudat.

Arthrosis deformans tritt fast nur im höheren Lebensalter auf, ist durch Knarren und Reiben, fühlbare oder durch das Röntgenbild nachweisbare Verunstaltungen der Gelenkenden bei gutem Allgemeinzustand gewöhnlich leicht zu unterscheiden.

Luische Gelenkerkrankungen sind durch anderweitige luische Zeichen, gleichsinnige Erkrankung des anderen Kniegelenkes, geringere Schmerzhaftigkeit gekennzeichnet.

Das Blutergelenk bietet durch die Vorgeschichte, die frühzeitigen Verwachsungen, das schubweise Auftreten, Aufschluß.

Die *Vorhersage* ist keine ungünstige, da Verschlimmerung durch Lungentuberkulose sowie andere tuberkulöse Herde nicht häufig ist, und die Operation (Resektion), selbst bei vorgeschrittenen Formen, noch sehr gute Erfolge gibt: 92 v.H. Heilungen mit 83,6 v.H. sehr guten Ergebnissen bezüglich der Leistungsfähigkeit. Von großer Bedeutung für die Vorhersage ist die soziale Lage des Kranken.

Behandlung. Hydrops und die derbere Form des Fungus sind im Beginn, namentlich bei Kindern, konservativ zu behandeln, durch Hebung des Allgemeinzustandes, Sonnen- und Röntgenbestrahlung, Ruhigstellung, Entlastung des Gelenkes (s. S. 745 ff). Diese Maßnahmen sind noch mehrere Wochen nach Aufhören der Schmerzhaftigkeit fortzusetzen. Auch dann sind

noch, besonders vor dem 13. Lebensjahre, 2—3 Jahre lang bis zur Leistenbeuge und den Knöcheln reichende, ruhigstellende Verbände tragen zu lassen,
um Beugestellungen nach Möglichkeit zu verhüten. Verkürzungen, Verbiegungen, Schädigungen der Wachstumsfuge, Bewegungsbeschränkungen
bleiben bei der fungösen Form sehr häufig zurück; die eitrige Form heilt
nur in Versteifung aus.

Operative Behandlung. Bei der *Resektion*, die wir bei kleineren Kindern
wegen ihrer verstümmelnden Wirkung meist ablehnen, ist die fungöse Kapsel
peinlich genau zu entfernen, nach Knochenherden und abgekapselten käsigen
Herden in den Weichteilen bzw. nach Fistelgängen ist sorgfältige Umschau
zu halten. Von Femur- und Tibiaepiphyse wird möglichst wenig abgesägt.
Große Sorgfalt erfordert die Nachbehandlung bei wachsenden Menschen, weil
auch noch nach der Verknöcherung der resezierten Knochen Beugekontrakturen
hohen Grades eintreten, wenn nicht bis zum Abschluß des Wachstumsalters feststellende Verbände getragen werden. Unter Berücksichtigung dieser Umstände
werden auch bei Jugendlichen mit der Resektion sehr gute Erfolge mit
schneller und endgültiger Heilung erzielt. Deshalb ist auch aus sozialen
Gesichtspunkten die Resektion in Rechnung zu stellen und ihr ein weiteres
Feld als bei allen anderen Gelenken einzuräumen.

Unter 51 v. H. guter Ergebnisse bei konservativer Behandlung zeigte nur ein
kleiner Teil ein bewegliches Gelenk, 83,6 v. H. der Resektion ergaben GARRÈ sehr
gute Dauererfolge auch bezüglich der Leistungsfähigkeit. ˙Bedenkt man, daß nur
die schwereren Formen der Resektion unterworfen werden, so folgt, daß die Resektion ausgedehnt werden muß: 1. auch auf das Kindesalter (etwa vom 12. Jahr
ab) bei schweren und auf konservative Verfahren nicht bald und günstig an-
sprechende Formen; 2. auf alle schweren fungösen Formen, besonders wenn
der Gelenkknorpel zerstört ist, Knochenherde, Sequester und Subluxationen
bestehen; 3. alle eitrigen und fistulösen Formen. Jenseits der 50er Jahre,
ferner bei ausgesprochener Lungentuberkulose und bei schweren eitrigen und
septischen Vorgängen ist das Glied abzusetzen.

c) Die Fußgelenktuberkulose.

Für die klinische Betrachtung unterscheiden wir die tuberkulösen Erkrankungen:

1. am oberen Sprunggelenk (Talocruralgelenk);

2. an den Fußwurzelgelenken, dem CHOPARTschen und dem LISFRANCschen
Gelenk;

3. an den Zehengelenken.

Ähnlich wie an der Hand haben am Fußgelenk die einzelnen Gelenke so nahe
Beziehungen zueinander, daß die gleichzeitige Erkrankung mehrerer Gelenke
fast zur Regel gehört. Die fungöse Form neigt zu käsig-eitrigem Zerfall.
Häufiger als die primär synoviale Form sind die primär ossalen Herde.

Weiterungen seitens der Lungen, der Meningen, andere tuberkulöse Gelenkerkrankungen sind häufiger als bei anderen Gliedmaßengelenken.

Die Erkrankung, halb so häufig wie am Knie, betrifft meist Menschen
bis zum 20. Lebensjahre, gelegentlich aber auch bejahrte Leute.

Die *Tuberkulose des Talocruralgelenkes* hat ihren Ausgangspunkt meist in
einem Knochenherd im Sprungbein, seltener in der Schienbein- oder Waden-
beinepiphyse, ausnahmsweise ist sie vom Fersenbein fortgeleitet. Das Halb-
gelenk zwischen Schien- und Wadenbein wird fast immer mitgegriffen. Ungewöhnlich häufig wird als Ursache ein kleiner Unfall (Vertreten, Distorsion)

angeschuldigt, der bei sachlicher Betrachtung nicht als Ursache, sondern als Folge einer schon vorhandenen Erkrankung anzusprechen ist.

Beginn mit rascher Ermüdbarkeit und Hinken, geringer Schmerzhaftigkeit nach längerem Gehen und Stehen; sodann Schwellung zu beiden Seiten der Strecksehnen und vor allem um die Knöchel, unter Umständen auch an den Seiten der Achillessehne. Bei Kindern stellt sich der Fuß in Spitzfußstellung (Feststellung durch Muskelzug), bei Erwachsenen meist in Valgusstellung, was leider anfangs gar oft zur Fehldiagnose „Plattfuß" Veranlassung gibt, zumal in dessen kontraktem Stadium ja auch entzündliche Erscheinungen vorhanden sein können. Das Röntgenbild, das bei beiden Krankheiten zunächst nur hochgradig atrophische Knochen aufweist, ist zunächst nicht immer ausschlaggebend.

Im Laufe von Monaten können sich paraartikuläre Abscesse und Fisteln in der Umgebung der Knöchel entwickeln, oder es bildet sich ein typischer Fungus mit spindelförmiger Anschwellung der ganzen Gelenkgegend aus, bisweilen mit Übergreifen auf die Sehnenscheiden der Peronaei oder des Tibialis posterior.

Die *übrigen Fußwurzelgelenke* erkranken selten in ganzer Breite, meist ist es die äußere Hälfte, mit Ausgang vom Würfelbein oder die innere, infiziert durch Herde im Kahn- oder dem ersten Keilbein. Die teigige Anschwellung am Fußrücken ist unverkennbar. Die Belastung des Fußes wird sehr schmerzhaft, die Fußwurzelknochen verkäsen und werden matschig; so kommt es frühzeitig zu Fisteleiterung auf dem Fußrücken und seitlich am Fuß, seltener an der Sohle.

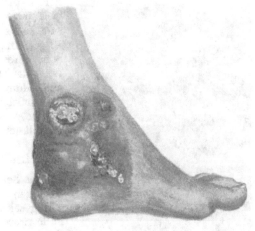

Abb. 539. Fistelnde Tuberkulose des Talocruralgelenkes. 23jähr. ♀. (Aus der Chir. Klinik Leipzig — E. PAYR.)

Von den *Zehengelenken* ist am ehesten das Großzehengelenk befallen; bei kleinen Kindern auch wohl die anderen Zehengelenke, entsprechend einer durchgebrochenen Spina ventosa (vgl. Finger).

Die *Diagnose* bietet meist keine Schwierigkeiten, Rheumatismus, syphilitische, ältere gonorrhoische Erkrankungen kommen in Betracht. Im Beginn kann die Unterscheidung von Plattfußbeschwerden oft erst nach längerer Beobachtung und Ruhigstellung möglich sein. Bei tabischen Fußgelenkerkrankungen fehlen die Schmerzen, ungeachtet hochgradiger Zerstörung. Bei primär ossalen Fußgelenktuberkulosen vermag das Röntgenbild die Diagnose durch Nachweis eines Knochenherdes zu sichern.

Die *Vorhersage* ist bei älteren Kranken und bei vorgeschrittenem Leiden keine sehr günstige, wesentlich besser bei Kindern. Obwohl es nach der Heilung meist zu Versteifungen einzelner Gelenke kommt, brauchen diese nicht sehr störend zu sein, weil benachbarte Gelenke die Bewegung übernehmen. Unvollständige Heilungen hinterlassen einen bei jeder Anstrengung schmerzenden Fuß und die Neigung zu Rückfällen.

Behandlung. Die konservative Behandlung mit Sonnen- und Luftkur, mit Röntgenbestrahlung, Jodoform-Glycerineinspritzung leistet bei sonst einwandfreien gesundheitlichen Verhältnissen Gutes, wenigstens bei Kindern.

Der *entlastende Gipsverband* ist für die ambulante Behandlung unentbehrlich. Bei guter Unterpolsterung unter der Fußsohle und einem eingegipsten Gehbügel bleibt jedes Gelenk am Fuß vor Stauchung bewahrt. Noch besser schützt der sog. Harmonikaverband. Solche Schutzverbände müssen monatelang getragen werden, bis zur völligen Schmerzlosigkeit bei Stauchung.

Operativ wird man in der Lage sein, des öfteren durch Ausmeißeln örtlicher Knochenherde oder Sequester aus einem Fußwurzelknochen Fisteleiterungen zum Versiegen zu bringen, wenn nicht gleichzeitig eine Kapselerkrankung vorliegt. Die *Resektion* mit sorgfältiger Ausräumung der Kapsel bleibt für die zerstörenden Formen der Tuberkulose des oberen Sprunggelenkes und für die mit Knochenherden verbundene Kapselerkrankung vorbehalten. Sie gibt in zwei Drittel der Fälle gute Erfolge. Der *Amputation* muß bei der Fußtuberkulose ein breiteres Feld eingeräumt werden. Es sind ihr die unaufhaltsam fortschreitenden Formen mit schlechtem Allgemeinzustand, besonders in vorgeschrittenem Alter nicht zu spät, zu unterwerfen. Auch der Umstand möglichst baldiger Wiederherstellung der Erwerbsfähigkeit verdient Berücksichtigung, da praktisch eine gutsitzende Prothese oft besser ist als ein schlecht oder unvollkommen geheilter Fuß.

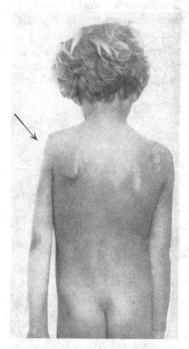

Abb. 540. Tuberkulose des Schultergelenkes (Caries sicca). Zerstörung des Kopfes, Atrophie des Musculus deltoideus. (Aus KREMER-WIESE: Die Tuberkulose der Knochen und Gelenke. Berlin: Springer 1930.)

d) Die Schultergelenktuberkulose.

Das Schultergelenk ist im Vergleich zu den Gelenken der unteren Gliedmaßen verhältnismäßig selten betroffen. In einem Drittel der Fälle werden Gewalteinwirkungen, Verstauchungen und ähnliches angeschuldigt (s. S. 743). Die rechte Schulter wird doppelt so häufig wie die linke ergriffen, und hauptsächlich sind Männer im 2.—3. Jahrzehnt betroffen. Das Leiden geht meist primär ossal vom Oberarmkopf, seltener von der Pfanne aus.

Eigenartig und unerklärt ist die Vorliebe einer besonderen Form der Tuberkulose, der *Caries sicca*, für das Schultergelenk des Erwachsenen. Sie geht mit weitgehender Einschmelzung des Gelenkkopfes und starker Kapselschrumpfung, aber geringer Exsudatbildung einher. Von den synovialen Formen ist die fungöse und fungös-eitrige, zu ausgedehnter Gelenkschwellung und kalten Abscessen, Fisteln führende Form häufiger als der Hydrops. Die Fisteln sitzen besonders vorn am Biceps oder hinteren Deltoideusrand.

Erscheinungen. Der Beginn ist oft ein schleichender, unmittelbar an eine Gewalteinwirkung anschließend, was übrigens nach dem früher Gesagten die traumatische Genese in Wahrheit ausschließt (s. S. 743), unter rheumatischen Beschwerden, Schwäche und Müdigkeit im Arm und muskulärer Feststellung des Gelenkes, so daß schon bei selbst- und fremdtätigen Bewegungen unterhalb der Horizontalen das Schulterblatt mitgeht. Das Gelenk wird in Innendrehung, Adduktion und leichter Erhebung nach vorn gehalten. Außendrehung, Heben nach hinten sind besonders behindert und schmerzhaft.

Während bei den seltenen fungösen Formen eine pseudofluktuierende, zuweilen buckelige Vorwölbung (Tumor albus) die Schultergegend auftreibt, besteht bei der häufigeren Caries sicca eine hochgradige Atrophie der Schultermuskeln, so daß sämtliche Knochenvorsprünge erkennbar sind (s. Abb. 540). Außerdem fällt die Verkürzung des Oberarms sowie die pathologische Gelenkstellung besonders auf.

Für die *Diagnose* sind die Schmerzen, besonders bei Druck von außen oder von der Achselhöhle her, die Bewegungsstörung, die Atrophie der Schulterblattmuskeln bezeichnend. Ähnliche Bilder können bei neuropathischen Gelenkerkrankungen, Sarkomen der Schulter, welch letztere aber weniger die Gelenkgegend selbst als deren Umgebung ergreifen, entstehen. Die Caries sicca kann der Arthrosis deformans ähneln. Knarren und Reiben bei Bewegungen, höheres Alter sprechen für letztere, zeitweise Verschlimmerungen, akut entzündliche Erscheinungen und Fiebersteigerungen für chronische rheumatische Erkrankungen. Eine Verwechslung mit Bursitis deltoidea kommt öfter vor; sie ist ohne Röntgenbild kaum auszuschließen.

Die *Vorhersage* ist bei der Caries sicca günstiger; weitaus besser als bei den weichen fungösen Formen.

Behandlung. Solange das Leiden nicht zu weit fortgeschritten ist und keine Fisteln bestehen, empfiehlt sich konservative Behandlung. Bei Versagen derselben oder Verbindung mit anderen tuberkulösen Herden ist die Resektion des Gelenkes zu machen. Sie ergibt hinsichtlich der Gebrauchsfähigkeit immer noch leidliche Ergebnisse. Bei den Verbänden, auch bei konservativer Behandlung, ist auf Einhalten einer Abspreizung von 90° zu achten, weil bei Versteifung des Gelenkes in dieser Stellung die Bewegungsmöglichkeit eine größere und die Gebrauchsfähigkeit eine bessere sein wird als bei Ankylose in Adduktion.

e) Die Ellenbogengelenktuberkulose.

Das Ellenbogengelenk ist weitaus häufiger als die Schulter betroffen, das männliche Geschlecht zweimal häufiger als das weibliche. 80 v. H. kommen auf die ersten vier Jahrzehnte. Gleichzeitige tuberkulöse Erkrankungen anderer Gelenke, der Lungen, der Drüsen finden sich in über 40 v. H. Reine Kapseltuberkulose ist selten. Die körperferne Epiphyse ist nach GARRÈ in 8,6 v. H., das ganze Gelenk in 60,3 v. H., das Gelenk zwischen Speiche und Elle in 8 v. H., das körpernahe Ende der Elle in 20,7 v. H., das der Speiche in 9 v. H. der Ausgangspunkt.

Erscheinungen. Der Verlauf ist nicht so ausgesprochen chronisch wie am Schultergelenk. Neben Schwellung des Gelenkes, die je nach dem Sitz der Erkrankung umschrieben oder ausgebreitet in Spindelform auftreten kann, tritt eine allgemeine oder teilweise Beschränkung der Beweglichkeit, hauptsächlich im Sinne der Streckung, ein. Einschränkungen der Drehbewegung sind bei Beteiligung des Speichengelenkes und vereinzelten Herden besonders in Elle und Speiche ausgesprochen. Demnach sind die Gebrauchsstörungen sehr verschieden. Das Gelenk wird in stumpfwinkliger Beugung gehalten, die Schmerzen sind am meisten als Druckschmerzen vorhanden. Muskelatrophien am Ober- und Unterarm, Verkürzungen bei Zerstörungen der Gelenkenden, Schlottergelenke treten ein. Nach Durchbruch der Kapsel erfolgt die Ausbreitung mit Vorliebe nach der Streckseite des Unterarmes. Fieber mäßigen Grades kann vorhanden sein.

Diagnose ist im allgemeinen leicht. In Betracht kommen Arthrosis deformans, chronische Form der Osteomyelitis, chronischer Gelenkrheumatismus. Das Röntgenbild ist oft von ausschlaggebender Bedeutung.

Die *Vorhersage* ist bei nicht zu weit vorgeschrittener örtlicher Erkrankung, gutem Allgemeinbefinden keine ungünstige, falls nicht die Lunge auch erkrankt ist, was leider recht häufig zutrifft.

Für die *Behandlung* spielt der Allgemeinzustand eine bedeutende Rolle. Konservative Behandlung, Ausschabungen der Knochenherde bei Kindern sind

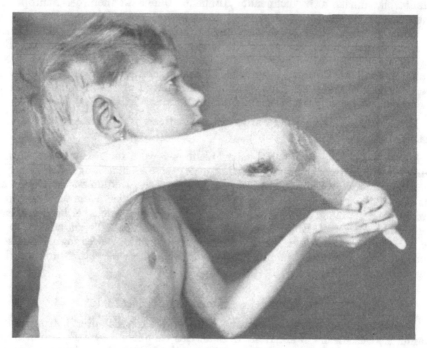

Abb. 541. Fistelnde Tuberkulose des Ellenbogengelenks. (Nach A. ROLLIER: Die Heliotherapie der Tuberkulose, 2. Aufl. Berlin: Springer 1924.)

anfangs zu versuchen. Das Gelenk ist in rechtwinklige Beugung und Mittelstellung zwischen Pro- und Supination zu stellen. Gelenknahe Knochenherde sind früh zu entfernen. Die *Resektion* des Ellenbogengelenkes gibt bei Erwachsenen die besten Enderfolge, auch hinsichtlich der Gebrauchsfähigkeit, und sie ist deshalb überall dort vorzuziehen, wo andere Verfahren einen baldigen und besseren Erfolg nicht versprechen, besonders also bei fistelnden und abszedierenden Formen. Ohne besondere Gefahren zeitigt die Resektion 66 v. H. Dauerheilung, allerdings meist mit Versteifung des Gelenkes. Bei Kindern kommt man gewöhnlich mit konservativer Behandlung zum Ziel.

f) Die Handgelenktuberkulose.

Unter Handgelenk im weiten Sinne des Wortes verstehen wir das ganze Gebiet vom unteren Ende der Vorderarmknochen bis einschließlich der Carpometacarpalgelenke.

Die Tuberkulose des Handgelenkes nimmt eine gewisse Sonderstellung ein, bedingt: 1. durch den verwickelten anatomischen Bau des Gelenkes und die mannigfaltigen Bewegungen; 2. durch das gehäufte Auftreten, außer in den ersten zwei Jahrzehnten im 5. und 6. Jahrzehnt und die Bevorzugung des männlichen Geschlechts gerade in diesem zweiten Erkrankungszeitraum; 3. durch die schlechte Vorhersage bezüglich der Genesung ja sogar der Erhaltung des Lebens.

Die Erkrankung ist häufiger als an der Schulter und um die Hälfte seltener als im Ellenbogengelenk. Das rechte Handgelenk ist weitaus häufiger im späteren Lebensalter und bei Männern ergriffen; vielfach spielt in der Vorgeschichte eine Verletzung eine Rolle. Ärztliche Kritik ist demgegenüber vonnöten. Der ursprüngliche Herd liegt meistens in den Handwurzelknochen, seltener in den

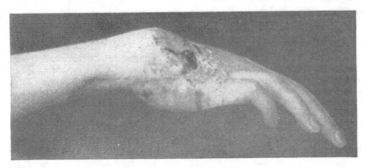

Abb. 542. Tuberkulose des Handgelenkes mit Fistelbildung und volarer Subluxation.

Epiphysen der Vorderarmknochen. Gleichzeitige Ansiedlungen der Tuberkulose in anderen Organen lassen sich oft nachweisen.

Erscheinungen. Rein ossale und rein synoviale Formen sind nur ausnahmsweise scharf zu unterscheiden. Die Ausdehnung und Form der Anschwellung wechselt, je nach der Erkrankung einzelner oder aller Gelenke. Sie ist am stärksten über den Handwurzelknochen, ist teigig, die Haut blaß, später da und dort durch Granulationsherde oder kalte Abscesse unterminiert. Die Finger werden gestreckt gehalten; ihre Bewegung löst Schmerzen aus, ebenso wie die leiseste Beugung im Handgelenk. Die Hand wird meist zur Entlastung leicht volarflektiert gehalten (Abb. 542). Bei weiterer Zerstörung kommt es zu volarer Subluxation mit Versteifung der Finger, mit denen häufig nur kleine zitternde Bewegungen ausgeführt werden können. Schließlich brechen Fisteln am Handrücken auf, die fungösen Granulationen brechen in die Sehnenscheiden (vornehmlich der Streckseite) ein. Infolge großer Schmerzen und Fieber kommen die Kranken sehr herunter.

Das *Röntgenbild* zeigt neben stark verwaschenen Umrissen der Handwurzelknochen wieder eine hochgradige Atrophie aller Handknochen.

Auch in den leichteren Formen ist *Ausheilung* mit voller oder wenig beschränkter Beweglichkeit eine Seltenheit. Die ungünstigen Erfolge in der Gebrauchsfähigkeit werden im späteren Lebensalter noch durch die große Sterblichkeit an tuberkulösen Erkrankungen anderer Organe getrübt.

Differentialdiagnostisch kommt vor allen Dingen die chronische gonorrhoische Gelenkerkrankung in Betracht, die aber durch den sehr *schmerzhaften* Beginn mit nachherigem baldigem Rückgang, die frühzeitige Versteifung ausgezeichnet ist. Chronischer Gelenkrheumatismus kann ein ähnliches Bild erzeugen, ist aber monoartikulär an der Hand sehr selten.

Die *Behandlung* soll möglichst konservativ sein, um bei der Wichtigkeit der Hand zu erhalten, was möglich ist. Röntgenbestrahlung zeitigt oft überraschend gute Erfolge, bisweilen auch Jodoformeinspritzungen bei den eiternden Formen. Die Hand muß im Gipsverband in Mittelstellung und leichter Dorsalflexion völlig ruhiggestellt werden (s. Abb. 383, S. 590). Nur bei Kindern können wir noch etwas Beweglichkeit zurückerobern.

Wo *operative Eingriffe* unbedingt nötig sind, soll man sich mit der örtlichen Entfernung der erkrankten Synovialis, der Knochen und Sehnenscheiden unter sorgfältiger Schonung des Gesunden begnügen und die übrigen konservativen Maßnahmen in der weiteren Behandlung zur Unterstützung heranziehen.

Die regelrechte *Handgelenkresektion* gibt, da durch den Wegfall der Handwurzelknochen die Sehnen zu lang werden, schlechte Ergebnisse für den späteren Gebrauch. Bei alten Leuten und bei vorhandener Phthise ist deshalb die Amputation vorzuziehen.

Fingergelenke. Die Metacarpophalangeal- und Fingergelenke sind meist primär synovial erkrankt unter Bildung reichlicher fungöser Massen und Neigung zum Übergreifen auf die benachbarten Weichteile, vor allem die Sehnenscheiden. Die operativen Maßnahmen sind den konservativen Verfahren häufig überlegen; bei ausgedehnten Erkrankungen ist die Exartikulation zu bevorzugen. Nur bei Kindern bleibe man unentwegt konservativ (s. Abb. 515, S. 744).

5. Syphilis der Gelenke.

Wir begegnen ihr in der Form *angeborener Lues* kleiner Kinder in Verbindung mit Osteochondritis syphilitica und auch in der Zeit der Geschlechtsreife. Es handelt sich meist um seröse Ergüsse, nicht selten doppelseitig. Die Gelenke sind ziemlich schmerzlos, die Kapsel schlaff, der Verlauf ausgesprochen chronisch. Das Vorhandensein anderer syphilitischer Zeichen (Keratitis, Zahnverbildungen, gewisse Veränderung am Knochensystem) erlauben die Diagnose unter Zuhilfenahme der WASSERMANNschen Reaktion zu stellen.

Die *erworbene Syphilis* zeigt im ersten Stadium den sog. *syphilitischen Rheumatismus*, der bald wieder verschwindet, im tertiären Stadium die *gummösen Arthropathien.* Im Periost, im Knochenmark, in der Gelenkkapsel und im periartikulären Gewebe entwickeln sich gummöse Infiltrate von größerem oder geringerem Umfang mit Neigung zu Zerfall. In anderen Fällen herrscht eher die Umwandlung der Gummaknoten in ein schwieliges Bindegewebe vor. Die anatomischen Veränderungen (Erguß, Kapselverdickung) und die klinischen Erscheinungen (geringe Schmerzhaftigkeit, verhältnismäßig guterhaltene Beweglichkeit, Knarren im Gelenk, Knochenzerstörung und auch osteophytäre Wucherungen) erinnern an eine einfache deformierende Arthrose oder auch an Tumor albus. Der Verlauf ist ein sehr chronischer und zeichnet sich durch auffallenden Wechsel in der Stärke der Erscheinungen aus. Das Knie-, Ellenbogen- und Sprunggelenk sind am häufigsten befallen. Durch Zotteneinklemmung bilden sich ohne veranlassende Ursache häufig in intermittierender Form auftretende Ergüsse, die bei der geringen Schmerzhaftigkeit des Leidens, dem fieberfreien Verlauf, dem oft geringen Leistungsausfall das Krankheitsbild beherrschen. Bezeichnend ist das häufig symmetrische Auftreten. Das Punktat ist nicht so fibrinhaltig wie bei Tuberkulose, nach Ablassen desselben fühlt man die starken, derben Verdickungen einzelner Kapselstellen. Zur Eiterung kommt es nur dann, wenn äußere Gummata zerfallen und in das Gelenk durchbrechen.

Die *Behandlung* soll natürlich eine antiluische sein (Jodkali in hohen Dosen, Hg und Salvarsan). Wo aber das eigentliche Leiden abgelaufen ist und Narben mit Gelenkversteifung, Zerstörung der Gelenkenden, Fisteln und jauchige Eiterungen hinterlassen hat, da tritt die übliche operative Behandlung, allenfalls die Gelenkresektion an die Stelle der inneren Behandlung.

III. Die toxischen Gelenkentzündungen.

1. Der akute Gelenkrheumatismus (Polyarthritis rheumatica acuta, subacuta)

zählt zu den Infektionskrankheiten; viele Gelenke schwellen der Reihe nach schmerzhaft an, weisen Ergüsse auf, doch kommt es so gut wie nie zu einer Eiterung. Der klinische Verlauf, die Neigung zu Metastasierung (Perikard und Endokard) und die Einleitung mit einer Mandelentzündung (in 80 v.H. der Fälle) sprechen für eine Infektion. Ein spezifischer Erreger ist noch nicht nachgewiesen. Manches spricht dafür, die rheumatische Gewebsreaktion als eine Hyperergie aufzufassen, wobei der Körper von dem ursprünglichen Entzündungsherd aus umgestimmt, empfindlich gemacht wird und auf eine wiederholte Ausschüttung der Gifte mit einer hyperergischen Entzündung antwortet. Anlagemäßige Bereitschaft spielt zweifellos eine Rolle. Auch das einmalige Überstehen der Erkrankung steigert die Neigung zur erneuten Erkrankung.

Erscheinungen, Verlauf und *Behandlung* der gewöhnlichen Form des Gelenkrheumatismus sind in den Lehrbüchern der inneren Medizin beschrieben und sollen uns hier nicht beschäftigen. Indessen gibt es Fälle, in denen Reste von Kapselexsudaten in den Gelenken zurückbleiben, die schließlich zu bindegewebigen Verwachsungen der Gelenkflächen und in der Folge zu Versteifungen führen, so daß sie chirurgischer bzw. orthopädischer Hilfe bedürfen. Auch hier versprechen vorbeugende Maßnahmen ein besseres Endergebnis als verspätete physikalische Heilpläne wie Heißluftbehandlung, Diathermie, Kurzwellenbehandlung, Glühlichtbehandlung, Fangopackungen, Moor- und Schlammbäder, Solbäder, Thermal-, Badekuren, Sonnenbäder. Zugverbände, allenfalls Gipsverbände, Schienenhülsenapparate müssen die oben beschriebenen Maßnahmen unterstützen. Für die schlimmsten Fälle mit nicht zu beeinflussenden Versteifungen in schlechter Stellung tritt die operative Chirurgie mit *Gelenkplastiken* oder sofern diese nicht mehr möglich sind, mit *Gelenkresektionen* oder auch *Osteotomien* zur Verbesserung der Gelenkstellung ein.

2. Die chronisch-rheumatische Gelenkentzündung (Polyarthritis chronica).

Eine scharfe, ätiologisch-klinische Umgrenzung des Krankheitsbegriffes ist nicht möglich. Ein Teil der Fälle entwickelt sich aus einem akut oder subakut verlaufenden Gelenkrheumatismus. Ein anderer Teil hat bereits einen mehr schleichenden Beginn, manchmal mit geringem Fieber. Erkältungen, feuchte Wohnungen, naßkalte Witterung sind als Gelegenheitsursachen anzusprechen.

Die Erkrankung ergreift häufig weibliche Personen des mittleren Lebensalters und der ärmeren Klassen, gewöhnlich mehrere Gelenke, und zwar am häufigsten die Finger, Zehen, auch Knie- und Schultergelenk. Der Krankheitsvorgang besteht in chronischer, schmerzhafter, durch zeitweises Aufflackern gesteigerter Entzündung und Schrumpfung der Gelenkkapsel und des periartikulären Gewebes, zeitweiligen geringen oder auch stärkeren Gelenkergüssen, allmählicher Versteifung und veränderter Stellung der Gelenke (z. B. an der Hand Ulnarverschiebung und Streckung der Grundgelenke, Beugung der übrigen Gelenke [Arthritis pauperum]). Die Verdickung der Kapsel und Gelenkenden tritt bei der Muskelabmagerung deutlich hervor, daneben besteht Reiben und Knirschen, besonders wenn nach längerer Ruhe Bewegungen in den Gelenken ausgeführt werden, bis diese wieder „in Gang gebracht sind", also Erscheinungen ähnlich der deformierenden Arthrose, sowie Schmerzen in wechselnder, oft von der Witterung abhängender Form. Selten sind die Anfälle von Fieber begleitet.

In den allerschwersten Formen kommt es durch Kapselschrumpfung, Auffaserung des Knorpels, Verwachsung der Gelenkflächen bald zu bindegewebigen, später zu knöchernen Ankylosen (Arthritis ankylopoetica).

Die *Differentialdiagnose* gegenüber Arthritis urica, Arthrosis deformans kann sehr schwierig sein. Letztere führt allerdings nicht zur Ankylose, das Hüftgelenk ausgenommen. Bezeichnend ist der überaus chronische Verlauf, das Ergriffensein meist mehrerer Gelenke, die starke Muskelabmagerung, die eigentümliche Flexions- und Abduktionsstellung der Finger.

Behandlung. Eine Heilung ist nicht möglich. Manchmal wirkt eine Proteinkörperbehandlung (Caseosaninjektionen) gut, doch ist wegen des an sich so verschiedenartigen Verlaufes Zurückhaltung geboten; daneben kann Melubrin gegeben werden, das vom Magen und vor allem auch von den Nieren weitaus besser als hohe Gaben von Salicyl oder Aspirin vertragen wird. Durch Thermalbäder, Heißluft, Einreibungen mit Salicylsalben, Rheumasan oder Packungen mit Fango, Paraffinum solidum, Ambrine usw. kann der Verlauf günstig beeinflußt werden. Im allgemeinen sind mäßige Bewegungen besser als völlige Ruhigstellung. Hinterbleibende Gelenkversteifungen fordern orthopädische, nötigenfalls chirurgisch-operative Nachbehandlung.

3. Die polyartikulären Rheumatoide (Pseudorheumatismus der Franzosen)

sind vom gewöhnlichen Rheumatismus abzutrennen, indem sie sich *sekundär* im Anschluß an bestimmte Infektionskrankheiten entwickeln. In ihrem klinischen Verlaufe sind sie dem akuten Gelenkrheumatismus sehr ähnlich, und, wie dieser, sind die polyartikulären Formen hervorgerufen durch Toxine bzw. durch eine Anaphylaxie auf Grund der bei der betreffenden Infektion freiwerdenden Bakterienproteine, die erwiesenermaßen zu den Gelenken eine besondere Beziehung besitzen. Auch diese Rheumatoide zeichnen sich durch die Flüchtigkeit der klinischen Erscheinungen aus.

Das *Scharlachrheumatoid* fällt in die 2.—4. Woche der Erkrankung. In der Mehrzahl der Fälle sind eines oder beide Handgelenke, seltener Fuß-, Knie- und Schultergelenk ergriffen unter Rötung und Schwellung, die oft schon nach einem Tage abklingen.

Das *Erysipelrheumatoid* bevorzugt das Knie und ist in der Regel hartnäckiger. Seltener ist die *Erysipeloidarthritis*; sie kann aber bis zur röntgenologisch nachweisbaren Knochenveränderungen führen.

Bei der *Staphylokokken-Osteomyelitis* und bei *Pyämie* sahen wir Schulter und Hüfte für wenige Tage unter erhöhtem Fieber außerordentlich schmerzhaft und dann wieder schmerzfrei werden, ohne daß Folgen hinterblieben.

Bei *Pneumonien* werden häufig die Knie, bei *Dysenterie* und *Cerebrospinalmeninigitis* das Hüftgelenk bevorzugt. Auch ein *Tripperrheumatoid* ist, abgesehen von der Arthritis gonorrhoica, bekannt, das mehrere Gelenke auf einmal befällt, einen hydropischen Erguß setzt, der nach zwei Wochen spurlos verschwindet.

Das *tuberkulöse* Rheumatoid (PONCET) haben wir auf S. 774 bereits erwähnt.

Ein Anlaß zu einer orthopädischen oder chirurgischen Behandlung liegt in der Regel nicht vor.

Von den *monoartikulären eitrigen Gelenkentzündungen* im Gefolge der obengenannten Infektionskrankheiten als Absiedlungen der spezifischen Erreger: Streptokokken bei Erysipel, Meningitis, Pneumokokken bei Pneumonien, Gonokokken bei Tripper, oder als hinzugetretene Infektionen: Staphylokokken bei Ruhr oder Typhus, war im vorigen die Rede.

4. Arthritis urica *(Gelenkgicht).*

Meist Männer im mittleren und höheren Lebensalter betroffen, meist auf vererbter Anlage beruhend, durch Alkoholismus, reichen Fleischgenuß gefördert, nicht selten mit Nierenschrumpfung, Diabetes, Arteriosklerose, chronischer Verstopfung verbunden. Die chronische Bleivergiftung führt zur sog. Bleigicht. Der Beginn meist akut, in selteneren Fällen, vorwiegend bei Frauen, von Anfang an chronisch.

Pathologisch-anatomisch handelt es sich um die Abscheidung von Uraten in Form weißlicher, krümeliger Massen im Gelenkknorpel, den Gelenkknochen und der Gelenkkapsel, auch an anderen Stellen, z. B. der Kopfhaut, dem Ohr. Durch die Ablagerung wird der Gelenkknorpel aufgefasert und ebenso wie die Kapsel und Synovialis stellenweise nekrotisch. Es kommt zur Bildung von Granulationsgewebe, bindegewebigen Verdickungen, Erguß im Gelenk, Verunstaltung der Gelenkflächen, Bildung von Höckern und Buckeln (Tophi) über dem Gelenk. Späterhin können das umgebende Gewebe, die Sehnenscheiden, Schleimbeutel in Mitleidenschaft gezogen, nach außen durchbrochen werden, so daß es zur Entleerung der krümeligen Massen und sekundärer Vereiterung kommt.

Der *Verlauf* der akuten Gicht ist durch *Anfälle* ausgezeichnet. Der erste Beginn meldet sich zuweilen durch leichte Vorboten, wie Muskelschmerzen, dyspeptische Erscheinungen, denen dann Schwellung und Rötung der Gelenkgegend mit mäßiger Steigerung der Körperwärme folgt. Nach einigen Stunden gehen die stürmischen Erscheinungen vorüber, kehren jedoch nicht selten in den nächsten Nächten wieder, um nach ein bis zwei Wochen völlig zu schwinden und erst nach längeren Pausen wiederzukehren. Mit Vorliebe ist das Grundgelenk der großen Zehe ergriffen (Podagra), seltener die Hand (Chiragra).

Bei der chronisch-asthenischen Form der Gicht tritt der akute Anfall ganz in den Hintergrund. Vielmehr kommt es hier ohne besondere Schmerzen oder Anfälle zu langsam zunehmender Verdickung der Gelenke, besonders an der Hand, dem Fuß, seltener dem Knie und der Schulter, so daß schließlich schwere Deformitäten und Kontrakturen entstehen können.

Die *Vorhersage* ist bezüglich des Lebens von inneren Nebenerkrankungen abhängig, bezüglich der Leistungsfähigkeit ist sie nicht besonders gut, wenn auch oft, trotz erheblicher Verbildungen, überraschend gute Funktionsfähigkeit besteht.

Diagnose. Die Gicht hat nichts mit der harnsauren Diathese zu tun. Diese bezieht sich nur auf die Steinbildung der Harnwege. Vermehrte Ausscheidung von harnsauren Salzen im Harn oder Harnsäureerhöhung des Blutes sind also nicht ohne weiteres für die Diagnose Gicht in Anspruch zu nehmen. So kann die Diagnose im Beginn gegenüber der eitrigen oder gonorrhoischen Gelenkerkrankung schwierig sein, ist aber durch das baldige Nachlassen der Schmerzen, die anfallsweise Wiederkehr, die Bevorzugung gewisser Gelenke im weiteren Verlauf leicht. Auf dem Röntgenbild sieht man bei älteren Fällen buchtige und lochförmige Herde in den betroffenen Gelenkenden der Knochen, entsprechend den Tophi, doch ist die diagnostische Leistungsfähigkeit des Röntgenverfahrens gerade bei der Gicht nicht gar zu groß.

Behandlung. Beim akuten Anfall Bettruhe, Hochlagerung, warme Einpackung des Gelenkes, Hunger, gründliche Darmentleerung, Vermeidung purinkörperhaltiger Nahrungsmittel (Kalbsmilch, Leber, Nieren, Milz, Gehirn, Hefe), Einschränkung purinkörperfreier Eiweißstoffe, Alkoholverbot. So muß sich die Kost möglichst aus Kohlehydraten und Fett zusammensetzen. Allenfalls legt man Obst und Gemüsetage ein. Bei schweren Schmerzen Eukodaltabletten. Sonst Colchicinkompretten (am Vormittag stündlich $\frac{1}{2}$—1 mg; bis zu 4 mg je Tag am 1. und 2. Tag). Dann Sinken. Bei Durchfällen Mittel aussetzen. Die Präparate der Atophangruppe erhöhen die Harnsäureausscheidung. Ihr Nachteil ist, daß sie bei längerem Gebrauch Leber- und Nierenschädigungen hervorrufen können. Als Heilbäder haben die Thermen Salzschlirf, Kreuznach, Münster am Stein, Gastein, Oberschlema u. a. ihren alten guten Ruf behalten.

Starke Verunstaltungen und Zwangsstellungen, ebenso wie Fistelbildung der Tophi, können orthopädische und operative Behandlung erfordern. Bei besonders schmerzhaftem Verlauf kann auch die Exstirpation der Kapsel und der erkrankten Teile in Frage kommen.

IV. Die deformierende Gelenkentzündung (Arthrosis deformans)

beruht auf einem Mißverhältnis der Widerstandsfähigkeit des betreffenden Gelenkes und seiner Beanspruchung.

Am eindeutigsten liegen die Verhältnisse, wenn sich die *Entstehung* einer *Arthrosis deformans* an eine schwere Schädigung des Gelenkes z. B. *nach Gelenkinfekt* oder an eine schwere *traumatische Gelenkschädigung* (Gelenkbruch, Verrenkung eines großen Gelenkes) anschließt. Auch nach Knochenbrüchen folgt gesetzmäßig eine Arthrosis deformans, wenn bei Heilung in schlechter Stellung ein oder mehrere benachbarte Gelenke dauernd zu einer veränderten Gelenkmechanik (z. B. bei X- oder O-Bein nach schlecht geheilten Unterschenkelbrüchen) gezwungen werden. Dabei liegt oft genug zwischen Trauma und Ausbildung der „formverbildenden Gelenkerkrankung" ein freier Zwischenraum von Monaten oder Jahren. Ähnlich wie eine regelwidrige Gliedmaßenstellung nach Knochenbrüchen wirkt gelegentlich auch eine Muskellähmung, sofern diese eine falsche Gelenkstellung nach sich zieht. In all diesen Fällen ist der Zusammenhang mit der betreffenden Gelenkschädigung offenkundig und die Arthrosis ist auf das oder die unmittelbar beteiligten Gelenke beschränkt. Oft genug kommen zu den durch die Gewalteinwirkung oder die Infektion gesetzten Schädigungen im Laufe der Zeit noch andere Schäden, wie arteriosklerotische Leiden, Rheuma, Alter verschlimmernd hinzu.

Nicht selten entwickelt sich eine Arthrosis deformans auch eines einzelnen Gelenkes ohne erkennbare äußere Ursache. Das *Alter* spielt eine große Rolle.

So finden wir eines der hauptsächlichsten Beispiele einer Arthrosis deformans, nämlich die des Hüftgelenkes, als *Malum coxae senile*, im Greisenalter mit und ohne Arteriosklerose als „Abnutzungskrankheit". Ein beacht-
licher Teil dieser Fälle weist allerdings bei genaueren Nachforschungen auch
an anderen Gelenken (Articulatio sacroiliaca, Wirbelgelenken, Schulter, Knien)

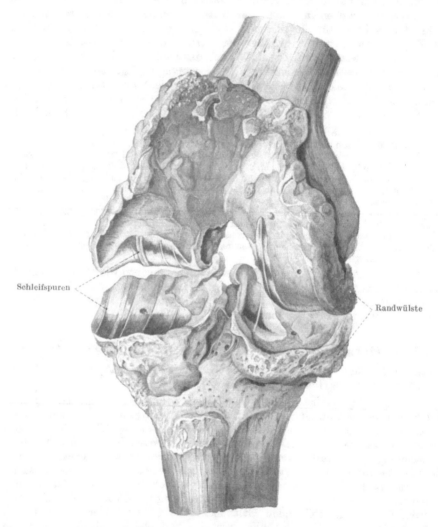

Abb. 543. Schwere Arthrosis deformans des Kniegelenkes mit Abschleifung der Gelenkflächen und
ausgedehnter Randwulstbildung. (Chir. Klinik Breslau.)

gleichmäßige, wenn auch geringgradigere Veränderungen auf als Beweis
dafür, daß hier bei den nichttraumatischen und nichtinfektiösen Fällen
mancherlei Übergänge zu den chronisch-rheumatischen Gelenkentzündungen
bestehen.

Die Arthrosis deformans ist in den Frühstadien *anatomisch* gekennzeichnet
durch Zerfaserung des Knorpels mit Abschleifung des darunterliegenden
Knochens. Alsbald folgen an den Rändern Knochenneubildungsvorgänge.

Es kommt an den nichtbelasteten Stellen zu Knochenwucherungen, besonders in der Nähe des Periostansatzes. Mit der Ausbildung solcher „Randwülste" (Abb. 543, 545 und 548) verbreitern sich die Gelenkenden, die Pfannen werden tiefer, zugleich weiter, die Bewegungsausmaße geringer, wenn auch trotz begleitender Kapselschrumpfung eigentliche Verwachsungen der Gelenkflächen ausbleiben.

Klinisch äußert sich die Arthrosis deformans in Knarren und Reiben, Steifigkeitsgefühl, besonders nach Ruhe (Morgensteifigkeit! Besserung nach Bewegung!) rheumaähnlichen Beschwerden und zunehmender Minderung der Beweglichkeit.

Das Leiden plagt den Menschen. Dauernde Schmerzen stören am Tage die Gebrauchsfähigkeit der betreffenden Glieder, nachts den Schlaf. Oft verschlimmert sich das Leiden bei Witterungswechsel bzw. Abkühlung.

Nach Gelenkinfekten und Gelenkverletzungen gelegentlich schon im 3. bis 4. Lebensjahrzehnt, sonst meist erst im Alter beginnend, betrifft das Leiden vorwiegend Männer, häufig solche, die körperlich schwer arbeiten und zugleich Witterungseinflüssen stark ausgesetzt sind. Oft ist nur ein Gelenk betroffen, gelegentlich eine ganze Reihe, dann jedoch in wechselnder Stärke. Hüfte und Kniegelenk, Ellenbogen und Schulter sind Lieblingssitze.

Für die Diagnose entscheidend ist das *Röntgenbild*. Es zeigt (vgl. Abb. 544 und 545) eine Verschmälerung und Unregelmäßigkeiten des Gelenkspaltes (bedingt durch Schwund des Gelenkknorpels), Randwulstbildungen an den Gelenkenden, beginnend mit lippenförmigen Ausziehungen der Gelenk-

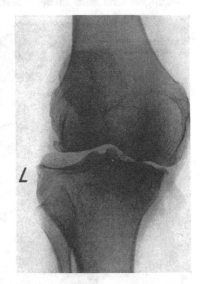

Abb. 544. Arthrosis deformans des Kniegelenkes im Röntgenbild. 63jähr. ♀.
(Chir. Klinik Göttingen.)

enden (Abb. 544) bis zu spornartigen Knochenwülsten (Abb. 545) und gelegentlich mit freien Gelenkkörpern.

Der *Verlauf* ist ungemein chronisch, die vollentwickelten Krankheitsbilde mit immer stärkerer Beeinträchtigung der Beweglichkeit kommen erst im späteren Alter zu Gesicht. Gelegentlich verläuft das Leiden mit subakuten Nachschüben unter Schmerzen, manchmal unter Gelenkergüssen. Meist schreitet die Gelenkverbildung langsam, aber unaufhaltsam fort. Stillstand ist selten Eine gewisse Beschwerdefreiheit tritt gelegentlich bei praktisch völliger Versteifung (Hüftgelenk!) ein.

So eindeutig eine Arthrosis deformans nach Gelenkverletzungen, schlecht geheilten Knochenbrüchen, *Unfallfolge* sein kann, so häufig wird auch die als Abnutzungskrankheit ganz langsam schicksalhaft sich entwickelnde chronische Arthrosis deformans im guten Glauben, darum nicht minder irrtümlich, auf Unfälle zurückgeführt.

Um jedoch einen *Zusammenhang zwischen* einem *Unfall und* einer später entstandenen *Arthrosis deformans* bejahen zu können, müssen folgende Voraussetzungen erfüllt sein: Das Unfallereignis muß feststehen; es muß geeignet gewesen sein, eine wesentliche Schädigung des betroffenen Gelenkknorpels herbeizuführen. Tagelange Fortsetzung der Arbeit nach dem „Unfall" spricht gegen eine wesentliche Schädigung. Auftreten an mehreren Gelenken deutet meist darauf hin, daß das Leiden unabhängig vom Unfall entstanden ist. Das Gelenk muß bis zum Unfall gesund gewesen sein; es ist also nachzuforschen, ob der Verletzte nicht bereits vor dem Unfall wegen Beschwerden in dem Gelenk sich krank gemeldet hatte. Die

Zeitspanne zwischen dem Unfall und dem ersten röntgenologischen Nachweis der Arthrosis deformans muß den pathologisch-anatomischen Vorgängen entsprechen. Man kann z. B. unmöglich annehmen, daß eine Arthrosis deformans sich in 6 Wochen entwickeln kann. Bei Jugendlichen können Jahre vergehen. Ein Trauma, das ein bereits an Arthrosis deformans erkranktes Gelenk trifft, kann eine akute *Verschlechterung* hervorrufen. Diese pflegt nach 8 Wochen abgelaufen zu sein. Eine wirkliche, entschädigungspflichtige Verschlimmerung des Leidens, die röntgenologisch nachzuweisen ist, kann nur anerkannt werden, wenn die Gewalteinwirkung geeignet war, den knorpeligen Gelenkapparat erheblich zu schädigen.

Die *Behandlung* der verformenden Gelenkentzündungen ist ausschließlich abwartend. Operative Eingriffe haben sich nicht bewährt. Übertriebene Bewegungen sind schädlich, völlige Ruhe nützt meist auch nichts. Die Unzahl

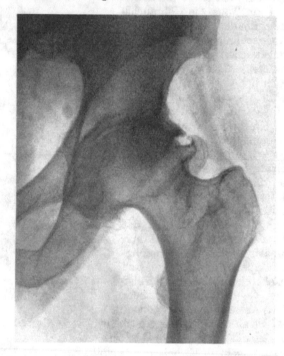

Abb. 545. Schwere Arthrosis deformans coxae im Röntgenbild. (Chir. Klinik Göttingen.)

von Behandlungsvorschlägen ist auch hier der beste Beweis für das häufige Versagen jeder Behandlung. Wärme in jeder Form hat häufig, wenigstens vorübergehend, gute Wirkung: Heißluft, Fango, einfache warme Umschläge, Diathermie, Kurzwellen usw. Auch vorsichtige mediko-mechanische Behandlung und Massage können Besserung bringen. Bei schmerzhaften Gelenken werden wiederholte Novocain-Einspritzungen in das Gelenk (1%) empfohlen. Röntgenbestrahlungen (20% der HED.) in mehrwöchentlichen Abständen haben uns auch in hartnäckigen Fällen noch Linderung gebracht. Badekuren in Sol-, Schwefel-, Moor- und Radiumbädern verschaffen manchen Kranken für lange Monate fast völlige Schmerzfreiheit. Einspritzungen von Schwefel, Jod (Mirion), Milch, Caseosan, Yatren-Casein haben sich ebensooft wirksam gezeigt, wie sie versagt haben. Schwergewichtigen wird eine Entfettungskur auch die Gelenke entlasten. Ist mit allen diesen Mitteln keine Schmerzfreiheit zu erzielen, dann muß man den Mut haben, solche Kranke auch einmal vorübergehend ins Bett zu stecken und einen Streckverband anzulegen (am besten in Form der Manschetten-Extension). Auch entlastende Schienenhülsen-Apparate haben sich in solchen Fällen bewährt, obwohl im allgemeinen langdauernde Ruhigstellung schlechter vertragen wird als „Bewegungen mit Maßen".

Die Arthrosis deformans coxae. Das Hüftgelenk ist wohl am häufigsten betroffen. Die Veränderungen sind so ausgeprägt, daß sie als eigenes Krankheitsbild unter dem Namen *Malum coxae senile* beschrieben sind. Es sind .vorzugsweise in Wind und Wetter schwer arbeitende Leute betroffen. Doch kommt das Leiden oft genug auch bei Kopfarbeitern und Frauen vor. Die ersten Anfänge werden meist als chronischer Rheumatismus oder Ischias gedeutet. Steifigkeit und gelegentliche Schmerzen beim Aufstehen, Einengung der Beweglichkeit. In erster Linie sind Drehung und Abspreizung gehemmt. Später stellt sich das Bein in Adduktion und Flexion, erscheint deshalb verkürzt. Die Schmerzen steigern sich, Anstrengungen hinterlassen für mehrere Tage eine wesentliche Verschlimmerung; schließlich kann auch die nächtliche Ruhe infolge neur-

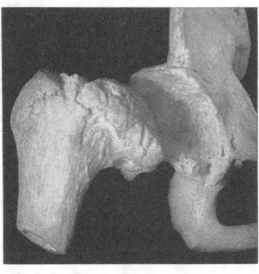

Abb. 546. Malum coxae senile. Knochenpräparat. (Chir. Klinik Göttingen.)

algischer Beschwerden qualvoll werden. Die Muskeln werden atrophisch, der Gang hinkend. Der Verlauf ist manchmal unaufhaltsam fortschreitend, oft in fast völliger Versteifung nach langen Jahren endend, doch kommt auch Stillstand vor.

Die Arthrosis deformans des Knie-gelenkes kommt schon in verhältnismäßig jungen Jahren, d. h. vom 4. Jahrzehnt an, häufig vor.

Leichte Ermüdbarkeit, ein Druck- und Spannungsgefühl, unbestimmte Schmerzen „unter der Kniescheibe" nach Anstrengungen sind die ersten Klagen; objektiv ist zu finden: Knarren und Reiben bei Bewegungen, intermittierende Ergüsse stärkeren oder geringeren Grades, Kapselverdickungen in Wulstform, besonders an den Umschlagsstellen und Zottenbildung. Im Röntgenbild setzen sich die Gelenkkanten der Tibia scharf ab. Die Randwulstbildungen lassen

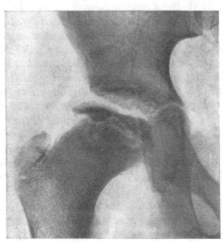

Abb. 547. Osteochondritis deformans juvenilis coxae. 11jähr. ♂. (Chir. Klinik Göttingen.)

sich auch in beginnenden Fällen als feine Zäckchen erkennen (Abb. 544). Die Bewegungsbeschränkung ist gering. Bei den schwersten Formen ist die Beugung eingeengt. Zur völligen Versteifung kommt es nicht, wohl aber

mitunter zu Schlottergelenk und namhaften Verunstaltungen, gewöhnlich im
Sinne des Genu varum, besonders bei den neuropathischen Formen.

Am **Schultergelenk** ist die verformende Arthrose seltener. Vorausgegangene
Verletzungen (Luxationen, besonders mit Abbruch des Tuberculum majus,
Kontusionen) werden oft als auslösende Ursache bezeichnet. Das Knarren ist
immer neben der Beschränkung von Ab-
spreizung und Drehung ein unverkennbares Anzeichen.

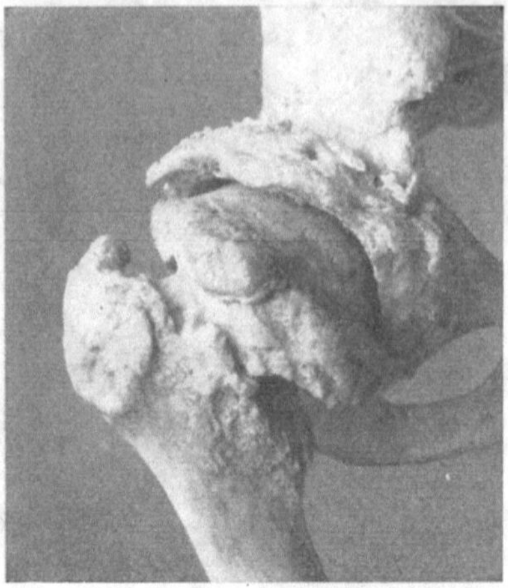

**Ellenbogen, Handgelenk und Fußge-
lenk** sind am seltensten betroffen. Nur
bei den neuropathischen Gelenkverunstaltungen (s. u.) ist das Ellenbogengelenk
bei der Syringomyelie, das Fußgelenk bei
der Tabes bevorzugt. (Über Verbildung
der Wirbel und Wirbelgelenke, Spondylarthrosis deformans s. S. 284.)

Osteochondritis besser **Osteochondropathia deformans juvenilis coxae** (PER-
THESsche Krankheit). Am Hüftgelenk
kommt bei Kindern von 3—12 Jahren
ohne nachweisbare äußere Ursache ein
chronisch verunstaltendes Leiden vor,
welches, wie die KÖHLERsche Krankheit
des Os naviculare oder die SCHLATTER-

Abb. 548. Arthrosis deformans der Hüfte.
(Chir. Klinik Breslau.)

sche Krankheit der Tuberositas tibiae,
in das Gebiet der sog. aseptischen Knochennekrosen gehört. Es besteht
kein Zusammenhang mit dem klinischen Begriff der Arthrosis deformans
des Erwachsenen, und auch kein Übergang in eine solche des höheren
Alters, vielmehr gehen bei der PERTHESschen Krankheit primär die subchon-
drale Knochenzone und später die übrigen Spongiosaknochenabschnitte im Oberschenkelkopf zugrunde und werden durch ein weiches, osteoides Gewebe ersetzt,
so daß unter dem Einfluß der Belastung allmählich Eindellungen und Verunstaltungen des Kopfes und der Pfanne zustande kommen, die schließlich zu einer
Abflachung des Kopfes (*Coxa plana*) führen. Der Gelenkknorpel selbst ist, im
Gegensatz zur Arthrosis deformans, nicht zerfasert, er gibt nur nach. Dagegen
ist der Epiphysenknorpel häufig in Mitleidenschaft gezogen. Bei der Heilung
sproßt junges osteoides Gewebe mit Osteoblasten in die toten Markräume
und ersetzt den abgestorbenen Herd durch lebendes Gewebe.

Die Zeichen sind: Hinkender Gang, bei sonst guten Gehleistungen, langsame
Einengung der Beweglichkeit bei geringgradiger Schmerzhaftigkeit, geringer
Hochstand des Großrollhügels (bis 2 cm), positives TRENDELENBURGsches Zeichen
(also Muskelinsuffizienz). Stark beschränkte Abspreizung.

Das *Röntgenbild* (vgl. Abb. 547), das für die Diagnose ausschlaggebend ist, zeigt
im Höhepunkt der Entwicklung das Bild schwerster Knochenverunstaltung. Die
Kopfkappe ist in ihrer Höhe stark zurückgegangen und zugleich verbreitert;
sie hat ihren gleichmäßigen Bau verloren, ist von Aufhellungsherden durchsetzt und geradezu zersprengt. Die Epiphysenfuge verschwindet und der
Hals verkürzt und verdickt sich. Die Umformung des kindlichen Schenkelkopfes nimmt durchschnittlich 1—2 Jahre in Anspruch, als Endergebnis
zeigt sich ein abgeplatteter, walzen- oder pilzförmiger Kopf, der letztere
natürlich mit beschränkter Beweglichkeit. Die Pfanne paßt sich den neuen
Verhältnissen an, manchmal ist sie auch an der frischen Erkrankung beteiligt. Das *Endergebnis* ist in bezug auf die Gebrauchsfähigkeit überraschend
gut, bis auf eine mehr oder minder beträchtliche Abduktionshemmung.

Die *Behandlung* wird sich auf die Fernhaltung gröberer Schädigungen durch Springen, Sport zu beschränken haben, um weiteren Entformungen und Eindellungen vorzubeugen. Obwohl es oft nicht möglich ist, das Einsinken des Kopfes durch entlastende Gips- und Stützverbände völlig zu verhindern, haben wir uns doch nicht entschließen können, bei schmerzhaften Erkrankungen von jeder Entlastung abzusehen. Der gut entlastete Schenkelkopf hat immer noch die beste Aussicht, wenig verformt zu werden. Daher müssen die Kranken erfaßt werden (Röntgenbild), · bevor schwere Verunstaltungen des Kopfes eingetreten sind. Mit der Diagnose „Wachstumsbeschwerden" darf man sich nicht begnügen. Unbedingt zu verbieten sind Bewegungen, die mit Erschütterungen des Hüftgelenks verbunden sind (Marschieren, Springen, Fußball usw.). Schwimmen pflegen wir im späteren Verlauf zu erlauben. 2 Jahre und mehr können vergehen, ehe man mit dem Erstarken des Kindes Besserung in Aussicht stellen kann.

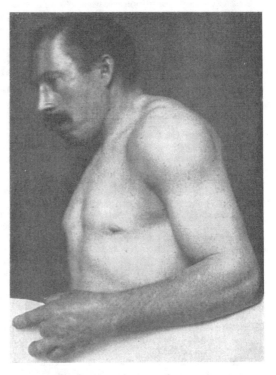

Abb. 549. Arthropathia neuropathica mit mächtigem Hydrops des Schultergelenkes, Kyphose, Verstümmelung der Finger bei Syringomyelie.

Die neuropathischen Gelenkerkrankungen. Bei Tabes, Syringomyelie, Myelitis, Rückenmarkverletzungen, Verletzungen körperferner Nerven kommt es zur Gefühllosigkeit der tiefergelegenen Teile und auch des Knochens und der Gelenke. Damit fällt der durch die sensiblen Fasern bedingte Ernährungseinfluß fort, die Folgen sind sog. trophoneurotische Störungen, mit Resorption des Knochens und Knorpels auf der einen, Anbau und Wucherung auf der anderen Seite. Der neue Knochen ist kalkarm, der alte wird kalkärmer, seine Rindenschicht dünner, in den umgebenden Weichteilen der Haut tritt teigige Durchtränkung, Bindegewebswucherung in den Muskeln, Knochenablagerung auf. Trotz dieser Veränderungen werden bei der bestehenden Gefühllosigkeit alle Bewegungen, nicht selten in rücksichtsloser brüsker Art, ausgeführt, so daß Einbrüche entstehen. Die Folgen sind unförmig verdickte, deformierte Gelenke oder in selteneren Fällen hochgradige Atrophie mit nachfolgenden Luxationsstellungen. Gelenkergüsse begleiten die Erkrankung.

Bei der Syringomyelie sind häufiger die Gelenke der oberen, bei der Tabes häufiger die der unteren Gliedmaßen ergriffen. Beginn dieser Gelenkerkrankung meist in mittleren Lebensjahren, bei Syringomyelie zuweilen schon vor Beendigung des Wachstumsalters.

Bezeichnend für die *neuropathische* Gelenkerkrankung sind: 1. die Schmerzlosigkeit, 2. die Hochgradigkeit der Veränderungen, 3. die Anwesenheit von *intra-* und extracapsulären Knochenablagerungen, 4. die eigenartigen, teigigen

Schwellungen der benachbarten Weichteile, 5. das Röntgenbild, 6. die übrigen, durch die Erkrankung bedingten nervösen Erscheinungen. Nicht jede Gelenkerkrankung bei Syringomyelie und Tabes braucht übrigens „neuropathischer" Art zu sein.

Behandlung möglichst konservativ. Auch mit Punktionen ist es besser, zurückhaltend zu sein. Rückfälle der Ergüsse sind häufig, dieselben schwinden nicht selten von selbst. Rückbildungen der knöchernen Veränderungen kommen besonders an den oberen Gliedmaßen vor. Bei hochgradigen Verunstaltungen, Schlottergelenken, empfehlen sich Schienenhülsenapparate. Vorsicht mit allen operativen Eingriffen. Keine Wärmeanwendung, da es zu leicht zu Verbrennungen wegen der Unempfindlichkeit gegen Hitze kommt!

V. Gelenkneurosen und hysterische Gelenkerkrankungen.

Zu den vier Gruppen von Gelenkerkrankungen mit anatomischen und wohl gekennzeichneten Veränderungen gesellen sich klinisch die nervösen und hysterischen Gelenkerkrankungen ohne nachweisbare anatomische Veränderungen. Es handelt sich um rein funktionelle Störungen.

Gelenkwassersucht (Hydrops) unter lebhaften Schmerzen ohne Veranlassung sich entwickelnd, ohne Fieber, jeder Behandlung oft hartnäckig trotzend und dann auch von selbst abheilend, kommt vor als Ausdruck einer Störung der Gefäßnerven, einer Angioneurose.

Gelenkneuralgien ohne objektiven Befund kommen im Klimakterium, aber auch schon bei jüngeren Leuten, hauptsächlich weiblichen Geschlechtes, vor. Hier handelt es sich zum Teil um hormonale Einflüsse. Die Behandlung muß das berücksichtigen. Auch das chamäleonartige Bild der *traumatischen Neurose* kennt Gelenkschmerzen jeder Art und jeder Stärke.

Die *Diagnose* muß organische Veränderung mit Sicherheit ausschließen können. Man vergesse nicht, daß cariöse Herde, kleine epiphysäre Osteomyelitisherde, syphilitische Erkrankungen (zentrale Gummata) neuralgische Beschwerden unterhalten, man denke daran, daß die Coxitis oft mit ausstrahlenden Schmerzen zum Knie beginnt, daß Entzündungen am Gallensystem, pleuritische Schmerzen, Reizung des Zwerchfells Schulterschmerzen auslösen.

Je besser die einzelnen Gelenkerkrankungen erkannt sind, desto mehr kann die Diagnose: nervöse oder hysterische Gelenkaffektionen, eingeschränkt werden.

Die Erscheinungen sind Schmerzen, welche in das Gelenk oder die Gelenkgegend verlagert werden, Zwangsstellungen, die vielfach den sonst bekannten nicht entsprechen, Bewegungsstörungen ohne nachweisbaren Grund und Befund und das Fehlen einer zuweilen erst nach längerer Zeit in geringem Maße auftretenden Muskelabmagerung. Lassen sich auch auf dem Röntgenbild keine Knochen- und Gelenkveränderungen, auch keine Atrophie, nachweisen, ist bei der Untersuchung eine ausgesprochene Hautempfindlichkeit vorhanden, während Druck auf das Gelenk weniger schmerzhaft ist, sind bei abgelenkter Aufmerksamkeit Gelenkbewegungen möglich, so darf man u. U. ein nervöses bzw. hysterisches Gelenkleiden oder bei Unfallverletzten Simulation annehmen.

Hysterische Coxalgien sind zu Beginn schwer von einer Coxitis abzutrennen. Wo aber nach längerem Bestande in der Narkose die freie Gelenkbeweglichkeit und im Röntgenbild kein Befund zu erheben ist, da darf die Diagnose nicht schwer fallen, besonders wenn noch andere hysterische Stigmata vorhanden sind.

Die *Behandlung* muß eine allgemeine und eine psychisch suggestive sein. Daneben kann Massage, Arzneimittel- und Bäderbehandlung Nutzen bringen. Eher als Ruhe und Immobilisierung ist dem Kranken der Gebrauch des Gliedes zu empfehlen.

VI. Geschwülste der Gelenke.

Die *gutartigen*, von den Weichteilen ausgehenden Geschwülste der Gelenke sind selten. Lipome, von subsynovialen Fettgewebe ausgehend, Häm- und Lymphangiome, Fibrome sind beobachtet. Das sog. Lipoma arborescens ist keine echte Neubildung, sondern die Folge chronischer unspezifischer Entzündungen, und hat auch nichts mit Tuberkulose oder Lues zu tun. In schweren Fällen kommt die völlige Ausschneidung der Synovialis in Frage. Selten sind auch die sog. Kapselosteome, knochenharte, höckerige Geschwülste.

Zu den Arthromen (histioiden Gelenkgeschwülsten) werden auch die *Ganglien* gezählt (s. S. 626). Die Gelenkchondromatose ist bereits S. 768 besprochen.

Unter den *bösartigen Erstgewächsen* steht das *Sarkom* an erster Stelle. Es geht von der Kapsel aus, ist wegen seines zunächst langsamen Wachstums nicht leicht zu erkennen und kommt deshalb oft erst so spät in chirurgische Behandlung, daß nur noch die Absetzung des Gliedes übrig bleibt. Das Kniegelenk ist bevorzugt.

Die *Zweitgewächse* gehen viel häufiger vom Knochen (s. S. 760) als von der Gelenkkapsel aus.

Hinweise zur Anfertigung chirurgischer (insbesondere Unfalls-) Gutachten.

Die Erfahrungen, die wir bei sehr zahlreichen Gutachten über Unfallfolgen sammeln konnten, lassen es uns wünschenswert erscheinen, auch in diesem Lehrbuch auf die Punkte hinzuweisen, deren Beachtung bei der Anfertigung chirurgischer Gutachten nützlich sein wird.

1. Vorgeschichte.

Kurzer sachlicher *Auszug aus den Akten* über den Unfallsvorgang, zunächst ohne eigene Stellungnahme.

Schilderung des Unfallherganges.

Tag, Stunde, Unfallereignis genau darzustellen. Die Unfallschilderung ist oft grundlegend für die Entscheidung über die Entschädigungspflicht. Zeugen. *Unmittelbare Folgen.* (Ohne Hilfe aufgestanden?) Wie nach Hause gekommen? Entfernung der Wohnung vom Unfallort? Transportmittel?

Mittelbare Folgen. (Wann Arbeit ausgesetzt? Wann bettlägerig geworden?) *Behandelnde Ärzte.* Art und Verlauf der bisherigen Heilbehandlung.

Schilderung der früheren Berufstätigkeit.

Schilderung der jetzigen Tätigkeit. Angaben über den Zeitpunkt des Wiederbeginns der Arbeit, über die Lohnverhältnisse, Überstunden, Arbeitsunterbrechung.

Frühere Unfälle: a) versicherungspflichtige, b) nichtversicherungspflichtige.

Familiengeschichte. Erbliche Krankheiten der Eltern und Geschwister (Nervosität, Epilepsie usw.). Ehefrau. Kinder.

Frühere Krankheiten (akute, chronische Infektionskrankheiten, Konstitutionskrankheiten).

Sonstige ursächliche Umstände. (Psychische Erregung, Schreck, geistige oder körperliche Überanstrengung.) *Intoxikationen* (Pb., Hg., Alkohol, Nicotin). Lebensweise.

Bisher bezogene *Renten* (Kriegs-, Unfall-, Invalidenrente).

Jetzige Beschwerden betreffend: a) Gliedmaßen, Brust- und Bauchorgane, b) Nervensystem.

Gehirn. Kopfschmerzen, Schwindel, Gedächtnisschwäche, Schlaf-, Seh-, Gehör-, Sprachstörungen, Schlingbeschwerden, nervöses Erbrechen.

Rückenmark. Gürtelgefühl, Blasenstörungen, Stuhlverstopfung, sexuelle Störungen.

Motorische Störungen. Schwäche, Lähmungen, Zuckungen, Krämpfe.

Sensible Störungen. Reizerscheinungen (Schmerzen, Kribbeln, Taubsein, Gefühllosigkeit).

Trophische Störungen. Abmagerung, Kältegefühl, Hitzegefühl, regelwidrige Feuchtigkeit der Haut.

Auskunft über die Reihenfolge des Auftretens der krankhaften Erscheinungen.

2. Befund.

Wichtig ist bei der ganzen Untersuchung auch die unauffällige Beobachtung des Kranken, z. B. beim An- und Auskleiden. Ist es unwahrscheinlich, daß die Angabe eines Verletzten über schmerzhafte Empfindungen an einer bestimmten Körperstelle richtig ist, dann taste man diese unauffällig ab, während man scheinbar eine ganz andere Körpergegend untersucht.

Allgemeinbefund. Alter, Körpergröße, Gewicht, Körperbau, Körperhaltung (straff, schlapp, unnatürlich, gezwungen). Allgemeines Aussehen, Ernährungszustand, *Muskulatur,* Fettpolster, Hautfarbe, Durchblutung der Gewebe, Puls,

Atmung, (Blutdruck), teigige Weichteilschwellungen (Ödeme), Exantheme, Narben (auch von früheren Krankheiten und Unfällen).

Untersuchung des Kopfes. Hirnschädel, Gesichtsschädel, Haare, Augen (auch Reaktion des Sehlochs auf Lichteinfall und Nahesehen). Ohr, Nase, Zunge, weicher Gaumen, Mandeln, Rachen, Zähne, Kiefer.

Untersuchung des Halses. Form, Beweglichkeit, Umfangsmaße (von der Vertebra prominens aus nach rechts und links zum a) Zungenbein, b) Ringknorpel, c) Jugulum), Schilddrüse, Kehlkopf, Stimme, Lymphdrüsen, Oberschlüsselbeingruben.

Untersuchung des Brustkorbes, der Wirbelsäule und der Brustorgane. Form des Brustkorbs (Umfang bei tiefstem Ein-Ausatmen in der Höhe der Brustwarzen bei waagerecht erhobenen Armen). Beweglichkeit der Wirbelsäule, Verbiegungen der Wirbelsäule, Atmung, Zurückbleiben einer Seite, Perkussion und Auskultation der Lungen, Auswurf, Herzbewegungen, Herzspitzenstoß. Perkussion und Auskultation des Herzens. Pulsbeschaffenheit, Blutuntersuchung.

Untersuchung des Leibes. Form und Ausdehnung. Resistenzen. Schmerzhaftigkeit. HEADsche Zonen. Ascites. — Leber: Abtastung, Perkussion. — Milz: Ebenso. — Nieren: Besichtigung auch vom Rücken her. Abtastung, Harnuntersuchung. — Geschlechtswerkzeuge. — Bruchpforten (Leisten-, Schenkel-, Nabelgegend, Hernia epigastrica, obturatoria). — Magen-Darmkanal, Stuhl. — Blase und Mastdarm. Wenn nötig Mastdarmspiegelung. Blasenspiegelung. Vorsteherdrüse.

Untersuchung der Gliedmaßen. Verhalten der Haut. Narben (Lage, Größe, Beschaffenheit, Entzündungserscheinungen, Fistelbildung, Schmerzen, Verschieblichkeit). Zustand der Muskeln (Weichteilschwellungen, Abmagerung). Bei abgesetzten Gliedern: Stumpflänge, -beschaffenheit, -beweglichkeit, -kraft, Gelenkstellung, Nervengeschwülste. Ersatzglied und dessen Sitz.

Knochen und Gelenke. Besichtigung. Abtastung. Messung. Stets beide Seiten vergleichen. Gelenkbewegungen werden am genauesten mit einem Winkelmesser geprüft, selbst- und fremdtätig.

Schulter. Der Winkel zwischen Körperlängsachse und Oberarm bestimmt Bewegungen nach vorn und seitlich. Die Drehung (Rollung) nach ein- und auswärts wird bei dem dem Körper angelegten Oberarm und rechtwinklig gebeugten Unterarm geprüft.

Ellenbogen. Winkel der Achse des Oberarmes zu der des Unterarmes mißt Beugung und Streckung. Pro- und Supination (Ein- und Auswärtsdrehung prüfen wir von der Mittelstellung aus, Oberarme liegen dem Rumpf an, Unterarme rechtwinklig gebeugt, Handflächen einander zugekehrt). Allenfalls Ausdrücken in $1/2$, $1/3$ der Regel, sonst Winkelmaß.

Handgelenk. Bewegung handrückenwärts, hohlhandwärts, Abspreizen nach der Daumenseite, Kleinfingerseite.

Fingerbewegungen. Man mißt den Abstand der Fingerkuppe von der Hohlhand bei stärkster selbst- und fremdtätiger Beugung. Man spricht von Grund-, Mittel-, Nagelglied des Fingers.

Hüfte. Winkel der Körperachse zur Oberschenkelachse mißt Beugung und Streckung. Daneben Prüfung der Abspreizung und Anziehung. Drehung wird bei rechtwinklig gebeugtem Ober- und Unterschenkel geprüft. Beachten, ob das Becken mitgeht.

Knie. Beugung und Streckung. Wackelbewegungen müssen bei völlig gestrecktem Kniegelenk geprüft werden.

Fuß. Bewegung fußrücken-, fußsohlenwärts.

Knochenbrüche. Bei Brüchen, die in Winkelstellung geheilt sind, spricht man von einer Winkelstellung mit dem Scheitel nach vorn, hinten, innen, außen.

Längenmaße. Für die Arme meist überflüssig. — Am Bein: Vom vorderen oberen Darmbeinstachel zur Mitte des inneren Knöchels. Allenfalls von der Spitze des großen Rollhügels zum äußeren Kniegelenkspalt; vom inneren Kniegelenkspalt zur Mitte des inneren Knöchels. Falls der Kniegelenkspalt schlecht zu tasten, oberen Rand der Kniescheibe als Meßpunkt nehmen.

Beinverkürzungen können auch gemessen werden, indem man am stehenden Kranken Brettchen von ½, 1, 2, 3 cm unter die Fußsohle des verkürzten Beines legt, bis beide Gesäßfalten und beide vorderen oberen Darmbeinstachel in einer Waagerechten stehen.

Umfangsmaße. Arm bei schlaff herabhängenden Armen: in der Oberarmmitte; dickste Stelle des Unterarmes, dünnste Stelle desselben.

Bein im Liegen: Dickste Stelle der Wade; Oberschenkel 10, 20 und 30 cm oberhalb des inneren Kniegelenkspaltes. Beschaffenheit der Muskeln.

Stets dabei berücksichtigen, ob Links- oder Rechtshänder.

Störungen der Beweglichkeit. Selbsttätige Beweglichkeit, fremdtätige Beweglichkeit. Koordination der Bewegungen (Ataxie, Intentionszittern). Knacken, Knirschen, Reiben (tast-, hörbar). Wackelbewegungen (Knie dabei ganz durchstrecken). Mitbewegungen. Motorische Reizerscheinungen (Zuckungen, choreatische, atetotische Bewegungen, Krämpfe: tonische, klonische; Zittern).

Kraftmessung allenfalls mit Handdruckkraftmesser.

Gang (spastisch, paretisch, ataktisch), Schwanken beim Gehen und Stehen mit geschlossenen Augen. Steifhalten oder Schonen bestimmter Gelenke. Fersenheben, Kniebeugen, auf einem Bein stehen, Hüpfen.

Störungen der Empfindung. Tastsinn, Schmerzempfindung, Drucksinn, Temperatursinn, Ortssinn (Ortsbestimmung der Empfindung), Muskelsinn (Gefühl für fremdtätige Bewegungen).

Reflexe. Hautreflexe (Fußsohlen-, Cremaster-, Bauchdecken-, Glutäalreflex). — Sehnenreflexe (Biceps-, Triceps-, Patellar-, Adductoren-, Achillessehnenreflex).

BABINSKI:

Positiv: krankhaftes Zeichen.	*Negativ: beim gesunden Menschen.*
Streichen am äußeren Rand der Fußsohle löst Dorsalflexion der Zehen (besonders der großen aus).	Die Zehen bewegen sich sohlenwärts.

OPPENHEIM:

Streichen an der Innenseite des Unterschenkels unter starkem Druck löst Dorsalflexion der Zehen aus.	Die Zehen bewegen sich sohlenwärts.

MENDEL-BECHTEREW:

Beklopfen des Fußrückens über dem Würfelbein löst Plantarflexion der Zehen aus.	Die Zehen bewegen sich fußrückenwärts.

ROSSOLIMO:

Kurzer Schlag gegen die Zehenbeeren löst Plantarflexion der Zehen aus.	Plantarflexion bleibt aus.

GORDON:

Kneten der Wade löst Dorsalflexion der großen Zehe aus.	Plantarflexion, keine Reaktion.

Vasomotorische und trophische Störungen. Haut: Verhalten der Hautgefäße. Krankhafte Schweißabsonderung. Kälte. Nägel. Epidermis. Schuppung. — Muskeln: Abmagerung, Schwund (Atrophie), Lipomatosis.

Elektrisches Verhalten der Muskeln. Krampfadern. Plattfüße.

Vergleich der *Schwielenbildung* an den Händen und an den Fußsohlen beiderseits. Schwielenbildung an regelwidrigen Stellen (Amputationsstümpfen usw.).

3. Bisherige Beurteilung des Falles.
(Nach den Akten.)

4. Beurteilung durch den Gutachter.

Das Reichsversicherungsamt sagt: „Das ärztliche Urteil ist mit den Äußerungen über den objektiven Befund und über die Kräfteerschöpfung beschränkt; die eigentliche Abschätzung der Erwerbsfähigkeit dagegen liegt nicht auf ärztlichem Gebiete." Trotzdem fordern die Versicherungsträger den Arzt fast immer zu genauen Angaben der Erwerbsminderung, meist nach Hundertsätzen, auf. Einen guten Anhalt für den Arzt geben die Tafeln in Liniger's „Rentenmann". Bei der Besprechung der Knochenbrüche und Verrenkungen sind vielfach Zahlenangaben über die Erwerbsminderung eingeflochten.

Auf jeden Fall hat der Arzt, auch wenn er keine Hundertzahlen der Erwerbsminderung angibt, in seiner Beurteilung des Falles zum Ausdruck zu bringen:

1. Ist es auch vom ärztlichen Standpunkt aus wahrscheinlich, daß der Unfall in der angegebenen Weise stattgefunden hat.

2. Fällt der Unfall als mitwirkende Ursache für die jetzt geäußerten und gefundenen Krankheitserscheinungen *wesentlich* ins Gewicht? Dabei fünf Möglichkeiten:

    a) Zusammenhang sicher vorhanden,
    b) sicher auszuschließen,
    c) mit überwiegender Wahrscheinlichkeit anzunehmen,
    d) mit überwiegender Wahrscheinlichkeit abzulehnen,
    e) Zusammenhang möglich, aber fraglich.

3. Stehen die Angaben des Verletzten mit dem tatsächlichen Befund im Einklang, wenn nicht, inwiefern und warum weichen sie ab.

4. Was ist auf bereits vor dem Unfall vorhandene Leiden oder Gebrechen, was auf frühere Verletzungsfolgen zurückzuführen? (Altersveränderungen, Arteriosklerose, Arthrosis deformans, Lungenerkrankungen (Tuberkulose, Asthma) organische Herzfehler, organische oder funktionelle Störungen seitens des Nervensystems, Unterleibsbrüche, wesentliche Krampfadern und ihre Folgen, Plattfüße usw.).

5. Falls der Unfall das Leiden *verschlimmert* hat, ist zu erörtern, ob die Verschlimmerung eine *vorübergehende* oder *dauernde* ist. Vorübergehend ist die Verschlimmerung, wenn das Leiden auch ohne Unfall schicksalsmäßig fortgeschritten wäre.

6. Welche Arbeiten kann der zu Begutachtende noch verrichten (leichte, schwere), wie steht es mit Lastentragen, langem Stehen, Gehen auf unebenem Boden, Steigen auf Leitern, Bergsteigen, Arbeiten, die Schwindelfreiheit erfordern, Halten dicker und dünner Gegenstände, Arbeiten der Feinmechanik, Schreiben, Maschineschreiben, geistigem Arbeiten u. dgl.?

7. Erörterung der Frage der *Entschädigungssucht*.

8. Sind die Unfallsfolgen a) durch *ärztliche Maßnahmen* noch zu *bessern*? Operation? b) durch *Umschulung;* c) durch Gewöhnung? Unter *Gewöhnung* versteht man die funktionelle Anpassung an Verletzungsfolgen, die den Menschen befähigt, rein mechanisch, ohne daß es dazu eines jedesmaligen Willensimpulses bedarf, seine Arbeitskraft möglichst vollständig wieder auszunützen (Liniger).

9. Sind *Spätfolgen* zu erwarten?

10. Wenn Dauerzustand erreicht, allenfalls Erörterung der *Kapitalabfindung*.

11. Wann ist die nächste *Nachuntersuchung* vorzuschlagen?

Chirurgischer Operationskurs.

Die folgenden Ausführungen beschränken sich auf die üblichen Eingriffe (Ligaturen, Amputationen, Exartikulationen, Resektionen), wie sie im Kurs an der Leiche ausgeführt zu werden pflegen. Die anderen, für den praktischen Arzt nicht minder wichtigen Eingriffe finden sich in den entsprechenden Abschnitten des Lehrbuches.

Die Abbildungen sind so gewählt, daß die wichtigsten Teile der topographischen Anatomie mit ihrer Hilfe wiederholt werden können.

A. Unterbindungen der wichtigsten Arterien.

Instrumente. Skalpell, zwei anatomische, zwei chirurgische Pinzetten. Scharfe und stumpfe Haken. Arterienklemmen (PÉAN, KOCHER, v. BERGMANN). Hohlsonde. Aneurysma-Nadel (DESCHAMPS), Hohlschere. Nadel und Nadelhalter, Faden.

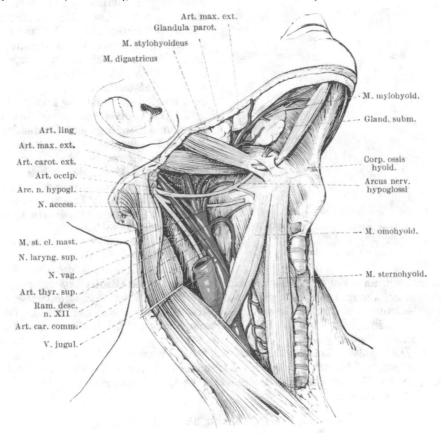

Abb. 550. Topographie des medialen Halsdreiecks. (Nach CORNING.)

I. Art. meningea media.

Fundort. Am Kreuzungspunkt zweier Linien, welche

1. daumenbreit hinter dem lateralen Augenhöhlenrand (= aufsteigendem Jochbeinfortsatz) senkrecht und

2. zweifingerbreit oberhalb des Jochbogens waagerecht gezogen werden.

Schnittführung. Hufeisenförmiger Schnitt um diesen Punkt, mit unterer Grundlinie, nur durch die Haut. Dann die Fasern des Musculus temporalis in der Längsrichtung stumpf auseinanderschieben. Abschieben des darunter liegenden Periostes mit Raspatorium nach beiden Seiten. Nun entweder mittels eingesetzten Trepans Schädelhöhle eröffnen oder osteoplastisch mit Hammer und Meißel oder Fräse. Die Arterie liegt meist epidural, manchmal in einem Knochenkanal selbst; sie teilt sich in einen hinteren und vorderen Ast; je nach dem Herd der Blutung ist der eine oder andere Ast zu unterbinden; allenfalls der Stamm.

II. Art. carotis communis. — Carotis ext. und int.

Fundort. Carotisgabelung auf der Höhe des Zungenbeins, hinter dem Sternocleido.

Einschnitt bei hintenüber gebeugtem (Kissen unter die Schultern) Kopf daumenbreit abwärts vom Kieferwinkel dem vorderen Kopfnickerrand längs, 8 cm lang; Platysma und obere Halsfascie spalten (s. Abb. 551). M. sternocleido nach außen ziehen. Im unteren Wundwinkel kreuzt der M. omohyoideus. Er wird nach unten gezogen. Durch stumpfes Auseinanderziehen wird die Gefäßscheide freigelegt. Nach ihrer sorgfältigen Spaltung finden wir:

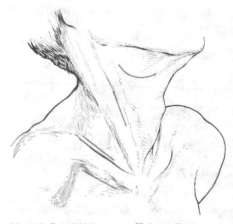

Abb. 551. Schnittführung am Hals zur Freilegung der Art. lingualis, Art. carotis comm., Art. subclavia (oberhalb der Clavicula), Art. subclavia (unterhalb der Clavicula).

1. Die *Carotis communis* medial mit dem auf ihr liegenden Ramus descendens N. hypoglossi — die Vena jugularis nach lateral —, den N. vagus zwischen und hinter den beiden Gefäßen. Die Unterbindungsnadel wird von außen her um die Carotis geführt. Hinter den Gefäßen liegen die Nn. sympathicus und phrenicus.

2. Die *Carotis externa* im oberen Wundwinkel. Quer über sie zieht die Vena fac. com. (allenfalls unterbinden).

Nach Eröffnung der gemeinsamen Gefäßscheide ist die Carotis externa zu erkennen an ihrem nach vorn gerichteten Verlauf und an der unmittelbaren Abgabe von zwei starken Seitenästen (Art. thyr. sup. und Art. ling.). Die Vena jug. int. liegt lateral. Die Unterbindungsnadel wird besser von außen her um die Carotis geführt. Vorsicht: N. vagus!

3. Die *Carotis interna* ist ebenfalls vom oberen Wundwinkel aus zu erreichen, nach scharfem Rückwärtsziehen des Kopfnickers. Von der Gabelung aus läuft sie nach der Tiefe zu und liegt lateralwärts der Carotis externa; sie gibt in der Regel keine Äste ab.

III. Art. lingualis.

Fundort. Oberhalb des Zungenbeins, bedeckt von der Submaxillarspeicheldrüse. Richtungslinie: Flache, bogenförmige Linie von der Mitte des Kinns über das Zungenbeinhorn nach dem Kieferwinkel. Das mittlere Drittel dieser Linie (5 cm lang) als Einschnittstelle (s. Abb. 551). Platysma und oberflächliche Halsfascie durchschneiden. Vena facialis post. nach außen ziehen oder zwischen zwei Unterbindungen durchtrennen. Gland. submax. an ihrer Unterfläche bis zum Kieferrand stumpf ausschälen und mit einem Haken auf den Kieferrand ziehen.

Nun liegt der M. digastricus mit seinem sehnigen Ansatz am Zungenbeinhorn und nach vorn zu der senkrecht darauf hinziehende Rand des M. mylohyoideus frei. Unter diesem verschwindet der N. hypoglossus in seinem Verlauf nach vorne, begleitet von der Vena comitans (nicht lingualis). Der N. hypoglossus, etwa $1^1/_2$ cm oberhalb der Digastricussehne verlaufend, liegt auf dem M. hyoglossus. In dem Dreieck (zwischen Nerv, hinterem Digastricusbauch und Mylo-

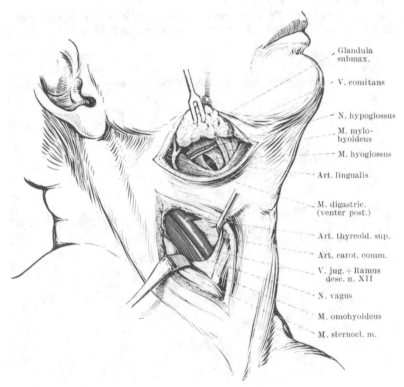

Abb. 552. Freilegung der Art. lingualis und der Art. carotis communis.

hyoideus) trennt man die Fasern des M. hyoglossus stumpf. Die Art. lingualis liegt in 2—5 mm Tiefe.

IV. Art. subclavia.

1. Oberhalb des Schlüsselbeines.

Topographie. Obere Schicht: M. sternocleido, am Außenrand die Vena jug. superf., nach außen im Winkel der M. omohyoideus. Tiefe Schicht: M. scalenus ant. Ansatz an der 1. Rippe (Tuberculum Lisfranci), dahinter überschreitet die Arterie die 1. Rippe, bedeckt von den Strängen des Plexus brachialis. Vena subclav. liegt vor dem Scalenus, hinter dem Schlüsselbein.

Einschnitt vom äußeren Sternocleidorand 6—8 cm lang gleichlaufend mit dem Schlüsselbein und fingerbreit oberhalb desselben bis an den M. trapezius heran, Winkel zwischen Kopfnicker und unterem Teil des Omohyoideus stumpf auseinanderziehen. Präparieren bis auf die tiefe Fascie. Darunter Scalenusrand und Tuberculum Lisfranci seu Scaleni aufsuchen, die Sehne des Scalenus abtasten. Hinter ihm liegt die Arterie und der Plexus, vor ihm die Vena subclavia, mehr gegen die Mitte zu gelegen. Auf dem M. scalenus läuft der N. phrenicus. Die unteren Plexusstränge anheben. Arterie dicht auf der Rippe unterbinden.

2. Unterhalb des Schlüsselbeines.

Topographie. Obere Schicht: MOHRENHEIMsche Grube begrenzt durch den inneren Deltoidesrand und die äußersten Ansätze des M. pectoralis an der Clavicula; hier senkt sich die Vena cephalica in die Vena axillaris. Tiefe Schicht: M. subclavius und oberer Rand des M. pectoralis minor bilden einen nach innen offenen Winkel, bedeckt von der Fascia coraco-clavicularis. Darunter liegt die Arterie zwischen Plexus und der medial gelegenen Vene.

Einschnitt vom Proc. coracoides 8 cm lang gleichlaufend dem Schlüsselbein. Aufsuchen des Muskelzwischenraumes zwischen Deltoides und Pectoralis, diesen

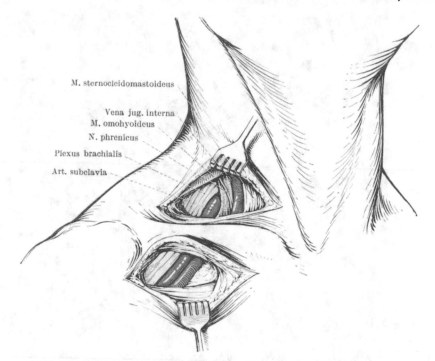

Abb. 553. Freilegung der Art. subclavia ober- und unterhalb des Schlüsselbeins.

Zwischenraum stumpf auseinanderziehen. Vordringen durch Fett auf die tiefe Fascie (coraco-clav.). Nach deren Spaltung Plexus nach außen anheben. Arterie in der Mitte, Vene medial. Unter schwierigen Verhältnissen kann die temporäre Resektion des Schlüsselbeines nötig werden.

V. Unterbindungen am Arm.

1. Art. axillaris.

Fundort. Bei rechtwinklig abgespreizten Arm am unteren Rande des M. coraco-brachialis, der sich an die Pectoralis major-Sehne anlehnt. Schnitt daselbst bzw. an der oberen Grenze der Achselhaare.

Einschnitt 5 cm lang, 1 cm vom Pectoralisrand entfernt. Fühlen nach dem Humeruskopf, auf welchem die Arterie verläuft. Fascie durchtrennen, darunter der Plexus in vier dicken Nervensträngen (Nn. medianus, radialis, ulnaris, cutaneus antebrachii medialis); Auseinanderziehen derselben, dahinter die Arterie. Die Vena ax. liegt nach unten gegen den Latissimus dorsi zu und oberflächlicher; sie kommt eigentlich gar nicht zu Gesicht.

2. Art. brachialis in der Mitte des Oberarms.

Fundort. Im Sulcus bicipitalis, dicht am Bicepsrand; N. medianus als Strang fühlbar.

Kleiner Einschnitt durch Haut und Fascie, Bicepsgrenze sichtbar machen,

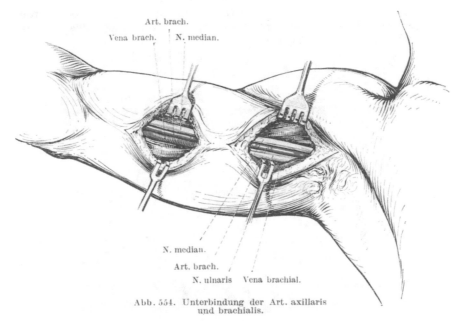

Abb. 554. Unterbindung der Art. axillaris und brachialis.

an seinem unteren Rande liegt der N. medianus und die Arterie — letztere von zwei Venen begleitet. N. ulnaris mehr nach dem Triceps hin. Allenfalls auf hohe Teilung der Arterie achten!

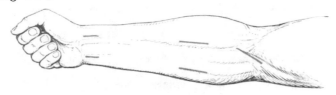

Abb. 555. Schnittführungen am Arm zur Freilegung der Aa. cubitalis, radialis und ulnaris oben und unten.

3. Art. cubitalis.

Fundort. Über der Ellenbeuge 1 cm ellenwärts vom medialen Rande der durch scharfe Streckung deutlich vorspringenden Bicepssehne.

Einschnitt von 3—4 cm Länge unter Vermeidung der Vena mediana cubiti. Allenfalls Unterbindung der Vene. Nach Fasciendurchtrennung Einspaltung des an seiner Schrägfaserung kenntlichen Lacertus fibrosus, wobei die Arterie sofort freigelegt wird. N. medianus liegt mehr ellenwärts.

4. Art. radialis (oben).

Fundort. An der oberen Grenze zwischen oberem und mittlerem Vorderarmdrittel am inneren Rande des M. brachio-radialis in der Tiefe.

Durchschneidung von Haut und Fascie, Aufsuchen des Zwischenraumes zwischen M. brachioradialis und dem median gelegenen Flexor carpi radialis.

Die Muskeln stumpf trennen. In der Tiefe die Gefäße in lockeres Bindegewebe eingehüllt, die Arterie zwischen zwei feinen Venen, der oberflächliche Ast des N. radialis lateral gelegen.

5. Art. radialis (unten).

Fundort. Fingerbreit vor dem Handgelenk an der „Pulsstelle". Kleiner Einschnitt, Arterie unmittelbar unter der Fascie zwischen den Sehnen des M. brachioradialis und Flexor carpi rad.

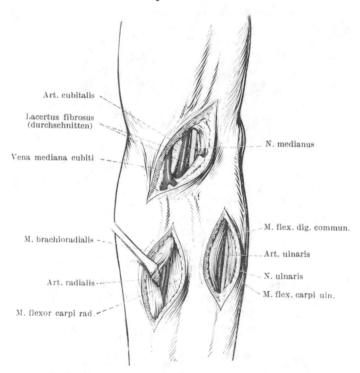

Abb. 556. Freilegung der Art. cubitalis, der Art. radialis und ulnaris oben.

6. Art. ulnaris (oben).

Fundort. An der Grenze zwischen mittlerem und oberem Vorderarmdrittel, am lateralen Rande des M. flexor carpi ulnaris. Nach Spaltung der Fascie Eingehen in den Muskelzwischenraum zwischen M. flexor carpi uln. und Flex. dig. subl. Arterie liegt tief, auf dem M. flex. dig. profundus ruhend, und ist manchmal nur schwach entwickelt, der N. ulnaris liegt ellenwärts von ihr.

7. Art. ulnaris (unten).

Fundort. Dicht vor dem Handgelenk entsprechend der Radialis. Nach Durchtrennung der Fascie ist sie zwischen den Sehnen des Flexor dig. subl. und Flexor carpi ulnaris zu suchen. Ellenwärts von ihr liegt der N. ulnaris.

8. Arcus volaris manus superficialis.

Fundort. In der Hohlhandmitte über den Sehnen des Flexor dig. sublimis. Kleiner Schnitt, Vordringen durch das körnige Fett bis auf die Aponeurose des M. palmaris longus; unmittelbar darunter die Arterie quer zur Schnittrichtung verlaufend.

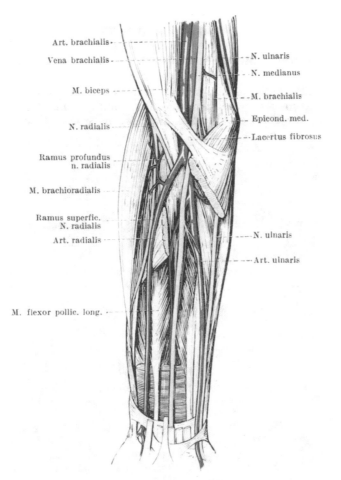

Abb. 557. Gefäße und Nerven der Ellenbeuge und des Vorderarmes.

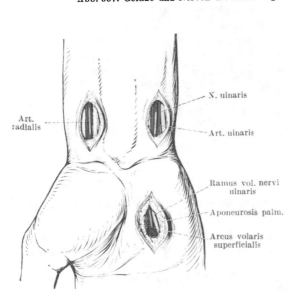

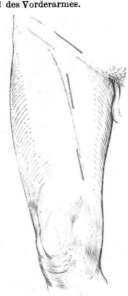

Abb. 558. Freilegung der Aa. radialis und ulnaris unten, sowie des Arcus volaris superficialis.

Abb. 559. Schnittführungen zur Frei-legung der Art. iliaca, Art. femoralis oben, Art. femoralis unten.

VI. Unterbindungen an den unteren Gliedmaßen.

1. Art. iliaca externa.

Fundort. Oberhalb des Lig. inguinale am Innenrande des M. ileopsoas.

Schnitt fingerbreit oberhalb und dem Leistenband gleichlaufend von der Höhe der Spina ant. zur Mitte des Bandes. Durchtrennung des subcutanen Fettes,

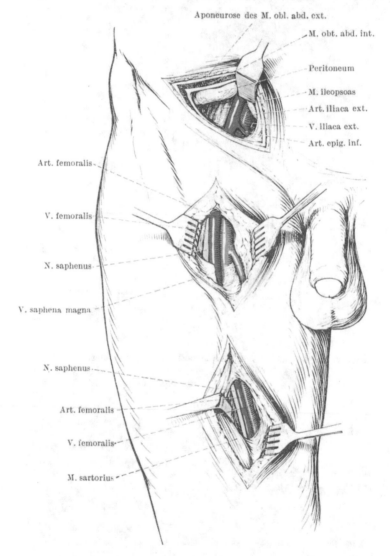

Abb. 560. Freilegung der Art. iliaca ext., der A. femoralis unterhalb des Leistenbandes und in der Mitte des Oberschenkels.

der dünnen Fascia superficialis, der starken sehnigen Aponeurose des Obliq. ext., der Muskelfasern des M. obliquus internus, sowie der waagerecht verlaufenden Fasern des M. transversus abd. im lateralen Wundwinkel. Das freiliegende Bauchfell wird stumpf zurückgeschoben und in der Tiefe der Rand des Psoas freigelegt. Hier dicht am medialen Rand die Arterie, die Vene innen von ihr, lateral der N. femoralis. Der N. sperm. ext. läuft schräg über die Arterie hinweg.

2. Art. femoralis oberhalb des Abgangs der Art. profunda.

Fundort. Dicht unter dem Leistenband in dem SCARPASchen Dreieck. Einschnitt von der Mitte des Leistenbandes in der Richtungslinie nach dem Condylus medialis femoris. Über der oberflächlichen Fascie nach Durch-

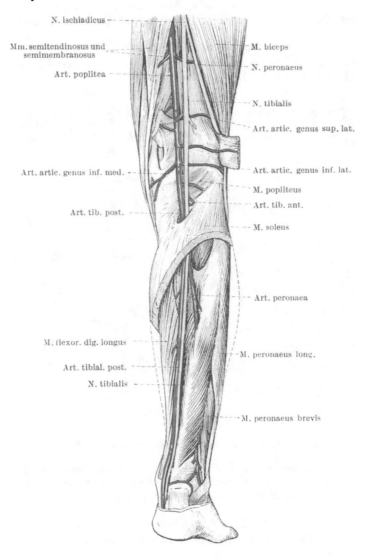

Abb. 561. Nerven und Gefäße der Beugeseite des Ober- und Unterschenkels und der Kniekehle.

trennung von Fett und Abschieben von Drüsen Freilegung der tiefen Fascie mit dem bogenförmigen Ausschnitt (Proc. falciformis). Hier senkt sich die Vena saphena in die Vena femoralis ein. Arterie und Vene in gemeinsamer Scheide, die Vena femoralis liegt median. Der N. cruralis in der Muskelscheide des Psoas (nach außen zu) eingeschlossen. Man unterbindet die Arterie 1—2 cm *unter* dem Leistenband, weil unmittelbar unterhalb des Leistenbandes die Art. circumflexa ilei prof. und die Art. epigastr. inf. abgehen.

3. Art. femoralis (Mitte).

Fundort. Unter dem M. sartorius. Oberschenkelmitte. Richtlinie: Spina ant. bis Condyl. fem. medialis.

Schnitt 8 cm lang, Freilegung des inneren Sartoriusrandes (Parallelfaserung), Anheben desselben. Eröffnung der tiefen Fascie in der Richtung des Knochens. Arterie unmittelbar darunter, hinter ihr und medial die Vena femoralis.

4. Art. femoralis am Adductorenschlitz.

Fundort. An der Grenze zwischen mittlerem und unterem Oberschenkeldrittel in der Richtlinie des M. sartorius.

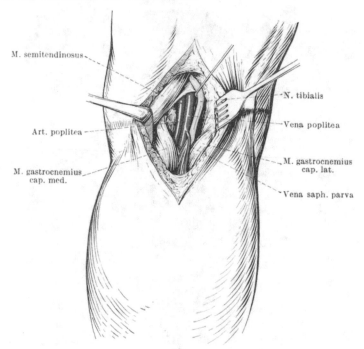

Abb. 562. Freilegung der Arteria poplitea am rechten Bein.

Freilegung des hinteren Randes des Sartorius, Vordringen zwischen ihm und dem Vastus int. bis zur tiefen, am Knochen angehefteten Adductorenfascie. Spaltung des Schlitzes, Arterie dicht darunter.

5. Art. poplitea.

Fundort. Im Rhombus, der gebildet wird nach oben zu von den Rändern des Biceps (Außenseite) und dem Pes anserinus, dem Sartorius, Semimembranosus und Semitendinosus (Innenseite), nach unten durch die Gastrocnemiusköpfe. Längsschnitt durch Fett zur tiefen Fascie. Darunter etwas nach innen zu liegen gestaffelt in der Reihenfolge: Nerv, Vene, Arterie (Kennwort: Neva). Die Arterie dicht auf der Gelenkkapsel im Bereich des Planum popliteum femoris, mehr nach der Oberfläche zu die Vene und am oberflächlichsten der Nerv (s. Abb. 562).

6. Art. tibialis posterior (oben).

Fundort. An der Grenze zwischen oberem und mittlerem Drittel des Unterschenkels unter der tiefen Soleusfascie.

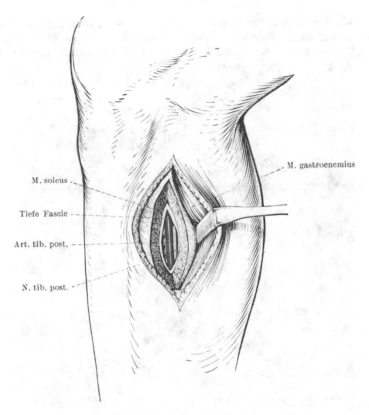

Abb. 563. Freilegung der Art. tib. post.

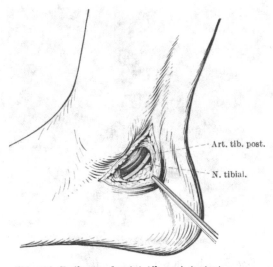

Abb. 564. Freilegung der Art. tib. post. (unten).

Einschnitt fingerbreit neben der inneren (hinteren) Schienbeinkante 10 cm lang. Nach Durchtrennung der oberflächlichen Fascie Abschieben des inneren Gastrocnemiusrandes nach hinten. Einsetzen eines tiefen Hakens. Der Soleus liegt frei. Durchtrennung desselben senkrecht zur Ebene des Lig. interosseum, Spaltung der tiefen Fascie, so daß das Muskelfleisch des Flexor digit. longus freiliegt. Zwischen diesem Muskel und der Fascie mit dem Finger eingehen. Man

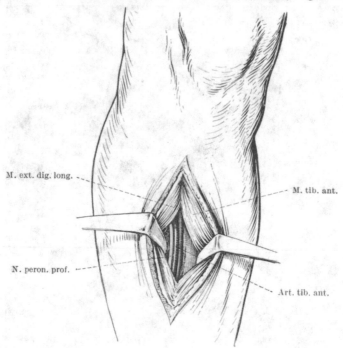

Abb. 565. Freilegung der Art. tib. ant.

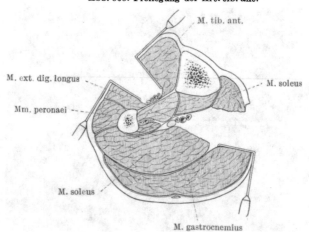

Abb. 566. Lage der Aa. tib. ant. und post.

fühlt dann auf dem M. tibialis post. den Gefäßnervenstrang liegen. Der M. tib. post. liegt auf dem Lig. interosseum. Lateral liegt der N. tibialis (s. Abb. 563 u. 566).

7. Art. tibialis post. am Knöchel.

Fundort. Auf der Mitte einer Linie, die vom hinteren Knöchelrand zur Fersenspitze zieht.

Schnitt leicht bogenförmig. Arterie liegt unter der Fascie, dicht auf dem Knochen, eingebettet in körniges Fett. Am weitesten nach hinten liegt die Achillessehne; sie soll nicht freigelegt werden; dann folgt Fett; dann der starke N. tibialis post. Endlich die Arterie. Vor der Arterie, gegen den Malleol. medialis zu folgen: Sehne des Flex. hall. longus, Flexor digitorum communis, Sehne des Tibialis posterior (s. Abb. 564).

8. Art. tibialis anterior (oben).

Fundort. An der Grenze des oberen und mittleren Drittels des Unterschenkels im ersten nach außen von der vorderen Schienbeinkante gelegenen Muskelzwischenraum auf dem Lig. interosseum.

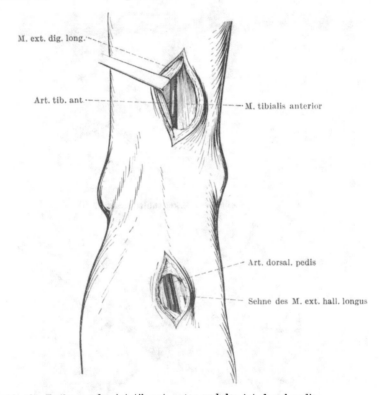

Abb. 567. Freilegung der Art. tib. ant. unten und der Art. dorsal. pedis.

Einschnitt fingerbreit lateral von der vorderen Schienbeinkante; nach Spaltung der oberflächlichen Fascie sorgfältiges Aufsuchen des Zwischenraumes zwischen M. tib. ant. und Extensor digitorum longus. Mit stumpfen Haken kräftig auseinanderziehen. Arterie liegt auf dem Lig. interosseum. Lateral von der Arterie der N. tibialis anterior (s. Abb. 565 und 566).

9. Art. tibialis ant. (unten)

liegt im gleichen Muskelzwischenraum, auf dem M. extensor hall. longus.

Einschnitt dicht neben der Schienbeinkante, Spaltung der oberflächlichen Fascie, Arterie liegt vom Lig. interosseum abgehoben der Oberfläche näher.

10. Art. dorsalis pedis.

Fundort. Auf der Mitte des Fußrückens an der Außenseite der Strecksehne der großen Zehe (Sehne durch Bewegung fühlbar machen). Arterie liegt dicht auf dem Knochen, etwas oberhalb des Lig. cruciatum unter der Sehne.

B. Amputationen und Exartikulationen.

Instrumente. ESMARCHsche Binde, halbgroßes Amputations- bzw. Exartikulations-
messer, Periostmesser, Raspatorium (allenfalls Zwischenknochenmesser), Säge (allenfalls

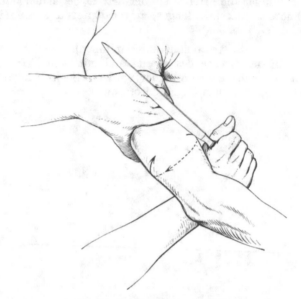

Abb. 568. Zirkelschnitt (erster Teil).

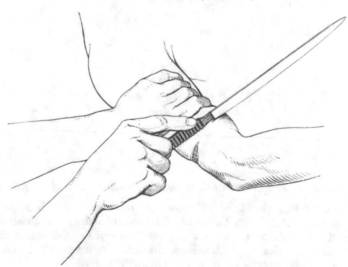

Abb. 569. Zirkelschnitt (zweiter Teil).

Knochenzange, scharfer Löffel), Kompressen, scharfe Haken, Arterienklemmen, chirurgische
Pinzetten, Schere, Unterbindungsfäden, Nähte.

Allgemeine Regeln.

Die Stümpfe sollen mit Haut und Muskeln ausreichend gedeckt werden.
Haut, Muskeln und Knochen werden schichtweise in drei übereinander liegenden
Ebenen durchtrennt. Bei den Amputationen wird das Periost distalwärts
abgeschoben, um den periostfreien Knochen zu sägen. Der Operateur steht bei

den Amputationen im allgemeinen so, daß das Glied zu seiner Rechten abfällt; bei den Exartikulationen (ausgenommen Hüfte und Schulter) unmittelbar vor der Leiche in der Gliedachse.

Alle Schnittführungen bauen sich verstandesmäßig auf dem dreizeitigen Zirkelschnitt auf. Bei konisch verlaufenden Gliedmaßen werden auf den ersten Zirkelschnitt (durch die Haut) ein oder zwei seitliche Hilfsschnitte gesetzt, um die Haut zwecks Führung des zweiten Zirkelschnittes (durch die Muskeln) nach oben ablösen zu können. Der dritte Zirkelschnitt geht durch das Periost (Abb. 568 bis 573). Die Summe der Längenmaße der abzulösenden Hautlappen, gleichgültig welche Schnittführung gewählt wird, soll $^4/_3$ des Durchmessers des Gliedes an der Amputationsstelle des Knochens betragen; sonst reichen die Lappen zur Deckung nicht aus und laufen Gefahr, infolge der Spannung brandig zu werden. In der Kniekehle, Ellenbeuge und Achselhöhle ist die Neigung zum Zurückziehen der Weichteile überraschend groß. Hier sind noch mehr als $^4/_3$ zu nehmen.

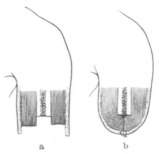
Abb. 570a u. b. Schema eines Amputationsstumpfes.

Schnittführungen.

1. Zirkelschnitt, d. h. Querschnitt senkrecht zur Gliedachse (nur an Fingern, Hand- und Fußgelenk und vor allem am Oberarm verwendbar).

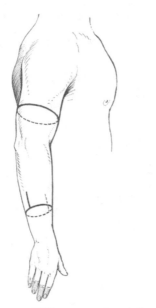

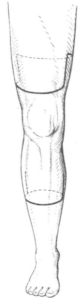

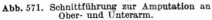

Abb. 571. Schnittführung zur Amputation an Ober- und Unterarm.

Abb. 572. Schnittführung zur Amputation an Ober- und Unterschenkel.

2. Zirkelschnitt mit zwei Längsschnitten senkrecht zur Schnittebene (für zweiknochige Glieder, Vorderarm und Unterschenkel, besonders geeignet).

3. Lappenschnitte. Zwei gleich große oder zwei verschieden große U-förmige Lappen (vorderer und hinterer oder zwei seitliche). Lappen nur aus Haut oder aus Haut und Muskeln gebildet.

4. Ovalär- oder Rakettschnitt. Geeignet für Exartikulationen besonders der Grundgelenke der Finger.

Nach der Absetzung des Knochens werden die Sägespäne mit der zum Schutz der Muskeln beim Sägen eingelegten Kompresse entfernt, das Periost

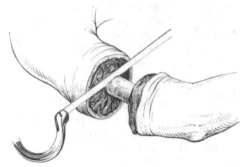

Abb. 573. Amputatio humeri.

abgetragen, das Knochenmark vom Stumpf auf $1/2$ cm ausgelöffelt und die Versorgung der Weichteile vorgenommen.

Gefäße und Nerven werden in den Muskelzwischenräumen aufgesucht, aus ihrer Scheide gelöst, die Gefäße dann unterbunden, die Nerven vorgezogen und reseziert. Die Weichteile werden nach Beendigung des Eingriffs mit einigen Catgutnähten vereinigt, ein oder zwei Drains sorgen für.Ableitung der Wundabsonderungen.

I. Amputationen und Exartikulationen an den oberen Gliedmaßen.

1. Absetzung der Finger.

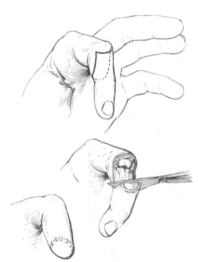

Abb.574. Exartikulation im Interphalangealgelenk. Aussehen des Stumpfes.

a) In den Interphalangealgelenken. Der Operateur steht *vor* der Leiche. Dorsaler Querschnitt bei rechtwinklig gebeugtem Gelenk. Gelenk breit eröffnen, Messer hinter den Knochen führen. Ausschneiden längs der Volarseite der Phalanx mit volarer Lappenbildung (Abb. 574).

b) Im Grundgelenk. Der Operateur steht *hinter* der Leiche. Ovalärschnitt, Vordringen von der Volarseite unter Überstreckung des Fingers; die Weichteile werden etwa in der Höhe der gespannten Schwimmhaut durchschnitten; die Sehnen der Beuger erst zum Schluß durchtrennen, weil sich mit der Überstreckung die Weichteile gut anspannen lassen (allenfalls Köpfchen des Metacarpus abtragen, um die Lücke zu verschmälern).

c) Soll der Metacarpus mitentfernt werden, dann wird der Schnitt auf dem Handrücken zum Handgelenk hin verlängert. Der Mittelhandknochen wird von der Volarseite her ausgelöst (Abb. 575 und 576).

2. Exartikulation im Handgelenk.

Dorsaler Verbindungsschnitt vom Proc. styloideus radii zum Proc. styl. ulnae; Umschneidung eines zweifingerbreiten volaren Lappens. Exartikulation des

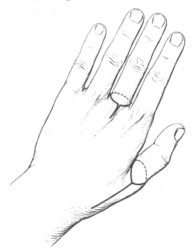

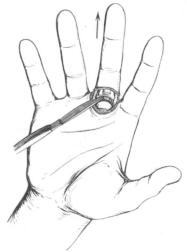

Abb. 575. Exartikulation der Finger im Grund-glied. Erweiterungsschnitt für den Metacarpus I.

Abb. 576. Exartikulation im Grundglied. Durchtrennung der Beugesehnen am Schluß.

proximal konvexen Gelenkes unter Durchschneidung der Seitenbänder und Ausschneiden in den volaren Lappen. Kürzung der Sehnenstümpfe.

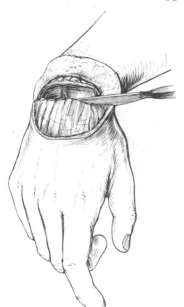

Oder Manschettenschnitt finger-breit vor dem Gelenk; Zurückpräpa-rieren der Haut, Durchtrennung der Sehnen und Auslösung des Gelenkes.

Die Summe der Lappen beträgt $^4/_3$ des Durchmessers der Exartikula-rionsfläche (Abb. 577 und 578).

3. Amputation des Vorderarmes.

Zirkelschnitt; lateral auf die Ulna-kante, medial auf den Radius 4 cm

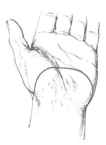

Abb. 577. Exarticulatio manus. Ansicht vom Handrücken aus.

Abb. 578. Exarticulatio manus. Bildung des volaren Lappens.

langer Längsschnitt. Nach Zurückschlagen der Haut Amputationsschnitt in Supinationsstellung des Vorderarmes und Absägen der Knochen.

4. Exartikulation des Ellenbogens.

Arm strecken und supinieren. Zwei U-förmige Lappen; der vordere, vierfinger-breit, umfaßt Haut und Muskeln, letztere schräg durchschnitten in der Richtung auf das Gelenk. Eröffnung des Gelenkes von der Vola her und Trennung der Seitenbänder. Gelenk überstrecken und Hakenfortsatz nach vorn luxieren. Umschneidung desselben bis in die Schnitt-linie des hinteren zweifingerbreiten Lappens mit leicht sägen-den Zügen, Haut nicht zerschneiden (Abb. 579).

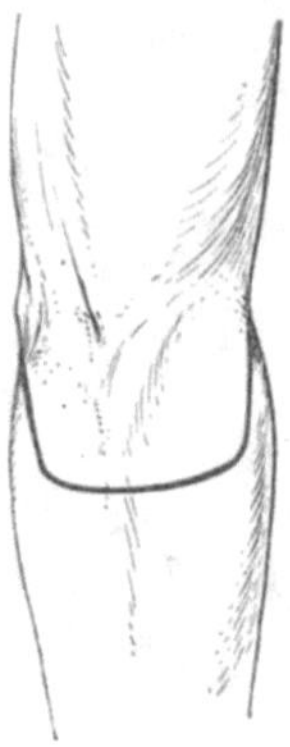

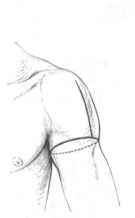

Abb. 579.
Schnittführung
am volaren
Lappen bei
Exarticulatio
cubiti.

5. Amputation des Oberarmes.

Eine der wenigen Amputationen, bei der allenfalls die Amputation mit dem einfachen Zirkelschnitt ohne seitliche Hilfsschnitte oder Lappenschnitte möglich:

1. Einfacher Zirkelschnitt durch die Haut. Nach Durch-trennung

2. scharfes Anziehen der Haut nach oben; dann Ampu-tationsschnitt am Hautrand durch die Muskeln.

3. Muskeln mit einer Kompresse gut nach oben ziehen. Absetzung des Knochens.

6. Exartikulation im Schultergelenk.

1. *Amputations-Resektionsmethode.* Einzeitiger Zirkelschnitt oberhalb des Deltoidesansatzes bis auf den Knochen. Versorgung der Gefäße und Nerven. Längsschnitt von der Schulterhöhe über die Biceps-rinne, Ausschälung des Knochenstumpfes (s. Abb. 580 und 581).

2. Verfahren mit dem sog. Epaulettenschnitt. Bildung eines U-förmigen äußeren Lappens, dem Verlauf des M. deltoideus entsprechend. Abheben des Lap-

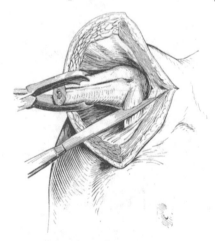

Abb. 580.
Schnittführung für die hohe Amputation des Oberarmes mit nachfolgender Exartikulation.

Abb. 581.
Hohe Amputation des Oberarmes mit nach-folgender Exartikulation.

pens vom Knochen. Eröffnung des Gelenkes von der Schulterhöhe her (Abb. 583). Bogenförmiger Verbindungsschnitt durch die Haut an der Innenseite des Ober-armes, dreifingerbreit unterhalb der Achselfalte. Auslösen des Oberarms von oben her aus dem Gelenk. Während nun ein Assistent von der medialen Wunde

her die Gefäße mit den Händen ab-
klemmt, werden die Muskeln mit den
Gefäßen und Nerven von innen her
rasch durchschnitten.   Blutstillung,
Wundversorgung.

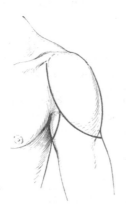
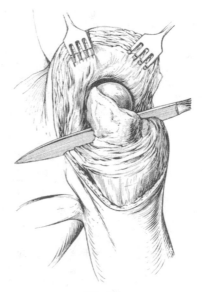

Abb. 582.   Abb. 583.
Abb. 582 u. 583. Exarticulatio humeri mit dem Epaulettenschnitt.

II. Amputationen und Exartikulationen an den unteren Gliedmaßen.

1. Absetzung der Zehen.

Narbe nach dem Fußrücken legen, deshalb am besten Ovalärschnitt. Bei
Exartikulation mitsamt dem Mittelfußknochen ist, wie bei den Fingern

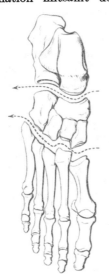
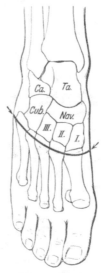

Abb. 584. Lisfrancsche (vorn) und Chopartsche   Abb. 585. Schnittführung zur Exartikulation im
(hinten) Gelenklinie.   LisFrancschen Gelenk.

angegeben, der Dorsalschnitt entsprechend zu verlängern.   Umschneidung
von der Fußsohle her.

Bei Absetzung aller Zehen zugleich (auch bei Amputation in den Metatarsen) nach vorn konvexer Schnitt am Fußrücken über die Zehengrundgelenke

bei kräftiger Beugung der Zehen. Durchschneidung der Sehnen und Eröffnung der Gelenke vom Fußrücken her, und Bildung eines kurzen Lappens auf der Fußsohlenseite.

Exarticulatio tarso-metatarsea nach Lisfranc. Merkpunkte. Lateral: Tuberositas metatarsi V (Einschnitt dicht dahinter), und medial: zweifingerbreit vor der Tuberositas ossis navicularis. Flacher bogenförmiger Verbindungsschnitt zwischen beiden Punkten über den Fußrücken bis auf den Knochen. Eröffnung des schräg zur Fußachse liegenden Gelenkes durch Anritzen mit der Messerspitze bei gleichzeitigem scharfem Niederdrücken des Fußes in Plantarflexion. Bei der Eröffnung der Gelenke ist zu beachten, daß das Gelenk des Metatarsus II nach dem Cuneiforme II zu um 1 cm weiter nach hinten liegt. Es folgt nach breiter Eröffnung des Lisfrancschen Gelenkes je ein Schnitt am äußeren und inneren Fußrand von der Wunde bis zu den Zehengrundgelenken. Dann wird der vorgezeichnete Fußsohlenlappen halb an den Mittelfußknochen bleibend in der aus Abb. 586 ersichtlichen Weise von unten hinten her ausgeschnitten.

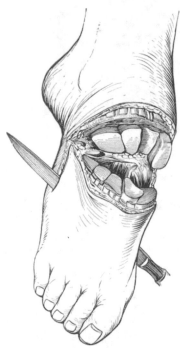

Abb. 586. Bildung des plantaren Lappens zur Exartikulation im Lisfrancschen Gelenk.

Exarticulatio intertarsea nach Chopart, d. h. Absetzung im Gelenk zwischen Talus und Calcaneus einerseits und Naviculare und Cuboides andererseits. Dorsaler Verbindungsschnitt von dicht hinter der Tub. ossis navic. zu einem Punkt am äußeren Fußrand 1 cm hinter der Tub. ossis metatarsi V, Gelenkspalt S-förmig geschwungen: innen am Naviculare konvex zehenwärts, außen hinten zwischen Calcaneus und Cuboides konkav zehenwärts. Durchtrennung der Gelenkbänder bei scharfer Plantarflexion des Fußes. Seitenschnitte an den Fußrändern und Bildung eines Fußsohlenlappens von hinten nach vorn ausschneidend (s. Abb. 584 und 587).

Amputation nach Pirogoff. Steigbügelschnitt von einer Malleolenspitze zur anderen um die Fußsohle herum, ebenso Bogenschnitt quer übers obere Sprunggelenk, dieses in einem Zuge eröffnend. Durchtrennung der Seitenbänder und völlige Freilegung der Talusrolle bei stärkster Plantarflexion des Fußes. Vorsicht: Art. tibialis post. nicht verletzen! Fuß nun noch stärker plantarflektieren, bis der hintere Rand der Talusrolle zu sehen ist. Hier wird die Säge auf der oberen Fläche des Calcaneus aufgesetzt und der Knochen dann in der Ebene des Steigbügelschnittes durchgesägt. Umschneidung der Knöchel bei scharf über die Knöchel heraufgezogenem Hautlappen. Absetzung beider Knöchel und einer feinen Knorpelschicht der Tibia. Zum Schluß wird die Achillessehne dicht oberhalb ihres Ansatzes am Calcaneus quer durchgeschnitten. Anpassung der Sägeflächen. Wundversorgung (Abb. 589).

Bei der Pirogoffschen Operation wird die Unterstützungsfläche für den Stumpf durch die des Druckes nicht gewohnte Haut der Ferse gebildet. Um das zu vermeiden und druckgewohnte Fußsohlenhaut zur Unterstützung zu erhalten, hat man die Operation mehrfach abgeändert. Die Abb. 590 zeigt die Abänderung nach Günther.

Exarticulatio pedis nach SYME. Schnittführung wie bei PIROGOFF, d. h. quer über das Sprunggelenk und Steigbügelschnitt. Nach Auslösung des Fußgelenkes (Abb. 589) wird der Proc. calcanei *subperiostal* mit Raspatorium ausgehülst, die Achillessehne knapp am Knochen abgelöst und sodann werden beide Malleolen auf der Höhe der Gelenklinie abgesägt. Die Fersenkappe wird (wie beim PIROGOFF) auf die Amputationsfläche des Unterschenkels genäht.

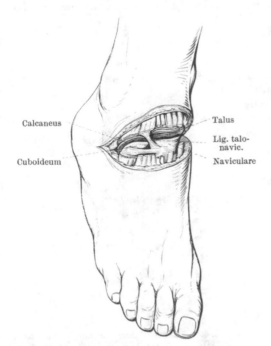

Calcaneus

Cuboideum

Talus

Lig. talo-navic.

Naviculare

Abb. 587. Exartikulation im CHOPARTschen Gelenk.

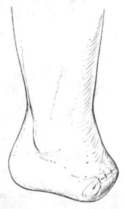

Abb. 588. Fuß nach der Exartikulation im CHOPARTschen Gelenk.

2. Amputation des Unterschenkels.

Schnittführung kann sehr verschieden durchgeführt werden. Sie richtet sich nach den gegebenen Verhältnissen und läßt nie das Ziel außer Auge, einen möglichst langen und zugleich tragfähigen Stumpf zu bilden. Im allgemeinen

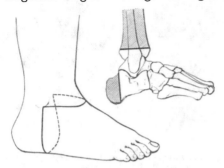

Abb. 589. PIROGOFFsche Operation.

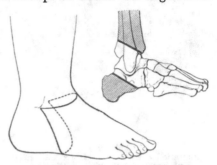

Abb. 590. Abänderung der PIROGOFFschen Operation nach GÜNTHER.

führen wir den Eingriff mittels des dreizeitigen Zirkelschnittes mit zwei seitlichen Hilfsschnitten durch (einen über dem Wadenbein, den anderen auf der gegenüberliegenden Seite). Unter Umständen müssen wegen vorhandener Weichteilverletzungen oder -erkrankungen die beiden Lappen verschieden groß gewählt werden. In jedem Fall aber muß die Summe des Längsdurchmessers der beiden Lappen gleich $^4/_3$ des Querdurchmessers des Gliedes an der Amputationsstelle sein.

3. Exartikulation im Kniegelenk.

Praktisch heute verlassen, da kein gut tragfähiger Stumpf erreicht wird. Statt dessen GRITTI- (s. unten) oder transkondyläre Oberschenkelamputation (s. dort).

Falls die Exartikulation im Kniegelenk zur Übung an der Leiche ausgeführt wird, stets großer vorderer
Hautlappen mit der Basis dicht hinter
den Kondylen bis unter die Tuberositas tibiae reichend; hinten bogenförmiger Verbindungsschnitt vier-
fingerbreit unter der Kniebeuge als

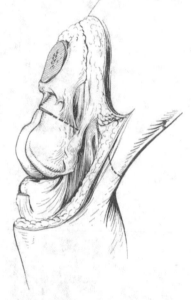

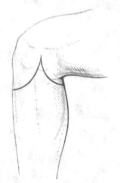

Abb. 591. Schnittführung zur Exarticulatio
genus.

Abb. 592. Lappenbildung zur Amputation nach
GRITTI. Man sieht die Sägefläche der Kniescheibe.

Hautschnitt vorgezeichnet. Vorderer Lappen zurückpräpariert. Durchtrennung der Seiten- und Kreuzbänder des Knies. Durchschneidung der Muskeln mit

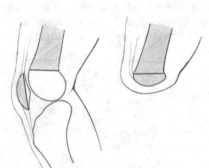

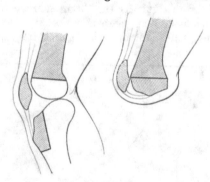

Abb. 593.
Amputation nach GRITTI. Die schraffierten
Knochenabschnitte bleiben erhalten.

Abb. 594.
Amputatio intracondylica osteoplastica
nach SSABANEJEFF.

Kniekehlengefäßen und Nerven schräg nach dem hinteren Hautschnitt zu. Wenn die Kniescheibe mit wegfallen soll, ist sie nachträglich zu exstirpieren mitsamt dem Recessus, besser aber schon bei Ablösung des vorderen Lappens freizulegen, um an ihrem oberen Rande ins Gelenk einzudringen.

Amputation nach GRITTI. Absetzung des Unterschenkels in Schnittführung wie bei der Exartikulation, nur die Lappen ein wenig kleiner. Horizontale Spaltung der Kniescheibe mit der Säge. Absägen der Femurepiphyse fingerbreit oberhalb der Knorpelgrenze. Aufsetzen der Sägefläche der Kniescheibe auf die des Oberschenkels und Vernähung der Stümpfe der Beugemuskeln mit dem Stumpf des Lig. patellae (Abb. 592 und 593).

Statt der Amputation nach GRITTI wurde früher manchmal die Amputatio intracondylica osteoplastica nach SSABANEJEFF ausgeführt. Bei ihr wird die Tuberositas tibiae als Stumpfunterfläche verwandt (s. Abb. 594).

4. Amputation des Oberschenkels.

Hautschnitte wie beim Unterschenkel, d. h. entweder Zirkelschnitt mit zwei seitlichen Hilfsschnitten oder größerer vorderer und kleinerer hinterer U-förmiger Schnitt. Lappengröße bis zur Basis ist auf $^4/_3$ des Amputationsquerschnittes zu berechnen. Nach Zurückschlagen der von der Fascie abgelösten Haut zirkulärer Amputationsschnitt durch die Muskeln bis auf den Knochen. Kräftiges Zurückziehen der Weichteile mit Kompressen. Umschneidung und Nach-untenschaben des Periostes, Absetzen des Knochens im periostfreien Teil, Auslöffe-lung des Markes auf $^1/_2$ cm.

5. Exartikulation im Hüftgelenk.

Die Amputations - Resektionsmethode. Hohe Amputation des Oberschenkels mit ein-zeitigem Zirkelschnitt hand-breit unter dem Adductoren-ansatz; keine Lappenbildung. Versorgung der Gefäße und Resektion des N. ischiadicus.

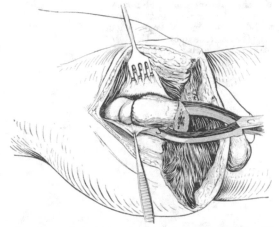

Abb. 595. Exarticulatio coxae mit hoher Amputation des Oberschenkels.

Dann Längsschnitt über den ganzen Oberschenkel-stumpf an der Außenseite, oberhalb des großen Rollhügels beginnend. Ausschälung des Knochenstumpfes mit Auslösung desselben aus dem Gelenk (s. Abb. 595).

Am Lebenden wird häufiger nach der *Präparationsmethode mit dem Ovalär-schnitt* vorgegangen. *Ovalärschnitt:* Incision auf die Art. fem. dicht unter dem Leistenband. Unterbindung der Arterie, Vene zunächst schonen. Incision zum Ovalärschnitt verlängert, läuft handbreit unter dem Adductorenansatz zirkulär um die Hinterseite des Schenkels. Schichtweise Muskeldurchschneidung in der Ebene des Hautschnittes nach dem Hüftgelenk zu, mit schrittweiser Gefäßver-sorgung, wobei die doppelte Unterbindung der Art. profunda femoris mit beson-derer Sorgfalt durchzuführen ist, wegen rückläufiger Blutung. Zeitige Auslösung des Femurkopfes, Fassen desselben und Abschneiden der pelvitrochanteren Muskeln von oben nach unten. Ischiadicus hoch resezieren. Die Vena femoralis wird erst gegen den Schluß des Eingriffes hin unterbunden.

C. Resektionen der großen Gelenke.

Allgemeines. Arthrotomie = Gelenkschnitt (Gelenkeröffnung), z. B. zur Entfernung von Fremdkörpern, zur Drainage; Arthrektomie = Exstirpation der Gelenkkapsel; Arthrodese (Gelenkbindung) = Entfernung des Gelenkknorpels, um durch Verwachsung der Gelenkenden künstliche Versteifung zu erzielen

(Poliomyelitis); Resektion = Ausschneiden der das Gelenk bildenden Knochenteile mitsamt der Gelenkkapsel, z. B. zur Ausheilung tuberkulöser Gelenkerkrankungen.

Die Resektion hat eigentlich das Ziel, nach Entfernung alles Kranken wieder ein bewegliches Gelenk zu erzielen (Nearthrose). Nur das Knie bildet eine Ausnahme, hier wird eine feste knöcherne Ankylose für den sicheren Gang und die Arbeit von Anfang an erstrebt. Meist werden aber auch andere Gelenke nach der Resektion steif.

Der Resektionsschnitt wird unter möglichster Schonung der Muskeln, Muskelansätze, Sehnen, der Gefäße und Nerven angelegt, meist an der Streckseite der Gelenke.

Instrumente. Resektionsmesser, Raspatorium und Elevatorium, Knochenfaßzange, starker Knochenhaken, Schere und Pinzetten, scharfer Löffel, Hohlmeißelzange, Bogensäge (Resektionssäge), u. U. GIGLIsche Drahtsäge, Hammer und Meißel.

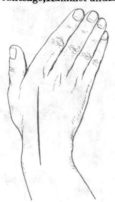

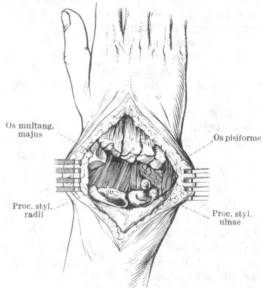

Os multang. majus

Os pisiforme

Proc. styl. radii

Proc. styl. ulnae

Abb. 596. Schnittführung zur Handgelenkresektion.

Abb. 597. Zustand nach Handgelenkresektion.

I. Resektion des Handgelenkes.

Dorsoradialschnitt nach LANGENBECK: von der Mitte des Metacarpus II 9 cm weit nach aufwärts bis dreifingerbreit oberhalb des Handgelenkes (Abb. 596). Radial vom Extensor indicis in die Tiefe gehen; dabei werden die schräg verlaufenden Sehnen des Extensor indicis und Extensor pollicis longus sorgfältig geschont. Die Ansätze des Extensor carpi radialis longus (an der Basis des Metacarpus II) und brevis (an der Basis des Metacarpus III) werden mit einer Knochenschale abgemeißelt und lateralwärts verschoben.

Nunmehr Spaltung des Lig. carpi dors. Eröffnung des Handgelenkes und Zurückpräparieren der Weichteile (Kapsel und Bänder) bis an den radialen und den ulnaren Handgelenkrand; Umschneiden des Proc. styl. radii und ulnae unter Volarflexion der Hand. Absägen einer flachen Knochenscheibe vom Vorderarm und Exstirpation der einzelnen Handwurzelknochen der hinteren Reihe (Naviculare, Lunatum und Triquetrum), u. U. Abknipsen des nun vorstehenden Teiles des Os capitatum. Von der vorderen Reihe können das Multangulum majus und das Os pisiforme meist stehen bleiben. Zum Schluß wird die Kapsel sorgfältig herausgeschnitten, soweit das nicht bereits geschehen. Das Endergebnis ist bei völliger Entfernung aller Handwurzelknochen meist unerfreulich (Schlottergelenk).

II. Resektion des Ellenbogengelenkes.

Längsschnitt über die Streckseite des Gelenkes dreifingerbreit nach oben und 5—6 cm nach unten von der Olecranonspitze. Spaltung der Tricepssehne und Eröffnung der Gelenkkapsel. Sorgfältige Präparation der Knochenanteile des Gelenkes mit Messer und Raspatorium ("Skeletieren"). Auf der Innenseite

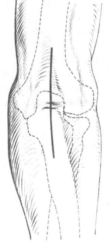

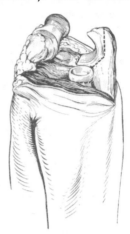

Abb. 598. Schnittführung zur Ellenbogengelenk-resektion nach v. LANGENBECK.

Abb. 599. Ellenbogengelenkresektion. Aussägen des neuen Olecranon.

Schonung des Ulnaris in der Knochenrinne des Condylus medialis; nach außen Einschneiden des Lig. annulare zur Befreiung des Capit. radii.

Luxieren der Humerusepiphyse durch stärkste Beugung des Ellenbogen-gelenkes. Absägen der Humerusrolle. Am Vorderarm Radius und Ulna bogen-förmig oder im Winkel sägen, derart, daß ein neuer Hakenfortsatz gebildet wird

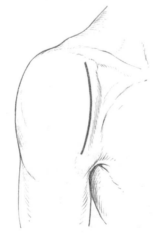

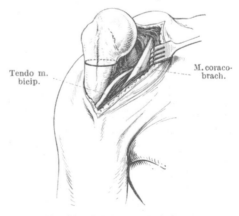

Tendo m. bicip.

M. coraco-brach.

Abb. 600. Schnittführung zur Schultergelenk-resektion.

Abb. 601. Schultergelenkresektion.

(Abb. 599). Exstirpation der noch stehengebliebenen volaren Gelenkkapsel. (Um eine Ankylose sicher zu vermeiden, kann man einen Muskellappen aus der medialen Hälfte des Triceps ablösen und ins Gelenk zwischen die resezierten Knochenenden einlegen.)

III. Resektion des Schultergelenkes.

Schnitt vom Akromialende des Schlüsselbeins vorn längs des Sulcus bicipitalis. Spaltung der sehnigen Überdachung des Sulcus intertubercularis zwecks
Luxation der Bicepssehne; dabei wird das Messer zweckmäßig mit der Schneide
nach oben gegen die Haut zu geführt („Schlitzen" des Sulcus). Die Muskelfasern des Deltoideus werden durch breite Haken auseinandergehalten und dann
der Humeruskopf subperiostal (bei Tuberkulose natürlich mitsamt der Kapsel)
ausgehülst. Dabei sollen am Leichenpräparat Kapsel und Periost möglichst im
Zusammenhang erhalten werden. Dieser Teil des Eingriffes wird durch planmäßige Außen- bzw. Innendrehung des im Ellenbogen rechtwinklig gebeugten
Armes sehr erleichtert. Zum Schluß Luxation des Oberarmkopfes aus der
Wunde und Abtrennung im chirurgischen Hals mit der Drahtsäge, allenfalls mit
Hammer und Meißel.

IV. Resektion des Fußgelenkes.

Am Lebenden zumeist nach dem Verfahren von KÖNIG, im Kurs nach
LAUENSTEIN und KOCHER.

a) Nach KÖNIG. Zwei Längsschnitte am vorderen Rande der Malleolen vom
Fußgelenk aus, je dreifingerbreit nach oben und nach unten reichend. Eröffnung

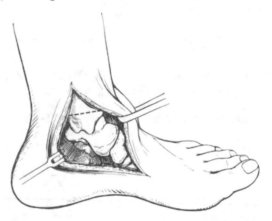

Abb. 602. Fußgelenkresektion nach KÖNIG.

der Gelenkkapsel, Abpräparieren derselben nach vorne unter Abheben der
Strecksehnen mit langen stumpfen Haken. Abspaltung der beiden Malleolen
mit dem Meißel derart, daß sie nach oben zu mit dem Periost, nach unten zu
mit ihren Ligamenten (deltoides und fibulo-calcan.) in Verbindung bleiben. Absägen der Talusrolle mit der Stichsäge und Abschaben oder Abmeißeln der
Tibiagelenkfläche. Nach Ausschälung der Gelenkkapsel wird der Rest des
Sprungbeins mit dem Fersenbein in die Fußgabel eingepaßt.

b) Nach LAUENSTEIN und KOCHER. Längsschnitt hinter dem äußeren Knöchel,
10 cm oberhalb beginnend, den Knöchel umkreisend, bis daumenbreit vor denselben. Durchschneidung der Peronaealsehnen. Subperiostale Freipräparation des
äußeren Knöchels mitsamt dem unteren Ende des Wadenbeins. Durchtrennung
der Gelenkkapsel und der Bänder. Fuß nach innen umgebrochen im Sinne
der Luxation, sodann Auslösung des Sprungbeins aus seinen Verbindungen
zwecks Exstirpation desselben. Ausschneidung der Kapsel. Zurückbringen
des Fußes, Naht der Sehnen.

V. Resektion des Kniegelenkes nach Textor.

Bei rechtwinklig gebeugtem Knie Bogenschnitt von einem Condylus zum andern quer unter der Kniescheibe vorbei (s. Abb. 603). Durchtrennung des

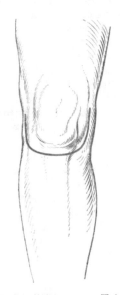 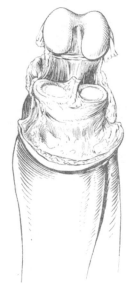

Abb. 603. Schnittführung zur Kniegelenk-resektion nach Textor. Abb. 604. Kniegelenk breit eröffnet.

Kniescheibenbandes. Gelenk breit eröffnet, Seitenbänder und Kreuzbänder durchtrennt (Abb. 604). Ausschälung der Kniescheibe mitsamt dem oberen

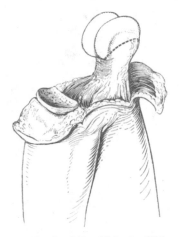 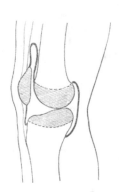

Abb. 605. Resektionsfläche der Tibia. Sägeführung am Femur. Abb. 606. Schraffiert die wegfallenden Abschnitte bei Kniegelenkresektion.

Recessus. Nunmehr Absägen einer dünnen Scheibe vom Schienbein und Absetzen der Kondylen (Abb. 605). Exstirpation der Gelenkkapsel (hinterer Abschnitt), Zusammenpassen der Sägeflächen im Ober- und Unterschenkel, allenfalls Festigung mit Nagel (Abb. 606).

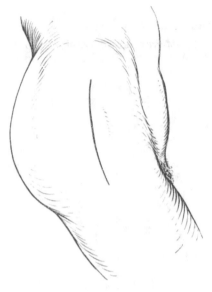

Abb. 607. Schnittführung zur Hüftgelenkresektion nach v. LANGENBECK.

VI. Resektion des Hüftgelenkes nach v. LANGENBECK.

Lagerung auf die gesunde Seite, Schenkel in Anziehung und leichter Beugung. Resektionsschnitt beginnt in der Mitte zwischen Spina post. ilei und großem Rollhügel; er wird sofort bis auf den Knochen geführt und reicht gleichweit über den Oberschenkel nach unten. Abschälung aller Weichteile mit Messer und Raspatorium vom Rollhügel und vom Ansatz des Halses nach beiden Seiten zu. Einkerbung des Limbus cartilag. an der Pfanne, Durchtrennung des Lig. teres bei starker Einwärtsdrehung. Nun ist mit kräftigem Druck der Kopf zu luxieren. Abtragung mit der Drahtsäge. Reinigung der Pfanne und Ausschneiden der Kapsel.

KÖNIG hat das Verfahren verbessert und erleichtert, indem er statt des Abschälens der Glutaeussehnen am Rollhügel

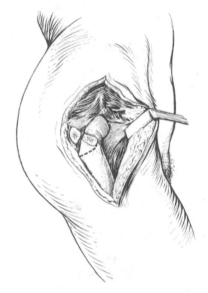

Abb. 608. Abtragung der Knochenplatten am Trochanter major nach KÖNIG.

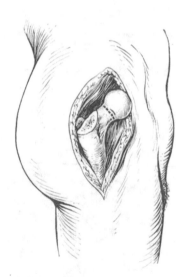

Abb. 609. Freigelegter Schenkelhals und -kopf zur Resektion.

von diesem nach vorne und nach hinten eine Knochenplatte abspaltet und seitlich umbricht, so daß sie noch mit dem Periost in Verbindung bleibt, und sodann die Trochanterspitze abmeißelt. Das gibt einen guten Einblick ins Gelenk und kürzt die sonst mühsame Abschälarbeit ab.

Sachverzeichnis.

Printed in the United States
By Bookmasters